神経心理学事典

The Blackwell Dictionary of Neuropsychology
Edited by J. Graham Beaumont, Pamela M. Kenealy, and Marcus J. C. Rogers

監訳　岩田　誠　東京女子医科大学教授
　　　河内十郎　東京大学名誉教授
　　　河村　満　昭和大学教授

医学書院

[編著者]

J. Graham Beaumont
Royal Hospital for Neuro-disability, London

Pamela M. Kenealy
Roehampton Institute, London

Marcus J. C. Rogers
Royal Hospital for Neuro-disabitity, London

Authorized translation of the original English language edition "The Blackwell Dictionary of Neuropsychology" edited by J. Graham Beaumont, Pamela M. Kenealy, and Marcus J. C. Rogers Copyright © 1996 by Blackwell Publishers Ltd., Oxford
© First Japanese edition 2007 by Igaku-Shoin Ltd., Tokyo

Printed and bound in Japan

神経心理学事典

発　行	2007年5月15日　第1版第1刷
監訳者	岩田　誠・河内十郎・河村　満
発行者	株式会社　医学書院
	代表取締役　金原　優
	〒113-8719　東京都文京区本郷 1-28-23
	電話 03-3817-5600（社内案内）
印刷・製本	三美印刷

本書の複製権・翻訳権・上映権・譲渡権・公衆送信権（送信可能化権を含む）は㈱医学書院が保有します．

ISBN978-4-260-00019-2　Y19000

JCLS〈㈱日本著作出版権管理システム委託出版物〉
本書の無断複写は著作権法上での例外を除き，禁じられています．
複写される場合は，そのつど事前に㈱日本著作出版権管理システム
（電話 03-3817-5670, FAX 03-3815-8199）の許諾を得てください．

訳者一覧

荒木　重夫	栗栖　　麗	林　　俊宏
井堀　奈美	毛束　真知子	福井　俊哉
石垣　琢麿	小林　俊輔	丸山　哲弘
石垣　ちぐさ	小林　道子	溝渕　　淳
石濱　裕規	佐藤　睦子	宮﨑　晶子
石原　健司	塩田　純一	望月　寛子
岩田　　淳	鈴木　義夫	森本　雅子
岡本　　保	大六　一志	吉澤　浩志
垣添　晴香	髙橋　伸佳	吉村　菜穂子
河内　　薫	田中　千春	渡辺　邦彦
河内　十郎	永井　知代子	
木島　理恵子	能智　正博	

（五十音順）

第一部分

執筆者一覧

各執筆者の下には,執筆した500語以上の項目名が記されている。500語以下の短い項目はすべて編者が執筆している。

Roger L. Albin
University of Michigan, Ann Arbor
basal ganglia

Nancy C. Andreasen
University of Iowa College of Medicine
scan

Geoff Barrett
Centre for Human Sciences, DRA Alverstoke, Gosport
evoked potential

Jeffrey T. Barth
University of Virginia, Charlottesville
dementia

J. Graham Beaumont
Royal Hospital for Neuro-disability, London
ataxia, denial, ECT, eye movement, Ganser syndrome, LEMs, neuropsychology, perseveration, schizophrenia, tumor

D. Frank Benson
University of California, Los Angeles
alexia

Arthur Benton
University of Iowa Hospitals
body schema disturbance

Joseph E. Bogen
University of California, Los Angeles
disconnection syndrome

Jelis Boiten
University Hospital, Maastricht, The Netherlands
hemiplegia

R. A. Bornstein
Ohio State University, Columbus
stroke

Joan C. Borod
Queens College, City University, and Mount Sinai School of Medicine, New York
emotional disorders

M. I. Botez
Hôtel Dieu de Montréal, Montreal
cerebellum

Thérèse Botez
Hôtel Dieu de Montréal, Montreal
cerebellum

Patrick Bourke
University of Luton
attention

M. P. Bryden
University of Waterloo, Ontario
dichhaptic technique, dichotic listening

Daniel N. Bub
University of Victoria, British Columbia
dyslexia

Henry A. Buchtel
VA Medical Center and University of Michigan Hospitals, Ann Arbor
temporal lobe

Mario Bunge
McGill University, Montreal
mind–body problem

Thomas Chase
National Institutes of Health, Bethesda, MD
Huntington's disease

Chris Code
University of Sydney
speech therapy for aphasia

Michael C. Corballis
University of Auckland
right–left disorientation

Deborah A. Cory-Slechta
University of Rochester School of Medicine, NY
lead poisoning

Alan Cowey
University of Oxford
blindsight

J. R. Crawford
School of Psychology, Flinders University of South Australia, Adelaide
assessment

J. L. Cummings
VA Medical Centre, Los Angeles
agraphia

Gianfranco Denes
Università degli Studi di Padova, Padua
autotopagnosia

Maureen Dennis
Hospital for Sick Children, Toronto
hydrocephalus

Ennio De Renzi
Clinica Neurologica, Modena
topographical disorders

Richard L. Doty
Smell and Tate Center, University of Pennsylvania Medical Center, Philadelphia
anosmia

Robert W. Doty
University of Rochester School of Medicine, NY
brain

P. B. Fenwick
Institute of Psychiatry, University of London
epilepsy

Hans Forssberg
Karolinska Institute, Stockholm
spasticity

John P. Fraher
University College, Cork
cranial nerves

Chris Frith
Wellcome Department of Cognitive Neurology, Institute of Neurology, University of London
blood flow studies

Uta Frith
MRC Cognitive Development Unit and University College London
spelling disorders

Guido Gainotti
Università Cattolica del Sacro Cuore, Rome
personality disorders

Alison Gallagher
MRC Cognitive Development Unit and University College London
spelling disorders

Gerald Goldstein
VA Medical Center, Pittsburgh
aging

Harold Goodglass
VA Medical Center, Boston
aphasia

Harold W. Gordon
University of Pittsburgh School of Medicine
amusia, hemisphericity

Peter W. Halligan
University Department of Clinical Neurology and Rivermead Rehabilitation Centre, Oxford
visuoperceptual disorders, visuospatial disorders

Joseph Hellige
University of Southern California, Los Angeles
divided visual field technique

C. A. Heywood
University of Durham
visual field defect

Charles Hinkin
UCLA School of Medicine and VA Medical Center, West Los Angeles
agraphia

Glyn W. Humphreys
University of Birmingham
agnosia

Nancy Hutner
Boston University School of Medicine
alcoholism

Marco Iacoboni
Università di Roma La Sapienza, Rome
subarachnoid hemorrhage

G. M. Innocenti
Université de Lausanne
maturation

Malcolm A. Jeeves
University of St Andrews
callosal agenesis

E. G. Jones
University of California, Irvine
thalamus

Robert J. Joynt
University of Rochester, NY
neurology

Jon H. Kaas
Vanderbilt University, Nashville, TN
sensorimotor cortex

Pamela M. Kenealy
Roehampton Institute London
phenylketonuria, seasonal affective disorder

Andrew Kertesz
St Joseph's Hospital, London, Ontario
localization

Marcel Kinsbourne
Sargent College, Boston University
hyperactivity

Michael D. Kopelman
United Medical and Dental School, Guy's and St Thomas's Hospital, London
Korsakoff's syndrome

Robert Lalonde
Hôtel Dieu de Montréal, Montreal
cerebellum

Lars-Erik Larsson
University Hospital, Linköping, Sweden
gait

N. J. Legg
Royal Postgraduate Medical School, University of London
encephalitis

R. N. Lemon
Institute of Neurology, University of London
pyramidal tract

Carlo Lenti
Istituto di Neuropsichiatria Infantile dell'Università, Milan
cerebral palsy

Gian Luigi Lenzi
Università di Roma La Sapienza, Rome
subarachnoid hemorrhage

T. E. Le Vere
North Carolina State University, Raleigh
plasticity

Irene Litvan
Neuroepidemiology Branch, NINDS, NIH, Bethesda, MD
Parkinson's disease

Elio Lugaresi
Istituto di Clinica Neurologica, Università di Bologna
sleep

Linda M. Luxon
University College London
postural control

Marie McCarthy
Royal Hospital for Neuro-disability, London
multiple sclerosis, neglect

Stephen N. Macciocchi
University of Virginia, Charlottesville
dementia

William W. McKinlay
Case Management Services, Edinburgh
social behavior

執筆者一覧

Paul D. MacLean
NIMH Neuroscience Center, Washington, DC
limbic system

I. C. McManus
University College London
handedness

John C. Marshall
Department of Clinical Neurology, Radcliffe Infirmary, University of Oxford
visuoperceptual disorders

C. A. Marzi
Università di Verona
lateralization

Andrew R. Mayes
Royal Hallamshire Hospital, University of Sheffield
amnesic syndrome

Ronald Melzack
McGill University, Montreal
pain

M. Marsel Mesulam
Beth Israel Hospital, Boston
confusional state

Gabriele Miceli
Università Cattolica del Sacro Cuore, Rome
anomia

Edgar Miller
University of Leicester
hysteria

Erich Mohr
Elizabeth Bruyère Health Centre, Ottawa
Huntington's disease

Michael J. Morgan
University of Wales, Swansea
neurotransmitters

J. A. Moses Jr
Palo Alto VA Health Care System, CA
motor skill disorders

Paul D. Nussbaum
University of Pittsburgh
aging

Marlene Oscar-Berman
Boston University School of Medicine
alcoholism

Michel Paradis
McGill University, Montreal
bilingualism

A. J. Parker
University of Oxford
striate cortex

Alan J. Parkin
University of Sussex, Brighton
amnesia

Gilbert D. Pinard
McGill University, Montreal
catatonia

Michael I. Posner
University of Oregon, Eugene
attention

Bruno Preilowski
Eberhard-Karls-Universität Tübingen
commissurotomy

Fred H. Previc
Crew Technology Division, Armstrong Laboratory, Brooks Air Force Base, TX
occipital lobe

George P. Prigatano
Barrow Neurological Institute, St Joseph's Hospital, Phoenix, AZ
anosognosia

Scot E. Purdon
Alberta Hospital, Edmonton
Huntington's disease

G. Ratcliff
Harmarville Rehabilitation Center, Pittsburgh
parietal lobe

M. Jane Riddoch
University of Birmingham
simultanagnosia

Georgina M. J. Rippon
University of Warwick, Coventry
electroencephalography

Marcus J. C. Rogers
Royal Hospital for Neuro-disability, London
apraxia, hypothalamus, Pick's disease, syphilis

E. T. Rolls
Department of Experimental Psychology, University of Oxford
hippocampus

W. H. Rutherford
Royal Victoria Hospital, Belfast
postconcussion syndrome

K. Sathian
University of Chicago
tactile perception disorders

C. Semenza
Università degli Studi di Padova, Padua, and Università degli Studi di Trieste
dual task paradigm, methodological issues

Xavier Seron
Université de Louvain
acalculia

Teresa M. Sgaramella
Università degli Studi di Padova, Padua
dual task paradigm

Abigail B. Sivan
Rush-Presbyterian-St Luke's Medical Center, Chicago
body schema disturbance

Donald G. Stein
Rutgers University Graduate School, Newark, NJ
recovery of function

Mircea Steriade
Université Laval, Quebec
brain stem, reticular formation

Donald T. Stuss
Rotman Research Institute, Baycrest Centre, University of Toronto
frontal lobes

H. Gerry Taylor
Rainbow Babies and Children's Hospital, Cleveland, OH
minimal brain dysfunction

Christine Temple
University of Essex, Colchester
autism

Geoffrey Underwood
University of Nottingham
consciousness

Elliot S. Valenstein
University of Michigan, Ann Arbor
psychosurgery

Nils R. Varney
VA Medical Center, Iowa City
gestural behavior

Luigi A. Vignolo
Università degli Studi di Brescia
auditory perceptual disorders

Jean-Guy Villemure
Montreal Neurological Hospital and McGill University
hemispherectomy

J. D. Vincent
Institut Alfred Fessard, CNRS, Gif-sur-Yvette
sexuality

J. Warner-Rogers
MRC Child Psychiatry Unit, Institute of Psychiatry, University of London
congenital disorders

Anna J. Watkiss
Case Management Services, Edinburgh
social behavior

Paul Willner
University of Wales, Swansea
depression

Barbara W. Wilson
MRC Applied Psychology Unit, Cambridge
rehabilitation

J. T. L. Wilson
University of Stirling
toxicology

Sarah L. Wilson
University of Surrey, Guildford
vegetative state

Uwe R. Windhorst
University of Calgary
reflexes

Sandra F. Witelson
McMaster University, Hamilton, Ontario
dichhaptic technique, sex differences

Lucy Yardley
University College London
postural control

Andrew W. Young
MRC Applied Psychology Unit, Cambridge
face recognition, reduplication

Dahlia W. Zaidel
University of California, Los Angeles
disconnection syndrome

Eran Zaidel
University of California, Los Angeles
disconnection syndrome

監訳者序

　この事典は，1996年にBlackwell社から出版された，J. G. Beaumont, P. M. Kenealy, M. J. C. Rogersの3名の編集による，"The Blackwell Dictionary of Neuropsychology"の全訳である。

　編者の序文にもあるように，神経心理学の全領域を網羅する初めての事典であり，原著は800頁に及ぶ大部となっている。3名の編者を含む執筆者は126名に及び，いずれもそうそうたるメンバーで，現在神経心理学の各分野で第一線に立っている研究者がそれぞれ専門の項目を執筆している。一般のテキストや著作では執筆者が限られるために不得手な部分も執筆しなければならない場合が多いことを考えれば，まさに「事典」としての長所が最大限に発揮されている。

　また，現在の神経心理学の世界では大家と目されているAntonio Damasio, Ennio De Renzi, Kenneth Heilman, Eran Zaidelの4名が編集協力者として企画に参加していることも，この事典の価値を大いに高めている（De RenziとZaidelは執筆者にも加わっている）。

　本書の内容は，神経心理学プロパーの領域から周辺の心理学や神経科学まで広く及び，記述も数行で終わる小項目から10頁を超える大項目までさまざまで，末尾に参考文献が記されている大項目は，神経心理学の標準的なテキストの1つの章に相当するものとなっている。

　監訳者は，原著が出版された当初からその価値を認め，医学書院の編集部と協力して翻訳に取りかかったが，原著が大部なことと翻訳者が34名に及んだことなどにより出版までに長い年月がかかってしまった。しかしその責任のすべてが監訳者にあることを明記しておきたい。監訳者の非力のために，広範囲に及ぶ内容の訳文を検討し，さまざまな文体を統一するのに時間がかかってしまったからである。

　本書の校正，その他医学用語・語義など細部の点検について，富坂診療所の岡本保先生の編集協力をいただき，内容の正確を期すことができたことを深く感謝する。

　本書が多くの方々に活用され，わが国の神経心理学の発展に役立つことを願って

いる。

　最後に，本書の出版にあたり，医学書院編集部の樋口覚氏と制作部の筒井進氏に多々お世話になった。遅々として進まない監訳作業に忍耐強く対応してくれた両氏に心から感謝する。

2007年3月10日

監訳者

原著者序

　この事典の企画は，これまでの神経心理学の知見と現在行われている研究の実態を包括的に理解するためのハンドブックの必要性を強く認識したことからスタートした。読者が手近に置くべき事典はどのようなものであるべきかを想起し，それに応えるべく着手した。この作業が開始されてからの長い期間，"この事典が出版されたときにはもう役に立たなくなっているのでは"との声も聞かれたが，現在，われわれはそれが真実とならないことを願っている。

　本書の企画が開始されたときの編者は，Graham Beaumont と Justine Sergent の2名であったが，悲しいことに Justine は1994年春に急逝し，その時点では原稿はまったく不完全な状態で，編集の作業もまだ始まっていない状況であった。そこで新たに Pamela Kenealy と Marcus Rogers の2名が編者に加わることになり，この2名の努力によって事典を製作することとなった。Justine はこの事典の企画，執筆者の決定と執筆の依頼に多大な役割を果たしてくれたが，彼女の不慮の死により，彼女自身が執筆した項目はこの事典には含まれていない。3名の編者の表記はアルファベット順によるもので，編者としての役割はまったく同等である。

この事典が対象とする読者

　この事典はどのような読者を想定して企画されたのであろうか。想定される読者には，いくつかのグループが考えられる。最も明白なのは，臨床神経心理学の研究に携わっている専門家である。彼らは，この事典で解説されている知見についてすでに多くの知識をもっていると考えられるが，神経心理学のより深い側面を知るため，また選び抜かれた領域に関する知識の現状を知るためにも，この事典は十分役に立つはずである。また神経心理学的な問題をかかえる患者を前に神経心理学の知識をさらに深める必要を感じている臨床心理学の専門家にとっても，この事典は多大な価値をもつであろう。さらに，臨床神経心理学の訓練を受けている人や専門家への道を歩もうとしている人にとって，この事典はハンドブックとしての価値があり，さらなる勉学の指針を与えてくれるはずである。

　神経心理学の分野の研究者や大学教員や，世界的に活躍している神経心理学者が執筆した優れた概説を含むこの事典は大きなインパクトを与えてくれるはずであ

り，それぞれの領域の全体的な知識と理解を深めてくれるはずである。またこの事典は，臨床神経心理学の近接領域で研究する人，すなわち実験神経心理学者，認知心理学者，神経科学者や神経心理学的な障害をもつ患者の介護や訓練の専門家，看護師，言語療法士，理学療法士，作業療法士，音楽療法士，ソーシャルワーカー，リハビリテーション医学の領域で働く人にも役立つはずである。

この事典が目的としているような神経心理学の全領域を網羅する包括的な内容の辞書がこれまでに1つもなかったため，この事典を既刊の書と比較することは困難である。KolbとWhishawの優れたテキストは，神経心理学の最良の入門書で，またHécaenとAlbertやHeilmanとValensteinの2つのハンドブックは，神経心理学の中心となる領域に関する詳細かつ学問的な記述は定評のあるところである（これらの著書については，この序文の最後に文献として挙げた）。また，Lishmanによる器質性精神病のテキストは，Lezarkによる神経心理学的評価に関するハンドブックとともに，臨床神経心理学者にとってきわめて重要な参考書といえる。これらの著書には，各分野についてこの事典よりも詳細な記述が提供されているので，これらを参考にすべきであることは勿論であるが，この事典の目的が十分達成されているとすれば，神経心理学者にとって最も有効な参考書であることをわれわれは願っている。この事典の編纂にあたっては，神経心理学者が知りたいことが書かれているが，記述に十分な情報が含まれない場合に情報として「参考文献」を附すことにした。

事典の構想

この事典の企画にあたって編者は，編集協力者としてAntonio Damasio, Ennio De Renzi, Kenneth Heilman, Eran Zaidelの4名から絶大な援助を受けることができた。彼らは，採用すべき項目の選択と執筆枚数のバランスについて貴重なアドバイスを与えてくれた。しかし，採用すべきなのに採用されなかった項目があるとすれば，その責任はすべて編者にあることは勿論である。執筆項目にあたっては，長年にわたって神経心理学の中心である基本的側面の記述と，一部永続する可能性はあるが一時的な流行で終わる最新の見解や理論の記述とのバランスをどうするかは，避けられない問題であった。現在注目を集め，盛んに議論されている見解をより重視すべきであるという誘惑が常に働いたが，そのような見解は急速に時代遅れになることも多いので，われわれは伝統的な見解と新しい見解をバランスよく記述することを心がけ，その成否は後世の判断に委ねることにした。主要な項目の執筆者には，関連する領域に関する現在の知見をバランスよく記述し，執筆者自身の研

究の枠を超えた幅広い展望を記述すること，現在の考えかたや理論に対する執筆者の見解も述べるよう依頼した．全体として，各執筆者はこの依頼を優れた記述によって十分達成されており，執筆者の個人的な見解や他の理論に対する評価を編集の過程でも十分尊重するように心がけた．神経心理学は急速に発展しつつある学問領域であり(神経心理学の現状については，「神経心理学」の項，455頁を参照)，この事典出版後も発展し続けることは明らかである．

　事典の出版では，解説の誤りや採用すべき項目の脱落を避けることは困難である．神経心理学の分野の拡がりを考えれば，今回の事典の編纂のように，必要な広範囲の知識を1人の人物が所有することは考えられない．編集者がしたとしても，項目の脱落は避けられないであろう．さらにわれわれには，ヒューマン・エラーを犯す可能性がある．そのため，この事典の編纂にあたって正確で役に立つ情報を提供することに最大限の努力をはらったが，記述の誤りや必要な項目の脱落があった場合には，読者諸氏にご容赦をお願いする次第である．読者が誤りや重要な項目の脱落に気づかれたときは，編者などに御教示いただければ幸いである．この事典が改訂されるときに，内容を改めることができるからである．

　神経心理学の専門家でももっている専門知識には限界があるので，項目の選択にあたっては，現存する標準的な参考書に頼らざるを得なかったことも否定できない．われわれは，xvii頁に記載したいくつかの著書を参考にしたので，これらの著書には深く感謝している．とくにHécaenと Albert，Heilmanと Valenstein，そしてBannisterと Lishmanの著書はかなりの数の小項目の出典となっている．必要情報を簡潔に記述する方法には限りがあるので，これらの著書から選択した小項目を違ったかたちで記述することは必ずしも容易ではなかった．われわれは，これらの著書に謝意を表するとともに，許容範囲を超えた記述の類似が避けられていることを願っている．

　本書の企画に参加してくれたすべての執筆者に感謝しているが，とくに原稿を期限内に執筆してくれた著者には深謝する．また，Blackwell社の Alyn Shiptonと Alison Raphaelには，この企画に示した熱意と激励に深謝したい．数年間にわたりこの作業に参加してくれた Sarah McNamee，Sandra Raphaelをはじめとするすべての編集スタッフにも感謝している．これらの方々のサポートなしには，この事典は出版されなかったであろう．

　この企画は完成までに長い年月を要したが，世界各国の120名を超す執筆者からの原稿の収集に問題があることを予期していたなら，もっと早くからスタートすべ

きであっただろう。この事典の完成が遅れた理由の1つは，われわれ編者が，最も適切な執筆者に原稿を依頼するという方針を貫いたからであるが，いくつかの項目はすばやく原稿が寄せられた。この事典の成功を確信している。欠点や限界があることは十分承知しているが，この事典が人間を対象とした神経心理学の将来の発展のために貢献することを切に願う次第である。

J. GRAHAM BEAUMONT
Royal Hospital for Neuro-disability
PAMELA M. KENEALY
Roehampton Institute London
MARCUS J. C. ROGERS
Royal Hospital for Neuro-disability
London, 1995

本書の使いかた

　本書は「事典」とされているが，実際に「エンサイクロペディア」の枠を超えた内容となっている。この事典から知識を得ようとする場合の主な方法は，まずアルファベット順に配列された見出し項目を見つけることである。最も適切な見出しや小見出しを見れば，本文中の参照項目がスモールキャピタルで表記されているので，それを参考にし，知識を深めることができる。

　すべての語が見出しとしてあるわけではないので，必要な情報を得るもう1つの方法は，巻末の索引によって読者は特定の情報に直接到達することができるようになっている。このように必要な知識に接近する多様な方法が用意されていることが，この事典を使いやすくしているはずである。この2つの方法を用いれば，この事典で提供されている知識に到達することができる。この事典から十分な情報が得られない場合は，主要な見出し項目の最後に記されている参考文献が，それ以外の検索を可能にしてくれるであろう。もう1つの方法は，以下に列記した標準的なテキストを参照することも勧めたい。

　この事典には，執筆者に標準的な脳の図をできるかぎり提示するように依頼したので，読者は1つの項目に提示されている図と表を，関連する他の項目を理解することができるようになっている。この方式が果たして有効であったかどうかは読者の判断に委ねることにしたい。各執筆者の図と表を統一することが予想外に困難であった。

参考書

　以下の参考書は，編者がこの事典の執筆中に参考にしたテキストを個人的に集めたもので，神経心理学の道を歩むすべての人にとって基本的な書となると考えている。

Bannister, R. (1992). *Brain and Bannister's clinical neurology*, 7 th edn. Oxford: Oxford Medical Publications.

Crawford, J. R., Parker, D. M., & McKinlay, W. W. (Eds). (1992). *A handbook of neuropsychological assessment*. Hillsdale, NJ: Erlbaum.

Hécaen, H., & Albert, M. L. (1978). *Human neuropsychology*. New York: John Wiley.

Heilman, K. M., & Valenstein, E. (Eds). (1993). *Clinical neuropsychology*, 3 rd edn.

New York: Oxford University Press.
Kolb, B., & Whishaw, I. Q. (1995). *Fundamentals of human neuropsychology*, 4 th edn. San Francisco: W. H. Freeman.
Lezak, M. D. (1995). *Neuropsychological assessment*, 3 rd edn. New York: Oxford University Press.
Lishman, W. A. (1987). *Organic psychiatry : The psychological consequences of cerebral trauma*. 2 nd edn. Oxford: Blackwell Scientific.
McCarthy, R. A., & Warrington, E. K. (1990). *Cognitive neuropsychology : A clnical introduction*. London: Academic Press.
Shallice, T. (1988). *From neuropsychology to mental structure*. Cambridge: Cambridge University Press.
Spreen, O., & Strauss, E. (1991). *A compendium of neuropsychological tests : Administration, norms and commentary*. New York: Oxford University Press.

目　次

監訳者序	xi
原著者序	xiii
本書の使いかた	xvii
凡例	xx
見出し語索引	xxi
略語	xxix
AからZまで	**1〜667**
索引	669
和文索引	669
欧文索引	697
人名索引	704

凡　例

［見出し語の表記］
- 見出し語の配列は，原書に則してアルファベット順とし，そのあとに和訳を併記した．
- 見出し語の同義語は，見出し語のあとの括弧内に挿入した．
- 文中のイタリック体は，書籍・雑誌名その他を示す．
- 見出し語は，和語からも引けるように巻頭に見出し語索引を附した．
- 文中の欧文のアステリスク（＊）は，本書に見出し語があることを示す．
- 文中のゴシック体は強調を意味する．
- 文中に引用された著者名，論文名などは原書どおりにした．なお，一般的な人名などは和訳した．
- 学会や機関名などについては，原文どおりに表記した．

［用語の翻訳］
- 見出し語と本文中の用語については，『臨床神経学辞典』（医学書院刊）と『臨床神経学用語集』（医学書院刊）に準拠した．
- 和語の採用にあたっては，準拠した辞典，用語集と参考書を別項に掲示した．
- 見出し語にないもので，古い用語や古語などについてはわかりやすくするために和英で併記したものがある（例：ホムンクルス，小人間像）．
- 人名は，原語で表記した．
- 人名で医師以外の一般的なものについては片仮名で表記した（ヒポクラテス，シェークスピア）．例外として，Galen についてはガレノスと併記した．

［参考図書］
日本神経学会用語委員会編『神経学用語集改訂第 2 版』，文光堂，1993
『医学書院医学大辞典』，医学書院，2003
『分子生物学・免疫学キーワード辞典』，医学書院，2003
『生化学辞典』（第 2 版），東京化学同人，1990

見出し語索引

欧文

CAT スキャン　CAT scan　162
CT スキャン　CT scan　220
EEG　262
oedema　476
PET スキャン　PET scan　496
SAD　555
X 線　X-rays　666

あ

アーガイル・ロバートソン瞳孔　Argyll Robertson pupil　92
アウベルト現象　Aubert's phenomenon　110
アテトーゼ　athetosis　104
アテローム性動脈硬化症　atherosclerosis　104
アルコール中毒症　alcoholism　28
アルツハイマー病　Alzheimer's disease　39
アントン症候群　Anton's syndrome　74
暗点　scotoma　559

い

異所性　heterotopia　342
意識　consciousness　206
意味的な接近障害　semantic access disorder　563
怒り反応　rage response　528
痛み　pain　478
一元論　monism　433
一過性脳虚血発作　TIA　634
一酸化炭素中毒　carbon monoxide poisoning　162
一側性無視　unilateral neglect　645
韻律障害　dysprosody　260

う

ウィルソン病　Wilson's disease　664
ウェルニッケ失語　Wernicke's aphasia　664
ウェルニッケ脳症　Wernicke's encephalopathy　664
ヴェルジェ・デジュリン症候群　Verger-Dejerine syndrome　652
うつ病　depression　228
迂言　circumlocution　186
運動緩慢　bradykinesia　145
運動技能障害　motor skill disorders　433
運動減少　hypokinesia　360
運動失調　ataxia　102
運動障害　movement disorders　439
運動性失語　motor aphasia　433
運動前皮質　premotor cortex　516
運動皮質　motor cortex　433

え

エイズ（後天性免疫不全症候群）　AIDS（acquired immunodeficiency syndrome）　27
エンドルフィン　endorphin　281
延髄　medulla　413
遠隔機能障害（ジアスキシス）　diaschisis　231
遠隔視　teleopsia　627
縁上回　supramarginal gyrus　619

お

おどけ症候群　buffoonery syndrome　156
汚言　coprolalia　213
黄斑回避　macular sparing　406
音声的崩壊症候群　phonetic disintegration syndrome　501
温度刺激　caloric stimulation（calimetry）　162

か

カタレプシー，強硬症　catalepsy　163
カプグラ症候群　Capgras syndrome　162
ガンゼル症候群　Ganser syndrome　311
下丘　colliculus, inferior　187
下肢静止不能症候群　restless legs syndrome　545
下垂体腫瘍　pituitary tumor　502
可塑性　plasticity　503
加齢　aging　6
過読状態　hyperlexic state　359
海馬　hippocampus　342
解離　dissociation　246
外側基底回路　basolateral circuit　128
顔の失認　facial agnosia　299
顔の認知　face recognition　295
顔面両麻痺　facial diplegia　299
角回　angular gyrus　62
覚醒昏睡　coma vigil　188
括約筋支配　sphincter control　606
滑脳症　lissencephaly　397
間脳　diencephalon　240
感覚運動皮質　sensorimotor cortex　563

感覚消失　anesthesia　61
感覚剝奪　sensory deprivation　569
観念運動性失行　ideomotor apraxia　367
観念性失行　ideational apraxia　367
眼球運動　eye movement　293
眼球運動失行　oculomotor apraxia　476
眼瞼攣縮　blepharospasm　134
眼振　nystagmus　467
眼精疲労　asthenopia　102

き

キメラ図形　chimeric figure　185
気脳図　air encephalogram (AEG)　27
気脳造影法　pneumoencephalography　506
利き手　handedness　318
利き眼　eyedness　294
季節性情動障害　seasonal affective disorders　559
記憶障害　memory disorders　413
既視感　déjà vu　221
機能回復　recovery of function　528
機能変遷　Funktionswandel　307
偽性球麻痺　pseudobulbar palsy　516
拮抗運動反復不能　dysdiadochokinesis　252
吃　stuttering　614
逆向性健忘　retrograde amnesia　550
弓状束　arcuate fasciculus　92
吸引反射　sucking reflex　618
嗅覚　olfaction　476
嗅覚　smell　586
嗅覚消失　anosmia　67
嗅内野皮質　entorhinal cortex　281

巨視症　megalopsia　413
局在　localization　398
局所脳血流　rCBF　528
虚血　ischemia　368
共同性側方眼球運動　cLEMs　186
共同性側方眼球運動　conjugate lateral eye movement　206
恐怖　fear　299
強直性障害　tonic disorder　634
橋　pons　507
筋緊張低下　hypotonia　362
緊張病　catatonia　163

く

クライネ・レヴィン症候群　Kleine-Levin syndrome　371
クリューヴァー・ビューシー症候群　Klüver-Bucy syndrome　371
クロイツフェルト・ヤコブ病　Creutzfeldt-Jakob disease　220
くも膜下出血　subarachnoid hemorrhage　614
口尖らし反射　snout reflex　586
群発頭痛　cluster headache　187

け

ケナードの原則　Kennard principle　371
ゲルストマン症候群　Gerstmann syndrome　313
形態合成不能　amorphosynthesis　56
形態失認　amorphognosis　56
形態失認　morphagnosia　433
痙縮　spasticity　593
軽躁状態　hypomania　360
欠神　absence　1
血管造影法　angiography　61
血栓症　thrombosis　634

血腫　hematoma　326
健忘　amnesia　39
健忘症候群　amnesic syndrome　52
幻覚　hallucination　318
幻肢　phantom limb　496
言語障害　language disorders　379
言語障害　speech disorders　597
原始性神経支配　protopathic innervation　516

こ

コタール症候群　Cotard syndrome　215
コルサコフ症候群　Korsakoff's syndrome　371
コルサコフ精神病　Korsakoff's psychosis　371
コンピュータ断層撮影　computerized tomography　194
小刻み歩行　marche à petit pas　407
語啞性失語　aphemia　86
語盲　word blindness　665
口顔面失行　buccofacial apraxia　156
口部不随意運動　mouthing movements　438
交叉性失語　crossed aphasia　220
交連切開（術）　commissurotomy　188
後索　dorsal column　251
後天性失読（読字障害）　acquired dyslexia　6
後頭眼野　occipital eye field　469
後頭葉　occipital lobe　469
厚脳回　pachygyria　478
高血圧　hypertension　360
梗塞　infarct　368
硬化症　sclerosis　559
鉤発作　uncinate fit　645
構音障害　dysarthria　251
構音不能（アナルトリー）　anarthria　60

構成失行 constructional apraxia 212
黒質 substantia nigra 618
骨相学 phrenology 501

さ

左右識別障害 right-left disorientation 550
作話 confabulation 194
錯語 paraphasia 483
錯書 paragraphia 482
錯聴 paracusia 482
錯読 paralexia 482
錯文法 paragrammatism 482
錯味 parageusia 482
錯乱状態 confusional state 195
錯行 parapraxia 483

し

シャルル・ボネ症候群 Charles Bonnet syndrome 185
シルヴィウス裂 sylvian fissure 619
ジストニー dystonia 260
ジャクソン発作 Jacksonian fit 370
ジャルゴン失語 jargon aphasia 370
ジル・ド・ラ・トゥレット症候群 Gilles de La Tourette syndrome 316
四肢麻痺 quadriplegia 527
四分盲 quadrantanopia 527
姿勢制御 postural control 511
視運動性眼振 optokinetic nystagmus 477
視覚コミュニケーション visual communication (VIC) 652
視覚性運動失調 optic ataxia 476
視覚性失語 optic aphasia 476

視覚性失認 visual agnosia 652
視覚誘発電位 visual evoked potential 652
視空間障害 visuospatial disorders 659
視交叉 optic chiasm 476
視床 thalamus 629
視床下部 hypothalamus 360
視床間結合 interthalamic connexus 368
視床症候群 thalamic syndrome 629
視床枕 pulvinar 520
視知覚障害 visuoperceptual disorder 656
視野欠損 visual field deficit 652
視力と視力検査 visual acuity, testing 652
自己空間運動障害 planatopokinesia 503
自己身体部位失認 autotopagnosia (autotopoagnosia) 119
自己批判 autocriticism 118
自動症 automatism 118
自閉症 autism 115
持続性植物状態 PVS (persistent vegetative state) 521
磁気共鳴画像 MRI 439
磁気共鳴画像法 magnetic resonance imaging (MRI) 406
色覚異常 dyschromatopsia 252
色彩失認 color agnosia 187
色盲(中枢性) achromatopsia 6
識別性神経支配 epicritic innervation 281
軸性痴呆 axial dementia 123
失行 apraxia 87
失行性失認 apractagnosia, apractognosia 86
失書 agraphia 18
失声 avocalia 123
失韻律 aprosodia 92

失演算 anarthmetria 60
失音楽 amusia 56
失感情症 alexithymia 38
失計算 acalculia 2
失語 aphasia 75
失語治療法 aphasia therapy 86
失語の言語治療 speech therapy for aphasia 597
失行 dyspraxia 260
失象徴 asymbolia 102
失読 alexia 33
失認 agnosia 14
失文法 agrammatism 18
失名辞 anomia 62
疾病無関心 anosodiaphoria 70
膝状体 geniculate body 313
実験神経心理学 experimental neuropsychology 292
社会的行動 social behavior 586
斜頸 torticollis 639
遮断除去法 deblocking 221
手指失認 finger agnosia 299
手掌頤反射 palmomental reflex 481
手話言語(身振り語) sign language 577
腫瘍 tumor 643
重複 reduplication 532
重量覚認知 barognosis 124
除去 ablation 1
小視症 micropsia 424
小身体認知 microsomatognosia 424
小多脳回症 micropolygyria 424
小頭症 microcephaly 423
小脳 cerebellum 168
小発生 microgenesis 424
松果体 pineal gland 502
消去 extinction 292
症例研究 case study 162
情動障害 emotional disorders 270
衝動性 impulsivity 367
上丘 colliculus, superior 187
上後頭前頭束 superior

occipito-frontal fasciculus 619
上縦束 superior longitudinal fasciculus 618
常同症 stereotypy 606
植物状態 vegetative state 646
触知覚障害 tactile perception disorders 620
触覚性失認 tactile agnosia 620
心身の問題 mind-body problem 424
身体失認 asomatognosia 93
身体図式の障害 body schema disturbance 142
身体像 body image 142
神経学 neurology 451
神経膠腫（グリオーマ） glioma 316
神経心理学 neuropsychology 455
神経心理学的リハビリテーション neuropsychological rehabilitation 455
神経精神医学 neuropsychiatry 454
神経伝達物質 neurotransmitter 462
神経脳磁図検査 neuromagnetometry 454
進行麻痺 general paralysis of the insane(GPI) 312
深層性失読 deep dyslexia 221
人格障害 personality disorders 492

す

スキャン scan 555
水頭症 hydrocephalus 352
睡眠 sleep 580
錐体外路 extrapyramidal tract 293
錐体路 pyramidal tract 521
随伴発射 corollary discharge 213
髄膜 meninges 413
髄膜炎 meningitis 413
髄膜腫 meningioma 413

せ

正書法書字の障害 dysorthographia 260
成熟 maturation 407
性行動 sexuality 574
性差 gender difference 312
性差 sex differences 569
星状細胞腫 astrocytoma 102
静坐不能 akathisia 28
精神運動てんかん psychomotor epilepsy 516
精神外科 psychosurgery 516
精神分裂病（統合失調症） schizophrenia 558
赤視症 erythropsia 288
接近視 pelopsia 491
接近の障害 contiguity, disorder of 212
舌状回 lingual gyrus 397
先天性疾患 congenital disorders 200
閃光感覚 phosphene 501
線条体 striatum 610
全健忘 global amnesia 316
全失語 global aphasia 316
全前脳症 holoprosencephaly 347
全体論(者) globalists 317
全脳炎 panencephalitis 482
前向性健忘 anterograde amnesia 74
前交連 anterior comissure 74
前大脳動脈 anterior cerebral artery 74
前庭刺激 vestibular stimulation 652
前頭眼野 frontal eye field 300
前頭前皮質 prefrontal cortex 516
前頭葉切除術，脳葉切除術 frontal lobectomy, lobotomy 300
前頭葉 frontal lobes 300

そ

素材失認 ahylognosia 27
相互変身 intermetamorphosis 368
相貌失認 prosopagnosia 516
側性化 lateralization 379
側性脳非対称性 lateral cerebral asymmetry 379
側頭平面 planum temporale 503
側頭葉 temporal lobe 627
側頭葉切除術 temporal lobectomy 629
側頭葉てんかん temporal lobe epilepsy 629
側方眼球運動 LEMs(lateral eye movements 379, 388

た

ターナー症候群 Turner's syndrome 643
他人の手 alien hand 38
多視症 polyopia 506
多動(活動亢進) hyperactivity 355
多発梗塞性痴呆 multi-infarct dementia 439
多発性硬化症 multiple sclerosis(MS) 439
対側衝撃 contre coup 213
体性感覚系 somesthetic system 593
体性感覚誘発電位 somatosensory evoked potential 593
帯状回 cingulate gyrus 186
帯状回切除術 cingulectomy 186
大視症 macropsia 406
大身体認知 macrosomatognosia 406
大脳萎縮 atrophy, cerebral 105
大脳回症 macrogyria 406
大脳基底核 basal ganglia 124

大脳半球優位性　cerebral dominance　180
大発作てんかん　grand mal epilepsy　317
脱神経性過敏　denervation hypersensitivity　227
脱抑制　disinhibition　246
脱力発作　cataplexy　163
単語像の障害　dyseidetic　252
淡蒼球　globus pallidus　317

ち

チアミン欠乏　thiamine deficiency　633
チック　tic　634
地誌的障害　topographical disorders　634
知覚　perception　491
知覚対側転位(アロキリア)　allochiria　39
知覚転位(アロエステジー)　allesthesia, alloesthesia　38
知能指数　intelligence quotient(IQ)　368
痴呆(認知症)　dementia　221
着衣失行　dressing apraxia　251
中隔領域　septal area　569
中間質　massa intermedia　407
中心窩　fovea　299
中枢性失語　central aphasia　168
中枢性てんかん　central epilepsy　168
注意　attention　105
注意欠陥障害　attention deficit disorder　110
注視　gaze　312
注視麻痺　paralysis of gaze　482
抽象的態度　abstract attitude　1
超皮質性失語　transcortical aphasia　643
蝶形神経膠腫　butterfly glioma　157
聴覚性失認　auditory agnosia　111

聴覚誘発電位　auditory evoked potential　111
聴知覚障害　auditory perceptual disorders　111

つ

ツェルウェーガー奇形　Zellweger malformation　667
綴り字障害　spelling disorders　602

て

テストバッテリー　test battery　629
てんかん　epilepsy　281
てんかん重積状態　status epilepticus　606
低酸素症　hypoxia　362
低発声症　hypophonia　360
抵抗症(ゲーゲンハルテン)　Gegenhalten　312
転位　ectopia　262
転移　metastases　414
転換反応　conversion reaction　213
伝導性失語　conduction aphasia　194
電気けいれん療法　ECT (electroconvulsive therapy)　261
電気けいれん療法　electroconvulsive therapy　263
電気刺激　electrical stimulation　262
電文体発語, 電文体書字　telegraphic speech, writing　627

と

トゥレット症候群　Tourette syndrome　639
トペクトミー　topectomy　634
トンネル・ヴィジョン　shaft vision　577
閉じ込め症候群　locked-in syndrome　405

島　insula　368
等価性　equipotentiality　288
頭頂葉　parietal lobe　483
同語反復(パリラリア)　palilalia　481
同時失認(視覚性同時認知障害)　simultanagnosia　577
動静脈奇形　arteriovenous malformation(AVM)　93
動物研究　animal studies　62
動脈硬化　arteriosclerosis　92
動脈瘤　aneurysm　61
特発性てんかん　idiopathic epilepsy　367
毒物学　toxicology　639
読字障害　dyslexia　252
読書障害　reading disorders　528
遁走状態　fugue state　306
鈍感　imperviousness　367

な

ナルコレプシー　narcolepsy　444
内頸動脈アミタールソーダ　intracarotid sodium amytal　368
鉛中毒　lead poisoning　384

に

二カ国語使用　bilingualism　128
二元論　dualism　251
二重課題パラダイム　dual task paradigm　251
入眠時現象　hypnagogic phenomena　360
乳頭体　mammillary bodies　406
尿失禁　urinary incontinence　645

の

脳　brain　145
脳炎　encephalitis　278
脳幹　brain stem　151

脳幹誘発電位　brain stem evoked potential　156
脳脚　peduncle　491
脳弓　fornix　299
脳血管障害　cerebrovascular accident (CVA)　185
脳血流研究　blood flow studies　138
脳孔症　porencephaly　507
脳室　ventricles　651
脳室造影法　ventriculography　651
脳症　encephalopathy　281
脳神経　cranial nerves　215
脳振盪後症候群　postconcussion syndrome　507
脳性麻痺　cerebral palsy　180
脳脊髄液　cerebrospinal fluid (CSF)　185
脳卒中　stroke　611
脳電気活動地図　brain electrical activity mapping (BEAM)　128, 151
脳波記録法　electroencephalography　263
脳半球　hemisphere　331
脳葉切除術 (脳葉切断術)　lobectomy (lobotomy)　397
脳梁　corpus callosum　213
脳梁切断　callosal section　162
脳梁膨大部　splenium　606
脳梁無形成　callosal agenesis　158

は

ハンチントン (舞踏) 病　Huntington's disease or chorea　347
バビンスキー反応(反射)　Babinski response　124
バリント症候群　Bálint's syndrome　124
パーキンソン病　Parkinson's disease　486
パーペッツ回路　Papez circuit　482
パラトニー　paratonia　483
パレステジー　paresthesia　483
把握反射　grasp reflex　317
把握反射　prehension reflex　516
破局反応　catastrophic reaction　163
梅毒　syphilis　619
白質脳症　leukoencephalopathy　390
発達　development　231
発達性読字障害　developmental dyslexia　231
反響言語 (エコラリア)　echolalia　261
反響動作　echopraxia　261
反射　reflexes　533
反射性てんかん　reflex epilepsy　533
反復視　paliopsia　481
反復聴覚　paliacousia　481
反復発作性制御障害症候群　episodic dyscontrol syndrome　288
半球依存性　hemisphericity　335
半球間転移　interhemispheric transfer　368
半球切除術　hemispherectomy　331
半側失読　hemialexia　327
半盲　hemianopia　327
斑　plaque　503
瘢痕脳回　ulegyria　645

ひ

ヒステリー　hysteria　362
ビンスワンガー病　Binswanger's disease　134
ピックウィック症候群　Pickwickian syndrome　502
ピック病　Pick's disease　501
皮質　cortex　214
皮質延髄路　corticobulbar pathway　215
皮質下性痴呆　subcortical dementia　618
皮質盲　cortical blindness　214
皮質有線野　striate cortex　606
皮質聾　cortical deafness　214
皮膚書字覚　graphesthesia　317
否認　denial　227
非流暢性失語　nonfluent aphasia　467
被殻　putamen　520
尾状核　caudate nucleus　167
微細脳機能障害　minimal brain dysfunction (MBD)　428
表出性失語　expressive aphasia　292
表層性失読　surface dyslexia　619
評価　assessment　93
病態失認　anosognosia, anosagnosia　70
病変　lesion　390

ふ

フェニルケトン尿症　phenylketonuria (PKU)　496
フリードライヒ運動失調症　Friedreich's ataxia　300
フレゴリ症候群　Fregoli syndrome　300
ブリューゲル症候群　Bruegel's syndrome　156
ブローカ失語　Broca's aphasia　156
ブロードマンの細胞構築的地図　Brodmann's cytoarchitectonic maps　156
プレヒトル症候群　Prechtl's syndrome　516
ふざけ症　witzelsucht　665
不随意的笑い　laughing (involuntary laughing)　384
不全対麻痺　paraparesis　483
不全片麻痺　hemiparesis　327
浮腫 (oedema)　edema　262
舞踏運動　chorea　186

舞踏様症候群　choreiform syndrome　186
複視　diplopia　240
物体失認　hyloagnosia, object agnosia　355, 469
分化　differentiation　240
分割視野法　divided visual field technique　247
分離脳　split brain　606

へ

ヘシュル回　Heschl's gyrus　342
ヘンシェンの原理　Henschen's axiom　342
ペタリア　petalia　496
平均誘発電位　average evoked potential　123
閉鎖性頭部外傷　closed head injury　187
片(半)側失認　hemiagnosia　326
片(半)側バリズム　hemiballismus　327
片(半)側無動症　hemiakinesia　326
片側身体失認　hemiasomatognosia　327
片側不注意　hemi-inattention　327
片麻痺　hemiplegia　327
辺縁系　limbic system　391
変形視　metamorphopsia　414
変形走光視　metamorphotaxis　414
変性疾患　degenerative diseases　221
扁桃体　amygdala　60
扁桃体切除術　amygdalectomy　60

ほ

ホイブナー動脈　Heubner's artery　342
ポジトロン CT　positron emission tomography　507
歩行　gait　308

保続　perseveration　492
補充　completion　194
方向づけ反応　orienting reflex　477
方法論の問題　methodological issue　414
紡錘状回　fusiform gyrus　307
発作現象　ictal phenomenon　367
発作性疾患　paroxysmal disorders　491
発作てんかん　seizure epilepsy　563

ま

マイアー・ライシュ現象　Mayer-Reisch phenomenon　412
マルキアファーヴァ・ビニャミ病　Marchiafava-Bignami disease　407
麻痺　palsy　481

み

ミオクローヌス性単収縮　myoclonic jerks　443
ミオクローヌス性てんかん　myoclonic epilepsy　443
ミルクコーヒー斑　café au lait　158
未視感　jamais vu　370
見かけの怒り　sham rage　577
身ぶり行動　gestural hehavior　313
味覚　taste　627

む

無為　abulia　1
無快楽症　ahedonia (anhedonia)　26
無関心　indifference　367
無言　mutism　443
無酸素症　anoxia　74
無視　neglect　444
無動　akinesia　28

無脳回　agyria　26
無脳症　anencephaly　61
無力症　adynamia　6
夢幻状態　dreamy state　251
夢幻状態　oneirism　476

め

メロディーの抑揚療法　melodic intonation therapy　413
迷路学習　maze learning　412
免疫系　immune system　367

も

模索反射　groping reflex　317
毛帯系　lemniscal system　388
盲視　blindsight　134
網様体　reticular formation　545

や

薬物中毒　drug intoxication　251

ゆ

誘発電位　evoked potentials (EP)　289
優位　dominance　250

よ

腰椎穿刺　lumbar puncture　405

ら

ライ症候群　Reye's syndrome　550
ラクナ状態(小窩状態)　lacunar state　379

り

リドック効果　Riddoch effect　550

リハビリテーション　rehabilitation　537
梨状葉皮質　pyriform cortex　526
離人症　depersonalization　228
離脱症候群　withdrawal syndrome　665
離断症候群　disconnection syndrome　240
立体覚消失　astereognosia　102
立体視　stereopsis　606
立体失認　stereoagnosia　606
流暢性失語　fluent aphasia　299
両耳分離聴覚　dichotic listening　235
両手分離触覚検査法　dichhaptic technique　232
両麻痺　diplegia　240
量作用　mass action　407
臨界期　critical period　220
臨床神経心理学　clinical neuropsychology　187

れ

レッシュ・ナイハン症候群　Lesch-Nyhan syndrome　390
連結主義　connectionism　206
連合説　associationism　102
連合野　association area　101

ろ

ローランド野　Rolandic area　554

わ

ワレンベルク症候群　Wallenberg's syndrome　664
和田試験　Wada test　664
矮小脳症　microencephaly　423
笑いてんかん　gelastic epilepsy　312

略　語

略語	欧文完全表記	和文
ACTH	adrenocorticotropic hormone	副腎皮質刺激ホルモン
ADEM	acute disseminated encephalomyelitis	急性散在性脳脊髄炎
ADH	antidiuretic hormone	抗利尿ホルモン
AEG	air encephalogram	気脳図
AEP	auditory evoked potential	聴覚誘発電位
AIDS	acquired immunodeficiency syndrome	後天性免疫不全症候群
ARC	AIDS-related complex	エイズ-関連複合体
ASL	American Sign Language	
AVM	arteriovenous malformation	動静脈奇形
BEAM	brain electrical activity mapping	脳波記録法
BEAP	brain stem auditory evoked potential	聴性脳幹反応
BIT	behavioral inattention test	行動性不注意テスト
BP	Bereitschaftspotential	準備電位
BSE	bovine spongiform encephalopathy	ウシ海綿状脳症
CERAD	Consortium to Establish a Registry for Alzheimer's Disease	
cLEMs	conjugate lateral eye movement	共同性側方眼球運動
CLOCS	comprehensive level of consciousness scale	意識の包括的水準尺度
CMV	congenital cytomegalovirus	先天性サイトメガロウイルス感染症
CNC	coma/near-coma scale	昏睡/近-昏睡尺度
CO	cytochrome oxidase	チトクロームオキシダーゼ
CPG	central pattern generator	中枢性パターン産生器
CSF	cerebrospinal fluid	脳脊髄液
CVA	cerebrovascular accident	脳血管障害
CVC	consonant-vowel-consonant	子音-母音-子音
DC	dextral-chance	右利き-偶然
DG	dentate gyrus	歯状回
DHPR	dihydropteridine reductase	ジヒドロプテリジン還元酵素
DR	disability rating scale	機能障害評価尺度
DS	double stance	二重立脚相
ECS	electroconvulsive shock	電気けいれんショック
ECT	electroconvulsive therapy	電気けいれん療法
EEG	electroencephalography	脳波記録法
EP	evoked potential	誘発電位
ERP	event-related potential	事象関連電位
FA	Friedreich's ataxia	フリードライヒ失調症
FAS	fetal alcohol syndrome	胎児性アルコール症候群
FEF	frontal eye field	前頭眼野
FFT	fast Fourier transform	高速フーリエ変換
FLASH	fast low angle shot	
FRA	focal retrograde amnesia	孤立性逆向性健忘

略語	欧文完全表記	和文
FSH	follicle-stimulating hormone	卵胞刺激ホルモン
FV	frontal visual area	前頭視覚野
GABA	γ-aminobutyric acid	γアミノ酪酸
GPI	general paralysis of the insane	進行麻痺
HIV	human immunodeficiency virus	ヒト免疫不全ウイルス
HMPAO	hexamethyl propylene amineoxime	ヘキサメチル-プロピレン-アミネオキシム
HSP	horseradish peroxidase	西洋ワサビペルオキシダーゼ
ICA	internal carotid artery	内頸動脈
IQ	intelligence quotient	知能指数
IT	interesting script	利害転写
LAMP	lymbic system-associated membrane protein	辺縁系関連膜蛋白
LEA	left-ear advantage	左耳優位
LEMs	lateral eye movement	側方眼球運動
LGN	lateral geniculate nucleus	外側膝状体
LH	luteinizing hormone	黄体形成ホルモン
LTP	long-term potentiation	長期増強
LVF	left visual field	左視野
MAO	monoanine oxidase	モノアミンオキシダーゼ
MAPs		微小管関連蛋白
MBD	minimal brain dysfunction	微細脳損傷
MCA	middle cerebral artery	中大脳動脈
ME	myalgic encephalomyelitis	筋肉痛性脳脊髄炎
MEG	magnetoencephalogram	脳磁図
MF	mossy fiber	苔状線維
MIT	Massachusetts Institute of Technology	マサチューセッツ工科大学
MMN	mismatch negativity	ミスマッチ陰性電位
MMPI	Minnesota Multiphasic Personality Inventory	ミネソタ式多面的人格検査
MMSE	Mini Mental State Examination	小型精神状態の検査
MRC	Medical Research council	医学研究評議会
MRI	magnetic resonance imaging	磁気共鳴画像法
MRS	magnetic resonance spectroscopy	磁気共鳴スペクトロスコピー
MS	multiple sclerosis	多発性硬化症
MSM	mental simulation of movement	運動の心的シミュレーション
NART	National Adult Reading Test	
NMDA	N-methyl-D-aspartate	N-メチル-D-アスパラギン酸
NMS	neuroleptic malignant syndrome	神経遮断性悪性症候群
OPCA	olivopontocerebellar atrophies	オリーブ橋小脳萎縮症
PACE	promoting aphasics communicative efficiency	失語症者実用コミュニケーション促進
PAH	phenylalaninehydroxylase	フェニルアラニン水酸化酵素
PASAT	paced auditory serial addition test	
PC	pacinian corpuscle	パチニ小体
pcd	Purkinje cell degeneration	プルキンエ細胞変性
PCS	postconcussion syndrome	脳振盪後症候群
PDP	parallele distributed processing	並列分散処理
PGOW	ponto-geniculo-occipital wave	橋膝状体後頭波

略語	欧文完全表記	和文
PHE	phenylalanine	フェニルアラニン
PIQ	performance intelligence quotient	動作性知能尺度
PKU	phenylketonuria	フェニルケトン尿症
PMD	dorsal premotor area	背側運動前野
PML	progressive multifocal leucoencephalopathy	進行性多巣性白質脳症
POET	Pittsburgh occupational exposures test battery	ピッツバーグ職業曝露テストバッテリー
PP	perforant path	貫通線維
PP	posterior parietal cortex	後部頭頂皮質
PSP	progressive supranuclear palsy	進行性核上性麻痺
PTA	post-traumatic amnesia	外傷後健忘
PTNs	pyramidal tract neurons	錐体路ニューロン
PV	parietal ventral area	頭頂腹側領野
PVH-IVH	periventricular-intraventricular hemorrhage	脳室周囲・脳室内出血
PVS	persistent vegetative state	持続性植物状態
RA	rapidly adapting	急速順応型
rc	recurrent collaterals	半回側枝
rCBF	regional cerebellar blood flow	局所脳血流
REA	right-ear advantage	右耳優位
RLS	Reaction Level Scale	反応水準尺度
RS	right-shift	右寄り
RVF	right visual field	右視野
SA	slowly adapting	緩徐順応型
SAS	supervisory attentional system	監督注意システム
SCH	superficial cerebral hemosiderosis	脳表在性ヘモジデリン沈着
SD	standard deviation	標準偏差
SEP	somatosensory evoked potential	体性感覚誘発電位
SF	stride frequency	ストライドの頻度
SL	stride length	ストライドの幅
SMA	supplementary motor area	補足運動野
SOTAN	syndrome of the aminergic neuclei	アミン作動性神経核
SPECT	single photon emission computed tomography	単一光子断層撮影
SQUID	superconducting quantum interference device	超伝導量子干渉装置
SSAM	sensory stimulation assessment measure	感覚刺激評価法
SWS	slow wave sleep	徐波睡眠
TGA	transient global amnesia	一過性全健忘
TIA	transient ischemic attack	一過性脳虚血発作
TLEM	temporal lobe enhancement mechanism	側頭葉強調機構
TPP	thiamine pyrophosphate	ピロリン酸チアミン
VBA	vertebro-basilar artery	椎骨-脳底動脈
VC	vanishing cues	消滅法
VEP	visual evoked potential	視覚誘発電位
VIC	visual communication	視覚コミュニケーション
VIP	vasoactive intestinal peptide	血管作動性小腸ペプチド
VIQ	verbal intelligence quotient	言語性知能指数
VOR	vestiburo-ocular reflex	前庭眼反射
VOT	voice-onset time	音声開始時間

略語	欧文完全表記	和文
VPL	nucleus ventralis posterolateralis thalami	視床後外側腹側核
VS	ventral somatosensory area	腹側体性感覚野
WAIS	Wechsler Adult Intelligence Scale	ウェクスラー成人知能評価尺度
WAIS-R	Wechsler Adult Intelligence Scale Revised	ウェクスラー記憶評価尺度・改訂版
WCST	Wisconsin Card Sorting Test	ウィスコンシン・カード分類テスト
WMS-R	Wechsler Memory Scale Revised	ウェクスラー成人知能評価尺度・改訂版
WNSSP	western neuro sensory stimulation profile	西欧神経感覚刺激プロファイル

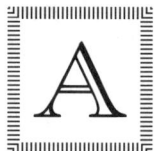

ablation　除去

　一般には体の一部の組織を除去すること。広い意味では脳の実質が局所的に失われていることをさす。しかし通常は，外科的に脳の一部を意図的に切除すること。

absence　欠神

　てんかん(epilepsy*)で，より激しい「**大発作**」と区別して**小発作**をさす用語として知られてきた。欠神発作は比較的短く，脳波上約3 c/s の規則正しい棘徐波複合パターンが特徴的である。このてんかん波は皮質全般に拡がり，両側性に同期して対称性である。

　通常は小児期早期に始まり，行動上は数秒間の短い活動停止がみられる。患児は立ち止まり，「ボーッ」として時に蒼白となり一点を見つめるが，倒れたり明らかなけいれんを起こすことはない。発作がおさまると何事もなかったように元の活動に戻り，発作のことは覚えていない。しかし，一部の欠神発作では部分的に意識が保たれ，何か変な感じがしたと述べる場合もある。欠神発作が障害の唯一の症状である場合，一般に**小児欠神てんかん**(*childhood absence epilepsy*)と呼ばれる。一方，欠神発作と全身性の強直間代けいれん発作とが混在することや，欠神発作が後に全般性の発作に発展することがある。

　未治療の場合，一般的に1日に何度も発作が起き，この頻度は軽度の複雑部分(側頭葉)てんかんとの鑑別になる。複雑部分てんかんも部分発作を起こし欠神発作に似ているが，発作頻度はずっと低い。欠神発作は成人後は決して発症せず，成人期のものは小児期に発症したものが残っている場合だけである。複雑部分てんかんはどの年齢でも発症する。

　脳波上の特徴的な棘徐波複合は，時に欠神発作を伴わないこともある。このような場合も欠神発作はないがなんらかの知的能力の障害を伴うと考えられる。このような障害は，発作があってもなくても，とくに未治療で発作頻度が高い場合には教育上の遅れが起こることが多い。欠神発作は本態性ないしは先天性のものと考えられ，側頭葉の小病変が共通して原因になっている複雑部分発作とは異なり，後天的な病変では起こらないとされている。欠神発作における発作の起源は，視床(thalamus*)とその周囲と推定される。

J. Graham Beaumont

abstract attitude　抽象的態度

　人間の思考と推論のなかで決定的な役割を果たす能力のことで，ゲシュタルト心理学の用語。例えば図と地を見分ける健常者の能力も抽象的態度の一部とされる。また抽象的態度はいくつかの特殊な能力に分けて考えることができる。この概念は，1940 年代から 1950 年代に広く用いられ，特に神経心理学の領域では，Kurt Goldstein の研究によく出てくる。彼の立場によれば，脳損傷は抽象的態度の喪失を起こし，各種の認知機能の分化が障害され，例えば図と地を分化して知覚することが障害される。抽象的態度という概念は，当時は強い影響力をもったが，知能の理解が進んだ今日では，使われなくなった。

abulia　無為

　意思決定をする能力の喪失または障害。無為の患者は，自発的に行為や発話を始めることができず，無感情で，精神運動遅滞がみられる。これらの患者でも，時に外的刺激によって奮起するが，いったんその刺激が消えると，すぐに元の動きのない状態に戻る。この障害は無動(akinesia*)と関連があり，無言(mutism*)の重症度が低い状態と考えられる。無動・無言からの回復経過で，無為の段階がみられる。この病態は，すべて無力症(adynamia*)の一側面とみられる。この症状は重度の脳損傷の多くの予後に共通してみられるが，とくに病巣(脳卒中によるものが多い)が前大脳動脈灌流域であ

る場合に顕著である。

acalculia　失計算

acalculia が一般的に用いられる。計算障害（dyscalculia）とも呼ばれるが，失計算という用語は，計算や数操作の技能を少なくとも基礎的な訓練によって獲得している人に生じる脳損傷で，書字反応，口頭反応での計算や数操作が後天的に障害されるすべての場合に用いられる。

初期の研究

19世紀後半に，失語症者がさまざまな数の操作や計算の障害を示すことが気づかれるようになった。20世紀初頭になると，数の処理の障害が他の認知障害や言語障害から独立して起こるとする考えかたが次第に台頭した。**失計算**という用語は，後天的な計算障害を，数に関する読み書きの障害である「**数字失読**」と「**数字失書**」から分類するために，1919年 Henschen によって初めて用いられた。1926年に Berger が失計算の概念を整理し，**一次性失計算**と**二次性失計算**の区別を提唱した。一次性失計算が他の認知機能の低下では説明できない障害であるのに対して，二次性失計算は，言語，注意，空間操作，記憶などの障害によって生じたものと考えられた。Hécaen ら(1961)は，大規模なグループ研究から，以下のように失計算を3つに分類した。単語や文字の失読失書を伴う場合と随伴しない**場合を含む数字の失読失書**，筆算で空間操作を誤ったり数字の位置を正しく把握できずに数の位を誤ることから起こる**空間性失計算**，計算自体ができなくなる**計算不能症**の3つである。この分類は注目されたが，十分検討された失計算症候群に関する統一的見解は今日でも得られていない。

最近の研究

1980年代以降，さまざまな数体系に特有の言語学的特徴が強調されるようになり，失計算の分野で認知指向的な研究動向が芽生え，数の障害に対する神経心理学的アプローチに変化がみられた。

さまざまな数体系（単語で表記される数，アラビア数字，ローマ数字）の言語学的特徴が的確に記述されるようになったために，それぞれの数体系で語彙的側面と統語的側面が分類されるようになった(Deloche & Seron, 1987)。例えば，最も高頻度に用いられる数体系である単語表記の数とアラビア数字の2つだけをとりあげてみても，その語彙的・統語的構造は異なっている。単語表記の数体系は，3つの主要な語彙クラスで構成される。"one" から "nine" の単位の（あるいは1つの）クラスは基本的な数量を表し，"ten" から "ninety" までの10のクラスは基本数量の10倍の数を表す。また eleven から nineteen までの "teen" のクラスは基本数量に10を足した総量を表す。"hundred" "thousand" "million" のような倍率を表す単語は，特殊な統語的役割を担っており，単語系列における位置によって総計を表したり関連を生み出す（例えば "two hundreds" は100の2倍を表すが "a hundred and two" は100に2を**加える**ことを意味する）。アラビア数字の体

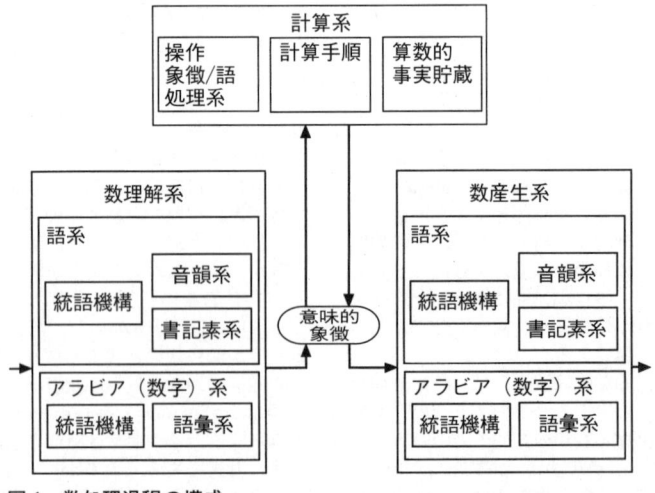

図1　数処理過程の構成

系はもっと単純である。基本語彙は「1～9までと0」の10個しかないが，厳密な位置システムをとっており，数字が表す数量は系列の位置によって絶対的に決まる。語彙処理過程は，異なる数形態での数の個々の語彙要素(例えば，数字の2，ローマ数字のV，twoやtwentyなどの単語)の理解と産生を行い，統語処理過程は統合的な数(twenty-two, IX, 102)の理解や産生のために語彙要素間の関係の処理を行う。

認知的かつモジュール的見解から，数処理は3つの主要な下位要素に分類される。数の理解，産生，計算の3つである(McCloskey, 1992)。McCloskeyらによれば，数理解システムの役割は，数的な入力を別の処理(計算，数量の比較など)で引き続き用いる内的意味表象に変換することである。逆に，数産生システムでは数の内的表象は該当する出力形態に変換される。このような数の理解と産生機構によってアラビア数字要素と言語性要素が区別され，これらの下位要素のそれぞれに語彙処理と統語処理が行われる。言語性語彙が，言語の理解と産生の両方の機構のなかで，音韻要素と形態要素に区別されることも重要である。

われわれは，このモジュール構造を，失計算に関する最近の研究の一般的指針として用いることにする。というのは，このような構造によって異なるタイプの数処理や数表象に関する疑問を特定できるからである。このモデルは一般的に受け入れられているものではなく，別のモデルもいくつか提唱された(Clark & Campbell, 1991; Dehaene, 1992)ことを強調しておかなければならない。

数の処理

いくつかの単一症例研究によって，数の異なった処理(読み，書き，音読，理解)に選択的な障害が生じること，すなわち，障害が産生あるいは理解などの1つの数処理系に限られる場合があることが示されている。この点に関する最も明らかな証拠は，数の理解と産生の解離であり，産生できない数を理解できる症例，産生はできるが理解できない症例が何例か報告された。また産生における誤反応が，語彙システムや統語システムに選択的に影響している可能性も示されている。例えば，McCloskeyら(1986)は，H. Y. が示した誤反応パターンを広範に検討し，アラビア数字の音読の誤反応の大部分が，不正確な数単語に置き換えられる(例えば，17が "thirteen"，317が "three hundred fourteen" と読まれる)語彙性置換であることを報告した。これに対して別の症例では，これとはまったく異なる誤反応パターンがみられることも明らかにされた。数の個々の要素は正確に処理されるが，統語的誤反応と解釈される**量が変容する**誤反応(例えば，"two hundred forty-one" が 2100409 に変換される)が出現する。

数処理の正確な機能的構造の記載は今日の研究の焦点となっている。仮定されている数の意味表象の性質や構成(抽象的，コード依存的，類推的)，数処理の内的な認知構造(モジュール的 対 分散的)，数の変換課題にみられる意味表象の役割(非意味変換 対 意味変換のアルゴリズムが提唱されている)などに関し，いくつかの異なる理論的モデルが提唱された。

数学的事実の想起，計算と計算以外の数処理

計算は，計算以外の数処理(異同判断や大きさの比較など)と同様に，数の産生過程や理解過程に困難がみられたために間接的に障害されることもあるが，数の解読や理解を超えた段階で障害されることもあり，数処理をある程度相互関連はあるが，比較的独立している下位要素に区分することが提唱された(McCloskey & Caramazza, 1987)。

計算記号(＋，－，×，÷)の理解が選択的に障害された症例も報告された。これらの症例では，文字，数，地図記号，トランプ，交通信号のような計算以外の言語的・非言語的象徴の認知は可能なので，この理解障害はきわめて特異である(Ferro & Batelho, 1980)。

数学的事実の想起が選択的に障害された症例も報告された。例えばWarringtonは，数以外の言語情報の想起にはまったく問題がないのに，簡単な数学的操作を自動的に想起できないD. C. を記載した。数学的事実は他と異なる1つのまとまった意味的側面を有し，この特定の知識へのアクセスと想起が含まれる処理過程は，他の思考過程とは異なっている考えられる(Warrington, 1982)。現在，この論文以外にも数学的事実(主に掛け算)へのアクセスの障害例が報告され，詳細な誤反応分析の結果が，健常な数処理を説明するために提唱されているいくつかの数学的事実の想起モデルの理論的妥当性を検討する目的で用いられた。

貯蔵されている数学的事実の表象が抽象的性質であるのかコード依存的性質であるのかを検討するためにも，症例検討が行われた。掛け算の問題がアラビア数字や単語表記の数字，点表示など異なる数形態で呈示され(例えば，"seven times four" がアラビア数字や口頭で呈

示されたり，"7×4"と表示されたり，点で示される），それに対する応答をそれぞれ異なる数形態で行われた場合の誤反応パターンとして分析する。誤反応率や誤反応パターンは，課題呈示方法や反応形態によって影響を受けないことを証明し，現在までの結果から，数学的事実が単一の意味表象であることを明らかにした (Sokal et al, 1991)。

筆算の手順，とくに繰り上げや繰り下げの選択的障害がみられた報告もあるが，資料はまだ逸話的な段階にとどまっている。

数処理と言語処理

最近の神経心理学的研究のほとんどは，数の処理過程に特有のモジュール機能構造を計算障害や数処理障害にも想定している。しかし，現時点のわれわれの知識では，数処理が，言語処理から完全に分離した存在であるかどうかはまったく明らかではない。実際，語彙（数の名称やアラビア数字の要素）や，統語（順序に関する規則），意味（表象された量）を数の側面に関して定義することが可能であり，数字を読んだり書いたり数を数えるような数処理の多くの側面は，心理言語学的な活動とみなすことができる。このように，数は，単語形態（音声でも書字でも）で呈示された場合には，他の単語材料と同様に処理されると考えるのが自然で，このことから言語障害と数の障害を伴う症例が頻繁に強調されている理由が説明できる。さまざまなタイプの失語症候群にみられる誤反応分析の結果から，通常の単語の処理と数を示す単語の処理との類似性が示唆された。ブローカ失語とウェルニッケ失語の患者では，書かれた数字を処理する課題の誤反応タイプが異なることが判明した。ブローカ失語では，teensやtensを数字と関連した名称をもつ数字に置き換える誤反応がほとんどである（例えば "thirteen"→3，"sixty"→6）。これらの誤反応は，teenやtensがつく数を部分的に処理する（teenやtensがつく単語の語幹だけを処理する：例えば "*third*-teen"→3，"*six*-ty"→6）ことから生じ，一般に，言語の複合語構造の処理が心理言語学的に困難であることを反映するものと考えられる。反対に，ウェルニッケ失語では，同じ語彙クラスに属しているが目標とは少しずれた数に誤まる誤反応（例えば four→3あるいは5，twelve→11か13）が中心となっている。これらの誤反応は，ウェルニッケ失語群で観察される言語の意味性誤反応にきわめて類似していると考えられる。

一般論として，数を示す単語は，幼い頃慣習的に獲得した連続した意味系列をなす言語性語彙の一部であると考えられる。日付，月の名前，音楽符号，アルファベット文字，季節など，他の言語学的要素もこのような特徴を有している。数処理障害のなかにはこのような数以外の順序を意味する語彙の処理障害を伴う症例も報告されているが，語彙構造の類似性と学習過程を，表象や処理が両者に共通しているためと結論づけるには，現在のところまだ情報が不足している (Deloche & Seron, 1984)。

もう1つの重要な問題は，アラビア数字が，文字や書かれた言語素材とは異なる特別な機構によって処理されているのかどうかということである。単一の数字の理解に関して，文字や単語の符号化に関与する処理過程と数を符号化する処理過程とが類似しているのかどうかが問題となる。これには，少なくとも次の異なる2つの観点，すなわち，数も単語も文字も類似した正書法的な語彙で表象されるのか，あるいは数やその他の記号というアルファベット以外の形態を符号化する固有の入力システムで表象されるのか，という観点が考えられる。（障害されている）文字や単語の理解と（保持されている）アラビア数字の理解との解離を示す最も明白な証拠は，純粋失読例の観察から得られたが，文字や単語に障害が限定されている失読失書例も1例報告されている。アラビア数字の処理とアルファベットの数の処理とに関連する問題は，表意文字と表音文字という一般的な2つに分類された。しかし，漢字という記号（アルファベットに相当）と数を同等に扱うことができないことを強く示唆する解離も存在するため，問題のそのような一般化には注意する必要がある。

要するに，個々の数のレベルでは二重解離があることが臨床的に示されるが，どのように数が符号化され，アルファベットの素材とはどのように異なる処理が行われるかを示すモデルはまだ存在しない。数の音読障害を呈する症例を対象としたより的を絞った実験で，どのように数が処理され，どのような形式で入力貯蔵に表象されるのかを検討すべきである。現在のところ，単語や文字の音読よりも数の音読のほうが良好という結果がある程度得られており，この反対の結果はほとんどみられないことにも注意をはらわなければならない。

数の書字に関しては，ほとんど検討が行われていない。しかし，数を書くのには問題がないのに，文字や単語に重度の失書が認められる症例が報告された (Anderson et al, 1990)。さら

に，口頭での数唱課題と2種類の数体系(アラビア数字とアルファベット数字)の書字課題を行った失語のグループ研究から，アラビア数字が最もやさしくアルファベット数字が最も困難で，失語症患者の成績はアルファベットの口頭反応のみと相関するという結果が示された。失語症患者ではアラビア数字の書字で保続が高頻度にみられることから，アラビア数字が異なる産生メカニズムをもつと考えられた(Seron & Deloche, 1987)。

数列と単語系列の統語構造には大きな差があり，これらの入力刺激の処理は異なると考えられる。両者に解離がみられる症例もあり，重度の失読失書がありながら複数桁の数の読み書きが保たれている詳細な症例検討も例外的ではあるが報告された。これ以外に，複数桁の産生・理解に障害がある症例で，数字と言語素材との成績を系統的に比較した報告はない。アラビア数字の理解と産生の統語的機構を言語処理で用いられる機構から分類するのが適当と思われても，現時点ではこの見解を支持する実証的な証拠は十分ではない。

数処理と空間処理

計算と数処理を媒介する空間処理に関しては，数特有の障害の可能性があるものとそうではないものとを区別しなければならない。数の側面に特定されていない空間障害は，読み書きや計算の際，アラビア数字の正しい処理を妨げる可能性がある。例えば，右半球病変の患者では，読字課題や計算課題でアラビア数字の左半分を無視したり，点を数える課題で左側の点を無視することがあることが報告された。しかし，単語の読みとアラビア数字の読みを系統的に比較した研究はない。このような比較を行ってはじめて，単語の読みとアラビア数字の読みに関する空間性注意の知識を得ることができる。

手順的なレベルでは，筆算特有の手順のいくつかの段階を決定する空間的知識が曖昧になったり障害されることを考える必要がある。例えば，足し算では一番右側の桁から足すとか，引き算では右隣の桁へ貸すとか，複数桁の掛け算では中間結果を左に移行して書くとかということである。脳損傷後にこの種の手順に障害を示す報告は，現在のところ逸話的なものでしかない。

最後につけ加えれば，数量化，数の比較，概算のようないくつかの数学的側面は，量の表象として類推量という符号を用いているとの考えが近年提唱された。この類推量の表象は数直線(number line)と呼ばれるが，他のシンボル的あるいは抽象的な数表象からは独立していると想定され，数量化や概算の課題で選択的に用いられると考えられた(Dehaene, 1992)。この仮説を支持する研究結果が報告されている。数処理や正確な計算では障害がみられるが，概算は可能な症例研究が2例記載された(Warrington, 1982；Dehaene & Cohen, 1986)。

失計算に局在はみられるか

1825年にFranz Joseph Gallは，数や計算は，前頭葉下部の計算中枢に局在する独立した知的機能であると報告した。以来，真の計算中枢はいまだかつて発見されておらず，計算や数の技能の基盤となる脳機構の局在はまったく未解決の問題である。初期の解剖学的研究では，左側頭葉後部病変，後頭葉病変が常に強調された。Henschenは，数の産生の運動的側面(数えたり書いたりすること)を障害する左前頭葉病変と，数の読みを障害する左後部病変との分類を提唱したが，計算に対する右半球の関与も示唆した。ごく最近のいくつかのグループ研究の結果では，左半球病変(主に後方)が数や計算処理に対してより重大な影響を及ぼすことが強調された。しかし，計算障害は，通常それほど重度ではないが，右半球後部病変でも報告された。近年の単一症例検討では総じて左半球後部の局在が支持されているが，左前頭葉病変や右半球病変で計算と数処理の障害が認められた症例の記載もある。また視床の電気刺激や皮質下病変でも数障害がみられることから，皮質下構造が数や計算の処理にある程度関与すると考えられる。

以上をまとめると，計算と数操作の障害は両側性病変例でも報告されているが，一側性病変例の報告のほうが多い。そのなかでもとくに左後部病変例が多数を占めるが，皮質下領域(視床，被殻，レンズ核・尾状核)病変例でも報告された。

しかし，ほとんどのグループ研究は，数障害の記載が正確さに欠け，方法論に大きな開きがある。評価されている計算能力も多様であり，現状では1つの結論を出すことは困難である。計算や数処理には多くの脳領域が関与していると考えられるが，左半球が数処理に担う役割，右半球の関与の可能性，ゲルストマン症候群(Gerstmann syndrome*)でみられ失算の存在などが未解決の重大な問題として残された(Kahn & Whitaker, 1991)。

【文献】

Anderson, S. W., Damasio, A. R., & Damasio, H. (1990). Troubled letters but no numbers. Domain specific cognitive impairments following focal damage in frontal cortex. *Brain, 113*, 749-66.

Clark, J. M., & Campbell, J. J. D. (1991). Integrated versus modular theories of number skills and acalculia. *Brain and Cognition, 17*, 204-39.

Dehaene, S. (1992). Varieties of numerical abilities. *Cognition, 44*, 1-42.

Dehaene, S., & Cohen, L. (1986). Two mental calculation systems: a case study of severe acalculia with preserved approximation. *Neuropsychologia, 29*, 1045-74.

Deloche, G., & Seron, X. (1984). Semantic errors reconsidered in the procedural light of stack concepts. *Brain and Language, 21*, 59-71.

Deloche, G. & Seron, X. (1987). Numerical transcoding: a general production model. In G. Deloche & X. Seron (Eds), *Mathematical disabilities: a cognitive neuropsychological perspective* (pp. 137-70). Hillsdale, NJ: Erlbaum.

Ferro, J. M., & Botelho, M. A. S. (1980). Alexia for arithmetical signs: a cause of disturbed calculation. *Cortex, 16*, 175-80.

Hécaen, H., Angelergues, R., & Houiller, S. (1961). Les variétés cliniques acalculies au cours des lésions rétrorolandiques: approche statistique du problème. *Revue Neurologique, 105*, 85-103.

Kahn, E., & Whitaker, H. (1991). Acalculia: an historical review of localisation. *Brain and Cognition, 17*, 102-15.

McCloskey, M. (1992). Cognitive mechanisms in numerical processing: evidence from acquired dyscalculia. *Cognition, 44*, 107-57.

McCloskey, M., & Caramazza, A. (1987). Cognitive mechanisms in normal and impaired number processing and calculation. In G. Deloche & X. Seron (Eds), *Mathematical disabilities: A cognitive neuropsychological perspective* (pp. 221-34). Hillsdale, NJ: Erlbaum.

McCloskey, M., Sokol, S. M., & Goodman, R. A. (1986). Cognitive processes in verbal-number production: inferences from the performance of brain-damaged subjects. *Journal of Experimental Psychology: General, 115*, 307-30.

Seron, X., & Deloche, G. (1987). The production of counting sequences by aphasics and children: a matter of lexical processing? In G. Deloche & X. Seron (Eds), *Mathematical disabilities: a cognitive neuropsychological perspective* (pp. 171-96) Hillsdale, NJ: Erlbaum.

Sokol, S. M., McCloskey, M., Cohen, N. J., & Aliminosa, D. (1991). Cognitive representations and processes in arithmetics: inferences from the performance of brain-damaged subjects. *Journal of Experimental Psychology: Learning, Memory and Cognition, 17*, 355-76.

Warrington, E. K. (1982). The fractionation of arithmetical skills: a single case study. *Quarterly Journal of Experimental Psychology, 34A*, 31-51.

Xavier Seron

achromatopsia 色盲(中枢性)

変形視(metamorphopsia*)の1つで，対象の色が見えなくなる症状。発症の条件は必ずしも一定せず，対象の色が突然消えたり，次第に消える。対象に特定の色がついてみえる赤視症(erythropsia*)などと明らかに異なり，色盲では色が一切知覚されない。色盲とこれと似た視覚障害は，それ自体が完全に患者の主訴に依存しており，患者が色のマッチング課題に失敗することは必ずしも必要とされない。障害されているのは患者の意識的な経験である。

色盲という用語はまた，後天性色盲や色彩知覚不全と同義に用いられる。もちろんそれらの場合，患者は色のマッチングと同定，標準的な色盲検査に失敗する。このような患者は，右半球後部に損傷がある場合が多く，視野欠損を随伴していることが多い。後頭葉前下部が，損傷によって色彩知覚不全と顔の失認が合併して起こる重要な部位であることが多数の研究によって報告された。

acquired dyslexia 後天性失読(読字障害)

失読(読字障害)(dyslexia*)の項を参照

adynamia 無力症

筋力低下による弛緩性の麻痺に対する一般名。一般に周期的に数分〜数時間体が動かなくなる発作に対して用いられる。この間患者は発語はできても，まったく四肢を動かすことができない。さまざまな種類の周期性四肢麻痺があるが，多くは家族性の障害で，遺伝性反復発作性の無力症(adynamia episodica hereditaria)を含む。

aging 加齢

加齢の神経心理学は，加齢の一般心理学のうち，年齢に伴う脳機能の変化を扱う分野である。この用語は，生涯を通じての脳機能の変容という意味を含むが，従来は発達神経心理学と

は別の分野と考えられた。発達神経心理学では主に思春期までの子供が扱われ、加齢が人生の成人期から老齢期までの期間として考えられているにすぎない。加齢に伴って脳機能がどのように変化するかは、基礎研究者や臨床家にとっても興味をそそる問題である。とくに高齢者の脳機能への関心は高く、実際、すでに老年神経心理学と呼ばれる分野も確立された（Albert & Moss, 1988）。この下位分野には2つの側面がある。1つは、加齢に伴う機能変化に焦点を当てた発達的研究の側面であり、もう1つは、とくに高齢者の行動に関心を示す記述的研究の側面である。第一の側面では縦断的研究手法が用いられ、個々人の時間的な機能変化が観察対象とされる。第二の側面でよく用いられるのは横断的な研究手法であり、研究デザインの主な独立変数として年齢を用いながら、高齢者と若年者を比較する。現在の用語法では、年齢的な変化を研究するのが縦断的研究で、年齢間の差異を追究するのが横断的研究である。この区別は科学的に重要な意味をもっている。

臨床神経心理学者が用いる概念上の分類としてとくに重要なのは、正常な老化と異常な老化である。この分類は単純明快にみえるが、内容と方法論の面に複雑な問題がさまざまあって、実際には見かけほど簡単ではない。とくに重要なのは、近年、老化の過程に関する見解が実質的な変化をみせているという点である。従来は、認知能力の顕著な低下は老化による避けがたいものと考える見解、つまり、全般的な認知障害という意味での「**老化現象**」は十分長生きした人なら誰でも経験するという考えかたが一般的であったと思われる。しかし、現在その見解は必ずしも正しいとは考えられていない。むしろ一般的には、正常な老化と異常な老化の間には明確な境界があって、ある種の神経病理の過程が進行している個体にだけ明らかな認知障害が現れるとする見解である。ここでいう病理過程のほとんどは、有名なアルツハイマー病やピック病（Pick's disease*）などの進行性変性痴呆（認知症、dementia*）をさすが、重度の脳血管障害や栄養不良に伴う痴呆、アルコール依存、種々の全身性疾患など、他の原因もいくつか考えられる。老化についての見解には、最近もう1つ変化が現れている。以前はほとんどの老年性痴呆が脳血管障害に由来するとみなされていたが、現在の一致した見解では、多くの老年性痴呆はアルツハイマー病と似た変性疾患に原因があるとされる。一般的に、痴呆に伴う認知的な変化が劇的であるのに対し、正常な老化に伴うのは比較的良好で、長生きした人がすべて痴呆症状を示すとは考えにくい。また痴呆のない老人の死は、脳とは異なる身体器官や器官系の衰えによる可能性が高く、剖検を行えば、痴呆ではない長寿高齢者の脳は比較的正常である。

伝統的理論とその現状

加齢研究の分野全体の基礎となる概念的な枠組みのなかでは、内容と方法論に関する問題が分離できないかたちで関連し合う。そのため脳の老化の機序を説明する神経心理学的理論は、実験デザインとデータ収集の方法によってその内容が違ってくる。一般に、加齢研究では縦断的デザインか横断的デザインが用いられた。縦断的デザインでは同一の個体が一定期間追跡され、定期的に評価を受ける。横断的デザインではある時点で年齢の異なる集団間の比較がされる。比較される集団は、単に高齢者と若年者であることもあれば、10年などの単位で複数のグループに分割されることもある。加齢研究における深刻なジレンマは、この2つのデザインがいずれも欠点をもっていることである。縦断的研究で問題となるのは、被検者が次第に減少することや、同じ手続きを用いた反復的な測定によって「**練習効果**」が生じることである。横断的研究ではグループ間のマッチングがよく問題となるが、それ以上に深刻なのは世代効果やコホート効果の問題である。コホート効果は、暦年齢ではなく出生した時代の影響によって生じる。例えば、30代の人と60代の人の間で認知課題の成績に差が認められた場合、これは加齢の効果というよりも、彼らが在学中に受けた教育の違いに関連していると考えられる。縦断的研究もまた、コホート効果の問題と無縁ではない。すなわち、追跡されるのがただ1つのコホートなので、研究結果が狭い範囲の時代に生まれた人々についてしか当てはまらなくなるからである。これらの問題に対処するために、方法論の研究者、有名なところではSchaieら（1983）は、さまざまな混合型の研究デザインを考案した。しかし、そのデザインは使い勝手があまりよくないので、実際に研究デザインとして採用されることはまれである。多くの神経心理学者は、このような複雑なデザインを用いるよりもむしろ自分たちの用いた検査が脳機能障害に対しては敏感だが、教育や社会経済的地位などの文化的要因には比較的左右されないという点を証明した。あるいは、同じ現象の縦断的研究と横断的研究とが実質的に同等の結果を導出した。その他にも、十分に解決されていな

い方法上の困難として被検者のバイアスの問題
がある。高齢者の認知機能の研究には，健康で
教育水準の高い被検者が用いられることが多い
からである。

　コホート効果の発見とその後に行われた研究
は，加齢過程について伝統的な見解に修正を加
えた。伝統的な見解はもともと D. Wechsler
(1941) が知能と肺活量の変化の曲線を用いて普
及させた説で，それによれば，知能指数 (intel-
ligence quotient*; IQ) は 20 代後半に頂点に
達し，以後は次第に低下するとされた。もっと
も，Wechsler のデータは横断的なものであ
り，コホート効果をかなり反映していると考え
るのがよいとする解釈が最終的には受け入れら
れている。Wechsler はまた，加齢に伴う低下
の著しい能力もあれば加齢に対して抵抗性の高
い能力もあることを指摘した。前者を測定する
テストを彼は「非持続」型のテスト，後者を測定
するテストを「持続」型の知能テストと呼んだ。
さらに彼は，精神能力低下の程度を表すために
「有能性指数」を考案した。これは，持続型の知
能テスト（知識，理解力，組合わせ，絵画完成，
語彙）と非持続型の知能テスト（数唱，算数，数
字，積木模様，類似性，絵画配列）の比を指数
としたものである。現在でも，認知能力が選択
的に低下するという説は，さまざまなかたちで
支持されている。

　ウェクスラーの説の修正版として今日でもな
お妥当とされているのは，Cattell が結晶的な
知能と流動的な知能の概念を用いて生み出した
理論である。結晶的な知能は十分に学習された
情報に基礎づけられ，その情報はいったん学習
されるときわめて失われにくい。このタイプの
情報の一種として語彙の体系があり，失語
(aphasia*) になった場合を除き，かなり永続
的に蓄えられる。このように語彙の課題は，結
晶的な知能をテストしていることになる。流動
的な知能は，概念化や問題解決を行う際に手持
ちの情報を適応的に扱う能力である。流動な
知能を必要とする問題は，獲得された知識を用
いて直ちに解決できるわけではない。もっぱら
流動的な知能に依存する検査としては分類課題
などの概念的推論のテストがある。さらに，利
用可能な情報の分析と総合を通じて問題を解決
しなければならない課題の多くも流動的な知能
に関係する。例えばウェクスラーの積木模様テ
ストは，流動的な知能の測定であると考えられ
る。Horn と Cattell (1967) の古典的な論文に
よると，流動的な知能が年齢とともに衰えるの
に対し，結晶的な知能は比較的一定に保存され

るという。

　コホート効果にかかわる方法上の問題に対処
するために，少数ではあるが，Shaie の述べた
複雑な混合型デザインを用いた研究も行われて
いる。実際，Shaie らは，コホートや世代間で
異なる能力もあれば年齢によって異なる能力も
あることを実証した。この研究は，コホート効
果が単に理論上の仮説ではなく，確かな事実で
あることを示唆している。これらの証明がなさ
れて以来，研究者は，年齢間の成績差を加齢過
程それ自体によるものと解釈することにますま
す慎重になってきたようである。もう 1 つの議
論は，加齢による認知の衰退に関する伝統的な
見解に対する修正である。その修正は，認知能
力が 30 代から徐々に衰えるという考えに関係
している。データによれば，認知は徐々に衰え
るのではなく，健康な老人なら認知能力は最晩
年まで実質的に健常な状態に保たれるという。
この見解は終末期機能低下仮説と呼ばれてお
り，能力が徐々に低下するのは，群化された統
計的データを用いるために生じるアーチファク
ト（人工産物）と考えられる。年齢尺度上の位置
が上昇するに従って最晩年を迎える人数が増加
するため，全体のテスト成績の平均値は年齢と
ともに低下しているようにみえるが，この平均
値は，最晩年を迎えた人々の成績に過度に引き
ずられたものといえる。

　Wechsler による知能と肺活量の変化曲線の
関係が論じられた以降に理論面で生じた変化を
まとめてみると，正常な老化の影響については，
より穏健な見かたが一般的になってきたよ
うである。かつて老化と結びつけられていた変
化の多くは，今や，その人の健康状態や明らか
な神経学的疾患，コホートや世代の効果，終末
期機能低下現象のためと思われる統計値の見か
けの低下などの要因の組合わせによって説明で
きると考えられた。しばらく前に Kinsbourne
(1980) は，加齢による認知機能の変化は選択的
注意の衰えによって特徴づけられると述べた
が，それを支持する研究者も増えてきた。現在
では，認知機能の加齢による変化は，努力性の
情報処理過程で注意の集中を維持する能力が低
下することにその本質があるという見解が拡
がっている。

　現在では，痴呆症患者とそうでない人を分類
する傾向が強いが，これは，長寿者が必ずしも
痴呆を発症するとはかぎらないからである。神
経学的診断や脳の画像診断技術の発展によっ
て，痴呆の有無を鑑別する能力は向上してき
た。痴呆の原因に関していえば，痴呆のほとん

どが脳血管障害に関連するという考えかたはもはや一般的ではない。現在最もよくみられる老人性痴呆と考えられているのは，かつてはまれな疾患とされていたアルツハイマー病である。

これまでしばしばいわれてきた「**古典的な老化パターン**」を特徴づけるのは，行為，情報の統合，感覚-知覚，精神運動などの諸技能に関連する能力が衰えるのに対し，言語能力は維持されるということである。このパターンは，要するに「**持続**」型の能力と「**非持続**」型の能力や，結晶的な知能と流動的な知能の違いを反映している。確かに，言語能力に顕著な低下がみられるのは，通例左半球に位置する言語野に限定してニューロン数が減少した場合だけであると考えられた。ハルステッド・レイタンバッテリーとWAISの結果に因子分析を施した研究によれば，とくに年齢の影響を受けやすいのは「**精神運動性問題解決**」や「**非言語的記憶**」と命名された因子であった。この老化パターンを基礎づけるニューロンの構造に関し，関与しているのが右半球なのか前頭葉なのか，全般的なニューロン数の減少なのかそれとも選択的な減少なのか，などの問題がまだ未解決であるが，健常者の加齢にある種の典型的パターンが存在するという点で広く合意が得られている。

神経心理学的理論

健常者の加齢を中枢神経系と対応させる点で最もよく研究されてきたのは，認知機能の変化を扱う分野である。加齢の神経心理学的な説は，加齢に伴う行動の変化を脳の構造と機能の変化と関連づけようと試みてきた。その説において最初に着目されたのは，ニューロンの減少という現象であった。脳は毎日数多くのニューロンが減少するが，当時は一般に，ニューロンの減少は脳の全体にわたって起こると考えられた。つまり初期の神経心理学的モデルでは，加齢に伴って全般的で非局所的なニューロンの減少が起こると仮定され，老化は，加齢以外の理由でび漫性の脳損傷を受けた人にみられるプロセスと似たようなものであると考えられた。この見解を支持する証拠として，脳損傷者と非脳損傷者を鑑別する神経心理学的テストが若年の被検者と高齢の被検者の識別にも優れていることが明らかにされた。

このモデルに関連する理論と研究のなかで，個体の暦年齢と結びつけて脳の年齢を評価しようとする努力もなされた。HalsteadとRennickは彼らの提唱した概念を「**生物学的年齢**」と命名し，Reitanは単に「**脳年齢**」と呼んだ。Reitanの考案した「**脳年齢指数**」は，彼の用意した換算表に従って計算された。計算の基礎となる数値は，ハルステッド・レイタンバッテリーとウェクスラー成人知能検査(Wechsler-Bellevue，WAISやWAIS-R)から選択された6つのテストから得ることができる。具体的には，ウェクスラーのテストより符号問題と積木模様問題，ハルステッドのカテゴリーテスト，ハルステッドの触覚性行動テストより全所要時間と位置の成分と順序づけテスト(Trail Making test)のB部分である。これらのテストに関する説明は，ReitanとWolfson(1993)とウェクスラー尺度についての適切なマニュアルに詳しい。脳年齢指数得点そのものは，精神年齢を得るために知能検査から計算されるIQ得点と似ている。

Rinn(1988)は，精神能力は老化に伴って低下するが，この低下は正常とはいえないと報告した。年齢による認知の低下は脳病理の結果であり，おそらくは痴呆に準じる臨床症状とみなすべきものであると彼は提唱する。確かに，年齢的な認知能力の低下が年齢的な脳の変化の結果であるとの見解を支持する文献は少なくない。Rinnの指摘によれば，通常，加齢に伴って皮質は徐々に萎縮するが，これは20代に始まって60代まで続き，60歳を超えると劇的な進行をみせる。さらに加齢に伴って脳血流量も減少するのが一般的であり，これは25歳頃に始まってそれ以後加速度的に進行し，69歳を超えると最も顕著な減少をみせる。Rinnらは，認知障害が脳の萎縮と脳血流量の減少に相関していると考えた。Albertは，知的な処理の年齢的な衰えは最も健康な高齢者にすらはっきりみられると主張する。身体的・精神的な疾患が認知機能の低下に関与すると考える研究者もいるが，正常な加齢においても異常な加齢においても脳内に変化が起こることは広く信じられている。

「**生理的加齢**」にみられる年齢的な機能低下に関する文献を総覧すると，いくつかの認知機能は確かに年齢的な衰えを示すが，他の機能は70歳代まで比較的安定していることがわかる。割合早い時期から低下し始めるのは認知処理の速度と運動の速さで，この傾向は非常に健康な高齢者にすらみられる。Cerella(1990)は，高齢者で情報処理の潜時が増加するのは，老化した神経ネットワーク全体に障害が散在するためであるとする説を提唱した。これは，認知スピードの低下を特定の情報処理段階の機能不全に帰するかつての考えかたに変化が生じたことを示している。つまり，機能低下はむしろネッ

トワークの全体に拡がっていると考えられる。

認知能力が年齢とともに低下するという事実に関して，研究文献は比較的一貫した知見を提供しているが，低下が始まる年齢は課題の特性によってさまざまである。最近の説によれば，ある種の認知機能は他の機能に比べ加齢の影響を受けやすいようで，何人かの研究者は，加齢に伴って認知能力が全般的に低下するという見解に反対している。加齢に影響されやすいのは，新しい情報の処理や努力性の処理に必要な認知機能であり，高齢者はより高いレベルの情報処理に自発的に取り組むことを苦手とする。実際，高齢者は自動的処理を必要とする課題については若年の成人にひけをとらない成績を示すが，努力を要する処理となるとそうはいかない。高齢者が高いレベルの認知的処理を行う際，それを援助する補償的手段は，外的な手がかりを与え，材料を前もって組織化しておくことである。

別の神経心理学的な理論は，加齢に伴う脳の形態的変化が常にび漫性で脳全体に及ぶとする見かたに疑問を投げかけた。何年か前にKinsbourne(1980)は，脳の変化には3通りあると推定した。脳全体が一様に変化する場合もあるが，ニューロンの減少に偏りがみられたり，非常に限定された領域だけに減少が起こることも考えられると述べた。偏ったかたちでの変化としては，ニューロンの減少量が左右半球間で異なる場合が想定され，この時には半球間におけるさまざまな相互抑制のバランスに影響が出る。限定した領域でニューロンが減少する場合には，特定の認知機能に変化がみられるだろう。

ニューロンの減少に偏りがあるとする考えかたは，正常な加齢に伴うニューロンの減少が脳の部位によって異なる場合があるとする理論と関連していると考えられる。そこではまず，右半球は左半球よりも急速に老化することが示唆された。当初この見解は臨床観察として述べられたが，次第に研究者の支持を獲得するようになった。しかし異論がないわけではなく，何人かの著名な研究者は，その臨床観察はアーチファクトにすぎないと推測している。その根拠として挙げられるのは，右半球の機能不全に対して感受性の高いテストは左半球機能のテストよりも複雑で努力を要することが多いという事実である。実際，ウェクスラーの**非持続**型テストも一般には右半球機能を測るテストであるが，それに対して多くの**持続**型テストは神経心理学者によって左半球テストとみなされた。

さらにいえば，ニューロンの選択的減少説は直観に反するようでもあり，脳は全体的にニューロンを失うという説が正しいと考えられる。

正常な加齢に伴う認知機能の変化について概観すると，何人かの研究者が述べているように，加齢に対して最も弱いのはおそらく前頭葉皮質であろうという推測もまた妥当と考えられた。Squire(1987)の報告によれば，前頭前野は加齢過程に影響されやすい部位であり，高齢になると約15～20%のニューロンが失われる。これに対してSchacterら(1991)は，前頭葉が多様な機能・認知的システムを司ることを根拠として，解釈の行きすぎを戒めた。確かに，前頭葉の機能不全が特定の記憶機能などの認知過程に関係するのかどうかについては，今後の研究が必要である。例えば，Booneら(1990)の知見によれば，前頭葉の能力は健康な中年者と高齢者の間でほとんど違わないという。同様に，Valdoisら(1990)は，健常な高齢者の認知能力の特徴を特定皮質の機能低下と関連づけることは容易でないと指摘した。

最近では，磁気共鳴画像(magnetic resonance imaging*; MRI)の技術を正常な高齢者に適用した研究も現れている(例えばCoffey et al, 1990)。加齢に伴う脳の構造的変化と認知的変化の特性は，これらの研究によって明らかになるであろう。MRIを用いた研究の結果によれば，痴呆のみられない高齢者のほぼ25～30%に，白質密度の減少である白質希薄化がみられた。MRIによる研究所見では，加齢に伴う変化を起こしやすい部位としてしばしば論じられたのは，前部皮質領域と前頭葉皮質と密接な連絡をもつ皮質下領域である。高齢者でみられる白質希薄化の発生を予測する要因は，加齢，高血圧，糖尿病，脳卒中である。しかし，白質希薄化の認知機能に対する影響は現在のところ明らかではない。

前頭葉皮質の年齢的な変化に加え，海馬もまた加齢に伴って神経生物学的な変化を受けることが明らかにされた。海馬(hippocampus*)は，新しい情報の学習に重要な役割を果たす解剖学的構造である。

高齢者の精神疾患

一般的な通念とは逆に，ほとんど高齢者では認知，行動，情動面の健康状態は良好に保たれる。しかし正常でない加齢となると話は別である。高齢者においてはさまざまな神経・精神医学的疾患が独特な現れかたをすると考えられ，アルコール中毒症，気分障害，精神分裂病(統合失調症)，痴呆などの疾患と加齢との関係で

数多くの議論を呼んだ。なんらかの精神病理を患う高齢者の数は，残念ながら決して少なくはない。以下では，高齢者でなりやすい精神医学的疾患について概説する。中心的に論じられるのはうつ病であるが，その理由はうつ病が老年期に最も一般的にみられる情動・感情面の障害だからである。

うつ病

大うつ病が高齢者の間にどの程度拡がりを示しているかは，用いられる診断基準や，患者が施設に居住しているか否かによっても異なる。例えばDSM-III-Rの基準を用いた場合，合衆国の地域社会に住む高齢者の大うつ病の罹患率は，男性が1%，女性が3.64%と推定される。これに対し，気分変調の情動症状を訴える地域社会の高齢者は26.8%である。DSM-IIIの基準は大うつ病に関してそれほど敏感ではなく，地域社会において抑うつ症状を訴える高齢者の多くを見逃すとする議論もある。他の報告によれば，大うつ病は高齢者人口の約4%に，気分変調症は5〜8%にみられるという。また，大うつ病の罹患率は施設居住の高齢者の間で最も高く，12〜40%以上と推測されている。

老人ホーム居住者のうつ病の罹患率は12.6%であり，米国ではさらに，その後1年にわたって18%の人に新たなうつ症状が現れると推定されている。入院中の高齢患者では，11.5%にうつ病が，23%に抑うつ的な症状がみられた。

高齢者のうつ病患者の認知障害

うつ病の高齢者の10〜20%に認知障害が現れる。進行性痴呆と見紛うほど深刻な可逆性の認知障害を，高齢のうつ病患者を診断する場合に用いられるのが，偽性痴呆，うつ病の痴呆症候群，うつ病誘発性の器質性精神障害，うつ病関連の認知機能障害などのレッテルである。高齢のうつ病患者に最も多いのは偽性痴呆であり，偽性痴呆の臨床的特徴は数多くの論文に記載されている。もっとも偽性痴呆というレッテルについてはこれまでにいくつか批判的な分析がなされてきた。何人かの論者は，治療可能な認知障害の人に対し臨床家の注意を喚起するというメリットを認めながらも，偽性痴呆という用語は廃止すべきであると主張した。

FolsteinとRabins(1991)は，「認知障害と痴呆を同時に示す患者は共通の神経構造に異常をもつ」(p.37)と論じた。例えば大うつ病，パーキンソン病(Parkinson's disease*)，ハンチントン病(Huntington's disease*)，また，アルツハイマー病(Alzheimer's disease*)の患者では，脳幹から大脳皮質までのアミン作動性線維をつなぐ皮質経路に機能不全があると報告した。FolsteinとRabins(1991)は，偽性痴呆というレッテルの代わりに，アミン作動性神経核症候群(syndrome of the aminergic neuclei；SOTAN)という用語を用いることを提唱した。この用語のほうが気分，認知，運動の変調が高齢の患者に同時に現れる理由が明確になるというのである。彼らは，この理論先行の研究の混乱を解消し，高齢のうつ病患者にみられる認知障害の原因と病理メカニズムについての理解を深めることを期待した。

高齢のうつ病患者のMRI

MRIの知見によれば，高齢のうつ病患者は健常統制群と比べ，白質希薄化と皮質下の病理の発生率が有意に高いという(Coffey et al, 1990)。皮質下病変の重症度と相関するのは，高齢になってからのうつ病の発症，循環器疾患，高血圧，喫煙歴とおそらくは高コレステロール値である。Figielら(1991)の研究は，老年期(60歳以上)発症のうつ病患者は早期(60歳未満)発症の患者に比べて，大脳基底核に高信号域がみられる確率が高いことを見出した(出現率は，それぞれ60%と11%)。老年期発症のうつ病患者では尾状核頭部の背側にも損傷がみられた。Figelら(1991)は，大脳皮質では前頭葉(frontal lobe*)の白質深部に高信号域の存在する場合が最も多く，それに対し頭頂葉(parietal lobe*)，後頭葉(occipital lobe*)の損傷は軽微で，側頭葉(temporal lobe*)に高信号域はみられなかった。Figielは，尾状核(caudate*)と前頭葉の白質の高信号域によって大脳皮質と辺縁系が離断した結果，抑うつ的な気分が引き起こされるのではないかと考えた。皮質下から前頭葉にかけての神経病理が高齢のうつ病患者に認められることの証拠が追加されるとすれば，Figielらの推測はFolsteinとRabins(1991)の提唱した仮説を支持するものとなるであろう。

高齢のうつ病患者にみられる白質希薄化と皮質下の病変が臨床的に重要かどうかはまだわかっていない。しかしCoffeyらは，言語・図形の想起の標準尺度によって測定された記憶障害の重症度が，白質損傷の程度と相関することを見出した。また，認知的に正常な高齢うつ病患者をCTやMRIで測定して，皮質下損傷が認められた場合は後年の認知能力の低下を予測できた。最後に，CTで検出される多発性のラクナ梗塞は高齢患者の前頭葉機能不全の神経心理学的徴候に相関していた。以上の研究は，深部白質の損傷と皮質下の病理を，認知障害や抑

うつ的な気分に結びつけようとする初めての試みである。

老年期発症のうつ病に皮質下-前頭葉の神経病理が関与することを示す他の証拠は，脳血管障害とうつ病の文献にみることができる。研究の結果は，抑うつ症状が脳卒中に一般的な後遺症であることを証明してきた。とくに左半球前頭葉の背外側部と左大脳基底核に損傷のある患者は，他の部位に損傷をもつ患者よりも高い頻度で大うつ病となることが明らかにされた。

神経心理学的知見

神経心理学の文献にみられる高齢うつ病患者の障害は，努力性の処理の困難，保続的な方向への反応バイアス，精神運動の緩慢，言葉の流暢性低下，概念形成の困難，抽象的思考能力の低下である注意持続の困難である。Caine (1981)によれば，うつ病患者では皮質の機能である認知能力は保たれるが，覚醒-注意-集中に関与するシステムに障害が起こるという。この結論は，うつ病の高齢者においては努力性の処理に障害があるとする見解を支持していた。KingとCaine (1990)は，高齢期のうつ病に関する文献を総覧し，認知障害のある高齢うつ病患者の神経病理の部位として最も重要なのは大脳基底核であると考えた。彼らは，高齢者のうつ病についてはその神経解剖学的な基礎を今後も研究しなければならないと主張した。

つまり，一部の高齢者にみられるうつ病が神経解剖学的に基礎づけられていることを示す証拠は確かに存在する。詳しくいえば，うつ病を発症させる原因の１つは前部皮質と大脳基底核の損傷で，高齢のうつ病患者にみられる白質希薄化もまた，皮質と皮質下を結ぶ神経化学的経路を障害することによって，抑うつ的な気分や認知障害の発生に関与していると考えられる。うつ病は高齢者の一部にみられるが，これは皮質下から前頭葉にかけての神経系の機能不全と関与していると考えられる。

躁病

躁病は米国の老人病院の精神科に入院した患者ではその5～8％でみられた(Molinari, 1991)。情動障害の診断を受けた高齢の患者の13％が躁症状を主訴としていた。65歳以上の年齢で初めて躁病を発症することは比較的まれであるが，高齢の躁病患者では再発の危険性が高い(Molinari, 1991)。

精神分裂病

老人病院の精神科に入院した患者の2～10％が精神分裂病(統合失調症)の診断か，痴呆や気分障害の結果ではない精神分裂病以外の精神病の診断を受ける。老人病院の男性退役軍人の患者をサンプルにすると，痴呆と気分障害を除外した数字ではないが，退院時の精神分裂病の診断率が高くなる(23％)(Molinari, 1991)。また地域社会の老人人口の4％に被害妄想が現れるという推定もなされている。

高齢期発症の精神分裂病すなわち「**晩発性パラフレニー**」はまれではあるが起こる。一方，高齢期に症状が寛解する慢性の精神分裂病の患者も存在する。精神分裂病が変性性の疾患であるということを根拠に，それが異常な加齢を起こすとする考えはかなり不確かといえる。クレペリン型の特徴を示す比較的少数の精神分裂病患者は確かに，その症状は悪化の一途をたどる。しかし，精神分裂病患者の認知機能が年齢とともに正常な速度で変化する証拠も多い。

高齢者の薬物乱用

高齢者のアルコールと薬物の乱用は，退職など生活上のストレスで起こる(Christison & Blazer, 1988 ; Rinn, 1988)。高齢者は処方された薬物を乱用しがちである。高齢者は若者よりも薬物の使用量が多く，これまでの研究によると，老人は鎮静-睡眠薬や精神安定剤の最大の消費者で，全処方薬のほぼ25％を受け取っていた(Christison & Blazer, 1988)。Christison と Blazer の報告によれば，高齢者にみられる薬物関連の問題として，乱用，中毒，依存と引きこもり，過剰服用，薬物反応，薬の相互作用，副作用などがある。高齢者が最もしばしば用いる「薬物」はアルコールである。60歳以上の老人のほぼ１割がアルコールの乱用や依存の問題を抱えており，施設に居住する老人に限定した場合，その割合はさらに高くなる。Molinari (1991)は，退院時の男性退役軍人の約3％にアルコール依存症の診断が下されていることを見出した。Atkinsonら(1990)によると，高齢(60歳以上)になってはじめてアルコール関連の問題を起こす人の割合は，60歳以降の外来患者では15％，65歳以降では29％であったという。老年期になってから起こる飲酒の問題は，より若い時期に発症した症例と比べて軽度かつ限定的で，家族全体のアルコール中毒症との関連性が低く，患者の心理的な安定度は高い。また老年期発症の患者は，通院治療している医師の指示によく従う傾向がある(Atkinson et al, 1990)。

Rinn (1988)は，高齢者の脳に対するアルコールの影響は若年の成人の場合以上に顕著であると報告した。高齢のアルコール中毒症患者は，アルコール性痴呆，コルサコフ症候群

(Korsakoff's syndrome*)や，中毒・代謝性の意識低下に伴う認知能力の低下を示すと考えられる。また，高齢者がアルコールによる脳傷害を起こした場合，回復は若年者よりも緩慢であるという(Rinn, 1988)。その他，高齢者にみられるアルコール乱用の悪影響としては，脳卒中の危険の増大，脳血流量の減少(Shaw, 1987)，レム(急速眼球運動)期の短縮として現れる重度の睡眠障害，睡眠の断片化，日中の疲労度の増加(Rinn, 1989)がみられた。

痴呆

痴呆は知性，人格，コミュニケーション機能の障害であり，少なくとも50の異なる病因が存在し，進行性のものもあれば回復できるものもある。痴呆の罹患率は，65歳以上の高齢者の約15%と推定されている。高齢者の痴呆の原因として最も一般的なのはアルツハイマー病である。剖検にもとづくデータによれば，単独あるいは他の障害に伴って現れるアルツハイマー病は，65歳以上の高齢者でみられる痴呆の50〜70%であった(Tomlinson et al, 1970)。近年の臨床調査が報告例では，米国のアルツハイマー病の患者数は400万人近くにのぼるという(Evans et al, 1989)。Evansら(1989)は，アルツハイマー病になる危険は年齢とともに高まり，したがって，人口全体の寿命が延びるに従い患者数も増加することを示した。またKoff(1986)は，アルツハイマー病患者の数は2050年までに800万人以上となると予想した。これらの知見をみると，医療保険サービスの維持が可能なのかどうか非常に懸念される。これまでにも一部の研究者は，アルツハイマー病患者のケアを支援するために，最新の特殊ケア・ユニットやこれまでとは異なるデイケアのプログラムを整備することを提唱してきた(Berg et al, 1991；Koff, 1986)。21世紀には，アルツハイマー病は研究の主要な焦点となるであろう。高齢者人口の増大に伴って，老年神経心理学の分野は心理学の特殊領域として重要度を増しているといえよう。

付記　本研究に関する復員軍人省の支援に深謝する。

【文献】

Albert, M. S., & Moss, M. B. (1988). *Geriatric neuropsychology*. New York: Guilford.

Atkinson, R. M., Tolson, R. L., & Turner, J. A. (1990). Late versus early onset problem drinking in older men. *Alcoholism: Clinical and Experimental Research, 14,* 574–9.

Berg, L., Buckwalter, K. C., Chafetz, P. K., Gwyther, L. P., Holmes, D., Koepke, K. M., Lawton, M. P., Lindeman, D. A., Magasiner, J., Maslow, K., Sloane, P. D., & Teresi, J. (1991). Special care units for persons with dementia. *Journal of the American Geriatrics Society, 39,* 1229–36.

Boone, K. B., Miller, B. L., Lesser, I. M., Hill, E., & D'Elia, L. D. (1990). Performance on frontal lobe tests in healthy, older individuals. *Developmental Neuropsychology, 6,* 216–23.

Caine, E. D. (1981). Pseudodementia: current concepts and future directions. *Archives of General Psychiatry, 38,* 1359–64.

Cerella, J. (1990). Aging and the information processing rate. In J. E. Birren & K. W. Schaie (Eds), *The psychology of adult development and aging* (pp. 201–19). Washington, DC: American Psychological Association.

Christison, C., & Blazer, D. (1988). Clinical assessment of psychiatric symptoms. In M. S. Albert & M. B. Moss (Eds), *Geriatric neuropsychology* (pp. 82–99). New York: Guilford.

Coffey, E. C., Figiel, G. S., Djang, W. T., & Weiner, R. D. (1990). Subcortical hyperintensity on magnetic resonance imaging: a comparison of normal and depressed elderly subjects. *American Journal of Psychiatry, 147,* 187–9.

Evans, D. A., Funkenstein, H. H., Albert, M. S., Scherr, P. A., Cook, N. R., Chown, M. J., Hebert, L. E., Hennekens, C. H., & Taylor, J. O. (1989). Prevalence of Alzheimer's disease in a community population of older adults. *Journal of the American Medical Association, 262,* 2551–6.

Figiel, G. S., Krishnan, R. R., Doraiswamy, P. M., Rao, V. P., Nemeroff, C. B., & Boyko, O. B. (1991). Subcortical hyperintensities on brain resonance imaging: a comparison between late age onset and early onset elderly depressed subjects. *Neurobiology of Aging, 26,* 245–7.

Folstein, M. F., & Rabins, P. V. (1991). Replacing pseudodementia. *Neuropsychiatry, Neuropsychology, and Behavioral Neurology, 4,* 36–40.

Horn, J. L., & Cattell, R. B. (1967). Age differences in fluid and crystallized intelligence. *Acta Psychologia, 26,* 107–29.

King, D. A., & Caine, E. P. (1990). Depression. In J. L. Cummings (Ed.), *Subcortical dementia* (pp. 218–30). New York: Oxford University Press.

Kinsbourne, M. (1980). Attentional dysfunction and the elderly: theoretical models and research perspectives. In L. W. Poon, J. L. Fozard, L. S. Cermak, D. Arenberg, & L. W. Thompson (Eds), *New directions in memory and aging* (pp. 113–29). Hillsdale, NJ: Erlbaum.

Koff, T. (1986). Nursing home management of Alzheimer's disease. *American Journal of Alzheimer's Care and Related Disorders*, Summer, 12–15.

Molinari, V. A. (1991). Demographic and psychiatric characteristics of 390 consecutive discharges from a geropsychiatric inpatient ward. *Clinical Gerontologist*, *10*, 35–45.

Reitan, R. M., & Wolfson, D. (1993). *The Halstead-Reitan Neuropsychological Test Battery: theory and clinical interpretation*. 2nd edn. Tucson: Neuropsychology Press.

Rinn, W. E. (1988). Mental decline in normal aging: a review. *Journal of Geriatric Psychiatry and Neurology*, *1*, 144–58.

Schacter, D. L., Kaszniak, A. W., Kihlstrom, J. F., & Valdiserri, M. (1991). The relation between source memory and aging. *Psychology and Aging*, *6*, 559–68.

Schaie, K. W. (Ed.), (1983). *Longitudinal studies of adult psychological development*. New York: Guilford.

Shaw, T. G. (1987). Alcohol and brain function: an appraisal of cerebral blood flow. In O. A. Parsons, N. Butters, & P. E. Nathan (Eds), *Neuropsychology of alcoholism: Implications for diagnosis and treatment* (pp. 129–54). New York: Guilford.

Squire, L. R. (1987). *Memory and brain*. New York: Oxford University Press.

Tomlinson, B. E., Blessed, G., & Roth, M. (1970). Observations on the brains of demented old people. *Journal of Neurological Science*, *11*, 205–42.

agnosia 失認

以前に学習した刺激を認識し同定する能力を喪失すること。失認は聴覚,触覚,視覚などすべてのモダリティで認められる。ある1つの入力モダリティ(例えば,視覚刺激)に対する失認は必ずしも他の入力モダリティに対する失認を伴わない(例えば,視覚性の失認患者でも健常な触覚性の物体認知能力を保持できる)。失認は障害が呼称ではなく認知能力にあるという点で,モダリティ特異的な**失語**(aphasias*)(例えば視覚性失認)とは異なる。このように失認患者は,認知することができない物体について正確なジェスチャーを示し,正確な意味内容を記述することができない。失認は通常特定の入力モダリティを介して認知される特定のカテゴリーの刺激に対してもみられる(例えば視覚刺激では色や顔,聴覚刺激では音楽)。

視覚性失認については他の入力モダリティを介して提示される刺激に対する失認に比べ詳細な研究が行われた。1890年 Lissauer は失認について初めての分類を行い,**統覚型**(apperceptive)失認と,**連合型**(associative)失認に分類した。統覚型失認は,刺激の認知が行われるために必要な適切な知覚記述の組立ての障害を反映するもので,連合型失認は,刺激の知覚処理過程は正常であるが,日常の物品に関する貯蔵された知識を検索することの障害によると提唱した。

統覚型失認と連合型失認を分類する最も一般的な臨床テストは,患者が認知できない物品を模写させることである。模写課題ができても,物体を同定することができない患者は連合型失認患者である。しかし,この単純な臨床上ではおそらく十分ではないと考えられる。視知覚能力が重度に障害された患者でも,刺激従属的な一線一線描いていく方略を用いて,正確に物体の模写ができる場合があり,これは正常な知覚処理過程によるものとはいえない。そのため,最近では Warrington, Humphreys と Riddoch が視覚性物体認知過程の特定の段階に関するより詳細な一連の評価法を発明した。

Warrington は,右半球後部に損傷を有する患者が,物体認知には必ずしも必要ではない高次の視知覚の側面を評価する一連の課題に困難を示すと述べた。例えば,このような患者は,複雑な視覚的背景のなかから図を分離したり(例えば刺激が白黒の正方形の「**ノイズ**」の中に置かれた場合),異なる視点から描写された2つの物体の異同を判断することが困難である。この後者の「**非日常的な視点**」課題は,物品の認知ができないという意味において失認の状態にある他の患者では可能なことから,この課題の遂行は貯蔵された知覚情報ではなく,高次の知覚情報にもとづいて行われるものと考えられる。

右半球後部に損傷を有する患者が示す障害パターンとは対照的に,左半球後部に損傷を有する患者は知覚マッチング課題(「**非日常的な視点**」課題など)の成績は良好であるが,同一カテゴリー内の物理的に異なる物品のマッチング(例えばデッキチェアとロッキングチェアのマッチング)に困難を示す。このことより,左半球は物体の機能やカテゴリーに関する貯蔵さ

れた知識へのアクセスに特殊化されるが，右半球は物体認知システムへの高次の知覚記述の伝達に関与していると考えられた。Lissauerのもともとの分類に従えば，右半球後部の損傷は統覚型の失認を起こし，左半球後部の損傷は連合型の失認を起こす。

最近の研究

最近の研究により，右半球後部と左半球後部に損傷を有する患者で記載された視覚の失認的障害に関するこれらの大分類を，さらにきめ細かくすることができる可能性が報告された。例えば，患者のなかには形の基本的側面の符号化にさえ困難を示し，**エフロンの形マッチングテスト**（*Efron shape-matching task*）のような面積と明るさが等しくなるように作られた2つの刺激の形が同じかどうかを判断する課題（例えば2つとも四角であればイエス，四角と三角であればノー）ができないものもいる。このような比較的低次な課題の障害は，とくに視覚皮質全体に散在する小病変を形成する一酸化炭素中毒後の患者で記載されている。「非日常的な視点」マッチング課題を行う際，患者によって異なる方法を用いることもある。HumphreysとRiddochは，物品の主軸を著しく縮める視点からみた物品のマッチングにとくに困難な患者がいる一方で，他の患者は物品の局所的な弁別特徴を目立たなくするような視点からみたマッチングに障害を示す解離パターンを記載した。このような解離パターンは，視覚的に表象された物品から異なるタイプの高次知覚情報，すなわち局所的な物品の特徴に関する情報より全体的な物体の特性に関する情報（例えば主軸との関係からみた物品の部分に関する情報）が抽出されると考えられる。物体認知においては，これらの2つの形式の視覚記述が並列に使用されているのであろう。

連合型失認患者（一見健常な知覚過程を有しているが，物体認知が困難）のなかでも，異なる成績のパターンが報告された。例えば，**物体性判断課題**では正常な成績を示すが，意味的ないしは機能的関係にもとづいて物品をマッチングすることに障害を示す患者がいる。物品の判断課題の例には，提示した物品が実在するものかどうかを患者に判断させる場合がある。この弁別課題の困難度は実在しない物品と，実在する物品の類似度を変化させることによって調整できる。実在しない物品と，実在する物品が同じ部分をもっている場合には（図2を参照），両者の弁別は全体としての形態の既知的判断に依存しているので，物品の形態に関して貯蔵され

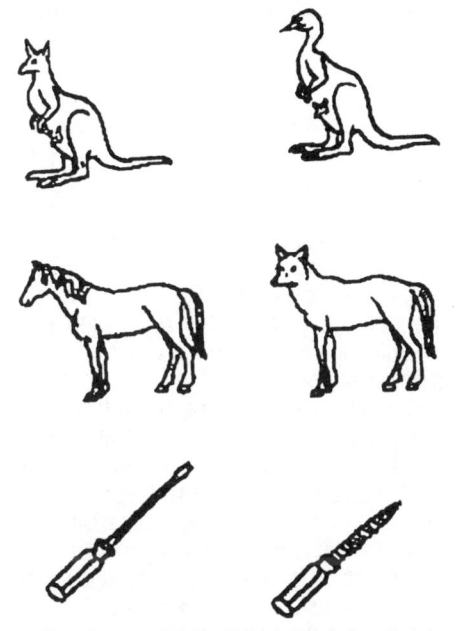

図2　物品の判断課題で用いる実在する物品と実在しない物品の例
実在する物品は左側に，実在しない物品は右側に示す。

た知識にアクセスする必要がある。患者は困難な物品の判断課題（実在しない物体と実在する物体の部分を入れ替えて作成されている場合）で良好な成績を示すと同時に，物品を形態ではなく意味的連合によってマッチングさせる意味的マッチング課題では困難を示す。この物体の判断における高成績と意味的マッチングの低成績の対比から，物品に関して貯蔵されている知識にも異なるタイプがある可能性が示唆される。すなわち，物品の視覚的ないしは知覚的特性に関する知識と物体の機能的特性に関する知識である。患者は物品の視覚的ないしは知覚的知識にアクセスすることによって物品の判断課題を行うことができても，物品の機能的ないしは意味的知識にアクセスすることに障害を示す。

しかし一方で，「非日常的な視点」マッチング課題のような高次の知覚課題で良い成績を示しながら，物体の判断課題で障害がみられる。つまり，正常に「みえる」と考えられる物品が既知のものであるか，未知のものであるかを判断できない患者がいる。この認知障害は，物品の視覚的・知覚的な知識自体の障害や，正常な知覚

記述から貯蔵された視覚的・知覚的な知識へのアクセスの障害のいずれかを反映するものと考えられる。

Humphreys と Riddoch は 1987 年と 1993 年に，このような最近の研究の総説を行った。その結果，統覚型失認と連合型失認のなかに，物体の認知過程のさまざまな段階の障害を反映するさまざまなサブタイプが存在することが明らかにされ，Lissauer の分類よりも精密な統覚型と連合型失認のなかでさまざまな下位段階を分類する分類案が提唱された。このような精密な分類案として Humphreys, Riddoch と Warrington(1985) のものがある。

知覚とイメージ

失認患者には物体の知覚能力が障害されているものがおり，知覚過程とイメージ過程の関係の問題に答えるうえで重要な役割を果たす。例えば，知覚過程とイメージ過程は独立のものであるのか，それとも両者は同一の基礎的機構に依存していて，知覚障害によって必然的に長期記憶から同じ知覚情報をイメージすることの障害が起こるのか，などの問題である。

多くの連合型失認の患者は，物品の視覚的特性を再生することが困難であり，情報が物体によって直接アクセスされた場合(物体認知課題)でも，イメージ課題で間接的にアクセスされた場合でも，貯蔵された視覚・知覚的知識の障害を検索することができないと考えられる。失認患者でも，記憶型ではなく知覚型(つまり，連合型失認ではなく統覚型失認)の症例は，物品の視覚記憶を長期記憶から再生する能力は比較的良好である。このような患者が絵-単語マッチング課題で，視覚から物品を同定する能力から予測される成績をはるかに上回る成績を示すことがあるが，これは単語から貯蔵された視覚・知覚的知識を検索し，その情報を使用して物品とのマッチングを行うためであると考えられる。しかし，最近 Young らは，感受性の高い適切なテストを使用することにより，物体認知課題の知覚障害と，イメージ課題の障害との間に緊密な相関関係があると報告した(1994)。例えば，顔の認知(face recognition*)障害が顔の「**全体的**」特性(下記を参照)の処理能力の低下によって生じていると考えられる患者は全体的な顔の情報をイメージすることを要求する課題でのみ障害を示す。このような結果は，知覚とイメージとが共通の表象を基礎にしていることを示唆するものと考えられる。

カテゴリー特異的障害

上述したように，患者のなかには特定の物体に対し他の物体に対するよりも顕著な障害を示す例がある。1984 年，Warrington と Shallice は，ヘルペス脳炎ウイルス感染後，非生物と比べて生物に対して重度の認知障害を示した症例の詳細な検討を行った。これを契機に以後，同様の障害パターンを示す患者が多数報告された。これらの患者を対象とした詳細な検討の結果，生物の認知障害が物品処理のさまざまな段階の障害を反映することが報告された。例えば，物品の判断課題(とくに実在する生物の一部を入れ替えて作成された実在しない生物と実在する生物との弁別の場合)で障害を示す患者もいれば，物品の判断課題の成績は良好であるが，生物の認知は困難であり，果物や野菜を食べるときにそれがわからないという患者もいた。さらに，認知は成立しているように思われるが，無生物の呼称よりも生物名に著しい障害を示す患者も報告された。

このような対照的な互いに対立する一連の結果が，物体認知のさまざまな段階を評価するために用いられる各種の課題で得られていることから，物品処理過程のカテゴリー特異的障害の場合は，それぞれ異なる機能的障害がその基礎をなしていると考えられる。生物はその知覚特性が似ているだけではなく(同一カテゴリー内の物体は共通の物理的構造をもつ傾向がある)，意味特性でも互いに似ている。このことは，カテゴリー内における個々の対象を認知するためには，きわめて詳細な知覚的・意味的差異を明確にする必要があることを意味している。刺激を認知するために生物ほどの詳細な知覚的・意味的差異を必要としない人工物の認知過程に比較して生物の処理過程は，貯蔵された知覚的・機能的知識の損傷の影響を受けやすいと考えられる。

正反対のパターンの障害を示す患者(つまり，生物よりも人工物の認知に障害を示す患者)も報告されたが，そのような症例数はかなり少ないようである。このような逆パターンが存在することから，生物の認知が人工物の認知よりも絶対的に困難であると論じることには問題がある。むしろ，異なる障害のパターンは，認知に必要とされる特定のタイプの知識を得ることの障害を反映すると考えられる。人工物の認知の障害は，例えば，運動行為や物品の使用方法に関する機能的情報にアクセスすることの困難に関連していると考えられる。運動行為について貯蔵された知識は，物品の他の意味特性について貯蔵された知識とは別に表象されていると考えられる。カテゴリー特異的な認知障害に関与

する正確な要因を評価するには今後のさらなる研究が必要である。

1988年にMcCarthyとWarringtonは，ある種のカテゴリー特異的認知障害が1つの入力モダリティに限局して発現すると考えた。例えば，物品名から生物についての情報を引き出すことには特異的な障害を示すが，絵では必ずしもそのような障害を示さないこともあると報告した。そのような知見にもとづき，McCarthyとWarringtonは，意味記憶が，貯蔵される知識のタイプ（例えば，運動行為に関する知識対他の形の意味記憶）だけではなく，入力モダリティによっても細分化されている可能性を論じた。この見解についての議論は依然決着をみておらず，特定のモダリティを超えた意味システムにアクセスすることの困難として説明しようとする試みもある。

その他の特定のタイプの刺激に特異的な認知障害には相貌失認（prosopagnosia*）と呼ばれる顔の認知障害がある。顔に特異的な認知障害の報告に伴い，ある種の刺激に特異的な認知過程が存在する，すなわち，顔の認知過程は他のタイプの視覚的な物品を認知するために用いられる過程とは異なるのではないかという議論が行われた。この物体処理に対する顔の処理の特殊性は，逆の解離パターンを示す症例からも支持されている。例えば，人間の顔にのみ障害がみられ，動物の顔には障害がみられない症例がいると同時に（例えば相貌失認の農夫），逆の障害がみられる症例も報告された。

これとは相対する考えを提唱したのがFarahである。Farahは，視覚物体処理過程には刺激から得られた連続的な視覚表現（分解されない全体的知覚から物体を形成する多数の局所的部分まで）が関与すると述べた。顔の認知が分解されない全体的知覚にもとづいているのに対し，物体の認知には分解されない全体的知覚に依存する場合と，より部分的な物体の表現に依存する場合の両者があり，どちらに依存するのかはおそらく物体の性質によって決まる（例えば，生物と無生物の物体）。読字もまた視覚「物体」の認知を必要とする課題の1つであるが，この場合には主に刺激の部分（すなわち文字）に依存する認知が必要とされる。この考えによれば，すべての物体の視覚性認知障害が上記の異なる視覚表現の障害によって起こるのであれば，相貌失認（分解されない全体的知覚の障害によって起こる）や，視覚の語彙認知障害〔失読（alexia*），部分的な物体の表現の障害によって起こる〕のない物体失認は発現し得ないことになる。最近の研究では，相貌失認や失読を伴わず，ある種の物体に関する貯蔵された知識の障害を反映していると考えられる比較的「**純粋な**」物体失認が発生することが示唆された（Rumitai et al, 1994）。このように，物体の認知に重要な知覚的表現のタイプによる説明も成り立つが，すべての失認がそのような記述の障害により起こるとは考えにくい。ある種の対象に固有の貯蔵された知識の障害によって起こる連合型失認も存在する。

他の単一入力モダリティ内での対象特異的失認

単一入力モダリティ内で特定の対象にのみ生ずる相貌失認以外の失認には，失音楽（amusia*）と色彩失認（color agnosia*）がある。いずれの症状も詳しい研究がなされておらず，どちらも脳内の認知過程に関するわれわれの理解に多大な影響は及ぼしてはいない。いずれにおいても，障害のパターンは長い間視覚性物体失認を理解するために使用された統覚型-連合型の枠組みによって理解できる。例えば，色彩失認という用語は一般的には色彩に関する貯蔵された知識が障害されていると考えられ，基本的な色の知覚と色のマッチング能力は比較的正常である連合型障害のタイプを記述する際に用いられる。色彩失認は既知の物体に関して貯蔵された色を想起することの障害を伴うことがあり，そのような患者が物体の形態に関する長期視覚知識を想起することが可能であることから，物体の色に関する知識がその他の視覚特性について貯蔵された知識と分離していると考えられる。

以上のように，失認患者の研究は，物体認知に使用される知覚情報と認知を成立させる貯蔵された概念の性質の両者に関する知識を得るうえで非常に役立つ。

【文献】

Farah, M. J. (1990). *Visual agnosia.* Cambridge, MA: MIT Press.

Humphreys, G. W., & Riddoch, M. J. (1987). The fractionation of visual agnosia. In G. W. Humphreys & M. J. Riddoch (Eds), *Visual object processing: A cognitive neuropsychological approach* (pp. 281–306). London: Erlbaum.

Humphreys, G. W., & Riddoch, M. J. (1993). Object agnosias. In C. Kennard (Ed.), *Baillière's clinical neurology: Visual perceptual deficits* (pp. 339–59). London: Baillière Tindall.

McCarthy, R. A., & Warrington, E. K. (1988). Evidence for modality-specific meaning systems in the brain. *Nature, 334,* 428–30.

Rumiati, R., Humphreys, G. W., Riddoch, M. J., & Bateman, A. (1994). Visual object agnosia without alexia or prosopagnosia: evidence for hierarchical theories of visual recognition. *Visual Cognition, 1*, 181–226.

Warrington, E. K. (1985). Agnosia: the impairment of object recognition. In J. A. M. Frederiks (Ed.), *Handbook of clinical neurology*. Vol. 1. *Clinical neuropsychology* (pp. 333–49). Amsterdam: Elsevier.

Warrington, E. K. & Shallice, T. (1984). Category-specific semantic impairments. *Brain, 107*, 829–54.

Young, A. W., Humphreys, G. W., Riddoch, M. J., Hellawell, D., & de Haan, E. (1994). Recognition impairments and face imagery. *Neuropsychologia, 32*, 693–705.

Glyn W. Humphreys

agrammatism　失文法

言語の表出時に一貫して統語構造の異常がみられる障害。一般的な障害は，冠詞，前置詞，修飾語などの関係を示す語の省略で明らかになる。これらの言語表出は，一般に非流暢性失語(aphasia*)とみなされている。

失文法の患者は，言語表出で文法的に重要な要素である関係を示す語が省略されるだけでなく，音声言語や書字言語の受容に際しても，関係を示す語の理解に困難を示す。そのため失文法の患者は，言語の名詞的・意味的要素の処理に比較して関係的・統語的要素の処理が良くない。失文法患者の言語表出は，発音は問題はないが音韻性錯語が多い。しかし，自発話と比較して復唱では音韻性錯語が少なく，ほとんど目立たない。

典型的には，失文法はブローカ失語をはじめとする前方型失語に伴い，この事実は文法機能が大脳半球の前方と関係しているとする仮説を支持すると考えられる。

失文法は，書字による表出にもみられ，**失文法失語における失書**と呼ばれるが，これが特定の失語の型をとることはないと考えられている。発話による表出の場合と同じように，書字による表出は個々の名詞や動詞の羅列となり，関係を示す語が著しく減少している。文の表出では，語順によって統語構造を伝えようとするが，患者は句読法を用いることもある。失文法の患者が書く文は一般に短く，「**電文体**」の特徴を示す。しかし失文法患者では，発話による表出と書字による表出とが密接に関連していることは少なく，一般には，発話か書字のどちらか

の表出がよく，関係を示す語を多く使う。

Tissot, MouninとLhermitte(1973)は，失文法の障害を言語学の用語で規定することを試みた。このアプローチでは，失文法は音声的崩壊症候群の対極に位置づけられる文法的崩壊症候群としてとらえられ，以下のような3つのタイプに分類される言葉の減少として特徴づけられる。形態論的な異常を主とする失文法，顕著な形態論的異常はないが統語面の異常が顕著な失文法，失韻律(aprosodia*)を伴う疑似失文法，の3つである。これらのうち，はじめの2つのみが「真」の失文法である。この考えかたは，言語の深層構造成分と関連する形態学的機構と，表層構造成分と関連する統語機構との解離にもとづく。

一方，他の研究者は，失語症患者の心理言語学的な行為の分析から(Goodglass & Blumstein, 1973)，失文法は純粋に言語学的な障害を反映しているものではないと考えた。これらの見解は，患者の言語行為に注目し，派生や変換の複雑さよりも語の使用頻度や文の長さなどの要因の影響を重視し，失文法をいくつかの言語成分の固有の障害としてではなく，言語処理能力の限界に由来する障害と考えた。

失語(aphasia*)の項を参照。

【文献】

Goodglass, H., & Blumstein, S. (1973). *Psycholinguistics and aphasia*. Baltimore, MD: Johns Hopkins University Press.

Tissot, R., Mounin, G., & Lhermitte, F. (1973). *L'Agrammatisme*. Brussels: Dessart.

J. Graham Beaumont

agraphia　失書

中枢神経系の後天性の機能障害による書字言語の喪失と産生障害。失書は一般的に書字障害(dysgraphia)と同義に用いられるが，失書という用語は，発話が保たれているのに書くことができない患者を記述するため，1867年にOgleによって初めて用いられた。その後，多数の失書の分類が提唱されたが，1つとして一般的に受け入れられたものはない。これらの疾病分類の多くは臨床神経学によるもので，一般的には失書の解剖学的基盤を強調するとともに，失語(aphasia*)，失行(apraxia*)，視空間性障害(visuospatial disorders*)などの合併症候の有無に基づいて失書を分類するものであった。それらの分類の1つを**表1**に示す。

最近，認知神経心理学に基づく理論が，書字

表1 失書の分類

- **失語性失書**
  - 流暢性失書
    - ウェルニッケ失語に伴うもの
    - 伝導性失語に伴うもの
    - 超皮質性感覚失語に伴うもの
    - 失名辞失語に伴うもの
  - 非流暢性失書
    - ブローカ失語に伴うもの
    - 超皮質性運動性失語に伴うもの
    - 混合型超皮質性失語に伴うもの
    - 全失語に伴うもの
  - 失読失書
  - ゲルストマン症候群
  - 錯乱状態に伴う失書
  - 純粋失書
- **非失語性失書**
  - 失行性失書
  - 運動性失書
    - 麻痺性失書
    - 小字症
    - 舞踏運動を伴う失書
    - 振戦を伴う失書
      - 本態性振戦
      - 過度の生理的振戦
      - 小脳性振戦
      - 一次性書字振戦
  - 書痙
  - 脳梁性失書
  - 反復性失書
  - 視空間性失書
  - ヒステリー性失書

と綴りにおける誤りのタイプとパターンの分析によって失書を概念化するための代替的かつ補足的な枠組みを提供した(Beauvois & Derouesne, 1981; Shallice, 1981)。この項では，症候にもとづく解剖学的アプローチと情報処理の観点の双方から得られている知見を取り上げる。

失書の発生率と有病率は明らかではないが，高頻度であることは間違いない。書字は多くの人にとって発話と比較しても，訓練の回数がはるかに少ないコミュニケーション手段であるため，脳損傷の影響を受けやすいことは驚くにはあたらない。同様に，脳損傷後の回復も，書字は一般的に最も回復が遅れる認知機能である。

失語に伴う失書

失語性の言語障害は通常，口頭言語の障害と同様の書字障害のパターンを示す失語性失書を伴う(例えば流暢性失語では流暢な失書性の表出が，非流暢性失語では非流暢な失書性の表出がみられる)。口頭言語と書字言語の障害に解離がみられることもあるが，失語性失書は失語と同じ類型を用いて分類することができる。

非流暢性失書

ブローカ失語，超皮質性運動性失語，全失語，混合型超皮質性失語などの非流暢性失語と同様に，非流暢性失書は努力性で，書字表出が乏しい。字体は一般的に大きく，拙劣できたない。また，筆記体よりも活字体で書こうとし，筆記体で書くように明確に指示しても活字体を用いる。文字形態の障害に加え，綴りや文法にも特徴的な障害がみられる。綴りの誤りは文字の省略が多く，非流暢性失書の失文法は通常，機能語(例えば前置詞，副詞)の省略による。

全失語では書字は必ず障害され，判読不可能な保続的ななぐり書きしか書けないことがしばしば起こる。混合型超皮質性失語でも通常は非流暢性失書が明らかで，口頭言語による復唱が保たれているのと同様に，写字はしばしば自発書字や書き取りに比べ良好である。非流暢性失書の責任病巣は，それに相当する非流暢性失語の病巣と同じである(図3を参照)。

流暢性失書

流暢性失書は，ウェルニッケ失語，超皮質性感覚性失語，失名辞失語，伝導性失語に伴って起こる。流暢性失書がみられる患者では，整った字体で，正常な量と長さをもった文を容易に表出するが，実質語に乏しく錯書がみられることが特徴的である。文字の誤った結合(字性錯書)は，意味的に関連した音韻ないし語への置換よりも多くみられる。自分の書いた誤った書字を音読させると，誤りを指摘することはできるが，それが患者自身の書いたものであることを否認する。流暢性失書を起こす病巣は(図4を参照)，優位側上側頭回の後方1/3と頭頂葉下部の前方である。

上記の失語症候群に伴う失語性失書の特徴と病変部位をまとめたのが表2である。

純粋失書

書字以外に失語性の症候がない書字障害は純粋失書と呼ばれた。純粋失書は，Exner(1881)が，第二・第三前頭回脚部(エクスナー中枢)に限局した病巣をもつ患者で初めて報告した。この発見によりExnerはこの部位が書字を司る皮質部位であると主張した。書字のエクスナー領域の役割を支持する研究もあるが，この主張を弱めるのに十分なだけの対立するデータも存在する。別の研究者は，左上頭頂小葉病変(ブロードマンの5野と7野)をもつ患者(Auerbach & Alexander, 1981)，左半卵円中心に病巣をもつ患者(Croisile et al, 1990)，漢字(日本

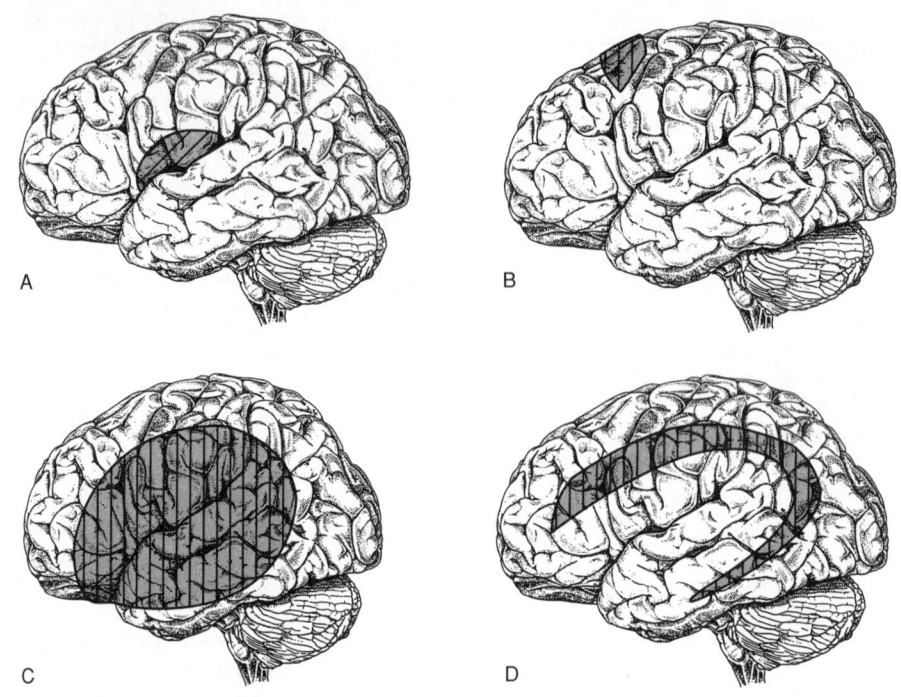

図3 非流暢性失書の責任病巣
A. ブローカ失語に伴う失書の責任病巣(下前頭回と隣接する弁蓋部と島)。B. 超皮質性運動性失語に伴う失書の責任病巣(補足運動野と隣接する帯状回)。C. 全失語に伴う失書の責任病巣(中大脳動脈領域全体)。D. 混合型超皮質性失語に伴う失書の責任病巣(頸動脈境界領域と傍正中構造の前部と後部の内側病巣)。

語の表意文字)の純粋失書の症例では左側頭葉後下部に病巣をもつ患者(Soma et al, 1989)で、純粋失書について報告した。

失語を伴わない純粋失書を起こす他の病因には、錯乱状態と亜酸化窒素中毒がある。中毒性代謝障害による失書は一般的に筆跡の障害、省略、保続が特徴である。

失読失書

失読失書では、書字言語の産生と理解が障害され、左下頭頂小葉の病変を伴うため、頭頂葉性失書とも呼ばれる。失読を伴う失書は、流暢性失書と共通する多くの特徴を有し、書く量は正常で産生も容易だが、文字や単語の順序に障害がみられる。

ゲルストマン症候群

ゲルストマン症候群(失書、手指失認、失計算、左右障害)に伴う失書は流暢性で、同じとはいえないにしても失読を伴う失書に似ている。ゲルストマン症候群は左角回病変で起こる(図5を参照)。

非失語性失書

上記に挙げた症候群が示すように、書字は他の言語機能と密接に結びついている。失語症の患者ではほとんど常になんらかの程度の失書を伴う。しかし書字はまた、運動技能や行為、脳梁を介する半球間の情報伝達、視空間性能力など、さまざまな機能の正常な働きにも依存している。これらの機能のいずれかに障害があっても書字は障害される。

失行性失書

書字行為は、文字を形成するための運動プログラムに正確にアクセスし、それらのプログラムを選択し実行する能力を必要とする。失行性失書は比較的まれな現象であるが、主な障害は文字を正確に形成できない点にあり、とくに自発書字または書き取りで起こりやすい。写字と綴り、とくに口頭による綴りはしばしば(常にではないが)書字よりも良好である。失行性失書では書かれた文字が読みにくいため綴りの評価は難しいが、文字ブロックを並べさせたりタ

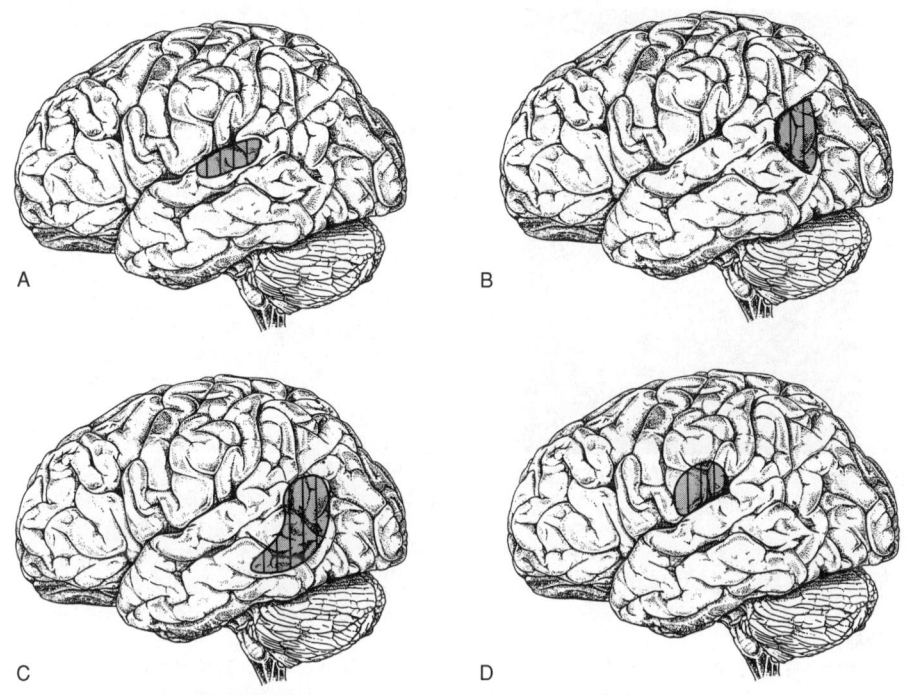

図4 流暢性失書の責任病巣
A. ウェルニッケ失語に伴う失書の責任病巣(上側頭回後部)。B. 超皮質性感覚性失語に伴う失書の責任病巣(角回と内側頭頂小葉)。C. 失名辞失語に伴う失書の責任病巣(角回と隣接する第二側頭回後部領域)。D. 伝導性失語に伴う失書の責任病巣(左頭頂弁蓋部内の弓状束)。

表2 失語の型に伴う失書の特徴と病変部位

失語の型	失書の症候	病変部位
ブローカ失語	失文法,まばらな書きかた,書き取りの障害	ブローカ野
超皮質性運動性失語	失文法,まばらな書きかた,書き取りは良好	ブローカ野上方ないし左半球前部内側
全失語	文字の反復	左半球広範
ウェルニッケ失語	流暢,実質語に乏しい,錯語,書き取りの障害,写字の障害	ウェルニッケ野
超皮質性失語	流暢,実質語に乏しい,錯語,書き取りは可能	角回
伝導性失語	流暢,錯語は少ない,写字可能	弓状束
失名辞失語	流暢,実質語の減少	他の失語からの回復後に残存
混合型超皮質性失語	反響書字(エコグラフィア)のみ	超皮質性運動性失語と超皮質性感覚性失語の病巣合併領域

イプを打たせることは,書字と綴りとの解離を明確にするのに役立つ。患者によっては他の運動行為でも失行がみられることがあるが,みられないこともある。失行性失書は,左右いずれかの頭頂葉の,文字の記憶痕跡や文字の視覚運動感覚性の運動記憶の痕跡があると思われる領域や脳梁の損傷で起こると考えられる。

運動性失書(書字障害)

表1にあるように,運動性失書には,麻痺性失書,小字症,舞踏運動や振戦に伴う運動過多性失書,反復性失書がある。上位・下位運動ニューロン,大脳基底核,小脳,皮質脊髄路,

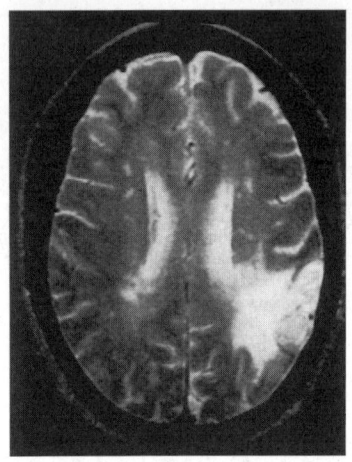

図5 ゲルストマン症候群の患者の MRI 像
水平断像は左角回の梗塞を示す(写真の右側が左半球)。

末梢の神経と筋肉に損傷があると書字は障害される。

麻痺性失書

麻痺性失書(書字障害)は,対側半球の手の運動を仲介する領域や下向性の運動系に障害を起こす皮質脊髄路損傷によって起こる。麻痺手は微妙な運動制御を欠き,協調性が低下し,運動が遅く力が弱い。感覚系路や視床,感覚皮質も障害される場合はしびれを伴う。一般的には体肢の筋伸長反射は亢進する。字を書こうとするときの筆記具の握りかたは拙劣で,書いたものは通常大きく,形も崩れ空間配置も不均等である。綴りは保たれる。まれには小字症的になることもあるが,大脳基底核病変による小字症で観察されるような,1回の書字で文字の大きさがだんだん小さくなるなどの現象はみられない。

小字症

小字症は主としてパーキンソン型の大脳基底核疾患でみられ,しばしばパーキンソン振戦,筋強剛,運動緩慢を伴う。錐体外路型の小字症は字を書いているうちに徐々に字が小さくなる。それに加え,パーキンソン病患者の書字はしばしば速度が遅く,文字も密集し,水平方向からずれ,左から右へと斜めになっている。特発性のパーキンソン病でみられる小字症はLドパのような抗パーキンソン病薬の処方によって通常,少なくとも一時的に改善する。同様に,罫線のある紙を用いたり言葉で注意を喚起することによって文字の大きさが大きくなり文字の配置が改善することもある。残念ながら,多くの症例では小字症は不可避であり,そのような方策によって克服することはできない。

振戦に伴う失書

動作時振戦,チック,舞踏運動のような上肢の運動過多性の運動障害では特徴的な書字障害を起こす。パーキンソン症候群に特徴的な安静時振戦は,ほんの最小限の障害を起こすだけだが,動作時振戦は,不可能ではないにしろ読めるような字を書くことができない。動作時振戦は,本態性,家族性,老年性の振戦のような特発性の障害や,過度の生理的な振戦で生じる。生理的な振戦は,薬物誘発性(例えばリチウム,アンフェタミン,三環構造の抗うつ薬),または薬物ないしアルコールからの離脱,尿毒症,肝性脳症,甲状腺機能亢進症などの代謝性の障害によって起こる。動作時振戦は振幅が小さく高頻度で,持続性の活動の際とくに著明となる。文字列のすべてに規則的な振動が挿入される。ある場合には一次性書字振戦として知られるように,振戦が書字行為の間だけにみられることもある(Kachi et al, 1985)。アルコール,βアドレナリン遮断薬,プリミドンは,動作時振戦を改善させる。小脳疾患に伴う企図(時)振戦は,一般的に動作時振戦よりも顕著で,解読可能な字が書けないほど重度であることも多い。

舞踏運動に伴う失書

ハンチントン舞踏病やシデナム舞踏病のような舞踏病型の運動障害は,通常では運動過多性失書を起こす。書字は酔っぱらったように大きく,形が歪む。そのような患者はしばしば紙にペンを接し続けることが困難である。そのため微妙な運動がしにくい。ハンチントン病患者の近位部舞踏運動は,読めるような字が書けないほど大きな押し流すような動きを起こす。一方のシデナム舞踏病は,遠位部の振幅の小さい急激な動きが特徴である。

書痙

以前は書痙は精神内の葛藤に由来すると考えられた(ただし Duchenne のような初期の神経学者は神経学的な基盤を仮定した)。しかし最近の証拠(Sheehy & Marsden, 1982)によって,書痙は大脳基底核の活動の障害による限局性のジストニーとして最もよく理解されると考えられる。

反復性失書

句や単語,文字,字画の異常な反復を示す反復性失書には,保続型,同語反復型,反響書字型などがある。保続性の書字を含む行動の保続

は, 痴呆(認知症, dementia*)とくに前頭葉の変性や失語, とくに流暢性失語では珍しくない。単語全体や音節(通常は語の最終音節), 文字, 文字の一部などすべてが反復の対象となる。1つの単語の中で同じ文字が続くものはとくに保続となりやすい(例えば butter が buttter となるなど)。保続はよく起こるが, 同語反復性失書(句と語が反復する)や, 反響書字(目にした単語や句を自動的に書いたり, 聞いた文字を書く)は珍しい。同語反復性失書がみられるときは通常, 変性疾患による痴呆や進行した大脳基底核疾患など重度の両側性脳病変を伴う。反響書字は大きな左右前頭側頭葉損傷と緊張病(catatonia*)で報告された。ジル・ド・ラ・トゥーレット症候群(Gilles de la Tourette syndrome*)の患者では言語性チックに相当する, 反響書字, 書字反復, 汚字症(coprographia)などの書字のチックが時折みられる。

脳梁性失書

利き手と反対の書字は, 言語優位半球にある綴りと書記素のシステムが, 脳梁を介して対側半球の運動機能にアクセスすることを必要とする。脳梁(corpus callosum*)損傷, とくに前方2/3(脳梁膝と脳梁幹)の損傷で左右半球が離断されると利き手と反対の手の一側性失書が起こる。その場合, 利き手と反対の手による自発書字と書き取りが障害される。写字は通常良好であり, 口頭での綴りは, 利き手での書字と同じように保たれる。

脳梁後半の切断による利き手と反対の手の一側性失書も報告された(Sugishita et al, 1980)。この場合, 日本語では仮名の失書のほうが漢字の失書よりもはるかに著明であった。利き手での書字は, 両手での行為と写字同様保たれていた。この症候群の解剖学的基盤は脳梁後部損傷であり, この領域を介して角回からの求心性の線維が利き手と反対の手の運動野に伝達されると考えられる。

視空間性失書

右頭頂葉損傷, とくに側頭頭頂後頭接合部の損傷で視空間型失書が起こる。それらの失書がみられる患者は一般的には, ①頁の左側を無視し, 徐々に字は右側に片寄る, ②字を書いているうちに水平方向からずれる, ③文字が不正確に斜めになり, 字画の重複や文字や音節の不自然な配置を示す。この症候群は通常, 左半側無視, 一側性不注意, 視空間型失計算(acalculia*)がみられる。

転換・ヒステリー性失書

まれではあるが, 転換障害の患者が上肢のヒステリー性の麻痺やヒステリー性振戦によって書けなくなる。転換障害に通常伴う要因に加え, 神経学的検査によってわずかに筋緊張が低下し, 筋伸長反射は保たれ, 感覚もさまざまな程度に保たれていることが明らかにされた。催眠による暗示やアミタール法で改善し, このことは診断を確定するのに役立つ。

書字過多(*hypergraphia*)

先に論じた症候群はすべて書字の低下と(または)障害を示しているのに対し, 書字過多は書字産生の病的な過剰と定義される。発作間側頭葉性てんかん人格症候群(宗教心の亢進, 情動の深層化, 対人関係の「粘着」, 儀式化, 性的能力低下を伴う)の徴候の1つとして, 通常, 書字過多でみられるテーマの内容が宗教的, 哲学的なテーマの亢進を反映する。最近の知見では, 書字過多は左側頭葉よりも右側頭葉にてんかんの焦点をもつ患者により優勢に現れると考えられた(Roberts et al, 1982)。

奇妙な内容を伴う書字過多は, 思考障害を反映していることが考えられ, 精神分裂病(統合失調症)患者で報告された。新造語や言葉のサラダや脱線がみられることは, 流暢性失書のようにもみえるが, 他の脳病変が合併していなければ, 精神分裂病患者は失語とは異なる。

認知神経心理学と失書

1970年代と1980年代の認知神経心理学と情報処理理論の出現とともに, 多くの研究者は, 書字障害が起こる過程を理解しようと試み, そこから正常な書字がどのように成立するのかを解明しようと試みた。Beauvois & Derouesne (1981)や Shallice(1981)の研究にもとづき, 単語を綴るには2つの経路が存在するという仮説が現在は広く受け入れられている。音韻にもとづく経路と, 辞書的・正書法的な表象にもとづく経路である。

音韻性失書

患者が単語の綴りを声に出すときには, 綴りに対する音韻的アプローチ, すなわち, 音素と書記素対応規則に基づく方法がとられる。よく知らない単語や発音可能な非単語を書き取る際には, この経路を用いる必要がある。このシステムの障害は音韻性失書と呼ばれ, 個人の語彙目録にない規則単語や, 音声上規則性のある無意味単語(例えば mimsy)を正書法的に綴ることができなくなる。これとは対照的に, 音韻性失書の患者では, たとえどんなに複雑でもまた不規則でも彼らがよく知っている単語を綴る能力は保たれる。例えば, Shallice(1981)が報告した患者は, 親近性のない単語を綴ることがで

きないが，genealogy（家系），cupola（溶銑炉），coniferous（針葉樹の）のような単語を正確に書き取ることができた。したがって，音韻性失書はとくに語彙の豊富な患者では，もっと詳しい検査を行わなければ容易に見過ごされることがある。しかし，いったん検出されれば，ありふれた単語 対 非単語の書き取り能力の差は顕著で，自分の書いたものを読ませたときに誤りを同定する能力が全般的に保たれている患者ではとくにそうである。時折，これらの患者は自分が書いたものではないと否定することさえある。非単語を綴る際には，書くべき非単語と音声的にはほとんど似ていないが正書法的な誤りを示す（例えば"bottar"を"dollar"と書く）。図6に示すように，優位側の縁上回前部下方と島がこの障害の責任病巣と考えられる（Bub & Kertesz, 1982；Roeltgen et al, 1983；Shallice, 1981）。

深層性失書と呼ばれる音韻性失書の重度のものについて記載された（Bub & Kertesz, 1982）。深層性失書症候群は，音韻性失書の特徴に加え，深部（深層性）失読でみられるものと同様の症候の特徴を有する。すなわち，①意味性錯書—標的単語と意味的に類似の単語への置換（例えば「絞首刑執行用の」"noose"を"lynch"と書く），②動詞，前置詞，副詞などの機能語を綴ることが困難，③具象性のあるイメージしやすい単語に比較して抽象的な単語を綴ることが困難であった。典型的には，音韻性失書でみられる病巣と重なるがより広範な病巣がこの障害の根底にある。

語彙性失書

綴りと書字の際にそれに代わって好んで用いられる方法が語彙経路である。この経路は単語全体の視覚イメージに仲介されて辞書から単語を喚起する手段を用いるもので，通常の音素-書記素規則には従わない音声的に不規則な単語，同音異義語，曖昧な語などを綴る際に重要である。この経路の障害は語彙性失書ないし正書法性失書（Beauvois & Derouesne, 1981）と呼ばれ，上記の単語を綴ることができなくなるが，正書法的に規則性のある単語や非単語を綴る能力は保たれる。語彙へのアクセスの障害や語彙そのものに障害があると，語彙性失書の患者は綴りの際に音韻経路に頼らざるを得なくなる。正書法的に不規則な単語を書き取ろうとするとき，患者は音素-書記素対応規則を用い，不規則な単語の綴りを規則化させることになる（例えば"feign"を"fane"とする）。同音異義語や曖昧な単語（例えば"pain"，"pane"）での誤りは一般的で，患者は一般的に低頻度語よりも高頻度語を選択して用いる。図7に示すように，語彙性失書では，角回の後上部と頭頂後頭葉の損傷が示唆される。

書字の障害 対 綴りの障害

誤りなく書字を実現することは，正しい綴りに正確にアクセスする能力だけでなく，正しい筆順で文字形態を表象する能力をも必要とする。文字が書字として形成されるこの異字体の手続きが文字の形態，大文字か小文字か，文字の定位や系列を決定する。Ellis（1982）は以下の3つの主要な文字の表象を提唱した。①書記素ないし文字の抽象的な表象，②異字体—文字の形態を特定する，③字体あるいは文字の実際の書字。Margolin（1984）は代わりにこれらの段階を，文字記号，書字運動パターンないし運動記憶痕跡，書字記号に分け，この運動記憶痕跡が，特定の神経筋の表出に変換されると述べた。

文字を綴る過程の障害によって，文字の系列化の障害，置換，省略，付加などが生じる。長い単語ほどよくみられ，それらの誤りは単語の始め，中間，または語尾で起こる。健常者でも，「書き誤り」はしばしばMとNのように異字体的に類似した文字でみられる。口頭での綴りと書字での綴りとの解離もまた報告された。Bub（1982）は，口頭による綴り，タイプ，文字ブロックでの綴りが保たれているが，単語の書字が障害されている症例を記載した。しかしこの患者は一文字の書き取りは正確にできたため，書字運動パターンの1つが単に障害されているのではないと考えられた。

情報処理理論に基づくモデルでは，書くべき語の文字の綴りへのアクセス（音韻的か語彙的）と書字産生との間に中間段階が設けられた。この正書法バッファー（Margolin, 1984）は作業記憶（ワーキングメモリー）（音響的スクラッチパッドと視覚的スクラッチパッドのいずれか）とみなすことができ，いくつかの機能に役立った。まず書くべき語の音韻的，語彙的な綴りの両者がこのバッファーに収束し，そこで適切な綴りを選択する。このバッファーは作業記憶のなかに綴りの記号を保持し，その間に文字の形態が選択され実行される。作業記憶の障害によって書字障害が起こり，とくに作業記憶の限界に負担を課すようなより長い単語の書字が困難となる。

失書の神経心理学的評価

書字の包括的な評価では，自発書字，書き取りや写字を検査することによって，書字の言語

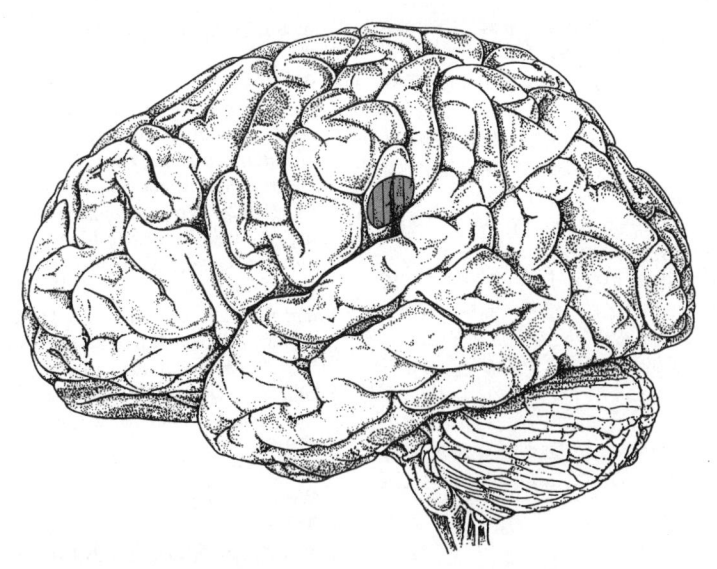

図6 音韻性失書を伴う病巣
(優位側縁上回前部下方とそのすぐ内側の島)

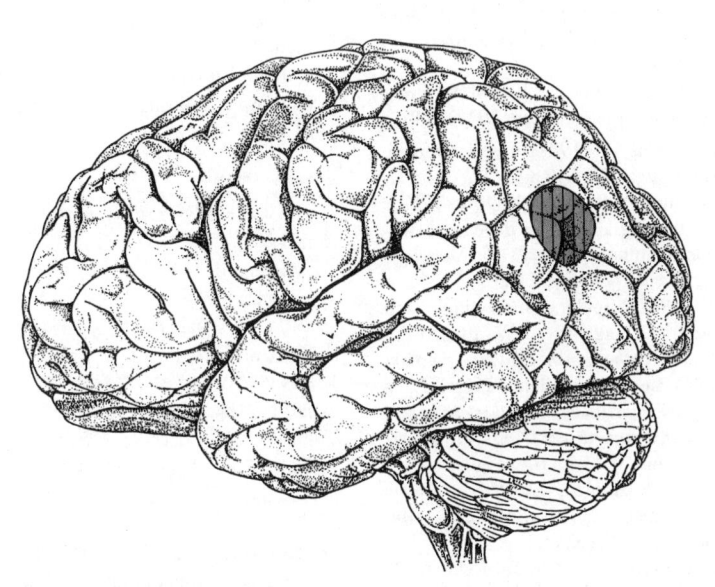

図7 語彙性失書を伴う病巣
(角回後上部と頭頂後頭葉)

学的側面と運動的側面の両者を評価する必要がある。また具象語 対 抽象語，正書法上の規則語 対 不規則語，実在語 対 無意味語，高頻度語 対 低頻度語，名詞 対 動詞や機能語に相当するような単語を提示する必要がある。口頭で綴りを言うことや活字体と筆記体での書字の両者のほかに，可能であれば，タイプや文字ブロックを用いる能力も評価すべきである。臨床的な症

候群を決定するための関連する症候を研究するために，読み，発話，理解，復唱，写字，行為，視空間能力や，運動・感覚機能もまた評価する必要がある。残念ながらこれらの要因を完全に把握できる神経心理学的検査は現在のところ存在しない。しかし，広範な神経心理学的評価を目的にボストン失語症鑑別診断検査(Goodglass & Kaplan, 1983) や WAB 失語症総合検査(Kertesz, 1980) を用いることにより，最も臨床的な目的にかなう十分なデータを得ることができる。それぞれの患者に応じた特別な観察にもとづく補足的な検査を加えることによって，評価を完全なものにすることができるであろう。

付記　退役軍人省と国立老年研究所の Norene Hiekel, Tom Marcotte に謝意を表する。

【文献】

Auerbach, S. H., & Alexander, M. P. (1981). Pure agraphia and unilateral optic ataxia associated with a left superior parietal lobule lesion. *Journal of Neurology, Neurosurgery, and Psychiatry*, 44, 430–2.

Beauvois, M. F., & Derouesne, J. (1981). Lexical or orthographic agraphia. *Brain*, 104, 21–49.

Bub, D., & Kertesz, A. (1982). Deep agraphia. *Brain and Language*, 17, 146–65.

Croisile, B., Laurent, B., Michel, D., & Trillet, M. (1990). Pure agraphia after deep left hemisphere haematoma. *Journal of Neurology, Neurosurgery, and Psychiatry*, 53, 263–5.

Ellis, A. W. (1982). Spelling and writing (and reading and speaking). In A. W. Ellis (Ed.), *Normality and pathology in cognitive functions* (pp. 113–46). London: Academic Press.

Exner, S. (1881). *Untersuchungen über die Lokalisation der Funktionen in der Grosshirnrinde des Menschen*. Vienna: Wilhelm Braumuller.

Goodglass, H., & Kaplan, E. (1983). *Boston Diagnostic Aphasia Examination*, 2nd edn. Philadelphia: Lea & Febiger.

Kachi, T., Rothwell, J. C., Cowan, J. M. A., & Marsden, C. P. (1985). Writing tremor: its relationship to benign essential tremor. *Journal of Neurology, Neurosurgery, and Psychiatry*, 48, 545–50.

Kertesz, A. (1980). *Western Aphasia Battery*. London: University of Western Ontario.

Margolin, D. I. (1984). The neuropsychology of writing and spelling: semantic, phonologic, motor, and perceptual processes. *Quarterly Journal of Experimental Psychology*, 36A, 459–89.

Ogle, J. W. (1867). Aphasia and agraphia. *Report of the Medical Research Council of St George's Hospital (London)*, 2, 28–122.

Roberts, J. K., Robertson, M. M., & Trimble, M. (1982). The lateralising significance of hypergraphia in temporal lobe epilepsy. *Journal of Neurology, Neurosurgery, and Psychiatry*, 45, 131–8.

Roeltgen, D. E., Sevush, S., & Heilman, K. M. (1983). Phonological agraphia: writing by the lexical-semantic route. *Neurology*, 33, 755–65.

Shallice, T. (1981). Phonological agraphia and the lexical route in writing. *Brain*, 104, 412–19.

Sheehy, M. P., & Marsden, C. D. (1982). Writer's cramp – a focal dystonia. *Brain*, 105, 461–80.

Soma, Y., Sugishita, M., Kitamura, K., Maruyama, S., & Imanaga, H. (1989). Lexical agraphia in the Japanese language. *Brain*, 112, 1549–61.

Sugishita, M., Toyokura, Y., Yoshioka, M., & Yamada, R. (1980). Unilateral agraphia after section of the posterior half of the truncus of the corpus callosum. *Brain and Language*, 9, 215–25.

agyria　無脳回

正常に脳回が発達せず，脳表面が平滑にみえる発達障害。このまれな先天性の奇形は滑脳症(lissencephaly*)であり，妊娠3～4カ月以前に脳の発達が停止したために起こる。単独でも起こり，脳梁無形成(callosal agenesis*)や，小頭症(microcephaly*)のような他の発達異常によって起こる。脳の表面が平滑で溝が浅いのに加え，白質の狭小化，皮質の肥厚，側脳室の著明な拡大がみられる。厚脳回(pachygyria*)に似ているが，脳回異常がひどく，より妊娠早期に起こる。重度の行動・認知障害を示す。

ahedonia (anhedonia)　無快楽症

一般的には anhedonia とも呼ばれ，喜びを感じることができない状態を意味する。本疾患の患者は通常の日常生活を送ろうとする動機づけにきわめて乏しく受け身であり，一般に反応性を欠き，情動の表出はあってもきわめて少ないことから，このような状態が起こると考えられる。

喜びを感じ評価する能力が，通常の動機づけ

の内的システムが働かないために，飲食するという基本的消費行動や，快適な温度や体位を保つなどの根本的な活動，社会的な接触や知的活動のような高次の欲求が満足されても快楽を伴わない。そのため，衝動の強度は低下し，十分に確立された反応も表現制約される。

　無快楽症の概念は頭部外傷，とくに前頭葉を含む外傷と関連する。その結果，大脳辺縁系(limbic system*)と相互作用をもつ前頭葉の調節系が障害され，情動のレベルや報酬にもとづく動機づけシステムの皮質調節系に直接影響を及ぼす。重度の前頭葉障害では，無快楽症は病巣の一次的な影響であり，二次的に受け身で，行動開始意欲に乏しくなる。軽度の頭部外傷では，無快楽症は劇的ではなく，動機づけの低下，性衝動(リビドー)の減退，人間に対する興味の喪失，社会的離脱がみられる。無快楽症の患者を心理学的に治療しようとすることはきわめて困難である。また行動学的アプローチも，行動学的修正の基準である効果的報酬を決定するのが難しいので，はかばかしい成果は上がらず，認知的アプローチも，患者が動機づけられるべき行動を組織だてることができない。

　無快楽症と関連して，**無快楽性衝動症候群**と呼ばれる概念があり，これは小児の活動性亢進の一つである。この症候群の小児の典型は，衝動的で，不機嫌，不幸，うつろである。また，衝動的に行動し，刺激に飢え，とらえどころのない満足を探しているように環境を常に探索し，衝動的で注意を固定することができない。この概念が小児の活動性亢進の原因となっているかどうかは議論のあるところである。しかし，異常な活動性亢進を示す小児の一群を描述するには有用な概念である。

J. Graham. Beaumont

ahylognosia　素材失認

　触覚異常の一種で，いっそう特異的にはDelayが1935年に提唱した触覚認知障害(あるいは触覚失認)の4型のうちの1つ。Delayの分類では素材失認とは物質の明らかな特性である密度，重量，手ざわり(テスクチュア)，暖かさなどの弁別が不可能なことをさす。物質の大きさと形態に関する知識が欠如する形態失認(amorphognosis*)や，物体の同定ができない触覚性失象徴(tactile asymboly)と異なる。

AIDS(acquired immunodeficiency syndrome)　エイズ(後天性免疫不全症候群)

　ヒト免疫不全ウイルス(human immunodeficiency virus; HIV)の感染によって免疫系(immune system*)が進行性に抑制され，時に死に至る。血清反応陽性だが症状のないHIV感染，症状はあるが日和見感染や新生物のないARC(AIDS-related complex)，日和見感染や新生物，痴呆(認知症dementia*)，エイズ脳症(encephalopathy*)の診断がつけられたエイズ，の3型に分類されるのが一般的である。

　HIV感染に伴う神経学的所見は非常に多彩だが，四肢末梢神経障害は1/3以上の入院患者にみられ，脱髄性ニューロパチーや脳神経麻痺も起こす。エイズで脳を侵すのは，直接の侵襲や日和見感染，日和見腫瘍(tumor*)，全身障害に伴う二次的な合併症である。画像診断スキャン(scan*)では1/3～1/2のエイズ患者に局所病変を認め，正常なのは約1/4の患者にすぎない。他のエイズ患者では脳萎縮がみられる。

　神経心理学的異常所見は，その根底にある病変の種類によって異なる。神経心理学的な異常所見がまったくみられない患者もあり，疾患の病期と認知障害の間に一貫した関係はみられない。一方，血清反応陽性だが症状のない患者でも認知機能の低下がみられたという報告もある。多くの患者ではこの認知機能低下は病期のごく初期に始まり，高次の精神・運動技能がまず障害されるというのは確かである。ARCの発症後，引き続きエイズになると，運動能力，触覚能力，発話や聴覚言語理解，読字，記憶などの障害を伴い重症になる。反応時間がこの疾患の経過において重要な指標となる。エイズに罹患したということによる精神的苦痛で不安とうつ状態がよくみられ，これが神経心理学的な症状に影響する場合がある。

　エイズの特殊な型として，エイズ-痴呆複合(エイズ脳症，亜急性脳炎，HIV関連認知-運動障害複合ともいう)があり，痴呆，運動障害，行動異常が起こる。半年～1年で典型的な痴呆を伴い，精神運動遅滞，記憶障害，無関心，集中力の低下が起こる。その後は次第に日常生活困難となり，最終的には植物状態(vegetative state*)となり死に至る。

J. Graham Beaumont

air encephalogram(AEG)　気脳図

　pneumoencephalogramとも呼ばれ，X線により脳室系を可視化する検査法。腰椎穿刺に

よって脳脊髄液(cerebrospinal fluid*)中に大きな気泡を注入し，それが撮影される脳室系の部分に到達するまで患者の乗った台を傾け回転させる．気泡と髄液のX線吸収度が異なるので，脳室の形がわかる．脳室の大きさと場所の変化によって，脳室周囲組織の萎縮や，占拠性病変を推定できるのが大きな特徴である．**脳室撮影法**(ventriculography)も同様の手法だが，頭蓋外から脳室内に挿入したカニューレから直接空気を入れる点が異なる．この手法は危険を伴い，気泡が吸収されるまでの1,2日は激しい頭痛が持続するなどの問題があるため，近年はほとんど用いられず，他の画像診断法に取って代わられた〔スキャン(scan*)の項を参照〕．

akathisia　静坐不能

落ち着きなく絶えず姿勢を変えることで，しばしば脚の動きを伴い，向精神薬(一般にはフェノチアジン系)投与によって起こり，投薬中止によって消失する．この動きは下肢静止不能症候群(restless legs syndrome*)に似ているが，神経学的には，両者は異なり，時に「**悲惨な静坐不能**」と呼ばれる．

akinesia　無動

動作が遅く乏しい症状．表情に乏しく，まばたきが減少し，歩行時の腕の振り(協働運動)がなくなり，自発話も少なく，姿勢の保持も悪くなる(姿勢反射障害)．筋強剛がないのに反復動作ができない場合も無動によると考えられる．通常パーキンソン病(Parkinson's disease*)でみられ，すべての随意動作が著しく緩慢になるが，間脳病変によって脳梁が損傷されても同様に無動が起こる〔無言(mutism*)の項を参照〕．

alcoholism　アルコール中毒症

エタノール摂取によって起こる多面的な障害．本症は，環境要因と特異的な生物学的要因との間の相互作用に強く影響され，行動に反映される．従来より，**アルコール乱用とアルコール依存**の2つが，飲酒に関する問題行動として認識された(NIAAA, 1993)．アルコール乱用は，アルコール摂取によって健康上の問題を起こしたり，日常生活に支障を来す心理・社会的な障害を促す．それに対しアルコール依存は，飲酒行動自体を適切に制限できない状態(アルコールに対する切望，耐性，身体的依存)を促す．その障害の症状と経過に影響を与える数々の要因は，アルコール中毒症の家族歴，本人の出産前や分娩前後の環境，性別，幼少期の社会・民族的環境，アルコール摂取の開始年齢，摂取されるアルコールの種類と量，依存の強さと長さ，摂取しているときの栄養状態，同時に存在する医学的・神経学的・心理的異常，精神状態に影響する他の薬剤の使用や乱用などである．したがって，アルコール症の診断基準や予想される神経行動学的異常の診断基準を1つの測定手段のみで明確に規定することはできない．

長期間にわたる慢性アルコール中毒症の神経心理学的症状を正確に報告したもののなかには以下のようなものがある．視空間(visuospatial*)能力や視覚性認知(visuoperceptial*)能力の低下，記憶障害(とくに短期記憶)，性格変化(計画を立て，判断をする能力の低下や，行動の硬直化，情動の変化)である．これらの複雑な能力で重要で，アルコール中毒症によって破壊されると考えられる脳部位は，辺縁葉，間脳，前脳基底部，新皮質領域である．これらの重要な脳の領域を**図8**に示した．

アルコール障害を起こす脳の領域

辺縁系(limbic system*)は，脳の深部に位置する辺縁葉を含む数々の領域を互いに結ぶ回路網である．帯状回(cingulate gyrus*)，海馬領域，扁桃体と中隔野の4つが辺縁葉の重要な領域である．これらの辺縁系の領域のうちで，海馬と扁桃体は側頭葉(temporal lobe*)に含まれ，アルコールに関連した神経心理学的障害，とくに記憶や視空間機能，動機づけや情動などに最も強く関与する．人間の記憶における海馬(hippocampus*)の役割についてはすでに数十年前から認識されている．難治性のてんかん(epilepsy*)の治療のために，両側の海馬(と側頭葉の他の領域)を脳外科的に切除することによって，患者はアルコール・コルサコフ病(Korsakoff's disease*)と同様の重度の前向性健忘(amnesia*)がみられる．海馬を切除された患者と同様に，アルコール・コルサコフ症候群の患者は新しいことを数秒間以上覚えていることが永久にできない．患者は事実上新しいことは何も学習できず，その結果，患者らは過去だけで生きているようにみえる．しかし，コルサコフ病患者は海馬を切除した患者とは違って，通常それ以外にも認知障害を伴い，おそらくび漫性の大脳皮質の萎縮によると考えられる．海馬機能に関する最近の研究により，行動における海馬の役割の理解はさらに洗練され深まっているが，記憶における海馬の重要性は今でも広く認められている．

人間の記憶における扁桃体(amygdala*)の

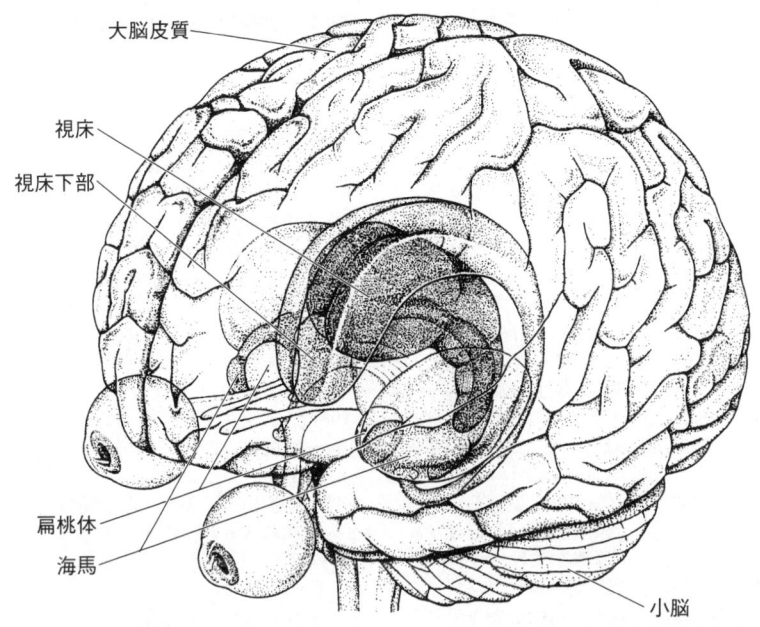

大脳皮質
視床
視床下部
扁桃体
海馬
小脳

図8 長期の慢性アルコール中毒症で障害される複雑な神経心理学的機能と脳組織

役割はまだ明らかではない。扁桃体は，感覚入力を受けて情報を処理する脳内の各領域から神経線維を受け取り，情報を受けて同じ一次感覚野を含む脳内のさまざまな領域に情報を送る。異なる感覚の間の統合機能（ある感覚，例えば触覚で物事を学習することを目的として，他の感覚，例えば視覚を利用する能力）や，個々の刺激特性の強化による関連（これは学習や情動機能に重要である）は，扁桃体に集束すると考えられる。最近の研究では，高齢のアルコール中毒症患者やコルサコフ症候群患者では，この異種感覚間の統合能力に障害が，扁桃体の損傷によると考えられる。同様にアルコール中毒症患者の情動変化が扁桃体の損傷が原因の1つであることが判明した（Oscar-Berman, 1992 の総説を参照）。

間脳（diencephalon*）は辺縁系のなかで脳幹部のすぐ上に位置する。間脳損傷が健忘に果たす正確な役割について議論の決着をみていないが，間脳が健忘にかかわっていることは明らかである（Talland & Waugh, 1969 ; Victor et al, 1971）。間脳の中で記憶に関与する主な領域は，視床下部（hypothalamus*）の乳頭体と視床背内側核（図8）とこれら2つの領域を結ぶ神経線維である。これらの領域が問題にされてきた理由は，この部分が海馬と扁桃体と解剖学的な関連をもち多くの記憶障害患者の剖検でこの部分の損傷が認められたことによる。アルコールによる急性ウェルニッケ脳症（Wernicke's encephalopathy*）（意識不鮮明，注視障害，歩行障害や，とりとめのない会話などの行動異常で特徴づけられる脳変性症）の患者のうちビタミンB_1の治療を受けなかったものは，間脳周囲に出血性病変を起こす。ビタミンB_1欠乏（thiamine deficiency*）はアルコール・コルサコフ症候群の神経病理に関係していることが以前から知られていた（Bowden, 1990 ; Lishman, 1990 の総説を参照）。

前脳基底部は間脳の直前に位置している（図8を参照）。マイネルト基底核とその周囲の領域など前脳基底部の諸核の損傷が，アルツハイマー病，前交通動脈動脈瘤破裂，アルコール・コルサコフ症候群など，多くの神経疾患における記憶障害に関連する。マイネルト基底核は，海馬や大脳皮質を始めとする脳内のさまざまな領域に神経線維を送り，重要なコリン作動性神経伝達物質（neurotransmitter*）であるアセチルコリンの主要な供給源となっている（アセチルコリン欠乏はアルコール・コルサコフ症候群などの記憶障害でみられるが，ノルエピネフリ

ンやドパミンなどのカテコラミン系の機能低下もコルサコフ症候群に関与することがわかっている)。

神経放射線学的には，アルコール中毒症患者では大脳半球の裂や，脳溝の開大と脳室(ventricles*)の拡大がみられる。すなわちこれらの変化は，皮質下構造の損傷以外に，大脳皮質にも萎縮がみられることを明確に示している。Lishman(1990)は，アルコール中毒症の脳損傷には2つの異なった病理学的な背景があると主張している。1つは，CTやMRI(scan*)でみられる皮質の萎縮が特徴で，Lishmanはこれを大脳基底部領域にある潜在性の病変と同様，アルコール自体の神経毒性によると考えた。もう1つは，前の節で述べた大脳基底部領域の病理で，LishmanはこれをビタミンB_1欠乏にあると考えた。アルコール自体の神経毒性を受けやすい患者は，皮質萎縮に関連して持続的，あるいは一時的な認知機能障害を起こす。またビタミンB_1欠乏の影響を受けやすい患者は，軽度のあるいは一時的なコルサコフ状態を起こすことがある。これら両方の影響を受けやすく，アルコールの神経毒性とビタミンB_1欠乏の両方が組み合わさって障害を受けた患者は，大脳皮質の広範な損傷だけでなく，大脳基底部領域の広い範囲に及ぶ損傷も合わせもっていると考えられる。すなわち，これらの患者は，他の認知機能の障害以外に，重度の前向性健忘を起こす。

大脳皮質(cerebral cortex*)の中で最もアルコール中毒の影響を受けやすい領域は，前頭葉(frontal lobe*)，側頭葉(temporal lobe*)と頭頂葉(parietal lobe*)である(これはアルコール中毒症患者の脳の剖検と，アルコール中毒より脱した患者のMRI計測からわかったことである)。アルコール中毒症患者，とくにコルサコフ症候群の患者は前頭葉損傷に関連した臨床症状，例えば感情の平坦化，脱抑制(disinhibition*)や，保続(perseveration*)などの異常反応を起こす(Oscar-Berman, 1991, 1992の総説を参照)。両側の側頭葉と頭頂葉の皮質萎縮による障害，すなわち視覚性連合や空間性記憶などがその各々に対応するが，これらも報告されている。広範な皮質損傷は，注意力低下，知覚処理の低下や視空間認知異常などの認知機能障害を起こすと考えられる(Ellis & Oscar-Berman, 1989 ; Oscar-Berman, 1991)。Lishman (1990)の二重損傷説によれば，アルコール・コルサコフ症候群患者は，これらの認知機能障害に加えて前向性健忘も示すと考えられる。

アルコール関連脳損傷に伴う神経心理学的障害

慢性アルコール中毒症患者が示す多様な神経心理学的障害を説明する仮説にはさまざまなものが提唱された。すなわち，①慢性アルコール中毒症は右半球機能を選択的に障害する，②アルコール中毒症は，脳内の前頭葉-間脳系に関連した機能に選択的に影響を与える，③アルコール中毒症患者では広範な皮質損傷があり，それは両半球の機能に影響する，④慢性アルコール中毒症は脳の加齢(aging*)を早める。これらの仮説は必ずしも相互に排他的なものではなく，これらの中心となる仮説や理論に関する議論と総説は以下の論文に記載されている。Bowden(1990)，Ellis & Oscar-Berman (1989)，Evert & Oscar-Berman(1995)，Lishman(1990)，Oscar-Berman(1991, 1992)，ほかである。以上に示した各々の仮説に対して支持する根拠と，否定する根拠はそれぞれかなりの数にのぼるが，研究の大多数は，アルコール中毒症が広範な脳損傷を起こすことを指摘した。

ある種の神経学的障害に関しては，コルサコフ症候群ではないアルコール中毒症患者よりも，アルコール・コルサコフ症候群の患者で起こりやすいが，その他の神経心理学的異常はほとんどの部分，両者に共通している。明らかに両者に共通してみられる障害は，皮質感覚領野と連合野(association area*)に主として機能が局在している注意力と視空間性あるいは視知覚性能力の低下である。比較的重複しない機能障害も報告されている。例えば，コルサコフ症候群の患者は作話(confabulation*)と動機づけや情動の能力について明らかに低下がみられるが，コルサコフ症候群ではないアルコール中毒症患者では，これらの障害が軽いか，みられない。コルサコフ症候群の患者にみられる，情動，動機づけ，作話などの異常は，辺縁系，間脳，前脳基底部の病理に関連し，アルコール・コルサコフ症候群の前向性健忘にはこれらの脳領域の損傷が直接関与すると考えられる。

認知障害 アルコール中毒症を脱した患者は，アルコール中毒症でない患者群よりも抽象的能力を要する課題，手順学習，仮説課題，手と眼の協応のスピードなどの課題を行うことが下手である。また彼らはしばしば軽度の記憶障害や学習障害を起こす。さらに彼らは標準化されたIQ(intelligence quotient*)(知能指数)テスト，例えばウェクスラー成人知能評価尺度・改訂版(WAIS-R)では，通常正常範囲内の成績を示すのに対して，視空間性・視知覚性機能

障害がよくみられる。視空間能力と視知覚能力は通常IQテストの中で動作性下位テストで評価される。アルコール中毒症患者は、符号問題、組合わせ、積木模様の下位テストでとくに点数が低く、言語性下位テストでも全体的に得点が低い。アルコール中毒症患者の言語性能力が保たれるという根拠は多数みられるが、慎重に検討すると、言語性課題の一部に明らかに障害があることがわかる。アルコール中毒症患者でみられる障害のパターンは、言語性あるいは非言語性の機能を評価するために用いられる代表的な課題の新奇性と複雑性に部分的に影響されることが判明した。いくつかの症例では、広範に拡がった皮質の変化が、多様な認知機能障害の直接的な原因である。

回復 少なくとも4週間断酒をし続けたアルコール中毒症患者では、ゆっくりとした認知機能の回復がみられ(NIAAA, 1993)、長期間断酒した患者ではCTやMRIなどの検査所見も改善を示した(Grant et al, 1987)ことを数々の研究が示唆している。多くのアルコール中毒症患者に完全な回復があるのかどうか、(あるいは、どのように回復がみられるのか)などを研究者は確定していないし、また一般的な回復に要する期間も決定できていない。Grantら(1987, p.322)は、断酒したが数カ月から数年間の間、持続し、徐々に回復する潜在性の神経精神学的症候群を表現するために「アルコール中毒症に関連する中間的な期間の器質的精神障害」という用語を用いることを提唱した。しかし他のアルコール中毒症患者は、さらに永続する神経心理学的障害を起こすことがあり、認知機能を調べる特殊な課題では明らかに非可逆性の障害を示す。このようにわずかな認知障害と神経放射線学的異常が、断酒後数年にわたり持続するような症候群を表現するために「アルコール乱用やアルコール中毒症に関連した亜急性の器質的精神障害」という用語(Grant et al, 1987, p.322)が提唱された。これまでの神経心理学的障害の研究のほとんどは、断酒の長さは通常約4週間位であったため、中間的期間の器質性精神障害を有するアルコール中毒症患者を検査することにより、慢性アルコール乱用に関連した永続的な神経心理学的障害を過大評価していたと考えられる。

亜型：アルコール中毒症は多面的な障害と考えられるため、研究者は個人の性格、家族歴、性別などのさまざまな要素に応じてアルコール中毒症の亜型を分類するようになった。アルコール中毒症の亜型分類には数多くの案が提唱されたが、男性のアルコール中毒症患者には、さまざまなタイプの認知障害や神経心理学的障害、例えば、反社会性と社会性、家族性と非家族性などそれぞれ異なる障害を示す症例がみられたという点では、研究者間で一致をみている。研究の結果から、家族性で反社会的なアルコール中毒症の亜型は、早期発症のアルコール中毒症(25歳以前の大量飲酒)や父親が重度のアルコール乱用の患者であることと関係している。これらの男性は、非家族性で反社会的でないアルコール中毒症の亜型に比べ、アルコール中毒症はより重度で(これはより強い神経心理学的障害と相関する)、また治療効果がより悪いことがわかった。

アルコール中毒症患者の子供はアルコールを飲まなくても、神経心理学的機能障害、例えば言語性能力や抽象的な能力の障害を示すことが、多くの研究者によって示された。Tarter(1991)は、アルコール中毒症患者の子供は、自己制御に関して行動上問題があり、衝動性、情動不安定、目標指向性の行動を維持する能力の低下、言語を介する技能の低下、短期記憶の低下などの特徴をもつようになると述べた。アルコール中毒症患者の子供はアルコールを飲まなくても、頭皮上から測定される脳の異常電位(例えば事象関連電位でのP3の振幅の低下)を示すことがあることを多くの研究が明らかにしている。断酒したアルコール中毒症患者も同様の電気生理学的異常がみられることから、アルコール中毒症患者の子供の脳波はアルコール中毒症患者と同様の特徴ある変化を備えていることがあると研究者は考えた。

性差：神経心理学的テストで、アルコール中毒症の女性は男性と同様の障害パターンを示すことが数々の研究で明らかにされた。アルコール中毒症の女性は、視空間能力や非言語性抽象的能力を評価するテストで得点が低い。これらの女性の言語性能力は一般的に正常であるようにみえるが、言語性の抽象的能力や問題解決能力を評価するテストでは障害を示している。慢性的アルコール乱用の結果、女性の脳は男性の脳とは異なるかたちで障害される証拠もある。例えばある研究では、アルコール中毒症患者は男性も女性も正常対照群に比較し神経心理テストで障害があったが、男性患者のみに正常対照群とは異なる特異な事象関連電位の振幅(N1, NdA, P3成分)がみられた。正常対照群と比較した場合に男性より女性のほうがCTで脳室拡大がより強いことを他の研究は示唆している。また女性アルコール中毒症患者は、たとえ

飲酒期間が男性に比べ短く，またアルコール摂取が少量でも，断酒期間が長くても，心理測定テストで同様の障害がみられた。

対象変数：過去の研究成果よりもさらに研究間での一貫性をもたせるために，研究者は研究対象を選ぶにあたって，一定の診断基準を用いることが理想とされる。アルコール中毒症患者群と非アルコール中毒症群の間は教育レベルと年齢を適合させる必要がある。なぜなら教育と年齢が適合しないことによる統計上の補正によって誤った解釈が導き出されるからである。頭部外傷の既往や同時に存在する精神疾患，薬剤使用が多いものなどは（同時に存在する病気がとくに研究の特殊な焦点でないならば）除外規定により排除すべきである。さらに，研究の目的に応じ，アルコール乱用やアルコール依存などの言葉の定義をどうするのかということを研究者間で統一しておかなければならない。例えば，ある研究者はアルコール中毒症患者を分類するのに DSM-III-R の診断基準を用いているのに対して，他の研究者はアルコール摂取量（例えば1週間の飲酒回数や多量飲酒の期間など）を唯一の基準として用いている。可能なら，自己申告によるアルコール摂取量測定，アルコール症スクリーニングテストや生理学的，生化学的なアルコール消費測定（例えば NIAAA, 1990 を参照）を研究者は利用すべきである。アルコール中毒症患者がテストの前にある一定期間断酒することが必要な研究では，患者の断酒の自己申告を確認するためにそのような生物学的測定はとくに重要である。

結語：長期のアルコール中毒症によって起こる神経心理学的障害の文献を概観すると，アルコール中毒症研究の結果はしばしば互いに矛盾していることがわかる。例えば飲酒歴の自己申告と神経心理学的所見との間に相関関係を認めている研究者と，それを認めていない研究者がいる。アルコール中毒症の文献に関する相矛盾する他の結果に関してはすでにこれまでに言及した。このような一貫性のなさを減らすために，またアルコールによる神経心理学的障害を説明する妥当で確かなモデルを作り出すために，数多くの重要な変数を考慮する必要がある。これらの変数には以下のようなものがある。

①神経医学的状態（例えば，注意力障害などアルコール乱用前にあった機能障害，頭部外傷歴，肝硬変などの特殊な内臓病変の存在，栄養状態や他の薬剤の服用など），②年齢，性別，教育，社会的地位，③遺伝的素因（例えばアルコール中毒症の家族歴），④気性，動機づけ，情動などの個性の変数，⑤テストの特性（例えば難易度，複雑さ），⑥アルコール乱用に関連した要因（大量飲酒の期間，アルコール摂取の生活パターン（例えば宴会のときの飲酒なのか，日常的な飲酒なのか），大量飲酒に至った年齢，アルコール摂取の頻度，1回ごとの飲酒量，断酒の期間，最近の飲酒歴），⑦脳構造と脳機能。最後に，神経心理学的障害が慢性アルコール中毒症に先行するのか，あるいはまたその結果なのかということ，そして回復が断酒によってどの程度起こるのかという問題は，注意深いプロスペクティブな，縦断的研究によって解決することができるであろう。

【文献】

Bowden, S. C. (1990). Separating cognitive impairment in neurologically asymptomatic alcoholism from Wernicke-Korsakoff syndrome: is the neuropsychological distinction justified? *Psychological Bulletin, 107*, 355–66.

Ellis, R. J., & Oscar-Berman, M. (1989). Alcoholism, aging, and functional cerebral asymmetries. *Psychological Bulletin, 106*, 128–47.

Evert, D. L., & Oscar-Berman, M. (1995). Alcohol-related cognitive impairments: an overview of how alcoholism may affect the workings of the brain. *Alcohol Health and Research World, 19* (in press).

Grant, I., Reed, R., & Adams, K. M. (1987). Diagnosis of intermediate-duration and subacute organic mental disorders in abstinent alcoholics. *Journal of Clinical Psychiatry, 48*, 319–23.

Lishman, W. A. (1990). Alcohol and the brain. *British Journal of Psychiatry, 156*, 635–44.

NIAAA (1990). Alcohol and the brain. *Alcohol Health and Research World, 14* (whole no. 2), 81–168.

NIAAA (1993). *Eighth Special Report to the US Congress on Alcohol and Health*. Rockville, MD: US Department of Health and Human Services, Public Health Service, Alcohol, Drug Abuse, and Mental Health Administration.

Oscar-Berman, M. (1991). Clinical and experimental approaches to varieties of memory. *International Journal of Neuroscience, 58*, 135–50.

Oscar-Berman, M. (1992). The contributions of emotional and motivational abnormalities to cognitive deficits in alcoholism and aging. In L.

R. Squire & N. Butters (Eds), *Neuropsychology of memory*, 2nd edn (pp. 194–202). New York: Guilford.

Talland, G. A., & Waugh, N. (Eds). (1969). *The pathology of memory*. New York: Academic Press.

Tarter, R. E. (1991). Developmental behavior-genetic perspective of alcoholism etiology. In M. Galanter (Ed.), *Recent developments in alcoholism*, Vol. 9 (pp. 69–85). New York: Plenum Press.

Victor, M., Adams, R. D., & Collins, G. H. (1971). *The Wernicke-Korsakoff syndrome*. Philadelphia: Davis.

Marlene Oscar-Berman, Nancy Hunter

alexia 失読

書き言葉を理解する能力の後天的な障害で，「**脳損傷により，書かれた(印刷された)言葉を理解する能力の低下と障害**」。

この定義で重要なのは**喪失**という概念である。失読とは後天性の障害であって，大多数の臨床家は，これをあらゆる後天性の読み障害をさす用語として用いている。定義上，これまで存在していた読みの技能が脳損傷によって失われることである。しかし研究者のなかには，部分的な障害をさして読字障害(dyslexia*)，全面的な喪失をさして「失読」と呼ぶ研究者もいる。これらの区別は一見合理的にみえるが，混乱をまねく可能性もある。読字障害という用語が，言語発達遅滞の1つである「読みを獲得する能力が生得的に障害されている病態」をさすものとして広く使われているためである。この意味での読字障害は，読字技能の獲得を阻害や遅滞させる先天性の障害であって，上記の失読とはまったく異なる。そこで，語源的には不正確ではあるが，後天性の読み障害に対して失読，先天性の読み障害に対して読字障害という用語を当てることは，広く支持されているばかりでなく，ある程度，正確な概念に資するものともいえよう。失読と読字障害という用語分類の代わりに，**発達性読字障害**(*developmental dyslexia*)と**後天性読字障害**(*acquired dyslexia*)を用いる研究者もいる。

失読の定義の重要な要素の1つは理解能力に関連することである。脳に損傷を受けた症例の中には理解が障害されても声を出して読み上げる能力は保たれている例や，逆の例もある。定義のうえでは失読は理解障害のある症例にのみ適用される。

歴史的背景

失読という病態自体は何世紀も前から知られていたとはいえ，それが重大な障害として認識されるようになったのは，識字の水準が高まった20世紀に入ってからであり，今日の失読の病態概念を形づくったのは2例の症例報告である(Dejerine, 1891, 1892)。最初の報告の症例は，脳血管障害の発作により，右半身の筋力低下と感覚喪失，右同名性半盲(hemianopia*)，言語障害と読み書き能力が完全に失われた状態で発症した。その後，右同名性半盲と読み書き障害を除き，当初の症状は消失した。数年後，患者が死に剖検が行われ，左頭頂葉とくに左角回に病変が認められた。Dejerineは，この領域(優位側角回が書き言葉の記憶貯蔵庫)として機能していたという考えを提起し，この部位が読み書きに本質的に重要であると指摘した。

1年後(1892年)，Dejerineは第二の症例を報告した。この症例はパリ出身の高学歴の男性で，ある朝起きると新聞が読めないことに気づいた。眼科検査では，右同名性半盲がみられた。書き言葉の理解障害が起こったが，正常あるいはほぼ正常に書くことができた。剖検の結果，後大脳動脈灌流域の一部に単一の病変がみられた。これは外側膝状体から鳥距溝に至る左側視覚伝導路が損傷し，右同名性半盲はそのために起こったと考えられた。同時に，病変は脳梁膨大を含んでいた。Dejerineはこの所見から，患者は書き言葉を右半球の視覚皮質でみることができたが，この情報を左半球の言語野に送ることができなかったために，読むこと(視覚性言語の理解)ができなかったものと考えた。書くことができたのは，損傷をまぬがれた左半球の言語野が，損傷された左視覚野とは独立に機能し得たためと考えられた。Dejerineによる失読のこれらの説明と概念は，当時の眼科医や神経内科医にすぐに受け入れられたが，その後，言語機能を全体論で説明する思潮が盛んになった。しかしその後，Dejerineの症例報告は再発見・再刊行され(Geschwind, 1962)，それを契機に急速に読みに関する今日の臨床・解剖学的研究の基盤を築くものとなった。この理論は，その後の症例の蓄積により，敷衍され明確化された。また過去30年の間に，後天性の読みの障害の無視できない特殊型がいくつか報告されている。読みの神経基盤を明らかにするために，失読という病態を役立てるならば，それらの特殊型のいくつかは重要と考えられる。

表3 失読の3つの主要症候群

後部損傷による失読	中部損傷による失読	前部損傷による失読
連合型失読	意味性失読	前方性失読
後頭葉性失読	頭頂-側頭葉性失読	前頭葉性失読
脳梁膨大-後頭葉失読	角回直下型失読	
角回後方失読	角回失読	角回前方失読
失書を伴わない失読	失読失書	
失認性失読	失語性失読	
語性失読	全(字性かつ語性)失読	字性失読
視知覚性失読	皮質性失読	
語盲	字盲・語盲	字盲
視覚性失読	表層性失読	
純粋失読	後天性読み障害	

失読の主な症候群

中部損傷による失読(central alexia)

中部損傷による失読と称する病態の中核的な障害には,表3に示すように,失書(agraphia*)を伴う失読,頭頂-側頭葉性失読など,多数の別名がある。基本的な臨床的特徴は以下のとおりである。読み書きの両方が重度に障害される(ただし全面的に喪失されるわけではない)。写字は保たれるが,刺激従属的で理解を伴わないやりかたで書き写す。文字を呼称できず,口頭で綴りを言われた単語が理解できず,音読もできない。中部損傷による失読には,他の神経学的,行動の障害を伴うことがきわめて多い。失語〔aphasia*(全失語,ウェルニッケ失語,超皮質性感覚性失語,失名辞失語)〕を伴うことが多いが,ゲルストマン症候群〔Gerstmann syndrome*(手指失認,左右障害,失計算,失書)〕の一部症状や,半側の感覚障害や右同名性視野欠損を伴うこともある(表3を参照)。責任病巣は,言語優位半球の角回を中心とした頭頂葉下部である。

後部損傷による失読(posterior alexia)

この読み障害にも多くの同義語があり,最もよく使われるのが「失書を伴わない失読」という用語である。この症候群は劇的で,患者は読みの能力を失っているが,書く能力の障害はほとんどないか,完全に保たれている。ところが自分で書いたものでも,後になると患者はそれを読んで理解することができない。後部損傷による失読の患者は,個々の文字ならば認知できる(読める)場合もあり,単語の綴りを声に出して読むことによって,単語を理解できるようになる。書きは,自発書字も書き取りも,いずれも容易である。しかし写字には困難がみられる。検者が口頭で綴りを言うと,すぐに理解できる。単語の綴りを口頭で言うことにも困難はみられない。共通してみられる神経学的所見はほとんどなく,患者によって異なる。多くの場合,右同名性半盲がみられ,色名呼称障害を伴うことも多い(表4を参照)。典型的な責任病巣はDejerineが記載した左後大脳動脈流域の梗塞であり,脳梁膨大が含まれる。その他に,角回を孤立させるような,優位半球の深部白質の病変(腫瘍と血腫)が責任病巣となり,これは角回直下型失読と呼ばれる(Greenblatt, 1977)。

前部損傷による失読(anterior alexia)

前部損傷による失読は,近年になってから記載されるようになったが,表3に示すように,別名がいくつかある。臨床像の特徴は,個々のアルファベット文字を呼称するのは困難だが,単語を認知する能力はある程度保たれている。具体的で心像性の高い単語が読みやすい。失書症状は重度で,写字にも障害がある。文字の構成は拙劣であり,省略の傾向がある。綴りを言われた単語を理解できるが,単語の綴りを自分で言うことは困難である。詳細に検討すると,意味のある内容語は理解できるが,文法的機能語の理解はできない。これは書き言葉における失文法と考えられる。前部損傷による失読は,ブローカ失語に伴うことが最も多い。随伴症状としてよくみられるのは,右半身の片麻痺(hemiplegia*)であり,一側性感覚障害と(または)視野障害がみられる(表4参照)。

図9には,上記3つの主要な失読症候群と責任病巣との関係を図示した。

このほかに,後天性読み障害には,いくつかの亜型が提案された。それらについて,アルファベット順に簡単に述べる。また最近の言語学的研究では,後天性の読み書き障害に対して,言語学的観点からの分類と用語法が提案されている。これについては項を改めて述べる。

失読の亜型

失認性失読(agnosic alexia)「失認」という用語はあらゆる認知障害に対して用いられた古

表4 失読の主要3症候群の臨床的特徴

	後部損傷による失読	中部損傷による失読	前部損傷による失読
書き言葉			
(1) 読み	主に語性失読	全失読	主に字性失読
(2) 書き取り	失書なし	重度の失書	重度の失書
(3) 写字	刺激従属的（書き取りより不良）	刺激従属的	不良。拙劣, 省略
(4) 文字の呼称	比較的良好	重度の障害	重度の障害
(5) 綴りを聞いた単語の理解	良好	障害	ある程度可能
(6) 綴りを大声で言うこと	良好	障害	不良
関連所見			
(1) 話し言葉	正常	流暢性失語	非流暢性失語
(2) 運動	麻痺なし	軽度の麻痺	片麻痺
(3) 失行	なし	ときどきある	頻繁にある
(4) 感覚	感覚障害なし	しばしば半側性障害	ふつう軽度の感覚障害
(5) 視野	右同名性半盲	半盲があることもないこともある	ふつう正常
(6) ゲルストマン症候群	なし	しばしばある	なし

(Benson, 1985 より許可を得て転載)

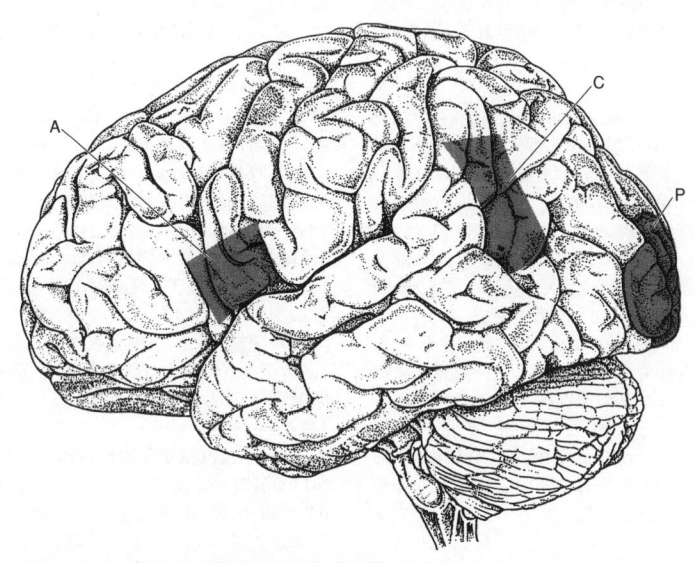

図9 3つの主要な失読症候群の責任病巣
A：前部損傷による失読。C：中部損傷による失読。P：後部損傷による失読。

い用語で，失認性失読とは，書き言葉のシンボルを理解する能力の障害である。

失語性失読(*aphasic alexia*)：これも古い用語で，各種の失語に伴う書き言葉の理解障害である。失読はウェルニッケ失語と超皮質性感覚性失語を特徴づける症状の1つで，ブローカ失語でも頻繁にみられる。失語性失読には，上記の中部損傷による失読と前部損傷による失読がみられる。

数字失読(*cipher alexia*)：あまり使われない用語だが，数字の理解障害。

全失読(*global alexia*)：書き文字，印刷文字

を理解する能力がまったく失われた状態をさす。中部損傷による失読とほぼ同義だが，全失読という場合には，能力がすべて失われた状態をさす。中部損傷による失読では，部分的障害がみられる。

半側失読（hemialexia）：一方の視野（ふつう右視野）では読むことができるが，他方の視野（すなわち左視野）では読めない症状。この症状は，脳梁後部が切断され，左右視覚野ともに保たれている症例で報告された。このように劣位半球（右半球）の視覚野が保たれ，正常に信号を受けるが，脳梁切断によって，情報を優位半球の言語野に転送することができず，読むことができない。後部損傷による失読と同様の機序で読みの障害が起こる。半側失読を明らかにするには，タキストスコープによって，一側視野に視覚刺激を瞬間的に提示する。

半側空間無視性失読（hemi-spatial alexia）：長い単語の半分しか読むことができない病態。この障害があればほとんど常に同名性視野障害ないし半側性注意障害が伴う。左半側空間無視性失読では，単語の左側が省略される（例えば，basketball という単語を単に"ball"と読む）。右半側空間無視性失読の場合には，逆のことが起こる（すなわち basketball を"basket"と読む）。半側空間無視性失読の症状は，単語を横書きではなく縦書きで提示すると軽減される。

字性失読（literal alexia）：まれにしか使われない用語であるが，アルファベットの個々の文字を認知する能力の障害。字性失読は，前部損傷による失読の主要な症状である。語性失読（verbal alexia）と対比される。

視知覚性失読（optic alexia）：よく使われる用語で，後方性失読と同義である。視覚的に提示された言語シンボルを理解する能力の障害をさす。いくつかの障害〔写字障害，対面物品呼称障害；失名辞（anomia*），色名呼称障害など〕が，視知覚性失読の特有の随伴症状として報告されたが，いずれも一貫してみられるわけではない。

錯読（paralexia）：書き言葉の取り違えを意味する用語だが，ほとんどの場合音読の際にみられる置換をさす。各種の分類用語が提起されており，字性錯読，意味性錯読，数字錯読，音素性錯読などがある。それぞれ単語を音読する際に，正しい要素が不正確な要素（文字，単語，数，音素）に置き換えられる。この置換は，読まれる目標語の要素と同型であることが多いが（文字は文字への置換，数字は数字への置換），別のタイプの置換や，意味をなさない置換（新造語）も起こる。

偽性失読（pseudo-alexia）：「読めない」という訴えはあるが，それが事実ではない症状をさす。報告例は少ないが，ほとんど常に心因性とされている。読みの障害の一貫したパターンはなく，心因性という説明の内容にも一貫性がない。

空間性失読（spatial alexia）：読んでいる文字と単語の位置がうまく知覚できなかったり，読んでいる行の位置を保持できないなど，空間位置の知覚障害による読み障害。空間性失読は，右半球機能障害の一部と考えられ，重度の視空間識別障害に伴うのが一般的である。

語性失読（verbal alexia）：字性失読の反対語であり，個々の文字を読むことはできるが，単語を読むことができない状態。語性失読は後方性失読に顕著な症状である。

言語学的にみた失読の亜型

書き言葉は，話し言葉以上に，現代の言語学の理論と概念に影響を与えた。読みに対する言語学的アプローチの基底にある考えかたによれば，読みの過程は次の2つの経路で行われると考えられている。①直接経路（書き言葉が記憶内の視覚性単語に直接照合される経路），②間接経路（書き言葉が話し言葉に変換される経路）。この考えかたから，後天性読み障害の3つの亜型が導かれる。ほとんどの言語学者が読みの障害をいうとき，失読ではなく読字障害（dyslexia）という用語を用いる。

音韻性失読（読字障害）〔phonological alexia (dyslexia)〕：綴りと音の対応規則に従って綴りから音を作り出す能力の障害。視覚性錯読，すなわち視覚的に似た単語への読み誤りが起こる（例えば"cat"を"car"と読む）。高頻度語は低頻度語よりも正確に読まれる。一般に，綴り（書き）も障害される。

表層性失読（読字障害）〔surface alexia (dyslexia)〕：読みかたが2つあるような綴りや，不規則な綴りの単語の読みが障害（例えば，"tough"が"tug"のように読まれる）。通常の書記素-音素変換規則に則った単語は読みやすい。

深層性失読（読字障害）〔deep alexia (dyslexia)〕：主な特徴は，目標語と意味的に似た別の単語に読み誤る（意味性錯読）。読み誤りは，意味性錯読やまったく関係のない単語や新造語になる（例えば，"infant"が"baby"と読まれることもあるが，"basement"と読まれたり，"garvon"と読まれたりする）。名詞，とくに心像可能な対象を表す名詞の読みは，形容詞や

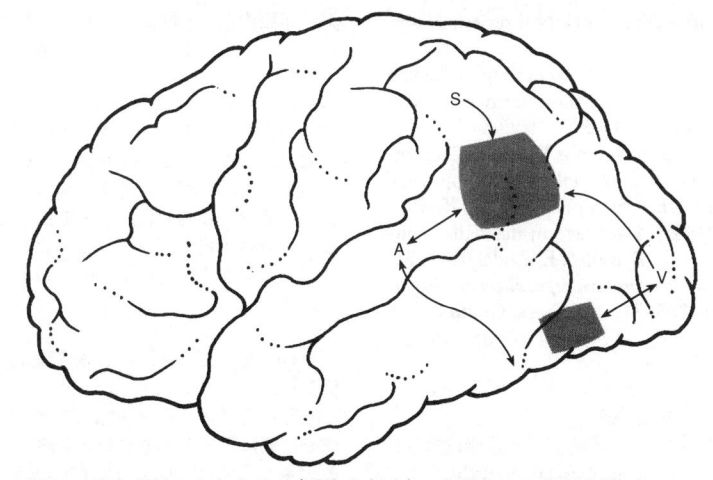

図10　日本人にみられる2つ(漢字と仮名)の失読とその責任病巣
V：視覚連合野。A：聴覚連合野。S：体性感覚連合野(Iwata, 1986 より許可を得て転載)

動詞よりも良好である。統語的機能語は困難である。非単語は発音できない。

東洋の言語にみられる失読

東洋の書き言葉では，表意文字(例えば中国語)と，表意文字と表音文字が併用さる(例えば日本語)ため，失読の様相が異なる。しかし今のところ，東洋の言語に固有の失読タイプは見出されていない。視空間機能の障害を伴う右半球病変(空間的要素の高い)によって，表意文字の認知障害が起こると指摘されたが，これはあくまで理論上の仮説であり実証されていない。日本人の失読研究は確かに，文字種に関連した神経機構の分離を示唆している。優位半球の側頭葉後方上部は仮名の読みに重要であり，優位半球の側頭葉後下部は，漢字の読みに関与すると考えられている。しかし，角回は両者の読みにいずれも重要な役割を果たすと考えられる。図10は，日本人の失読研究から示唆される，読みの解剖学的基盤を示したものである。

右半球による読み

脳梁を完全に切断した症例を対象とした詳細な検討によって，心像性の高い対象を示す単語であれば，右半球にもそれらの文字素材を理解する能力があると考えられた。ただし，理解はできるが，「呼称する」ことはできない。一部の名詞・形容詞・動詞は右半球で認知されるが，形態素から書記素への転換は不可能であり，イメージしにくい単語や非単語は理解できない。すなわち，音読できないという点を別にする

と，右半球の読み能力は深層性失読に似ている。

要約

失読についてここ数十年にわたり多数の研究が積み重ねられてきたが，用語の混乱がかなりみられ価値ある知見が曖昧にされた観がある。しかし，読みの心理学的側面と解剖学的機構とを関連づける点では，大きな進歩があった。このような進歩によって，言語の複雑性を理解する能力が高まったといえよう。

【文献】

Benson D. F. (1977). The third alexia. *Archives of Neurology*, 34, 327–31.

Benson, D. F. (1985). Alexia. In J. A. M. Frederiks (Ed.), *Handbook of clinical neurology*. 2nd edn, Vol. 45: *Clinical neuropsychology* (pp. 433–55). Amsterdam: Elsevier.

Déjerine, J. (1891). Sur un cas de cécité verbale agraphie, suivi d'autopsie. *Mémoires de la Société Biologique*, 3, 197–201.

Déjerine, J. (1892). Contribution à l'étude anatomoclinique et clinique des différentes variétés de cécité verbale. *Mémoires de la Société Biologique*, 4, 61–90.

Geschwind, N. (1962). The anatomy of acquired disorders of reading. In J. Money (Ed.), *Reading disability: progress and research needs in dyslexia* (pp. 115–29). Baltimore: Johns Hopkins Press.

Greenblatt, S. (1977). Neurosurgery and the

anatomy of reading: a practical review. *Neurosurgery, 1,* 6-15.

Iwata, M. (1986). Neural mechanism of reading and writing in the Japanese language. *Functional Neurology, 1,* 43-52.

Marshall J. C., & Newcombe F. (1973). Patterns of paralexia – a psycholinguistic approach. *Journal of Psycholinguistic Research, 2,* 175-99.

Zaidel, E. (1985). Language in the right hemisphere. In D. F. Benson & E. Zaidel (Eds), *The dual brain: Hemispheric specialization in the human* (pp. 205-31). New York: Guilford.

D. Frank Benson

alexithymia　失感情症

感情と認知の過程の障害。精神医学的な症候群というよりはむしろ、多種の表現型の集まりである。失感情症は情動を表現することができない状態。情動と心的表象が結びつかず、情動を正確に表現できない。失感情症は古典的には心身症の患者で報告されたが、アルコール中毒症、薬物中毒、外傷性ストレス障害の患者でも報告されている。

失感情症は交連切開術(commissurotomy*)を行った患者でもみられ、右半球の脳卒中(stroke*)後にも起こる。これらは一次性の失感情症と考えられるのに対して、二次性の失感情症は否認や抑圧などの心因的反応と密接に関係している。失感情症は大脳機構の変異を反映しているともいわれ、このことは側方眼球運動(LEMs*)によって明らかにされた。失感情症は大脳半球間の機能的な離断で起こると主張する研究者もいる。

alien hand　他人の手

神経心理学では比較的明確な2つの意味をもつ現象。

痴呆(認知症、dementia*)やパーキンソン病(Parkinson's disease*)の症例では大脳皮質基底核変性によって上肢の不随意的ジストニー姿勢が起こり、神経学者は患者が自分の手を意図的に制御できないという意味で他人の手現象と呼んだ。

もう1つ別の意味は、脳梁線維の非外科的病変後や、交連切開術(commissurotomy*)による脳梁切断に関連する。この型の「他人の手」は他人の手(la main étrangère)の訳、患者の意識的経験の変化と関係づけられ、手(通常、左手)が患者の制御から逃れて勝手に動くように知覚される。この動きは「他人のもの」とみなされ、非協力的で敵対しているとさえ考えられる。この現象は左半球の言語中枢と左手の制御に責任がある右半球機構との間の離断によるものと考えられている。この動きが意図的制御の喪失を意味するものか、単に手の制御の認識が意識的にできないことを象徴しているのかは議論があるが、実際に交連切開術を受けた多くの患者と脳梁に腫瘍や梗塞のある患者では持続する他人の手現象の報告がある。この現象の発生には素因となる性格要素が関与していると考えられる。

allesthesia, alloesthesia　知覚転位(アロエステジー)

触覚モダリティの身体図式知覚の障害で、身体の一側に対する刺激が身体の対側に知覚される症状。この障害は *alloesthesia* や *allochiria* と呼ばれる。知覚転位は、一般的な障害である左右定位障害と関連づけられてきたが、この2つの結合はとくに密接なわけではない。また知覚転位は皮質だけではなく脊髄や脳幹損傷でも起こるが、左右定位障害はそうではない。また、知覚転位は厳密には触覚についての言葉での方向の誤りをさすが、同様の現象は他のモダリティや反応様式でも起こる。例えば、健側から声をかけられた患者は、病側の方向へ顔と目を向ける。また触られた側の四肢を動かすように指示された場合、患者は反対側の四肢を動かす。運動性知覚転位では、片麻痺の患者が自発的に障害された手足を動かそうとするとき、対側の健側肢が動いていると感じる場合がある。身体の特殊な領域だけが障害される場合もあり、その例では、同側の領域に向かってというよりもむしろ身体の正中線に向かって定位される例が記載されている。同様の知覚転位は視覚や聴覚のモダリティでも起こる。

知覚転移は一過性の障害である場合も生涯にわたって持続する場合もある。他の身体失認(asomatognosia*)と同様、この障害は通常右半球皮質病変に関係している。右の頭頂間溝周囲(縁上回や角回などの下頭頂領域)が関係していると一般的には考えられている。

視覚性知覚転位(*optic allesthesia*)は、空間における対象の転置、定位障害というかたちで現れる複雑な錯視と考えられ、これは通常、反対視野の同じ位置への転置を起こす。知覚転位は、半側注意障害や消去現象とともにみられるので、すべて無視(neglect*)の部分症状であると考える研究者もいる。これは重症度を示していると考えられ、患者は回復するに従い、無視

から知覚転位，消去現象へと症状が進む。神経心理学的研究のなかで無視の研究は非常に活発な領域である。しかし文献的には，知覚転位はより重篤な無視ほど注目されてこなかったし，この現象の元となる神経心理学的要因の説明もさまざまである。

J. Graham Beaumont

allochiria　知覚対側転位(アロキリア)

知覚転位(allesthesia*)の別名で，身体の右側あるいは左側に示された触覚性刺激を反対側と誤まる症状。

Alzheimer's disease　アルツハイマー病

痴呆(dementia*)の項を参照

amnesia　健忘

あらゆるタイプの一過性ないしは永続性の全般的な記憶喪失をさす一般用語。健忘は，大まかには**器質性**の記憶障害と**心因性**(機能性と呼ばれる)の記憶障害の2つに分類される(Kapur, 1994; Parkin, 1996; Parkin & Leng, 1993)。器質性障害では，患者の脳に明らかに同定できるなんらかの機能障害があり，それが記憶困難の原因と考えられる。心因性障害では，素因となる明らかな器質性の機能障害は特定されず，最終的には他のあらゆる行動の側面と同様，生理学的用語で説明されるが，記憶障害の原因が精神的ないしは「**感情的**」なものと考えられる。

器質性記憶障害は，分類法に従って理解していくのが一番である。最初の分類は**永続性**の記憶障害と**一過性**の記憶障害の2つで，永続性の記憶障害では時間が経過しても症状の軽快はみられないが，一過性の記憶障害は特定の期間しか持続しない。

永続性の器質性記憶障害はさらに**安定性**の記憶障害と**進行性**の記憶障害に二分される。前者では，通常の加齢から予測されるものを除き，記憶障害が時間の経過とともに増悪することはない。進行性の障害では，患者の記憶障害は増悪し続ける。安定性の器質性記憶障害は，頭部外傷，脳卒中，動脈瘤，腫瘍，代謝性疾患を含む多様な病因で起こるのに対し，進行性健忘はアルツハイマー病，多発梗塞性痴呆(認知症，dementia*)，ピック病やハンチントン舞踏病などのさまざまな痴呆性疾患に特徴的な障害である(Kapur, 1994)。進行性の全健忘は後天性免疫不全症候群(エイズ)患者の示す特徴でもある。

健忘症候群

永続性の安定性健忘は，しばしば健忘症候群(amnesic syndrome*)とも呼ばれる。その病因はさまざまであるが，主に脳の2つの特定領域，すなわち間脳(diencephalon*)**正中面**と側頭葉(temporal lobe*)**内側面**のいずれか，もしくは両者の損傷により起こる。間脳損傷はコルサコフ病(Korsakoff's disease*)患者で最も一般的に認められる。コルサコフ病は主にチアミンの欠乏に関連し，ウェルニッケ脳症(Wernicke's encephalopathy*)を起こす。脳症は一般的に慢性アルコール中毒によって起こるが，他のタイプの栄養欠乏(例えば妊娠悪阻)によって同様の障害が発現することもある。間脳損傷は脳卒中〔視床症候群(thalamic syndrome*)〕や腫瘍後にもみられ，鼻腔内貫通性頭部外傷という異例の外傷後の間脳損傷もいくつか報告された。このなかで最もよく知られているのはN. A. で，小型のフェンシングフルーレが鼻から脳に貫通し，健忘を発症した。当初，N. A. の損傷は間脳に限局したものと考えられていたが，詳細な神経学的テストの結果，側頭葉内側面領域も含むより広範な損傷であることが判明した。側頭葉内側面の損傷後に起こる健忘の病因はさまざまで，単純ヘルペス脳炎(encephalitis*)，ある種の脳卒中(stroke*)，一酸化炭素中毒，無酸素症(anoxia*)，放射線壊死やインスリン過量投与などである。閉鎖性頭部外傷(closed head injury*)によって健忘になった患者では，一般に側頭葉内側面が損傷される。H. M. (下記を参照)の障害を起こした両側側頭葉切除〔脳葉切除術(lobectomy*)〕は現在は行われていない。

健忘を起こすおおよその脳の部位はかなり以前から知られているが，健忘症候群を起こすうえでどの部位の損傷が決定的であるのかという点については意見の一致をみていない。間脳正中性健忘ではしばしば以下の構造のうち2つ以上の損傷がみられる。乳頭体(mammillary bodies*)，**乳頭体視床路，中脳中心灰白質，視床背内側核**〔視床(thalamus*)〕。側頭葉性健忘で高頻度に損傷が起こるのは海馬(hippocampus*)で，この結論は記憶の固定化のメカニズムに海馬が関与するという生理学的証拠と一致している。海馬の組織構造が記憶痕跡を構成すると考えられる情報のさまざまな側面を統合するうえで理想的な基盤であると指摘されている。海馬の重要な役割を果していることは広く知られている。側頭葉のもう1つの構造であ

る扁桃体(amygdala*)も刺激の情動的内容の記憶に関与すると考えられる。

脳弓(fornix*)は，海馬から乳頭体へと走行する主要な求心性経路で，この構造の記憶における役割をめぐっては一部で議論が対立している。初期の多くの報告から，脳弓の損傷が記憶機能にそれほど影響しないことが判明したが，最近の総説でGaffanとGaffan(1991)は最も確実な神経解剖学的証拠を有する脳弓損傷例で，重度の記憶喪失がみられることを示す明白な根拠があると述べた。しかし，脳弓損傷では，間脳や側頭葉損傷ほど著しい健忘は生じない。図11に記憶に関連することが知られているさまざまな解剖学的構造を示した。

記憶機能への関与が示唆される間脳や側頭葉内側面のさまざまな構造はすべて辺縁系(limbic system*)の一部である。Mishkinらは，辺縁系が**海馬回路**と**扁桃体回路**と呼ばれる2つの平行する経路から構成されていることを明らかにした。健忘は，これら2つの回路が障害され

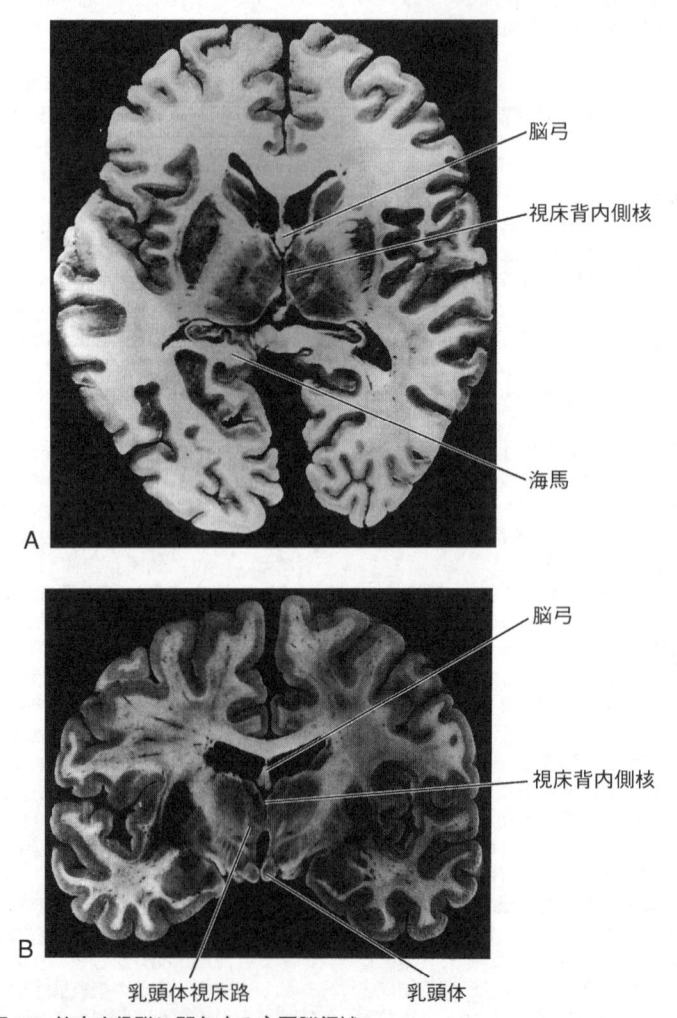

図11 健忘症候群に関与する主要脳領域
A：視床を通る水平断。B：乳頭体を通る冠状断。すべての構造が両側性に存在することに注意。(Gluhbegovich, Williams: The human brain: A photographic guide, 1980 より Harper & Row 社の許可を得て転載)

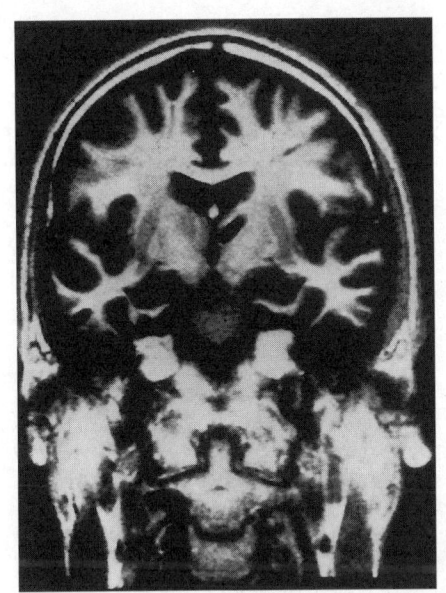

図12　間脳性健忘の神経病理学的基盤
不連続的な視床性の脳卒中で，梗塞巣が視床背内側核領域に生じ海馬，扁桃体経路を同時に（傍嗅皮質からの投射線維も）損傷した患者のMRI所見。言語性情報に対する高度の健忘がみられた。〔Parkin et al,（1994）の許可を得て再生〕

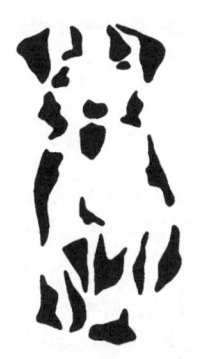

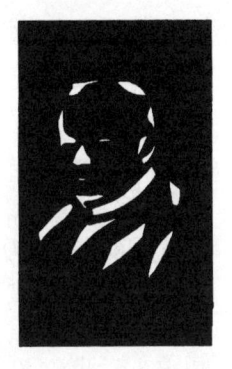

図13　不完全絵画の例

てはじめて発症すると考えられているが，神経学的検証によって，健忘患者のほとんどが両方の回路に損傷がみられることが判明した。例えば，H. M. は両側の海馬と扁桃体組織を切除し，コルサコフ症患者も2つの回路を障害するような損傷がみられる。視床損傷例の研究から，最も著しい記憶障害を示す患者の病変が海馬回路と扁桃体回路が最も接近して走行している部位にあることも明らかにされた（図12を参照）。しかし，扁桃体回路が必ずしも記憶に必要ではない場合があることも記憶にとどめておくべきである。むしろ，その周囲の傍嗅皮質からの投射が必須であると考えられる。詳しい神経学的検討が行われた症例の中で，一方の回路（海馬回路）のみの損傷後に健忘を発現したと考えられる症例は R. B.（Zola-Morgan et al, 1986）と上述した脳弓例だけである（Parkin & Leng, 1993）。

健忘症候群の行動学的な特徴

健忘症候群の患者にみられる損傷部位の多様性はその記憶障害の正確な性質を理解するうえで示唆を与える（下記を参照）が，これらの患者のすべてに共通する特徴があり，そのために「**症候群**」という用語が用いられている。その特徴は，数唱のような課題で測定される即時把握は健常で，知能は比較的保持され，言語能力も健常に保たれている点である。健忘症患者ではまた，**手続き記憶**（*procedural memory*）が健常であることも知られている。この手続き記憶という用語はやや不明確なものではあるが，技能や直接意識できないある種の知識を獲得する際に用いられる記憶過程で，その存在は行動でしか示すことができないものをさす。タイプライターを打つことは手続き記憶の良い例といえる。熟練したタイピストに"caterpillar"という単語をタイプする際どの位置に指をもっていくかを説明させてみよう。タイプライターを打つことを実際に行い，どこに指がいくかを描写しながらでなければ，説明することは不可能であろう。

健忘研究の多くは健忘の手続き記憶の保持に注目した。MilnerとCorkinは側頭葉内側部の両側切除後に健忘がみられた H. M. を対象に研究を行った（この研究の概観については Corkin, 1984を参照）。彼女らは H. M. に**回転盤追跡課題**を試みた。この課題は本来は手と目の協調をみるテストで，先の尖った金属棒から発する光が勝手な円を描く点にのるように調節しなければならない。H. M. はテスト面談中でも，テスト面談の間でも学習の成果を示したが，テストのたびに過去にこの課題を行っていることを否定した。H. M. など多くの健忘症患者は**不完全絵画課題**の保持も示していた。不完全絵画課題では，不完全な課題画を見ていると，それが突然顔や物体のような何かはっきりとしたものを意味した絵であることに気づくという種類の絵を用いる（図13を参照）。いったん気づいてしまえば，再度それを見たときに

は，獲得した知覚情報に意識的にアクセスせずに即座に同定することができる。健忘症患者の示す学習効果はここでもまた，保持されている手続き記憶によるものとみなすことができる。

健忘症患者が手続き学習を示すその他のパラダイムに**言語性のプライミング**がある。この実験の基本型では，患者に単語のリストを示し(例えばリストの中の1つが"watch")，短い遅延時間後，**手がかり再生**(*cued recall*)と**語幹完成プライミング**(*stem completion priming*)の2つの型のテストを行う。前者では，患者に最初の綴り WAT＿＿？を示し，先に提示したリスト中のこの3文字で始まる単語に対応する語を再生するよう指示する。健忘症患者のこのテストの成績は通常非常に悪い。しかしこの3文字で始まる単語で最初に頭に浮かんだものを答えさせると，チャンス・レベル(偶然の水準)をはるかに上回る頻度で"watch"と答える。この後者の効果が**プライミング**と呼ばれるもので，以前に経験したエピソード(単語リストの提示)を，患者が意識的に想起できなくとも，行動に影響を及ぼすことを示す。このようなタイプの記憶課題は一般的には潜在性記憶あるいは間接記憶と呼ばれ，記憶の顕在テストあるいは直接テストと呼ばれる再生テストとは対照をなす(Schacter, 1987)。

健忘で手続き記憶が保たれる3つの異なった例をみてきたが，単一の「**手続き記憶系**」の存在を想定することは誤りであろう。運動能力，知覚学習，語の再認など多様な能力を補助する系が，それぞれ固有の記憶の性質を有すると考えるのが適切である。多様な能力を結びつけるものは，共通の記憶系を分担することではなく，意識的な関連から自立していることである。実際，同一被検者らによるいくつかの手続き記憶課題の遂行能力を検討する研究ではこれらの課題に関する遂行能力の間にいかなる関連性も見出すことはできなかった。

記憶障害の本質

健忘症候群の患者は主に2つの障害，すなわち新たな知識をまったく獲得できなくなる重度の**前向性健忘**(*anterograde amnesia*)と健忘を起こした脳損傷以前(**病前期間** *premorbid period*)に学習した出来事や知識を想起することができない**逆向性健忘**(*retrograde amnesia*)が起こる。健忘症候群の患者では，前向性健忘は必発であるが，逆向性健忘に関してはさまざまで，広範な障害を示すものもあれば，ほとんど障害を示さないものもある。

前向性健忘はさまざまな方法で明らかにすることができる。12個の単語のリストの自由再生を行わせるテストでは，健忘症患者は一般的には1分間の遅延で1,2単語しか再生できない。無関係の単語対(例えば「従うーインチ」)を学習させる対連合学習テストでは，全部学習できたとしても，苦痛を伴うほど時間がかかる。先に提示した刺激と新しい刺激の間で選択を行う強制選択の再認テストでも，成績は通常チャンスレベルとなる。イエス・ノー再認テストでもやはり成績は不良であるが，その原因は患者によって異なる。フォールス・ポジティヴ(偽陽性)の多い患者もいれば，主にオミッション・エラー(誤省略)で誤る患者もいる。

今までのところ，健忘症候群は明確に定義づけられた1つの臨床像であるという印象がある。これはある点までは正しいが，健忘は重症度の異なる種々の脳損傷によって起こるために必然的にその症状の重症度も異なる。そのため，「**記憶障害はどこから健忘症候群になるのか**」というやっかいな問題が生じてくる。これに対する一般的なアプローチとしては，ウェクスラー記憶評価尺度・改訂版(WMS-R)や，ウェクスラー成人知能評価尺度・改訂版(WAIS-R)などの標準化された臨床テストにおける患者の成績を使用する。先に見たように，健忘症候群は知能が比較的保持されている重度の記憶障害である。したがって，この2つのテストの患者の得点の比較は健忘の有無を判断するうえで信頼できる指標となる。つまり，知能テストでは十分正常範囲内の成績を示しながら，記憶テストの成績が非常に悪い患者は健忘であると考えられ，両テストの成績が不良の患者は痴呆と考えられる。このアプローチは有用な経験則ではあるが，誤りを導きやすい。例えば，ウェクスラー記憶評価尺度は主に言語性記憶を検査しており，保持されている非言語性記憶を過小評価する傾向がある。しかし多くの患者は，この後者の記憶にもとづいて，日常的状況では正常範囲内の機能を示していると考えられる。したがって，多くの臨床家は，臨床テストの結果にもとづく判断と患者の記憶能力についての各自の主観的評価の両者を併用している。

逆向性健忘は患者ごとに病前期間の経験が異なるためテストすることが困難である。心理学者は大多数の人が獲得していると思われる記憶を集めた逆向性記憶のテストを考案し，この状況の改善を試みている。一般的なテストでは，10年間区切りで各期間内から選び出した人物や出来事を特定させる。これらのテストの目的

は特定の時点で形成された記憶の有無を評価することであるが，人物や出来事は最初に起こった10年間の区切りを超え，かなり長い期間にわたり話題となるという事実のために事態は複雑となる。その代わりとして使用されるのが自伝的手がかり(autobiographical cueing)である。このテストでは，患者は特定の手がかり語に対して想起された記憶が成立した時期を特定しなければならない。しかし，ここでも記憶は各人さまざまであり，各人が記憶していることの多くが事実であることを立証するのは困難であるという問題がある。

このような方法論的な困難はあるが，逆向性健忘に**時間的勾配**(temporal gradient)，すなわち人生の後期に形成された記憶よりも早期に形成された記憶のほうが保持されやすいことが明らかにされた。時間的勾配が認められなかった患者の報告はあるが，逆パターン，つまり早期に形成された記憶の障害が重度であった症例の報告はない。時間的勾配の存在は昔から知られ，しばしば脳損傷に対する記憶の脆弱性はその年齢に逆相関を示すという「リボーの法則」*訳注を反映するものとして記載される。

逆向性健忘における時間的な勾配はコルサコフ病(Korsakoff's disease*)患者で最も一貫してみられる。例えば，有名人の顔認知テストでは，病前期間の最後の20年間の著名人の認知が著しく困難である。患者は時間的見当識も不良で，現在の日付を病前期間の記憶がまだ健常である頃の時点に見積もる傾向がある。コルサコフ症候群は通常アルコール中毒症(alcoholism*)によって起こることから，時間的勾配は病前期間の学習に対するアルコールの影響の蓄積によるものであるとする考えかたが提唱された。これは，アルコール中毒により，とくに健忘本体が発現する直前の数年間にわたり新規の情報の学習困難が増悪することを根拠にしている。

慢性のアルコール中毒症が学習能力を障害することはほぼ疑いの余地はないが，これは時間的勾配の完全な説明とはなり得ない。その一番の根拠は，時間的勾配がアルコール中毒症の既往のない健忘症患者でもみられることで，このなかにはアルコール中毒症以外の原因でコルサコフ症候群を発現した数少ない症例報告も含まれる。そのため，逆向性健忘は病前期間の後期における前向性記憶の貧困化の結果ではなく，別個の障害であると考えられる。

前向性健忘と逆向性健忘とが同一の起源を有するのかどうかという問題は重要な争点の1つである。確かにこの両者はほぼ常に併発しているが〔それゆえに，「**RA(逆向性健忘)のないAA(前向性健忘)なし**」という臨床的な格言がある〕，この2つの原因を共通の障害に求めることは容易ではない。まず第一に，この両者が共通の起源を有するのであれば，両障害の重症度も同程度になることが予測されるが，実際はそうではない。例えば，H. M.は記録上前向性健忘が最も顕著な症例の1人であるが，逆向性健忘は比較的軽度である。また，前向性健忘と逆向性健忘の両者に同程度に影響するような因子も見出されていない。例えば，文脈の手がかりはある種の前向性記憶テストにおける健忘症患者の成績を向上させるが，逆向性記憶テストにおける同様の効果はみられない。最後に，少数ではあるが，前向性健忘よりも逆向性健忘の重症度が高いと考えられる特異な症例の報告もある〔下記の**孤立性逆向性健忘**(focal retrograde amnesia)を参照〕。

健忘の説明

健忘症候群の患者研究は盛んに行われてきた。このような患者では，記憶のある側面は著しく障害されている一方で別の側面は健常であるという事実は，記憶の機構について重要な情報を与えた。数唱課題で測定されるような即時把握の保持は，一般にいわれる短期貯蔵過程と長期貯蔵過程が異なることを示す。健常な手続き記憶は技能とそれに関連した能力の表象にかかわる別個の記憶が存在することを示唆しているが，ここで手続き記憶システムが単一ではないことを繰り返しておく。

健忘症患者の障害の記述方法に関する心理学者の意見はあまり一致していない。一部の研究者(例えばTulving, 1989)は，健忘が**意味記憶**(semantic memory)が保持されているのに対し，**エピソード記憶**(episodic memory)が選択的に失われたものであると考えた。エピソード記憶は，われわれの人生の「自伝的記録」と定義することができ，記憶のなかで自己の過去との連続性を与え，特定の個人的出来事についての情報を検索する際に使用される。意味記憶とは言語と法則，概念に関するわれわれの知識の蓄えに相当するもので，特定の出来事を通して取得されるものであるが，それらの出来事とは独立して存在する。したがって，特定の知識を検索するために，その知識を獲得した元の学習エピソードを検索しなくてはならないということ

---

*訳注：「古い記憶は新しい記憶より，よく保存される」とする法則(1882)。

確かに，健忘症患者の臨床症状はエピソード記憶の選択的障害と一致するようにみえるが，よりきめの細かい分析を行うとそれほど明確な臨床像は表れない。例えば，健忘症患者は新しい語彙を容易には獲得できず(H. M. は1953年の手術以降，学習した新しい単語はたった6語だったと思われる)，コルサコフ病の患者の研究でも新しい単語の意味の学習に著しい障害が認められている。この知見は，意味記憶へ同化するまでの最初の期間，新しい言語を保持するためにエピソード記憶が必要であると考えれば説明される。もっとやっかいな問題は逆向性記憶喪失の性質である。表面的には，エピソードの記憶が主な障害にみえるが，この結論は誤りを導きやすい。まず第一に，逆向性記憶を測定するのに使用されるさまざまなテストをみると，その多くは一般知識(例えば顔の認知，世間の出来事を説明する)についてであり，これらのテストの成績が不良であるからといって，個々のエピソードを思い出すことの特異的な障害と解釈することはできない。また，健忘症患者の言語能力が保持されているという主張は，標準化された言語テストの成績が正常なことを根拠にしている。ここで問題となるのは，このようなテストが被検者である成人が幼児期に獲得したと考えられる言語能力の性質に集中している点である。言語テストの結果としての正常な言語は，人生の早期に獲得された言語は健常であるという当然の事態を反映しているにすぎず，これは「リボーの法則」を言い換えているだけであるとも考えられる。実際，健忘症患者に病前期間の後期に使用するようになった単語(例えばファックスやウォークマン)を定義させると，著しく困難を示すことが明らかにされた。

健忘の障害をエピソード記憶の選択的障害として記述する際に経験した問題を考慮し，その修正版として生まれたのが障害を**陳述記憶**(declarative memory)の障害とみなす説明である(Squire, 1987)。陳述記憶とは，意識的に検索できるすべての記憶と説明される。このなかにはエピソード記憶型と意味記憶型の両者の知識が含まれ，この種のシステムの障害が健忘の障害の特徴とされた。しかし，健忘の障害の記述としては，非常に漠然としている。

エピソード記憶-意味記憶とそれに代わる陳述記憶の妥当性に関する議論はすべて，健忘症患者の障害の**記述**方法に関するものである。次のステップはその発現理由を説明することである。人の健忘を説明しようとする多くの試みがなされてきたが，ほとんど進歩はなく，研究者間での一致もみられなかった。初期の考えかたの1つとして，健忘症患者は**強化**の障害を有するという説明がなされたが，健忘において多くの学習過程が正常であることが発見されるに従い，評価されなくなった。しかし，強化説は1つの特定のタイプの記憶の形成に限定すれば，依然として活用できる可能性はある(下記を参照)。

かなり長い間主流を占めた説が**検索障害**説で，健忘症患者は情報の符号化にも貯蔵にも障害はなく，問題は検索にあるというものである。しかし，とくに健忘症患者が重度の前向性記憶障害があるのに，病前期間の出来事に関して比較的健常な再生能力を示すという理由から，この説は現在では忘れ去られている。**処理のレベル**の枠組みも健忘を理解する試みに適用されている。すなわち，健忘症患者が学習する際に不十分な「浅い」符号化戦略を用いているとみる考えかたである。この説ももはや力を失っているが，その原因の1つは，実験の結果，健忘症患者により効率の良い符号化戦略を使用するように強制しても成績の改善がみられないことが示されたことである。

現在，支持を得つつある仮説は，健忘が**文脈情報**の符号化の障害を表すものであるという説である(Mayes, 1988；Parkin, 1995)。文脈とは，特定の記憶に伴う他の記憶との区別を可能にする情報と定義することができる。実験的用語では，文脈は通常刺激に伴う時間・空間的属性の観点から定義される。この仮説によると，健忘症患者は，新しい出来事を後に再生する際に必須となる文脈的特徴を符号化することができない。これとは対照的に，健忘症の患者は文脈的特徴の符号化を必要としない学習課題では良好な成績を示す。例えば，健忘症患者の再認記憶の忘却率は，課題が単に各項目の既知と未知の判断だけにもとづいて行えるものであれば正常である。ただし，この際，健忘症患者は健常被検者と比較してはるかに多くの学習試行を必要とすることは留意しておくべきである。しかし，この文脈説を支持する証拠のほとんどすべてがコルサコフ症候群の患者から得られたものであるという問題がある。

健忘症候群の患者が全員，2つの回路からなる辺縁系の損傷を有することはすでにみてきた。この神経解剖学的証拠にもとづき，一部の研究者は，脳内に1つないしは複数の記憶回路が存在し，電気回路との類推で，この回路のど

こが損傷を受けても同じ結果が生じると考えた。しかし，これはそれほど強力な主張とはいえない。なぜなら，回路の各ステージが同一の機能を担っていると仮定する優先的根拠はないからである。例えば，回路のさまざまな部位がさまざまな機能を遂行しており，各部位の選択的損傷により異なる記憶障害のパターンが生じ，それが記憶システムの分別を反映していると推測することも同様に可能である。

逆向性健忘については現在のところ2つの有力な説，すなわち貯蔵説と検索説がある。現在，永続性の記憶が皮質の部分，とくに側頭葉内に貯蔵されているということは一般に受け入れられている。側頭葉に大きな損傷を有する患者は必ず広範な逆向性健忘を示すが，比較的小さな損傷を有する患者の示す逆向性記憶障害の重症度は低い。この関係は貯蔵領域への損傷の観点からもっともらしく説明されるが，貯蔵障害の説明を支持するにはあまりにも小さな間脳病変によって広範な逆向性健忘を呈した症例も報告されている。これらの症例ではなんらかのかたちの検索障害が記憶障害の基礎にあることが提唱された。

特定の逆向性健忘のパターンが貯蔵障害と検索障害のどちらによってうまく説明できるかはともかく，逆向性健忘には時間的勾配は必ず認められる。しかし，いずれの説も時間的勾配が存在する明快な理由を与えていない。貯蔵説からの1つの説明は，古い記憶は広範に表象されているために，部分的損傷による障害を受けにくいというものである。検索説が時間的勾配をどのように説明するのかはまったく不明である。

健忘の種類

逆向性健忘には複数の原因があり，前向性健忘もまた同様であることはすでにみてきた。多数の研究が側頭葉損傷後と間脳損傷後に起こる記憶喪失の性質の正確な比較を行ってきた。当初，側頭葉損傷によって起こる健忘は間脳損傷と比較して，忘却速度が速いことが指摘された。しかし不幸なことに，主に方法論的な問題のために，この結論を確認することは困難であった。

これに代わるアプローチは，側頭葉性の健忘と間脳性健忘との間の質的違いを見出していくものである。実験は文脈障害説が両タイプの健忘に等しく当てはまるのかどうかという点に集中していた。その結果，文脈障害説が間脳性健忘の説明としては十分機能し続けることが示された。すなわち，先に提示された標的刺激を妨害刺激と区別する課題では，各項目が一般的に既知かどうかという判断にもとづいて弁別することができる場合，間脳損傷の患者の反応は良好である。しかし，再認が既知感に依存することができない弁別条件の場合，すなわちすべての項目が既知で，標的刺激はリストの中に含まれていたかどうかという文脈の観点から規定されるような場合，間脳損傷の患者の成績はきわめて悪くなる。文章のリストを2つ提示すると，個々の文章を再認することは十分できても，それがどちらのリストにあったかを判断させるとチャンス・レベルになる。

側頭葉損傷の患者の実験では異なるパターンの結果が得られている。側頭葉損傷の患者はしばしば間脳損傷の患者よりも重度の健忘を示すが，このような文脈に対する不相応な記憶喪失は示さない。また，何かを再認できたときには，その文脈も覚えている可能性が非常に高い。これらの結果から，文脈障害説は側頭葉性健忘には当てはまらず，むしろこのタイプの健忘は，単なる文脈の符号化や貯蔵の障害ではなく，記憶の全側面に影響する強化の障害によって説明できるという考えかたが提唱された。この考えかたは記憶の強化に海馬が関与するとする主張と一致した(Parkin, 1992)。

孤立性逆向性健忘(focal retrograde amnesia；FRA)はKapur(1993)が初めて報告し命名した症状で，記憶障害の主症状が遠隔記憶の喪失にあり，前向性記憶テストの成績が軽度にしか障害されていないものをさす。このタイプの疾患の問題点は，一部の患者の疾患が心因性であるか，詐病(記憶障害のふりをすること)で，それを偽っていると考えられることである。しかし，いったん上記の可能性が除外されれば，器質性脳損傷のなかで孤立性逆向性健忘を示す一連の症例を見出すことができた(Kapur, 1992)。

典型例はKapurら(1994)によって報告された。この男性は前向性記憶テストでは健常範囲内の成績を示したのに対し，重度の逆向性健忘がみられた。Hunkinら(1995)の報告した別の症例もまた，健常な前向性記憶を示すが，頭部損傷以前の出来事をまったく思い出すことができなかった。孤立性の逆向性健忘の患者ではいずれも海馬組織が保持されているが，孤立性逆行性健忘の原因はさまざまである。Kapurら(1994)によって記載された患者を含む一部の症例では，逆向性健忘は皮質の長期記憶の貯蔵部位の損傷によって起こったと考えられた。しかし，Hunkinのグループで記載された患者を含

む他の症例では，出来事の検索を成立させるさまざまな要素を統合する能力が失われたと考えられる。

前頭葉と記憶

ここ数年，記憶における前頭葉の役割についての関心が高まり，記憶障害の「**前頭葉**」プロファイルが同定され始めている。研究は主に2つの流れからなる。第一は，主にモントリオール学派によるもので，前頭葉の選択的切除が記憶能力に及ぼす影響を検討した(Petrides, 1991 ; Parkin, 1995)。これらの実験では，前頭葉損傷により，被検者の再認能力は健常であるが，2つの項目のいずれかが後に提示されたかを知る能力が障害される可能性が示された。同様に，前頭葉損傷は刺激の発現頻度を見積もる能力に影響を及ぼす。さらに，前頭葉損傷の患者で，新しい事象の保持は正常に成立するが，その事象の出典を特定することができない**出典健忘**(*source amnesia*)の症例も数例報告された。

第二の研究の流れは，前交通動脈(ACoA)の動脈瘤の破裂を起こした患者にもとづくもので，この疾患により前頭葉とその周辺構造(大脳基底核など)の損傷が生じる頻度はかなり高い。これらの患者からは一般に重度の再生障害という印象を受けるが，患者の再認能力はほぼ健常である。Hanleyら(1994)の報告した女性患者が好例であり，再生課題と再認課題の難易度が統制されていたが，上記のような障害パターンを示した(初期の一部の研究で報告されている再認能力の明らかな保持は，単に再認課題の難易度が低いというアーチファクトによるものと考えられた)。

これとは対照的な症例がDelbecq-Derouesneら(1990)によって報告された。すなわち，患者は再認障害を示し，再認課題による偽警告の発現率が著しく高いことを特徴とした。一方，再生能力は健常範囲内であったが，対照群と比較すると再生課題で無関係な刺激を答えた(侵入)確率がはるかに高かった。Hanleyらはこのような差異を理解するために，行動の制御に関する最近の説明にもとづく枠組みを提唱した。この説によると，ほとんどの行動は複数の図式により制御されており，この複数の図式がいったん始動すれば，一連の行動は自動的に生じる。意識的な制御を与える必要がある場合は，前頭皮質にあるとされている**実行監督注意システム**(*executive* supervisory attentional system ; SAS)がそれを行う。記憶でいえば，この実行監督注意システムの損傷は記憶の戦略的側面に影響を及ぼすと考えられる。Shallice(1988)は実行監督注意システムが新規の情報を後に検索することを可能にする検索戦略の開始を司ると論じた。さらに，実行監督注意システムは確認過程を介して，これらの検索戦略によってアクセスされた情報が自己自身の求めている情報であるかどうかも決定する。さらに，このシステムは**超記憶**(記憶の内容をモニターする能力)に適した場所でもある。前頭葉損傷によってこのような能力が障害されるという証拠はこの考えと一致した(Janowsky et al, 1989)。

Hanleyらは，自分たちの患者の障害が検索戦略の生成不能に関連したものであるがDelbecq-Derouesneの症例は確認不能により記憶障害を示した適切な例であると解釈した。残念ながら，この二重解離は，一見再認記憶が正常な前交通動脈動脈瘤の患者もより厳しい条件で検査すると，偽警告の高発現率を特徴とする再認障害を示すことが見出されたことで疑問視された。したがって，これらの患者の差異は量的なものであり，最終的には単一の理論でそれらの記憶障害は説明されるかもしれない(Parkin et al, 1994)。さらに一部の前頭葉損傷の患者で示されている偽警告の高発現率の機序が，現在，偽記憶(false memory)の説明に一役かっている点も興味深い(Schacter & Curran, 1995)。

「**実行障害症候群**(dysexecutive syndrome)」という考えは作話〔confabulation*：誤った想起をする傾向で，前頭葉損傷後にしばしば認められる(いわゆる**正直なうそ**)〕を説明するために生まれたものである。「**作話**」という用語が臨床では少しルーズに用いられがちであることに注意しなければならない。多くの健忘症患者は，自分が何をしていたかを想起するように強制されるとなんらかの返答をする。それは，通常，確信がほとんどなく，一般的で，患者の現在の状況からみてまったくもっともらしいものである。これはしばしば**一時的な作話**(*momentary confabulation*)と呼ばれ，前頭葉損傷の症状ではない。これ以外に**空想的作話**(*fantastic confabulation*)として知られるもっと華々しい作話があり，これが前頭葉損傷と関連している。この作話の特徴はありそうもないことが明らかな記憶で，しかも患者はそれを真実として疑わない。興味深いことに，この作話的記憶は不動で，その不正確さを眼前に突きつけられても変わることがない。空想的作話と精神分裂病(統合失調症)患者の示す幻想との間には共通す

る部分が多く，現在，両疾患への前頭葉の関与が示唆されている(Stuss & Benson, 1990)。

最近まで，精神分裂病(統合失調症，schizophrenia*)患者は著しい記憶障害を示さないというのが一般的な見解であった。しかし，最近の研究では多くの精神分裂病患者が健忘症候群の患者に匹敵するレベルの記憶障害をもつことが示されている。精神分裂病の記憶障害の本質を明らかにする研究は始まったばかりであるが，すでに2つの異なる仮説が提唱された。神経心理学的研究と神経解剖学的研究から，精神分裂病患者が大脳基底核，前頭前野正中部と側頭葉の2領域の脳機能障害を有することが明らかにされた。この2つの領域のいずれの機能低下によっても記憶障害が起こると予測される。現在のところ，精神分裂病の記憶障害に前頭葉の異常が関与することを支持する証拠はわずかしか得られていない。例えば，いくつかの研究は，精神分裂病患者群では再認記憶に比較して再生記憶が強く障害され，このなかには難易度を統制した課題を用いた重要な報告も含まれる(Calev, 1984)。しかし，Clareら(1993)はこの差異を精神分裂病と健忘症候群で認められる記憶喪失を区別するものとして解釈することに対し強い警告を発している。

痴呆性疾患

痴呆性疾患(認知症，dementia*)には多くの種類があり，そのほとんどで，初期症状として重度の健忘が発現する。しかし，痴呆患者と健忘症候群を特徴づける記憶喪失との間には重要な違いがある。

アルツハイマー病は最も一般的な痴呆性疾患である。この疾患では神経病理学的変性と神経化学的変性が皮質全般に拡がっている。前頭葉，頭頂葉と側頭葉では老人斑と神経原線維変化がみられるが，感覚皮質ではまったく認められない。マイネルト基底核からの上向性のコリン性投射，青斑核からの非コリン性投射と縫線核からのセロトニン性投射はすべてが極度に減少している〔大脳基底核(basal ganglia*)の項を参照〕。

心理学の観点からみると，アルツハイマー病は軽度の記憶喪失で発症するが，本症で明らかにされている広範な神経学的障害からも予測されるように，疾患の進行に伴い健忘症候群でみられるよりもはるかに障害されている。記憶能力は健忘症候群と同様に低下し，自由再生や再認のような検査で著しい困難を示す。再認テストでは，アルツハイマー病患者は高頻度の偽警告を示す著しい傾向があり，この点で他の痴呆性疾患と異なる。健忘よりもはるかに広範囲の意味知識の減少を示し，これはとくに高次の言語的知識と概念的知識の喪失に反映される。さらにアルツハイマー病患者では，器質性記憶障害の患者では通常障害されない記憶再生範囲が著しく減少する点も注目に値する(Miller & Morris, 1993 ; Morris, 1991 を参照)。

記憶障害の治療

心理学者は最近，非可逆性の記憶障害の患者のリハビリテーションの方法を模索し始めた。重要な点は，考案された治療が障害された機能の回復を目的としているのか，記憶にもとづく課題を処理する代替法を患者に与えることを目的としているのかという問題である。反復訓練は回復を目的とする方法の最も原始的なものであり，そのほとんどで効果は認められていない。この方法は，筋肉の低下を訓練することにより改善するのと同じように，記憶も反復練習により改善するという誤った思い込みから臨床場面で広く行われてきた。反復訓練に効果があるとすれば，それは患者が訓練を通して残存する記憶能力を効率的に使用するようになった場合のみであろう。これは，例えば記憶すべき情報をより効率良く処理する方法を発見することによってなされるが，この発見過程も，情報をより効率良く記憶できるような特別な**記憶術**を患者に与えることによって省略できる。例えば，患者に記憶すべき情報の心的イメージを形成するように教えると，しばしば記憶障害者の再生は劇的な改善を示すことがある。このほかにも，患者の記憶を助けるさまざまな方法がある。

記憶のリハビリテーションで記憶術を使用することの大きな問題は，患者が誰か他の人にその方法を使用するよう指導されなくては，自分からはめったに用いられないことにある。これは超記憶の問題であり，患者は記憶術を学んだことを知らず，したがって，それが有用となるときに使用できない。さらに，記憶術が有用となるような状況ではたいてい，リストのような外的な記憶補助も同様に効果的である。

記憶障害の回復を目的とするアプローチの失敗から，ある種の学習困難を克服するために記憶が保持されている側面の使用を試みる代替法が考案された。先に見てきたように，健忘症患者はプライミングのような潜在性記憶のテストでは比較的成績が保持されていることから，手がかり消滅法〔vanishing cues ; VC(Gilsky & Schacter, 1988)〕として知られる学習方法では，この残存能力の開発に成功した。基本的に

は，この技術では患者にある特定の反応の組み合わせ，例えばコンピュータを操作する指令を学習させるために残存しているプライミングを活用する。Gilskyらは多数の成功例を報告しており，その中にはコンピュータ・オペレーターとしての仕事の訓練を受けた健忘の女性患者も含まれる。

Gilskyらは消滅法による学習率は標準的学習法よりも良好であったと報告しているが，その後の研究ではこの知見は追認されていない。さらに標準的学習法と比べ，潜在記憶法の使用が効果的であることを示すことはできないことも証明された。しかし，これら2つの学習法の学習効率が同様であるのに，健忘症患者が潜在記憶の使用を試みる方法を使用した学習を好むことは明らかである(Hunkin & Parkin, 1995)。最近では，これに代わる治療へのアプローチとして，無誤答学習法にもとづく方法で有望な結果が得られた(Baddeley & Wilson, 1994)。

記憶の一過性障害

一過性障害では，記憶障害はなんらかの一時的な脳の異常により起こり，異常が消失すると患者の記憶も正常に戻る。このような障害のなかで最も一般的なものが**一過性全健忘**(*transient global amnesia*; TGA)である。一過性全健忘は高齢患者の発現率が高く，片頭痛もちの人も多い。一過性健忘は突発性で，前向性健忘と逆向性健忘の障害がみられる。しかし，言語などの能力は障害を受けず，一過性全健忘患者は一般に一過性の健忘症候群を呈する症例とみることができる。現在のところ一過性全健忘の原因は不明だが，片頭痛との関連から，病因は虚血性，すなわち脳血液供給の一過性の中断により起こると考えられる(Hodges & Warlow, 1990)。

電気けいれん療法(ECT)でも記憶障害が生じることは周知のとおりである。電気けいれん療法を受けている患者で治療後数日間著しい前向性健忘と逆向性健忘がみられるが，この後者について，一部の研究者は治療上の利点であると考えている。なぜなら，逆向性健忘のおかげで治療を行う原因となった出来事について考えることができなくなるからである。電気けいれん療法後に記憶が完全に回復するのかどうかは議論のあるところである。電気けいれん療法の正常の試験では，治療後に障害が持続したことを示す証拠はほとんど報告されていないが，電気けいれん療法が永続的な脳損傷を起こすという多数の精神科医の報告がある。多くの患者が電気けいれん療法後に記憶喪失を訴えているが，その理由は，投薬による副作用か，記憶障害は治療前からあり，電気けいれん療法後にそれをモニターし始めたためであると考えられる。別の要因としては，患者のなかには電気けいれん療法の影響を受けやすい人もいるが，大規模な研究につきものの変動性のため，そのような患者の障害は見落とされてきたと考えられる(Weiner, 1984)。

脳震盪は通常，**外傷後健忘**(*post-traumatic amnesia*; PTA)として知られる一過性健忘を起こす。外傷後健忘の患者は，一過性全健忘や電気けいれん療法後健忘患者と同様に前向性健忘と逆向性健忘の両方を呈する。外傷後健忘の持続期間は，頭部損傷の患者の持続性記憶障害の重症度のおおまかな指標となる。外傷後健忘では，患者の記憶が順序正しく回復するため逆向性健忘の「縮小」という興味深い現象がみられる。すなわち，早期の記憶から回復し始め，その後損傷時期の近くに形成された記憶が復活した。これは，健忘症患者における逆向性健忘の特徴である時間勾配の一過性版である。軽度の外傷後健忘症例では，記憶は正常に戻り，失われるのは頭部外傷前の数分間の記憶だけであると考えられる(これは，強化の崩壊によるものとされる)。しかし，脳震盪後「**完全回復**」をしたとされる患者でさえも，日常生活で永続的な意義をもつような微妙な記憶障害を有する可能性があることを示す証拠が増えつつある。例えば，話の筋がわからず映画を見るのをやめたり，何かをする際にメモに頼ることがはるかに多くなることがある(Richardson, 1990の頭部損傷後の記憶についての最近の説明を参照)。

てんかん(epilepsy*)は特定のかたちの脳損傷によって起こるというよりは，一連の臨床症状を示す複合疾患である。てんかん患者はさまざまな記憶障害を示すが，これらの原因は，てんかんを起こした原疾患や発作による損傷，抗けいれん薬の作用や症候性あるいは無症候性のてんかん型放電による脳の異常活動などがある。てんかん患者で認められる記憶障害は永続性障害あるいは**発作間欠期**(*interictal*)障害(発作時以外に認められるもの)と**発作時障害**，すなわち一過性障害(発作中にみられるもの)に分類される。発作間欠期障害は患者によって異なるが，側頭葉病変を有する健忘症患者で最も顕著に認められる。発作時にはある点では一過性全健忘に似た一過性の障害がみられるが，発現期間はずっと短い。てんかん患者は発作中，しばしばあてもなく歩き回り，**徘徊症**(*por-*

iomania) と呼ばれる。Kapur (1990) が一過性てんかん性健忘の概説を行った。

さまざまな精神興奮薬も一過性の記憶障害を起こすことが知られている。マリファナはきわめて著しい記憶障害を起こし、さらに**状況依存効果** (*state-dependent effect*)、すなわち、学習とそのテストの両者が同じ条件で行われないと、記憶障害が悪化することも示された。抗うつ薬のなかにも記憶に関する副作用を有するものがあるが (例えばイミプラミン)、これは前向性記憶のテストでのみみられる。この作用は、マリファナにも関連するが、検索ではなく、符号化や貯蔵への作用であると考えられる。催眠薬や抗不安薬としてベンゾジアゼピンを広範に使用した場合の記憶に対する影響についても関心がもたれている。ベンゾジアゼピンの単回投与後、自由再生のような課題で一過性の前向性記憶障害が起こるが、逆向性健忘は随伴しないことが知られている。このことからも、薬剤の作用部位は符号化や貯蔵段階であると考えられる。さらに、ベンゾジアゼピンでは、プライミング課題の成績に影響を及ぼさない傾向が認められるが、ロラゼパムはなぜかその例外で、再生よりもプライミングに対して有害に作用する。ベンゾジアゼピンによって起こる前向性障害は臨床的に有用であると考えられる。歯科医が神経質な患者に投与すれば、治療中の記憶が低下するため、次の治療に対する抵抗が少ない。薬剤性健忘との理論上の意味については Polster (1993) の総説がある。

心因性記憶障害

心因性記憶障害は明らかな器質性機能障害を伴わずに発現するため、神経学的障害ではなく精神医学的障害として分類されることが多かった。われわれの記憶システムが思い出したくない記憶を積極的に抑圧するという考えはかなり古くからあり、フロイトやジャネなどの19世紀の研究者にまでさかのぼることができる。例えばフロイトは、人間が自己のエゴを傷つけるような記憶を能動的に抑圧すると考え、これらの記憶を発掘することこそが精神分析医が目指すところであると考えた。なぜなら、フロイトによれば、この抑圧された記憶が神経症的行動を介して代わりの表現先を求めるからである。フロイトの理論の中心をなすのは、人格の発達は口唇期、肛門期、エディプス期を経て最終的な性器期へと至るという概念である。エディプス期はとくに重要で、なぜなら男児 (フロイトの理論では女児についての完全な分類は行われていない) はこの段階で母親に対する性的欲求

と父親による報復の恐れを克服しなくてはならないからである。通常、去勢恐怖という言葉で表現される父親への恐れは、母親にもとづく性的感情から男児の目をそらせるのに十分であり、性器期へと進むことができる。しかし、一部の人ではこの「**エディプスコンプレックス**」が解決されずに抑圧されたために、口唇期や肛門期への退行がみられ、さまざまな神経症や切手収集のような害のない行動を誘発する！

今日では、抑圧された記憶が多くの患者でみられる神経症的な愁訴の特徴であると考えている研究者はほとんどいない。フロイトの考えた精神力学に頼らなくとも、行動学的な用語で記述された説明ですべて足りる。しかしなお、抑圧の観念を完全に切り捨てることは誤りである。われわれの記憶の谷間の一部 (フロイト自身が著書〈日常生活の精神病理〉 *"The Psychopathology of Everyday Life"* の中で記載しているようなもの) に抑圧がなんらかのかたちで関連している可能性は消えてはいない。それよりもさらに重要なことに、心因性記憶障害を理解するうえで抑圧の概念は欠かせないことである。

最も一般的にみられる明らかな心因性記憶障害は、おそらく犯罪の記憶の喪失であろう。殺人罪で裁判にかけられている人の30～40％が、その申立ての犯罪についての記憶をもっていないといわれている (Kopelman, 1987)。多くの殺人は泥酔状態で行われ、アルコールの状況-依存効果が示されていることから、犯罪の想起不能が状況依存的側面をもつことが推測された。この仮説は、有罪の確定した殺人者を犯罪当時と同じくらい泥酔させるという異例の実験で検証が行われた。被検者はきわめて多弁になったが、犯罪については何も想起しなかった。

上記の研究から、アルコールが関与する場合には、犯罪についての健忘は記憶過程、おそらくは強化の干渉によって起こると考えられた。しかし、多くの殺人者は酒を飲んでおらず、彼らが犯罪を思い出せない理由に対する別の説明が必要となる。1つは、暴力行為は通常激しい興奮状態で行われ、この状態と学習のメカニズムとの間で干渉が起こるというものである。しかし、最も信憑性の高い説明は、犯罪の健忘は抑圧もしくは、このように呼ばれることが多いが、動機づけられた忘却によるというものである。

記憶システムは、本来逆境において、なんらかの理由で非常に不快な記憶を抑圧することが

できる。この良い例がムアズの殺人鬼イアン・ブラディである。ブラディは彼の犯した恐ろしい罪の記憶を長年にわたり完全に否定していたが，最近になってすべてを思い出し，犠牲者の一部を埋めた場所を警察に教えた。ブラディの健忘は適応的なものとみることができる。なぜなら，この恐ろしい罪の記憶を抑圧することによって，自分に耐えることができたからである。

抑圧された記憶が存在することは，戦争体験を思い出すことができないという**戦争健忘**の兵士でも劇的にみられる。このような兵士にアミタールソーダを注射し，その後明らかに思い出すことができない経験について質問すると，恐ろしい経験を再現し始める。このことから，兵士が積極的に情報を抑圧したために記憶障害が発現したと考えられる。さらに劇的ではあるものの，きわめてまれなタイプの健忘として**遁走**(*fugue*)がある。この用語は「**逃げる**」や「**脱走する**」の意のラテン語 *fugere* からきたものである。遁走の場合，患者は自己のアイデンティティを失い，病院か警察に助けを求め現れるのが，ふつうである。この疾患は通常短期間であり，数日しか持続しないが，長期にわたり遁走が持続し，悩んだ患者が自ら新たな人生を始めたケースもある。遁走前に必ず死別などのなんらかの否定的な出来事があり，適応的反応の一種とみることができる。この場合，患者は有害な体験を避ける方法として，自分自身をアイデンティティ(自我同一性)全体から解離させる。

すべての心因性記憶障害のなかで最も奇妙なものはおそらく**多重人格**であろう。これもまた，非常に不快な人生を送った人でのみみられる。発現率についての推定値は一致しておらず，非常にまれであるという報告もあれば，相対的にいえば，きわめて一般的であると主張している研究者もいる。多重人格では少なくとも2つの異なる人格がみられ，なかには20以上もの人格が報告されている患者もいる。それら多数の人格の間にはしばしば複雑な相互関係があり，ある人格が知っているものを他の人格が知らない場合もある。典型例では，個人の不快な体験のさまざまな側面を分画化するために異種の人格が用いられる。想起される状況の組み合わせに応じて特定の人格が活動的になる場合である。概して，心因性記憶障害の実験的研究はまれであるが，多重人格の研究では，ある特定の人格に提示した情報を他の人格が想起することはできないが，ある特定の人格に示した項目が他の人格における語幹完成プライミング(前述を参照)の促進がみられた。

現在のところ，心因性記憶障害はヒステリー性-解離状態として分類され，器質性疾患とは関連しないものとされている。しかし，最近の研究から，少なくとも一部の心因性の記憶喪失はなんらかのかたちの実行機能障害(dys-executive deficit)としてうまく説明できる。

詐病

臨床家がしばしば直面する問題は詐病，すなわち記憶喪失を補おうとして入念に偽る症状である。これは頭部外傷後により高額の賠償金を得ようとする場合や，犯罪の健忘症例で罪を軽くさせる手段とする場合に起こる。偽性健忘を見破ることは心理学者にとって興味深い挑戦といえよう。最も有効なアプローチは，詐病の患者とはいえ，記憶障害を正確に演じる人ではあり得ないという仮定にもとづく方法である。例えば，本物の健忘症患者はイエス・ノー再認テストではチャンス・レベルに近い成績を示すが，詐病者は故意に間違えようとするために，チャンス・レベルを有意に下回る成績を示す。さらに詐病の患者は脳損傷者の典型的な再生能力を過小評価する。神経心理学者の Rey は，一見すると複雑だが実際はほとんどの記憶障害者にとって非常に容易であるような再生課題を考案した。詐病の者ではこれを見抜けないために，平均以下の成績となる(詐病のテストの総説については Leng & Parkin, 1995 を参照)。

催眠後健忘

催眠後健忘の操作では，被検者に催眠誘導を行った後，一時的に特定の情報が想起できなくなると暗示する。その後，「**チャレンジ試行**」としてその情報を思い出すよう被検者に求める。その後健忘を取り消し，情報を想起することができた場合，催眠後健忘が(催眠状態で)示されたことになる。この現象は確かに起こるが，どう説明したらいいのであろうか。1つの仮説としては，催眠により，記憶が検索過程から実際に解離するというものである。別の仮説は，催眠をかけられた被検者は状況の要求に従い，反応を差し控える傾向があるというものであり，この仮説は実験的証拠から支持されている。催眠後健忘は臨床の健忘症状を理解するうえでは何の価値ももたない(Spanos, 1986)。

【文献】

Baddeley, A., & Wilson, B. A. (1994). When implicit learning fails: amnesia and the problem of error elimination. *Neuropsychologia, 32*, 53–68.

Calev, A. (1984). Recall and recognition in chronic nondemented schizophrenics. *Journal of Abnormal Psychology*, 93, 172–7.

Clare, L., McKenna, P. J., Mortimer, A. M., & Baddeley, A. D. (1993). Memory in schizophrenia. What is impaired and what is preserved? *Neuropsychologia*, 31, 1225–42.

Corkin, S. (1984) Lasting consequences of medial temporal lobectomy: clinical course and experimental findings in case HM. *Seminars in Neurology*, 4, 249–59.

Delbecq-Derouesne, J., Beauvois, M. F., & Shallice, T. (1990). Preserved recall versus impaired recognition. *Brain*, 113, 1045–74.

Gaffan, D., & Gaffan, E. (1991). Amnesia in man following transection of the fornix. *Brain*, 114, 2611–18.

Glisky, E. L., & Shacter, D. L. (1988). Long-term retention of computer learning by patients with memory disorders. *Neuropsychologia*, 26, 173–8.

Hanley, J. R., Davies, A. D. M., Downes, J., & Mayes, A. R. (1994). Impaired recall of verbal material following an anterior communicating artery aneurysm. *Cognitive Neuropsychology*, 11, 543–78.

Hodges, J. R., & Warlow, C. P. (1990). The aetiology of transient global amnesia. *Brain*, 113, 639–57.

Hunkin, N. M., Parkin, A. J., Bradley, V. A., Jansari, A., & Aldrich, F. K. (1995). Focal retrograde amnesia following closed head injury. A case study and theoretical interpretation. *Neuropsychologia*, 33, 509–23.

Hunkin, N. M., & Parkin, A. J. (1995). The method of vanishing cues: an evaluation of its effectiveness in teaching memory impaired individuals. *Neuropsychologia*, 33, 509–23.

Janowsky, J. S., Shimamura, A. P., & Squire, L. R. (1989). Source memory impairment in patients with frontal lobe lesions. *Neuropsychologia*, 27, 1043–56.

Kapur, N. (1990). Transient epileptic amnesia. In H. J. Markowitsch (Ed.), *Transient global amnesia and related disorders* (pp. 140–51). Toronto: Hans Huber.

Kapur, N. (1993). Focal retrograde amnesia in neurological disease: a critical review. *Cortex*, 29, 217–34.

Kapur, N. (1994). *Memory disorders in clinical practice*. Hove: Erlbaum.

Kapur, N., Ellison, D., Parkin, A. J., Hunkin, N. M., & Burrows, E. (1994). Bilateral temporal lobe pathology with sparing of medial temporal lobe structures: lesion profile and pattern of memory disorder. *Neuropsychologia*, 32, 23–38.

Leng, N. R. C., & Parkin, A. J. (1995). The detection of exaggerated or simulated memory disorder by neuropsychological methods. *Journal of Psychosomatic Research*, 39, 767–76.

Kopelman, M. D. (1987). Amnesia: organic and psychogenic. *British Journal of Psychiatry*, 150, 428–42.

McCarthy, R. A., & Hodges, J. R. (1993). Autobiographical amnesia resulting from bilateral thalamic infarction. *Brain*, 116, 921–40.

Mayes, A. R. (1988). *Human organic memory disorders*. Cambridge: Cambridge University Press.

Miller, E., & Morris, R. (1993). *The psychology of dementia*. Chichester: Wiley.

Mishkin, M. (1982). A memory system in the monkey. *Philosophical Transactions of the Royal Society of London B*, 298, 85–95.

Morris, R. (1991). The nature of memory impairment in Alzheimer-type dementia. In J. Weinman & J. Hunter (Eds), *Memory: Neurochemical and abnormal perspectives* (pp. 163–8). London: Harwood.

Parkin, A. J. (1992). Functional significance of etiological factors in human amnesia. In L. R. Squire & N. Butters (Eds), *Neuropsychology of memory*, 2nd edn (pp. 122–9). New York: Guilford.

Parkin, A. J. (1996). *Memory and amnesia: An introduction*. 2nd edn. Oxford: Blackwell.

Parkin, A. J. (1995). *Explorations in cognitive neuropsychology*. Oxford: Basil Blackwell.

Parkin, A. J., & Leng, N. R. C. (1993). *Neuropsychology of the amnesic syndrome*. London: Erlbaum.

Parkin, A. J., & Stampfer, H. (1995). Keeping out the past. In R. Campbell & M. Conway (Eds), *Broken memories* (pp. 81–92). Oxford: Blackwell.

Parkin, A. J., Bindschaedler, C., Harsent, L., & Metzler, C. (1995). Verification impairment in the generation of memory deficit following ruptured aneurysm of the anterior communicating artery. *Brain & Cognition* (in press).

Petrides, M. R. (1991). Frontal lobes and memory. In F. Boller & J. Grafman (Eds), *Handbook of neuropsychology*, Vol. 3, section 5 (pp. 75–90). Amsterdam: Elsevier.

Polster, M. R. (1993). Drug-induced amnesia. Implications for cognitive neuropsychological investigations of memory. *Psychological Bulletin*, 114, 477–93.

Richardson, J. T. E. (1991). *Clinical and neuropsychological aspects of closed head injury*. Basing-

stoke: Taylor and Francis.
Schacter, D. L. (1987). Implicit memory: history and current status. *Journal of Experimental Psychology: Learning, Memory and Cognition, 13,* 501–18.
Schacter, D. L., & Curran, T. (1995). The cognitive neuroscience of false memories. *Psychiatric Annals* (in press).
Shallice, T. (1988). *From neuropsychology to mental structure.* Cambridge: Cambridge University Press.
Spanos, N. P. (1986). Compliance and reinterpretation of hypnotic responding. *Contemporary Hypnosis, 9,* 7–15.
Squire, L. R. (1987). *Memory and brain.* Oxford: Oxford University Press.
Tulving, E. (1989). Memory: Performance, knowledge, and experience. *European Journal of Cognitive Psychology, 1,* 3–26.
Weiner, R. D. (1984). Does electroconvulsive therapy cause brain damage? *Brain and Behavioural Sciences, 7,* 1–53.
Zola-Morgan, S., Squire, L. R., & Amaral, D. G. (1987). Human amnesia and the medial temporal region. *Journal of Neuroscience, 6,* 2950–67.

Alan J. Parkin

amnesic syndrome　健忘症候群

脳損傷によって起こる再生と再認の障害で、短期記憶と知能が保持されるが、脳損傷以前（逆向性健忘）と、脳損傷以降（前向性健忘）に経験した事実と出来事の記憶の両方が障害を受ける。しかし、前向性健忘と逆向性健忘の相関の程度については議論が対立している。本症候群の純粋例がみられることはまれで、多くの患者は、健忘を起こさない脳損傷によって起こる軽度の知能障害や他の種類の記憶の障害を併発する。しかし健忘症の患者では、言語能力や十分習得された意味記憶は概して良好である。健忘症候群は器質性疾患であり、遁走のような心因性健忘（記憶障害は動機や情動的な要因に関連する可能性が高い）と異なる。

健忘症候群にはいくつかの主要な原因がある。最も一般的なものには、閉鎖性頭部外傷（closed head injury*）や、さまざまな脳血管障害がある。閉鎖性の頭部外傷で起こる健忘の重症度はきわめて多様で、認知の緩慢化のような他の障害が常に伴う。健忘は、前交通動脈動脈瘤の破裂とその修復後だけでなく、後大脳動脈や傍正中動脈の支配領域に影響を与える梗塞（infarct*）で頻繁に報告されたが、この前者との関連の特異性は疑問視されている。本症候群はまた、脳炎、とくに単純ヘルペスによる脳炎後や髄膜炎後に起こる。特定の部位に生じた腫瘍や、一酸化炭素のような毒素の吸入や自殺企図による低酸素症、溺水などの場合、外科手術合併症、慢性アルコール中毒症とそれに伴う栄養失調やサイアミン欠乏症〔コルサコフ症候群（Korsakoff's syndrome*）の項を参照〕、や栄養失調単独でも本症候群が起こる。これらの原因で起こる健忘はしばしば重度かつ永続的であるが、かなり多くのコルサコフ症候群患者で、部分的あるいはほぼ完全な回復が報告された。一過性健忘は頭部外傷後によくみられるが、他の病因でも発現する。通常軽度かつ一過性型の本症候群は電気ショック療法によって起き、一過性全健忘として知られる病態もある。一過性全健忘では、重度の健忘が確実に1日は持続し、その後回復するが、軽度の記憶障害は数カ月ないしは永続的にみられる。本病態は片頭痛を伴い、発作中、側頭葉内側部や時に視床正中部の代謝低下が報告されたが、側頭葉てんかん（epilepsy*）に関連する健忘とは少し異なる特徴を示す。

健忘の解剖学

健忘はとくに、側頭葉内側部と間脳正中部を含む数カ所の脳内領域いずれの部位の損傷でも起こるが、最近の動向は、これに前脳基底部も含める。サルの前頭皮質腹内側部、すなわち眼窩前頭皮質の内側部と帯状回（cingulate gyrus*）の前半分や直回などからなる広範な領域に損傷を与えると、前向性の再認障害が起こることが報告された。しかし、人間ではこれに匹敵する証拠はみられず、これには損傷の大きさが決定的な役割をもつと考えられる。健忘はさまざまな領域の損傷で起こるが、このことは健忘がいくつかの異なる機能障害の集合であることを示しているわけではない。なぜなら、さまざまな領域の構造の間には密接な相互連絡があるからである。したがって、領域内のどこに損傷が生じても、処理過程は同じように破壊される。しかし、各領域内での正確な決定的な損傷部位について曖昧な点があり、本症候群が単一の機能障害であるのか、それとも複数の機能障害であるのかは依然として明らかではない。

健忘を起こす解剖学的部位の同定には、本症候群の動物モデル（サル）が役立ち、人間の再認課題に似た遅延非見本合わせ課題、人間の健忘症患者で障害がみられる課題を使用して動物のテストが行われた。Mishkinはこのモデルを使用して、重症かつ永続性の健忘が側頭葉内側

部の海馬(hippocampus*)と扁桃体(amygdala*)両者の損傷か間脳正中部や前頭皮質腹内側部への投射の損傷,あるいは前脳基底部の相互連絡を有する構造の損傷のいずれかによって起こると論じた。これが正しければ,このモデルは重症の健忘の基礎にはおそらく2つの障害があることを示している。1つは海馬回路の破壊に関連し,もう1つは扁桃体回路の破壊に関連するものである。しかし,Zola-Morganらの研究は,サルの扁桃体に選択的な損傷を加えても,健忘は起こらず,海馬などの損傷によって起こった健忘が悪化することはないと報告した。早期の研究における扁桃体の損傷では傍嗅皮質の多重感覚連合野の損傷も含み,この部位の損傷だけでも重度の再認障害が起こった。海馬を脳定位固定装置を用いて破壊したサルは記憶障害を示すが,その重症度は損傷が嗅内野皮質と海馬傍回皮質にまで及んでいる場合と比べ軽度であった。

人間でもこの知見に一致している。すなわち,扁桃体の選択的損傷では重度の健忘は起こらず,両側海馬のCA1領域に限局した損傷を有する患者では軽度の健忘症が報告されたが,側頭葉内側部の損傷が皮質にまで及んでいる脳炎後の患者では重度の健忘がみられた(Squire & Zola-Morgan, 1991)。傍嗅皮質と海馬傍回皮質は他の皮質領域から処理済みの感覚情報を受け取り,嗅内野皮質を介して海馬へと投射し,同じ経路により海馬から逆行性の投射を受け取るため,これらの構造のいずれの損傷によっても健忘が起こるのは不思議ではない。しかし,皮質構造の損傷が海馬の選択的損傷よりも重度の健忘を起こす理由は明らかではない。1つの説明としては,皮質構造が海馬だけではなく視床正中部にも投射していると考えられる。

海馬は間脳正中部に投射し,乳頭体(mamilary bodies*)へは脳弓を介する直接の投射が,視床(thalamus*)前核には脳弓を介する直接の投射と乳頭視床路を介する間接的な投射がある。脳弓の損傷と健忘の関係について長年にわたり議論が戦わされたが,コロイド囊胞の除去のため脳弓を切除した患者の示す健忘は中等度であるように思われる。コルサコフ精神病患者ではほぼ常に乳頭体の損傷がみられるが,このような損傷と健忘との関係については議論の余地がある。視床正中部の前核と背内側核を含む広範な損傷により,サルや人間で健忘が起こるが,この領域には多数の小さな核が存在し,どの線維路と核が関与しているのかは依然として明確ではない。

前脳基底部の損傷と健忘の関連は確証されてはいないが,この領域にあるコリン作動性のニューロンが海馬の活動を調節し,人間の中隔野やブローカ対角帯のような前脳基底部内の構造に限局した損傷を有する健忘例の記載もある。サルでは,Mishkinのグループが,中隔やブローカ対角帯だけではなく,マイネルト基底核を神経毒で破壊すると,再認にのみ著しい障害が起こることを見出した。前脳基底部は通過線維を含むため,どの損傷部位が健忘を起こすのか正確に知ることは困難である。

健忘に関連する側頭葉内側部と間脳正中部とが連結して前脳基底部入力によって調節されているとしても,間脳の構造がどのようにして,事実と出来事に関する情報の多くが貯蔵されていると考えられる連合新皮質へと逆行性に投射するのかは不明である。人間の前頭葉構造の関与についても不明のままであるが,逆行性の投射や未確認の経路が働いているのであろう。

単一の機能障害か,複数の機能障害か

現時点の健忘に関する解剖学的知識は,本症候群が単一の機能障害と,複数の機能障害のいずれによって起こるのかという点について強力な指標とはなっていない。しかし,側頭葉内側部または間脳正中部構造のいずれにおいても,左半球損傷が言語刺激に特異的な健忘を起こすのに対し,右半球の相同部位の損傷が非言語刺激の再生と再認の選択的な障害を起こすと考えられる。このような刺激特異的な健忘は左右の新皮質のそれぞれで行われる言語と非言語刺激の処理過程をそのまま反映していると考えられる。したがって,障害を受ける記憶処理過程は左右半球損傷後に障害を受けるその他の処理過程と非常に似ている。間脳性健忘と側頭葉性健忘が機能的に異なるという考えが提唱されたが,これらの2症状の逆行性健忘のパターンに違いがあることを示す証拠はない。また最近多くの研究から,側頭葉性健忘の患者の忘却速度が正常であることを示す証拠が報告されたが,この知見は,側頭葉性健忘の患者においてのみ忘却速度が病的に速いという主張と矛盾している。皮質-海馬-皮質ループの直接の損傷により,間脳正中部損傷後ではみられない記憶障害が起こるかどうかについても今後明らかにしていかなければならない。

逆向性健忘と前向性健忘の相関関係は通常密接ではないが,これには異なる測定尺度の使用が寄与すると考えられる。逆向性記憶に選択的な障害があるようにみえる患者も少数例報告さ

れた。これらの症例では，健忘に関与する脳部位に損傷がある場合でも，心因性の要因が役割を果たしている可能性を除外することは困難なため，このような報告に関しては依然として議論の余地がある。これとは逆の解離，すなわち前向性記憶に選択的な障害がみられたとする報告は非常にまれである。両側の海馬のCA1領域に損傷がある患者が著しい逆向性健忘を示さなかったとする報告もあるが，この患者では前向性健忘が軽度であり，病前の記憶について敏感な検査を行えば，傾斜の著しい時間勾配を伴う軽度の障害が明らかにされよう。特定の部位の損傷は前向性記憶に比較的選択的な障害を起こし他の部位の損傷はこれとは逆の影響を及ぼすのかどうかという点は今後明らかにしなければならない。

今後の研究により，脳の損傷部位により健忘症患者の示す記憶障害は微妙に異なることを示す知見が報告されるであろうが，それらの差異が健忘に随伴する障害に由来するものではないことを示すことが重要である。

健忘症候群にみられる記憶障害の性質

健忘症患者はすべての種類の記憶課題で障害を示すわけではない。①眼瞼反射など単純な古典的条件づけは保持されている，②運動技能や鏡映単語の読みのような知覚技能，そしておそらくは患者自身がなぜできるのか明確にできないような認知技能の習得と保持能力は健常である，③健忘症患者は正常な知覚学習効果も示し，例えば，繰り返し提示したランダム・ドットステレオグラムの知覚の促進がみられる，④さまざまな項目特異的な潜在学習やプライミング課題における健忘症患者の成績は良好である。これらの課題では，患者が再生や再認では障害を示したタイプの項目に関する記憶を間接的に想起できる。繰り返し提示された個々の項目について，提示されなかった項目とは異なる処理を被験者が行っていることを示す行動学的変化により記憶があることが示された。健忘症患者は，項目が繰り返し提示されたことを認識できないが，そのような行動学的変化を示すことができる。よく知っている言語的・非言語的刺激をプライム刺激として用いた課題では，健忘症患者におけるプライミング効果の保持を示す十分な証拠がある。一方，新しい刺激をプライム刺激として用いた課題では，健忘症患者のプライミング効果の保持を示す証拠はそれほど明らかではない。患者は新しい非言語的刺激を使用した課題では，数日後でも健常なプライミング効果を示すと報告されたが，新しい言語的情報を使用した課題では，必ずしもプライミング効果は示されなかった。しかしこの結果の解釈は困難である。なぜなら，健常被験者のるプライミング効果が，多くの人がプライミング効果の基礎にあると考えている自動的かつ意識されないタイプの検索過程にのみ依存しているわけではなく，効果を強化もしくは妨害するような想起による影響を受けていると考えられるからである。今後の研究では，このような影響を最小限に抑えるか，自動的かつ意識されない過程のもつ能力を直接的に評価する必要がある。

健忘症患者はすべての種類の情報を正常に記号化していることを示す証拠が報告されたが，ある種のタイプの記憶では，より障害が認められるとする見方もある。これは以前に注意を向けた標的刺激の再認よりも他の刺激の再認のほうが悪いというもので，この主張は，容易な条件(例えば遅延時間が短いか，学習機会が多い)で患者のテストを行うことによって健忘症患者と健常対照群の条件をマッチさせ，標的再認能力を比較するという手続きを使用した研究の結果にもとづいている。同じ条件で，一方の記憶課題における患者の成績が健常対照群より低かった場合には，患者のその種の記憶障害が重度であると考えられる。このような手続きが用いられるのは，天井効果や床効果，尺度効果に関連した問題を避けるためであるが，この方法自身により起こる問題もある。というのも，このようなマッチングの手続きが健常対照群の2つのタイプの記憶に異なる影響することもあり，記憶障害の程度が異なるという印象はアーチファクトと考えられるからである。健忘症患者では，標的の再認よりも標的の自由再生でより障害が認められるという主張がなされたが，このような効果は常に見出されたわけではない。再生と再認の違いはおそらく，基礎をなす過程の重みづけがそれぞれ課題によって異なることが原因で，健忘症患者が自由再生でより障害を示す正確な条件を今後明らかにしていく必要がある。健忘症患者はまた，空間的位置や時間的位置の記憶，情報源の記憶や情報が示されたモダリティの記憶のような，さまざまな文脈記憶でより障害を示すとも報告された。空間記憶についての報告では意見の一致はみられず，差が報告された記憶障害のうち時間的位置や情報源の記憶のようないくつかの記憶の障害は，健忘とは無関係に前頭葉への付随的な損傷によって起こったとも考えられる。

逆向性健忘の主要な特徴に強い関心が寄せられているのは，記憶を獲得した時点が脳損傷の

起きた時点のどのくらい前であったかに比例して記憶の再生能力と再認能力が相対的に保持されているからである。このような時間勾配は臨床的印象だけではなく，社会的情報の記憶についての客観的検査や自伝的記憶に関する通常のテストでも明らかにされている。勾配の期間は，かろうじて計れるようなものから，数十年にわたるものまでとさまざまで，複数の処理システムへの損傷が関与すると考えられる。この勾配という概念のために，健忘症患者において，しばしば病前の記憶が島状に保持されているという事実は覆い隠されており，この現象が古い項目は通常，よく繰り返されているために生じるのか，それとも他のなんらかの保護作用によるものなのかも明らかではない。ほとんどの患者は意味情報とともに自伝的（エピソード）情報にも逆向性健忘を示すが，一部の患者ではこの2つの種類の情報に関する記憶障害が解離するという考えかたもある。

健忘によって起こる障害の理論

　健忘症患者における記憶障害の本質については，現在のところ主に3つのタイプの有力な理論がある。第一の理論はおそらく最も広く受け入れられているもので，健忘は情報を再生と再認が可能なかたちで正常に貯蔵することができないために起こるという考えかたである。このような障害は，さまざまな原因によって起こり，異なった機能障害が健忘の基礎になるとすれば，健忘症患者では2種類以上の貯蔵障害が存在する。例えば，Zola-Morganと Squire (1990) は，事実と出来事の記憶に必須の貯蔵過程はまず海馬で起こり，貯蔵された情報が新皮質の連合野に転送されるのはその後であると述べた。この考えかたによれば，海馬の損傷により新しい学習が障害され，急勾配の時間勾配をもつ逆向性健忘が起こる。一方，間脳正中部の構造の損傷では，新皮質の連合野における事実と出来事の情報の貯蔵を促進する過程を破壊することによって貯蔵の障害が起こると考えられる。貯蔵障害説では，健忘症患者で自由再生と文脈記憶の障害の程度が異なることが説明されず，また，健忘症患者でも新しい情報のプライミングが正常に起こることも，そのようなプライミングには再生と再認に利用されているものとは異なる記憶貯蔵からの検索が関与していることを示さないかぎりは説明されない。さらに貯蔵障害説では，特定の遅延期間内で忘却が促進される予測されたが，現在のところこのような現象が起こるという確実な証拠はない。

　第二のタイプの理論は，貯蔵障害説と完全に異なる。初期の考えかたでは，かつて Shacter が提唱した説であるが，健忘症患者は事実や出来事の情報を完全に正常に貯蔵しているが，この記憶システムが意識的な感知システムと離断していると考えた。これに代わる説として考えられたが，記憶のみを感知する専門システムがあり，健忘症患者ではこのシステムが損傷されているとみる考えである。健忘症患者の貯蔵能力が保持されていることを示す証拠は，新しい情報についての記憶を引き出すプライミング課題で，健忘症患者が情報のタイプを問わず正常な成績を示していることにもとづくが，そのような課題で示される能力が再生や再認を司るシステムと同一の記憶システムからの自動検索によるものであることを示す必要がある。一部の健忘症患者で病前の古い記憶の再生と再認が保持されていることをこの種の理論で説明するには，そのような記憶は感知システムから離断されていない別の記憶システムに転送されるために，患者が感知することができると仮定しないかぎり困難である。感知がどのようにして成立するのかを説明しようとする試みもなされていない。

　第3のタイプの理論は，健忘症患者が，学習の際に通常は注意の外に落ちてしまうような文脈情報についての記憶に一次的障害を有し，これが学習の際に注意が向けられていた情報に関する感知を伴う記憶における二次的かつ重症度の低い障害を起こすという考えかたである。この種の考えかたの別の理論では，特定のタイプの文脈的記憶，例えば学習の際に注意が向けられていた対象の有意義な解釈に対し影響を及ぼすような空間的・時間的情報や背景情報，あるいはその両者に一次的障害があると主張している。ここでも障害は貯蔵あるいは努力を要する検索のいずれかにあると仮定されている。文脈説からは，文脈の再認に著しい障害がみられることが予測され，その異型の貯蔵障害説からは，新しい文脈情報のプライミングに障害がみられると予測される。この種の考えかたでは，健忘症患者で障害された構造がなぜ健常な状態では主に文脈に関与していなければならないのかを説明することは困難である。

【文献】

Kapur, N. (1988). *Memory disorders in clinical practice*. London: Butterworth.

Mayes, A. R. (1988). *Human organic memory disorders*. Cambridge: Cambridge University Press.

Milner, D., & Rugg, M. (1991). *Consciousness and cognition: Neuropsychological perspectives*. London: Academic Press.
Parkin, A. J. (1987). *Memory and amnesia: An introduction*. Oxford: Blackwell.
Squire, L. R. (1988). *Memory and brain*. Oxford: Oxford University Press.
Squire, L. R., & Zola-Morgan, S. (1991). The medial temporal lobe memory system. *Science*, *253*, 1380–6.
Tulving, E., & Schacter, D. L. (1990). Priming and human memory systems. *Science*, *247*, 301–6.
Victor, M., Adams, R. D., & Collins, G. H. (1989). *The Wernicke–Korsakoff syndrome: Related neurological disorders due to alcoholism and malnutrition*, 2nd edn. Philadelphia: Davis.
Zola-Morgan, S., & Squire, L. R. (1990). The primate hippocampal formation: evidence for a time-dependent role in memory storage. *Science*, *250*, 288–90.

Andrew R. Mayes

amorphognosis　形態失認

触覚性知覚障害(tactile perception disorder*)で，触覚性失認の一亜型。Delayの1935年の触覚性認知障害の分類では，形態失認は対象の大きさと形態の違いを認知する能力の障害と定義され，素材失認(ahylognosia*)や，触覚性失象徴(形態失認や素材失認がないのに，対象を認識することができないこと)と異なる。

amorphosynthesis　形態合成不能

空間的な加重の障害であり，微妙な識別ができず，1つの感覚刺激からの数個以上の特性を統合することができない。感覚障害の1つで無視(neglect*)症候群の基礎的な過程として報告され，頭頂葉機能と関連している。

amusia　失音楽

歌を歌ったり楽器演奏をしたり，音を知覚をできないこと。この用語は，失語(aphasia*)と同様，後天性の症状を意味する。

初期の研究

音楽能力と脳損傷後の音楽能力の障害の記載が医学上の文献に現れるようになったのは19世紀以後である。**失音楽**という用語は1890年A. Knoblauchが初めて用いたもので，楽句を認知できないものから，歌や楽器演奏の障害に至るさまざまな後天性の音楽能力の障害が含まれる。最初の報告例では，著しい言語能力の障害と喪失がみられるが，優れた音楽能力を示したと記載されていた。初期の1症例(Béhier, 1836)では，患者は"tan"という音節を反復することしかできなかったが，国歌や有名な曲を"tan"という音節を使って歌うことはできた。同様に，歌うことができ，旋律が保持されていた失語症患者の観察は，その後の症例で何度も報告された。しかし，そのような患者が依然として「**音楽的に障害がある**」と考えられるのは，患者が旋律に合わせて歌詞を口ずさむことができないためである。

音楽の脳内機構は，言語の脳内機構と並行するものであると考えられている。つまり，聴覚，運動や思考中枢やそれらを結ぶ連絡線維の局所的損傷によって特異的な音楽能力の障害が発現するものと考えられる。残念ながら，症例報告が少ないため，上記の仮説を検証できる証拠はほとんどない。現在の文献においても，失音楽の症例は，脳の損傷部位が一見似ている場合でも，非常に異なる症状を示す。このような高次脳内処理過程の個人差は，複雑な行為(音楽はその一例にすぎない)を神経解剖学的な部位と神経機構に割り付けることの妥当性に対し疑問を投げかけているといえよう。

初期から現在に至るまでの症例報告から確実に導き出せる結論が1つある。すなわち，音楽能力と言語が相互に異なり，独立に活性化される脳内回路によって統制されるということである(Gordon & Bogen, 1974)。これは取るに足らない問題ではない。なぜならこの両者が多くの機能的要素を共有しているからである。この2つの能力はいずれも複雑な聴覚パターンの知覚と理解を必要とし，表出の際には非常に正確に筋肉を調整しなければならない。音楽機能と言語機能のいくつかの側面は同時に障害を受けると考えられる。これは，構音器官の運動経路への損傷後の発話と歌唱や，腕と指の一次運動野の損傷後の書字と楽器演奏によって予測される。脳内で別々に表象されるのは認知的側面(理解，歌唱，発話)である。このように異なるシステムが関与していることを示す最も劇的な例は，成人の再発した腫瘍を摘出するために左半球切除術(hemispherectomy*)を受けた患者である。この患者は，最低レベルの発話しかできなかったが，上手に歌うことができた(Smith, 1966)。

右半球側性化

音楽能力の右半球の寄与については，1866年にHughlings Jacksonが初めて報告した。Jacksonの結論は，その100年後に，右側頭葉

の一側性脳葉切除術(lobectomy*)を受けたてんかん(epilepsy*)患者でこのことが一般的に証明される(Milner, 1962)まで真剣には取りあげられなかった。このような患者は，左脳葉切除患者と比較して，音色や音質の記憶のような一部の音楽能力のテストで選択的な障害がみられた。リズムと音程に関しては両群で差はみられなかった。そのため，以後の脳機能の左右半球特殊化に関する研究の先駆となった。

右半球が音楽刺激の知覚に寄与していることは，左右の耳に同時に刺激すること〔両耳分離聴覚検査(dichotic listening*)〕を神経学的に障害のない被検者を対象に用いた研究で最初に確認された(Kimura, 1964)。言語刺激を行ったテストで検証されたように，同時呈示では，反対側に呈示した聴覚刺激の想起の知覚的な正確さを比較することにより，半球の優位性を機能的に評価することができた。その結果，右耳からはより多くの単語が想起され，左耳からはより多くの旋律が想起された。言語刺激に対する右耳優位は，すでに知られている左半球の言語機能に対する優位を示しているが，旋律に対する左耳の優位は，右半球の音楽的要素の優位性が初めて明らかにされた。この新しいパラダイムにより，複雑な聴覚刺激の処理における半球の特殊化を検討する単純ではあるが，強力な窓口が開けたといえよう。その後の研究でも，音楽は右半球における処理との関連が強いという大まかな所見は確認された〔側性化(lateralization*)の項を参照〕。

しかしこの一般化には，すぐに制限が加えられた。和音が左耳優位を示し，右半球の優位性を支持したが(Gordon, 1980)，リズムは右耳優位を示し，左半球の優位性が明らかにされた(Gordon, 1978)。音楽能力に関する左右半球の関与の相異を説明する正当な機能的二分法は，左半球が時間的要素の知覚と表出に関係し，右半球音楽の「**全体性**」の知覚と概念化に関与することを明らかにした(Gordon, 1983)。

右半球が音楽的表出(歌)関与することは(一側性)頸動脈内アミタールソーダ(intracarotid sodium amytal*)注入による患者の術前評価時の際に初めて全体的に示された(Bogen & Gordon, 1971)(この医学的技術は主たる脳外科手術前にいずれの半球が言語と記憶に関与しているかを決定するために行われた)。右半球を麻酔した(左片麻痺)患者に簡単な歌を歌わせるか，よく知られている旋律をハミングさせると，発話の障害はごくわずかであったが，歌の旋律は失われ，その逆パターンはみられなかった。一方，左半球を麻酔した場合には，歌よりも発話が障害され，発話が全く不能であったが，歌うことができた患者もいた(Gordon & Bellamy, 1991)。もっとわかりやすい例を挙げれば，左半球を切除した患者で，発話が数個の単語と単純な語句に限られたが，歌はほとんど手助けなしで歌い始めることができた症例も報告された(Smith, 1966)。これらの観察から，右半球には左半球機構よりも優れているか，左半球にはない歌唱を可能にする脳内機構があり，左半球には話すことはできるが，歌うことはできないか，歌おうとしない脳内機構がある。

しかし，全体像はそれほど明確ではない。過去の文献では，歌唱と発話の両方が障害された脳卒中や腫瘍例が繰り返し報告されたことを思い出してほしい。また，左頸動脈内へのアミタールソーダ注入により，発話の停止と同時に歌唱も干渉された患者や，発話が回復し始めた後も，歌うことができなかった患者も数例報告された。さらに，右半球に麻酔を受けたが，明らかな障害もなく，歌う(そして，話す)ことができた患者も多数いた。以上の観察から2つの可能性すなわち，発話機構が場合によっては歌唱にも狩り出されているのか，それとも，一部の人では歌唱に特殊化した機構が右半球ではなく左半球によって，部分的あるいは完全に統制されているのかのいずれかが考えられる。このような音楽能力の個人差が音楽的な技能や他の認知技能に対し特異的な神経機構を割り付けていた。

音楽家と個人差の問題

現在のところ，右半球は音楽活動のほとんどの部分に関与すると考えられる。しかし，音楽の訓練を受けた人ではその概念の修正が必要となるようである。このような観察は，一方の耳に提示する条件で，12～18音符の「**旋律**」の中から抜粋した2音符の部分を元の"旋律"の中から検出することによって初めて報告された(Bever & Chiarello, 1974)。音楽家では右耳(左半球)優位で，音楽家でない人はこの課題を行うことはできなかった。第二課題では単に旋律そのものの再認が要求された。音楽家でない人は左耳(右半球)に提示された旋律をより多く想起するという一般的観察がみられた。しかし，音楽家では，音楽家でない人が左耳(右半球)から想起したのと同数の旋律が左耳(右半球)から想起されただけでなく，右耳(左半球)から想起された旋律の数がそれを有意に上回っていた。この音楽家と音楽家でない人との間の

群間の差は他の研究でも報告されたが，その結果は一貫していない(Zatorre, 1979など)。プロの音楽家による和音の再認課題では，2モード分布，すなわち被検者の半分が左耳優位で，残りの半分が右耳優位であった(Gordon, 1980)。

音楽家の用いる方略を変えさせることにより，半球機能の優位性がシフトすることも明らかにされた。例えば，両耳分離による和音の再認課題に対し，全体的な知覚にもとづくアプローチを用いていると報告した音楽家では，左耳優位が顕著で，右半球が優位であった(Morais et al, 1982)。しかし，より分析的なアプローチ(例えば個々の音の調子を同定する)で誘導すると，有意な右耳優位のシフトが生じた(Peretz et al, 1987)。音楽的な訓練を受けた人の側性化された脳機能の研究では**非一貫性**は驚くほど**一貫**していた。このことは，脳内資源が訓練によりどのように再割り付けされるのかという疑問には答えていない。

訓練と個人差の要因は失音楽の評価を複雑なものにするが，音楽的な障害を新たに発症した音楽家の訴えは，音楽的に未熟な人による訴えと比較し，脳機能障害に関し，重要な見解を与えた。例えば，音楽が「**単なる雑音**」になったと訴えるある音楽家は，音楽の基調をなす和音進行や音のパターン間の関係が評価できない。おそらく，音楽的基礎構造の分析技能を喪失したものと考えられる。逆に，同じ訴えをもつ別の音楽家は，音楽的経験の全体性を評価することができない。この場合，おそらく，「**全体的**」知覚の技能を喪失したものであろう。これらの障害を鑑別するためには，音楽的な検査と総合的な神経心理学的評価が必要である。

失音楽のテスト

音楽的な機能障害の評価は，その評価が役割を果たす場面，すなわち，病変の神経解剖学的部位の解明なのか，それとも患者の治療やリハビリテーションが目的なのかに応じて行うべきである。失音楽のテストの歴史は密接に関係していないにしても，失語のテストの歴史に似ている。聴覚，視覚，運動や観念中枢(とそれらの間の連絡線維)が音楽的能力の基礎をなすと考えられる唯一の機能単位である。そのため，これらの領域の損傷を評価するためのテストが行われた。例えば，音楽の聴覚中枢の損傷により音楽の評価(すなわち知覚)が，音楽の運動中枢の損傷により歌唱が，これらをつなぐ線維の損傷により楽節の復唱(合わせて歌う)が障害されることなどを予測できる。

失音楽の臨床テストは次々に発表されており(Jellinek, 1956 ; Wertheim & Botez, 1961)，これらは最先端の認知理論に沿ってデザインされた。いくつかの考えかたで認められているのが，「**受容性**」と「**表出性**」という2つの構成要素である。**受容性**の要素に含まれるのが，音色，旋律，ハーモニーに関するいくつかのテストで，患者には音色，音程，楽節，旋律の名前を呼んだり，比較し，認知することが要求される。さらにリズムやテンポ，拍子を評価するいくつかの下位テストもある。**表出性**の要素では，患者は歌を歌ったり楽器を演奏し，1つの音の調子や既知ないしは未知の旋律，音の大きさ(クレッシェンドなど)や速さ(リタルダンドなど)の音楽的強弱を表出しなければならない。また，患者の音楽的知識のテストも行われ，そのなかには，音楽を歴史上の時代や特定の作曲家と結びつけたり，語の定義や音符や記号の名称を答えるテストが含まれる。

これらのどのテスト・バッテリーも，病前の具準線や標準尺度が存在しないために，その有用性は限られる。患者にとって，音楽的機能の量的変化を定量化することはほぼ不可能であり，量的変化は患者や家族，友人の回想と報告に頼ることになる。音楽的経験のある患者の量的変化の評価は，少なくとも基本的知識や能力に関しては信頼性が高い。

音楽的機能障害の評価は，音楽のリハビリテーションがその患者の生活の質を回復させるうえで重要となる適切な治療計画をデザインする際に主に有用である。テスト・バッテリーは音楽のすべての要素に関して保持されている能力を示すことができるような総合的なものであることが重要である。音楽家でない患者の音楽的評価の価値は，患者の認知プロファイルの全体像を明確にするであろう。他の認知能力と障害の文脈のなかで，音楽的機能の障害はその基礎にある脳の病理を明確にし，患者が保持している認知技能の範囲も明らかになる。

症例の抜粋

モーリス・ラベルは，進行性の脳病変によって失語と失音楽になった有名な作曲家である(Henson, 1988)。ラベルの症状の系統立った記録はないが，ブローカ失語に進行した喚語困難，失書(agraphia*)に進行性書字障害や失行(apraxia*)がみられた。音楽的障害は作曲，指揮，演奏(例えばピアノを弾く)できなくなった例が量も多かった。これに対し，音楽的受容は正常であったことを示唆するいくつかの証拠がある。ラベルは自分自身の作品も含めさま

まな作曲家のほとんどの曲は認知できたという。同様に，旋律やリズム，テンポ以外におそらく音楽の芸術的側面も評価できた。彼の脳損傷がどのようなものであったかは完全にはわからないが，これらの観察からは，言語や一部の音楽的機能との間に部分的分離がみられた。剖検はされなかったが，外科的介入（結局これが原因でRavelは死亡した）の際，右半球に明白な損傷はみられなかった。

もう1人の作曲家シェバーリンは脳卒中を起こし，損傷部位も一層限局（側性化）されていた（Luria et al, 1965）。右不全片麻痺があり，剖検では左側頭-頭頂領域に広範な損傷がみられた。シェバーリンの発話は乏しく，いくつかの単語ないし短い語句を特徴とした。理解にも困難を示し，物体の名称も理解することができなかった。作曲や弟子との独創的かつ批判的活動ではまったく障害はなかった。シェバーリンがどのようにして作曲という運動課題を行ったのかについての報告ないが，この患者では音楽の本質に関するかぎり，右半球ないし左半球の左側頭-頭頂領域以外のほとんどが音楽的能力に寄与していた。

1960年代の研究によっていくつかの音楽的技能が右半球の機能とされる以前に，ヴァイオリニストで左半球に脳血管障害を起こした症例（Wertheim & Botez, 1961）が報告された。この症例は，脳機能についての先入観によって歪んだ観察をすることの危険性を示した。この患者は「言語の受容機能よりも音楽の受容機能…に重度の障害を示した」と記載された。詳しい所見に事後解釈を加えれば，音楽的能力そのものが障害されたのではなく患者のキャリアが破壊されたとみることができる。詳しい言語機能のテストは行われなかったが，検者は患者に課題を行わせる際，複雑な要求を「ゆっくりと」話さなければならなかったと報告されている。他の言語課題は，患者に「根気がなかった」ために，行われなかった。表出に関しては，明らかな呼称障害や喚語困難，錯語（paraphasia*）がみられたが，これらはいずれも「比較的軽度」とされた。

これとは対照的に，患者のさまざまな音楽的能力は保持されていた。患者は音色を正確に比較することができ，ヴァイオリンの弦を使って左手（右手は麻痺していた）で旋律を奏でたり，既知の旋律の故意の誤りを認識し，和音を識別，音楽の強弱を評価することもできた。患者ができなかったのは，音符名を言ったり，既知のメロディーやクラシック曲の楽節の名前を答えたり，音程名を答えることで，単純な旋律を書きとることもできなかった。さらにリズムをとったり，同定することも困難であった。既知の歌の歌唱は常に正確とはかぎらず，新しい歌を覚えることもできなかった。以上のことから，研究者が呼称課題を含まないテストを考案し，錯語的な誤りや他の失語の障害についてより完璧な評価を行うことによって，失語性の障害と比較して失音楽の症状が軽度であるという結論に導かれるであろう。

要約と結論

失音楽は，脳損傷後に起こった音楽的能力の障害を記載するのに用いられる医学用語である。この用語は，単純な音楽的要素の受容と表出の障害や，楽節を特定の作曲家や時代と結びつけることの障害などの微細かつ深遠な障害をさす場合もある。失音楽の性質と重要性は，患者の病前の訓練と技能に依存する。音楽に必要とされる多くの技能は右半球と関連する考えられるが，さまざまな脳の中枢の寄与の程度についてはかなりの個人差があると考えられる。失音楽の評価は，音楽が患者の生活の質のなかで非常に重要な役割を果たしている患者のリハビリテーションにとって最も重要である。音楽的能力とその障害の評価は認知過程を理解するうえで役立つが，それは他の認知的技能についての評価がなされ，さらに被検者に音楽的経験があってのことである。音楽は，言語と同様に生得的なものではなく，学習と経験を通して大脳皮質の基板の上に「刻まれ」たものである。神経心理学の挑戦は，これらの基礎的認知過程に解剖学的な連絡や神経伝達物質によるシステムがどのように寄与しているのか，また脳内機構が音楽や他の高次の認知的能力を収容するうえでどのように機能するのかを明らかにすることである。

【文献】

Bever, T. G., & Chiarello, R. J. (1974). Cerebral dominance in musicians and non-musicians. *Science*, *185*, 137–9.

Bogen, J. E., & Gordon, H. W. (1971). Musical tests for functional lateralization with intracarotid amobarbital. *Nature*, *230*, 524–5.

Gordon, H. W. (1978). Left hemisphere dominance for rhythmic elements in dichotically presented melodies. *Cortex*, *14*, 58–70.

Gordon, H. W. (1980). Degree of ear asymmetries for perception of dichotic chords and for illusory chord localization in musicians of different levels of competence. *Journal of Neurology*,

Neurosurgery and Psychiatry, 37, 727–38.
Gordon, H. W. (1983). Music and the right hemisphere. In A. W. Young (Ed.), *Functions of the right hemisphere* (pp. 65–86). London: Academic Press.
Gordon, H. W., & Bellamy, K. (1991). Music, myelin, language, localization, speech, synapses, brain, and behavior. In *Wenner-Gren Center International Symposium Series*, Vol. 59: J. Sundberg, L. Nord, & R. Carlson (Eds), *Music, language, speech and brain* (pp. 311–17). Cambridge: University Press.
Gordon, H. W., & Bogen, J. E. (1974). Hemispheric lateralization of singing after intracarotid sodium amylobarbitone. *Journal of Neurology, Neurosurgery, and Psychiatry, 37,* 727–38.
Henson, R. A. (1988). Maurice Ravel's illness: a tragedy of lost creativity. *British Medical Journal, 296,* 1585–8.
Jellinek, A. (1956). Amusia. *Folia Phoniatrica, 8,* 124–49.
Kimura, D. (1964). Left-right differences in the perception of melodies. *Quarterly Journal of Experimental Psychology, 16,* 355–8.
Knoblauch, A. (1890). On disorders of the musical capacity from cerebral disease. *Brain, 13,* 317–40.
Luria, A. R., Tsvetkova, L. S., & Futer, D. S. (1965). Aphasia in a composer. *Journal of the Neurological Sciences, 2,* 288–92.
Milner, B. (1962). Laterality effects in audition. In V. B. Mountcastle (Ed.), *Interhemispheric relations and cerebral dominance* (pp. 177–95). Baltimore, MD: Johns Hopkins Press.
Morais, J., Peretz, I., & Gudanski, M. (1982). Ear asymmetry for chord recognition in musicians and nonmusicians. *Neuropsychologia, 20,* 351–4.
Peretz, I., Morais, J., & Bertelson, P. (1987). Shifting ear differences in melody recognition through strategy inducement. *Brain and Cognition, 6,* 202–15.
Smith, A. (1966). Speech and other functions after left (dominant) hemispherectomy. *Journal of Neurology, Neurosurgery and Psychiatry, 29,* 467–71.
Wertheim, N., & Botez, M. I. (1961). Receptive amusia: a clinical analysis. *Brain, 84,* 19–30.
Zatorre, R. J. (1979). Recognition of dichotic melodies by musicians and non-musicians. *Neuropsychologia, 17,* 607–17.

Harold W. Gordon

amygdala　扁桃体

側頭葉の側脳室周囲の領域で,前脳皮質下の白質に埋もれている灰白質の集団で扁桃核とも呼ばれ,辺縁系(limbic system*)の重要な領域である。

扁桃体は嗅皮質の直下にあり,一部は上の嗅皮質に癒合している。扁桃体の内側核は,嗅皮質の情報を視床下部(と間接的に視床まで)に送る。そのなかには直接分界条を通る線維もあれば,海馬(hippocampus*)で中継され,脳弓(fornix*)を経由する線維もある。このように,扁桃体は自律神経系と情動の反応性に関与する。においが自律神経や情動の働きに関与する場合とくに顕著である。においと記憶の間の強い関係は,近接する海馬との連絡によって成り立つ。

扁桃体の外側核と基底核は海馬と連絡するが,同時に帯状回(cingulate gyrus*)や前頭葉の眼窩皮質とも連絡する。扁桃体は鎮静薬の受容体が豊富で,側頭葉のなかで精神運動発作に関与するといわれる他の辺縁系の領域と同様に,扁桃体はてんかん(epilepsy*)に対する閾値が低い。精神外科(psychosurgery*)領域の1つとして扁桃体に外科的な損傷を与えること(扁桃体切除術)がこれまでに行われ,攻撃性が高い暴力行為を減少させた。しかし現在では,多くは精神外科をめぐる倫理的な問題のために一般的には行われていない。

amygdalectomy　扁桃体切除術

扁桃体(amygdala*)に対して行う精神外科の1つ。

anarthmetria　失演算

失計算(acalculia*)の項を参照。数字を読んだり書くことはでき,空間性障害がないのに,計算の過程が障害されること。このかたちを呈するものは一次性の失計算と考えられる。

anarthria　構音不能(アナルトリー)

音韻生成の障害で,ほかにブローカ失語,運動性失語,表出性失語(expressive aphasia*),音声的崩壊症候群(syndrome of phonetic disintegration*),遠心性運動性失語,語性失語(verbal aphasia*),非流暢性失語などさまざまな異名がある〔失語(aphasia*)の項を参照〕。これほどの用語の混乱がなければ,アフェミア(語啞性失語),純粋語啞,皮質下性運動性失語の同義語としてアナルトリーという用語が残っていたであろう。

アナルトリーは最初，広い意味で重度の構音不能な患者に用いられたが，支離滅裂なうめき声やうなり声，意味不明の音素とシラブルの集合のみを発することができる（言語常同症）患者に用いるのが一般的である。

Brocaの古典的な患者が"tan, tan"と繰り返すことから，"tan"と呼ばれている〔失音楽（amusia*）の項を参照〕。軽症な場合でも，言語表出はある程度限られ，さまざまな音韻的な誤りが起こる。呼称は一般に不可能で，理解の程度はさまざまだが正常なこともある。読解は障害されないが，音読は自発話と同程度に障害される。自発的に文章を書くことと，文字の綴りはほとんど常に障害されている。

アナルトリーの狭義の意味（アフェミアと同義）は，より厳密な音韻的障害についても適用される。患者は急性の無言状態から始まり，声量が低下し，徐々に正確な発話が回復する。このような場合，話し言葉の理解と，読み書き能力はすべて保たれている。文法的な誤りや失名辞はみられない。この場合の誤りは音韻生成の誤りで，音韻へのアクセスの障害ではない。損傷部位はブローカ野かその近傍にある。

anencephaly　無脳症

大脳半球と間脳（diencephalon*）と中脳の欠損によって起こる重度の先天性の発達障害。字義どおりの意味で「**脳がない状態**」ということである。残った神経系に異常はないが，重度の精神発達遅滞が起こる。

anesthesia　感覚消失

一般に感覚の消失を意味するが，2つのまったく異なった医学的な意味がある。一般的によく知られているのは，さまざまな外科的な介入を行うために特定の麻酔薬を使用する過程をさす。さまざまな方法の局所麻酔は，通常伝達されるべき感覚や痛みの神経インパルスの伝達を障害する。全身麻酔は，麻酔のレベルが比較的軽い場合には例外も報告されているが，患者を無意識の状態にし，完全な健忘状態にする。全身麻酔は覚醒と意識を媒介する脳幹のさまざまな構造に作用する。

もう1つの意味は神経学的な損傷による感覚消失に関連したものである。皮質の損傷の場合，顔面を除き，身体表面の一側の感覚が消失する片側感覚消失がよくみられる。下肢よりも上肢，近位部よりも遠位部がより強く障害される。時に手の親指の周囲や，顔では口の周囲など，体表の限られた部位の感覚が消失する場合がある。痛みが感覚消失と関連している場合があり，**有痛性感覚消失**という。帯状疱疹（ヘルペスウイルス）によって起こるのが一般的である。感覚消失が痛覚に限定される場合は，通常「**痛覚消失**」と呼ばれ，これも感覚消失の1つ。

aneurysm　動脈瘤

動脈壁の欠陥によって，動脈壁が膨張して形成される。このような嚢状動脈瘤が一般的であるが，動脈硬化症の血管の拡張や，まれに炎症性疾患に伴う。高血圧と動脈の変性はいずれも動脈瘤の形成を促す一因であるが，一般には先天性のものと考えられる。

動脈壁を形成する筋膜の欠損は，動脈の接合部で起こりやすい。これはそれぞれ別々に発展した筋肉が接合部では適切に結合しないためである。これは動脈瘤がウィリス動脈輪（脳の基底部で相互結合する血管系で，首から血液の供給を受け，それを主要大脳動脈に分配する）の周辺，それもそのほとんどが動脈輪の前方で起こることの1つの理由と考えられる。動脈瘤が1つある患者の15％はほかにも動脈瘤があり，それらは対称性に起こりやすい。

動脈瘤で最も問題なのは動脈瘤は破裂しやすく，くも膜下出血（subarachnoid hemorrhage*）の90％以上の原因である（出血の原因を突き止められた場合には）。しかし時に動脈瘤は破裂せずに，圧排による神経学的な巣症状や神経心理学的な徴候がみられるまで大きくなり，大動脈瘤は血流を停滞し血栓症が起きる。

動脈瘤があっても神経症状がなく，脳血管障害が起こるまで発見されないことも多い。しかし，動脈瘤の破裂は潜在的に生命を脅かし動脈瘤が発見されれば，破裂を防ぐための処置が行われる。動脈瘤の頸部をクリッピングするか，それが不可能ならば破裂しないようにサックを強化する素材を用いるなど，主要な供給血管をクリップで閉塞する方法である。同様の処置は動脈瘤破裂後に出血後の緊急処置としても行われる。

angiography　血管造影法

脳の血液循環に放射性不透過性の造影剤を注入し，X線を用いて血管影を画像化する診断方法。この手法は広く神経診断学的な手続きとして用いられたが，CTスキャン（scan*）や最近の医学的な画像診断技術の発展に一部取って代わられた。

近年では血管造影，より正確にいうと**頸動脈血管造影**は動脈瘤と血管奇形を検査するために

用いられている。造影剤を注入し血管の異常の有無を血管造影で検査することによって，手術への適応の判断と，手術に役立つ情報の収集が得られる。

現代の基本的な技術の向上は，画像の鮮明さを増すデジタル技術の導入や，必要な放射線照射量を減少させ，フィルムやビデオの使用によって動的画像も得られるようになった。伝統的な動脈注入よりも静脈注入による造影技術も発展した。目的によってこの方法がふさわしく，動脈の血管造影に伴うリスクが大幅に減少した。

angular gyrus　角回

大脳半球のシルヴィウス裂の後端の後方，頭頂葉と後頭葉の境界に位置する皮質領域。左半球の角回は，1914 年に Dejerine が「**言語視覚心像**」の中枢と呼んで以来，言語システムの後部領域の主要な部分とみるのが一般的である。

角回の重要な役割については，Dejerine の業績を再評価した Geschwind によって明らかにされたが，それによると，角回は聴覚連合野，視覚連合野，体性感覚連合野に囲まれた位置にあってそれぞれの感覚連合野と密接な線維結合を行い，大脳辺縁系の活動と独立した異種感覚間の連合の成立を可能にすると考えられた。この異種感覚間連合が，人の言語機能の多くの側面，とくに発話に加えて読み書きにとって必要な基礎と考えられている。

日常の物品呼称に困難を示す失名辞失語は，「**健忘性失語**」とも呼ばれるが，これはとくに角回の損傷と関係している。しかし，角回の損傷と失名辞失語とが完全な対応を示しているという事実は，呼称障害が呼称を評価する方法にも依存したさまざまな神経心理学的機能障害によって起こることを意味する。呼称障害は，課題の性質(実物提示，物品の機能の言語提示，物品の線画提示)に依存するだけでなく，患者の反応の質的側面にも依存する。常にではないが最も多くみられるのは，患者が提示された物品名は知っているがそれを言うことができないと主張する場合で，患者は名称に既知感を感じ，その物品の使用法を正しく説明，物品に関する意味的情報を正確に示すことができ，与えられた名称の当否を判断することができる。失名辞失語は発話と同様，書字の面でもみられ，音声言語と書字言語の理解障害を伴うことが多い。

失読が失書を伴って生じ，音声言語の表出と理解にも重度の障害がないのに読み書きができなくなる場合は，「**頭頂葉性失読**」と呼ばれるが，角回がこの症候群の責任病巣であるとみられている。

Heilman は観念性失行を，物品が目の前にあればその使用法を模倣し，使用法を示す行為を認知することもできるが，物品が目の前にないとその使用法を示すことができない状態と定義したが，この定義を満たしている患者も，左角回に損傷があるとされている。左角回の損傷によって，運動痕跡と言語領野との関係が離断され，言語情報のみによって運動痕跡にアクセスすることができなくなったためと説明されている。

角回の両側性の損傷は，眼球運動障害を起こすとされており，その結果，視覚性失認〔バリント症候群(Bálint's syndrome*)〕が起こると考えられる。注視の制御に関して最近は前頭眼野の役割が一般に重視されているが，皮質後部の役割も無視できない。前部眼球運動中枢が後部中枢に抑制をかけているのであれば，後部中枢の一側性損傷の場合は，この抑制はまだ維持されていることになる。なぜなら，左右の大脳半球の後頭葉の知覚中枢は，相互に連絡しているからである。しかし，皮質後部の両側性損傷，とくに角回が両側とも障害されている場合は，注視の意図的な制御は失われ，凝視は前頭葉からの間接的な制御など，他の機構に支配される。角回の両側性の障害は，顔の認知の障害にも関係していると考えられる。

【文献】

Geschwind, N. (1965). Disconnection syndromes in animal and man. *Brain*, *88*, 237–94, 585–644.

J. Graham Beaumont

animal studies　動物研究

人間以外の動物を対象とした研究は，神経心理学の方法論の 1 つ。とくに人間に適用するには倫理的に問題がある方法論の場合に，動物研究は重要である。動物実験の倫理的側面も慎重に検討しなければならないが，手術のような侵襲的方法，投薬，有害刺激などが動物実験では用いられる。得られたデータは，常に系統発生学的な観点から考慮しなければならない。人間以外の動物から人間の脳の機能を類推する場合には注意が必要である。

anomia　失名辞

正常に知覚された刺激に対し，発話や書字を

用いてその呼称の単語を表出することができない症状。通常は絵の呼称の障害をさす。しかし，対象が事物であれ，聴覚的，視覚的に呈示された単語や，事物の記述であれ，名称を想起できないのは，すべて失名辞である。音読，書き取りによる書字，復唱，遅延写字，触覚的物品呼称などの名称の想起障害も失名辞と呼ぶ。

失名辞は最もよくみられる呼称障害である。どのような病因(血管性，外傷性，腫瘍性，変性性)であれ急性期，回復期のすべての失語症タイプに失名辞以外の誤反応も伴ってみられるのが一般的である。このようにどのような場合にもよくみかける症状であるために，失名辞には通常は局在的価値がないと考えられた。しかし，物品呼称課題が最も障害されるのは側頭葉(temporal lobe*)病変であり，行為の呼称課題でしばしば低得点を示すのは前頭葉(frontal lobe*)病変であることがいくつかの研究によって明らかにされた。時には失名辞が失語症患者の主要な(あるいは唯一の)言語障害である場合もある。臨床神経心理学の文献では，この言語障害は健忘性失語あるいは失名辞失語(aphasia*)と呼ばれる。

失名辞の定義には，脳内辞書に貯蔵されている音韻的ないしは正書法的な情報を表出できない障害とする考えが含まれている。入力刺激と目標語双方の特性のいくつかが失名辞に影響し，いくつかの単一症例研究で，そのような影響が報告されている。刺激と反応のパラメータの影響を簡単にまとめ，失名辞の説明として考えられることを以下に述べる。

失名辞の発現と目標語の特性

目標語の**使用頻度**は，失名辞の出現(Kay & Ellis, 1985 ; Miceli et al, 1991)や失名辞以外の呼称誤反応に影響する。低頻度語は高頻度語よりもはるかに誤りやすい。語の使用頻度の影響は完全には明らかではなく，すべての課題で一律ではない。少なくとも物品呼称では，刺激の熟知性はきわめて重要である。

呼称の成績は**品詞**によって異なる。脳損傷によって，特定の文法カテゴリーの呼称成績が選択的に障害される場合がある。物品の絵(名詞)が行為の絵(動詞)よりもはるかに呼称が良好な症例もあり，その反対の症例もある(Miceli et al, 1984)。物品名と行為名との心像性を統制した場合でも，このような影響がみられる。いわゆる深層性失読(dyslexia*)や深層性失書では，単語の長さ，頻度，心像性を統制しても，動詞より名詞の呼称成績が良好である。

語の**形態的構造**が失語の単語表出に影響することはよく知られている(Caramazza & Miceli, 1990)。単語の語幹の表出には問題がないのに，接尾辞が選択的に障害されることがある。絵として表現できるのは適切な目標語のなかのごくわずかにすぎないため，絵の呼称で形態的構造の影響を明らかにするのは困難である。語幹の表出には障害がない接尾辞の選択的な呼称障害が，音読の障害，書き取りの障害，復唱の障害で明らかにされた。

なかには，**意味カテゴリー**によって呼称の精度が影響される症例もある。色彩，身体部位，文字の呼称が脳損傷で選択的に障害されるのは以前から知られている。ごく最近では，固有名詞，果物名，野菜名のようなカテゴリーの選択的障害が報告された。二重解離を示す症例もいくつか報告されている。具象名詞は抽象名詞よりも通常は呼称成績が良好であるが，逆のパターンを示す症例もある。ある症例では動物名が選択的に障害されていたが，他の症例では動物名が選択的に保持されていた。生物や食物より無生物である物品の呼称成績が良好な場合もあるし，その反対の場合もある(意味カテゴリー効果の総説はMcCarthy & Warrington, 1990を参照)。

刺激呈示と反応モダリティの影響

多くの症例では，失名辞は**モダリティには左右されない**。物品呼称の成績は，刺激呈示条件(見た場合，閉眼で触れた場合，物品の定義を聞いた場合，物音を聞いた場合)や反応形態(口頭あるいは書字)で大きな差はない。しかし，これは一般的な原則ではなく，失名辞がモダリティ特異的な場合も起こる。

一部の患者では，失名辞が**入力モダリティ特異的**に起こる。一次的知覚障害や失認(agnosia*)がみられない患者で，視覚性失語，聴覚特異的失名辞(聴覚性失語)，触覚性失語が記載されている。障害されているモダリティ(視覚，聴覚，触覚)で物品が呈示されると，患者は呼称できないが，その物品の使いかたを示すことはできる。同じ物品が障害されていないモダリティで呈示されると，患者はそれを正確に呼称することができる。例えば，視覚性失語の患者は，視覚的に呈示された物品は呼称できないが使いかたを示すことができ，同じ物品が触覚的に呈示されると目を閉じていても呼称することができる。

呼称の誤反応は**出力モダリティ**に影響される。発話による反応を要求される課題が書字による反応を要求される課題よりも重度に障害される症例もあれば，逆のパターンの症例もあ

る。一例として，2人の患者に2つの異なる文脈で同じ単語の音読と書き取りを行った研究(Caramazza & Hillis, 1991)がある。目標語は，ある文脈では名詞「鏡に**ひび**(*crack*)がはいった」で，もう1つの文脈では動詞「ここで木の実を**割るな**」であった。どちらの場合にも品詞効果が観察された。まったく同じ単語が名詞では正常に表出され，動詞では表出されなかった。ここで，より重要なのは，出力モダリティ特異的な影響が観察されたことで，1人の症例では音読の場合のみ名詞の呼称成績が動詞より良好であったが，もう1人の患者では書き取りの場合にのみ良好であった。

失名辞の患者は呼称できない単語の何を知っているか

「**喉まで出かかる**」状態の健常者のように，失名辞の患者は目標語の発音以外の「**すべて**」を知っているといわれてきた。そのような患者もいるが，決して常にそうであるわけではない。目標語に関して保持している音韻情報のタイプと量は失名辞の症例によって異なり，これは伴う理解障害の様相に関係している。このように，呼称成績はさまざまな程度の多様な手がかりによって異なる。音素的手がかり(目標語の語頭音)で正しい反応が促進される場合もあるが，その効果は数秒か数分である。意味的手がかりによって持続的な促進がもたらされる場合もある。また，音素的手がかりでも意味的手がかりによっても呼称が促進されない場合もあり，少なくともある研究では，意味的手がかりがマイナスに影響したと報告された。単語理解の障害を伴う失名辞の患者では，音素的手がかりで正反応が得られるが，目標語と意味的関連をもつ単語の語頭音を与えられた場合には意味性の誤反応が起こることもある。Howardらの患者は，*tiger*が呼称できなかったとき，/t/で促進された場合には*tiger*と言ったが，/ε/で促進された場合には*elephant*と言った(Howard et al, 1985)。明らかに，一部の患者では目標語の発音以上の情報が失われ，患者はその単語の意味も障害されていた。

さまざまな種類の手がかりが一定した効果を生まないのは，呼称できない単語に関連して保持されている情報のタイプと量とが患者によって異なっているためであり，このことは失名辞の根底にある認知障害が多様であることを示す。

意味-語彙仮説が示唆すること

呼称障害は，健常な単語処理過程が含まれる呼称と関連した認知機構理論が明らかにされなければ理解することができない。ある特定の認知機構が損なわれたことによる障害には，そのレベルの処理構造の特性が反映されると想定できる。呼称障害から，単語処理が含まれる機構の構造に対する効果を検討することができる。以上に述べたことから，意味-語彙システムの機能的構築として考えられる仮説はきわめて限定される。1つの有力な仮説を，**図14**の箱形で概念的に示した。

意味-語彙システムは，独立した意味要素と語彙要素で構成される。単語の概念的特性は意味要素に，形式的(言語的)特性は語彙要素に表象される。語彙はこの種の単一の複合要素的システムである。語彙は別々の入力要素と出力要素とで構成され，それぞれに独立した音韻的下位要素と，正書法的下位要素が含まれる。単語処理では，呈示された聴覚系列や視覚系列が対応する入力語彙の項目を活性化し，次いで意味システムの概念表象を活性化する。意味表象は，ある単語を特徴づける「非生物」，「Xに用いられる」，「Yの特性を有する」などの，機能的・知覚的特性とそれ以外の意味特性を有する1つのセットとして考えることができる。これが閾値以上になると，出力語彙の対応する項目を活性化し，発話と書字が産生される。意味表象は，目標語に加え，目標語と概念的に関連した語彙(出力)項目を最適よりもやや低い水準に活性化する。通常の状態ではこれらの項目は閾値に達することはなく，産生されない。このモデルでは，入力語彙と出力語彙との間に直接の連絡はない。この連絡を省略する理由や，入力語彙と出力語彙との間に直接的な非意味的連絡の存在を支持する正反対の立場について，HillisとCaramazza(1991)で論議が交わされた。

意味-語彙システムの各要素は錯綜した内的機構を有している。意味システムは，意味カテゴリーと形態的意味情報という形式で構造化されている。語彙にも同様な構造がある。語彙の下位要素それぞれのなかで，項目は，形態的構造(語幹と語尾が別々に表象される)と，品詞〔語幹と語尾の両方に，文法上の分類がある。記号は動詞の語幹(root，V)，edは動詞の語尾〔(Infl，V)，例えばgrammaticalは形容詞(Adj)，classは名詞(N)というように〕によって構成される。活性化の閾値は高頻度語では低く，低頻度語で高い。この仮説の総説としてはCaramazza(1988)，CaramazzaとMiceli(1990)がある。

図14に示した語彙の構造は広く受け入れられている〔ただし，入力語彙と出力語彙を区別

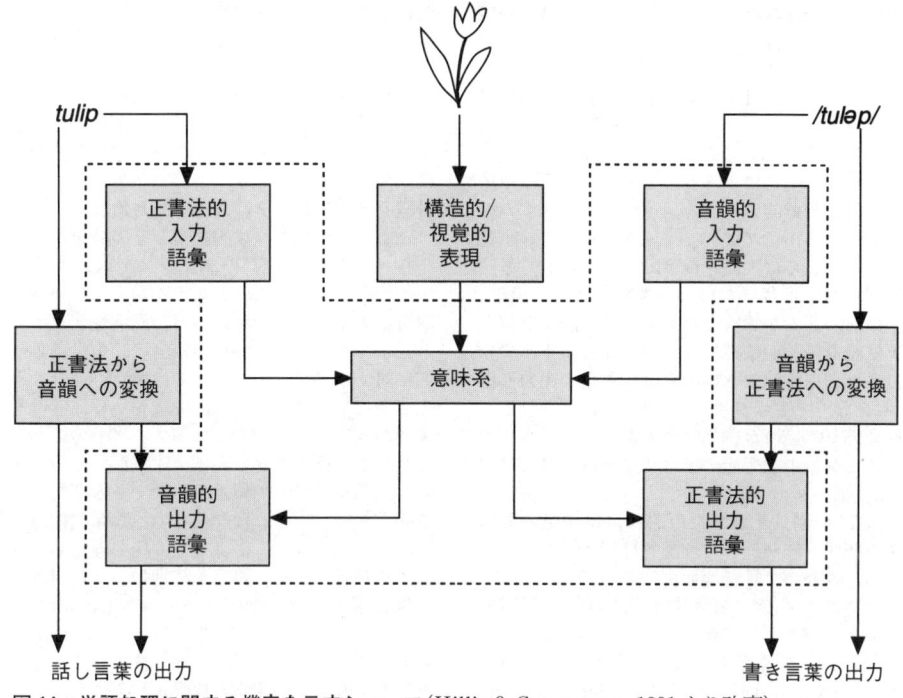

図14 単語処理に関する機序を示すシェーマ（Hillis & Caramazza, 1991 より改変）

しない理論として Allport & Funnell(1981)を参照〕。モダリティ独立型の単一意味システム仮説に関してはまだ議論が続いている。入力モダリティに特異型の失名辞は，複数のモダリティ特異型意味システム(触覚，視覚，言語)というもう1つの仮説を支持すると考えられた(Shallice, 1988; McCarthy & Warrington, 1990)。この立場では，モダリティ特異型の失名辞は，障害されたモダリティに対応する意味システムと，反応に必要な言語的意味システムとの連合の障害として説明される。「単一意味システム」仮説の枠組みでは，入力モダリティ特異型失名辞は，異なるモダリティに呈示された刺激が単一意味システムの異なった属性を活性化すると想定することによって説明された(Caramazza et al, 1990)。「単一」・「複数」意味システム仮説の議論に関しては本項に引用した論文を参照のこと。

失名辞の症状が多様であることは，図14に示したモデルで容易に説明できる。失名辞は根底にある異なる認知障害が共通に行き着く結末であり，意味-語彙システムのさまざまな要素の障害から起こる。単語処理課題のすべての成績パターンによって，個々の症例が障害されている部位に関する情報を得ることができる。例えば，意味障害に起因する失名辞では単語理解障害を伴うが，出力語彙の障害に起因する失名辞では話し言葉と書き言葉による呼称の障害はあるが理解は保持されている。

前述したように，失名辞という名称は物品呼称の誤反応と同様単語想起でも用いられる。しかし，失名辞は想起課題よりも物品呼称ではるかに高頻度に出現する。この相違は，2つの課題で要求される能力の違いを明らかにすることによって容易に説明できる。そのためには，図14で示した箱形以外の要素を考慮に入れる必要がある。**物品呼称**では，刺激の抽象的な構造特性が意味システムの対応する表象を活性化し，出力語彙の表象を活性化する。**単語想起**では，音韻的入力系列や正書法的な入力系列が，並列的に働く語彙メカニズムと下位語彙メカニズムによって出力系列と照合される*訳注。呈示された系列は入力語彙の項目を活性化し，意味システムの表象，次いで出力語彙の表象を活性化する。同時に，その系列は，音韻的あるいは正書法的出力系列として解読される下位語彙的

単位で処理される(意味-語彙システム「外」の機構で)。正しい出力形態は,語彙変換メカニズムと下位語彙変換メカニズムからの情報を総合して決定される(Hillis & Caramazza, 1991)。物品呼称と単語想起には重要な機能的な差異がある。物品呼称の成功は,全面的に意味-語彙システムの統合によるものであり,良好な単語想起は,語彙的システム,下位語彙システムの両方によるものである。このため,意味-語彙の障害で直ちに物品呼称は障害されるが,単語想起に障害は及ばない。単語想起では,意味-語彙システムが障害された場合でも語彙情報と下位語彙情報が依然相互作用を保ち,そうでなければ利用価値のない,正確な語彙の出力形態が(少なくとも症例によっては)活性化される。無反応(失名辞)が物品呼称課題ではしばしば出現するが,単語想起の場合にはそれほどではない。

図14に図式化された仮説は,単語処理障害を説明する筋が通った理論的枠組みである。しかし,きわめて純粋な症例においても,異なる誤反応タイプ(例えば意味的置換や音韻的置換)の失名辞がきまって起こるようないくつかの実験的データを説明することはきわめて困難であった(Kay & Ellis, 1985; Miceli et al, 1991)。現在のままの理論では,まったく同じ認知障害を有する症例あるいは同一の症例においてさえも,語彙項目を活性化するうえでの誤りがなぜその時により喚起困難や意味性誤反応や音韻近似反応となるのかを説明できない。1つの可能性として,正しい語彙形式を利用できない場合,残されている情報のタイプと量によって誤反応タイプが決定されると考えられる。意味情報が正常で,不完全であっても発話可能な音韻情報がある場合には発話は表出され,音韻的置換や部分的な反応が起こりやすい。意味情報に問題がなくても,目的語の音韻情報がまったく利用できなかったり発話の産生に不十分である場合はそれとは異なる誤反応タイプとなる。このような場合には,出力語彙の意味情報によって活性化された概念的に関連する反応の1つを選択しやすい。また,呼称を完全にあきらめ,迂回反応をすることがある。意味情報が不完全で,いくつかの単語を発話として利用することができるがそのどれもが適切なレベルに達しない場合にも,同様な説明が可能である。しかし,これらすべての例で,なぜ他のものではなく,ある誤反応タイプになるのかは不明である。

神経心理学的データによる診断と治療

ここで総説した経験的観察とその結果から考えられた理論は,意味-語彙システムが豊富な内的構造を有し,このシステムの異なる要素の障害は単語や絵の刺激に誤った反応を起こすことを示している。これらの結論は,失名辞の研究に対するアプローチとしてはまだ不完全なものである。呼称の誤反応に標識をつけ,症例を失語の臨床カテゴリーに分類する以上のことを診断として行うべきである。注意深い分析を通して,個々の症例で障害の原因である認知障害を明らかにしなければならない。臨床の観点から,このアプローチによって神経心理学者は従来から正確に失語の障害を鑑別し,それぞれの症例に最適のリハビリテーション(rehabilitation*)プログラムを行うことができる。理論的観点からは,正常な単語処理に含まれる要素別機能をよりよく解明する機会が与えられ,これらの要素と神経的基盤との間の関連を明らかにすることができる。

【文献】

Allport, D. A., & Funnell, E. (1981). Components of the mental lexicon. *Philosophical Transactions of the Royal Society*, 295, 397–410.

Caramazza, A. (1988). Some aspects of language revealed through the analysis of acquired aphasia: the lexical system. *Annual Review of Neuroscience*, 11, 395–421.

Caramazza, A., & Hillis, A. E. (1991). Lexical organization of nouns and verbs in the brain. *Nature*, 349, 788–90.

Caramazza, A., Hillis, A. E., Rapp, B. C., & Romani, C. (1990). The multiple semantics hypothesis: multiple confusions? *Cognitive Neuropsychology*, 7, 161–90.

Caramazza, A., & Miceli, G. (1990). Structure of the lexicon: functional architecture and lexical representation. In J.-L. Nespoulous & P. Villiard (Eds), *Morphology, phonology, and aphasia* (pp. 1–19). New York: Springer.

Glushko, R. J. (1979). The organization and activation of orthographic knowledge in reading aloud. *Journal of Experimental Psychology: Human Perception and Performance*, 5, 674–91.

---

*訳注:二重経路理論(ここで図示したようなモデル)は,現代の研究者のほとんどに支持されている。このモデルでは,語彙処理機構では熟知性が高い刺激が,下位-語彙処理機構では新しい刺激がそれぞれ独立に処理されると仮定している。一方,**単一経路理論**も複数提唱されている(Glushko, 1979)。これらの理論によれば,熟知性が高い刺激同様,新しい単語も語彙機構によって読字される。

Hillis, A. E., & Caramazza, A. (1991). Mechanisms for accessing lexical representations for output: evidence from a category-specific semantic deficit. *Brain and Language, 40,* 106–44.

Howard, D., Patterson, K. E., Franklin, S., Orchard-Lisle, V., & Morton, J. (1985). The facilitation of picture naming in aphasia. *Cognitive Neuropsychology, 2,* 49–80.

Kay, J., & Ellis, A. W. (1985). A cognitive neuropsychological case study of anomia: implications for psychological models of word retrieval. *Brain, 100,* 613–29.

McCarthy, E. A., & Warrington, E. K. (1990). *Clinical neuropsychology: A clinical introduction* (chapters 6–7, pp. 122–70). San Diego: Academic Press.

Miceli, G., Giustolisi, L., & Caramazza, A. (1991). The interaction of lexical and non-lexical processing mechanisms: evidence from anomia. *Cortex, 27,* 57–81.

Miceli, G., Silveri, M. C., Villa, G., & Caramazza, A. (1984). On the basis for the agrammatic's difficulty in producing main verbs. *Cortex, 20,* 207–20.

Shallice, T. (1988). *From neuropsychology to mental structure.* Cambridge: Cambridge University Press.

Gabriele Miceli

anosmia　嗅覚消失

嗅覚機能の消失。古代医学書では時に *olfactory anesthesia, anosphrasia, parosmis expers* とも記載された。疾病分類学的には嗅覚消失は**嗅覚異常**〔*dysosmia*(嗅覚機能の歪み)〕という一般的な用語に分類され、嗅覚の歪み〔**嗅覚錯誤**(*parosmia*)、**異常嗅覚**、**悪臭**(*cacosmia*)と、**幻嗅**(*phantosmia*)〕のような他の嗅覚障害も含まれる。より一般的には嗅覚消失と嗅覚異常とは別々に分類される。嗅覚異常は嗅覚の消失というよりも、とくに嗅覚の変化や歪みに関連している。**全般的な**嗅覚消失(完全嗅覚消失)はあらゆる嗅気物質に対し、鼻の両側で「におい」を感じることができないことを意味する。**部分的な嗅覚消失は**、すべてではないがいくつかの嗅気物質のにおいは感じることができることを意味する。広い範囲の嗅気物質に対して「におい」を感じる能力が低下している場合も、そのような刺激のみに対してにおいを感じる閾値を超えているので、部分的な嗅覚消失(partial anosmia)とも呼ばれる。このような現象に対するより適切な用語は全般的な嗅覚鈍麻(*general hyposmia*〔嗅覚鈍麻(hyposmia)：嗅覚機能の低下〕)である。**特異的な嗅覚消失**(*specific anosmia*)とは1つないしは2,3の嗅気物質のにおいを感じることはできないが、他の物質に対しては正常な場合をさす。例えば男性の1/5近くは、他のほとんどの嗅気物質に対して正常に反応できるが、水素シアン化合物の蒸気の「におい」を感じ取ることができない。残念なことに特異的な嗅覚消失という用語は、集中すれば刺激の「におい」がわかる(鼻の三叉神経の自由末端を介した刺激とは独立に)など、最小限の訓練をすればにおいがわかるという意味でしばしば間違って用いられてきた。多くの場合、そのような嗅気物質に対する閾値の分布は双峰性で、「におい」を感じ取れる群と取れない群に分かれる。そのようなケースは特異的嗅覚喪失という用語を用いるのがよい。特異的無嗅覚症や嗅覚鈍麻の患者は、専門医の診察を受けることはまれである。

嗅覚消失は患者の生活の質を大きく変化させ、ガスもれ、火、腐敗した食物などに気づかず危険にさらされる。特定の味やにおい(嗅覚中枢)に対し化学的感覚の異常を一貫して示す750人の患者を対象とした最近の研究では(Deems et al, 1991)、対象者の68％はその障害によって生活がかなり変化したと報告している。46％は食欲や体重に問題が生じ、56％はその障害が日常生活や精神的安定に影響を与えるとしている。興味深いことに対象者の2/3以上は味覚の消失や味覚と嗅覚の両方が喪失したと感じていた。しかし客観的な検査ではそのような障害は4％に満たなかった。これは食物の風味は後鼻孔路を経由した嗅覚の受容体の興奮に多く依存していたことを意味する。すなわち鼻咽喉から嗅覚上皮までの空気の流れが鼻風邪や鼻づまりによって阻害されるとバニラ、チョコレート、イチゴ、ピザ、バナナ、ステーキなどの風味が消える。

嗅覚が病気や外傷によって失われることは以前から知られている。例えば Theophrastus (テオフラストス)(Stratton, 1917, p. 85)は紀元前3世紀に次のように述べている。

> 嗅覚の鋭さはどれだけたくさんにおいをかいだか(吸い込んだか)によると考えるのははばかげている。嗅覚器官が正常でなかったり、さまざまな理由によって妨げるようなものがある場合は、いくら吸い込んでも役に立たない。人間が嗅覚器官になんらかの外傷を受けたために、まったく感覚がなくなることはしばしば起こる。

紀元後2世紀の Galen(ガレノス)ら古代の学

者は，嗅覚消失は篩状板内の孔が閉塞するために起こるとした。ガレノスはヒポクラテスや彼以前のギリシア人らと同様，嗅覚器官は脳の脳室内にあり，「におい」の微粒子が器官に到達するためには，吸入している**「篩骨内の」**篩状板の孔を，その微粒子が通過しなければならないと考えた。

ガレノスの見解はルネッサンスの間も支持された。例えばデカルトは嗅覚器官の刺激の性質についてガレノスと同様の見かたをし，**「物質の粒子」**は篩状板を経て嗅球に到達すると考えた。15～16世紀の外科医は篩状板への空気の流れが阻害されることによって，嗅覚の機能が低下することを発見した。嗅覚消失についてForestus は次のように述べた (1591 ; Lederer からの引用，1959)。

> もし嗅覚消失が篩骨の閉塞や，鼻カタルで鼻水が出る体質によって起こる場合，まず後者は治る。鼻からの空気の流れが阻害された場合，焼灼，絞断器などの器具で外科的処置を行い治療する。

1800年代の最初の20～30年は，嗅覚がCNI (第一脳神経) か，CNV (第五脳神経) のどちらに媒介されるのかということについて論争が起き，嗅覚消失の原因についての論議は遅れた。Bell はその当時の何人かの研究者と同様，嗅覚の受容体は第一脳神経に支配されていると考えたが〔彼の"The Anatomy of the Human Brain"(1812)のⅢ巻に記述された〕，1811年に出された彼の古典である"Idea of a New Anatomy of the Brain"に示すように，第一脳神経と第五脳神経の投射線維の一部は結合していると誤って考えた。Bell のフランスにおけるライバルで，嗅覚は第五脳神経を媒介としていると考えた François Magendie は1824年に論文を出した。それは動物を用いた生理学的実験を行った成果を発表したものであったが，いくつか不備があった。

Magendie の考えは他の研究者からほとんど支持されず，嗅覚は第一脳神経を媒介とするとした Bell の見解に沿った研究が始まった。1824年に Eschricht は，嗅神経がないか，神経が変性した場合には嗅覚が消失すると報告した。1829年に Cruveilhier はパリの解剖学会 (彼はその会長であった) である症例を紹介した。その症例は三叉神経には問題がないが，大脳皮質の前方領域に沿って，硬膜の真菌が嗅覚器官を破壊し，視交叉が萎縮していた。この症例は嗅覚消失で，盲人であった。Vidal も1831年にこの学会で嗅覚消失と盲人になった症例について報告した。その症例は剖検の結果，腫瘍によって嗅神経と視神経が破壊されていたが，三叉神経に問題はなかった。1833年に Bishop は三叉神経は麻痺しているが，嗅覚機能が保たれている症例について報告した。同年に Shaw は Magendie の初期の実験に対し，なぜそれらが論理的に矛盾しているかについて多くの理由を挙げ痛烈に批した。

今日では全般的な嗅覚消失と同様に，腫瘍や血管障害などさまざまな病気とその経過によって，嗅覚消失の程度が多様であることは広く知られている。Deems らの研究では，化学的感覚の障害，上気道感染，頭部外傷，慢性の鼻疾患か副鼻孔疾患などの患者750人のほとんどに共通して嗅覚機能に変化がみられた (509人の患者のうち66%は嗅覚障害がみられた)。脳外傷患者 (このような症例の22.2%) はかなりの嗅覚が障害され，そのほとんどは完全な嗅覚消失かそれに近い状態であった。特発的な症例 (17%) に加え，嗅覚消失や嗅覚鈍麻と診断された症例の主要な原因は，医原性の疾患〔脳の手術，放射線治療，鼻の手術 (6.3%)〕や，有毒ガスによる場合 (2.4%) などであった。ごく少数 (5.7%) は先天性のものであった。

嗅覚消失の原因を，「におい」を運ぶ空気の流れが嗅覚器官の上皮への伝導が阻害される (鼻炎，鼻ポリープ症) ことによるのか，末梢神経と中枢神経のどちらかが損傷して起こるのか (ほとんどは頭部外傷) という点から分類するのは実践的かつ有効である。しかしいくつかの症例では原因をこれら2つのどちらかに分類することは難しい。例えば鼻と副鼻腔の疾患は受容体への分子の伝搬と嗅覚器官の神経上皮の機能の両方に影響する。頭部外傷の場合は，嗅覚器官の上皮や中枢神経系への影響だけでなく，鼻の閉塞や，上気道の炎症を起こすアレルギー反応，鼻の骨や軟骨性の組織の変形によって，鼻の中の空気の流れに影響する。実際それらの相互的な影響は動的なものであった (外傷による炎症反応や血腫は通常，時間とともに寛解する)。しかし，頭部外傷から二次的に起こる嗅覚消失は，嗅覚神経線維が篩状板から嗅球へ行く途中で切断されていたことを強調すべきであろう。このような場合の多くは，頭部の打撃が頭蓋の動きに比較して脳の急速な加速や減速を起こしたもので，頭蓋骨骨折は伴わなかった。

神経心理学者の主な関心は，嗅覚機能の低下が多くのアルツハイマー病や特発性のパーキンソン病 (Parkinson's disease*) などの神経変性疾患の初期徴候となることである。しかしその

ような疾患の場合，嗅覚障害の程度は実に多様であることを強調しておく．さらに嗅覚の低下は健常高齢者でも一般的なものであり（半分以上は完全な嗅覚消失に近い），高齢者のアルツハイマー病の診断に嗅覚テストを使う場合は注意が必要である．それでも安全性や栄養学的な面での助言ができるように，嗅覚障害があるかどうかについて検査をすることは有効であり，さらに60歳未満のアルツハイマー病，パーキンソン病患者の初期診断にはそのような評価は役に立つ．また他の神経疾患でも嗅覚テストは価値があるといえよう．例えば進行性核上性麻痺(palsy*)は最初パーキンソン病と間違って診断されやすい．しかしほとんどのパーキンソン病は年齢と性別をマッチさせた対照群に比べて嗅覚機能が低下しているが，進行性核上性麻痺(PSP)患者にはこのような障害はごく少数である．

客観的な嗅覚機能のテストは以下のような目的のために必要である．①患者の訴えの妥当性を確かめる，②問題の特性をつかむ，③医学的な介入や治療結果を含め，継時的な機能の評価を客観的に行う，④詐病との鑑別，⑤永続的な障害に対する補償の確立，である．嗅覚消失は一般に脳損傷に共通して起こり，落下，交通事故などの後遺症によるものが一般的なので，このような評価は法的な補償を行う際重要な判断基準となる．Douek(1974)が詳細に述べているように，英国では損傷による嗅覚消失に対して National Insurance Acts(国民保険制度)によって障害手当を受けることができる．米国では American Medical Association から1984年に発行された "The Guides to the Evaluation of Permanent Impairment" が保険会社，労働省の労働災害被雇用者補償局(Bureau of Employees compensation of the Department of Labor for federal employees injured at work)，社会保障局(the Social Security Administration)，各州の労働者補償局(Various State Workman's Compensation Agencies)や法廷などの連邦政府の各機関に専門的な基準を提示している．しかし，この報告は嗅覚消失の3%に当たる完全な嗅覚消失に対するもので，法的解決を必要とするケースはこれよりはるかに多い．筆者を含め多くの研究者はこのような補償では不十分であると考えている．

現在，閾値テストや香りを同定するテストも含め，嗅覚消失を診断するためのいくつかのテストが共通して用いられている．最も広く用いられている臨床テストは，ペンシルバニア大学嗅覚同定テスト〔UPIST：the Smell Identification Test™ (Sensonics, Inc., Haddon Heights, NJ)として市販されている〕である．これは4分冊の小冊子からなっており，各小冊子には10個の香料が1頁に1つずつ入っている．刺激は各頁下方の茶色の小板に埋め込まれた直径10〜50のマイクロカプセルの中にクリスタルが入っている．各項目に「こすってにおいをかいでください」とあり，さらに4つの選択肢がある多肢選択形式の質問となっている．例えばある項目は「このにおいは，①バナナ，②ニンニク，③サクランボ，④エンジンオイル，に最も近い」とあり，それに対して患者は答えを1つ選択することが求められる．たとえそのにおいに近いものがなくても，あるいはまったくにおいを感じなくても選択しなければならない（つまりこのテストは強制選択制である）．このような方法は注意深く見本を試すように促し，また詐病を鑑別する手段にもなる（チャンス・レベルは10/40なので，極端に低い得点は無効で，正解を知っていることになる）．一定の基準をもとに，同年代で同性の母集団の個人のパーセンタイル順位が決まる．この検査の信頼性は大変高かった（テスト-再テストの信頼性係数は0.9以上）．

嗅覚消失患者の治療は理論的には気道を妨げているもの〔アレルギー性鼻炎，細菌性の鼻炎，副鼻腔炎，ポリープ症，新生物(腫瘍)，鼻腔の構造的な異常〕を除去すればよいと考えられるが，そのような考えかたは楽観的である．機能を回復させる治療方法はアレルギーの管理，局所的かつ全身的なステロイド治療，抗生物質による治療，さまざまな外科的な治療を含む．知覚神経の障害により嗅覚が失われた患者に対する治療法ははっきりしない．亜鉛やビタミン治療もあるが，経験的な実証性に乏しい．

嗅覚消失や他の嗅覚の異常は患者を衰弱させる．最近の精神・身体的な評価と，医学的な画像診断（篩状板付近を見れるような内視鏡の発達を含め）の発展はこのような障害に悩む多くの患者に対する将来の治療に良い前兆である．しかし，医学的にも外科的にもすぐには治らないような場合は，悪性腫瘍のような深刻な原因によるものを除外，問題に適切に取り組むことによって(患者に対する)心理学的なサポートを提供することができる．多くの患者はその問題に関する知識をもつ医学的な専門家に出会うことがなかったため，嗅覚の異常は特異なことではないと説明されるだけでも精神的な苦痛から

解放される。高齢患者の半分以上は，このように説明されると(精神的に)慰められ，嗅覚機能が低下しても，半数近くは量的な嗅覚テストで同年代で同性の母集団の中で50パーセンタイル以上になり，同じような障害をもった人より症状がよくなる場合がある。

【文献】

Deems, D. A., Doty, R. L., Settle, R. G., Moore-Gillon, V., Shaman, P., Mester, A. F., Kimmelman, C. P., Brightman, V. J., & Snow, J. B. Jr. (1991). Smell and taste disorders: a study of 750 patients from the University of Pennsylvania Smell and Taste Center. *Archives of Otolaryngology – Head and Neck Surgery*, *117*, 519–28.

Doty, R. L. (1991a). Olfactory dysfunction in neurodegenerative disorders. In T. V. Getchell, R. L. Doty, L. M. Bartoshuk & J. B. Snow, Jr. (Eds), *Smell and taste in health and disease* (pp. 735–51). New York: Raven.

Doty, R. L. (1991b). Olfactory system. In T. V. Getchell, R. L. Doty, L. M. Bartoshuk & J. B. Snow, Jr. (Eds), *Smell and taste in health and disease* (pp. 175–203). New York: Raven.

Doty, R. L. (Ed.) (1995). *Handbook of olfaction and gustation*. New York: Marcel Dekker.

Douek, E. (1974). *The sense of smell and its abnormalities*. Edinburgh: Livingstone.

Guides to the Evaluation of Permanent Impairment (1984). 2nd edn. Chicago: American Medical Association.

Lederer F. L. (1959). The problem of nasal polyps. *Journal of Allergy*, *30*, 420–32.

Magendie, F. (1824). Le nerf olfactif est-il l'organe de l'odorat? Expériences sur cette question. *Magendies Journal de Physiologie Expérimentale et Pathologique*, *4*, 169–76.

Shaw, A. (1833). *Narrative of the discoveries of Sir Charles Bell in the nervous system*. London: Longman, Orme, Brown, Green & Longmans.

Smith, D. V. (1990). Taste and smell dysfunction. In M. M. Paparella, D. A. Shumrick, J. L. Gluckman & W. L. Meyerhoff (Eds), *Otolaryngology*. Vol. III. *Head and neck*. 3rd edn (pp. 1911–34). Philadelphia: W. B. Saunders.

Stratton, G. M. (1917). *Theophrastus and the Greek physiological psychology before Aristotle*. London: George Allen & Unwin.

Wright, J. (1914). *A history of laryngology and rhinology*. Philadelphia: Lea & Febiger.

anosodiaphoria　疾病無関心

運動と感覚の障害がある(ほとんどは片麻痺や半盲)が，そのことにまったく無関心である症状。これは障害を否定したり，まったく気づかない病態失認(anosognosia*)に似て，いずれも無視が起こる。疾病無関心は無視からの回復過程で，積極的な病態否認の時期に続いてみられることもある。長期に及び持続することもある。

anosognosia(anosagnosia)　病態失認

脳に機能障害がある患者が，臨床医など注意深い理性的観察者の目には明らかな神経学的障害や神経心理学的異常に気づかない臨床的現象。この意識性(awareness)の欠如は特有で，覚醒度の低下や広範な認知的欠陥によって説明できない。

歴史的考察

病態失認の現象は古代から知られていた。von Monakow(1885)は脳損傷に由来する視覚喪失に気づかなかった患者について報告したが，それより約2000年前に書かれた手紙を引用し，BisiachとGeminiani(1991)(Prigatano & Schacter, 1991の論文1章)はセネカの書簡の抜粋を以下のように紹介した。

> 私の妻の愚かな話し相手であるHarpastesが家庭の事情もあって私たちの家に滞在していたことを御存知でしょう。…この愚かな女性は突然目が見えなくなってしまったのです。信じられないかもしれませんが，私があなたに申し上げることは真実なのです。自分が盲目であることを彼女がわかっていないのです。そんなわけで，何度となく彼女は保護者に自分をどこかに連れていくように要求するのです。彼女は私の家が暗いと不平を言っています(Bisiach & Geminiani, 1991, p. 17)。

しかし，臨床神経学者の関心を集めた現象は後のvon Monakow(1885)，Anton(1889)，Babinski(1914)，Pick(1908)らよる臨床観察であった(Prigatano & Schacter, 1991の中で引用)。「**病態失認**」という用語を初めて用いた栄誉はBabinskiに帰されるが，Pickは片麻痺に関する病態失認の重要な症例を記載した点で評価される。

WeinsteinとFriedland(1977)はBabinski(1914)の初期の定義を引用し，**病態失認**は，「**文字どおり病気に関する認識の欠如**」を意味すると主張した。病態失認の現象に関する中心的問題は，この「**認識の欠如**」が神経学的要因または心理学的要因，あるいはその両方で起こるの

であるか否かという点である。この現象を一次的に神経学的性質のものであると考える立場の研究者は，脳損傷後の「**意識性の欠如**」や「**気づきの喪失**」(unawareness)という用語を使う(Prigatano & Schacter, 1991 を参照)。この現象が心理的要因によって起こるか，あるいは強い影響を受けるとみなす立場の研究者は，「**疾病否認**」(Weistein & Kahn, 1955)や「**防衛的否認**」という用語を用いる(Prigatano & Schacter, 1991 を参照)。

病態失認 対 疾病否認

意識は脳機能の外界への発現とみなされるから，脳機能障害は，意識(自己意識すなわち意識性)に対して予測されるが，複雑なかたちで影響を与えることは疑いない。Bisiachら(Prigatano & Schacter, 1991 を参照)の研究により，患者が片麻痺や半盲に対して病態失認，障害を受けた意識性は1つの病態にのみ特異的であることが証明された。患者は紛れもない失語を呈し，自らの言語障害には気づかないことが判明した(Prigatano & Schacter, 1991 を参照)。

このような典型的な神経病が病態失認の研究の焦点であったが，最近の研究結果では，頭部外傷やさまざまな痴呆(認知症)の患者はもとより，健忘症患者の意識性の障害が報告された(Prigatano & Schacter, 1991)。

WeinsteinとKahn(1955)の初期の研究は，これらの病因に関する重大な疑問を提起した。彼らは病態失認が純粋に神経学的異常によって決定されているのではないと論じた。脳に関連した障害に対する洞察力の見かけ上の喪失は患者の病前性格の特徴に関係し，患者が自らの障害をどう受け止めるかによるものであると説得力のあるかたちで指摘した。彼らは次のような鋭い観察を行った。

> われわれの所見は，さまざまな型の病態失認は脳の異なる領域に局在するそれぞれが独立した実態ではないことを示唆した。病変が前頭葉にあるか頭頂葉にあるかは，否認される病態を決定するが，否認の機序を決めるものではない。このように片麻痺と盲に対する病態失認の型は，病気であるという状態や手術の事実が否定される際の型と異なることはない。脳の機能が必要とされる状況下で，患者はその原因が骨折，腕神経叢損傷，脳幹あるいは皮質病変いずれであれ，腕の麻痺を否認するであろう。脳損傷は患者自らが具合悪いと感じること**すべて**を否定するような機能の変容の環境を示している。誰においても病気や不具を否認するような動機づけは少なからず存在するものであり，脳の機能の水準により特殊な知覚-象徴機構や否認を表現する言語が決定される(Weinstein & Kahn, 1955, p.123)。

Weinstein(1991)は最近，病態失認という用語より「**病態否認**」という語が好ましいという理由に関する総説を発表した(Prigatano & Schacter, 1991 を参照)が，病態失認という現象は重要な神経学的障害であると多くの研究者は考えている。

臨床例

本来の病態失認と，それほど明瞭ではないが同等に重要な意識性の障害はさまざまな脳の機能不全を有する患者でもよくみられる(McGlynn & Schacter, 1989)。この現象で群を抜いて驚異的な例は，自らが片麻痺であることを否定するばかりか，損傷を起こした肢が他人のものに思えるとしばしば述べた患者がいることである(Weinstein & Kahn, 1955)。この型の障害は一般的に神経学的障害の開始直後にみられ，時が経つに従い次第に改善するが，この意識性の障害の「**後遺症**」が残ることがある。それはちょうど急激に失語になった患者が経時的に改善するが，精密なテストでは呼称と複雑な語義理解に困難を示すようなものである。同じことが特殊な障害に関する意識性の欠如を経験した患者についてもいえよう。

例えば，見当識障害のある外傷性の脳損傷の患者が退院し，2, 3日後には仕事に復帰できると考えられる場合である。これらの患者をテストすると，見当識障害だけでなく，真の記憶障害と抽象的論理に困難がみられる。しかし多くの場合，患者は自らの高次大脳機能が障害され，入院を続ける必要があることさえも認識していない。図15の絵は若い女性の，外傷性の脳損傷受傷後9カ月の時点の現象を示す。彼女は，「頭の一部が欠けていた」が，自分は正常な人間であると述べている。彼女はまた「**それ(欠けた部分)を取り戻せるか**」を疑問に思っている。この背理的な言いかたは，意識性に障害がある患者の現象学的な経験を反映すると考えられる。すなわち患者は自らが正常であると感じるが，同時に何かが具合悪いと感じている。

別の症状は，局所性の脳損傷の患者とび漫性の脳損傷の患者でみられる。前頭葉領域の脳腫瘍の患者は多くの場合，基礎的な自己のケア活動でかなり良好な意識性を示すが，自らの行為が個人同士や，社会上のマナーの点でどのように他人に影響を及ぼすかという点に関する洞察がきわめて乏しい。それとは対照的に，頭頂葉などの病変を有する患者は，他人との社会的接

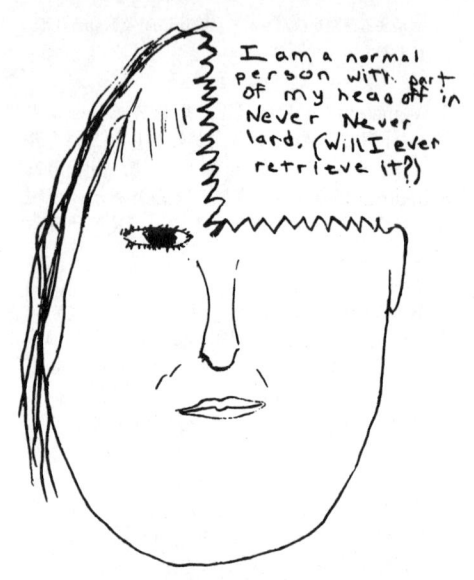

図15 外傷性の脳損傷患者が描いた絵と言葉
「私は正常な人間である。頭の一部が欠けている。いや，そんなことはない（取り戻すことができるだろうか）」

触はかなり良好であるが，上手に服を着たり，さまざまな視空間性問題-解決課題を行う能力が欠けている。これらの所見は，意識性の障害がきわめて特異的である可能性を示すとともに，脳機能の最高水準の統合とその脳機能不全の一部を十分に解明する鍵となることを暗示している。

び漫性病変で痴呆状態にある患者も，興味深い意識性の障害の型を示している。アルツハイマー型痴呆の初期には通常，患者は記憶，呼称，その他の関連した高次大脳機能の微妙な問題点があることに気づいていた。しかし，疾病の進行に従い，周囲の者が患者の精神機能の低下を痛切に感じているが，本人は多くの場合，自らの障害に対する洞察力を失った。

上述した臨床例は，意識性の障害が実際には以前認識されていた以上に多くみられ，活発な臨床研究対象とする価値がある（McGlynn & Schacter, 1989）。

病態失認に関係する脳病変と病態機序

病態失認の患者には，多数の脳病変部位がみられる。片麻痺に関する病態失認の症例では，下頭頂葉皮質と前頭葉病変がみられる。通常，右大脳半球が障害される。皮質盲に関する病態失認の症例では辺縁系と後頭-側頭葉皮質との連絡を含む病変部位が報告された。患者が自らの社会的に不適切な行動に対する洞察力を欠く場合，通常，病変部位は前頭前野（一般的には両側性）である。

覚醒度に関連した意識性は脳全体に分布しているようにみえるが，特定の部位の病変によってその部位にかなり特異的な意識性の障害がみられる。これまでに病態失認のような行動を説明するさまざまなモデルが提唱された。知覚認知系の障害に焦点を当てる片側無視の理論を基礎に説明しようとするモデルがある。身体像の障害と同様に，自己に関する認知や信念の障害も示唆される。フィードバック，フィードフォーワード，監視機序を含む情報処理過程の障害も検討された。病態失認的行動の現象に対して感情と認知を結びつける統括的機序の重要性を強調するモデルもある。

現時点では病態失認の機序を説明する広く受け入れられているモデルはない。

理論的問題と診断上の問題

Antonは神経学的な立場から，病態失認は局所性脳損傷でも起こるという重要な点を指摘した。び漫性損傷の症例では，患者の知的能力が重度に障害されているので，自己に対する意識性や洞察の欠如は単に広範な認知障害の付帯現象にすぎないとする議論もある。局所性の脳病変を有し，広範な認知機能が明らかに保たれている患者が自己の障害に気づいていないことを示す事実は，病態失認の現象が独自のものであることを示している。

病態失認に関する重要な理論上の問題点は，明らかな気づきの喪失が完全であるかどうか，例えば片麻痺に対する病態失認を示す患者が己の障害を多少でも認識しているかどうかということである。WeinsteinとKahn(1955)は「**明確な言葉を用いた否認**」と，それ以外のより微妙な意識性障害の形態を異なるものと考えた。Schacter(Prigatano & Schacter, 1991を参照)は最近，この問題の重要性と将来の研究で，どのように異なった型と水準の意識性の変化が脳損傷後にみられるかを検討する必要性があると述べた。

病態失認に関する第二の論理的問題点は「**時間的枠組み**」，すなわち明らかな病態失認現象は主として脳損傷後早期に集中して起こることである。一般的に時間の経過とともにこの状態は改善する。なぜこのようなことが起こるのかという問題はまだ十分には取り組まれていない。

神経学的展望からみて第三に重要な点は，病

態失認の現象が右大脳半球損傷と（または）両側性脳機能不全をもつ患者により多くみられるという事実が多く観察されていること である (Weinstein & Kahn, 1955)。このような所見は明らかに意識性の障害の病因として脳機構が重要であると強調している。

診断的見解のうえでは，McGlynnとSchacter(1989)が「**防衛的否認**」と呼んだものと「**器質性**」の障害に対する気づきの喪失を識別する基準を確立するという問題に幾度も直面した。この鑑別診断に対する明瞭なガイドラインが存在しなかったという事実は，この2つの現象を分離することはきわめて困難ではあるが，不可能ではないことを暗示した。意識性の欠如が心理的動機づけによる場合と，脳侵襲後の直接の影響による場合の患者間には臨床的に違いがある。前者の例では，患者自らの困難を洞察することに対する患者の「**抵抗**」が認められることが多い。治療者が患者に，どのように患者の行動が変化したかを指摘しようとするとき，患者側の能動的反応が起こり，問題となる不具合について会話を続けることが困難となる。それとは対照的に，とくに前頭葉損傷による神経学的な媒介で生じた意識性の障害の患者では，患者に起きたことについて困惑した無邪気な反応がしばしばみられた。この患者らにまとまりのある系統立った方法で情報を与えると，患者はしばしば驚いた様子を示すが，得たばかりの新しい情報を受け入れる。

以上のことは臨床的にみられることであるが，防衛的な否認と，器質性の気づきの喪失である病態失認の識別法に関する実験的な研究は現時点ではまだ存在していないことを強調しておこう。この領域における今後の研究が大いに望まれる。

方法論的問題と定義上の問題

病態失認と病態否認の研究の最大の問題は，その現象の明確な定義づけと，それを研究するための適切な方法論である。PrigatanoとSchacter(1991)は自己意識性を定義づけようと試み，何かを認識することと，何かに関して感じとることとが異なることの重要性を強調した。何かを認識することは，しばしば純粋な論理的現象や認知的現象に喩えられる。何かについて感じとることは，しばしば意識 (consciousness) と感情の要素を意味する。彼らが述べているように，「明確で簡潔な普遍的に受け入れられる意識と意識性の定義づけはこのうえなく難しいことである」(p.13)。しかし，彼らは次のように定義した。

自己意識性 (self-awareness) とは，主観性の意味を保ちながら比較的「**客観的な**」用語で「**自己**」に気づくことである。それは人間の意識の自然な逆説である。一方，自己意識性は「**客観性**」を追求する。すなわち，経験に関する個別で，主観的で独自の解釈の意味を保ちながら同時に第三者の認知と類似した様式で状況，対象，相互作用を理解する。意識のこの後者の局面は思考過程と同様に感情の状態を意味する。自己意識性すなわち高次大脳機能による意識性は「**思考**」と「**感情**」を包含するものである (p. 13)。

PrigatanoとSchacter(1991)は，自己意識性があらゆる統合された脳機能のうちで最も高度なものを反映すると考える点で他の研究者と意見を同じくしている。脳の損傷は，この種の機能不全の特殊型を起こすと彼らは主張した。

Prigatano (Prigatano & Schacter, 1991を参照)は，脳損傷後の自己意識性障害の研究に関する方法論的な問題点ついて論じた。最初の方法論的な段階は，脳機能不全の患者が実際に自己に関する信頼の判断や評価を下すことができることを証明することである。次に，異なる型の脳病理が異なる型の自己報告（自己評価を含む）に影響することを研究者が示す必要がある。第三に，患者の自己に関する認知が他人に関する認知と比較して唯一障害されていることを示すことが重要であること，すなわち病態失認の現象は患者が他人の認知に関しては比較的客観的であるが，患者自身の障害の認知については客観的ではないということの証明が重要である。

これまでの研究は主に臨床報告，自らの障害の顕在的な否認を含む患者自らの話や，患者とその家族による評価尺度にもとづく判断に限られていた。

文化的背景や病前の要因が実際いかにして認知の障害に関する自己報告に影響を与えているかについて焦点を当てた研究も2,3報告され，文化的要素が「**否認**」の程度に影響することが示されている。しかし，さまざまな型の認知障害もまた病変部位が関連している。これらの観察例は病態失認や病態否認の複雑さと，多数の要素が影響していることを示している。病態失認の基礎となる脳内構造の理解だけでなく，どのような心理学的・文化的変数が，自己洞察の欠如に影響を与えるかを決定するには今後も研究が必要とされよう。

【文献】

McGlynn, S. M., & Schacter, D. L. (1989). Unawareness of deficits in neuropsychological syndromes. *Journal of Clinical Experimental Neuropsychology*, *11*, 143–205.

Prigatano, G. P., & Schacter, D. L. (1991). *Awareness of deficit after brain injury: Clinical and theoretical issues*. New York: Oxford University Press.

Weinstein, E. A., & Friedland, R. P. (1977). *Advances in neurology*: Vol. 18. *Hemi-inattention and hemisphere specialization*. New York: Raven Press.

Weinstein, E. A., & Kahn, R. L. (1955). *Denial of illness: Symbolic and physiological aspects*. Springfield, IL: Charles C. Thomas.

George P. Prigatano

anoxia 無酸素症

脳の血中酸素濃度の低下(無酸素症と**低酸素症**)は、脳細胞に急速かつ重大な影響を与え死に至らしめる。原因はさまざまであり、窒息(機械的なもの、酸素や空気以外のガスを吸った場合)、頸部絞扼、溺水、高山病、心筋梗塞や心停止で蘇生が遅れたときなどである。これらの原因は、一般的に無酸素性、貧血性、血流うっ滞性、代謝性の無酸素症の4つに分類され、病理像と神経心理学的後遺症は病因間で大きな差異はないが、虚血時間や虚血の程度による差異や、無酸素症以外の脳に障害を与える毒素物質や病的過程(例えば一酸化炭素中毒や低血糖)などの原因によって異なる場合がある。

人間の脳は、サルの実験に比較すると、極端に酸素の欠乏に弱いようである。サルでは酸素の欠乏状態がかなり長くても病理学的な変化はみられない。ただし、これは単に、人間とサルの無酸素症による障害を評価する方法の感受性の違いを反映するだけかもしれない。

無酸素症の多くは、さまざまな程度の意識障害を伴う一過性の障害であり、一時的な記憶の欠落を残して完全に回復する。しかし、低酸素状態が続くと知能が徐々に低下し、人格変化が起こる。重度の無酸素症も蘇生や救急医療のさまざまな進歩に伴い救命できるようになったが、神経機能障害がみられ、記憶障害や痴呆が起き、遷延性の昏睡や植物状態(vegetative state*)となる。このような場合部分的に回復することもあれば、まったく回復しないこともある。

無酸素症は大脳皮質の各層をはじめ、小脳と線条体(striatum*)の神経細胞の変性、細胞死を起こす。海馬とその周辺とともに淡蒼球(globus pallidus*)も両側が障害され、長く続くと皮質下の脱髄病変がみられる。しかし、心停止や心筋梗塞など、突然、無酸素症が起こった場合には、脳虚血(ischemia*)でみられるのと同様の各大脳動脈の支配領域の境界に「**境界領域の病変**」がみられるようになる。境界領域の病変は、頭頂-後頭葉移行部で最も著明にみられ、大脳基底核(basal ganglia*)は重度に障害されるが、他の無酸素症でみられるような一般的な病理所見はあまりみられない。

特記すべき病因は、一酸化炭素中毒である。北海からの天然ガスに切り替わる前の英国では自殺未遂の患者によくみられたが、ガス暖房機の故障や排気ガスの吸飲などでもみられる。患者は昏睡状態から回復できても一連の神経心理学的な後遺症が残りやすい。行動的には無感情となり、自発性が低下し、思考過程や発話が緩徐になる。記憶障害も多く、古典的なコルサコフ精神病(Korsakoff's psychosis*)や、失認、構成失行が起こる。錐体外路徴候などの神経学的異常を伴う知能障害が永続することもある。病理像も他の無酸素症と異なり、限局性の皮質変性と、淡蒼球、側頭葉前部に位置するアンモン角の神経細胞の脱落が起こる。

anterior cerebral artery 前大脳動脈

左右大脳半球に1本ずつあり、ウィリス動脈輪の前交通動脈から始まり、前方には前頭葉下部表面に投射する。左右の前大脳動脈の後方に投射する部分は、それぞれの半球の内側面の前4/5に血液を送るとともに、前方と上方に伸びて前頭葉と頭頂葉の外側面の境界まで及ぶ。

anterior comissure 前交連

半球間交連線維のうち小さなもので、左右皮質(cortex*)の同じ部位同士を結合する。人間では脳梁(corpus callosum*)が主要な半球間交連線維であり、左右の大脳皮質のほぼ全域を結合する。しかし、左右の側頭葉(temporal lobes*)前部のほとんどの部位は、脳梁吻の後端と脳弓(fornix*)柱の間の正中に位置する前交連が連絡している。半球間交連切開術(commissurotomy*)では、行う手法によって、前交連が切断される場合とそうでない場合がある。

anterograde amnesia 前向性健忘
健忘(amnesia*)、健忘症候群(amnesic syndrome*)の項を参照

Anton's syndrome アントン症候群

アントン症候群の患者は、視覚皮質の両側性

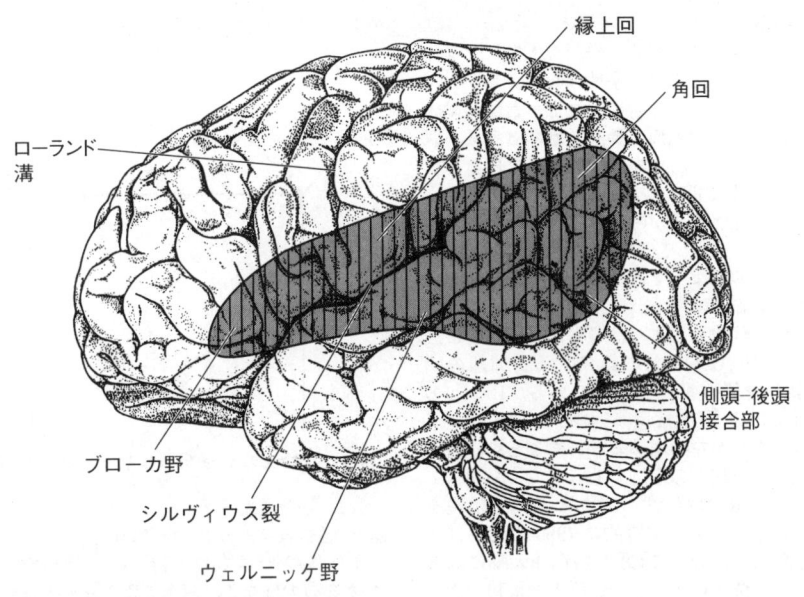

図16 シルヴィウス裂周辺の言語野
外表面の主な部位に目印をつけた。

の損傷によって完全に失明している〔皮質盲(cortical blindness*)の項を参照〕が，見えないことを否認する。そのため，アントン症候群は，視覚モダリティの病態失認(anosognosia*)で，視覚連合野の損傷があるのに患者が見えると信じ込んでいる状態。

aphasia　失語

左半球のシルヴィウス裂周辺領域の損傷と機能障害による言語使用の障害(図16)。

「**高次の言語機能**」の障害である失語は，麻痺，筋力低下，言語産生に関与する運動系の協調障害，刺激の受容過程に関与する感覚系の障害，覚醒・注意・動機づけの障害によって説明することはできない。

失語は，構音運動の構成，単語や文レベルの意味理解，発話と書字に必要な単語や文法形態の想起など，言語学的な知識と技能のすべての側面に影響する。単一の入力または出力様式が障害される「**純粋型**」の失語例は比較的まれで，ほとんどの場合，多くの異なった機能がさまざまな程度で障害されるパターンを示す。よく知られたいくつかのパターンは言語野の特定の部位の病変で規則的に起こることが知られている。これらのパターンは「**失語症候群**」と呼ばれるが，それについてはこの項の最後にまとめた。

科学的な重要性

歴史的には，言語とそれに関連した認知技能を調整するために，脳がどのように組織化されるかに関する最初の研究は失語の解剖学的検討によって行われた。例えば，言語の障害が左半球損傷で起こり，右半球損傷では非常にまれにしか起こらないという観察から，大脳の側性化(lateralization*)現象が発見された。また剖検や，最近では生存中の失語症患者の神経放射線的画像による情報の蓄積によって，特定の言語障害とそれを説明する特定の病変部位をいっそう正確に対応づけることができるようになった。それによって，正常な脳の解剖学的組織についての類推も可能となった。1980年代中葉まで，言語の脳内機構に関する理解は事実上すべて，失語性障害のさまざまな型の患者の研究にもとづいて行われた。この点で言語は，動物モデルの破壊実験や電気生理学的な研究が可能であった感覚機能や運動機能とは異なる。今日では，ポジトロン断層撮影(PET scan*)や皮質刺激などの新しい技法が，正常な言語処理過程での脳機能研究に導入されたが，これらの技法によって得られた情報は失語症患者の観察と関連づけながら解釈する必要があることに変わりはない。

歴史の概説

言語が存在するかぎり，失語が人類にとって苦悩であったことを疑う余地はない．しかし，ルネッサンス以前の報告の中には，言語の障害が発声障害や舌の麻痺と異なるものと考えられた徴候は見当たらない．17世紀までには，いくつかの言語技能の選択的な障害に対してかなり質の高い症例報告がみられるようになった．18世紀には，これらの障害が一般的な記憶障害や舌の麻痺によって起こるものではないという暗黙の認識があった．

失語の現代史の始まりは通常，解剖学的に証明された Broca (1861) の第3前頭回脚部の病変による失語の報告とされている．Brocaの観察はその後も続き，1865年には Broca の患者のほとんどが左半球病変であることを報告した．例外は左利きの症例であった．この報告でBroca は大脳の優位性に関する古典的学説を確立し，その考えは本質的に1950年代半ばまで支配的であった．この学説は，「大脳には優位半球と劣位半球があり，優位半球は利き手と反対側の半球で，言語を司る」というものである．

Broca は自分が報告した言語障害に構音の喪失が含まれていることを強調することには慎重であった．また彼が**語健忘**(*amnésie verbale*)と呼んだ別の言語障害についても認識していたが，その局在部位を特定しなかった．Wernicke (1874) は，感覚性失語の臨床像とその解剖学的根拠について報告した．ウェルニッケ失語では，聴覚性言語理解が重度に障害され，構音は正常だが単語選択を誤ったり，言語の組合わせを誤った．病変部位は上側頭回で，Wernicke は，生涯の間に習得された単語の音の心像がここに貯蔵されていると考えた．

Wernicke は，2つの主要な中枢とそれらを結ぶ連絡路に依存する口頭言語の解剖学的な図式を提唱した．ブローカ野は，語の構音運動形態の心像の貯蔵庫であり，言葉の産生の神経支配の源である．上側頭回には，学習された語の聴覚心像が蓄えられる．

Lichtheim は，Wernicke の解剖学的な連合説にもとづき，7つの失語症候群を説明するためのかなり精巧なモデルを提唱した．「ウェルニッケ・リヒトハイムの図式」(図17)は，現在広く認められている古典的症候群に対する理論的な支柱であり今日でも重要である．

図17で，M は構音運動心像の中枢を表し(ブローカ野に対応する)，A は語の聴覚心像の中枢を(ウェルニッケ野に対応する)，C は概

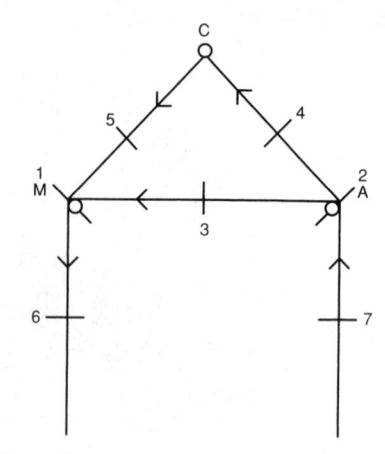

図17 「ウェルニッケ・リヒトハイムの図式」

念中枢を表す．概念中枢は最初の2つの中枢(M と A)とは異なり，特定の脳葉や構造に局在するのではなく，概念の蓄えられた記憶を表象するものであり，脳内に広く分布する．このシステムに出入りする線と各中枢同士を結ぶ線は，入出力と中枢間を連絡する想定された神経線維の経路を表す．7つの番号は，中枢ないし特定の連絡経路を障害すると考えられる病変部位を表す．ユニークな障害パターンと保たれている能力が，それぞれの病変部位から**表5**に示すように推測することができる．これらのパターンのそれぞれに対応する症候群はカッコ内に示してある．これらの症候群については後ほどさらに詳しく述べる．

「ウェルニッケ・リヒトハイムの図式」に続いて，多くの図式が考案され，とくに Charcot や「グラセの図式」が知られている．いずれも，感覚入力と運動出力の様式とそれらを結ぶ連絡路のみによって記述されているため，喚語の純粋な障害である健忘失語はこれらの図式では説明されていない．

書字言語障害の解剖学的根拠は，Dejerine (1891, 1892) によって最初に提示された．彼は後頭葉に限局した損傷による「**失書を伴わない失読**」と，左角回損傷による「**失読失書**」の症候群について記述した．

知性論的な見解

解剖学的な連合説学派の発展と並んで，それとは対照的な失語について発表した．それは，機能の局在を強調せず，障害の心理学的要素を強調した．最も初期に現れた知性論(精神論)の提唱者は，John Hughlings Jackson であり，

表5 失語の病変部位とその障害

病変部位番号	障害される機能	障害パターン
1	構音運動記憶の貯蔵の障害	言語音を形成する能力の喪失。それに伴う復唱の障害。聴覚性言語理解は正常(ブローカ失語)
2	語の聴覚性心像の貯蔵障害	口頭言語理解力の喪失。単語の音の想起障害。発話の誤りを認識し修正する能力の障害。これらの結果生じる復唱障害(ウェルニッケ失語)
3	聴覚言語中枢と構音運動中枢を結ぶ経路の障害	聴覚性理解中枢から表出機構への経路の欠如による復唱能力の喪失。聴覚性理解力と構音能力は保たれる。発話の誤りの認識能力も保たれる(伝導性失語)
4	聴覚性理解と単語の聴覚的映像の中枢から,脳の残りの部分に貯蔵されている知識への連絡の障害	口頭言語の認知は保たれ,復唱も完全に保たれるが,聴いたことばの意味の理解が伴わない(超皮質性感覚失語)
5	構音運動心像中枢と脳の概念的活動間の連絡の障害	発話メッセージの開始困難。構音能力は保たれ,復唱能力は完全に保たれる。聴覚性言語理解は保たれる(超皮質性運動失語)
6	構音運動中枢から構音器官を制御する第一次運動野への出力線維の障害	構音運動の形成困難。言語の形成能力は完全に保たれ,聴覚性理解と読み書きも正常(皮質下性運動失語;語啞性失語)
7	第一次聴覚中枢から語の聴覚性心像中枢へ音響情報を運ぶ線維の障害	聴力は正常だが,口頭言語理解能力は喪失。発話,読み書きは正常(純粋語聾)

彼は1863〜1893年にわたって失語に関する論文を発表した。Jacksonは,失語で失われるのは単語ではなく,「**命題化**」すなわち情報を伝達する単語を使用する能力であると指摘した。例に挙げたのは,詩や祈りの言葉のような暗記した文章を唱えたり,ののしったりするときは,意図的なコミュニケーションの際に言えない言葉でもしばしば言えることがあるという,よくみられる事実である。彼は,情動的に発せられる感嘆詞や十分暗記された言葉は命題言語より原始的な言語の形態であると考えた。彼は,失語症患者のこれらの発話の保存には,右半球が関与し,右半球の言語能力は原始的な言語に限られると考えた。Jacksonの自動言語と命題言語の見かたは,失語症患者の行動評価や解釈の1つの基本的原則となった。

FinkelnburgはJacksonと同時代の研究者で,失語の基本障害として「**失象徴**」という用語を初めて用いた。これと事実上同じ立場がHenry Headの著書にもみられる。Headは,失語に関する2巻本を,「図式作成者」,すなわち解剖学的連合説学派を痛烈に非難することから書き始めた。Headは失語を「**象徴の形成と表出の障害**」と定義し,この障害が言語の使用に限らないものであると考えた。さらに,失語型については,感覚と運動などの局在を示唆する様式に言及することを避け,心理学的・言語学的な分類を導入した。すなわち,失名辞失語(nominal aphasia),語性失語(verbal aphasia),意味性失語(semantic aphasia),統辞性失語(syntactic aphasia)である。

Kurt Goldsteinは,失語症候の多くは抽象的態度(abstract attitude*)の喪失によると主張したことから,彼の立場は,失語に対する知性論的アプローチと結びつけられた。彼は,物品呼称能力とはその名称がその物品**そのもの**ではなく,その物品を**表す**ものであることを了解することを含むと考えた。この能力の喪失が彼が「健忘性失語」と名づけた命名障害を起こす。抽象的態度の喪失は,文法的機能語の使用が理解できない状態をも起こす。Goldsteinの「**抽象的態度**」は,Headの「**象徴の形成と表出の喪失**」とかなり共通していたが,Goldsteinは,この障害を失語性の障害との**相互作用**によって起こると考え,失語を象徴の使用障害と限定することを提唱してはいなかった。失語は言語の「**道具的側面**」すなわち構音,聴覚性理解,喚語に主として影響すると考えた。Goldsteinは20世紀前半にわたって失語の臨床症状とその解剖学的関連について多数の論文を残した。失語に関する彼の生涯にわたる考えかたの多くは"*Language & Language Disturbances*"(1948)の中にまとめられた。

解剖学にもとづく失語症候群の復活—LuriaとGeschwind

　第二次世界大戦によって言語障害になった多数の頭部外傷兵の治療に集中的な努力が払われた。ソビエト（現ロシア共和国）のAlexander Luriaはモスクワのリハビリセンターの主任であった。彼の**外傷性失語**(traumatic aphasia)は1947年にロシア語で，1970年に英語で出版され，多大な影響を与えた。この著書には，Luria独自の見解が表されており，失語に関する西欧の「**主流**」となっている説も取り入れられた。

　Luriaの臨床上の資料が戦時中の頭部外傷によるもので，平和な時代の血管障害で多くみられた病変部位には限定されないものであることを考慮すると，Luriaの失語分類は古典的症候群の現代版に驚くほど似ている。Luriaは運動性失語の2つの下位タイプすなわち，「**求心性運動性失語**」と「**遠心性運動性失語**」を提唱した。病巣と決定的な徴候として構音の崩壊が前景に立つ点でブローカ失語に最も近いのは遠心性のタイプである。求心性運動性失語は古典的な「**伝導性失語**」と共通した特徴をもつが，Luriaは復唱障害を第一の特徴に含めなかった。Luriaの「**側頭葉性聴覚性失語**」(temporal acoustic aphasia)は，症候，病巣ともにウェルニッケ失語に最も近い。「**聴覚性健忘性失語**」(acoustic amnestic aphasia)は失名辞失語と古典的な超皮質性感覚性失語と共通した特徴をもっていた。

　Luriaの「**前頭葉性力動性失語**」(frontal dynamic aphasia)は，超皮質性運動性失語とよく似ている。力動性失語の主要な特徴は発話を行う際に困難がみられ，思考を一貫性のある発話に組織化できないことである。復唱は保たれるがLuriaはこのことを力動性失語の中心的な特徴とは考えなかった。

　米国の神経学者Norman Geschwindは，Wernickeの提唱した考え方に近いかたちで失語の解剖学的根拠の関心を復活させた第一人者である。Geschwindの特別な業績は，臨床の詳細な記述と神経解剖学の当時の進歩を結びつけ，古典的モデルが実際の病理とどのように一致するかを明らかにした。彼は左右半球間を連絡する脳梁(corpus callosum*)の役割に対する関心を復活した。とくに右半球への感覚入力から左半球の言語系へのアクセスを行い，左半球の言語処理過程から左手での書字や左手での口頭命令を行うために右半球における運動出力チャンネルにアクセスする経路である脳梁の役割に関心を向けた。古典的な論文(Geschwind, 1965)の中でGeschwindは，失語と失行を，第一次感覚領域や第一次運動領域と言語連合領域との離断，あるいは連合野同士の離断によって解釈するための解剖学的根拠を示した。Geschwindの論文と講義は，失語の症候学と障害された大脳の構造の関係に関する詳細な研究を促進するうえで大きな影響を与えた。

認知神経言語学の出発

　解剖学的モデルは，発話の障害と言語理解能力の障害との対比を扱うには適していたが，そのような解剖学的な入出力チャンネルとの関連が明らかでない現象もよく知られていた。その1つは失文法(agrammatism*)で，これは文法や語形変化が使えず，主に名詞が優勢で，電文体からなる表現に限られる発話である。

　しかし失文法は，感覚入力と運動出力の様式によって決定される境界を越え，心理学的な用語か言語学的な用語で定義し，説明される必要のある失語の多くの現象の1つに過ぎない。時折気づかれてはいたが，1960年以前にはあまり研究されなかったものには，特定のカテゴリー（色彩，数，身体部位，アルファベット）が含まれる語の命名や理解の特異的な障害がある。

　1950年半ばに始まり加速度的なペースでその後30年間，失語研究の領域は，実験に関する訓練を受けた神経心理学者，言語学者，認知心理学者の研究の的となった。認知神経言語学者によって提起された問題は，解剖学的に定義された様式特異的な中枢にもとづく理論では説明しがたいものであった。例えば，Zurif, Caramazza, Myersonらは1972年に，失文法と統語の受容的処理過程の両者を起こす中心的な障害はあるのかという問題を再提起した。この論文の後，統語の問題に関する言語学的な実験アプローチの研究が続いた。

　MarshallとNewcombeが1973年にそれまで読みに影響する症候群としてはまったく認知されることがなく，後に「**深層性失読**」(deep dyslexia)と呼ばれた一連の特徴を報告後とくに実りの多い一連の研究が始まった。深層性失読は音読で最もよく観察され，患者は単語を視覚的，音韻論的に無関係であるのに意味的に似た語に読みの誤りがみられた（例えば"winter"を"ice"と読む）（「**読字障害**」の項を参照）。

失語の症候学

聴覚性言語理解

　口頭言語の理解能力はほとんどの失語症患者で少なからず障害されるが，重度で選択的な聴

理解障害は通常ウェルニッケ野と呼ばれる上側頭回の病変によって起こる。この皮質領域が損傷されていなくても，視床の内側膝状体から左側頭葉の一次聴覚野(ヘシュル横回)に至る線維の皮質下損傷でも発話の理解力が障害される。側頭葉言語野の損傷によって，口頭で提示された文章だけでなく個々の単語の聴覚性理解も障害される。ただし，語彙と語の理解は固有の特徴があるため，文の理解とは別に考える必要がある。

聴覚性語彙処理過程：語の理解障害は，病前に知っていた単語の音韻形態の知覚に対し主に辞書的意味を喚起できない障害である。Luria(1970)は，側頭葉性聴覚性失語(temporal acoustic aphasia)の根底にある障害は，「**音韻の聴取**」(その人が用いている言語の音韻弁別能力の障害)であると考えたが，他の実験的証拠は，音韻弁別能力の障害が失語の理解障害の重要な要因とはならないことが明らかにされた。

文脈から離れた状況で言われた単語は理解できないが，その単語が慣用句や日常的な文脈のなかで用いられる場合にはよく理解が保たれていた。例えば眼鏡をかけた患者は，「眼鏡を見せて下さい」と言われればできるのに，自分の所持品の中から眼鏡を選ぶように言われると，違う物品を選ぶ。同様に，多くの失語症患者は頬などの身体部位を指し示すよう指示されても，できないが，「あなたの頬が汚れていますよ」と言われると期待どおりの反応を示した。

カテゴリー特異的な理解障害：辞書的意味モデルにとってとくに興味をそそる現象に，特定のカテゴリーの語の理解の選択的な障害と保存がある。失語でそのような解離の影響を最も受けやすいのは，アルファベット，身体部位や数を聴覚的に呈示してそれらを同定する能力で，またそれは聴覚入力に特異的である。Goodglassと Budin(1988)の症例は，身体部位の指示が口頭ではできなかったが，書かれた名称に対しては完璧に反応した。この患者では，身体部位とアルファベットを除き言われた物品の名称の理解は保たれていた。

失語症患者でみられる，広く定義された意味カテゴリーの単語理解の解離が Yamadori と Albert(1973)によって初めて報告された。この患者は，部屋の中にある大きな物品の名前は理解できなかったが，小道具や屋外の物品の理解はできた。Warrington と Shallice(1984)と Warrington, McCarthy(1985, 1987)は，このように広く定義された意味グループの理解に解離を起こした多数の症例報告を行った。これらの例は，失語症患者よりも脳炎後の患者でよくみられた。ある場合には，(動物，植物，食物など)自然界の物の理解は障害されるが人工的な物の理解は保たれ，別の症例では逆であった。

語の理解におけるカテゴリーの解離はほとんど常に選択的な理解**障害**のかたちをとるが，1つ例外は，地理的な名称の場合で，言われた場所を地図上に見つけさせてテストする。何人かの研究者は，他のすべてのカテゴリーの語では失敗する全失語患者で，地名のみはほとんど保たれていた。語の理解のカテゴリー特異的な解離現象は，語彙の産生と同様の解離と密接に関連していた。

文と特定の統語課題の理解障害

単語の理解力と単語が結合した会話の理解力とは1対1に対応しない。前述したように文脈から離れると理解ができない単語でも，文中の内包的情報によって意味処理ができる場合がある。また本人とは直接関連のない単純な情報項目を含む形式的テストでは理解が困難でも，「**実生活**」上の文脈のなかでは適切に理解できる場合もある。一般的原則として，文の長さ，語彙の難しさ，内容の複雑さは理解の程度に直接影響する。

文の理解障害は，個々の単語理解が困難な患者にだけにみられるのではない。一般に最も理解が困難な統語形態は，単語同士の意味的に可逆的な関係がみられ，それらの関係は，語順，文法的形態素，またはその両者によって表される場合である。意味的に可逆的であるとは，語と語間の2種類の関係のうちのどちらによっても等しく適切なメッセージが伝えられることを意味する。最も一般的な例は，2つの生物名詞に，テーマ的役割(例えば，動詞の主語か目的語か)を割り振ることである。これは能動態では語順で示される。受動態では動詞の受動形を示す標識と動作主を示す"by"で表される。能動態の語順(主語-動詞-目的語)は英語では規範的であり，最初の名詞が動作主であると仮定する自己発見的な策略に導く。受動態の理解のためには受動態の2つの標識の存在に気づき，この策略を捨てなければならない。意味的な可逆性を表す統語的操作の別の例は，位置を表す前置詞(例えば "the chair behind the ball" vs "the ball behind the chair")と，所有関係(例えば "the ship's captain" vs "the captain's ship")である。Luria は，意味的に可逆的な関係を「**論理的文法構造**」と呼び，これらの構造の処理が左頭頂葉病変を有する「**意味性失語**」(semantic aphasics)症患者で重度に障害されると主張した。しかしその後の研究は，この形態はすべてのタイプの失語症患者にとって正確な理解が困難であることを明らかにした。

運動性の構音障害

運動性発話の障害は，言語らしき音の産生のための随意的制御がまったく不可能である重度の状態から，音韻論的に複雑な音系列のみに拙劣さが残存するまで程度に幅がある。重度に障害された患者の発話努力は運動制御の一次的障害を示したが，このような解釈を否定する特徴的な行動がある。すなわち，有用な発話表出を依然としてもたない患者が話そうと努力するたびに常同的音節や再帰性発話を起こす場合がある。患者が命じられた語音を模倣したり開始することができないのに，関連する簡単な意見や感嘆詞を時折発する。構音が限定された患者のほとんどは，よく記憶された系列(例えば数系列)を言うことができた。これらの産生のときの構音は実際正常である。回復に従い，よく使われる単語や表現のように限られたレパートリーのなかでは構音の流暢性を取り戻すが，使い慣れない，より長い言葉を発することは依然できないか，非常に拙劣であった。

持続した構音障害はブローカ野深部の病変で最も起こりやすい。Naeserら(1989)は，構音の回復が悪いのは病変が内側梁下束(側脳室前角のすぐ前方)と，脳室周囲の白質の中央1/3を含む場合であることを報告した。なんらかの運動性の構音表出の回復が起こる場合は，病変はより深部には及ばないのが通常である。

重度の構音障害は通常，全失語とブローカ失語の症候群の一部分であり，その場合，言語表出は非常に限られる。しかし，構音障害は文章を形成し発話可能な患者でもみられる。他の言語の側面(すなわち，読み書き，聴覚的理解)の障害を伴わない「純粋な」構音障害は，中心前回脚部の深部白質に限局しそれほど拡がらない病変で時折起こる。これは，「語啞性失語」(aphemia)または「皮質下性運動性失語」(subcortical motor aphasia)と呼ばれる。

呼称障害

名詞，動詞，形容詞，副詞など意味内容を担う語彙項目へのアクセスの障害で，文法的機能のみを有する語，すなわち格を表す前置詞へのアクセスには困難を示さない。喚語困難はすべての失語でみられるが，発話運動，文法など語産生の他の側面との比較によって，呼称障害がどの程度優勢であるかは失語のタイプによって異なる。また，誤反応のタイプや喚語ができない場合の対処の方略にも違いがある。さらに，さまざまなタイプの患者にとって，どのカテゴリーの語が最も困難であるかについても違いがみられる。

主要な特徴としての喚語障害：メッセージにおいて高い情報価をもつ要素(とくに名詞)へのアクセスの障害は，流暢で構音が良好で文法的な発話で，聴覚的理解力が比較的良好な失語症患者でみられる。このような発話パターンは，「失名辞失語」(anomic aphasia)と呼ばれる症状で，以下の失語分類の項で詳しく述べる。

発話が減少した患者の喚語障害：喚語困難は失名辞失語では主要な徴候として目立つが，喚語障害の絶対的なレベルはブローカ失語でははるかに重度である。ただし，ブローカ失語では表現の貧困やかなり制限された文法と構文の問題によって隠されている。実際，これらの患者がアクセスできる少数の名詞が彼らの発話のほとんどである。時に語の置換の誤りがみられる。語頭音の手がかりが与えられると，しばしば目的の単語を正確に言うことができる。

ウェルニッケ失語の喚語障害：流暢だが誤りの多い発話を示す失語症患者は，重度あるいは完全な失名辞を伴うのが一般的である。このことは，自由な談話のなかで，関連性のない，また統語的に一貫性のない構造を伴う，散漫で繰り返しの多い表出によって隠されている。一部あるいは全体が新造語となるだけではなく，意味的に関連のある，または関連のない単語への置換も起こる。それと同じ障害のパターンは絵の呼称テストの場でも観察される。これらの患者はしばしば，目標となる概念の弁別的な意味的表象が障害され，呼称障害の原因が喚語の初期段階にあることが示唆される。

語彙処理過程の二方向性の障害：頭頂-側頭葉後部の広範な病変を有する患者は，発すべき語を喚起することか，検者によって示された語の意味を認知することのいずれかが障害されやすい。患者は，意味を理解せずに単語を復唱する。Luriaが「語の意味の疎外」と呼んだこの行動は，言語系全体と概念の前言語的意味構造との離断を示している。

喚語のカテゴリー特異的な解離：重度失名辞患者で視覚的に呈示された数とアルファベットの呼称が良好に保たれるが，それ以外の解離の例はまれである。例えば，Hartら(1985)は，失語症改善後に唯一残存したのが，果物と野菜の名前の喚語障害であった患者を記載した。SemenzaとZettin(1988)は，固有名詞の喚語のみが障害され，他の点では失語症状のなかっ

た患者について報告した。これらの症例では，問題となる解離を示さない他の患者と明確に異なる病変部位は示されなかった。これらの解離の説明はほとんど推測にとどまっているので，原著を参照のこと。

純粋失読(alexia*)に伴う色名呼称障害は，唯一解剖学的説明がなされているカテゴリー特異的な呼称障害である。後頭葉病変により，孤立性の読字障害を有する患者のなかに，色覚は正常であるが色名を呼称し，理解することができないグループがある。両者の障害を起こす病変は左視覚皮質と脳梁膨大である(詳しくは，読みの障害の項を参照)。

モダリティ特異的な呼称障害：単一の感覚入力モダリティに限定された著明な物品呼称の障害は，視覚(視覚性失語，Freund, 1889)と聴覚(Denes & Semenza, 1975)について記載された。また，左側の触覚性入力に対する選択的な触覚性失名辞は，脳梁病変の患者に一般にみられる(Geschwind & Kaplan, 1962)。視覚・聴覚性失名辞に関与する病変は，それぞれのモダリティの連合野とその近傍に限局し，病変は感覚刺激の言語野へのアクセスの阻害によって起こると考えられる。これらの患者では，呼称以外の課題によって問題となっている感覚モダリティでの知覚的認知は適切であることが示された。

失文法

失文法は，発話表出が制限された形態の1つで，その最も良い定義は，特定の品詞と統語構造に影響する一群の特異的な制限である。失文法の患者はメッセージを伝えるために，情報性の高い単語(名詞，主動詞)に主に依存し，前置詞，助動詞，接続詞へのアクセスが明らかに障害される。失文法の患者はしばしば名詞の前の冠詞を省略し，また代名詞をほとんど用いない。名詞より動詞にアクセスができず，聴き手は時々意図する動詞を文脈から推測しなければならない。動詞の活用は行われず，語幹ないし"ing"形で表出される。病気に関する質問に対する失文法患者の典型的な反応は次のようなものになる。"Stroke. Nine years ago. And hospital... Talking ...no！ Walking ...no！ Therapy, six months... and better" 部分的な改善によって動詞にアクセスしやすくなり，いくつかの完全な文を作ることもできる。しかしその場合でも，主語，動詞，目的語の構造以外を表出することはほとんどない。主要な内容語は表出されるが，文法上必要な冠詞や，名詞と動詞の活用や，他の「小さな」文法用語が欠けている症状を「電文体」と呼ぶ。

失文法はブローカ失語の症候群の一部として最も頻繁にみられるが，前頭葉病変以外にも頭頂葉病変で多く報告された。失文法では通常1～3語の長さの断片的な発話に限られる。しかし，複雑な統語構造がみられるが，冠詞や助動詞，他の文法的形態素が省略される失文法の変形も記載された。

多数の西洋の言語学者によって記述されたように，失文法の特徴はあらゆる言語を通じて普遍的であるように考えられるが，最近の比較言語学的研究(Menn & Obler, 1990；Bates et al, 1991)は，特定の言語に特異的な特徴が多くあることを明らかにした。例えば拘束性の屈折形態素(bound inflexional morpheme)は，屈折性に富んだ言語ではほとんど省略されることはないが，英語ではよく省略される。動詞の語形変化や助動詞や冠詞を用いない中国語では，他の言語で失文法と電文体とされる多くの文が一般的なものとみなされている。

現在，失文法にはまったく異なる推定にもとづく多くの仮説がある。これらのうちで最も初期の仮説は，努力の節約説である。Pickは，失文法を発話産生の困難に対する患者の適応と考え，発話は裸のままの本質的要素のみに制限されるところから「緊急発話」(Notsprache)という用語を提唱した。Goldstein(1948)も同様の見解を支持した。一方Jakobson(1956)は，単なる努力の節約ではなく言語使用の基本的な変化として失文法をとらえた。Jakobsonにとっての失文法とは，統語上の標識は最小限で，単語を名詞的概念として用いる傾向の変化を表すものであった。LuriaはJakobsonの説を支持したが，失文法の患者は陳述能力を喪失していると考えた。すなわち患者は1つの叙述のなかで主語と述語を結合できないために，主語と述語をそれぞれ別個の名詞化された概念として扱うと考えた。不定詞は動作の名称ともいえるため，語形変化をした動詞形の代わりに不定詞が用いられた。

KolkとHeeschen(1990)は，失文法を統語形態にアクセスするための言語学的処理が困難な患者が回避する方略によるものと考えた。彼らによれば，失文法の患者は原則的には最終的に意図する文構造は作れるが，あまりに長い苦痛を避けるために統語を簡略化することを意図的に選択する。しかし重度の失文法の患者は，復唱のかたちであっても文法の形態素の音韻形態の産生に困難がみられた(Goodglass et al, 1967)事実を，上記の仮説によって説明するこ

とはできない。これらの患者では，語の意味的内容と，その音韻実現に接近する能力との間に関連があると考えられる。失文法の包括的な仮説を構築するため努力が続けられている。

錯語

「錯語」と呼ばれる発話の誤りは，ほとんどの失語の患者の障害に必ず伴う特徴。これらの誤りには，音韻を誤るもの（字性錯語または音素性錯語），語を誤って選択するもの（語性錯語または意味性錯語）と，統語を誤るもの（錯文法）がある。字性錯語は，ブローカ失語では，構音の制御レベルに非常に近いレベルでみられる。このような誤りでは，構音障害に帰せられる省拙劣や音韻論的に複雑な子音連鎖の簡略化はみられない。まったく無関係な音や音節の挿入や置換，語内の音の転置を含む音素性錯語がそれ以外の点では正確な構音のなかで「**流暢性失語**」が起こる（次項を参照）。

語性錯語は，すべての失語で認められる。ほとんどの場合，目標語と意味的に関連した語の置換や，前に用いた語の保続である。しかし無関連な語に置換することも珍しくない。語性錯語では意図する単語の意味的属性の表象が明らかに保たれていても起こる。しかし，一部の患者では，意図した概念の基本的意味さえも失われている場合がある。

錯文法は，流暢型失語，とくにウェルニッケ失語に特徴的で，論理的に一貫性のない統語構造を示し，名詞がくるべき所に動詞が来たりその逆になることがある。文法的形態素（助動詞，動詞や名詞の語形変化，冠詞，前置詞）を適切に使える点で，「**失文法**」と異なる。

流暢性失語と非流暢性失語

75～80％の失語症患者では，発話表出パターンが「**流暢**」であるか「**非流暢**」であるかにもとづいて分類できる。非流暢型の患者は，長さが3～4語を超える連続した単語を途切れることなく発することはほとんどない。流暢型の患者は，通常，長さが5単語以上からなる語群をつかえずに発する。Goodglassら(1964)は，発話の途切れごとの単語数にもとづいた「**句の長比率**」(phrase length ratio)により，失語症患者は，「**長い句が優勢な**」タイプ（流暢型）と「**短い句が優勢な**」タイプ（非流暢型）の2つにはっきりと分かれ，中間に位置する患者は比較的少ないと述べた。この観察は，病変部位の前方・後方の次元によく対応することが明らかにされた。ローランド溝後方の言語野病変のある患者は一般的に流暢型であり，前方病変の患者は，非流暢型である。流暢性の概念は，もともとはGoodglassら(1964)によってひとまとまりの単語の長さにより厳密に定義されたものであるが，2つのタイプの発話表出に典型的に伴う長さ以外の発話特徴も含まれるようになった。Benson(1967)は，「**流暢性失語**」の特徴として，とくに失名辞，錯語，良好な構音，良好な文法形態を挙げ，拙劣な構音と失文法を「**非流暢性失語**」の特徴とした。非流暢性失語は，流暢性失語に比べ病変部位の手がかりが少ない。広範な病変をもち，全失語か重度の混合型失語の患者は，非流暢型に分類されるからである。

復唱

ほとんどの失語症患者では，聴覚的に呈示された項目を復唱する能力は，他の言語能力と同程度である。しかし，この能力は，ある種の患者で選択的に保たれ障害されるため，特に注意がはらわれた。「ウェルニッケ・リヒトハイムの図式」は，「**超皮質性感覚**」失語と「**超皮質性運動**」失語の解離を説明する解剖学的根拠を提供した。他の言語機能が重度に障害された患者では復唱の保存はきわめて劇的である。復唱可能な文の長さが正常範囲であるばかりでなく，無意味語の復唱も可能なのがふつうである。文法的誤りを修正して復唱することから（例えば"He lost him hat."→"He lost his hat"），オウム返しの復唱ではないことは明らかである。しかし，無意味な語でも抵抗なく復唱する。一般的には指示されたときにのみ復唱するが，超皮質性失語の患者は，検者の質問に答えようとする際，検者の質問に含まれる言葉の一部またはすべてを用いるのが特徴的である。左視床内とその近傍の出血例でも復唱は保たれていた(Alexander & LoVerme, 1980)。復唱の保存のメカニズムに対するWernickeとLichtheimの説明はおそらく正しくないと考えられたが，復唱がよく保存されている場合は常にブローカ野とウェルニッケ野とそれらを結ぶ組織のほとんどまたはすべてが損傷を免れていた。

復唱が相対的に障害されることは伝導性失語の1つの特徴である。しかし，この復唱の障害は超皮質性失語でみられる復唱の保存ほど明確ではない。一部の研究者(Dubois et al, 1964)は，伝導性失語の障害の定義を，復唱に特異的であるとすることに疑問を投げかけており，Duboisらはその障害を構音にみられる情報量の負荷が最大になった時点で起こる障害として解釈し，その状況は復唱ではしばしば起こるが，自由会話ではそれほどみられないと考えた。

読字障害

通常，ほとんどの失語症患者の読みの障害は聴覚理解障害の重症度に並行する。しかし，この原則には多くの例外があり，そのような例外は，読みにかかわる多くの認知過程や，視覚入力と聴覚言語システムとの相互作用にかかわる解剖学的構造と照合することによって特定できた。この例外は，解剖学的構造の障害に関連した選択的障害や，言語野の局在が未知である認知的下位過程の選択的障害のかたちをとる。読みに関与する解剖学的構造は，両半球の視覚皮質，視覚連合野，脳梁膨大を介する交連線維，左半球内でこれらと角回を結ぶ連絡にある。角回は視覚性の文字形態と聴覚言語の連合を仲介すると考えられる。最もはっきりしている認知的要素は，文字として認知する能力，文字系列を音韻の連鎖と連合する能力，日常の語彙単位を即座に「**語全体**」として音韻と連合させる能力と，そのような語彙単位から音韻を必ずしも喚起させずに意味情報を引き出す能力である。これらは，アルファベット言語の読みで一般的に認められている要素である。これらの要素は中国語のような表意文字を用いる言語ではまったく異なる価値を有する。

失語性失読：ほとんどの失語症患者では，障害された読みの能力は，言語理解力の障害による二次的なものにみえるが，個々の特徴を集めてみると多数の規則性がある。①機能障害が重度であっても，記号としての認知は保存される。すなわち患者は文字を呼称することができなくても字体や書体が異なる個々の文字の異同の判断は可能である。②中立的な語に比べ，強い情動を表す語が理解される。また正確な理解力は失われても，語の暗示的または分類的な意味の理解が残存しているため，同じカテゴリーに属する語の中から特定するより，異なるカテゴリーの語が混ざっている語のリストの中から語を特定するほうが容易である。③動詞よりも名詞，文法的機能語よりも動詞の認知がやや良い傾向がある。しかし，単語を全体として認知する技能が保たれ，文字-音韻変換能力が一部残存している場合には，語の認知に対する品詞の影響は少ない。④文章の理解では，文やパラグラフの聴覚的理解の場合と同じように統語上の複雑な影響を受ける。

認知的解離と失読：Marshall と Newcombe (1973) が「**深層性失読**」(deep dyslexia) の症候群を記載して以降，読みの認知的要素が解離することが大きな理論的な重要性をもつようになった。この症候群では，患者は発音可能な文字列や日常の単語全体をみても音韻表象を得ることができない。したがって，非単語(例えば fazz)の音を認知したり，"fone"のような偽同音単語(pseudohomophone)を同音の文字単語の"phone"や絵とマッチングさせることができない。しかし，書かれた語の意味の把握は比較的正確であり，それを正しく言うこともできる。しばしばその音読による口頭表出は，"dark"という語を呈示されたとき，"night"と読むなど，刺激と意味的にのみ関連した語に置換する。書かれた語の正確な音読ができるかどうかは，その語の意味的属性と強く関係する。すなわち音読は，具体的な語で一番よく，抽象名詞や動詞では劣り，文法的機能語ではほとんど音読不能である。語形変化と派生的な接辞は省略されたり置換される(例えば"bakery"が"bake"となる)。よくみられる症状は音読時に出現するが，適切な多肢選択テストを用いれば声を出すことができない患者でも障害を明らかにすることができる。深層性失読は，失文法のブローカ失語の患者で一般的に起こるが，流暢性失語患者でもみられる。

深層性失読より一般的ではないが，同様に興味深い問題は，「**表層性失読**」(surface dyslexia) である。これは，音読の障害として現れる。表層性失読を有する患者は，音節の分節化や複数の形態素からなる単語の構成要素である形態素を認知できない。しかし，基本的で規則的な音声規則を文字連鎖の発音に適用することはでき，しばしばこれらの規則を不適切に適用し，語の分節化を誤って読む。例えば，"home"を"hommee"と読んだり，"carrot"を"car rot"と読む。意味は患者の読みかたに左右されるため，しばしば書かれたものとはまったく無関連な解釈をする。

解剖学にもとづく孤立性の読字障害：失書を伴わない失読(「**純粋失読**」，「**純粋語盲**」，「**逐字読み**」とも呼ばれる)は，Dejerine (1892) によって初めて解剖学的に報告された。この障害では，患者は読み以外の言語機能が保たれたまま，語の視覚認知能力がまったくあるいはほぼ完全に失われる。書字は正常だが，自分の書いたものを読み返すことができない。多くの場合，個々の文字の認知は可能で，語を沈黙の綴り読みによって認知することができる(そのため逐字読み者と呼ばれる)。失書を伴わない失読の症例のほとんどは，左視覚皮質と脳梁後端部(膨大部)に障害がみられる。このため右視野に半盲がみられ，右視覚連合野から言語処理が行われる左半球へ向かう視覚情報が転送されな

い。まれに純粋失読が左後頭葉病変のみで起こり、それは、同側半球内で、視覚連合野から言語野のアクセスが離断されることによって起こると考えられる。損傷のある大脳構造は、左大脳動脈の灌流域にあり、障害は通常この動脈の閉塞で起こる。

失書を伴わない失読の標準的な解剖学的説明は、純粋な感覚入力の離断と考えるため、言語学的に条件づけられた誤りのパターンをあらかじめ予測することができない。例えば、これらの患者は口頭で綴りを言われたり、指先に触覚的に綴られた語を理解することに問題はない。しかし、語の認知では意味的効果がみられる場合もある(例えばCoslett & Saffran, 1989)。Farah(1990)は、過去に報告されている証拠を検討し、純粋失読は単純な離断というよりは、高次の視知覚の障害であると考えた。

角回の失読失書：Dejerineはまた、角回病変による読み書きの複合的障害の症候学と解剖について初めて記載した。角回は、重度の失名辞でしばしば損傷される領域であるため、口頭言語が完全に保たれていることはほとんどない。これらの症例では、口頭で綴りを言われて単語を解読し、語の綴りを言ったり綴ることができない。

書字の障害

書字の障害(失書)は、左半球前方の言語野内と後方言語野内のさまざまな部位の損傷で起こる。書字障害の言語学的側面は、喚語、統語、失語性失書にみられる錯書など口頭言語でみられる症状の鏡像であるが、多くの例外もあり、ここにそれをまとめる。書字は認知的要素に依存する点で読字とよく似ている。その認知的要素は、語彙より下位の文字連鎖の音韻-書字素変換、単語全体の語彙的根拠にもとづいた音韻-書字素変換、音韻の仲介なしに直接的に綴りから意味を喚起することである。読字同様、音韻チャンネルの選択的な離断があり、意味的に喚起される綴りの連合に完全に依存するため、書字機能は不完全にならざるを得ない。

書字運動は、左前方言語野病変の影響を強く受けやすく、発話表出能力をいくぶん有する患者でも、文字形成のレベルで重度に障害される。前方病変の患者では、筆記体はしばしばブロック体に完全に置き換わる。

書字(アルファベット言語の)は、次のような点においてもユニークである。すなわち、書字言語の想起は、抽象的に表象された文字連鎖によって仲介され、それらの文字連鎖は筆記体、活字体、タイピングなどさまざまな書字の手段同様、口頭で綴りを言う際に自動的に表現される。

失語性失書：書字技能の障害は、通常大きな要素から小さな要素に至る厳密な階層性に従う。文字形成の障害は、通常は綴りに関する知識の障害を前提としている(ただし失行性失書を除く)。語全体の綴りの賦活へのアクセスが障害されると、患者は、書字のために語を再構築する際のあらゆる連合チャンネルに訴えようとする。すなわち、視覚性記憶と書字運動性記憶が下位語彙層の音声学的知識とともに語彙の2、3の文字を誘導し、視覚性記憶は主に語尾の文字選択に関与する。しかし、視覚性記憶はきわめて信頼性の低い連合モードであるため、文字の転置を起こし、文字列の完全な想起を促すことはまれである。文章の書字は通常、語の書字の良好な回復が前提となり、口頭言語のレベルによって厳密に制限される。

書字の認知的解離：音韻性書字障害(phonological dysgraphia)、深層性書字障害(deep dysgraphia)、表層性書字障害(surface dysgraphia)は、それぞれの呼称の読字障害とよく似ている。対応する読字障害同様に、それらは語レベルでの想起障害に関連している。例えば、深層性書字障害では、書き取りの際に言われた語と意味的には関連するが構造的には無関係な語を書く〔例えばある患者は、"agricultural"という単語を聞いて、"industrial"と書いた〕。深層性失読同様、動詞よりは名詞、文法的機能語より動詞がよい。CaramazzaとHillis(1991)は、名詞(よく保たれる)と動詞(重度に障害される)の書字能力が顕著に解離している症例を記載したが、口頭表出ではそのような解離はみられなかった。Caramazzaらはこの症例を、同様の名詞と動詞の解離が発話でのみみられ、書字ではみられなかった別の症例と対比することができた。

書字の選択的障害：純粋失書の症例は、多くの異なる解剖学的病変部位で報告され、純粋失書を説明するための意見の一致した解剖学的モデルは現在のところない。Exner(1881)は、第二前頭回を純粋失書の病変部位であると提唱したが、この主張に対する支持は少ない。より一般的に、他の言語障害と比較して不均衡に重い失書が頭頂葉損傷に伴ってみられる。角回病変により失読失書を呈する一部の症例では、失書は失読よりもはるかに重度で持続的である。

失語の分類

上記に記した症状は、臨床的一群のとして現れる。これらの症候群の多くは、非常に規則的

に，最小限の相異で起こるため，多数の研究者の分類法によって命名された失語症の症候群の基礎となった。症候群に関する次の要約は，「ウェルニッケ・リヒトハイムの図式」にもとづいて発展し，広く用いられた用語にもとづく。

非流暢性失語

ブローカ失語：重度の発語の制限，努力性の構音，きわめて短い発語，比較的良好な聴覚性理解力を示す。通常，語彙へのアクセスは強く制限される。失文法がよくみられるが，一般的ではない。書字はよく使われる語だけに限られる。軽度の場合には，書字は発語の失文法の鏡像を示す。読字は通常書字よりも障害が軽度である。病変は通常，ローランド溝前部の皮質発語領域とそれに近接する白質を含む。

超皮質性運動性失語：自発的に発語を開始したり，質問に答えて文章を形成することが重度に障害される。復唱はよく保たれ，正常な構音と文法構造の完全な再現能力を有する。一部の患者では呼称能力が保たれ，質問にも短く正確に答えることができる。復唱における発語の流暢と時折開かれる完全な文章の「表出」は，「非流暢」対「流暢」の分類を疑わしいものにする。聴覚性理解と読字は通常よく保たれる。書字は発語と同様に制限される。通常は，ブローカ野の前上部の領域の比較的小さな，一部ブローカ野にかかる皮質下深部の病変と関連する。

語啞性失語：発語運動表出の障害で，努力性が強く，歪んだ構音が特徴的であり，音節ごとに途切れたプロソディー（韻律）を示すが，各音節に母音は完全なかたちで含まれる。構音以外の側面では言語機能の障害はなく，統語，読字，書字，聴覚的理解は保たれる。通常は，中心前回下部の深部白質小病変で起こる。

全失語：発語運動の表出は実質上完全に喪失するが，一部の患者では，話そうとするたびに短い常同的な発語がみられる。聴覚的理解は単語レベルまで制限されるが，時々，自分に関する簡単なコメントや質問を理解する。読み書きは実用レベル以下である。通常，前頭葉と側頭葉の言語領域から皮質下に広がる広範な病変がみられるが，深部側脳室と側脳室前角周囲領域まで前方に広がる完全な皮質下病変で起こる。

流暢性失語

ウェルニッケ失語：顕著な聴覚的理解障害と錯語が多い流暢な発語が特徴である。発語の誤りには通常，語性錯語と音素性錯語や，論理的な統語上の一貫性を欠いた（錯文法）文章がみられるが，冠詞，代名詞，前置詞の適切な使用など文法的形態は保たれる。新造語（ジャルゴン）がみられ，それが発語を占拠する。重度の症例では，錯語によるジャルゴンがみられ，過度に流暢で，発語速度は速く，発語が中断されることに抵抗する。患者は発語の誤りには気づかない。失名辞は通常重度か完全に障害されている。読み書きの障害はさまざまで，口頭言語よりもはるかに良い場合があり，機能しないこともあり，それは病変がどの程度後部言語野（頭頂-側頭）に及ぶかによる。病変は上側頭回後部で，前部言語領域は完全に保たれる。

伝導性失語：流暢な発語が優勢であり，構音は良好で，時々，音や音節の転置，置換，省略と関連する語の音韻的産生の障害が散在する症状（音素性錯語）によって特徴づけられる。産生の困難は通常，検者の後について語や文を復唱しようとする際に顕著となる。一部の研究者によって復唱の失語と定義されたが，復唱障害が中核であるとする考えかたは否定された。聴覚的理解は比較的保たれているか，正常である。通常，患者は自分の誤りに敏感に気づき，音の産生を修復しようと多くの試みを行い正しい音に到達する（**接近行為** conduit d'approche）。読みはごく軽度に障害され，書字は通常機能するが，綴りの障害が報告された。病変は限局し，縁上回が優勢であるが，島と側頭葉を含む，シルヴィウス裂周辺領域の特定部位の損傷によるとする報告もある。

超皮質性感覚性失語：流暢で錯語の多い発語で，聴覚的理解の障害を伴うが，文の復唱能力は完全に保たれている。自分の言っている言葉の意味が把握できないが，復唱は完全である。失名辞は通常，重度である。一部の患者では，「**語義の疎外**」（alienation of word meaning）ないし意味を伴わない空疎な復唱が特徴的で，他の患者では，「**空疎な音読**」（empty oral reading）がみられ，書かれた文章を単語の意味理解なしに流暢に音読する。しかし，機能的な読み書きができない患者が多い。病変は通常，角回から下方の側頭-後頭接合部深部に至る弓なりに拡がる皮質下領域である。

失名辞失語：流暢で，構音も良好であり，文法的にも正常な発語表出だが，メッセージを伝えるための情報を担う語を表出する障害が特徴である。名詞の想起が最も難しいが，文法的な語を除くどの品詞も障害される。聴覚的理解は通常，非常に良好で，読み書きも障害されない。病変部位はいくつかに広く分布し，明確な病変は角回であるが，下側頭回病変や前頭葉の小さな皮質下病変がみられる。

【文献】

Albert, M. L., Goodglass, H., Helm, N. A., Rubens, A. B., & Alexander, M. P. (1981). *Clinical aspects of dysphasia*. Vienna: Springer.

Alexander, M. P., & LoVerme, S. R. (1980). Aphasia after left hemisphere intracerebral hemorrhage. *Neurology, 30*, 1193–202.

Bates, E., Wulfeck, B., & MacWhinney, B. (1991). Cross-linguistic research in aphasia: an overview. *Brain and Language, 41*, 123–48.

Benson, D. F. (1967). Fluency in aphasia: correlation with brain scan localization. *Cortex, 3*, 373–94.

Caramazza, A., & Hillis, A. E. (1991). Lexical organization of nouns and verbs in the brain. *Nature, 349*, 788–9.

Coltheart, M., Sartori, G., & Marshall, J. C. (Eds), (1980). *Deep dyslexia*. London: Routledge and Kegan Paul.

Coltheart, M., Sartori, G., & Job, R. (Eds). (1987). *The cognitive neuropsychology of language*. Hillsdale, NJ: Erlbaum.

Coslett, H. B., & Saffran, E. M. (1989). Preserved object recognition and reading comprehension in optic aphasia. *Brain, 112*, 1091–110.

Denes, G., & Semenza, C. (1975). Auditory modality-specific anomia-evidence from a case of pure word-deafness. *Cortex, 11*, 401–11.

Dubois, J., Hécaen, H., Angelergues, R., Maufras de Chatelier, A., Marcie, P. (1964). Étude neurolinguistique de l'aphasie de conduction. *Neuropsychologia, 2*, 9–44.

Farah, M. (1990). *Visual agnosia*. Cambridge, MA: Bradford.

Geschwind, N. (1965). Disconnexion syndromes in animals and man. *Brain, 88*, 237–94, 585–644.

Geschwind, N., & Kaplan, E. (1962). A human cerebral deconnection syndrome. *Neurology, 12*, 675–85.

Goldstein, K. (1948). *Language and language disturbances*. New York: Grune and Stratton.

Goodglass, H., & Budin, C. (1988). Category and modality-specific dissociations in word comprehension and concurrent phonological dyslexia. *Neuropsychologia, 26*, 67–78.

Goodglass, H., Fodor, I., & Schulhoff, C. (1967). Prosodic factors in grammar-evidence from aphasia. *Journal of Speech and Hearing Research, 10*, 5–20.

Goodglass, H., Quadfasel, F., & Timberlake, W. H. (1964). Phrase length and the type and severity of aphasia. *Cortex, 1*, 133–53.

Hart, J., Berndt, R. S., & Caramazza, A. (1985). A category-specific naming deficit following cerebral infarction. *Nature, 316*, 338.

Head, H. (1926). *Aphasia and kindred disorders of speech*. New York: Macmillan.

Kolk, H. H. J., & Heeschen, C. (1990). Adaptation symptoms and impairment symptoms in Broca's aphasia. *Aphasiology, 4*, 221–31.

Luria, A. R. (1970). *Traumatic aphasia*. The Hague: Mouton.

Marshall, J., & Newcombe, F. (1973). Patterns of paralexia: a psycholinguistic approach. *Journal of Psycholinguistic Research, 2*, 175–99.

Menn, L., & Obler, L. (1990). *Agrammatic aphasia*. Amsterdam: Benjamins.

Naeser, M. A., Palumbo, C. L., Helm-Estabrooks, N., Stiassny-Eder, D., & Albert, M. L. (1989). Severe non-fluency in aphasia: role of the medial subcallosal fasciculus plus other white matter pathways in recovery of spontaneous speech. *Brain, 112*, 1–38.

Semenza, C., & Zettin, M. (1988). Generating proper names: a case of selective inability. *Cognitive Neuropsychology, 5*, 711–26.

Warrington, E., & McCarthy, R. (1985). Category-specific access dysphasia. *Brain, 106*, 859–78.

Warrington, E., & McCarthy, R. (1987). Categories of knowledge. *Brain, 110*, 1273–96.

Warrington, E. K., & Shallice, T. (1984). Category-specific semantic impairments. *Brain, 107*, 829–54.

Yamadori, A., & Albert, M. L. (1973). Word category aphasia. *Cortex, 9*, 83–9.

Zurif, E. B., Caramazza, A., & Myerson, R. (1972). Grammatical judgments of agrammatic aphasics. *Neuropsychologia, 10*, 405–17.

Harold Goodglass

aphasia therapy　失語治療法　失語の言語治療(speech therapy for aphasia*)の項を参照

aphemia　語唖性失語　構音不能(アナルトリー)(anarthria*)の項を参照

apractagnosia(apractognosia)　失行性失認
　失行(apraxia*)と失認(agnosia*)の特徴が同時に認められる失行。一部の研究者は構成失行と同義とみなしているが，**空間関係の失行性失認**という適切な名称をつけて構成失行と明確と区別した研究者もいた(Hécaen et al, 1956)。空間関係の失行性失認は，空間情報の操作に

障害が認められる視覚性失認の1つと考えられている。これらの空間情報の認知と利用の障害は、視覚性構成障害、空間性失読、失書、失計算、変形視症(metamorphopsia*)や、半側身体失認とも密接に関連している。これら一群の障害には、地誌的概念の障害〔自己空間運動障害(planatopokinesia*)〕と、半側空間失認が含まれる。半側空間失認は現象的には半側無視と同じであるが、「**失認**」という用語を用いることによって、障害が注意によるものではなく意味的性質のものであること示している。しかし、無視(neglect*)に関する近年の考えかたは、現象に対するこの説明を否定するのが一般的で、注意による説明を支持している。

失行性失認は頭頂-後頭接合部の損傷によって起こる。この用語は現在はほとんど用いられないが、歴史的には重要である。

【文献】
Hécaen, H., Penfield, W., Bertrand, C., & Malmo, R. (1956). The syndrome of apractognosia due to lesions of the minor cerebral hemisphere. *Archives of Neurology and Psychiatry*, 75, 400–34.

apraxia　失行

感覚消失や不全麻痺、運動性の脱力がみられない状態で随意運動ができない症状。運動行為を命令下で行う場合や文脈と解離した状況で指示されて行う場合に、失行は最も著明になる。この問題を起こす決定的な点は、行為の企図的な側面であると考えられる。運動が偶然あるいは決まりきった作業の一部としてなされるような状況では、障害は明らかではない。この特異な症状に関してテスト場面と日常生活の間に著しい解離が存在する。失行のなかには、テスト場面以外ではほとんどみられず正常機能にほとんど影響がなく、ごく限定された行為に関して明らかとなる型がある。

失行という用語は、Steinthal(1871)が物品の随意的使用が困難な症例を観察、記載したことに由来する。1890年にMeynertは物体の認知障害と運動行為に関する記憶の喪失と異なる概念であることを明確にした。この障害の真の複雑さを明らかにし臨床現象として認識することを促したのは、20世紀になろうとする頃のLiepmannの研究である。一部の研究者の意見によると、失行という用語はかなり漠然と使われるようになり、現在ではその名を冠する原著に記載された障害とほとんど類似性のない症状を呈するいくつかの障害にも用いられている。現在では一般的に失行として主要な型は4つあり、別に失行と呼ばれる障害がいくつかあることが知られている。

観念運動性失行

観念運動性失行はおそらくあらゆる失行性の障害のなかで最もよく研究されている。これは命令に従うものであれ模倣であれ、単純な身ぶりの障害をさし、多くの場合、より複雑な動作の遂行能力はよく保たれている。De Renzi (1989)が「患者は何をすべきかを知っているが、それをどのようにしたらよいかわからない」と述べたように、観念運動性失行の存在をテストするための身ぶりには、敬礼やさようならと手を振るなどの象徴的行為、壁に釘をかなづちで打ちつけるなどの物品操作、単純な無意味動作を行うなどがある。例えば敬礼するように指示すると患者はあるやりかたで手を挙げる必要があることに気づいているが、混乱しているようで完全に動作を終了できなかったり、手を正確に位置づけることができない。1つの道具を使うふりをするように指示されると、身体部分で置換がみられる。例えば櫛を使うふりをするように言うと、患者は自分の手自体を見かけの櫛の代わりに使うことがある。

この型の失行を調べる際に患者に身ぶりを模倣する能力自体が残されていることを調べておくことが肝要である。これは失行と同時に言語障害が起こることが多いため、とらえられた行為の障害が言語理解の障害によるものではないことを確認するのに役立つ。有意味な身ぶりに比較して無意味な動作で障害がより顕著であるかどうかについては多少の議論があるが、両者とも試してみるべきである。しかし、De Renzi (1989)は模倣の場合は、両者の区別は重要でないと述べた。

観念運動性失行が起こる病変が正確にどの部位にあるかに関し文献上いくつかの論争がある。しかし、優位半球後方領域、とくに頭頂と側頭-頭頂領域の病変が重要であることは一般に受け入れられている。それ以外の領域での病変は離断現象を起こすが、この点に関しては後述する。

観念性失行

順序立った連続する動きを要求する動作ができない状態。個々の要素的動作は保たれているが各要素の論理的順番が失われる。例えば箱からマッチを取り出してそれに火をつけるように指示された患者が、個々の要素の順序を誤りマッチをつけることができない場合がそれにあ

たる。1つの要素に関しての保続，複数の要素の順序の変化や，単に重要な要素の省略などの場合がある。

繰り返し学習し，高度に自動的となった課題に対し高い成功率を示すが，実行した回数が少ないためにいっそう思考と注意が要求される課題ができない場合がある。要求された動作が長く，複雑な場合は要求される注意と処理の水準が課題に対する成功に影響する重要な変数となる。観念性失行は課題を通じて顕著な多様性を示すことが特徴である。患者は比較的複雑な動作を模倣できるが，口頭で指示した場合にはできない。同様に患者は道具に手を触れることができる場合は道具の使いかたを提示できるが，抽象的な文脈では道具についての概念を示すことができない。この型の失行は両側性病変で，通常，優位半球後方領域，とくに頭頂葉病変に起因すると考えられた(Lishman, 1990)。

観念性失行はいくつか異なった方法でその概念が作られてきた。ある研究者は実際に道具を使用したときにのみ障害が明らかになるので，観念性失行を道具使用の障害と考えた(De Renzi et al, 1968, Ochips et al, 1988)。Lehmkuhl & Poeck(1981)など別の研究者は，この失行は道具使用に関連した概念的知識の喪失ではなく1つの動作を完了するために必要な行為の概念的組織化の障害と考えた。しかし一般に多くの研究者は，この型の失行は道具や物品の連続操作に一連の複雑な行為が必要なときの観念的計画性の障害が原因であると考えた。

観念運動性失行と観念性失行を真に区別できるかどうかに関してはさまざまな議論がある。観念運動性失行は，観念性失行のない状況で起こることがことは比較的はっきりしているが，観念性失行は，観念運動性失行のない状況で起こるか否かについて議論が多い。Liepmann(1900)はこの問題に関する彼の最初の論文の中で，観念性失行は単に観念運動性失行の極端な型であると述べた。Zangwill(1960)が再びこの問題を取り上げ，観念性失行に共通にみられる道具の使用にみられる障害は運動計画の障害を反映するもので，概念的障害には関係しないと考えた。しかしその後の研究はこの2つの障害の間に解離が存在することを確認した。De Renziと Luchelli(1988)は，20名の左半球損傷患者で，一連の動きのなかで物品を用いるテストと単に1つの動きの模倣を要求するテストの遂行能力の間に相関を見出さなかった。重度の観念運動性失行例のなかには，運動計画の障害が強いために誤りが観念的問題によるのか運動計画障害によるのかを決定するのは困難なほど，道具や物品の操作が強く障害されることがあると指摘された。

観念性失行を独立した臨床像としてみられることの有効性に疑問を投げかけるもう1つの問題点は，その失行が全般的な知能低下と共存して観察される頻度が高いことである。例えば言語障害，感覚障害，意識不鮮明など2型の失行に合併する臨床症状間に多少の類似性があるにしても，これらは一般に観念性失行がみられる症例でより重症であると考えられた。しかし，De Renzi ら(1968)はレイヴンプログレッシブマトリックステスト(視覚性推理の測定)を観念性失行のみられる左半球損傷患者に行い上記の考えを検証したが，このグループの成績と観念性失行のない群の成績とほとんど差がなかった。

観念性失行は，タバコに火をつけるような多数の物品の操作を必要とする連続的行為の失敗によって最も容易に起こると一般に考えられている。しかし，単一の物品を操作する際にも起こる。Morlass(1928)は，この問題を考察し，観念性失行は失認の一型であり，物品使用に対する失認であると考えた。患者は物品名とその使用法について述べることができるが，物理的にどのように使うかを示すことができなかった。De Renzi(1989)はそれを失認というより意味性の健忘とみなすのが正確であると考えた。患者は特定の物品の使用に関係する情報の記憶痕跡を見つけ出すことに失敗したと考えた。

構成失行

1922年にKleistによって他の失行とは異なる失行の一型として初めて記載されたが，Liepmannが重要視した基準の多くにそれが合致しないため，長い間先行と考えてよいか疑問視された。構成失行は個々の運動動作が無傷の状況下で課題遂行の空間的側面に障害が起こる。問題は純粋に視知覚や随意運動にあるのではなく，むしろ視知覚領域から随意運動の領域への情報の伝達能力に障害があると考えられた。

単純な幾何学図形を模写したり，モデルなしで描く方法で空間を表現する課題を患者に与えたときに障害が明らかとなる。単純な図形を模写する場合とモデルなしで図形を描く場合でも，障害は同じように起こった。Hécaen(1978)はこれらの課題で観察される一連の誤りを明らかにした。単純化や再生された図形が手本にきわめて接近して描かれ実際に重なり合うクロージングイン(closing-in)現象，頁上の配

列が逆転あるいは回転する空間性の定位障害，垂直・水平軸の障害などである。三次元で構成能力をテストすることも重要である。これはBenton's Three-Dimensional Praxis Test, Koh's Block Test, ウェクスラー成人知能評価尺度・改訂版のBlock Design下位テストでテストされた。課題が複雑であったり三次元である場合にのみ障害が明らかになった。

大脳半球間の相違が研究の流行となる時代になってはじめて構成失行に関する考えかたに有意な変化がみられるようになった。左半球損傷と比較した右半球損傷者の間で観察される相違点に主要な関心の焦点が当てられた。多くの研究の結果は，構成失行は左半球損傷より右半球損傷患者で高頻度にみられ重症であることが明らかにされた。しかし，最近の報告はこの知見を疑問視し，2群でみられた誤りの量ではなくその質により重点が置かれるようになった。

右一側性損傷の患者と左一側性損傷の患者の間のさまざまな課題に関する質的相違には次のようなものがある。左半球損傷の患者は作図を簡略化し，手本より使用される線の数が少ない。彼らは操作を多く必要とする課題の成績が悪い。手本を呈示することで彼らの課題遂行能力が改善し，図形の全体としての空間配置が維持される。右半球損傷患者では，作図に対する取組みかたが無秩序で，複雑な図形や三次元の図形の処理が困難となる。使用される線の数が増し，作図が細かな構成になっている。患者は図形のさまざまな箇所の空間的配列を誤りやすく，左側無視の証拠がしばしばみられる。これらの広範囲にわたる観察から，この型の失行を起こす別個の2つの要素が関与すると述べる研究者もいる。右半球損傷後の構成失行は知覚障害によるものと考えられるのに対し，左半球損傷後の構成失行は実行機能障害，すなわち運動計画に欠陥があるために起こると考えられた（Warrington, 1969）。

構成失行では伝統的に頭頂葉の損傷の関係が論じられてきた。McCarthyとWarrington (1990)が観察したように，これは上述した誤りによく合致していた。しかし，構成失行はより前方病変を有する患者でも観察された。Luriaらは，前頭葉の損傷により空間的に複雑な見本を正しく再生するのに必要な計画と組織化が崩壊するため構成失行が起こると主張した。この例の場合，それは計画性と企図性の問題となる。

構成失行が起こるのに必要な損傷の特徴があるとすれば，通常いくつか別の臨床症状が伴うことである。左半球損傷が原因の構成失行ではしばしば後方に基盤をもつ言語機能の損傷が同時に起こり，時にゲルストマン症候群やその要素のいくつかがみられる。右半球損傷の場合はしばしば身体空間認知の障害と身体外空間認知の障害を伴う（Hécaen, 1978）。左半球損傷でこの型の失行を呈する患者にはしばしば流暢性失語が伴う。Mesulam(1985)は言語障害がこの症状に影響を与えるが，合併は両症状を起こす領域が接近していることによるものであると考えた。

口部失行

口顔面失行ともいわれ，口部失行は口頭で指示された顔面，口唇，煩，舌，咽頭，喉頭の精巧な動きができないことが特徴である。これはHughlings Jackson(1878)によって初めて記載された。ストローを吸うことや舌を突き出す真似をする課題ができない。それは象徴的意味合いの身ぶりを障害するだけでなく，無意味動作を模倣するときにもみられる。HeilmanとRothi(1985)が指摘したように，これらの患者は模倣では有意に改善がみられないが，ストローなど実際に物品を用いると改善がみられる。他の型の失行同様，口部失行は通常，命令による運動の際のみにみられない日常生活のなかで偶然行われた運動は保たれていた。

TognolaとVignolo(1980)は，口部失行に関する研究で，障害が前頭や中心弁蓋と島前部病変に関係することを明らかにした。口部の3つの連続した動きを模倣することを要求した別の研究では，その失敗は左前頭領域や左頭頂領域など，前の研究とは異なる領域の病変と関連することが明らかになった。しかし，De Renzi (1989)は，連続した動作を成功させるには補足的でおそらく無関係な機能が要求されるので，口部失行をテストするには単一の動きだけをみるのが適当であると考えた。この動きを計画，組織化するために重要な領域が皮質前方部で，それ以外の領域の病変はおそらく運動命令の転移などの機能に影響するだけであるとDe Renziは考えた。

今日ではある種の表出性言語障害，例えばブローカ失語を「**発語失行**」と呼ぶのが一般的である。この用語の使用は，発語失行が口部失行になんらかのかたちで関連していることを示唆している。しかし，De Renzi(1989)は，発語失行が真に口顔面失行の「**構音に関する部分的症状**」であるかどうかに疑問を抱いている。さまざまな研究が2つの障害に密接に関連性があることを示しているが，両者の解離を示すものもあ

る。現在得られている証拠から判断すれば，実際には比較的独立した2つの機序が関与すると考えるのが安全であると考えられ，De Renziが述べたように，2つの障害で観察される関連は口顔面運動と発話に寄与する運動の2つの運動連合野が隣接することを反映していると考えられた。このことは，口顔面失行が産生の流暢な伝導性失語に合併した症例からも，追認される。

また，口顔面失行と肢節失行の間に関連性が存在するかどうかも疑問視された。肢と口顔面の動きは同一機序によって支配されているのだろうか。Raadeら(1991)は，自験例の研究で足の動きと口顔面の動きの間に関連性がないことを明らかにした。彼らは，運動の性質，すなわちそれが他動的なものか非他動的なものかに対応して表れる障害は2群でそれぞれ異なり，2群の神経病理が異なっていると述べた。彼らは，この2つの障害の基礎をなす機序が機能的に独立していると考えた。

着衣失行

失行という用語は，観念運動性失行や観念性失行のように，既知の障害の特徴とある点で似た別の症状に対しても用いられた。このような症状の1つがBrain(1941)が初めて記載した着衣失行である。患者は自らの身体に衣服の各部分を正確に合わせることができない。上衣を前後反対に着て，腕を襟穴に通し，とくに問題となるボタンとひもはそのままである。ほとんどの人が何も考えずに服を着る自動的で決まりきった行為すべてが失われる。

着衣失行は通常，視空間障害や構成障害のような右半球病変に伴う障害と考えられた(Hécaen, 1978)。単独にみられることはまずない。他の障害なども伴うため，他の失行型から独立した実体を表現しているという考えかたはかなり疑問視されてきた。これは観念運動性失行，半側無視，身体像の障害，空間定位障害など基礎とする症状の特殊な現れかたにすぎないとみなされた。しかし，着衣失行が独立した症候であるという概念を否定するためには，この型の失行が物品操作や身ぶりの障害などの別の関連症状を伴わないのかという理由を述べる必要がある。解剖学的にはとくにより後方領域の両側性や一側性右半球病変に伴って症状が現れる。

肢節運動失行

一部の研究者が失行と称する随意動作障害のことで，複雑な動作でも単純な動作でも運動の巧緻性と繊細さが障害される(Lishman, 1990)。症状は筋肉の複雑性よりも，課題の精神運動的な複雑性に関連しているようで，特定の筋群にのみ孤立してみられる。Lishmanが指摘したように，これを失行と認めることに疑問が投げかけたのは主に不全麻痺の特徴みられるからである。

失行のモデル

Liepmannが最初に失行について発表してから90年の歳月が流れたが，最近の学説と比較されるのは今でもLiepmannの学説である。Liepmannは，失行の多様な型はすべてある機構の障害によって起こるもので，その機構の異なった水準の障害にそれぞれの型が対応すると考えた。Liepmannは3型の失行について報告し，観念性失行は1つの運動の概念と観念の貯蔵や形成段階の障害にもとづくと考え，観念運動性失行は1つの運動計画を形成する役割をもつ脳の領域が実際の運動出力を支配する領域から孤立していることによるものと考え，最後に肢節運動失行は特定の運動に対する記憶痕跡(エングラム)の消失によって起こると考えた。このようなLiepmannのモデルをGeschwind(1965)が復興，普及させた。Geschwindは，失行を離断現象と考えた。とくにGeschwindは優位半球の語・概念処理領域と運動連合皮質間の連絡の離断によって人は左右いずれの手が指示に従って動くことができなくなると考えた。この2領域の連絡は弓状束を介し，例えば人が右手で命令を実行するように言われたときに用いられるのはこの経路である。指示が左手を用いることを意味するものであれば，インパルスが左の運動野から右の対側領域に脳梁を介して伝わらなければならない。このモデルから，左頭頂領域や弓状束に病変があると，指示を理解できるが，行為に変換できないと予想される。しかし，HeilmanとRothi(1985)が指摘したように，このモデルでは模倣能力が残存することになるが，多くの場合，模倣は不可能である。上述のモデルに代わるものとしてHeilmanら(1982)は，左頭頂葉が「**視覚運動感覚性の運動記憶の痕跡**」を貯蔵している可能性を指摘した。これらの運動記憶の痕跡がある特定の運動に関する情報を運動連合皮質に供給し，次に運動連合皮質は特定の動きができるように必要な筋肉支配のプログラムを運動皮質に伝える。このモデルを使ってHeilmanらは貯蔵自体の障害で命令に対して自分が動作したり，他人の動作を見てそれが正しい行為か間違ったものかを識別することができなくなると考えた。頭頂葉と運動連合野の間が離断されると，患者

は正確に遂行された行為と不正確に遂行された行為を区別できるが、自らは命令された行為を行うことができなかった。

これらの観察にもとづき Heilman と Rothi は、観念運動性失行には2型があると考えた。その1つは記載されているように縁上回または角回の病変に起因し、正確に行われた行為と不十分になされた行為を識別できず、命令や模倣による行為ができなくなる。2型は前方の病変で運動皮質から運動記憶痕跡が離断されるために起こり、2つの異なった亜型に分類される。脳梁病変では記憶痕跡を含む脳半球と同側の手による動作が拙劣になるが、対側の手による行為は無傷である。運動記憶の痕跡を含む脳半球病変を有する患者はどちらの手でも正確な遂行は不可能になる。

McCarthy と Warrington (1990) は、失行に対する情報処理的なアプローチを行い、慣れた物品を使用することに失敗することと、慣れないものを用いることができないことを明確に区別した。彼らは「**視覚運動感覚性記憶痕跡**」の代わりに、「**繰り返し学習した手順**」の概念を含む中枢計画を表す用語として「**図式**」を用いた。1つの物品を使用するときは初めにその物品を認識し、次にそれを上手に操作するために、繰り返し学習した手順すなわち図式にアクセスする必要がある。失敗は特定の物品の使用に関する情報にアクセスできないこと、関連した図式にアクセスできないこと、あるいは実際のプログラムの喪失に起因する。McCarthy と Warrington は、患者がしばしば不慣れな行為をするのに困難を示す観念運動性失行は、このような繰り返し学習した行動の図式の障害やそれにアクセスできないことからは、説明できないことを指摘した。この不慣れな状況では、ほとんど考えることなく比較的複雑な行為を可能にする確立した図式にアクセスすることができないが、新しい動きがなされる場合には入念な注意が必要で、関連したすべての感覚モダリティで処理され、学習された結果のフィードバックが要求される。この見解からは、観念運動性失行の場合のように不慣れな行為を学習して行えないことは、適切な行為を選択し、それらを正しい順序に置き換え、記憶にとどめることができないためと解釈された。

失行の回復

失行の回復と治療法に関する研究は少ない。明らかに患者は彼らが失った機能の代わりになるいくつかの方法や手順を習得する必要があるが、行う方法は1つしかないような種類の動作もある。Heilman と Rothi (1985) は、観念運動性失行の患者にしばしばみられる身体部分を物品の代用とする誤りは、おそらく患者の自発的な代償の策略であり、それとみなして奨励すべきであると主張した。彼らは、誤りは「巧緻運動の原動力となる内的照合が消失・損傷されていることに対し外的象徴」を与えることで新たに動作を引き出す試みを表現していると主張した。なぜ処置や治療があまり強調されてこなかったかその主な理由の1つは、観念性失行の重症型は例外として、ほとんどの型の失行がテストによって初めて明らかにされたからである。代償的策略に対する研究が、本症状の機序に関する疑問点のいくつかを明らかにしたことは確かである。

Basso ら (1987) は、急性期の脳卒中患者で観念運動性失行からの回復に影響を与える要因を検討した。彼らは26例の急性患者を調べて大部分の回復は良好であったことを見出した。後方病変よりも前方病変を有する患者のほうが神経学的にやや早い回復を示したと報告した。

【文献】

De Renzi, E. (1982). *Disorders of space exploration and cognition*. New York: John Wiley.

De Renzi, E. (1989). Apraxia. In J. Boller & J. grafman (Eds), *Handbook of neuropsychology*, Vol. 2 (pp. 245–63). Amsterdam: Elsevier.

De Renzi, E., & Luchelli, F. (1988). Ideational apraxia. *Brain, 111*, 1173–85.

De Renzi, E., Pieczulo, A., & Vignolo, L. A. (1968). Ideational apraxia: a quantitative study. *Neuropsychologia, 6*, 41–52.

Basso, A., Capitani, E., Della Sala, S., Laiacona, M., & Spinnler, H. (1987). Recovery from ideomotor apraxia: a study on acute stroke patients. *Brain, 110*, 747–60.

Geschwind, N. (1965). Disconnexion syndromes in animals and man. *Brain, 88*, 237–94, 585–644.

Hécaen, H. (1978). Apraxias. In H. Hécaen & M. L. Albert (Eds), *Human neuropsychology*. New York: John Wiley.

Heilman, K. M., & Rothi, L. J. (1985). Apraxia. In K. M. Heilman & E. Valenstein (Eds), *Clinical neuropsychology* (pp. 131–50). New York: Oxford University Press.

Lehmkuhl, G., & Poeck, K. (1981). A disturbance in the conceptual organisation of actions in patients with ideational apraxia. *Cortex, 17*, 153–8.

Lishman, W. A. (1990). *Organic psychiatry: The*

psychological consequences of cerebral disorder, 2nd edn. Oxford: Blackwell.

McCarthy, R. A., & Warrington E. K. (1990). *Cognitive neuropsychology: A clinical introduction.* London: Academic Press.

Mesulam, M. M. (1985). *Principles of behavioral neurology.* Philadelphia: Davis.

Ochipa, C., Rothi, L. J. G., & Heilman, K. M. (1989). Ideational apraxia: a deficit in tool selection and use. *Annals of Neurology*, 25, 190–3.

Raade, S. A., Rothi, L. J. & Heilman, K. M. (1991). The relationship between buccofacial and limb apraxia. *Brain and Cognition*, 16, 130–46.

Tognola, G., & Vignolo, L. A. (1980). Brain lesions associated with oral apraxia in stroke patients: a clinicoaneuroradiological investigation with CT scan. *Neuropsychologia*, 18, 257–72.

Marcus J. C. Rogers

aprosodia 失韻律

話し言葉で情動に関係する情報を伝える声の調子を調律するプロソディーが失われること。少なくとも右利きの場合、左半球の損傷では失語による言語の意味の障害が、右半球の損傷ではプロソディーの障害が起こる。

失韻律の分類については、失語の分類に匹敵した分類法が提唱された。すなわち、プロソディーの自発的表出、復唱と理解の障害にもとづく分類で、失韻律に伴うことが多い情動的ジェスチャーの障害についてもこの分類にもとづく表出、模倣、理解の障害が区別される。失語で認められているタイプ分けと同様、運動性失韻律、感覚性失韻律、伝導性失韻律、超皮質性失韻律、全失韻律に分類され、それぞれは左半球の各失語タイプの病巣局在と同様の責任病巣が右半球にそれぞれ関連づけられている。しかし、このアプローチは魅力的であるが、失韻律の機能障害に関するデータとは必ずしも一致せず、1つの興味深い仮説と考える必要がある。

arcuate fasciculus 弓状束

弓状束(文字どおり「**曲がった線維束**」を意味する)は、頭頂–側頭接合部の後部と前頭葉を結ぶ神経線維束である。言語優位半球ではウェルニッケ野とブローカ野をつなぐ経路の1つとして言語産生システムに含まれている。弓状束の損傷は、理解は相対的に保たれているが、復唱が顕著に障害されている流暢性失語を起こす。

Argyll Robertson pupil アーガイル・ロバートソン瞳孔

瞳孔が縮瞳し、明暗の影響を受けない症状。しかし、輻輳により縮瞳し、開散すると散瞳する。アーガイル・ロバートソン瞳孔はこのように調節反射は保たれるが、対光反射は消失する徴候で、多くの場合、神経梅毒の徴候である。この用語は時に、中脳上部の病変や脳炎など他の病態でも、必ずしも縮瞳を伴わずに対光反射が異常で、調節反射が保たれている場合に用いられる。

arteriosclerosis 動脈硬化

脳への血流の供給に影響を及ぼす硬化(sclerosis*)で、脳虚血(ischemia*)を起こす状態。

動脈硬化の主な原因は、脳の動脈壁に沿ってできる粥腫である。粥腫により内腔が狭くなって血流の供給が不十分になったり、粥腫の一部が塊となって末梢の血管を詰まらせる(**塞栓**)、完全な血流の途絶を起こす。どちらの場合も血流の供給が途絶えた領域で脳梗塞(infarct*)が起こる。動脈硬化による影響は脳梗塞の数や拡がりによってさまざまであるが、一般にこの用語は、脳への血流の供給が全般性に障害される場合や、多発性脳梗塞で大脳皮質の広範な障害が出た場合に用いられる。

動脈硬化による神経心理学的所見は、さまざまな巣症状が複合して起こる全般性痴呆である。認知機能の低下と記憶障害を認め、とくに最近の出来事や、新しく会った人の名前を覚えられない。意識不鮮明と見当識障害も多くみられ、情動性失禁や易怒性などの情動障害も認める。パーキンソン症状が起こり、約1/5の症例にはてんかん発作もみられる。日によって症状が変動することもまれではない。病状が進行すると、痴呆(認知症, dementia*)も重度になるが、洞察力や判断力は他のタイプの痴呆と比べ比較的保たれる。痴呆の経過はさまざまで、しばしば非連続性であり、小さな脳梗塞が繰り返されていると考えられる。他の痴呆に比べ、生存期間は長い。

高齢者の痴呆は今まで「**老年痴呆**」と脳血管性痴呆に分類され、初老期痴呆と区別されたが、老年痴呆と初老期痴呆を区別することは不適切であり、有用でないことがわかったため、今日では、〔**アルツハイマー型痴呆**(高齢者の**アルツハイマー型老年痴呆を含む**)〕と血管障害によって起こる**多発梗塞性痴呆**に分類する。多発梗塞性痴呆はさらに2つに分類し、1つは、多発性の小梗塞巣が加わったび漫性の皮質下白質の病

変で，高血圧の合併が多く，ビンスワンガー病（進行性皮質下脳症）と呼ばれ，もう1つは病巣の数は少ないが，大きい複数の皮質性梗塞である。

arteriovenous malformation（AVM） 動静脈奇形

血管腫とも呼ばれるが，先天性の異常血管の集合体であり，頭蓋内に血行障害を起こす。中大脳動脈領域に最も多くみられ，1本以上の動脈と，1本以上の静脈との間に，拡張，蛇行した血管の塊〔訳注：ナイダス（nidus）という〕として存在する。血行動態に異常がみられることから，異常血管が先天的に脆弱であるため出血，血液が動脈から直接静脈へ流入することによる周囲組織への血液供給の欠如により脳卒中の原因となる。静脈奇形を治療することは脳外科医にとって腕の見せどころである。

asomatognosia 身体失認

自己の身体と身体の状態に関する感覚または認識の消失。右半球病変により通常は左半身にみられる一側性身体失認。片麻痺無関心や否定，両側性障害であるゲルストマン症候群（Gerstmann syndrome*），自己身体部位失認（autotopagnosia*），疼痛象徴不能（痛覚刺激に対する反応が減弱や欠如），幻肢，身体が彎曲や偏位したと感じる身体錯覚や身体幻覚など多数ある。これらの障害は一般的に頭頂葉に関連するが，言語障害や空間認知機能障害から独立した症状かどうかは不明である。

assessment 評価

本項では，まず神経心理学的評価の目的と目標を概説し，面接で収集される情報について簡単に述べた後，臨床場面の障害測定の基礎をなす理論的根拠について論ずる。ここでは，個々の認知的機能の評価については最小限にとどめる。なぜなら，これらの機能については別個の項目が立てられているか，その機能の根底にある神経システムに関する項目の中で考察されているからである。この項目では，臨床での各症例の評価の実践上の問題に重点を置く。

神経心理学的評価の目標

初期の臨床神経心理学では，ほとんどの神経心理学的評価の目標は鑑別診断と病巣部位に関するものであった。この目標の重要性は，脳の画像技術の急速な進歩により減少している。神経心理学的評価の焦点は，今や脳の機能障害が認知や行動に及ぼす結果を同定することへと確実に移りつつあり，これは評価の目的がリハビリテーションであっても，法医学上のものであっても変わりはない。しかし，神経心理学者はこの前者の領域において依然として重要な役割を担い続けている。例えば，痴呆（認知症）性疾患の診断や難治性てんかん発作のために側頭葉切除を受ける患者のてんかん焦点の同定などがその例である。さらに，神経心理学者の大多数は神経内科，脳外科救急やリハビリテーションセンターに勤務しているが，一般医療や精神科から直接照会を受けることも多い。そのため，神経心理学者が神経疾患の存在に最初に気づく場合もしばしばである。

法医学上の評価は多くの神経心理学者の研究のかなりの部分を占めている。神経心理学的意見が要求される分野には以下のようなものがある。後見権の問題（例えば，クライアントは自己の金銭問題を処理する能力があるか），運転免許の所有の適合性，刑事事件における答弁の適合性（すなわち，神経学的障害が既知や疑われるクライアントが，自己に対する法的議論を理解し，その主旨を評価できるか），限定責任能力の申立ての評価（すなわち，以前から有する神経学的障害がクライアントの自己の行動に対する責任能力を減退させたか）。しかし，法医学上の評価は，交通事故や産業事故により脳損傷が生じた場合の個人的損害補償の問題をめぐり実施されることがほとんどである。このような場合，臨床神経心理学者が唯一，損傷によって生じた真の認知障害をすべて明らかにし，いかなる誇張をも暴き出す権限を有するのである（McKlinlay, 1992を参照）。

おおまかにいえば，神経心理学的評価は以下の質問に答えることを目標としている。

1. 認知システムのどの要素に機能障害があり，この機能障害の重症度はどの程度なのか，また同様に重要な点として，認知システムのどの要素が障害を免れているのか。
2. 気分や態度，パーソナリティにどの程度の変化がみられるのか。そして，これらの変化のうち，どの程度が損傷や疾患に対するクライアントの反応ではなく，神経学的損傷の直接的影響によるものと思われるのか。
3. 認知や気分，態度における変化が，クライアントの現在と当面の日常生活にどのような影響を与えているのか。
4. 認知能力の強弱のパターンと気分や態度による変化にもとづき，正式なリハビリテーションのデザインに関してどのような実際的

なアドバイスが与えられるのか。そして、クライアントとその重要な関係者が、障害に対して順応するのを手助けするうえでどのようなアドバイスが与えられるのか。

これらの質問には、クライアント（および可能であれば必ず、その身内と親しい知り合い）との面接から得られた情報と正式な神経心理学的検査から得られた質的・量的所見を統合することによって答えることができる。

神経心理学的面接

神経心理学的面接の実施にあたっては、かなりの感情移入、機転、知的努力が要求される。多くの場合、クライアントは複数の認知障害と身体障害、気分とパーソナリティにおける器質性の変化を有する。また、その疾患や障害により生じた、個人関係や経済状況でしばしば起こる著しい変動に対処しようと試みているところでもある。このような状況に加え、神経心理学的評価は、自尊心への脅威や法医学上の関連問題のため、患者の不安を起こすことがある。クライアントのなかには、長々しく、しばしば苦痛と困惑を伴う身体的テストを受けることよりも、そのような評価を受けることによって懸念を示す者もいる。

あらゆる臨床の面接と同様に、ラポール（関係）を築き上げ、テストの性質と目的を明らかにすることに時間を費やさなければならない。一般的には、自由解答式の、威嚇的にならない質問を用い、その後、クライアントに日常生活で感じている問題を何でも述べるように求める。このクライアントによる日常生活上の問題の記述が、今後のテストの過程で検討していく臨床上の仮説の生成と精緻化の主要な情報源となる。このような記述やそれに続く質問はまた、クライアントが自己の疾患の性質と重症度についてどの程度の病識をもっているか確認するうえでも重要である。病識の欠如は、効果的な介入とクライアントの順応に対する大きな妨げとなる。クライアントは、重度の障害にもかかわらず陽気で無関心な様子を示し、同時に、以前の職業やライフスタイルに戻ることにかなり非現実的な見込みを抱いていることもあろう。その一方で、ほかにもっと深刻な意味をもつ障害があるのに、比較的軽度の認知障害や身体障害に対し不釣り合いな懸念を示すものもある。

面接において最も有用な情報は、しばしば、クライアントに自己の短期、中期、長期の目標を尋ねることによって得ることができる。その

ような質問に対する答えは、クライアントの積極性や気分、計画能力、病識のレベルの評価を行ううえで適切な情報源となる。クライアントが競争的な職務についていない場合、典型的な1日の過ごしかたについての質問も、このような問題に取り組む際に利用することができ、リハビリテーションや治療の試みにおいて用いるアプローチに対し示唆を与える。Brooks(1989)はこの後者の点に関して「検者は患者が障害の消極的な甘受者なのか、それともより良い転帰を求めて戦う積極的な闘志ある人物なのかを判断しようと努めている」(p. 66)と述べた。

神経心理学者が面接で扱うべきことは膨大であり、時間が足りないこともしばしばである。そのため、構造化され、組織化された質問をせざるを得ない。しかし、ほとんどの正式な神経心理学テストもまた、クライアントに枠組みを与えるものであり、検者が具体的な目的とルールを設定し、実施するテストのペースと順序を主に管理する。したがって、面接ではできるだけ、構造化を最小限にとどめ、クライアントがトピックの話し合いを**開始したり**、**構成する**程度を決定するぐらいにしておくことが重要である。

クライアントの**病前の能力像**を構築するうえで、詳しい教育歴を知っておくことは重要である。そのなかには学校教育を受けた期間（留年しているかどうかもチェックする）、第三次教育や成人教育（夜学、研修休暇制度など）を受けていればその種類、取得した正式な資格とグレードが含まれる。健康や経済、社会的もしくは個人的要因のため、十分な学業や職業能力を発揮できなかった可能性がないかどうかも、注意深く調査すべきである。

クライアントに、現在と過去の職業の種類や詳しい担当職務や役割について聞く必要もある。クライアントの仕事の種類や責務は、病前の一般的な機能レベルの手がかりになるだけでなく、十分発達していたか、非常に訓練されていたと考えられる病前の特殊な認知技能について示唆を与える。臨床医は、最近の職場環境の変化（新しい技術の導入や職務の再編成）についても質問すべきである。なぜなら、そのような変化は、しばしば、これまでは認知能力が劣っていたにもかかわらずうまく対処していた人の問題を露呈するきっかけとなるからである。職場への復帰の見込みとその時期を評価し、以前の職務の段階的再開に関する忠告を行ううえでも、詳しく質問することはきわめて重要である。**以前の職歴に関してどの程度詳しい情報が必要となるかは状況によって異なる。つまり、

解雇歴があり，1つの職から次の職へと渡り歩いていた人とこれまで堅い職歴をもっていた人とでは，現在，仕事中に直面している問題や最近解雇されたことがもつと思われる意味はかなり異なる。

Lezak(1983)は，正式なテストの前に行うべきいくつかの基本的質問を述べた。この中には以下の質問が含まれる。クライアントが面接を受ける理由を理解しており，クライアント自身が答えたいと望む特定の質問があるか。テストから得られた情報の使用目的と誰がその情報にアクセスでき，誰がアクセスできないのかを理解しているか（法医学のかかわる状況ではとくに重要）。フィードバックがいつ，どのようになされるのかを知っているか。最後に，評価が主に認知機能に関するものであることを十分に認識し（誤解が多い），行われるテストの概略を承知しているか。

臨床場面の障害測定の根拠

一般人口における認知能力のばらつきの大きさを考慮すると，個々の症例の認知機能障害を検出し，定量化しようとする試みには多くの問題が伴う。神経心理学的尺度の得点が平均もしくは平均以上の場合でも，病前の技能が高かった人物では，著しい障害があることになるのである。同様に，平均をかなり下回るテストの成績が必ずしも病後に生じた障害を反映しているとはかぎらない。このため，神経心理学的評価においては**標準的な**比較基準の有用性は限られており，病後に生じた障害を評価する際は，**個々の比較基準**によって補わなければならない(Crawford, 1992；Lezak, 1983；Walsh, 1991)。理想的には，この個々の比較基準は病前に得られた心理テストの得点にもとづいているべきである。しかし，これはきわめて実現しにくい。なぜなら，心理学的テストが各国でルーチンに実施されている状況には非常にばらつきがあり，病前に正式なテストを受けていない患者も多いからである。そのようなテスト結果がある場合でも，それを入手することはしばしば困難か不可能であったり，テストの内容と当面の問題との関連性が限られたり，実施された時期があまりに古いため，その価値が疑われることもある。上記のような問題があるため，臨床医は通常クライアントの現在の成績にもとづいた個々の比較基準で満足しなければならない。この場合の明らかな根拠は，①認知能力尺度はほとんど常に正の相関を示すため，ある1つの尺度の成績から他の尺度の成績をある程度予測できる，②ほとんどの神経学的損傷または疾患後も，保持もしくは比較的保持される能力がある，という2つである。したがって，クライアントが最高の成績を示した分野を基準（すなわち，**病前の能力の推定値**）とし，これと他の尺度の成績を比較する。尺度間の大きな食い違いが，病後に生じた障害の有無と重症度の指標として解釈される(Lezak, 1991)。

得点を共通の測定尺度に変換する

クライアントの認知機能の強弱を表す神経心理学的プロファイルを構築するうえで，ほとんどの臨床医はさまざまな分野から持ち出してきた道具を使用する。これらの道具では，検査得点を示すために用いられる測定尺度が互いに異なっている。いくつかの道具では正式な評価方法が開発されておらず，そのため臨床医は標準的標本のローデータの平均と標準偏差(SD)をもとに作業を行っている。あらゆるテストの得点を共通の測定尺度に変換すれば，これらのテストから得られた情報を一様化する過程がはるかに楽になる。

すべての得点をパーセンタイルに変換すると，他の医療保健従事者も理解しやすいという利点がある。しかし，パーセンタイルへの変換には区間の変換が必然的に伴うため（すなわち，パーセンタイル得点の10と20の差が，元のローデータの40と50の差と同じものを反映しているわけではない），クライアントのプロファイルからの情報を迅速かつ正確に一様化するのに最適とはいえない。さらに，パーセンタイルは多くの推定にもとづく統計学的方法で使用するのにも適していない。別の選択肢としては，得点を「**偏差値IQ**」（すなわち，平均100，SD 15）に変換する方法がある。神経心理学者の道具の一部として広く用いられるテストの得点はすでにこの尺度で示され，例えばウェクスラー記憶評価尺度・改訂版(WMS-R) (Wechsler, 1987)の記憶指数や，National Adult Reading Test；NART(Nelson & Willson, 1991)の全般的病前能力の推定値などがある。最もよく使用される方法は，T得点（平均50，SD 10）に換算するものである。T得点の意義は，わかりやすく，偏差値IQにつきものの概念上の負荷がない点にある。

どの方法を使用するにしても，臨床医は成績の相対的な位置づけに関するいかなる推理の有効性も，テスト結果を比較する標準的標本の均等性の程度に左右されることを常に意識していなければならない。神経心理学的テストの標準的データの質はここ数十年で著しく改善されたが，便利な比較的小規模の標本にもとづき標準

化されたテストも依然として臨床の場で使用され続けている。したがって，クライアントのプロファイルにおける食い違いが，場合によっては，それらのテストがカバーしている領域におけるクライアントの相対的な機能レベルの差ではなく，標準的標本間の差を反映すると考えられる。

病前の能力を測定するテスト

NART は現在，病前の能力の推定に最もよく用いられるテストである。NART は50項目の単語を音読させるテストである。単語はすべて不規則単語，すなわち書記素-音素対応の規則を破るものである（例えば chord）。単語が不規則なので，頭を使った当て推量で正しい発音をすることはできないため，**以前の語彙知識**を引き出すことができる。このテストでは，単語の読みのみが要求されているため，クライアントは複雑な刺激を分析する必要がなく，このため，**現在の認知能力への要求がきわめて少ない**とされた（Nelson & O'Conell, 1978）。NART の開発は痴呆患者で音読がよく保持されている（意味の読み取りは障害されているのに対し）という臨床での観察から始まった。しかし，現在では，このテストはさまざまな状況での病前の能力の推定に用いられる。

病前能力の尺度として使用するのに適したテストとは，3つの基準を満たしているものである（Crawford, 1992）。第一に，あらゆる心理学的テストにいえることであるが，十分な信頼性を有していなければならない。NART は折半法による信頼性やテストの一貫性，再検査法による信頼性と評価者間信頼性が高い（Crawford, 1992 を参照）。第二に，基準関連妥当性が高くなければならない。NART は通常，全般的な病前の IQ の推定値を得るために使用され，発症後のウェクスラー成人知能評価尺度改訂版の成績と比較される。したがって，第二の要件を満たすためには，NART の得点にもとづき，大部分の IQ 変数を予測できなければならない。この問題の検討方法に関しては文献上で若干の混乱が認められるためここで述べるが，この問題は臨床症例の標本ではなく，健常被検者の標本を用いて検討せざるを得ないのである。臨床症例の標本では，NART の成績と基準（例えばウェクスラー成人知能評価尺度・改訂版）の成績は通常解離し，実際そのような解離（すなわち，病前の能力の推定値が発症後の能力を上回るような両者間の大きな解離）が障害の推測に用いられている。ウェクスラー成人知能評価尺度やウェクスラー成人知能評価尺度・改訂版を基準変数として用いた研究の多くで，NART は IQ 変数の 50％を優に予測することができた。例えば，151名の健常被検者の標本を使用した研究で，NART はウェクスラー成人知能評価尺度の IQ 変数の 66％を予測することができた（Crawford, 1992 を参照）。

想定上の病前能力を測定する尺度の最後の基準は，テストの成績が神経学的もしくは精神医学的疾患の影響を受けにくいものでなければならない。NART の成績は多くの神経学的もしくは精神疾患（例えばうつ病，精神分裂病（統合失調症），アルコール性痴呆，閉鎖性頭部外傷）の影響をかなり受けにくく，これまでに病前能力の測定尺度として提唱されてきたウェクスラー成人知能評価尺度の語彙下位テストのような他の測定尺度よりも優れているように思われる。アルツハイマー型痴呆が疑われる症例の標本での知見は一致をみていない。O'Carroll ら（1987）の研究では痴呆症例の標本に対して1年後に NART を行った結果，NART の成績には変化が認められなかった一方，痴呆の重症度の測定尺度では著しい低下がみられた。Crawford ら（1988）の研究ではアルツハイマー型痴呆症例と照合させた対照群の NART の成績との間には有意差が認められなかったが，アルツハイマー型痴呆では，他の認知機能測定尺度で重度の障害が示され，脳画像検査で形態学的な異常と脳血流量の異常がみられた。Stebbins ら（1988）の研究では，中等度から重度と分類されたアルツハイマー型痴呆症例では NART の成績に著しい障害が認められたのに対し，軽度の症例では明らかな障害は認められない。NART の成績の低下を示す知見はどのようなものであれ，テストの妥当性を脅かす。しかし，重度の神経学的疾患を有する症例にみられる成績の低下は，実際には見た目ほどには深刻な意味をもたない。このような症例では，不幸にも障害が顕著すぎるだけで，そのため，障害を検出したり定量化する手助けとして NART や同様のテストを実施する必要はない。

NART の病前の能力の推定力に関する研究の大部分では，基準変数として IQ テストが使用されてきた。これは，病前の全般的な機能レベルについての推定値を得ようとする考えかたによるもので，NART はより特異的な神経心理学的テストにおける病前の機能の推定値を提供できると考えられる。例えば，Crawford ら（1992）は FAS 語流暢性テスト（このテストでは，時間的制約のもとに，与えられたアルファベットで始まる単語を生成することだけが要求

される)の病前の成績を推定するのに使用できる回帰式を作成した。また Schlosser と Ivison (1989)はウェクスラー記憶評価尺度(WMS)の成績を推定するために，年齢と NART の得点を組み合わせた回帰式を導き出した。Schlosser らは，**現在の**ウェクスラー記憶評価尺度の成績と病前の成績の**推定値**との間の食い違いは，アルツハイマー病の記憶障害を検出し，定量化する指標としてよく機能すると報告した。

信頼性

十分な信頼性を備えていることは，神経心理学で使用されるいかなるテストにおいても，その目的にかかわらず必須の要件である。しかし，**各個人の**認知状態を評価するときには，その重要性はいっそう増大する。これはとくに，臨床の場面では，通常，各テストをそれぞれ1回実施し，そこから得られた情報にもとづいて判断を下すことが要求されるからである。

テストの信頼性に関する情報は，テストの得点に対してどの程度の信頼を置くことができるかを定量化するのに用いられる。例えば，各個人の得点を適切な標準的データと比較したり，異なるテストの成績の間で認められた差異が，単に使用されたテストの測定誤差を反映しているのではなく，そのテストで測っている認知システムの要素の機能における真の差異を表しているのかどうかを評価する際に用いられる。後者の場合，すなわち，**特異的障害の証拠**を評価する場合はテスト間の信頼性がどの程度対応しているかを考慮することが重要である。つまり，機能 A で明らかな障害がみられ，機能 B が比較的保持されていた場合に，これは単に機能 B の測定尺度の信頼度が低いことを反映しているとも考えられる。この点については，精神分裂病患者の標本の2つの類推能力テストの成績について検討した Chapman と Chapman (1973)の有名な論文の中で立証された。テスト項目の数を操作することによって，精神分裂病患者の標本がいずれか一方のテストで著しい特異的障害をもっているように見せることができた。このほか，特異的障害を検出するうえで考慮すべき重要な点については，**解離(dissociation*)** の項目も参照のこと。

テストの得点を比較する際，一方の測定尺度が単なる得点ではなく，差や比による得点の場合には，とくに注意する必要がある。そのような得点は神経心理学的テストでよく使用されている，例えば，潜在性記憶機能を評価する際，プライミング得点を，プライム刺激として呈示された単語の断片(例えば c--pe-/carpet)が提示されたときの単語の完成度と呈示されなかった単語の断片からのそれとの差から得る場合がある(プライム刺激として呈示されなかった単語リストの成績が，本来各人の言語能力の差異を統制する)。このプライミング得点は，2つのリストに伴う測定誤差が加算的であるため，信頼性が低いといえる。例えば，2つのリストの(等価)信頼性が 0.75 で，内部相関が 0.6 の場合，プライミング得点の信頼性はたったの 0.37 である。これは，多くの顕在性記憶テストの信頼性を下回るものであり，顕在性記憶と潜在性記憶の成績パターンが単に信頼性の差異によるアーチファクトであるが，患者の顕在性記憶が障害され，潜在性記憶が保持されていると臨床医が結論づける危険性が生まれる。

信頼できる差異と異常な差異

臨床神経心理学では，テストの得点間の差異の信頼性と異常性を区別することが重要であり，これはとくに評価が法医学的な目的で実施される場合にいえる。得点の差異は，通常その差異の信頼区間が95％を超えた場合に信頼できるとみなされる。この大きさの違いがテストの測定誤差から生じたとは考えにくい。差異が信頼できるかどうかを確立することは神経心理学的プロファイル分析の最初の一歩にすぎない。一般の人々でも認知能力の個人内のばらつきは大きく，異なる能力に関するテスト間で信頼できる(統計学的に有意な)差異がみられることもよくある。テスト間の食い違いが病後に生じた障害を反映している可能性を評価する際，その差異の**異常性**や奇異性，すなわち，一般の障害のない人々の何割がこの大きさの差異を示す可能性があるかに関し研究することが重要である。

神経心理学的測定尺度のなかには，基準率データが利用可能なものもあり，臨床医はこれを利用してテストの得点の食い違いの異常性を評価することができる。そのようなデータが利用可能でない場合は，単純な式を使用して，対象とする2つのテスト間の相関から，どのような相異の異常性も推定することができる。また，単一のテストと一連の測定尺度におけるクライアントの平均得点の間の相異の異常性も評価することができる(Silverstein, 1984)。

差異の信頼性と異常性を区別するため，ウェクスラー記憶評価尺度・改訂版の一般記憶指数と注意(集中)指数との間の相異を例として挙げる。信頼できる差異とみなすには，17点の相異が必要である($p<0.05$)。ウェクスラー記憶評価尺度・改訂版の標準化標本におけるこれら

の2つの指標間の相関の平均にもとづくと（r＝0.51），一般の人々の約25％がこの大きさの相異を示すことが予想される。したがって，異常とみなすには（ここでは操作上，異常を一般人口の5％未満で生じる相異と定義した）29点の相異が必要である。

基準率や相関を使った方法で相異の異常性を評価することの重要性は，いくら強調しても強調しすぎということはない。多くの臨床神経心理学者には，一般の健常者の中から抽出した多数の被検者に対し神経心理学テストする機会はない。障害のない被検者でみられる被検者内のばらつきの程度について誤った印象を抱きかねない。筆者の現在の印象では，健常者のばらつきは一般に過小評価されているようである。例えばMatarazzoら(1988)は，ウェクスラー成人知能評価尺度・改訂版の標準化標本，すなわち，神経・精神科疾患がないとみなされる標本における，ウェクスラー成人知能評価尺度・改訂版の下位テストの個人内の最高得点と最低得点の差の平均は6.7と報告した。この差（すなわち，下位テスト間の**範囲**）を異常とみなすには，尺度得点の差が11を超えなければならない。下位テストでは3標準偏差(SD)以内の差を正常範囲としため，3SD周辺の下位テストの範囲が障害のない人でみられることもまれではない。以上の点を考慮することは，より特異的な神経心理学テストでプロファイル分析を実施する際にも同様に重要である。ここでウェクスラー記憶評価尺度・改訂版とウェクスラー成人知能評価尺度・改訂版を例として使用したのは，単に適切なデータが得やすく，質も良いからにすぎない。

変化のモニタリング

神経心理学者は，認知機能における変化を測定しなければならないことも多い。よくみられる例は，神経変性疾患が疑われている患者で認知機能の低下が起きているかどうかを判断し，閉鎖性頭部外傷後の機能回復の程度を測定する場合である。いずれの場合も，神経心理学的評価は，クライアントやその身内と他の医療専門家が今後の計画を立てるうえで手助けとなる有用な情報を与えるであろう。個々の症例の外科的，薬理学的，あるいは認知的介入が認知機能に及ぼす影響をモニタリングすることもまた，神経心理学者の重要な役割の1つである。ここでの目的はほとんどの場合，改善が認められるかどうかを判断することであるが，有害な作用があるか否かを問題とすることもある。例えば，多くの薬剤がとくに高齢者の認知機能を障害する可能性がある。この好例が抗コリン作動薬で，種々の症状の処置に広く用いられるが，認知機能に深刻な影響を及ぼすおそれがあることが明らかにされている。

リハビリテーションの有効性を評価する際，介入前，介入中，介入後に繰り返し行われた**複数**のテスト結果を利用できることもある。この場合，異なる相の複数のデータポイントがあるため，多くの推定にもとづく統計学的技術を使用することができる（1例研究のデザインの扱いかたに関してはBarlowとHersen，1984を参照）。しかし，一般の臨床の場面では，**1回の再テスト**にもとづいて，変化についての結論を導き出さなければならないこともしばしばである。同じ状況はリハビリテーションの場でも起こりうる。個々の訓練課題では多重測定が行われることはあっても，改善の一般化の可能性の問題については，リハビリテーションの前と後に1回ずつ行われた，関連はあるものの別個のテストの得点を比較することで処理されることも多い。1回のテストにもとづき変化をモニタリングすることは，変化のレベルが劇的である場合を除き，非常に困難な仕事である。これは，臨床神経心理学で現在用いられる多くの標準的テスト（例えばウェクスラー記憶評価尺度・改訂版，ウェクスラー成人知能評価尺度・改訂版）に似た版が存在しないという事実によって，いっそう困難となる。このため，臨床医は真の改善もしくは増悪を反映する変化と，系統的な練習効果や，ランダムな測定誤差から生じる変化とを区別しなければならない。また次のような複雑な問題もある。①課題の性質によって練習効果の大きさが異なる。例えば，ウェクスラー成人知能評価尺度・改訂版の動作性下位テストの練習効果は，言語性下位テストよりも大きい，②テストと再テストとの間に経過した時間の長さが効果の大きさに影響する，③神経疾患を有する患者群では，記憶と学習障害の罹患率の高さを考慮すると，練習効果の低下が予想されるが，各症例で予測される低下の程度を推定することは困難，である。

これらの重大な解釈上の問題に取り組む1つのアプローチとして，当該の神経心理学的テストに関してテスト・再テストを行った研究から情報を収集するという方法がある。それらの研究でテスト・再テストの相関，平均および標準偏差が報告されているとすれば，最初のテスト時の得点から再テストの成績を予測する回帰式を容易にたてることができる。その後，予測得点をクライアントが実際に示した再テストの得

点と比較し，実際の改善と増悪が予測を有意に上回っているかどうかを判断する(Knight & Shelton, 1983, McSweety et al, 1993)。このアプローチの有用性は，特定のテストについてどの程度の，そしてどのような再テストの研究が利用できるかによって決まってくる。例えば，痴呆が疑われる老齢クライアントの記憶課題に関するテスト・再テストの得点を，クライアントと同じ期間をおいて再テストを実施した健常な老齢者の標本から得られた推定再テストの得点と比較すれば，有意な増悪が生じたかどうかを判断することができるであろう。問題によっては，患者の標本から得られた再テストのデータを使用してもよい。また，頭部外傷のクライアントの回復が変則的であると疑われる場合，クライアントの注意もしくは処理の速さの測定尺度における得点を頭部外傷患者の標本から得られた推定再テストの得点と比較することができる。

臨床神経心理学の評価へのアプローチ

評価過程へのアプローチは，「**固定した，巨大なバッテリー**」を用いるアプローチと柔軟性のある仮説検証型アプローチとの間の連続体上のどこに落ちるかで特徴づけることができる(Brooks, 1989; Walsh, 1991)。前者の場合，広範囲に及ぶ巨大なバッテリーがすべてのクライアントに行われる。このアプローチは米国で最もよく使用され，その代表がハルステッド・レイタンバッテリーである。ハルステッド・レイタンバッテリーは，多数の特異的な神経心理学的尺度，例えば，触覚動作性テストや感覚消失，フィンガータッピング，範疇化および言語機能のテストなどからなり，これらにしばしばウェクスラー成人知能評価尺度やウェクスラー成人知能評価尺度・改訂版の完全版と人格目録が付け加えられた(Reitan, 1986 を参照)。

後者のアプローチでは，クライアントの既知もしくは疑われる疾患に関する神経心理学の文献や面接から得られた情報から導き出された臨床仮説を検討するために測定尺度を選択する。その過程は動的なものである。先に実施されたテストの結果が現在の仮説の検討や修正，新たな仮説の生成のために使用される。簡単な例を挙げると，スクリーニング尺度により視覚素材の組織化の障害が検出され，空間機能と(または)プランニングの障害が示唆された。したがって，この後のテストでは，これらの3つの競合する可能性を評価する測定尺度を行うことができる。

柔軟型アプローチの支持者は，臨床医があまり性急に不適切な仮説を検討することに集中すると，いくつかの認知領域におけるクライアントの障害を検出し損なうおそれがあることを認めている。しかし，固定した，巨大なバッテリーによるアプローチは効率の悪い資源の使いかたであると考えられ，せっぱ詰まった状況にある病院の部門では完全に選択肢とはなり得ないと論じた(Brooks, 1989; Walsh, 1991)。さらに，評価を完了するのに時間がかかるため，尺度の多くが臨床医ではなく心理学の助手により実施される。これによって，重要な臨床情報が失われたり，誤って解釈されることも否定できないという主張もある(Brooks, 1989)。また，すべてのクライアントと標準的被検者群に同じテストが行われるため，固定型アプローチを用いる病院ではそれらの尺度に関して膨大なデータが蓄積されることにも注目すべきである。そのようなデータベースはすばらしい臨床遺産である。しかし，このデータベースの存在自体と，それを得るために費やされた資源のため，現存するテストを神経心理学的知識の発達を反映するようデザインされた尺度と取り替えることに抵抗を示すことも考えられる。

評価へのアプローチは質的証拠に重点を置くか，量的証拠に重点を置くかによっても特徴づけることができる。この次元の両極端に位置するもので量的アプローチ側の特徴は，厳密な統計学的・保険統計的方法論であり，クライアントのテストの**得点**をさまざまなカットオフに照らし合わせ，比較することに主眼が置かれている。一方この対極では，テストはクライアントの行動の質的特徴を明らかにするために用いられ，得られたテストの得点の経験的分析ではなく，その課題に対していかなるアプローチがとられたかに重点が置かれる。この立場では，標準化されたテストの結果から著しく逸脱し，いかなる症例においても統計学的に分析することができないこともある。この次元が固定型や柔軟型の次元と直交してはならないという理由は基本的にはないが，実際にはこれら2つの次元は相関する傾向にある。固定型バッテリーによるアプローチは保険統計的伝統を重んじる研究者から生み出されたもので，実施された測定尺度の総数は，得られた情報の一様化のために，保険統計的指標の使用を必要とするほどの数になっている。

厳密な量的方法論は，仮説検証型のアプローチでも使用することができる。事実，仮説検証型という用語自体がこのことを示唆しているといえよう。さらに，このアプローチの発達に多

大な影響を与えた研究者は定量化に専心した(Shaprio, 1973)。しかし，臨床におけるこのアプローチの支持者の多くは，質的分析に重点を置きがちである。すなわち仮説は量的用語と同様，質的用語でも表現される(Walsh, 1991)。この量的・質的次元の両極端に位置する臨床神経心理学者が非常に少ないことを強調しておく必要がある。質的観察は，可能なかぎり量的手法によって立証されるべきだが，重要な情報の多くはそのような立証に簡単には従わないことも認識する必要がある。前頭葉皮質損傷後の後遺症のうち，最も発生頻度が高く，重篤なのが動機，社会的態度と情動の制御にみられる変化であるとすると，質的観察は前頭葉皮質への損傷の結果生じた行動を評価するのにとくに適していた(Parker & Crawford, 1992 を参照)。その中核をなす認知障害(例えばプランニング障害，フィードバックの活用不十分)を把握することにとくに的を絞った正式な検査の評価から，現在われわれが用いている指標は，個人に適用するとその有用性が限られるものであることが判明した(Mountain & Snow, 1993)。したがって，これらの認知障害を同定するためには，さまざまな課題に対するクライアントのアプローチ法を注意深く観察することが重要である。しかし，現在は行動の質的特徴とされているものが量的尺度に変換される期待もかなりある。ありふれた例としては，多くの神経心理学的テストにみられる遂行の誤り(例えば語流暢性課題の保続による誤りや規則に従わない誤り)は今も本質的に質的指標としてのみ用いられている。そのような誤りの頻度に関する標準的なデータを収集するのに必要な研究努力は比較的ささやかであると思われるが，その努力によって，患者群のこのような誤りの発現の解釈によって安定した地盤が与えられるであろう。

【文献】

Barlow, D. H., & Hersen, M. (1984). *Single case experimental designs: Strategies for studying behavior change*, 2nd edn. New York: Pergamon Press.

Brooks, D. N. (1989). Closed head trauma: assessing the common cognitive problems. In M. D. Lezak (Ed.), *Assessment of the behavioral consequences of head trauma. Frontiers of Clinical Neuroscience*, Vol. 7 (pp. 61–85). New York: Liss.

Chapman, L. J., & Chapman, J. P. (1973). Problems in the measurement of cognitive deficit. *Psychological Bulletin, 79*, 380–5.

Crawford, J. R. (1992). Current and premorbid intelligence measures in neuropsychological assessment. In J. R. Crawford, W. McKinlay, & D. M. Parker (Eds), *A handbook of neuropsychological assessment* (pp. 21–49). London: Erlbaum.

Crawford, J. R., Besson, J. A. O., & Parker, D. M. (1988). Estimation of premorbid intelligence in organic conditions. *British Journal of Psychiatry, 153*, 178–81.

Crawford, J. R., Moore, J. W., & Cameron, I. M. (1992). Verbal fluency: a NART-based equation for the estimation of premorbid performance. *British Journal of Clinical Psychology, 31*, 327–9.

Knight, R. G., & Shelton, E. J. (1983). Tables for evaluating predicted retest changes in Wechsler Adult Intelligence Scale scores. *British Journal of Clinical Psychology, 22*, 77–81.

Lezak, M. D. (1983). *Neuropsychological assessment*, 2nd edn. New York: Oxford University Press.

Lezak, M. D. (1991). Identifying neuropsychological deficits. In R. G. Lister & H. J. Weingartner (Eds), *Perspectives on cognitive neuroscience* (pp. 357–67). New York: Oxford University Press.

McKinlay, W. W. (1992). Assessment of the head-injured for compensation. In J. R. Crawford, D. M. Parker, & W. W. McKinlay (Eds), *A handbook of neuropsychological assessment* (pp. 381–92). Hove: Erlbaum.

McSweeny, A. J., Naugle, R. I., Chelune, G. J., & Lüders, H. (1993). "T Scores for Change": an illustration of a regression approach to depicting change in clinical neuropsychology. *Clinical Neuropsychologist, 7*, 300–12.

Matarazzo, J. D., Daniel, M. H., Prifitera, A., & Herman, D. O. (1988). Inter-subtest scatter in the WAIS-R standardization sample. *Journal of Clinical Psychology, 44*, 940–50.

Mountain, M. A., & Snow, W. G. (1993). Wisconsin Card Sorting Test as a measure of frontal pathology: a review. *Clinical Neuropsychologist, 7*, 108–18.

Nelson, H. E., & O'Connell, A. (1978). Dementia: the estimation of premorbid intelligence levels using the new adult reading test. *Cortex, 14*, 234–44.

Nelson, H. E., & Willison, J. (1991). *National Adult Reading Test manual*, 2nd edn. Windsor: NFER-Nelson.

O'Carroll, R. E., Baikie, E. M., & Whittick, J. E. (1987). Does the National Adult Reading Test hold in dementia? *British Journal of Clinical Psychology*, 26, 315–16.

Parker, D. M., & Crawford, J. R. (1992). Assessment of frontal lobe function. In J. R. Crawford, W. McKinlay, & D. M. Parker (Eds), *Handbook of neuropsychological assessment* (pp. 267–91). London: Erlbaum.

Reitan, R. M. (1986). Theoretical and methodological bases of the Halstead-Reitan Test Battery. In I. Grant & K. M. Adams (Eds), *Neuropsychological assessment of neuropsychiatric disorders* (pp. 3–30). New York: Oxford University Press.

Schlosser, D., & Ivison, D. (1989). Assessing memory deterioration with the Wechsler Memory Scale, the National Adult Reading Test, and the Schonell Graded Word Reading Test. *Journal of Clinical and Experimental Neuropsychology*, 11, 785–92.

Shapiro, M. B. (1973). Intensive assessment of the single case. In P. E. Mittler (Ed.), *The psychological assessment of mental and physical handicaps* (pp. 645–66). London: Tavistock.

Silverstein, A. B. (1984). Pattern analysis: the question of abnormality. *Journal of Consulting and Clinical Psychology*, 52, 936–9.

Stebbins, G. T., Wilson, R. S., Gilley, D. W., Bernard, B. A., & Fox, J. H. (1988). Use of the National Adult Reading Test to estimate premorbid IQ in dementia. *Clinical Neuropsychologist*, 4, 18–24.

Walsh, K. W. (1991). *Understanding brain damage*, 2nd edn. Edinburgh: Churchill Livingstone.

J. R. Crawford

association area　連合野

感覚システムからの一次投射を受けず，直接的な運動出力も発していない皮質。連合野の線維結合は，他の皮質との連絡の中心である。

連合野の概念は，すべての心的機能がさまざまな感覚システムの相互作用と統合から生じるという古い考えかたから派生したもので，かなり曖昧である。

1つの古い考えかたでは，皮質の一次投射野と連合野を次のように定義していた。すなわち，視床のなかでも起源が明確に同定されている入力を受ける領域（いわゆる「**外来性**」領域）から上行性入力を受ける皮質領野が一次投射野で，起源が同定されていない求心性入力を受ける視床の領域（「**内在性領域**」）から入力を受ける皮質領野を連合野と規定している。

別のアプローチについては，皮質システムの機能を3つの段階に分けたLuria(1966)の研究に明確にされた考えかたである。この理論によれば，一次皮質は感覚求心性の情報を受け，感覚の初期段階に関与する。また運動出力が起こる一次運動野も一次皮質である。これらの一次皮質はきわめて局在性が高く，視覚皮質，体性感覚皮質，運動皮質では，視野や身体各部がそれぞれ厳密な部位特異的な対応をして表現されている。二次皮質は一次皮質に隣接し，二次感覚皮質は隣接する一次感覚皮質からの入力を受けて，知覚機能，すなわち一次感覚皮質が受け取った初期的感覚情報の解釈に関与する。二次感覚領野には，いくつか異なる感覚モダリティの入力の収束がみられる。二次運動皮質では，一次運動皮質で誘発される要素的で単純な運動とは異なり，複雑な運動パターンが組織化される。一次皮質と二次皮質のこの機能的組織化の証拠は，主に外科手術で脳表面に置いた電極による電気刺激研究によるものであった(Penfield, 1975に要約された)。

Luriaの理論の残りの皮質は三次皮質で，一般に連合皮質と考えられた領野に一致し，思考，推理，問題解決，一般的な知的過程などの高次認知過程に関与している。連合野相互の間，一次皮質と二次皮質と連合野との線維結合からみても，連合野の中での機能の局在はさほど明確ではないと考えられる。

連合野における機能の特殊化のレベルが低いという事実は，脳の可塑性(plasticity*)の概念，とくに小児の脳損傷にみられる可塑性の概念と結びつけられている。可塑性，すなわち脳損傷後の機能の残存と回復の可能性は，連合野の損傷の場合に顕著であると考えられる。しかし，この考えかたにはまだ議論の余地があり，とくに前頭葉の連合野の主たる局在範囲と前頭葉が関与している特異的機能などについて混乱がみられる点が弱点となっている。小児の前頭葉損傷では，残存機能が多く回復がよいことが目立つが，これは，前頭葉が関与する機能の認知的性質の機能的再組織化の可能性に依存し，前頭葉損傷の病理的タイプにも依存するとみられる。前頭葉以外の連合野に関して，同様の影響は常にみられるわけではない。

【文献】

Luria, A. R. (1966). *Higher cortical functions in Man*. New York: Basic Books.

Penfield, W. (1975). *The mystery of the mind*. Princeton, NJ: Princeton University Press.

J. Graham Beaumont

associationism　連合説

高次の精神過程と行動過程は単純な精神的要素と行動要素の結合によって行われるとする一般的教義。この哲学的ルーツは英国経験主義的伝統からアリストテレスにまでさかのぼる。科学的には，この概念は心理学の多くの学説に影響を与えた。

神経心理学の領域では，19世紀以後，とくに Hughlings Jackson の業績以来，この考えが影響を与えた。連合説は局在論的アプローチと関連するが，連合説論者は皮質の「**地図作製者**」による厳密な局在を認めるのではなく，皮質のある領域〔連合野(association area*)〕を，その中でより基本的な要素が結合した状態であり，連合野の機能的特殊性が不明瞭であると考えた。連合野領域内の一定の大きさの病変は，とくに連合野の中心に近い場所にあれば，その及ぼす影響は比較的不明瞭であるが，病変が連合野の境界辺縁にあれば，隣接領域からの入力の相対的状況によって強く影響されるため，いっそう明瞭な効果がみられる。この概念の利点は同等な心理学的な効果を与える病変間での大まかな解剖学的な対応が特別な中枢の存在を仮定せずに説明されたことである。

現在では連合説は皮質機構の原理として言及されることは少ないが，相対的な局在論の原理のなかで多くの臨床神経心理学者によって暗黙のうちに採用されている。

astereognosia　立体覚消失

時に「純粋立体覚消失」や，「触覚性失象徴」とも呼ばれ，触覚によって対象物の性質を認知することができない。触ることによって対象物のさまざまな特徴を症状知覚できる〔素材失認(ahylognosia*)と形態失認(amorphognosis*)はない〕が，それが何であるかを認知できない。しかし，文献上，用語に関してかなり混乱がみられ，広義には触覚モダリティにみられる認知不能のどのような条件も含め「**触覚性失認**」と同義に用いられる。

asthenopia　眼精疲労

正確には「**大脳性眼精疲労**」のことで，視覚刺激に対する認識の障害であり，視覚性同時失認(simultanagnosia*)と混同されることがある。いずれも「**偽性失認**(pseudoagnosias)」と考えられる。これらの障害では視覚処理能力が広範に障害され，検査が長くなるのが一般的である。注視し続けると視機能がまったく機能しないこともある。複雑な絵の認識ができない本症の本態については議論のあるところであり，関連する機能異常から独立した障害かどうかは不明である。

astrocytoma　星状細胞腫

星状細胞から発生する腫瘍。星状細胞はニューロンを固定する足場となる基質のほとんどを占める細胞である。星状細胞腫は脳実質に浸潤する神経膠腫(glioma*)の一型であるが，膠芽腫よりも発育が遅いことから，比較的良性の腫瘍で，重大な神経心理学的障害を起こすことはない。星状細胞腫の 1/4〜1/3 にのみ精神症状が現れると報告され，どの年齢層でも発症し，大脳半球と小脳に出現する。

asymbolia　失象徴

ほとんど死語であるが，以前は失認(agnosia*)と同義と考えられた。基本的な触覚特性(大きさ，形，密度，手ざわり・肌理，温度)の認知には基本的な障害がなく，対象物の認知が障害された**触覚性失象徴**の略語として現在も用いられている。このように，失象徴は触覚性失認と同義である〔立体覚消失(astereognosia*)，触知覚障害(tactile perception disorders*)の項を参照〕。

ataxia　運動失調

随意運動でみられる協調運動障害をさす一般的用語。感覚障害のない場合は，多くは小脳(cerebellum*)の病変と関連がある。協調運動障害の性質はさまざまで，運動開始が遅延し，運動の過程は緩徐で継続的となり，動きの間に振戦が混入し，標的に正確に到達できず，修正運動が現れる。これらの現象の一部あるいはすべてが，随意運動の分解に関与する。

運動失調を表すにはいくつかの特異的な用語が用いられる。**運動時振戦**(kinetic tremor)は運動の最中にみられる揺れのことで，**企図(時)振戦**(intention tremor)は標的に近づいた動きの終末にみられる大きな揺れを意味する。測定異常(dysmetria)は運動の終点に正確に到着できないことで，**測定過大**(hypermetria)は行き過ぎを，**測定過小**(hypometria)は届かないことを意味する。**反復拮抗運動不能**(dysdiadochokinesia)は一定の力や一定のリズムでの運動ができなくなることで，繰り返し運動，例えば叩くなどの動作で評価する。**姿勢時振戦**(postural tremor)や，**静的姿勢時振戦**(static tremor)は患者にある一定の姿勢，例えば腕を伸ばした肢位をとらせると起こる。歩行

(gait*)運動失調(gait ataxia)は，脚を広げて酔った人のように歩くよくみられる徴候である．実際にアルコールは小脳の機能を障害し，酔った人では小脳性運動失調歩行がみられる．運動失調があると，継ぎ足歩行が困難となり，座位や臥位で，一方の踵を対側の膝からむこうずねに沿ってまっすぐに下降させる，「膝-踵試験」(heel-shin test)で，動作が鈍くなる．これらの症候はすべては目を閉じたとき(視覚による補正ができないとき)に増悪するが，この閉眼による増悪は脊髄後索の損傷のときほどには顕著ではない．眼振(nystagmus*)も起こる．

運動失調では，小脳虫部もしくは脳幹と小脳の線維連絡の損傷による構音筋の協調運動障害のために，失調性の構音障害を伴う．音節の区切りが不明瞭で，音節間に異常に間隔が空いたり，**不明瞭発語**や**断綴性発語**などの症状が起こる．神経学的診察では，"baby hippopotamus"などの言葉の復唱がよく用いられる．重症になると，爆発的発話になり，激しく顔をしかめながら話すようになる．このような重度の構音障害は多発性硬化症や遺伝性の運動失調(以下を参照)でみられるが，舞踏病(chorea*)やアテトーゼ(athetosis*)でも起こる．

運動失調の病態生理学的基礎は多くの場合，小脳にある．小脳の内側部が損傷されると起立歩行障害がみられ，外側部が損傷されると歩行に軽度の障害がみられるが，主に上肢の運動失調を起こす．また，フリードライヒ運動失調症(下記を参照)を主とするような脊髄小脳変性症や多発性硬化症(multiple sclerosis*)でみられるように，小脳への入力系・出力系の損傷によって運動失調が起こる．歩行運動失調に対する医学的なアプローチの医学史的側面についてはSchiller(1995)を，運動失調の病態生理学についてはDienerとDichgans(1992)やThompsonとDay(1993)などをそれぞれ参照のこと．

視覚性運動失調(*optic ataxia*)は，視覚制御下で意識的に側方注視がうまくできない状態で，バリント症候群(Balint's syndrome*)の一部と考えられる．これは視覚入力と運動野との連絡がとれないためであり，一般に使われる運動失調という概念と異なる．視覚性失調は頭頂-後頭葉の皮質の損傷によって起こり，一般に両側に損傷される．

失書(agraphia*)には，かつて**運動失調性失書**(*ataxic agraphia*)と呼ばれた症状があった．現在では**失行性失書**(*apraxic agraphia*)という語に変った．文字を個々に形成できないほど重度の失書は，文字とは似ても似つかないなぐり書きの連続で，以前は運動失調性失書と呼ばれていた．今では失行(apraxia*)と呼ばれる．

前頭葉性運動失調(*frontal ataxia*)も議論のある概念である．運動失調性失書同様に，これもおそらくより正確には失行であろうと考えられているが，異論がないわけではない．議論を招かない概念として，**前頭葉性歩行障害**(*frontal gait disturbance*)が提唱されている．この歩行異常は，地面から出る磁気に吸いつけられたかのようにすり足になる症状で，運動失調だけでなく，緊張性の現象や反抗性筋強剛，反射異常や，歩行開始困難が特徴的である．この異常は歩行だけではなく，全身的な動き，横になったり，寝返りをうったり，起き上がるときにみられる〔**体幹または体幹-四肢運動失調あるいは失行**(*truncal or trunco-pedal ataxia or apraxia*)〕．立位のときは横よりも後ろに倒れやすい．この障害は，前頭葉病変による運動障害に特徴的なものではなく，前頭-橋-小脳路の病変もなんらかのかたちで関与していると考えられるが，十分に解明されていない．

運動失調の型と原因については，ほかに注目すべきものがある．頭頂葉(parietal lobe*)の体性感覚野の病変でも感覚障害による運動失調がみられる．運動失調が小脳性であるとするためには，これを除外しなければならない．運動失調は多発ニューロパチーでもみられ，末梢神経の運動機能や感覚の障害によるものである．カッサバの摂食と関連する熱帯性運動失調性ニューロパチーが南ナイジェリアで報告されたが，これはシアン化合物の血中濃度の上昇により，ビタミンB_{12}の代謝障害と考えられる．

歴史的には，ペニシリンが開発されるまで，神経梅毒で起こる**脊髄癆**(*tabes dorsalis*)は運動失調の主要な病因の1つであった．その特徴は，開脚歩行で，歩行時に高く足を挙げ，地面に足を叩きつけるように下ろす．これは姿勢機能障害と，姿勢と運動を支配する高位の中枢の損傷によるものと考えられる．進行麻痺でも，歩行時の運動失調や手の動作時の巧緻性の障害がみられる．

運動失調は軽度～中等度の脳炎の後遺症にもみられる．重度の場合は筋強剛が伴うかこれに置き換わる．ギラン・バレー症候群の亜型として，運動失調，外眼筋麻痺，腱反射の消失がみられる**ミラー・フィシャー症候群**(*Miller-Fisher syndrome*)がある．一般的に炎症性ニューロパチーとされている．中枢神経病変を合併している．ウィルソン病(Wilson disease*)でも著明な運動失調がみられ，視床病変

を主とする1つの病型をなしている。一側の視床病変で対側の運動失調がみられる**視床性運動失調症候群**(*thalamic ataxia syndrome*)という興味深い症候群がある(Solomonら，1994)。これらの患者では，視床(thalamus*)の後腹外側核に病変があり，小脳症状とよく似た症状を示す。

小児では，脳性麻痺(congenital disorders*の項を参照)の1つとして運動失調がみられる。臨床症状として筋力低下と運動失調がある場合は，約1/3に視野欠損がみられ，このタイプはなんらかの小脳病変の要素をもつと考えられる。**運動失調性両麻痺**(*ataxial diplegia*)は最もよくみられる臨床型で，上肢よりも下肢が重度に障害され，小児の初めての歩行が遅いことによって気づかれることが多い。

フリードライヒ運動失調症(Friedreich's ataxia)

これはまれな疾患であるが，脊髄小脳運動失調症のなかでは最も多く，遺伝性神経疾患としてみられるものの1つである*訳注。常染色体性，まれに伴性の遺伝形式をとり，脊髄小脳路の変性のため，小脳性運動失調，構音障害，眼振，反復拮抗運動不能がみられる。皮質脊髄路も並行して障害され，筋力低下，反射異常がみられる。また末梢神経も障害されるので，腱反射の減弱し，後索の変性で姿勢位置覚の消失が起こる。一般には，20歳以前に発症，緩徐に進行し，50歳までには死に至る。

フリードライヒ運動失調症は全例ではないが，時に知的障害を伴う。性格異常も報告されたが，疾患自体による障害というよりは，診断を告げられることや，環境や日常生活動作の障害による二次的なものと考えられる。時には「**フリードライヒ精神病**」といわれるように妄想性痴呆，興奮症状など，精神分裂病(統合失調症)でみられるような精神症状が報告されたが，これは，精神分裂病が独立して同時に発症したものであろう。

遺伝性小脳性運動失調症にはこのほかに，オリーブ-橋-小脳萎縮症，レフスム症候群(慢性多発ニューロパチー)，遅発性遺伝性小脳変性症，遺伝性歯状核赤核変性症，進行性ミオクローヌス性運動失調，アンゲルマン症候群，遺伝性痙性対麻痺のあるタイプ(Campanella et al, 1992 ; Filla et al, 1992)などがある。これらの疾患のなかには知能障害を伴うものもある。

---

*訳注：わが国では脊髄小脳変性症のなかでも，遺伝性神経疾患のなかでもきわめてまれである。

【文献】

Bannister, R. (1992), *Brain and Bannister's Clinical neurology*, 7th edn. Oxford: Oxford Medical Publications.

Campanella, G., Filla, A., & De Michele, G. (1992). Classifications of hereditary ataxias: a critical overview. *Acta Neurologica Napoli, 14*, 408–19.

Diener, H.-C., & Dichgans, J. (1992). Pathophysiology of cerebellar ataxia. *Movement Disorders, 7*, 95–109.

Filla, A., De Michele, G., Marconi, R., Bucci, L., Carillo, C., Castellano, A. E., Iorio, L., Kniahynicki, C., Rossi, F., & Campanella, G. (1992). Prevalence of hereditary ataxias and spastic paraplegias in Molise, a region of Italy. *Journal of Neurology, 239*, 351–3.

Lishman, W. A. (1987). *Organic psychiatry: The psychological consequences of cerebral trauma*. Oxford: Blackwell Scientific.

Rothwell, J. (1994). *Control of human voluntary movement*, 2nd edn. London: Chapman and Hall.

Schiller, F. (1995). Staggering gait in medical history. *Annals of Neurology, 37*, 127–35.

Solomon, D. H., Barohn, R. J., Bazan, C., & Grissom, J. (1994). The thalamic ataxia syndrome. *Neurology, 44*, 810–14.

Thompson, P. D., & Day, B. L. (1993). The anatomy and physiology of cerebellar disease. *Advances in Neurology, 61*, 15–31.

J. Graham Beaumont

atherosclerosis アテローム性動脈硬化症

コレステロールなどの沈着物〔**粥腫**(*atheroma*)〕が血管壁の中に沈着し，プラーク斑を形成し，潰瘍形成がみられる病理学的過程である。脳血流の供給が不十分なため虚血(ischemia*)，脳卒中(stroke*)のような，脳血管障害(cerebrovascular accident*)が起こる。

athetosis アテトーゼ

異常な不随意運動(アテトーゼ様運動)で，とくに四肢遠位部にみられる緩慢でのたうつような動きである。身体の一側や両側にみられるが，両側性の場合には(多くは先天性である)，脳神経領域がより重度に障害され，しかめ面，構音障害や嚥下障害を伴う。一側性の場合は下肢よりも上肢に強く，患者は健側の手で患側の手を制止しようとする。アテトーゼ運動によって，手足の意図的運動が妨げられるが，患者が臥位をとると，異常運動は低下し睡眠時には消

失する。アテトーゼは皮質線条体路の変性によるもので，把握反応や回避反応が交互に解放されて起こると考えられる。

atrophy, cerebral　大脳萎縮

脳実質の縮少であり，さまざまな検査，とくに画像検査(scan*)で明らかにされる。脳実質が縮小すると，頭蓋内の余分な空間が脳脊髄液で満たされる。萎縮の原因は多様であるが，本質的には神経細胞や，支持細胞，支持組織の脱落によって起こる。萎縮はび漫性，限局性のいずれでも起こる。

大脳萎縮は，脳挫傷による出血，脳浮腫や無酸素症などの二次的な結果として頭部外傷直後の急性期変化が消失するに従い起こる。萎縮は，急性の変化によって障害された部位に主に起こることもあれば，広範囲な皮質領域にわたって脳溝が開き，脳室が拡大することがある。萎縮が比較的限局している場合でも，大脳の他の領域に歪みが生じることがある。

大脳皮質のび漫性の萎縮は，当然，広範な痴呆と関係するが，萎縮の範囲と痴呆(認知症)の程度とは相関しない。しかし，検査による脳萎縮の存在は，痴呆の診断に重要な指針となる。限局性の大脳萎縮(例えば前頭葉など)はより限局した神経心理学的所見を示す。

大脳萎縮の特殊型にはボクシングの選手でみられる脳症がある。最近では，医学的管理が強化されたのであまりみられないが，「**パンチをくらってフラフラに**」なった状態を繰り返すと，引退してから脳が萎縮する。運動機能などの神経学的異常のほかに，知能障害や性格変化が現れる。最も重要なのは記憶に対する影響で，広範な痴呆を伴った慢性の健忘がみられることがある。性格変化としては刺激過敏性，無感情，怒りやすく暴力をふるうなど，暴力傾向が現れて(これは中等度～重度の頭部外傷の後遺症としてもみられる)明らかな精神病性異常がみられる。陰萎になることもある。病理学的には広範な変化がみられるが，特徴的なのは透明中隔とその周辺領域の損傷である。

慢性アルコール症でも顕著な脳萎縮がみられ，「**アルコール性痴呆**」ともいわれる。社会的適応力の低下，近時記憶の障害，進行性の日常生活動作の障害が起こる。しかし，神経心理学的には，その現象がアルコールそれ自体によるものか，アルコール依存に続発する二次的な心理社会的影響なのかは判断しがたい。記憶障害はほぼコルサコフ精神病(Korsakoff's psychosis*)でみられるものと似ているが，アルコール性痴呆とコルサコフ症候群の2つの健忘症候群(amnesic syndrome*)は異なると考えられる。慢性アルコール症では，萎縮は皮質よりも皮質下に強く，脳回の萎縮よりも脳室拡大が目立つ。皮質の萎縮もみられるが，これは前頭葉により強い。これは健忘症候群の既知の病態と一致する。

J. Graham Beaumont

attention　注意

注意には2つの側面がある。注意とは意図的な処理と行動のための情報の選択と，注意深い処理を行うために覚醒状態を維持することである。ここでは神経心理学に関連した注意の諸側面に重点を置く。

歴史

選択的注意の処理過程に関する問題は心理学では最も古いテーマの1つである。William Jamesは20世紀初頭に次のように述べた。「注意については誰もが知っている。注意とは同時に存在するいくつかの認知や思考の対象のうちの1つに焦点を合わせ，それを明瞭にとらえることである」(James, 1907)。

20世紀前半では，行動主義的心理学の隆盛が，選択的注意の内的メカニズムの研究を遅らせた。脳幹網様体が無傷であることが注意の維持に必要であるという発見は，注意の研究に解剖学的な根拠を与えた(Moruzzi & Magoun, 1949)。第二次世界大戦後，注意の選択的な側面を支える情報処理メカニズムに関する研究が，聴覚性注意の研究で始まった。情報を制限するフィルターという概念(情報処理理論の定型的な考えかた)が提案され，そのフィルターは高度に並列的な感覚入力システムと，容量に限界のある知覚システムの間に位置づけられた(Broadbent, 1958)。

聴覚的な注意実験は，適切なメッセージが情報処理過程の初期に選択され，選択されなかった情報は意識的な処理から失われるという注意の特性を支持するものであった。しかし，注意を向けられなかった処理経路の重要なメッセージが選択された経路の処理を妨害する場合があることから，ある場合には注意を向けられなかった情報が，高次の意味的レベルで処理されることが明らかになった。

1970年代になると心理学者は，自動的処理と意識的処理が異なると考え始めた。ある単語は人がその単語の存在に気づかないときでさえ，その単語と意味的に似た別の単語を活性化

することを明らかにした。これらの研究は並列的な情報処理機構が、感覚入力レベルから情報の意味的処理レベルにまで拡がっていることを明らかにした。つまり、能動的な注意によってある単語の意味を選択することが、他の単語の意味の活用化を抑制したと考えた。注意は情報処理過程の初期に、感覚的な入力に対するボトルネックとして作用するというより、動作や意識、記憶の優先性を決めるシステムと考えた(Posner, 1978)。

注意の選択性に関する他のアプローチには、定位反射の研究がある(Kahneman, 1973)。緩慢な自律神経系を方向選択性の測度として用いること(例えば皮膚伝導)は、方向定位の基礎にある認知コンポーネントや、神経システムの分析を困難にした。過去15年間はサルの単一細胞を記録した研究から、視覚の方向定位に関連した神経システムの理解が確実に進歩した。この研究は、サルがある特定の位置に注意を向けるように訓練すると、比較的限局された領域のニューロンの発火率が、選択的に高まることを明らかにした。上丘レベル(すなわち中脳)では眼球運動が伴うときだけ、ニューロンの発火率が選択的に高まるが、皮質の頭頂葉後部では動物が固視しているときでもニューロンの発火率が高まる。視床領域の一部である外側視床枕は、選択的に発火率が高まる特徴のある細胞を含む頭頂葉と似ていた(Wurtz et al, 1980)。

最近まで、人間の情報処理と、動物を対象とした注意に関する神経科学的なアプローチは区別されていた。前者の注意は、容量に限界のある中央システムのオーバーフローを防ぐためのボトルネックという意味か、経済性などの言葉に類推されるように、さまざまな処理システムに配分される資源という意味で説明された。他方、神経科学的立場では、定位反応と警戒力(aletrtness)の維持に関連したいくつかの独立した神経メカニズムを強調した。現在では注意の認知神経科学のなかに両者を統合しようとする試みがある。例えば視覚探索の研究では、色、形、動きを処理するそれぞれ独立したメカニズムをもつ多角的な視覚回路があると考えている現代の神経科学の見かたと、これら複数のチャンネルからの情報を統合するのに必要な独立した視覚的注意システムがあるとする認知的な考えを統合した。われわれはこの統合的な観点を強調した(Treisman & Schmidt, 1982)。

最近の研究
　方法
　この分野の今日の研究の発展のなかで印象的なのは、さまざまな研究方法から得られたデータが収束していることである。これらの研究方法には、単一の細胞や限定された脳の領域に対するさまざまな画像や記録方法だけではなく、反応時間や、二重課題法を用いた遂行課題や、人間や動物の頭皮の電位反応や損傷部位を記録する方法が用いられた。

注意システムの解剖学的な知見の進展は、2つの重要な方法論的な発展によってなされた。まず覚醒状態の動物を被検体として極小電極を用いることで、注意に関連した細胞群の活性化の変化が示された。2番目は脳の解剖学的〔コンピュータ断層撮影あるいは磁気共鳴画像(magnetic resonance imaging*)〕、生理学的〔ポジトロン断層撮影や磁気共鳴分光法(magnetic resonance spectroscopy; MRS)〕な研究方法によって、健常者の認知機能の局在に関して有意義な示唆が与えられた。将来はこれらの脳の機能局在を探る方法と、時間的推移に伴う脳の活動の変化を追究する方法が統合されるであろう。両者の組合わせによって、人間の情報処理のプロセスに生じる迅速かつダイナミックな変化を追究するのに最適な方法が提供されるはずである〔PET スキャン(PET scan*)、スキャン(scan*)の項を参照〕。

　原理
　3つの基本的な作業仮説が、注意の認知神経科学の統合を促進させている現状を特徴づけている。まずさまざまな情報処理システムから解剖学的に独立した脳の注意システムが存在し、それは視覚的、聴覚的な入力によって受動的に活性化されるとする仮説、2番目は、注意は複数の解剖学的領域のネットワークによってなされるとする仮説で、これは注意が脳の単一領域の特性でもなく、脳全体の集合的な機能でもないことを意味している。3番目としては、注意に関連した脳の領域は、それぞれ同じ働きをしているのではなく、特定の脳の計算機構(注意の機能を支えている)が解剖学的に異なる領域に分化されているとする仮説である(Posner & Petersen, 1990)。脳の完全な注意機能を特定化することは不可能だが、3つの主要な注意機能すなわち、①刺激に対する方向定位(とくに視覚性空間の位置)、②対象の検出(感覚あるいは記憶からの)、③警戒(alert)状態の維持、が知られている。これら3つの働きをするための領域のいくつかは明らかにされた。

　方向定位
　ほとんどの場合、視覚的な方向定位を刺激の中心視化(foveation)と定義している。刺激の

中心視化は刺激を眼の中心（中心窩）に位置づける眼球の動きを意味し，それはかなりの精度をもつ．刺激の中心視化は鋭敏さという意味では標的の処理の効率性を促進するが，ほかに刺激が与えられると，眼と頭を動かすことなく，その刺激の位置に潜在的に注意を向けることによって，注意を向ける対象の優先性を変えることもできる．人間とサルがある特定の位置に注意を向けるように合図すると，その位置において起こる事象に対する反応がすばやくなり，頭皮上の電気的な反応が高まり，低い閾値で報告される．この効率性の促進は，被験者が注意を向けるべき位置になんらかの事象が起きた直後150 msec 以内にみられる．同様に，被験者が標的に視線を向けるように指示された場合は，眼球が動くかなり前から，標的位置の定位に効率が促進される．この注意の潜在的な動きは，視野内の適切な位置へ眼を誘導する機能と考えられる．注意によって神経細胞の発火頻度が選択的に高まることが明らかにされている3つの領域のどこが損傷していても，注意の潜在的な移動機能が低下する．しかし，それぞれの領域では異なった障害が起こると考えられる．頭頂葉後部損傷の患者は損傷部位の対側の視野の標的に注意を向けると，そこから視線を離すことが困難になる．

頭頂葉の損傷による影響は両半球で異なる(De Renzi, 1982)．右頭頂葉の損傷は左頭頂葉の損傷よりも全般的な影響がより大きくなる．このような非対称性の理由についてはさまざまな議論がある．空間的な注意は右頭頂葉が優位で，空間の両側への注意を調節し，左頭頂葉はそれに対して補助的な役割をもつと考えられる．右頭頂葉は対象の形態の全体的な側面を処理し，左頭頂葉は部分的な側面を処理するという見かたもある．対象から視線を離すということには両半球で対称的に機能を果たしているが，警戒状態(alert state)の維持には右頭頂葉が優位であるという見かたもある．もちろん正しい理論は1つとはかぎらない．

上丘と中脳近辺の損傷も注意を移動する能力に対する影響が大きい．この場合，注意が最初にどこに向けられていても，注意の移動が遅くなる．これは標的への移動に関する脳の計算機構に障害が起こることを示唆する．さらに中脳領域の損傷患者は，まだ注意を向けていない新しい位置に注意を向けるのと同様に，頻繁に，前の位置に注意を戻す．健常者や頭頂や他の皮質の損傷患者では前の位置に注意を戻す確率は低い．

視床損傷の患者と視床核（視床枕）を化学的に破壊したサルは，潜在的に方向を定位することができない．他の位置に出る妨害刺激に間違って反応するために，損傷部位とは反対側の視野に出る標的に選択的に注意を向けることが困難になる．一側の視床損傷の患者の研究では，標的が出現する方向を示す手がかりが提示され，その方向に注意を向ける十分な時間が与えられている場合でも，損傷部位と対側に提示された標的に対する反応が遅くなった．これとは対照的に頭頂葉と中脳の損傷では，標的の位置が一度合図によって示されれば，損傷部位と反対側でも同側でも反応はほぼ正常になる．この領域を化学的に損傷されたサルは，損傷と反対側に合図が出ると，合図がどちらの方向を示すかに関係なく，反応が正常時よりも速くなる．健常者では不適切な視覚刺激を除外する必要があるとき，刺激が提示された対側の視床枕の代謝が選択的に上昇した〔視床(thalamus*)の項を参照〕．

この発見は2つの重要なポイントを示している．まず，個々の認知的操作を行うための解剖学的な領域があるという考えを支持していた．次に注意の移行に関連した特定の回路の存在を示唆していた．頭頂葉がまず対象からの注意を引き離し，標的のある方向へ注意を移動させるために中脳が活性化され，視床枕が注意を向けた領域への不適切な刺激の入力を制限するのに関与すると考えられた．

このような回路の存在は推測の域を出ないが，頭頂葉損傷の患者はパターンの認識が困難になることが明らかで，これは頭頂葉の損傷がパターン処理になんらかの障害を起こすことを示した(De Renzi, 1982)．一次視覚野から頭頂葉への背側経路は選択的な注意を媒介していると考えられる．かなり多くの解剖学的なデータが，皮質有線野から下側頭葉皮質へ連絡している第二の腹側皮質経路が色と形の処理に関与していることを示唆している．視空間的な注意はパターン認知システムに影響を与えるとこが，サルの単一細胞実験から明らかにされた．視覚的な位置への注意は，V4野の受容野の刺激処理に影響を与える．この領域はサルが色と形の情報を処理するときに活性化するといわれている腹側パターン認知経路に沿った場所にある．注意がV4野へどのようにしてアクセスするのかはわかっていないが，頭頂葉システムとV4野に深く結合している視床枕を経由しているのではないかと考えられた〔皮質(cortex*)の項を参照；Posner & Petersen,

1990〕。

健常者を対象にした認知研究は，パターン認知のプロセスに注意がどのように影響を及ぼしているのかを知るうえで重要である。パターン認知は単一の特徴をもつ対象(線の傾きや色)と，複数の特徴の組合わせからなる対象(赤い垂直線)の処理に大別される。単一の特徴は並列的に処理される，つまり探索時間は標的になっていない対象がディスプレイ上にいくつあっても影響を受けないと考えられる。複数の特徴が組み合わされた標的(赤い垂直線)が，類似した非標的と同じディスプレイ上に提示されると，探索は系列的になり，妨害刺激が増えるに従って探索時間も長くなると考えられる。これは，先に述べた視覚的方向定位システムが視覚探索に関与していることを示している。

パターン認知における注意の役割は，複数の別々の特徴を1つの知覚対象に統合するために働くというのが1つの見かたである。この立場では，個々の特徴は人間や動物の主体が注意を向けないかぎり統合されないことになる。そのため，特徴の結合のための探索には注意が必要となる。標的が妨害刺激にみられる特徴をもっている場合は，異なった位置の要素を不適切に結びつけることによって，誤った結合が生じる。そのような誤った結合を避けるためには，提示された各要素に選択的に注意を向けていかなければならない(Treisman & Schmidt, 1982)。

視覚的方向定位システムにはもう1つの見かたがある。われわれは対象の位置に注意を向けると同時に，対象の大きさにも注意を向けることができる。複数の小さな文字で構成された1つの大きな文字が提示された場合には，全体の形態にもそれを構成する要素にも注意を向けることができる。大きさの特徴抽出は，各細胞が最も敏感に反応する正弦波パターン(空間周波数)が異なるなどの視覚系の細胞の一般的特徴によるものである。人間は一部分に注目するときは，高周波数のプローブを検出しやすく，対象の全体に注意するときは低周波数の刺激を検出しやすい。

右半球は全体的な処理，左半球は部分的な処理に重点を置くことが健常者と患者のデータで検証された。複数の小文字で構成された1つの大きな文字を提示すると，右頭頂葉損傷の患者は部分的な構成要素となっている小さな文字の模写はよくできるが，全体的な構成には失敗し，左半球損傷の患者は部分的構成要素の模写には失敗したが，全体的な方向は模写することはできた(Robertson et al, 1988)。

今までは視覚的な方向定位に重点を置いてきたが，それは認知と神経科学の研究の統合が最も進んでいる領域だからである。しかし初期の選択性注意の研究では，感覚的な情報の提示のチャンネルとして目と耳の両方が用いられてきた。人間は一方の耳からの入力もしくは特定の周波数の入力に重点を置いて処理できるという十分な証拠がある。このような場合，選択されたチャンネルからの電気的な信号は，選択されなかったチャンネルからの情報を考慮して増幅される。人間は必要な場合，複数のチャンネルに一度に注意を向けることができる。しかし標的が1つ以上のチャンネルから生じるときは，このような良好な並列処理に例外が生じる。各感覚チャンネル間と同様，標的間に妨害が生じる。感覚的な妨害の形成については，次節で述べる。

注意の限界

一度に対象に注意を向けることには限界がある。知覚では，人間間は異なった対象の諸側面に注意を向けるよりも，同じ対象の複数の側面に注意を向けるほうが知覚しやすい。課題を行うときに，同時に複数の課題を行うとき生じる限界は，注意を向けなければならない情報の類似性に関連している。2つの情報がそれぞれ異なるモダリティに提示されたときよりも，同じモダリティに提示されるほうが，情報に注意を向けることが困難になる。同様に類似したコードに変換しなければならない課題や，同じような意味的内容を扱う課題は，その内容やコードが異なる課題よりも，同時に注意を向けたときのほうが難しい。一度にどれだけ注意を向けられるかに関しては上記以外にも一般的な限界がある。

この一般的な限界は，特定の妨害要素がすべて取り除去されたとき最も明確に現れる。この限界の理由は解明されていない。このような限界が生じる最も重要な状況は，同時に2つの標的を検出しなければならないときである。このような状況では多くの干渉が起こる。この効果は，標的がそれぞれ異なるモダリティで提示された場合でも，課題が提示された標的が1つか2つかを判断する場合にも起こる。結果は，信号(感覚入力か記憶からのもの)が意識化されなければならないときには常に，なんらかの限界システムが関与するという考えかたの基礎となっている。最近提示された情報の貯蔵や，長期記憶からの知識の生成，複雑なシェーマの形成など，すべてが新しい信号の検出を妨害することが，多くの実験で明らかにされた(Duncan,

1980)。

　おそらくこれらの限界のために，ある側面に注意の焦点が向けられている間は，知覚入力の多くは気づかれないままになる。このように，注意は周囲の出来事，その時の目標や関心によって規定される。適切にバランスがとれれば，これら2種類の入力は目標達成と行動の一貫性を保つように適切に情報を選択するだろう。しかし，このシステムは，環境の変化に応じて標的や関心の優先性が変わることも考慮に入れて十分に柔軟でなければならない。このバランスは主に前頭葉の損傷の影響を受ける。

　前頭葉領域はこの全般的な注意現象の土台であることを示唆するいくつかの証拠が得られ，いくつかの領域が言語課題と空間課題の両方で活性化することが明らかにされた。脳血流や代謝の研究で言語，空間性のイメージが関与する課題を行っているときに，前頭葉が活性化することがわかった。健常者を対象とした個々の単語の処理過程に関する研究では，被験者が入力を積極的に処理することが求められると，帯状回と補足運動野を含む前頭葉の正中部の血流が変化した。別の実験研究では，前部帯状回の血流の程度が，検出すべき標的の数が増えるに従って規則的に増加した。このようにこの領域は標的の検出のための心的な操作に感受性が高いと考えられる。

　前部帯状回は，前頭葉背外側部と相互連絡をもつ細胞群と，頭頂葉後部と密接な連絡をもつ細胞群が交互に帯状に配列した内部構成を示していた（Goldman-Rakic, 1988）。このような構成は統合的な役割を示唆する。なぜなら，意味的処理には前頭葉外側面が関与していることを多くの研究が明らかにし，頭頂葉後部は，これまでみてきたように，空間的な注意にとって重要だからである。前部帯状回は広範囲に及ぶ異なった注意の諸側面の結びつきにおいて重要である（例えば意味的な内容と視覚的な位置に対する注意）。残念なことにこの種の調整機能の認知的・解剖学的理論は推測の域を出ていない。

　認知心理学における永続的な問題は，随意的な調整を行う実行システムが存在するのかどうかということである。しかし，これはある意味ではホムンクルス（脳の小人間像）*訳注 問題を再燃させ，今までの研究の流れを無限に退行させることになろう。このような問題があるが，

*訳注：かつては精子内に存在すると考えられていた超小人。

行動と思考パターンを統制する中心システムの存在がほとんど疑われていないようである。とくに人間の問題解決や他の行動に関する専門の研究では，少なくとも問題解決に関与する心的操作の重要な部分を説明できると考えられる中央制御部の存在を重視してきた。このような見かたによって意図的な行動を調整している中心システムは，先に論じた容量に限界をもつシステムにどれだけ近いかという問題が生じた。意識化された注意と，主体的な調整を異なることに疑問はない。例えば急速眼球運動時に夢を見ているとき，人間は夢のなかで起こっている出来事をよく経験するが，それらを主体的に調整することはできない。また，前部帯状回の損傷患者は自分自身の行動を調整することができない。患者は自分の腕の動きや思考を誰かに操られているように感じる。注意の神経心理学の主要な領域は，覚醒，容量限界，認知の高次レベルの認知的調整のそれぞれの複雑な関係を理解することである。

警戒

　注意の初期の解剖学には警戒の維持状態が含まれていた。認知心理学者は，軍隊で敵の飛行機やミサイルをレーダーでモニターするときのような，標的の出現頻度が低い，長くて退屈な課題や，走者がスタート位置からすばやく動くよう準備させるために徒歩競走で用いられる警戒信号を用いて，警戒力の変化の研究を行った。このような状況では警戒力の向上が標的検出のスピードを増すことがわかっている。警戒信号を伴うスピードの促進と標的検出の正確さの低下のトレードオフは，警戒力が標的の性質についての情報の蓄積を促すのではなく，標的へ向かうスピードを増すことが明らかにされた（Posner, 1978）。

　ここ2,3年の間に警戒力に関連する神経システムの理解は深まった。右前頭葉損傷患者は警戒状態を維持することが困難である。覚醒状態を維持する課題を行う間の正常者の脳血流の実験的な研究では，右前頭葉の活性化がみられた。

　神経伝達物質であるノルエピネフリンは，警戒状態の維持に関与すると考えられた。ノルエピネフリンの伝達経路は中脳から始まるが，皮質への分配には右前頭野が重要な役割を果たす。サルの後頭葉の視覚領野では，ノルエピネフリンの伝達経路は視空間的な注意に関連した領域に選択的なものである。覚醒を維持する間，前部帯状回の代謝活性は安静時の基準値を上まわった状態にまで減弱していることが少な

くとも1つの研究から示されている。不規則な視覚信号を待っている間，人間は方向を選択するため準備するが，検出を妨げないように頭を空っぽにしていなければならないという主観的観察を，解剖学的所見が支持した(Posner & Petersen, 1990)。

応用と将来の方向性

注意のマクロな解剖学，とくにシステムの前方部分(脳の前頭葉)に関してはまだわかっていないことが多い。健常者を対象にした血流と代謝の研究は注意の諸側面に関与する脳の部位を見出すであろう。将来はこれらの関連部位が統一システムとして構成され，その構成要素の計算機構が局在化されるという全般的な提案がさらに吟味されるであろう。

われわれは後方の注意システムの基本となる回路構成の理解に取り組み始めたところである。しかしこの仮説を検証し，時間的な推移や，潜在的な注意の移行に関与する調整の構造を完全に理解するために，サルを対象とした詳細な細胞レベルの研究が必要である。さらに魅力的な点は，注意に関与する領域のミクロな構造が，受動的な情報処理にかかわる領域の構成となんらかの違いがあるかもしれないということである。このような違いは脳の神経組織と主体的な経験の関連を探る糸口を与えるであろう。われわれの現在の注意に関する知識やアイデアでさえも，社会的な発達心理学と精神病理学の統合にとって有効であることを証明した。

解剖学的な脳領域のネットワークとして注意をとらえる見かたは，注意に関する脳の領域の比較解剖学と，乳児期の脳の発達の研究を関係づけている。生後2,3ヵ月の乳児の外的な対象への方向定位能力は成人と同程度に発達するが，後方の注意システムによる認知的な調整能力の発達にはさらに多くの年月を要する。方向定位と運動の調整の研究はこの発達プロセスを理解し始めた。脳の成熟過程と伝達システムに関しさらに理解が深まれば，注意能力の発達と生物学的なメカニズムの変化を結合させることができるであろう。注意の神経機構は，乳児に共通して発達する調節能力だけではなく，注意の調整能力の速さや成功など乳児の個体差の理解にも役立つはずである。

無視，閉鎖性頭部外傷，精神分裂病(統合失調症)，注意欠陥障害など，注意能力の異常に関連するとみられる多くの障害がある。解剖学的，機能的に注意を特定化することは，これらの障害の土台にあるものを分類するのに役立つ。障害理論の発展は，脳の注意システムに影響を与えていると考えられる，精神障害と高次の神経学的障害の統合を促進するであろう。

【文献】

Broadbent, D. E. (1958). *Perception and communication*. London: Pergamon.

De Renzi, E. (1982). *Disorders of space exploration and cognition*. New York: Wiley.

Duncan, J. (1980). The locus of interference in the perception of simultaneous stimuli. *Psychological Review*, 87, 272–300.

Goldman-Rakic, P. S. (1988). Topography of cognition: parallel distributed networks in primate association cortex. *Annual Review of Neuroscience*, 11, 137–56.

James, W. (1907). *Psychology*. New York: Holt, Rinehart & Winston.

Kahneman, D. (1973). *Attention and effort*. Englewood Cliffs, NJ: Prentice Hall.

Moruzzi G., & Magoun, H. V. (1949). Brainstem reticular activation of the EEG. *Electroencephalography and Clinical Neurophysiology*, 1, 445–73.

Posner, M. I. (1978). *Chronometric explorations of mind*. Hillsdale, NJ: Erlbaum.

Posner, M. I., & Petersen, S. E. (1990). The attention system of the human brain. *Annual Review of Neuroscience*, 13, 25–42.

Robertson, L. C., Lamb, M. R., & Knight, R. T. (1988). Effects of temporal-parietal junction on perceptual and attentional processing in humans. *Journal of Neuroscience*, 8, 3757–69.

Treisman, A., & Schmidt, H. (1982). Illusory conjunctions in the perception of objects. *Cognitive Psychology*, 14, 107–41.

Wurtz, R. H., Goldberg, M. E., & Robinson, D. L. (1980). Behavioral modulation of visual responses in the monkey: stimulus selection for attention and movement. *Progress in Psychobiology and Physiological Psychology*, 9, 43–83.

Michael I. Posner, Patrick Bourke

attention deficit disorder　注意欠陥障害　多動(hyperactivity*)の項を参照

Aubert's phenomenon　アウベルト現象

暗室の中で被検者を左右いずれかに傾いた椅子に座らせたときに起こる現象。座っている被検者は前面に提示された光る棒を垂直に見えるようにセットすることを要求される。健常者は頭と身体の傾きの効果を反映し，棒は被検者の傾きとは反対方向に傾く。これが正常なアウベルト現象である。

前頭葉損傷患者，とくに前頭前野に損傷がある患者では，アウベルト現象を過剰に示すが，これは随伴発射(corollary discharge*)によると考えられる。これらの患者は，身体が傾いているときに起こる筋緊張を補正する適切な随伴発射が得られず，垂直方向の知覚ができない患者は，自身の身体が空間内のどこにあるのかを適切に記録することができず，外界を自己の身体に正確に関係づけることができない。これは，前頭前野損傷患者に認められる自己中心的空間に関する判断の障害の原因と考えられる。

auditory agnosia 聴覚性失認 失認(agnosia*)，聴知覚障害(auditory perceptual disorders*)の項を参照

auditory evoked potential 聴覚誘発電位 誘発電位(evoked potential*)の項を参照

auditory perceptual disorders 聴知覚障害

大脳の損傷によって起こる聴知覚障害には以下のようなものがある。①側頭葉上部後方(多くの場合両則)の限局性病変によるもの。各種の症候群があるが，その症状はかなり重なり合っている，②一側性の損傷によって生じ，一見聴力は保たれているが，特定の聴覚刺激を処理する機能が障害される。

これらの障害については，いくつかの単一症例の報告や多数の患者を対象にした実験的研究が行われた。単一症例の報告によって比較的豊かな成果がみられたが，用語の混乱がみられ，論文間で検査条件も異なり，解剖学的データも統一されていないため，満足なものとはいえない。実験的研究は数が少なく，得られた知見もわずかである。しかし最近，とくに音楽の知覚に関する精緻な実験的研究が行われた。この分野については従来の総説(例えば Ombrédane, 1944；Vignolo, 1969；Bauer & Rubens, 1985；Lechevalier et al, 1992)を参照〔また失音楽(amusia*)の項を参照〕。

単一症例研究の知見

これまでに報告された症例は，検査法の記載と症候群に関して基準がないため，相互に比較することが難しい。また用語も一定せず，研究者によって，同じ臨床像が別の病態であるかのような名称(例えば「語聾」と「音声聾」など)で呼ばれた。Freud(1891)に従い，まず「聴覚性失認」という一般用語を用い，言語性聴覚失認と非言語性聴覚失認に分類した研究者もいた。この項では，1969〜1992年に神経学系・神経心理学系の主要30誌に掲載された70件の報告を参照し，皮質聾，純粋語聾(言語性聴覚失認)，非言語性聴覚失認，混合型と不完全型の聴覚失認の順に述べる。それぞれの症例報告は，記載内容を検討したうえで，当該文献の著者が使っている名称とは別に，上記の症候群の1つに分類した。なお失音楽(amusia*)の症例は対象外とした。

皮質聾(*cortical deafness*)は，大脳半球の損傷(皮質ないし皮質下)による聴覚障害であり，その臨床的な定義は，音声言語の認知障害，非言語音や環境音の知覚障害と音楽の認知障害である。1969〜1992年までに発表された症例報告は，平均すると年間2件である(40例)。患者は男女とも広い年齢層に分布(年齢範囲：13〜82歳，平均年齢48歳，標準偏差：15.34)し，右利きでも左利きでもみられる。ただし頻度は男性に多く(約3対2)，また右利きに多く(約3対1。報告のなかには利き手不明のものもある)，中年に多い(平均年齢48歳)。病因は脳血管障害が最も多く，全症例の約3/4を占めるが，外傷，脳炎などによって起こる。損傷部位は，通常，両側の側頭-頭頂領域を含む(約3/4)が，左右いずれかの一側病変で起こる。

一般に2段階を経て両側の病変となる。まず，ふつう左側頭葉に最初の脳血管障害が起こるが，多くの場合一時的で，気づかれないことも多い。次に，右側頭葉に2回目の発作が起こり，それによって皮質聾が起こる。逆の順序，すなわち右半球病変後に左半球病変に起こることは少ない。左から右という順序は，両側病変による聴知覚障害の全例でみられる。急性期には，意識の喪失ないし錯乱，失語がみられるが，急性症状は後に改善する。しかし奇妙なことに，話し言葉，環境音，音楽が理解できない状態が続く。患者自身は「聞こえるのだが，理解できない」と訴えることが多い(約1/3の事例)。1/5の事例では，一見聾のようにみえるが，実際には聾ではないという奇妙な状態を呈する。患者は，自分が「**変な**」状態であることに気づいていることを自発的に述べる。患者自身の説明には，属している言語圏にかかわりなく，多くの報告で共通した点があることに驚かされる。例えば，「頭の中でドタドタいう音が聞こえるんです」，「聞こえるものはみんな，赤ん坊の泣き声のように，かん高く耳障りなんです」などである。患者にとって人の声は，一様に平板，不快で，発話のメロディーを欠いているように聞こえる。また音楽は，不快で単調な，「段ボールを切っているような」雑音として

聞こえる。時に，「布やベールが耳を覆っているように感じる」という訴えもある。あらゆる聴覚刺激が，にぶい，反復する言語音のような音，例えば「アオウアオウア」とか，「タタタア」のように聞こえるという訴えもよくみられる。まれには，自分の話す声が聞こえないという訴えもある。障害に対する「**病態失認**」(anosognosia)は，ごくまれである。半数以上の症例で，いわゆる聴覚性注意障害，すなわち，予期しない非常に大きな音に対する驚愕反応の欠如がみられる。不思議なことに，患者がその音を知覚していた例もある。すなわち音がしたときには少しも驚かないのに，少し時間がたった後で，患者が自発的に何か聞こえたと述べた。皮質聾症例の約15%で軽度の知能低下がみられたが，これは，教育水準の要因とは独立に生じるので，大脳損傷によるものと考えられた。皮質聾の定義によれば，聴覚入力モダリティ以外の面では，言語機能は保たれていたはずである。ところが実際には，約半数の症例で，ウェルニッケ野への病巣進展のため，発話機能に軽度の障害がみられた。経過が追跡されたのは半数の患者についてのみであるが，このうちの半数で改善がみられ，他の半数では症状に変化がないか増悪がみられる。増悪がみられる場合，幻聴や強迫観念を伴う抑うつによって症状が悪化した。改善がみられる場合の改善の程度は音の種類によって一定していない。多くの場合，環境音は単語や音楽よりも先に認知できるようになる。ただし単語が先に聞こえるようになったという例も少数ながら報告されている。非言語音や各種環境音についてだけ回復した場合もある。

皮質聾では，純音のオージオグラムで軽度の障害がみられることが多い。しかし，その程度の聴力障害では皮質聾の臨床像は説明できない。中耳の検査結果は常に正常であるが，音声を用いたオージオグラムの成績はゼロである。聴覚誘発電位は，大脳半球レベルの機能障害を選択的に示す。最近では，皮質聾の鑑別指標としてPa波の消失を強調した研究がある。しかし，詳細に検討された症例の中に，全波長域で聴覚誘発電位に異常がみられない例が2例報告された。

純粋語聾(*pure word deafness*，言語性聴覚失認 auditory verbal agnosia)の特徴は，言語音の認知障害があるが，言語機能自体は保たれており，非言語音・環境音・音楽の認知が保たれていることである。比較的まれな症候群であり，大脳損傷による聴知覚障害に関する近年の文献70例のうち，純粋語聾とされたものは6例にすぎない。そのうち2例は，初期の失語症状が後退した後にはじめて純粋語聾とみなせたものである。全例右利き，男性4名，女性2名，年齢範囲は24〜69歳である。病因はいずれも脳血管障害で，6例の内訳は，両側の側頭-頭頂葉病変3例，左一側の側頭-頭頂葉病変2例，左皮質下病変1例である。純粋語聾の典型例は，皮質聾に比べると臨床的に目立たない。末梢性の聾のような行動はまれで，音刺激への注意障害もごく少数である。患者の訴えは，話し言葉が理解できないということであり，「言葉が外国語のように聞こえる」と自発的に述べることもある(このような訴えはウェルニッケ失語の患者ではまったくといってよいほどみられない)。また「人の話しかたが速すぎる」と訴える。実際，人工的に速度を速めた言語音や歪んだ言語音では聞き取り成績が低下し，速度を下げると聞き取り成績が改善する。これに対して音量を上げても成績は改善しない。話の内容自体はまったく理解できなくても，多くの場合声から話し手の性別がわかり，声質やプロソディーから話し手の気分を認知できることもある。また通常，熟知した環境音や音楽を認知できる。

純音のオージオグラムは正常か，障害があっても軽度である。音声を使ったオージオグラム検査は不能で，中耳検査では異常なく，聴覚誘発電位では大脳半球レベルの損傷がみられる。

非言語性聴覚失認(*auditory nonverbal agnosia*)は，非言語性の環境音を認知する能力の障害である。この場合，環境音は，熟知した意味のある音と，未知の意味のない音を含む。音楽知覚の障害を伴うことも伴わないこともある。この障害は臨床的にはきわめてまれで，本項で対象とした文献70例中3例にすぎない。全例男性，右利き，年齢範囲は55〜65歳であった。病巣の中心は右半球の側頭葉である。

患者は以下のような臨床像を示す。すなわち，ごく日常的な環境音を把握することができない。例えば，自動車の走行を電車の音や拍手と間違えたり，ドアが「バタンバタン」と繰り返し開閉する音が，人が木の床の上を歩いている音と知覚されたり，鍵束の「ジャラジャラ」いう音が，ドアのベルが鳴っているように聞こえる。誤りのタイプはほとんどが「**連合型**」ではなく「**統覚型**」である〔Lissauer(1890)の用語に準拠〕。すなわち，ある環境音が，関連ある意味カテゴリーの音としてではなく，構造的，音響的に似た別の音に知覚される。言語音の認知には問題がない。ただし，音楽知覚の成績は患者

混合型と(または)不完全型聴覚失認(*mixed and/or incomplete auditory agnosia*) 聴覚性失認症例の中には,「**純粋**」でなかったり,報告が不完全なために,上に述べた「**純粋**」症候群に分類できないものがある。大脳損傷による聴知覚障害の報告例のうち1/3近くがこのカテゴリーに分類される。「不完全」とは字のとおりであるが,「混合型」とは,「**純粋**」症候群の特徴が重なり合ったものという意味である。

このような患者の約半数(10例；男性5名,女性5名,全例右利き,平均年齢55歳,年齢範囲36～64歳)は,音声言語を理解することができず,非言語性環境音を認知できないが,皮質聾と診断するに十分な特徴を欠いている。病巣は,両側の側頭-頭頂葉病変8例,左一側の側頭-頭頂葉病変1例。他の1例は病変部位が記載されていない。病因は,記載されているものに限れば,脳卒中7例,ヘルペス脳炎1例である。

残りの約半数(9例；男性7名,女性1名,性別不明1名,全例右利き,平均年齢65歳,年齢範囲32～76歳)では,言語音の理解障害と,各種の音楽認知障害を伴っていた。ほとんどが脳卒中によるもので,病巣の中心は側頭-頭頂領域にあり,両側病変5例,左一側病変3例,右一側病変1例である。

これらの症例報告を隅々まで読んでも,「**純粋**」症候群からの知見に付け加えるべき情報は見出せなかった。ただし,よく指摘されるように,大脳損傷による聴知覚障害に病名をつけることが難しい点について注意を促す契機にはなるであろう。

最後に,まれな障害についてふれておきたい。両側弁蓋部症候群のような,両側の前頭弁蓋をおかす病変のために,運動障害が前景に立つ患者も存在する。すなわち病巣の一部が後方に進展して側頭葉をまきこみ,聴覚認知障害を合併する。その他のまれな例は,脳卒中による左半球病変によって,右側の聴覚消失と半側性の注意障害がみられる場合である。これらの症候群の解釈にはいまだ定説がない。

実験的研究の知見

臨床的に見出された著明な聴知覚障害のほとんどは両側側頭葉病変によるものである。これに対して,一側性大脳半球損傷患者群と対照群を対象とした,より厳密で特殊な聴覚テストによって,臨床テストでは気づかれないような個別的な障害が明らかにされた。このような実験的研究はまだ少ないが,各種の非言語性聴覚刺激パターンの認知障害と左・右半球病変との関連,側頭葉・非側頭葉病変との関連,前頭葉・非前頭葉病変との関連などの問題が検討された。

1962年のMilnerの先駆的研究では,てんかん治療のため脳葉切除術を受けた一連の患者を対象に音楽テストが行われ,右半球側頭葉に非言語性の複雑な聴覚パターンの認知にかかわる機能があることが明らかにされた。この知見は,脳損傷患者を対象にしたShankweiler(1966)の研究でも支持され,また,健常者を対象に両耳分離聴覚検査(dichotic listening*)を用いたKimura(1964)の報告とも,これに一致していた。

Faglioniら(1969)は,非言語性聴覚失認と病変側との関係を,2つの課題を使って検討した。第一課題は2つの「**意味のない**」音を弁別するもの,第二課題は「**意味のある**」非言語音をその意味と連合させるものであった(例えば,イヌの**吠え声**をイヌの絵と対応させる)。左・右各病変側について多数の症例を対象とし,健常対照群との間で成績を比較した。その結果,意味のない2音の弁別障害〔Lissauer(1890)の「**統覚型**」失認に対応する〕は右半球病変と関連し,有意味音と意味との連合の障害(「**連合型**」失認)は,同時に失語(とくに感覚性失語)を起こすような,左半球病変と強い関連があった。

その後,主に脳葉切除術を受けた患者を対象として,より精密な聴覚刺激を用いた研究が行われた〔最近の資料と文献については,Samson & Zattore(1994)を参照〕。これらの結果は,メロディー,スペクトル特性,楽音の音色要素などの,複雑非言語性聴覚刺激の処理には,右半球に損傷がないこと,とくに右上側頭回が必要であるという説を強く支持するものであった。この説は,健常者が音の系列を聞くとき,右上側頭回で血流が増加するという知見とも一致し,交連切開術を受けた症例で,音の弁別が右半球で行われるとする知見とも一致していた。

聴知覚障害と失語

失語と,Lissauerのいう意味での「**連合**」型の非言語性聴覚認知障害(すなわちイヌの**吠え声**と,イヌではなくネコの絵を照合する障害)が伴うことについては,研究者の見解は一致しているようで(Schnider et al, 1994を参照),おそらく知覚レベルではなく概念レベルの障害が根底にあると考えられた(Vignolo, 1989の考察を参照)。これに対して,失語の患者は言語理解障害が重度でも,Faglioniら(1969)が用

た。言い換えると，失語における聴理解障害の少なくとも一部は，高速で次々に生じる離散的音響事象を処理する機能の障害を反映していた。言語音知覚ないし「**音素知覚**」に焦点を当てた別系統の研究もある。これは，聴知覚と言語音理解の境界領域を対象にしているといえよう。Luria (1970) の研究に触発された数名の西欧の研究者 (Blumstein et al, 1977; Basso et al, 1977) が，失語症患者と非失語症患者を対象にし，音素の音響的弁別特徴を理解する能力を検討した。音素弁別やカテゴリー化の障害を検討すると（例えば，VOT すなわち音声開始時点などの音響的特性と，弁別やカテゴリー化の関係によって検討される），失語症患者群は，健常者・非失語の脳損傷対照群と比較し成績は低下しているが，音素認知障害の程度と聴覚性言語理解障害の程度との間には，とくに関連がみられなかった。現在の知見は不十分であるが，音素同定障害の程度は，話し言葉にみられる**音素性の誤り**の数など，別の失語症候と相関していると考えられる。

【文献】

Basso, A., Casati, G., & Vignolo, L. A. (1977). Phonemic identification defect in aphasia. *Cortex*, *13*, 85–95.

Bauer, R. M., & Rubens, A. B. (1985). Agnosia. In K. M. Heilman and E. Valenstein (Eds), *Clinical neuropsychology* (pp. 209–17). New York: Oxford University Press

Blumstein, S. E., Cooper, W. E., Zurif, E., & Caramazza, A. (1977). The perception and production of voice-onset time in aphasia. *Neuropsychologia*, *15*, 371–83.

Efron, R. (1963). Temporal perception, aphasia and déjà vu. *Brain*, *86*, 403–24.

Freud, S. (1953). *On aphasia: A critical study*. London: Imago (original work published in 1891).

Lechevalier, B., Lambert, J., & Eustache, F. (1992). Agnosie uditives et syndromes voisins (surdité corticale, surdité verbale pure). In *Encyclopédie médico-chirurgicale*. Paris: Éditions techniques.

Lissauer, H. (1988). A case of visual agnosia with a contribution to theory (translated by M. Jackson). *Cognitive Neuropsychology*, *5*, 157–92 (original work published in 1890).

Luria, A. R. (1970). *Traumatic aphasia: Its syndromes, psychology and treatment*. The Hague, Paris: Mouton.

Mendez, M. F., & Geehan, G. R., Jr. (1988).

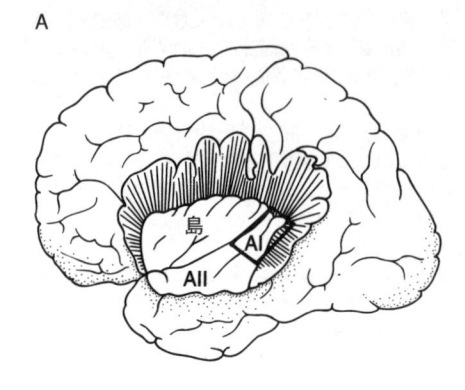

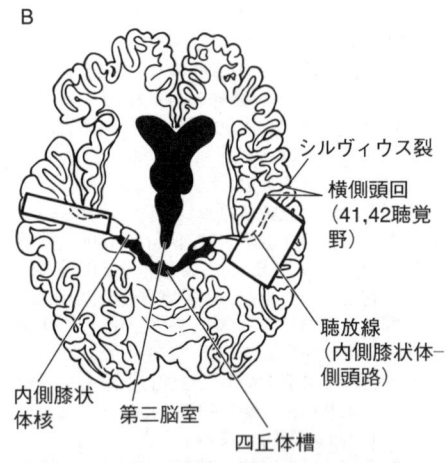

図 18 臨床例の聴知覚障害の責任病巣
病巣はふつう両側性であり，聴覚野（ヘシュル回）を損傷するか，ヘシュル回の入力を離断する。（図 A は，Gray's Anatomy, Churchill Livingstone, Edinburgh, 1980 より。図 B は Mendez & Geehan, 1988 より。いずれも許可を得て掲載）

いたような，無意味音の弁別を課す課題，すなわち Lissauer のいう意味での**統覚**レベルの聴覚障害をテストする課題で一般に障害がみられなかった。音の認知障害は，聴覚性言語理解障害の一因となると考えられるので，このことは一見不思議である。そして実際，より精密な聴覚刺激を用いたテストからさらに複雑な結果が得られた。例えば，音系列やクリック音系列 (Efron, 1963) の知覚は，失語を伴う左側頭葉病変例で成績が低下した。成績低下を起こす重要な要素は，非言語性聴覚刺激であっても，音響情報が高速で変化するという特性がみられること（複雑な音系列のように）であると考えられ

Cortical auditory disorders: clinical and psychoacoustic features. *Journal of Neurology, Neurosurgery and Psychiatry*, *51*, 1–9.

Ombrédane, A. (1944). L'Agnosie acoustique. In *Études de psychologie médicale, I: Perception et langage* (pp. 163–86). Rio de Janeiro: Atlantica Editora.

Samson, S., & Zatorre, A. R. (1994). Contribution of the right temporal lobe to musical timbre discrimination. *Neuropsychologia*, *32*, 231–40.

Schnider, A., Benson, F. D., Alexander, D. N., & Schnider-Klaus, A. (1994). Non-verbal environmental sound recognition after unilateral hemispheric stroke. *Brain*, *117*, 281–7.

Vignolo, L. A. (1969). Auditory agnosia: a review and report of recent evidence. In A. L. Benton (Ed.), *Contributions to clinical neuropsychology* (pp. 172–208). Chicago: Aldine.

Vignolo, L. A. (1989). Non verbal conceptual impairment in aphasia. In F. Boller and J. Grafman (Eds), *Handbook of neuropsychology*, Vol. 2 (pp. 185–206). Amsterdam: Elsevier.

Luigi A. Vignolo

autism　自閉症

1943年にKannerは早期小児自閉症について初めて報告した。自閉症児は人生の早期から対人関係に困難がある。症例によっては，生後まもなくからこの問題が明らかなこともある。乳児は抱き上げられると，受け入れる体位を取らないばかりでなく，反り返ってしまう。また，社会的孤立と言語発達遅滞によって，障害が1歳台で明らかになる。また最初は正常な発達を遂げているようにみえても，1歳台で退行を示す自閉症児もいる。

症候群にみられる症状がすべての自閉症児にみられるわけではない。しかし，自閉症児の大多数に共通する傾向がみられる。まず言語障害は明らかである。まったく話すようにならない子供もいる。たとえ言語発達があってもコミュニケーションではなく，呼称や復唱に使われる。また，コミュニケーションで効果的に身ぶりが用いられることもない。話しかたは，反響言語(echolalia*)と呼ばれる耳に入った語句そのままの繰り返しや，極端に逐語的な言語使用が特徴的である。0歳台では通常摂食困難がみられる。なんらかの音や物を極端に恐れることもある。自発的な活動は，音や動作の反復で，変化は極端に少ない。単調さへの強迫的な欲求があるため，手順が変えられると不安と苦痛が生じる。自閉症児は特定の物品を好み，長時間魅了される。物品や玩具を器用に扱うが，想像力によって遊ぶことはない。自閉症児は機械的暗記に優れ，なかにはある狭く限定された分野で高度に発達した早熟な技能をもつ者もいる。しかし，これらの高度に発達した技能をより実際的な状況に応用することは期待できない。顔の表情は深刻な顔つきが多く，他の子供がいるところでは緊張している。自閉症児が物品で遊んでいるときは静かに微笑むこともある。自閉症児の身体的発達はおおむね正常で，外見はしばしば賢く魅力的である。

診断

Rutterは自閉症児の異なる側面を考慮して，診断のために4つの必須基準を作成した。

1. 生後30カ月より前に症候群が発現しなければならない。
2. 社会性の発達が，児童の全般的な認知発達レベルから予期しない程度に障害されている。
3. 言語発達に，児童の全般的知的発達レベルから予期しない程度の遅れと偏りがみられる。
4. 単調さへの固執は，画一的な遊びや異常なこだわりや，変化への抵抗として起こる。

米国精神医学会の診断システム(DSM-III-R)では，自閉症は広汎性発達障害として第2軸に載っている。この障害は，幻聴や妄想やまとまりのなさがみられないことから，精神分裂病(統合失調症)の小児型と異なる。DSM-III-R分類では，自閉症は対人交流の乏しさ，想像的な遊びを欠いた言語・非言語的コミュニケーションの障害，興味の限局によって特徴づけられる。特徴的な行動はこれらのグループの各々に関連して記述され，臨界数の行動が明らかになると自閉症と診断できる。DSM-III-R分類は，従来の診断基準に比較して過剰診断になると批判された。自閉症の発病率は約10,000人に5人と示されるが，狭い診断基準では10,000人に1人と減少する。全児童のスクリーニングにもとづいた診断では10,000人に16人と有病率が上がる。性差がみられ，約3ないし4:1で，男子が多い。1/4から1/3の自閉症児しか70以上のIQは獲得できない。低機能自閉症児にとって，IQは結果を予期するが，高機能児では予期しない。

乳幼児期

静かで扱いやすく，めったに泣かない自閉症児がいる一方で，じっとせず混乱する児もいる。不安定な睡眠や摂食パターンになったり，

いつまでも体を揺らしていたり頭をぶつける。対人交流に興味を示さないことが早期からみられ、人間の声に対する反応が乏しい児もいる。微笑やクスクス笑いはみられるが、これらの反応は、対人接触よりはくすぐったり放り投げたりなどの身体刺激によってよく出される。自閉症児が探索行動を起こすことはあまりない。彼らはほしい物品を指ささず、興味を共有するために親の注意をひこうともしない。数が限られた玩具を繰り返し操作することで、自分の世界に自足している様子が明らかにみられる。時に原初の感覚体験に強くひかれる。彼らは長い間1つの物や形をじっと見つめる。

自閉症乳児が出す音の研究から、彼らは感情を特異的なやりかたで表現することが明らかにされた。母親はそれを理解できるようになっていくが、通常の子供たちのパターンとは違うため、その児になじみのない養育者には理解できない。言語発達に関した特徴も通常と異なる。顔の表情は、社会的状況や文脈にふさわしくない極端な感情を表す。自閉症児は何かを取るために大人を物理的に動かそうとする一方で、ふつうのやりかたで身ぶりをしたり指さすことはしない。自閉症児に身ぶり言語を教えようとしてもなかなかうまくいかない。音声的な話しぶりは唐突で、声の高さや発音がうまく調整されない。時には発話の質が、先天的な聴覚障害者の構音パターンに似ていることもある。

言語発達

自閉症児では、早期の喃語のパターンですら通常とは異なり、より単調でパターン変化が少ないとされている。自閉症児の約50％が一生を通じて発語のない状態を示す。増えていく発語量は知的発達と相関する。時に、基本的な単語は特定の音を強化することによって、条件づけのパラダイムのなかで学習できる。言葉が発達し始めても、彼らは通常と同じような語彙や意味の定義を用いようとはしない。一般的なカテゴリーへの速やかな一般化がみられないことが多い。言語発達に特徴的な、名詞を覚える技能が目覚ましく伸びることもない。発語には、明らかに反響言語が含まれている。この繰り返しは、最初に話した人と非常によく似た抑揚と強勢を伴うことが多い。健常な子供は大人を模倣する際に、言語の複雑な側面を省略することで文法を自分に使えるものに変化させるが、自閉症児は言葉どおりに繰り返す。他者から模倣したフレーズを適切に用いる自閉症児もいる。「私は」の代わりに「あなたは」や「私を」を使うような代名詞の反転は、個人の同一性への気づきの欠如と自己の拒絶を反映していると考えられている。しかし、その代名詞のパターンは、文末がおうむ返しされることが多く、また1人称代名詞が文末には通常あまり使われない。これはおうむ返し行動と関連するものと考えられる。自閉症児の発する自発的な言葉の量は児によってさまざまである。言葉を話すのに非常な努力を要し、未熟で異常な統語的構造を示す。発話が電文体をとることもある。しばしば会話に拡がりがなく語句とテーマが限られている。会話は具体的な部分に限定され、文章体で表現しない。

幼児期から話すことに対する興味を欠き、話された言葉の理解は限定されている。話す技術から想像される以上に言語理解は乏しい。慣用的表現は文字どおりに受け取られやすい。発音の障害もよくみられる。内言語の使用と想像的な遊びが欠如している。言語が発達している自閉症児では、社会的、行動的な障害によるハンディキャップは少ない。自閉症児の言語は、自発的に身ぶりを用いず、発話よりも反響言語が優位であり、発達性言語障害〔「失語(aphasia*)」の項を参照〕と異なる。

感覚反応

感覚刺激に対して一貫性を欠いた反応がみられる。時に親は、大きな物音に反応しないので耳が聞こえないのではないかと感じる。しかし一方で、紙がかすかにかすれる音や静かな音に激しく反応する。ある種の物音には過剰に敏感だが、他の感覚刺激に過剰に引きつけられ喜ぶ。認知過程に困難があると思われる印象を与える自閉症児もいて、知覚機能に関連する失認があるかどうかを判断することは難しい。聴覚障害同様、視覚障害があるようにみえることもある。ぐるぐる回るような独特な動きは自閉症児の興味をひく。ある例では、明るい光に感受性をもっている。痛みや温度に通常の反応がないことも時に目立つ。優しく触ると過剰な反応を起こし、髪を梳かしたり服を着替えたりなどの何でもない対人行動に対しかんしゃくを起こす。偏食や奇妙な嗜好から、味覚と嗅覚の異常もみられる。苦痛な音に対して子供が目を覆ったりするような、背理的な反応も時にみられる。

中心視野ではなく周辺視野を用いる自閉症児もおり、進行方向を見ていないような印象を与える。顔の直視を避ける。これは、知覚刺激そのものの特徴というよりは、対人行動に関連すると考えられる。

二次的行動障害

コミュニケーションの問題や視線回避や接触拒否がみられることから、社会的孤立と無関心が推測される。人間よりも物品に没頭する結果、他者を無視することになる。行動のこれらの面は、よく知った大人とのきわめてなじみのある状況ではさほど目立たない。社会的発達は言語発達によって確立される。反応の欠如は他の子供との関係のなかでも目立つ。変化への抵抗を示し、物品と日常過程に過剰な愛着を示す。どの変化が受け入れられてどれが苦痛の種になるかを予測することは困難なことが多い。子供に苦痛を与えずには、変化した環境のなかで日常過程を調節したり変化させることができないために扱いが困難である。高所や危険などの恐怖を起こすと思われる状況では恐怖を伴わず、不適切な感情反応が起こる。笑いや泣き、クスクス笑いなども社会的状況から不適切な場面で生じる。物を使ったひとり遊びには興味を示すが、想像的な遊びはしようとしない。知的な自閉症児はジグソーや機械的なパズルにひかれる。かんしゃくや叫び声、混乱した行動がみられると、家族はその子供を連れ出すことができなくなる。

運動障害

自閉症児は模倣する際に、上下、前後、左右などを取り違える。彼らは飛び上がったり、手足をひらひらさせたり、体をゆすったり、しかめ面をし、興奮し何かに夢中になると運動障害が悪化する。時には腕を振らずに爪先で跳ね歩く。頭を下げて腕を伸ばして立つという奇妙な姿勢がみられる。自発的な粗大な動きや精密な技巧的な動作は、不器用な児もいれば優美な児もいる。模倣によって知識を得ることは困難である。動作のスキルを指導するときにも、例えば服のボタンがけのときに子供の腕を動かすことが必要になる。

特殊技能

高度に発達した特殊技能をもつ自閉症児もいる。これらは高度に自動的で規則的なことが多く、非常によくできても、基本的な理解ができない。早熟なスキルは、数学的に計算したり、単調な言葉の羅列を暗記したり、音楽を記憶したり、図形的、美術的な技能があるなどに表れる。言語が発達すると、特殊な技能が減少する症例があることから、自閉症児が示す目立った技能は、活動に通常関与する脳の部位が欠如していると考えられる。早熟な技能を彼らは楽しんでいるようにみえるが、その技能が日常生活に役立つとはかぎらない。

原因論と理論的説明
家族の特徴

Kannerは、自閉症児の親は知的水準が高く高学歴で、社会的に成功した人であると強調しているが、現在は、自閉症はあらゆる社会階層と文化で出現することが確認された。親は強迫的で冷たいが、重度の知的障害の割合は低いとされている。冷たくて拒絶的な親が、全般的に脆弱な子供を自閉症にすると考えられた。また他の研究は、親の態度原因というよりもむしろ異常児をもつことへの反応であると主張している。Kannerのいう親のふるまいの厳格さは、その当時の社会的環境に関連すると考えられる。障害の原因に親が関与しているという考えはある時広まった。多くの症例で両親に責任があると思わせることになり、強い苦痛を親に与え、自閉症児への建設的な対応が妨げられたことも考えられるが、家族の特徴に関しては、遺伝的な理論の発展によって再考されるようになった。

遺伝

自閉症の遺伝の関与は、自閉症児の同胞で2～3％が自閉症になるという発生率の高さで実証された。FolsteinとRutter(1977)は、1人が自閉症児である21組の双生児の分析を行った。11組が一卵性で、10組が二卵性だった。11組の一卵性双生児のうち、4組が自閉症になり、一致率は36％だった。しかし、自閉症でない双生児でも、認知障害、言語発達の遅れ、言語障害など他の先天的異常をもつ者が多かった。これらの発達障害が起こるのは、一卵性双生児の組の82％であった。二卵性双生児の10組中、2人とも自閉症になった組はなかった。1人の児に認知発達障害があったため、10％が発達異常があった。この研究から、自閉症は遺伝が関係するといえるが、遺伝した異常は自閉症に特異的なものではないと考えられる。

生物学的背景

幼児期の身体的障害は自閉症のリスクを増加させる。このことは、この障害が身体的な基盤をもつことを強く示唆する。自閉症のリスクを高めるものは、母体の風疹、サイトメガロウイルス、結節性硬化症、神経線維腫症、未治療のPKU〔フェニルケトン尿症(phenylketonuria*)〕、脆弱X染色体症候群などである。自閉症者の25～35％が18歳までにけいれん発作を起こす。チックもよくみられる。かつて報告された脳波上の過覚醒と脳幹誘発電位の異常は実証されていない。近年の脳波研究からは、P300と前頭部の陰性成分の異常が示唆されて

いる。眼-前庭系(oculovestibular)の異常も実証されていない。CT所見はほぼ一般に正常だが，脳室の拡大を示す例もある。Courchesneら(1988)は，MRIで小脳と脳幹の異常を報告した。小脳系や辺縁系に関しては議論が続いている。BaumanとKemperは1985年以降に書いた論文の中で，剖検による前頭部と小脳の組織学的異常と，ニューロンの樹状突起の異常について報告した。PET研究ではとくに異常は報告されていないが，3 IP-NMRによって背側前頭前野の異常が指摘されている。30〜50%の症例において血中セロトニン濃度の異常高値がみられた。

認知理論

Rutter(1978)は言語障害の重要性を強調した。言語的なスキルに比べ，空間的スキルが維持されていることから，左半球の認知障害が議論された。しかしこれは実証されていない。Hobson(1990)は，社会情緒障害と感情を表すサインの理解の重要性を強調した。多様な感覚刺激入力の統合困難，注意困難，高次の情報を統合することの困難についても議論された。自閉症児が玩具のごく一部と対人的状況の一部分にだけ注意を向けるのは，高次認知統合障害と関連すると考えられた。生物学的な異常から，ネットワークの分布の発達が不完全で，それは多くの認知システム表象の基礎をなすと考えられる。

今日の発達理論では，自閉症は「**心の理論**」の欠如に関連すると考えられている。この理論は，人を信頼できる能力の基礎をなし，人が他者の信念をどう考えるかを予測する高次能力の基礎と考えられる。初期の実験では，2つの人形サリーとアンを使ったWimmerとPerner(1983)のパラダイムが用いられた。サリーが部屋を出ている間に，サリーがバスケットに入れておいた「おはじき」をアンが取り出して自分の箱に隠す。実験者は，「おはじき」が最初にどこにあって，今はどこにあるか，被験児が覚えているかどうかテストした。被験児はその後，「サリーはどこにおはじきを探すでしょうか」と尋ねられる(これは「**概念相関関係理解**」のテストである)。健常な3〜4歳児は，サリーは自分のバスケットの中におはじきが入っていると信じているが，実際はアンの箱の中に入っていることがわかる。同等の知的水準にある自閉症児は高い誤答率を示し(Baron-Cohen et al, 1985)，アンの箱を探すと答える。実験により，信念，欲求，心的状態の推論に困難があることが裏づけられた。Leslie(1987)は，「心の理論」の発達の失敗を，模倣・対人関係・コミュニケーションの障害と相関するメタ表象の問題と呼んだ。しかし，この点に関してはいまだ議論は続いている。

【文献】

Baron-Cohen, S., Leslie, A. M., & Frith, U. (1985). Does the autistic child have a "theory of mind"? *Cognition, 21*, 37–46.

Bauman, M. L., & Kemper, T. L. (1985). Histoanatomic observations of the brain in early infantile autism. *Neurology, 35*, 866–74.

Courchesne, E., Yeung-Courchesne, R., Press, G. A., Hesselink, J. R., & Jernigan, T. L. (1988). Hypoplasia of cerebellar vermal lobules VI and VII in autism. *New England Journal of Medicine, 318*, 1339–54.

Folstein, S., & Rutter, M. (1977). Infantile autism: a genetic study of 21 twin pairs. *Journal of Child Psychology and Psychiatry, 18*, 297–321.

Hobson, R. P. (1990). On acquiring knowledge about people, and the capacity to pretend: a response to Leslie. *Psychological Review, 97*, 114–21.

Leslie, A. M. (1987). Pretence and representation: the origins of "theory of mind". *Psychological Review, 94*, 412–26.

Rutter, M. (1978). Language disorder and infantile autism. In M. Rutter & E. Schopler (Eds), *Autism: A reappraisal of concepts and treatment* (pp. 85–104). New York: Plenum.

Wimmer, H., & Perner, J. (1983). Beliefs about beliefs: representation and constraining function of wrong beliefs in young children's understanding of deception. *Cognition, 13*, 103–218.

Christine M. Temple

autocriticism　自己批判

脳梁交連切開術(commissurotomy*)の特徴として説明された症状で，術後患者は自分の意図とは関係なく左手が動くことにしばしば驚きを示す。手術からかなり時間が経過しても一部の患者は，自分自身の意図的な調整とは無関係に，左手が明らかに状況に合った動きをすることに驚くことがある。

automatism　自動症

てんかん発作時に起こる，複雑な行動と経験を表す名称の1つ。とくに発作直後や発作時の意識の混濁時に，姿勢や筋緊張は保たれているが，何が起こっているか自覚がなく，単純な動

きや複雑な行動を行う状態。自動症が起こっている間の健忘は最も主要な症状である。てんかん発作による自動症は脳波検査によって確かめることができ，側頭葉内側面に異常波が起こる。自動症時の行動の複雑さや，合目的的にみえる行動は激しく変化する〔てんかん(epilepsy*)の項を参照〕。

autotopagnosia(autotopoagnosia) 自己身体部位失認

20世紀初頭Pick(1922)は，2例の痴呆(認知症)の患者を対象に，検者が指定した自己の身体部位を呼称する能力の保持と，口頭指示に従って同じ身体部位を指さす能力のほぼ完全な消失の間に解離がみられたと報告した。この症状は，文字どおり自分自身の身体に関する空間的知識の喪失を意味する**自己身体部位失認**と呼ばれた。

報告は少ないが(表6を参照)，自己身体部位失認は神経学者や心理学者の間で注目を集めた。身体の再現(*Vorstellungbild*, Pick, 1922)にかかわる特異的認知機能と病変の神経的基盤を証明するものと考えられたからである。

臨床的側面：口頭指示に従って身体部位をさすことができない状態は，神経心理学者の間では別に珍しい所見ではない。この課題は言語的媒介を必要とするため，大半の失語症患者は身体部位を指さすことができない。同様に対側空間意識性を欠く右半球損傷患者は，半側無視領域の身体部位を指さすことができない〔身体的無視，無視(neglect*)の項を参照〕。注意障害，精神衰退や記憶障害も同様に身体部分を指さす課題の成績が低いと考えられる。したがって，一般的な要因の影響を排除する目的で詳細な神経学的・神経心理学的テストを行う必要がある。

症状：報告例の分析から，自己身体部位失認には自己の身体部位だけでなく，検者や人体図の身体部位を指さすこともできない。自己の身体部位に対するこの障害の非選択性を考えると，自己身体部位失認という用語は適切でないと思われるが，**身体部位失認**(*somatotopoagnosia*)という用語は一般的とはいえない。

非言語的課題でも身体部位の定位の障害は明らかである。患者は検者が触れた検者自身の身体部位に相当する自己の身体部位を指さすことができないし，人体図上の身体部位を指さすこともできない。

動物画を見るときはなんら困難を示さない患者がいるのに(Ogden, 1985)，典型的な身体的特徴をもつ部位(突き出た鼻，尾など)を正確に指さしできるが人間と同じ身体部位(例えば眼，耳)については指さすことができない患者がいる。

自己身体部位失認は，身体部位に関する内在的な知識と身体部位の使用の劇的な対照をなす。日常生活行動のなかで患者は身体については完全である。眼を指さすことができない患者

表6 身体部位失認の患者の神経学的・神経心理学的所見

失語	身体部位の呼称	神経心理学的所見	機能障害	病巣	病因
(1) —	？ 失見当識	失行 痴呆	心的身体像の喪失		水頭症
(2) —	？	左頭頂葉徴候 人体像の描画不能	心的身体像の喪失	左頭頂葉	？
(3) 意味性失語	＋(O)	左頭頂葉徴候	全体を部分に分析する能力の障害	左頭頂葉	腫瘍
(4) 意味性失語	＋(O)	左頭頂葉徴候	全体を部分に分析する能力の障害	左頭頂葉	腫瘍
(5) —	＋(O)	左頭頂葉徴候	全体を部分に分析する能力の障害	左頭頂葉	血腫
(6) —	＋(O, E, M)	左頭頂葉徴候	離散的身体像の喪失	左頭頂葉	腫瘍
(7) 軽度の失語	±(HP)	左頭頂葉徴候	概念的表象の喪失	左頭頂葉	転移性腫瘍
(8) —	±(O, M)	健忘 軽度の痴呆	身体の視空間的表象の喪失	—	痴呆

(1) Pick, 1922, (2) Engerth, 1933, (3) De Renzi & Faglioni, 1963, (4) De Renzi & Scotti, 1970, (5) Poncet et al, 1971, (6) Ogden, 1985, (7) Semenza, 1988, (8) Sirigu et al, 1991。
略語—身体部位の呼称：(O)＝自己，(E)＝検者，(M)＝人体模型，(HP)＝人体図，＋＝保持，−＝障害，±＝軽度の障害

が，眼鏡をかけるのにはなんの問題もない。ある患者は着衣失行と報告されたが(Ogden et al, 1985；Sirigu et al, 1991)，着衣のスキルは非常に幅広いので，着衣失行の基礎に特異的な身体知識の欠如があるとは必ずしもいえない。

同様に印象的なのは，身体部位の呼称の保持で，完全な保持(Ogden, 1985)から軽度の障害(Semenza, 1988；Sirigu et al, 1991)までが含まれる。最後の解離は，身体部位の機能を述べる能力の保持と，同じ身体部位を触れてもよいという条件のもとでも空間的に同定する能力の欠如の間でみられた。

誤りの分析―ランダムな誤り：検者の指示に従って患者は自己の身体を自信なげに手探りするが，標的部位が消えたと言ったり，自己の身体にない項目を指さした。

隣接部位への誤り：患者は標的部位に隣接する身体部位(手-手首，頬-顎)に触れたり，標的部位の周囲に手を動かして，標的部位は「この辺」であるはずだと言う。

意味的誤り：患者は標的部位と機能的に関連した部位に触れる(足関節-手関節，手-足)。

最後に2つの要因の重要な影響について述べる必要がある。1つは言語的要因であり，もう1つは知覚的要因である。

テスト条件(言語的，非言語的)にはかかわりなく，身体部位を正確に定位できるかどうかは，その語の使用頻度と結びついていた(Semenza & Goodglass, 1985；Semenza, 1988)。

鼻や臍のように視覚的に境界の鮮明な身体部位は，具体的な境界の不鮮明な身体部位(例えば関節や頬部)に比べ同定が容易であった。

随伴症状：自己身体部位失認が左頭頂葉病変(下記を参照)に伴って多発する事実を考えれば，大半の自己身体部位の失認の報告例で計算と書字の障害，左右識別障害，失行(観念運動性失行あるいは観念性失行)がみられるのはなんら不思議ではない。

報告例の少数例で一貫して手指認知障害がみられなかった事実は注目に値する(De Renzi & Scotti, 1970)〔ゲルストマン症候群(Gerstmann syndrome*)と手指失認(agnosia*)の項を参照〕。

テスト手順：過去30年間に，数多くのテストバッテリーが，付随する可能性のある要因の影響を排除したうえで身体部位を定位する能力をテストする目的で開発された。これらのバッテリーには，通常次のようなテストが含まれる(Semenza & Goodglass, 1985より修正して転載)。

1) 言語的媒介を必要とするテスト
（1）被検者は，言語的指示にもとづいて，自己の身体部位を指さす。
（2）被検者は，言語的指示にもとづいて，人体図または人体模型の身体部位を指さす。
（3）被検者は，言語的指示にもとづいて，多肢選択型の枠組みで提示された，個別的に描かれた身体部位を指さす。

2) 非言語的検査
（4）被検者は，検者が被検者の身体に触れたのと同じ部位を，検者の身体部位で指さすか，人体図で指さす。
（5）被検者は，検者が1つの部位だけを描いた図で示した部位を自己の身体で指さす。

病巣の局在性：患者によっては自己身体部位失認は，痴呆(認知症)性疾患の最初期段階との関連で発現する(Pick, 1922；Siriguら, 1991)ので，臨床症状と解剖の相関はとらえにくい。報告例(表6を参照)の大半が左頭頂葉病変が障害され，その病変のほとんどは原発性か転移性腫瘍であった。しかし，臨床場面でみられるほとんどの後天的な認知障害は血管病変によるものである。これは大半の症例で血管性の損傷が頭頂葉だけでなく側頭葉も障害されたためである。そのため，失語と他の神経心理学的徴候が同時に発現した病態像を複雑である。

実験的研究と理論的意味

自己身体部位失認に関する初期の症例報告の大半は1960～70年代に再検討され，いくつかの方法論上の問題が明らかになった。すなわち観察は逸話的方法でなされていることが多く，さらに重要なことに，同時並行的な要因の影響に十分な考慮がはらわれていなかった。そのため，症状はテストの状況で生じたアーチファクトであり自発的に発生したものであることを否定しただけでなく，「身体図式」という概念とその心理学的な実在性を強く疑問視した研究者(例えばPoeck & Orgass, 1971)もいた。

しかし，過去20年間に行われた単一症例研究によって，自己身体部位失認が必ずしも一般的な障害(主として失語)に影響を与えるわけではなく，本症の症状の性質を明らかにするため2つの仮説が提唱されていた。すなわち空間障害仮説と概念的言語的仮説である。

空間障害仮説：人体を1つの限定されたまとまりと考えるなら，特定の身体部位を1つだけ選び出す過程では，そのまとまりのなかで単独

の部位が空間的に相互にどのように関連し合っているかについて明確なイメージを構築し，維持する能力が必要である。この過程が脳損傷によって混乱を来すと，自己身体部位失認が起こる。

次の論理的段階は，自己身体部位失認の患者が人体に関してのみこの能力を喪失したのかどうか，この損傷が全体を部分として分析するのに必要な他のどのような認知操作にも該当するかどうかを知ることである。

De Renziら(De Renzi & Faglioni, 1963; De Renzi & Scotti, 1970)は，後者の仮説に対し実験的証拠を提示した。彼らの患者は，自転車の部分を指さしたり，自動車のさまざまな部分の位置について述べることができなかった。さらに興味深いことに，患者には失語も健忘もみられなかったが，複雑な状況や有名な物語の細部を論理的な順序で想起することが極度に困難であった。しかし，それらのなかの明確に限定された状況や内容に関する質問に対しては，彼らの応答は完璧であった。行為の面でも同じ行動が現れ，単一の物品は正確に使用できたが，複雑な一連の身ぶりの実行に障害がみられた。De Renziと Scotti(1990)によれば，この行動パターンは，Head(1920)の意味性失語を想起させる超感覚的な障害を示唆し，「**一連の思考の論理的帰結を評価し系統立てる能力の喪失**」を特徴とする。この障害は描画や地誌的記憶など多くの非言語的な能力にも及んでいた。残念なことにHeadの患者では自己身体部位失認のテストはなされなかった。思考の同じような障害は，Poncetら(1971)が記載した自己身体部位失認の患者にみられる旅程を想起する能力の障害や，フランスの概略図からなる町を見つけ，綴りを述べる能力の障害についてもみられた。

De Renziらの結論は長期にわたって支持されたわけではなく，自己身体部位失認の原因を，全体を部分に分析する一般的能力の障害に帰すことのできない症例がこれまでに少なくとも3例報告された。

Ogden(1985)の患者には実際の事物や絵のさまざまな部分を正確に指さし，人体のように複雑なものや，空間記憶との関係でさらに困難なものでも指さすことができる者がいた。例えばニュージーランドの概略図に町名を記入するのになんの困難もみられなかった。同様の所見はSemenza(1988)でも報告された。自己身体部位失認にみられる空間記憶障害の身体部位の特異性は，Siriguら(1991)によって明らかにさ

れた。彼らは10個の小さな物品(例えば玩具の自動車)を患者の身体のさまざまな部位に付着させて，指示にもとづくか見真似でその身体部位や同じ部位に付着させた物品を指さすように患者に求めたところ，ここでも驚くべき解離がみられた。物品が存在するのに身体部位を定位できない患者が，さまざまな物品について完全にその存在部位を示すことができた。この能力は視覚的な探索方略に依存するものではなかった。物品を取り去って長い時間が経過した後でも，患者は物品の正確な位置を想起できたからである。身体部位と物品と絵の指さしの間のこの解離についてはさまざまに解釈された。Ogden(1985)によれば，自己身体部位失認は，「**不連続な身体像**」の喪失によって起こるが，この身体像の特性はまだ明らかにはされていない。この問題を明確化する努力はSemenza(1988)とSiriguら(1991)によってなされた。

概念的言語的仮説：一連のグループ研究(Goodglass et al, 1986; Selecki & Herron, 1965)によって，身体部位の理解と呼称は，他の意味的カテゴリーに比べ，失語では選択的に保持されることも損なわれることもあることが明らかにされたが，このことは身体部位の知識と言語処理能力の間に機能的，構造的な結びつきがあることを示唆した。この問題を明確化する努力はSemenzaとGoodglass(1985)によってなされた。彼らは一群の失語患者に対し言語的条件か非言語的条件のいずれかによって身体部位を定位する課題を行わせ，テスト条件にかかわりなく身体部位の同定の基礎に共通する1つの要因があることを明らかにした。語の使用頻度が高いほど患者はその部位を正確に同定し，非言語的条件でもその確率が高くなることを示した。彼らは，身体部位は概念的に1つの階層のなかで組織化され，言語の使用頻度によって決定されると考えた。言い換えれば，孤立した概念としての身体部位の表象の強度と正確度は，言語的に決定されると考えた。

地誌的表象とは対照的に，身体部位を意味論的な構造としてとらえる概念は，上記の著者らの患者がテスト条件(言語的 対 比言語的)にかかわりなく犯した誤りの分析によってさらに強化されていた。機能的類似性の誤り(関節に対する関節，足指-母指互換性)と，部位類似性の誤りが不正確な応答の大多数を占めた。しかし彼らの研究では，顕著な神経心理学的症状として身体部位同定の障害を示した患者は1例もなく，彼らは身体部位同定の課題を他の物品や物品の部分の同定の課題と比較していない。しか

しこの問題は，最近ある患者の観察によって解明された(Semenza, 1988)。左頭頂葉病変を来したが有意な失語のみられないこの患者は，他の複雑な物品の部分を指さすことができたのに対し，身体部位の指さしでほとんど単独的な障害を示した。この障害はテスト条件(言語対非言語)とは関係なく，かなりの割合の誤りが意味的に関連していた。

表象説：認知神経心理学の概念の枠組(Shallice, 1988)のなかでの身体部位の知識に特異的な意味システムが存在することは驚異ではないが，その特性と内的構造についてさらに分析が必要である。この研究を見事にやってのけたのが Sirigu ら(1991)である。彼らは痴呆の初期の患者を，Ogden(1985)と Semenza ら(1988)が報告した患者と同様，多くの側面から検討した。身体部位を指さす課題の患者の誤りのほんは次の2型であった。隣接誤反応と機能代用誤反応(Semenza & Goodglass, 1985 によれば**概念上の誤り**)である。統計的手法によって Sirigu らは，ランダムな指さしによる発生率に対する誤りの割合をチェックした。仮に標的部位が手首だとすると，ランダム方略を用いた場合，隣接部位(手，前腕)を指さす可能性は，機能代用誤反応(多くの関節がある)を示す可能性よりも低い。彼らは，この要因を修正するとすべてのテスト条件で隣接誤反応が最も発生頻度が高くなることを明らかにした。さらに**概念的誤反応**は言語的条件で高く，一方，非言語的条件での誤りの割合はチャンス・レベルと変わらなかった。

この所見と従来の文献の所見にもとづいて Sirigu らは，身体知識は2つのシステムで表象されていると主張した。1つは，意味論的・語彙的情報であり，言語的・機能的評価規準に従って構成されるシステムで，もう1つは，身体特異的な視空間的表象を貯蔵するシステムである。これら2つのシステムは脳損傷後に選択的に障害されたと考えられる。

最初のシステムが障害された場合，呼称課題の障害と定位課題の保持の解離が起こると考えられ，これはまさに Dennis(1976)が単一症例研究で明らかにしたことである。身体部位の視空間的システムが選択的に障害された場合は，「**どの課題**」と「**どこ課題**」の間の解離が必然的に起こると考えられ，**概念的誤反応**は，機能的に標的部位に関連する身体部位の選択の幅を狭める言語的システムの作用を反映すると考えられる。

【文献】

Dennis, M. (1976). Dissociated naming and locating of body parts after left anterior temporal lobe resection: an experimental case study. *Brain and Language, 3*, 147–63.

De Renzi, E., & Faglioni, P. (1963). L'autotopoagnosia. *Archivio Psicologia di Neurologia e Psichiatria, 24*, 289–319.

De Renzi, E. & Scotti, G. (1970). Autotopoagnosia: fiction or reality? *Archives of Neurology, 23*, 221–7.

Engerth, G. (1933). Zeichenstörungen bei Patienten mit Autotopoagnosie. *Zeitschrift für Neurologie, 143*, 381–402.

Goodglass, H., Wingfield, A., Hyde, M. R., & Theurkauf, J. C. (1986). Category specific dissociations in naming and recognition by aphasic patients. *Cortex, 22*, 87–102.

Head, H. (1920). Aphasia and kindred disorders of speech. *Brain, 43*, 89–165.

Ogden, J. A. (1985). Autotopoagnosia. Occurrence in a patient without nominal aphasia and with an intact ability to point to parts of animals and objects. *Brain, 108*, 1009–22.

Pick, A. (1922). Störung der Orientierung am eigenen Körper. *Psychologische Forschungen, 1*, 303–18.

Poeck, K., & Orgass, B. (1971). The concept of the body schema: a critical review and some experimental results. *Cortex, 7*, 254–77.

Poncet, M., Pellissier, J. F., Sebahoun, M., & Nasser, C. J. (1971). A propos d'un cas d'autotopoagnosie secondaire à une lésion pariéto-occipitale de l'hémisphère majeur. *Encéphale, 60*, 110–23.

Selecki, B. R., & Herron, J. T. (1965). Disturbances of the verbal body image: a particular syndrome of sensory aphasia. *Journal of Nervous and Mental Diseases, 141*, 42–52.

Semenza, C. (1988). Impairment in localization of body parts following brain damage. *Cortex, 24*, 443–9.

Semenza, C., & Goodglass, H. (1985). Localization of body parts in brain injured subjects. *Neuropsychologia, 23*, 161–75.

Shallice, T. (1988). *From neuropsychology to mental structure*. Cambridge: Cambridge University Press.

Sirigu, A., Grafman, J., Bressler, K., & Sunderland, T. (1991). Multiple representations contribute to body knowledge processing. *Brain, 114*, 629–42.

Gianfranco Denes

average evoked potential 平均誘発電位
誘発電位(evoked potential*)の項を参照

avocalia 失声
　歌ったり，口笛を吹いたり，ハミングすることが選択的に障害される失行で，失声あるいは「運動性失音楽」と呼ばれる。この障害は，個々の音符とメロディーで起こり，自発的動作や模倣のいずれでも起こる。これは顔面・舌・喉頭の失行と考えられる。個々の楽音の産生とメロディーの韻律の産生との解離が起こることが示唆される。失声の病巣局在に関してはほとんど意見の一致が得られていない。

axial dementia 軸性痴呆　痴呆(認知症，dementia*)の項を参照

B

Babinski response　バビンスキー反応(反射)

足底反射の背屈現象の別名で，一般的には反応の型から「つま先の背屈」と表現される。

健常成人では足底，とくにその外縁部の刺激で底屈反射が起こるが，皮質脊髄路に病変があると，背屈へ転じ，つま先が反り返る。バビンスキー反射は，実際に痛み刺激に対する下肢全体の全般的な屈曲運動の一部である。生後1年まで，足底反射の背屈現象は正常でもみられるが，それはこの時期は皮質脊髄路の発達が不完全であるためと考えられる。この時期を過ぎた背屈現象は神経学的診察上，重要な徴候である。

Bálint's syndrome　バリント症候群

1909年にBálintによって初めて記載された症候群で，以下の3つを主徴とする。①注視しない場合にはまっすぐ前を見ることができるが，水平に並んだ視覚刺激が提示されると，患者はその中心から35〜40°右を注視して，左視野以外に右視野内の別の要素の無視が起こる。②いったん視線が固定すると，他の対象すべてが無視される。③対象を追視しながらもそれを手でとらえることができない，視覚性運動失調(optic ataxia*)起こる。この症候群は，認知障害，視野障害なしに起こり，患者に読み障害がみられるが，実物や絵の呼称と実物の使用は正しくできる。両側性の下頭頂葉病変で起こるが，まれである。

barognosis　重量覚認知

体性感覚の触圧覚の障害。皮質病変による触覚障害はすべてまれであり，重量認知は独立した機能としてはほとんど研究されていない。障害は機能の喪失というよりは反応の変動性というかたちでみられる。他の体性感覚障害と同様，頭頂葉の病変によって起こる。

basal ganglia　大脳基底核

前脳と中脳に位置し，相互に緻密な線維連絡を有する皮質下神経核の集合体。一部の人間にみられる神経疾患の病理学的な研究から，大脳基底核の異常は運動制御の障害を起こすと考えられる。この人間の疾患との関連から，大脳基底核は神経生物学者の集中的な研究の対象とされ，大脳基底核の機構はきわめて複雑であることが明らかにされた。

定義と解剖学的線維連絡

大脳基底核は，線条体(striatum*)，淡蒼球(globus pallidus*)，視床下核，腹側被蓋野，黒質(substantia nigra*)から構成される。線条体は大脳基底核の主要な求心性の構造体で，皮質下に位置し，皮質から大量の入力を受ける。線条体は，視床(thalamus*)髄板内核と黒質からも重要な投射を受ける。多くの哺乳類では，線条体は単一の構造体をなしているが，霊長類とその他いくつかの種では，厚い線維の壁によって，尾状核(caudate nucleus*)と被殻(putamen*)の2つに分類される。線条体は淡蒼球と黒質に出力している。霊長類の淡蒼球は薄い線維の壁によって，内節と外節に分けられる。ほとんどの哺乳類では，淡蒼球内節は淡蒼球外節と明白に分れ，内節が脚内核(entopeduncular nucleus)と呼ばれ，その場合は，外節が単に淡蒼球と呼ばれる。淡蒼球外節は，主として視床下核に投射している。視床下核は淡蒼球の外節と内節，さらに黒質に投射している。淡蒼球内節は線条体から直接入力を受け，視床腹側核と視床内側核に投射する。黒質は2つの部位から構成されている。そのうちの1つである黒質網様部の線維連絡は淡蒼球内節と似ており，線条体と視床下核からの入力を受け，視床へ出力を送っている。さらに網様部は霊長類で眼球運動を制御する上丘に投射している。もう一方の黒質緻密部も網様部と同じく線条体と視床下核からの入力を受けているが，大脳基底核以外への出力はなく，主要な出力を線条体に送る。

大脳基底核の境界は，従来考えられていたよりも広く，線条体本体の腹側に突出したかたち

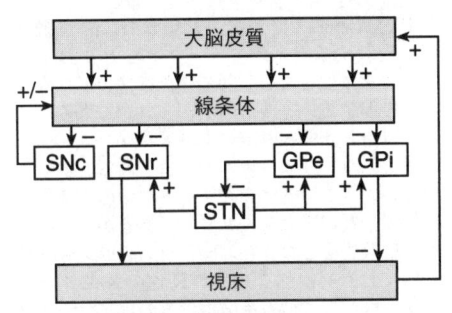

図19 大脳基底核の線維連絡
SNc：黒質緻密部，SNr：黒質網様部，Gpe：淡蒼球外節，Gpi：淡蒼球内節，STN：視床下核，＋：興奮性の投射，−：抑制性の投射，＋/−：興奮性と抑制性の投射

で存在する側坐核と嗅結節の2つの構造体は，今日では線条体の腹側への伸展部とみなされる。この腹側線条体は，固有線条体(尾状核と被殻)と異なり，皮質から主要な入力を受けず，海馬(hippocampus*)や扁桃体(amygdala*)などの大脳辺縁系や嗅覚皮質からの投射を受ける。また，黒質緻密部に似た中脳の小さな核である腹側被蓋野から主要な投射を受ける。腹側線条体は，黒質と腹側淡蒼球に線維を送っている。腹側淡蒼球は，淡蒼球の腹側にある明確な領域で，淡蒼球の外節と内節の異なる特徴の一部がみられ，淡蒼球外節と同じく視床下核と，淡蒼球内節と同じく視床(thalamus*)に投射する。腹側淡蒼球には黒質と腹側被蓋野，視床下部への出力もある。

皮質-線条体-淡蒼球-視床-皮質ループ

大脳基底核は，皮質から発し皮質に終止する広範な回帰性ループとして機能すると考えられる。固有線条体は皮質のすべての領域から広く投射を受け，この入力は線条体内で複雑なパターンを形成して終止する。しかし，一般的には，皮質領域は線条体内の最も近接する部分に投射するため，この投射には，部位的対応がみられる。線条体内では異なる皮質領域からの投射は混在することなく，線条体内で明確な機能区分を形成する。腹側線条体への投射パターンは，固有線条体ほど明確な配列を示していない。腹側線条体へ投射している構造体は，大脳辺縁系(limbic system*)の一部である。大脳辺縁系は，動機づけ，覚醒，情動の調節に関与するとみられる。海馬と扁桃体は大脳辺縁系の2つの重要な部位であり，運動と感覚，高次認知機能の調節における皮質の役割と似た役割を果たしている。

大脳基底核は，皮質の全領域と，皮質と同等の大脳辺縁系の双方から入力を受けているため，脳機能全体に関する情報を受けると考えられる。これに対し，大脳基底核の直接の出力は，ごく限られた領域に向かい，上丘など脳幹の一部に多少の投射がみられるが，出力のほとんどは視床の特定の核に向かう。淡蒼球内節は視床の腹側核群に投射するが，黒質網様部と腹側淡蒼球は視床背内側核に投射する。これらの視床核は特定領域に投射する。腹側核群は運動野と補足運動野，運動前野など運動制御に重要なすべての領域に投射する。また，腹側核群は眼球運動に重要な役割を果たす前頭眼野にも投射している。視床背内側核は運動野や前運動野(前頭前野)よりも前方にある皮質領域に投射し，これらの領域は高次皮質機能に関係している。このように，大脳基底核はさまざまな領域から送られる情報を特定の皮質領域に出力する。

生理学的な機能の点からみると，大脳基底核の活動は，視床の腹側核群と視床背内核からの投射を受ける皮質領域の活動レベルに影響を与えると考えられる。視床から皮質への投射は興奮性だが，大脳基底核から視床への投射は抑制性である。大脳基底核から視床への出力は，視床の活動に対する抑制の程度を変えることによって，皮質の活動レベルに影響を与える。以上の見解は，大脳基底核の出力の皮質機能に与える影響をかなり簡略化したものであるが，大脳基底核の機能を考えるうえの基礎を与えている。

線条体の機構

線条体はきわめて複雑な構造体であることが知られている。線条体内のニューロンは2つのタイプに分類される。少なくとも90%のニューロンは2つのうちの主要タイプ，いわゆる中型有棘細胞に属する。中型有棘細胞は，中間的な大きさと樹状突起の細かく枝分かれした分枝上に棘と呼ばれる小さく複雑な突起をもつ点に特徴がある。中型有棘細胞は，ほとんどの軸索が線条体の外部の淡蒼球や黒質内で終止する投射ニューロンであるが，これらの線条体外で終止する主要な軸索に加えて，線条体内で終止する回帰性の側枝を有する。線条体の中型有棘細胞は主要な軸索が終止する部位によって2つに分類され，その各々は，淡蒼球の内節と外節，黒質の緻密部または網様部のどちらか一方に投射し，それ以外の領域には側枝を出さない。

残りの線条体ニューロンには棘がなく，線条体の外部には投射せずに(つまり，介在ニューロンである)，大きさもさまざまである。棘はもたないが，広範に枝分かれした樹状突起と軸索を有する大きなニューロンもあれば，樹状突起と軸索があまり広がっていない小さなニューロンもある。

ここ数年の大きな進歩は，線条体が2つの主要な分画からなることが明らかになったことである。1つは，「**パッチ**(patch)」または「**ストリオソーム**(striosome)」区画と呼ばれ，周囲の第2の「**マトリックス**」区画を貫くように管状に集まっている。これら2つの区画は神経伝達物質関連分子によって区別される。例えば，伝達物質受容体や，酵素，神経ペプチドや，神経伝達物質自体が識別の道具となる。2つの区画は異なる皮質領域と皮質の層から入力を受ける。2つの区画へは視床髄板内核と視床正中部の核からの異なる部分より入力があり，黒質緻密部から入力するニューロンもそれぞれ異なる。パッチにある中型有棘細胞は黒質緻密部へ主に投射し，マトリックスにあるニューロンは淡蒼球のいずれかの節か，黒質網様部に投射する。この区画の機能的重要性はまだ明らかにされていない。

大脳基底核の神経伝達物質，神経修飾物質と神経伝達物質の受容体

大脳基底核は神経伝達物質，神経修飾物質，神経伝達物質受容体を豊富に有する。皮質から大脳基底核への投射の主要な神経伝達物質は興奮性のグルタミン酸で，淡蒼球と黒質に投射する線条体ニューロンの主な伝達物質は，抑制性のアミノ酸，γアミノ酪酸(GABA)である。視床に投射する淡蒼球内節，外節，黒質のニューロンは神経伝達物質としてGABAを用いる。皮質に投射する視床ニューロンの神経伝達物質は特定されていないが，おそらく興奮性グルタミン酸であると考えられる。黒質緻密部から線条体に投射するニューロンと，腹側被蓋野から腹側線条体に投射するニューロンの主要な伝達物質はドパミンである。

ニューロン内には主要な神経伝達物質とともにさまざまなタイプのペプチドが存在し，これらは神経機能の修飾になんらかの役割を果たしていると考えられる。線条体中型有棘性投射ニューロンは，特定のペプチドの存在によって明確な集合体に識別されていると考えられる。エンケファリンを含む線条体ニューロンは淡蒼球外節に投射する傾向にある。これに対し，淡蒼球内節に投射する線条体ニューロンは興奮性のP物質とダイノルフィンを含む。黒質網様部に投射する線条体ニューロンもP物質とダイノルフィンを含む。同様に，ペプチドは線条体へ投射するいくつかのニューロンにもみられる。黒質と腹側被蓋野にあるドパミンニューロンにも，コレシストキニンが含まれる。棘をもたない大きな線条体介在ニューロンの主要な神経伝達物質がアセチルコリンであるが，中程度から比較的小さな介在ニューロンのペプチドは一様ではない。ペプチド作動性の線条体介在ニューロン群を最も特徴づけるのはソマトスタチンとニューロペプチドYを含む介在ニューロン群である。線条体ニューロンのなかで唯一，このソマトスタチンとニューロペプチドY介在ニューロンは，新しい神経修飾物質である一酸化窒素を合成する酵素を有する。

大脳基底核はほとんどの神経伝達物質受容体と，神経修飾物質の受容体を豊富にもっている。中枢神経における神経伝達物質の多様性をよく示しているものは，神経伝達物質の受容体と神経修飾物質の受容体のさまざまな組合わせであり，さらに個々の神経伝達物質の受容体には明らかなサブタイプも存在する。受容体のサブタイプは，通常は異なった機能的特徴を有する。線条体と線条体以外の大脳基底核の核は，さまざまなグルタミン酸，ドパミン，GABA，オピオイド，アセチルコリン，ペプチド神経伝達物質が豊富に存在する。このような受容体サブタイプの多様性は，大脳基底核内でのシナプスを介した情報処理が複雑であることを示している。

運動異常症

大脳基底核の障害は，臨床神経学者によって，「運動異常症」とされた。この用語は，筋力，感覚，小脳機能に基本的な異常がない疾患を意味していた。本来，運動異常症は臨床所見をもとに多くの亜型に分けられたが，近年の分析は，臨床所見と臨床薬理をもとに，より合理的な分類として運動過多性運動異常症，運動減少性運動異常症，ジストニー性運動異常症の3つに大別された。

運動過多性運動異常症は，過剰な不随意運動と，この不随意運動がドパミンの活動を遮断する薬物治療によって減少する点で特徴づけられる。運動過多性の運動異常症にはかなりの幅の異常運動が含まれる。それらのなかで最も激しいが最もまれなのが，片側バリズム(hemiballism*)で，これは視床下核の損傷によって起こる。片側バリズムの患者は，初めのうちは損傷した視床下核の対側の手足を突然，しかも乱暴

に伸展する不随意運動を呈する。後には，多くの症例で片側バリズムは舞踏運動(chorea*)に移行する。舞踏運動は運動過多性運動異常症の一型で曲りくねった，身をよじらせるすばやい運動が，片側バリズムより緩やかではあるが，ランダムに出現する。舞踏運動の原型はハンチントン舞踏病(Huntington's chorea*)で，常染色体優性遺伝で，舞踏運動，痴呆と線条体，とくに尾状核の変性を特徴とする。ハンチントン舞踏病患者の激しい舞踏運動は，片側バリズムの動作と似ており，共通点は，舞踏運動と片側バリズムの関連性を示唆していることである。運動過多性運動異常症の最後は，チック(tic*)である。チックの特徴は，すばやい常同的な運動で，比較的複雑な動作である。この疾患の典型にはジル・ド・ラ・トゥレット症候群(Gilles de la Tourette syndrome*)があり，運動チックと発声チックの出現がよく知られている。

運動減少性運動異常症は，動作緩慢，連合動作の消失，筋強剛，振戦，姿勢反射障害によって特徴づけられる。古典的な運動減少性運動異常症はパーキンソン病で，黒質緻密部の特発性変性による。パーキンソン病でみられる症状は，ドパミン遮断薬や中枢神経系でのドパミン枯渇薬，中脳のドパミンニューロンを破壊する毒素などを健常者に投与すると出現する。ドパミン作動性の薬物は，パーキンソン症状を減衰させるが，運動過多性運動異常症を増悪させる。

運動異常症の最後のカテゴリーはジストニーである。この運動異常症は，身体全体に影響を与えることもあれば，半身である場合，いくつかの筋肉群のみの場合もある。ほとんどのジストニーは特発性だが，局在性脳損傷による場合もあれば，全身性疾患でも起こる。ジストニーでは，障害部位の一定の姿勢が数秒から数時間続くことがある。この種の異常な不随意運動は運動過多性運動異常症と異なり，ドパミン遮断薬によって抑制されない。またパーキンソン病とも異なり，ドパミン作動薬によっても症状は改善しない。

運動異常症の病態生理学

運動異常症の神経学的基礎については，相互に密接な線維連絡をもつ大脳基底核内の核の障害によってなぜこれほど多様な異常運動が出現するのかという点に集中した。片側バリズムと舞踏病のように相互に似た運動異常症が，大脳基底核内の異なる部位の障害で起こる機序についても説明が困難であった。近年の大脳基底核に関する解剖・生理学的研究の進歩から，このような均一性のない臨床症状を説明できる，1つのモデルが提示された。

片側バリズムは，歴史的にも病巣部位が特定できる唯一の運動過多性運動異常症である。ハンチントン舞踏病は，線条体変性に関連しているが，動物の線条体を破壊しても舞踏病は出現しないため，舞踏病の解剖学的基礎は明らかではない。片側バリズムと舞踏病は同種の運動異常症に属し，臨床薬理学も共通する点があることから，運動過多性運動異常症の病態生理は以下のように考えられる。視床下核の障害によって，淡蒼球内節と黒質網様部への強力な興奮性の入力が消失する。これら2つの核は皮質に投射する興奮性の視床ニューロンに対して抑制性の投射を送っているために，視床ニューロンの活動は賦活され，皮質領域への投射が過剰になる。ハンチントン舞踏病は，淡蒼球外節へ投射する線条体ニューロンの選択的な変性と考えられる。線条体から淡蒼球外節への投射は抑制性であり，この経路が消失すると淡蒼球外節の過剰活動が予測できる。淡蒼球外節の視床下核への投射が抑制性であるため，視床下核への抑制が過剰となり，片側バリズムを起こした視床下核の障害に似た状態となる。ハンチントン舞踏病の最終経路も，片側バリズムと同様に，淡蒼球内節と黒質網様部の活動低下と，それに伴う視床と皮質の活動亢進といえる。ドパミン遮断薬の効果は，薬物の作用によって淡蒼球外節に投射する線条体が賦活されるため，間接的に視床下核の活動が亢進することによるものと考えられる。

パーキンソン病の病態生理も同様に複雑である。ドパミンの遮断によってパーキンソニズムが出現することから，まず，線条体内でのドパミンの活動について説明する。近年の研究から，ドパミンは線条体の部位によって作用が異なると考えられた。ドパミンは一部の線条体ニューロンを興奮させ，別のニューロンを抑制する。淡蒼球外節に投射する線条体ニューロンはドパミンによって抑制されるが，淡蒼球内節と黒質への投射はドパミンによって賦活される。パーキンソニズムの場合，線条体からのドパミンの枯渇や，その効果の遮断によって，淡蒼球外節に投射する線条体ニューロンの活動が亢進し，淡蒼球内節と黒質への投射ニューロンの活動が低下する。これらの変化が起こると，淡蒼球内節と黒質ニューロンの活動が亢進し，視床への抑制が過剰となる。最終的には，視床から皮質への投射が減少し，皮質の活動が低下する。パーキンソニズムでの皮質活動の低下

は，運動過多性運動異常症の皮質活動の増加とは正反対の現象である。

ジストニー型の運動異常症を説明するのはさらに難しく，満足な説明はなされていない。大脳基底核からの出力が全体的に停止することでジストニーが起こるという考えかたもある。

【文献】
Albin, R. L., Young, A. B., & Penney, J. B. (1989). The functional anatomy of basal ganglia disorders. *Trends in Neurosciences, 12*, 366–75.
Parent, A. (1986). *Comparative neurobiology of the basal ganglia*. New York: Wiley.
Swanson, G. (Ed.). (1990). Special issue: basal ganglia research. *Trends in Neurosciences, 13*, 241–308.
Wilson, C. J. (1990). The basal ganglia. In G. M. Shepherd (Ed.), *The synaptic organization of the brain* (pp. 279–316). New York: Oxford University Press.

Roger L. Albin

basolateral circuit　外側基底回路
辺縁系の一部であり，扁桃体，視床背内側核，前頭葉眼窩部，島，側頭葉前方部からなる。辺縁系(limbic system*)の内側部とは一般的に異なり，動物は戦いと逃走によって自己を防衛すると考えられる。

BEAM　脳電気活動地図
脳波記録法(electroencephalography*)の項を参照

bilingualism　二カ国語使用
母国語を話す人と同じように流暢に2つの言語を話す能力。バイリンガルの神経心理学の基本的な問題は，バイリンガルの人の言語の脳内表象は単一言語を話す人と異なるのかどうか，もしそうならば，どのように異なるのかという点である。バイリンガルの人やそれ以上の人の失語にみられるさまざまな回復パターンの説明を試みるモデルが発展して，2つの言語が1つの脳内でどのように組織化されているかが議論されている。

6つの基本的な回復パターンがこの100年の間に記述されてきた。平行型(parallel)は，すべての言語が同時，かつ同程度に回復する場合，差異型(differential)は，1つの言語がほかよりも回復する場合，継続型(successive)は，他の言語が最大限回復するまである言語がまったく回復しない場合，選択型(selective)は，ある言語だけがまったく回復しない場合，拮抗型(antagonistic)は，最初に回復し始めた言語が途中で他の言語と入れ替わる場合，混合型(mixed)は，音韻的・形態的・統語的・語彙的レベルで2言語が体系的に文内で(時には形態素内で)混合する場合である(Paradis, 1977, 1989)。拮抗型の回復を示す症例では，使用できる言語が24時間～3週間(Paradis, 1982; Nilipour & Ashayeri, 1989)，さらには8カ月間(Paradis & Goldblum, 1989)にわたって交替したと報告された。これら6つのパターンは互いに独立したものではなく，経時的に回復パターンが変化したり，言語によって異なるパターンが共存することもある。選択型失語(他の言語には測定可能な障害を伴わない1言語に限定された失語)と，選択型の回復(1言語が永久にアクセスできないままである場合)は，さまざまな失語の連続体の両対極を表すものと解釈された(Paradis & Goldblum, 1989)。

さらに3症例が，差異型失語，すなわち各言語で異なる失語症候群を示すものとして解釈されている(Albert & Obler, 1978; Silverberg & Gordon, 1979)。しかし，このうちの1症例(SilverbergとGordon, 症例1*訳注)は，選択型の回復を示す標準的症例と考えることもできる。この患者は，彼の母国語であるロシア語では伝導性失語を示し**訳注，数年前から学習していたがあまり芳しくはなかったヘブライ語では全失語を示したと報告された。他の2人の患者は，母国語でない言語についてはブローカ失語とウェルニッケ失語を示すことが判明した。どちらの症例でも，患者がウェルニッケ失語を示したとされる言語はヘブライ語で，それはヘブライ語での錯語が根拠とされた。患者のそれぞれの母国語は英語とスペイン語で，これらの言語では典型的な失文法がみられた。しかし，これらの症例をより詳しく検討すると，2例とも母国語とヘブライ語の両方で失文法であった可能性があり，ヘブライ語における置換の症状が錯文法として誤って解釈された可能性も否定できない(Paradis, 1988を参照)。また，失語症状の外見上の解離は，発症前の各言語のさまざまな要素に関する患者の習熟度の違いを反映していたとも考えられる。実際，脳損傷のない人でも外国語を話す場合に，ブローカ失語や

---
*訳注：症例2の誤りと思われる。
**訳注：Silverberg & Gordon(1979)の原文では，症例2の言語症状について"mild anomia"(軽度失名辞)，"word-finding difficulty"(喚語困難)との記述がみられるだけで，"conduction aphasia"(伝導性失語)とは記されていない。

ウェルニッケ失語の患者が話すのとよく似た状態になることがある。

このような多様な回復パターンから，常に区別されてきたわけではないが次の3つの問題が生じる。①このようなパターンがどのようにして可能となっているのか，②なぜ，ある患者では他のパターンではなくその特定のパターンが生じるのか，③なぜ，ある特定の言語(例えば英語)が他の言語(例えば日本語)よりも優先して回復するのか。さらに具体的に，次のような点を疑問に思うこともあるだろう。ある言語が一時的ないしは永続的に使用できないのに対し，他の言語は比較的アクセス可能であり続けるという事実について，どのような神経生理学的メカニズムが原因となっているのか。ある期間は1つの言語だけしかアクセスできず，次にはもう一方の言語しか使えないということがどのように起こるのか。何によって体系的な混合が起こるのか。すべての回復パターンに対して，それが真に起こる可能性について満足できる説明が得られたならば，次の段階は，どのような状況の下で，可能な回復パターンのうちのどれが起こるのかを突き止めることである。非平行型の場合には，なぜある特定の言語が他の言語よりも優先的に回復するのかを疑問に思うであろう。大部分の初期の研究は，この3番目の疑問を解決しようとした。最初の疑問を解決しようとした研究もいくつかあったが，切り替えのメカニズムを局在させようとしたものを除けば2番目の疑問に言及した研究はおそらくないといえよう(以下参照)。

バイリンガルの人の失語についての最初の実質的な学術論文は，1895年のA. Pitres(ピートゥル)によるものであった(Paradis, 1989, pp. 26〜49に翻訳されている)。Pitresは2つの問題を提起した。多様なパターンはどのように可能なのか，どの言語が最初にないしは最良に回復するのかは何によって決まるのかの2つである。その後80年間の文献の大部分は，後者の疑問に関するPitresの貢献に注目したものである。文献の総説と自験例8例の検討にもとづいてPitresは，この結論は先駆者であるT. Ribot(リボー)が記憶障害の著書の中で2行にわたって付随的に言及した提言*訳注とは反対に，優先的に回復される言語は，(その獲得が最近ではないという事実のために)母国語ではなく，発症時に患者にとって最も近しい言語で

あると述べた。このような言語は，実際のところ多くの症例ではたまたま母国語ということになるが，その場合，その言語が回復されるのは最初にそれが獲得されたからではなく，たまたま最もよく親しんでいた言語であったからである。これは「ピートゥルの法則」と呼ばれるようになり，その後の何年にもわたる活発な議論のなかで「リボーの法則」*訳注と対比された。その後，「リボーの法則」と「ピートゥルの法則」のどちらか一方，あるいは両方に反論を唱える論文が次々に現れ，障害と回復のパターンに対するその他の試験的な説明が示された。このようななかで提唱されたのが，優先的に回復される言語は患者が最も強く肯定的な感情と結びつきをもつ言語であり(Minkowski, 1927, 1928, Paradis, 1983, pp. 205〜232と274〜279に翻訳された)，患者が最も必要としている言語，つまり患者の生活環境で用いられる言語で，多くの場合にそれは病院で用いられている言語であった。しかし，自分の母国語や最も流暢であった言語よりも環境の言語を回復した患者がいる一方で，それと同じくらい多くの患者が，たとえその環境の言語が自分の母国語でかつ最も親しんだ言語であったとしても，それを回復しなかった。

最初の疑問，つまりどのように多様なパターンが可能なのかに関しては，異なる言語が脳内の異なる部位に表象されると実際に提唱した研究者はそれまで誰もいなかったが，複数の言語を話す人の脳内には，習得したそれぞれの言語に特異的に割り当てられる仮説的な中枢があるとする完全な推論にすぎない考えに対し，Pitresは詳細に反論した。そして多くの研究者が長い間この考えに反対したが，ついにこの概念は，AlbertとObler(1978)やOjemannとWhitaker(1978)によってやや異なるかたちで復活された。AlbertとOblerは，第2言語の獲得と使用において右半球の関与がより大きいことを示唆し，OjemannとWhitakerは，どちらの言語も古典的な言語野の中心となる領域を共有しているが，より自動性の低い言語はそのような言語野の周辺で付随的な領域にも表象されていると仮定した。しかし，2言語を話す人間の言語の側性化の違いについては，実験的には互いに対立する結果しか得られず，臨床的にもこれを支持する根拠はなかった(Mendelsohn, 1988; Solin, 1989; Paradis, 1990)。また方法論的な理由から，OjemannとWhitakerの電気刺激の結果を異なる局在を示すものとして解釈するのは時期尚早と思われた。

---

*訳注：「新しい記憶は古い記憶より忘れられやすい」のこと。

O. Pötzl は 1925 年(Paradis, 1983, pp. 176〜198 に翻訳されている)に言語によって局在が異なるとする考えを否定し，ある言語から別の言語への移行を可能にする脳内に広く分布する装置を提案した。さらに Pötzl は 1930 年(Paradis, 1983, pp. 301〜316 に翻訳された)に，この領域が転換装置に役立つと述べた。O. Kauders(1929, Paradis, 1983, pp. 286〜300 に翻訳された)と A. Leischner(1948, Paradis, 1983, pp. 456〜502 に翻訳されている)もこれに近い結論に到達し，この転換装置が損傷されると，患者は一方の言語しか話せなくなるか，または言語の転換を調整できなくなると考えた。しかし，前部言語野の損傷のみで側頭-頭頂領域は損傷がないのに切り替えの障害や混合を示す患者や，また側頭-頭頂領域の損傷で転換の障害がない患者が報告された。したがって，特定の 2 言語転換装置が存在するならば，縁上回やさらに近接する側頭-頭頂領域に局在するとは考えられない。実際，単一言語を話す人全員が，登録された母国語のなかで言葉を選んだり，分裂構文ではなく受動態を選び，転換を行うことを可能にするもの以外に，バイリンガルの人に特有の解剖学的局在や機能的な言語の組織化の類型さえも仮定する必要はない。

Pitrtes は，回復されない言語は失われたのではなく，ただ一時的または永久的に抑制されるとする異なる説を提唱した。この仮説によると，2 つ以上の言語は同じ皮質領域で営まれているが，その同じ大まかな解剖学的領域で複雑に絡み合っているが，神経機能的には独立したままで，おそらくは異なる神経回路によって営まれていると考えた。したがって，これらの言語の 1 つにアクセスできないのは，その基盤の物質的崩壊によるのではなく，神経回路の神経生理学的な抑制によるのであろう。この説明は，多数のデータと矛盾しないという長所がある。実際，これはすべての 2 言語を話す人の失語回復パターンと矛盾していない。また，ある時には 1 つの言語を話したり，言語間で切り替えを行ったり，自在に 2 カ国語を話す能力のような，健常な人の言語行動の説明にこれを用いることもできる。

さらに，抑制は全か無かの現象ではないと仮定することができる。抑制が一定の水準を超えると，特定の項目の基礎をなす皮質基盤は「**発火する**」(つまり，活性化される)ことができなくなる。ある言語項目が産生されるために選択されると，それが興奮性の刺激を受ける一方で，それと競合する項目は抑制される，より正確にいえば，その競争相手の活性化の閾値が上昇する(すなわち，これらの項目を発火させるにはより多くの興奮性刺激が必要になる)。さらに，ある項目の活性化の閾値は産生(つまり，自己活性化に比べて外からの刺激に対する反応)の場合に比べて理解のほうが低いと仮定することができるであろう。下位システム仮説(Paradis, 1981)や，活性化の閾値仮説(Paradis, 1984, 1985)，Green(1986)の活性化・制御・資源モデルを統合すると，報告されているすべての臨床的現象だけでなく健常者の(つまり非病理的な)現象の説明にも役立つであろう。また，自在に複数の語を使い分けたり，一方の言語からもう一方の言語へ転換する能力を保ちながら，どのようにして話し手と聞き手が 2 つの言語を制御し，干渉を避けているかを解明するのにも役立つと考えられる。

2 つの言語が神経学的・解剖学的な表象と神経生理学的表象としてどのように組織されているのかについては，少なくとも 4 つの仮説が提唱された(Paradis, 1981)。拡大システム仮説は，複数の言語は表象においては分化していないと考える。2 言語システムは，単に音素，形態素，語彙項目，統語規則などがより多く含まれている以外は，すべての点で単一言語のシステムと同じとみるのである。二重システム仮説は，それぞれの言語がまったく異なる神経システムに支えられている，つまり各言語の基盤に独立した神経連絡のネットワークがあると考える。3 部構成システム仮説は，両言語で一致する項目は共通の神経基盤に表象されているが，言語間で異なる項目はそれぞれの言語固有の神経基盤に表象されると考える。下位システム仮説は，それぞれの言語は言語能力として知られる大システムの下位システムとして促進されていると考える。言語機能はその他の認知機能とは異なる認知システムを形成し，各言語はそのシステムの個別の下位組織を形成する。システムとしての言語は全体として抑制の影響を受けるが，各下位システムも選択的な抑制を受ける(各下位システムの部分も同様である)。注目すべき重要な点は，下位システム仮説だけが観察されるすべての現象に矛盾しないということである。この仮説はすべての回復パターンに矛盾しないだけではなく，複数の言語を分離して用いたり自在に使い分ける能力とも矛盾しないが，それでもやはり，今後の実験的・臨床的支持が必要である。

活性化の閾値仮説では，理解と産生は同じ神経基盤によって支えられているとされるが，痕

跡(「**記憶痕跡**」または「**アドレス**」という比喩を好む研究者もいる)を外的な刺激により起こる衝動の結果で活性化する場合に比べ，自発的に自己活性化させることが，より多くの「**エネルギー**」(さらに多くの神経刺激)を必要とすると考えている。通常の場合，どのような特定の痕跡であっても活性化の閾値(活性化のされやすさ)は，他の要因のなかでもとくに頻度や活性化の新しさによって左右される。特定の痕跡がより頻繁に使用されるほど，その活性化の閾値は低くなり，再び活性化させることがいっそう容易になる(活性化に必要なエネルギー量が少なくなる)。痕跡が最後に活性化されてから時間が経てば経つほど，活性化の閾値は高くなる。つまり活性化させるのがより困難になって，活性化に必要なエネルギーがいっそう多くなる。しかし，なんらかの病変によって通常の活性化の閾値パターンが崩壊することもある。

　すべての条件が同じならば，ある項目が活性化されない場合，その閾値はゆっくりと上昇していき，再び活性化されると閾値は低くなって，またその時点からゆっくりと上昇する。その項目が活性化されない期間が非常に長い場合は，閾値が高くなりすぎて自己活性化は成立しないが，外的な刺激によって活性化することは依然として可能で，自発的に想起することはできないが理解することはできる状態となる。移住したときなどに起こることだが，1つの言語体系全体が何年間も用いられない場合，話し手はその言語の「**受動的知識**」を有していると一般にいわれる。つまり，(強力な喚語困難と現在使用している言語からの形態統語的干渉によって)もはやその言語を必ずしも話せるわけではないが，理解することはできる。不使用の期間がそれほど長くなく，その言語を話す人々との幅広い交流を通してその言語体系が十分に再活性化されれば，それは再び活発になる。つまり，活性化の閾値が十分低くなって自己活性化が成立することが可能になると考えられる。不使用の期間が一定の長さを超過した場合には，活性化の閾値は上昇してきわめて高くなり，その言語を理解する能力も失われる。このような時間の長さは，話し手がその言語の使用を止めたときの年齢によって変化する。幼年時に一定の言語を使用しなくなった人では，もっと上の年齢まで使っていた人に比べて短い期間で永久にその言語を用いることができなくなったと報告された。

　特定の項目を選択するには，考えられる他のすべての項目よりもそれが活性化されていることが必要であった(Luria, 1973 ; Green, 1986)。このことを確実にするためには，競合する項目を抑制しなければならない。つまり，それらの活性化の閾値を上昇させなければならない。このように，ある項目が活性化の目標になると，その競争相手の活性化の閾値が同時に上昇して，結果的にそれらを活性化させるためにはより多くのエネルギーが必要になる(ただし，通常は入ってくる信号の理解を妨げるほど高くなることはない)。つまり適切な項目が活性化されるのは，実際にそれを活性化させるのと同程度に，対立項目(すなわち，その他すべての考えうる候補)の活性化の閾値を上昇させることに依存していた。ある項目の使用可能性は，頻度や活性化の新しさによって左右されるので(Luria, 1974)，一方の言語に比べてもう一方の言語でのほうが(より頻繁に，また，より最近に活性化されているので)表現の使用が可能な事態も起こる。1つの単語が(または，その他どんな言語学的項目でも)使用できるためには，活性化が一定の水準に達しなければならない。特定の単語の(あるいは，それらの単語の意味的・形態統語的などの属性と，音韻形態については独立の)内的表象の項目の(つまり，統語規則と形態論的規則の)活性化の閾値は，体系内の他の項目の閾値と異なると考えられる。

　さらに，バイリンガルの人が一方の言語ではなくもう一方の言語を話すことを決定すると，選択されなかった言語は部分的に非活性化される。すなわち，選択されなかった言語の活性化の閾値が上昇すると仮定された。失語では，それらの言語の一方を脱抑制する(つまり活性化の閾値を十分に低くさせる)ことが，永続的に(選択型の回復のように)，あるいは一時的に(継続型の回復のように)，あるいは交互に(拮抗型の回復のように)できなくなる場合がしばしば観察された。また，活性化の閾値が一方の言語に比べもう一方の言語で高くなる(差異型の回復)。1つの言語の非活性化(その活性化の閾値を上昇させること)が困難な場合には，多くの不注意な使い分けや混種が生じた。

　バイリンガルの人が話す失語における非平行型の回復は，Pitres 以来，1つの言語体系の大脳表象が選択的に破壊された結果ではなく，それが一時的あるいは永続的に抑制されたためであると仮定された。Green(1986)はこの仮定に賛成し，言語体系の使用に対する大脳制御エネルギーの大きさを強調した。彼は，抑制・脱抑制の調整(われわれの用語では，それぞれの活性化の閾値)には，エネルギー資源の利用(そし

て，それゆえ考えられる減少）が必要だと考えた。

このモデルは以下のことを仮定している。発話が開始されると，他の考えられる競争相手の活性化レベルを下げる，つまり抑制することによって，その適切な項目が他よりも優位になる(Luria, 1973 ; Luria & Hutton, 1977 ; Green, 1986)。バイリンガルの人が一方の言語ではなくもう一方の言語を話す場合，その選択されなかった言語は完全に非活性化されるわけではない(Green, 1986 ; Grosjean & Soares, 1986)。つまり活性化の閾値は，産生中は十分に上昇するので干渉を防ぐことができるが，もう一方の言語の借用や混合あるいは理解を障害するほど十分ではない。おそらく，訓練によって違いが生じることにもなるであろう。種々の言語を使い慣れた人では，それぞれの言語を別々の単一言語を話す集団の人々と常に話しているために，決して混合する機会をもたない人に比べ，選択されなかった言語に対する活性化の閾値がより低くなっているはずである。後者の場合，2つの言語は常に厳密に分離し，選択されなかった言語の閾値が高くなると考えられる。

Green(1986)はさらに進んで，単語にはそれぞれがどちらの言語に属するかを明示する「札」がついていると仮定した。これはまた，ある特定の言語の項目は特定の下位システムの一部であり，別の言語の項目はこれとは異なる下位システムの一部で，それぞれの下位システムは異なる神経ネットワークを基盤にもつと考えた。この異なるネットワークは異なる解剖学的部位に表象される必要はない。これらは実際に，同じ皮質領域内で複雑に絡み合っていると考えられる。特定の言語内の項目を選択するというのは，部分的にはその言語の活性化を高めることであるが，同時にもう一方の言語内の項目の活性化を抑えるという問題でもあるとGreenは正しく指摘した。

Green(1986)の理論の枠組みのなかでは，脳損傷がシステムを刺激することと抑制することの両方の手段の有効性を制限することもあると仮定される。表出の種類は，システムの刺激あるいは抑制の手段の相対的なバランスによって決まる。資源は総体としての言語に利用されるのではなく，それぞれの特定言語に個別に利用されているため，1つの言語を使うことは，別の言語に利用できる資源を涸渇させない。したがって，それぞれの言語の抑制システムは選択的な障害を受けやすい。

残された問題は，なぜ（部分的に減少した）利用できる資源の分配が，時には（平行型の回復のように）二言語間で等しかったり，時には（差異型の回復のように）一方よりも他方が多かったり，時には（選択型の回復のように）一方にすべて分配され他方にはまったく分配されなかったり，時に（継続型や拮抗型の回復のように）言語間で交替するのかという点である。何によってパターンの種類が決定されるのか。さらに非平行型の場合は，なぜ，例えばトルコ語はドイツ語よりも（逆もまたある）資源を欠くことになるのか。何が基盤となって，ある言語ではなく他の言語に資源が割り当てられるのか，あるいは何が基盤となって言語間で資源が平等に共有されるのか。手段（資源，エネルギー）の問題に加え，自動的な制御の問題がある。どのように，そして何にもとづいて，抑制資源の分配制御機構は機能しているのか。この2つの基本的な問題は未解決のまま残されている。しかし今や，これらは次のように言い換えることができる。どのような要因によって，制御機構は（平等に分配するのではなく）すべての資源を一方の言語に割り当てて他の言語には割り当てないようになるのか，なぜトルコ語ではなくドイツ語に割り当てられるのか。抑制資源が活性化システムの調整をさせているが，抑制資源を調整し割り当てているのは何なのか。そして，何がそれらの資源を（特定の回復パターンを示すような）他の方法ではない特定の方法で分配するのか。そして一度パターンが決まると，他の言語よりもある特定の言語に多くの抑制資源を割り当てることを何が決定するのか。

バイリンガルの人の失語症患者では，回復しない言語が活性状態のまま残る場合と，残らない場合とがある。つまり表出はないが理解が保たれているか，あるいは両方とも利用不可能のどちらかである。一方の言語で理解さえも可能でない場合（すなわちGreenの用語では，その言語が活性状態にない場合）には，その言語の活性化の閾値が非常に高いので，外部からの刺激による活性化も障害されると仮定されるだろう。実際に，病前は流暢だった言語の1つに，まるで以前にはまったく知らなかったのかと思われるほどアクセスできなくなった症例が何例か報告された。このような症例は理解を喪失しているばかりでなく，その言語による文の復唱でさえ，初めてその言語を聞いた人と同程度にしかできない。

回復パターンのいくつかは，実際に抑制・脱抑制現象（すなわち，活性化の閾値の上昇と下降）によって説明されたが，いくつかの症例に

おいて，文法を支える神経基盤が物理的に破壊されたり外科的に切除された場合には，文法（すなわち，言語学的能力，言語に関する潜在的知識）は絶対存在しないことを認めなければならない。しかし，このような場合は患者の言語の一方だけの喪失はほとんど考えられない。これは，たとえ考えうるミクロな（つまり，μ^3 に換算した場合の）解剖学的な差異は認めても，2つの言語が同じ（マクロ）解剖学的領域内の（つまり，mm^3 に換算した場合の）回路によって支えられていないという証拠が存在しないことに示されており，異なる神経ネットワークの一部であっても，まさに同じニューロンが2つの言語に関与している。

Green のモデルは，活性化閾値仮説と共同して，観察される多様な現象がどのように起こるかを合理的に説明する。しかし，なぜ一方の現象ではなく別の現象が起こるのかについては依然としてよくわかっていない。われわれは，数多くのバイリンガルの人の失語症者を評価することによって，回復パターンと多くの言語学的・生理学的・病理学的変数との相関分析を行うことによって，十分なデータが得られるであろう。

患者の言語すべてについて言語学的に等価なテスト（Paradis & Libben, 1987）で得られたデータを集積することによって，脳内の2つの言語の組織化が，言語間の構造的距離に影響されるのか，それとも獲得や使用の背景，習熟の相対的程度，失語のタイプ，損傷の重傷度，あるいは潜在的な役割を担うのではないかと疑われたその他の変数によるものか決定できるであろう。また，このようなことから最終的には，2言語が脳内において1つの拡大されたシステムとして表象されているのか，2つの分離したシステムまたは3つに分かれたシステムとして表象されているのか，あるいは言語体系の2つの下位システムとして表象されているのかどうかについても，なんらかの示唆が得られるであろう。この問題については，Paradis(1993)でさらに詳細に取り上げられている。

【文献】

Albert, M. L., & Obler, L. K. (1978). *The bilingual brain*. New York: Academic Press.

Green, D. (1986). Control, activation, and resource: a framework and a model for the control of speech in bilinguals. *Brain and Language, 27*, 210–23.

Grosjean, F., & Soares, C. (1986). Processing mixed language: some preliminary findings. In J. Vaid (Ed.), *Language processing in bilinguals* (pp. 145–79). Hillsdale, NJ: Erlbaum.

Luria, A. R. (1973). Two basic kinds of aphasic disorders. *Linguistics, 115*, 57–66.

Luria, A. R. (1974). Basic problems of neurolinguistics. In T. A. Sebeok (Ed.), *Current Trends in Linguistics*, Vol. 12 (pp. 2561–93). The Hague: Mouton.

Luria, A. R., & Hutton, J. T. (1977). A modern assessment of the basic forms of aphasia. *Brain and Language, 4*, 129–51.

Mendelsohn, S. (1988). Language lateralization in bilinguals: facts and fantasy. *Journal of Neurolinguistics, 3*, 261–92.

Nilipour, R., & Ashayeri, H. (1989). Alternating antagonism between two languages with successive recovery of a third in a trilingual aphasic patient. *Brain and Language, 36*, 23–48.

Ojemann, G. A., & Whitaker, H. A. (1978). The bilingual brain. *Archives of Neurology, 35*, 409–12.

Paradis, M. (1977). Bilingualism and aphasia. In H. Whitaker & H. A. Whitaker (Eds), *Studies in neurolinguistics*, Vol. 3 (pp. 65–121). New York: Academic Press.

Paradis, M. (1981). Neurolinguistic organization of a bilingual's two languages. *LACUS Forum, 7*, 486–94.

Paradis, M. (Ed.). (1983). *Readings on aphasia in bilinguals and polyglots*. Montreal: Marcel Didier.

Paradis, M. (1984). Aphasie et traduction. *Meta: Translators' Journal, 29*, 57–67.

Paradis, M. (1985). On the representation of two languages in one brain. *Language Sciences, 7*, 1–39.

Paradis, M. (1988). Recent developments in the study of agrammatism: their import for the assessment of bilingual aphasia. *Journal of Neurolinguistics, 3*, 127–60.

Paradis, M. (1989). Bilingual and polyglot aphasia. in F. Boller and J. Grafman (Eds), *Handbook of neuropsychology*, Vol. 2 (pp. 117–40). Amsterdam: Elsevier.

Paradis, M. (1990). Language lateralization in bilinguals: Enough already! *Brain and Language, 39*, 576–86.

Paradis, M. (1993). Multilingualism and aphasia. In J. Dittmann (Ed.), *Handbooks of linguistics and communication science*, Vol. 8, *Linguistic Disorders* (pp. 278–88). Berlin and New York: Walter De Gruyter.

Paradis M., & Goldblum, M.-C. (1989). Selected crossed aphasia in a trilingual aphasic patient followed by reciprocal antagonism, *Brain and Language, 36*, 62–75.

Paradis, M., Goldblum, M.-C., & Abidi, R. (1982). Alternate antagonism with paradoxical translation behavior in two bilingual aphasic patients. *Brain and Language, 15*, 55–69.

Paradis, M., & Libben, G. (1987). *The assessment of bilingual aphasia*. Hillsdale, NJ: Erlbaum.

Silverberg, R., & Gordon, H. W. (1979). Differential aphasia in two bilingual individuals. *Neurology, 29*, 51–5.

Solin, D. (1989). The systematic misrepresentation of bilingual crossed aphasia data and its consequences. *Brain and Language, 36*, 92–116.

Michel Paradis

Binswanger's disease　ビンスワンガー病

ラクナ(小窩)状態(lacunar state*)の項を参照

blepharospasm　眼瞼攣縮

持続性の眼輪筋の攣縮を起こす限局性のジストニー(dystonia*)で，ブルーゲル症候群とも呼ばれる。意図的瞬目にも似た持続性の眼輪筋収縮であるが，半側顔面攣縮とは異なり両側性で，顔面下部筋の連合性間代性収縮がみられない。重症例では意図せずに閉眼が起こる。他の錐体路(pyramidal tract*)障害に伴って起こり，中高年の女性に多く，家族歴がある。

blindsight　盲視

視野の欠損部に刺激が提示されたとき，意識的に知覚されないが，強制選択によって刺激を検出したり，同定することができる能力。

19世紀末に，脳後部の有線野の損傷によって視野欠損(visual field defect*)が起こることが知られるようになった。損傷が不完全な場合は，欠損部内にいくらかの視覚機能が残存する。重度の損傷では，欠損部内の視覚機能が永久的に消失するが，これは暗点(scotoma*)という。皮質損傷による暗点をもつ患者により，有線野が網膜の一次表象であり，視覚的な意識性に不可欠であることが初めて明らかにされた。

この時期の研究を通して，暗点と思われる部分で，とくに刺激が動いたり，輝度が高い場合に，一部の視覚刺激を検出することができる患者の報告があり，一部の研究者は，有線野の損傷が常に欠損部の完全な盲を生じるのかどうかを問題にするようになった。輝度の高い刺激は，眼の中で光が散乱し，無傷の部分で光が検出されるために，この主張は評価することが困難であった。もちろん，患者が，文字どおりこれらの散乱光を見ていると考えられるが，初期の報告では，患者が本当に何かを見たのか，何かが起こったことを感じただけなのか明らかでなかった。また，有線野の損傷が完全であったのかどうか，わずかに残存する感覚が，残った組織の低下した活動から生じたのかどうかが明らかにされなかった。

脳研究の沈滞のなかで不毛の議論にみえたこの問題は，1970年代の新しい一連の報告によって様相は一変した。1973年に，マサチューセッツ工科大学(MIT)の Whitman Richards は，一方の眼の暗点内に提示された見えない視覚性刺激が，他方の眼の健全な視野に見える似た刺激に関する判断に影響を与えることを明らかにした。さらに Pöppel らは，同じ患者が，見えない標的が短時間提示された場所に眼球を動かすように指示されたとき，眼球運動の方向と大きさが標的の位置と相関することを発見した。翌年，Weiskrantz ら(1974)は，眼球運動ではなく，指さし反応を用いて，D. B. が，視野の欠損部内の標的の位置をはるかに正確に定位できることを明らかにした。さらに注目すべきことは，D. B. が，線分が垂直か水平か，形態がXかOかを弁別できたことである。これらの結果のすべては，推測しているだけで刺激は何も見えないと患者が繰り返し主張したにもかかわらず得られたものである。視覚テストの成績と意識的視覚経験の，この逆説的対比から，「盲視」という用語が生まれた。盲視は，発見されて以来，神経科学者と哲学者の関心を呼んだが，神経科学者の場合，盲視が有線野損傷で残存する他の視覚経路の性質を示唆するからで，哲学者の場合は，視覚的意識の神経的基盤を示唆するからである。これらの点については後で述べるが，まず最初に，盲視は取るに足らない，アーチファクトにすぎないとする考えについてふれておく。

盲視は真の現象か

暗点をもつ患者すべてに盲視が認められるわけではない。しかしこれは，後述するように，このような患者が，盲視の基礎となる他の経路が損傷されているとすれば，別に驚くことではない。しかし，Campion ら(1983)は，当初は盲視がほとんどみられなかった患者が，散乱光のような手がかりを感知することによって，視野の欠損部内の刺激を検出できることを発見した。このことから，彼らは，盲視が次の3つのアーチファクトのどれかに依存すると考えた。すなわち，1)被検者が眼球内で網膜の視野の健

全な部分で散乱した光を検出している。2)健常者が，閾値近くの刺激が提示された場合に，実際に自分が単に推測しているだけにすぎないと信じていても，ランダムな推測から期待される以上に正確に答えることができる。したがって，盲視は，閾値レベルでの正常な視覚のようなものである。3)有線野に損傷が残っている部分があり，それが盲視を媒介しているのであって，盲視は非有線野経路の性質を明らかにするものではない。

このような反論は，一部の患者の場合は正しいとしても，何人かの患者で以下のことが示されたことによって誤っていることが明らかにされた。①同じ刺激が網膜上の生理的な盲点に提示された場合，かなりの光が散乱しているのに検出されない。②正常な視覚の場合，強制選択で決定された検出閾値のわずかに上の刺激は見えず，強度を上げるといつでも見えるようになるが，盲視の場合では，誤りなく検出される閾値以上のレベルの刺激でさえ，見えない状態が続くという逆説的状況が生まれた。したがって，盲視は，閾値レベルの正常な視覚と同じではない。③視索が切断されて，眼から片側の脳への入力がすべて遮断された場合盲視は起こらないが，視床(thalamus*)と中脳を残して一側の大脳半球全体が切除された場合は，盲視のいくつかの側面がみられた。このように，盲視は，残された有線野に完全に依存しているわけではない。

盲視の性質：光の検出と定位，線分の傾きの弁別などの単純な視覚システムが苦もなく実現できる機能に加えて，後の研究は，一部の患者で，盲視に関する能力が広範に及んでいることが明らかにされた。運動，速度，フリッカーの検出と弁別が可能で，視力(visual acuity*)は低下しても，健常なネコの視力より優れていた。暗点内に提示された輪郭は，隣接する健常視野内の輪郭の形の判断に影響を与えた。2名の患者は，見えない物体の形と大きさに合うように自分の手の握りを調節することができ，視野の欠損部内に瞬間提示された単語の意味を，その後，健常視野内に提示された1対の単語の意味と照合して関連する単語を選択することができた。これらの盲視のさまざまな能力に関してはWeiskrantz(1986)，CoweyとStoerig(1991 a, b)が述べた。

無意識的な視覚能力は広範囲に及ぶが，盲視は，視覚機能の単なる全体的な低下なのではない。なぜなら形態と色彩が他の機能よりも著しく障害されているからである。D. B.に関する最初の報告では，彼が，XかOを判断できたとされたが，実際には傾きの弁別にすぎなかったことが明らかにされた。正方形と長方形のように，その輪郭の構成要素が同じ傾きである2つの形態が提示された場合，D. B.は違いを検出することができなかった。純粋な形態知覚は，盲視では成立していないようにみえた。初期の報告は，盲視では，色彩(ここでは色相と波長)が処理されなかったが，Stoerig(1987)は，盲視患者10人のうち6人が，緑と赤の標的を弁別でき，この能力が，それらの「見かけ上」の明るさの違いによるものではないことが判明した。その後，同じ患者の一部で(Stoerig & Cowey, 1991)，彼らのスペクトル感度(異なる波長の光に対する感度)が，全体的におよそ1 log単位低下していたが，さらに重要なことは，明所視(明順応)と暗所視(暗順応)での視感度曲線が正常な形であった。このことは，盲視では，桿体と錐体の両方が働いていて，暗順応と明順応が起こり，色対立信号が，照明の明るさのレベルに応じて伝達されることを示している。おそらくこれが，色弁別可能の根底にある。

盲視の色弁別はどの程度可能なのであろうか。真緑と深紅の波長は100 nm以上離れているが，健常な視覚では，数 nmの違いを検出することができた。しかし，Stoerigの患者で調べた結果では，スペクトルのこの部分での閾値が，約20〜30 nmで，これまでの予想よりは良いが，重度に障害されていた。

盲視を媒介する経路：眼からの信号が脳に至る経路には少なくとも8つある。主に動物実験の結果から，背側外側膝状体以外のすべての経路が，光に関係する概日リズムや，季節的リズム，眼の瞳孔の制御，視覚的標的への眼球運動，視野内の広範な領域で起こる運動(オプティカルフロー)に対する姿勢調節などの反射や非認知的機能に関与していると考えられる。背側外側膝状体を介して有線野に到達する信号だけが視覚的意識を発現させることから，有線野が損傷されれば盲になると考えられた。

背側外側膝状体-有線野系以外のどの経路が盲視を媒介するのであろうか。検出されている視覚刺激に依存し，このすべてあるいはほとんどが盲視の一因であると考えられるが，最も有力な候補は上丘(colliculus*)である。中脳にあるこの構造は，ラット，ネコ，霊長類などで異なるが，哺乳類で約10万本の視覚線維をそれぞれの眼から受ける。有線野に小さな損傷が加えられたサルは，それでも視覚的標的を検出し，その方向に眼球を向けることができたが，

その後上丘の対応する部分に損傷があると、できなくなった(Mohler & Wurtz, 1977)。上丘は、半球切除患者の盲視を媒介する主要構造であると考えられるが、動きの方向と速さの弁別や色の弁別など、盲視の注目すべき能力の一部は半球切除で消失するので、他の経路が基礎となっていると考えられる。

「盲視」にみられる運動弁別に皮質の一部が関与すると考えられるとする結論は、最近のサルの電気生理学的実験によっても支持された。皮質領野MT野内の細胞は動いている標的の方向と速度にきわめて敏感で、MT野は視覚運動野と呼ばれる。MT野は主な視覚入力を有線野から受けているが、視床枕を介して上丘からも入力を受けている。マカクザルの有線野を切除したり、冷却して可逆的に不活性化した場合でも、MT野の多数の細胞が、運動刺激に対する感受性と選択性が保たれていることをRodmanらが明らかにした。

上丘への網膜入力が、似た色の波長に純粋にもとづいた弁別を媒介していることを示す生理学的根拠はほとんどなく、他の経路の可能性が考えられる。霊長類では、網膜のPβ神経節細胞だけが色対立信号を伝達することが知られているが、背側外側膝状体の小細胞層がこの色対立入力を受け、有線野へ投射する。有線野の損傷によって背側外側膝状体の細胞は退化するが、網膜Pβ細胞の約80％も退化する。なぜ20％は残るのだろうか。CoweyとStoerig(1991a)の総説した解剖学的実験によると、有線野損傷でも残る網膜Pβ細胞のいくつかは、色選択性細胞の多いV2、V4など他の視覚領野に直接投射する数少ない背側外側膝状体の細胞に投射していることが明らかにされた。サルでは、Pβ細胞は、さらに多くの解剖学的結合をもつ背側外側膝状体の腹側部にも投射し、視床枕も支配している。これらの投射が有線野損傷で生き残るかどうかはわかっていない。

視野内の盲の部分からの視覚信号が大脳皮質に到達できることを示す最後の証拠は、後頭葉損傷による盲の患者から視覚性誘発電位(evoked potentials*)(VEPs)を記録した研究から得られた。しかしこの研究では、誘発電位の潜時と波形は皮質活動であることを示すが、発生源が特定の皮質領域に定位されず、色刺激が有効かどうかも不明である。

人間以外の動物の盲視：盲視の現象が発見されるよりもずっと以前から、サルの有線野を切除すると、人間の患者と同様に、色彩視や形態視は著しく低下するが、視覚刺激を検出したり弁別する能力は障害されないことが知られている。サルの残存視覚機能と人間の患者の盲の間の著しい対比を説明するために、サルの視覚は有線野への依存度が少ないと考えられてきた。しかし、ラットとネコでは、その点が、解剖学的に十分証明されているが、サルの視覚経路はわれわれ人間のものとよく似ている。この逆説の1つの説明として、サルの有線野の損傷は暗点を生じ、サルの印象的な残存視覚機能は、盲視にもとづくと考えられる。現在、視覚欠損のあるサルが視覚の欠損部に提示された刺激に反応するときにサルが「推測」しているのかどうか、または刺激に気づいていて純粋に「見ている」のかどうかを証明する試みが行われている。

有線野の切除によって、人間にとって最も生き生きとした視覚である意識的体験としての視覚が消失した場合、われわれのようなかたちでものを見ない動物はどうなのであろうか。例えば、魚類には、視覚皮質も含め新皮質がほとんどないか、存在せず、昆虫は皮質がない。視覚刺激に対してはさまざまな反応を示すが、このような生物世界は、盲視のように、意識的体験を伴って見えているのではないと考えられる。

盲視はなぜ盲なのか：この質問に対する一般的な答えは、盲視が皮質下で媒介され、大脳皮質が意識の器官であるということである。有線野が他の皮質領域に視覚の信号を送る唯一の通路であるなら、その切除と離断が視覚的意識を消失させるであろう。しかしこの単純な見かたは次第に困難になった。例えば、すでに述べたように、視野の欠損部に視覚刺激を提示したときに、皮質から視覚性誘発電位が検出され、有線野への経路が遮断された場合でも、視覚刺激が、サルの皮質運動視領域の活動を誘発し続ける。

この点に関して他の可能性がいくつか提唱された(Cowey & Stoerig, 1991aの総説を参照)。①有線野以外に到達する信号は弱すぎて意識的に知覚されない。信号が頭蓋上からでも誘発電位として記録されることや、健常な視覚では、眼のごく少数の受容体だけに限局した刺激が提示された場合でも意識的に知覚されることを考えるとこの説は肯定できない。②大脳皮質の効果的作用は興奮と抑制の微妙なバランスに依存する。一側の視覚領野の損傷によって大脳半球間のバランスが崩れたときには、損傷側の残された皮質が抑制されることが考えられる。この仮説の主な問題点は、両側の損傷が、不均衡でないのに、視野全体の盲を起こさせることである。③知覚的意識は、時間と位相が正

確に規定された皮質細胞発火パターンを必要とする。有線野の損傷は，損傷半球側の有線野以外の視覚領野のパターンを永久的に破壊し，皮質に到達した信号さえも知覚されないと考えられる。この考えかたは，これらの視覚領野を電気的に刺激した場合，被験者が視覚感覚を報告するかどうか調べることによって検証することができる。④有線野は，他の多数の二次視覚領域に多くの線維を投射しているが，同様に領野から多くの逆行性の投射を受ける。これらの逆行性の投射が，視覚的意識の基礎になっていると考えられる。そうだとすれば，有線野への視覚的入力を健全に残した逆行性投射の損傷によって盲視が起こることが考えられる。これは，暗点をもつ患者で記載された視覚性誘発電位の説明になるであろう。

関連する現象：意識を伴わない刺激の検出が視覚に限定されるならば，それは奇妙なことである。この点に関しては，他の感覚モダリティでは，まだ十分には検討されていないが，皮質体性感覚野が損傷された患者や，皮質聴覚野が損傷された患者で，「感じない触覚」と「聞こえない聴覚」が報告された。意識されない刺激や検出されてはいるが確認されない刺激が，適切な運動反応を起こし，判断に適切に影響を与える現象は潜在認知と呼ばれる。例えば，皮質損傷によって，永久的に，顔の認知ができなくなったり，未知顔貌と熟知顔貌の区別さえできなくなった患者〔相貌失認(prosopagnosia*)〕は，それでもなお，熟知顔貌と未知顔貌に対して，それぞれ異なる皮膚電気反応や反応時間を示す。また1人の重度の物体失認(agnosia*)の患者は，物体の形や傾きを視覚的に弁別することはできないが，視覚的調整に従って物体に手を伸ばすときの手の運動は，物体の傾きと大きさに適切に調節される。新しい事柄や出来事を認知したり，記憶することがまったくできない重度の前向性健忘(amnesia*)の患者は，それでもなお，正しい選択肢と誤った選択肢を「推測」にもとづいて区別する強制選択を用いると，情報を保持していることが明らかになる。同じように，獲得性の失語の患者が，読めない単語の潜在的知識をもっていることが明らかにされた。

これらの潜在的知識の例の多くは，顔や単語の認知など，通常大脳皮質の働きにもとづく知覚や記憶，認知的な側面を含んでいるが，同じように，盲視も，意識から分離した皮質での処理に関与すると考えられる。

応用の可能性：盲視は，意識の性質や有線野以外の視覚経路によって伝達される情報の性質を考える重要な手がかりを与えるが，それ以外にも盲視には，実際に適用される可能性がある。その主なものは脳損傷後のリハビリテーションとのかかわりである。暗点をもつ患者のほとんどは，視野欠損を補正するために，健全な視野を使うことに熟達しているので，障害物を避けるなど，視野の欠損部からの信号を利用するように，彼らを訓練する必要はないとも考えられるが，彼らの能力は，さまざまなリハビリテーション手続きの効果を評価するためのモデルとなる。さらに重要なことは，脳損傷の身体的な影響を限局するために設計された尺度を評価するために盲視を利用することができることである。例えば，皮質損傷が，他の皮質領域と視床の細胞を退化させ，有線野損傷は，眼の細胞を退化させる。すでに薬理学的に開発・評価されたこの退化を限局する手法は，盲視の質の変化を研究することで評価されるのである。

後頭葉(occipital lobe*)の項も参照

【文献】
Campion, J., Latto, R., & Smith, Y. M. (1983). Is blindsight an effect of scattered light, spared cortex, and near threshold vision? *Behavioural and Brain Sciences*, 6, 423–48.

Cowey, A., & Stoerig, P. (1991a). The neurobiology of blindsight. *Trends in Neurosciences*, 14, 140–5.

Cowey, A., & Stoerig, P. (1991b). Reflections on blindsight. In D. Milner & D. Rugg (Eds), *The neuropsychology of consciousness* (pp. 11–37). New York: Academic Press.

Mohler, C. W., & Wurtz, R. H. (1977). Role of striate cortex and superior colliculus in visual guidance of saccadic eye movements in monkeys. *Journal of Neurophysiology*, 40, 74–94.

Stoerig, P. (1987). Chromaticity and achromaticity: evidence of a functional differentiation in visual field defects. *Brain*, 110, 869–86.

Stoerig, P., & Cowey, A. (1991). Increment-threshold spectral sensitivity in blindsight. Evidence for colour opponency. *Brain*, 114, 1487–1512.

Weiskrantz, L. (1986). *Blindsight: A case study and implications*. Oxford: Oxford University Press.

Weiskrantz, L., Warrington, E. K., Sanders, M. D., & Marshall, J. (1974). Visual capacity in the hemianopic field following a restricted cortical ablation. *Brain*, 97, 709–28.

Alan Cowy

blood flow studies　脳血流研究

　局所脳血流(rCBF: regional cerebral blood flow)がシナプスの活動を反映することは広く知られている(Raichle, 1987を参照)。シナプスのイオン勾配を維持するための必要なエネルギーを供給するには局所の脳血流増加が必要である。このような脳血流の変化は，空間的にも時間的にも神経の活動性と密接に関係している。しかし，その活動が興奮性なのか抑制性なのかを直接知ることはできない。生きた人間の脳で局所脳血流を測定する方法にはさまざまなものがあり，最近ではポジトロン断層撮影法(PET: positron emission tomography)が感度が高く空間分解能も高い。しかし，ここ数年間のうちに，磁気共鳴画像(MRI: magnetic resonance imaging)に重要な発展がみられたが，MRIの感度が高次皮質機能に伴う局所脳血流変化を検出するために十分であるのかが課題である。

　陽子と電子が衝突すると対消失によって2つのγ線が反対方向に放出される。対になった検出器を用いることによって，この現象をランダムな背景放射線から分離することができるので，断層画像再構成法によって高解像度の画像を得られる。

　PETによる局所脳血流測定には，陽子を放出する酸素の放射性同位体^{15}OをCO_2のかたちで呼吸器から投与するか，H_2Oのかたちで静脈内から投与する。^{15}Oの半減期は2.05分と非常に短く，テストは10分間隔で行うことができる。現在の放射能安全レベルからは，1回のセッションにつき，カメラの感度にもよるが，6〜12回のテストを行うことができる。このような条件のもとでは，健常者では1年に1回のテストを施行することができる。

　単一ニューロンに電極を挿入する実験から，特定の行動に伴って脳の特定の部位のニューロンの活動性が上昇することが知られている。とくに運動と視覚系は詳細に研究されている。例えば，皮質運動野では指の動きに対応して特定の部分が活性化されるように，体の部分部位が皮質運動野の別々の部分に対応する。視覚の研究では，形態，色彩，動きなどの視覚世界の要素に対応し，有線外皮質(extra-striate cortex)の別々の部分が活性化された(Zeki, 1978)。同じ技術を用いて，より高次の機能について検討することもできる。例えば，視野内の異なる部分へ注意を移動させると頭頂葉後部の活動が亢進した(Wurtz et al, 1982)。人間と動物での限局した脳病変の研究は本質的には同様の結果を示し，原則的にはこれらの研究によって，局所脳血流研究の有効性を示す豊富なデータが蓄積された。多くの場合，どのような情報処理でもニューロンの活動性が増加し，局所脳血流の変化に反映される。しかし，損傷研究より得られるデータは慎重に扱う必要がある。脳組織の除去によって，脳の特定の領域が特定の種類の情報の処理に必要なことが示されたが，正常な脳では同じ情報が処理されるときにその部分が活性化されるわけではない。

　さまざまな研究によって，局所脳血流研究は電気生理学的研究と損傷の研究と同様の結果を呈することがわかった。これらの研究では，特定の実験課題を行う際の局所脳血流は，対照課題を行う際の値を差し引くことによって得られる差分画像から，実際に特定の課題を行う際に脳のどの部分が活性化されるかが示された。例えば，Colebatchらは(1991)指を動かした際には運動野の肩を動かしたときとは異なる部分が活性化されることを示したが，指の細かな動きと粗い動きとの間では違いは得られなかった。Zekiらは(1991)，カラー画像とモノクロ画像を見た際の局所脳血流を比較し，色彩の情報の処理には舌状回と紡錘状回の限局した部分が活性化した。この研究によってサルのV4の相同部位が人間で初めて確認された。Zekiらは，静止した点と動く点とを同様の方法で比較することによって，後頭葉と頭頂葉の接合部に運動に反応する領域(V5に相当)を発見した。

　これらの研究では，動物の所見が人間でも確認されたが，これらの研究方法は，PETによって得られる局所脳血流からニューロンの活動性を検出できることを確認するために重要な方法である。しかし，これらの研究は単に確認だけではなく，正常脳の機能局在を研究するための唯一の方法といえる。

　PETによる局所脳血流研究が重要なのは，思考や言語などの高次脳機能の評価ができるからである。このような機能は人間以外の動物では研究することが不可能である。

　Rolandらは，^{133}Xe(放射ラベルしたキセノンガス)を用いてこの分野について初期の局所脳血流研究を多数行った。これらの研究は，他のいかなる行動も伴わない純粋な「知的」活動に検出可能な局所脳血流の増加がみられることを示した点で重要である。例えばRolandとFriberg(1985)は，被検者が居間の家具を思い浮かべた際に前頭前野の血流に最も大きな変化が起こることを明らかにした。これらの研究では，複雑な課題施行の最中では脳の離れた部位

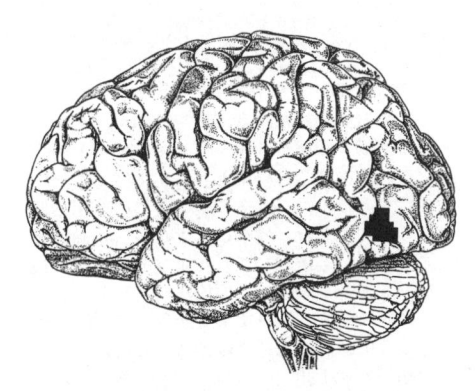

図20 被検者が受動的に動く刺激を見たときに脳血流量が増加する部位(Zeki et al, 1991)
血流量が増加した部位(黒い領域)は左大脳半球外側面上に示されている。

が同時に活性化されることも観察された。
方法論上の問題
　PETでみられる血流変化は通常は元の血流の4％程度であるが、このような変化は1回のスキャンでは背景のノイズから分離することが困難である。そこで、多数回のスキャンを併せてデータを得る必要があるが、1人の被検者で行うことのできるスキャンの数も限られているため、異なる被検者のデータを合せる必要がある。このため方法論上の問題がいくつか起こってくる(Friston & Frackowiak, 1991を参照)。異なるスキャンのデータを合成するには、脳の形態と大きさを考慮に入れる必要がある。脳の外側は脳の位置や大きさを考えれば局所脳血流の画像で容易に区別することができる。灰白質と白質の血流が著明に異なるため、局所脳血流画像では、脳の重要構造物の位置を知ることもできる。
　1人の被験者のデータを標準化した脳の鋳型に「**変形する**」テクニックがいくつか開発された。これらの鋳型は、通常実在する脳の地図と相関し(例えば、Talairach & Tournoux, 1988)、脳の位置はx, y, zの座標で表すことができる。このような仕様は、異なる他のPETの研究と比較するうえできわめて重要である。もう1つの脳の標準化方法は、PETとMRIを同時記録することであるが、これはMRIではより細かな構造を知ることができるためである。異なる被検者からの局所脳血流のデータを構造の面から記録することができても、個々人の機能局在が異なることがある。局所脳血流のデータを平滑化するとこの領域が拡大するが、被検者間で重複する領域をとらえることができる。このテクニック上では、局所脳血流の画像の解像度はPETの解像度というよりは、個々人の脳の生理的な多様性に左右されることは否めない。新世代のカメラの感度は、局所脳血の流変化を単一の被検者群で得るのに十分であり、これによって劇的に解像度が向上する。
　一群の被検者の脳血流を2つ以上の別な状態で測定することによって、原則的には、異なった状態のデータの相違を得ることができる。しかし、被検者ごとに脳全体を通じて平均血流量(全脳血流量)が異なり、個々の被検者でも、状態によって全脳血流量が異なる。全脳血流の個体差は、分散分析で全脳血流を共変動指数として使用するか、局所脳血流量を全脳血流との比率で表すことによって処理することができる。より困難な問題は、単一の局所脳血流量画像(他の脳画像)できわめて多くの比較する点が生じることである。画像内のすべての画素を検討すると、数千個の比較が必要になり、さまざまな比較では偶然に有意差を生じる。この問題の対処法にはいくつかの方法がある。「偶然期待されるよりも大きな有意差が出る有意差はあるのか」という疑問に対し「総括テスト」が解決法となる。他の方法は多くの比較を考慮するようなボンフェローニ(Bonferroni)様の修正を加えることである。この方法では、個々の比較の数が、画像中の画素数よりも少ないために画像の平滑さに注意する必要がある。これらの問題に対する最も簡単で最良の方法は、新しい被検者でスキャンを繰り返すことである。
局所脳血流と認知心理学
　認知心理学の主要原則は、心理学的な課題を行うことも含め、1つの行動はさまざまな認知過程の結果であるという点である。認知心理学者の主要な研究は、これらの認知過程を構成するものは何かということと、これらを研究するための課題を作成することである。セントルイスPETセンターのグループは、PET測定時の活性化パラダイムに認知的アプローチを開発し、局所脳血流変化を説明する論文を最初に報告した(Petersen et al, 1988)。これらの研究では第一に、個々の認知処理は脳の局所の血流の変化と関連し、第二に、2つ以上の独立した認知処理がかかわる場合にはニューロンの活動性が加算されると考えた。これにより、脳の領域と認知処理とを関連づけることができる。課題XにAとBの過程が、課題YにA, B, Cの過程が含まれるならば、課題Yの局所脳血流から課題Xの局所脳血流を差し引けばCに関係

する領域を特定することができる。これを**サブトラクション法**(減算法)という。

　セントルイスのグループは、研究テーマとして単語の処理を選択した。これは、この問題について、多くの経験と理論の蓄積があったからである。彼らは、単語処理には3つの独立した大きな系が関与していると仮定した。まず、入力系(視覚と聴覚)、意味系(語の意味)と出力系(発音)である。サブトラクション法によってこれらの系を分離できるように3つの課題が考案された。受動的に語を見たり、聞くことでは語の入力系が活性化され、単なる語の復唱は入力系と出力系が活性化される。また、特定の名詞に対応する適切な動詞を想起することで(例えば、ケーキに対して食べるのように)意味系が活性化される。すなわち動詞の想起での局所脳血流画像から語の復唱での局所脳血流画像を差し引くことで、意味系にかかわる領域を知ることができる。この方法で、セントルイスのグループは、有線外皮質が視覚入力に、側頭頭頂葉が聴覚入力に、運動野、運動前野が語の出力に、下前頭前野が意味処理にそれぞれ関係していることを明らかにした。この結論はその後の研究で疑問視されているが、基本的なパラダイムは広く受け入れられている。反論の多くは、課題を認知構成部分に分割したことについてである。おそらく最大の問題は実験課題から差し引くことで問題となる認知過程を浮かび上がらせるような適切な制御課題を計画することである。複雑なPETの技術と統計学的な処理についての見解の不一致は比較的少ない。

言語

　Wiseら(1991)は、聴覚入力語彙、意味系、発話出力語彙のような異なる処理段階を分離するために単語の系列を提示する一連の研究を行った。単語以外の音や、意味上関係のある名詞の組合わせを聞くことによって両側上側頭回が活性化されたが、驚くべきことにこれら2つの課題の間に差はなかった。語の音読と同じ語の復唱と無意味刺激の聴覚提示などの他の語処理課題の比較では、左上側頭回後部が活性化された。Wiseらは、上側頭回後部は内在性語彙について重要な役割をもつが、現在までの成果ではこの役割を詳しく決定することは困難であると考えた。彼らは、心理学的実験によって独立した処理段階が示されたとしても、これらの処理段階が脳の別々の部位で行われることを裏づけるものではないと述べた。独立した処理は、同一の神経ネットワーク内に独立して存在している可能性が考えられる。

注意

　Corbettaら(1991)は、同一の視覚刺激の異なる側面に対する選択性注意について検討した。この研究では被検者に色彩、速度、形態の変化する複雑な視覚刺激を見せ、被検者が選択的にこれらの3つの要素のどれかに注意を集中している条件と、これら3つの要素のいずれかに生じる変化を見つけなければならない条件とを比較した。選択的な注意によっては有線外視覚野のさまざまな部分の血流が増加した。例えば、動作に対する注意では下頭頂葉の活動性が上昇し、色彩への注意では舌状回と紡錘状回の間の領域が活性化された。これらの領域は、Zekiら(1991)が発見した動く物や色を受動的に見た際に活性化される領域と近い。Corbettaは、この研究の結果は選択的に注意している際により「**トップダウン**」信号によって視覚系の変調が起こると指摘した。

　Pardoら(1990)は、ストループ・パラダイムを使って選択的注意を研究した。制御条件は、書かれている色の名前と使用されているインクの色が同じ(赤いインクで赤と書いてある)で、実験条件では色の名前とインクの色が異なり(青いインクで赤と書いてある)、被検者はどちらの場合もインクの色を呼称することを求められた。この実験では、被検者は色の名前の呼称と文字を読むという2つの相競合する反応を選択しなければならない。ストループ・パラダイムで血流増加が最も大きかった部位は、前部帯状回であった。

前頭葉の機能

　局所脳血流研究は前頭葉の機能についてとくに有用といえる(Frith, 1991)。前頭葉は人間では全大脳皮質の1/3を占めるが、これは他のどの動物よりも大きい。前頭葉に病変を有する患者の研究では、前頭葉が高次の管理機能を有する証拠が数多く報告された。しかし、前頭葉内の各部位で機能を分離しようとするこれまでの試みは、ほとんど成功していない。Weinbergerら(1986)は^{133}Xe吸入法によって、ウィスコンシンカード分類テスト(前頭葉機能の古典的機能検査)の際に前頭葉背外側部の活動性が上昇すると報告した。

　Frithらは(1991a)、語の流暢性(Aで始まる単語をできるだけたくさん言いなさい)という古典的な前頭葉検査で局所脳血流を検討した。この課題でもやはり前頭葉背外側部の活動性が上昇したが、これは、左側のみであったうえ、前部帯状回でも活動性が上昇した。この研究では、語の生成に伴って前頭葉の活動性が上

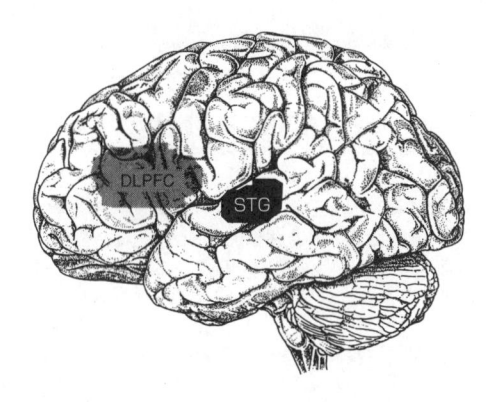

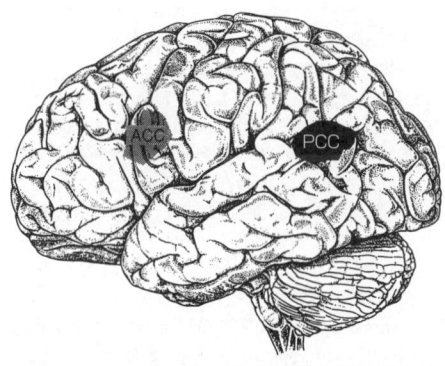

図21 語の生成と復唱を比較した際に脳血流の差が生じる部位（Frith et al より，1991 b）
上図は左半球の外側面で，前頭前野背外側部（DLPFC）の血流増加と上側頭回（STG）の血流低下を示す。
下図は内側面にある前部帯状回（ACC）の血流増加と後部帯状回（PCC）の血流低下を示す。
（訳注：下図は左半球の外側面に，内側面に位置する前部帯状回と後部帯状回を，それぞれ該当すると思われる位置に示してある）

昇するのに合わせて，上側頭回すなわちウェルニッケ野の活動性が低下した。この結果からFristonら（1991）は，内的，あるいは「意志にもとづく」動作の発生時に前頭葉皮質がルーチンの動作に関与する後方部機能を調節することを明らかにした。これらの研究は，離れた脳の部位の相互関係を検出できる局所脳血流測定の有用性を表した。

Deiberら（1991）は，自由動作の研究を行った。被検者は信号に対して自由意志でジョイスティックを4方向のいずれかに動かす。この課題での局所脳血流をあらかじめ決められた方向にジョイスティックを動かしたときの局所脳血流と比較すると，両側前頭前野と前部帯状回の著明な血流増加がみられた。Frithら（1991 b）は，同様のパラダイムを使って，被検者が1本か2本の指をランダムに動かす研究を行った。この課題でも，やはり前頭前野と前部帯状回の活動性が上昇した。これらの実験をもとに，前頭前野のある領域は，外的状況，内的欲求によって同様に動機づけされたさまざまな行動のなかから，いずれかを選択するような意図的行動に関係すると考えられた。

局所脳血流研究の将来

この項目で，筆者は神経心理学の局所脳血流研究の話題のうちPETがごく限られた少数の研究グループに使用されていた初期のものについて述べた。執筆時には，多くの新しいPETセンターが世界中で稼働している。ここ数年で，局所脳血流と認知活動についての研究が多数発表されるであろう。これらの研究は心と脳の関係についてのわれわれの理解を革新するに違いない。

【文献】

Colebatch, J. G., Deiber, M.-P., Passingham, R. E., Friston, K. J., & Frackowiak, R. S. J. (1991). Regional cerebral blood flow during voluntary arm and hand movements in human subjects. *Journal of Neurophysiology*, 65, 1392–401.

Corbetta, M., Miezin, F. M., Dobmeyer, S., Shulman, G. L., & Petersen, S. E. (1990). Attentional modulation of neural processing of shape, color, and velocity in humans. *Science*, 248, 1550–9.

Deiber, M.-P., Passingham, R. E., Colebatch, J. G., Friston, K. J., Nixon, P. D., & Frackowiak, R. S. J. (1991). Cortical areas and the selection of movement: a study with positron emission tomography. *Experimental Brain Research*, 84, 393–402.

Friston, K. J., & Frackowiak, R. S. J. (1991). Imaging functional anatomy. In N. A. Lassen, D. H. Ingvar, M. E. Raichle, & L. Friberg. (Eds), *Brain work and mental activity* (pp. 267–77). Copenhagen: Munksgaard.

Friston, K. J., Frith, C. D., Liddle, P. F., & Frackowiak, R. S. J. (1991). Investigating a network model of word generation with positron emission tomography. *Proceedings of the Royal Society of London, Series B*, 244, 101–6.

Frith, C. D. (1991). Positron emission tomography studies of frontal lobe function: relevance to psychiatric disease. In CIBA, *Exploring brain functional anatomy with positron tomography* (Ciba Foundation Symposium 163, pp. 181-97). Chichester: John Wiley.

Frith, C. D., Friston, K. J., Liddle, P. F., & Frackowiak, R. S. J. (1991a). A PET study of word finding. *Neuropsychologia, 29*, 1137-48.

Frith, C. D., Friston, K. J., Liddle, P. F., & Frackowiak, R. S. J. (1991b). Willed action and the prefrontal cortex in man: a study with PET. *Proceedings of the Royal Society of London, Series B, 244*, 241-6.

Pardo, J. V., Pardo, P. J., Janer, K. W., & Raichle, M. E. (1990). The anterior cingulate cortex mediates processing selection in the Stroop attentional conflict paradigm. *Proceedings of the National Academy of Sciences USA, 87*, 256-9.

Petersen, S. E., Fox, P. T., Posner, M. I., Mintun, M., & Raichle, M. E. (1988). Positron emission tomographic studies of the cortical anatomy of single-word processing. *Nature, 331*, 585-9.

Raichle, M. E. (1987). Circulatory and metabolic correlates of brain function in normal humans. In American Physiology Society, *Handbook of physiology. The nervous system. Higher functions of the brain* Sect. 1, Vol. V, Part 2 (pp. 643-74). Bethesda, MD: American Physiology Society.

Roland, P. E., & Friberg, L. (1985) Localisation of cortical areas activated by thinking. *Journal of Neurophysiology, 53*, 1219-43.

Talairach, J., & Tournoux, P. (1988). *Co-planar stereotaxic atlas of the human brain*. Stuttgart: Thieme.

Weinberger, D. R., Berman, K. F., & Zec, R. F. (1986). Physiological dysfunction of the dorsolateral prefrontal cortex in schizophrenia. I. Regional cerebral blood flow (rCBF) evidence. *Archives of General Psychiatry, 43*, 114-25.

Wise, R., Hadar, U., Howard, D., & Patterson, K. (1991). Language activation studies with positron emission tomography. In CIBA, *Exploring brain functional anatomy with positron tomography* (Ciba Foundation Symposium 163, pp. 128-234). Chichester: John Wiley.

Wurtz, R. H., Goldberg, M. E., & Robinson, D. L. (1982). Brain mechanisms of visual attention. *Scientific American, 246*, 124-35.

Zeki, S. (1978). Functional specialisation in the visual cortex of the rhesus monkey. *Nature, 274*, 423-8.

Zeki, S., Watson, J. D. G., Lueck, C. J., Friston, K. J., Kennard, C., & Frackowiak, R. S. J. (1991). A direct demonstration of functional specialisation in human visual cortex. *Journal of Neuroscience, 11*, 641-9.

Chris Frith

body image　身体像　身体図式の障害(body schema disturbance*)の項を参照

body schema disturbance　身体図式の障害

「身体図式」と「身体像」という用語は、健常の成人で表象される細部にわたって空間的に組織化された自己の身体の心的モデルを意味し、両者とも同義的に用いられる。しかし、身体図式は根底にあるモデルの無意識的表象として、身体像は意識的表象として両者を区別して考えることもある。大まかにいえば、「身体図式」は、神経学的研究で好んで用いられる用語で、「身体像」は精神医学でよく使われている。

身体図式の概念は、神経学的な患者や精神医学的患者の観察から生まれたもので、一部の患者の行動が、自己の身体に対する知覚と運動や判断反応が起こる基盤を形成する空間的に組織化された心的モデルの存在を仮定することによって最もよく説明される。幻肢(phantom limb*)、自己の身体部位に対する指さし障害〔自己身体部位失認(autotopagnosia*)、身体の左右の弁別障害〔左-右の定位障害(right-left disorientation*)〕、意識障害と身体障害の否認〔病態失認(anosognosia*)〕、皮膚表面への刺激の定位障害〔知覚転移(allesthesia*)〕、身体と自己に関する妄想的思考〔離人症(deperosonalization*)〕などのさまざまな現象は、身体図式障害の表出とみなされた。手指失認(agnosia*)のような限局した障害は、身体図式の限られた障害から起こると解釈されている。ある種の患者にみられる失計算(acalculia*)と失書(agraphia*)も身体図式障害によると考える研究者もいる。

身体図式は、一部の研究者がこれを主に視覚的表象とみなす一方で、その性質を第一に体性感覚的であると考える研究者もいるように、多次元的な概念である。神経学的・精神医学的症状の説明という点で身体図式の概念に価値があるかどうかについては議論があり、ある学派は、自身の身体に関係した知覚的反応と判断を伴った反応のすべてを含む1つの包括的用語にすぎないと主張した。しかし単なるラベルにすぎないとしても、説明価値のある概念ということができる。なぜなら、同じ行為が自身の身体との関連で行われる場合と、外的空間との関連で行われる場合に解離が存在することがしばしば観察されるからである。例えば、物体の定位

が不正確であるという外的空間に対する視空間障害をもつ患者の多くは,自身の身体部位の定位を正確に行うことができる。これとは逆に,左右の定位や手指の定位障害を示す患者の多くでは,外的空間内での対象の定位は正常である(Benton 1959 ; De Renzi 1982)。一部の失語症患者では,身体部位の呼称(あるいは名称の理解)が他のカテゴリーの刺激の呼称や理解と比較して不釣り合いである(Goodglass et al, 1966)。

幻肢は四肢の切断手術を受けた患者で多数出現し,90%以上の成人患者が体験していると報告されている(胸やペニスの切断など他の身体部位の切断でも同様の幻覚が起こることを述べておくべきであろう)。これらの幻覚は,通常は切断後直ちに起こり,長期間にわたって持続するが,痛みを伴う場合は永久に続くことも多い。幻肢は,実際の四肢とは異なる位置にあって四肢とは異なる方向に動く自身の身体の一部として感じられる。また,苦痛を伴った拘縮も起こる。一般に経験される幻覚の大きさと形は変化し,通常は次第に短縮の方向に向かう。補助具の装着(人工四肢)は,幻肢にさまざまな影響を与える。上肢が切断された場合には,一般に幻肢と補助具は別々に感じられる。反対に下肢が切断された場合には幻肢と補助具の装着は似た感覚を与える。幻肢の現象は,「**身体図式**」の存在を主張する最も強力な根拠を提供している。幻肢は身体図式の障害の表現ではなく,末梢の身体的変化で,正常な身体図式の反映であると考えられる。この現象の脳内基盤は,頭頂葉の一側性損傷が対側の四肢の幻覚を完全に喪失させるか,実質的に変えるというHeadとHolmes(1911)が最初に報告した発見によって確認された。

手指失認,すなわち自己の手や他人の手の指を同定できない障害は,身体図式の部分的な障害の行動上の表現,あるいはそれとは別に空間的定位障害の広範な症候群の1つの要素と考えられた。この障害はゲルストマン症候群(Gerstmann syndrome*)の主要徴候であり,ほかには左右位定位障害,失計算,失書がある。ゲルストマン症候群に関しては長い間議論が続き,その主な問題点は,脳疾患を表す他の行動障害を伴わずに純粋なかたちで出現することがあるかどうか,言語優位半球の頭頂葉後部の局所的損傷によって起こるのかどうか,手指失認,左右障害,失計算,失書の4徴候の組合わせが,実際に単一の基底障害,例えば身体図式障害を反映しているのかどうかなどについてであった。最近の症例研究は,この症候群が純粋なかたちで起こることはごくまれであるが,生じた場合には一般的に言語優位半球の頭頂葉後部の局所的損傷がみられると報告した。しかし,脳の他の部位の局所的損傷によってもこの症候群が起こる。そのうえさらに,この症候群の1つあるいはそれ以上の要素と合併した他のいくつかの徴候の責任病巣が,同じような部位を含んでいることがある。ゲルストマン症候群が特異性をもった存在であるかどうかは疑わしいというのが現状である(Benton, 1992)。

「**手指認知**」は,複雑度と難易度のレベルが異なる多くの要素を含まれ,またさまざまな能力を必要としている。最も簡単な場合は,患者に親指や小指を出すことを要求したり,検者が患者の指を触り,触られた指の名称を答えるなどの方法で評価される。これらの課題は,さまざまなかたちでより複雑にすることができる。例えば,患者が見えない条件で触られた指を示したり,手の図式的表象の上でその指をさし示す(**図22**)などである。同時に触られた2つの指を同定する,検者の手の動きを模倣する,触られた指(あるいは複数の指)をもう一方の手の上で示すなどが求められる。これらの課題には,さまざまな感覚能力,知覚運動能力,さらには言語能力を要求する多様な刺激-反応状況が含まれていることは明らかである。

児童の指認知の発達は詳しく研究され,成人の遂行レベルには12～13歳になってはじめて到達することが明らかにされている。自身の手の上ではなく,外界の図式モデルの上に指を同定する場合のような視空間的な表象的思考は,小児期後半に発達する認知技能の1つと考えられている。年少の児童によるこれらの課題の遂行では,感覚情報の言語的な符号化が重要な役割を果たすと指摘されている。一般に精神遅滞の小児は,低い精神年齢から予想されるよりもさらに低い成績となることがわかっているが,これは課題に彼らの能力を超えた高レベルの認知技能を必要とする手指認知の側面が含まれているためと考えられる。手指認知に関する小児神経心理学的な研究は,適切な知的水準を保っている脳損傷児の多くがこれらの課題で障害を示し,幼稚園の段階で手指認知障害を示す児童が小学校低学年での読みの習得の失敗が予測されるなど重要な知見を明らかにした(Fletcher et al, 1982)。

成人脳損傷の患者の手指失認自体は,病巣局在性をもたないと考えられる。Gainotti, Cianchetti と Tiacci(1972)は,両側の手指失認は

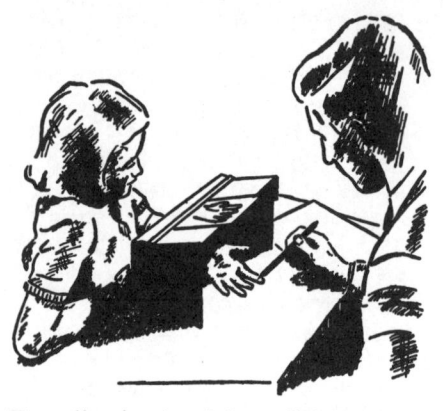

図22 箱の中にある自分の手指を言い当てる課題

左半球損傷と右半球損傷で出現率に差がないことを明らかにしたが，この場合，左半球損傷の患者の大多数は失語を呈し，右半球損傷の患者のほとんどは知能一般の障害を示した。同様の結果はBenke, Schelosky, Gerstenbrand (1988)によっても得られ，彼らは手指認知の両側性障害は特定の能力の低下ではなく，高次認知機能の障害を反映していると述べた。またPoeck (1975)，は自身の研究の結果から，いくつか提唱されている「**独立した意味をもたない神経心理学的症候群**」のうちの1つとして手指失認を分類した。

左右識別障害(right-left disorientation*)は，神経内科医にとってよく経験する症候である。この症候が最初に報告されたときには，単純に全般的な知的障害の1つと考えられたが，失語の障害と密接に関連し，左半球の頭頂葉後部に限局した損傷をもつ失語症でない患者でも起こることが明らかにされ多大の関心をもたれるようになった。「**左右の識別**」はきわめて広い概念で，さまざまなレベルの複雑さの行為と関係し，そのなかの個々の行為にはさまざまな能力とさまざまなタイプの反応が要求される(Benton & Sivan, 1993)。左右を区別して行う行為には，「**左右**」というラベルの意味と，言語指示の構文構造の理解などの言語的要素が含まれている。さらに，持続的な非対称的刺激パターンによると考えられる身体の筋肉と関節からの体性感覚的要素も関与する。ほとんどの健常者が有する身体の2つの側の間の相違を直感的に気づく能力の基礎は，おそらくこれらの身体図式の「**左右傾斜**」によって形成されると考えられた(Benton, 1959)。第三の要素は概念的性質である。向かい合っている人の身体の右や左の部分の正しい同定と「**自己の身体**」と「**向き合う人**」の身体部位を定位するシステムとを同時に操作するためには，「**左右**」の相対的な性質の確固とした理解が必要となる。向き合う人の身体の部分と，左右いずれかにある物を指さすときには，視空間的要素が重要な役割を担う。

児童の左右の識別能力は，関与する能力の階層的性質を保ちながら，一定の過程をたどって発達していく。大多数の6歳児は，課題が単一の場合は自分の身体の左右のどちらかを同定することはできるが，身体の2つの部位を含む二重の命令を実行することはできず，また向かい合った人物の身体の左右を同定することもできないようである。交叉性と非交叉性の二重命令は9歳までには実行できるようになる。大多数の12歳児は，向き合う人の身体の左右を同定することができ，定位課題の組合わせもできる(例えば「私の左耳にあなたの左手を置いて下さい」)。

左右識別障害は，かつて左半球損傷と失語とに関連づけられた。しかし，識別障害のどの側面が評価されるかによってこの関連性が異なることが臨床研究で明らかにされた。左半球病変による失語症患者では「**自己の身体**」に関する課題で障害がみられるが，左右どちらかの半球の損傷でも失語がない患者の場合にはほとんどみられない。これに対して右半球病変の非失語症患者は，失語症患者や痴呆症(認知症)患者と同様に「**向き合う人**」課題と左右の動きを模倣する課題で障害がみられる。無視(neglect*)や一側性空間注意障害の症候を示す患者は，自分の無視が起こっている側の身体部位の指さしと，無視が起こっている側と対応した向き合う人の身体部位の指さしとが一貫してできないという「**一側性**」の左右識別障害を起こす可能性が高い。

知覚転移(allesthesia*)は，脳病変の患者や脊髄病変の患者が触覚刺激の定位を大きく誤る単一の身体図式の障害である。患者は身体の患側に提示された刺激を健側に感じると報告する，すなわち左前腕内側の表層刺激を右前腕に感じたり，手足の末梢部分の刺激を身体の中心近くか体幹に感じる。単一の刺激が時には身体のそれぞれの側の刺激として2つ感じられる例もある。これらの患者は，他のさまざまな知覚障害を示すことが多く，また脳損傷患者の多くには程度の差はあるが痴呆がみられる。しかし，脊髄病変の患者もこれらの感覚転移を報告していることから，この発生は一般的な知的障

害によるものと単純に割り切ることはできない。

　おおまかにいえば，知覚転移の現象を説明するために2つのメカニズムが提唱された。1つの説明はとくに脊髄損傷例に当てはまるもので，求心性感覚経路の異常と考えられ，交叉性経路の正常な活動に非交叉性経路の過剰興奮が加わって感覚情報の伝達が障害されると考えられている。とくに脳損傷の患者に適用可能なより一般的な説明は身体図式の重度障害が考えられ，それが知覚定位の側方移動を起こす場合に知覚転移が起こるとしている。このような説明のいずれもが，中枢神経系の損傷のタイプが異なるさまざまな患者にそれぞれ有効であることは十分考えられる。

　精神医学的な患者の身体像の障害は，身体部位に対するかなり過度な関心から，妄想的思考までさまざまな重症度を示し，その出現にもいくつかの状態が関与している。患者は常に他者との関係の意味に情動的にとらわれている。身体の大きさの過大評価は神経性食欲不振の主要な特徴で，実際にこの疾患の特徴を示している。自己の身体に対する極端に否定的な評価は，気分障害，社会的恐怖症，強迫神経症などに共通している。身体の1つあるいはいくつかの側面に関するまぎれもない妄想がしばしばみれるが，患者のすべてが精神異常や精神病をもつと診断されているわけではない。「**身体異形障害**」(Body dysmorphic disorder)は，精神医学診断の特異的な1つの症状と考えられている(Barsky, 1989)。

【文献】

Barsky, A. J. (1989). Somatoform disorders. In H. H. Kaplan & B. J. Sadock (Eds), *Comprehensive textbook of psychiatry*, 5th edn (pp. 1009–27). Baltimore: Williams & Wilkins.

Benke, T., Schelosky, L., & Gerstenbrand, F. (1988). A clinical investigation of finger agnosia. *Journal of Clinical and Experimental Neuropsychology*, *10*, 335.

Benton, A. L. (1959). *Right-left discrimination and finger localization: Development and pathology*. New York: Hoeber-Harper.

Benton, A. L. (1992). Gerstmann's syndrome. *Archives of Neurology*, *49*, 445–7.

Benton, A. L., & Sivan, A. B. (1993). Disturbances of the body schema. In K. M. Heilman & E. Valenstein (Eds), *Clinical neuropsychology* (3rd edn) (pp. 123–40). New York: Oxford University Press.

De Renzi, E. (1982). *Disorders of space exploration and cognition*. New York: Wiley.

Fletcher, J. M., Taylor, H. G., Morris, R., & Satz, P. (1982). Finger recognition skills and reading achievement: a developmental neuropsychological perspective. *Developmental Psychology*, *18*, 124–32.

Gainotti, G., Cianchetti, C., & Tiacci, C. (1972). The influence of hemispheric side of lesion on nonverbal tests of finger localization. *Cortex*, *8*, 364–81.

Goodglass, H., Klein, B., Carey, P., & Jones, K. (1966). Specific semantic word categories in aphasia. *Cortex*, *2*, 74–89.

Head, H., & Holmes, G. (1911). Sensory disturbances from cerebral lesions. *Brain*, *34*, 102–254.

Poeck, K. (1975). Neuropsychologische Symptomen ohne eigenstaendliche Bedeutung. *Aktuelle Neurologie*, *2*, 199–208.

Abigail B. Sivan, Arthur Benton

bradykinesia　運動緩慢

　パーキンソン病(Parkinson's disease*)の主徴の1つであり，運動や発話の開始と実行が遅れる症状。患者は表情の喪失による仮面様顔貌を呈し，歩行時の腕振りなどの「**随伴運動**」が低下し，体幹を前屈して足を引きずりながら歩行する。この「**加速歩行**」では患者が自分自身に1歩遅れているようにみえる。「運動減少(hypokinesia)」ともいう。

brain　脳

　心が脳に宿ることを明確に示す証拠はない。何千年もの間，頭蓋中の物質は珍味としての骨髄(Doty, 1965)の容器や，それが精液と粘稠さや色が似ていることから，牡鹿やよく狩りの対象となった偶蹄目の動物の角のように男らしさの源泉などと想像されていた(La Barre, 1984)。クロトンのピタゴラス門下のアルクマイオンが紀元前500年頃に，眼球は脳とつながっているので脳は知覚に関与すると考えたことは人類史上ほかに類がない。その50年後，脳が知性の源であるという認識はヒポクラテスの全集に収録され，西洋文明で信じられた。

　脳は系統発生的には探索と決定，進むか退くか方向転換するのかを選択をするうえで空間を移動する個体にとって重要な要素となった。われわれの遠い祖先が何十億年も前に方向転換の問題を脳を左右に発達させることで解決したことは興味深い。脳の両側対称性はそれ自体問題

もあり，脳は脳梁の交通を介して決断を協調させるやりかたを実現しなければならない。さもないと選択は無秩序になるからである〔側性化(lateralization*)の項を参照〕。

基本的特性

この両側対称性の配置のように，神経系をもつすべての生物で神経活動の基本構成はきわめて似ている(図23)。脳の基本的機能は行動的な決定を調整することであるから，その要素は互いに連絡し合わなければならない。さらに決定や選択の機構は手近でなければならない。伝達には2つのタイプがあり，1つはニューロンの表面を電気の流れである**活動電位**により運ばれる速い信号である。もう1つは，かなり遅い神経要素間の化学的信号の受け渡しによるものである。前者の信号はニューロンの突起である**軸索**の中を「**軸索流**」として両方向性に運ばれるが，これはニューロン間の結合のパターンと効率を決定しているとみられている。軸索の末端へと高速で伝達される電気信号は軸索末端で化学的信号の放出を起こし〔神経伝達物質(transmitters, modulators)以下を参照〕，短期の入力を受け手のニューロンに渡すと同時に長期的な結合の性質を調節する。

生物が大きく複雑になると，伝達と計算の必要性からニューロンは奇妙な形態をとるようになった。風船型の細胞体から多数の枝，すなわち**樹状突起**が出て，その表面は「棘」(図23；哺乳類では一般に数千を数える)に覆われ，それぞれが1つあるいは複数の他のニューロンとの結合，すなわち**シナプス**を形成する。1つの軸索は細胞体から突出して電気化学的信号をその軸索が終わる他のニューロン(あるいは筋肉，腺)に伝達する。人間のような大きな哺乳類では，軸索のなかには細胞体の20,000倍の長さに達するものもある。脳から脊髄まで軸索を伸ばすニューロンの細胞体の大きさを人の身長の大きさに置き換えると，樹状突起は30mの長さで，軸索は直径3m，長さ30kmに及ぶ。

実際には個々のニューロンは決定の場所となっている。ニューロンはこの拡がりのすべてで細胞膜が電荷を帯び，それが局所で十分減弱すれば自己伝播性の活動電位が軸索に発生し，そのニューロンが接触するすべてのニューロンに「**デジタル**」出力を出す。各ニューロンの入力はその樹状突起(と細胞体)のシナプスで受け取る多数の軸索からの入力の総和である。それぞれの入力が局所の膜電位を**閾値**といわれる軸索信号を産生するのに必要な電気的レベルに近づけたり遠ざける方向に働く。ニューロンは，瞬間ごとに軸索からシナプスを通じて入力される「**陽性**」と「**陰性**」の信号を加算し，それが閾値に達したときだけ自己の軸索に信号を送る。

マップ・コラム・ラミナ

その計算能力を神経系に与えるのは相互結合の豊富さと精度である。結合の精度はニューロン間を通過する電気化学的信号によって得られ維持される。脳が大きくなるに従い，相互結合の程度は空間的・時間的要求から限界に達することが避けられなくなる(Ringo, 1991)。この問題を処理するためにさまざまな妥協が試みられた。哺乳類では大脳新皮質はまず局在分布に沿って統合される。すなわち感覚表面(皮膚，網膜，蝸牛；図24)が各感覚モダリティごとに，感覚表面の隣り合う点がニューロンが薄板上に配列した皮質上で，連続するようにマップされる。この隣接性の利点は，ニューロン要素を密な「**コラム**」に積み重ねることによってさらに拡張され，コラムはどの受容体表面に与えられた情報で計算，抽象化を行う。このコラム構成は哺乳類の新皮質全体についてもいえる。

この構成によって行われる機構の正確な内容はわかっていないが，回路の概要は明らかにされている。新皮質には大きく分けて6「**層**」の細胞層がある。さらに複雑な場合，より多くの層に分類される。視床からの求心性入力は原則として中間層のIV層に入り，一部がVI層に入る。情報はIV層からII，III層へ送られ，そこから他の皮質へ出力されるが，脳梁を通じて他の半球に送られる。これらの出力に加えて同時に軸索側枝をV層へ送る。V層とVI層も強い遠心性の層であり，V層は軸索を皮質下，とくに脳幹や脊髄へ送る。一方，VI層は視床核へのフィードバックを供給する。言い換えれば，各「**コラム**」は入力信号を処理しさまざまな場所へ出力する小さな計算モジュールとみなすことができる。

神経伝達物質と調節物質

アミノ酸のグルタミン酸とアスパラギン酸は神経終末から放出される主な興奮性伝達物質である。また脊髄ではグリシン，他の中枢神経系ではγアミノ酪酸(GABA)が抑制性伝達物質として働く〔神経伝達物質(neurotransmitter*)の項を参照〕。神経細胞膜の脱分極，過分極など受容効果が伝達物質自体によるものではなくその下位にある受容細胞のシナプス後受容体によるもので，その効果の詳細は受容体により途方もない多様性があることは強調されるべきである。その効果は受容ニューロンの膜内外電位差に大きく依存する。このような要素は伝達物質による効果を増加させたり延長したり，質的

図 23　神経活動の基本的な構成

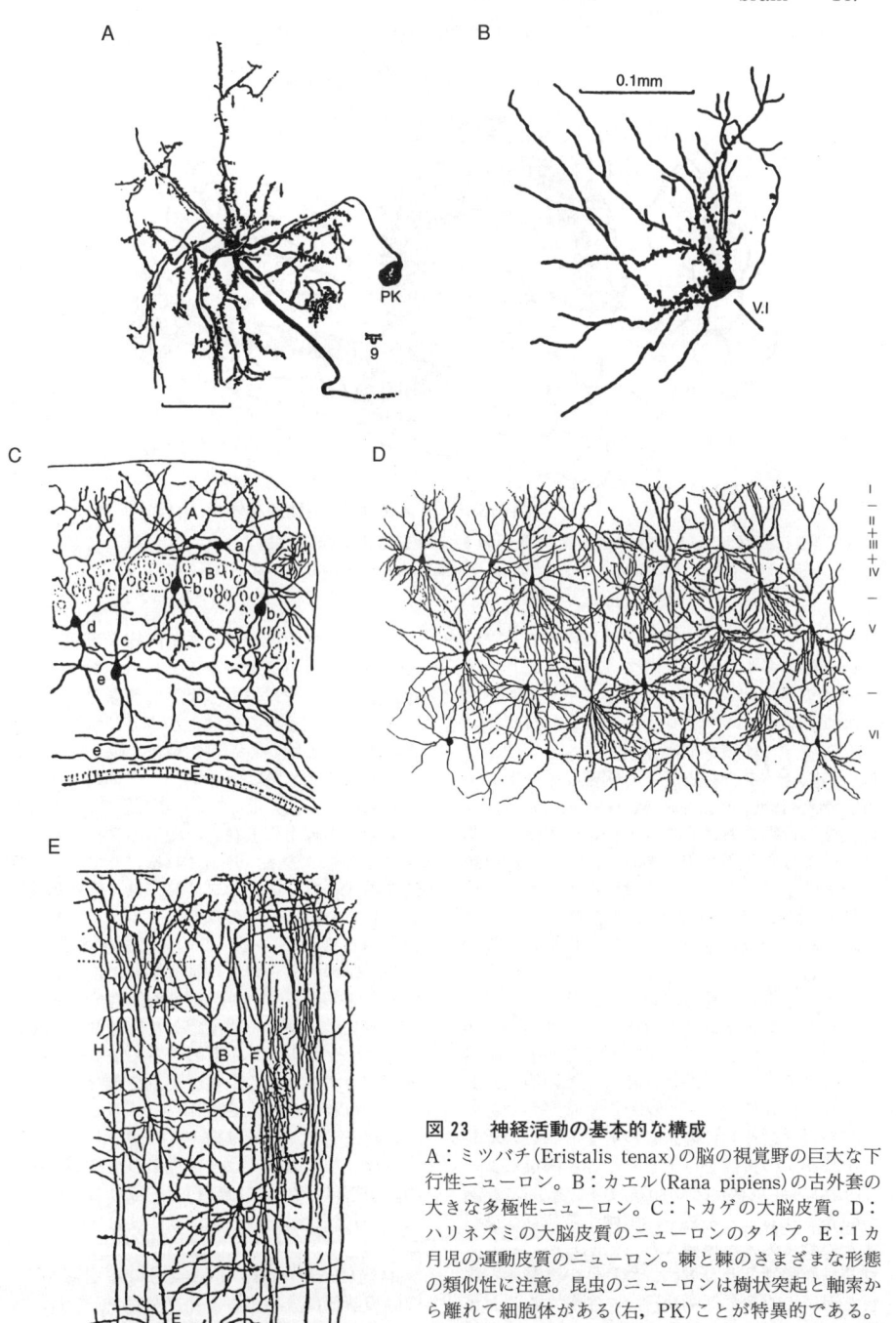

A：ミツバチ(Eristalis tenax)の脳の視覚野の巨大な下行性ニューロン。B：カエル(Rana pipiens)の古外套の大きな多極性ニューロン。C：トカゲの大脳皮質。D：ハリネズミの大脳皮質のニューロンのタイプ。E：1カ月児の運動皮質のニューロン。棘と棘のさまざまな形態の類似性に注意。昆虫のニューロンは樹状突起と軸索から離れて細胞体がある(右，PK)ことが特異的である。C，D，Eでは多くの細胞のうちごく一部のニューロンしか図示されていない。(A: Strausfeld，B: Clairambault & Derer, CとE: Cajal, D: Poliakov)

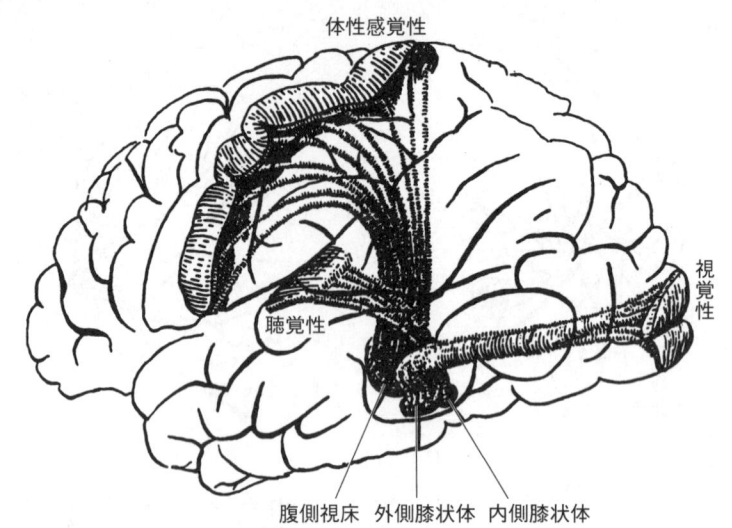

図24 人間の視床から新皮質への3つの主な感覚系の投射
それぞれの系に割り当てられた皮質の体積は正確に描かれていない（Krieg より）。

に変化させる多くの物質の影響を受ける。これらの物質の多くはペプチドで，例えばオピオイドやさまざまなホルモンである。このうちアセチルコリン，ノルアドレナリン，5-ヒドロキシトリプタミン（セロトニン），ドパミンの4つは，前脳全体を神経支配する明確な系を形成する（Doty, 1989, Foote & Morrison, 1987）。神経機能と行動におけるこれらの系の正確な役割についてはまだ不明確であるが，それらが魚類から人間まで存在し，哺乳類になると大きく重要性を増し，皮質内軸索に豊富であることなど，それらの重要性を示す多くの根拠が得られている。

系統発生上のどの種においても，前脳に投射するノルアドレナリン，セロトニン，ドパミン作動性のニューロンは，いずれも橋と間脳の両方あるいはそのどちらかに存在し，この領域にあるコリン作動性ニューロンは前脳基底部にある第四のコリン作動性の系に投射する。この重要な中脳からの投射をさえぎる小さな病巣によってそれ以外の脳の部分が正常でも永続的に意識が障害されることからも，脳幹から前脳へ投射するこれらの系が重要なことは明らかである。コリン作動性とセロトニン作動性の系が大脳皮質と海馬の電気的活動（脳波）を制御することが明らかにされ，この**「調節性の」**ニューロンが睡眠，とくに夢をみるレム期に大きく変化することがわかっている。

青斑核は，人間の橋にある計約5万個の色素をもつニューロンでノルアドレナリン作動性の線維を送り，少なくとも下等哺乳類で計測したところでは，その終末はきわめてび漫性で，例えば1つの細胞からの軸索枝は小脳と大脳皮質の両方に終止する。セロトニン作動系ニューロンの数は多く，人間では約50万個で，主に橋，中脳の正中線上に散在し，軸索のタイプにより少なくとも2種類に分類される。セロトニン作動性ニューロンのシナプス終末は，神経伝達物質としてセロトニンのほかにグルタミン酸を含むと考えられている。この系の結合は両側性で，一側のニューロンは両側半球に投射し，この系を制御する求心性線維も両側性である。したがって，脳梁という傑出した交連系に加え，縫線核のセロトニン系もおそらく2つの大脳半球を統合するうえで重要な役割を果たしていると考えられる（Doty, 1989）。

人間のドパミン系は約100万個のニューロンからなり，その多くは強い色素の沈着があるため，長年にわたって「**黒質**」と呼ばれた。黒質は大脳基底核（basal ganglia*）に投射し，その脱落はパーキンソン病の病態を起こす〔パーキンソン病（Parkinson's disease*）の項を参照〕。腹側被蓋部に分布するより び漫性の一群は，大脳皮質と他の前脳領域に投射する。いずれもセロトニン系からの強力な入力を受ける。

最後になるが，大脳皮質と海馬に投射する人

間のコリン作動系は約50万個の大きなニューロンからなり，前脳基底部に広く分布し，とくにマイネルト基底核に多い。この系のニューロンの脱落はアルツハイマー病(Alzheimer's disease*)で特徴的にみられる。

ニューロン密度とエネルギーの必要量

哺乳類の脳の複雑性を理解するのは困難である。ニューロンの密度は数百万個のニューロンからなるハチやゴキブリの脳で頂点に達し，哺乳類の大脳皮質ニューロン密度の10～20倍に及ぶが，哺乳類の密度も決して貧弱ではなく9万ニューロン/mm³程度である。Braitenbergと Schüz(1991)は，人間を含む哺乳類の大脳皮質の原型にあたるマウスで計算したところ，1 mm³中に4 kmの軸索があり，7億個のシナプスを形成していた！ Schüzは，この豊富な神経結合を実現するには生後26日で平均**毎秒50万個**のシナプス突起を形成しなければならないと算定した。さらにそれらのシナプス突起は大きさ，数，形が不安定なもので，数日で変化することが実験で明らかにされ，冬眠から醒めるリスでは2時間以内に変化する。

これらの膨大な数のニューロンは，同等に膨大な細胞膜と，軸索末端から放出される分泌物が維持されねばならないことを意味し，それはすべて代謝的支持を必要とする。このように脳の燃料・酸素・糖の要求は膨大で絶えることがない。中程度の大きさのニューロンは代謝の原動力となるミトコンドリアを約1,500個保有し，各ミトコンドリアは毎秒約10個の酸素原子を処理する。10秒間酸素を絶たれると脳は機能を停止し意識が消失する。脳は全体重の2%を占めるが血流の20%を受け，持続的に20ワットに相当するエネルギーを抽出する〔脳血流研究(blood flow studies*)の項を参照〕。

脳と血液の間には膜性のシートである脳血液関門があり，ニューロンに取り込まれる物質を正確に制御している。この配置は無脊椎動物でもみられ，一般には微生物からニューロンを守る関門としての保護的機能を行っていると考えられる。これには間違いはないが，少なくとも同様に重要な存在理由として，ニューロンがその結合性と興奮性を制御するための微妙な化学物質の交換を行う環境を保護するためである。

入力と出力

前記のとおり(図24)，感覚入力は最終的にほぼ体部位局在に従って配置されている皮質に到達する。しかし，入力信号はこれに先立ってさまざまな変換を受ける。一般に脳は入出をさまざまなレベルで制御し，例えば痛覚などの例では，大幅に入力を縮小することができる。これら皮質に至るまでに起こる制御は，とくに注意(attention*)のさまざまな側面に関係すると考えられる。

感覚分析の予期されなかった特徴の1つは**「学習」**されなければならないという点である。これは視覚系で最も劇的に示される。発達後に開眼手術を受けてはじめて明瞭な視覚を獲得しようとする人は**「見ることを学ばなければ」**ならない。しかし，それでも完全に見ることはできない。生後すぐの経験によってシナプス間の大規模な改築が起こり，その経験がなかったり正常でないと状況は不可逆となることが動物実験で明らかにされている。

一方，多くの感覚入力は即座に運動の出力を起こす反射である。これは無意識下に起こる場合でもきわめて複雑である。その点でとくに目立つのは皮膚，筋肉，内耳，視覚からの入力の統合で，これが人間の二足歩行を特徴づけている。しかしほかにも多くの例がある。例えばラットと人間は明らかに比較できる**「視運動プログラム」**をもち，近づいて物をつかもうとして指の形を作ることができる。このようなプログラムの多くは中脳レベルで組織され，中脳以上を切断されたネコでもネコに典型的な狩猟行動を示し，小さな音にも飛びかかる。前脳はこれらの脳幹のプログラムを選択的に使うことができ，ある種の幼少時にみられる反射を生涯にわたって抑制する。アルツハイマー病のように前脳が重度に障害されると，これらの反射が再度開放されて口の周辺に触れると乳首を探すような**「ルーティング(母乳探し)反射」**がみられる。

すべての入・出力が外部世界に関係しているわけではない。自律神経系とその中枢部分は消化，心血管系，免疫系，生殖系の機能を制御している。これらのチャンネルと，視床下部(hypothalamus*)と下垂体から分泌されるホルモンによって，脳は全身の組織を制御する。

欲求・評価・記憶

系統発生初期の脊椎動物は海の暗闇の中で何を探し，何を避けるかという判断，食物，仲間と危険物の違いを嗅覚を頼りに行う。そのため，何に近づき何を避けるかを評価する神経回路は嗅覚系の周辺にある〔嗅覚(olfaction*)の項を参照〕。人間でも扁桃体(amygdala*)は嗅覚と強い結合があり，これらの原始的な目的とそれに付随する情動面に関与している(Aggleton, 1992)。人間の鼻腔がそれぞれの気流が入力の一側性を維持するのに十分なほど隔離さ

れていることはきわめて重要であり，霊長類の扁桃体には，左右を連絡する直接の相互結合がほとんどない。各半球が，このようにそれぞれ「独自の」情動系をもつという不思議な状況が生まれ，時に一側の新皮質の病変で2つの半球が情動面でわずかに異なる傾向をもつ。

あらゆる入力によって与えられる利益と危険の評価は扁桃体もそれに関与する1つの部位であるが，脳全体を通じてさまざまなレベルで処理が行われている。

大まかにいえば2つの系がある。1つは辺縁系で，脳の中心を取り囲むかたちで位置していることからその名がつけられ，外部からの入力，例えば視覚，味覚，嗅覚を摂食，生殖，敵を避けることに関係して処理している。また，種々の「内部」信号，例えば痛み，温かさ，空腹，その他の「欲求」を処理している，より多くの回路の組合わせからなるもう1つの系がある。入力が内部からであれ外部からであれ，欲求-評価の過程は視床下部と下垂体の自律神経-ホルモン系と密接に連動し，人間と同様動物でも空腹，満足，怒り，恐怖，などの情動との関係を作り出すと考えられる。さまざまな「欲求」のもとになり特定の刺激を得て終了するまで落ち着かない状態を作り出す神経活動の性質は残された重要な問題である。

これらの欲求-評価系によって個々の生物と種の生存は保たれ，それには環境内での個体の位置をモニターするのに役立つ。辺縁系の重要な構成要素である海馬(hippocampus*)がこの役目を果たす。動物が空間を移動するとき，海馬はなんらかのかたちで後からその軌跡をたどることができるように複数の感覚入力を登録して蓄える(おそらく新皮質に)。霊長類ではこの海馬の役割は記憶の蓄積と特定の刺激パターンを呼び出す，すなわち出来事の時間と場所に目印をつけておくことまで拡がったためであろう。

心と脳の接点

図23からも明らかなように，人間とトカゲのニューロンがよく似ていることから，人間の心の性質が脳の構成要素の特異性に由来するのではないことが示唆される。むしろその数と結合によって起こる機能が問題であるに違いない。小脳症で脳がチンパンジーの脳より小さい人間でもいくつかの言葉は話すことができ，これはチンパンジーにはない能力である。しかし，チンパンジーは話すことのできる3歳児の能力を超える推論を行うことができる。そのような推論はある種の脳活動を表すものと考えられるが，その機構を知る手がかりはない。

すでに述べたことからも明らかなように，脳と心の関係はさまざまな神経領域の中での能力の精密な分配を示している。このような脳の中での分布とその結果としてこれらのばらばらなものの集まりから，それがいかに複雑でも，心の経験の単一性にどのように統一されるのかという理論的かつ哲学的な問題を提起している。心の単一性が神経機構によって得られていることは，(主要な脳幹との神経結合をすべて残して)前脳交連を切断すると〔交連切開術(commissurotomy*)，脳梁(corpus callosum*)の項を参照〕，各半球でほぼ独立した精神活動がなされることから否定できないと考えられる。

Libet(1985)は巧妙な実験により，意識過程の2つの主要な特性を規定した。①ニューロン活動が意識を形成するのに驚くほど長い時間，最大1/2秒を要する，②新皮質でさえも意識の影響なしに明らかなニューロン活動が持続する。つまり多くの場合，意識を形成するニューロンの過程と，そうでないものとの間には明確な違いがあるということである。心的経験のような希薄な効果がニューロン膜をイオン電流が通過することによりどのように作り出されるかを理解することができるとすれば，唯一期待できるのは，どのニューロンパターンがその効果を生み出し，どれがそうでないかを調べ追求することであろう〔心身の問題(mind-body problem*)の項を参照〕。

【文献】

Aggleton, J. P. (Ed.). (1992). *The amygdala*. New York: Wiley-Liss.

Braitenberg, V., & Schüz, A. (1991). *Anatomy of the cortex: Statistics and geometry*. Berlin: Springer.

Dennett, D. C. (1991). *Consciousness explained*. Boston: Little, Brown.

Doty, R. W. (1965). Philosophy and the brain. *Perspectives in Biology and Medicine, 9*, 23-34.

Doty, R. W. (1989). Schizophrenia: a disease of interhemispheric processes at forebrain and brainstem levels? *Behavioural Brain Research, 34*, 1-33.

Foote, S. L., & Morrison, J. H. (1987). Extrathalamic modulation of cortical function. *Annual Review of Neuroscience, 10*, 67-95.

La Barre, W. (1984). *Muelos: A Stone Age superstition about sexuality*. New York: Columbia University Press.

Libet, B. (1985). Unconscious cerebral initiative and the role of conscious will in voluntary action. *Behavioral and Brain Sciences*, 8, 529–66.

Paxinos, G. (Ed.). (1990). *The human nervous system*. San Diego: Academic Press.

Ringo, J. L. (1991). Neuronal interconnections as a function of brain size. *Brain Behavior and Evolution*, 38, 1–6.

Siegel, G. J., Agranoff, B. W., Albers, R. W., & Molinoff, P. B. (Eds). (1989). *Basic neurochemistry: Molecular, cellular and medical aspects*, 4th edn. New York: Raven.

Strausfeld, N. J. (1976). *Atlas of an insect brain*. Berlin: Springer.

Robert W. Doty

brain electrical activity mapping (BEAM)
脳電気活動地図 脳波記録法(electroencephalography*)の項を参照

brain stem 脳幹

脳幹は、脊髄と間脳の中間に位置し、延髄(脊髄に直接移行する)、橋と中脳(より吻側には視床、視床腹部、視床下部が続く)の3つの主要な領域から構成される。脳幹は感覚と運動に関する機能と、他の脳構造へ広範囲に投射することにより覚醒状態という複雑な行動状態を調節する機能を有する。

脳幹は次の構造からなる。①間脳や大脳皮質から発して下位の構造(小脳や脊髄など)に投射する神経束や、脊髄より発して視床に投射する長い神経束、②頭頸部を支配する感覚性と運動性の脳神経の起始核群、③ほとんどが運動機能を担う大脳皮質、大脳基底核、小脳、脊髄の間に介在する統合的な神経核、④さまざまな神経伝達物質を用いて、全体的な行動状態を調節するために他の組織(脊髄、間脳、前脳)の興奮性を設定するという重要な制御機構を担う細胞群の集合。

本項では、覚醒状態の調節〔上述の④を参照〕、とくに夢見睡眠に関する脳幹の役割について述べる。覚醒の調節における脳幹網様体の役割については他項で論じる〔網様体(reticular formation*)の項を参照〕。

覚醒の行動状態と睡眠の二面的性質

覚醒(vigilance)の行動状態には主に以下の3通りがある。①目覚めた状態(waking)、②脳波上に低周波数高振幅の同期した波形がみられる睡眠(そのため、脳波同期性・静的・静止睡眠と呼ばれる)、③レム睡眠(急速眼球運動: rapid eye movements; REMs)と夢見を伴い、脳が賦活化された睡眠(そこから、レム・夢見・動的睡眠と呼ばれる)。行動状態を完全に特定するためには、無限ともみられる系や有機体を記述する変数を必要とするであろう。それは生体系では不可能なので、覚醒状態に対応するそれぞれの行動状態は、有限の生理学的変数の組合わせによって異なる。それらは、脳波活動、(活発な視床皮質系の生体電気学的事象を伴った)眼球運動、筋緊張の3つの基本的徴候から構成される(図25)。

覚醒しているという状態(直立姿勢、開眼状態、合目的的運動行為)は、横臥位、閉眼状態で、運動が減少または消失している睡眠のすべての期間とは明らかに正反対の状態である。しかし、睡眠は均一な行動ではなく、実際は2つのかなり異なった状態からなる。睡眠で体動のない段階とは対照に、人間や動物で四肢の収縮が多くみられることを特徴とする睡眠の段階があることはかなり昔から観察されていた。1950年代より、AsrinskiとKleitman(1953)やDement(1958)により、急速眼球運動を伴った睡眠、レム睡眠と人間の夢見との関連、ネコの睡眠でのレム睡眠の周期的な出現が記載された。Jouvet(1967)はこれらとは独立に、レム睡眠を完全に特徴づける2つの重要な徴候をつけ加えた。筋肉の無緊張と、夢見に生理学的に関連すると考えられる橋膝状体後頭波(ponto-geniculo-occipital wave; PGO)である。レム睡眠中の夢見は情動に影響された経験であり、主として幻視と心像の空間・時間的歪曲である。

人間とネコは睡眠の研究でよく選択される種であるが、両者のレム睡眠の生理学的徴候は基本的に似ているので、動物のレム睡眠にも夢見を伴うか否かという問題が生じた。夢見は抽象的な思考や言語には必ずしも依存しないため、夢見の一部の特徴は人間より下等な種でもみられるのではないかと考えられる。この問題に対する肯定的な解答は、筋運動の無緊張を**伴わず**にレム睡眠に入る動物モデルにより提供された。以下に検討するように、レム睡眠中の筋無緊張は、脊髄の運動ニューロンを抑制する脳幹の神経回路網によって調節されている。この回路が遮断されるとレム睡眠中の筋無緊張が消失する。この事実は、そのような損傷を加えられた動物がレム睡眠に入った際に夢見に伴う運動行為がみられたことを示唆する。そして、橋に適切な損傷を加えたネコのレム睡眠中に劇的な夢見に伴う運動行為がみられたことが実際に示された。あたかも架空上の敵と闘ったり、実際にはいないネズミと戯れるかのように、前足を

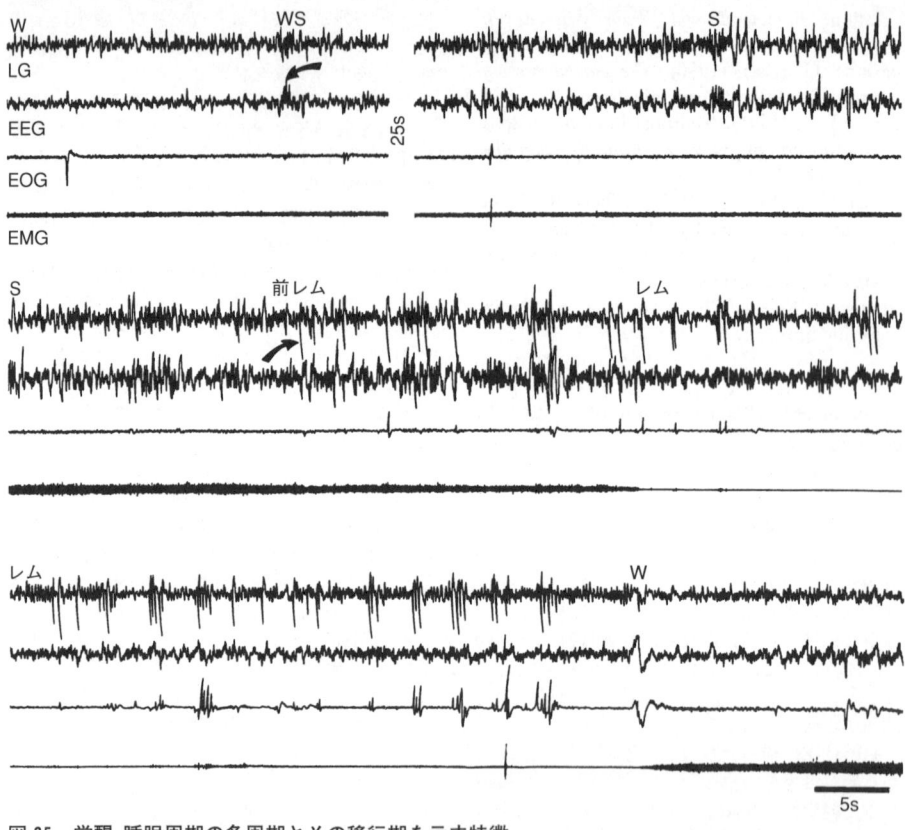

図 25 覚醒-睡眠周期の各周期とその移行期を示す特徴
4本のトレースは視床外側膝状体(LG)の神経活動，脳波(EEG)，眼球運動(EOG)，頸筋活動の筋電図(EMG)を表す．W，覚醒期；S，脳波同期性の睡眠；WS，W と S の移行期(矢印で示された EEG の最初の紡錘波から始まる．WS から S に至る途中の 25 秒間の記録は省略されている)；S とレムの間の前レム移行期は，最初の視床 PGO 波(矢印)から始まる．

振り回したり，植物性の徴候を伴った恐怖反応を示す．これらすべての幻覚性の行動の間，瞬膜は閉じて瞳孔は縮瞳し，確かにネコは入眠中であった．

このように，レム睡眠は夢見という精神過程と，脳の興奮性亢進を示す数々の徴候を伴うが，運動反応を起こすことはない状態．つまり，覚醒はしているが麻痺している状態である．この異常な組合わせのために**逆説性睡眠**という用語が用いられる．覚醒状態とレム睡眠とは，脳幹コリン作動性神経核，さまざまな視床核や大脳皮質の広範な部位の神経活動の点で類似性があることが実験的に証明された(Steriade, 1991)．

筋無緊張(レム睡眠に特異的で，覚醒や脳波が同期した睡眠とは対照的な特徴である)とモノアミンを神経伝達物質とするニューロンは別として，レム睡眠中と覚醒中の脳の活動は似ていて，静的睡眠とは対照的である．

脳幹のニューロンと夢見睡眠の生理学的徴候

1)脳波活動：覚醒状態が変わるに従って脳波の律動は変化する．(a)静的睡眠の間は，脳波は高振幅で低周波数(15 Hz 以下)を示す．この生体電気学的パターンは，視床と大脳皮質の多数のニューロンの集合体が同期していることを反映する．脳波同期性の睡眠には3種類の振動がある．**紡錘波**(7〜14 Hz)は睡眠初期にみられる脳波同期の典型である．**δ波**(1〜4 Hz)は睡眠後期によくみられる．**遅い**(0.1〜0.9 Hz)律動の群化紡錘波や δ 波が 2〜10 秒の周期で

次々に規則的に繰り返されるのがみられる。紡錘波やδ律動の基礎をなす細胞学的現象は抑制過程であり，外界からの信号を遮断する役割がある。脳波同期の睡眠のごく初期から，視床と大脳皮質のシナプス伝達が抑制されることにより脳は閉ざされた（離断された）状態となるが，これは入眠への必要条件である。（b）覚醒期と同様にレム睡眠期にも，脳波活動は低周波数の律動から一般にβ波，γ波と呼ばれる高周波（20～40 Hz）に移行する。多数のニューロンの集合体における持続的な抑制過程は，静的睡眠中に電気活動は同期したが，覚醒期やレム睡眠期では遮断され，回路の同期は解消される。脱同期とは，脳の活動期にみられる速くて比較的低振幅の脳波に対して用いられる用語であり，間脳と皮質のニューロンのほとんどは高率に発火しているが，それらの活動が総体的に同期していないことを意味する。しかし，覚醒期の間にも統一の取れた細胞集合体を作成するための同期化過程がいくらかは存在し，それはパターン認識機能の基礎となっている。レム睡眠中も同様な過程の存在が証明されてはいないが想定されている。実際，覚醒中と夢見睡眠中には橋中部コリン作動性ニューロンが高頻度で発火し，40 Hz の律動が大脳皮質によって増強される。

脳波賦活作用をもつニューロンは橋と中脳の接合部，中脳のより吻側部，そして一部は間脳と前脳（視床下部後部とマイネルト基底核）に存在する。それらのニューロンのほとんどは，レム睡眠中も覚醒期と少なくとも同程度には高頻度で発火し，発火率は脳波同期の睡眠中よりも有意に高い〔網様体（reticular formation*）の項を参照〕。この原則の重要な例外は，脳幹のモノアミン含有ニューロン群（青斑核と背側縫線核）と隆起部漏斗部視床下部である。これらの細胞は覚醒中持続的に発火しているが，静的睡眠中では発火頻度が下がり，レム睡眠中にはほとんど発火しない。モノアミン含有ニューロン活動が静的睡眠で下がり，レム睡眠でほとんどなくなる機構はまだ解明されていない。覚醒中の持続的発火により，モノアミン含有神経核の内部でなんらかの代謝過程が起こり，睡眠中の発火頻度が減少してついには抑制されると考えられる。モノアミン含有ニューロンの発火頻度がレム睡眠中に抑制される機構はわかっていないが，McCarleyとHobson（1975）はこの現象を用いて夢見睡眠の生成に関するモデルを提唱したが，そのモデルは最近修正された。

脳波賦活の基礎をなす細胞機構は，視床と大脳皮質の神経活動を記録することにより明らかにされた。大脳皮質に投射する視床ニューロンと，遠隔部位に投射する大脳皮質ニューロンの興奮増加である。賦活作用には，ほとんどの抑制性視床ニューロンの抑制も含まれる（図26）。この「抑制の抑制」（すなわち，抑制性ニューロンの活動抑制）が原因で，大脳皮質に投射する視床ニューロンは脱抑制（抑制の解除）されてさらに興奮する。視床ニューロンの増強された興奮は大脳皮質に伝達され，大脳皮質ニューロンに同様の変化を起こす一因をなす。

夢見睡眠時と完全な覚醒時の電気生理学的徴候はよく似ているが，それではこの2種類の脳が活性化された行動状態を区別する現象は何であろうか。その問いにはいまだ完全には答えられていない。視床と新皮質のニューロンについて研究された多くの作用はこの2つの状態の間で逆説的に似ているが，それらのうちで覚醒状態と比べ，レム睡眠中は抑制作用があまり強力でない点は特徴的である。このことによりいくぶん奇妙な夢見の精神機能を説明できると考えられる。その他の差異として，夢見睡眠中には感覚誘発電位の後期成分，すなわち100 msecより長い潜時の成分がみられなくなることがある。この特徴をふまえ，LlinásとParé（1991）はレム睡眠の活動によって，視床皮質路由来の早期［感覚］情報成分が内在性の認知世界に組み込まれることが阻まれるという説を提唱した。

2）筋無緊張：夢見睡眠中の視床と大脳皮質のニューロンは最高の興奮状態にあるが，中枢神経系の一方の対極である脊髄では夢見睡眠中に運動ニューロンは強力に抑制されている。中枢からの強力な命令が末梢では遮断されてレム睡眠中は筋無緊張となる理由はこの現象によって説明される。

この現象は1950年代後半に初めて報告された。レム睡眠期に入ったネコは姿勢時筋緊張の著しい低下がみられる。しかし，レム睡眠中の筋無緊張状態では，常同的な単収縮がとくに四肢の遠位にみられる。おそらくそれは中枢からの命令が強力で脊髄運動ニューロンに対する抑制作用に打ち勝つからであろう。レム睡眠中に脊髄の単シナプス性・多シナプス性反射が抑制されることはPompeiano（1967）によって集中的に研究され，運動ニューロン抑制の細胞内の記録は自然睡眠の動物で最近ChaseとMorales（1983）によって研究された。

静的睡眠からレム睡眠へと推移する際に運動ニューロンの細胞膜は持続的な過分極状態となり，それがレム睡眠中維持される。この現象が

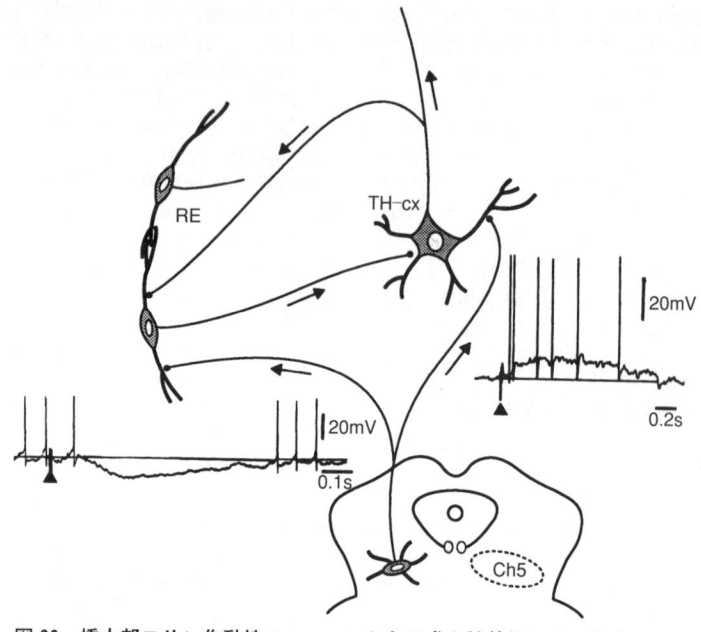

図 26 橋中部コリン作動性ニューロンからの求心性線維による視床ニューロンの活性化

視床皮質細胞(TH-cx)の軸索側副枝により GABA 作動性の抑制性視床網様体細胞(RE)が活性化され，ついで TH-cx に再び投射するというのが反回性抑制性視床ループである。脳幹内には1群(Ch 5)の橋中部コリン作動性ニューロンのみが示されている。差し込み図には，Ch 5 刺激(矢印)による TH-cx・RE ニューロン活動の細胞内記録が例示されている。Ch 5 は TH-cx 細胞の脱分極(興奮)と RE 細胞の過分極(抑制)を起こす。したがって，TH-cx ニューロンの直接的興奮は，抑制性 RE ニューロンの抑制による TH-cx ニューロンの脱抑制を伴っている。

興奮性影響の除去(脱促通)によるものではなく，細胞体やより遠位の樹状突起に位置するシナプスを介する能動的な抑制作用によるものであることが実験データによって明らかにされた。グリシンがこの抑制にかかわる伝達物質であると考えられる。運動ニューロンに対する抑制は脳幹の青斑核のすぐ腹側の部位より始まる。この橋の部位は延髄に投射し，そこから別の投射線維を出し，脊髄の抑制性介在ニューロンを介して運動ニューロンを抑制する。脳幹に病変が生じるとこの経路が遮断され，レム睡眠中の筋肉の無緊張状態が消失する(ネコの夢見中の運動行為についての言及は前述を参照)。

3)橋膝状体後頭(PGO)波：これら鋭利な外界電位(図25を参照)は，おそらく「夢見る要素」であろう。この波形は中枢組織への眼球衝動運動の随伴放電を表出する。言い換えれば，PGO 波(ponto-geniculo-occipital wave)はレム睡眠中の眼球運動の方向を脳に伝達すると考えられる。夢見中の視線の方向と眼球運動の方向に関連性があることは初期の研究で報告されたが，最近の研究によって確認された。

PGO 波は橋上部と中脳下部のさまざまなニューロンに由来し，視床とくに視覚性外側膝状体に伝達され，最終的には後頭葉などの皮質に到達する。中脳-橋の起始核に存在するニューロンのほとんどはアセチルコリン作動性である。PGO 波が中脳-橋接合部のアセチルコリン作動性神経によることは，中脳-橋接合部の電気刺激による PGO 波の誘発，中脳-橋アセチルコリン作動性ニューロン損傷後の PGO 波消失，視床や大脳皮質から記録された PGO 波に先行し中脳-橋アセチルコリン作動性神経核によってニューロン発火が記録される(図27)など数々の実験データによって証明されていた。

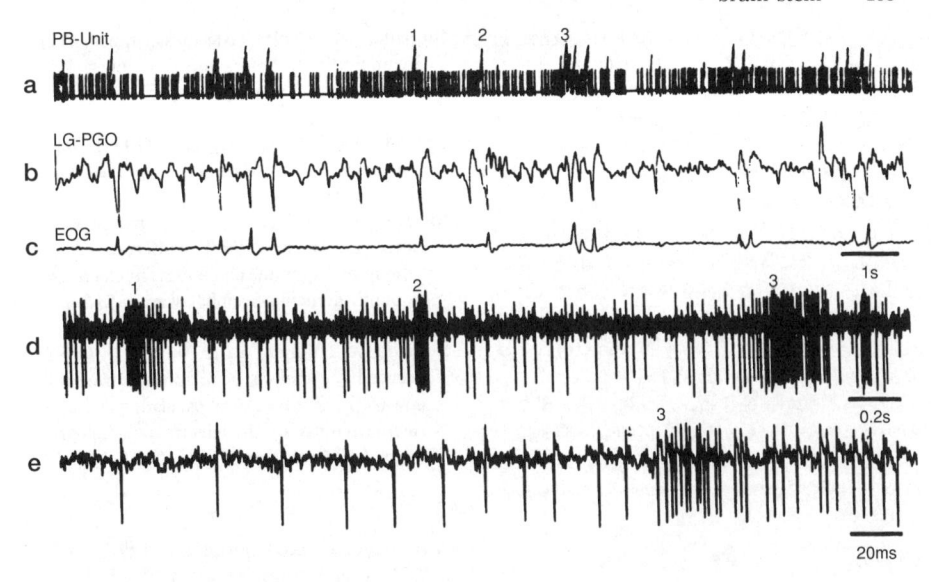

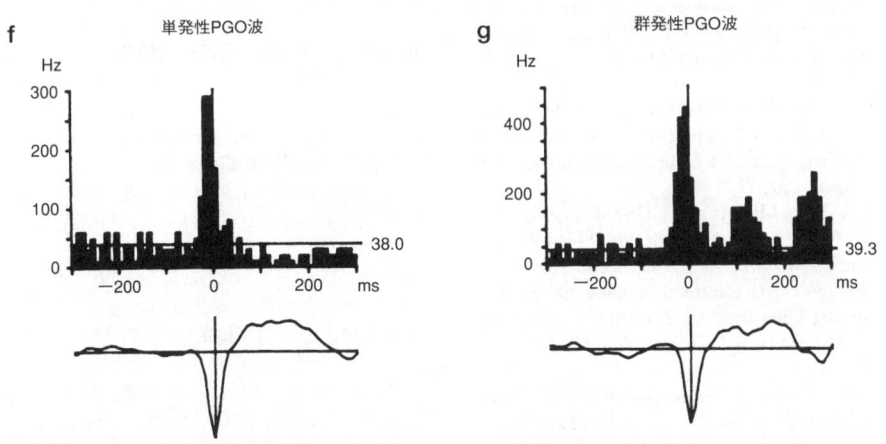

図 27　脳幹のニューロンの発火によって誘発した視床 PGO 波

傍小脳脚核ニューロン(PB)が例示されている。上図は，(a)傍小脳脚核ニューロンの発火(PB-Unit)，(b)視床外側膝状体細胞(LG)から記録された PGO 波，(c)眼電図(EOG)を示す。(a)の1, 2, 3と示された群発スパイクが含まれる期間の拡大を(d)に示す。(e)は群発スパイク3をさらに拡大したものであり，自発発火が加速され PGO 波に関連する群発スパイクに導かれることを示す。(f)と(g)は単発の PGO 波と，群発の PGO 波に関する PB 細胞の活動相関図(peri-PGO histgram)である。時間 O は LG-PGO 波の最大偏位点である。PGO 波の頂点の 40〜50 msec 前に PB ニューロンの発火頻度が上昇することに注目。水平線(グラフ内)は自発発火頻度(38 Hz，39.3 Hz)を示す。

PGO 波とその覚醒時の相関物である眼球運動関連電位はおそらく2つ以上の機能をもつと考えられる。これらの波は夢見睡眠中は脳内に起因する情報定位反応を，覚醒中は外界の刺激への定位反応を表現すると考えられた。この考えかたは，刺激が反復することで反応するPGO 波の習慣性によって裏づけられている。他の説では，内因性の PGO 波は生得的なプログラムの正しい表出に必要であり，脳構造の正常な成熟，とくにレム睡眠期が睡眠周期の大半

を占め,個体発生の初期の間で重要な役割を果たす。脳幹を損傷した子ネコ(PGO波は消失したが,その他のレム睡眠の徴候は保たれた)の視床視覚関連ニューロンの細胞体の大きさは損傷されていない対照群の動物より小さかったという実験結果は後者の仮説を支持している。たとえ脳構造の成熟は特別に幼年期初期に当てはまることだとしても,成人期の夢見睡眠にも学習課程,とくに覚醒時に獲得された記憶痕跡の強化に,なんらかの機能を果たすと考えられるが,正反対の考えも提唱された。すなわち,レム睡眠中の脳のランダムな刺激が過負荷となった皮質回路の余分な部分を除去することによって,レム睡眠が陰性学習,忘却に役割を果たすのかもしれない。しかし,夢見睡眠の機能は十分理解されるというには程遠い状態であり,これらすべての仮説は今後十分に検証される必要がある。

【文献】

Aserinski, E., & Kleitman, N. (1953). Regularly occurring periods of eye motility, and concomitant phenomena during sleep. *Science*, *118*, 273-4.

Chase, M. H., & Morales, F. R. (1983). Subthreshold excitatory activity and motoneuron discharge during REM periods of active sleep. *Science*, *221*, 1195-8.

Crick, F., & Mitchison, G. (1983). The function of dreaming sleep. *Nature*, *304*, 111-14.

Dement, W. C. (1958). The occurrence of low voltage, fast, electroencephalogram patterns during behavioral sleep in the cat. *Electroencephalography and Clinical Neurophysiology*, *10*, 291-6.

Jouvet, M. (1967). Neurophysiology of the states of sleep. *Physiological Review*, *47*, 117-77.

Llinás, R. R., & Paré, D. (1991). Of dreaming and wakefulness. *Neuroscience*, *44*, 521-35.

McCarley, M., & Hobson, J. A. (1975). Neuronal excitability modulation over the sleep cycle: a structural and mathematical model. *Science*, *189*, 58-60.

McCarley, R. W., & Massaquoi, S. G. (1992). Neurobiological structure of the revised limit cycle reciprocal interaction model of REM cycle control. *Journal of Sleep Research*, *1*, 132-7.

Pompeiano, O. (1967). The neurophysiological mechanisms of the postural and motor events during desynchronized sleep. *Proceedings of the Association for Research into Nervous and Mental Diseases*, *45*, 351-423.

Steriade, M. (1991). Alertness, quiet sleep, dreaming. In A. Peters and E. J. Jones (Eds), *Cerebral cortex* (Vol. 9, pp. 279-357). New York: Plenum Press.

Steriade, M., & McCarley, R. W. (1990). *Brainstem control of wakefulness and sleep*. New York: Plenum Press.

Steriade, M., Paré, D., Datta, S., Oakson, G., & Curró Dossi, R. (1990). Different cellular types in mesopontine cholinergic nuclei related to ponto-geniculo-occipital waves. *Journal of Neuroscience*, *10*, 2560-79.

Steriade, M., Nuñez, A., & Amzica, F. (1993). Intracellular analysis of relations between the slow (< 1 Hz) neocortical oscillation and other sleep rhythms of the electroencephalogram. *Journal of Neuroscience*, *13*, 3266-83.

Mircea Steriade

brain stem evoked potential　脳幹誘発電位
誘発電位(evoked potential*)の項を参照

Broca's aphasia　ブローカ失語　失語(aphasia*)の項を参照

Brodmann's cytoarchitectonic maps　ブロードマンの細胞構築的地図

　細胞構築的地図は,脳回や脳溝のような見かけ上の形態的特徴からではなく,特徴的な細胞がみられる領域によって大脳皮質を表した地図である。ブロードマンの細胞構築的地図は1903〜1908年の間に発表され,最も影響力をもち続け,細胞の特徴的なタイプがみられる50以上の領域に分けた皮質の分類は,今日でも使われている。例えば,一次視覚野を形成する後頭葉の有線皮質は,「17野」と表される。

　歴史的に,局在論者がブロードマンの地図などをもとに,心理学的機能を大脳皮質に割り当てようとした2つの世界大戦の間の時期に細胞構築的地図は最も重要であると考えられた。

Bruegel's syndrome　ブリューゲル症候群
眼瞼攣縮(blepharospasm*)の項を参照

buccofacial apraxia　口顔面失行　失行(apraxia*)の項を参照

buffoonery syndrome　おどけ症候群

　ある種の機能的状態とガンゼル症候群(Ganser syndrome*)で起こるおどけた,たわいのない冗談,質問に対する奇妙で不正確な返答

や，認知機能テストでの劇的な誤りのこと。

butterfly glioma　蝶形神経膠腫
　脳梁(corpus callosum*)にできる悪性腫瘍で，両側前頭葉に向けて側方へ浸潤するその画像所見から「**蝶形神経膠腫**」と呼ばれた。おそらく脳梁より前頭葉がより損傷されるという理由から，無感情，命令への無反応がみられる。

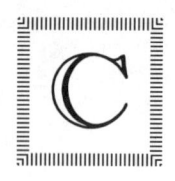

café au lait　ミルクコーヒー斑

文字どおり，皮膚の淡茶色の斑で大きさはさまざまである。生下時にみられる場合と，成人してから出現する場合がある。皮膚の場合は良性であるが，末梢神経の腫瘍である神経線維腫症（フォン・レックリングハウゼン病）や，てんかんと精神発達遅滞を伴う先天性の結節性硬化症で起こる。これらの疾患はいずれも遺伝形式が常染色体優性遺伝である。

callosal agenesis　脳梁無形成

原因を問わず脳梁（corpus callosum*）が形成されないこと。脳梁無形成は神経の発達段階で単独，あるいは他の脳奇形と合併して起こる複雑な形成異常である。形成異常の程度はさまざまで，部分的な無形成や低形成と呼ばれる。脳梁は存在するが部分的に減少して脳梁形成不全と呼ばれることもある（Ruach & Jinkins, 1993）。これら無形成，低形成，形成不全などは，それぞれ神経心理学的性質が異なる。個々の症例の詳細は他の脳奇形の有無と程度に依存する。

50以上の異なる疾患が脳梁無形成と関連して報告された。これらのうちで5つの疾患がほとんど常に脳梁無形成を伴っている。すなわち，アイカルディ症候群，アンダーマン症候群，シャピロ症候群，肢端脳症候群，メンケス病である。脳梁無形成の発生率は調査母集団，診断方法によるが，小児全体で0.0005〜0.7%，発達障害児の2.2〜2.4%である。最近，1,359人の中枢神経系に対する危険因子がある早産児や満期産児の調査で0.81%に部分的・完全脳梁無形成という驚くほど高い発生率が報告された（Cioni et al, 1993）。

脳梁無形成に関連した脳奇形の発生率が高いことは，神経学的異常がない症例，知能が正常か正常に近い症例でもCT，MRIなどの非侵襲的な神経放射線学的方法によって検出され，症例数を増していくであろう。

神経心理学的側面

交連切開術（commissurotomy*）によって起こる劇的な認知行動の異常は，脳梁無形成では表面的なテストではとらえられない。精神状態が正常か，正常以下でもさほど低下していない脳梁無形成の症例は，社会的状況でもなんら見分けがつかず，詳細なテストによってのみ特異的な認知行動異常が明らかになるのが通例である。脳梁無形成症例の初期の研究は交連切開術の研究の影響を受けて大きく2つの点に焦点が当てられた。異なる半球に最初に到達する感覚入力を統合する能力と腕や手の円滑な協調運動を行う能力に関してである。脳梁無形成では通常一側に局在する機能が両側半球に局在するのではないかという主張を受け，2つの半球の特異的機能に関する研究が行われた。最近，言語と記憶において健常者と異なる成績を示す結果が報告された。他の脳奇形を合併しない症例の神経心理学的基本的性質は以下のとおりである。

正中感覚統合

脳梁は「正中融合」によって体性感覚空間，視空間，聴覚空間の連続性の生成に関与することは知られている。この脳梁の基本的機能は，感覚系が排他的あるいは優先的に対側脳構造に投射するという解剖学的・生理学的研究結果にもとづいている。視覚系についてはいくつかの研究が無形成症例では立体視の正中融合が困難なことを明らかにした（Jeeves, 1991）。体性感覚系では，体幹の二点識別課題が困難である。最近，Lepore（1993）は，脳梁無形成では両耳間平面での音源定位が困難であると報告した。

脳梁無形成の患者は，左右2つの視野に独立に提示された視覚刺激を健常者と同等の正確さで照合することができる。しかし，その際の反応時間は健常者より長い。左右それぞれの手で触った物品や切り抜いた図形が同一か否かを判断するときにも同様の結果がみられる。

協調運動

脳梁無形成では複雑な運動ができない早くか

ら臨床家によって指摘され，神経心理学者による実験的研究によって証明された。脳梁無形成患者とその介護者の報告では，小児期に彼らが靴ひもを結んだり上着のボタンをかけるのが困難であったという。子供用の「Etch-a-Sketch」（ダイヤルをまわしてボードに絵を描くおもちゃ）のような両手の協調運動を要求される課題では，彼らは健常者より下手で，視界から隠されて視覚のフィードバックがなくなる条件で行うのは非常に困難になる。これらは一般に**前頭部離断症候**と考えられる。6例のアンダーマン症候群など8例の完全脳梁無形成を対象とした最近の詳細な研究（Sauerwein et al, 1993）で，感覚運動障害に対して最も感受性の高い課題では，両手間の転移と両手で課題を行う障害と，利き手による初期学習が障害されることが脳梁無形成で示された。これは脳梁無形成における協調運動の困難性を示す強い証拠であるが，このことは最近よく報告される脳梁無形成でみられる半球間伝達時間の延長の所見とよく一致する。通常，これは正中注視点の左か右にスポット光を瞬間提示し，光が出現したらできるだけ早くボタンを押すよう指示することによって計測する。右の視野への光に対して利き手である右手で反応するときは，感覚入力と運動出力が同一半球内にある。一方，左手での反応時には脳梁を介する。この場合，脳梁を通過するのは運動情報であると考えるに足る根拠がある。健常者では脳梁伝達時間は2～3 msecであるが，脳梁無形成ではこの半球間伝達時間は10～40 msecである。この半球間伝達時間の延長は誘発電位（evoked potential*）の実験でも報告された。

認知機能

予期されるとおり，認知機能の程度は脳梁欠損の程度以外に，合併する他の中枢神経系の奇形の重症度と関係する。そのため，アイカルディ症候群のように多発奇形を伴う場合や辺縁系の広範な異常を伴う場合，これらの皮質下の形成異常が精神症状の根底をなすと考えられる。しかし，CTやMRIなど非侵襲的神経放射線検査が広まるに従って，粗大な神経学的障害がなく神経心理学的にも正常，あるいはほぼ正常な脳梁無形成が増加する。先に述べたSauerweinら（1993）の研究では，8例の脳梁無形成（うち6例がアンダーマン症候群）と特殊教育施設のIQを一致させた対照群，普通学校の正常IQ対照群が比較された。2つの対照群は年齢，性別，利き手が一致していた。Sauerweinらは，知的能力，注意，集中力，記憶，言語，認知機能，運動能力，知覚運動統合，体性感覚機能を評価した。その結果から，脳梁無形成の患者は正常な認知機能をもちうるが，その機能は正常の下限であることが判明した。特定の症例では合併する中枢神経系の構造的異常により，いくつかの課題ではその機能レベルはさらに低かった。それでも彼（女）らは，IQの合致した群と比較して感覚運動学習と半球間転移で異なっており，これらの障害は練習や代償機構によっては容易に克服されないようであった（以下を参照）。しかしこれらの障害は，非常に特殊で，高度に人為的なテストでしか明らかにならないであろう。聴覚性言語学習課題では，完全脳梁無形成の想起に問題があった。しかし，それは脳梁前部が保たれた部分的な脳梁無形成では明らかではなかった。

言語

少数の正常知能の脳梁無形成の幼児の研究によって，言語領域と視空間性技能で特異的障害が明らかになった（Temple & Ilsey, 1993）。初期の研究では，脳梁無形成では言語の統語的・語用論的成分の使用と理解に特異的障害がみられた。その後の研究は，初期の研究を部分的に確認し，音声学的課題の障害を示した。調査された脳梁無形成は，明瞭な発音で全般には音声学上の障害はみられなかった。しかし，非単語の発音，すなわち言語の正書法に従ってはいるが，無意味な綴りの系列を発音することに有意な障害がみられた。この障害はあるが，彼らは語認知の点からは読字には全体的に異常はなかった。最近の心理言語学的な理論では，脳梁無形成の音声的読字経路は発達的に障害されているが，語彙的な読字経路は正常であると考えられる。さらに音素弁別課題と比較された。同じ脳梁無形成で，例えばジグゾーパズルや型板を構成するなどの視空間性技能を要する課題の障害がみられた。

大脳半球機能の特殊化

交連切開術後の患者で明らかな離断効果がみられないことを説明するために，脳梁無形成では正常な半球機能の特殊化の発達がなく，発語などの他の機能が両側半球の制御下にあるという説が提唱された。しかし他の研究者は，そのような両側性は証明されなかったと主張した（例えばChiarello, 1980）。それ以来，両側性を否定する証拠が次第に強くなっている。①8例の脳梁無形成で和田アミタールテスト（内頚動脈内アミタール注入）を行い，2例を除く全例で左半球に言語機能が局在していた。②単語認知試験で正常な右半視野優位性がみられた。

③Chiarello(1980)は29例の脳梁無形成の両耳分離聴覚検査(dichotic listening*)の結果をまとめ,小さいが有意な非対称性がみられると報告したが,これは後の研究によって支持された。④研究の対象となった脳梁無形成はほとんどが右利きであったが,この右手(左半球)優位性は熟練した運動活動にもみられた。⑤現時点で明らかにされている限られた証拠から,脳梁無形成の視空間性機能の右半球の局在性が示された(Jeeves, 1990)。脳梁無形成症例の半球特殊化の程度が健常者と同等であるか否かは未解決である。

脳梁無形成の代償機序

2つの大脳半球の統合的機能と両半球間の情報伝達に前脳の交連が果たす重要な役割についてSperryは説得力のある説明をしたが,これには,脳梁欠損状態で生まれた患者(場合によっては前交連も欠損)が,外科的分離脳患者では明確な離断効果がみられる課題で正常ないしは正常に近いと考えられるほど両半球間の統合と伝達が達成されるのはなぜかという問いに答える必要がある。脳梁無形成でみられる一見著明な代償を説明するために,初期の研究では次の2つの可能性が重視された。1つは,正常では一側半球に局在する機能が,脳梁無形成では両側半球でみられるとするものであり,もう1つは,前交連が存在する場合その役割が著明に増強されるとするものである。先に述べたように,両側性に機能がみられるとする仮説には裏づけとなる証拠がない。前交連に関しては,脳梁無形成では前交連が正常より大きいとする初期の報告は,その役割の増強の可能性に信憑性を与えた。しかし,その後の精細な形態測定学的研究では,この見かたはまったく支持されなかった。RuachとJinkins(1993)が調査した脳梁無形成の10%で前交連は正常より大きかったが,同じく10%の症例ではむしろ正常より小さかった。しかし,脳梁が欠損した患者でも,時に脳梁線維と考えられる線維が前交連を走行することが証明された。それらの線維が正常な局所解剖を表しているとすれば,それらが代償的な役割を担っていることは十分に考えられよう。前交連が視覚図形情報を伝達する(側頭葉が前交連で連結している事実からすればこれは妥当な見かたであろう)のに対し,視空間情報の統合は視蓋間を結合する交連によって媒介されていると考えられた。実際,Sergent(1990)の研究でみられたように,視覚情報はかつて考えられていた以上に皮質下性に伝達されると考えられる。

同側性の感覚・運動経路の発達が促進されると考えると,特定の脳梁無形成が,触覚性定位と巧緻運動の制御課題を適切に達成できない一方で,触覚性識別(両手間の比較を含めて)の課題を予想以上に適切に達成できることの説明になるであろう。この可能性は,誘発電位(evoked potential*)の実験で支持され,健常者では手関節の刺激に対して強い対側の頭皮反応がみられる一方で,同側の反応はほとんど,あるいはまったくみられないが,脳梁無形成では強い同側の反応がみられ,これは同側神経経路の増強によるものと考えられた。

以上のような代償機序がなぜ脳梁無形成に役立ち,外科的分離脳患者に役立たないかについていくつか理由を挙げることができる。第一に,脳の代償機序は損傷時や傷害時の機能的成熟の度合いと密接に関連するので,脳梁無形成の脳は出生前と出生後に代替的経路を発達させることができると考えられる。第二に,多くの皮質結合は,のちの青年期にシナプスの安定化が起こる前にめざましい成長の状態を経過する。つまりこのことは,脳梁無形成のように形成段階の初期に起こる損傷では,その後の段階であれば軸索退縮とニューロン消失の臨界期に消失するはずの結合が保持されると考えられた。第三に,脳梁無形成では,脳の可塑性の正常な期間が延長される可能性である。

脳梁無形成ではこれらの代償機序の存在が考えられるが,機能障害が起こる。それは完全な脳梁無形成の場合,単独で起こるにせよ合併で起こるにせよこれらの代償過程では,複雑な課題,とくにTemple(1993)が音声学技能の実験で用いた種類の課題で要求される仮説的なモジュール下位成分の正常な配合を確保するのに不十分であるためと考えられた。これとは対照的に,機能障害がより少なく,また重症度がより低いと考えられる部分的な脳梁無形成では,脳梁の残存部分で,半球間の各領域を結合している線維の数が劇的に減少しているとしても,両半球間の正常で広範囲な解剖学的部位対応が保たれていると考えられた。

行動的な表現型は存在するか

脳梁無形成を伴う異常は多様であり,おそらくそのためであろうが,これまでのところ,脳梁無形成における特定可能な行動的表現型がみられるかどうかを明らかにする試みはほとんどなされなかった。最近O'Brien(1993)は部分的な脳梁無形成から完全な脳梁無形成を経てアイカルディ症候群に移行するに従い,行動的・発達的異常が増加することを明らかにした。例え

ば，てんかんの有病率はこの移行に従い，段階的に増加する。O'Brien(1993)はまた，調査対象の小児では精神的なコミュニケーション障害が顕著にみられたことを報告した。このように通常親は，ある時点で子供が何を感じ，どのような精神的体験をしているかを知ることが困難かほとんど不可能である。これは単に患児の知的発達の遅れだけによるものではない。精神発達遅滞児の親が同様の困難を報告することは通常まれだからである。これまでほとんど研究されなかったが，治療とリハビリテーションからみて，とくに重要と考えられる脳梁無形成の側面として，社会的行動の研究，例えば感情欠如や，前述のような微妙な言語障害と結びついたコミュニケーション障害の研究がある。ここで最も問題となる喪失と減退した脳梁の機能は，統合ではなく抑制と考えられた。何人かの研究者が脳波を用いた研究で，脳梁無形成では相同皮質野の間の統一性のパターンに変化がみられることを明らかにし，これらの変化を，正常では脳梁によって媒介される両半球間の抑制的相互作用と促進的相互作用が遮断されるためと説明した。

正常な大脳の側性化の発達において脳梁が基本的な抑制的機能を果たすとする主張は，脳梁無形成では機能が両側性に存在するとする仮説を支持する証拠が見つけられなかった点と，前述のように大脳半球機能特殊化を示す証拠が多数発見されている点から考えると，根拠に欠けるとみなければならない。しかし，脳梁無形成における大脳半球機能特殊化の程度が健常者の場合と同じように明確かどうかは未解決の問題である。また，脳梁無形成にみられる両手の協調運動と手の到着運動(reaching)と把握の面での障害は，部分的には，交叉性感覚と非交叉性感覚・運動経路間の望ましくない競合を防ぐうえで脳梁の果たす正常な抑制的な役割が欠如することによると解釈されたのは妥当である。

脳梁無形成に関するいくつかの研究から(Lassonde & Jeeves, 1993)，脳梁が正常では半球内と半球間の処理過程で促進的な機能を果たすと考えられた。脳梁無形成が視覚課題や視覚運動課題でみられる障害は**半球間**処理過程に限定されるものではなく，**半球内**処理過程もおかされているが，これは正常な脳梁流入の欠如によるものと考えられる。この脳梁の正常な調節的または促進的影響の欠如と減退は，臨床的に重要である。それは，交連切開術がどのように発作発射の半球間伝播を抑止するかだけではなく，初発巣の活性を低下させるかをも理解するのに役立つからである。この脳梁の調節作用は，脳損傷後に起こる機能的な再構成に積極的に関与すると考えられる。もしそうなら，脳損傷を有する脳梁無形成の機能的な再構成が起こる可能性は乏しいことになろう。脳梁無形成にみられるこの調節作用の欠如の1つの全体的影響として，両半球ともにその潜在能力を十分に発達させることができず，そのため広く報告されている脳梁無形成にみられる一般的な知能低下が起こると考えられる。

【文献】

Chiarello, C. (1980). A house divided? Cognitive functioning with callosal agenesis. *Brain and Language*, 11, 128–58.

Cioni, G., Bartalena, L., Biagioni, E., & Boldrini, A. (1993). The normal absent and abnormal corpus callosum: postnatal sonographic findings. In M. Lassonde & M. A. Jeeves (Eds), *Callosal agenesis: The natural split brain* (pp. 69–76). New York and London: Plenum.

Jeeves, M. A. (1990). Agenesis of the corpus callosum. In F. Boller & J. Grafman (Eds), *Handbook of neuropsychology*, Vol. 4 (pp. 99–114). Amsterdam: Elsevier.

Jeeves, M. A. (1991). Stereoperception in callosal agenesis and partial callosotomy. *Neuropsychologia*, 29, 19–34.

Lassonde, M., & Jeeves, M. A. (1993). *Callosal agenesis: The natural split brain*. New York and London: Plenum.

O'Brien, G. (1993). The behavioural and developmental consequences of corpus callosal agenesis and Aicardi syndrome. In M. Lassonde & M. A. Jeeves (Eds), *Callosal agenesis: The natural split brain* (pp. 235–46). New York and London: Plenum.

Ruach, R. A., & Jinkins, J. R. (1993). MR imaging in callosal dysgenesis. In M. Lassonde & M. A. Jeeves (Eds), *Callosal agenesis: The natural split brain* (pp. 83–95). New York and London: Plenum.

Sauerwein, H. C., Nolin, P., & Lassonde, M. (1993). Cognitive functioning in callosal agenesis. In M. Lassonde & M. A. Jeeves (Eds), *Callosal agenesis: The natural split brain* (pp. 221–33). New York and London: Plenum.

Sergent, J. (1990). Furtive incursions into bicameral minds: integrating and coordinating role of subcortical structures. *Brain*, 109, 537–68.

Temple, C., & Ilsey, J. (1993). Sounds and shapes: language and spatial cognition in callosal agenesis. In M. Lassonde & M. A. Jeeves (Eds), *Callosal agenesis: The natural split brain* (pp. 261-73). New York and London: Plenum.

Malcolm A. Jeeves

callosal section　脳梁切断　交連切開術 (commissurotomy*) の項を参照

caloric stimulation (calimetry)　温度刺激

温度前庭検査は迷路機能をテストするために，耳に温水か冷水を注入して迷路を刺激する方法。標準の条件のもとで，注入開始からみられる眼振が止まるまでの時間が測定され，迷路と第八脳神経の異常，脳幹や大脳半球の前庭領域の病変を示す。

Capgras syndrome　カプグラ症候群

家族や親しい友人，隣人などが，身体的に同一の悪意をもったいかさま師によって置き換えられたと思い込むまれな病態〔重複 (reduplication*) の項を参照〕。

carbon monoxide poisoning　一酸化炭素中毒

昏睡を起こす重要な原因の1つ。英国のガス供給が都市ガスから北海の天然ガスに転換する以前は，一酸化炭素中毒は自殺企図の原因として比較的一般的であった。今でも車の排気ガスを用いた自殺未遂の原因となっている。車の排気ガス，ガスヒーター（以前はコークスの火鉢であった）の故障，職業上の事故などがすべて一酸化炭素中毒に関係している。

一般化炭素中毒の影響は，通常の無酸素症 (anoxia*) による影響に似ているが，それ以外の特性もある。一酸化炭素に曝露されると，精神的能率が低下し傾眠に陥るが，これが進めば，特徴的な神経症状とともに，直接意識消失，急速に昏睡へと至る。昏睡の期間はさまざまであるが，しばしば長引く。また昏睡から回復する際，通常見当識障害と意識不鮮明を起こし，その後無感情と運動開始の遅れを起こす。長期間のせん妄が起こり，記憶障害も一般的である。しかし，それが記憶に対する一次的な影響なのか，動機づけの低下や運動開始の遅れによる影響なのかを判別することは難しい。回復過程で出現する他の神経心理学的な症状は，構成失行，失認，失語などである。神経学的・神経心理学的な障害からの回復は症例によっては著しいが，回復はむしろ数カ月の長期にわたって徐々に起こる。時折，昏睡からの回復と他の症状の出現との間に一定の潜伏期間後や，かなりの回復の時間があった後に再燃することもある。

一酸化炭素中毒からの回復はめざましいが，多くの患者は，とくに昏睡が数時間を超えた場合には，その後も持続する神経心理学的な障害に悩まされる。持続する記憶障害，全般的な認知障害，人格変化などである。健忘症状と人格変化との間には相関関係がみられる。しばしば「情動失禁」と呼ばれるこれらの変化は，易刺激過敏性，憂うつ，衝動的な言語表出，暴力などをさす。これらの変化は，閉鎖性頭部外傷によって起こる持続性の変化に似ている。このことは，これらの一酸化炭素中毒による持続性の変化は，軽度のび漫性の脳損傷によると考えられる。

一酸化炭素への慢性的曝露の影響については議論が続いている。特異的な神経学的徴候に加えて，抑うつ，不安，恐怖，認知障害などの各種心理学的な症状は，すべて産業毒物の慢性的曝露では一般的なものであるが，一酸化炭素でも報告されている。しかし，一酸化炭素は血中から急速に消失し（例えば重金属と違って），蓄積毒として作用しないので，これらの症状が一酸化炭素曝露によって起こることには疑問をもつ研究者もいる。

一酸化炭素中毒に伴って起こる病理学的変化には，両側の淡蒼球，側頭葉のアンモン角，皮質の神経細胞死班などがあるが，無酸素症の特徴とされる大脳皮質の広範な層状変化はみられない。病理変化は大脳の白質や小脳にも起こるが，やはり無酸素症の一般的な像であるプルキンエ細胞の変化は起こらない。血管病変も起こり，これらの病変は脳内のある領域に特徴的な変化を起こす。一酸化炭素中毒の病理が一般的な無酸素症の病理と異なることは，血中酸素の低下に加えて，一酸化炭素自体に特異的な毒性効果があることを示している。

J. Graham Beaumont

case study　症例研究　機能局在 (localization*)；方法論の問題 (methodological issues*) の項を参照

CAT scan　CATスキャン

コンピュータ水平断層撮影 (CAT) のことで医学的画像技術の1つ〔スキャン (scan*) の項を参照〕。CATという用語はこの技術が導入された当初に用いられたが，現在では，より一般的にはCTスキャン（コンピュータ断層撮影）

という用語が使われている。

catalepsy　カタレプシー，強硬症

パーキンソン病(Parkinson's disease*)によくみられる。姿勢は一定姿位を保ち，随意運動は低下しているか，消失している筋強剛を特徴とする運動障害。重要な用語であるが，一般的にはあまり用いられない。

cataplexy　脱力発作

本症の患者には運動と姿勢の完全な消失がみられ，その間は筋トーヌスが消失しているが，意識はあり発作中の出来事に対する記憶も保たれている。発作は通常，情動興奮時に突然起こり，転倒しけがをする。膝の脱力と膝折れなどの部分的な発作が起こり，すべての発作は短く，また急速に回復する。脱力発作は一般的には睡眠障害と考えられるが，これがナルコレプシー(narcolepsy*)の一型なのかどうか，ナルコレプシーは意識消失を伴わなければならないかどうかについては専門家のなかでも意見が分かれる。

catastrophic reaction　破局反応

怒り，不安，泣きなどのかたちをとる，不適切で爆発的な情動の表出。破局反応は，ストレスに対する反応やうまく対処できなかったことへの心的要求への反応として起こるが，どんな脳機能障害でも一般にみられる。脳機能障害による場合，とくに進行性の障害でみられるが，頭部外傷からの回復期にみられることもまれではない。全体的に情動応答の低下や感情の平板化がみられる患者で起こる。

Goldsteinが記載した古典型のように，破局反応は予告なしに突然起こることもあるが，多くの場合，緊張や不安が次第に高まりその頂点で起こる。呆然としているような患者が，もぞもぞと手探りなどをし始め，その後，強烈な噴出が起こる。その際，発汗・震え・赤面の自律神経徴候を伴う。その噴出後に，突然，目的を失ったような落ち着きのなさがみられる。

破局反応は，患者の認知機能を評価している際に起こることもある。とくに，被検者にとって難しすぎる課題であるのに，検者がそれに固執する場合に起こりやすいようである。そのため検査の際には，とくに難しい課題を比較的やさしい課題の間に分散させるなど，実施順序について配慮が求められる。ウェクスラーの諸検査のように，中止基準によって失敗の数に制限のある検査では，比較的破局反応を起こしにくい。これに比べて，〔ウィスコンシン・カード分類テスト(WCST)の原版形式のように〕被検者を何度も続けて失敗する状況に追い込む検査は，大きなストレスを与えるため，破局反応が起こりやすい。

破局反応は神経症性反応と器質性反応との鑑別に際して重要な徴候であると考えられる。もちろん例外も多いが，一般に，神経症患者では訴えを強調する傾向があるが，器質性障害の患者は自分の障害を過小評価したり気がつかない。破局反応は大脳の器質性病変を示唆すると考えられ，神経症の患者ではほとんどみられない。

J. Graham Beaumont

catatonia　緊張病

1874年にKahlbaumが，進行麻痺とは異なり周期的に再発する疾患として初めて記載した。彼はその最も特徴的な症状として，精神運動症状，無動，筋緊張の亢進，徐々に進行するうつ，躁，昏迷そして最終的には痴呆(認知症)になるさまざまな段階を記載した。

一般的な症状は，以下の徴候の組合わせでみられる。

1. 精神運動性拒絶症：運動，食事，会話の拒絶。無言(mutism*)。
2. 精神運動性無力症：受動性と被暗示性が強く，反響言語・反響動作が起こる。
3. 常同症：反復動作。最も一般的な例は，頭部や上半身の律動的な震えや，しかめつら，ひきつり顔を伴うような癖のような動き。
4. 発語の語調の乱れ，極度な激情的誇張
5. 衝動：それまでの緩慢な動きが周期的にうって変わる，激しい不適切な行動に変化する。
6. カタレプシー(catalepsy*)：Kahlbaum以来，可塑性，姿勢の固定，「蠟屈症」が緊張病の特徴とされた。すなわち，筋の強剛によって能動的な抵抗が生じると同時に姿勢が固定することである。患者は受け身のこともあり，観察者によってとらされた姿勢(ラゼーグ徴候)や，自発的な姿勢を重力に逆らってとり続ける。すなわち，観察者が一度患者の手を引き出すと，患者は伸した腕をそのままにして手を広げて握手をするような姿勢をとり続ける。

歴史的特徴

Kraepelin(1908)は，古典的な精神医学的分類のなかで緊張病の症状を早発性痴呆(dementia praecox)に分類したが，症状の一部は発作

後てんかん，躁やうつなど他の精神疾患でみられることを認識していた。Bleuler は 1911 年に精神分裂病(統合失調症)について報告し，緊張病を特殊型とした。これは，緊張病が精神分裂病の 4 つの主要症状，すなわち自閉症，アンビバレンス(両面価値)，連合思考と感情の障害があると考えたからである。1932 年に，Gjessing は緊張病に関する注目すべき発表を行い，窒素代謝の周期的な平衡障害によると考えた。彼は患者に粉末の甲状腺抽出物を与えることである程度の治療効果を得た。Baruk と Claude は 1920 年代にブルボカプニンによって実験的に緊張病を作り，この領域に実験というパラダイムを開いた。これらの研究によって，緊張病を精神分裂病に含めることについてはさらに疑問視されるようになった。

それでもなお，緊張病は DSM(Diagnostic Statistic Manual of the American Psychiatric Association)，世界保健機構(WHO)の ICD(International Classifications of Diseases)の両方で精神分裂病の亜型に分類されている。

臨床症状

神経弛緩薬登場前の一般的な症状は Baruk が記載した。最初の患者は，ロダンの「**考える人**」のように体を曲げ，顔には表情がなく，眼に生気がなく，筋肉は強剛し，1 つの姿勢を不定の時間続けるという描写である。検者が姿勢を動かす際には等しい抵抗を感じる，いわゆる，**抵抗症**(*gegenhalten*)を呈する。緊張病といってよい程度の精神運動の自発性の低下がありながら，歓喜や苦痛などに対して劇的に反応することを Kahlbaum は "patheticismus" と命名した。患者は，質問者の質問をもとにしたような質問を繰り返し，時にまったく沈黙したり，まったく理由がないのにつじつまの合わないことを言ったり，会話が途切れ，簡単な言葉を機械的に繰り返すだけの語性復唱(verbigeration)のこともある。これには場にそぐわないくすくす笑い，異様と呼ばれる行動を示す音や音調を同時に伴う。極端な攻撃性や興奮性とともにつじつまの合わない言葉で表現し，ひっきりなしに叫び声をあげ，時に感情を爆発させたり，いわれのない攻撃を一部の病院のスタッフや他の患者に向けるなどの期間が通常短い間だが周期的に起こる。患者は明らかな目的もなくうろつき，数日間眠らず，飲食を拒否し，沈静に対して極端に抵抗する。

研究者は，緊張病性昏迷の最中には患者は周囲の状況に対しては十分に認識を保ち，出来事を記憶すると主張した。筆者の経験では，患者の意識は狭窄したが，特定の出来事については鮮明に記憶し，昏迷状態後にもいくつかの細かい点についてはきわめて正確に想起することができる。他の研究者は，昏迷の最中では派手な夢幻的な幻覚妄想体験をすると報告した。これらの特異な症例は，もともと中毒が原因であると考えられる。患者には攻撃的な行動や不適切な行動を命令するような妄想や，「**強制的に凍結された**」ように行動させないような妄想が起こる。筆者が無言の緊張病患者に塩化アモバルビタールを使って面談した際には，彼は突然空中に唾を吐き，顔をぐしゃぐしゃにしてつぶやいた。「私は腐っている。鉄のように硬くなっていなければ，妹を犯したかもしれない。私は永遠に呪われている」。興味深いことに，数カ月後に症状が軽快した際に，この患者は幻覚の内容についてすべて記憶しており，幻覚は夢想に対する良心の呵責から生じたものであると語った。これらの患者では当然のことではあるが，感情的葛藤も体験する。飲食の拒否は，一部の患者では天罰を与えられたという妄想と，自己処罰のためと考えられる。

現状と診断

最新の DSM-IV(Diagnostic Statistic Manual of the American Psychiatric Association. fourth edition)では，3 つの論点が指摘されてた。

1. 現代ではまれであり，診断名として使い続けるべきかどうか。
2. 精神分裂病や感情障害のような他のカテゴリーに分類すべきかどうか。
3. 現在の診断基準が患者の症状を代表しているかどうか。

DSM-IV には，緊張病と同様の症状を呈しながらも精神疾患とは異なる二次性の緊張病性精神病についても記載されている。ICD(International Classification of Diseases. ninth edition)では緊張病は精神分裂病の一型として依然残されている。

現在では多くの研究者が機能的な緊張病の一部には精神分裂病ではなく，高度の精神的うつ状態があると考えている(Taylor, 1990)。実際，当初の記載より緊張病は「**ヒステリー**」，てんかん，せん妄，うつ，躁状態，心気症，急性痴呆症の際にみられる症状と考えられた。

緊張病様行動の一部には，受容しがたい衝撃を受けた際などの心的外傷に続くものがあり，一般的な病歴が H. François によって *Dictionnaire encyclopédique des sciences médicales*

(1874)に記載された。ここでは，1人の兵士が友人とともにテーブルのまわりに座っているときに，突然同僚をビンで殴り，数時間「**凍りついた**」ように動かなくなったと記載されている。このような例では，重度の精神病よりも人格分離，転換障害の可能性が考えられる。

19世紀から，文献上は生命に危険を及ぼすまれな精神病や躁状態についての記載があり，これらはさまざまなかたちで説明され，分類されているが，通常は急性の致死的な症状である。1934年に，Stauderが致死的緊張病あるいは致命的緊張病と呼んだ。この疾患は，不眠，食欲不振，興奮後に次第に進行する極端な攻撃性，破壊的行動と頻脈，血圧上昇，末端チアノーゼ，発汗過多，43.5℃の体温上昇などの身体的症状が伴い，心血管の破綻，昏迷，筋強剛の後に死に至る。この状態は，1960年にDelayによって報告された神経遮断性悪性症候群(neuroleptic malignant syndrome: NMS)と区別することが重要である。後者は医原性の緊張病で，当初はフェノチアジン系のクロルプロマジンで報告されたが，本質的にはあらゆる神経弛緩薬の副作用によって起こる。これらは2つとも精神症状，筋強剛，意識混濁を呈するために鑑別が困難である。しかし，一部の臨床家は，体温上昇の時期からこの2つを分類できると主張している。すなわち，致死的緊張病での体温上昇は筋強剛，緊張病症状に先立って起こるが，悪性症候群の場合は昏迷状態に陥ってからしか体温は上昇しない。両者ともに致死的ではあるが，治療法はまったく異なる(Gabris & Miller, 1983; Mann et al, 1986; Castillo et al, 1989)。

緊張病の症状は，典型的には精神科的疾患に伴うものだが，神経学的異常，代謝異常，感染症，中毒でも起こることを記憶しておくことが重要である。

病歴，精神状態の評価，診察などの診断的プロセス以外にも，さまざまな実験室的検査を行う必要がある。X線検査，とくにCTスキャンでは大脳基底核(basal ganglia*)や前頭葉の異常，石灰化，皮質の萎縮，脳室拡大が検出される。脳波は発作性の異常，とくに側頭葉の異常を検出するのに有用である。さらに，温度眼振試験での眼振は機能的精神病では正常なため鑑別に有用である。腰椎穿刺と脳脊髄液の検査で糖や蛋白の異常値がみられることもある。とくに，悪性症候群ではクレアチンキナーゼの値が上昇し，これは状態評価と診断に最も有用である。本質的にはこれらの検査は他の疾患を除外し，「**特発性**」の緊張病を鑑別するために行う(Weinberger, 1984; Stoudemire, 1982)。

アモバルビタールやロラゼパムを静注し，ある程度無意識のうちに防衛されている思考と感情を解放することができるとする文献が多数みられた。脳疾患のある患者に投薬すると，混乱状態の悪化とともに言葉の断片化と単純化を呈するようになるが，それに対し，精神分裂病患者やヒステリー患者ではコミュニケーションをより取りやすくなり，妄想や幻想についても語ることができるようになる。しかし，これは一過性の効果であり，数時間後には患者は元の状態に戻る(Gelenberg, 1976; Salam & Kilzieh, 1988)。

有病率

以前は精神病院の患者の10〜15%を占めていたこの精神病が，なぜ次第に減少し，まれな疾患となったのかを知ることは難しい。Bleulerは，彼の精神分裂病患者の半数が疾患経過の一時点で，緊張病を呈したと述べた。ウイルス性脳炎の発生率との関連について言及した研究者もいる。現在では，American diagnostic manualは緊張病を1つのカテゴリーとして分類するに値するかどうか疑問であるとしている。発生率を議論する際には，近年ではごくまれとなっている緊張病性の精神分裂病についてなのか，それともさまざまな病態で生じる緊張病様病態なのかを明確にすることが重要である。後者は，両極性疾患のなかでは15〜20%程度と推定された(Abrams & Taylor 1976; Magrinat et al, 1983; Taylor & Abrams 1977)。

疫学と概念化

過去65年間には，臨床像を説明するには2つの正反対の概念があった。一部の研究者は，緊張病には明確な器質的な原因があり，臨床像はまず大脳基底核の病変，ついでより広範な病変を反映していると主張した。一方，緊張病は重症の精神的退行と，無意識的な感情表現による精神の活動低下であると考えている研究者もいた。彼らは，無言と無動(akinesia*)は葛藤を表現したくないという徴候，つまり本質的には，言葉になら衝動に対する防衛であると感じた。しかし，それでは緊張病を排他的な観点から理解するという幅の狭い分析方法に固執することになろう。そのために，大脳と精神に対する侵襲から身を守る適応行動の結果として緊張病を理解することが好ましいと考えられる。

現在の考えかたを明確にするためには，この病態像の歴史的な実験結果について検討し，心

表7　発症時に緊張病様症候を伴う疾患

精神疾患
　精神分裂病（統合失調症）
　感情障害
　転換障害
　人格分離障害
　反応性精神病

神経疾患
　大脳基底核疾患（動脈硬化性パーキンソニズム，淡蒼球の局所病変）
　辺縁系病変と側頭葉病変（ウイルス性脳炎，側頭葉の血管病変，透明中隔腫瘍）
　間脳障害（腫瘍，第三脳室への出血，局所性視床病変）
　他の病変や疾患（前頭葉腫瘍，前大脳動脈動脈瘤，動静脈奇形，広範な脳外傷，広範な脳軟化，小発作てんかん，てんかん発作後，結節性硬化症，ウェルニッケ脳症，ナルコレプシー，脳内出血，大脳皮質梗塞，硬膜下血腫）

代謝性疾患
　糖尿病性ケトアシドーシス，高カルシウム血症，急性間欠性ポルフィリン症，ペラグラ，ホモシスチン尿症，肝性脳症

中毒
　有機フッ素，蛍光ガス，メスカリン，エタノール，フェンシクリジン（PCP），神経弛緩薬（悪性症候群，薬剤誘発性緊張病）

理分析的仮説について考察することが有用である。

1921年以来（Dejong），ブルボカプニンは動物においてカタレプシー，運動過多，拒絶症，屈曲攣縮などの緊張病様状態を作り出す薬物として記載された。Barukはこの薬剤や他の薬剤を使った研究で，緊張病は全脳内への拡散に比例して起こり，ある特定の部位への薬剤の作用ではないと述べた。彼はまた，緊張病は毒素性大腸菌脳炎（encephalitis*），結核性アレルギー反応，高度の肝障害，尿毒症によっても二次的に起こると述べた。

現代の精神薬理学の進歩，さまざまなアミンやインドールの作用の解析，とくに重度の錐体外路系副作用の大脳基底核の関与の解析は，緊張病の病態生理を明らかにするのに有用であった。1960年代の，PoirierとSourkesらによるアルファメチルチロシン，アルファメチルドパ，レゼルピンによる薬物誘発性緊張病の研究により，振戦と無動はLドパやベンズトロピンなどの抗コリン薬によって一時的に改善することを明らかにした。実際，神経弛緩薬は大脳基底核と黒質線条体路においてドパミン伝達を遮断する働きがあるためカタレプシーは神経弛緩薬を内服しているかどうか知るための薬理学的な行動的試験となった。

前頭葉は注意や衝動制御，運動調整に関係するので，一部の研究者は緊張病が前頭葉機能低下によると考えた（Taylor, 1990）。緊張病と前頭葉損傷の患者は認知と行動の間に解離がみられ，自分の誤りに気づいていてもそれを訂正できない。Mesulamは無動無言と常同症でも脳幹も同様に重要な役割を果たすと考えた。CT上では脳幹，小脳虫部の萎縮がみられた。

許容範囲以上の感情や，無意識の葛藤に対して言語的・運動的行動を遮断することによる心理的防御反応として緊張病を概念化することは有益であるとする報告が発表された。臨床像は「積極的な」無動化による全身的な解離現象の表れであり，本質的に受容しがたい衝撃に対する無意識であるが積極的な行動である。言葉にできないほどの内的感情と認識は本来行動上防御されているべきだが，精神分裂病患者は精神病であるために，それに対して接点をもつのではないかと仮定された。精神分析学者と神経学者の両方がヒステリー性転換反応と緊張病での解離の類似性を指摘した（Juni, 1982）。

治療

症候群についての理解が進んだが，診断後の治療が必要であることは明らかである。電気けいれん療法（ECT*: electroconvulsive therapy），とくに劣位側の片側性刺激は，緊張病に対する治療法の選択枝の1つである。単に2～3回の治療の後に劇的に症状が変化することも多い。極端な脱水と悪液質がみられるような症例では緊急適応となる。神経弛緩薬は効果発現まで時間がかかりすぎ，効果に限界がある。電気けいれん療法の治療効果は，緊張病様病態を示す感情障害の見地から一部理解されてはいるが，現在のところ不明である。ただし，

血液脳関門の低下によって神経伝達物質や神経内分泌の変化が起こることがわかっている(Taylor, 1977)。

致死的な緊張病の鑑別診断には悪性症候群があり，その治療法は薬剤の投与中止であるため，神経弛緩薬の服用については慎重であるべきである。

最近の報告では，ベンゾジアゼピンは緊張病の診断のみならず治療に対しても有効であった(Menza & Harris, 1989)。相対的に無害であり，過度に重症な場合でなければ治療的投与が行われるべきである。緊張病に対するベンゾジアゼピンとバルビツレートの効果について，精神薬理学的理論をもとに考えるのは興味深い。両者ともにγアミノ酪酸(GABA)-塩素イオン複合体と相互作用し，ニューロンの発火を阻害する。GABA作動薬は少量では大脳基底核でのコリン活動性を低下させるが，高容量ではとくに辺縁系に反して大脳基底核でドパミン系の伝達も減少させる。両者の薬剤は明らかな抗けいれん薬でもあり，発作活動に対する作用がその有効性の部分的な説明となろう。

精神療法は投薬とともに患者の内的葛藤を解放させ，感情と認知を統合するのに役立つ。

結論

緊張病は神経学的異常，代謝異常，中毒などで起こるまれではあるが多様性のある疾患である。そのため，原因に応じた診断や適切な治療が重要となる。精神医学上は，まず精神分裂病よりも感情障害を考えるべきである。現在の理解では，緊張病は前頭葉の運動制御システムの障害や皮質下の大脳基底核や脳幹との結合の離断による前頭葉症候群である可能性が高いと考えられている。現在，推奨される治療法は電気けいれん療法とベンゾジアゼピン投与である。

【文献】

Abrams, R., & Taylor, M. A. (1976). Catatonia, a prospective clinical study. *Archives of General Psychiatry*, 33, 579–81.

Baruk, H. (1970). La catatonie de Kahlbaum, la schizophrénie et la révision de la nosographie psychiatrique. *Semaine des Hôpitaux de Paris*, 46, 1697–729.

Castillo, E., Rubin, R. T., & Holsboer-Trachsler, E. (1989). Clinical differentiation between lethal catatonia and neuroleptic malignant syndrome. *American Journal of Psychiatry*, 146, 324–8.

Gabris, G., & Müller, C. (1983). La catatonie dite "pernicieuse" [The so-called "lethal catatonia"]. *L'Encéphale*, IX, 365–85.

Gelenberg, A. J. (1976). The catatonic syndrome. *The Lancet, June 19*, 1339–41.

Gjessing, L. R. (1974). A review of periodic catatonia. *Biological Psychiatry*, 8, 23–45.

Juni, S. (1982). On the conceptualization and treatment of catatonia. *American Journal of Psychoanalysis*, 42, 327–34.

Larochelle, L., Bédard, P., Poirier, L. J., & Sourkes, T. L. (1971). Correlative neuroanatomical and neuropharmacological study of tremor and catatonia in the monkey. *Neuropharmacology*, 10, 273–88.

Magrinat, G., Danziger, J. A., Lorenzo, I. C., & Flemenbaum, A. (1983). A reassessment of catatonia. *Comprehensive Psychiatry*, 24, 218–28.

Mann, S. C., Caroff, S. N., & Bleier, H. R. (1986). Lethal catatonia. *American Journal of Psychiatry*, 143, 1374–81.

Menza, M. A., & Harris, D. (1989). Benzodiazepines and catatonia: an overview. *Biological Psychiatry*, 26, 842–6.

Salam, S. A., & Kilzieh, N. (1988). Lorazepam treatment of psychogenic catatonia: an update. *Journal of Clinical Psychiatry*, 49: 12 (Suppl.), 16–21.

Stoudemire, A. (1982). The differential diagnosis of catatonic states. *Psychosomatics*, 23, 245–52.

Task Force on DSM-IV (1991). *DSM-IV options book: Work in progress (9/1/91)*. Washington, DC: American Psychiatric Association.

Taylor, M. A. (1990). Catatonia, a review of a behavioral neurologic syndrome. *Neuropsychiatry, Neuropsychology and Behavioral Neurology*, 3, 48–72.

Taylor, M. A., & Abrams, R. (1977). Catatonia, prevalence and importance in the manic phase of manic-depressive illness. *Archives of General Psychiatry*, 34, 1223–5.

Weinberger, D. R. (1984). Brain disease and psychiatric illness: when should a psychiatrist order a CAT scan? *American Journal of Psychiatry*, 141, 1521–7.

Gilbert D. Pinard

caudate nucleus　尾状核

大脳基底核(basal ganglia*)を構成する神経核群の1つ。尾状核の体部は，視床(thalamus*)の外側やや上方に位置し，そこから尾部が後下方に伸び，最後は前方に向かって扁桃体(amygdala*)に達する。体部の前部は尾状核頭部で，被殻(putamen*)と淡蒼球(globus pallidus*)の前端に達し，下方に向かってこの

2つの核を囲むかたちになっている。尾状核は，視床背内側核，淡蒼球，皮質運動野と密接な線維結合をもち，その一次的な機能は運動に関係したものと考えられる。

central aphasia　中枢性失語　失語(aphasia*)の項を参照

central epilepsy　中枢性てんかん　てんかん(epilepsy*)の項を参照

cerebellum　小脳

延髄(medulla*)と橋(pons*)の上にあり，後頭蓋窩のほとんどを占める。小脳は一般的に錐体外路系の活動を制御するフィードバック回路の一部をなすと考えられる。筋緊張や不随意運動の制御，運動活動の協調や統合，小脳の非運動機能という概念はWatson(1978)の動物実験によって理論的に裏づけされた。文献上1960～1975年の間に初めて人間の行動における皮質-皮質下回路の役割が述べられた(Botez & Barbeau, 1971)。中脳，間脳，中枢神経の皮質レベルで発達したこの基本原則は以下に要約された(Botez & Barbeau, 1971)。皮質下の損傷はその皮質下の構造が解剖学的，生理学的に投射する皮質構造が損傷されたときと同様の行動障害を起こす。この皮質下損傷によって出現する行動障害は皮質損傷による場合より一般に軽度である。この原則は近年確証され，膨大な文献がある。

1960年代に，「発話の開始機構」が定義された(Botez & Barbeau, 1971)。筆者らは，これは系統発生学的に2つに分類できると考えた。系統発生的に古い，顔面と声帯と情動表現に関係する部分(発話機能)(例えば中心灰白質と帯状回)と，系統発生的に新しい部分で，主にさまざまな段階での皮質-皮質下自動制御を行う補足運動野，視床腹外側部，傍中脳水道灰白質を含む領域，補助的な**小脳**，皮質-線条体投射と固有線条体の2つの部分に分かれると報告した。「発話は情報伝達の出力や，また言語の媒介として常に皮質下の機構の修飾と制御を受けることを要求される」。

小脳損傷と精神医学的・神経心理学的障害の関係については本項の文献で示した(Schmahmann, 1991による総説がある)が，臨床と病態生理の関係，すなわち因果関係について確かな研究は1985年のBotezらの症例報告が最初である。この論文は神経心理学的障害と両側小脳損傷の因果関係を確立した。この論文とその後の論文(Botez et al, 1989)は，小脳損傷例にみられる軽度の前頭葉障害様症候群と，頭頂葉障害様症候群の解剖学的基盤とし小脳-前頭葉，小脳-頭頂葉の経路を強調した。臨床神経心理学的発見は小脳変異マウスによる実験が行われ，同年に最初の論文が発表された(Lalonde & Botez, 1985)。これらの論文の後，Leinerら(1991)により暫定的総説が書かれ，以後小脳の認知機能の役割について指摘する知見が広まった。

解剖学的・生理学的背景

詳細は古典的教科書にゆずり，いくつかの主要な項目について要約する。

小脳は延髄と橋の上に位置する一塊の神経細胞の集合体である。その上方は小脳半球によって覆われている。小脳は3つの神経束によって脳幹と結合する。下・中・上小脳脚であり，これらはそれぞれ索状体，橋腕，小脳結合腕として知られる。小脳の主要な分画は，内側にあって対をなさない虫部と対になった外側の半球である。図28にみられるように，小脳体は前葉と後葉を含み，片葉小節葉は小脳体から後外側溝によって分類される。片葉小節葉は古小脳とも呼ばれ，系統発生的に古いことを示し，主に前庭との連絡をもつ。前葉，虫部錐体，虫部垂は旧小脳を構成し，古典的には頭部，身体からの固有感覚，外受容器からの情報を受けとる。後葉は虫部錐体と虫部垂を除き，新小脳を構成し，発生学的に大脳皮質と結合する。

系統発生的進化の過程で，小脳と大脳皮質は劇的に増大した。増大した小脳における，神経細胞の数は大脳皮質を凌駕した。大脳皮質では連合野で体積増大が著しく，小脳では新小脳(小脳半球の後外側部分)と系統発生的に新しい(外側)歯状核出力系の体積の増加が著しい。橋核は哺乳類の進化によって劇的に体積が増大し人間で最大の発達を促した。すでに概説されているように(Leiner et al, 1991)，よく知られたさまざまな運動機能は小脳前葉に帰することができるが，外・後側部分の機能は古典的な神経学ではあまり知られていない。最近のデータではこれらの小脳の部位が認知機能と関係しているとについての知見が増加した。

図29は3つの部分からなる小脳の割面を示している。小脳皮質，白質コア，深部核〔例えば歯状核(または外側核)，栓状核，球状核，室頂核〕である。

組織学的には，小脳皮質は2層からなる。最外層である分子層(籠細胞，星状細胞，ゴルジ細胞)と，最内層の顆粒層である(図30)。プル

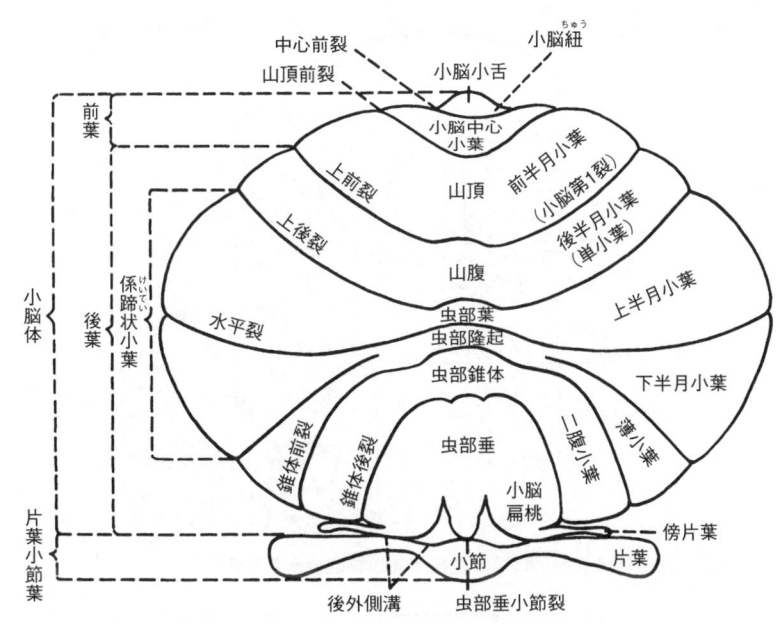

図 28 人間の小脳のシェーマ

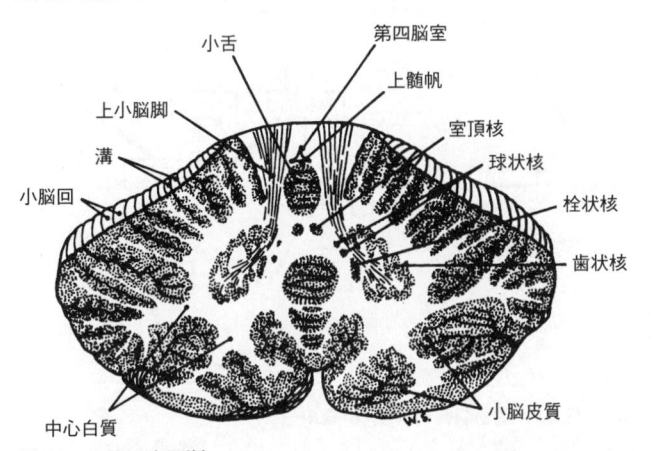

図 29 小脳の水平断

キンエ細胞は小脳皮質の遠心性の巨大ニューロンで，その軸索は小脳核に投射する．小脳への求心性線維は 2 種類ある．苔状線維と登上線維である．苔状線維は橋核に由来し，登上線維は下オリーブに由来する．小脳の内在性の経路は以下のように要約される．求心性の苔状線維は顆粒細胞にシナプス結合し，顆粒細胞は平行線維を経てプルキンエ細胞の樹状突起に接触する．プルキンエ細胞はその軸索を通って小脳核に出力する．

古典的な神経学では，古小脳と旧小脳の損傷によって歩行時の運動失調が起こると一般的に考えられていた．旧小脳の損傷は小脳性筋緊張低下を，新小脳の損傷は運動失調，測定異常性の運動，企図(時)振戦，協働収縮不能を起こす．眼振は前庭小脳線維損傷によって起こる．

Kemp と Powell(Wiesendanger et al, 1979)によって示されたように，**運動制御**の根底には主として 2 つの一般的大脳-小脳回路が存在する(**図 31**)．第一の神経回路は皮質→橋(オリー

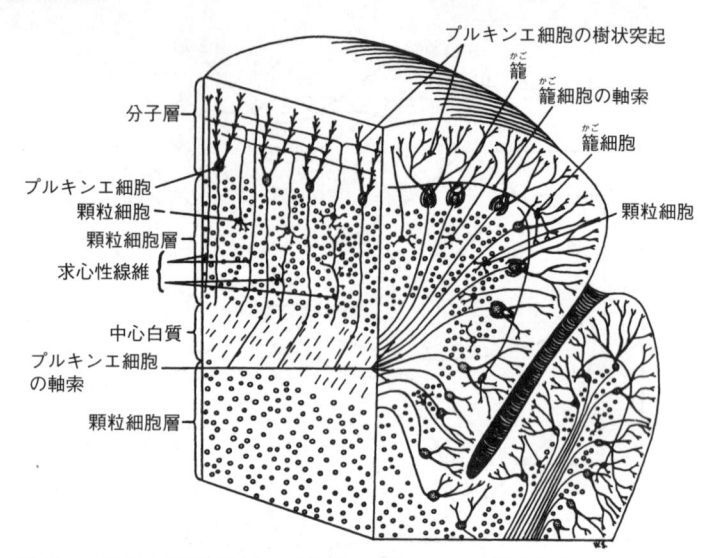

図30 小脳回の縦断面(左)と隣接する小脳回の水平断面(右)

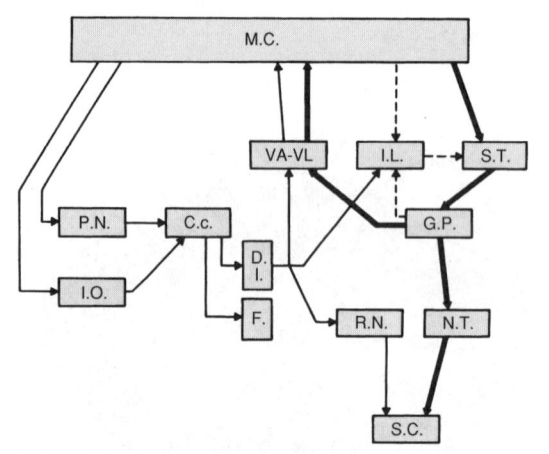

図31 運動制御の大脳-小脳ループ
MC：運動皮質, VA：視床前腹側核, VL：腹外側核, ST：線条体, GP：淡蒼球, Cc：小脳体, PN：橋核, IO：下オリーブ, D：歯状核, I：中位核, IL：髄板内核, F：室頂核, RN：赤核, NT：被蓋核, SC：脊髄

プ)→小脳→歯状核(大細胞部分)→視床前腹側・腹外側核→皮質, の経路である。歯状核から赤核を介して脊髄に運動制御が伝達される。

第二の回路は線条体, 淡蒼球(内節, 外節), 視床腹外側核と運動皮質を含む(図31)。認知機能と関連した小脳の入出力系は**図32, 33**に図示されている。前頭葉から橋への連絡は運動野と連合野の双方から出ている。運動野からの投射は一次運動野, すなわちローランド4野および補足運動野(SMA)と6野から, 一方, 連合野からの投射は運動前野, 前頭前野(8～12野, 44～47野)から出ている。ブローカ野もこの連合野に含まれる(Leiner et al, 1991)。

橋核は, 前頭葉新皮質, 頭頂葉後部, 上側頭溝の連合野から強い投射を受ける。傍辺縁系と自律神経系の橋に対する投射は辺縁葉(とくに

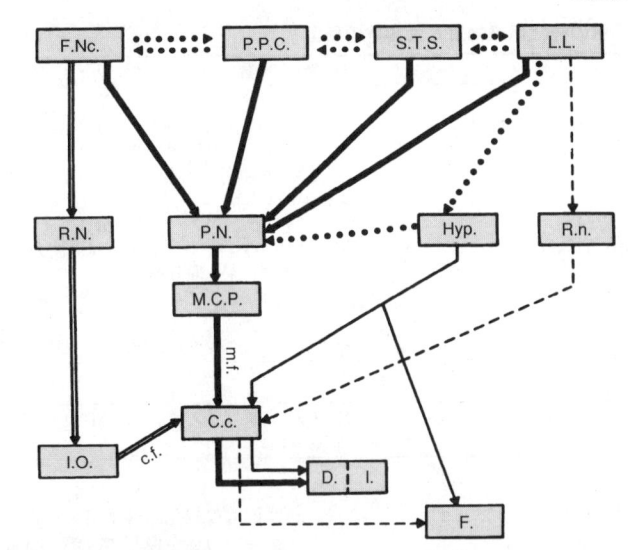

図32 小脳求心路
FNc：前頭葉新皮質，PPC：後部頭頂葉皮質，STS：上側頭溝，LL：辺縁葉，RN：赤核，PN：橋核，Hyp.：視床下部，Rn.：網様体核，MCP：中小脳脚，Cc：小脳体，IO：下オリーブ，c.f.：登上線維，m.f.：苔状線維，D：歯状核，I：中位核，F：室頂核

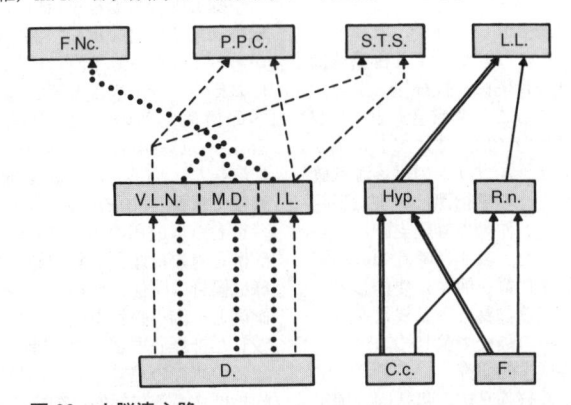

図33 小脳遠心路
FNc, PPC, STS, LL：それぞれ前頭葉新皮質，後部頭頂葉皮質，上側頭溝，辺縁葉。VLN, MD, IL：それぞれ腹外側核，内背側核，髄板内核。Hyp.：視床下部，RN：網様体核，D：歯状核，Cc：小脳体，F：室頂核

帯状回），視床下部，乳頭体に由来する（図32）。

小脳から大脳皮質連合野へ戻る投射は皮質橋路ほど知られていない。歯状核から皮質連合野への投射は，視床の背内側核，腹外側核，髄板内核を経由する（図33）。腹外側核，髄板内核（とくに中心外側核）は強い投射を後部頭頂皮質と上側頭溝に対してもつ（図33）。視床下部は小脳皮質と室頂核に相互に結合する。

運動皮質のみならず連合野も含む多様な皮質-小脳-皮質回路は，情報処理機序の解剖学的背景を提供する。小脳は大脳基底核，視床と同様に皮質からの情報を受けて処理し，この処理の結果を感覚運動皮質と皮質連合野の両方に送る。逆にこれらの領野は情報を小脳に送り返し

表8 哺乳類の小脳の神経伝達物質と受容体の亜型

構成	神経伝達物質
顆粒細胞	グルタミン酸，アスパラギン酸；小脳外求心性：セロトニン，γアミノ酪酸(GABA)，ドパミン，ノルアドレナリン，タウリン，神経ペプチド
小脳皮質の分子層(籠細胞，星状細胞，ゴルジ細胞)	
プルキンエ細胞	GABA；小脳外求心性＝ノルアドレナリン，セロトニン，ドパミン
下オリーブ(登上線維)	グルタミン酸，アスパラギン酸；おそらくセロトニン
橋，脊髄，網様核(苔状線維)	アセチルコリン，セロトニン興奮性アミノ酸(グルタミン・アスパラギン酸分離 a. s. o.)
小脳皮質	アセチルコリン，ノルアドレナリン，セロトニン，ドパミン
歯状核，中位核，室頂核	セロトニン，グルタミン酸，ドパミン(求心性)
受容体の亜型	
顆粒細胞上	N-メチル-アスパラギン酸(NMDA)
プルキンエ細胞上	非NMDA

情報を処理する(Leiner et al, 1991 a)。

化学的神経解剖

　小脳損傷によって起こる(運動と認知の)行動異常は実験と臨床研究から，古典的な解剖・生理学的な小脳回路だけではなく，神経化学的経路に関係することが明らかにされた(Botez et al, 1991 a)。

　脳全体におけるノルアドレナリン，セロトニン，ドパミン，アセチルコリンの主な供給源はそれぞれ脳幹における青斑核，縫線核，黒質，マイネルト基底核であることを想起することが必要である。小脳においては，ノルアドレナリン，セロトニン，アセチルコリンの供給源は確立しているが，ドパミンの供給源はいまだ不明である。小脳のドパミン作動性神経支配は近年ラットでのみ証明された。**表8**は哺乳類の小脳における主な神経伝達物質を簡単に要約してある。いくつかの神経伝達物質と行動異常を示す疾患との関係はこの項の最後で論じる。

人間の行動の神経心理学的研究

　運動開始における大脳基底核，帯状回，補足運動野(SMA)，小脳の役割について，1962年以来研究が行われてきたが(Botez & Barbeau, 1971を参照)，近年確認された(Leiner et al, 1991)。小脳とその入出力系が運動行為に先行する運動プログラムと運動学習に重要な役割を果たすことは一般に認められている。

　小脳の**運動学習**の役割に関する研究は，単純な反射または反応の獲得と保持，前庭眼反射の順応や，少数例ではより複雑な行動などの人間の視覚性運動順応に焦点を当てて進められた。近年，小脳機能障害患者の運動学習は2つの課題の成績で評価された(Sanes et al, 1990)。第一は正常な視覚誘導下での不規則な幾何学図形パターンの反復模写で，第二は異なる幾何学図形パターンの鏡像反転視条件下での反復模写である。小脳損傷患者は正常視覚誘導条件下での課題での巧緻運動実行に障害があり，これはおそらく運動適応の障害によると考えられる。

　小脳と脳幹の萎縮を合併した患者は，鏡像反転視課題で障害を示し，熟練運動の学習に問題があるとみなされる。この現象の解剖学的背景はおそらく登上線維と苔状線維を経由する小脳への情報処理の変化であると考えられた。Sanesら(1990)は，1)小脳は運動技能習得課題に関与している，2)小脳組織への入力が「**この過程で重要**」であると述べた。

　筆者らは最初の論文(Botez et al, 1985)で2症例を対象に**頭頂葉障害様**症候群と**前頭葉障害様**症候群の関係について報告したが，その後，両側と一側小脳損傷例73例を対照群71例と比較した神経心理学的な研究を報告した。

　この研究の基本方針は，1)以下の3つの客観的指標による包括的な神経心理学的テストを行うこと，①一般的知的能力の評価，②特異的認知機能(前頭・頭頂葉障害様症候群)の詳細な評価，③情報処理速度(SIP)の単純な視覚・聴覚性反応時間(RT)での評価，2)神経心理学的テストを小脳性運動障害の程度に応じて適用すること〔CTで小脳萎縮を認めるが臨床的に小脳症状の目立たないてんかんの患者には，オリーブ橋小脳萎縮症(olivopontocerebellar atrophy；OPCA)や，フリードライヒ運動失調症(friedreich ataxia；FA)でてんかんを伴う症例とは異なる課題を行った〕，3)一側性小脳損傷の患者と両側性小脳損傷患者を別個に評価す

ること，4）天幕上病変，より特異的にいえば，び漫性脳血管性病変，水頭症，大脳萎縮を否定するためにすべての患者にCT〔MRI(scan*)の項を参照〕を施行すること(この研究で症例を選択するにあたり厳密な包含・除外基準が確立された)，5）一側小脳梗塞，オリーブ橋小脳萎縮症，フリードライヒ運動失調症患者にて単一光子断層撮影法(SPECT)の検査，6）髄液(CSF)の，それぞれセロトニン，ノルアドレナリン，ドパミンの代謝物である5-ヒドロキシインドール酢酸(5 HIAA)，3-メトキシ-4-ヒドロキシフェニルエチレングリコール(MHPG)とホモバニリン酸(HVA)を神経心理学的所見との対比のために測定，の6つであった。

第二の研究では，33例のCTでは正常な外来のてんかん患者(1群)と，31例の小脳と脳幹萎縮がみられる患者(2群)が無作為に抽出された(Botez et al, 1989)。これらの群間では年齢，教育，大発作などの発作の回数について統計的に有意な差はなかった。神経心理学的テストでは，全知能指数，言語性知能指数，動作性知能指数，情報，計算，積木模様(block design)，物品組合わせ，符号(digit symbol)，ストループテストI・II, B-M利き手テストを測定した結果，萎縮のある群で成績が悪かった。ウェクスラー成人知能評価尺度の5つの下位項目(理解，数唱，類似，絵画配列，絵画完成)とウェクスラー成人記憶評価尺度の即時・遅延再生課題では，2群間に有意差はなかった。視覚・聴覚性反応時間と運動時間(MT)をHamsherとBentonの方法を用いLafayetteの装置で各々測定した。

次の研究では15例のオリーブ橋小脳萎縮症患者と15例のフリードライヒ運動失調症患者を，それぞれ条件をマッチさせた対照群と比較して神経心理学的に評価した(Botez-Marquard & Botez, 1993)。標準レイヴンマトリックステスト(SPMR)，Rey複雑図形，トレイルB，類似性，積木模様(時間制限ありとなし)ではオリーブ橋小脳萎縮症の症例は成績が有意に低く，Hooper's Visual Organization Testでは有意差がみられた。視覚性記憶(Rey複雑図形模写)，数字の順唱・逆唱再生範囲，絵画配列，即時記憶学習には障害がみられなかった。フリードライヒ運動失調症患者は，標準レイヴンマトリックステスト，Rey複雑図形，積木模様(時間制限あり)での障害を示した。フリードライヒ運動失調症患者では数字の順唱・逆唱再生範囲，類似，絵画配列，Hooper's Visual Organization Test，即時記憶学習検査では障害はみられなかった。視覚性・聴覚性反応時間は両者ともフリードライヒ運動失調症とオリーブ橋小脳萎縮症で延長していた。多肢選択課題の反応時間をオリーブ橋小脳萎縮症患者で測定した結果，対象と比較して有意に延長していた。

筆者らの研究で得られた神経心理学的成績の複合得点の分析によると，小脳は以下の複雑な行動機能に関与することが明らかにされた。①**具体的な課題での視空間性の組織化**。この機能は小脳-頭頂回路と関係し，組合わせ，符号，積木模様の各下位項目の成績低下により示された。②**日常活動の計画とプログラミング**は小脳-前頭回路に関係し，ストループテストがこの事項に関連する。最も障害されないのは情報処理速度であった。視覚・聴覚性反応時間は萎縮のある群で成績が悪く，運動時間は2群間で有意差がなかった。これらの所見から運動能力を反映する反応時間の成績と情報処理速度を反映する反応時間の成績とは独立していることが確認された。

軽度の前頭葉障害様症候群が小脳損傷例でみられることが最近他の研究者によって報告された。El-Awarら(1991)は論文によってオリーブ橋小脳萎縮症患者で遅延交替課題が障害されたと報告した。Grafmanら(1992)は12例の両側小脳萎縮の患者で，9回の移動で完成するハノイの塔課題を用いて認知性計画障害を報告した。

筆者らは別の研究で，22例の遺伝性小脳性運動失調症，すなわち両側小脳損傷(BCD)と8例の慢性で境界明瞭な一側性小脳梗塞(UCI)を，それぞれ対照群と対比させて神経心理学的成績を比較した。両側性の小脳損傷の患者は標準レイヴンマトリックステスト，Rey複雑図形，類似性，Hooper's Visual Organization Testで成績が悪かった。Reyの15単語，Rey複雑図形の視覚性想起，数字の順唱・逆唱再生範囲，絵画配列では有意差はなかった。視覚・聴覚性反応時間と運動時間は対照群に比べて両側小脳損傷の患者では有意に延長していた。対照群における標準レイヴンマトリックステストと視覚性・聴覚性反応時間の相関は文献上のデータと一致し，r値は−.15から−.49の間であった。両側小脳損傷の患者の標準レイヴンマトリックステストと反応時間の相関は明らかにより強く，比較的均一でr値は−.58から−.68の間であった。これらの所見は，情報処理速度は実験課題間で普遍性をもち，知的能力の指標として信頼性の高いものであるとの過去

の心理学的観察を強化していた。

　視覚性・聴覚性単純反応時間の定量化を含む神経心理学的評価で，慢性一側性小脳梗塞の患者は対照群と比較していかなる障害もみられなかった。

　小脳後下部と上小脳動脈領域を含む**急性**の一側性小脳梗塞2例で，それぞれ梗塞後5日と10日に反応時間の著明な延長と標準レイヴンマトリックステストの成績低下を認めた。3カ月後，対照群に比べて遂行能力は正常範囲内であった。

　一側前頭-頭頂葉梗塞の患者のSPECTとPETで，対側小脳の代謝の低下を認めた。この**大脳-小脳遠隔機能障害**は皮質橋小脳路の遠隔経ニューロン性代謝抑制によるものであった。われわれはSPECTで，これとは逆の現象を示した。すなわち，**小脳-大脳遠隔機能障害**である。ヘキサメチレンテトラミン-オキシム(HMPAO)の小脳での取り込みの低下は常に対側の大脳基底核と前頭-頭頂皮質のヘキサメチレンテトラミン-オキシム取り込みの低下を伴っていた。遠隔機能障害(diaschisis*)は梗塞後15年後でさえみられた(Botez et al, 1991)。

　以上のように一側小脳梗塞がみられる小脳-大脳遠隔機能障害があるのに，神経心理学的障害や反応時間成績の低下はみられなかった。

　一連の実験が慢性の一側性の小脳梗塞の患者が反応時間や他の神経心理学的障害がみられないというわれわれのデータを裏づけた。サルの一側歯状核の実験的破壊では，破壊後急性期に聴覚性反応時間が延長したが，次第に減少して術後20日で正常値に近づいた(Spidalieri et al, 1983)。

　サルの右歯状核と中位核一側の損傷によって，同側肢の重篤な運動機能障害がみられ，10〜15日で回復した(Yves Lamarre博士の私信)。回復後左小脳核を破壊すると，左腕の障害と以前の右側に加えられた損傷から回復していた右対側腕に障害がみられた。Wiesendangerら(1979)は定位脳手術により歯状核を破壊しようとしたときに偶然，右中小脳脚が破壊されたサルで，運動失調と測定異常のほかに著明な病変側の注意障害を術後1日目に認めた。この注意障害の一過性の傾向は，サルの大脳皮質連合野の一側性破壊の性質でもある。これらの実験結果と，人間の観察とは同じ結論に集約される。両側の小脳の間にはなんらかの機能的関連があり，運動と認知行動に対し代償的に働いた。

　人間の両側小脳障害(てんかん，フリードライヒ運動失調症，オリーブ橋小脳萎縮症)の患者は，対照群より反応時間，運動時間が遅かった。運動時間の有意差は運動(すなわち協調運動)障害そのものを反映し，反応時間(認知テスト)は情報処理速度を測定した。反応時間は中枢神経系の統合の最良の行動的指標の1つと考えられた(Jensen, 1993)が，本来，認知処理速度を反映する。反応時間は中枢(運動前)と末梢(筋収縮)成分の両方を含むが，筋電図によって，刺激反応潜時の主成分は中枢成分であり，それが行動の遅延と基本的に関係することが明らかにされた。小脳破壊後の反応時間延長を示すサルの実験のほかに，Ricklanら(Watsonによる引用, 1978)はてんかん患者で治療上小脳皮質に電極を埋め込んだ症例で，小脳刺激によりタキストスコープで提示した視覚性刺激に対する反応時間が延長したと報告した。

　別の研究(Botez-Marquard et al, 1989)で筆者らは，中枢神経系のさまざまなレベルの損傷(小脳病変，パーキンソニズム，境界が明瞭な慢性右大脳半球梗塞，慢性左大脳半球梗塞)の患者の単純な視覚・聴覚性警告反応時間を測定し，その知能との関係をみることによって情報処理速度を分析した。小脳病変群は両手で計測した反応時間の測定で最も有意な(p<0.001)情報処理速度が低下した。情報処理速度と標準レイヴンマトリックステストの間には有意な負の相関がみられた。パーキンソニズム群は聴覚性反応時間においてのみ有意な情報処理速度低下を示し(p<0.03)，すべての反応時間と標準レイヴンマトリックステストが負の相関を示した。しかし，左右の大脳半球梗塞はいずれも有意な情報処理速度の低下がみられず，レイヴン標準マトリックステストとの負の相関を示さなかった。

　情報処理速度における皮質下構造の役割はすでに認識されていた。筆者らの研究や最近の文献のデータから，小脳が情報処理速度と**直接**関係し，それが速い運動，認知情報処理にかかわっていることがまず判明した。第二に小脳損傷の患者はレイヴン標準マトリックステストの成績低下に反映されるように対象と比較して一般に知的能力遂行速度が遅い。第三に，すべての群の患者で軽度の前頭葉・頭頂葉障害様症候群がみられた。小脳とその経路は具体的課題に対する視空間性の組織化と日常生活の計画やプログラミングに干渉する。これら症候群における小脳の役割は主に**間接的に**さまざまな小脳-皮質の解剖学的・生理学的・神経化学的経路を通じてなされる(図31〜33を参照)。フリード

ライヒ運動失調症患者はオリーブ橋小脳萎縮症患者より軽い前頭葉障害様症候群を示し，この差はこれら2例の病理学的背景によると考えられる。オリーブ橋小脳萎縮症では病初期から小脳自体のみならず，すべての求心性・遠心性経路が障害されるがフリードライヒ運動失調症では小脳が中等度に障害された。

BaumanとKemper(Courchesne et al, 1994による引用)は，**自閉症**の患者で組織解剖学的異常として辺縁系と小脳のプルキンエ細胞の脱落を報告した。Courchesneら(1994)はMRIで小児自閉症患者の虫部と頭頂葉の異常について報告した。現時点の知識では，自閉症の行動については発達異常が小脳に限局していないと考えられるので，小脳の特異的役割を結論するのは困難といえよう。104例の後天性の限局した小脳疾患(一側あるいは両側)のなかで1例も自閉症の行動はみられなかった。

小脳性の神経行動学的異常に補充療法は可能か

小脳性運動失調にフィソスチグミン，レシチンコリン塩化物などのコリン作動性物質は効果がみられなかった(Botez et al, 1991b)。遺伝性小脳性運動失調症では，γアミノ酪酸(GABA)代謝異常がみられたが，GABA酸作動薬は運動性行動の改善に効果がなかった。

ノルアドレナリンはオリーブ橋小脳萎縮症患者の剖検脳の小脳で低下していた(El-Awarら，1991)。フリードライヒ運動失調症患者の髄液中でノルアドレナリン代謝物である3-メトキシ-4-ハイドロキシフェニルエチレングリコール(MHPG)が低値であることを筆者らは発見した(BotezとYoung未発表データ)。コルサコフ症候群では脳のノルアドレナリン，ドパミン活性異常が心理測定課題の障害に関係していた。オリーブ橋小脳萎縮症とフリードライヒ運動失調症にみられる反応時間延長といくつかの神経心理学的障害は，ノルアドレナリン欠乏によると考えられる。ノルアドレナリン作動系に障害のあるラットのパターン化した運動学習障害が最近発見された。

ドパミンは行動**開始**に関係した神経伝達物質であると考えられた。ドパミンの欠乏は実験動物の反応時間を障害した(Amalric & Koob, Botez et alによる引用 1991b)。Sawaguchi(Botez et alによる引用 1991b)は覚醒したサルの前頭前野がノルアドレナリンとドパミンに感受性を示し，視覚性の反応課題で活動の変化を認めたと報告した。しかし前者は主に興奮性の，後者は抑制性の効果をもつ。

室頂核の損傷と関連して同側前脳でドパミンが比較的低値を示し，同側の小脳半球の損傷時にはドパミンは増加していた。このことは，ドパミン核への小脳の抑制効果を除去したことによると解釈できる。とくに興味深いのは，Sniderら(Botez et alによる引用 1991b)はネコの中位核，歯状核，室頂核からでて中小脳脚の腹側2/3を通る遠心性経路について記載したことである。この線維は小脳交差のレベルで正中を交差し，赤核に広範囲な変性終末を送る。そこから背腹側被蓋，黒質，脚間核に入る。室頂核に由来し黒質に投射する線維の一部は同側性である。投射はそこから新線条体と新皮質に送られる。これはドパミン作動性経路である。

逆小脳-大脳遠隔機能障害(Botez et al, 1991a)は，神経化学的にドパミン作動性の経路をとる。すなわち，小脳(中位核-歯状核)→黒質(と赤核)→線条体→前頭頭頂新皮質である。この遠隔機能障害が古典的解剖生理学の経路である小脳-歯状核-視床-皮質経路をとらず，ドパミン作動性経路をとることは興味深い。

グルタミン酸は小脳顆粒細胞の興奮性神経伝達物質である。オリーブ橋小脳萎縮症患者と実験動物でプルキンエ細胞の死がグルタミン酸毒性に関連することをPlaitakisは報告した(Botez et al, 1991aを参照)。グルタミン酸機能異常，すなわちグルタミン酸神経毒性はラットの小脳顆粒細胞のN-メチル-D-アスパラギン酸(NMDA)受容体によって媒介された。

臨床試験の結果，オリーブ橋小脳萎縮症の患者の反応時間と運動時間の延長が塩酸アマンタジン投与によって改善した。この作用は以下のように説明された(Botez et al, 1991b)。①アマンタジンはN-メチル-D-アスパラギン酸受容体をブロックし，グルタミン酸の神経毒性が低下する(上述を参照)。②アマンタジンはドパミン作用をもち，髄液でドパミン代謝物であるホモバニリン酸(HVA)が低下しているオリーブ橋小脳萎縮症に対する補充療法として有効であった。

運動失調患者では髄液中でセロトニン代謝物である5-ヒドロキシインドール酢酸が低下している。セロトニンはグルタミン酸の興奮性作用に特異的に抑制性効果をもつ。運動失調の患者ではセロトニン前駆物質の投与で運動改善がみられるのはそのグルタミン酸興奮毒性に対する抑制作用によると考えられた(Trouillas et al, 1988)。

近年，オリーブ橋小脳萎縮症患者にみられ反応時間と運動時間の測定結果と神経放射線学的

関連についての研究が報告された。3つの神経放射線学的測定,すなわち脳幹,中小脳脚,第四脳室の比によって評価された重度の萎縮と軽-中等度の萎縮の比較では,反応時間と運動時間に有意の延長はほとんどみられなかった。一方,中脳比により評価された重度萎縮症例では8つの測定ですべて視覚・聴覚性の単純反応時間と運動時間が有意に延長していた。このことは,中脳がドパミン,ノルアドレナリン,グルタミン酸作動性の構造と経路を含むことで説明された。

グルタミン酸,ドパミン,ノルアドレナリンそしておそらくセロトニン作動性経路の機能障害が小脳疾患の運動障害,情報処理速度の障害などの神経心理学的成績に関係していることを示すいくつかの報告がある。神経心理学的な研究が髄液に関する神経化学,薬理学と関連して今後行われる必要がある。

小脳と言語

Leinerら(1991)は言語における小脳の役割について仮説を立てた。筆者らは20年前から小脳が発話開始に関与するという仮説を立てた(Botez & Barbeau, 1971)。小児のウィリアム症候群では言語は熟達し,小脳の大きさも正常であるが,ダウン症候群では言語機能に障害があり新小脳は正常より小さい(Leiner et al, 1991を参照)。小脳が発話の開始にかかわっていることは確かである。しかし成人の小脳障害例では,構音障害(dysarthria*)を除けば言語理解の障害や命名障害(例えば語想起障害)が起こるという臨床的証拠はない。

記憶と学習

筆者らの研究では小脳損傷の患者に即時記憶と学習の障害はみられなかった。最近の筆者らの研究室からの未発表の研究は,小脳損傷の患者には記憶想起の困難と成績低下,干渉が生じやすい単語リストを使ったときの障害がみられた。オリーブ橋小脳萎縮症患者の全般性記憶指数は対照群と比べ低下していた。小脳-視床下部と辺縁系のループ(図32, 33)と,ノルアドレナリン作動性の経路が記憶障害と軽度の学習障害に関与していると考えられる。

タイミング感覚と体性感覚弁別

IvryとKeele(1989)は,タイミング課題によって小脳の役割を知るために2つの実験を行った。すなわち①被検者がリズムに合わせて指のタップを行う産生課題,②相対的時間間隔の知覚の正確さを調べる知覚課題,である。彼らはパーキンソン病,小脳損傷,大脳皮質損傷の患者を年齢が対応した正常対照群と比較した。指タップ課題では,パーキンソン病の患者は年齢が対応した対照群と同じ成績を示したが,小脳損傷群と大脳皮質損傷群は,①対照群よりはるかに変化が大きく,②パーキンソン病患者と比較しても有意に障害されていた。

時間間隔の感覚を調べる課題では,小脳損傷群だけが障害を示した。対照群との比較では小脳損傷の患者とパーキンソン病患者でのみ有意差が認められた。IvryとKeeke(1989)は,持続のわずかな差を知覚する能力は小脳損傷の患者でのみ障害されていると報告した。小脳損傷の患者は例えば音の大きさの知覚など他の課題では障害されていないため,この知覚障害は時間の感覚に特異的なものであることが明らかにされた。小脳損傷の患者では中枢の時間推定機能(時計)が最も大きな変動を示し,大脳皮質損傷群と小脳損傷群は実行系(運動遅延)の障害を示した。

筆者らはこの考えを進めて,タイミング機構は運動制御系のなかの一角をなす構成成分であると考えた。しかし,「小脳のタイミング過程は運動系に限定せず,時間的予知の計算が必要な場合は他の感覚系や認知系によって利用された」(Ivry & Keele, 1989)。

正中部に優位な病変をもつ患者の運動遅延は全体的な変動性の増加の原因になるが,小脳外側部の病変は大きな時間調節機能の偏位がみられた。

小脳外側部は**時間感覚**と**指動作のプログラム**に関与していると考えられた。Inhoffら(Leiner et alによる引用, 1991)は,小脳損傷の患者に単純な反応シグナルに対して系列動作を行うことを指示した。各施行例は1,2または3回のキーを押す動作からなっている。プログラムされた反応の実行は反応開始時間とキーを押す間隔の時間のパターンによって評価された。この結果は,「プログラム化された系列的反応を実行することは,運動開始以前に指示された反応系列のスケジュールを組み立てる小脳機構を動員する」という仮説を支持していた。

精神疾患と情動障害

1世紀前には小脳無形成の患者は,精神的に正常ではないとみなされていた(Schmahmann, 1991の総説を参照)。Heathら(Schmahmann, 1991による引用)はCTで,精神分裂病(統合失調症)患者の40%に小脳虫部の異常がみられた。しかし,その関連は明白ではない。

Heathら(Watson, 1978による引用)は情動障害の女性の情動状態と室頂核の電気反応の相

関を認めた。室頂核の活動性は患者が恐怖と怒りをおぼえると増加した。

Elliott(Leiner et al, 1991による引用)は正中小脳(古小脳)除去後,行動に発作的怒りなどの自己制御の欠如がみられると報告した。これらの知見はアカゲザルの正中(虫部)の破壊が攻撃的行動を修飾することと対応するものと考えられた。小脳-辺縁系経路(図32, 33を参照)がこの行動の神経解剖的基礎と考えられる。

動物実験の研究

小脳損傷の実験的分析は道具的学習よりもむしろ主にパブロフ型の学習に限られていた。

古典的条件づけと小脳 古典的条件づけによる瞬膜(第三の軟骨性眼瞼)反応はオリーブ-小脳系の破壊で障害されるが,視床より上の損傷では障害されなかった(McCormick & Thompson, 1984)。基本的なパラダイムは以下のとおりである。無条件刺激(例えば角膜に空気を吹きつけたり,眼窩周辺の電気刺激)を条件刺激(例えば光や音)と対にし,条件刺激だけで条件反応,つまりウサギの外眼瞼の瞬目や瞬膜が閉じるようになるまで繰り返し提示する。この古典的条件づけ課題はMarr-Albusの運動学習テストの作業モデルとして役立つ。無条件刺激情報はオリーブから,同時に条件刺激情報は橋から小脳に達する。この理論を確かめるためにYeoら(Lalonde & Botez, 1990による引用)は,ウサギ吻側背側副オリーブ核と主オリーブ核を破壊して瞬膜の条件づけが起こらなくする方法を発見した。さらにこの理論を確認するため,瞬膜反応が角膜に空気を吹きつけることを無条件刺激とし,背外側,外側,内側橋核の電気刺激を条件刺激としても条件づけが成立することを報告した(Steinmetz et al, Lalonde & Botez, 1990による引用)。小脳が古典的条件づけ課題の連合学習に関与するのであれば,他の課題の連合学習にも関与するのだろうか。小脳損傷後の行動障害はこれまで認識されていたより一般的なのだろうか。空間性課題は非空間性課題より小脳損傷には感度が高いものなのだろうか。これらの疑問はいまだに解決されていない。

空間性学習と小脳 小脳を損傷した動物が陸迷路で運動障害を示すことから,この問題を水迷路を使うことで詰めようという試みがある。小脳を損傷した動物は上手に泳ぐことができる。したがって,水迷路を使うことによって学習障害を運動障害と容易に切り離すことができる。PellegrinoとAltman(Lalonde & Botezによる引用, 1990)は小脳をX線照射した時間が異なる生後15日以内のラットの群を使って実験を行った。生後4~15日にX線照射を受けたラットは水迷路による空間性の交替反応課題が障害されたが,左右位置弁別の獲得と逆転は障害されなかった。さらに,4~15日と12~15日にX線照射を受けたラットは同じ迷路での二重交替反応課題で障害がみられたが,水泳時間の差は両群でみられなかった。これらの結果は,小脳は迷路学習に関与しないという結論とは一致しない。

弁別学習,情動と小脳 同時弁別学習時のショック回避に対する小脳破壊の影響に関する実験がいくつか報告された。小脳を破壊したラットの情動性条件づけの障害の解離は視床下部など情動に重要な中枢と小脳の連絡によって説明され,小脳破壊の有害作用は過剰覚醒によると考えられた。Watson(1978)は小脳がいかに覚醒機構に作用するかに関する総説を書いている。

小脳変異体マウスの行動学的評価

小脳変異体マウスの実験の目的の1つは運動の活動と協調性を測定することで,もう1つは視空間性学習である。一般的観察からこれまで試した5つの小脳変異体〔nervous, lurcher, weaver, staggerer, purkinje細胞変性(pcd)〕はどれも協調運動に障害があり,運動失調性歩行を呈し,立ち上がる際にしばしば転倒した。しかし各変異体はいくつかの点で異なる。nervous, lurcher, pcd変異体は運動失調があるが,T迷路で測定される活動レベルは正常である。対照的にweaver, staggerer変異体は正常同腹子より活動レベルが低かった(Lalonde & Botez, 1990)。nervous, lurcher, pcd変異体は実験された時点(1カ月)でプルキンエ細胞の大量脱落があり,これらの結果はプルキンエ細胞変性が運動活動を低下させるのに十分ではないことを示した。staggerer変異体ではプルキンエ細胞の脱落のほかに小脳顆粒細胞,下オリーブ神経細胞の変性と深部核の重量の低下があると報告された。これら細胞の脱落が加わったことがstaggerer変異体で活動性が低下する原因であると考えられる。一方,オリーブ-小脳系の変性は運動活動に重要な小脳外の部位(例えばドパミン含有ニューロン)の生化学的変化を起こす。weaver変異体では黒質細胞の脱落により線条体ドパミンの欠乏を生じることは明らかにされた(**表9, 10**)。

迷路での水平方向活動性に加えて迷路内で後足で立ち上がる活動と鉄の檻の中の1つの穴を突っつく行動も評価された。weaverとstaggerer 変異体は立ち上がることと穴を突っつく行動が正常マウスより少なかった。nervous と lurcher 変異体はいずれの試験でも低下せず，pcd 変異体は立ち上がることは減ったが穴を突っつく行動は正常だった（表10）。全体を通してみると，さまざまな運動活動テストの結果から weaver 変異体と staggerer 変異体が最も活動が少なく，nervous 変異体と lurcher 変異体が最も活動的で，ある種のテストでは活動亢進すらみられた（表10）。

小脳変異体の視空間的分析は長方形の水槽で Morris の水迷路を採用して可視，不可視の条件で調べた（Lalonde & Botez, 1990）。3種の変異体（lurcher, weaver, staggerer）はいずれも障害されたが障害の種類は異なっていた。staggerer 変異体は見えない板への到達が遅いが，見える板への到達は遅くなく，weaver 変異体は両方で障害されていた（表10）。

運動活動の点からは，staggerer 変異体が lurcher 変異体より成績が悪かったことは銘記されなければならない。移動の場合はその逆であった。協調運動や移動技術では小脳が動員されるがこれらの機能はこれらの変異体では関連していなかった。

一般に変異体マウス研究は小脳損傷の患者で神経心理学的に明らかにされた視空間性障害と一致した。しかし運動障害の重症度は認知機能障害の重症度と相関しないと考えられた。

PET と SPECT による研究

近年のポジトロン断層撮影（PET）による脳血流測定を利用した賦活技術の進歩によって，これまでは不可能だった臨床神経心理学に関する事象を正確にとらえることが可能になった。PET は，神経活動に合致した局所脳血流（rCBF）と局所糖・酸素代謝比を測定することによって，人間の脳のニューロンの活動を描出することができるようになった。

1977年に Ingvar らは代謝と血流を測定する PET を用いて人間の脳の活性化が感覚の入力と運動の出力なしに単純な観念的な事項で起こることを明らかにし，観念性記録（ideagraphy）と命名した。

Decety と Ingvar（1990）は運動の心的シミュレーション（mental simulation of movement；MSM）を「運動学習とその改善を意図した心像による運動活動のリハーサルで，いかなる感覚の顕在性入力も同時に受けず，どの筋肉の運動も伴わない」と定義した。これらの研究者は運動の心的シミュレーションをいくつかの成分（例えば動機，注意，視覚と運動感覚の心像など）をもつ運動活動の認知モデルとして研究した。さまざまな運動の心的シミュレーションの課題が用いられた。被験者はテニスの運動や描画運動を想像し，自分の住んでいる町の道を歩いているところを視覚的に思い浮かべ，心のなかで数字を数えるよう指示された。

^{133}Xe 局所脳血流の測定により，Decety と Philippon（Decety & Ingvar, 1990 を参照）は健常者の右手あるいは左手による描画運動を研究し，前頭前野，補足運動野，小脳が有意に活性化されることを明らかにした。第一に，健常者がテニスの練習を想像してシミュレーションしたときには SPECT で両側小脳（$p<0.001$）と大脳基底核（$p<0.01$）に有意な局所脳血流の増加がみられた。心のなかで数字を数えたときにも同様の活性化がみられた。

Petersen ら（Schmahmann, 1991 による引

表9 小脳変異体マウスの神経病理学的な特徴

変異体	主な喪失細胞
nervous	プルキンエ細胞
lurcher	プルキンエ細胞，小脳顆粒細胞，下オリーブ細胞
weaver	小脳顆粒細胞，黒質細胞
staggerer	プルキンエ細胞，小脳顆粒細胞，下オリーブ細胞
pcd	プルキンエ細胞，下オリーブ細胞

表10 小脳変異体マウスの運動活動と探索

変異体	行動検査			空間学習	
	運動活動（T迷路）	穴を突っつく行動（鉄の檻）	後足で立つ	不可視条件	可視条件
nervous	0	0	+	?	?
lurcher	0	+	0	X	X
weaver	X	X	X	X	X
staggerer	X	X	X	X	0
pcd（プルキンエ細胞変性）	0	0	X	?	?

X：減少　　0：差なし　　+：増加　　?：未検査

用)は単語の情報処理についてPETによる研究を行った。用いられた課題のうち最も単純なのはテレビ画面を凝視するだけのものであった。下外側後頭葉有線野，有線外野，左被殻が活性化された。第二の課題は視覚的ないしは聴覚的に提示された単語を受動的に受容するもので，さまざまな古典的皮質野が活性化された。第三の課題は提示された単語を声を出して読むもので，この課題では皮質の活性化のほかに小脳上前方が活性化された。第四の課題は提示された名詞に対し，意味的に適切な動詞を声を出して反応するもので，皮質のみが活性化された。ほかに2つの連合-モニター課題が用いられた。①意味モニター課題では意味的カテゴリーに属するもの(例えば危険な動物)を述べ，②音韻モニター課題では視覚的に提示された単語同士が韻を踏んでいるかを判断する，ことが求められた。これら2つの連合課題では，特定の皮質野の活性化に加えて上・後・下外側小脳が活性化された。このように，言葉の連合は外側と後方の小脳小葉を活性化すると考えられた。

Roland(1993)は小脳の局所脳血流と局所脳代謝(rCMR)の変化を起こす課題PETのデータを要約した。前葉の外側部分は振動，手指の屈伸，連続運動，連続運動の学習，触覚性学習，触覚性認知，体性感覚の弁別，反復して提示される単語を読む準備，自発発語などによって活性化された。小脳外側と後方の活性化は触覚性学習，体性感覚の弁別，道順の発見，単語連合時にみられた。歯状核の活性化は主に体性感覚弁別時にみられた。強調されるべきは小脳の活性化は**常**に古典的(と非古典的すらも)一次皮質と連合皮質の活性化を伴っていたことである。

認知課題中の小脳活性化の実際的な意味は何であろうか。本項の初めに述べたように慢性一側性小脳梗塞患者にみられる逆大脳-小脳遠隔機能障害では神経心理学的障害は起こさない。筆者らは，この魅惑的な研究は注意深く実際の臨床的観点から解釈されるべきであると考える。

筆者らの研究は両側小脳の損傷が，解剖・生理学的，神経化学的な小脳-大脳皮質ループを経て軽い前頭葉・頭頂葉症候を起こすことを示した。小脳は情報処理速度の制御に直接かかわっている。小脳はIto(伊藤正男)が強調したように学習機構として活動し，運動学習に効率的に関与する。小脳の言語活動の開始における役割はよく知られているが，Leinerら(1991)が仮定したように言語理解の役割については小脳患者で(もしそれが存在するとしても)証明されていない。小脳患者では全般的な知的能力の緩慢化が記載されていた。両側小脳損傷に伴う記憶想起の障害がみられた。一側性小脳梗塞では大きな神経心理学的障害はみられず，代償されている。IvryとKeele(1989)は小脳のタイミング感覚の役割について「**時計**」のようなものと考えた。

筆者らの施設と他の実験室からの一連の動物実験研究から，古典的条件づけ，空間性学習，情動，協調運動の分野での行動処理における小脳の役割が確認された。

すぐれたSPECTとPETの実験によって，小脳がさまざまな認知課題で活性化されることが明らかにされた。しかし，小脳の活性化は常に古典的皮質領域の活性化を伴っている。臨床研究とPET研究は，後側，外側の系統発生学的に新しく発達した小脳領域がとくに認知に関与していることを示した。筆者は将来の小脳の認知機能の研究が解剖・生理学，臨床神経心理学，PETやSPECTに限られず，人間と動物の神経生化学と薬理学の手法を採用するべきであると考える。

注：本研究はCanadian Association of Friedreich's ataxia, Du Pont Merck Pharmaceutical Company, Wilmington, Delawareの協力を得た。編集者のOvid da Silva氏の力添えと，女史の秘書Michele Mathieuの助力に感謝する。

【文献】

Botez, M. I., & Barbeau, A. (1971). Role of subcortical structures, and particularly of the thalamus, in the mechanisms of speech and language. *International Journal of Neurology, 8*, 300–20.

Botez, M. I., Botez, T., Elie, R., & Attig, E. (1989). Role of the cerebellum in complex human behavior. *Italian Journal of Neurological Sciences, 10*, 291–300.

Botez, M. I., Gravel, J., Attig, E., & Vézina, J. L. (1985). Reversible chronic cerebellar ataxia after phenytoin intoxication: possible role of the cerebellum in cognitive thought. *Neurology (NY), 35*, 1152–7.

Botez, M. I., Léveillé, J., Lambert, R., & Botez, T. (1991a). Single photon emission computed tomography (SPECT) in cerebellar disease: cerebello-cerebral diaschisis. *European Neurology, 31*, 405–12.

Botez, M. I., Young, S. N., Botez, T., & Pedraza, O. L. (1991b). Treatment of heredodegenerative ataxias with amantadine hydrochloride. *Canadian Journal of Neurological Sciences, 18*, 307–11.

Botez-Marquard, T., & Botez, M. I. (1993). Cognitive behavior in heredo-degenerative ataxias. *European Neurology, 33*, 351–7.

Botez-Marquard, T., Botez, M. I., Cardu, B., & Léveillé, J. (1989). Speed of information processing and its relationship to intelligence at various levels of the central nervous system. *Neurology, 39*, 318.

Courchesne, E., Saitoh, O., Young-Courchesne, R., & Press, G. A. (1994). Abnormality of cerebellar vermian lobules VI and VII in patients with infantile autism. *American Journal of Radiology, 162*, 123–30.

Decety, J., & Ingvar, D. H. (1990). Brain structures participating in mental simulation of motor behavior: a neuropsychological interpretation. *Acta Psychologica, 73*, 13–34.

El-Awar, M., Kish, S., Oscar-Berman, M., Robitaille, Y., Schut, L. S., & Freedman, M. (1991). Selective delayed alternation deficits in dominantly inherited olivopontocerebellar atrophy. *Brain and Cognition, 16*, 121–9.

Grafman, J., Litvan, I., Massaquoi, S., Stewart, M., Sirigu, A., & Hallett, M. (1992). Cognitive planning deficit in patients with cerebellar atrophy. *Neurology, 42*, 1493–6.

Ivry, R. B., & Keele, S. W. (1989). Timing functions of the cerebellum. *Journal of Cognitive Neurosciences, 1*, 136–52.

Jensen, A. R. (1993). Spearman's g: link between psychometrics and biology. *Annals of the New York Academy of Sciences, 702*, 103–29.

Lalonde, R., & Botez, M. I. (1985). Exploration and habituation in nervous mutant mice. *Behavioural Brain Research, 17*, 83–6.

Lalonde, R., & Botez, M. I. (1990). The cerebellum and learning processes in animals. *Brain Research Reviews, 15*, 325–32.

Leiner, H. C., Leiner, A. L., & Dow, R. S. (1991). The human cerebro-cerebellar system: its computing, cognitive and language skills. *Behavioral Brain Research, 44*, 113–28.

McCormick, D. A., & Thompson, R. F. (1984). Cerebellum: essential involvement in the classically conditioned eyelid response. *Science, 223*, 296–9.

Roland, P. E. (1993). Partition of human cerebellum in sensory-motor activities, learning and cognition. *Canadian Journal of Neurological Sciences, 20 (supplement 3)*, S75.

Sanes, J. N., Dimitrov, B., & Hallet, M. (1990). Motor learning in patients with cerebellar dysfunction. *Brain, 113*, 103–20.

Schmahmann, J. (1991). An emerging concept: the cerebellar contribution to higher function. *Archives of Neurology, 48*, 1178–87.

Spidalieri, G., Busby, L., & Lamarre, Y. (1983). Fast ballistic arm movements triggered by visual, auditory and somesthetic stimuli in the monkey. II. Effects of unilateral dentate lesion on discharge of precentral cortical neurons and reaction time. *Journal of Neurophysiology, 50*, 1359–79.

Trouillas, P., Brudon, F., & Adeleine, P. (1988). Improvement of cerebellar ataxia with levorotatory form of 5-hydroxytryptan. *Archives of Neurology, 45*, 1217–22.

Watson, P. J. (1978). Nonmotor functions of the cerebellum. *Psychological Bulletin, 85*, 944–67.

Wiesendanger, M., Ruegg, D. G., & Wiesendanger, R. (1979). The corticopontine system in primates: anatomical and functional considerations. In J. Massion and K. Sasaki (Eds), *Cerebro-cerebellar interactions* (pp. 45–64). Amsterdam: Elsevier/North Holland Biomedical Press.

M. I. Botez, Robert Lalonde,
Thérèse Botez

cerebral dominance　大脳半球優位性　側性化(lateralization*)の項を参照

cerebral palsy　脳性麻痺

Brett(1991)によれば、「脳の発達期の非進行性病変による、持続性ではあるが病態が変動する運動と姿勢の障害」である。この障害は神経系の1つないしそれ以上の部分で起こり、症状は多様である。この定義では病因上の主要な特徴に焦点が当てられている。脳の発育期の非進行性障害と、平均的な発症年齢が出生後2ないし3年までに限定されていることである。

脳性麻痺の発生率は、調査対象数によって出生1,000対1〜3までと幅がある。有病率は現在、出生1,000対2と推定される。

分類と主な臨床的特徴

本項では、片麻痺、両側性片麻痺、両麻痺、運動失調、ジスキネジーと「**その他**」のカテゴリーからなる Ingram の分類(1984)を用いる。

片麻痺：片麻痺型脳性麻痺の症例の大半は先天性である。

出生前の要因は、症例の約2/3で素因的条件として重要である。症例の約半数では、有害な出生前の要因と周産期の危険要因の相互作用がみられる(Hagberg et al, 1984)。多くの症例

(40%)で病因は不明であるが，画像技術の進歩により原因不明型は減少している．実際，CTでは，周産期発作で同側半球に限定して二次的に起こる梗塞部位が検出されることが多い．

先天性片麻痺では運動障害がみられるが，通常，知能と行動は正常である．後天性片麻痺は，多くの片麻痺患者調査で発生率の第3～10位を占め，血管性，外傷性，感染性，てんかん性など多くの原因で起こる．

片麻痺は主として身体右側，とくに上肢を障害し，出生1カ月は筋緊張低下をみるが，やがて痙縮が起こる．主症状の運動障害に加え，感覚障害，視野障害〔視野欠損(hemianopia*)〕，言語障害，精神障害などの症状を伴う．しかし，二重片麻痺や両麻痺に比べ知的障害はまれである．

両側性片麻痺(四肢麻痺)：全四肢が障害されるが，痙縮は下肢より上肢で著しい．

最も一般的な原因は，周産期胎児仮死，胎児奇形，感染や血管障害と，これらより少ないが出生後の脳損傷である．精神遅滞とてんかんも多く，眼筋麻痺，眼球損傷，小頭症も起こる．

痙性両麻痺：全四肢に痙縮がみられるが，上肢より下肢で著しい．

この病態はほとんどすべて先天性であるが(主として早産児でみられる)，正期産の両麻痺患児では出生前と周産期のリスクファクターが関与する(Hagberg et al, 1984)．

知能は四肢麻痺型脳性麻痺に比べ重度に障害されることはなく，正常範囲かそれよりやや低いが，新生児ICUの導入で痙性両麻痺をもつ低出生体重児の生存率が上昇したため，現在では重度の身体的，精神的なハンディキャップをもつ小児の数が増加している．

てんかん，視野欠損，眼球損傷や難聴などを伴う．

ジスキネジー型(アテトーゼ型)脳性麻痺：運動症状，定型的な錐体外路性運動，ジスキネジーまたはアテトーゼ様運動が出生何カ月も後に出現する．周産期のリスクファクター(主に出生時仮死)にはしばしば胎児性障害が先行するが，この危険要因がジスキネジー型脳性麻痺の最も一般的な原因で，新生児高ビリルビン血症の危険は減少した．

このタイプの脳性麻痺では言語障害の多発をみるが，大半の症例で知能は正常範囲である．

運動失調型脳性麻痺：運動障害は小脳病変によって起こるが，純粋型では著明な筋緊張低下を伴い，これが運動能力低下とともに出生後最初の数カ月のよくみられる臨床症状である．

少数の症例では周産期異常(遅延分娩，難産，急産，胎児仮死など)，出生後異常が運動失調型脳性麻痺の原因となるが，ほとんどの症例ではこの病態は先天性であり，リスクファクターは特定されていない(Hagberg et al, 1984)．知能障害，言語障害，眼症状やてんかんも起こる．

精神発達

脳性麻痺患児にみられる中枢神経系の病変の多様性と拡がりは，運動・感覚・コミュニケーションの障害に心理学的障害，とくに認知障害が複合する場合がきわめて多いことを示している．しかし，脳損傷と精神障害を直接結びつけるのは決して容易なことではない．脳病変は必ずしも常に全体的または部分的に高次精神機能を障害しない．広範性の脳損傷がみられる場合でさえ，心理学的発達は正常なことがある．脳損傷のみられる小児とみられない小児がきわめてよく似た心理学的障害を起こすが，類似の脳損傷のみられる小児が重症度もタイプも異なる障害を起こすこともある．

この問題に関しては，MRIで脳室拡大や白質の減少がみられる，この情報が反映するのは運動能力低下の重症度であり，精神障害の重症度ではない(Yokochi et al, 1991)．さらにCTで特定できる脳損傷の大きさは，5歳以後に発病した小児のIQとだけ相関し，それ以前に発病した小児のIQとは相関しないことが明らかにされた．機能的障害と構造的障害の相関に関しては，最近さらに特異的な情報が，脳性麻痺の種々の臨床型におけるグルコースの局所的摂取の研究によって可能になった．FDG-PETによる研究では，代謝変化の分布がほとんど常に解剖学的罹患部位を超えて拡がることが明らかにされた．例えば，痙性両麻痺患者では明らかな構造的異常がみられなくても，皮質に局所的部位の代謝低下がみられるが，舞踏アテトーゼ患者では皮質の代謝は比較的正常でも，視床とレンズ核で著明な代謝低下がみられた(Kerrigan et al, 1991)．

この疾患は早期発症のため，晩期発症の疾患では可能な症候分類(前頭葉，側頭葉，脳梁など)がほとんど不可能である．脳性麻痺の認知障害は局所性にみられることはまれで，全般的減衰を来すことが多い．

精神障害は，脳の構造的欠損または病変の影響と，関連する感覚・運動障害による影響の相互作用によって起こる．発達早期段階の認知処理過程は感覚経路，主として視覚，聴覚と，物品の手にする操作によって行われる．

多発性の感覚・運動障害や言語障害がみられ，脳性麻痺患児の場合には通常の心理測定テストによるIQスコアの測定をきわめて困難にしている。しかし，少なくとも90%の症例で能力の総合的測定が可能であると考えられる。ウェクスラー小児知能検査（WISC）は，同じ尺度で構成されている言語性課題と動作性課題の両方を含むので，言語性の下位テストの成績は平均（10点以上）より高く，動作性下位テストの成績は平均より低いことから，脳機能不全プロファイルを得ることができる。動作性テストの成績より言語性テストの成績が高いことによって脳損傷を検出する方法は，次第に児童の年齢層を引き下げて適用され，言語性スコアと動作性スコアの差を未就学児で検出できるようになった。

脳性麻痺患児の個別知能テスト用に特異的に設計されたもう1つの尺度にコロンビア精神成熟度検査があり，これは類似した絵と異なった絵が描かれた100枚のカードで構成されている。

3,705例の脳性麻痺の症例を集約して13のチームが行った初期の調査では，次のような知能の分布がみられた。IQ 71以下＝45%，IQ 70〜89＝23%，IQ 90〜119＝26%，IQ 120以上＝6%（Denhoff & Pick-Robinault, 1960）。その後，大半が10歳以下の1,000例の脳性麻痺患児を対象に米国で行われた調査（1979）では，脳性麻痺に伴う精神遅滞の頻度と重症度はともに，それ以前の報告より高いことが示唆されている。サンプル全体の平均IQは52で，サンプルの85%でIQは85以下であった。片麻痺と単麻痺の患児はこの低い平均IQにほぼ達しており，痙性四肢麻痺患児の平均IQは46，筋緊張低下型の脳性麻痺患児の平均IQは最も低く16であった。間接的データをもとに英国で行われたもう1つの疫学的調査（1985）では，527例の脳性麻痺の対象の77%でなんらかの精神障害がみられた。

感覚障害と知覚・運動障害

神経感覚障害は，患者に病識が乏しく，協力的でもないため，診断が難しい。この障害はあらゆるタイプの脳性麻痺で起こるが，最も多発するのは片麻痺型で，加齢とともに顕著になる。

感覚障害は全身性にも起こるが，最も障害されやすい能力は立体認知，二点識別，皮膚書字覚（graphesthesia*），手指失認（agnosia*）であり，とくに痙性両麻痺でみられることが多い。これらに比べ頻度は低いが，触覚と痛みへの反応や手指の位置覚や左右識別も障害される。身体認知も時に障害されるが，これは片麻痺のみでみられる。

脳性麻痺の**眼障害**では，外眼筋，視力，物体知覚，眼優位性が障害される。一般に脳性麻痺患児の50%強で眼球運動障害が，また25%ないしそれ以上で準正常視力がみられる。さらに一般的な障害の1つは斜視であるが，ほかにも視神経萎縮，先天性白内障，虹彩欠損や注視不全麻痺がみられる。これらの障害はすべてのタイプの脳性麻痺で一般的にみられるが，痙性型で最も多発する。

半盲（hemianopia*）は痙性片麻痺患児の約25%でみられる。眼球協同運動障害と非定型的眼-手パターンを伴うこの早期発達異常は，学習能力と手の微細動作の習得を阻害する。

知覚機能不全と知覚-運動機能不全は，脳性麻痺患児では大きな神経運動障害の間に潜行しているために見過ごされることが多い。

最も多発する障害は，形態についての視覚的知覚障害である。患児はデッサンや絵の完全な形を認知することが困難で，この病態は図と地の認知困難と関連づけて記載された。図と絵の誤った模写から他の障害が明らかになることもある。

マリアンヌ・フロスティグ視覚的知覚発達テストは，特異的な知覚・視覚運動障害の分析に便利なツールと考えられている。さまざまなタイプの脳性麻痺についてAbercrombieら（1964）が行った研究によれば，アテトーゼ型患者群ではこのテストで特異的な知覚障害や視覚運動障害は一切検出されず，両麻痺患者群では検査結果はきわめて多様であったが，全員に下位テストの少なくとも1つで知覚障害の徴候がみられた。両麻痺患児のMRIでみられる側脳室三角部周囲，とくに頭頂葉皮質下白質の病変がこの障害に関係すると考えられる（Yokochi et al, 1991）。同じ検査の結果は片麻痺患者群でも多様であったが，全体的に両麻痺患者の一部で検出されたほど低い結果はみられなかった。

聴覚と発話の障害

脳性麻痺患児の難聴の発症率は10〜40%と推定されている。痙性両麻痺では運動失調型に比べ発症率は低く，アテトーゼ型に比べるとさらに低い。

脳性麻痺患児では，さまざまなタイプの難聴のうち，**感音性**（神経）**難聴**や**伝音性難聴**（内耳までの音の伝達が妨げられる）より**中枢性難聴**（脳幹から皮質までの神経系が障害される）が多

くみられる。中枢性難聴の原因には外傷，脳損傷を起こす無酸素・虚血症やかつて非常に多発した核黄疸があり，核黄疸は単純核性難聴，さらに複雑な病態の前庭機能不全を起こす。

発語障害は一部聴覚障害と関連するが，これには別の原因も関与している。言語発達の遅延と貧困化は，精神障害の程度に左右されることが多い。構音障害(dysarthria*)，失行(dyspraxia*)，失語(aphasia*)はよくみられる。構音障害は発語機序の筋性調節の障害による発語障害であり，発語にかかわるいずれかの基礎運動過程が障害されることで起こる。失行は発語にかかわる複雑な一連の筋収縮を障害する運動言語プログラミングの中枢性障害である。失語は正常な言語・学習過程を妨げ，表出と理解の両方を障害する神経学的障害の結果起こるもので，脳性麻痺患児で多発するもう1つの機能不全である。

片麻痺型脳性麻痺の神経心理学的プロファイル

片麻痺型脳性麻痺では神経心理学的プロファイルがかなり広範に研究されているが，これは，これらの患者では知的機能が比較的保たれ，さまざまな高次機能の十分な評価ができるからであり，また一側性限局性脳病変の症例では病変が生じた側とその病変の生じた時期の両方の影響を研究することができるからである。これは脳の可塑性(plasticity*)と側性化(lateralization*)の解明に役立つと考えられる。

知覚と運動の機能不全

主な感覚機能で障害されるのは，立体認知，二点識別，皮膚書字覚，触覚定位感覚である。要素的な感覚は保たれる。

レイヴンプログレッシブマトリックステストでは，視知覚能力〔視知覚障害(visuoperceptual disorders*)の項も参照〕と病変の左右の位置の間に有意な相関はない。しかし，右側病変の患児は in and on 関係(つまり1つの物体が別の物体を包含すること)を正確に知覚するが，一般に next-to 関係(つまり1つの物体を別の物体の隣り合わせに置くこと)を作り出すことが，正常児または左側病変の患児と同じ頻度ではできないという点で，空間・階層関係の発達過程にある程度の差はみられる。先天性の右側半球病変の患児で，図形の空間認知障害もみられ，異なる要素を1つのまとまった空間的配置に統合できないことが明らかにされた。

いくつかの研究で，患側と「健側」の両方の手で視覚運動動作に障害がみられることが明らかにされた。そのため，右側または左側に一側性病変のみられる患児は，両側性の視覚運動障害を起こすと考えられる。

右側または左側に片麻痺のある患児では，失行も起こるが，この機能不全は運動計画障害の結果というよりは遠位の脱力に起因する動作遂行困難によるものと考えられる。

知能と学力

片麻痺患児のIQについては非常に詳細な報告があり，正常児に比べ平均で20点低い。しかし，対象群に両側の脳損傷の患者や発作性疾患患者が含まれているため，データの信頼性がかなり疑わしいものもある。

この分野で最も注目を集めている2つの問題は，病変の左右の位置による影響と，病変発現の時期による影響である。とくに発現の時期は高次機能の発達にとくに重要である。というのも，脳には可塑性があってごく初期損傷の場合は広範な解剖学的・機能的な再構成が可能であるが，その可塑性にもやはり限度があるからである。ごく早期病変の患児でも，6～8歳以後に正常児と同じ様式で認知機能を発達させることはできないと考えられる。

病変の位置する側が認知機能に及ぼす影響については，ごく早期に(時に先天性に)脳に損傷を起こした患児に関するいくつかの研究で，患児と正常児を分かつものとして脳部位に特異的認知障害と言語障害の存在が論じられている。これらのデータは，脳には特定の機能処理のためにプログラムされた部位が存在し，それらの部位が障害されると機能分化に不可逆的な喪失が起こる。このようにいかに早期の障害でも，左半球が障害された場合は言語検査のスコアが低くなり，右半球が障害された場合は視覚空間テストのスコアが低下すると考えられる。

この問題に関しては発表されたデータ間に多少不一致がみられる。1歳未満で生じた病変では，左右半球のいずれでも，言語性IQ(VIQ)と動作性IQ(PIQ)の平均スコアがともに正常より低く，1歳以降に起こる病変では損傷側に関連する影響がみられることがいくつかの研究で明らかにされた。つまり，左側病変はVIQとPIQのいずれにも影響し，右側病変はPIQのみに影響する。

別の研究によれば，1年という分水界では，病変発現の時期によるスコアの差はみられなかった。右半球の早期と後期の病変で動作性のスコアのみが低下し，左半球の病変では言語性と動作性のスコアが低下する。周産期に右半球または左半球に起きた病変に続発する片麻痺がみられ，IQと記憶指数(MQ)が低い小児に関

する Vargha-Khademら(1992)の最近のデータでは、左右の違いによる差はみられなかった。これらの小児では、障害の出現頻度と程度は発作の存在、脳波検査の異常の重症度またはその両方とのみ強い相関がみられた。これらの著者は、左右の違いによる差がみられなかったことは、大脳半球等能性の仮説と認知的な過密化の理論を裏づけるものと解釈した。

読みと綴りの障害は、右半球より左半球の早期損傷によって起こることが多い。語彙理解や語彙産生などある種の言語的測定は、左右いずれの側の早期病変でも等しく影響されるが、統語産生など別の言語的測定では著明な非対称性の影響がみられた(早期左半球病変)。早期左半球病変を有する患児は、対照群や早期右半球病変を来した患児に比べ、統語上簡単な産生しかできず、より多くの統語間違いが生じた(Aram & Whitaker, 1988)。

数学的能力についてはデータが少なく、またデータ間に矛盾がみられる。左半球病変の患児にみられる言語障害に関連する主要な神経心理学的な障害の1つとして失計算を指摘する研究者もいるが、損傷半球側に関連する失計算は検出されなかったとする研究者もいる。

無視

成人ではさまざまな脳病変、とくに右半球の病変に伴い無視(neglect*)症候群がみられ、その多様な臨床症状、すなわち片側不注意、片側無動症(hemiakinesia*)、アロエステジー(知覚転位、allesthesia*)、片側空間無視、消去(extinction*)が広く研究された。小児の一側半球病変に続発する無視に関してきわめてわずかな神経心理学的データしか発表されていないが、その少数のデータで関心がもたれたのは後天性の障害であり、そこでみられる無視は、同じ限局性病変をもつ成人でみられる無視と似て、通常一過性であるからである。

先天性片麻痺患児の両耳分離聴覚検査(dichotic listening*)に関するデータでは、患側半球の対側の耳はスコアが低いが、障害のパターンは成人パターンとは逆であった。先天性の左半球損傷群は対照群の右半球損傷群に比べ、高低音識別のスコアが低く、先天性右半球損傷群は音節識別のスコアが有意に低かった。これらの予期せぬ知見は認知的な過密化の仮説で説明された。

触覚性の消去は、先天性と後天性の右側と左側の片麻痺の両方でみられる。通常これは病変側の対側でみられるが、右側片麻痺の男性患者でまれに同側の消去がみられる。この障害は、感覚性の仮説か注意性の仮説のいずれかで説明ができる(Lenti et al, 1991)。

片麻痺患者にみられる片側不注意と消去は、臨床場面でしばしばみられるある種の行動症状、すなわち運動障害の重症度にかかわりなくみられる麻痺側機能への注意身体像の障害の解明に役立った。

【文献】

Abercrombie, M. L. J., Gardiner, P. A., Hansen, E., Jonckheere, J., Lindon, R. L., Solomon, G., & Tyson, M. C. (1964). Visual, perceptual and visuomotor impairment in physically handicapped children. *Perceptual and Motor Skills, 18,* 561–625.

Aram, D. M., & Whitaker, H. A. (1988). Cognitive sequelae of unilateral lesions acquired in early childhood. In D. L. Molfese & S. J. Segalowitz (Eds), *Brain lateralization in children* (pp. 417–36). New York and London: Guilford.

Brett, E. M. (1991). Cerebral palsy, perinatal injury to the spinal cord and brachial plexus birth injury. In E. M. Brett (Ed.), *Pediatric neurology* (pp. 285–316). Edinburgh: Churchill Livingstone.

Denhoff, E., & Pick Robinault, I. (1960). *Cerebral palsy and related disorders*. New York: McGraw-Hill.

Hagberg, B., Hagberg, G., & Olow, I. (1984). The changing panorama of cerebral palsy in Sweden. IV. Epidemiological trends 1959–1978. *Acta Pediatrica Scandinavica, 73,* 433–40.

Ingram, T. T. S. (1984). A historical review of the definition and classification of cerebral palsies. In F. Stanley & E. Alberman (Eds), *The epidemiology of the cerebral palsies*. Clinics in Developmental Medicine No. 87, SIMP (pp. 1–11), Oxford: Blackwell Scientific; Philadelphia: J. B. Lippincott.

Kerrigan, J. F., Chugani, H. T., & Phelps, M. E. (1991). Regional cerebral glucose metabolism in clinical subtypes of cerebral palsy. *Pediatric Neurology, 7,* 415–25.

Lenti, C., Radice, L., Cerioli, M., & Musetti, L. (1991). Tactile extinction in childhood hemiplegia. *Developmental Medicine and Child Neurology, 33,* 789–94.

Vargha-Khadem, F., Isaacs, E., Van der Werf, S., Robb, S., & Wilson, J. (1992). Development of intelligence and memory in children with hemiplegic cerebral palsy. *Brain, 115,* 315–29.

Yokochi, K., Aiba, K., Horie, M., Inukai, K.,

Fujimoto, S., Kodama, M., & Kodama, K. (1991). Magnetic resonance imaging in children with spastic diplegia: correlation with the severity of their motor and mental abnormality. *Developmental Medicine and Child Neurology*, 33, 18–25.

Carlo Lenti

cerebrospinal fluid(CSF)　脳脊髄液

　頭蓋骨内の髄膜(meninges*)外表の下で，くも膜層と軟膜の間の空間，脳内の空間〔脳室(ventricles*)〕と脊髄内の空間(中心管)とに存在する。くも膜下腔と脳室系はいくつかの孔で交通しているため，これらの空間は連続している。

　脳脊髄液は，一部は側脳室の脈絡叢(その他は限界膜からの直接的拡散)で産生される非常に均一な組成で，血漿といくつかの重要な点で異なる。脳脊髄液は脳と脊髄の機械的な防御のための緩衝液としての働きと，十分には理解されていない代謝機能をもつ。脳脊髄液は脳室系，脊髄，くも膜下腔を循環した後，軟膜やくも膜の静脈に吸収され，一部は静脈洞とリンパ系に入る。

　脳室系内の脳脊髄液は陽圧なので，脳脊髄液は側脳室から一連の正中の脳室群，くも膜下腔に流出する。この循環が閉塞されると，圧が上昇して脳室が開大し，脳組織が圧排され，水頭症(hydrocephalus*)が起こる。脳浮腫の際も腫脹した脳が脳室系に対して圧を及ぼすため，脳脊髄液の圧亢進を起こす。これらの理由から，さまざまな神経学的な問題に対処したり集中治療をする際には，脳脊髄液圧のモニターが重要であり，現在では連続モニターも可能になっている。脳脊髄液圧の異常低値(低髄圧水頭症)も異常な脳圧亢進と同じ重度の障害を起こす。

　腰椎穿刺(lumbar puncture*)によって得られた脳脊髄液の組成を検査することにより，さまざまな神経疾患の診断に有用な情報が得られる。神経系の感染症でみられる微生物，ある種の疾病や腫瘍を示す蛋白質，また時には腫瘍細胞そのものも脳脊髄液検査で発見される。出血がくも膜下腔と交通した際には血液が脳脊髄液でみられる。しかし，痴呆を伴う変性疾患など多くの病態では脳脊髄液所見は正常であり，脳脊髄液所見が正常であっても脳内の病的過程の存在を否定することはできない。しかし，とくに脳炎や脳膿瘍などでは，脳脊髄液検査が診断を確定するのに重要な役割を果たす。

J. Graham Beaumont

cerebrovascular accident(CVA)　脳血管障害

　脳の一部分への血液供給が突然悪化することだが，一般的には脳卒中(stroke*)と呼ばれる。脳梗塞(infarct*)や脳内出血として起こる。突然の発症または数分単位の急激な発症で神経学的局在徴候を示す。対側の片麻痺，感覚障害，同名性半盲(hemianopia*)，言語障害(言語機能を司る半球が障害された場合)がよくみられる徴候である。

　脳血管障害は最も多い神経疾患で，人口1,000人当たり1.5人，75歳以上では100人に1人が罹患している。男女比はほぼ同率である。主な原因として，動脈や心臓からの塞栓，動脈瘤破裂による出血，低血圧(高血圧は危険因子として関与する)，その他の脈管系の疾患がある。原因疾患はその結果としての脳卒中の性質に関連はないが，例外として，虚血性脳血管障害では一過性脳虚血発作(TIA)の既往がある場合があり，長期間にわたって小梗塞が再発し，階段状に増悪する場合がある。病初期の致死率は高く，20%は1カ月以内に死亡するが，約40%の患者は比較的予後は良好である。

　確認された病巣部位や観察される局所徴候に従って，神経心理学的検査と外科的手段が選択される。

Charles Bonnet syndrome　シャルル・ボネ症候群

　シャルル・ボネは，視力低下に伴う幅広い幻視を経験した祖父の自己観察報告をまとめた。幻覚は持続的で，数年間にわたって続いた。また，幻視は一般的にかたちを有し，多様で，豊かで鮮やかな色彩が特徴である。小人や動物などの物体が動いてみえた。幻視は視野全体を占め，空間に明らかに位置を指摘できたが，患者は幻覚の非現実性を十分理解していた。この幻覚は明らかに視力低下と関係し，とくに急性の視力の低下で起こりやすい。

chimeric figure　キメラ図形

　2つの異なる図形の左半分と右半分が刺激提示時に凝視点となる垂直経線の位置で結合するように構成された図形で，主として交連切開術(commissurotomy*)を受けた患者に分割視野法(divided visual field technique*)で刺激を提示する目的で用いられるが，健常な被験者に用いることもある。分割視野法を用いると，例え

ば，若い女性の顔写真の左半分のキメラ図形の左半分は右大脳半球に投射され，高齢男性の顔写真の右半分のキメラ図形の右半分が，左半球に投射される。これらのキメラ図形を瞬間提示すると，右手は一連のテスト刺激のなかから高齢男性の写真を選択し，左手は若い女性の写真を選択すると考えられる。口頭による報告でも，高齢男性が見えたと報告し，分割された不自然な刺激の性質などは患者は気がつかない。

キメラ図形は，健常被験者でも用いられて同様の結果を得ており，特定の条件下では，健常な被験者でも分離脳患者と同様に合成された刺激の性質に気づかないと考えられる。

chorea　舞踏運動

不随意運動や異常運動の1つで，一見，合目的的で比較的粗大な運動が無秩序に制御されていないかたちで次々と起こる病態。これらの動きは随意運動を司る錐体路系ではなく，大脳基底核(basal ganglia*)によって制御される錐体外路系で起こる。

顔面の舞踏様運動は常に両側性であり，眉をひそめる，微笑む，眉をつり上げる，唇をすぼめる，口や舌の運動などである。四肢では下肢よりも上肢に顕著である。舞踏様運動により正常な企図性運動は障害され，患者には運動失調や構音障害がみられ，咀嚼や嚥下も障害される。睡眠中は舞踏様運動はやむ。

舞踏運動の典型的パターンは疾患によって異なる。主要な例として，ハンチントン病(Huntington's disease*，以前はハンチントン舞踏病として知られていた)，シデナム舞踏病，片側バリズム(hemiballismus*)がある。疾患によって運動パターンが異なることは，これら疾患において病理像が異なることと合致する。ハンチントン病では線条体(striatum*)と前脳の神経節細胞が，シデナム舞踏病では線条体とそれに密接に関係する組織が，片側バリズムでは対側の視床下核が障害される。すべての舞踏運動の型で，尾状核における神経伝達物質ドパミンとそのいくつかの代謝産物が減少し，障害された線条体が比較的正常な黒質線条体系により過刺激されることが舞踏様運動の原因とされる。

choreiform syndrome　舞踏様症候群

プレヒトル症候群とも呼ばれる。子供にみられる不随意運動を起こす疾患で，舞踏運動(chorea*)が主要徴候である。

患児は正常か平均以上の知能を有し，協調運動も不規則で律動的な舞踏様運動に繰り返し妨害されることを除けば正常である。チック(tics*)も呈しやすく，ジル・ド・ラ・トゥレット症候群(Gilles de la Tourette syndrome*)に進展した例も報告された。2年以上学習障害児クリニックに入院した連続症例の3%が舞踏様症候群と診断された。

年齢と知能の点で一致させた健常児と比較し，患児は協調運動不全，衝動性亢進，不器用，注意持続時間の短縮がみられる。この疾患が初めて報告されたとき，随伴する読字障害が重要な徴候だと考えられたが，近年はあまり重要視されていない。

cingulate gyrus　帯状回

両側大脳半球の内側面で，脳梁(corpus callosum*)の上方に位置する。帯状回は新皮質より系統発生的に古い「**傍辺縁系皮質(paralimbic cortex)**」の1つ層ある。二次新皮質からの投射を受け，感覚性情報の二次・三次投射路を提供する。帯状回は視覚性注意(attention*)や無視(neglect*)の過程と関連づけられてきた。一側性頭蓋内圧亢進や占拠性病変による圧迫で帯状回が大脳鎌下へのヘルニアを起こすと，前大脳動脈の圧迫と脳梗塞が起こる。

cingulectomy　帯状回切除術

精神外科(psychosurgery*)の1つで，*cingulotomy*とも呼ばれる。手術の対象となるのは帯状回(cingulate gyrus*)と海馬(hippocampus*)〔辺縁系(limbic system*)の項を参照〕を結ぶ線維路である帯状束の前部である。帯状束のこの部位の破壊は薬物治療抵抗性の重度の情動障害を緩和する。

circumlocution　迂言

失語性の語想起障害のこと。話さなければならない単語を想起できないとき，患者はその代わりに説明的な語句で置換する。その代用する語句を作る際に，無意味語で置き替えてしまうため，ますますくどくて冗長で回りくどくなり，「**空虚な発話**」とも呼ばれる。これはすべての流暢性失語の特徴であるが，聴覚の理解がよく，復唱が正確で錯語がない流暢な発話の患者にみられる。

cLEMs　共同性側方眼球運動
側方眼球運動(LEMs*)の項を参照

clinical neuropsychology 臨床神経心理学
神経心理学(neuropsychology*)の項を参照

closed head injury 閉鎖性頭部外傷
　頭部の衝撃によって起こる外傷であるが，損傷が頭蓋骨や髄膜(meninges*)を貫通して脳に達する**穿通性頭部脳外傷**(penetrating brain injury)とは異なる。閉鎖性頭部外傷の影響は，一次的なものと二次的なものの2つのタイプに分類される。

　一次的な影響は外傷の直後に現れるもので，治療による変化があまり望めず，しばしば回復を妨げる要因となる。影響のほとんどは脳の加速度的な平行移動や，円弧運動(脳がねじれる方向への運動)によるものである。平行方向にかかる力は，頭蓋と脳に対し異なる速度の運動を起こす。その結果，頭蓋内壁に脳の表面がこすりつけられて裂傷が生じ，頭蓋にぶつかり皮質の損傷が起こる。また，頭蓋内部の脳脊髄液が急速に移動して密度にむらが生じるため，頭の中で何かが爆発したような感じとなり，脳自体の内圧の亢進や脳室の空洞化が起こる。また，円弧方向にかかる力は脳実質内部にずれを起こし，脳の深部全域に多数の神経や毛細血管に断裂が生じる。

　閉鎖性頭部外傷の二次的な影響は，圧力による梗塞〔脳梗塞(infarct*)の項を参照〕と細胞の壊死であるが，これらは一連のメカニズムによって起こる。まず損傷の一次的影響によって脳内に血腫(hematoma*)，脳浮腫(edema*)，血管攣縮が起こり，頭蓋内圧上昇により脳脊髄液の灌流に影響する。脳を囲む髄膜と骨の開口部が狭くなると，脳の一部がそこから絞り出されたような恰好になり，脳ヘルニアが起こる。これらの病理的な変化は一過性で治療可能であるが，梗塞や壊死が起これはその変化は不可逆的となる。血腫も細胞死を直接起こすと考えられる。閉鎖性頭部外傷の影響は，外傷時にかかった力が比較的弱かった場合でも，非常に重度になる。脳は相対的に閉鎖されたシステムのなかに保たれ，浮腫による頭蓋内の体積の変化に適応できず，中枢神経系のほとんどの細胞は損傷後に再生されないからである。

J. Graham Beaumont

cluster headache 群発頭痛
　片頭痛により起こるのが一般的な急性反復性の頭痛発作で，「片頭痛様神経痛」とも呼ばれる。頭痛は一側性で，いつも同じ側で起こり，女性より男性に多い。痛みの持続時間はふつうは1時間にも及び，1日に数回繰り返すこともある。数週間の間，頭痛を繰り返した後，何カ月もまったく頭痛のない期間が訪れる。

colliculus, inferior 下丘
　中脳上部の背側面にある一対の円形の隆起で，上丘とともに**中脳被蓋**の主要構成要素である**四丘体**(corpora quadragemina)を構成する。下丘は脊髄と双方向性の線維連絡があり，また聴覚系の主要要素でもある。聴神経の求心性線維の一部は下丘に向かいそこに終止する。さらに中継を介し，これらの求心性線維は視床(thalamus*)の内側膝状体(geniculate body*)に情報を送る。

　一部の聴神経線維は下丘を経由して直接内側膝状体に終止する。下丘は単に聴覚系の中継核としての役割だけでなく，脊髄を上行する感覚情報や下行する運動情報と聴覚情報の統合を可能にする。

colliculus, superior 上丘
　中脳上部の背側面にある一組の円形の隆起で，下丘(colliculus, inferior)とともに**中脳被蓋**の主要構成要素である**四丘体**を構成する。上丘は脊髄と双方向性の線維連絡があり，視覚系の主要要素でもある。

　視索は大脳を通り視床(thalamus*)の外側膝状体(geniculate body*)に終止し，そこからのほとんどの線維は後頭葉視覚野に向かう。しかし，一部の線維は外側膝状体に向かわずに上丘に終止する。上丘とそれに隣接する視蓋前野が瞳孔径を調節する対光反射と輻輳反射を司る。上丘は眼球の反射性運動による眼球運動の協調や視覚刺激に応じた頭部回転運動にも関与する。

　上丘は眼球の反射性運動と頭部運動に関係するだけではなく，感覚統合中枢の役割を果たすと考える研究者もいる。一側上丘の損傷によ，多モダリティの半側の無視が起こり，新規の視覚弁別獲得が阻害されることが動物実験で証明された。上丘は，第二視覚系の重要な構成要素として〔盲視(blindsight*)の項を参照〕，視覚系ではしばしば考えられているより重要な役割を果たす。

color agnosia 色彩失認
失認(agnosia*)；視知覚障害(visuoperceptual disorders*)の項を参照

coma vigil　覚醒昏睡　無言(mutism*)，無動性(akinetic*)の項を参照

commissurotomy　交連切開(術)

　まれに交連切除術(commisurectomy)とも呼ばれ，前脳交連切開術(forebrain commissurotomy)，脳梁切開術(corupus callosotomy)，分離脳手術(split brain operation)とも呼ばれる。

　厳密にいえば交連切開術という用語は，どの交連線維束(交連)を切断する場合に用いられる。交連は，神経系の左右を連絡する軸索からなる。この連絡の多くは同位性で，左右の同一領域を結合し，両方向性である。しかし，左右の異なる領域同士を連絡する線維も一部含まれる。これらの交連結合は，脊髄以外に脳の多くの部分でみられている。臨床神経心理学の視点からみると，交連切開術はほとんど常に大脳皮質の領域間を連絡する交連の正中での切断を意味する。この前脳交連切開術は，脳梁のみの切断(脳梁切開術)の場合でも，「**分離脳手術**」と呼ばれる。

脳の交連

　脳の交連線維のなかで最大のものは脳梁である。人間の脳の正中矢断像(**図34**を参照)でみると，脳梁は吻側の屈曲部(膝)から尾側の膨大まで，ほぼ10 cmの長さに達する。脳梁に含まれる軸索の数は20億本と推定され，大脳皮質の主要な領域すべてを連絡する。人間の交連線維の機能に関する臨床データや研究資料は，そのほとんどが脳梁に関係し，直径が2〜3 mmの小さな線維束の**前交連**(吻側交連)についてはほとんど知られていない。前交連の前部は嗅覚系と関係し，大きい後部は側頭葉前部を連絡している。

　左右の海馬体は，**海馬交連**(脳弓交連)によって結ばれる。海馬の皮質を連絡する線維はほかにもあり，視床上部の小さな**手綱交連**である。第三脳室後端の松果体窩の尾側壁の中にも1つの小さな交連線維があり，**後交連**と呼ばれる。後交連の終止部位は明らかではないが，間脳の神経核のいくつかを含んでいると考えられる。下丘と上丘もともに交連線維(**中脳交連**)で結ばれているが，これには上行性，下行性の交差性線維が含まれる。

交連線維の機能

　脳の多数の交連線維は，しばしば交連システムとして一括され，システムとしての特殊な単一機能を明らかにする試みがなされ，神経系の左右両側の間で情報を伝達するチャンネルと考えられた。身体と脳との関係は交差性支配が優位なために，脳梁は，一側の脳にとって欠落している身体の対側からの情報を提供する線維と考えられた。しかしこの説明は，最も緊密な交連結合は，四肢の近位部，視野や身体の正中部を表現する脳の部位間を連絡し，それらの部位には対側からの入力だけでなく同側からの入力も到達する点が問題となる。これに対し，末梢の遠位部に対応する脳の部位は，対側からの入力のみを受け，これらの部位には交連結合が欠如していると考えられる。交連システムの機能としては抑制も考えられ，1つの半球が他の半球からの干渉を受けずに機能を果たすことができ，特定課題に対し右半球と左半球に特殊化された機能〔側性化(lateralization*)の項を参照〕をそれぞれの半球が独占するという仮説が提唱された。

　1つの(生理学的)観点からみると，大脳皮質の連合線維と特定の層の細胞がそれぞれ固有の機能をもつのと同じように，交連結合も固有の機能をもつと考えられる。しかし，神経心理学的観点では，交連線維の機能は，線維が連絡する皮質領域の機能の観点から考えられている。交連線維によって結ばれている脳領域には，それぞれが高度に特殊化されたさまざまな部位が含まれていることを考えると，1つの感覚モダリティの範囲内でさまざまに特殊化された下位領域を連絡する交連線維には，それぞれ異なる多様な機能が含まれる。より大きな尺度で考えてみても，大きな機能的差違を示す脳の領域間

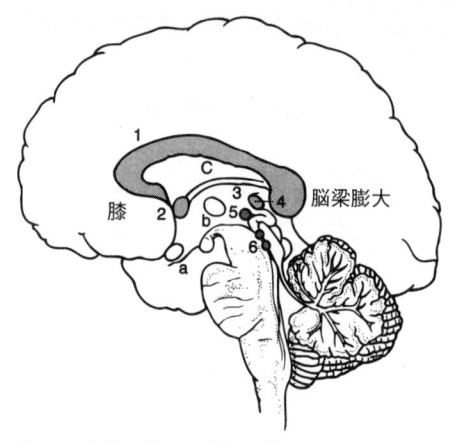

図34　人間の脳の正中矢状断
1. 脳梁　2. 前交連　3. 海馬交連　4. 手綱交連
5. 後交連　6. 中脳交連　a：視交叉，b：中間質，
c：脳弓

を結ぶ交連線維の間には，これらの差がいっそう顕著なかたちで存在していると考えられる。

てんかん治療のための交連切開術(分離脳手術)

分離脳手術は難治性てんかんの治療を目的に行われることが最も多い。多くの場合，脳梁前部(例えば膝から幹の前部まで)のみを切断する(部分的な交連切開術)。手術後もてんかん発作が十分に収まらない場合は，切断は脳梁全体に及び，時には前交連，後交連，手綱交連や海馬交連も対象となる。また中間質切断が行われることもある。しかし，中間質は交連線維ではなく，視床の正中核が第三脳室に突出した部分に相当する(そのためこの組織は視床間橋，視床接着部と呼ばれる)。人間では中間質は形態と大きさに著明な個体差があり，先天的に欠如していることもある。しかしその場合でもなんら機能障害はみられない。

てんかんの治療のために交連切開術を行う根拠は，一方の半球にあるてんかんの焦点から発した発作波が，他方の半球に移転することを防ぐことにある。この方法は，てんかん発作が発生する焦点に相当する組織を広範囲に切除する手術〔脳葉切除術(lobectomy*)の項を参照〕より侵襲性が低い治療法と考えられた。すでに1890年に行われた動物の分離脳実験が，交連切開術がほとんど二次的損傷を伴わない有効な方法であることを明らかにした。Bykoff (1924)のイヌの研究は，分離脳手術が左右大脳半球を機能的に分離する有効な手段であることを証明した。Bykoffは，条件刺激として触刺激を用いた唾液条件づけの汎化が，分離脳のイヌでは一方の大脳半球に支配される身体部位に限定されていることを明らかにした。これに対して健常なイヌでは，汎化は身体の他の半分にも拡がり，条件刺激を提示した身体部位に対応する対側の身体部位の触刺激でも，条件刺激とほとんど同じ強さの反応がみられた。分離脳のイヌでは，左右の身体の対応部位にそれぞれ異なる条件刺激を提示した条件づけが成立し，交連線維が残されている健常なイヌではそれが成立していなかった。分離脳のイヌは，実験以外の状況では，行動はまったく正常にみえた。

1930年代の後半に，Van Wagenenが人間を対象にてんかんの治療の目的で初めて交連切開術を行った(Van Wagenen & Herren, 1940)。脳梁の一部を健全なまま残されていることから，部分的な交連切開術のこの最初の手術は，治療効果の点では期待されたほどのものではなかった。その結果，研究誌に報告されないままに終わった子供に対する何回かの手術を例外として，分離脳手術は行われなくなった。それでもこの最初の分離脳の患者群に関する研究は，後の研究に重要な影響を与えた。一部の患者が左半側の筋肉の協調不全を訴えたことを除けば，手術後の患者の日常生活には基本的にはなんら問題を生じていない。また，半球間転移のテストである神経心理学的テストでもなんらの障害はみられなかった。しかし現在では，当時行われたさまざまなテストに対し多くの点で方法論上の欠陥があったと批判された。一部の課題では，刺激の側性化の制御が十分なされず，他のテストでも，半球間転移を研究する以前の基礎学習が達成基準に到達するまで十分になされていなかった。その結果，例えば一方の手による原学習の成績とその後の他方の手による転移学習の成績を比較する際に，右手と左手の成績の著明な個人間変動のために，基礎学習の成績と転移学習の成績との間に有意差が出なかったと考えられている。また，ほとんどの課題における低い達成度は，他のいくつかの機能回路を介して達成できると考えられるので，切断された脳梁部分がもっていた固有の機能が失われても，それが隠されたとも考えられる。これらの患者では，脳梁の多くの部分が切断されずに残されていたために，そこを介して新たに情報の伝達が成立したとみることもできる。すでに述べた動物実験のデータや人間で脳梁損傷の結果生じた離断症候群(例えばLiepmann, 1908; Trescher & Ford, 1937)が報告されたが，Van Wagenenの患者では離断症候群が証明されなかったことから，脳梁の損傷が一般的な機能低下を示すことはあっても，特定の機能の選択的な障害は起こらないと考えられるようになった。

脳の機能，とくに脳梁の機能に関するこれらの全体論的な考えかたは，1950年代にSperryらが分離脳手術を受けたネコとサルで特異的な離断障害をさまざまなかたちで明らかにされたことによって批判を受けた。ちょうどその時期，戦傷者を対象とした臨床研究が，若くて健康な局所性の脳損傷患者が脳機能の二重解離(dissociation*)を明確に示すという画期的な事実を明らかにしたことに勇気を得て，Sperryらは脳機能に関する考えかたの振り子を，全体論の方向からより局在論的な方向に押し戻そうとした。

このような考えかたは，てんかん治療のために分離脳手術を再度行う道を開いた(Bogen & Vogel, 1962)。当初，発作を低下させるにはすべての前脳交連の切断が必要と考えられた。し

かしその後，同じ脳外科医の手術で，前脳交連の一部のみの切断で有効な結果が得られることが明らかにされた。Sperryの研究室の動物実験が，刺激とテスト時の反応の側性化を適切に制御すれば特異的な離断症状を示すことができることを明らかにしたので，SperryとBogenらは1960年代に入って，刺激の側性化の提示と交叉性手がかりの制御を特徴とした実験パラダイムを用いて，「ロサンゼルスシリーズ」と呼ばれる一連の分離脳患者を対象に研究を開始した。これとほぼ時を同じくして，脳梁の病的損傷による離断症候群の再発見が報告され（例えばGeschwind & Kaplan, 1962），以後20年間は，外科的手術や病的損傷による部分的な交連切開患者と完全な交連切開患者の成績が急激に蓄積された。このような状況下でも，離断症候群あるいは分離脳症候群として広く知られているのは，Sperryらの初期研究である（後の記述を参照）。その後の脳機能の側性化に関する臨床的・実験的研究のブームを巻き起こしたのは，1981年のRoger Sperryのノーベル医学・生理学賞授賞に後押しされたSperryらの研究だった。大脳半球の機能の側性化に関する研究は，現在でも脳研究だけではなく他の分野の研究にも大きな影響を与えている。

BogenとVogelによる分離脳手術がてんかん発作を低下することに成功したが，その後の一時期に米国以外での分離脳手術は，数例が報告されただけであった。米国では，数年後には他の地域でも手術が行われた（Wilson et al, 1977）。その間，交連切開術に対する関心は着実な高まりをみせ，世界中で多数のてんかんセンターで，選択されたてんかん患者に対する治療の目的でこの手法が用いられるようになった。これらの患者の多くは，重度で身体にとって危険な転倒発作の可能性のある患者や全般性運動発作の患者，片側萎縮，一側性脳損傷による片側不全麻痺発作を起こす患者などであった（Engel, 1987）。

部分的な（全的な）交連切開術後の離断症候群

脳内のどの部位でも，異なる領域間を連絡する神経線維を切断すれば，離断症候群が起こる〔離断症候群(disconnection syndrome*)の項と，伝導失語(aphasia*)の項を参照〕。しかし，1つの半球内で領域間を直接連絡する線維を切断したと思われた損傷の場合と同じように，左右大脳半球の皮質間を直接連絡する線維を切断した場合でも，孤立という意味の完全な離断は起こらない。半球間の連絡には，皮質下を介する多くの経路が考えられるからである。

これら神経線維のすべてについてはまだ明らかではなく，健常な状態でのそれらの機能や，前脳交連が切断された場合にそれらによる代償が可能なのかどうか，可能な場合にはその限界はどこにあるのかなどについても明らかではない。

このような前脳交連以外の経路による代償の可能性に加えて，手術が必要となる脳病変が生じた後の長期の正常な脳の可塑的変化と順応にもさまざまな変動があると考えられるので，交連切開術後に生じる離断症候群には著しい個体差がみられる。また発症した離断症候群は時間の経過とともに変化していくが，そこにも変化の速度とタイプに著しい個体差がみられる。これら個体差のなかでも最も重要なのは，てんかんの病因と術前の時間経過，手術時の年齢，脳梁以外の部位の損傷の広がり，術後の回復経過，術前の神経心理学的状態などである。以下に，交連切開術後に生じる症状について，右利きの患者を対象について述べる。左利きは，皮質機能の側性化に個体差が大きいとされているので，現在までに報告されている数少ない左利きの分離脳の患者から，明確な結論を引き出すことができない。

全的な交連切開術後の急性症状

全的な交連切開術後の一過性の症状で多くの患者でみられるのは無言である。一部の患者では，無言は数日間で消失しているが，他の患者は数週間一切話そうとしなかった。しかしその間も，書くことで意志を伝達することができた。無言がなぜ起こるのかは明らかではないが，損傷が脳梁以外の部位に拡がり，とくに前部帯状回と透明中隔にも及んでいるためと考えられる。

もう1つの急性症状は，両手間の葛藤である。患者は，一方の手で何かをしようとすると，他方の手が別のことを始めて妨害すると訴える。一部の患者では協働運動がうまくいかず，一方の手が握って離さない物品を他方の手が解放しようとしてもできない。両手の葛藤が連続して起こることもある。ある患者は，一方の手がシャツのボタンをしようと，他方の手がそれを次々にはずしたと報告した。一方の手が新聞をテーブルの上に置くと，他方の手がすぐにそれを取り上げたという報告もある。これらの両手間の葛藤の多くは，他人の手(alien hand*)症候群と呼ばれる症状と似ている。患者は，一方の手（ほとんどの場合，左手）の行為を調整することができないと感じる。例えば，患者が右手でクロゼットからシャツを1つ取り

出すと，左手は別のシャツを取り出すなどである。これらの葛藤は，手術時に高齢患者か，脳梁外の損傷が避けられなかった患者だけに持続するようである。

交連切開術の後でほとんど急性期に起こり，患者間で変動が著しいもう1つの症状は，左半側の肢節運動失行(dyspraxia, apraxia*)である。患者は，手の交差，敬礼，ハンマーで釘を打つ動作，鍵でドアを開ける動作，などのジェスチャーを，左手を使って口頭の指示に従って行うことができない。失行は下肢の運動にもみられ，ボールを蹴る，タバコを踏み消す，挑発的に地面を蹴るなどの動作ができない。一方，右の上下肢の運動は口頭による指示は可能で，自然の状況では左の上下肢でも同じ動作を問題なく行うことができる。他の失行の場合と同じように，口頭の指示で実物を用いる場合は，障害が目立たない。

全的な交連切開術後の慢性症状

分離脳の患者について今まで最も印象的なことは患者が健常者にみえることであった。患者の周囲の人も，手術後の患者は人格にも一般的な社会行動にもなんら変化がみられないと報告した。手術の数カ月後に行われる医学的なテストでも，なんらの異常もなかった。

例外はなんらかの前向性の記憶障害である。しかしこの点については，研究者間で意見が一致していない。報告された分離脳の患者間では，術前・術後の経過，受けた手術のタイプなどの点で大きな個体差があり，交連切開術自体が記憶障害を起こしたと明確に結論することができないからである。切断手術が脳梁の下にまで及ぶ患者では，海馬交連と脳弓が損傷されて記憶障害の原因になる。大脳辺縁系の前部にまで損傷が及んだ場合には，学習や記憶に障害が起こる。前部交連切開術とさらに綿密に関係するもう1つの可能性は，前頭葉皮質間の連絡の切断によって，注意機構に障害が起こり，二次的に記憶障害が生じるという考えである。最後に，一部の患者では，交連切開術によって術前に側頭葉内側部の記憶機構の一側性障害を代償していた神経路が消失した可能性も否定できない。

慢性の離断症候群

数十年間にほとんど変化がみられない離断症状が，分離脳の患者を対象とした十分統制された実験によって明らかにされた。患者は日常生活では複雑な両手の協調動作は問題なくできるが，患者が術前に経験したことがない未知の動作では，比較的単純な両手の協調動作ですら困難になる。一方の手を動かしているときに，患者は同時に他方の手を統制されたかたちで動かすことができない。しかし，この点に関しては個体差があり，若い患者では視覚的フィードバックを用いて制御することによって，数回の練習で両手を交互にすばやく動かすことができるようになる。また，若い患者は身体の一側については肩や全身の運動を使い，他側について手の運動を使って未知の協応動作を行うことができるが，これは，1つの大脳半球が交差性の投射だけでなく，同側性の投射も使って運動を制御するためと考えられる。すべての分離脳の患者が左右の手をそれぞれ異なる速さで動かすような課題で困難を示した。患者の意思に反し，両手は対称的な動きをするか平行運動になる。この同じテストで，意図的に両手を正確に同期させて平行運動を行うこともできない。

離断の効果は，感覚入力が一方の半球にだけ入るように統制されていればすべての感覚モダリティで示すことができる。左半側視野に提示された刺激と左手だけで触れた物品は右半球のみに感受され，右半球視野と右手の刺激には左半球のみが関与する。このように患者は，左手で触ったり左視野で見て右半球が認知した物品を，右手で選ぶことができず，また右半球には言語表出機能がないために，左手で触れた物品と左半側視野で見た物品が何であるかを言うことができない。比較すべき刺激がそれぞれ異なる半球のみで認知されている場合は，同じモダリティでも異なるモダリティの間でも，刺激の異同を判断することができない。見えない条件で作られた一方の手の形を，他方の手で模倣することができず，模倣すべき手の形を右半球に投射した条件では，右手でそれを模倣することができない。左半球に投射して左手で模倣する場合も同様である。

聴覚モダリティの場合は，いわゆる両耳分離聴覚検査(dichotic listening*)効果が劇的に増強する。患者は，一方の耳に提示された単語をすべて答えることができる。しかし，2つの耳にそれぞれ異なる単語が同時に提示された場合には，右耳に提示された単語だけをかなりの正確さで答えることができる。

脳梁以外に前交連が切断されているが鼻中隔が健全な場合，一方の鼻孔に提示された嗅覚刺激は同側の半球だけが認知する。

一方の半球が感覚刺激を受容しているとき，他方の半球は離断されたもう一方の半球で何が起こっているかを知ることができない。右半球のみに刺激が投射された場合，患者は刺激を見

たことや，触ったこと自体すら否定することがある。しかし，左半球が言語的に否定しても，右半球は実験者の指示に適切に従っており，例えば，見えない条件で左手で触った物品の照合と操作を正しく行うことができる。右半球に入力された刺激が反応を引き出せばそれが左半球によって認知されるので，患者は自身の反応を説明しようとする。その説明は，患者が右半球の皮質で経験した事柄の内容について，十分な知識をもっていないことを示することが多い。このように研究者の間では，左右各半球がそれぞれ固有の独立した経験をもつとする考えかたが有力になり，Sperryは，分離脳患者には2つの独立した意識の流れがあると考えた。

　一部の分離脳の患者は，数年間さまざまなテストを何回も経験したことにより，いくつかの半球間転移課題の解決に際し，両半球に伝達される微妙な手がかりを用いることができるようになる。例えば，比較すべき物品が出す音を用いる，末梢からの対側の投射だけではなく同側の投射も介して両半球に伝達される痛みや温度の手がかりを用いるなどである。そのために，尖った角や鋭い輪郭をもつ物品は，見えない条件で一方の手だけで触っても両半球で認知することができ，プラスチックや木材，金属でできた物品の弁別はその温度の違いを手がかりに素材の類似性を判断することができるので，半球間の転移が成立する。また眼や頭，腕の運動からフィードバックされる情報を用いることもできる。例えば腕全体の運動で行う左手による書字が，見えていない条件でも，右半球がどのように反応しているかを推測できる範囲までは左半球で「読み取る」ことができる。

　しかし，これらの結果は数十年間にわたって行われた実験にもとづく少数の例外的な患者で観察されたものであることを忘れてはならない。これらの患者が離断症候群を示さない事実が，さまざまな手がかりを他の神経路を用いて外科的に分離された半分の皮質に伝達することができるためであるとして説明されるとしても，交連切開術が日常生活で患者の行動に負の影響を与えることがほとんどない事実は，このような複雑な説明を必要としていない。この事実の大半は，日常生活の行動はすべての情報はなんらかのかたちで常に両半球に伝達されるという理由で説明できる。触覚における立体感覚情報の場合のように，いくつかのモダリティで刺激の側性化の提示が成立したとしても，他のモダリティの情報による代償が起こる。ここで

視覚が最も重要な意味をもつ。なぜなら，眼球は常に動き，視野の中心窩の部分は両半球に表現されているので，視覚刺激の側性化の提示は日常生活ではまったくといってよいほどに起こることがないからである。運動機能で障害が出ないことに関しては，日常生活で行われる行動のほとんどが，高度に過剰学習されたものである事実によって説明される。運動に皮質が関与する場合は，皮質下を介する運動感覚情報と自己受容感覚情報に依存すると同時にこれに視覚による制御が働くので，反応が遅くなるが，それも日常生活で目立つほどの遅れではない。

　情動過程と動機づけ過程の問題はさらに複雑である。この2つの過程は，どちらの半球の刺激でも起こる。しかしその後，両半球はこれらの過程で影響を受ける。この点で重要な1つの側面は，コミュニケーション機能を有する左半球の情動と動機づけに関する明らかな優位性である。実験条件の下では，どちらの半球も環境内で行為を開始し，制御することができるが，その状況下でも，左半球からの干渉が抑制されていないかぎり，右半球の能力を適切に検討することができない。実験外の状況では，情動と動機づけは明らかに左半球が制御している。先に述べた「他人の手徴候」は例外だが，一般に分離脳の患者は分離を感じてはいない。この主な理由は，実験の観察から考えると，特定の行動に関して右半球が制御することが合理的である場合でも，左半球がその行動を自分のものと判断し，自己意識の領域に適合させる点にあると考えられる。説明が必要な場合は，左半球によって提供された説明が，認知的な不協和を避けるようにデザインされている。

部分的な交連切開術後の離断症候群

　てんかん患者に対する部分的交連切開術は，最も明白な離断症候群が脳梁膨大と幹の尾側の損傷によって起こることが確認された後に盛んに行われる。とくに発作活動が前頭葉皮質を含んでいる場合は，部分的な交連切開術（脳梁前部のみ）が離断症候群を起こすことなく，てんかん発作を低下させることが明らかにされた。同じ手続きは，発作の焦点の側性化が不明な場合の診断上の選択として行われる。

　脳梁前部の切断では，交連切開術後の急性症状である無言や左一側性の失行は起こってもそれほど目立たない。また，感覚面の離断症状は記載されていない。運動協応に関しては，前行性の推論的な運動情報の半球間の転移が障害されるかぎりにおいて，多少の障害が起こる。患者は自己受容感覚と視覚のフィードバックに頼

らざるを得ない。しかし患者は，「輪郭の模写」のような単純な課題は十分行うことができる。連続的な協調運動を長く続ける場合や視覚のフィードバックが消失した場合のように，課題の要求が複雑になると別の障害がみられる。

全的な交連切開術の場合と同じように，部分的な交連切開術後にも記憶障害が報告され，とくに，前交連の切断が合併する患者に多い。すでに述べたように，これらの障害の原因を交連線維の切断だけに帰すことはできない。長期にわたるてんかん発作に伴う脳の損傷が，重要な要因になっていると考えられ，手術時に生じた脳梁以外の損傷や注意障害による二次的な結果も否定できない。

人間の分離脳研究と側性化

人間の脳の機能の非対称的な側性化については，分離脳研究が始まるはるか以前から知られていた。左半球と右半球の機能の特殊化に関する知見のほとんどすべては，左半球と右半球の一側性損傷の患者群の比較に由来する。しかしこのアプローチは，障害された機能から健常な機能を推測する方法をとっている点と，多くの側面で個体差のある個人が集合した群間の比較を行っている点に問題がある。この点からみると，人間を対象とした分離脳研究は，1人の同じ患者の右半球と左半球の機能を，両半球がそれぞれ多少とも健常な状態で比較することが重要である。分離脳研究，なかでもとくにSperryらが行ったもう1つの重要な研究は，例えば顔の認知と言語の理解の場合のように，1つの半球に特殊化されていると考えられる課題でもどちらの半球もこれを解決することができることを明らかにし，半球機能の特殊化が決して絶対的なものではないことを示したことにある。このように分離脳研究は，その目覚ましい成果を通じて，側性化（lateralization*）の概念を広く知らしめる役割を果たしただけではなく，半球機能の特殊化の研究と説明の理論的基礎を築いた。

分離脳と右半球の能力と意識

分離脳の患者の右半球は，空間知覚に関し優れた技能をもつだけではなく，個々の単語の理解や単語と非単語の区別，言語命令や書字命令の実行，物品のカテゴリーによる分類，単純な数計算など，さまざまな認知課題を行うことができることを明らかにした。しかし一部の研究者は，右半球には陳述言語が欠如していることから右半球の言語能力を否定し，右半球の認知技能はチンパンジーの脳と同じかそれ以下にすぎないと主張した。また，認知技能だけではなく意識も言語に依存していると考える研究者は，右半球に意識があることを否定した。二元論と一元論の論争にまで発展した右半球の能力と意識に関する議論は，主として言語と意識の定義が問題にされるので，この項ではふれない。しかしここで，脳の損傷が思春期以降に発症した患者の右半球に言語に関連した技能の一部が存在していた事実（Bogen, 1993）は，分離脳患者の脳は重度のてんかんの病歴のために健常者の脳とは異なる異常な機能の側性化を示すとする議論に対する反証となっていることを指摘しておかなければならない。意識に関しては，意識をどのように定義するにしてもその存在を研究する絶対的な試験は存在しないが，右半球が自己認知と自己同一性を有することが明らかにされた（Preilowski, 1979）。

動物研究の交連切開術

ネコやイヌ，人間以外の霊長類を対象とした実験では，交連線維の解剖学的構造とその機能や，それぞれの線維が結合する脳の部位を明らかにする目的で，人間の交連切開術の場合と同じ交連線維の切断が行われた。また，ウサギやラット，鳥類，魚類，爬虫類など多数の動物種を用いた実験の場合は，中脳交連も関与する。しかし，ほとんどの研究は脳梁の機能を問題としており，哺乳類を用いた研究が中心となる。ここでも独立して機能する大脳半球を創り出すために，全的な交連切開術が行われることが多い。その場合には，側性化の研究と同じように，同じ動物で左右半球の成績が比較された。1つの大脳半球に対するさまざまな実験的操作の効果が，同じ個体のもう一方の半球を統制群として研究もされた。このように動物の分離脳研究は，知覚，学習，記憶機能，てんかん発作の動態，微小脳損傷の効果，脳損傷後の回復など，さまざまな領域に及ぶ広範な問題に適用された。

ここ数年，分離脳技法の使用は減少の傾向にある。とくに人間以外の霊長類を対象とした分離脳研究が行われなくなったことは，人間を対象とした臨床研究が初期の研究と異なり多くの問題を指摘されていることとあいまって，分離脳研究に関するいくつかの重要な問題が未解決のまま残されたためである。例えば，健全な交連線維をもたない脳の左右それぞれの半球の機能と左右が一体となって働く機能を，健全な脳の機能と意味のあるかたちで比較することができるのかという最も基本的な問題がその1つである。分離脳動物の左右大脳半球が実際に機能的に等価である可能性は，研究が進むに従って

ますます低下している。分離脳研究の成果を交連線維の神経解剖学的な実体に当てはめて考察したり (例えば, Innocenti, 1988; Killackey, 1985), 脳の機能の可塑的変化の理解に応用する(例えば Merzenich et al, 1990)ために, 動物研究を通じた交連線維の機能特性の再評価が, 人間を対象とした臨床的・実験的神経心理学に適用しあまりにも単純すぎるモデルをよりよいものにするためにも是非とも必要である (Preilowski, 1993)。

【文献】

Bogen, J. E. (1993). The callosal syndromes. In K. M. Heilman & E. Valenstein (Eds), *Clinical neuropsychology* (3rd edn). New York: Oxford University Press.

Bogen, J. E., & Vogel, P. J. (1962). Cerebral commissurotomy in man. *Bulletin of the Los Angeles Neurological Society*, 27, 169–72.

Bykoff, K. (1924). Versuche an Hunden mit Durchschneiden des Corpus Callosum. *Zentralblatt der gesamten Neurologie und Psychiatrie* 1925, 39, 199.

Engel, J. J. (Ed.). (1987). *Surgical treatment of the epilepsies*. New York: Raven Press.

Geschwind, N., & Kaplan, E. (1962). A human disconnection syndrome. *Neurology*, 12, 675–85.

Innocenti, G. M. (1986). General organization of callosal connections in the cerebral cortex. In E. G. Jones & A. Peters (Eds), *Cerebral cortex*, (Vol. 5): *Sensory-motor areas and aspects of cortical connectivity* (pp. 291–353). New York: Plenum.

Killackey, H. P. (1985). The organization of somatosensory callosal projections. A new interpretation. In A. G. Reeves (Ed.), *Epilepsy and the corpus callosum* (pp. 41–53). New York: Plenum.

Liepmann, H. (1908). *Drei Aufsätze aus dem Apraxiegebiet*. Berlin: Karger.

Merzenich, M. M., Recanzone, G. H., Jenkins, W. M., & Grajski, K. A. (1990). Adaptive mechanisms in cortical networks underlying cortical contributions to learning and non-declarative memory. In *Cold Spring Harbor Symposia on Quantitative Biology*, LV (pp. 873–87). Plainview, NY: Cold Spring Harbor Laboratory Press.

Preilowski, B. (1979). Consciousness after complete surgical section of the forebrain commissures in man. In I. Steele Russell, M. W. Van Hof, & G. Berlucchi (Eds), *Structure and function of cerebral commissures* (pp. 411–20). London: Macmillan.

Preilowski, B. (1987). Split-brain methods. In J. N. Hingtgen, D. Hellhammer, & G. Huppmann (Eds), *Advanced methods in psychobiology* (pp. 85–149). Toronto: C. J. Hogrefe.

Preilowski, B. (1993). Cerebral asymmetry, interhemispheric interaction and handedness: second thoughts about comparative laterality research with non-human primates, about a theory and some preliminary results. In J. P. Ward & W. D. Hopkins (Eds), *Primate laterality: Current behavioral evidence of primate asymmetries* (pp. 125–48). New York: Springer.

Reeves, A. G. (Ed.) (1985). *Epilepsy and the corpus callosum*. New York: Plenum.

Sperry, R. W. (1974). Lateral specialization in the surgically separated hemispheres. In F. O. Schmitt & F. G. Worden (Eds.), *The neurosciences: Third study program* (pp. 5–19). Cambridge, MA: MIT Press.

Trescher, J. H., & Ford, F. R. (1937). Colloid cyst of the third ventricle. *Archives of Neurology and Psychiatry*, 37, 939–73.

Trevarthen, C. (Ed.). (1990). *Brain circuits and functions of the mind: Essays in honor of Roger W. Sperry*. New York: Cambridge University Press.

Van Wagenen, W. P., & Herren, R. Y. (1940). Surgical division of commissural pathways in the corpus callosum. *Archives of Neurology and Psychiatry*, 44, 740–59.

Wilson, D. H., Reeves, A., Gazzaniga, M. S., & Culver, C. (1977). Cerebral commissurotomy for control of intractable seizures. *Neurology*, 27, 708–15.

Bruno Preilowski

completion　補充　視知覚障害(visuoperceptional disorders*)の項を参照

computerized tomography　コンピュータ断層撮影　CAT スキャン(CAT scan*)の項を参照

conduction aphasia　伝導性失語　失語(aphasia*)の項を参照

confabulation　作話
健忘症の患者があることを想起するよう求められたときに, 内容の豊富な詳細を敏速に答えるが, その内容が誤っている現象。想起された内容は誤っているだけでなく, 奇妙である。こ

れは健忘症候群(amnesic syndrome*)に顕著な特徴と考えられているが、他の患者にもみられ、とくに全健忘で起こる。

コルサコフ症候群(Korsakoff's syndrome*)の古典的定義によれば、作話は頻繁にみられるが必須ではない。作話は健忘の急性期に顕著で、患者は健忘にみられるこの障害に適応しているようにみえる。作話は、脳炎後遺症による健忘症の患者より、慢性アルコール中毒による健忘症の患者で顕著である。栄養障害(とくにチアミンの欠乏:ウェルニッケ・コルサコフ症候群)や、正常圧水頭症(hydrocephalus*)、ある種の頭部外傷による記憶障害でも作話はみられる。

一部の研究者は、作話は前頭葉損傷と関連し、患者が話の内容の正確さを監視できないために起こると考えた。StussとBenson(1984)は、作話が重度で妄想的であるか、単に検者の言動によって誘発された、より穏当なものであるかを検討し作話と前頭葉損傷を関連づける根拠を明らかにした。この研究によると、作話の重症度は記憶障害の重症度にではなく、自己修正能力に関係している。

最近の出来事に関する作話を見出すことは比較的容易だが、時間的に遠い昔の事象の作話を検証することは、語られている文脈がとくに奇妙であったり、非現実的なものである場合以外は、かなり困難である。作話の疑いのある応答の内容を神経心理学者は常に正確に判定しなければならない。奇妙な内容が不正確とはかぎらない。作話はまた、検査中の認知的課題や知覚課題の成績にも影響を及ぼすので、この点が疑われる場合には、患者に言語の干渉課題(逆算するような)を与え、成績が向上するかどうかを評価することが必要である。非言語的な応答との比較も行うとよいであろう。もちろん、作話と疑われる言語的な応答がみられた場合でも、それが計画、監視や言語媒介過程などの前頭葉機能の一次的障害によるものであり、作話はその二次的効果にすぎない。

【文献】
Stuss, D. T., & Benson, D. F. (1984). Neuropsychological studies of the frontal lobes. *Psychological Bulletin*, 95, 3–28.

J. Graham Beaumont

confusional state　錯乱状態
比較的よくみられる病態で、臨床像の最も顕著な特徴は注意マトリックスの崩壊である。

「**注意**」という用語は、意識性の中心にとらえるべき刺激空間の一部分を選択し、他の紛らわしい刺激を追求しないという一連の仮説的な機構を示すのに用いられる。注意の過程の全体は2つの主な作用からなる複合体であると考えられる。①情報の処理速度、検出効率、集中力、覚醒レベル、干渉に対する耐性、信号対雑音比を調節する**マトリックス**である**状態**の機能。この構成要素は、緊張性の注意としても知られ、網様体賦活系の神経機構と関連づけられるのが一般的である。②行動上重要なあらゆる空間(個人外、記憶、意味、内臓、など)に対する注意の方向と目標を調節する**ベクトル**や**チャンネル**機能。この構成要素は、選択的注意としても知られ、中枢神経軸のより吻側の要素、とくに新皮質と関連がある。

この**生理学的**な二分法は心理学のレベルでは多分に不明瞭となる。なぜならほとんどの注意行動は、双方の構成要素の相互作用の結果だからである。一部の行動、例えばレーダー画面上の映像を検出することはマトリックス的側面に大きく依存するが、他の行動、例えば多くの同時に交わされる会話に集中するには注意のベクトル的側面が重要である。

注意マトリックスの障害(錯乱状態のような)は日常でも経験することである。就寝中に予期せぬ電話で突然起こされた後の行動としてよくみられる。外見上覚醒しているようにみえるが、電話の会話に集中し、注意散漫にならず、思考と会話が首尾一貫することなどは困難である。時間と場所に関する適切な見当識に必要なすべての情報を手に入れることはより困難となる。伝言を書き留めるなど、本来なら単純な動作にも突然必要以上の努力を強いられ、ぎこちなくなり、ペンを逆向きにして書こうとする。正しい語を見つけ出すことや、咄嗟で不適切な反応傾向を抑制するのは不可能であろう。そのような者に注意と覚醒状態に重きを置く試験を行えば錯乱状態になることは明らかである。そのような者は、急性錯乱状態にあるといえよう。しかし当然ながら、これらの状態は医学的介入を必要としない。なぜなら、自発的な努力や2, 3時間の睡眠でこれらの困難すべては効果的に解消されるからである。

急性錯乱状態は、せん妄、器質性精神病や急性器質性脳症候群として知られ、精神状態の病的変化として、とくにさまざまな代謝性脳症の患者にもみられる。

錯乱状態の臨床像
錯乱状態は、注意マトリックスの崩壊を**最も**

顕著な障害とする心的状態の変化と定義できる．このことは注意の障害と覚醒の障害が単独で出現することを必ずしも意味しない．急性錯乱状態の患者は，認知的・行動的障害を起こす．注意障害から副次的に起こる障害もあれば，それとは無関係な障害もある．また必ずしもすべての注意障害の患者が錯乱状態にあると自動的にいってよいわけではないことを理解しておくことも重要である．例えば，アルツハイマー病でみられ，健忘症の患者でも注意障害はみられる．しかし，主要徴候は注意障害よりは健忘であり，それを錯乱状態ということはできない．またほとんどの急性錯乱状態は代謝性脳症でみられるが，この2つは同義語ではないということを強調したい．例えば，ある種の代謝性・中毒性脳症は，妄想症，妄想状態，幻覚状態を起こすが，そこでは不注意よりは精神障害が臨床像の主要徴候である．

錯乱状態では注意障害が中心的役割をなすことが多くの臨床例で強調された (Adams & Victor, 1974 ; Chedru & Geschwind, 1972 ; Mesulam & Geschwind, 1976)．一般的な用法では，錯乱はしばしば見当識障害を示す．しかし，これは不可欠な特徴ではなく，錯乱状態にあるが見当識が保たれている患者もいる．錯乱状態の診断に必須なのは見当識障害ではなく，注意障害が顕著にみられることである．

急性錯乱状態の患者の臨床像は，ほとんどの臨床家がよくみているものである．通常，運動感覚系の局在神経徴候がみられず，例外として粗な振戦，ミオクローヌス，固定姿勢保持困難を認めるのみである．注意障害は行動のいくつかのレベルで起こる．注意力は選択性と同様に強度も減弱する．注意は無目的にそれたり，ほんの一瞬だが突然無関係な刺激に対し異常に反応して注意散漫になる．思考と熟練動作にも干渉し，維持困難や保続を呈する．「集中すること」や「整然と考えること」は大いに苦労すると患者が訴える．頻繁に競合する考えや感覚が割り込んできて，思考の流れに一貫性がなくなる．熟練した系列動作，たとえそれが電話や食器を使うなど自動的にできるものでさえ，一貫性がなくなり，統合の欠如，保続，維持困難の徴候が現れる．

数列順唱，ストループ干渉テストや連続交替反応課題のような注意課題の成績は低下する (Weintraub と Mesulam, 1985)．1年の月を逆順に言うように求めると，患者は「12月，11月，10月，9月…10月，11月，12月，1月」のように言うことがあるが，これは習慣的な反応傾向を抑制できないことを示した．この臨床像により，錯乱状態における3つの主要徴候が明らかにされた．①覚醒度の障害と転導性の亢進，②思考一貫性の保持不能，③目的志向型系列動作の実施不能，である．

錯乱状態では精神機能などの障害がよくみられる．知覚変化は錯覚や幻覚にまで発展することがある．患者には常にではないがしばしば失見当がみられ，記憶錯誤がみられる．軽度の失名辞，失書，失計算，構成障害もよくみられる．判断は不完全となり，洞察力も鈍り，感情は不安定となり，ふざけたことを言う傾向がみられる (Adams & Victor, 1974 ; Mesulam & Geschwind, 1976)．これらの障害の一部はおそらく注意障害から副次的に起こる．例えば，学習課題の習得段階で患者に十分練習を積ませれば，記憶は改善する．暗算ではまったくできない計算も紙と鉛筆を用いてできることがある．一方，他の精神状態の障害 (例えば判断力欠如や幻覚など) は，注意障害とは異なる病因の影響を受ける．錯乱状態では，定義上，これらの付随する障害は注意障害と比べ重要性は少ない．

一部の錯乱状態は無感情が特徴であるが，とくにアルコール，バルビツール酸塩やアヘンの離脱に関連する場合は，極端な興奮状態になる．これらの重症型では，錯乱状態は昏迷や昏睡に至る．この事実により，錯乱状態は単に覚醒状態の異常と刺激に反応した覚醒の障害であるという考えが広まった．しかし，ほとんどの錯乱状態の初期段階では，傾眠傾向と釣り合わず，注意と覚醒が障害されており，覚醒状態と注意の機構は必ずしも完全には共通していないことを示唆している．もう1つの錯乱状態の特徴は，1時間単位でも変化する精神状態の早い動揺性と，かなり一般的にみられる夜間の増悪である．錯乱状態の臨床像は簡単に段階を区分することができる．

原因と機構

錯乱状態の原因は主に6つの群に分けられる．①中毒・代謝性脳症，②多巣性脳病変，③頭部外傷，④発作，⑤占拠性病変，⑥局在性脳病変，である．

錯乱状態は**中毒性・代謝性脳症**が原因として最も一般的なものである．中枢神経系が適切に機能するためには，その構成要素であるニューロンとグリアの代謝が完全であることが必要である．これらの細胞の栄養必要量，酸塩基平衡と電解質を障害するどんな状況も神経系の機能を撹乱する．腎機能低下から，肝不全，貧血，

内分泌障害，高血糖症，無酸素症，アシドーシス，アルカローシスなどの代謝障害によって脳症を起こすことは驚くべきことではない。鎮痛薬，睡眠薬，鎮静薬，精神安定薬，神経弛緩薬，抗うつ薬などさまざまな精神作動薬の摂取や，降圧薬の摂取によってでさえ，中毒性脳症が起こる。また同様に，アルコール，バルビツール酸塩やアヘンの離脱によって中毒性脳症が起こる。

一部の中毒性・代謝性脳症に共通の特徴として，神経伝達物質の作用との干渉がある(Faraj et al, 1976)。コリン作動性の神経伝達に干渉する毒素や薬物はとくに錯乱状態を起こす。神経弛緩薬，抗うつ薬，抗ヒスタミン薬などのさまざまな薬物は著明な抗コリン作用も有する。多くの高齢者，精神病や抑うつの患者は抗うつ薬と神経弛緩薬の併用療法を受け，神経弛緩薬の錐体外路作用を防ぐために抗コリン薬が処方されるので，このような患者が相当量の抗コリンの影響を受けていることは明白である。Tune ら(1981)によれば，総合病院の外科手術後の錯乱状態を起こした患者8人のうち7人は血清中の抗コリンエステラーゼ活性はアトロピン1.5 pmol(ピコモル)相当濃度よりも高かったが，錯乱状態が起こらなかった患者17人中4人のみがその範囲内の濃度の値を示した。中枢神経系のコリン作動系への干渉は，錯乱状態の発現に重要な役割を果たしていた。

変性による細胞活力衰微(例えばアルツハイマー病)，髄膜炎，脳炎(例えばエイズ脳症)，無酸素症，血管炎，DIC(播種性血管内凝固)(Collins et al, 1975)，脂肪塞栓(Dines et al, 1975)などの**多巣性脳疾患**によって，急性期に錯乱状態が起こる。これらの病態は脳全体に拡がる無数の微小病変によって特徴づけられる。**頭部外傷**による脳振盪症候群の一部や固定された慢性期の後遺症でも錯乱状態がみられる。**てんかん**の患者の発作後や複雑部分発作でも錯乱状態はみられる(Markand et al, 1978)。**占拠性病変**，とくに硬膜下血腫は錯乱状態を起こす。最後に，脳血管障害の後遺症で多数みられるが，**局在病変**の多くで錯乱状態がみられる。左右いずれか一側の海馬傍回・紡錘状回・舌状回病変，右頭頂葉後部病変，右前頭葉下部病変などがある(Horenstein et al, 1967；Medina et al, 1974；Mesulam et al, 1976)。

これだけ多様で異なる過程が，似た臨床像を示すことは注目に値する。発作と頭部外傷の場合は，上行性網様体経路の構造的干渉や電気的干渉によって注意障害が起こると考えられる。硬膜下血腫ではテント上の圧排効果によって脳幹の圧迫を起こすことによって，同様の機序で錯乱状態になると考えられる。代謝性・中毒性脳症では，例えば顕著な失語や健忘は比較的起こりにくいのに，注意障害がとくに起こりやすいのはなぜかという疑問が起こる。おそらくは，注意は「**安全係数**」が最小であるため，神経系が広範にわたり障害されるときは常に，最も顕著な認知障害として顕在化すると考えられる。つまり，機能障害が多巣性であるかぎり，注意障害は微細脳機能障害(minimal brain dysfunction*)の特徴的産物であるといえる。

錯乱状態と代謝性・中毒性(多巣性)脳症の関係は，注意は広範囲に分布する機能であることを示すが，局在性脳梗塞による錯乱状態の症例は注意機構の解剖学的分化が新皮質外套のレベルでも存在することを示した。例えば，右前頭葉または頭頂葉の高次(ヘテロモダリティ)連合皮質の病巣により，時に代謝性・中毒性脳症によるものとも区別がつかない錯乱状態が起こる(Mesulam et al, 1976)。代謝性・中毒性脳症でさえきわめて選択的に脳を障害することがある。例えば，麻酔薬と同様にアルコールは網様体と高次連合野に対して最も強い抑制作用を示した(Hyvärinen et al, 1978；Perrin et al, 1974)。

高次連合野と網様体に共通の特徴の1つは，双方とも情報処理過程の多シナプス性回路の最終端に位置することである。注意のような機能は，情報処理過程を多数のシナプス結合に依存しているので，それらがなぜ代謝性・中毒性脳症に対して最も脆弱であるかをこの事実によって説明できる。この説明は病巣が無規則に分布する多巣性脳疾患については一見適応できないようにみえる。しかし，多数のニューロンによる長い多シナプス結合はランダムに分布する病変による積算的影響をより大きく受けると考えられる。このように，代謝性・中毒性脳症と同様に，多巣性脳疾患も高次連合野の生理学的機能に選択的な影響を与える。この説明により，高次連合野に局在する梗塞が代謝性・中毒性脳症や多巣性脳疾患後の臨床像と似た症状を示すという見かけ上の不一致は解消される。

注意マトリックスの生物学

約100年前の，1880年にFerrier，1895年にBianchiはマカクザルの両側前頭葉病変によって注意力と好奇心が障害されていると報告した。これらの報告により，大脳皮質と注意過程の関係について，多くの関心が寄せられた。しかし，DempseyとMorison(1942)の漸増反

応についての研究とMoruzziとMorison (1942)による脳波の脱同期化に関する研究により，脳幹が急速に重要視されるようになった。現代の文献でもそのような注意の皮質下構造説の痕跡がみられるが，新皮質，前脳基底部，視床，脳幹と，上行性コリン・モノアミン系経路のすべてが注意マトリックスの調節に関与するという意見が今や主流になりつつある。

脳幹吻側にある中脳橋・背外側被蓋核が視床に対する主なコリン性神経支配の起始核である(Mesulam et al, 1983)。前脳基底部には大脳皮質全体のコリン性入力の大部分を供給するニューロンが含まれている。アセチルコリンはニューロンの脱分極性入力に対する反応性をより高める神経調節物質として働く(Krnjevic, 1981)。脳幹と前脳基底部を起始部とする上行性コリン系経路は，このようにして視床と大脳皮質の興奮性を調節し，ある意味では神経系全体の情報処理能力に影響を与えるような機構を装える。

脳幹吻側は同様にノルアドレナリン系とセロトニン系の神経支配を大脳皮質と視床に供給する。セロトニン系経路は縫線核に由来し，ノルアドレナリン系経路は青斑核に由来する。ノルアドレナリンは自発性活動に比例して後シナプス性誘発反応を増加させることで，神経伝達の信号雑音比を上昇させた(Morrison & Magistretti, 1983)。デキストロアンフェタミンやメチルフェニデートのような中枢のアドレナリン系活性を高める薬物は，認知課題において注意力を高めることが明らかにされた(Rapoport et al, 1978)。動物実験では，青斑核から大脳皮質へのノルアドレナリン系経路を遮断すると無関係な刺激を無視する能力が損なわれ，転導性が亢進した(Mason & Fibiger, 1979)。

単一モダリティ性連合野のほかに一次感覚野も，モダリティ特異性注意過程に関与していた。しかし，注意のより全般的で複雑な面は，多モダリティ性連合皮質のレベルで調整される(Mesulam, 1981; Mesulam et al, 1976)。多モダリティ性連合野とは，特定の単一モダリティの入力を受けるのではなく，複数の感覚連合野や辺縁・傍辺縁領域からも収斂性の入力を受ける領域である。これらの多モダリティ皮質領域は，入力情報のより抽象的な成分とその情報の動機づけにおける重要性に対する感受性が高い。霊長類の脳には少なくとも3つの多モダリティ性連合野，すなわち前頭葉，後部頭頂葉，腹側側頭葉が存在する(Mesulam et al, 1977; Seltzer & Pandya, 1976)。この3カ所の多モダリティ性連合野のいずれかの部位の脳梗塞急性期において，しかも片側性の場合でさえ，錯乱状態というかたちで全汎性注意障害が起こったことは興味深い(しかもそれ以外の部位の梗塞で起こらない)(Horenstein et al, 1967; Medina et al, 1974; Mesulam et al, 1976)。前頭葉と後部頭頂葉の多モダリティ性連合野の梗塞の場合は，錯乱状態はほとんど常に右病巣によって起こることから，注意マトリックス調節の神経機構は右半球が優位である考えられた。

皮質前頭前野は，注意マトリックスの維持に深くかかわる多モダリティ性連合野である。大脳局所血流量を測定する一連の実験で，被検者は一対の聴覚性・視覚性・体性感覚性刺激を呈示された(Roland, 1982)。各試行において，被験者は3つすべてのモダリティの刺激を提示されたが，1つのモダリティにおいて難しい感覚弁別を行い，他の2つのモダリティは無視するように要求された。その結果，3つの結論が明らかにされた。第一は，各モダリティの一次感覚野と単一モダリティ性皮質領野は，そのモダリティが無視される試行でも活性化された。第二に，弁別が行われたモダリティに関するモダリティ特異性皮質領野(一次感覚野と単一モダリティ性皮質領野に特異的)は，他の多モダリティ皮質領野よりも強い活性化を示した。第三に，多モダリティ性の前頭前野皮質領域の一部は，識別が行われたモダリティに依存せず，これらの3モダリティ注意課題を行っている間，選択的な活性化を示した。これらの結果は注意を向けられていないモダリティの単一モダリティ皮質領野は活動し続けるので，注意の濾過をすることは情報処理がかなり進んだ段階で行われていることを示している。感覚の流入が周辺の段階で遮断されるよりは，明らかにこれはより多くの柔軟性を取り入れる。さらに，前頭前野内側上部には多モダリティ性感覚空間全体に対する注意マトリックスの特異的な調節に必須の領域が存在するようである(Roland, 1982)。

その他の多くの証拠によっても，注意における前頭葉の重要性が強調されてきた。誘発電位のなかで2種類の注意関連成分，P 300と随伴陰性変動は前頭葉機構と密接な関係がある。随伴陰性変動は課題に関連する予告刺激により誘発され，準備を反映すると考えられる表面陰性電位であり，前頭部で最もよく記録された(Boyd et al, 1982; Cohen, 1971; Rohrbaugh et al, 1976)。さらに新しい刺激に反応して誘発されるP 300成分は前頭葉病変を有する患者

で著明に低下した。これらの観察結果より，前頭葉は複雑で新しい刺激に対して注意を向けることに重要な役割を果たすと考えられる。前頭葉機能のこれらの側面に一致することだが，前頭葉病変をもつ患者では一般に注意マトリックスの破綻に感受性を有する多くのテストで障害がみられた。実際に，前頭葉症候群の何種類かは錯乱状態の記載と合致する。

結論

注意マトリックスは大規模に分布しているネットワークにより統制されており，その主要な構成部位は，脳幹網様体，前脳基底部，視床核群，高次連合野，とくに前頭葉高次連合野である。このネットワークを構成する部位の機能を1カ所以上を干渉する病的過程により，注意状態の撹乱が起こった(Mesulam, 1990)。このような障害が患者の臨床像として現れたとき錯乱状態という診断がつけられる。錯乱状態の患者は注意過程の認知的・生物学的特質を調査するためにまたとない機会を提供している。

【文献】

Adams, R. D. & Victor, M. (1974). *Delirium and other confusional states*. In M. M. Wintrobe, G. W. Thorn, R. D. Adams, E. Braunwald, K. J. Isselbacher, & R. G. Petersdorf (Eds), *Principles of internal medicine* (pp. 149–56). New York: McGraw-Hill.

Boyd, E. H., Boyd, E. S., & Brown, L. E. (1982). Precentral cortex unit activity during the M-wave and contingent negative variation in behaving squirrel monkeys. *Experimental Neurology*, 75, 535–54.

Chedru, F., & Geschwind, N. (1972). Disorders of higher cortical functions in acute confusional states. *Cortex*, 8, 395–411.

Cohen, J. (1971). The contingent negative variation in visual attention. *EEG Clinical Neurophysiology*, 31, 287–305.

Collins, R. C., Al-Monddhiry, H., Chernik, N. L., & Posner, J. B. (1975). Neurological manifestations of intravascular coagulation in patients with cancer. *Neurology*, 25, 795–806.

Dines, D. E., Burgher, L. W., & Okazaki, H. (1975). The clinical and pathological correlation of fat embolism syndrome. *Mayo Clinic Proceedings*, 50, 407–11.

Faraj, B. A., Bowen, P. A., Isaacs, J. W., & Rudman, D. (1976). Hypertyraminemia in cirrhotic patients. *New England Journal of Medicine*, 294, 1360–4.

Horenstein, S. Chamberlin, W., & Conomy, J. (1967). Infarction of the fusiform and calcarine regions: agitated delirium and hemianopia. *Transactions of the American Neurology Association*, 92, 85–9.

Hyvarinen, J., Laakso, M., Roine, R., Leinonen, L., & Sippel, H. (1978). Effect of ethanol on neuronal activity in the parietal association cortex of alert monkeys. *Brain*, 101, 701–15.

Krnjevic, K. (1981). Cellular mechanisms of cholinergic arousal. *Behavioral Brain Science*, 4, 484–5.

Markand, O. N., Wheeler, G. L., & Pollack, S. L. (1978). Complex partial status epilecticus (psychomotor status). *Neurology*, 28, 189–96.

Mason, S. T., & Fibiger, H. C. (1979). Noradrenaline and selective attention. *Life Science*, 25, 1949–56.

Medina, J. L., Rubino, F. A., & Ross, A. (1974). Agitated delirium caused by infarction of the hippocampal formation and fusiform and lingual gyri: a case report. *Neurology*, 24, 1181–3.

Mesulam, M.-M. (1981). A cortical network for directed attention and unilateral neglect. *Annals of Neurology*, 10, 309–25.

Mesulam, M.-M. (1985). Patterns in behavioral neuroanatomy. In M.-M. Mesulam (Ed.), *Principles of behavioral neurology (Contemporary Neurology Series)*, (pp. 1–70). Philadelphia: F. A. Davis.

Mesulam, M.-M. (1990). Large-scale neurocognitive network for distributed processing for attention, language and memory. *Annals of Neurology*, 28, 597–613.

Mesulam, M.-M., & Geschwind, N. (1976). Disordered mental states in the post-operative period. *Urological Clinics of North America*, 3, 199–216.

Mesulam, M.-M., Mufson, E. J., Wainer, B. H., & Levey A. I. (1983). Central cholinergic pathways in the rat: an overview based on an alternative nomenclature (Ch1–Ch6). *Neuroscience*, 10, 1185–201.

Mesulam, M.-M., Van Hoesen, G. W., Pandya, D. N., & Geschwind, N. (1977). Limbic and sensory connections of the inferior parietal lobule (area PG) in the rhesus monkey: a study with a new method for horseradish peroxidase histochemistry. *Brain Research*, 136, 393–414.

Mesulam, M.-M., Waxman, S. G., Geschwind, N., & Sabin, T. D. (1976). Acute confusional states with right middle cerebral artery infarctions. *Journal of Neurology, Neurosurgery and Psychiatry*, 39, 84–9.

Morrison, J. H., & Magistretti, P. J. (1983).

Monamines and peptides in cerebral cortex. *Trends in Neuroscience*, 6, 146–51.

Perrin, R. G., Hockman, C. H., Kalant, H., & Livingston, K. E. (1974). Acute effects of ethanol on spontaneous and auditory evoked electrical activity in cat brain. *EEG Clinical Neurophysiology*, 36, 19–31.

Rapoport, J. L., Buchsbaum, M. S., Zahn, T. P., Weingartner, H., Ludlow, C., & Mikkelsen, E. J. (1978). Dextroamphetamine: cognitive and behavioral effects in normal prepubertal boys. *Science*, 199, 560–3.

Rohrbaugh, J. W., Syndulko, K., & Lindsley, D. B. (1976). Brain wave components of the contingent negative variation in humans. *Science*, 191, 1055–7.

Roland, P. E. (1982). Cortical regulation of selective attention in man. A regional cerebral blood flow study. *Journal of Neurophysiology*, 48, 1059–78.

Seltzer, B., & Pandya, D. N. (1976). Some cortical projections to the hippocampal area in the rhesus monkey. *Experimental Neurology*, 50, 146–60.

Tune, L. E., Damlouji, N. F., Holland, A., Gardner, T. J., Folstein, M. F., & Coyle, J. T. (1981). Association of postoperative delirium with raised serum levels of anticholinergic drugs. *Lancet*, Sept. 26, 651–3.

Weintraub, S., & Mesulam, M.-M. (1985). The examination of mental state. In M.-M. Mesulam (Ed.), *Principles of behavioral neurology (Contemporary Neurology Series)*, (pp. 71–123). Philadelphia: F. A. Davis.

M.-Marsel Mesulam

congenital disorders　先天性疾患

出生時より存在する身体部位と器官の構造と機能の多種多様な異常を分類する際に用いられる用語。一般的にこの用語は疾患が胎児期に発病し出生時には明らかなものをさす。関連する2つの用語、**先天性異常**(congenital anomaly)と**先天性奇形**(congenital malformation)は通常、身体部位の構造上の異形をいう(例えば、手指が5本より多いなど)。しかし、「**先天性疾患**」という用語が使われる場合は、構造上のみの異常ではなく、機能的な障害があることを意味する。先天性疾患はあらゆる器官や身体器官系を障害する。

時に、出生時に問題が顕在化していなくとも、疾患の原因が胎児期の発育段階にあると考えられる。このような場合、その機能障害は出生時にすでに存在したはずだが、後の発育段階になって器官や身体器官系が障害されてはじめて見出されたと考えられ、「**先天性疾患**」という用語が用いられる。

一部の先天性疾患の原因はよく知られている。機能障害の基盤は染色体異常、先天性代謝異常、妊娠中の母体感染症や薬物乱用などに関連している。他の先天性疾患の原因はほとんど解明されていない。疾病と損傷の重要な家族歴がなく妊娠中や分娩時の合併症がみられないこともある。

多種多様な疾患が先天性疾患に分類されていることを考えても、すべてを網羅することは明らかに不可能である。この項目で取り上げられた特定の疾患は、頻度、臨床像の重症度、とくに神経心理学や精神医学との関連性にもとづいて選ばれたものである。本項ではそれぞれの疾患の主要徴候と合併する神経心理学的後遺症について概説する。先天性疾患についての詳細はJones(1988)を参照のこと。

染色体異常と遺伝性疾患

一部の先天性疾患は染色体異常によって起こる。染色体異常に特有な問題の性質を理解するために人類遺伝学のきわめて基礎的な概略を以下に述べる。人間には23対の染色体があり22対は常染色体で男、女とももっている。残りの1対は性染色体からなり、男女で異なる。男性は性染色体のXとYをもち(XY)、女性は2つのXをもつ(XX)。それぞれの親から23本の染色体を受け継ぎ、その子供に23組の染色体が形成される。染色体には遺伝的な伝達と個体の発育に影響する遺伝物質が含まれている。「**遺伝子型**」という用語は個人の染色体の組成の特徴について記述するために用いられる。遺伝子型が観察可能か定量可能な特徴として発現される様式をその個体の「**表現型**」と呼ぶ。染色体異常は常染色体あるいは性染色体の双方で起こる。ある染色体の部分的または全体の欠失、余分な染色体の追加、または「**モザイク現象**」、すなわち一個体の異なる部分に正常と異常の染色体が存在するときに起こる現象などの染色体異常がある。染色体異常が1つの性染色体によって遺伝するとき、「**伴性**」の異常と判断される。

時として、染色体全体というより1つまたは一組の遺伝子のみが障害されることがある。「**遺伝子座**」という用語は特定の遺伝子の染色体上の位置をさす。各々の遺伝子座には遺伝子が2種類存在し、1つは母親由来、もう一方は父親由来である。この2つの異なった形を「**対立遺伝子**」という。両方の対立遺伝子が同じ場合

は，その遺伝子は同系（ホモ）接合である．それぞれの親から遺伝した対立遺伝子が異なる場合は，その遺伝子は異形（ヘテロ）接合である．例えば瞳の色などの，ある種の特徴は単一遺伝子（すなわち1対の対立遺伝子）によって決定される．そのような場合，ある個人の遺伝子が異型接合であれば，どちらか一方の対立遺伝子が「**優性**」であり，もう一方は「**劣性**」であるということで表現型が決まる．

「**伴性劣性形質**」は，ある形質がX性染色体上の遺伝情報によって指定され，それが劣性遺伝のものをさす．女性が伴性劣性形質を表現することは少ない．なぜなら，もう一方のX染色体が優性対立遺伝子をもっていることがあるからである．女では母と父両方から劣性対立遺伝子を受け継いだ場合のみ伴性劣性形質が発現される．男は1つのX染色体しか受け継がないため，伴性劣性形質は常に表現型として発現される．もう一方の性染色体であるY染色体は特定の対立遺伝子をもたないと考えられるからである．血液凝固系の先天性遺伝性疾患である血友病は，X染色体に連鎖した伴性形質であり，女の保因者からその男児に遺伝される疾患の一例である．

ダウン症候群(*Down's syndrome*)は，第21染色体が1対以外に余分な3本目の全体または一部を有するという染色体異常を原因とする先天性疾患である．それは精神発達遅滞の主な原因の1つであり，その重症度は個人によってかなり異なる．ダウン症候群は特有の身体的・認知的な特質をもった表現型によって特徴づけられる．罹患者は一般に筋緊張低下がみられ，内眼角贅皮，上がった目尻，大きな舌，細い髪をもち，時に発育不全がみられる．患児は先天性心疾患と腸狭窄（閉塞）を起こす危険性が高く，急性白血病の発病率も高い．近年，羊水穿刺，すなわち羊水を採取して染色体分析を行う手法によるダウン症候群の早期出生前診断が行われる．ダウン症候群の危険率は母親の年齢と正の相関があるが，その理由は不明である．

ダウン症候群の乳児は，出生から6カ月までの間で認知面では正常な発育を示す．それ以降に認知発育の遅れが出，最終的には精神発達遅滞を来す．認知障害の程度は個人間の差が大きいが，この疾患に特有の神経心理学的な研究はあまりされていない．認知障害は環境的要素によっても大きく影響されているようである．行動面の発育に関して，ダウン症候群の患児は正常な兄弟と比べ多くの行動上の問題，とくに注意障害があると親たちから思われている(Cus-kelly & Dadds, 1992)．

患者が40ないし50代に達したときにアルツハイマー病に罹患する危険性は健常者よりもかなり高い．Haxby(1989)の報告によると，老若29人のダウン症候群成人患者(35歳未満または以上)すべてにおいて，アルツハイマー病に関連した神経病理学的特徴を示すが，少数(4人)のみが臨床的に痴呆を呈していた．痴呆が明らかなものは，単純な言語のほかに全汎性認知障害を呈し，痴呆（認知症）のない高齢のダウン症患者は若年の成人ダウン症候群の患者と比較して視空間構成機能と長期記憶が劣っていた．Carr(1994)によるダウン症候群患者の長期予後についての優れた総説がある．

ターナー症候群(*Turner's syndrome*)は，X性染色体の異常を原因とする先天性疾患である．ターナー症候群に罹患した女は2本目のX染色体を一部またはすべて欠く（正常な女のXXに対し，XOである）．この疾患は女児出生の1/3,000に発症し，精神発達遅滞は伴わない．身体に関しては不妊のほか，短軀，翼状頸，短指などの先天性奇形がある．罹患者は女性ホルモン補充療法を受けない場合には，思春期に第二次性徴を示さない．ターナー症候群は脳の発育と機能に対する性ホルモンの影響を研究するのに恰好の機会を提供する．なぜなら罹患者は内因性の性ホルモンに曝されないからである．

ターナー症候群の患者の認知能力は，染色体異常の重症度に依存すると考えられる．50～55%のターナー症候群の患者は2本目のX染色体を完全に欠失する(XO)と推測され，残りは部分欠失かモザイク症候群である．概して言語機能は正常範囲内である．とくに障害されやすいのは視覚認知課題と数学的推論である(Rovet, 1993)．

一部の研究者は言語機能と比べ動作性技能が劣ることから右半球に強い障害があると考えた．この仮説を検証するために，Penningtonら(1985)はターナー症候群の女をそれぞれ異なる脳障害（右脳，左脳，び漫性）をもつ女の3群と比較した．この研究では，ターナー症候群の障害に半球側性化はみられなかった．ターナー症候群の女にみられた軽度の神経心理学的障害は，右半球障害群よりはび漫性脳障害群に最も似ていた(Pennington et al, 1985)．

ウェクスラー知能検査の言語性と動作性の得点差は8～20点の範囲だと記載されている．完全欠失の患者にみられる認知障害は部分欠失の患者よりも一般に重度である．Swillenら

(1993)は，ターナー症候群の前思春期と思春期の女児の横断的研究によって，ホルモン補充療法が視空間能力の改善と関連することを見出した。

脆弱X染色体症候群(*fragile X syndrome*)は女より男に多い性染色体異常であり，精神発達遅滞の主要な原因疾患である。脆弱X染色体症候群の表現形にはかなり個体差があり，多くの罹患者は自閉症的行動を呈する。脆弱X染色体症候群の遺伝子型をもつもののすべてがその症状を表現型として示すわけではない。

重度の精神発達遅滞(すなわちIQ＜40)を呈する男児の約10％は脆弱X染色体症候群であると推測されている。最近の総括的な文献を再検討して，Turk(1992)は個々の症例に観察された認知機能の程度には著しい個体差があることを強調した。しかし，ほとんどの研究においては，動作性能力が言語性能力より強く障害され，認知能力は徐々に低下し，小児期後期には停滞状態になる。発語と言語能力の遅延は一般的である。脆弱X染色体症候群と自閉症に関連はあると考えられるが，脆弱X染色体症候群が原因となる自閉症の頻度について合意は得られていない。

クラインフェルター症候群(*Klinefelter's syndrome*)も性染色体に関連する先天性疾患である。これは男児のみが罹患し，余分なX染色体(健常男性のXYに対し，XXY)を特徴とする。FlintとYule(1994)は文献の再検討によって，クラインフェルター症候群は全般的な知的機能障害は伴わないことを見出した。言語障害の発生率が高いとの記載があるが，その特異性が常に示されているわけではない。

先天性代謝異常

先天性代謝疾患は，通常の食物に含まれるある種の蛋白質や化合物を酵素欠乏のために身体が代謝できないという種類の先天性疾患である。多種の代謝障害が存在するが，そのほとんどは治療せずに放置すると重大な神経学的・神経心理学的な後遺症を残す。一部の先天性代謝異常は出生時には無症状で，発育不全や神経学的障害を呈するまで表現型は気づかれない。新生児スクリーニング計画は罹患児を早期発見して不可逆的な神経学的後遺症を予防することを目的として推進された。新生児スクリーニング計画でよく発見される先天性代謝疾患には，フェニルケトン尿症，ガラクトース血症，先天性甲状腺機能低下症，ホモシスチン尿症，メープルシロップ尿症，ビオチニダーゼ欠損症などがある。本項ではそのうちの3疾患を取り上げる。

フェニルケトン尿症(*phenylketonuria*)は，常染色体劣性遺伝のフェニルアラニン代謝異常で，フェニルアラニン水酸化酵素欠損を伴う。フェニルケトン尿症は約14,000人の出生につき1人の割合で発症し，アフリカ系アメリカ人やアジア人よりはコーカサス人の発症率が高い。酵素欠損により，多くの食物(の蛋白質)に含まれるフェニルアラニンがチロシンに代謝されない。その後，フェニルアラニンやその有機代謝産物の濃度が上昇する。フェニルケトン尿症患児の出生時の発育は正常だが，未治療だと慢性的にフェニルアラニン濃度が上昇し，生後6カ月で重度の精神発達遅滞などの神経学的異常を示す。幸いなことに，フェニルケトン尿症による後遺症は新生児スクリーニング計画による早期発見と直ちに治療を開始することで防ぐことができる。

フェニルケトン尿症の治療の目標はフェニルアラニンを含む食物制限により体内のフェニルアラニン濃度を低下させることである。例えばビオチニダーゼ欠損症などの先天性代謝障害では本来の酵素欠損を直接治療できるが，フェニルアラニン水酸化酵素の欠損を治療することはできない。フェニルケトン尿症の治療は酵素欠損による二次的，三次的な代謝異常を是正するのが目的である。早期の発見と治療は重度の精神発達遅滞を防ぐが，早期から治療を受けている患児も特定の認知，学業，行動上の問題を起こす危険がある。

早期に治療を受けたフェニルケトン尿症の患児の認知機能は，患児の受けた食事療法の質とその結果としての代謝調節に関連している。早期に治療を受けたフェニルケトン尿症の患児でさえ，管理実行機能のテスト(具体的には，言語流暢性，計画性，視覚探索能力を調べる課題)において，IQと年齢を一致させた対照群と比較すると成績の低下がみられる(Welsh et al, 1990)。管理実行機能テストの成績は生涯平均代謝調節と検査時の血中フェニルアラニン濃度に関係している。また持続的注意の欠陥が認められ，同様に現在のフェニルアラニン濃度に影響されるようである(DeSonneville et al, 1989)。早期に治療を受けたフェニルケトン尿症に関連するその他の神経心理学的な障害には，言語表出障害，反応時間遅延，視覚性誘発電位(evoked potential*)異常の出現頻度の上昇がある。行動異常，とくに活動亢進(hyperactivity*)の有病率の上昇も報告された。

早期治療を受けたフェニルケトン尿症の成人患者の研究では，問題解決や持続的注意を要求するような，ある種の神経心理学テストの成績は現在のフェニルアラニン濃度に関連している。一般知的機能は生涯フェニルアラニン濃度，とくに出生後2，3年の代謝の調節に依存していた(Ris et al, 1994を参照)。この知見は，最適な神経心理機能は治療を成人期でも継続することによって最もよく得られることを示唆している〔フェニルケトン尿症(phenylketonuria*)の項を参照〕。

ガラクトース血症(*galactosemia*)は先天性代謝異常で，通常ガラクトース-1-リン酸ウリジルトランスフェラーゼという酵素の欠損により，体内でのガラクトース(乳に含まれる乳糖の誘導体)からグルコースへの代謝が阻害されることによって起こる。新生児スクリーニング計画による早期の鑑別がきわめて重要である。さもなければ，罹患新生児は哺乳開始後に，急速に生命を脅かす疾病を発症するであろう。未治療で放置すると，ガラクトース血症の後遺症として肝腫大，白内障，重度の発育遅滞，精神遅滞が起こる。無乳糖食などの治療によって，重度の神経学的障害は予防できるが，早期治療を受けた児童で，発話や言語の障害と視知覚障害を起こす危険性がある。言語受容能力は比較的正常に保たれるが，構音，言語表出，語想起が障害される(Waisbren et al, 1983)。Nelsonら(1991)によれば，24人の治療されたガラクトース血症患児のうち，半分以上(54%)に発語失行(verbal dyspraxia)がみられた。数学と書字などの学習困難が生じる。

先天性甲状腺機能低下症(*congenital hypothyrodism*；CH)は，「クレチン病」としても知られ，先天性代謝障害であるが，甲状腺，視床下部，下垂体の障害によっても起こる。

先天性甲状腺機能低下症のスクリーニングは，多くの新生児スクリーニング計画に用いられ，治療には甲状腺ホルモンの補充が行われる。未治療のまま放置すると精神発達遅滞になる。早期に治療を受けた患児の認知能力は平均範囲内にあるが，健康な兄弟や友人と比較するとわずかに低い。一般に，早期診断を受けて治療された患児は出生後2年間は正常な発育を示す。しかし3歳時に，患児は年齢，性別，社会階級を合わせた対照群と比較して，計量能力と早い運動応答を要求する課題に関して発達上の問題を呈する危険がある(Murphy et al, 1990)。言語障害も存在する。視空間障害は5歳までによくみられる。先天性甲状腺機能低下症の重症度と認知障害の程度は相関しているが，病初期にはこの関連性は必ずしも見つかるとはかぎらない。また小児初期に観察された特定の問題が，発達の過程で存続するか否かは明確ではない。先天性甲状腺機能低下症の学童を対象にした追跡調査では，特定の残存した学習困難が先天性甲状腺機能低下症に関連するという証拠は示されなかった(New England Congenital Hypothyroidism Collaborative, 1990)。

発達障害

発達障害という用語は，主要な問題が認知，言語，社会，運動能力の獲得にあるような一連の病態を区分するのに用いられる。精神発達遅滞，自閉症，学習困難は「発達障害」に含まれる。発達障害のなかには，精神発達遅滞のように技能獲得が全般的に遅滞するものがあるが，言語表出能力のようにきわめて限られた範囲の機能のみが遅延するものもある。また一部の発達障害では，複数の特定の技能が遅延する。その例として，自閉症では，伝達技能と相互社会的交流に関する著明な障害と，興味対象の狭さという障害を示す。

本項では，レット症候群のみを発達障害として取り上げる。自閉症についての総括的論評に関してはLordとRutter(1994)を，伝達障害の概略についてはBishop(1994)を参照のこと。

レット症候群(*Rett's disorder*)は，最近になって認知された女児のみを障害する原因不明の病態である。1960年代に最初に報告されたが，最近，Hagbergら(1983)が似た脳症35例の総説を出版するまではあまり知られていなかった。レット症候群の患児は7〜18カ月までは正常に発育する。それ以降に，通常は運動技能全般の発達遅延がみられ，すでに獲得した運動技能の進行性低下(例えば，「ハイハイ」ができなくなる)など高次皮質機能の進行性低下が起こる。合目的的な手運動の消失，律動性体幹性運動失調(ataxia*)，異常呼吸パターン，頭部発育遅滞による小頭症(microcephaly*)が明らかとなる。

手を洗ったり握り締めるしぐさに似た常同的手運動がみられる。進行性脳症により重度の精神発達遅滞となり，言語の表出と理解が障害され痴呆となる。けいれん発作や痙縮も末期に出現することがある。病期は4段階に分けられている。レット症候群は約15,000人の女児出生当たり1人の割合で罹患する。

構造異常

前述したとおり，先天性疾患の一部のものは，特定の器官や身体器官系の機能に影響を与

える構造的欠陥によって起こる。

脳梁無形成(*agenesis of the corpus callosum*)は，構造に問題がある先天性疾患の一例である。「**無形成**」という用語は[器官が]発達しないことをいう。罹患者は脳梁(corpus callosum*)がない状態で出生する。「**部分無形成**」という用語は脳梁の一部だけが欠損していることをいう。この疾患は神経心理学にとってとくに重要である。なぜなら，脳梁の半球間連絡と全般的認知機能の発達に対して脳梁が果たす役割を自然に起こった「脳梁欠損」状態で研究する貴重な機会を提供したからである。この疾患の結果を外科的な脳梁切断〔交連切開術(*commissurotomy**)〕の症例における認知機能の結果と比較検討することができる。

脳梁無形成(callosal agenesis*)の患児は音素弁別が障害され，高度な押韻技能を必要とする課題の成績が悪いと報告された(Temple et al, 1989)。一部の研究者は，音素弁別などの音韻処理技能の問題は発達性読字障害(dyslexia*)にみられる根本的な欠陥であると主張した。Temple, Jeeves, Vilarroya(1990)は，脳梁無形成の患児は，語彙力が標準レベルであるが，音読能力の発達が悪い危険性があることを示唆した。

二分脊椎(*spina bifida*)は構造異常のもう1つの例である。これは最も頻度の高い中枢神経系の構造異常であり，1つ以上の脊椎の融合不全に起因する脊柱奇形で起こる。二分脊椎は出生1,000人当たり1人の割合で発症する。水頭症(hydrocephalus*)，すなわち脳脊髄液(cerebrospinal fluid*; CSF)の正常な循環経路の一部が閉塞することによって頭蓋内に多量の脳脊髄液が貯留する状態をしばしば合併する。二分脊椎による身体的・認知的障害はその病変の部位に依存する。病変部以下の麻痺(神経因性失禁も含む)が起こる。二分脊椎に水頭症が合併した場合，注意障害と言語障害，とくに抽象的言語の理解障害と的はずれな発話がみられる。

青年期までの症例追跡研究によって，Hunt(1990)は，障害の程度の範囲を調べた。研究対象となった出生例117人中で16歳まで生存したのは69人だった。生存例のうち，多く(n=47)のIQは正常範囲内であり，少数(n=12)はIQ 60〜79であった。認知機能は感覚障害の程度に関連していた。

母体感染症と薬物乱用

一部の先天性疾患は妊娠中の母体の健康状態や行動の結果として起こる。妊娠期間中にある種の薬物を服用することや，性病を含む妊娠中の感染は，発育中の胎児に悪影響を及ぼす催奇形性物質を子宮内環境にもたらす可能性がある。本項では，ごく一部の感染症を概説し，また胎児期の発育に及ぼす障害を例示するために妊婦のアルコール乱用を取り上げる。ほとんどの場合，胎児への障害の種類と程度は催奇形性物質が子宮内環境に導入された時期に依存する。物質に曝露された時期に発達の最も急速な段階にさしかかっている構造と器官が最も影響を受けやすい。中枢神経系は妊娠後期と出生後2,3年の間が最も危険にさらされる。

母体感染症

先天性ヘルペス congenital herpes は，幼児が母親に由来する単純ヘルペスウイルスに感染した状態をさす。ウイルスに感染した母親から子への感染は通常妊娠中よりも出産時に起こる。とくに母親が出産時に感染症状がある場合，子が帝王切開で出産されれば母親から子へのヘルペスウイルス感染の危険性は減少する。先天性ヘルペスによって，眼障害(失明も含む)などの皮膚・口腔内感染に加えて，時により致死的な影響や，脳炎とその後遺症によって精神発達遅滞が起こることもある〔脳炎(encephalitis*)の項も参照〕。ヘルペスウイルスの別型による**先天性サイトメガロウイルス感染症** *congenital cytomegalovirus*(CMV)は，精神発達遅滞や難聴を含む先天性障害の主要な原因である。

先天性ヒト免疫不全ウイルス感染症 *congenital human immunodeficiency virus*(HIV)は，感染した母からその児に，出生前または出産中に伝染する。臨床経過中に，脳症とすでに獲得した発育段階の喪失がみられる。病気の進行度は3段階に分けられる。この分野における最近の包括的な総説としてThompsonら(1994)を参照のこと〔後天性免疫不全症候群(AIDS*)の項も参照〕。

先天性風疹症候群 *congenital rubella syndrome* は，女性が妊娠中に風疹に罹患して起こる先天性疾患である。時に胎児は死に至ることもある。この症候群では精神発達遅滞，難聴，眼障害，心疾患を始めとする先天性疾患や早産が起こる。

母体薬物乱用

胎児性アルコール症候群 *fetal alcohol syndrome*(FAS)は，出生前のアルコールへの曝露により発症する。症状は，身体発達遅延，発達遅滞，独特な頭蓋顔面異形成である。活動亢進(hyperactivity*)や，睡眠障害・摂食障害などの行動的問題も胎児性アルコール症候群に

結論

　この概説でも明らかなように,「**先天性疾患**」という用語は,出生前の発達段階に形態機能の異常を起こす多種多様な病態を包含している。神経心理学者にとって,先天性疾患は異常な脳の発達と,それに起因する認知・行動異常の関連を研究する機会が与えられるという点で重要である。自然に起こった構造的欠損(脳梁無形成など)の症例を外科的手段による構造欠損(交連切開術など)の症例と比較することができる。先天性疾患は脳-行動相関の役割を発達の文脈下で研究する機会も提供する。なぜなら,ある疾患における認知能力の長所と短所の特性は,患児が成長するに従い変化するからである。

　今までに多数の先天性疾患の認知障害が研究された。フェニルケトン尿症やターナー症候群など一部の疾患は,特定の行動・神経心理学的特徴すなわち表現型を呈することが明らかにされた。一部の疾患では,全般的な認知能力(正常な機能と障害された機能)の予後に関する知見が確立し,現在はその疾患のどの特定の認知領域に能力や障害があるのかを研究することが重要になった。ある疾患に関する特定の認知障害についての神経心理学的評価は,患児の教育のうえで両親や教師にとって貴重な情報である。スクリーニングと早期介入により,認知的・学力的・心理学的機能の長期的な問題が改善する可能性がある。

　「**先天性**」という用語は,「**不治**」とは同義語ではないことに注意することは重要である。確かにある種の治療(例えば遺伝子補充治療)のようにまだ実用化されていないものもあるが,例えば先天性代謝疾患に対する食事療法のようにその他の環境に介入することによって患者の身体・認知・行動学的予後に著しい影響を与えることができる。これらの症例では,治療が先天性疾患の身体的または認知的な予後に著しい影響を与えうるので,臨床家や研究者は個々人のその物質への曝露歴を考慮して治療計画を行うべきである。とくに指示に従わない可能性が高い人(例えば思春期の人)を対象とする研究では,神経心理学的能力を調査するときにこれらの問題点を考慮する必要がある。

　近年,先天性疾患患者の研究に磁気共鳴画像法(MRI)が取り入れられ,特定の疾患における構造異常と機能障害についてさらなる事実が解明されるであろう。治療により機能予後が修飾され,または機能が一過性に影響されるような状況(例えばターナー症候群のホルモン補充療法や,フェニルケトン尿症の現時点のフェニルアラニン濃度など)により,脳-行動相関に関する新しい知見が得られるであろう。さまざまな先天性疾患における行動学的表現型の同定はもう1つの研究が盛んな分野であり,研究者はさまざまな疾患に特有な認知的・行動的特徴を確立しようと試みている。これらすべての領域における研究は,疑いなく神経心理学に特別に貢献し続けるであろう。

【文献】

Bishop, D. V. M. (1994). Developmental disorders of speech and language. In M. Rutter, E. Taylor, and L. Hersov (Eds.), *Child and adolescent psychiatry: Modern approaches*, 3rd edn (pp. 546–68). Oxford: Blackwell Scientific.

Carr, J. (1994). Long-term outcome for people with Down's syndrome. *Journal of Child Psychology and Psychiatry*, 35, 425–39.

Cuskelly, M., & Dadds, M. (1992). Behavioral problems in children with Down's syndrome and their siblings. *Journal of Child Psychology and Psychiatry*, 33, 749–61.

De Sonneville, L. M. J., Schmidt, E., & Michel, U. (1989). Information processing in early-treated PKU. *Journal of Clinical and Experimental Neuropsychology*, 11, 362.

Flint, J., & Yule, W. (1994). Behavioral phenotypes. In M. Rutter, E. Taylor, & L. Hersov (Eds), *Child and adolescent psychiatry: Modern approaches*, 4th edn (pp. 666–87). Oxford: Blackwell Scientific.

Hagberg, B., Aicardi, J., Dias, K., & Ramos, O. (1983). A progressive syndrome of autism, dementia, ataxia, and loss of purposeful hand use in girls: Rett's syndrome: report of 35 cases. *Annals of Neurology*, 14, 471–9.

Haxby, J. V. (1989). Neuropsychological evaluation of adults with Down's syndrome: Patterns of selective impairment in nondemented old adults. *Journal of Mental Deficiency Research*, 33, 193–210.

Hunt, G. M. (1990). Open spina bifida: outcome for a complete cohort treated unselectively and followed into adulthood. *Developmental Medicine and Child Neurology*, 32, 108–18.

Jones, K. L. (Ed.). (1988). *Smith's recognizable patterns of human malformation*, 4th edn. Philadelphia: Saunders.

Lord, C., & Rutter, R. (1994). Autism and pervasive developmental disorders. In M. Rutter, E. Taylor, & L. Hersov (Eds), *Child and adolescent psychiatry: Modern approaches*, 3rd edn (pp. 569–93). Oxford: Blackwell Scientific.

Murphy, G. H., Hulse, J. A., Smith, I., & Grant, D. B. (1990). Congenital hypothyroidism: physiological and psychological factors in early development. *Journal of Child Psychology and Psychiatry*, *31*, 711–25.

Nelson, C. D., Waggoner, D. D., Donnell, G. N., Tuerck, J. M., & Buist, N. R. (1991). Verbal dyspraxia in treated galactosemia. *Pediatrics*, *88*, 346–50.

New England Congenital Hypothyroidism Collaborative. (1990). Elementary school performance of children with hypothyroidism. *Journal of Pediatrics*, *116*, 27–32.

Pennington, B. F., Heaton, R. K., Karzmark, P., Pendelton, M. G., Lehman, R., & Shucard, D. W. (1985). The neuropsychological phenotype in Turner syndrome. *Cortex*, *21*, 391–404.

Ris, M. D., Williams, S. E., Hunt, M. M., Berry, H. K., Leslie, N. (1994). Early treated PKU: adult neuropsychologic outcome. *Journal of Pediatrics*, *124*, 388–92.

Rovet, J. F. (1993). The psychoeducational characteristics of children with Turner syndrome. *Journal of Learning Disabilities*, *26*, 333–41.

Rutter, M., & Casaer, P. (1991). *Biological risk factors for psychosocial disorders*. Cambridge: Cambridge University Press.

Scriver, D. R., Beaudet, A. L., Sly, W. S., & Valle, D. (Eds), *The metabolic basis of inherited disease*, 6th edn New York: McGraw-Hill.

Swillen, A., Fyrns, J. P., Kleczkowska, A., Massa, G., Vanderschueren-Lodeweyckz, M., Vanden-Berge, H. (1993). Intelligence, behaviour and psychosocial development in Turner syndrome: a cross-sectional study of 50 pre-adolescent and adolescent girls (4–20). *Genetic Counselling*, *4*, 7–18.

Temple, C. M., Jeeves, M. A., & Vilarroya, O. (1989). Ten pen men: rhyming skills in two children with callosal agenesis. *Brain and Language*, *37*, 548–64.

Temple, C. M., Jeeves, M. A., Vilarroya, O. (1990). Reading in callosal agenesis. *Brain and Language*, *39*, 235–53.

Thompson, D., Westwell, P., Viney, D. (1994). Psychiatric aspects of Human Immunodeficiency Virus in childhood and adolescence. In M. Rutter, E. Taylor, & L. Hersov (Eds), *Child and adolescent psychiatry: Modern approaches*, 3rd edn (pp. 711–19). Oxford: Blackwell Scientific.

Turk, J. (1992). The fragile-X syndrome: on the way to a behavioral phenotype. *British Journal of Psychiatry*, *160*, 24–35.

Waisbren, S. E., Norman, T. R., Schnell, R. R., & Levy, H. (1983). Speech and language deficits in early-treated children with galactosemia. *Journal of Pediatrics*, *102*, 75–7.

Walsh, M. C., Pennington, B. F., Ozonoff, S., Rouse, B., & McCabe, E. R. B. (1990). Neuropsychology of early-treated phenylketonuria: specific executive function deficits. *Child Development*, *61*, 1697–713.

J. Warner-Rogers

conjugate lateral eye movement　共同性側方眼球運動　側方眼球運動(LEMs*)の項を参照

connectionism　連結主義　神経心理学(neuropsychology*)の項を参照

consciousness　意識

　人間の意識のレベルは変化するに従って、周囲の環境刺激から受ける認知処理のレベルも変化し、意識性(awareness)というわれわれの主観的経験も変化する。われわれがある事象(感覚が感知する世界の事象または過去の事象の記憶)を意識するということは、その事象がわれわれの意識的な心のなかで表象されることだといってよい。意識されないままに処理され、反応さえ起こす事象もあるが、これらの事象は**前意識的処理**を受けている。過去の事象の記憶は、それを意識する瞬間までは、無意識的な心に属する。観察者は対象者が今体験している意識のレベルに直接接近することはできず、現在の意識内容について対象者が述べる報告と行動測定検査にもとづいてそのレベルを判断するほかない。新しい刺激に反応する能力に生じる変化は、意識のレベルの間接的な測定に役立ち、主観的経験の貴重な対応物となる。

　意識性という状態の可変性は、例えば眠気や薬物の作用による覚醒状態の変化と、注意(attention*)の集中(焦点化)における意図的、瞬時的な変化に由来する。注意の集中は明確な知覚を与えるので、ここでは注意の集中を意識の最高レベルでの処理とみなす。意識性という状態の可変性は、処理される情報の変化や感覚入力に対するわれわれの反応の変化と関連している。感覚入力に注意を集中することでその入力に対する意識性の度合いは最大限となり、注意がいくつかの入力に分割されるとその度合い

は低下し，注意が別の情報源に向けられるとさらにその度合いは低下する。この連続体の最極端に位置するのが意識性を伴わない処理，つまり意識的表象を伴わない刺激の認知である。**閾下知覚**という状態や，または睡眠中の人や麻酔 (anesthesia*) 下の患者で，入力の意味論的な同定がみられることが立証されているが，これらはいずれもこの意識性を伴わない認知のカテゴリーに入る。

入力の処理過程は対象者の意識性について1つの指標となるが，意識性と豊かな処理過程の間に完全な一致はみられない。われわれは他者の意識のレベルに直接接近することはできず，さまざまに異なる意識性の状態のもとでどれだけの拡がりと豊かさをもって入力の処理が行われているかだけが，入力を受けた他者が今体験している意識のレベルを評価する際のとりあえず唯一の手段である。これは，単に「私の言うことが聞こえますか」と問いかけることで相手が覚醒しているか，それとも眠っているかを判断しようとする人なら誰でも直観的に知っていることである。対象者の意識のレベルの評価は，もっと形式的に行うこともできるが，基本的にはこの方法にもとづいている。対象者の注意を課題要件で調整した場合や，閾下の状態で刺激を与える場合，つまり，言語的な報告が得られない場合や，対象者に意識がない場合（睡眠中または麻酔下）の，刺激によって得られる認知処理の範囲がいくつかの実験的研究で観察されている。

意識・注意・認知

実験的研究の結果は（そして筆者ら自身の直観も）注意を向けられない入力刺激は，注意を向けた入力刺激に比べ理解されにくいことを示している。読書中の成人が追唱課題（耳にした各単語をそのつど声を出して復唱する）と，読語課題に注意を分散しなければならない場合は，注意を完全に読語に向けられる場合に比べて読語遂行能力が著しく低下する(Kleiman, 1975)。この実験では，耳にした単語リストの追唱（遮蔽）に注意が向けられることで文章の理解が損なわれたことになるが，ここで重要なのは，印刷された個々の単語を認知する第二の実験条件では，課題間で注意が分散されることの影響をそれほど受けなかった点である。

耳にしたメッセージに注意を集中することで理解力は高められるが，注意集中の効果は，注意が分散された場合の単語の検出と比較することによって観察することができる。JohnstonとWilson(1980)は，注意集中の効果を，両耳分離聴覚検査(dichotic listening*)課題を用いて被験者に同時に2つのメッセージを聴取するよう指示した場合の効果と比較した。注意の方向は，どちらのメッセージに標的単語が含まれているかを知らせる（事前手がかり）か，それにもとづいてメッセージの選択ができる情報を一切知らせないかのいずれかで操作された。

JohnstonとWilsonは，2つのメッセージの間で注意が分散されると成績は標的単語と同時に提示される単語によって影響されることを初めて明らかにした。どちらかのメッセージに標的単語が含まれているかを被験者にあらかじめ知らせてあると，そのメッセージに被験者が注意を集中できるのでこの効果は消失した。注意を分散させる条件と集中させる条件を比較することによって不注意の効果が証明できる。注意を向けられないメッセージのなかの非標的単語が，同時に提示される標的単語の検出可能性に影響を及ぼすことはなかった。非標的単語の意味の影響は，注意を向けられたメッセージへの被験者の注意の集中によって「**減弱した**」といえよう。

標的単語の検出への注意の効果の研究では，メッセージに注意が向けられないと，そのなかに含まれる標的単語の検出が困難になることが明らかにされた。メッセージに注意が向けられないと，そのなかの単語に対する反応は起こらない。JohnstonとWilson(1980)の実験は，非標的単語の効果はそれらの単語から注意をそらせることで消去できるという事実を証明した。注意のこれらの効果が，限定的な反応システムで競合する注意を向けられたメッセージと注意を向けられないメッセージによって混同されることはない。このことは，注意を向けられないメッセージは標的単語の検出に必要な知覚的分析を得ることができないからであると解釈された。注意を向けられない単語は容易に検出されない（つまり注意を向けられない単語は言語的に報告され得ないし，意識のレベルにまで伝達されることもない）が，Lewis(1970)とUnderwood(1977)が報告した両耳分離遮蔽実験で証明されたように，注意を向けられない単語は継続的行動に影響を及ぼす。この事実は，注意を向けられない単語は意識的表象が形成されるレベルでは認識されないが，その認識は言語的に報告されるということとは別のレベルで存在することを示唆する。

この点で**潜在性**記憶と**顕在性**記憶を区別して考えるのは有効であろう。Schacterらは健忘症患者，催眠状態の患者，麻酔下の患者における

課題遂行能力を記述するのにこの分類が役立つことを明らかにした(例えば Schacter, 1987; Schacter et al, 1988; Kihlstrom & Schacter, 1990 を参照)。われわれは個人的経験のなかで過去の出来事を回顧し、出来事が起こった状況について言語的に報告することができるが、一方で言語的に報告はできないが、われわれの行動が変化するという意味でのみ特定できる別の形態の知識が存在する。それらはそれぞれ顕在的な形態の知識と潜在的な形態の知識で、顕在性記憶がみられないのに潜在性記憶が存在することは今日では多数の証拠によって明らかにされている。記憶実験で被験者は、再生課題での応答として1つの項目を答えすることはできないが、単語連想課題でその項目を答えたり、この「**答えることができない**」項目からプライミング効果を示したり、その知識がどこに由来するかがわからないままに漠然とある事実を知ることがある。意識的な表象を伴わない記憶が必ずしも眠っているのではなく、この点について、それらの記憶が他の活動に及ぼす間接的影響から証明することができる。Eich(1984)は、潜在性記憶と顕在性記憶を区別することによって、両耳分離聴覚検査で注意を向けられないメッセージが意味的に処理されることを証明した。注意を向けないまま耳にした単語の認識は、それらの単語が同音異義語の解釈に影響を及ぼす場合(すなわち潜在的影響)でさえ、可能性のレベルにとどまっていた(すなわちなんら顕在的影響も生じなかった)。1つの事象についての意識性は、認知の必要な結果でもなければ、認知のために必要な条件でもない。

意識と系列的行動

すべての入力に適切に反応するためにはそれらの入力すべてに注意を向ける必要があるというのは明らかに正しくない。注意を向けられない標的単語の検出に関するデータでは、不注意は単一の項目の顕在的知覚に障害を与えるが、実験的証拠と日常的証拠のいずれにおいても、行動が注意なしでも行われることがあり、とくに系列的な連続課題ではその点が顕著なことは明らかである。自動車の運転は複雑な情報処理課題(入力にはエンジン、器具、交通状況からの情報が含まれ、また出力にはそれらの状況の変化が含まれる)であるが、人は同乗者と話しながら運転することができる。多くの日常的活動では、われわれは注意を他の事柄に向けながら環境状況に適切に反応することができる。これらの二重課題遂行の例は、環境知覚は注意を必要とせず、複雑な認知活動でも意識的な表象なしに続行できるとする見解を支持していると考えてよい。

二重課題遂行の最も良い例は、3例の課題組合わせ実験である。すなわち、音楽演奏と復唱を用いた Allport, Antonis, Reynolds(1972)の実験、タイピングと復唱を用いた Shaffer(1975)の実験、読語と書字を用いた Hirst ら(1980)の実験である。それぞれの例で被験者には、連続的入力に対し連続的出力が要求される2つの転写課題が求められた。なぜ習熟した課題を行う者は、別の熟練技能を要する課題を行いながら同時に復唱のような困難な課題を行うことができるのだろうか。Broadbent(1982)は、これら3つの転写実験の結果を分析して、第一に、2つの課題は相互になんらかの干渉がなければ行われないことを示す証拠があり、第二に、課題を行う者は一度に1つのメッセージのサンプリング(特徴抽出)を巧みに行ったと述べた。これらの実験で用いられた聴覚課題では連続的サンプリングの必要がなかったので、Broadbent は2つの課題に注意を分散するのに十分な時間があったはずであると論じた。したがって、自動化された行動に関する主張が意識的な表象を伴う認知の証拠につながるかどうかは未解決の問題とみなければならない。

人間の視覚的世界への反応は、現在注意を受けていない事象によって影響されたもので、このことは読書中にみられる固視の精密な分析によって証明することができる。眼の方向は時に心の内容の指標となるとされる。網膜の最も明敏な部分である中心窩(fovea*)は、錐体受容器が高い密度で集積する小さな部位であり、通常、図形を精密に点検するときに照準を合わせる。網膜像の中心窩からの距離が増大するに従い、画像に対する視力は低下するが、中心窩という部位は視力勾配があるため正確には境界が不鮮明である。安全な作業仮説は、中心窩は直径約2°で、そのため快適距離、つまり50 cmの距離で読書する場合、8ないし10の印刷文字に対し最大感度となるとするものである。読書中に衝動性眼球運動が起こるのは、感度の高い部位がこのように限定されているからである。中心窩による図形の精密な点検によって細部を最大限に観察でき、最大の知覚明晰性を伴うのがこの部位であるが、見る人の心の内容は中心視の恩恵に授かる世界の部分に限定されない[眼球運動(eye movement*)の項を参照]。

Just と Carpenter(1980)の眼と精神に関する仮定は、注意と眼の方向の関係について説得力に富む記述である。「眼は文字が処理されて

いるかぎりその文字の上に固定され続ける」(p. 330)。つまり読書をする人の眼の方向はその人の心のなかで起こっていることを知る手がかりになる。眼と精神に関する仮定では，視線が向けられた単語によって活性化される認知処理過程のすべてが完了するまで固視は持続すると考えられる。この仮定に対して，固視に先行する情報もまた処理されるという証拠によって反論が可能である。仮に先行する固視からの情報や，まだ固視されていない単語からの情報がともに現在の固視の持続時間に影響を及ぼすとすれば，固視の持続時間の測定は，過去・現在・未来の情報の処理過程に関する1つの指標となるであろう。そうだとすると，新たに視線を向けられる単語の処理に要する時間は，単語への固視の持続時間によって部分的に示されるにすぎない。なぜなら過去と未来の情報もまた，処理に要する時間に寄与するからである。

眼と精神に関する仮定を主張するためには，対象のすべての処理過程がその精密な点検の間に完了するということを証明する必要があろう。CarpenterとJust(1983)は，事前に目にした単語の処理過程は持続することを認めたが，固視に先立つ単語もまた目下の固視行動に影響を与える。この仮定では読書中に固視されない単語はなんら影響を生じないことが前提となるが，これが誤りであることは証明できる。その最も有力な証拠は，眼の誘導に対する影響である。本を読む人はテキストを理解するためにすべての単語を固視しているのではなく，読み飛ばす単語はある意味で情報的価値をもたないことが多い。それらは文脈や，予測できる統語的集合から十分推定できるものである。にもかかわらず，固視されない単語は，自然な読語課題とタキストスコープの再認課題のいずれでも遂行能力に影響する。そのうえ，本を読む人の眼は，関連語によって予示された単語や最も情報的な単語の部分へと動く。

この仮定は適切な証拠によって支持されている。つまり，単語の記号化の困難が固視の持続時間の最良の予測変数であり，その単語の直前・直後にくる単語の記号化はこの持続時間にほとんど影響しない。しかし，この仮定は，例えば固視された単語や図像の処理に影響する注意を向けられない単語に関するタキストコープ研究(例えばDallas & Merikle, 1976；Underwood, 1976)でみられたように，注意を向けられない事象も処理されるとする事実からは支持されない。

眼と精神に関する仮定の使用に異論を唱えるためには，読書中にはテキストのある種の特徴は中心視を向けられなくても処理されることを証明する必要がある。ある状況下で眼はテキストの1つの特徴に引きつけられることが証明できれば，この仮定に対する1つの反論となろう。というのも，これは固視に先立つ処理過程が存在することの証明になるからである。このような証明は，被験者の眼球運動を文章理解課題を通じて持続的に追跡したいくつかの実験で報告された(Underwood et al, 1990)。被験者は単語の情報的部分に対して選択的な固視を行った。これらの情報的に複雑な単語では，それらのなかの情報の分配をみるため，最初に精細な点検が行われた。例えば *moralistic* という単語は前半の文字のなかに後半の文字より多くの情報が含まれ，*supervisor* という単語は後半の数文字に情報のアンバランスがみられた。情報的な文字の集合が最初にある場合，最初の固視はその単語の最初の部分に向けられることが多かった。この結果は，中心視を離れた傍中心固視での文字の情報的価値は，それが次の固視の位置を決めるのに役立つかぎりで認識されていたことを示した。

意識的な同定を伴わない意味的活性化は可能か

われわれは，自らが意識的表象をもたないメッセージの意味を認識できるのだろうか。潜在的メッセージ(被験者がそれらについて意識性を得るのには不十分な強度の刺激で提示されるメッセージ)の有効性については現在も異論のあるところであり，意識性を障害するのに用いる手段と被験者の意識性の状態の研究方法を考えることが必要である。

意識的な接近ができないようにして刺激を与えることのできる手段は数多くあり，被験者が報告できないほど発話メッセージの声を小さくしたり，視覚メッセージの提示時間を短くしたり曖昧にし，マスキング(遮蔽)の方法を用いることもできる。例えば視覚的に単語を提示した場合，その直後に第二の刺激のかたちでメッセージを逆向マスキングによって与えることができる。このマスキング刺激は，それが文字様特徴のランダムディスプレイ(すなわちパターンマスク)である場合に最も効果的であり，またその他は，ランダム・ドットなどの非言語的特徴のマスキングディスプレイの使用や，メッセージを一側の眼に与え，比較的明るい光を他側の眼に当てる分離マスキングの使用である。

これらの技法を用いて多数の研究の再検討をDixon(1981)とHolender(1986)が行い，彼らは相反する結論を出した。潜在的メッセージの

意味的処理について説得力のある証明ができるかどうかは被験者が有効メッセージに気づいているかどうかという問題にかかっている。潜在的な条件のもとで提示されたプライミング単語は，例えば Fowler ら(1981)，Balota(1983)，Marcel(1983)の実験でみられるように，後続の標的単語に影響する可能性があるが，これらの実験に批判的な研究者は，「潜在的」プライミング単語が意識的詮索に付されないようにするために取られた処置に疑問があるとしている。ここで1つ問題なのは，実験者は意識的表象のレベルについての唯一の指標として言語的報告に依拠せざるを得ないことである。被験者がその単語が何かを報告できれば，顕在的提示であり，報告できなければ潜在的提示ということになるが，この客観的測定は必ずしも主観的印象と一致しない。被験者は言語的報告ができるほどには単語を同定できないが，それでも提示についてある程度わかっている。言語的報告は全か無かであるが，刺激が意識化される過程はもっと漸進的であろう。言語的報告ができる直前の瞬間には，広範な処理過程が完了し，この処理過程によって潜在的な単語の研究で得られる正の結果は説明がつくであろう。

閾下提示に関していえば，客観的弁別と主観的弁別の間のこの解離のために，被験者は，何も見えないが，刺激による作用は受けるか，作用を受けないまでも偶然より高い的中率で強制選択的推論ができると述べる。盲視(blindsight*)患者でもこの解離がみられる。

主観的閾値と客観的閾値が別々であり(Cheesman & Merikle, 1984 も参照)，被験者は提示された潜在的な単語をそのつど報告できるかどうかが頻回に問われないとすれば，「**意識的な同定を伴わない意味的活性化**」の概念に批判的な研究者が疑問を抱くのは無理もない。被験者が提示された時点でメッセージに気づかなかったかどうかをわれわれは確かめることができない。必要なのは収束的操作であり，そこから得られる処理過程の二次的指標が，有効メッセージは意識的表象として役立たないとする主張を支持することになる。

Dixon(1981)は，この収束的な測定値が潜在的な条件と顕在的な条件のもとでのメッセージの効果にみられる質的な差と考えられると述べた。被験者がメッセージを報告できるとき，その効果は，報告できないときとは規模において異なるだけでなく，タイプや方向においても異なるであろう。この違いが被験者がメッセージに気づいたかどうかについて独自の評価を供給する。この質的変化の一例を Marcel(1980)が示し，曖昧な単語の効果がマスキングの状態のもとで観察された。3つ一組の単語が標的単語で終わっており，測定されたのはその標的単語への反応であった。最初の単語と標的単語は意味上の関連がなかったが，ともにその2つの意味を通じて第二の単語と関連していた。例えば，*save-bank-river* という一組で最初の単語は第二の単語を喚起するが，いったん第二の単語が解釈されれば最後の単語を喚起することはない。事実これは，3つの単語すべてが顕在的条件で提示されたとき得られたパターンだったが，第二の単語がパターンマスクされ，言語的報告が得られないときには，結果に質的変化がみられた。潜在的な第二の単語でプライミング効果がみられたのである。この質的変化についての証明は例えば Groeger(1984, 1986)による潜在的提示の聴覚的・視覚的研究で報告された。Schacter(1987)の潜在性記憶と顕在性記憶の分類は，意識的表象のレベルへの到達を障害される事象は他の事象の処理過程に影響を与えるものとして記録される点でこれらの証明を評価するための適切な概念枠となるであろう。潜在的表象はその影響によって推定され，その影響は表象そのものが言語的な報告として役に立たない場合ですら観察することができる。

意識を伴わない認知，例えば麻酔下の記憶は成り立つか

潜在性記憶と顕在性記憶の区別はまた，麻酔下で手術を受ける患者がどの程度周囲の出来事を知ることができるかという問題に有力なアプローチを与える。逸話的な説明とは別に，文献には，通常の質問に対する応答や，その後催眠状態に置かれたとき，外科医が行った説明を繰り返すことのできた麻酔患者について多数の例が報告された(例えば Bennett, 1987; Cheek, 1959, 1964; Levinson, 1965)。これらの患者からの報告は，いくつかの可能性によって導き出される。

1) 麻酔が不十分で鎮痛作用しかなく，患者は意識を失っておらず，その時点で聞こえるところでなされた説明を十分知っていた。
2) 患者は意図どおりに麻酔状態にあったが，知覚的な表象は顕在性記憶として意識性がなくても維持される。
3) 患者は意図どおりに麻酔状態にあったが，出来事が体験された空間的・時間的状況についての知識を欠いたまま潜在性記憶のみが用いられる。

すべての患者から完全な言語的報告が得られないのは、最初の2つの可能性のいずれかが妥当なら、麻酔薬による記憶喪失に由来するものと考えられる。また、この記憶喪失は催眠によって取って代わられ、このことが催眠状態の患者からより詳細な報告が得られることの説明となろう。麻酔下手術中に明確な知覚が成立していることを示す証拠を得ることは困難で、これまでに実証されていない。これは記憶喪失に先立って明確な知覚はみられないことを意味していることにはならないが、その証明には事象関連電位などの生理学的測定法を用いる必要がある。KihlstromとSchacter(1990)は、麻酔下手術後は潜在性記憶が用いられるとする見かたを支持し、これらの記憶は潜在的で注意を向けられない刺激によって得られる知覚的処理過程に類似し、盲視の患者でもみられる「**潜在決定知覚**」から起こると報告した。その根拠として彼らは、麻酔下手術中にテープレコーダーに入れた内容を患者に聞かせ、その後患者がそれらの内容をまったく知らなかったと報告しているいくつかの研究の例を挙げた。これは顕在性記憶の欠如を決定するもので、潜在性記憶が用いられていることを確認するためには多くの技法が用いられている。例えばBennett, DavisやGiannini(1985)は、11例の患者のうち9例がテープレコーダーで述べられた合図に応えて特異な手のジェスチャーを示したことがみられた。別の研究では、使用頻度の低い単語のリストについてはまったく再生(顕在性記憶)がみられなかったが、より長いリストの一部として見せたときには、被験者はそれらの単語は見慣れていると報告した。患者が麻酔下手術中に事象についての潜在性記憶を得ることができるかどうかは十分に確認されておらず、これらの外科的事象の結果としての行動変化はみられないとする多くの報告があった(Millar, 1987を参照)。ここでの問題は、手術中に特殊な麻酔合剤が用いられることである。さまざまに異なる合剤は、中枢神経系にさまざまに異なる作用を及ぼし、患者の知覚、記憶、さらに意識性までが使用される麻酔薬によって変わることがある。

意識と認知

意識的経験と認知処理過程の関係を広範に調べた数多くの研究から、1つの独特な結論を導き出すことができる。認知処理過程は明確な意識性がなくても起こるため、本人が気づかない事象についての潜在性記憶が生じる。この結論は、被験者の聴覚と視覚における注意の操作からの証拠や言語的報告の閾値より低く提示された刺激の効果の研究から得られた証拠によって支持される。潜在性記憶は、事象の空間的・時間的状況についての知識がなくても形成されるので、その事象の意識的で報告できる再生がみられない場合の行動変化にもとづいて推定され、新しい概念と構造の形成を伴うというよりは既存の知識構造の活性化を伴うと考えられる。意識的処理過程を必要としないと考えられる潜在性記憶と、それを必要とする顕在性記憶との区別は、認知に果たす意識の役割を理解するうえで役立つことは明らかであろう。慣れた刺激を理解することは意識性なしでできるが、顕在性記憶として記述し、論じることのできる新しい概念を理解し、開発するのは意識的処理過程を待ってはじめて可能となる。交連切開術(commissurotomy*)、離断症候群(disconnection syndrome*)、植物状態(vegetative state*)の項も参照のこと。

【文献】

Allport, D. A., Antonis, B., & Reynolds, P. (1972). On the division of attention: a disproof of the single channel hypothesis. *Quarterly Journal of Experimental Psychology*, 24, 225–35.

Balota, D. A. (1983). Automatic semantic activation and episodic memory encoding. *Journal of Verbal Learning and Verbal Behavior*, 22, 88–104.

Bennett, H. L. (1987). Learning and memory in anaesthesia. In M. Rosen & J. N. Lunn (Eds), *Consciousness, awareness and pain in general anaesthesia* (pp. 132–49). London: Butterworths.

Bennett, H. L., Davis, H. S., & Giannini, J. A. (1985). Non-verbal response to intraoperative conversation. *British Journal of Anaesthesia*, 57, 174–9.

Broadbent, D. E. (1982). Task combination and selective intake of information. *Acta Psychologica*, 50, 253–90.

Carpenter, P. A., & Just, M. A. (1983). What your eyes do while your mind is reading. In K. Rayner (Ed.), *Eye movements in reading: Perceptual and language processes* (pp. 275–307). New York: Academic Press.

Cheek, D. B. (1959). Unconscious perception of meaningful sounds during surgical anaesthesia as revealed under hypnosis. *American Journal of Clinical Hypnosis*, 1, 101–13.

Cheek, D. B. (1964). Surgical memory and reaction to careless conversation. *American Journal of Clinical Hypnosis*, 6, 237.

Cheesman, J., & Merikle, P. M. (1984). Priming

with and without awareness. *Perception and Psychophysics*, 36, 387–95.

Dallas, M., & Merikle, P. M. (1976). Semantic processing of non-attended visual information. *Canadian Journal of Psychology*, 30, 15–21.

Dixon, N. F. (1981). *Preconscious processing*. Chichester: Wiley.

Eich, E. (1984). Memory for unattended events: remembering with and without awareness. *Memory and Cognition*, 12, 105–11.

Fowler, C. A., Wolford, G., Slade, R., & Tassinary, L. (1981). Lexical access with and without awareness. *Journal of Experimental Psychology: General*, 110, 341–62.

Groeger, J. A. (1984). Evidence of unconscious semantic processing from a forced error situation. *British Journal of Psychology*, 75, 304–14.

Groeger, J. A. (1986). Predominant and nondominant analysis: effects of level of presentation. *British Journal of Psychology*, 77, 109–16.

Hirst, W., Spelke, E. S., Reaves, C. C., Caharack, G., & Neisser, U. (1980). Dividing attention without alternation or automaticity. *Journal of Experimental Psychology: General*, 109, 98–117.

Holender, D. (1986). Semantic activation without conscious identification in dichotic listening, parafoveal vision, and visual masking: a survey and appraisal. *Behavioural and Brain Sciences*, 9, 1–66.

Johnston, W. A., & Wilson, J. (1980). Perceptual processing of non-targets in an attention task. *Memory and Cognition*, 8, 372–7.

Just, M. A., & Carpenter, P. A. (1980). A theory of reading: from eye fixations to comprehension. *Psychological Review*, 87, 329–54.

Kihlstrom, J. F., & Schacter, D. L. (1990). Anaesthesia, amnesia, and the cognitive unconscious. In B. Bonke, W. Fitch, & K. Millar (Eds), *Memory and awareness in anaesthesia* (pp. 21–44). Amsterdam: Swets & Zeitlinger.

Kleiman, G. M. (1975). Speech recoding in reading. *Journal of Verbal Learning and Verbal Behaviour*, 14, 323–39.

Levinson, B. W. (1965). States of awareness during general anaesthesia: preliminary communication. *British Journal of Anaesthesia*, 37, 544–6.

Lewis, J. L. (1970). Semantic processing of unattended messages using dichotic listening. *Journal of Experimental Psychology*, 85, 225–8.

Marcel, A. J. (1980). Conscious and preconscious recognition of polysemous words: locating the selective effect of prior verbal context. In R. S. Nickerson (Ed.), *Attention and Performance*, Vol. VIII (pp. 435–57). Hillsdale, NJ: Erlbaum.

Marcel, A. J. (1983). Conscious and unconscious perception: experiments on visual masking and word recognition. *Cognitive Psychology*, 15, 197–237.

Millar, K. (1987). Assessment of memory for anaesthesia. In F. Guerra & J. A. Aldrete (Eds), *Emotional and psychological responses to anaesthesia and surgery* (pp. 1–8). New York: Grune & Stratton.

Schacter, D. L. (1987). Implicit memory: history and current status. *Journal of Experimental Psychology: Learning, Memory and Cognition*, 13, 501–18.

Schacter, D. L., McAndrews, M. P., & Moscovitch, M. (1988). Access to consciousness: dissociations between implicit and explicit knowledge in neurological syndromes. In L. Weiskrantz (Ed.), *Thought without language* (pp. 242–78). Oxford: Oxford University Press.

Shaffer, L. H. (1975). Multiple attention in continuous verbal tasks. In P. M. A. Rabbitt and S. Dornic (Eds), *Attention and performance*, Vol. V (pp. 157–67). London: Academic Press.

Underwood, G. (1976). Semantic interference from unattended printed words. *British Journal of Psychology*, 67, 327–38.

Underwood, G. (1977). Contextual facilitation from attended and unattended messages. *Journal of Verbal Learning and Verbal Behavior*, 16, 99–106.

Underwood, G., Clews, S., & Everatt, J. (1990). How do readers know where to look next? Local information distributions influence eye fixations. *Quarterly Journal of Experimental Psychology*, 42A, 39–65.

Geoffrey Underwood

constructional apraxia 構成失行 失行(apraxia*)；ゲルストマン症候群(Gerstmann syndrome*)；頭頂葉(parietal lobe*)の項を参照

contiguity, disorder of 接近の障害

Jakobsonによる神経言語学の先駆的業績であり，失語は類似性の障害や接近の障害のいずれかによって起こるとする考え。接近の障害は統合的な言語標識に関係する言語症状と関連づけられ，単純な言語の構成単位から命題を作ったり，複雑な言語学的実在を構成する能力の障

contre coup　対側衝撃

閉鎖性頭部外傷(closed head injury*)の1つで、頭蓋骨への衝撃の主作用が衝撃点とは対側の部位に起こる。

対側衝撃は2つの過程によって起こる。第一に、脳は脳脊髄液(cerebrospinal fluid*)中で浮遊しているため頭蓋骨よりも自由に動くことができる。このため、衝撃によって生じた加速力は頭部全体よりも脳に大きな運動を起こし、頭部の運動が止まった後も脳の運動が続くので、脳は衝撃点と対側の頭蓋骨内側に激しく接触する。第二に、加速力と減速力により急激な真空状態とそれに続く液体の凝縮が脳内で起こる空洞の形成過程によって脳が損傷されるとする空洞形成過程の理論的モデルによると、損傷は衝撃点の反対側である陰圧領域に起こりやすい。

conversion reaction　転換反応

ヒステリー(hysteria*)の項を参照

coprolalia　汚言

通常、猥褻な語と文章のかたちをとる強制発声で汚言性発話のこと。まれな遺伝性疾患であるジル・ド・ラ・トゥレット症候群(Gilles de la Tourette syndrome*)では多発性チックに伴ってみられる。この症状は女児より男児に多く、通常11歳以前に発症する。マラヤ人でみられるラター(latah)反応のように、チックを伴わずに起こることもある。汚言の器質的基盤は不明であるが、薬物療法に反応することがあり、ジストニー(dystonia*)の一型。

corollary discharge　随伴発射

Teuberは随伴発射について、認知した外界の安定性を維持するためのものであると考えた。随意運動が始まるときには2つの遠心性の信号が発生する。1つは随意運動に用いられる筋肉へ送られ、もう1つ(随伴発射)は再入力信号と結合し、中枢処理機構へフィードバックされる。特異的には、前頭葉の信号は頭頂葉や側頭葉の連合野へ送られ、関連する感覚系が運動を予測することを可能にする。随伴発射の存在は明確には証明されていないが、有用な仮説であることも明らかである。

corpus callosum　脳梁

大脳半球の主要な交連線維で、2つの大脳半球の同じ位置の皮質間を連絡する大きく目立った線維束を形成する。脳正中の矢状断で明白で、その表面が粗く角ばってみえることから脳梁と呼ばれる。左右各半球で視床、脳弓、尾状核頭と尾状核体の上を覆う天蓋の形をしている。前端は、前下方に曲がって吻を形成し、その後方には脳梁膝がある。後ろ1/3は脳梁膨大部(splenium*)と呼ばれる。側頭葉の一部の領域(前交連によって連絡される)を除けば、脳梁は、皮質のすべての領域で同じ位置同士を相互に連絡する。長い皮質-皮質間線維である脳梁線維は髄鞘形成が比較的遅く、脳梁は思春期近くまで完全に発達することはない。

脳梁は左右の前脳を機械的に支える以外に何の機能も果たしていないと最近まで、一部の研究者に考えられた。しかし、1960年頃から行われた交連切開術(commissurotomy*)を受けた患者(分離脳患者)の研究の影響によって、脳梁のさまざまな機能が明らかになった。これらの研究は、脳梁が2つの半球の皮質間の情報の変換に重要かつ決定的な役割を担い、比較的独立した左半球のシステムと右半球のシステムの神経心理学的統合を成立させる役割があることなどを明らかにした。例えば、脳梁の切断によって、左手や左視野に提示された物品(関連する感覚情報は、右半球に投射される)の呼称(左半球の言語システムに依存)ができなくなる。

脳梁線維の数の違いを反映すると考えられる脳梁の大きさの個人差は、性別、利き手やさまざまな病的状態と関係づけられている。例えば、精神分裂病(統合失調症)と発達性読字障害では、脳梁が小さいとする報告がある。ただし、これらの報告すべてが、文献上で確認されているわけではないので、その正確な意義についてはまだ議論が続いている。脳梁は、大きさだけでなく、線維の密度も異なる。また、薬剤や異常心理発達、経験などの二次的な結果から、一次的な要因を排除することは困難である。

脳梁腫瘍は、脳内の他のどの部位に生じた腫瘍よりも、顕著な心的変化を伴う明白な臨床像を示す。これらの心的変化には、無感動、傾眠、記憶障害があり、情動的変化を起こす。脳梁膝や吻の腫瘍には、把握反射(grasp reflex*)を起こす。これらの脳正中部の腫瘍は、右錐体路(左手を調節)を左半球に局在する熟練行為の調節機構から離断するために、左半身の失行が起

こると考えられる。

cortex　皮質

ラテン語のrind(皮)，bark(樹皮)由来の派生語で，人間の前脳の外層を意味する。身体の多くの器官にも皮質があり，頭部では小脳(cerebellum*)も皮質があるので，厳密には**大脳皮質**という用語が使われるべきだが，不適切ではあるが，神経心理学者は「**皮質**」を大脳皮質を意味するものとして用いてきた。

人間の前脳(大脳半球)は，外側を完全に灰白質の層で覆われ，その層が皮質である。灰色をしているのは皮質にきわめて多数のニューロンの細胞体があるためである。その皮質細胞は，他の皮質細胞間と結合(皮質-皮質結合)し，中枢神経系のほとんどすべての構造に投射する。皮質は細胞間の相互結合が密集する領域である。層の厚さは前頭極の約1.5 mmから，中心溝の周辺の約4.5 mmまでさまざまである。人間の皮質は折りたたまれて明確な回や溝を形成し，頭蓋骨内に収まる皮質の全面積は約2,500 cm²になる。皮質は解剖学的には6つの層に明確に分かれ，各層の厚さはそれぞれ異なる。しかしこれらの層の区別は通常，神経心理学者には重要ではない。

皮質の回と溝の配置はランダムのようにみえるが，パターンには見かけ以上に規則性があり，個体間で一定した明確な目印がいくつかある。皮質は左半球と右半球に分かれ，さらに各半球の4つの脳葉〔前頭葉(frontal lobe*)，側頭葉(temporal lobe*)，頭頂葉(parietal lobe*)，後頭葉(occipital lobe*)〕の下位区分は，2つの主要な裂溝，シルヴィウス裂(sylvian fissure*)(外側溝)とローランド溝(中心溝)〔ローランド野(rolandic area*)の項を参照〕を目印にして容易に知ることができる。(他の機能的に重要な特徴はそれぞれの項を参照のこと)

cortical blindness　皮質盲

後頭葉の有線野の両側に起こる広範囲な損傷によって起こる現象。皮質盲は，眼の中の視神経乳頭と網膜が正常である点と，眼科検査での瞳孔反射が保持されている点で，末梢性の原因による盲と異なる。皮質盲は，通常，後大脳動脈流域か脳底動脈流域の重度の梗塞によって起こるが，重度の後頭部外傷をはじめとする他の脳疾患でも起こる。発症は，突然全盲となる場合や，半盲(hemianopia*)が次第に拡がった最終段階に皮質盲に至る場合がある。てんかん発作，片頭痛，一過性脳虚血発作(TIA)によって一過性の皮質盲が起こることもある。頭部外傷による皮質盲は迅速に回復するが，血管障害で起こる皮質盲はたとえ回復するとしてもはるかに緩慢であり，古典的な回復経過をとり，明暗の知覚，運動の知覚，色の知覚の順に進んで最後に形態の知覚が回復する。回復が進むに従って輪郭が明確に見えるようになる。回復の最終段階でみられる対象物の知覚困難は，視覚性失認(agnosia*)に似ていて，とくに対象物を長く見ている場合は，**大脳性眼精疲労**と呼ばれる状態が起こる。

皮質盲には2つの異常な症状が伴う。1つは，患者が盲であるが，盲であることを否定し，見ている対象について作話するアントン症候群(Anton's syndrome*)，もう1つは，患者は盲の自覚はあるが，より未発達な二次的視覚システムの働きによってある種の視覚機能を保持する盲視(blindsight*)と呼ばれる。

一般に皮質盲の患者は，発病前と同様に夢を見ることも視覚イメージを経験することもできると報告されているが，視覚記憶を想起することができない症例や色の視覚イメージを形成することができない症例も記載されている。皮質盲では幻視がしばしば起こり，見当識障害，注意障害と記憶障害などの錯乱状態が随伴する。

cortical deafness　皮質聾

皮質聾の患者は，通常の機能検査課題中には聴覚刺激に対してほとんど気づかず，聴力検査で純音の閾値の異常がみられる。皮質損傷のみの場合は，全聾となることはあってもきわめてまれである。皮質聾は一般には，上側頭回皮質のヘシュル回にある一次聴覚皮質の両側性の損傷によってのみ起こる。しかし，皮質聾という用語は，時には聴力測定上の重度の変化のない軽度の聴覚機能障害，すなわち皮質由来の部分的聾を示すために用いられ，この場合は聴覚性失認(agnosia*)と呼ぶのが適切である。

側頭葉外側にある2つの一次聴覚皮質が外傷によって同時に損傷することはまれなので，皮質聾の出現率は低い。聴覚伝導路は，側頭葉に至るまで両側性に投射しているので，一側性の聴覚障害があっても聴感覚は残存し，その点は，網膜から大脳皮質に至る伝導路が完全に交差している視覚の場合と異なる。また左右の一次聴覚野の両側性損傷が起きても，必ずしも完全な聴力消失が起こるわけではないことが明らかにされている。実際一部の研究者は，皮質聾の存在自体を疑問に呈している。聴覚皮質が直

接損傷されなくとも，内包の領域内での両側性の皮質下損傷は，聴覚皮質自体を損傷することなくこれを孤立した状態にするため，皮質聾が起こる。内側膝状体の両側性の損傷で聾になることもある。

血管性病変では，一側の側頭葉損傷後に，一定の期間をおいて対側の側頭葉のほぼ同じ部位に第二の損傷が起こるが，この状況で確実に完全な聾となる。しかしそのような症例でも，患者は環境音に対する反応を保持し，聴覚刺激に対してかなり一貫性に欠ける反応を示す。このことは，障害が心因性である可能性を疑わせるが，むしろ聴覚的注意のレベルの変化に起因すると考えるのが妥当であろう。皮質損傷による聾は通常一過性である。

皮質聾患者が自身の障害に気づかないように振る舞う，視覚モダリティにおけるアントン症候群(Anton's syndrome*)と似た現象も報告されている。

聴知覚障害(auditory perceptual disorders*)の項を参照。

J. Graham Beaumont

corticobulbar pathway　皮質延髄路

皮質と脳幹の橋延髄を結ぶ皮質延髄運動路は，情動や表情の表出に関連した役割をもつと考えられる。この経路の両側性の損傷によって情動の表出の反射的メカニズムに対する皮質からの調整が失われる。その結果，常同的で程度も一定した不随意的な泣き・笑いが起こる。このような症状はさまざまな刺激によって起こるが，その始まりも終わりも意図的に調整できない。しかしこれは明確な経験的根拠のない仮説にとどまっている〔偽性球麻痺(pseudobulbar palsy*)の項を参照〕。

Cotard syndrome　コタール症候群

自分が死んだと思い込むような虚無的な妄想。体の一部がなくなったり，腐敗したなどの妄想を伴い，自殺念慮と自傷行為に及ぶ。本症はまれだが，重度のうつ状態ではよくみられる。腸チフスや前頭葉・側頭葉てんかん，前頭葉内側の皮質の萎縮に伴って生じたとの報告もある。カプグラ症候群(Capgras syndrome*)や，フレゴーリ症候群(Fregoli syndrome*)などの人物錯誤とも関連がある。

cranial nerves　脳神経

末梢神経には脳神経，脊髄神経の2種類があり，それぞれ脳，脊髄に連結している。人間の脳神経は12対あり，頭側から尾側に向かって番号がつけられている。Ⅰ．嗅神経，Ⅱ．視神経，Ⅲ．動眼神経，Ⅳ．滑車神経，Ⅴ．三叉神経，Ⅵ．外転神経，Ⅶ．顔面神経(中間神経を含む)，Ⅷ．前庭蝸牛神経，Ⅸ．舌咽神経，Ⅹ．迷走神経，Ⅺ．副神経，Ⅻ．舌下神経である。

これらの脳神経には，運動神経と感覚神経がある。運動神経は脳の運動神経核の運動ニューロン細胞体より発し，感覚神経の大部分は，脳神経が頭蓋骨から出る近傍の脳神経自体の中に位置する神経節内にある細胞体より発している。これらは脳内の感覚ニューロンにシナプスを形成し終止する。2種の神経線維は中枢神経の表面を横切りつつそれぞれの神経固有の**付着部位**を通じて次第に神経根を形成する。この中枢神経から末梢神経への移行は，脳幹(brain stem*)の表面かその少し外側で起こる。神経根はくも膜下腔を通過する際に〔髄膜(meninges*)の項を参照〕，次第に1つの神経幹を形成する。神経幹は頭蓋骨を通過し，その外側でほとんどの分枝が生じ，その分枝を通じて，それぞれの神経は頸部の特定の部位に分布する。

脳神経は形態も線維構成の面でも多様性があり，その点で両者が比較的一様な脊髄神経とは異なっている。また，体節に一致した繰り返しの型を呈する証拠も少ない。これは，頭部とくに脳，特殊感覚器官，鰓弓由来器官に系統発生上生じた変化によって不明確になったためである。すなわち，脳神経は脊髄神経に比べてさまざまな種類の線維を含んでいる。両者ともに随意筋に分布する運動神経，皮膚と深部組織に分布する感覚神経や遠心性の自律神経線維，内臓よりの求心性の自律神経線維を含むが，脳神経はさらに味覚などの特殊な感覚を伝える求心線維も含む。脳神経には，運動神経線維，感覚神経線維どちらか一方のみから構成される場合と，運動，感覚混合線維からなる場合とがある。

Ⅰ．嗅神経

嗅覚を司る神経である。鼻腔上部の嗅覚領域の上皮細胞に存在する嗅表層のニューロンは二極性細胞である。末梢側の突起は表層の液体の中にあり，細胞膜にはさまざまな受容体が存在する。個々の受容体はにおい分子の三次元構造に対し，時に極端に低濃度でも選択的に反応する。その中枢側の突起はきわめて細い無髄の軸索である。それぞれの側では，20程度の線維が集合して1つの神経線維となる。それぞれの線維は頭蓋骨の個々の穴を通り別々に嗅球に終わる。嗅球は原始的な3層構造の大脳皮質から

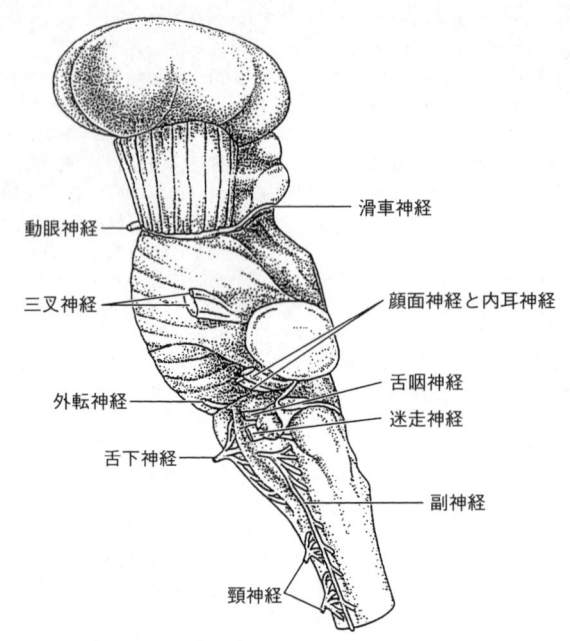

図中ラベル（図35）:
- 動眼神経
- 滑車神経
- 三叉神経
- 顔面神経と内耳神経
- 外転神経
- 舌咽神経
- 舌下神経
- 迷走神経
- 副神経
- 頸神経

図35　脳神経根：側面

なるが，これは人間では相対的に未発達である。嗅神経路は嗅球をそれ以外の大脳半球と結合する。外傷などによって嗅神経が損傷されると同側の嗅覚消失(anosmia*)となる。人間の脳は数千のにおいをかぎ分けることができる。さらに嗅覚と味覚(taste*)(顔面神経を参照)は食物の風味と味感に関して中枢で緊密に統合されている。嗅神経はその細胞体が胎生神経前駆細胞と部位的に共通性があり，体表の上皮層に存在するという点で，脊椎動物のニューロンの中では特殊である。またさらに，さまざまなニューロンとは異なり，成熟してもニューロン体は再構成され，1つのニューロンが末梢と大脳皮質を結合する。脊髄視床路などの他の感覚神経系では，そのような役割は第三次ニューロンが担っている。

II．視神経

視神経は真の意味では末梢神経ではなく，脳の経路である。視神経は中枢神経組織が髄膜(meninges*)の延長で覆われ，眼球より発した後には眼窩を通り後方に走行し頭蓋内に入る。その後，左右の神経は視床下部の下の視交叉(optic chiasm*)で接合するが，その左右両側から出た視索は，視床の一部である外側膝状体へ向かって後方に走行する。視神経の線維は網膜神経節細胞の軸索である。網膜では正常では無髄であり，眼球を出てから有髄線維となる。視交叉では左右の網膜の内側部からの線維は正中を越えて対側の視索に続くが，外側の線維は交差しない。そのため，左右の視索は，対側眼球の内側網膜からの線維と同側眼球の外側網膜からの線維よりなる。視索は2つの主要部分に終止する。1つは外側膝状体で，そこから視覚皮質へと中継されて意識的な視覚認知の成立に関与する。もう1つは中脳上部で，ここに終止するものは視蓋前核，上丘(colliculus*)との関連で後に述べるように視覚反射に関係している。視覚伝導路は網膜から皮質までのすべてのレベルで，網膜の出発点を反映するきわめて整然とした配列(網膜部位対応)を保っている。このような経路の規則的配列のため，視野欠損(visual field defects*)が起こる病変部位を予測することができる。

III．動眼神経，IV．滑車神経，VI．外転神経

これら3つの神経は，眼窩内の外眼筋を支配する。**動眼神経**核は中脳上部の灰白質の中にある。動眼神経核は，個々の外眼筋について細分化され，副交感神経核であるエディンガー・ウェストファル核(Edinger-Westphal nucleus)を含んでいる。動眼神経は中脳から出ると海綿静脈洞の側壁に入り，その枝が眼窩内に入る。ここで，内直筋，上直筋，下直筋，下

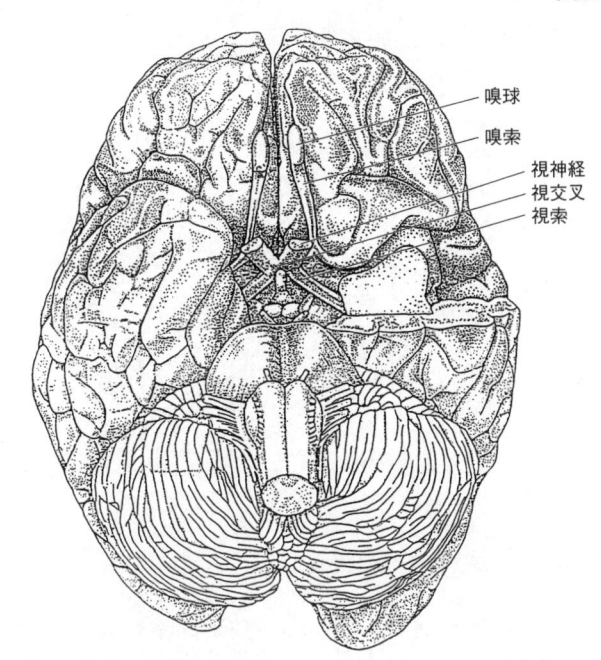

図36 脳神経根：下面

嗅球
嗅索
視神経
視交叉
視索

斜筋，上眼瞼挙筋の随意筋部に分布する。副交感神経線維は毛様体神経節で中継され，節後線維は対光反射，輻輳反射に関与する。これらは眼球に入り，瞳孔の収縮筋，毛様体筋に分布する。後者の収縮では水晶体の屈折率が上昇し，輻輳時の焦点距離が短くなる。瞳孔の径，型，反射機能はさまざまな状態で異常となる。例えば梅毒ではアーガイル・ロバートソン瞳孔（Argyll Robertson pupil*）が起こる。

　滑車神経核は，動眼神経核と並んで中脳下部にある。滑車神経の経路は特徴的である。滑車神経は核を出ると灰白質の周囲を後方に反転し，正中線を交差し核の対側で背側脳幹表面より出る。滑車神経は中脳の外側を前方に走り，その後は動眼神経の走行に似て，上斜筋に分布する。滑車神経が背側より出現することは，運動神経は腹側より，感覚神経は背側より出るという一般的な法則に反している。

　外転神経核は橋に存在し，外転神経は橋（pons*）延髄接合部の腹側より出る。眼窩への経路の途中で，海綿静脈洞の内側面を内頸動脈に接近して走行して外直筋に分布する。III，IV，VI脳神経が脳幹より出るところでは，3つの神経は個々の外眼筋よりの固有感覚を伝える感覚神経をほとんど含まない。これらは外眼筋に近接する位置では含まれるが，次第に分かれ，三叉神経の分枝を介して脳幹に向かう。

　これら3つの運動神経核の活動は眼球運動（eye movement*）時に緊密に連携している。これらは輻輳中枢すなわち2つの眼球の軸を近接させる運動の中枢と，注視（gaze*）中枢，すなわち視軸を平行に動かす共同運動中枢によって制御される。橋には左右1対の側方注視中枢があり，それぞれの側への共同運動を司る。これらは前頭眼野（frontal eye field*）のような大脳皮質や上丘，前庭神経核のような脳幹中枢によって支配される。中脳には上方視に1対，また下方視に1対の垂直性注視中枢が存在する。

　動眼神経麻痺では眼球運動が著しく制限される。2つの麻痺していない筋肉の力によって視軸は下外方に偏位し，**眼瞼下垂**が起こる。外転神経麻痺では内直筋の力が勝って内斜視が起こる。滑車神経麻痺では病変側への下方視と側方視での複視が起こる。

V．三叉神経

　三叉神経は，顔面の皮膚，頭皮の前方部，鼻腔や口腔の内面に分布し，頭部の大部分の感覚を司る。これらの線維は感覚神経根より橋に入る。末梢側ではこれらは眼神経，上顎神経，下顎神経の3つの分枝に分かれる。これらは三叉

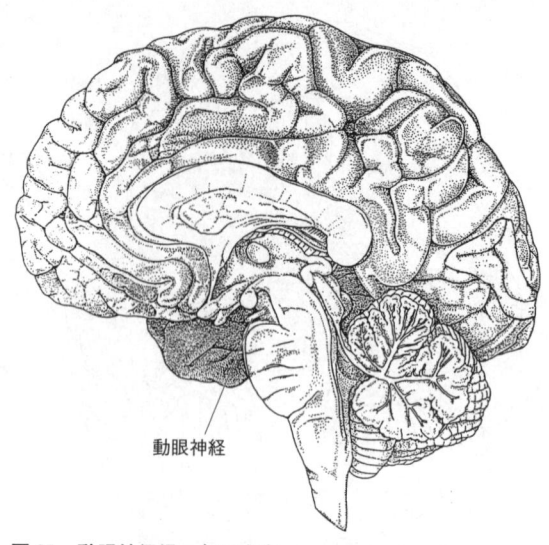

図37 動眼神経根：矢状方向

神経節より出るが、ここには単極性感覚ニューロンの細胞体のほとんどが存在している。眼神経は海綿静脈洞の側壁に入り、その分枝は眼窩を横切り、副鼻腔、結膜を含む三叉神経領域に分布する。上顎神経は口蓋、上口唇、上顎歯を含む顔面の中部に分布する。下顎神経は顔面下部、舌の前方部、下口唇、下顎歯に分布している。**三叉神経痛**は原因不明の痛みで、1つあるいは複数の三叉神経の分枝の領域に耐え難い痛みを生じる。三叉神経運動根は下顎神経と合流し、顎の運動を起こす咀嚼筋や口腔底、口蓋、中耳の筋肉を支配する。

三叉神経の固有知覚神経線維は支配筋からの情報を伝える。これらはまた、顔面神経支配の顔面表情筋のように他の神経からは運動神経のみの支配を受ける筋肉からの固有知覚も受ける。変わったことに、その細胞体は中脳にある。三叉神経感覚核は橋、延髄、上部頸髄にわたって存在する。三叉神経の求心路に加え、顔面神経、舌咽神経、迷走神経からの一般感覚神経線維もここに終止する。

三叉神経には橋で出入りする味覚線維や自律神経線維は存在しない。しかし、両者とも他の神経に由来し、三叉神経の枝に合流して三叉神経とともに末梢に分布する。例えば、顔面神経の分枝の鼓索神経は味覚線維と副交感神経線維を含み、三叉神経の舌枝に合流する。

VII. 顔面神経

顔面神経と前庭蝸牛神経は、橋延髄接合部付近で脳幹に付着する。これらの神経の間には**中間神経**があるが、これは顔面神経と合流するために一般的にはその一部と考えられている。顔面神経は頭蓋内を複雑に走り、内耳、中耳に接近しているため、中耳の病変によって障害される。また顔面神経は頭蓋を出ると耳下腺に分布するため、この部分の病変によっても障害される。顔面神経の分枝は顔面に拡がり、頭皮、前額の運動筋を支配し表情を作り出す。ベル麻痺のように顔面筋を支配する運動神経核より末梢での損傷では、支配筋すべてが麻痺する。これに対して、脳卒中(stroke*)などで皮質延髄路(corticobulbar pathway*)が核上性に損傷された場合には、上部顔面筋は上位運動ニューロンの支配が両側性のため麻痺は起らない。

中間神経は味覚と副交感神経線維に関与する。ほとんどの味覚神経線維は頭蓋内で鼓索神経として顔面神経より分枝する。これは中耳腔の壁に入り、鼓膜(鼓索神経の語源)を横切り、舌神経に合流して舌の口腔面にある味蕾に分布する。他の顔面枝は口蓋の味蕾に分布する。顔面神経(と舌咽神経、迷走神経)の味覚線維は中枢で延髄の孤束核に終止する。味覚受容細胞には甘味、塩辛さ、酸っぱさ、苦さに対してそれぞれに反応することは広く受け入れられている。

鼓索神経も副交感神経線維を含んでいる。これらは橋の上唾液核より出た後、一部は顎下神経節にて連絡して舌下腺、下顎腺に分布する。

ほかは翼口蓋神経節（枯草喘息の神経節）で連絡して涙腺，鼻腺に分布する。

VIII. 前庭蝸牛神経

この神経の蝸牛部と前庭部は，側頭骨内にある内耳の一部である蝸牛と膜迷路にそれぞれ分布する。内耳から神経はまず骨を貫通し，くも膜下腔を通って中枢に至る。前庭神経のほとんどは中枢神経組織よりなる。これは蝸牛神経核，前庭神経核のある橋延髄接合部付近で脳幹に合流する。蝸牛神経は聴覚に関係する。その双極性細胞体は蝸牛内のらせん神経節にある。蝸牛神経は有髄線維で，速い信号伝達が可能である。末梢の突起は蝸牛の**らせん**器に分布し，中枢突起は蝸牛神経核に終止する。蝸牛とその神経核は音に対する周波数部位配列を示し，特定の周波数に対して特定の部分が反応する。蝸牛神経はまた脳幹かららせん器に分布する遠心線維も含んでいる。これらは特定の周波数の音刺激によって生じるインパルスの開始を促進したり抑制することによって，特定の音に選択的に集中することを可能にしている。耳の疾患には**耳鳴**を起こすものがある。これは，対応する音刺激がないのに音を主観的に感じる症状である。

両極性の**前庭**ニューロンは内耳近くに存在し，その末梢の突起は静止状態での頭位を感知する**卵形嚢**，球形嚢の平衡斑と，頭部の動きを感知する半規管の膨大部**稜**に分布する。そのため，前庭の疾患では，めまいや他の平衡機能障害が起こる。一方，中枢側の突起の多くは，第四脳室底にある前庭神経核に終止し，一部分が小脳（cerebellum*）に直接終止する。前庭神経核の一部分は，内側縦束を通じて動眼神経，滑車神経，外転神経に連絡する。これらの連絡によって，頭部の動きに合わせて自動的に眼球位置が調節され，目標への注視が維持される。この系の障害によって不随意の動揺性の眼球運動である**眼振**が起こる。顔面神経と前庭蝸牛神経は接近しているため**聴神経鞘腫**などによっては両神経の徴候が複合して起こる。

IX. 舌咽神経

この小さな神経は延髄上部に付着し，頭蓋を離れた後，咽頭壁とその延長に分布する。舌咽神経は主として感覚神経で，味覚や他の感覚を扁桃と舌の後方に供給する。これはまた耳管や中耳にも線維を送る。これらの結合のため，咽頭の疾患による痛みは中耳より起こったように感じることがある。下唾液核よりの副交感神経線維は頭蓋底下の耳神経節で連絡し，そこから三叉神経の耳介側頭神経として耳下腺へ分布する。頸動脈洞より血圧が，頸動脈小体より酸素濃度がそれぞれ頸動脈洞枝を介して監視される。

X. 迷走神経，XI. 副神経

迷走神経は広い分布を示し，この名前の由来でもある（ラテン語の *vagus* は迷走を意味する）。延髄より発した迷走神経は頭蓋外に出てすぐに副神経の頭蓋枝と合流し，頸部を下行して胸郭に入り，食道に伴走して横隔膜を貫き腹腔に入った後に，副交感神経線維は消化管壁にある腸の神経系に分布する。それは遠く横行結腸にまで至るほか，胸郭臓器にも及んでいる。節前線維の細胞体は迷走神経背側核に存在し，その神経節は目標臓器の表面やその近傍に存在する。迷走神経は胸郭臓器からのさまざまな感覚神経線維を含み，呼吸，心血管系の反射を伝える。これらは舌咽神経線維の一部とともに孤束核に終止する。また，外耳の一部（三叉神経参照），下部咽頭，喉頭の意識される感覚，舌の咽頭面下部，喉頭蓋の味覚に関与している。

副神経には頭蓋部と脊髄部がある。前者は延髄の疑核より生じる運動線維を含む。これらは迷走神経と合流して喉頭の平滑筋，咽頭のほとんど，上部食道を支配する。咽頭，顔面，舌，下顎，軟口蓋の運動は発話，咀嚼，嚥下の際に脳幹の運動神経核の活動の統合によって制御される。嚥下，嘔吐の中枢は孤束核に存在する。

脊髄副神経は運動神経で，上部頸髄より発した後，神経幹は大後頭孔を通じて上行し頭蓋に入る。頭蓋からの出口近くで脊髄副神経は頭蓋副神経と少し隣接するが，重要な線維の交換はみられない。そして頸部を下降して胸鎖乳突筋，僧帽筋を支配する。これは上部頸神経より固有知覚線維を受ける。

XII. 舌下神経

舌下神経根は延髄より上部頸髄腹側脊髄根とともに起始する。これらは同様に純粋な運動神経である。この神経幹は頭蓋を離れ，頸部を下降する。そして前方に回り込み，舌の位置を調節する舌の外来筋群と舌の形を調節する固有筋群を支配する。舌下神経麻痺では提舌の際，舌は正常な筋肉の働きにより障害側に偏位する。

【文献】

Brodal, A. (1981). *Neurological anatomy in relation to clinical medicine*, 3rd edn. Oxford: Oxford University Press.

Kandel, E. R., Schwartz, J. H., & Jessell, T. M. (Eds). (1991). *Principles of neural science*, 3rd edn. New York: Elsevier.

Williams, P. L., Warwick, R., Dyson, M., & Bannister, L. H. (Eds). (1989). *Gray's Anatomy*, 37th edn (pp. 1094–123). Edinburgh: Churchill Livingstone.

John P. Fraher

Creutzfeldt-Jakob disease　クロイツフェルト・ヤコブ病

伝播性の痴呆疾患で，ニューロンの変性とアストロサイト(星状細胞)の増殖により急速に悪化する臨床経過をたどり，脳実質には小さい空胞が無数にできて穴だらけの状態になる。けいれん発作を伴うが，他の神経学的所見は多彩である。遅発性ウイルスや，時に遺伝性の伝播性蛋白(プリオン)が原因と考えられる。同様の病態は人間ではクールー(kuru)，動物ではスクレイピーやウシ海綿状脳症が知られている。ある集団で慣習化されているカニバリズム(人肉食)は伝播の可能性があるため非難されてきた。また生体あるいは死後の脳組織から，医原性に伝播したとの報告もある。

critical period　臨界期

心理学的能力が最もよく学習される時期を意味する用語で，発達の研究で使用される。臨界期が確認されている歩行，言語，感覚運動協調熟練動作で最も明らかにみられる。例えば環境上の制約や不健康状態のため，適切な臨界期に熟練動作を学習する機会が与えられなかった場合，後になって熟練動作が獲得されることはきわめて困難になり，熟練動作が正常レベルに達する可能性がなくなる。

同様の効果は別の動物の発達段階でもみられ，子ネコの視覚系の発達はその典型例である。この概念には神経系の正常な発達に重要な組織の生化学的な感受性に関する臨界期までが含まれる。神経系は特定の時期にある種の学習を促進させるような様式で発達するように組織化されていると考えられる。

crossed aphasia　交叉性失語　失語(aphasia*)の項を参照

CT scan　CTスキャン

コンピュータ断層撮影走査(コンピュータ水平断層撮影走査)。〔スキャン(scan*)の項を参照〕

D

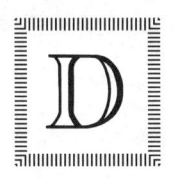

deblocking　遮断除去法
　失語の治療法の1つで，障害を受けたモダリティの反応を活性化させるために，障害されていないモダリティを用いる方法。例えばある単語(患者はその単語の読解は可能だが，聴理解は不可能)を聴覚提示する直前に視覚的に文字提示することによって，聴覚提示だけでは理解できなかった単語の理解を高めることができる。これはモダリティ間の相互的な作用によって理解の促進がなされたものと考えられる。

deep dyslexia　深層性失読　読字障害(dyslexia*)の項を参照

degenerative diseases　変性疾患
　ニューロンそれ自体あるいは支持組織の異常によって起こる神経組織の脱落がみられる疾患。著しい変性では脳の萎縮が起こる。
　原因が無酸素症(anoxia*)や，脳感染症に合併した痴呆(認知症，dementia*)である場合には急性の神経症状が変性に関連する。しかし，変性疾患はより慢性の経過であり，一般的な例はアルツハイマー病，多発梗塞性痴呆，ピック病(Pick's disease*)，クロイツフェルト・ヤコブ病(Creutzfeldt-Jakob disease*)，正常圧水頭症(hydrocephalus*)，多発性硬化症(multiple sclerosis*)，パーキンソン病(Parkinson's disease*)，シルダー病，ウィルソン病，進行性核上性麻痺や多様な脳症，進行性ミオクローヌスてんかんなどである。正確な病理はこれらの疾患の間では異なり，神経心理学的な随伴症状は変性のパターンや部位による。しかし，これらの疾患では，皮質全般，皮質下の多系統にわたる神経機能の喪失によって全汎性，進行性の認知機能障害が起こるほか，多くの症例で人格や感情の変化を伴う。

déjà vu　既視感
　新しく見た物体や場所に対して，不適当な熟知感をもつこと(文字どおりには「既視」)。この用語は一般的には側頭葉てんかんの前兆として経験される知覚の変容に関連して用いられ，しばしばほかに知覚の歪みや非現実感，離人感を伴う。この現象は単純に認識の質の変化であり，注意している事柄に対して強い熟知感をもつ。側頭葉前部にある記憶機構がなんらかの機能障害を起こし新しい，あるいはなじみのない刺激に対し正常でない熟知感を感じさせると考えられている。
　この用語は，視覚性の幻覚(hallucination*)に関連しても用いられる。そこでは光景は鮮明で，明瞭な視覚性記憶という意味ではっきりとして詳細であり，患者はすでに経験したことがある出来事を経験しているような感覚をもち，しばしば以前の(現実の)機会に経験した感情をもつ。これらの幻覚は映画やビデオより明瞭で本物らしいが，患者はその経験の現実性を信じない。
　既視感という用語のより広い使われかたは，神経症の患者や健常者でも時に訴える不適切な親近感をさす場合である。多くの健常者は物体や場所に対して時に既視感を訴えるほかに神経学的徴候を伴わなければこの現象のみでは病的であることを意味しない。既視感を生み出す状況はその反対である未視感(jamais vu*)を生む状況と似ている。

dementia　痴呆(認知症)
　後天性の知能(認知)障害の総称で，一般には皮質と皮質下双方あるいは一方の組織に病的変性が生じて起こる。後天性の血管障害，代謝性疾患，脱髄性疾患，感染症なども痴呆の原因となる。歴史的には異論も多いが，皮質性痴呆が皮質下性痴呆と多くの面で異なっていることを示唆する研究が報告され，両者を異なるとする傾向が強まっている。皮質性と皮質下性との分類からもわかるように，痴呆の神経病理像はきわめて多様である。また発症年齢，病態生理学，神経心理学的障害のタイプ，進行の速度もさまざまである。痴呆は正常の老化現象とはみ

なされないが，痴呆を起こす病理学的変化，とくにアルツハイマー型痴呆の病理学的変化は正常の老化でも出現し，アルツハイマー型痴呆の罹患率も老化に伴い増加する。初老期に発症する痴呆も多く，とくに皮質下性痴呆に分類されるものはその傾向が強い。

皮質下性痴呆(軸性痴呆)は，変性疾患，血管障害，代謝性疾患，脱髄性疾患などさまざまな疾患に用いられてきた議論の多い疾患概念である。皮質性痴呆の特徴は，健忘(amnesia*)，失語(aphasia*)，失行(apraxia*)，失認(agnosia*)などであるが，皮質下性痴呆は精神緩慢，運動緩慢(bradykinesia*)，記憶や抽象化，推論の障害，気分障害などの特徴がある(Cummings, 1990)。おそらく皮質下病変によると思われる痴呆のかなり詳細な報告は数十年前からあったが，皮質下性痴呆についての現在の議論を巻き起こしたのは1974年のAlbert, Feldman, Willisらの報告である(Mandell & Albert, 1990)。

皮質性痴呆と皮質下性痴呆という二分法に関しては，臨床的にも神経心理学的にも異なった病態であるという証拠がないと批判されてきた。さらに，ニューロン間の結合が密な脳の部位を，理論的に独立した領域(皮質-皮質下)として分類するのは妥当ではないと考えられた(Whitehouse, 1986)。皮質性-皮質下性二分法の診断上の妥当性と有用性についての議論は今後も続くだろうが，痴呆が臨床症状も病理像も病態生理学も多様である点には疑問の余地はない。皮質性-皮質下性二分法以外の分類はまだこれからであるが，痴呆を疾病分類抜きに，神経病理，経過，神経心理学的障害，精神病理学的な面から論じることができる。

アルツハイマー病

アルツハイマー型痴呆は，痴呆の原因として近年一番多いとされている。最近の罹患率についての報告は母集団の選択によりかなり異なる。診断上の問題や長期経過がモニターされているかどうかが影響するが，少なく見積もっても65歳以上の人口の約6％の有病率と推定される。家族性のアルツハイマー型痴呆は全体の20％といわれ，遺伝学的研究からは遺伝形式にいくつかの可能性(常染色体優性，多遺伝子・多因子性)が考えられる。家族性アルツハイマー型痴呆は，多くの点で孤発性(おそらく非遺伝性)アルツハイマー型痴呆とは異なるとする研究もあるが，神経心理学的症状や臨床経過について本質的な相違は，近年の研究ではないとされている。遺伝様式，発症年齢，臨床所見，経過などの相互の関係について研究が進められた。

アルツハイマー型痴呆の原因は不明であるが，症状は大脳皮質と皮質下のニューロンや神経線維の変性によるとみられている。神経原線維変化，老人斑，顆粒空胞変性が特徴である。組織学的異常には一定の分布がみられている。第一次運動野や感覚野はほとんど障害されないが，辺縁系，とくに海馬，扁桃核，前脳基底部に著明な変化がみられる。近年の剖検研究は嗅内野と記憶システムを効果的に離断し，アルツハイマー型痴呆でみられる重度の記憶障害を起こすと考えられる鈎状回(海馬からの出入力)での老人斑と神経原線維変化の特異的な存在を示唆した(Damasio & Van Hoesen, 1986)。同様の組織学的な変化が多くの患者で一般的に得られるものかどうかはまだ明らかではない。

臨床的にアルツハイマー型痴呆を疑う診断基準は，40～90歳の間に発症し，臨床的に痴呆を認め，神経心理学的テストでそれが証明され，意識障害(せん妄)がないが，2つ以上の認知機能障害を認め，認知機能が進行性に増悪し，他の痴呆を示す神経疾患を否定できる，である(McKahnn et al, 1984)。アルツハイマー型痴呆は，多くは発症後長期間を経過して診断される。後になって家族にこれまでの経過をよく聞き直すと，見過ごされていた症状(とくに記憶障害)を特定できることもある。神経学的診察によって記憶障害など言語・認知機能障害が明らかにされる。

アルツハイマー型痴呆では，記憶，言語，視空間性認知が進行性に増悪し，人格変化も来す。アルツハイマー型痴呆はふつうは予測可能な段階を追って進行するが，なかにはどの程度(軽度，中等度，重度)にも分類しがたい例もある。初期の段階では新規の学習や記銘力障害が顕著であるが，日常の動作やすでに体得している課題の学習は的確に行う。患者は集中し続けることが難しくなり，高度の認知能力を必要とする状況を避けるようになる。特徴的な症状は「忘却」であり，するべきこと(計画)，以前から知っている人やとくに新しく知った人の名前や顔，個人的な出来事(エピソード記憶)などを忘れる。逆向性の記憶障害は前向性のものに比べて軽く，アルツハイマー型痴呆の患者は慣れ親しんでいないことは急速に忘れるという報告もある。記銘や想起の過程の障害がアルツハイマー型痴呆の記憶障害の本態として考えられている。

病状の進行とともに，見当識障害が出現し，

逆向性の記憶障害が進み，前向性の記憶障害は重度になる。記憶障害が特定のカテゴリーに偏っていることがあるが，カテゴリー特異的な障害の要因については，これを明らかにする研究はなされていない。陳述記憶に比べ，手続き記憶，運動技能や癖は保たれ，プライミング効果もみられる。

言語障害は初期には健忘に比べてそれほど顕著でなく，末期になるまで認められない例もある。よくみられる言語障害は，語想起の障害と失名辞である。呼称では意味と知覚の要素が障害され，語想起では語頭音による想起よりもカテゴリーによる想起の障害が強いことから，語彙-意味の過程の統合の障害と考えられる。まれではあるが，アルツハイマー型痴呆の亜型で，病初期において全般的な認知機能は保たれているのに，言語や視空間認知の障害の著明な例がある。「**痴呆を伴わない**」進行性失語という病態も独立した症候群として報告された*訳注 (Mesulam, 1987)が，近年の研究では進行性失語といわれている患者も最終的には痴呆がみられるとされている。

一般例では，視空間認知障害は記憶や言語の障害に比べあまり著明でないことが多いが，高度の視空間認知障害が比較的急速に進行することもある。また視空間認知障害が記憶障害によって増強される。新しい道や顔を覚えられなかったり，熟知したところで迷うことはよくみられるが，これらの障害が一次的な視空間認知障害かどうかは明らかではない。視知覚弁別，構成能力，視空間課題の解決に障害がしばしばみられる。視空間認知機能は，何カ所かの皮質が関与する他の能力同様，病状が進行すると，それらの皮質機能がうまく統合できなくなるものと考えられる。

人格の変化や精神症状もアルツハイマー型痴呆でしばしばみられる。これらは個人差があり，病状の程度や進行だけでなく病前性格によるところが大きい。DSM IV (Diagnostic and Statistical Mental Disorders)によると，アルツハイマー型痴呆は，精神症状により，せん妄型，妄想型，うつ病型と，痴呆症状のみの型の4亜型に分類される。それぞれの頻度については報告に差があるが，うつ病型と妄想型が最も多いとされている。

気分の障害(不快)は初期の症状としてみられ，とくに認知障害の病識があるときに起こる。気分障害が続く場合もあるが，多くは一時的なものである。病状が進行すると誇大妄想や妄想がよくみられるようになる。おそらく記憶や認知能力が障害されたままで外界からの情報を整理しようとするためと思われる。例えば，ものを盗まれたとか，配偶者に裏切られたり今にも自分が見捨てられようとしていると考えるなどの誤認が生じる。幻覚は妄想に比べると少ないが，一部の患者でみられる。

National Institute of Neurologic and Communicative Disorders and Stroke(NINCDS)の診断基準にみるごとく，神経心理学的評価が今日診断上重要とされている(McKahnn et al, 1984)。評価方法はさまざまであるが，Consortium to Establish a Registry for Alzheimer's Disease(CERAD)は，言語，記憶，視空間認知機能をみる標準化された評価方法を提唱している(Morris, 1989)。これまでの研究でCERADの診断感度が明らかにされている。遅延再生や物品呼称は，とくに軽度のアルツハイマー型痴呆の検出には優れている。しかし，記憶障害は早期に進行するため，病気の進行の評価には言葉の意味や視空間認知テストを行うことがよい。(Welsh et al, 1992)。

痴呆を専門とする臨床家や研究者は，痴呆の評価には，できれば問題解決，推理，注意，言語，視空間認知，記憶の測定が必要であると考えている。推奨すべき検査は種々あるが，長さ，必要とされる労力，年齢基準，教育レベルなどにおいて，高齢者に合ったものを用いなければならない。また認知機能の変化に対する感度が高く，かつ信頼できるものでなければならない。偽陽性の結果の重大性を考えると，神経心理学的な検査結果の解釈には慎重でなければならない。研究者の間でも，厳密な解釈のガイドラインとカットオフ値が必要であると考える立場と，検査成績のパターン解析を利用したり，より質的な解釈を重視する立場とがある。

痴呆患者の研究では，重度の内科疾患や精神病，さまざまな原因の複合した痴呆を厳密に除外する選択基準が設定されるのが一般的である。このことは痴呆患者研究の手段として重要であるが，評価を必要とする患者の多くは診断を複雑にさせる内科疾患と精神科疾患の病歴を合わせもつことが多い。したがって，前述のような均質な患者集団を対象としてなされた研究から導き出された結論を，実際の個々の患者に適用する際には，十分慎重でなければならない。

---

*訳注：痴呆を伴わない進行性失語の大半はアルツハイマー型痴呆ではなく，ピック病またはその類縁疾患であることがわかっている。

痴呆に対する有効な治療法は現時点ではない。コリン作動性に働くコリンやレシチンなどの古典的な薬物は，アルツハイマー病の認知・言語機能障害の改善に有効とは証明されていない。多くの治療薬が現在評価され，神経心理検査所見が改善した例もあるが，臨床的有用性は確立されていない。いずれにせよ，早期に診断し，家族を教育し，環境を整備し，適切なフォローアップを行うことが重要である。アルツハイマー型痴呆の認知機能障害や行動異常などは，何年も変わらぬ例もあれば，急速に悪化し，監視や入院が必要となる例もある。認知機能をあまり必要とせず，他人の目が適度に行き届いているように環境を整えることで，多くのアルツハイマー型痴呆の患者は，少なくとも病状が進行するまでの間，施設に行かずに生活することができる。

血管性痴呆

現在血管性痴呆と呼ばれている多発梗塞性痴呆は，アルツハイマー型痴呆についで多いとされている。血管性痴呆は過小評価されているという研究者もいるし，過大評価されているという研究者もいる。とくに疫学的な研究が入院患者を対象とした高齢者であると，血管性痴呆では心疾患による突然死などが多いため，アルツハイマー型痴呆が見かけ上，より多くなるといわれている。心疾患，高血圧，脳梗塞，全身性疾患などの危険因子を有する人が多いことを考えると，血管性痴呆の頻度は，現在いわれているよりは多いと思われる。しかし，血管性痴呆のみの頻度と，アルツハイマー型痴呆合併例の頻度については，議論が続いている(Joynt, 1988)。

痴呆一般と同様，血管性痴呆も皮質性と皮質下性に分類された(Chui, 1989)。また梗塞の病型，障害された血管の大きさ，梗塞の部位，痴呆の型などにより分類された(Cummings & Benson, 1992)。これらの基準を用いて，血管性痴呆は，ラクナ梗塞性(小窩性)の痴呆，ビンスワンガー病，皮質血管性痴呆に分類された。

ラクナ梗塞性の痴呆は，皮質下の構造，とくに線条体，視床，外包を支配する細小動脈の虚血により特徴づけられる。ラクナ梗塞性の痴呆の診断確定には，複数の脳卒中発作を繰り返すことが必要である。それに対してビンスワンガー病では，ラクナ梗塞性の痴呆でみられる細小動脈硬化性変化やラクナ梗塞のほかに，皮質下白質の進行性の脱髄と萎縮が特徴である。これら2つの疾患は，いずれも高血圧や全身性の血管障害を伴う。

皮質性梗塞が痴呆を起こすことが報告されてきたが，脳梗塞を何度か起こしているのに，痴呆がみられない場合がある。優位半球の梗塞では言語障害を呈する例がしばしば報告されているため，痴呆の診断に必要な認知機能の評価が困難である。劣位半球の梗塞でも，注意障害(無視)，調節障害，意識性の障害(病態失認)，韻律(プロソディー)の障害，視空間技能の障害などがみられる。

血管性痴呆の神経心理学的所見は，疾患の種類やさまざまなかたちを取る神経学的異常に応じて異なる。知能，推理，注意，言語(流暢な呼称)，記憶の障害などが報告された(Almkvist et al, 1992)。血管性痴呆による高次機能障害はアルツハイマー型痴呆と区別できない場合もあるが，血管性痴呆ではアルツハイマー型痴呆に比べ，運動障害と感覚障害が著名である。運動障害では錐体外路症状や，視床性痴呆のような特殊な症候群がみられる。

血管性痴呆の精神症状に関してはあまり研究されていない。無為，不快，情動失禁(偽性球麻痺)，病態失認がよくみられる。抑うつ状態は皮質，皮質下病変の両方に密接に関係すると考えられる。前頭葉の皮質下性病変の多くの例で覚醒，注意，韻律，意識性などに変化が起こり，情動障害とみなされる。しかしよく観察すると，これらは典型的な情動障害とは質，量とも異なる。

血管性痴呆の治療は，予防が主である。一般的な危険因子の検索が必要である。一度痴呆が出現すると，高血圧，心疾患，全身の疾患を治療しても，痴呆の進行が遅くなるだけで，回復しない。痴呆の重症度は損傷された脳組織の体積に相関するとされている(Mielk et al, 1992)ので，血管障害のそれ以上の進展を遅らせ，損傷を少なくする内科的治療が強く望まれる。

後天性免疫不全症候群(HIV)

ヒト免疫不全症ウイルス(human immunodeficiency virus；HIV)による痴呆は，血管性痴呆やアルツハイマー型痴呆と異なり，感染性の痴呆である。HIV脳症やエイズ痴呆複合(AIDS dementia complex；ADC)は，病気の進行の過程のある時点から出現するのがふつうである。HIV性の痴呆は急速に進行し，病態を反映するが，その発症や進行は多様である。剖検で多くの病理学的変化が大脳白質と皮質下核にみられるが，痴呆の原因となる正確な病理像について明らかではない。

痴呆はエイズの末期にはよくみられる症状であるが，認知機能障害は抗体が陽性になる以前

に出現することが報告された。精神緩慢，注意障害，集中力低下，協調運動障害が病初期にみられる。病気が進行すると，知的能力の低下と精神活動の速度も低下し，注意障害，連続動作の障害，視覚性運動機能障害，記憶障害などがみられる。

近年，National Institute of Mental Health (NIMH)は，知能，注意，課題の遂行速度，記憶，抽象概念，言語，視運動性能力，構成能力，運動能力などの評価テストバッテリーを提唱した(Butters, 1990)。短縮版では，語彙，言語性記憶，視覚性記憶，情緒，不安の評価を中心としている。エイズは神経心理学的障害が他の徴候よりも先に出現する場合があるので，NIHの研究グループでは病初期の認知機能障害の検出が治療計画と同様，治療効果の指標となると報告した。

錐体外路系疾患

パーキンソン病，ハンチントン病，進行性核上性麻痺(スティール・リチャードソン・オルシェウスキー症候群)，ハラーフォルデン・シュパッツ病，ウィルソン病などの変性疾患が痴呆を呈する。比較的よくみられるパーキンソン病を除いては，これらの疾患はまれであり，発症年齢，病態生理，臨床症状，神経心理学的障害などはそれぞれ異なる。

パーキンソン病は多くは中年(40～60歳)で診断されるが，進行性核上性麻痺(PSP)は遅く(60～70歳)に発症する。ハラーフォルデン・シュパッツ病やウィルソン病は小児期から青年期に症状がよく現れる。パーキンソン病は痴呆を伴う錐体外路性疾患として最もよくみられる。ハンチントン病は，精神症状，著明な舞踏運動，痴呆を呈するが，ごくまれにしかみられず，進行性核上性麻痺，ウィルソン病，ハラーフォルデン・シュパッツ病なども同じくまれな疾患である。

神経病理学的にもこれらの疾患はそれぞれ異なっている。パーキンソン病では，黒質・線条体系の変性とレヴィ小体の出現が特徴であるが，皮質下の構造にさまざまな変化が起こる。ドパミン系が重度に枯渇し，高度の運動機能障害が起こる。パーキンソン病では，皮質にアルツハイマー型痴呆でみられる変化(神経原線維変化や老人斑)がみられる場合もある。ハンチントン病では，新線条体(尾状核，被殻，淡蒼球)が強く障害されるが，視床などの構造にも組織学的変化がみられる。皮質に障害が及ぶことも及ばないこともあるが，小脳，脳幹は保たれると報告されている。ハラーフォルデン・シュパッツ病は淡蒼球と黒質の障害が特徴的であり，ウィルソン病は銅の沈着による進行性のレンズ核の変性として知られている。これらの疾患は，神経病理も，病態生理も，発症年齢や進行の程度も異なるために比較は困難だが，神経心理学的障害には共通性があると考えられる。

皮質下性痴呆の一般的な概念どおりに，これらの疾患では，精神緩慢，運動緩慢，注意障害，集中力障害や記憶障害がみられるが，明らかな言語障害はみられない。しかし，ハンチントン病は，認知障害が明らかとなる前に性格変化が出現するという点で非典型的である。

パーキンソン病では，運動緩慢，静止時振戦，歯車様強剛，小字症，構音障害がみられる。痴呆もよくみられるが，痴呆の発症頻度に関してはさまざまな報告があり，神経心理学的特徴もさまざまである。一般的に，精神緩慢と記憶障害が特徴的な症候とされるが，アルツハイマー型痴呆と異なる点は，手続き記憶が障害される点である。言語技能(呼称や語の流暢性)はアルツハイマー型痴呆に比べ，ふつうは保たれているが，発話は明らかに障害される(構音障害，韻律障害，文節の短縮)。視空間性機能，視運動性機能，遂行機能の障害もある。

ハンチントン病は，病初期から注意・集中力が障害されるのがその特徴である。コルサコフ症候群やアルツハイマー型痴呆に比べ，ハンチントン病の記憶障害では，記憶再生や手続き記憶の習得の障害があるが，少なくとも言語性テストでは，再認と再生は保たれている。パーキンソン病と同様にハンチントン病の患者ではほとんどの運動性テストで運動遂行能力が障害されているので，構成能力や視運動性能力には一般にかなりの障害がみられる。

現在，ウィルソン病における痴呆は初期に介入すれば進行が逆転することもあるが，他の疾患では，症状を一時的に軽減させる程度の治療しかできない。パーキンソン病の治療としては，レボドパとカルボドパの合剤が用いられている。ハンチントン舞踏病では，ハロペリドールを用いることによって，舞踏運動を軽減できる。その他多くの薬剤が，他の錐体外路性疾患の治療として試みられているが，効いたものはない。これらの疾患の進行を遅らせたり，治す種々の薬剤の効果について研究が続けられている。

神経心理学的評価は，方法はさまざまあるが，注意力，集中力，記憶，言語機能，運動機能の評価に加えて推理や抽象化の能力の評価を

行うことが望ましい。不安，不快，精神病，自殺などの頻度が高いため，多くの研究では精神症状の評価技術も導入した(Huber & Shuttleworth, 1990)。

偽性痴呆

偽性痴呆は，精神病により起こる可逆性の認知機能障害を，中枢神経の変性疾患による**痴呆**と区別するために用いる用語である。主要な感情障害であるうつ病は，最もよくみられる「**偽性痴呆**」であるが，躁病や精神分裂病(統合失調症)などの他の精神病でも痴呆と同じような症状を呈する。

最近の理論モデルでは，偽性痴呆，とくにうつ病は皮質下性痴呆と分類された(Cummings & Benson, 1992)。重度のうつ病は典型的には皮質下性痴呆の徴候(精神緩慢，運動緩慢，注意・集中力・記憶の障害，自律神経障害)を伴う。うつ状態でみられる症状の多様性を説明しようとするモデルのなかには，皮質機構と皮質下機構の相互作用を強調するものもある。

偽性痴呆は，痴呆と共存する場合もあるが，独立したものである。偽性痴呆は進行せず，真の痴呆の前兆ではないと考えられている。うつ状態はしばしば神経疾患に合併する。性的冷感，運動緩慢，精神緩慢，不快，覚醒レベルの低下などのうつ病の症状は，脳血管障害，外傷，痴呆を伴わない変性疾患でよくみられる。うつ状態でありながら，これらの多数の患者は偽性痴呆を示さない。

神経心理学的テストは，偽性痴呆の診断に有用である。記憶検査では偽性痴呆を的確に区別することはできないが，偽性痴呆ではふつう再認は保たれる。さらに，言語・認知・行為の障害は痴呆，とくにアルツハイマー型痴呆ではみられるが，偽性痴呆ではみられない。

偽性痴呆は治療可能であり，可逆性である。抗うつ薬，リチウムや適応が正しければ電気けいれん療法が治療に用いられる。高齢者ではその他の精神障害における場合と同様の制限があるため，十分な治療効果が得られないこともある。

結論

痴呆はさまざまな病因による多くの疾患で起こる。以上述べた変性疾患，血管障害，感染症など以外にも，ここではふれなかったさまざまな病態で痴呆は起こる。さまざまな中毒性または代謝性疾患，腫瘍，外傷，遺伝性疾患でも，痴呆が起こる(Cummings & Benson, 1992)。痴呆における神経行動学的障害の様相や，進行についての知見が増えてくることで，痴呆の診断や分類は発展してきた。将来的にも神経心理学的評価は，痴呆の診断・分類・治療効果の重要な指標であり続けるであろう。

【文献】

Albert, M. L., Feldman, R. G., & Willis, A. L. (1974). The "subcortical dementia" of progressive supranuclear palsy. *Journal of Neurology, Neurosurgery and Psychiatry*, 37, 121–30.

Almkvist, O., Wahlund, L., Andersson-Lundman, G., Basun, H., & Backman, L. (1992). White matter hyperintensity and neuropsychological functions in dementia and health in aging, *Archives of Neurology*, 49, 626–32.

Butters, N., Grant, I., Haxby, J., Judd, L. L., Martin, A., McClelland, J., Peguegnate, W., Schacter, D., & Stover, E. (1990). Assessment of age-related cognitive changes: Recommendation of the NIMH Workshop on neuropsychological assessment approaches. *Journal of Clinical and Experimental Neuropsychology*, 12, 963–78.

Chui, H. C. (1989). Dementia: a review emphasizing clinical pathologic correlation and brain-behavioral relationships. *Archives of Neurology*, 46, 806–14.

Cummings, J. L. (1990). Subcortical dementia: Introduction. In J. L. Cummings (Ed.), *Subcortical dementia* (pp. 3–16). New York: Oxford University Press.

Cummings, J. L., & Benson, D. F. (1992). *Dementia: A clinical approach*. Boston: Butterworth-Heinemann.

Damasio, A. R., & Van Hoesen, G. W. (1986). Neuroanatomical correlates of amnesia in Alzheimer's disease. In A. B. Scheibel, A. F. Wechessler, & N. A. B. Bazier (Eds), *The biological substrates of Alzheimer's disease* (pp. 65–72). Orlando: Academic Press.

Huber, S. J., & Shuttleworth, E. C. (1990). Neuropsychological assessment of subcortical dementia. In J. L. Cummings (Ed.), *Subcortical dementia* (pp. 71–86). New York: Oxford University Press.

Joynt, R. J. (1988). Vascular dementia: Too much or too little? *Archives of Neurology*, 45, 801.

McKahnn, G., Drachman, D., Fostein, M., Katzman, R., & Price, D. (1984). Clinical diagnosis of Alzheimer's disease: Report of the NINCDS-ADRDA Workgroup under the auspices of the Department of Health and Human Services Task Force on Alzheimer's disease. *Neurology*, 34, 939–44.

Mandell, A. N., & Albert, M. K. (1990). History of subcortical dementia. In J. L. Cummings (Ed.), *Subcortical dementia* (pp. 17–30). New York: Oxford University Press.

Mesulam, M.-M. (1987). Primary progressive aphasia: differentiation from Alzheimer's disease. *Annals of Neurology, 37,* 448–53.

Mielke, R., Herholz, K., Gond, M., Kessler, J., & Heiss, W. D. (1992). Severity of vascular dementia is related to volume of metabolically impaired tissue. *Archives of Neurology, 49,* 909–15.

Morris, J. C., Heyman, A., Moh, R. C., Hughes, J. D. van Belle, G., Fillenbaum, E. D., Mellitis, E., Clark, C., & CERAD investigators. (1989). The Consortium to Establish a Registry for Alzheimer's Disease (CERAD). Part I. Clinical and neuropsychological assessment of Alzheimer's disease. *Neurology, 39,* 1159–65.

Welsh, K. A., Butters, N., Hughes, J. P., Moh, R. C., & Heyman, A. (1992). Detection and staging of dementia in Alzheimer's disease: use of the neuropsychological measures developed for the Consortium to Establish a Registry for Alzheimer's Disease. *Archives of Neurology, 49,* 448–52.

Whitehouse, P. J. (1986). The concept of subcortical and cortical dementia: another look. *Annals of Neurology, 19,* 1–6.

Stephen N., Macciochi, Jeffrey T. Barth

denervation hypersensitivity 脱神経性過敏

回復期間中に生じると考えられる過程のなかで、中枢性の脱神経性過敏は議論の多いものの1つである。本質的な概念は、障害を免れて残存する活動性線維が反応性を増し、脱神経された領域に多大な効果を及ぼすことによって回復を促すことである。過敏は自律神経系の効果器官でもみられるが、中枢神経系の構造でも観察される。しかし、遠隔機能障害(diaschisis*)により最初の過敏状態が機能の抑制を起こすという逆の効果も議論されている。

denial 否認

ある症状が存在しないと主張することであり、多くの神経心理学的現象の特徴である。病態失認(anosognosia*)とも呼ばれる。

否認の証拠は患者が明示的に述べることだけではなく、自発的に障害を訴えなかったり、いかなる訴えもしないことからも得られる。患者は障害を認識しているが、その困難に対してなんの感情的反応ももたない。障害のある肢を自分のものでないと言ったり、片麻痺の肢が疲れたり弱かったりしびれると記述され、3人称で(「私の…」でなく「それが…」)語られることもある。

否認にはさまざまな解釈があり、その1つに、「生体の統合を保とうとする本能に動機づけられた精神力学的な抑圧である」という解釈である。否認は疾患による脅威に直面して働く防御機構として機能する前人格としての特徴をもつとする説もある。Goldsteinは、否認を「強度の強迫に対するきわめて正常な生物学的反応」であると考えた。

他の否認の解釈は、それが表現される文脈に特異的に関連している。否認は身体図式の障害でみられることは少なくなく、患者は半身を無視するだけでなく、これらの障害の存在を否定するか、当該罹患肢が自分のものでないという。この現象に関しては身体部位に対する注意の変化や身体像の欠如など精神力学的な解釈も考えられる。しかしこれらの解釈では、右半球(ふつうは頭頂葉)の損傷による左側の症状の否認が多いことを十分説明できないという問題が指摘された。これに対する反論は、左半球の損傷では患者に失語が起こるため、否認症状が目立たなくなるというものである。感情の平板化に関係する否認では、右半球の特異的情動系と関係する否認〔疾病無関心(anosodiaphoria*)〕と明示的な疾病否認(言語性病態失認)の二者を区別することが重要である。面白いことに、明らかな否認は回復過程で感情の平板化とある程度の無関心へと低下する。半球間の離断〔離断症候群(disconnection syndrome*)の項を参照〕も否認の解釈として取り上げられた。右半球の損傷は右半球が受け取る関連する感覚情報を左半球の言語にもとづいた認識と理解から離断するというものである。これらの解釈のいずれも真の病態否認を完全に説明するものではない。

皮質盲(cortical blindness*)の否認はアントン症候群(Anton's syndrome*)であり、両側の一次視覚野と二次視覚野の同時破壊で起こる。否認は脳炎後では起こらないが、慢性アルコール中毒症の健忘症候群(amnesic syndrome*)でよくみられる。失行(apraxia*)の患者でも否認がみられ、この点では右片麻痺を伴う失語と少なくとも同程度にみられる。

カプグラ症候群(Capgras syndrome*)という変わった症状でもある種の否認がみられる。このまれな疾患の基本的特徴は、身近な人々、一般に親しい家族が実はそれらの人々のふりを

した詐欺師であると信じることである。最初に記載された症例では、患者ははっきりした幻覚性の経験から家族が死んだと思い込み、重度の記銘力障害のため自分の頭部外傷については覚えていなかった。観察された行動は否認と錯話とも理解可能である。

さまざまな文脈でみられる病態否認や、特定の障害の否認を一括して解釈できるとすることは誤りであろう。否認は異なった神経心理学的状態に関連して起こり、それらさまざまな状態は同じ機能障害過程によるものではないからである。

J. Graham Beaumont

depersonalization 離人症

人格の主体性と統一性や所在の感覚の喪失や自己認識の異常。あらゆる神経心理学的状態でよくみられるが、表面化されることは少ない。これは内的意識的経験と外的世界の経験の間の認知的境界の不明化、自己と非自己の区別の障害によると考えられ、肉体と人格の統合が失われる不安な感覚を伴う。

離人症は精神分裂病(統合失調症)型の障害や人格異常のほか、とくにある種の側頭葉損傷に特徴的である。この点で、既視感(déjà vu*)や未視感(jamais vu*)などの認知障害と関係し側頭葉てんかんの前兆となる。

depression うつ病

日常用語で、一時的な気分の落ち込みや、悲しみと無気力の混在した状態をさすが、臨床的にはさらに複雑で、気分、思考、活動性、社会的行動、植物的機能などに変化がみられる。悲しく空虚な気分になり、楽しい出来事に対する反応性が減少するか欠落する(無快感症)。思考は絶望感、無力感、無価値感、罪責感などに集中する。顕著な疲労感があり、日常生活にも多大な努力を要する。集中力も低下する。社会的行動は減少し、性行動、食欲、体重、睡眠も減少する。しばしば著明な日内変動があり、症状は夜にかけて改善する。しかし、どの症状も特異的なものではなく、他の疾患でも起こる。

うつ病の中核症状は重度の気分の落ち込み(抑うつ的、悲嘆、絶望感、救いのなさ、喜びを体験することができないなどと表現される)、と(あるいは)、日常生活や余暇における興味や喜びの消失である。これらは患者本人よりも観察者によって明らかになる。無力感や罪責感も妄想的なレベルまで発展するほど重厚で、不適切なこともある(「**精神病的抑うつ**」)。また自殺念慮(時に自殺企図を伴う)も一般的にみられる。重度のうつ病では通常、著明な精神運動興奮や遅延(時には両方)がみられる。特徴的な興奮行動は着座不能、徘徊、手を固く握り締める、髪や衣服を引きちぎる、大声で叫んだり不満を訴えて泣き叫んだりするほか、精神運動遅滞として身体運動の緩徐化、発話の全体量の低下や間延び、無表情などである。

うつ病は、最も重要な下位分類として、「**メランコリー**」と呼ばれる内因性のものと反応性のものに二分される。両者は明らかな先行体験をもつ(「**反応性**」)か、否(「**内因性**」)かによって鑑別される。この立場は、反応性うつ病は本質的に「**心理的な**」ものであり、内因性うつ病は脳自体の機能異常によるという信念によって支えられているが、この観点は誤解され、多くの混乱を招いている。内因性と反応性という二分法は疾患の原因ではなく、反応性うつ病患者が心理社会的介入に「**反応する**」という臨床的側面を表現するに過ぎない。つまり、反応性うつ病患者を励ますことはできるが、内因性の患者にはそれができない。常にではないが、内因性の患者は非内因性の患者に比べ重症である。重度の精神運動変化は多くの場合、内因性うつ病を示唆する。体重の減少のような「**生物学的**」症状も内因性うつ病と関連する傾向が強く、視床下部-下垂体-副腎(HPA)系の特徴的活動増加やレム睡眠第1期への移行潜時の遅延などの神経内分泌学的・神経生理学的「**マーカー**」も内因性うつ病と関連する。

もう1つ重要な下位分類は、単極性うつ病と双極性うつ病である。うつ病は再発性の疾患であり、最初の症状の発現から4～5年後に再発する。症状の発現を繰り返すと次第に間隔が短くなる。双極性障害では躁や軽躁症状の発現が抑うつ症状の発現の間に挿入される。双極性障害の抑うつ状態は内因性の傾向を帯び、単極性うつ病よりもその傾向は強い。その他の点では、単極性うつ病と双極性うつ病の症候学的な差異はない。

うつ病の神経心理学的研究では、多くの場合、診断上の不均質な群を用いており、単極性と双極性、内因性と非内因性の比較研究は少ない傾向がある。症状の異同の観点に立てば、単極性と双極性にではなく内因性と非内因性で神経心理学的な差が生じると考えられる。しかし、現在のところ、両者の差異に明らかに関係すると考えられる結果は出ていない。さらに、治療中の患者と治療を受けていない患者間にも神経心理学的な差異が生じるが、この領域も現

在のところデータ不足の状態である。内因性と非内因性，単極性と双極性，治療中と未治療の差を示唆する結果も報告されたが，これらは信頼のおけるかたちで追試されていない。これらの理由から，神経心理学的テストの結果は障害を診断的下位群や治療状態に関係づけるまでには至っていない。しかし，十分定義された下位群に関する情報が乏しいことは認めなければならない。なぜならこれらの因子が，データ間不一致と明らかに関係しているからである。

大脳皮質とうつ病

健常者の情動と知覚や表出についての研究は疾患を考えるうえで参考になる。情動刺激は左耳あるいは左視野に提示されると知覚されやすい。また，顔面の左半分で強く表出されることから，右半球にその機能が局在すると考えられる。これらの機能は右半球損傷に伴い障害される。しかし，陽性の情動の知覚と表出は左半球で調整されることを示す結果も報告されている。うつ病では情動的に陽性の要素よりも陰性の要素が顕著で，これは左半球よりも右半球の活動が活性化されているとする結果と一致する。

この考えを支持する多くの実験が報告された。うつ病患者の脳波研究では，左前頭葉に比較して右前頭葉での活動が亢進していた（脳波の脱同期）。また，うつ病患者では左方向への眼球運動量が増加していた〔おそらく右前頭眼野(frontal eye fields*)の相対的活動亢進による〕。さらに，左前頭皮質の低活性が PET の代謝量と血流の減少からも示された。一側性電気けいれん療法(ECT*)が劣位半球に試みられた場合に両側性と同等か，それ以上の効果があるとする研究結果も報告された。優位半球のみに試みられた場合は，両側性の場合よりも明らかに効果がない。この結果を解釈するのは難しいが，疾患に左右半球が異なったかたちで関与しているという考えを支持するものと考えられる。

これらのデータからうつ病は劣位半球ではなく優位半球の障害によって起こると考えられるが，臨床像はさらに複雑である。予測されるように，左半球損傷後にうつ病的破局反応(catastrophic reactions*)が生じ，右半球損傷後に多幸症が起こるという多数の報告がある。しかし，大標本研究(Lishman, 1973)を含むいくつかの研究では，右半球損傷の患者にうつ病が起こりやすいとする結果が報告された。病像は損傷の局在が十分考慮されてはじめて明らかになる。左半球では，前頭極近傍の損傷でうつ病は重度になる傾向がある。しかし，右半球では，無関心や多幸症的反応は前方の損傷で起こるが，うつ病はより後方の損傷で起こる。これは，うつ病患者で大脳右後方領域の血流に異常があるとする研究結果(Jeste et al, 1988)と一致する。左前方-右後方の軸がうつ病に関与するという概念は直感的には興味深いが，うつ病の多くの症例ではそれ以外の領域の損傷も関与していることを強調しておく必要があるだろう。しかし，前述の結果が重要であることに変わりはない。脳損傷患者の抑うつ反応に関するはっきりした解釈には落とし穴が多い。例えば，健常者や身体的に障害をもつ適切な対照群が選ばれていることはほとんどないし，精神科的病歴もほとんど紹介されることはない。

神経心理学的テストの結果

うつ病患者の神経心理学的テストの結果を論じた最近の総説(Cassens et al, 1990)は，Flor-Henry(1976)の報告を再確認した。つまり，うつ病には，劣位半球に帰すると以前から考えられてきた非言語的機能の広範囲な障害がみられる。全体として一貫したものではないが，報告される障害は視覚記憶，触覚記憶，視空間技能，視覚運動技能など広範囲に及んでいる。うつ病患者の右半球機能の障害は，両耳分離聴覚検査(dichotic listening*)の左耳の成績低下のような知覚的非対称性によっても示される。これらのデータに一致して，とくにカテゴリー・テストのような視空間課題において，うつ病患者のウェクスラー成人知能評価尺度・改訂版(WAIS-R)の非言語性 IQ が低下している。障害は言語課題でみられるが，その結果は包括的なものでなく，また多くの例で一貫性のあるものでもない。課題の複雑性やテストに要する時間の長さのような要素がとくに障害と関連するかどうかは不明である。うつ病患者は多くの場合，ウェクスラー成人知能評価尺度・改訂版のVIQ は正常であり，7つの研究のうち6つで，聴覚・言語性短期記憶(digit span)は正常であった。対連合学習は5つの研究のうち2つで，リスト再生課題は7つのうち6つで，ストーリー再生は9つのうち7つで正常であった(Cassens et al, 1990)。同様のパターンは受容性の言語課題でもみられた。例えば，うつ病患者は，ストーリー理解課題は障害されているが，文を繰り返す能力は障害されていない。

うつ病患者は精神活動全体が緩慢になっているので，言語課題の結果の解釈が複雑になる。例えば，フィンガー・タッピング課題，ペグボード課題，トレイル・メイキング課題，発話

開始潜時などを調べる際には注意が必要である。また，モチベーションや運動機能障害のような非特異的因子も言語的障害にある程度影響を与えている。これらは，言語の流暢性テストや，ストーリーの理解と再生などの成績低下をよく説明する。しかし，純粋な言語活動の障害が存在している可能性は無視できない。

語流暢性，運動速度，言語記憶などのように，これまで議論されてきた障害のなかには，左前頭皮質の機能障害と一致するものがある。これは，PETによる研究や，左前頭葉損傷後の抑うつ反応などから推測されている。また，ストループテストやことわざの解釈のような前頭葉機能のテストでも障害が見つかった。しかし，「前頭葉」のテストの結果は信頼性が低い。例えば，Hartら(1987)の研究では，ウェクスラー成人知能評価尺度の積木課題と符号課題に障害がなく，左右弁別課題とウィスコンシン・カード分類テスト(WCST)の正常な例が紹介された。これらの解離は「前頭葉」のテストの感受性が低いか，うつ病患者では右半球後方障害に比べて前頭葉機能障害が少ないことを反映していた。しかし，これらの研究は群間デザインに問題がある場合も多い。なぜなら，うつ病患者を個別にみると，前頭葉損傷の患者と同程度にウィスコンシン・カード分類テストの成績が悪いことが知られているからである(Cassens et al, 1990)。

以上の結果をまとめると，うつ病患者の神経心理学的テストの結果は，右後方皮質の障害と一致し，それほど広範囲ではないが時に同程度に重度の左前頭葉障害を合併するといえる。しかし，患者1人ひとりで結果に幅があり，比較的正常な場合から視空間障害がある場合や全体的な偽性痴呆に至る場合まで差が大きい。とくに重要なのは，神経心理学的障害の程度とうつ病の重症度が相関しないことであった(Cassens et al, 1990)。

うつ病の神経心理学的障害に関する機能的な視点からの説明は現在のところ不可能である。しかし，これらの障害は抑うつ状態のマーカーであると考えられた。うつ病が抗うつ薬や電気けいれん療法によって改善すると，神経心理学的テストの成績も向上することに加え，回復後のフォローアップ期間には神経心理学的異常はみられなかったからである。

神経化学的な変化との関連

うつ病の重症度と皮質機能テストの異常との間に相関がみられないという結果は，気分の調整に関する皮質下メカニズムに再度注意を向かわせることになった。例えば，CTを用いた研究で，精神分裂病(統合失調症)の脳室の拡大と陰性症状とが関係することが見出された。まったく同じ病理が同程度の重要性をもって，精神分裂病と同じ比率で(約20%)，うつ病患者にもみられたという事実はあまりよく知られていない(Jeste et al, 1988)。

しかし，ここ数年来，うつ病との関係で最も注目を集めているのは，モノアミン系神経伝達物質(neurotransmitters*)，セロトニン，ノルアドレナリンであり，最近はドパミンである。生きた人間の脳の神経化学を研究するために直接的な方法は用いることができない。そのため，神経化学的異常は，死後脳や，血中，脳脊髄液(cerebrospinal fluid*)中の代謝産物濃度などのような間接的なテスト値から推測された。

うつ病と神経伝達物質の機能変化との関連を詳細に述べることは本論の目的ではないが，気分障害におけるモノアミン系の構成と機能の異常は，神経心理学的理解にも役立つ。すべての系の主要経路である細胞体は，菱脳と中脳に位置し，そこから出る軸索は十分に分化した経路をたどり，前脳の広い範囲に終末をもつ。後シナプスでのモノアミン伝達物質の活性は比較的長く持続し，それぞれの系には部位の構成が存在するが，核内の細胞は同時に発火する傾向があり，神経支配の領域の隅々に伝達物質を放出する。この機能方式は，モノアミン系が正確な情報を伝達するということよりも，前脳の活動状態にバイアスをかけたり調整することを示している。

うつ病の神経化学的異常を最もよく表しているのは，精神運動減退を呈する患者群で，ドパミン代謝産物であるホモバニリン酸の脳脊髄液中濃度が減少していることである。つまり，これらの患者群ではドパミン放出が減少しているといえる。ドパミンニューロンは脳の運動出力にとって重要な働きをもつが，ドパミン活性の低下がうつ病の原因かどうかは不明で，運動性出力の低下を単に反映しているだけなのかもしれない。しかし，パーキンソン病(Parkinson's disease*)(ドパミンニューロン変性によって起こる疾患)に高率でうつ病が合併するという事実は，ドパミンの枯渇によるものと考えられる。ドパミン機能の減退は，言語の流暢性テストなどで明らかになったうつ病患者の精神的遅滞を説明できる。興味深いことに，前頭前野背外側皮質はドパミンニューロンが顕著に分布する部位である。

さらに，人間では，ドパミンは左半球機能と関連がみられた(Tucker & Williamson, 1984)。例えば，脳脊髄液中のホモバニリン酸濃度と左半球の誘発電位(evoked potentials*)との間には有意な相関がみられるが，右半球のそれとは相関がない。この結果は，うつ病患者でみられる左前頭葉の不活性と，それに関連する「前頭葉」機能障害が，前頭皮質におけるドパミン放出低下と関連することを明らかにした。

さらに重要な異常は，セロトニン代謝産物である5ヒドロキシインドール酢酸の脳脊髄液中濃度の低下である。この異常は，抑うつよりも自殺や人格異常と強い相関がみられ，大食症のような障害でもみられる。このマーカーはうつ病自体よりも，衝動性の調節障害に関連すると考えられた。一般に，うつ病患者で脳脊髄液中の5ヒドロキシインドール酢酸減少を見出した研究では，フォローアップ期間や躁病でも同様の異常を報告している。これらの結果が正しければ，フォローアップでは消失する神経心理学的異常にセロトニン機能の変化を対応させることが難しい。

うつ病のノルアドレナリン代謝に関する研究は，本論では議論不可能な技術的困難を伴い，これまでのところ結果が矛盾することも多い。しかし，ホルモン・マーカー(HPA活性の亢進)と脳波マーカー(レム睡眠潜時の低下)はノルアドレナリン機能の低下と一致していた。ノルアドレナリン異常の本質については，現在も議論の分かれるところではあるが，明らかなことは，うつ病が回復するとノルアドレナリン活性も正常化するということである。前脳でのノルアドレナリン機能を説明することは難しいが，皮質におけるノルアドレナリンの役割は，注意と情報の有効処理に関連することが，一応の統一見解となっている。ノルアドレナリンが右半球機能と関連することを示す結果も出ている。ラットが右半球に損傷を受けると，皮質ノルアドレナリンの減少と，抗うつ薬で改善する活動性亢進を起こす。また，これらの知見は，神経毒によって選択的に右半球のノルアドレナリン(とドパミン)ニューロンを破壊された動物でもみられる(Robinson & Stitt, 1981)。ノルアドレナリンニューロンは前極で皮質に入るが，その後は比較的一定に分布する。これらのニューロン活動の異常は，半球内で行われる情報処理の減退を起こすため，うつ病において右半球機能の異常が起こるメカニズムを説明できる。

神経心理学的異常を神経化学的異常に結びつけようとする以上の仮説は，まだ推測の域を出ないが，うつ病(とその他の機能的疾患)に対する神経心理学的アプローチと神経薬理学的アプローチの概念的統合に向けて重要な視点を提供している。

【文献】
Cassens, G., Wolfe, L., & Zola, M. (1990). The neuropsychology of depressions. *Journal of Neuropsychiatry*, *2*, 202–13.
Flor-Henry, P. (1976). Lateralized temporal-limbic dysfunction and psychopathology. *Annals of the New York Academy of Science*, *280*, 777–97.
Hart, R. P., Quentus, J. A., Taylor, R. J., & Harkus, S. W. (1987). Rate of forgetting in dementia and depression. *Journal of Consulting and Clinical Psychology*, *55*, 101–5.
Jeste, D. V., Lohr, J. B., & Goodwin, F. K. (1988). Neuroanatomical studies of major affective disorders. A review and suggestions for future research. *British Journal of Psychiatry*, *153*, 444–59.
Kinsbourne, M. (Ed.). (1988). *Cerebral hemisphere function in depression*. Washington: American Psychiatric Press.
Lishman, W. A. (1973). The psychiatric sequelae of head injury: a review. *Psychosomatic Medicine*, *3*, 304–18.
Robinson, R. G., & Stitt, T. G. (1981). Intracortical 6-hydroxydopamine induces an asymmetrical behavioral response in the rat. *Brain Research*, *213*, 387–95.
Tucker, D. M., & Williamson, P. A. (1984). Asymmetric neural control systems in human self-regulation. *Psychological Review*, *91*, 185–215.
Willner, P. (1985). *Depression: A psychobiological synthesis*. New York: John Wiley.

Paul Willner

development　発達　成熟(maturation*)の項を参照

developmental dyslexia　発達性読字障害
読字障害(dyslexia*)の項を参照

diaschisis　遠隔機能障害(ジアスキシス)
　新しい病巣が脳内で病巣から離れた場所に影響を与えるという原理。急性の病巣は時間の経過に従って低下する神経系の相互作用による興奮と抑制のパターンの中断によって，広範囲に拡がる。遠隔機能障害は機能系の最も新しく発

達した構造上最も固定されていない側面と随意性が最も高い側面に影響を与える。遠隔機能障害は，機能回復(recovery of function*)の説明の一要素である。

dichhaptic technique　両手分離触覚検査法

両手の触覚分離による刺激の提示は，異なる触覚性刺激を左右の手に別々に，同時に提示する手技であり，左右半球の機能分化，すなわち側性化(lateralization*)をテストする目的で用いられる，一側性刺激提示法の1つ。側性化の研究には，以下のような方法がある。①一側性脳損傷の患者の認知障害の研究。これは，人間の脳の半球間機能分化を初めて明らかにした方法である，②電気刺激(electrical stimulation*)によるマッピング，③内頸動脈へのアミタール・ソーダ注入検査(intracarotid sodium amytal*)，④両耳分離聴覚検査(dichotic listening*)，分割視野法(divided visual field technique*)などの一側性刺激提示法，⑤分離脳症例〔てんかんの治療のため交連切開術(commissurotomy*)を受けた患者〕の研究，⑥EEGと誘発電位(evoked potentials*)などの電気生理学的研究，⑦キセノン吸入やPETスキャン(PET scan*)によって機能の局在(localization*)を明らかにする機能的脳画像。機能的磁気共鳴画像(magnetic resonance imaging*; fMRI)を用いた研究は，近い将来，最も重要な技法となるであろう。

両手分離触覚検査法のような一側性刺激提示法の長所は，健常群や，利き手・読み能力・年齢のような，特定の属性を基準に選んだ群を対象として，左右半球間の機能分化に関する検討が容易に行える点にある。

両耳分離聴覚検査と分割視野課題は1950年代に開発され，1960年代初期には，側性化のテストの手段として用いられた。体性感覚性の感覚器官と脳の体性感覚系(somesthetic system*)の間の関係は聴覚系と類似する。すなわち，感覚器官と脳の間には，対側性(交叉性)，同側性の連絡があり，対側性の連絡が，構造的，生理学的に優位である。右手からの入力情報は，左半球体性感覚野に優位に投射され，左手からの入力は右半球に優位に投射される。能動的触覚刺激提示は，被験者が手に触れた対象を能動的に探索し，まさぐることができる条件で皮膚表面に触覚性刺激を提示することである。これに対し，受動的触覚刺激提示では，被験者には受動的な接触のみが許される。両手分離触覚検査法は，両耳分離聴覚法をモデルに開発されたもので，最初の報告はWitelson(1974)の研究であった。目で見ることなしに，両手でそれぞれ異なる2つの対象を同時に探索することを求める実験的提示状況をさして，**両手分離探触***訳注という用語が考案された(Witelson, 1976)(それにより，それまで実験室で使われていた「**両手でさわる**」という言葉は使われなくなった)。**図38**は，この手続きを図式的に示している。その後この用語は，能動的探索であるか否かにかかわらず，両側性の同時触覚刺激提示のあらゆる形式をさす用語として用いられた(例えばOscar-Berman et al, 1978)。この用語の綴りは一定せず，hが2つ(dichhaptic)ではなく1つ(dichaptic)だけで綴られることもある(例えばYandell & Elias, 1983)。ここでは，広い定義を採用し(ただし綴りは当初のものに従う)，半球間機能分化を検討する目的で用いられた，あらゆる形式の触覚刺激提示法を用いる。

当初この課題は小児を対象に用いられた。その背景には，発達性読字障害(dyslexia*)の小児と読み能力が正常な小児とを，機能の側性化の面で比較するという研究の文脈があり，そのなかで，健常男児における形態知覚機能の右半球への側性化を検討する目的で，この課題が開発された。

Witelson(1974)は，発泡スチロールの薄い板で，新しくて名前をつけにくい二次元図形を作り，それを刺激として用いた。被験者の小児の両手にそれぞれ異なる図形を提示し，10秒間それを探索させた後，視覚的に提示する5つの選択肢〔標的1つと，4つのディストラクター(散乱因子)〕の中から，以前触ったものと一致する項目を指さすことが求められた。別の，言語性の両手分離触覚検査では，刺激として発泡スチロール板で作った文字の対が用いられた。文字の対を2秒間提示し，1秒後，別の対を2秒間提示する。その後，被験者は触った4つの文字を報告するのである。その結果，被験者の小児(いずれも強い右利き，6～14歳の健常男児)は，予測どおり，無意味図形の知覚課題では左手の成績が右手よりもよく，文字課題では右手優位の成績を示した。これに対し，6名の左利き群では，左右手間で成績差はみられなかった。その後の研究(Witelson, 1976)では，側性化の性差(sex difference*)がみられた。年齢の低い女児では，左右手間で成績差が

---

*訳注：執筆者の用語法に従い，本項のdichhapticの訳語も「両手分離探触」ではなく「両手分離触覚」とした。

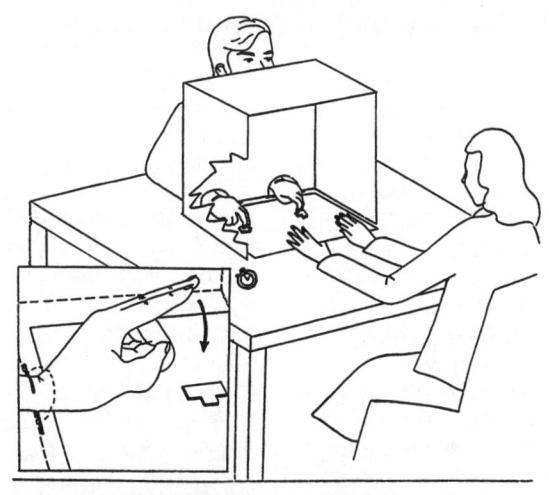

図 38　両手分離触覚検査法による実験場面
被験者は、目では見えない2つの異なる対象を左右の手で
それぞれ別々に、決められた時間、同時に探索する。
(Witelson, 1974 より許可を得て掲載)

みられなかったが、思春期初期になると、左右手間で成績差が生じる傾向がみられた。これらの結果は、形態知覚機能の右半球への特殊化が男児では早くも6歳で生じること、女児では男児に比べ側性化の程度が低いことを示唆していた。発達性読字障害の男児は、言語素材を用いた両耳分離聴覚検査では右耳優位を示すが、両手分離触覚検査では、形態知覚の左手優位(健常パターン)がみられなかった(Witelson, 1977)。これらの結果から、発達性読字障害の小児では、左右両半球がいずれも触覚性形態知覚機能をもち、その結果、空間性素材と言語性素材とがいずれも左半球で処理される、すなわち**「右半球が2つあり左半球がない」**という仮説が導かれた。

これに続いて、小児と成人を対象にして同様の刺激を用いた、両手分離触覚検査法によるいくつかの研究が行われた。例えば Cioffi と Kandel(1979)は、上記と同様の無意味図形知覚課題を行い、男児だけでなく女児にも左手優位を見出した。また Etaugh と Levy(1981)は、早くも4歳児において形態知覚の左手優位がみられたと報告した。Cioffi と Kandel は、Witelson(1974)と類似の文字認知課題で性差を見出しているが、より困難な言語課題では、男女いずれも右手優位であった。また Gibson と Bryden(1983)も文字知覚の右手優位を見出した。

Gottfried と Rose(1978)は、両手分離触覚検査を改変して、乳幼児を対象とした研究を行った。1歳児を対象に、まず左手と右手それぞれに1つの対象を同時に触らせて触覚的に馴化させた後、馴化刺激に対する視覚性再認が生じるかどうかを一対比較法、すなわち新奇刺激に対する選好注視によって検討したところ、男児では左手優位がみられ、生後1年で形態知覚の右半球への特殊化が生じていることが示唆された。女児では左右差はみられなかった。

文献上には、各種の両手分離触覚検査を用いた研究は何十とある。多くはいわゆる一般的な成績パターンを報告しているが、側性化と性差について不一致がないわけではない。しかし全体としては、右半球は空間課題に対し特殊化し、左半球は言語課題や系列的課題に対し特殊化していることが、おおむね確認されたといえよう(例えば Bradshaw & Nettelson, 1981)。

これらの研究は、半球間の機能分化がいつ開始するのか、側性化の性差があるのか、という問題について、有益な知見を与えてきた。この点に関しては次のような総説があるので参照のこと(Hiscock, 1988, 表 5-3; Minami et al, 1994; Summers & Lederman, 1990; Witelson, 1987)。

方法論的な問題と各種改変手技

Witelson(1974)の方法では、被験者に刺激の探索を許した時間は10秒であったが、これ

に問題がないわけではない。すなわち被験者はこの間に，左右の手の間で，主に探索する手を交代したり，注意を向ける手を交代することがある。もしそうであれば，課題の同時性ないし両手が競合するという側面が失われ，片手課題を継時的に行っていることになる。これらの可能性を考慮した他の研究者は，刺激の各種要因をより厳密に統制する方法を開発した。例えばLassondeら(1986)は，刺激物体を接着布で可動ベルトに取り付け，モーターで2本のベルトを一定の間隔で動かす装置を用いた。これによって，被験者が刺激を探索する時間と次の対を提示するまでの間隔を厳密に統制した。またOscar-Bermanら(1978)は，2人の実験者が同時に，被験者の左右それぞれの手の上に，別々のパターンをなぞるという手続きをとった。またNachshonとCarmon(1975)は，電気コイルを用い，統制された時間間隔で，被験者の指先に点状の圧刺激を提示する装置を製作した。

触覚によって文字を同定する課題は，どのような種類の認知機能がそれにかかわるのか，曖昧な点がある。触覚による文字同定課題を使った最初の研究(Witelson, 1974)が行われたときには，このことはまだ気づかれていなかった。文字の呼称の前に，文字形態の認知が必要なことは明らかである。すなわち，文字の触覚性認知課題は左半球による処理だけでなく，右半球による処理も行うはずである。この仮説は，課題における言語性の負荷を高めたその後の研究によって支持された(例えばCioffi & Kandel, 1979)。このように，1つの課題のなかに2種類の処理が含まれるという特性は，結果の解釈を複雑にしているが認知方略の個人差を検討するうえで，興味深い。

複数の刺激対を使う手続きでは，被験者が各種の異なる方略をとる可能性があり，どの方略をとるかによってそれぞれ特定パターンが生じると考えられた(Bryden, 1978)。例えば，Witelson(1971)の文字課題のように，左右各々の手に2つの項目を継時的に提示する場合，被験者はまず第一の対を同定し，次に第二の対を同定するというやりかたをとることもできるし，手に提示された2つの項目を同定し，次に他方の手に提示された2つの項目を同定するというやりかたをとることもできる。今仮に，被験者が後者のやりかたをとり，かつ左手の報告を先にするという偏りがあったとすると，見かけ上の左手優位の成績が生じる。刺激項目を対ごとに同定する前者のやりかたをとれば，両手の間で報告時点が相違することによる影響は小さくなるので，成績の左右差は小さくなる。

これらの観点から，数名の研究者が特定の順序で項目を報告するように被験者に教示することによって，再生順序の統制を試みた(例えばGibson & Bryden, 1983 ; Oscar-Berman et al, 1978 ; Koenig, 1987)。Oscar-Bermanら(1978)の研究では，成績の左右差は2番目に報告する手にだけみられた。一方，Koenig(1987)は，最初に報告する手についてだけ成績の左右差がみられたとしている。

両手分離触覚検査では，実にさまざまの刺激が用いられてきた。Witelson(1974)が使用した二次元の無意味図形と文字のほかに，三次元の無意味図形(Summers & Lederman, 1990)や，異なるテクスチュア(手ざわり，肌理)(Koenig, 1987)，点状の圧刺激パターン(Minami et al, 1997)などがあるが，これらのほかにも多数ある。

ほかには，例えばGardnerら(1977)の成人を対象にした研究のように，認知成績の左右差だけではなく反応時間の左右差を検討したものもある。また応答の際に選択肢を視覚的に提示すると，触覚-視覚の統合機能が必要となるが，この要因を取り除き，応答に触覚的な再認を求める方法を用いた研究もある(Flanery & Balling, 1979)。

さらに，2つの同時的な課題〔干渉パラダイム，二重課題(dual task*)法ともいう〕によって側性化を検討する方法を，両手分離触覚検査と組み合わせる手続きも行われている。例えば，被験者に触覚課題を行わせながら，同時に数を逆唱させるなどである。

両手同時刺激提示と片手刺激提示の比較

理論的には，両手分離触覚検査は，両耳分離聴覚検査と同じように，左右への競合する刺激提示は一側のみへの刺激提示に比べて，より成績の顕著な左右差を生じるという仮定にもとづいている。しかし，少数ではあるが，一側のみへの刺激提示でも，知覚成績の左右差がみられたとする研究もある(例えばBradshaw et al, 1981)。体性感覚系については，Dodds(1978)やHatta(1978)が，片手による触覚性形態知覚に関し左手優位を報告した。また触覚による方位の弁別など別の空間課題でも左手優位がみられた(例えばBenton et al, 1973)。これに対して，NachshonとCarmon(1975)やMinamiら(1994)は，片手課題と考えられる空間課題で，かなり強い右手優位を見出している。

以上で述べた実験的研究で用いられた課題

は，多様な可能性の一部を例示したものにすぎないが，神経系の解剖学的構造を用いた，知覚心理学の手法で脳の機能にアプローチする研究法の一例を提示しているといえよう。

【文献】

Benton, A. L., Levin, H. S., & Varney, N. R. (1973). Tactile perception of direction in normal subjects. *Neurology*, 23, 1248–50.
Bradshaw, J. L., Farrelly, J., & Taylor, M. J. (1981). Synonym and antonym pairs in the detection of dichotically and monaurally presented targets: competing monaural stimulation can generate a REA. *Acta Psychologica*, 47, 189–205.
Bradshaw, J. L., & Nettleton, N. C. (1981). The nature of hemispheric specialization in man. *Behavioral and Brain Sciences*, 4, 51–92.
Bryden, M. P. (1978). Strategy effects in the assessment of hemispheric asymmetry. In G. Underwood (Ed.), *Strategies of information processing* (pp. 117–49), London: Academic Press.
Cioffi, J., & Kandel, G. L. (1979). Laterality of stereognostic accuracy of children for words, shapes and bigrams: a sex difference for bigrams. *Science*, 204, 1432–4.
Dodds, A. G. (1978). Hemispheric differences in tactuo-spatial processing. *Neuropsychologia*, 16, 247–54.
Etaugh, C., & Levy, R. B. (1981). Hemispheric specialization for tactile-spatial processing in preschool children. *Perceptual and Motor Skills*, 53, 621–2.
Flanery, R. C., & Balling, J. D. (1979). Developmental changes in hemisphere specialization for tactile spatial ability. *Developmental Psychology*, 15, 364–72.
Gardner, E. B., English, A. G., Flannery, B. M., Hartnett, M. B., McCormick, J. K., & Wilhelmy, B. B. (1977). Shape-recognition accuracy and response latency in a bilateral tactile task. *Neuropsychologia*, 15, 607–16.
Gibson, C., & Bryden, M. P. (1983). Dichhaptic recognition of words and letters in children. *Canadian Journal of Psychology*, 37, 132–43.
Gottfried, A. W., & Rose, S. A. (1978). Developmental tactile-visual cross-modal functioning in infancy: issues and future directions. Paper presented at the International Conference on Infant Studies, Providence, RI (March).
Hatta, T. (1978). The functional asymmetry of tactile pattern learning in normal subjects. *Psychologia*, 21, 83–9.
Hiscock, M. (1988). Behavioral asymmetries in normal children. In D. L. Molfese & S. J. Segalowitz (Eds), *Brain lateralization in children* (pp. 85–169). New York: Guilford.
Koenig, O. (1987). Dichhaptic recognition of textures in normal adults. *Neuropsychologia*, 25, 295–8.
Lassonde, M., Sauerwein, H., Geoffroy, G., & Décarie, M. (1986). Effects of early and late transection of the corpus callosum in children: a study of tactile and tactuomotor transfer and integration. *Brain*, 109, 953–67.
Minami, K., Hay, V., Bryden, M. P., & Free, T. (1994). Laterality effects for tactile patterns. *International Journal of Neuroscience*, 74, 55–69.
Nachshon, I., & Carmon, A. (1975). Hand preference in sequential and spatial discrimination tasks. *Cortex*, 11, 121–31.
Oscar-Berman, M., Rehbein, L., Porfert, A., & Goodglass, H. (1978). Dichhaptic hand-order effects with verbal and nonverbal tactile stimulation. *Brain and Language*, 6, 323–33.
Summers, D. C., & Lederman, S. J. (1990). Perceptual asymmetries in the somatosensory system: a dichhaptic experiment and critical review of the literature from 1929 to 1986. *Cortex*, 26, 201–26.
Witelson, S. F. (1974). Hemispheric specialization for linguistic and nonlinguistic tactual perception using a dichotomous stimulation technique. *Cortex*, 10, 3–17.
Witelson, S. F. (1976). Sex and the single hemisphere: specialization of the right hemisphere for spatial processing. *Science*, 193, 425–7.
Witelson, S. F. (1977). Developmental dyslexia: two right hemispheres and none left. *Science*, 195, 309–11.
Witelson, S. F. (1987). Neurobiological aspects of language in children. *Child Development*, 58, 653–88.
Yandell, L., & Elias, J. W. (1983). Left hemispheric advantage for a visuospatial-dichaptic matching task. *Cortex*, 19, 69–77.

Sandra F. Witelson & M. P. Bryden

dichotic listening　両耳分離聴覚

両耳分離聴覚検査では，2つの異なる聴覚性メッセージの一方を被験者の左耳，他方を右耳に同時に提示し，何を聞いたか答えることを求める。Kimura(1961)の研究では，数字を並べた短い2つの短い数列のリストを左右の耳にそれぞれ提示すると，健常者は左耳に提示された

ものより右耳に提示された数字を正確に報告した。またアミタール・ソーダ注入法 (intra-carotid sodium amytal*) によって，あらかじめ言語の側性化が明らかにされた患者を対象としたテストから，この右耳優位 (right-ear advantage; REA) は，左半球への言語の側性化と関連していることがわかった。このようにして両耳分離聴覚検査法は，健常者を対象として大脳機能の側性化をテストする非侵襲的な手段となることが明らかにされた。

その後の研究で，健常者では右耳優位がみられること (Bryden, 1988 b) や，それが側性化と関連していること (Zatorre, 1989) が明らかにされた。また楽節，音の系列，発話の感情的な調子などの各種の非言語性刺激に対し，「**左耳優位**」(left-ear advantage; LEA) となることも明らかにされた。両耳分離聴覚検査を用いた多くの研究とその臨床上と，健常者での意義については，Hugdahl (1988) 所収の総説を参照のこと。

実験方法

言語性素材に対する右耳優位を見出した初期の研究 (例えば Kimura, 1961) では，被験者の左耳と右耳に，単語や数の短いリストが提示された。このような方法は，短期記憶の問題を提起し，例えば一方の耳に選択的に注意を向けるように方略を統制するような課題の開発に道を開いた。その後，Studdert-Kennedy と Shankweiler (1970) は，子音-母音-子音 (CVC) 音節を用いて，右耳優位が，音節開始の閉鎖子音 (/b/, /d/, /g/, /p/, /t/, /k/) に対して最大となり，音節終止の子音に対しかなり弱く，母音では最小となることを見出した。この知見にもとづいて，単純な子音-母音 (CV) の組，すなわち各種の閉鎖子音を一定の母音 (例えば /a/) と組み合わせた刺激がよく使われるようになった。被験者は，各試行で聞こえた音が，6つの可能な刺激のうちどれであったかを答えるよう求められる。このような方法をとれば，リストを報告するのに比べ，記憶負荷をずっと減らし，被験者が使う方略も制限することができた。その後，Bryden, Munhall, Allard (1983) は，子音-母音刺激を用いて，被験者による注意の方略が成績に影響する可能性を減らすため，「一方の耳に注意するように」という明確な指示を与える方法を開発した。彼らは左右間の成績を比較する際に，左耳が「注意する耳」であったときの左耳の成績と，右耳が「注意する耳」であったときの右耳の成績との比較を行い，この方法によって，被験者間の成績変動が減少することを明らかにした。

さらに最近では，言語性素材を用いた，有効とみられる方法が3つ報告された。第一は，両耳分離モニタリング法 (Geffen & Caudrey, 1981) である。この手続きでは，被験者の左/右各耳に単語の長いリストを高速で提示する。被験者には，あらかじめ決められた標的語が聞えたときに，左/右いずれの耳から聞こえても答えるよう求める。被験者は，時には標的単語ではないのに応答することがある〔「フォールス・アラーム」(誤警報)〕ため，ヒット応答とフォールス・アラーム応答から，信号検出理論による分析が可能になるとされた。この方法を使った場合でも，成績と言語の側性化との間に関連があることが見出された (Geffen & Caudrey, 1981)。

第二は，Halwes ら (Wexler & Halwes, 1983) による子音・母音認知課題を厳密にした「同韻融合単語」聴き取り課題である。彼らは，両耳分離聴覚検査で明らかな耳優位効果を示す子音が語頭にくる有意味語の対を刺激とした。対となる2つの単語は，語頭の子音のみが異なり，韻を踏んでいた。刺激は，語頭音素部分を一定の終末に継ぎ合わせて作る。このように作った単語対を左右の各耳に同時に提示すると，2つの単語は融合し，健常な被験者には単語が1つだけ聞える。この方法を用いても，健常者では強い右耳優位で，またこの方法での優位耳による分類はアミタール法で調べた言語の側性化と一致していた (Zatorre, 1989)。

第三は，Graves, Morley, Marcopulos (1987) の手続きである。彼らは，左右耳間で刺激強度を調整する手法を用い，左右耳の成績が同じになるときの左右耳間の刺激強度差を優位性の尺度とした。彼らは，右利き健常者を対象にこの方法で検討し，音素の弁別では平均3 db の右耳優位，イントネーションの弁別については同程度の左耳優位であった。

非言語性素材を刺激とする場合は，被験者は聞えた項目を言語的に伝えることができないため，別の手続きが必要となる。例えば Kimura (1964) は，2つの短い楽節を両耳分離で提示した後，4つの選択肢を両耳提示し，強制選択させた。この方法では，すべての選択肢の提示が終わるまでに，両耳分離提示から約20秒要した。すなわち，リスト提示法と同じように短期記憶への負荷が大きいといえる。そこで，標的検出課題を用いる研究者もいる。すなわち被験者は，特定の標的音が聞えたら「はい」と答え，聞こえなかったら「いいえ」と答える。

このように，両耳分離聴覚検査に用いられる刺激提示法は，実験者によってさまざまに工夫された。しかし，新しい方法を考案するときには，被験者がとる方略，短期記憶への負荷，注意の偏りなどの問題を常に念頭に置くべきである。課題と求める答えを単純にすることが最良の指針であろう。

両耳分離聴覚のモデル

左右耳間の成績の差はなぜ生じるのか，それを説明した最も初期のモデルの1つに，Kimura(1967)の構造モデルがある。彼女の理論には3つの仮定が含まれている。第一に，反対側半球への経路は，同側経路よりも速く効率的であると仮定した。すなわち，一方の耳に入った情報は，対側半球へよりよく伝達される。第二に，入力情報が分析される場所は，左右半球の機能的な特殊化によって決まると仮定した。すなわち，言語性の情報は左（言語）半球に，非言語性の情報は右半球に到達する必要がある。したがって，左耳から右半球に達した言語性情報は，脳梁を介し左半球に転送され，そこで最終的な分析を受ける。このように，左耳へ提示された言語性刺激を処理するためには，半球間転送という段階が加わるので，最終的な分析を受ける時点までに情報の質が劣り，右耳優位となる。第三に，上行する対側性経路の活動が同側性の信号を阻害し，同側性信号が皮質に達するのを妨げると仮定する。Kimuraが想定したこの「**閉塞**」効果は，両耳分離提示では，片耳提示に比べ右耳が優位であることを説明するために提案された仮説である。

一方，Kinsbourne(1975)は別の見解を示し，両耳分離聴覚の手続きに伴う注意の側面を強調した。その主張によれば，言語性素材を用いる場合，言語を処理することへの期待のため左半球が活性化し，左半球が新規の入力を受容する能力が高まる。逆に非言語性素材が期待される場合には右半球が活性化する。このように，刺激素材の相違によって，一方の半球が選択的に活性化し，左右耳間の成績の差を生じさせるモデルである。

Efronら(1983)が提案したモデルはもう少し複雑である。彼らはまず，聴覚性刺激を連続体としてとらえ，一方の端に速い時間的遷移を伴う複雑なパターンを置き，他方の端に単純な音のパターンを置く。言語性刺激は前者の代表，非言語性刺激は後者の代表である。次に彼らは，左右各々の半球に「**側頭葉の強調機構**」(temporal lobe enhancement mechanism；TLEM)が存在すると仮定した。この機構は，対側の耳で受けた音響信号の知覚特性を強調する働きを有し，2つの半球の側頭平面と一次聴覚野の相対的面積に関係すると考えられる。単純な音は一次聴覚野で処理されるが，一次聴覚野は右半球が大きい。そのため単純な音の処理は右半球が優位で，左耳優位である。一方，速い時間的遷移を伴う複雑な信号は側頭平面で処理されるが，これは左半球が大きい。そこでこれらの特性をもつ聴覚性刺激，とくに言語性刺激に対し左半球の処理が優位で，右耳優位となる。すなわち，処理される聴覚性刺激のもつ特性と，中枢神経系の非対称性によって，どちらの耳が優位になるかは連続体の上を移動すると考えた。

GeffenとQuinn(1984)は，両耳分離聴覚検査の成績の左右差を説明する各種のモデルについてすぐれた総説を書いた。彼らはさらに，Kimura(1967)の仮説をもとに修正した構造モデルを提示した。ただしKimuraとは異なり，対側経路が同側経路を抑制するという仮定は認められなかった。GeffenとQuinnによれば，一側空間の音は，対側の半球によってより高品質に処理される。言語性素材を用いた両耳分離聴覚検査で右耳優位となることは，左半球が言語に特殊化していること，同側性経路が対側性経路に比較して弱いこと，脳梁を介する転送が間接的であることの3つで説明できた。両耳分離提示と片耳提示の相違は，Kimuraほど質的相違としてとらえる必要はなく，自発的に左耳へ注意することによって右耳優位は解消されること，処理の負荷が高いときには，片耳提示でも右耳優位となると指摘した。

言語性素材に対する側性化効果

言語性素材に対する右耳優位は，実験神経心理学における最も強固な知見の1つである。すなわち，右耳優位効果は，実質的にいかなる実験手続きでもみられ，有意味語を用いても無意味音節を用いても，あるいは言語音を逆転提示してもみられる。利き手と失語に関する文献から予想されたとおり，右耳優位は，左利きの被験者よりも右利きの被験者で顕著である。すなわち，右利きの人では約81%で右耳優位がみられるのに対して，左利きの人では64%にとどまった(Bryden, 1988b)。また両耳分離聴覚の右耳優位と，別の被験者要因との間の関連も指摘された。例えば，左利きに関する家族歴，書字における手の形や，左眼優位と腕組みの際に左腕を上にするなどの「**潜在的な左利き要因**」なども，両耳分離聴覚の優位耳と関係があるとする研究がある。ただしこれらの要因のいずれ

も，文献中で一貫した記載がなされているわけではない(Bryden, 1988 b)。一般に，女性に比べて男性の被験者で右耳優位の比率が高いようであるが(Bryden, 1988 b)，この性差効果は小さく，例外も多い。

発達研究によると，言語性素材に対する右耳優位は，一般的手続きで検討すれば幼児期に，馴化・脱馴化法を用いれば早くも生後3～4カ月の乳児で見出される。右耳優位の比率は，加齢による大きな変化はみられなかった。すなわち，音声言語への半球間機能分化は出生直後には生じ，徐々に発達するのではないと考えられる。

非言語性素材に対する側性化効果

言語性素材だけでなく，非言語性素材を用いた研究の多くでも左右差が報告された。この場合，各種刺激に対して左耳優位がみられるとする報告が多い。まずKimura(1964)の初期の研究で，両耳分離提示した楽節に対し左耳優位であった。音楽刺激を用いた初期の研究については，GatesとBradshaw(1977)による詳細な総説がある。また近年の研究の総説としては，PeretzとMorais(1988)を参照のこと。大まかにいえば，和音の対を提示する場合など，音楽のスペクトル特性の知覚が重要なときには左耳優位である。これに対して，リズムのように時間特性の知覚が重要なときには，右耳優位である。さらに，専門の音楽家では，素人で左耳優位が生じるような刺激素材に対して右耳優位がみられたとする知見がある。

また非言語性の音声，例えば笑い声や泣き声に対しても左耳優位が生じる。同様に，環境音，ソナー信号，モールス符号などを両耳分離提示しても左耳優位である。

さらに，発話における声の調子のような情動成分の知覚でも左耳優位である。例えば，BrydenとMacRae(1988)は，2音節で脚韻の一致する単語を，異なった情動表現で発したものを対提示した。例えば「**怒り**」のような，特定の感情があるかどうかを検出することを被験者に求めると左耳優位だが，特定の標的語を検出する課題では，右耳優位であった。

言語性素材に対する左右差と同様，非言語性素材への左耳優位は生後間もない乳児や幼児でもみられた。

脳損傷の影響

側頭葉損傷の患者では，損傷半球と対側の耳で成績が低下するのが一般的で，「**損傷効果**」と呼ばれる。しかし，損傷側と対側よりも同側の耳で成績低下が生じる場合もあり，これは「**逆説的消去効果**」と呼ばれる。損傷と同側耳の成績低下がみられた場合，脳梁線維を巻き込む深部白質病変を伴う。すなわち，対側耳からの対側性経路と比較し半球間転送される同側耳の情報がより大きく阻害されるために生じると考えられた(Eslinger & Damasio, 1988)。

Kimura(1967)が提起したモデルから推測されるように，脳梁離断の症例では左耳の成績はほとんどゼロになる(Sparks & Geschwind, 1968)。またSparksとGeschwindは競合する右耳への刺激を歪ませ，発話関連の非言語音を刺激した場合には，左耳の成績が高まることを見出した。これは，2つの耳から左側頭葉へ達する信号がきわめて似た場合，左耳からの情報との干渉が最大になることを示唆した。これらの知見は，Kimura(1967)の構造モデルの予測と一致し，両耳分離聴覚検査で，脳梁線維を介した半球間情報転送が重要であることを示した。またSidtisら(1981)は，脳梁を段階的に切除した症例を対象にした検討から，脳梁後端部の3～4 cmの切断によって，同側耳からの情報がほとんど完全に失われることを見出した。脳梁離断の症例から得られた知見に関する総説としては，Sidtis(1988)の研究がある。

また前頭葉損傷と大脳基底核の損傷では，言語性素材に対する右耳優位が増強するとの報告がある。EslingerとDamasio(1988)は，これについて，高次の注意機構の障害によるとする見解を述べている。

各種障害事例にみられる優位耳の変動

両耳分離聴覚検査は，比較的実施が簡単であるため，各種の障害事例を対象とした研究が多数行われ，とくに発達性読字障害(読みの障害)の児童を対象にした研究が多い。Bryden(1988 a)の総説では，発達性読字障害の小児を対象とした研究の大半が，言語性素材に対する右耳優位が減少し，発達性読字障害では言語機能の側性化の程度が小さいと結論づけた。しかし，その影響はそれほど大きくなく，健常児と読字障害児の間で差がみられない報告も多くあった。KershnerとMorton(1990)は，いくつかの可能性を比較考慮し，大脳が両側性に過剰に活性化し，一方の耳に注意を配分することが困難となると考えた。

ダウン症候群でも言語性素材への右耳優位が低下する報告もある(Pipe, 1983)。Pipeは，ダウン症候群を伴わない重度発達遅滞の小児に，正常な右耳優位を見出した。自閉症の小児は，健常児に比べて右耳優位の程度が低いとする報告があるが(Prior & Bradshaw, 1979)，自閉

症児の側性化の異常については一致した見解は得られていない。

各種精神障害において，両耳分離聴覚の成績パターンに変化がみられた(Hugdahl, 1988を参照)。例えば精神分裂病(統合失調症)の患者では，数のリストの対を刺激する課題では顕著な右耳優位がみられ，無意味音節の対を刺激とした課題ではほとんど右耳優位はみられなかった。症状の改善に伴い2つのいずれについても，成績パターンは健常者でみられる右耳優位に近づく。これらの所見は患者では左大脳半球の活動が過剰であると考えられた。これに対して抑うつの患者では，言語性素材に対する右耳優位は低下し，非言語性素材に対する左耳優位はみられなかった。

まとめ

両耳分離聴覚検査の方法は，長年にわたって研究者を魅了し，健常者と臨床例いずれでも，多くの知見が得られた。しかし，両耳分離聴覚の優位耳と機能の側性化との関係は完全ではないので，両耳分離聴覚検査の結果から人間の言語機能の側性化を推論することはできない。しかし，異なる集団の間で比較すると，両耳分離聴覚検査で得られる左右差のパターンには明らかに相違がみられた。これらの相違を考察することは，大脳機構の手がかりを与えるだけでなく，注意や記憶の機序を深く理解するためにも有益である。この方法を用いる際に大切なのは，他の行動的研究法についていえるのと同じように，手続きを完全に理解すること，また観察される結果が各種の要因に影響される可能性とその影響のしかたを理解しておくことである。

【文献】

Bryden, M. P. (1988a). Does laterality make any difference? Thoughts on the relation between cerebral asymmetry and reading. In D. L. Molfese & S. J. Segalowitz (Eds), *Brain lateralization in children: Developmental implications* (pp. 509–25). New York: Guilford.

Bryden, M. P. (1988b). An overview of the dichotic listening procedure and its relation to cerebral organization. In K. Hugdahl (Ed.), *Handbook of dichotic listening: Theory, methods, and research* (pp. 1–44). Chichester: John Wiley.

Bryden, M. P., & MacRae, L. (1988). Dichotic laterality effects obtained with emotional words. *Neuropsychiatry, Neuropsychology, and Behavioral Neurology, 1*, 171–6.

Bryden, M. P., Munhall, K., & Allard, F. (1983). Attentional biases and the right-ear effect in dichotic listening. *Brain and Language, 18*, 236–48.

Efron, R., Koss, B., & Yund, E. W. (1983). Central auditory processing. IV. Ear dominance – spatial and temporal complexity. *Brain and Language, 19*, 264–82.

Eslinger, P. J., & Damasio, H. (1988). Anatomical correlates of paradoxic ear extinction. In K. Hugdahl (Ed.), *Handbook of dichotic listening: Theory, methods, and research* (pp. 139–60). Chichester: John Wiley.

Gates, A., & Bradshaw, J. L. (1977). The role of the cerebral hemispheres in music. *Brain and Language, 4*, 403–31.

Geffen, G., & Caudrey, D. (1981). Reliability and validity of the dichotic monitoring test for language laterality. *Neuropsychologia, 19*, 413–24.

Geffen, G., & Quinn, K. (1984). Hemispheric specialization and ear advantages in processing speech. *Psychological Bulletin, 96*, 273–91.

Graves, R. E., Morley, S., & Marcopulos, B. A. (1987). Measurement of the dichotic listening ear advantage for intersubject and interstimulus comparisons. *Journal of Clinical and Experimental Neuropsychology, 9*, 511–26.

Hugdahl, K. (Ed.). (1988). *Handbook of dichotic listening: Theory, methods, and research*. Chichester: John Wiley.

Kershner, J. R., & Morton, L. L. (1990). Directed attention dichotic listening in reading disabled children: a test of four models of maladaptive lateralization. *Neuropsychologia, 28*, 181–98.

Kimura, D. (1961). Cerebral dominance and the perception of verbal stimuli. *Canadian Journal of Psychology, 15*, 166–71.

Kimura, D. (1964). Left-right differences in the perception of melodies. *Quarterly Journal of Experimental Psychology, 16*, 355–8.

Kimura, D. (1967). Functional asymmetry of the brain in dichotic listening. *Cortex, 3*, 163–78.

Kinsbourne, M. (1975). The mechanism of hemispheric control of the lateral gradient of attention. In P. M. A. Rabbitt & S. Dornic (Eds), *Attention and Performance V* (pp. 81–97). New York: Academic Press.

Peretz, I., & Morais, J. (1988). Determinants of laterality for music: towards an information processing account. In K. Hugdahl (Ed.), *Handbook of dichotic listening: Theory, methods, and research* (pp. 323–58). Chichester: John Wiley.

Pipe, M.-E. (1983). Dichotic-listening performance following auditory discrimination training in Down's syndrome and developmentally retarded children. *Cortex*, *19*, 481–91.
Prior, M. R., & Bradshaw, J. L. (1979). Hemispheric functioning in autistic children. *Cortex*, *15*, 73–81.
Sidtis, J. J., Volpe, B. T., Holtzman, J. D., Wilson, D. H., & Gazzaniga, M. S. (1981). Cognitive interaction after staged callosal section: Evidence for transfer of semantic activation. *Science*, *212*, 344–6.
Sparks, R., & Geschwind, N. (1968). Dichotic listening in man after section of neocortical commissures. *Cortex*, *4*, 3–16.
Studdert-Kennedy, M., & Shankweiler, D. (1970). Hemispheric specialization for speech perception. *Journal of the Acoustical Society of America*, *48*, 479–94.
Wexler, B. E., & Halwes, T. (1983). Increasing the power of dichotic methods: The fused rhymed words test. *Neuropsychologia*, *21*, 59–66.
Zatorre, R. J. (1989). Perceptual asymmetry on the dichotic fused words tests and cerebral speech lateralization determined by the carotid sodium amytal test. *Neuropsychologia*, *27*, 1207–19.

M. P. Bryden

diencephalon 間脳

脳幹(brain stem*)の一部で,視床上部,視床(thalamus*),視床下部(hypothalamus*)の3つからなる。時に interbrain(間脳)とも呼ばれ,前脳と脳幹下部の間の重要な位置を占める。人間の視床上部の機能はよくわかっていないが他の構造の機能は動機づけと情動に要約される。

differentiation 分化　成熟(maturation*)の項を参照

diplegia 両麻痺

四肢の両側性の脱力や痙縮による運動障害で,上肢より下肢がより重度に障害される。片麻痺(hemiplegia*)と密接に関連する。多くは先天性疾患で脳性麻痺(cerebral palsy*)の一型である。関連する病変部位は原則として皮質脊髄路であり,対称性の皮質の萎縮を伴い,精神発達遅滞,不随意運動,運動失調がみられる。

diplopia 複視

二重視を意味する医学用語で,1つの物体が二重にみえる現象。一側の眼球運動麻痺と不全麻痺のため,像が2つの網膜の一致する点に結ばないことによる。明らかな偏位は罹患した外眼筋の動く平面に発生する。像の偏位は罹患した筋が正常に引く方向に眼球が動くほど大きくなる。複視の原因すべてが神経学的なものではないが,最もよく診断される疾患には多発性硬化症,重症筋無力症,高齢者の脳動脈硬化症である。

disconnection syndrome 離断症候群

神経線維の大きな束が切断されることによって起こる障害。最も明確な例は,脳梁(corpus callosum*)と前交連,海馬交連を含む新皮質すべての交連線維を切断(分割)する,全的な交連切開術(commissurotomy*)によって起こる症候群である。この結果,2つの大脳半球間の正常な連絡が失われる。部分的な脳梁離断は外科的処置によるばかりでなく,さまざまな病気でも起こる。本項では,難治性の多焦点性てんかん治療のための外科的離断を中心に述べる。

全的な交連切開術の後に,何週間あるいは数カ月の間続く急性期の症候群を慢性の症候群と区別する。慢性の症候群は,時間の経過とともになんらかの代償が漸進的にみられるが,典型例は安定した状態が何年も続く。

完全離断

離断の急性期:右手利きで言語が左半球優位の患者が,右半球の牽引によって脳梁(さらに前交連と海馬交連も)が切断されると,左右の手の競合動作や,軽度の無動症(akinesia*),鈍麻,無言(mutism*)が起こる。言語指示に対する左手の重度の失行(apraxia*)と左腕の筋緊張低下(hypotonia*)と協調は十分保たれているのに反復して起こる左手の到達運動や探索運動と把握運動,両側性のバビンスキー反応(Babinski response*)などが起こる。症状は患者によって異なり,牽引による浮腫と離断という極端な事態による衝撃から両半球に起こる遠隔機能障害(diaschistic*)などがみられる。一部の研究者は,言語優位半球が利き手とは対側の半球である症例の完全な脳梁切開術〔脳梁のみの離断;交連切開術(commissurotomy*)の項を参照〕の結果,自発的に話を始めることが不可能になることを明らかにした(Sussmann, McKeever;この特異な結果を報告した科学者の名前が,文献の検索ができるようにするためにカッコ内に記載されている)。

一般に，術後急性期に左右の手の競合運動が起こり，右手と左手がそれぞれ対立する目的の運動を行う．時に患者は左手が「見知らぬ人」や，「他人」の手のような振る舞いをすると訴え，日常生活でも彼らは左手の目的志向的にみえる動きに驚きを示す〔自己批判(autocriticism*)〕．

急性期の離断症候群には，失語(aphasia*)，失認(agnosia*)，相貌失認(prosopagnosia*)，(疾病)否認(denial*)などの一側性の損傷によって起こる顕著な症状の多くは起こらないが，無視(neglect*)は起こる．

離断の慢性期：術後数カ月以内に，患者は通常の神経学的診察でも，社会的環境における行動の面でも正常にみえるようになる．しかし患者との長期間にわたる接触によって，いくつか認知の欠落が持続していることが明らかになる．最も目立つのは中程度の記憶障害で，知能指数と比較し記憶が悪く，とくに関連性の低い言葉の対連合学習，物語の記憶，地誌的記憶が困難で，新しい情報の獲得が選択的に障害されていた(D. W. Zaidel)．これらの障害は，脳弓の損傷ではなく，主として脳梁の切断によるものと考えられる(D. W. Zaidel)．患者は慣れているはずの病院の中でよく迷い，同じ話を繰り返し，比較的最近の個人的な出来事を思い出せず，最近の出来事の時間順序を間違えることが多い(D. W. Zaidel & Sperry)．患者はまた，会話の際に不適切な丁寧さや，誇張された丁寧さなど語用論的な間違いがみられ，作話傾向を示す．また，個人的感情を伴った経験の言語的表現が貧弱になる〔失感情症(alexithymia*)〕．患者は数頁本を読み続けることができず，読む楽しみもほとんどない．

日常的なやりとりとは対照的に，刺激と反応を一方の半球に限定する側性化のテストでは，離断された2つの半球間に連絡がなく，それぞれの半球が独自の知覚，学習，記憶システムをもつことが明らかにされた．右利きで言語が左半球(LH)優位の脳梁切開患者は，左半視野(LVF)と左手(Lh)など左感覚領野内に提示された刺激の名称を言うことができず，また左右の視覚や左右の手に同時に提示される2つの刺激の異同の判断にも困難を示した．

音響的に似ているが互いに異なる2つの言語刺激を同時に両耳〔両耳分離聴覚(dichotic listening*)〕に提示すると，患者は正常であれば脳梁峡部経由で左半球に到達する左耳に提示された刺激が何であったか答えることができなかった(Milner & Taylor)．これは同側性聴覚経路の抑制によって起こる現象と考えられる．この抑制は，両耳に分離して提示される音信号が聴覚的に正確に重なっている場合に最大となり，注意の操作と経験によって影響されることもない．複雑な音の高低の弁別などの右半球に特殊化されている非言語性の聴覚刺激の同定には，同じように右耳の抑制が起こった(Sidtis)．触覚，圧覚，自己固有感覚に関しても，半球間の転移は起きない．検者が患者の片手を(見えないようにして)ある形にすると，患者は反対の手でその形を作ることができず，一方の視野に瞬間提示された手の形は，対側の手で真似することができない(Sperry)．完全な交連線維切開術後には，両手間の刺激点の定位の重度な障害が起こり，一方の手の刺激された位置を対側の手で指さすことができないが，とくに指先など遠位の刺激部位で困難になる．これらの課題は，同一半球内での比較であればすべて完全に行うことができた．

脳の交連線維切開術後には両手の正確な協調が障害されると予想されるが，実際には起こらない．術前に習得された水泳，自転車乗り，ピアノ演奏，調理，靴の紐結び，ビーズの紐通しなどを含む運動技能はすべて正常と思われる．細かな指の動きや並行した手の動きなどの新しい両手課題は正常であった．しかし，「食刻版画」に必要ような相互に依存する両手の制御は重度に障害されていた(D. W. Zaidel)．部分的な交連線維切開の患者(前交連と海馬交連は切断されたが，脳梁膨大は正常)でも，両手の協調作業は厳しく制限されていた．さらに，慢性の離断症候群は，模倣ができるうえに離断された右半球での聴覚的言語理解も適切であるが，言語命令に対する左手の中程度から軽度の失行がみられた(D. W. Zaidel)．最後に，完全な交連線維切開術後の患者は，右鼻孔に提示された「におい」の名称は言えないが左手で合図することはできた(Gordon)．

半球間転移：術後時間の経過とともに，患者は脳梁経由以外の多様な半球間の連絡機構を獲得する．これには交叉性手がかり，とくに左半身の同側性感覚/運動投射，脳梁より下のレベルでの連絡などさまざまな経路が含まれる．また，高次レベルの意味的情報の転移も起こる(Cronin-Golomb & Myers)が，その程度はまだ明確ではない．例えばSergentは，ロサンゼルスで手術を受けた一連の完全な交連線維切開の患者は，2つの視野内に同時に提示された矢の配列や点のパターンの異同，対側視野の数字の大小，正中線をまたいで提示された単語の

語彙性判断などができることを明らかにした。しかしCorballisは，同じ患者群でこのことを再現することができなかった。Gazzanigaらも，ダートマスで手術を受けた一連の脳梁切開の患者で同様の転移が起こらなかったと報告した。

結果のなかには説明がつかないままに残されたものもある。例えば，ロサンゼルスの患者群の1人L. B. は，左右の視野に同時に提示された刺激を比較することがまったくできなかったが，左視野に提示された刺激の名称をしばしば答えることができた(Johnson)。一方，N. G. に対する同様の実験では，左視野の刺激の名称を言うことはできないが，左右の視野の形(有意味図形と無意味図形)の比較はできた(Clarke)。

潜在的転移：分離脳の患者が，左視野刺激の呼称と交叉性マッチングができないのに，一方の視野内の注意を向けられていない刺激が他方の視野内の注意を向けられている目標の知覚判断に影響を与える場合と潜在的な半球間転移(プライミング)が起こったといえる。分離脳の患者の半球間プライミングについての研究は，それぞれなんらかのかたちで有意な半球間の影響を明らかにしているが，その説明はまだ十分にはなされていない。これらの研究には，空間的注意に関するプライミング(Holzman & Passarotti)，語彙の分類や数字の異同判断でのネガティブなプライミング(Lambert)，側性化された語彙性判断での語彙性プライミング(Iacoboni)，両側性ストループ効果(Weekes)などがある。半球間プライミング効果がとらえられたほとんどの研究(空間的注意を除く)では，その成因を2つの半球の間の運動計画(反応プログラミング)の発達の単一化の遅れに帰すことができた。

患者が日常生活では統合された行動を行う事実はどう説明されるのだろうか。第一に，眼球共同運動を含む視覚と手による空間探索は，両半球で行われる。第二に，感覚情報にはなんらかの両側性の表象が存在している。第三に，血液と脳脊髄液を介して内分泌系の連絡が行われる。第四に，おそらく最も重要な点だが，小脳，中脳，橋，視床下部と視床腹部にはさまざまな脳梁以外の半球間連絡経路がある。

部分的な離断

脳梁回路：分離脳の患者と健常者を対象とした解剖学的，生理学的，行動学的研究によって，脳梁には2つの大脳半球内のそれぞれ固有の機能をもつ皮質領野を結合する機能特異的な回路が含まれることが明らかにされた。これらの機能回路の前方から後方への配列は，一般には皮質領野の前から後への機能的配列に対応する。その結果，異なる位置の部分的切除は完全な離断症候群のなかの異なる要素を創出する。

部分的脳梁切開によって得られた部位的機能特殊化の証拠は，症例数が少ないこと，脳梁外の病変の存在，術前と術後の比較の欠如，さらには脳梁の組織化の明白な個人差などのため十分ではない。先端までを含む脳梁膨大(splenium*)の完全な切断は，視覚性離断を起こすには必要かつ十分である。通常，後部脳梁離断と関連づけられている劇的な症候群は，純粋失読(alexia*)と視覚性失語(aphasia*)で，右同名性半盲に加えて視覚的な離断，また時に意味的な離断を起こし，それぞれ視覚刺激の読みと呼称の選択的障害の説明の助けとなっている。脳梁膨大の先端部のみが残された場合は，視覚性転移は十分残っているが，左半側視野内の刺激の失名辞(anomia*)，左手の一側性の失行，触覚性転移と運動感覚性転移の障害，両耳分離聴覚検査の顕著な右耳優位などが持続する。

脳梁膨大を残した，脳梁の前2/3を外科的に切除する場合，離断症候群はほとんどあるいはまったく起こらない。しかし，両手の協調と触覚性転移，運動性転移になんらかの微妙な障害が起こり，新しい事象の記憶も障害されると考えられた。てんかんの治療以外の目的で脳梁幹の部分的切開術を受けた患者では，微妙な触覚性あるいは運動性の離断症候群がみられる。脳梁峡の切断は，常にではないが聴覚的離断を起こす。脳梁の部分的切除の結果が患者間で食い違う原因の1つとして，脳梁外の損傷の拡がりの違いが考えられる。脳梁外の損傷が，脳梁伝達の一部を障害したり，一部の脳梁回路を通じて成立する転移の抑制を抑える領野を賦活できなくすることが考えられるからである。

前交連を残した完全脳梁切開術では，結果として完全な離断症候群が起こる(Gazzaniga)。

半球機能特殊化と独立性

完全な離断症候群は，補足的な半球機能特殊化の考えかたを支持している。左半球は言語と分析的処理に特殊化され，右半球は視空間的で全体的な処理に特殊化されていると考えられる。しかしより重要なことは，左右各半球の独立性の概念がそこから発展してきたことである。左右の半球は，それぞれ独立的にかつ相互に並行して機能する固有の認知システムを構成

しているとする考えかたである(Sperry)。

注意：離断された右半球は左半球よりもより注意深い(Dimond)、あるいはそうではない(Ellenberg & I. Sperry)という点について論争が起こっている。Posnerパラダイムを使った顕在的な空間性注意の方向性に関する実験は、2つの半球内にはそれぞれ異なる注意システムが存在することを明らかにした(E. Zaidel)。離断された2つの半球は、どちらも有効な手がかりを利用することを示したが、右半球は無効な手がかりによる妨害を強く受けた(Passarotti)。左半球内の注意システムはより対象依存的で、右半球内の注意システムはより位置依存的であった(Driver)。視覚探索課題によって、2つに離断された半球内のそれぞれ独立した注意の方向性が示唆された(Luck)。

知覚と空間：空間関係テスト改訂版(Levy & Kumar)、部分-全体とゲシュタルト完成テスト(Nebes)、遠近法手がかりの利用(Cronin-Golomb)、幾何学的不変性(Franco)では、離断された右半球が離断された左半球より優れていた。離断された右半球は複雑な音の高低弁別(Sidtis)と和声的進行(Tramo & Barucha)でも優れていた。離断された左半球は、「図と地」の分離(E. Zaidel)に優れていた。心像の構成要素は個別に特異化されていた。右半球は心的回転(Corballis & Sergent)で優れ、左半球は心像の生成(Farah)でより優れていた。しかし、心像の評定と視覚的走査では半球間に差はなかった(Mattison)。さらに両半球は心像に関するこれらの要素の働きをすべて行えることが明らかにされた。Mooneyの顔テストや顔認知テストなど他のテストでは、予想されていた右半球優位は見出されなかった(E. Zaidel)。階層的知覚の実験では、一貫性に欠けるが、全体的判断での右半球の特異化と局所的判断での左半球の特異化がみられた(Robertson & Weekes)。

前操作段階と具体的な操作段階の空間的発達を調べる非言語的なPiagetのテスト(立体認知，地誌的定位)では、使用したテストと患者によって半球優位性が混在し、一定の発達段階でのそれぞれの半球の一貫した働きを特徴づけることはできなかった(E. Zaidel)。

記憶：離断された右半球は、反応が手で触れることで合図される場合(Milner & Taylor)も、描画の場合(Kumar)も無意味図形の触覚性記憶に優れ、離断された左半球は、日常物品と無意味図形のどちらの場合も刺激の提示順序の触覚性記憶と視覚性記憶で優れていた(D.

W. Zaidel)。ベントン視覚記憶テストの多肢選択版では、短期遅延(15秒)で右半球が優れているが、60秒の遅延では半球間の差がみられなかった(E. Zaidel)。最後に、絵で例示される長期的意味記憶の概念判断テストでは、非典型的例示では左半球が優れ、典型的例示では右半球が優れていたが、一般的な効果は右半球でのみみられた(D. W. Zaidel)。これらのテストすべてで、離断された左右どちらの半球内の記憶も健忘症患者よりは良いが健常者よりは劣り、前脳交連線維はある種の記憶形成に重要であることが示唆された。

言語：離断された左半球は一般に正常な臨床的言語プロファイルを示す。測定の結果、とらえられるわずかな障害は、正常な右半球の寄与の欠如のためと考えられる。ロサンゼルスシリーズの研究では、離断された右半球には発話機能はなく、書字もほとんど不能だが、視覚性語彙(Sperry & Gazzaniga)と多くの驚くほど豊かな聴覚的語彙をもっていた。右半球内の視覚性単語認知は、書記素・音素変換を介さずに表意文字的に行われる。離断された2つの半球はどちらも単語の使用頻度、具象性、情動性と音節数に感受性を示した。離断された右半球は、び漫性に組織化されて豊かな語彙的意味システムを有しているが、音声学的には乏しく、構文はきわめて貧弱であった。言語性の短期記憶能力は、2±1項目ときわめて限定されていた。右半球は動詞の意味は理解するが、書字や図によって示された指示に従い行動を起こすことは困難である。右半球には、プロソディー、表情、身体表現などによって伝達される意味を理解する特殊な傍言語学的能力があった(Borowitz)。右半球の言語能力の精神年齢のプロファイルは患者によって変動が大きく、母国語の習得の特定の段階に対応する結果は得られていなかった。

推論：離断された右半球は、概念形成テストの触覚版で左半球より優れ(Kumar)、抽象的概念を扱うこともできる(Cronin-Golomb)。また右半球は、抽象的規則を組み合わせるレイヴン色彩マトリックステストでは、触覚版(D. W. Zaidel & Sperry)と視覚版(E. Zaidel)の両方で左半球より優れていた。より複雑なレイヴン標準マトリックステストでは、左半球が優れていた。また試行錯誤方略が用いられるこの試験のはめ板版では、左半球のみが誤りの修正を利用することができた(E. Zaidel)。

学習：学習の重要な分野はこれまで顧みられることがなく、今後の研究に委ねられている。

離断された右半球は，感覚的手がかり（大きさ，形，手ざわりのあらさ；Kumar）による触覚性概念分類テストで優れ，左半球は文字列の逆転学習で優れていた（Lee-Teng）。また右半球は，単語の綴りの誤りという言語的な誤謬を検出できるが，外部から与えられた手がかりを誤りの修正に生かすことはできなかった（E. Zaidel）。フィードバックを伴う訓練によって，どちらの半球も側性化された条件で提示される語彙性判断課題の成績が上がるが，とくに左半球で進歩が著しい。心的回転課題では，最初は右半球が優れていたが，左半球は経験による学習効果を顕著に示した（Corballis）。左右2つの半球は，それぞれ異なる方略を用いているようにみえる。右半球は，左半球に比べセッションごとの成績の変動が大きい。また，右半球には一試行で学習する能力がなく，試行錯誤学習でフィードバックを利用することもできなかったが，冗長性モデル，完結性モデル，具象性モデルによく反応した。

制御

一般に部分的分離脳の患者だけではなく完全分離脳患者も，環境からの同じ情報を離断された2つの半球が別に並列的に通常はそれぞれ異なるかたちで，また時には相反するかたちで処理することによって協調が保たれ，目的性をもち一貫性のある態度で振る舞う。自由視野課題での成績は，その課題に関して優位な半球の成績に似ていることが多く，とくに離断された左半球が有意な言語課題ではその傾向が強い。時に左半球は，右半球に劣る課題の場合でさえも，自由視野条件で反応を支配しようとする。ごくまれには，右半球がその課題に関して左半球より劣っているが，反応を支配することがあり，とくに視空間的要素が強い課題でその傾向がみられた。このように応答における半球支配は，一方の課題に関する半球の優位性を常に反映しているわけではない（Levy & Trevarthen）。

2つの半球が競合する刺激を同時に受けた場合は，どちらの半球が行動を制御するかは反応の様式によって決まる。たとえ左右の半球の判断が互いに矛盾する場合でも，左手の反応は右半球の判断を反映し，右手の反応は左半球の判断を反映する。この技法の変法として，凝視点を含む視野の垂直経線を挟んで互いに競合する内容の刺激が配列されるキメラ図形を瞬間提示する方法がある（Levy & Trevarthen）。この場合，課題の性質と反応様式の相互作用によって行動に優位な半球が決まる。

分離脳の患者の場合でも，両手の反応は2つの視野内の両立する刺激に対する半球間の協調を促進する。慢性期では，2つの半球の判断が対立する場合でも，運動性反応は判断を統合して両手は互いに対立しないと考えられる。

いくつかの理由から，離断された左半球は一般的に優位半球であるといえる。第一に，自由課題では，左半球は右半球より行動を制御する傾向が強い。第二に，左半球は右半球よりも同側性の視覚性や触覚-運動感覚の感覚・運動制御に優れている。第三に，左半球の成績は右半球の成績より安定し，些細な課題の相違に影響されることが少ない。第四に，分離脳患者は日常生活では右半球の経験を無視したり否定する。

意識

離断された左右大脳半球は，それぞれ固有の知覚的，記憶的，認知的・言語的レパートリーをもち，独自の感覚・運動様式で環境と接しているだけではなく，それぞれが固有の人格と特徴的な好き嫌いをもっている。2つの半球は，似てはいるが同一ではない自己概念，過去と未来，家族，社会的・文化的・歴史的概念を有している（Sperry）。分離脳の患者の検者は，2つの半球があたかも別個の人格であるかのように振る舞うと述べた。例えば「左半球は今日の右半球の反応に当惑していた」などである。これらの言及は，特定の側性化された刺激と反応によって生じた行動パターンの速記法的記述とみることもできるが，それでもなお，2つの共存する意識の流れを示す確固とした現象学的な意味を表現している。おそらく両半球は同時にそれぞれ独立した意識状態を維持することができると考えられるが，両半球が同時にそれぞれの自由意思をもっているのかどうか，そして分離脳には2つの別個の，おそらく相反する，心の責任の所在が存在しているのかどうかについては明らかではない（Macky）。

離断された右半球に意識があると認めることは，意識にとって言語の存在が必須ではないことを示す新たな証拠を提供している。分離脳を健常な心のモデルとして用いると，個人の意識は少なくとも2つの異なる意識状態の相互作用の最終結果とみることができる。そこで，健常な脳をもった健常な人は，なぜ2つではなく統合された1つの意識を経験するのかという問題が起こる。Sperryは結合している左右半球内の別個の意識を超越したより高次の単一体が出現した状態が健常な意識であると考えた。一方，Bogenをはじめとする多くの研究者は，健常

な意識には二重性があり，2つの大脳半球で部分的に分離して並列的に処理を行い，時には互いに競合すると論じた。さらに，側性化検査の際に何人かの健常な被検者は，分離脳の患者のように振る舞い，自発的にあるいは力動的に機能離断を示すことがみられた(Landio & Iacoboni)。

離断されてから長い期間が経過している2つの半球は，通常は顕在的な競合を起こさないことを指摘しておく必要がある。この点は，右半球の受動的特性，左半球優位，統合されたシステムによる運動制御，皮質下構造の共有などによって部分的に説明がつく。離断の急性期や自然の病変による部分的離断の場合は，他人の手(alien hand*)症候群のような，顕在的競合がみられることがある。しかし慢性期であっても，左半球の自己批判と右半球の経験の否認は日常的にみられる。

一般化の可能性

ロサンゼルスで手術を受けた脳梁切開の患者は，以下の点で特異な存在である。①患者は比較的高い機能性をもっている，②脳梁外損傷が比較的小さく，半球機能の再組織化を起こす発達初期の広範な損傷はない，実際に発達初期に機能障害の病歴をもつ患者はほとんどいない，③それぞれの患者は多様な神経学的病歴をもつが，半球機能のプロファイルは似ている，④一般にこれらの患者の主要な脳梁外の損傷による半球機能の特殊化の状態は，行動的側性化効果と関連していない。このような点から，これらの患者にみられた離断症候群が半球優位性の異常な状態を表しているとは考えられない。

離断後長い期間が経過した慢性期の左半球で，左半側空間無視や相貌失認(prosopagnosia*)がみられることはなく，同じく慢性期の離断された右半球は，語聾や語盲(word blind*)を示すことはない。離断された右半球の言語的プロファイルは，さまざまなタイプの失語症患者でみられるパターンや，優位半球切除術(hemispherectomy*)を受けた患者，さらに左半球のアミタール麻酔中の患者と似ている。実際，右半球の言語機能は，失読にみられる潜在性の読み，深層性失読(dyslexia*)にみられる意味的な誤り，さらに視覚性失語の患者が物品の呼称を誤りながらもその使用法を正しく行うなどいくつかの矛盾した症候群の驚くべき徴候に関する再解釈に使われる。

全体としてみると，離断された左右両半球は，一側半球内の損傷後に時としてみられる劇的な障害はみられない。ある種の局所的損傷は，遠隔機能障害(diaschisis*)と健常な半球内に存続している能力の異常な抑制の両方を起こすようにみえる。そのため離断された半球は，それぞれの半球がもつ能力を，損傷の研究から推測されるよりも高く示す。同時にまた，健常者の2つの半球それぞれの能力と可能性の範囲は，それぞれが独立した方略と異なる表象を示す場合でも，離断された半球よりは高く大きい。健常な2つの半球は，資源を互いに借用し合い，自動的プライミングや妨害効果などを通じて多かれ少なかれ相互に微妙な影響を与える。分離脳の状態でさえ，離断された2つの半球は多数の皮質下経路を通じてなんらかのかたちでそれぞれの能力の相互交換を行う。そのため，離断された各半球の能力を，後天的な脳病変の治療のために行われた半球切除術後に残された半球の能力にそのまま当てはめると，過大評価することがある。階層的知覚の恒常的効果(局所的判断の全体への干渉)，ストループ効果，談話処理や情動への言語的アクセスなどの健常な認知的効果のあるものは，半球間の連絡を必要としているので，分離脳の患者では低下する。

分離脳は現在でも健常な脳内の行動的側性化効果のためのモデルシステムである。同じ課題を離断されたそれぞれの半球が独立して処理していることを示し，「半球XはテストAに関して半球Yよりも量dだけ優れていた」，「半球XのテストAの成績は，テストBの成績より量dだけよかった」などの記述を説明することによって，「**半球特殊化の程度**」の概念を操作的に決めているのである。そのうえ分離脳は健常者の片方の半球に独占的に特殊化されている「脳梁経由」課題と，それぞれの半球が相互に独立に処理できる「直接アクセス」課題，さらには日常的に半球間の統合を必要とする「半球間」課題間の有用な差を見出す手がかりとなった。

離断症候群は，さまざまな先天性認知障害の条件を明らかにするための有益なモデルとしても用いられている。精神分裂病(統合失調症)は時に対称性に起こる脳梁機能過剰(David)(左半球前頭葉機能不全も同様)を含むと考えられる。一方，失感情症(alexithymia*)は，非対称性脳梁機能低下(Hoppe)(右半球から左半球への脳梁伝達の選択的障害)によると考えられる。また発達性読字障害は，半球間制御の障害(さらに左半球の言語機能不全)(Bloch)とされている。

【文献】

Bogen, J. E. (1990). Partial hemispheric independence with the neocommissures intact. In C. Trevarthen (Ed.), *Brain circuits and functions of the mind* (pp. 215–30). Cambridge: Cambridge University Press.

Bogen, J. E. (1993). The callosal syndrome. In K. M. Heilman & E. Valenstein (Eds), *Clinical neuropsychology*, 3rd edn (pp. 337–407). New York: Oxford University Press.

Nebes, R. D. (Ed.). (1990). The commissurotomized brain. In F. Boller & J. Grafman (Eds), *Handbook of neuropsychology*, Vol. 4, section 7 (pp. 3–168). Amsterdam: Elsevier.

Sperry, R. W. (1968). Mental unity following surgical disconnection of the cerebral hemispheres. In *The Harvey Lectures*, series 62 (pp. 293–323). New York: Academic Press.

Sperry, R. W. (1974). Lateral specialization in the surgically separated hemispheres. In F. O. Schmitt & F. G. Worden (Eds), *Neuroscience 3rd Study Program* (pp. 5–19). Cambridge, MA: MIT Press.

Trevarthen, C. (Ed.). (1990). *Brain circuits and functions of the mind; Essays in honor of R. W. Sperry*. Part III. *Cerebral hemispheres and human consciousness* (pp. 211–388). Cambridge: Cambridge University Press.

Zaidel, D. W. (1990). Memory and spatial cognition following commissurotomy. In R. D. Nebes (Ed.), The commissurotomized brain (see above) (pp. 151–66). Amsterdam: Elsevier.

Zaidel, D. W. (1994). A view of the world from a split brain perspective. In E. M. R. Critchley (Ed.), *The neurological boundaries of reality* (pp. 161–74). London: Farrand Press.

Zaidel, E. (1978). Concepts of cerebral dominance in the split brain. In P. Buser & A. Rougeul Buser (Eds), *Cerebral correlates of conscious experience* (pp. 263–84). Amsterdam: Elsevier.

Zaidel, E., Zaidel, D. W., & Bogen, J. E. (1990). Testing the commissurotomy patient. In A. A. Boulton, G. B. Baker, & M. Hiscock (Eds), *Neuromethods*. Vol. 15: *Methods in human neuropsychology* (pp. 147–201). Clifton, NJ: Humana Press.

Eran Zaidel, Dahlia W. Zaidel & Joseph E. Bogen

disinhibition 脱抑制

神経系の抑制がすべて除去されること。しかし一般的には，社会的，性的な行動の変化を意味する。社会的には，無遠慮でぶっきらぼうな態度，多弁，不謹慎な冗談や，語呂合わせなどがしばしば子供じみた興奮状態を伴って出る。判断の誤りと，思慮や自己洞察の欠如によるマナー違反もよくみられる。性的には，無分別により性的な接触や公衆の面前で自慰行為を起こす場合がある。怒りを調整できない場合にも言語や身体による攻撃性を示す。これらの行動的変化は一般的に前頭葉(frontal lobe*)損傷と関連し，脳幹(brain stem*)の損傷でも起こる。

dissociation 解離

ある特定の機能が障害される一方で，他の関連する機能が保たれること。この場合，「この2つの機能は解離している」といえる。解離がみられる場合，その2つの機能はそれぞれ別の神経基盤によって支えられていると考えられる。単純な例としては失読(alexia*)失書(agraphia*)を挙げることができる。多くの場合，失読と失書を伴う。しかし，失書を伴わない失読や失読を伴わない失書がみられるように，読むことと書くことは，一方だけが障害され他方が保たれる。つまり解離である。「解離」はこのように証明される。解離が示された場合，以下のような機序を推測できる。これら2つの機能は，脳内で近くに局在しているため，多くの場合，単一の損傷で両者いずれもが障害される。あるいは2つの機能はある共通の要素的機能に依存し，その機能が局在する部位が損傷すると，2つの機能がいずれも障害されることがある。しかし，2つの機能にはそれぞれに固有の要素的機能があり，その固有の要素的機能は，別々に障害されるため，一方の機能の選択的な障害が起こる。

解離の特殊な場合である二重解離は，臨床神経心理学の方法論のなかで重要な意味をもっている。二重解離の原理によれば，特定の機能を特定の脳部位に結びつけるには，1つの解離所見のみでは不十分である。二重解離分析の論理にもとづくと，2つの脳部位と2つの機能を同時に考慮する必要がある。いま仮に，領域Aの損傷が機能Xの障害を起こす一方で機能Yの障害を起こさせず，領域Bの損傷が機能Yの障害を起こす一方で機能Xの障害を起こさないとき二重解離が起きたという。二重解離と称するのにさらに強い条件を設ける立場もある。すなわち，領域Aの損傷は，機能Xの障害のみを起こしそれ以外の機能の障害を起こしてはならない。かつ領域Bの損傷は機能Yのみの障害を起こしそれ以外の機能の障害を起こしてはならない。しかし，このような強い制約を満たす二重解離を起こすことは，実際上は困

難である。

　二重解離の原理が，損傷効果の概念的分析に多大な貢献をしたことは疑いの余地はない。しかし二重解離の原理は，機能の脳部位への局在がかなり堅固かつ安定したものであるという仮定にもとづいている。また実際の臨床状況は複雑であり，患者の脳損傷のパターンも複雑であるため，互いに影響し合う多様な行動障害が起こることも多く，二重解離の原理を適用するのは難しい場合がある。二重解離の原則を研究に用いる際のもう1つの問題は，より素朴な研究計画と同じように特定の能力が特定の損傷によって障害されないことを研究者がやっきになって示そうとすることである。つまり帰無仮説を棄却するのではなく肯定するという問題であり，方法論的，統計学的な困難につきまとわれる。研究者は，損傷効果がみられないと確信をもって主張することができず，十分に感度の高いテストが行われたか，適切な研究計画がとられたかどうかなどの点に関しても確信をもつことができない。この観点から，標準的な心理学的実験手続きを神経心理学に応用する際には，一般に感度がとくに問題となる〔評価(assessment*)；方法論の問題(methodological issue*)の項を参照〕。

J. Graham Beaumont

divided visual field technique　分割視野法

　固視点の左右いずれかに視覚性刺激を瞬間提示し，反応の正確さと反応時間などを測定する各種実験手法。この方法は，大脳半球機能の左右差すなわち側性化をテストするための，非侵襲的で安価な方法であるため，広く使われるようになった。側性化の研究は，刺激が固視点の左側〔左視野(left visual field；LVF)〕に瞬間提示されたときの成績と，同じ刺激が固視点の右側〔右視野(right visual field；RVF)〕に瞬間提示されたときの成績を比較することによってなされる。他の実験的手続きと同じように，分割視野法には長所と短所があるが，適切に使えば，半球機能の左右差に関する仮説を検証するための重要な手段となる。同時に，左右視野間の成績差の方向と大きさは，半球機能の左右差以外に，多くの要因による影響を受ける。したがって，この方法を使って機能分化を研究するときには，適切な統制手続きをとることが重要である。

　空間内の同じ点を両眼で固視する場合，それぞれの半側視野からの情報は，対側半球の視覚皮質に直接投射される。すなわち，左視野は右半球，右視野は左半球へ投射される。これは，霊長類の視覚系の解剖学的構造による。すなわち，視神経のうち，2つの網膜の耳側半分からの情報を伝える部分はそれぞれの眼球の同側半球へ到達する。網膜の鼻側半分からの情報を伝える部位は，視交叉(optic chiasm*)で交差し，いずれかの眼球の反対半球へ到達する。このような解剖学的構造のため，被験者が固視する点の左右一側のみに刺激を提示すれば，その刺激が一方の大脳半球のみに直接投射されるようにすることができる。もちろん，これは，視覚性刺激が提示される間，被検者が同じ点に固視を維持することが前提である。このため，刺激提示時間は一般に，視覚性刺激の出現に対し，意図的な眼球位置の移動が起こるのに必要な潜時(約200 msec)よりも短い時間が用いられる。

　文字のような視覚性刺激を視野のさまざまな場所に提示するとき，提示する位置によって，人間がそれを同定する能力はどのように変わるのか。この問題の研究には長い歴史がある。最も初期の研究は半球機能の左右差を考慮せずに行われた。反対に関心が集中していたのは，複数の要素からなる刺激を提示したとき，なんらかの露出後の痕跡が，体系的な順序で(例えば左から右へ)走査されるのかどうか，そして，これらの走査の方向は読みで用いられる走査の方向と関係があるのかという問題であった。実際，露出後の視覚痕跡の走査は，左右視野間の成績差を示す要因である。すなわち，分割視野法を使う際，走査パターンの偏りを統制するための適切な手段をとらないかぎり，左右視野間の成績差から半球機能の左右差を推測することに問題があった。

分離脳の症例研究

　左右半球間の情報処理様式の相違を研究する目的で分割視野法がよく用いられるようになったきっかけは，分離脳の症例を対象とした研究であった。すなわち，てんかん発作の拡散を抑えるため，左右半球を外科的に離断する手術〔交連切開術(commissurotomy*)〕を受けた患者の研究である。左右各半球の機能を別々に研究する方法があれば，これら分離脳症例こそ，各半球の能力を個別に検討する機会を与えるものとなろう。分割視野法は，このような目的で1960年代から使われ始め，それがもたらした結果はめざましかった。例えば，日常物品を表す単語や絵を，右視野(左半球)に瞬間提示すると，分離脳の患者はそれを問題なく呼称できた。ところが同じ刺激を左視野(右半球)に提示

すると，呼称できなかった。つまり，各種の言語処理過程に関して左半球が優位であるという定説と一致し，ほとんどの人で右半球には発話を産生する能力がないという知見とも一致した。これらの分離脳の患者の検討が及ぼした劇的な知見は，半球機能の左右差が左右視野間の成績差に影響するという考えを補強するとともに，ある種の**時代精神**のようなものが形づくられ，健常者を対象とした分割視野法による研究が，爆発的に行われるようになった。

健常者を対象とした研究

健常者を対象とした初期の研究の成果は，大まかにいえば，分離脳の症例から得られた知見と各種脳損傷例から推測される左右半球の機能差の仮説と一致する方向で，左右視野間の成績差がみられたことに尽きる。例えば，右利きの被験者では，単語や発音可能な無意味音節の認知は，右視野優位であった。もちろん，この知覚成績の左右差は分離脳の症例よりも小さかった。しかし，健常者では左右半球間に多くの線維連絡があることを考えれば，そもそも信頼できる左右差が存在すること自体，注目すべきことである。刺激の提示時間が十分に短く（刺激を視野中央でとらえる眼球運動を障害するため），各試行で1つの刺激しか提示しない場合には，左から右へ読む英語のような言語でも，右から左へ読むヘブライ語のような言語でも，いずれでも単語認知の成績は右視野優位となった。すなわち，右視野優位効果は，露出後の走査順序の偏りによるものとは考えにくい。これに加えて，脳損傷事例の知見から右半球優位とみなせる課題では，多くの場合，左視野優位の結果が得られた。例えば，人物の顔写真を刺激とした課題，空間的位置の判断をさせる課題などである（総説としては，Bradshaw, 1989; J. Sergent, 1986所収の諸論文，Hellige, 1993; Davidson & Hugdahl, 1995などを参照）。

このように，結果が他の知見と整合することからみて，分割視野法は半球機能の左右差をテストする手段として妥当であるようにみえた。しかし，そもそも健常者では，半球機能の左右差がどのように知覚成績の左右差を起こすのかを考察する必要がある。第一に，左右半球間には豊富な線維連絡があるとはいえ，刺激情報を直接受け取る（すなわち刺激を提示した視野と対側の）半球が，課題で要求される情報処理をすべて行うと考えられた。この**直接アクセス**説によれば，視野間の成績差は，分離脳症例でも健常者でも，同じ理由で生じることになる。第二に，課題について半球機能の左右差がある場合には，その課題について優位な半球が，左右いずれの視野からの情報も処理する可能性がある。この**脳梁中継**説では，刺激情報が優位半球に直接投射されるときのほうが，最初に非優位半球に投射された後に脳梁（corpus callosum*）を介して優位半球に転送される場合に比べて，成績が良好となると想定される。この仮説は，脳梁を介する場合のように間接的な経路を通って優位半球へ至る場合，情報が減衰するという仮定が重要な前提になっている。第三に，一方の半球が機能的に優位な課題を行うこと自体が，優位半球に有利な方向に活性化の左右差を生むと考えられた。この考えかたによれば，活性化の水準が高い半球と対側の空間に対して，より速くかつ効率的に注意を向けることができ，そのため成績の左右差が生じると説明される。過去30年の研究から，これらの説のうち1つが正しく，ほかが間違っているというのではなく，むしろ3つの機序のいずれも，視野間の成績の左右差を生む要因になったと考えられた（Hellige, 1983所収のHellige & Zaidelによる論文 Hellige, 1993を参照）。

アーチファクトの可能性と方法論的考察

半球機能の左右差が左右視野間の成績の差に影響する可能性がある（多くの場合，実際に影響している）のはもちろんのことであるが，知覚成績の左右差にかかわる要因はほかにもある。いま，半球機能の左右差を研究することが目的である場合，これらの要因を最小にしたり，完全に排除できる研究計画を立てることがきわめて重要である。視覚性刺激が複数の項目からなるような場合，とくに同じ試行のなかで，1つの項目が左視野に，別の項目が右視野にあるような布置の場合，露出後の走査方向の偏りが視野間の成績の差に影響する可能性ついてはすでに述べた。左から右への走査の偏りを最小化するため，ふつうは1試行に1項目だけを提示する。2つ以上の項目を提示することが必要な場合は（例えば同時に提示した2つの文字の異同判断を求めるような場合），これらの項目を横に並べるのではなく，縦に並べるようにする。このために分割視野法による研究では，単語を縦書きで提示する。

視野間の成績の差に影響する他の要因には，利き目（と，鼻側と耳側のいずれの経路が優位であるかとの組合わせ），潜在的な視覚的注意の偏りなどがある。これらの要因のうちのいくつかとそれらを統制する方法について，Beaumont(1982)，Hellige(1983, 1993)，J. Sergent(1986)が考察した。特定の課題でみら

れる左右視野間の成績の差のには実にさまざまな要因が寄与している。しかし,それらの望ましくない要因のほとんどは,課題に関連した変数を操作する際に,それと関係して視野優位が変わると予測できるものではないことに留意すべきである。例えば,仮にある被験者では,周辺視野からの伝導効率の左右差の組合わせなどによって,右視野に有利な偏りがあるとする。これは,どのような視覚刺激を提示しても,あるいは課題でどのような情報処理を求めたとしても,右視野に有利な偏りが存在するということである。そうなると,このような偏りは,同じ実験のなかの異なる課題や条件で視野優位のパターンが逆転するという結果を説明できない。すなわち一般に,視野 対 課題の交互作用は,視野の主要な効果や課題変数のある水準での視野の単純効果に比べ,これらの他の要因によるアーチファクト(人工産物)とみなすのが難しい(この点については,Hellige, 1983 を参照)。この理由で,視野対課題の交互作用が,視野の単純効果よりも重視される。

興味深い問題は,知覚的な準拠枠が左右視野間の成績の左右差に及ぼす影響である。ふつう,刺激が中心窩の左右どちらに提示されるかが重要と考えられているが,それは必ずしも事実ではない。例えば Robertson と Lamb (1988)は,同一の文字の組み(例えば大文字の"R" 4 つ)を提示し,それが正立像か鏡映反転像かを判断させた。刺激提示の枠組みが正立している場合,刺激が右視野に提示されたときが,左視野に提示されたときよりも反応時間が短かった。ここで刺激提示枠を時計回りあるいは反時計回りに 90° 回転させると,「**右視野**」ないし「**左視野**」に提示される刺激は,実際には,それぞれ上視野ないし下視野に提示されることになる。しかし,回転後の刺激提示枠の「上」を基準にすれば,刺激は**相対的**「**左視野**」ないし**相対的**「**右視野**」に提示されたといえる。このような回転条件では,反応時間は相対的右視野が相対的左視野よりも速かった。しかも,右視野優位の大きさは,正立条件とほぼ同じであった。つまり,正立条件における成績の左右差はすべて,対象中心の知覚的準拠枠組みにおける相対的な位置関係によるものであり,中心窩を基準とした左・右の位置関係によるものではないということになる。この結果は,成績の左右差の一部は半球機能の左右差とは関係がないことを強く示唆した。しかし,このような対象中心の準拠枠の強い影響があるのは,刺激が正立像か鏡映反転像かを判断するという課題に限られるのかもしれない。例えば,Hellige ら(1991)は,子音-母音-子音からなる無意味音節の認知課題の刺激提示枠の効果を検討した。刺激提示枠が正立のときには予想どおり右視野優位が見出され,刺激提示枠を回転した場合には,相対的右視野の優位はみられなかった。さらに,左視野と右視野の間で誤りのタイプに相違がみられたのは,刺激提示枠が正立条件のときだけであった。これは,音素処理は左半球優位であるという説と一致していた。

成績の左右差に対する入力要因の影響

分割視野法による研究では,刺激をごく短時間,網膜の中心からはずれた領域に提示することが必須の条件となる。中心からはずれた網膜領域は中心領域より視覚性刺激を同定する機能が若干劣っている。このため分割視野法は,視覚性処理の比較的初期の段階の半球機能の左右差に対してとくに感度が高い。認知処理のさらに抽象的な側面に関する左右差を研究する場合,これを念頭に置くことが重要である。分割視野の実験を行うときには必ず,刺激の提示時間,輝度,大きさ,中心窩からの距離などについて,特定しておかなければならない。1 つの実験でたまたま用いられた知覚属性の特定の組合わせが,成績の左右差のパターンに影響を及ぼすことがある。このことは,分割視野法を用いる場合,実験計画で,結果の解釈でも,いつも留意しておくべきことである。よく似た実験であるにもかかわらず結果が一致しない場合は,刺激のさまざまな知覚的属性が異なっているためであることは,ほぼ間違いない。入力される刺激の要因はそれほど大きな影響をもちうるのである。また方法論的な理由ばかりでなく,入力要因の役割を理解することは,視覚の情報処理における半球間の機能差の根底にある機序を理解するうえでも重要である。

視覚入力の質を劣化させると多くの場合,刺激を右視野に提示すると,左視野に提示する場合に比べ成績が低下した(これに関する総説としては,J. Sergent 1986 所収の論文,Kitterle et al, 1990; Hellige, 1993 を参照)。とくに,高空間周波数に同調した視覚情報チャンネルが担うと考えられる,局所的な情報の精密な処理を選択的に阻害するかたちで視覚入力の質を低下させると,右視野の成績低下が顕著となる。この知見から,一次視覚野の出力を処理するいずれかの段階で,2 つの大脳半球は,それぞれ異なった空間周波数の成分に対し選択的な感受性をもつという説が提唱された(Sergent, 1986 所収の Sergent & Hellige による論文を参照)。

正弦波格子刺激(単一の空間周波数のみを含む)を用いた分割視野研究の結果は,この仮説を支持していた。すなわち,これらの実験などから,視覚性刺激を同定(検出ではない)する際に,左半球は高空間の周波数情報を,また右半球は低空間周波数情報をそれぞれ最も効率的に利用すると考えられる。空間周波数説について理解を深めるため,空間周波数の高・低の範囲で,それぞれどのような視覚性情報が伝達されるのか,もう少し日常的な言葉で考えておくことがよいかもしれない。仮に,複雑な視覚性刺激(例えば人の顔)から,高空間周波数成分を除去するとぼやけてみえる。実際に体験するには,度の強い読書用の眼鏡をかけて物を見るとよい。視力が正常でふだん使わない眼鏡だとぼやけてみえる。すなわち,高空間周波数成分が選択的に除去される。レンズの度が強いほど広範囲の高空間周波数成分が除去される。このようなぼやけた世界でも,対象の大きな特徴を見分けることができる(例えば顔の輪郭はわかる)が,それは,この情報が中〜低空間周波数チャンネルによって伝達されるため,高空間周波数成分の除去によって大きな影響を受けないからである。残念ながら,高空間周波数成分を残し,低空間周波数成分を選択的に除去した視覚世界がどのようなものか,直観的に理解できるような例は見当たらない。しかし大まかにいえば,高空間周波数成分は,細部(上の例では,顔の内部の特徴など)の処理にとくに有用であり,大きな全体的布置のような特性を抽出するには役に立たない。

入力刺激の属性の要因が左右視野間の成績の差に大きな影響を与えるといっても,他の要因が重要でないということではない。例えば,言語性・音韻性の分析を要する課題(単語認知,語彙性判断など)の右視野(左半球)優位は,刺激属性の変化はみられるが,きわめて広範にみられる。実際,このような課題の成績の左右差が入力刺激の要因によって影響されるというのは疑わしい。課題の要求が抽象的で認知的なものであるほど,半球機能の左右差が大きくなるため,入力刺激による属性の効果は重要性が低くなると考えられる。

半球間の相互作用

分割視野法の実験は,左右半球間の機能差を検討することに主な関心を集中した。しかし,2つの半球がどのように相互作用によって,統一体としての情報処理を行っているかを理解することも重要である。そのため以下のような分割視野法の改良が考案され,有益であることが明らかになった。すなわち,左右半側視野に刺激を提示する試行に加えて,同一の刺激を左右の視野に同時に提示する試行(冗長な両側提示試行)を設けた。そして,この両側提示試行の成績を,左右視野一側に提示する試行の成績と比較しつつ,量的,質的に分析する。それによって,2つの半球がいずれも同一の刺激にアクセスできる場合に,どちらの半球の処理様式が優位になるかを研究した(Hellige et al, 1989を参照)。このような研究から,これまでのところ,冗長な両側試行において選択される処理の様式と,視野優位効果がみられる一側提示試行における処理の様式の間に興味深い解離があることが明らかにされた。

【文献】
Bradshaw, J. L. (1989). *Hemispheric specialization and psychological function*. New York: Wiley.
Davidson, R. J., & Hugdahl, K. (Eds). (1995). *Brain asymmetry*. Cambridge, MA: MIT Press.
Hellige, J. B. (Ed.). (1983). *Cerebral hemisphere asymmetry: Method, theory, and application*. New York: Praeger.
Hellige, J. B. (1993). *Hemispheric asymmetry: What's right and what's left*. Cambridge, MA: Harvard University Press.
Hellige, J. B., Cowin, E. L., Eng, T., & Sergent, J. (1991). Perceptual reference frames and visual field asymmetry for verbal processing. *Neuropsychologia*, 29, 929–39.
Hellige, J. B., Taylor, A. K., & Eng, T. L. (1989). Interhemispheric interaction when both hemispheres have access to the same stimulus information. *Journal of Experimental Psychology: Human Perception and Performance*, 15, 711–22.
Kitterle, F. L., Christman, S., & Hellige, J. B. (1990). Hemispheric differences are found in the identification, but not the detection, of low versus high spatial frequencies. *Perception and Psychophysics*, 48, 297–306.
Robertson, L. C., & Lamb, M. R. (1988). The role of perceptual reference frames in visual field asymmetries. *Neuropsychologia*, 26, 145–52.
Sergent, J. (Ed.). (1986). Methodological issues concerning the use of the tachistoscope in neuropsychological research. Special issue of *Brain and Cognition*, 5, 127–252.

Joseph B. Hellige

dominance 優位 側性化(lateralization*)の項を参照

dorsal column　後索
　脊髄内の重要な線維束。主な機能は後根から脊髄に入った体性感覚の情報を脳幹に伝達することである〔体性感覚系（somesthetic system*）の項を参照〕。

dreamy state　夢幻状態
　意識の変容を適切に表現した状態で，当事者は非現実的な感覚に取り囲まれる。幻聴と幻視を伴う点で重要であるが，幻聴を伴う場合が多い。側頭葉皮質の上外側面を刺激することにより夢幻状態を誘発することができ，ほとんどの場合既知の声の幻聴が起こる。寝入り鼻や眠りから醒めるときに経験する心像はよく似ている。

dressing apraxia　着衣失行　失行（apraxia*）の項を参照

drug intoxication　薬物中毒　毒物学（toxicology*）の項を参照

dual task paradigm　二重課題パラダイム
　二重課題条件では，被検者は第一の課題を行いながら同時に第二課題も行うことが求められる。通常，相互に関連した3種類の測定法が用いられる。個別に行われた2つの課題それぞれの成績と二重課題条件の成績である。このパラダイムでは，第一課題として手作業が，第二課題として運動課題か認知課題が与えられる。研究の目的は，手作業の成績に及ぼす認知活動の影響と，その逆の関係を明らかにすることである。手作業は片手のものか，片手が手順を主導する両手作業である。
　この方法が神経心理学に重要であることを最初に示したのはKinsbourneとCook（1971）で，これに多くの研究が続いた。研究で得られた主要な結論は，同時に行われる手作業課題に対して，言語課題と非言語課題が異なる効果を及ぼすことである。言語課題は，手作業を左手で行う場合より右手で行う場合により強い妨害作用を示すが，非言語課題は，手作業がどちらの手で行われていても同じような妨害効果を示した（少数例では，右手より左手により強く影響している）。競合する言語課題は単なる運動行為のレベルよりも，課題に用いられる方略に影響を与えた（Semenza, 1983）。
　二重課題パラダイムは，認知モジュール階層によって媒介されるといわれている技能に関する知見を得るためにも有効である。もし2つの課題が同じ認知モジュールの関与を必要としているか，両者が認知的資源の点で競合しているのであれば，2つの課題は強く妨害し合うことが予想されるからである（Shallice, 1988）。2つの課題がそれぞれ別個のモジュール（と経路）によって媒介されるのであれば，2つの課題はほとんど妨害し合うことはないと考えられる（しかし，2つの課題が認知的素材を競合していない場合でも，2つの課題遂行時の神経ノイズの増加，刺激の不確定性の増大や複数の目標の活性化の維持などの理由により，多少の成績の低下は予想される）。この論理に従えば，二重課題パラダイムは解離（dissociation*）に似た状況を提供できる方法とみなせる〔方法論の問題（methodological issues*）の項を参照〕。
　2つの課題を同時に行うためには，2つの課題がそれぞれ別個の下位機能システムを用いていることが前提である。それらは神経疾患の患者では解離していることが必要である。
　二重課題パラダイムの変法として，並立記憶負荷技法が用いられる。この方法では，被検者は最初に記憶すべき一組の負荷項目を与えられ，次に主要課題が提示され，それを学習した後で，負荷項目の再生と再認のテストが行われる。主要課題を行っているときに負荷項目の保持に資源の一部を使用する必要があるために妨害が起こる。妨害を生む条件は，被検者が課題提示とテストの間にリハーサルを行う項目に関係している。

【文献】
Kinsbourne, M., & Cook, J. (1971). Generalized and lateralized effects of concurrent verbalization on a unimanual skill. *Quarterly Journal of Experimental Psychology, 23*, 341–5.
Semenza, C. (1983). Effect of concurrent activity on strategies in copying designs. *Perceptual and Motor Skills, 43*, 1003–7.
Shallice, T. (1988). *From neuropsychology to mental structure*. Cambridge: Cambridge University Press.
　　　　　　　　T. M. Sgaramella & C. Semenza

dualism　二元論　心身の問題（mind-body problem*）の項を参照

dysarthria　構音障害
　言語器官の協調不全による発話障害。構音障害は失語ではなく，喉頭，咽頭，舌の機構の不全による構音（分節化）の障害である。分節化障害の一種であるが，失語に特徴的な音の選択の

dyschromatopsia　色覚異常

色の弁別の中枢性ないし後天性の障害。後天性色覚異常 (acquired achromatopsia)，色盲 (color blindness)，色彩無知覚 (color imperception) とも呼ばれる。後頭側頭境界領域の両側性損傷はこの障害の発現に不可欠と考えられる。視野欠損や，顔の失認を伴うことも少なくない。

dysdiadochokinesis　拮抗運動反復不能

反復運動を速く規則正しく行うことができない障害。通常は患者に拳を作らせたり掌を開かせて繰り返させるか，前腕を回内させたり回外させることで診断する。これは小脳機能障害の症候である。

dyseidetic　単語像の障害

単語像に障害のある患者は，視覚的な形状によって単語を認知するのが困難である。深層性失読に関する現行の二過程モデルでは，この障害は単語全体を用いる経路の機能低下とみられ，音韻経路は健常に保たれていると考えられる。そのため，患者は規則語（音素–書記素変換規則が正しく適用される）を読む際には音声技能をうまく用いることができるし，規則的な形態を用いて単語を綴ることができる。単語像障害の患者は視覚的な語彙を確立することが困難で，読みと綴りの規則的変化に誤りがみられる。

dyslexia　読字障害

後天性の読みの障害。他の障害を伴わずに文字言語の使用だけが困難になるきわめて選択的な障害の場合と，読みの障害と因果関係のある言語・知覚・記憶などの障害を随伴する場合がある。このように，読字障害にはさまざまな重要な亜型が存在し，それぞれについて異なる機能的説明が必要である。

人類が口頭言語の代わりに正書法コードを使用でき，その表象によって文字単語と文章から音と意味を流暢に引き出したことは知識の発展と拡大に不可欠である。情報を永久に貯蔵することができ，さまざまな方法によってアクセスし，文の理解と産生のための機構で容易に処理することができる言語の符号化法が発見されなかったら，今日のような高度な技術をもつ文化の発展を想像することは困難である。一般的に，脳が一定期間学習に適した条件下に置かれることにより，言語や視覚表象を処理する既存の機構をもとに不規則な線を即座に把握し意味のある語や文章に変換する一連の手順を新たに作り出すことによって読みが可能になる。

現在これらの手順の性質と構成について何がわかっているだろうか。この問いに答えるうえで重要な役割を果たした証拠の1つは，後天性の読字障害を示す人の行為であった。このような事例の詳細な分析から，急速かつ自動的に文字単語を他の言語表象に変換する特別の機能単位が明らかにされた。

正書法からの意味の読み取り過程：意味的手順

近年のように認知心理学と神経心理学の研究にさまざまな方法が用いられるようになる以前は，崩壊すると読みの障害を起こすような特別な機構の解明には目立った進歩はみられなかった。神経学者による初期の研究では，文字単語はそれを構成する文字の音にもとづいて，即座に音声符号に変換されると考えられた。文字の知覚と音声単語の離断と考えられた末梢型のサブタイプを別にすると，読み障害のほとんどは，根底にある中心的言語機能の障害による二次的なものであると単純に考えられた (De Bleser & Luzatti, 1989 は19世紀の読み書きの障害の研究に関する優れた総説である)。もちろんこれに対立する立場もあった。Beringer と Stein (1930) は，当時あまり用いられなかった「**純粋失読**」という名で呼んだ症例について報告した。この症例は，自発話と言語理解や書字には明確な障害はみられなかったが，単語を読む際には，しばしば標的語と意味的に近い語に読み誤った（例えば，"fox" を "hare" と読み，"India" を "elephant" と読んだ）。Beringer と Stein は，音声言語の障害を伴わずに読みの障害が起こると考えたが，これはもちろんそれ以前の見解とは異なり，文字を音と意味に対応づける過程が非常に複雑で特殊化されていることを意味した。しかし，この考えが受け入れられるまでには多くの歳月を要した。

意味的誤り（例えば "colonel" を "uniform" と読む）を特徴とするタイプの読字障害は，散発ながら繰り返し文献で報告され (Low, 1931; Goldstein, 1948; Simmel & Goldshmidt, 1953)，最終的には Marshall と Newcombe (1973) がその存在の妥当性を実証し，その理論的意義に注目した。彼らは，左半球損傷の G. R. から得られた事実について述べた。G. R. は脳損傷の発症前は明らかに知的能力が高く，文字を読み書きできる成人であった。G. R. は，

自由観察条件で単語を読むよう求められると，多くの意味的誤りを犯した（例えば"play"を"act"，"close"を"shut"，"uncle"を"cousin"，"tall"を"long"と，それぞれ読み誤った）。そのうえ，派生語的な誤りを犯し（例えば，"entertain"を"entertainment"，"birth"を"born"，"wise"を"wisdome"と読んだ），また「**視覚的**」な誤りも犯した（例えば，"stock"を"shock"，"saucer"を"sausage"，"crocus"を"crocodile"と読んだ）。G. R. の読み行動は，単語の文法的カテゴリーに強く左右され，**具象名詞**は他の語よりも正確に読んだ。**形容詞**，**副詞**，**抽象**名詞の難易度は中程度で，**機能語**（例えば，for, his, the, in など）は正しく読めることはほとんどなく，多くの場合，彼はこれらの語を完全に無視した。またG. R. は，発音可能な非単語を，どんなに綴りが単純であっても**まったく**読むことができず，視覚的に似た実在単語（例えば，"wep"に対し"wet"，"dup"に対し"damp"）を答えるという手段をとるか，まったく答えることができなかった。

これらの複雑な特徴は，今日では**深層性失読**（*deep dyslexia*）と呼ばれ，MarshallとNewcombeによって初めて記載されて以来，多くの研究者によって報告されている。Coltheart (1980) は15の事例を総説し，Kremlin (1982) は同様の**症状の組合わせ**を示す8症例を報告，Coltheartら(1987) はさらに10症例についてまとめた。

深層性失読について予備的理解に至るために，MarshallとNewcombeはまず次の点を強調した。すなわち，彼らが最初に観察した症例が，単語の意味を想起する**前**に綴りに対応する発音を想起することが**できなかった**という点である。意味と発音にアクセスするために語**全体**の正書法が用いられた可能性が高いと考えられる。意味的表象にアクセスする手段として語全体の綴りのパターンを利用していなければ，"moon"（具象名詞）のような語は読めて"soon"（副詞）や"yoon"（正書法の表象が存在しない綴りパターン）が読めないことが，どのように起こるのだろうか。意味を**伴わない**語（つまり発音可能な無意味語）は読みのシステム中にデータが存在しないため，何の反応もみられない。これに加えて，視覚的な語の形態を介しての意味へのアクセスは，部分的で不完全であると考えられる。例えば，"lion"という文字列に対する活性化は（大きい，危険な，ネコ科の）のようなものであるので，意味的には関連があるが正答ではない，"tiger"のような答えが導かれる。

改良された理論

深層性失読の概念の基礎にある推論では，患者は単語綴りをパターン**全体として**見て意味に対応させて単語に対する発音を概念として抽出すると考えられる。ただしこの主張は，深層性失読における読みは個々の文字を分析せずに行われることを意味**しない**点に注意する必要がある。つまり，この説明は，患者が単語全体を直接活性化させるようなある種の全体的な特徴抽出によって読んでいるということを必ずしも意味せず，紙面上の正確な文字配列に対応する抽象的な正書法表象が貯蔵されていて（例えば，FLOWER, flower, FloWeR はいずれもまったく同じ正書法形態をもち，そのためシステム上の**同一項目**に対応する），それにまず接続することにより意味にアクセスなされることを意味しているにすぎない。

この考えかたは驚くべきものといえよう。われわれは直観的に文字単語の意味を理解する**前に**その語の音を想起する。しかし，深層性失読者の読み行動を見れば，彼らがおそらく語の正書法パターンを直接解釈する純粋に視覚的な手順を利用して，やむを得ず意味**から**発音を想起することが明らかに示された。深層性失読についてのこの説明からすぐに1つの疑問が想起される。すなわち，深層性失読の読みは損傷によって構成部分の一部しか文字単語を処理できない状態になった正常なシステムの特性を示すのか，習慣的な処理様式をも劇的に変える**質的**変化がシステムに生じるのかという問題である。この疑問に関連する問題として，読みの障害を構成する**症状の組合わせ**の一貫性（症状群）の問題がある。すなわち，読みで意味的誤りを犯す患者は，同時に視覚的誤読や，イメージ喚起性の高い（具象的）単語よりも低い（抽象的）単語の読みに困難で，品詞効果（例えば名詞は機能語よりもよく読める），派生語的な誤りなどを常に伴う複雑なプロファイルを示すが，この事実の背後には何があるのだろうか。

最も平凡な説明は，上記のパターンは独立の障害が組み合わさったもので，それらの神経解剖学的基盤が部位的に近いという理由で同時に障害が発生しているにすぎないというものである。この説明の問題点は，実際に意味的誤読がみられた場合，深層性失読を特徴づける他のすべての症状も確実に出現するようにみえる点であった (Coltheart et al, 1987)。つまり，患者が文字単語を正しく解釈できずに意味的錯読が

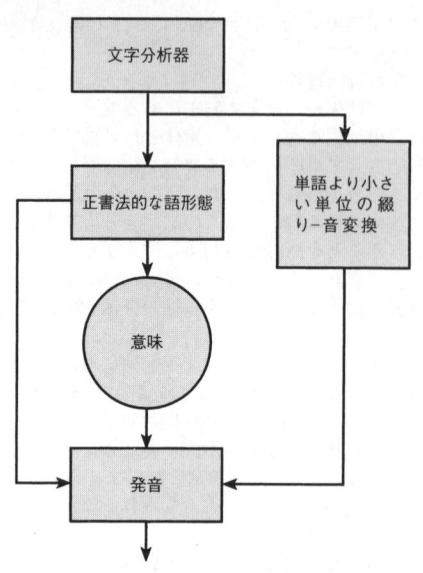

```
           ┌──────────────┐
           │  文字分析器   │
           └──────┬───────┘
                  │
        ┌─────────┴──────────┐
        ▼                    ▼
┌──────────────┐    ┌──────────────┐
│ 正書法的な語形態 │    │ 単語より小さ  │
└──────┬───────┘    │ い単位の綴   │
       │            │ り-音変換    │
       ▼            └──────┬───────┘
    ( 意味 )               │
       │                   │
       ▼                   │
  ┌────────┐◀──────────────┘
  │  発音  │
  └────────┘
```

図39 深層性失読の患者が単語の視覚的形態を直接意味に対応づけて読まざるを得ない事実を解釈するために最初に用いられた処理のシェーマ
患者は正書法的な形態から意味への経路を部分的に利用することはできるが，もう1つの意味を迂回する解読経路は利用できない。

みられるときは，他の症状が常に随伴しているのである。部位的に近い独立の過程の損傷という解釈をとるとすれば，このような完全な一貫性はどう説明するのだろうか。

もう1つの仮説は，深層性失読は，左半球ではなく**右半球**で媒介される正常な状態では生じない代替手段による読みの結果であるとする考えかたである。この主張を支持する証拠は，深層性失読の患者の読み行動と，難治性てんかんの治療のために脳梁と前交連を切断した患者の右半球の読みとが似ているという事実である。これらの交連切断患者は，単語と絵のマッチング課題では，右半球だけに単語が提示されると深層性失読にみられる誤読と同じように，意味的な誤りを犯した(Zaidel & Peters, 1981)。また**健常な**被験者に対する単語認知課題で，刺激を左視野に瞬間提示する方法を用いると(これは右半球に投射される)，これも深層性失読の読み行動と似た抽象的な(イメージ喚起性の低い)単語よりも具象的あるいはイメージ喚起性の高い単語が認知されやすいことが判明した(Ellis & Shepherd, 1974; Hines, 1976; Day, 1979)。

右半球仮説は直観的には魅力的であるが，残念ながらまだ不十分な点が残されており，PattersonとBesner(1984)，Shallice(1988)が詳細な批判を行ったが，その議論の骨子は次のように要約できる。健常被験者の左視野の視覚単語認知の具象性による効果は必ずしも再現性が高くなく，PattersonとBesnerは過去の研究の方法上の問題をいくつか指摘した。また，深層性失読の読み行動と交連切断患者における離断された右半球の読みとの類似性にも問題があった。実際，そのような脳神経外科的手術を受けたいくつかの症例における右半球は(患者の多くは幼児期からてんかんを起こしていたので，実質的に皮質の再構成が行われていると考えられる)，いくつかの単語の意味について部分的な知識しかもっていないことが明らかにされたので，深層性失読が正常な右半球の読み機構を反映したものであるという大雑把な主張を明確に支持するとは言い難い。少なくとも1例の患者は脳卒中後に深層性失読の多くの特徴を示していたが，2度目の**左半球**の脳卒中後にはまったく読めなくなった(Roeltgen, 1987)。

症状群としての深層性失読を統一的に説明するアプローチとしてより有望なのは，比較的単純なニューロンのような素子が加重連合し，並列的に相互作用を示しているという近年の計算モデルである。これらの「**コネクショニスト**」の構造物(Quinlan, 1991の総説が優れている)は，多数の処理ユニットが加重連合し，その連合上に分散配置された表象を用いるのが特色である。そのモデルの構造は脳のハードウェアの特徴と考えられるものによく似ていたので，認知神経科学者はそのモデルに強い関心を示した。

この方法を深層性失読に適用する現在の流れのなかで，HintonとShallice(1991; Plaut & Shallice, 1993も参照)は，意味の近い，言葉で表現できる概念を区分する境界領域に対応した意味空間の「**アトラクター**」という考えを効果的に利用した。視覚的(正書法)単語からこれらの意味的表象への入力がもともと多少のノイズを含んでいても，アトラクターは水盤のように，単語に対する活性化を意味空間内の正しい場所に集め続けるであろう。しかし，このシステムが損傷を受けた場合は(加重連合の任意の一部が動作しなくなったり，いくつかの処理ユニットが失われることにより)，入力された単語は時々意味的に関連のある語に対応する近隣のアトラクターに引き寄せられることになる。この

ようにネットワークは"peach"という単語を"apricot"と取り違える。それは、標的語の水盤に近いがそのものではない意味空間上の領域に活性化が伝わるからである。HintonとShalliceによって提案されたこの解釈は、その原理からいって、形態的に関連のある単語にも拡張することができ、"restful"を"restless"と読み誤る原因を説明することができた。

このシステムに特定の損傷が生じると、この種の相互作用をもつ構造物は予期せぬ結果を生み出す。HintonとShallice(1991)が指摘したように、「コネクショニストのネットワークでは、似た入力は似た出力を生む傾向があり、一般によく似た入力からきわめて異なる出力を生み出すために、多大な訓練と注意が必要である。そこで、それぞれの意味が大きな水盤を有しているならば、ネットワークは単語の視覚的な形態をこの水盤内のどこへでも自由に結びつけることができる。その場合ネットワークは、視覚的に似た単語を意味空間上の近い位置に結びつけようとするであろう。意味空間における水盤の境界を移動させる損傷があると、複数の要因が混合した誤りや視覚的誤りが起こりやすくなる」(p.75)。驚くべきことに、文字単語と意味空間内の領域との対応関係を障害する変化を与えると、深層性失読でよくみられる、"mat"を"rat"と読むような純粋に視覚的な誤りや、"cat"を"rat"と読むような複数の要因が混合した(視覚的と意味的の両方による)誤りが、予想された以上に高い割合で生じた。

深層性失読をモデル化するこのアプローチによる別の研究によって、イメージ喚起性が読み行動に与える効果をとらえることに成功した。PlautとShallice(1993)が立脚した考えかたは、単語が喚起する意味的属性ないし特性の数は基本的に語によってさまざまであり、抽象的ないしイメージに訴える程度が低い語は具象語に比べ属性の数が少なかった(Jones, 1985)。彼らはまた、HintonとShalliceが考案した、プログラムとして実行可能な説明について述べ、これには意味的ユニットと**意味素**(競合するユニットの間に側方抑制的相互作用を発達させることにより、活性化した特性が局所的に一貫性が保たれる)と「**洗練**」ユニットのグループを結ぶ双方向性の連絡が含まれ、後者は多くの個別的特徴ユニットとの間に双方向性の連絡を形成していた。この装置により、個々の意味素がさまざまな部分**集合**を作って相互に影響し合い、それらの間により全体的な一貫性が形成される。

このネットワークが損傷を受けると、意味洗練機構は具象語よりも抽象語で起動されにくくなる。なぜなら、抽象語の表象はより少ない特徴で構成されているため抽象語(や機能語のようなその他の品詞の単語)が依拠する単語-意味空間対応があまり調節されていないからである。これに対し具象語の表象は、固有のものも共通のものも含め多くの特徴で構成され、活性化したときにより強力に洗練ユニットの恩恵を受ける。興味深いことに、洗練ユニットが重度の損傷を負うと、**逆**の具象性効果(抽象語が具象語よりもよく読める)が生じた。なぜなら、抽象語は依然として単語から意味素への直接的連絡に依拠することができるが、より広範にわたる意味的特徴をもつ具象語は、洗練ユニットの活動への依存度が高いため、多くの誤読を生じたからである。この通常とは異なるタイプの解離は、Warrington(1981)が報告した**具象語の読字障害**の症例で明らかにされた。

綴りから音に至る非意味的手順

われわれの直感に反し、正常な読みの機構は、書字単語を貯蔵する正書法の形態の表象に対応づけるため、この表象から意味へ直接入っていくことができることは明らかである。もちろん、このような**直接的**な読み手順は、アクセス形態としては唯一のものでも主要なものでもない。われわれは、これまで見たこともない無意味な綴りパターン(例えば、"snark" "boojum"のような無意味語)から容易に発音を想起し、文字列から発音を想起して**間接的**に意味にアクセスすることができる。そのため"yot" "brane"のようなパターンは、貯蔵されている正書法形態"yacht" "brain"に対応していないが、これらの「**偽性同音異義語(pseudohomophones)**」の発音を容易に想起することができ、既知のどの単語の発音(や、それから導かれる意味)と同じであるかに即座に気づく。

綴りから音に至る経路には、2つの独立した手順が並列的に存在することが、後天性読字障害の個々の症例を詳細に分析することによって明らかにされた。その2つとは、貯蔵されている正書法の形態を賦活化させる手順と、単語より小さい単位の音価にもとづいて発音を合成する手順である。当初よりこの二分法を強調したMarshallとNewcombe(1973)は、無意味単語を(深層性失読ときわめて対照的に)読むことができるが、綴りと音との対応関係が規則的でない文字単語を音読ないし理解するのがきわめて困難である読字障害について報告した。例えば、無意味単語"grint"は正しく読め、"hint"

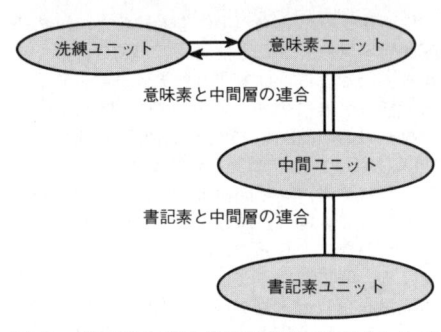

図40 深層性失読の意味的誤読をモデル化する最近のネットワークの構造

書記素は中間ユニットに対応づけられた後，意味素（意味的特徴）に対応づけられる。意味素と洗練ユニットの相互結合により，意味素の組が相互に影響し合い，意味的特徴に関してより全体的な一貫性が保たれる。

"stint" "flint" などの単語も読めるが，例外語 "pint"（液量の単位）は誤読し，int の部分を一般的発音（つまり短母音）で読んだ。誤読した場合，患者は単語の意味も理解できず，誤った発音からその語を無意味とみなすこともあった。対照的に，聴覚提示された語の理解はきわめて正常であった。

表層性失読として知られるこの読み障害は，脳の損傷によって多くの単語の正書法の表象が失われるか，それに確実にアクセスすることができなくなったためと説明された。患者は単語より小さい綴り単位と音との規則的な（つまり予測可能な）対応関係を用いて綴りに対する発音を決めることを余儀なくされ，意味へのアクセスもこの表象に依存せざるを得ない。実際，綴りと音との慣習的な関係から逸脱している "pint" のような単語（つまり正書法的に不規則ないし例外的な語で，英語ではこのような例が多数存在する）を読むのは，この患者にとって困難である。これに対し，"hint" "flint" "print" のような規則語はよく読める。なぜなら，これらの単語は単語全体に特有の正書法の知識を必要とすることなく発音を組み立てることができるからである。ただし，規則語も，発音に依存するという点で，正常に扱われているとはいえない。"fare" と "fair" のような同音語の混同は不可避であり，患者は単語に固有の綴りよりも，先入観や文脈などにもとづいて意味を決める。

さらに改良された理論

表層性失読の初期の報告では（Marshall & Newcombe, 1973 ; Coltheart et al, 1983），深層性失読と質的に異なる読み障害であることが明確に指摘されたが，これら2種の読み障害が**相補的**であるとは必ずしも考えられていなかった。表層性失読が深層性失読の原因となる離断のまさに逆であるなら，単語を分析的に扱う比較的**健全な**機構を利用し，単語より小さい綴りの単位から発音を組み立てるはずである。しかし残念ながら誤読のパターンは，この単純な考えかたから予測されるものよりはるかに複雑であった。典型的な表層性失読患者の多くの誤反応は実在語になる傾向があり，例えば，"steak" のような単語に対しての誤りに現れる。"eak" という部分を慣習的な発音で読むと "freak" "leak" "beak" などと似ているので，非単語の "steek" になる。実際にはこの予測どおりの（疑問の余地のない）規則に沿った誤り以外に，"stack" "stuck" のような誤りも珍しくない。おそらくさらに問題は，明らかに読み間違いの多くが，これらの綴りから音への原理が患者でいくぶん不確実に作用していると仮定するにせよ，機械的にその原理を適用したことによるのではないということである。例えば，Marshall と Newcombe(1973) が実証した患者は "incense" を "increase"，"barge" に対し "bargain" などと読んだが，これは，綴りと音の対応規則を実際に適用しているというよりは，綴りの一部を見て単語全体を再構成することを示唆する誤りである。Marcel(1980) はこのような読みかたと，文字を読み始めた子供にみられる誤りが似ていると述べ，単語全体を処理する（語彙的）過程とは異なる読みのための独自の機構が存在するという推論に疑問を投げかけ，少なくとも，綴りと音との関係は語彙の枠組みにはめ込まれていると述べた。

健常者が見慣れた単語の発音を即座に想起し，初めて見る単語でも同様に発音することができるのはどのような性質をもつ過程によるのかについて多くの研究の焦点となっているが，最近の発展によってこの問題は解明が一段と進んでいる。第一に，当初表層性失読の患者で報告された複雑な（混乱した）誤読パターンは，もはや正常な戦略の調整下で障害されたシステムが働いているという想定のみにもとづいて説明する必要はないと考えられた。Shallice(1988) は Henderson(1982) の議論を受け，誤読パターンの複雑さは，障害により活性化に異常が生じた視覚的な単語の形態処理システムを補うために患者が獲得した補償的戦略によるものであるという説得力のある仮説を提示した。第二

は，現在では，**非意味的読み**を示す患者（単語や物の意味に関する表象が障害された患者）の誤読のパターンは，単語単位による綴りと音の変換と，単語より小さい単位による変換を区別する理論を用いることによって正確に予測できるという有力な説が提唱された。これらの事例（例えば，Schwartz et al, 1980; Bub et al, 1985; McCarthy & Warrington, 1986）は，多くの単語を（文字でも口頭提示でも）理解することができない。また，これらの患者が示す音読では，①いくつかの単語，とくにより一般的な単語（例えば"break"）は，**単語に固有の綴り-音対応を用いて読む**。なぜなら，患者は不規則語を理解できなかったが，正しく読んだからである。②他のいくつかの単語，とくに一般的でない単語（例えば"steak"）を誤読するが，その誤りはすべて単語より小さいレベルの綴り・音対応規則を正しく対応したことを示した（つまり，"steak"に対する反応は，"freak""leak""beak"などの単語の発音に従って，"steek"となる）。

これらの結果は，機能的に独立した2つの手順が存在し，文字を音に変換する際に並列的に作動することを明確に支持していた。視覚的な語の形態を意味に対応する過程で，この後で名称の呼称反応が可能になるものと，視覚的な単語を直接発音に変換する（「**非意味的**」な）過程である。

しかし，無意味単語を音読できるのは正常な能力のうちのどの部分によるのだろうか。これらの単語には意味がなく，そのため，意味的表象を活性化させても解読することはできず，語全体に関する固有の綴り形態が貯蔵されているのでもないので，読み手が貯蔵する語彙のなかの項目を発語反応に直接対応づける方法を使うことができなかった。この問題に対しては基本的に2つのアプローチが存在する。1つの方向は，単語も無意味単語も共通の非意味的手順によって処理されると仮定するものである。その場合，このシステムは，正書法の表象は**単語に特異的**であるだけでなく，綴りと音との**全般的な対応規則**を含んでいなければならない。例えば，ShalliceとMcCarthy（1985）は綴りを発音に対応づけるための語の分節範囲について報告したが，それによると，単独の書記素（例えば"oo"のような，反応を対応させる最小単位），準音節，音節，単語が含まれる。より大きな単位による対応規則ほど，神経学的疾患の影響を受けやすいと考えられた。SeidenbergとMcClelland（1989）はまた別の立場をとった。すなわち，正書法の機構は単語全体に関する顕在的な表象をもたず，3つの文字の組合わせを無数（実際に作られたモデルでは1,000）にもち，また，単語の境界を示す顕在的なマーカー（#で表される）をもっている。ある文字列は，連続する3文字が保有されている3文字の組と一致すれば，正書法ユニットを活性化させる。例えば，"made"*訳注 は #ma, mad, ade, de# を活性化する。発音と正書法パターンとの対応づけについても同様の表象が想定された。このモデルからは正常な読みについても多くの予測が可能であり，初期の実験結果はこの予測に一致していたので，有望なモデルといえよう。

熟知語と非熟知語をともに読むためには**共通の正書法の変換規則が存在さえすればよい**という説とは異なる別の考えかたは，実際には脳にはある程度機能的に独立した**2つの手順**があると主張した。一方の手順では語全体の文字配列にもとづき，視覚的単語に発音を対応づけ，他方の手順では単語より小さい単位によるより一般的な対応規則が用いられた。この考えを擁護するために，Coltheart ら（1993）は最近，無意味語を読む能力がほぼ完全に失われているのに，有意味語はかなり正確に読める読字障害の患者がいると指摘した。これらの患者（音韻性失読と呼ばれる）は，共通モデルに従えば，単語の発音を想起するために，綴りから意味へのアクセスを用いているはずである。しかし，いくつかの事例ではこのような反応を生み出すのがこの機構ではあり得ないことを示唆する有力な知見が得られた。Funnell（1983）が報告した患者は，無意味語の読みがほぼ完全に失われ，多くの単語の理解が重度に障害されていたにもかかわらず，それらを正しく音読することができた。Coslett（1991）も同様の事例を報告した。この事例は後天性の音韻性失読であり，単語の読みは（抽象語も含め）非常に良好であったが，これらの単語の多くを理解することができなかった。このような事例では，単語より小さい単位を発音に対応づける手順が損傷を受け，意味に**アクセスせずに**単語全体を音読するための別々の機構が残っていると考えざるを得なかった。Coltheart らは，学ぶべき単語が与えられると綴りと音の関係の法則を組織的かつ広範にわたり抽出する実行可能なモデルを開発し，次のように考えた。すなわち，「それまでに出会ったことのない言語刺激を扱う能力は……あらかじめ一般的な言語規則のシステムが習得さ

---

*訳注：原書の"ad"は誤植。

れていると仮定することによってのみ説明することができるのであり，これらの規則の例外をも同時に正しく扱う能力は……語に特有の語彙表象が存在すると仮定することによってのみ説明することができる」(p. 606)。

視覚的な単語を音に対応づける手順に関する議論は，明らかにいくつかの基本的問題のうえに成り立っている。脳は正書法のような言語システムを実現する際，単語全体のユニットのほかに，一般的な処理を行うための規則を顕在的に有しているのだろうか。あるいはもっと別の表象システム，すなわち，より基本的な要素にもとづく活性化パターンを用い，規則性を潜在的に抽出するような表象システムを有しているのであろうか。おそらく，将来重要な展開がみられるかどうかはほとんどこの問題がうまく解決されるかどうかにかかっているといってよいであろう。

文字から視覚的単語へ

以上述べてきた読字障害は，文字が高次の視覚ユニットで知覚的に**合成された後で**障害が発生しているので，「**中枢性**」と呼ぶべきであろう。以上に述べるサブタイプは明らかに，損傷によって正書法の形態への正常なアクセスが障害されるためである。純粋失読では，患者は言語障害がまったくみられず，単語を綴る能力をもっている。しかし，読む能力は制約され，非常に骨の折れる手順を踏むので，単語を認識するまでの時間に，文字列の長さに対応した加算効果がみられた(そのため現在の用語は「逐字読み」)。この種の患者は一般に，単語を読む(呼称ないし分類する)のに，一般的な3文字単語でも，3〜4秒を要し，単語が1文字長くなるごとに，読む時間は2〜3秒ずつ長くなる。

この特徴的な読字障害の完全な解釈はまだ明らかにされていない。1つの説明として，複数の視覚的形態を知覚することの一般的障害(Rapp & Caramazza, 1991; Kinsbourne & Warrington, 1962)や，単一の視覚的要素の処理に障害があり，それが多くの視覚的要素(文字列)を同時に認識しなければならないときに増強されるため(Farah, 1990; Friedman & Alexander, 1984)という考えかたがある。これらの現在の説明のすべてが有する弱点は，これらが基本的に知覚障害(文字マッチング課題における異常)と逐字読みとが同時に生起したという事実を根拠としている点である。このように2つの障害が同時に観察されただけでは，末梢における障害が読字障害の直接的原因であるという主張は証明されたことにはならない。

最近のいくつかの観察は，より精密な説明の構築を可能にしている。現在では，少なくとも何人かの患者は，文字単語の意味に不完全ながら即座にアクセスできることが明らかにされた。例えば，ShalliceとSaffran(1986)は，逐字読みをする患者が，単語と非単語の判断や意味による分類をかなり正確に行うことができ，しかも標的語の提示時間を読み上げる間もないぐらい短くしても行えることを述べた。この種の「**沈黙した潜在的な**」読みは他の多くの事例でも報告された(Coslett & Saffran, 1989; Coslett et al, 1993)。おそらく，一部の純粋失読患者では，単語による活性化は依然迅速に発生しているが，知覚対象が十分に認識され意識に上るまでには至っていないと考えられた。文字と単語の相互作用がどのように変化したためにこのような特徴的な解離が発生したのかという疑問については，今後の研究が必要である。

最後に，これもまた末梢性であるが，焦点以外の領域からの情報をふるいにかける注意システムの障害を反映すると考えられる読字障害事例が多数報告された(Shallice & Warrington, 1977)。この障害の結果，多くの割り込みによる誤読が生じる(例えば "win fed" を "fin fed" と読む)。読みの健常な被検者でも，視覚に制約のある条件下で一群の単語セットのうちの1語を読もうとすると，同様の誤読を示す(Mozer, 1983)。一般的な注意の障害に起因する，また別の障害には，無視性読字障害(neglect dyslexia)がある。これは，単語の最初ないし最後を読み誤るという特徴を示す(例えば，"enigma" を "stigma" と読む)。最近の説明(例えば，Ellis et al, 1987; Costello & Warrington, 1987)では，文字の位置と特徴が区別され，無視性読字障害では注意の焦点が文字の特徴の一部に限定されていることが報告された。

【文献】

Bub, D., Cancelliere, A., & Kertesz, A. (1985). Whole-word and analytic translation of spelling to sound in a nonsemantic reader. In K. E. Patterson, J. C. Marshall, & M. Coltheart (Eds), *Surface dyslexia: Neuropsychological and cognitive studies of phonological reading* (pp. 15–34). Hillsdale, NJ: Erlbaum.

Coltheart, M. (1980). Deep dyslexia: a review of the syndrome. In M. Coltheart, K. E. Patterson, & J. C. Marshall (Eds), *Deep dyslexia* (pp. 22–48). London: Routledge.

Coltheart, M., Masterson, J., Byng, S., Prior., M.,

& Riddoch, J. (1983). Surface dyslexia. *Quarterly Journal of Experimental Psychology, 35A*, 469–95.

Coltheart, M., Patterson, K., & Marshall, J. C. (1987). Deep dyslexia since 1980. In M. Coltheart, K. E. Patterson, & J. C. Marshall (Eds), *Deep dyslexia* (pp. 407–51). London: Routledge.

Coltheart, M., Curtis, B., Atkins, P., & Haller, M. (1993). Models of reading aloud: dual-route and parallel distributed processing approaches. *Psychological Review, 100*, 589–608.

Coslett, H. B. (1991). Read but not write "idea": evidence for a third reading mechanism. *Brain and Language, 40*, 425–33.

Coslett, H. B., & Saffran, E. M. (1989). Evidence for preserved reading in "pure alexia." *Brain, 112*, 327–59.

Coslett, H. B., Saffran, E. M., Greenbaum, S., & Schwartz, H. (1993). Reading in pure alexia. *Brain, 116*, 21–37.

Costello, A. de L., & Warrington, E. K. (1987). Dissociation of visuospatial neglect and neglect dyslexia. *Journal of Neurology, Neurosurgery and Psychiatry, 50*, 1110–16.

Day, J. L. (1979). Visual half-field recognition as a function of syntactic class and imageability. *Neuropsychologia, 17*, 515–19.

De Bleser, R., & Luzzatti, C. (1989). Models of reading and writing and their disorders in classical German aphasiology. *Cognitive Neuropsychology, 6*, 501–14.

Ellis, H. D., & Shepherd, J. W. (1974). Recognition of abstract and concrete words presented in the left and right visual fields. *Journal of Experimental Psychology, 103*, 1035–6.

Ellis, A. W., Flude, B. M., & Young, A. W. (1987). "Neglect dyslexia" and the early visual processing of letters in words and nonwords. *Cognitive Neuropsychology, 4*, 439–64.

Farah, M. (1990). *Visual agnosia: Disorders of object recognition and what they tell us about normal vision.* Cambridge, MA: MIT Press.

Friedman, R. B., & Alexander, M. P. (1984). Pictures, images and pure alexia: a case study. *Cognitive Neuropsychology, 1*, 9–23.

Funnell, E. (1983). Phonological processes in reading: new evidence from acquired dyslexia. *British Journal of Psychology, 74*, 159–80.

Henderson, L. (1982). *Orthography and word recognition in reading.* London: Academic Press.

Hines, D. (1976). Recognition of verbs, abstract nouns and concrete nouns from left and right visual fields. *Neuropsychologia, 14*, 211–16.

Hinton, G. E., & Shallice, T. (1991). Lesioning an attractor network: investigations of acquired dyslexia. *Psychological Review, 98*, 74–95.

Jones, G. V. (1985). Deep dyslexia, imageability and the ease of predication. *Brain and Language, 24*, 1–19.

Kinsbourne, M., & Warrington, E. K. (1962). A disorder of simultaneous form perception. *Brain, 85*, 461–86.

Kremin, H. (1982). Alexia: theory and research. In R. N. Malatesha & P. G. Aaron (Eds), *Reading disorders: Varieties and treatments.* New York: Academic Press.

McCarthy, R. A., & Warrington, E. K. (1986). Phonological reading: phenomena and paradoxes. *Cortex, 22*, 359–80.

Marcel, A. (1980). Surface dyslexia and beginning reading: a revised hypothesis of the pronunciation of print and its impairments. In M. Coltheart, K. E. Patterson, & J. C. Marshall (Eds), *Deep dyslexia* (pp. 227–58). London: Routledge.

Marshall, J. C., & Newcombe, F. (1973). Patterns of paralexia: a psycholinguistic approach. *Journal of Psycholinguistic Research, 2*, 175–99.

Mozer, M. C. (1983). Letter migration in word perception. *Journal of Experimental Psychology: Human Perception and Performance, 9*, 531–46.

Patterson, K. E., & Besner, D. (1984). Is the right hemisphere literate? *Cognitive Neuropsychology, 1*, 315–42.

Plaut, D. C., & Shallice, T. (1993). Deep dyslexia: a case study of connectionist neuropsychology. *Cognitive Neuropsychology, 10*, 377–500.

Quinlan, P. T. (1991). *Connectionism and psychology: A psychological perspective on new connectionist research.* Chicago: University of Chicago Press.

Rapp, B. C., & Caramazza, A. (1991). Spatially determined deficits in letter and word processing. *Cognitive Neuropsychology, 8*, 275–311.

Roeltgen, D. P. (1987). Loss of deep dyslexic reading ability from a second left hemisphere lesion. *Archives of Neurology, 44*, 346–8.

Schwartz, M. F., Saffran, E. M., & Marin, O. S. M. (1980). Fractionating the reading process in dementia: evidence for word-specific print-to-sound associations. In M. Coltheart, K. E. Patterson, & J. C. Marshall (Eds), *Deep dyslexia* (pp. 259–69). London: Routledge.

Seidenberg, M. S., & McClelland, J. L. (1989). A distributed, developmental model of word recognition and naming. *Psychological Review, 96*, 523–68.

Shallice, T. (1988). *From neuropsychology to mental structure.* New York: Cambridge University Press.

Shallice, T., & McCarthy, R. (1985). Phonological reading: from patterns of impairment to possible procedures. In K. E. Patterson, M. Coltheart, & J. C. Marshall (Eds), *Surface dyslexia* (pp. 361–97). Hillsdale, NJ: Erlbaum.

Shallice, T., & Saffran, E. M. (1986). Lexical processing in the absence of explicit word identification: evidence from a letter-by-letter reader. *Cognitive Neuropsychology, 3,* 429–58.

Shallice, T., & Warrington, E. K. (1977). The possible role of selctive attention in acquired dyslexia. *Neuropsychologia, 15,* 31–41.

Simmel, M. L., & Goldsmidt, K. H. (1953). Prolonged posteclamptic aphasia: report of a case. *AMA Archives of Neurology and Psychiatry, 69,* 80–3.

Warrington, E. K. (1981). Concrete word dyslexia. *British Journal of Psychology, 72,* 175–96.

Zaidel, E., & Peters, A. M. (1981). Phonological encoding and ideographic reading by the disconnected right hemisphere: two case studies. *Brain and Language, 14,* 205–34.

Daniel N. Bub

dysorthographia 正書法書字の障害

文字産生すべての障害に関係するが，一般的には非流暢性失語の失書に関連するものと考えられる。運動(非流暢)性失語の古典的な記述では，書字の障害を伴わずに失語がみられるとされているが，臨床的な事実が示すところによれば，口頭言語の障害の多くで書字障害がみられる。正書法書字障害の症状はさまざまであるが，その影響は一般に単語レベルでみられ，個々の書記素の筆記は正常に保たれている。障害は書写よりも書取りで顕著であり，非単語よりも実在単語において，また記号や数字よりも単語で顕著である。

dyspraxia 失行

関連する筋肉の麻痺がないのに，意味のある運動が相対的に不可能になる状態〔失行(apraxia*)〕。接頭辞の a- と dys- は，厳密にはそれぞれ完全な機能の消失と部分的な機能の消失を意味するが，神経心理学ではかなり漠然と用いられている。しかし，dyspraxic は一般的に apraxic より重症度が低いとされる。

dysprosody 韻律障害

話し言葉の表出にあたって，抑揚，リズムやアクセントが消失すること。運動性失語や非流暢性失語(aphasia*)の一側面としての音素生成障害であり，回復過程における障害の残滓であるにすぎない。韻律障害は，音素生成の困難に対する聴覚的ないしは運動感覚的フィードバックを用いた過剰修正によって起こると考えられ，音素プログラミングの障害といえる。

dystonia ジストニー

過度の筋緊張を伴った四肢と体幹の姿勢の異常でしばしば繰り返される不随意な捻転運動により姿勢異常が中断される運動障害。舞踏運動(chorea*)とアテトーゼ(athetosis*)に密接に関連する。ジストニーは大脳基底核，被殻とその結合線維の病変に由来し全身性にみられるものと，全身性よりも出現率の高い局所性のものがあり，後者には斜頸(torticollis*)，眼瞼攣縮(blepharospasm*)，痙性構音障害(dysarthria*)，書痙がみられる。この障害には強い遺伝的基盤が存在する。

E

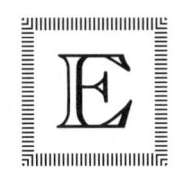

echolalia　反響言語(エコラリア)

　単語と句を自動的に反復する現象。一般的には，検者によって用いられた最後の単語と句を患者が復唱する場合に反響言語と呼ばれるが，会話中に起こる言葉の反復にも用いられる。一度だけ繰り返すのが一般的であるが，さらに何回も反復する場合もある。厳密には，**反響言語は句の反復であり，単一の単語の反復は同語反復**(*pallilalia*，パリラリア)と呼ばれる〔最後の音節の反復は**語間代**(*logoclonia*)という〕。しかし，この用語はあまり厳密に用いられなくなった。

　この症状は，発話に問題はなく流暢な(復唱も障害されていない)成人の失名辞失語〔失名辞(anomia*)の項を参照〕でよくみられ，検者が用いた言葉を使うことによって自身の喚語困難を改善する方略であると理解されている。この方略は，必ずしも高い認知水準を意味するものではなく，最後に聴いた言葉は高い誘発性をもち，発話産生システムに選ばれやすいためにすぎないと考えられる。

　復唱は保持されるが，言語表出が超皮質性感覚性失語(aphasia*)に似て流暢な場合，音素性錯語と語性錯語が多く反響言語となる。これに対し患者の発話中に反復が起こる場合は，反響言語は注意の混乱によって起こる保続現象と理解される。

　痴呆(認知症，dementia*)によって起こる一般的な言語崩壊では，一貫性のない言語表出が特徴的で，反響言語もみられるが，この場合は比較的自動的な反射形態の言語反応と考えられる。しかし一部の研究者は，この現象を言語制御機構の脱抑制と超皮質性失語の混合型によるものであると主張している。

　痴呆で反響言語が生じる場合には，文の自動的な補完現象もみられる。

　反響言語は小児自閉症の主要な特徴でもある。小児の反響言語の症状と，小児の受容性の言語障害にみられる徴候とが重複していることから，自閉症の神経学的・神経心理学的基礎についての仮説が立てられた。

　　　　　　　　　　　　J. Graham Beaumont

echopraxia　反響動作

　反響言語(echolalia*)と似た運動の自動的な反復。通常，行為と運動の強迫的模倣と考えられ，時に行為の反復(*echopraxia*)と運動の反復(*echokinesis*)に分類する。反響動作はまれにではあるが，ジル・ド・ラ・トゥレット症候群(Gilles de la Tourette syndrome*)にみられる。

ECT(electroconvulsive therapy)　電気けいれん療法

　電気けいれんショック(electroconvul-sive shock；ECS)とも呼ばれる。抗うつ薬の効果がないときや自殺企図や自虐行為があるときなどのように，迅速な対応が望まれるとき，うつ病患者に対して行われる精神治療のこと。電気けいれん療法は側頭部に2つの電極を置き，70〜120 V 500 msecの交流電流を用いてけいれんを起こす。患者保護のために筋弛緩薬，精神安定薬がショック療法前に投与され，治療は2〜3週の間に約10回反復する。この療法が精神医学的治療として適切なものであるかどうかについてはなお議論がある。

　治療効果に関する興味とは別に，電気けいれん療法の神経心理学的意義は，記憶に影響する副作用で，これは動物の電気けいれんショックに関する実験に対応する臨床に相当する。両側電気けいれん療法(通常各大脳半球に1つの電極が置かれる)は通常の治療回数を制限した場合でも記憶の変化を起こす。しかし，これらの変化は回復可能であり，約6カ月以内に治療前の状態に戻る。多くの治療がなされるに従って効果は累積的に増大する。ある効果はとくに自伝的な記憶においては6カ月以上持続するが，これは重度の障害ではない。

　電気けいれん療法の一側刺激(同側半球上に両電極)は治療への初期反応を低下せずに，記

憶に対する電気けいれん療法の影響を減弱させる。さらに左半球刺激では言語性記憶に，右半球刺激では非言語性記憶に影響があるため，右半球刺激が患者の害がより少ない。しかし，この結論は普遍的に受け入れられているものではなく，両側半球刺激，片側半球刺激の両者が引き続き行われる。

記憶に対する電気けいれん療法の影響と側頭葉病変の影響には明らかな相関があり，両者とも前向性健忘を起こす。側頭葉の海馬と扁桃体がてんかん活動の重要な起源であることを考慮すれば，これら側頭葉内側部の構造の関与が側頭葉病変による影響と電気けいれん療法による記憶に対する効果の両者に重要であると結論づけることは理にかなっている。海馬の反復性てんかん発作活動はこの領域に慢性的な変化を起こし，細胞消失を起こすことが知られ，電気けいれん療法が繰り返し行われると同様の病理学的変化を起こすという懸念がある。このため電気けいれん療法は約10回を1クールに限り行われるのがよい方法と考えられる。臨床神経心理学者は過去において電気けいれん療法が多く（100回以上）行われた患者に出会うことがあるが，このような患者には記憶と認知機能に慢性的障害がみられるが，これは電気けいれん療法による治療によって起こされたものであろう。

J. Graham Beaumont

ectopia　転位

ある組織が不適切な場所で異常に発達することを表す一般的な医学用語。神経系では以下の2つに対して用いられる。

脳外転位は，神経集団が髄膜内ではあるが大脳半球の外に位置し，その結果，異所性（heterotopia*）となる。発達初期のこの異常は，胎児のアルコールの曝露と関連づけられたが，毒性物質の初期の曝露とだけ関連しているわけではない。とくに胎生8～20週の外傷性過程が，同様に異常な神経細胞の移動と発達の原因と考えられる。

水晶体転位（ectopia lentis）は眼球の発達異常であり，視力低下を伴う緑内障がみられる。遺伝的に決定されたまれな状態で多くの他の発達異常と関連している。

edema(oedema)　浮腫

正確には**脳浮腫**（cerebral edema）であり，脳実質とその周辺組織の腫脹。脳浮腫は急性期によくみられる反応で，多くは頭蓋内圧亢進を伴い，限局した浮腫の場合には脳領域の偏移を伴うことがある。脳浮腫には3型あり，1つは**血管性**で外傷や腫瘍によって起こった膜透過性亢進が原因となり，もう1つは**細胞障害性**で通常無酸素症発作による細胞死に関連し，最後は**間質性**で水頭症（hydrocephalus*）を伴う。頭蓋内圧の有意な上昇を伴う浮腫の効果は神経外科と薬物治療により軽減するが，重症でない型は急性期の経過中に自発的に寛解する。

EEG　脳波記録法（electroencephalography*）の項を参照。

electrical stimulation　電気刺激

脳の電気刺激は，皮質上に置かれた電極や，脳深部に刺入された電極を通じて生理学的に低いレベルの電流を脳実質に流す。脳自体には感覚受容器がないので，刺激は患者の自覚なしに行うことができる。電気刺激，とくに皮質に置かれた電極からの刺激は，脳外科医にとって重要な道具であることが実証されたが，さらに皮質の機能に関する貴重な情報が得られた。外科手術の際に露出された皮質の電気刺激は，刺激時に深い麻酔をかけていない患者の主観的報告も含めたさまざまな行動反応を起こす。その結果にもとづき脳外科医は，切除前に特定の皮質領野の機能を知ることができ，外科切除の範囲を特定する。しかしそれと同時にこの手法によって，皮質機能についての重要な知見が得られた。例えばPenfieldらによって集積された中心溝領域（Rolandic area*）に含まれる皮質領野の機能に関する知見はその典型である。

これらの研究の結果は，皮質を一次，二次，三次の3つのレベルに分ける考えかたとよく一致している。皮質の一次レベルは，感覚受容か，個々の運動の意図的運動出力に関与している。これらの一次感覚領野の刺激は，感覚を生起させる。視覚皮質の刺激では閃光感覚（phosphene*）が生じ，聴覚皮質では純音が聴こえ，体性感覚皮質では身体の一部に局在した触感覚が生じる。また一次運動皮質の刺激では身体の特定部分の運動が起こる。一次皮質を取り囲む二次皮質の刺激では当該モダリティの知覚が成立する。すなわち，二次視覚皮質の刺激では統合された視知覚やイメージが経験され，二次聴覚皮質ではメロディーか音かを特定する環境音が経験される。二次体性感覚皮質の刺激では，例えば前腕がそっとベルベットで触られるような知覚が起こる。二次運動野が刺激されるとより複雑で統合された潜在的目的をもった運動が起こる。三次皮質や連合野に関しては，電気刺

激を用いた研究は少なく，連合野に対する電気刺激の効果は解釈が困難である。一次皮質を直接刺激する方法は感覚器官あるいはそこから皮質への伝導路に機能不全がみられる症例で，機能を補綴する目的で試みられた。しかしこのような試みは，技術は原理的に可能であるが，有効なシステムが開発される段階には至っていない。

脳の皮質下領域の電気刺激もまた定位脳手術によって行われた。定位脳手術では，三次元座標にもとづいてX線誘導下で刺入した探針の位置が，到達した部位の刺激の効果によって評価される。精神外科(psychosurgery*)的手法では，このように刺入した電極を通じて，治療効果を得るために電流を流す場合と，脳組織を破壊するために生理学的限界を超えた電流を流す場合がある。最近では，植物状態(vegetative state*)の治療として脳幹(brain stem*)の電気刺激に関心がもたれているが，適切に制御された試行によって結果の有効性が示される段階には達していない。

感覚運動皮質(sensorimotor cortex*)の項を参照。

J. Graham Beaumont

electroconvulsive therapy　電気けいれん療法　電気けいれん療法(ECT*)の項を参照

electroencephalography　脳波記録法

脳内の神経活動に伴う電気的変化は，脳波記録法(electroencephalography；EEG)技術によって計測する。脳波記録の技術は，明確に確立され詳細に記述されているので，ここでは簡潔に概観するにとどめる。詳細な技術的情報はFisch(1991)から得ることができる。

脳波活動の計測

脳波の計測は，一般的には，定められた大きさの金属電極を頭皮上の標準位置に接着させて行われる。これらの電極は，ニューロン間の電位の変化に伴う活動を検出し，1対の電極間の電位差を測定することができる。2つの活性化された記録部位間の比較は**双極導出**(*bipolar derivation*)と呼ばれる。単一の活性化電極が，共通の不活性化**基準電極**と比較される。基準電極は，例えば耳朶や乳様突起のような頭蓋以外の部位である。特定の皮質領野に注目して記録するために，2つの電極の異なる組合わせを選択できる。これらの組合わせは**モンタージュ**として知られている。

電極から拾われた各信号は，その後増幅され

る。また脳波記録者にとって中間周波数帯が興味のある周波数であり，信号は高域，低域の周波数フィルタを通過して送られる。眼球運動，筋活動や心臓の鼓動などの頭蓋以外の活動によるアーチファクトの信号を除去する必要がある。それらは，眼球運動に伴うゆっくりした前頭の活動のように，時には目視によって明らかになる場合もある。これらのアーチファクトの検出とデータからの除去は，脳波データの妥当性を保証するうえで決定的な重要性をもつ。初期には，記録結果を電極対の間の変化として視覚的に表示するために，各電極対を1つの記録チャンネルとし，動く記録紙チャートの上で，増幅された信号によってインクペンを動かした。このようなアナログ記録が，その後視覚的に精査された(本項「脳波活動の記載」ほかを参照)。コンピュータ技術によって，現在では，デジタル化した信号を一連の分析・統計パッケージの中へと入力することも可能になっている。なかには自動的なアーチファクト除去処理が組み込まれるものもある。

標準的な臨床脳波検査法では，電極は国際的に認められたシステムによって定められた部位に装着される。この標準化された配置は，**10/20法**(*10/20 system*)と呼ばれる。患者の鼻根から後頭極までの距離と前耳介点の間の距離を計測する。各電極はそれらの線を10/20%で分割する線の交差点に配置される。この結果，21の記録と1基準電極の組合わせによるモンタージュとなる。電極は，頭文字と数字によって示される。頭文字は位置を示し〔F：frontal(前頭)，P：parietal(頭頂)，T：temporal(側頭)，O：occipital(後頭)〕，数字は，奇数は左半球の電極，偶数は右半球の電極，zは頂点部位を示す。近年，脳波の高度に複雑な数学的分析用のデータを提供するために，研究技術は電極密度を増加させる方向に動いており，何人かの研究者は100チャンネル以上からなるデータを報告している。たとえあらかじめセットした電極のついた帽子を利用するような場合でも，患者や実験参加者に128もの電極を装着する場合の技術的な側面は過小評価してはならない。

脳波活動の記載

最もよく知られた記載のレベルは，さまざまな**周波数**に関するものである。1929年のHans Bergerによる初めての記載は，α**律動**であり，1秒あたり8〜13サイクルの間の活動をこのように呼ばれた。一般的に記述される他の周波数として，遅いδ(*delta*)波(<4サイクル/秒)，θ(*theta*)波(4〜<8サイクル/秒)，さらにβ (*beta*)波がある。この β という呼称は，初期には 13 サイクル以上の活動に用いられていたが，現在は，β1（>13～16），β2（>16～20），β3（>20 サイクルとそれ以上）と分けている論文を見受ける。

さらに，脳波活動は，**振幅**の面からも記述される。異なる周波数は特徴的な振幅の範囲をもち（α は一般に 50 マイクロボルト以下，β は 35 マイクロボルト以下），周波数間の振幅の変動が，特定の実験条件の変化に関連して生じる。振幅の変動は，計測されている神経活動の同期状態の変化から起こると考えられる。活性化の増加は，ニューロンの集合の同期化の度合いと関連すると考えられ，神経活動の増大はニューロンごとの活動の**非同期化**を伴い，活動は低振幅速波として計測される。神経活動の減衰は**同期化**すなわち高振幅徐波を伴う。

脳波記録の記載の中には**棘徐波活動**のように，特別な活動パターンが問題になることがある。棘徐波活動は高い振幅の棘波と，それにすぐに続く同様の振幅の徐波からなり，この複合が約 3 Hz の周期で繰り返される。このパターンの出現は，けいれん性の異常を示唆する〔てんかん（epilepsy*）の項を参照〕。

最後に，数秒以上起こる遅い直流変動も報告されている。最もよく知られたものは脳波記録法の先駆者，W. Grey Walter によって記述された**随伴陰性変動**（*contingent negative variation*；CNV）である。これは，反応を起こす準備をしている被験者にみられる（例えば反応時間テスト）ことから，事前意思決定と関連するものとして記載される。

正常脳波の活動

正常な覚醒状態の成人では，標準的な脳波記録では，頭部後方に分布した優勢な α 律動が記録され，徐波や発作性の活動はみられない。α 帯域内では，各個人の周波数は比較的安定しており，脳の 2 つの半球で同じ周波数が記録される。α 律動は，閉眼によって強まり，開眼や，被験者に特定の課題に注意をはらうよう要求することによって抑制される。α 波抑制が非対称性に起こるということは，その課題への関与のしかたが 2 つの大脳半球で異なることを示す。課題が要求されるに従って，より速い低振幅の β 活動が明瞭になる。

睡眠中の成人の脳波は，通常，眠気から深い眠りまでの範囲にわたる 4 つの段階に特徴づけられる。ステージ 1 の睡眠は β 様の波形活動を示し，ステージ 2 では，間欠性の鋭く尖った波形や**睡眠紡錘波**（*sleep spindles*）を伴う遅い背景活動が現れる。ステージ 3 とステージ 4 では，δ 波の活動の占める比率が増加する。さらにもう 1 つのステージとして，レム睡眠（REM）を伴うステージがある。この時睡眠はあきらかに最も深い段階にあるが，脳波は初期の睡眠段階の特徴である低振幅速波のパターンを示す。夢を見るのはこのステージにあるときである〔睡眠（sleep*）の項を参照〕。

脳波には年齢と関連した顕著な変化があることが注目される。成長による変化は約 20 歳の年齢までは明瞭である。それは小児の脳波に比較的共通にみられる遅い θ 型活動から，より速い α と β 帯域への周波数の変化として特徴づけることができる。約 60 歳を超える年齢になると，脳波は α 活動よりも β 活動によって特徴づけられ，α 活動はより遅くなり，反応性が低下する。

異常脳波の活動

これを明確に定義することはかなり困難である。脳波の信号では，個人間と個人内の差異がきわめて大きく，てんかんの特徴である発作的な脳波信号や腫瘍を示唆する δ 波の存在などの例外はあるが，脳波記録の中で何が正常で何が異常かについて基準を確立するのが困難だからである。成人脳波の θ 活動の存在は統計的には異常であり，精神病性の異常と関連づけられる。

いずれの文献の総説でも，「**異常脳波の過多**」や「**広汎性の脳波異常**」という曖昧な記述がみられる。このような全般的な脳波の異常は，他の所見，例えば精神分裂病（統合失調症）者の脳室の拡大（Weinberger et al, 1980）などと関連づけて報告されることもあるが，脳波の全般的異常がもつ生理学的な重要性はまれにしか議論されない。非特異的な脳波異常性として，脳波の徐波化を含めることができる。これは低い周波数帯域の脳波活動がより優勢になること，とくに α 帯域にみられるように周波数がその帯域の中の下限にシフトすることなどである。同様に，脳波記録の中の低振幅の変動が報告される。これは神経機能の可塑性の障害を反映しているという考え方があるが，これを支持する証拠はまだない。

他の異常として，課題の要求に伴う半側または両側の α 波抑制の消失が挙げられる。これは，例えば注意のような内在する脳内処理をモニターするにあたり，脳波の有用性を活かした計測といえる。これらの推論の妥当性を示すため，脳波データを課題の実行のような行動的計測と相関させて検討することも可能である。精

神分裂病のように，注意の障害が中心であると考えられる状態の検査でも用いられている。

脳波記録が異常であるかないかを決定するにあたり，異常の基準を確立する以前に，もっと大規模な標準的記録のデータベースが必要であることが指摘された。また臨床的道具としての脳波の役割を強化するために，脳波変化の生理学的意義についてさらに多くの研究が必要とされる。

脳波活動の分析

脳波記録の分析は，当初はアナログ記録の目視によって，それぞれのチャンネルごとに特定のパターンと異常部位を同定して行われ，訓練された観察力によって周波数の中に変動を見分ける。例えば目の開閉の影響としての α 活動の出現と消失などである。異常な δ 活動は，一般的にはある睡眠ステージに現れるが，脳腫瘍患者の覚醒時脳波にも明瞭にみられ，この δ 活動の存在を観察できる。棘徐波パターンは，てんかん性異常の重要な診断上の指標である。

現在では，コンピュータ化されたデータ収集を用いることにより，デジタル信号を用いて分析が行われる。詳細な手順と技術的情報についてFisch(1991)とGevinsとRemond(1987)を参照のこと。

より洗練された分析方法の初期の成果の1つに，平均誘発反応を導出するために刺激の多数回の反復に対する信号を統合する加算平均法がある〔誘発電位(evoked potentials*)の項も参照〕。この加算平均法が採用された結果，背景の「ノイズ」が除去され，反復して生起する特徴が強調される。次にその結果生じる波形が，反応潜時と振幅によって記述される。これらのデータは，特定の誘発刺激状態の関数として追究することができる。この技術の有利な点は，その時間解像度にあり，刺激提示後msecの単位で起こる変化の分析を可能にする。不利な点は，単純な刺激を多数回反復提示しなければならないこの手法のために必要なパラダイムにある。それは，この手法では問題となる処理過程を操作することが必ずしも常に可能ということではない。しかし，このような脳波の利用研究の主要な手段の1つとなり，とくに特定の心理的処理過程の研究に用いられている。

未加工の脳波信号の分析に対して，一般的に用いられる技術の1つは，**スペクトル分析**(spectral analysis)である。これにより，脳波信号の周波数区間の振幅特性を評価することができる。そこに含まれる特有の数学的技術は**高速フーリエ変換**(fast Fourier transform; FFT)として知られている。この技術は，複雑な脳波波形を特定の周波数帯域，一般には古典的な $\alpha, \beta, \delta, \theta$ などの帯域の単純な波形に分割し，それぞれの帯域内の信号振幅を計算する。その次の段階では，FFTの係数の平方を用いて**パワースペクトル**(power spectrum)を生成する。これは，周波数対強度を測定し，分析中のその時点の脳波信号の中に見出される特定の周波数の「量」の計測として大ざっぱにみることができる。パワースペクトルを用いて，例えば，**絶対帯域値**(absolute band values，特定の周波数帯域内の活動の量)や，**相対帯域値**(relative band values，異なる周波数帯域の値と比較した量)を計量できる。これらのスペクトルをグラフにプロットして信号を視覚的に表示することができる。**スペクトル圧縮配列**(compressed spectral array)は，連続するスペクトルのプロットを積み重ね，時間経過に沿って変化の計測を行う。**スペクトルエッジ周波数**(spectral edge frequency)は，その周波数以下で，あらかじめ設定された割合の信号が見出された周波数を計測し，時間経過に沿った脳波活動の変化のプロットを測定するのに用いる。

これらの計測はさらに，皮質活動を特定の事象の作用としてより詳細に記述するのに用いられる。例えば，与えられた時間中や特殊な課題遂行中の α 活動の量を比較したり，または課題開始とともに例えば8Hzから12Hzの活動にシフトしていくような，所定の周波数帯域内での変化を比較することもできる。同様に，被検者群内や群間のパワースペクトルを比較して個体差の計測も可能である。

これまで一部で注目されてきたもう1つの統計的技術は，**干渉性分析**(coherence analysis)である。これは，活性化した皮質領域においては非同期性が増加するという観察にもとづいている。そのため，異なる領域から得られる脳波の間の相関の変化は，それらの領域の活動の同期性の変化として解釈することができる。干渉性分析は，1対の領域(すなわち電極)間の相関を周波数の関数として計算する。これは，与えられた処理過程中の活動領域の変化の指標を提示することによって，脳の機能的組織化の研究を可能にするとされる。例えば，半球間の干渉性の変化は，半球の相対的な寄与の測定を可能にする。そのため，半球間のバランスの異常が示唆される条件の研究で好んで用いられたが，さまざまな方法論的問題，とくに不適切な基準電極の使用は，この測定の有用性について批判を浴びた(French & Beaumont, 1984)。しか

し，干渉性は皮質活動の特定の生理的特徴に関連する統計的技法であるという優位性をもっている。より高度に洗練された脳波分析パッケージの多くは干渉性分析を含み，正常と異常を問わず脳波の変化についての有用な指標を明らかにするであろう。

興味深いのは脳波信号の**空間的**特徴で，その皮質上の分布とそれが時間，課題の要求，被検者の性格特性などの作用によって変化することである。一般的に使われるのは，右と左の半球全体や脳葉ごとの活動の比較であり，前頭・後頭の比較が行われる。

脳波信号の空間的特徴を検査する現在の技術は，**分布図**である。最も単純な形は，各々古典的な周波数に対する振幅地図で，問題となる周波数のある特定の時点の皮質上の振幅の変動を色分けするか，グレースケールで描写する。パワーマップは，所定の周波数のさまざまな部位における信号の強度を示す。さらに皮質上の相互に関連するポイントに描かれた比較統計値を用いて統計的地図を作ることができるが，これは統計的に有意な変化が起こった領域の「**写真**」を提供する。

分布図は，初期のチャートの注視によるアプローチや新しい統計的数量化技術では得ることのできなかったある種の即時の可視化が可能になった。しかし，この地図は十分慎重に見るように自覚することが重要である(Kahn et al, 1988)。地図を作成する統計的技術には，電極間の値を統計的に推定し，一種の「**最適値**」を求めて概算するという補間法処理が含まれている。最終的な地図の一部として描かれるこれらの値は，実際の脳波データを反映していない。この問題そのものは，頭皮表面上の電極の密度を高めることで克服できるが，記録自体の難易度に影響を及ぼす。また統計がより多数の比較にもとづいている場合，得られた統計的有意性の妥当性にも影響する。おそらく地図の最適な使用法は，引き続き行う生データの統計的分析を進めていくための発見の手法としての用法であろう。

さらに高度な分析法が電磁場理論の応用から出現した(Fender, 1987)。ニューロンの分極の変化が，当該ニューロン集団の活性化パターンに直接関連する電位と磁場を形成する。ニューロンが**双極子**，すなわち反対方向に正と負の場を放射する電源であると考えると，脳波信号は特殊な双極子電流源から発生するものとしてモデル化することができる。記録が行われている皮質表面に対するこれら双極子の方向は，計測された信号の正負を決める。そのため，数学的モデル化技術を生の脳波信号に適用することによって，信号の起源と発生する変化を計算できるが，こられの方法は，双極子局在化法または**双極子近似法**と呼ばれる(Lehmann et al, 1991)。このような技術の使用は，まだ比較的初期の段階にあり，いくつかの方法論的問題，例えば信号が生成される頭部の形状の寸法差や信号が通過する組織の電導率などの問題が検討中である。

電位勾配により生成される磁場の分析に関連して**脳磁図**(*magnetoencephalogram*；MEG)がある。これは方法論的に複雑な手続きであり，多チャンネル記録が必要である。しかし，脳全体を対象として電気的活動の分布の信頼性の高い推定ができると考えられ，脳波技術を前進させる付加的な方法となろう。

空間的計測としての脳波の有用性を考える場合，それらの信号の起源についてはまだ議論が続いていることを記憶にとどめておくことが重要である(以下を参照)。そのため，活動パターンの発生源を突き止めたり，パターン自体を表記する統計的手法がいかに洗練されたものであっても，皮質で観察された活動のパターンから推測する以上，十分な注意を要する。

最近の脳波に関する議論では，統計学者によって用いられている線形技術は，この種の信号分析には，実際は不適当であり，**カオス**分析のような非線形手法が有用である。この複雑な数学的処理は，脳波のランダムではない周期的な特性に近いモデルであるとされた。さらに，信号の特性と信号の変化を，脳波の活動の背後にあると仮定されている信号発生源(本項「脳波活動の起源」を参照)の動きをモデル化した，いわゆるカオス・アトラクターで記述することができる。この形の分析を使用することは，分析に必要とされる脳波区間の長さの点で，いくつかの方法論的制約を強いられる。しかし，多数の研究者から脳波分析の将来に向けて有望な方法であると考えられた(Skarda & Freeman, 1987)。

さらに，選択された分析がどのようなかたちのものであっても，あらゆる分析のそれぞれの段階で，元の生データから多くのことを得るということに注目すべきである。したがって，採用された分析法が，提起された問題に対して答えるために最適なかたちの情報を提供しているかどうかを確認することが重要である。

脳波活動の起源

早くから，脳波の律動性の存在は，なんらか

の**電源**やペースメーカー,すなわち活動のパターンを変化させるようにニューロンの集団を制御する実体が存在していることを示唆した。脳波が正常と異常の活動の同定になんらかの有用性をもつのであれば,そのようなペースメーカーの位置は重要である。

電源を電気的双極子(本項「脳波活動の分析」を参照)としてモデル化するという,双極子推定技術を高速フーリエ変換データに応用した研究者は,異なる脳波周波数帯域は,異なる脳部位のニューロン集団によって生成されると考えた。Michel ら(1992)は,δ 活動は深部前方,α 活動は浅部後方に,β 活動は α 活動よりも深部前方に起源があることを示唆した。

研究者が現実の脳波生成と十分な相似関係にあると**仮定**した複雑な信号生成の数学的モデルを応用していることを忘れないようにしなければならない。しかし,双極子推定技術は例えば,てんかんの焦点の同定などいくつかの成功を収めている。これは,時間解像度の高性能化にやや遅れをとった空間分析のための信号の利用手段として将来有望な方法であると考えられる。

脳波計測の応用

脳波データの入手と分析にかかわる些細な点にあまりに固執しすぎると,研究の道具としての役割を忘れかねない。

心理・生理学的な尺度として,生理学的意義,すなわち正常と異常の過程の器質的基盤を同定する役割と,心理学的意義,すなわち特定の心理機能の異なる段階に光を当てることの両方を考えることができる。

脳波計測の臨床応用

生理学的な役割は,脳波の臨床的な役割とほとんど常に影響し合う。脳波を計測する際に,質問したいいくつかの疑問がある場合,その答えがその有効性を決めることになる。考察対象となっている状態の唯一の指標を提示するのだろうか,条件の器質的基礎の証拠を提示するのだろうか,他の臨床的な測定によって得られた情報以外に,有用な臨床的情報を提供できるのだろうか,思いもよらない器質的機能不全を同定できるのだろうか,あるいは器質的機能不全の可能性を排除できるのだろうかなどである。

これらの質問に対する答えは主に肯定的である。脳波の計測は明らかに,てんかん様障害の棘波焦点の同定に重要な役割を果たし,それ自体,独特な生理学的特徴になるといっても過言ではない。そのため,てんかん様障害の同定と分類における脳波の役割こそ,脳波の**存在理由**であるといえよう。同様に,睡眠段階の特性表示も,この種類に入ると考えられる。何人もの精神分裂病患者にみられた側頭領域の脳波の棘波の発見は,精神分裂病に大脳辺縁系の異常が関与すると考える仮説を支持した。注意欠陥障害の小児にみられる異常脳波の一貫した出現は,これらの状態の器質的原因の存在を示唆している。もっとも「**広範性の徐波化**」という報告は,記述的レベルを超えてこの示唆を受け入れるものではない。自閉症の子供にみられる異常な脳波の特徴もまた,器質性障害であることの証拠を支持している。これらの特徴が右半球でより頻繁に認められる傾向は,研究するうえでその焦点を絞るのに役立つ。脳波は,例えば高齢者の変性疾患に伴ううつ病のように,脳波以外では疑われないような器質性障害の存在を同定するのに重要であり,例えば側頭葉てんかんと精神分裂病を識別して,器質的障害の可能性を除外することもできる。

全体としては,脳波の臨床的有用性には限界があることを認めざるを得ない。これは,現状での空間解像度の面での弱点と,観察された異常の生理学的意義の不明確さによるところが大きい。脳波データは異なる状態や条件の生物学的根拠を同定する際の間接的な手がかりを提供するものとみなされた。その1例は精神分裂病ではほぼ一貫して観察される,平均 α 周波数の低さと高い発生率の β 活動である。これは覚醒レベルの異常の指標となるが,そのような解釈はむしろ推論的である。脳波の現在の臨床応用に関する詳細な総説は Binnie と Prior (1994)参照のこと。

正常と異常の認知研究と脳波計測

脳波のより強力な役割は,脳波の局所的変化を,特定の種類の心理的過程と結びつけることにある。この脳波の役割は,機能的(または非機能的)活動の評価において最大の威力と有用性を発揮する。**特定の処理過程の間に**,それに伴う皮質活動の変化をモニターするには,現在,脳波は最適の方法といえる。ポジトロン断層撮影法(PET),磁気共鳴画像法(magnetic resonance imaging*;MRI)は確かに洗練された**空間解像度**を有し,強力な位置同定のツールである。しかし,これらの技術は侵襲的で,潜在的に危険であり,時間浪費型で,苦痛を与え,きわめて高価であるなど評価はさまざまである。これらの点を考慮したとしても,PETやMRIは今のところ,msecでの活動の変化のデータを提供する脳波分析や聴覚誘発電位の技術ほど敏感な**時間解像度**を提供することはで

きない。

被検者の心理状態と心理的処理過程における皮質活性化の役割を評価する場合の初期の脳波の利用例は,注意状態の評価にα波活動を使用することである。先に述べたように,α波は通常脳の後方部位,とくに後頭領域にみられ一般的には,被検者がリラックスしているが無警戒の状態のときに現れ,通常,目を閉じるように求められたとき最も顕著になる。目を開けたり,フラッシュを浴びたり,特殊な課題(例えば暗算)を要求されたときに弱まる。この現象は α **波抑制**(alpha blocking)と呼ばれ,これらα波抑制の量とタイミングは,しばしば注意の指標として使われる。α波抑制の分布図は,例えば暗算が左の頭頂部により大きなα波抑制を生じさせるというように,要求された課題によって変化することが明らかにされ,特殊な認知処理過程の指標としてのこの計測の有用性が示唆された。

RayとCole(1985)は,α活動が注意の状態を適切に計測できるが,β活動は,特定の課題要求に対してより反応性が高いので,課題の本質に伴う皮質活動の変化について有用な指標を提供すると考えた。全体像をつかむために,複数の周波数帯域分析が必要であることは明白である。洗練された分析手法の導入は,全皮質上のすべての古典的な周波数帯域のパワースペクトルの比較や,特定の課題に対する左右半球間や古典的な皮質領野間の関与の違いを検出することが容易になったことを意味している。認知処理過程の作用として皮質変化を計測したものの1つに**事象関連脱同期化**がある(Pfurtscheller & Aranibar, 1977)。この手法では,異なる種類の処理要求の作用として,α帯域とβ帯域の振幅の減衰を検討し,課題要求ごとの皮質活動の領域的な違いを同定できる。分布図(本項「脳波活動の分析」を参照)も同様に採用されている(Duffy, 1988)。

簡単なα波抑制からパワースペクトル分析や,事象関連同期化干渉に及ぶ計測は,**半球特異性**,すなわち人間の2つの半球は特定のタイプの認知処理過程に対しそれぞれ特殊化されているという概念の研究に応用された。素朴な二分法では,左半球は一般的に言語機能にかかわり,右半球は空間的処理に関連すると記述している〔側性化(lateralization*)の項も参照〕。脳波の長時間に及ぶ機能的処理の連続的分析が可能で,半球特異性の研究に役立つ。そのような研究は,例えば視覚像の想起における右頭頂葉の関与と記憶過程の左側頭葉の関与を明らかにした。

個体の機能不全に関しては,障害が構造的な問題よりも機能的な問題に関係したものだとすると,脳波のような心理生理学的技術が最良のデータを提供する。これを示す有用なアナロジーとして,その問題をハードウェアの障害よりもむしろソフトウェアの問題として考えるとわかりやすい。このことは,構造的・機能的問題は複雑密接に絡み合っているということを否定するのではなく,明確な構造的問題がないのに特定の機能不全が起こっている場合に,脳波技術は価値ある研究手法となることを強調するものである。また構造的障害がニューロン間の連結のレベルであれば,PETやMRIには現在のところ限界があるため,脳波のような技術はこの障害の評価のために現在利用可能なもののなかで最良のものといえよう。

正常な認知の研究に応用した技術は異常認知の研究にも応用できる。例えば,音韻処理の弱さによって特徴づけられる発達性読字障害の子供の皮質活動の研究や,自閉症児にみられる相貌認知と脳波の関連などである。

これらすべての研究において(実際,すべての心理生理学的測定についても同様であるが),ニューロンの内因性活動に応じて常にさまざまに変化する信号を扱っているということを想起すべきである。さらに,それらの課題の多くが,要求する運動活動や感覚処理が異なり,その違いにより微妙な認知変化の違いが生じ,同様に脳波活動にも影響を与えるということを忘れてはならない(Gevins et al, 1979)。

睡眠研究における脳波計測

すでに述べたように,脳波技術を用いることによって,睡眠の機能ではないがその過程に関していくつかの洞察を得ることができる。行動観察の示唆するところによれば,最も目覚めさせるのが困難な非常に深い眠りから,落ち着きのない「浅い」眠りまで,異なる睡眠段階が存在する。一夜の眠り全体を通して脳波評価を行うために必要な技術が完全に確立されると,その後それらの睡眠段階が生理学的にも異なることが明らかになった。脳波所見が特別の重要性をもった観察結果の1つは,いわゆる逆説睡眠であり,そこでは,脳波は比較的高い覚醒段階にあることを示すが筋肉の緊張度計測の結果は,最も弛緩した段階にある。この段階は夢を伴うことが非常に多いため,脳波が夢に関連するなんらかの処理形態の指標となる可能性はあるが,それを確認した所見はない。

脳波が睡眠の研究者を記述的なレベルからは

るか上に引き上げたとはいえない。しかし脳波は能動的な過程として睡眠に関する洞察を与え，有機的な研究技術と結合し，さまざまな重要な構造の所在に関するなんらかの情報を供給する。また脳波はいくつかの睡眠異常の研究に対し記述的データを提供し，ナルコレプシーの影響と結果のモニターにも用いられている。

結論

情報の提供者としての脳波の現状は，その情報がどのように入手されたかという方法と，その途中でなされた手続き，分析，解釈などでどのような決断がなされたかということにかかっていることを念頭に置くべきである。使用する電極の数，採用された分析技術，用いられた方法論的制御などの問題は注意深く考察する必要がある。計測・分析・マッピングの技術の精度が向上したにせよ，脳波がその発生源からある距離で得られた生の計測であるという事実を隠すべきではない。脳波の電極はサイズが小さいが，それらは何千ものニューロンからの活動を記録する。さらに重要なことに，それらは脳の表面で記録される活動であるが，それらの活動の発生源は脳の表面よりは必ず下方にあり，記録部位からは若干遠くに位置することである。

現在の神経心理学的研究における脳波計測の重要性を評価するために，他に利用可能な研究技術に脳波がどれぐらいの知見を追加することができるのかを考える必要がある。脳の活動の計測は明らかに脳という組織の正常機能とその機能不全を理解するために中心的役割を果たすことが必要である。現在，てんかんのような特筆すべき例外を除き，脳波のデータの記述的な利用以外では，計測することができる指標の生理学的意義について十分知られていないことは明白である。しかしこの状況は，脳波技術をPETやMRIなどの局在同定のためのより強力な手法との組合わせや，脳波データに対する洗練された数学的モデルの応用で改善することができる。脳波の空間的解像度についても，高度に洗練された数学的技術(例えば双極子局在化法)を多数の電極からのデータに応用し，脳磁図のような技術を応用することによって，改善することができるはずである。そうなれば，研究者は脳波データから多くの意味のある推定を行うことが可能である。

心理生理学的な測定として，脳波は個々の行動的段階の評価で重要な指標を提供する。その高い時間的解像度によって，研究対象の処理が行われている間の皮質全体にわたる活動の「追跡」が可能になる。このことは誘発電位の計測にも当てはまるが，しかし，誘発電位の計測にとって適切なパラダイムが研究対象の課題に対していつも適切とはいえないことを念頭に置くべきである。例えば，読解処理過程を誘発電位のパラダイムだけを用いてモデル化することは難しい。

皮質の活動の機能的側面の評価において脳波の果たす役割があるとするならば，例えば読解処理過程のさまざまな段階のように，特定の機能が研究対象となる領域で研究の中心的役割を果たすことは明らかである。現代の認知神経心理学の考えかたに従って，さまざまな処理過程を個々のモジュールに分解することを考えるなら，皮質(や皮質下)の異なる部位がどのように関与しているかという点に興味をもつ研究者はその関連性を計測する技術が必要になる。例えば顔の認知や運動計画に含まれる脳活動をマッピングし，そのような活動の異なる処理過程下の独立性や相互依存性を確認するために脳波技術を利用することは十分に考えられる。初期の脳波研究は素朴な局在論と関連づけられた。現代の技術は，認知神経心理学派によって現在用いられる，洗練されたモデリングアプローチのなかでふさわしい位置を占めているといえよう。

脳波研究は1929年のBergerの業績から長い道のりを経てきたが，この重要な技術が，人間の行動における脳の役割を理解するうえで中心的役割を保ち続けていくためにはさらなる研究が必要となる。

【文献】

Binnie, C. D., & Prior, P. F. (1994). Electro-encephalography. *Journal of Neurology, Neurosurgery and Psychiatry, 57,* 1308–19.

Duffy, F. (Ed.). (1988). *Topographic mapping of brain electrical activity.* Boston: Butterworths.

Fender, D. H. (1987). Source localization of brain electrical activity. In A. S. Gevins & A. Remond (Eds), *Handbook of electroencephalography and clinical neurophysiology: Methods of analysis of brain electrical and magnetic signals,* Vol. 1 (pp. 355–99). Amsterdam, Elsevier.

Fisch, B. J. (1991). *Spehlmann's EEG primer,* 2nd rev. edn. Amsterdam: Elsevier.

French, C. C., & Beaumont, J. G. (1984). A critical review of EEG coherence studies of hemispheric function. *International Journal of Psychophysiology, 1,* 241–54.

Gevins, A. S., & Remond, A. (Eds). (1987). *Handbook of electroencephalography and clinical*

neurophysiology: Methods of analysis of brain electrical and magnetic signals, Vol. 1. Amsterdam: Elsevier.
Gevins, A. S., Zeitlin, G. M., Doyle, J. C., Yingling, C. D., Schafer, R. E., Callaway, E., & Yeager, C. (1979). EEG patterns during "cognitive" tasks. I. Methodology and analysis of complex behaviours. *Electroencephalography and Clinical Neurophysiology, 47*, 693–703.
Kahn, E. M., Weiner, R. D., Brenner, R. P., & Coppola, R. (1988). Topographic maps of brain electrical activity: pitfalls and precautions. *Biological Psychiatry, 23*, 628–36.
Lehmann, D., Michel, C. M., Henggeler, B., & Brandeis, D. (1991). Source localisation of spontaneous EEG using the FFT dipole approximation: different frequency bands, and differences with classes of thoughts. In I. D. Dvorak & A. V. Holden (Eds), *Mathematical approaches to brain functioning diagnostics* (pp. 159–69). Manchester: Manchester University Press.
Michel, C. M., Lehmann, B., Henggler, B., & Brandeis, D. (1992). Localization of the sources of EEG delta, theta, alpha and beta frequency bands using the FFT dipole approximation. *Electroencephalography and Clinical Neurophysiology, 82*, 38–44.
Neidermeyer, E., & Lopes da Silva, F. (Eds). (1987). *Electroencephalography: Basic principles, clinical applications and related fields*, 2nd edn. Baltimore: Urban and Schwartzenberg.
Pfurtscheller, G., & Aranibar, A. (1977). Event-related cortical desynchronisation detected by power measurements of scalp EEG. *Electroencephalography and Clinical Neurophysiology, 42*, 817–26.
Pfurtscheller, G., & Lopes da Silva, F. H. (Eds). (1988). *Functional brain imaging*. Hans Huber.
Ray, W. J., & Cole, H. W. (1985). EEG alpha activity reflects attentional demands and beta activity reflects emotional and cognitive processes. *Science, 228*, 750–2.
Skarda, C. A., & Freeman, W. J. (1987). How brains make chaos in order to make sense of the world. *Behavioural and Brain Sciences, 10*, 161–95.
Weinberger, D. R., Bigelow, L. B., Kleinman, J. E., Klein, S. T., Rosenblatt, J., & Wyatt, R. J. (1980). Cerebral ventricular enlargement in chronic schizophrenia: an association with poor response to treatment. *Archives of General Psychiatry, 37*, 11–13.

Georgina M. Rippon

emotional disorders　情動障害

本項では，「情動」は，認知的評価(や知覚)，表出的行動，生理的覚醒，主観的経験〔「感情」(feelings)〕，目標志向的活動などを適切に喚起するような刺激に対する反応のことをいう(Plutchik, 1984)。情動は，比較的短時間のエピソード的な出来事である情緒(affect)と異なり，広範で持続的な感情である気分(mood)とも異なる。

情動を理論面から分類すると，一般に以下の2つに分類される。①情動経験を媒介する認知過程(例えば評価と帰属)の役割に焦点を当てた理論，②認知と情動に対して，その間に相互関係と交互作用をもつ別個のシステムを仮定する生物学志向の理論である。これらの理論では，情動経験が運動的，神経生理学的なフィードバックに媒介されるとみなされ，情動の神経心理学的研究とのかかわりがとくに深い。ここでは，神経心理学的観点から話を進めるが，一般的な心理学的・生理学的アプローチについてはBuck(1988)を参照。

神経心理学的な観点から情動を研究する場合に重要なパラメータがいくつか存在する。**第一**は半球間の要因，つまり，情動を調整するのは大脳の右半球か左半球かという問題である。**第二**は半球内の要因で，ここでは，前後の方向性，つまり，半球内で情動の調整を司るのが前部構造(前頭葉)か，後部構造(側頭葉・頭頂葉・後頭葉)かを分類しなければならない。また，他の半球内の要因として，神経解剖学的調整における垂直次元の区分が存在する。これは，新皮質構造だけではなく辺縁系や皮質下構造からの入力も情動に関与するためである。新皮質は大脳半球(あるいは「外套部」)を覆う灰白質のことで，この部分は，組織の層化と構造化が最も高度に進化している。**第三**は，知覚，表出，生理学的覚醒，経験などに関連する情動が実際にどのようなモードで処理されるかという問題である。ここで用いられている「**知覚**」という語は，刺激の情動的側面に関する処理あるいは「**了解**」を意味する。このパラメータにおいて重要なのは，これらの複数のモードが個別的にどのように機能し，どのように互いに関係し合っているのかを解明することである。**第四**は，情動を伝えるチャンネル，つまり表情，プロソディーとイントネーション，使用語彙，ジェスチャー，姿勢など，情動が表出されるモダリティと方法に関するものである。ここでいう語彙は言語と発話の内容を意味している。重要なのは，さまざまな伝達チャンネルに対応す

る単一の脳内メカニズムが存在するのかどうか，チャンネル間には関連があるのかという点を確かめることである。第五のパラメータは，個別にカテゴリー化された情動(例えば幸福感，嫌悪感)と上位レベルの情動的特性(例えば快・不快や接近・回避)との差異に関連している。

神経心理学の文献は，情動処理のさまざまな側面に対して人間の脳には単一のシステム(すなわち，中枢的なメカニズム)があるのか，それとも複数のシステムがあるのかという問題についてようやく関心をもつようになったことを示している。神経学的に健常成人で情動の諸側面は互いに関連し合っているのだろうか。神経学的障害をもつ人々において，情動のさまざまな側面における障害は同時に生起するのであろうか。この研究の文脈のなかで，情動の処理に関する計算論的アプローチが提唱された(Borod, 1993 b)が，このアプローチは上記の5つのパラメータにも適用できる。計算論的なアプローチをとれば，特定のパラメータや処理レベル(例えば，情動の伝達チャンネル)に属する構成要素(例えば表情，プロソディー，ジェスチャー)が，相互に重なり合う部分をもつのかそれとも独立なのかという点を確かめることができる。

情動研究の歴史

一側性の脳損傷の患者と健常成人に関する研究は，情動の処理を司る脳と行動の関係についてわれわれの知識の基礎のほとんどを提供してきた。

脳損傷研究：情動と脳について最も初期に現れた考察の1つは，Hughlings Jackson が1880年に発表したものである。彼は左半球損傷の失語症患者で，情動語(ここでは，罵り言葉)が選択的に残ると報告した。1912年に Miles は右半球の病変は情動表出の障害と関連していること報告した。初期の逸話的な証拠や症例研究を敷衍しながら，情動についての実験的なデータを提供したのは，脳損傷者を対象に過去20年間に行われた系統的な研究である。

ほとんどの研究は，右または左の大脳半球に局所的な損傷を有する患者を被検者とし，多くの場合，情動の処理にかかわる課題の成績水準を検討した。この研究デザインを用いて，成績の低下が損傷半球と関連づけられ，維持されている行動は非損傷半球の働きと考えられた。

1972年，Gainotti は標準的な神経心理学的評価によって脳損傷者の情動行動を検討した。彼は，右脳損傷者に無関心反応(不穏当なジョーク，多幸症，障害の否認や過小評価)と，左脳損傷の患者に破局反応と抑うつ症状がみられた。これらの発見は内頸動脈アミタールソーダ(intracarotid sodium amytal*；ISA)法(別名，和田法)を用いた一連の研究によって支持された。アミタールソーダを内頸動脈内に注入すると，注入側の半球が一時的に不活性化する。内頸動脈アミタールソーダ実験のすべてではないが，そのうちのいくつかでは，右半球に注入されると無関心，多幸症，笑いなどの反応が起こり，左半球に注入された場合には抑うつや泣きがみられた。

これらのデータは情動を処理するのがもっぱら右半球であるという解釈を導くが，右半球はマイナスの情動を扱い，左半球はプラスの情動を扱うというのが別の見かたである。前者の解釈では，無関心反応は情動的な反応がない状態とみなされ，後者では，右半球損傷に伴うことがある多幸症の原因は損傷を免れた左半球にあるとみなされた。

上述の研究では，破壊性の損傷すなわち活動性が低下した半球に関する推論が行われたが，別の系列の研究では，半球の活性化やいわゆる「刺激性の損傷」が注目された。例えば1970年代半ばに Bear と Fedio は側頭葉てんかん患者の性格特性を検討した。すなわち，発作間欠期において右側頭葉てんかんの患者は極度に感情的だったのに対し，左側頭葉てんかんの患者は知的で考え深げな様子を見せ，何かに憑かれたようで洒落っ気がなかった。この記述は，右側頭葉てんかん焦点と感情障害(躁うつ反応)の関係と左側頭葉てんかん焦点と思考障害〔精神分裂病(統合失調症)様の反応〕の関係について論じた Flor-Henry の報告と矛盾するものではない。ここから導き出される仮説は，側頭葉てんかんの刺激性の損傷はその半球独自の特徴を激化させるというものである。この仮説はまた，情動の処理に右半球が特殊な役割を果たすという理論とも両立する。

精神医学的障害の研究：精神医学の分野で最も初期の観察は，転換反応〔ヒステリー(hysteria*)の項を参照〕，心気症，恐怖症，精神病，痛み(pain*)症候群などの障害には，左側身体に関する訴えを伴うことが多いということである。この知見は，感覚運動系路が対側性に連絡するという事実にもとづき，情動障害で関与しているのは右半球であると解釈された。

同じ時期(1970年代と1980年代)に，精神医学的障害の背後にある神経心理学的メカニズムの研究がなされた〔これらの文献に直接あたりたい場合は，Borod & Koff (1989) や Cutting

(1992)による総説を参照〕。簡単にいえば，当初はさまざまな研究手法（例えば脳波，両耳分離聴覚検査，神経心理学的テスト）を用いて，単極性のうつ病にみられる右半球の機能不全と，精神分裂病でみられる左半球の機能不全が検討された。精神分裂病に関するデータはそれ以降いっそう精緻なものとなり，例えば現在では，感情の平板化など陰性症状を示すタイプⅡの精神分裂病は，陽性症状を示すタイプⅠの精神分裂病よりも右半球の機能不全に関連すると考えられるようになった。タイプⅡの精神分裂病患者と，右半球損傷者の間の感情行動面の類似性(Borod et al, 1990)は，近年，Wolkinらの PET を用いた研究(1992)によってある程度確証された。この研究では，感情が平板化した慢性精神分裂病の患者では，右前頭葉の代謝の低下が見出された。また，精神分裂病患者の思考障害に左側頭葉の機能不全が関与するという，もともとは Flor-Henry が強調した説も最近の Shenton らの発見(1992)によって注目を集めた。それによれば，陽性症状が顕著な精神分裂病患者では左上側頭回の体積に減少がみられた。うつ病の研究では，単極性のうつ病で，右前頭葉の活動性の亢進と右半球後部の機能不全がみられることで，右半球の介在がしきりに報告されている。

健常成人の研究：健常成人を対象とした神経心理学的な情動研究はこれまで大脳の側性化に焦点を当ててきた。大脳の側性化と情動について最初の観察を行ったのは Darwin とされている。彼の 1872 年の文章は，情動の表出（例えば「**怒ってうなる**」）の際にみられる顔の非対称性について述べた。Darwin は，顔の片側の筋肉の動きが制限されていると考えたが，神経解剖学的な推論は何も行っていない。1902 年，合成写真法を用いた Hallervorden が，安静時の健常者の顔について，右半分（左半球に調整されている）は「**統覚的**」で物わかりがよく活動的であり，左半分（右半球に制御されている）は「**知覚的**」で感情に富み，活動の方向性がないと報告した。この研究は，1930 年代に Wolff によって継続されたが，それ以降，同様の結果は確認されていない。1930 年代の終わりから 40 年代初頭にかけて，Lynn と Lynn は，自然な微笑みや笑い顔にみられる非対称性（「**表情性**」）を映画用カメラで撮影し，非対称性の程度を側性化の強度と人格特性に関連づけた。

1970 年代に情動知覚の研究が始まった。両耳分離聴覚検査(dichotic listening*)手続きの普及で，聴覚刺激に対する大脳の側性化(lateralization*)の程度が研究できるようになり，次いで視知覚の領域に関してタキストスコープや視野内の自由な探索を用いた研究が開始された。中枢神経系の神経支配は対側性なので，左側（例えば左耳，左視野，左半身）の成績が優秀な場合は右半球の関与が大きいことを意味している。共同性側方眼球運動(LEMs*)もまた，大脳半球活動の指標として使われるようになった。

情動に関する最新の研究は，電気生理学的，神経放射線学的な新しいテクニックを用いている〔例えば，前頭葉の脳波の非対称性と情動に関する Davidson(1984)の研究〕。今後は，事象関連電位，局所脳血流量，脳代謝状態のイメージング(SPECT, PET, MRI)を通じて情動のすべての構成要素がリアルタイムで検討され，オンラインで研究されることが期待される。これらの研究は，脳と行動の関係を知るためのより広い窓口となるであろう。

情動の神経心理学的理論

情動の背後にある半球メカニズムを説明するために，いくつかの神経心理学的理論が提唱された。以下では 3 つの異なる説について述べる。

情動の半球非対称性は，認知機能のそれに比べてかなり不明瞭である。「**半球特殊化**」という言葉は，2 つの大脳半球がそれぞれ別の機能を司ることを意味している。右利きの人は，発話や言語機能，数の操作，複雑な意図的運動は，もっぱら左半球が媒介すると考えられた。ところが右半球は，非言語的機能，空間機能，注意，メロディーの処理に関して主要な役割を担う。左半球 対 右半球というかたちの特徴づけとしては，分析的 対 総合的，線型的 対 ゲシュタルト的，継時的 対 同時的，部分的 対 全体的，時間的 対 空間的などがある。その他にも，左半球の処理は抽象的，論理的，継起的な推論から成り立つが，右半球の処理は具体的，知覚的な洞察にかかわる。

右半球仮説：右半球仮説によれば，右半球は情動全般に対して特殊化され，これは情動「価」，つまりその情動がどの程度快いものであるかとは関係がないとされる。心理学的なレベルでこの仮説の根拠となるのは，右半球では優位な方略（統合的，全体的など）と機能（非言語的，視空間的など）が情動の処理に都合がよいとする見かたである。神経解剖学的なレベルの根拠は，右半球の構造が情動の処理にかかわる方略や機能と矛盾はないことである。とくに，右半球は左半球よりもさまざまな入力モードの

統合が行いやすく，小葉間の組織化にも優れ，各部分間の神経結合がより緊密であると考えられる。

情動価仮説：情動価仮説には2つの種類がある。1つは，処理経路にかかわりなく右半球は不快な(マイナスの)情動，左半球は快い(プラスの)情動に対し特殊化されているとみなされる。もう一方の仮説は，この半球の特殊化パターンが認められるのは情動の**表出**と**経験**についてであり，情動の**知覚**については情動価にかかわらず右半球優位であるとする。ただし，処理経路による情動価の影響の違いがいかに進化してきたかは想像の域を出ない。マイナスの情動は，危険から逃れるなど生存の維持に関係するので，さまざまな経路を通じ入力に対して感受性が高く，状況の全体をすばやく見渡して評価するシステムが必要とされたからであろう。これらの行動は，離散的で焦点的な分析(左半球機能)よりも，ゲシュタルト的つまり総合的な処理(右半球機能)と関係すると考えられる。他方，プラスの情動は，感情性つまり反応性よりもむしろ言語性，コミュニケーション性を特徴としているので，左半球の処理がより優位になる。

接近と回避仮説：第三の仮説は，左半球は「**接近**」性の情動を，右半球は「**回避**」性の情動に特殊化されることを前提にしている(Davidson, 1984；Kinsbourne, 1982)。この仮説では，引きこもりと回避の情動は覚醒，慣れ，未分化の自動運動で右半球が関与することに関連がある。接近行動は左半球と関係するが，これは左半球が活性化や焦点性の注意に関して特殊化されているためである。左半球は，運動行動，手指の微妙な調整，系列的に展開する運動など回避より接近に必要と考えられる過程に優れていると考えられる。ほとんどの快い情動(例えば幸福感)が接近の要素をもち，不快な情動(例えば嫌悪感)が回避の要素をもつという点では，情動価仮説と接近と回避仮説の考えかたに共通点があることは明らかである。もっとも，怒りの感情は否定的でかつ接近と関係しているので例外といえよう。

研究文献の総説

ここでは情動の神経心理学的研究を要約するが，まとめていく際の軸となるのは，情動の処理に関する4つの構成要素，つまり情動知覚，情動の表出，覚醒，情動経験である。健常者と脳損傷者から得られたデータに証拠を限定しながら，半球間，半球内，情動価の要因を考察したい。また，情動の知覚と表出に関するデータは，顔，声，発話内容などの情動の伝達チャンネルごとにまとめていく。

情動の知覚：健常成人でプロソディーのチャンネルを調べるためには，両耳聴分離聴覚検査を用いて刺激の同定・識別を求めて反応時間を測定する手法が用いられる。被験者は，刺激に含まれる情動的要素を同定するよう要求される。プロソディーとは，話者の情動的な構えを伝える発話特徴(例えばメロディー，イントネーション，強勢，休止など)のことである。両耳分離聴覚検査は，自然な発話の情動的なトーンと無意味語，非言語的発声(例えば，笑い声や悲鳴)を処理するのに優れているのは左耳(右半球)であることが明らかにされた。

顔チャンネルを調べるためによく用いられるのはタキストスコープ法で，刺激の識別や同定が被験者に求められ，その反応の速さと正確さが従属変数となる。写真刺激，キメラ刺激，漫画・線画刺激を使って，顔に現れている情動の知覚を調べた実験では，左視野(右半球)優位であった。この優位性は，情動知覚を含まない顔の認知や視空間知覚において左視野が優れていることとは関係がないようである。その他神経心理学の文献が示すところでは，視野内を自由に探索する条件で情動のキメラ刺激(chimeric figure*)を見せた場合にも，被験者の情報処理は左半側空間に偏っていた。

語彙チャンネルについては，情動語と非情動語の処理速度と正確さを調べる目的で，タキストスコープが用いられてきた。いくつかの研究では左視野優位がみられたが，左右差がみられないケースもあった。

一般に，健常成人を被験者とした情動知覚に関する知見は，情動の種類や情動の次元(快・不快)にかかわらず一貫している。

脳損傷者を被験者とする場合には，刺激に表されている情動を同定し，複数の情動的刺激を弁別する課題が用いられる。プロソディーのチャンネルに関しては，聴覚的に提示された文の情動的なトーンを判断する課題であり，左半球損傷群や健常統制群よりも右半球損傷群で困難であることが証明された。**顔チャンネル**については，顔に現れた情動を知覚する障害は，左半球よりも右半球の損傷にみられる。また**語彙チャンネル**に関する知見としては，右半球損傷者は(左半球損傷者や健常者と比べた場合)情動的な語や文を非情動的な語と文と区別して処理することの障害がみられた。

これらの知見の大部分は，情動の種類(例えば嫌悪感)と，次元(例えば不快の程度)にかか

わらず一貫している。皮質内の損傷部位を検討した場合，顔とプロソディーのチャンネルについては，皮質後部の構造（頭頂葉や側頭葉など）が最も重要であるようにみえる。

以上をまとめると，健常者を被験者とした研究からの知見によれば，顔とプロソディーのチャンネルを介した情動の知覚は一般に，刺激の情動価とは無関係に右半球優位である。語彙チャンネルについては今後の研究が待たれる。脳損傷者の場合，情動価にかかわらずすべてのチャンネルで右半球損傷者の成績が左半球損傷者，健常者よりも低下した。皮質内の損傷部位を検討した結果，顔やプロソディーの知覚に重要なのは皮質後部の領域であることが明らかにされたが，語彙の知覚に関してははっきりした結論はない。

情動の表出：健常者の顔の表情を研究するためには顔チャンネルが左右差パラダイムの役に立つ。顔の下部2/3は主として対側の大脳皮質との神経連絡を有し，顔の半側の動きは対側の大脳半球の活動を反映すると考えられる。

情動の表出の研究で重要な違いは，その表出が作為的なものか自然なものかという点である。作為的な表情，すなわちポーズは，その人が自分で意図的に行ったり他の人から要求されてする行動である。自然な，すなわち非意図的な表情は特定の情動を喚起すると考えられる刺激に対して，その人が本能的に行った反応の一部をなす不随意的運動である。この2つのタイプの表情について，それぞれの神経連絡が同側性か対側性か，それとも両側性かという問題が主に注目されており，これは半球の特殊化を研究するうえで重要な意味をもつ。神経解剖学的な証拠が示すところによれば，（顔面下部の）意図的な表情（ポーズ）は錐体路系を介して大脳皮質の神経支配を受ける。また，非意図的な（自然な）表情は錐体外路系を介して皮質下構造が支配すると推定されたが，これらの経路が半側性なのか同側性なのか，またその経路がどのように顔の上部と下部に分配されているのかという点についてはまだ見解が一致していない。

健常者の顔の非対称性に関する最近の概説（Borod, 1993 a）では，作られた表情についての24例の研究と自然な表情についての23例の研究が検討された。全体としてみると，ほとんどの研究は顔の右半分よりも左半分が広範かつ強力に動くようだと報告した。また，これらの知見は非情動的な要因（顔の半分の可動性や大きさ，静止時の顔の非対称性）には影響されない。顔の左半分にみられるこの特徴は，作られた表情，自然な表情のどちらの条件でも一般的にみられ，プラスの情動，マイナスの情動いずれの場合にも現れる。左半分の表情の表出頻度がマイナスの情動で高く，右半分のそれがプラスの情動で高いという傾向がやや認められるという点も特記すべきである。もっとも，全般的にいえば顔の左半分に関する知見が優勢で，顔による情動の表出は右大脳半球が優位であると考えられる。神経心理学的な観点からすると，これまでのデータは情動価仮説よりも右半球仮説を支持した。

脳損傷者の情動の表出の研究では，左右いずれかの半球に損傷がみられる患者が被験者である。損傷の原因は脳血管障害であるが，腫瘍や病的組織を外科的に切除した例もある。意図的あるいは自然な情動の表出を起こすように工夫された課題の成績レベルは，表出の正確さ（適切さ），表出頻度（表出性），明瞭度（情動性）などの指標によって評定された。評定を行うのは十分に訓練された評定者で，リカート型の尺度を用いて評定者間の信頼性が確立された。また，客観的な技法として例えば，顔面行動単位の測定，音響・分光分析，言説分析が用いられることもある。

プロソディー・チャンネルに関してなされた研究の過半数が示すところによれば，左脳損傷者や健常者に比べ右脳損傷者は，聴覚的に適切な抑揚で，正確かつ十分強くプロソディーを産生する能力が，情動のタイプや情動表出を示す条件にかかわらず相対的に障害されていた。多くの場合，吻側-尾側，皮質-皮質下など半球内部の局在によって障害が異なるという事実は確認されていない。

語彙チャンネルは，神経心理学的研究ではこれまであまり注目されてこなかった。ほとんどの言語学的機能を担うのが左半球であることは明らかだが，右半球もまた言語機能のいくつかの側面に関与している（Joannette et al, 1990）。最近，即時記憶法あるいは再生記憶法を用いて，言葉による情動表出を検討するための研究がいくつか行われた。右脳損傷者は，情動価や半球内の損傷部位とは無関係に，左脳損傷者や健常者群よりも成績の低下が著しい。

顔チャンネルと損傷側（右か左か）との関連については，プロソディーと語彙の表出に関する知見ほどは一貫性はみられない。Borod(1993 a)の総説によると，いくつかの研究（I群とする）は，表情にみられる情動表出は左脳損傷者や健常者と比べ右脳損傷者が有意に障害されると報告した。他方，右脳損傷者にも左脳損傷者

にも障害がみられたり，両群とも健常者と変わらないとする研究(II群とする)も報告された。研究間でみられる違いは興味深い。I群の被験者でみられる特徴は，彼らが比較的高齢の男性で，脳血管障害を患い，発症後の経過期間がより長いという点である。課題はプラスの情動とマイナスの情動を表出することであり，彼らの表情は評者によって判断された。これとは対照的に，II群の被験者は若い男女で，原因は脳腫瘍や脳の一部の外科的切除で急性期に検査を受けていた。課題は，多くの場合マイナスの情動を表出することであり，被験者の表情は表情単位分析法を用いて評価された。顔チャンネル情動価では，一貫した差異は現れなかった。いくつかの研究は右脳損傷者が特定の情動価に対して選択的な障害を示すと報告したが，プラスの情動とマイナスの情動のどちらに選択的かについては二分された。また半球内の損傷部位とのかかわりをみると，前部損傷(前頭葉組織を含む損傷)のある患者は後部損傷の患者よりも障害が顕著であった。

以上をまとめると次のようになる。健常者を対象とした研究はその半数以上が，作られた表情と自然な表情の表出いずれにおいても右半球が優位であった。脳損傷者に関する研究結果は情動の伝達チャンネルによって異なる。プロソディー・チャンネルと語彙チャンネルは一般に，半球内の損傷部位と情動価にかかわらず，右脳損傷者が左脳損傷者や健常者よりも障害されていた。顔チャンネルについての知見は，損傷側に関しては一貫性が低い。つまり，右脳損傷者に最も顕著な障害がみられることを見出した研究は過半数ではあるが，残りの研究は右損傷者も左損傷者も同様に障害されているか健常者と同じであった。損傷部位では，脳の前部の構造は後部に比べ表情の表出に重要な役割をしていると考えられた。右脳損傷者の障害の程度が情動価によって異なっていたのは興味深い事実であるが，障害がプラスの情動で顕著なのかマイナスの情動で顕著なのかという点では一致しなかった。

覚醒：右半球(とくに頭頂葉)が覚醒に重要な役割を果たすとする考えかたが拡がりを見せている。このアイデアの根拠の1つは，左半球よりも右半球の損傷後に半側空間無視が起こりやすいことである。さらに，自律神経系の反応を測定するさまざまな手段(例えば皮膚電気抵抗，心拍数，皮膚温)によって生理学的覚醒の半球特殊性を検討した研究も増加した。健常者を被験者とした研究によると，一方の半球にのみ提示された情動的刺激は，左半球よりも右半球に与えられた場合に自律神経系反応が増大した。大脳半球に一側性の損傷をもつ患者を被験者とした研究では，右脳損傷者は左脳損傷者よりも異常なパターンの自律神経系反応を示した。

これらの発見が興味を引くのは，覚醒と意図に深く関与する皮質下系が左半球よりも右半球と密接に結びついているという推測(例えばHeilman & Bowers, 1990)に照らした場合である。大脳辺縁系が情動にかかわるとする報告は数多くあるが，皮質下・辺縁系の構造と右または左半球との間に実質的・直接的な解剖学的線維連絡が存在するという証拠は今のところ少ない(例えばBorod, 1992; Tucker, 1991)。神経系のさまざまなレベルが情動に関係しているようにみえるのは事実だが，「**高次**」レベルが「**低次**」レベルとどのように調和して機能しているのかにふれた研究はほとんどない。そのメカニズムを解明する試みの1つとして，特殊な神経ネットワークが頭頂葉下部のPEG野と皮質連合野や辺縁系求心性線維の間を結合しているという仮説が提唱された(Eidelberg & Galaburda, 1984)。興味深いことに，この結合は右半球に偏っていることがわかり，ここから，新皮質による覚醒や注意と右半球の頭頂葉・大脳辺縁系の間に関連性があることが示唆された。

情動経験：健常者の情動経験の研究で一般的に用いられるのは，気分の誘導あるいはイメージ化法で，被験者の反応は脳波の記録などのオンライン化された技法〔例えば血流量(blood flow*)測定やPET〕によって表示された。脳波を用いた研究では前頭葉の非対称性がみられることが多く，マイナスの情動の経験については右半球が，プラスの情動の経験については左半球がより活性化されていた。別の研究技法として側方眼球運動(LEMs*: lateral eye movements)も使われる。反省的思考やイメージ化が必要な質問に反応して生じるLEMs法は，運動方向と逆の半球の活性化を示すというのがLEMs法の仮定である。いくつかの研究は右半球仮説を支持する結果(つまり左方向への眼球運動の優位)を出したが，情動価仮説と一致する研究結果(つまり，マイナスの情動に対し左方向，プラスの情動に対して右方向への眼球運動の優位)がみられた。また情動に関連して眼球運動の方向性に特徴を見出せなかった研究もある。左方向の眼球運動の優位が報告されたのは覚醒にかかわる条件下においてであった。

脳損傷者を対象とした研究では，情動経験は感情の自己報告という物差しによって測定され

る。今日までの数多くの研究は, 右脳損傷者と左脳損傷者のいずれも情動の表出に障害がある場合ですら自分の情動体験を正確に評価できることが示唆された。

神経疾患の情動障害

情動の脳内機序の研究に加え, 神経疾患にみられる情動障害の研究成果も多数蓄積された。

この分野の研究は脳卒中に伴う情動面の後遺症の観察に端を発する。まず1970年代初頭では, 左脳損傷者の破局反応や, 右脳損傷者の無関心・多幸症的な反応が記載された。左脳損傷者のなかでも, 前部損傷者(理解力は比較的保たれている)は疾患に見合った抑うつ反応を示し, 後部損傷者(理解力に障害がある)は症状に対し無関心や無感知を示した。しかしこれらの行動は, 失語の一部である理解力の障害を反映していると解釈された。脳卒中に伴う情動障害に光が当てられたのは最近になってからである。(Starkstein & Robinson, 1988)。初期の研究は, 抑うつの発症に関連するのが, 左脳損傷者では前頭極に近い部位, 右脳損傷者では前頭極から遠い部位であることを証明した。現在の研究結果は一定ではなく, 抑うつは左脳損傷者に多いとする報告もあれば, 右脳損傷者に多いとする報告もある。左右脳損傷の間に違いはないとする研究(発症率は患者の60%に達すると推測されている)もある。

抑うつはパーキンソン病(Parkinson's disease*;PD)でも記載されることが多く, 発生率は12～90%と推定された(Raskin et al, 1990)。ある研究者は, 抑うつはパーキンソン病に固有の生化学的・神経解剖学的変化を反映していると主張し, また別のある研究者は, 抑うつは疾患に対する患者の反応であると述べた。後者には批判があって, その根拠は運動障害の持続時間や機能障害の程度が抑うつ症状の重症度と相関しない点であった。パーキンソン病では, 情動処理の他の側面も研究されようになった。ある研究者は, パーキンソン病患者が健常者と比べ顔やプロソディーに現れる情動の知覚と表出に問題をもつことを示した〔Borod et al(1990)の概説を参照〕。もう1つの皮質下性痴呆(認知症)であるハンチントン病(Huntington's disease*;HD)では, 抑うつ, 無感情(アパシー), 躁病, 精神病など広範な情動障害が報告された。その記載には妄想状態や精神分裂病的反応が含まれ, 自殺企図(それが反応的なものであれ, 器質的なものであれ)も頻繁にみられた。Mayeux(1983)は, パーキンソン病とハンチントン病でみられる情動障害の原因は, 大脳基底核内部の神経病理学的な変化とそれに関連する神経伝達物質の変化であると述べた。

大脳白質の脱髄疾患である多発性硬化症(multiple sclerosis*;MS)もまた情動障害と関連づけられた(Rao et al, 1992)。よく認められるのは抑うつで, 27～54%の発生率と推測されている。ほかにも多幸症と病的な泣き・笑いが顕著である。

皮質下から皮質のレベルに目を移すと, 情動障害を伴ういくつかの痴呆(認知症)がみられた。アルツハイマー病では, 患者の約30%は臨床的な抑うつの診断基準を満たした。ピック病(Pick's disease*)の患者は前頭葉性のパーソナリティ(例えば不適当な行動やアパシー)を示す。Cummingsは前頭葉(frontal lobe*)の変性に伴う脱抑制, アパシー, 気分の変容を報告した。

情動の変化を起こすもう1つの原因は, 外傷性の脳損傷である。この場合に起こる広範なパーソナリティの障害はPrigatanoによって記述されたが, 外傷のタイプと損傷範囲によって, 陽性の変化(例えば怒りっぽさ, 怒り, 不安, 妄想)が現れることもあれば陰性の変化(例えば自発性の消失, 抑うつ, 否認)が現れることもある。パーソナリティの変化に関与するのは, 頭部外傷に伴う前頭葉, 側頭葉, 大脳辺縁系の損傷であろうと推測されている。同様に, 有機溶剤の多くは辺縁系構造を障害することがあり, 有機溶剤中毒ではしばしばパーソナリティや情緒の変化が起こる。長期のアルコールの摂取は, 前頭葉の病変とパーソナリティの変化(例えば, 作話, アパシー, 受動性や社会的引きこもり)を伴いコルサコフ症候群(Korsakoff's syndrome*)を発症すると考えられる。

意義

研究面:神経学的疾患に伴う情動障害の特性と拡がりを正確に記述するためには, 今後の研究が必要なことは明らかである。妥当性・信頼性の高い評価方法が存在しないために, これら疾患にみられる個々の情動処理の障害はまだ十分に解明されていない。

臨床面:情動の神経心理学的研究はさまざまなかたちで臨床的に応用された。例えば, 言語理解や会話の産生, 読み, 書字, 行為などの課題で, 情動的な文脈は左脳損傷による失語症患者の成績を向上させることが知られている。さらに, 情動の神経心理学的研究は言語療法にも役立ち, 失語症患者の発話・言語産生を改善させる治療テクニック〔例えば, メロディック・

イントネーション・セラピー(melodic intonation therapy*；MIT)〕は，健常な右半球機能を用いていると考えられる。

情動研究は神経学的疾患の情緒の評価にも役に立つ。脳損傷に伴う認知障害の評価については有用なテストが多いのに，情緒の障害を評価するテストは比較的少ない。臨床文献に検査バッテリーが発表されたのは，近年のことである〔総説としては，Borod(1992)を参照〕。筆者自身の情動研究プログラムでは，情動処理の神経心理学的パラメータ(例えば情動表出や情動知覚)が広範に評価できるようなテストバッテリーを開発した(Borod et al, 1990)。これらのテストバッテリーの開発を通じて，神経心理学者は，情動処理の障害の診断と治療をさらに進展するであろう。

【文献】

Borod, J. (1992). Interhemispheric and intrahemispheric control of emotion: a focus on unilateral brain damage. *Journal of Consulting and Clinical Psychology*, 60, 339–48.

Borod, J. (1993a). Cerebral mechanisms underlying facial, prosodic, and lexical emotional expression: a review of neuropsychological studies and methodological issues. *Neuropsychology*, 7, 445–63.

Borod, J. (1993b). Emotion and the brain – anatomy and theory: an introduction to the Special Section. *Neuropsychology*, 7, 427–32.

Borod, J., & Koff, E. (1989). The neuropsychology of emotion: evidence from normal, neurological, and psychiatric populations. In E. Perecman (Ed.), *Integrating theory and practice in clinical neuropsychology* (pp. 175–215). Hillsdale, NJ: Erlbaum.

Borod, J., Welkowitz, J., Alpert, M., Brozgold, A., Martin, C., Peselow, E., & Diller, L. (1990). Parameters of emotional processing in neuropsychiatric disorders: conceptual issues and a battery of tests. *Journal of Communication Disorders*, 23, 247–71.

Buck, R. (1988). *Human motivation and emotion*. New York: John Wiley.

Cutting, J. (1992). The role of right hemisphere dysfunction in psychiatric disorders. *British Journal of Psychiatry*, 160, 583–8.

Davidson, R. (1984). Affect, cognition, and hemispheric specialization. In C. Izard, J. Kagan, & R. Zajonc (Eds), *Emotions, cognition, and behavior* (pp. 320–65). Cambridge: Cambridge University Press.

Eidelberg, D., & Galaburda, A. (1984). Divergent architectonic asymmetries in the human brain. *Archives of Neurology*, 41, 843–52.

Heilman, K., & Bowers, D. (1990). Neuropsychological studies of emotional changes induced by right and left hemispheric studies. In N. Stein, B. Leventhal, & T. Trabasso (Eds), *Psychological and biological approaches to emotion* (pp. 97–113). Hillsdale, NJ: Erlbaum.

Joannette, Y., Goulet, P., & Hannequin, D. (1990). *Right hemisphere and verbal communication*. New York: Springer Verlag.

Kinsbourne, M. (1982). Hemispheric specialization and the growth of human understanding. *American Psychologist*, 37, 411–420.

Mayeux, R. (1983). Emotional changes associated with basal ganglia disorders. In K. Heilman & P. Satz (Eds), *Neuropsychology of human emotion* (pp. 141–64). New York: Guilford.

Plutchik, R. (1984). Emotions: a general psychoevolutionary theory. In K. Scherer & P. Ekman (Eds), *Approaches to emotion* (pp. 197–219). Hillsdale, NJ: Erlbaum.

Rao, S., Huber, S., & Bornstein, R. (1992). Emotional changes with multiple sclerosis and Parkinson's disease. *Journal of Consulting and Clinical Psychology*, 60, 369–78.

Raskin, S., Borod, J., & Tweedy, J. (1990). Neuropsychological aspects of Parkinson's disease. *Neuropsychology Review*, 1, 185–221.

Shenton, M., Kikinis, R., Jolesz, F., Pollak, S., Le May, M., Wible, C., Hokama, H., Martin, J., Metcalf, D., Coleman, M., & McCarley, R. (1992). Abnormalities of the left temporal lobe and thought disorder in schizophrenia: a quantitative magnetic resonance imaging study. *New England Journal of Medicine*, 327, 604–12.

Starkstein, S., & Robinson, R. (1988). Lateralized emotional response following stroke. In M. Kinsbourne (Ed), *Cerebral hemisphere function in depression* (pp. 25–47). Washington: American Psychiatric Press.

Tucker, D. (1991). Developing emotions and cortical networks. In M. Gunnar & C. Nelson (Eds), *Minnesota symposium on child psychology*, Vol. 24: *Developmental behavioral neuroscience* (pp. 75–128). Hillsdale, NJ: Erlbaum.

Wolkin, A., Sanfilipo, M., Wolf, A., Angrist, B., Brodie, J., & Rotrosen, J. (1992). Negative symptoms and hypofrontality in chronic schizophrenia. *Archives of General Psychiatry*, 49, 959–65.

Joan C. Borod

encephalitis 脳炎

脳の炎症の病理学的な定義。炎症は疾患に伴う最も重要な病理学的変化の1つ。組織液と蛋白を伴う免疫系の細胞が血管内から組織へと移行するのが特徴である。脳炎の多くは回復するため剖検の組織は得られず，生検の適用もない。このように，この疾患は臨床的に診断されるべきであり，臨床的な確定診断は臨床と病理によって進歩した。ほとんどの症例は急性の経過をとり，推定されたもの，証明されたものを含め，多くはウイルス感染による。ウイルス性脳炎と，いわゆる海綿状脳症の間には概念上複合し，後者はウイルス様の粒子(subviral particle)による感染で炎症はさほど顕著ではない。

用語

用語は混乱している。脳炎という用語は歴史的には1800年頃に使われ始めた。以前はbrain fever, phrenitis, cerebritis と呼ばれた。前二者はすでに使われず，cerebritis は例えば脳膿瘍周囲や細菌性髄膜炎の炎症を起こした髄膜に接した脳表など，細菌感染に伴う脳の炎症に対し使われる。ウイルス性髄膜炎と同様に脳も障害される疾患は髄膜脳炎と呼ばれる。脳炎に脊髄の炎症である脊髄炎を伴うときは脳脊髄炎と呼ばれる。

脳灰白質炎は脳の灰白質を障害する脳炎を意味するが，とくにポリオウイルスによるものを意味することもある。これらはウイルスが脳に侵入することに起因し，原発性ウイルス性脳炎と呼ばれる。白質脳炎は白質が障害されるものを意味する。これは通常，急性散在性脳脊髄炎(acute disseminated encephalomyelitis；ADEM)と呼ばれ，全身ウイルス感染やワクチン投与が先行するため，二次性あるいはウイルス感染後，ワクチン投与後の脳炎として知られている。

多発性硬化症は別の疾患で，白質に炎症を繰り返すものや，明らかにウイルス感染が引き金になって発症するものがある。

筋肉痛性脳脊髄炎(myalgic encephalomyelitis；ME)は疲労状態について一般的に用いられている不適切な用語である。これは誤用で誤解を多く招いてきた。疲労状態の存在は議論されず，ある場合にはウイルス感染の後に始まるが，脳に炎症が起こる証拠はない。この用語は1888年に神経学者のWilliam Gowers が述べた理由から使用を中止すべきである。すなわちGowers は，encephalitis という用語を「本態が不明な症例に対する曖昧な用語として」用いられていることを嘆いたのである。

臨床像

典型的な脳炎の発症は，発熱，意識障害，神経徴候と発作を伴う。神経学的障害は，認知，運動，感覚，視覚機能にみられ，通常は局所的で重症というよりはび漫性で軽症〜中等症である。それらは大脳半球，脳幹，脊髄の障害を起こす。病歴は，特異的にははしか，流行性耳下腺炎，水痘，非特異的にはインフルエンザ様疾患など先行感染の可能性もある。直前にワクチン接種を受けた場合もある。いくつかの症例では，例えば腫瘍，梗塞，脳内出血，膿瘍，結核，髄膜炎，静脈血栓など疾患が否定されるまで診断できなかった。明確な特徴から他の疾患と混同する危険性がほとんどない症例もある。それらのなかでいくつかの特徴的なものを以下に述べる。

いずれも容易に判別のつく病型であり，各々，説明文中にその基本的病因要素を示した。しかし，これらは脳炎の下位グループとして的確にすべてを分類できるものではない。

ウイルスによる急性リンパ球性髄膜炎では，患者は発熱とともに項部硬直がみられる。意識障害が進行し，他の脳障害がみられればウイルス性髄膜脳炎の診断は明らかである。脳幹脳炎は，び漫性臨床像の一部であるが，まれに単独で起こる。脳圧を亢進させる脳幹腫瘍と鑑別しなければならない。小脳症状の急性出現は急性の小脳性運動失調として知られ，単独でも起こり，水痘後脳炎の50％の症例にみられる。単純ヘルペス脳炎は前頭葉(frontal lobe*)，側頭葉(temporal lobe*)を主に障害し，左右非対称となる場合もある。一般的には人格変化，焦点発作，片麻痺や視野障害など片側病変を示唆する局所症候がみられる。このような臨床像は腫瘍や膿瘍を疑わせ，脳のCATスキャン(scan*)を行う必要がある。典型的なこの型の脳炎の斑点状出血を示すことにより正確な診断を下すことができる。

嗜眠性脳炎は流行性疾患であり，1916〜1930年の間に世界中で流行した。現代ではあるとしてもまれにしかみられない。それは特異な臨床像を呈し，眠気や睡眠リズムの逆転に眼球運動の異常，他の脳幹徴候や広範な部位の障害を伴う。それは時に急性の一過性パーキンソン症候群や長い間持続する慢性のパーキンソン症候群の原因となる。もう1つの特殊な状態は，今日ではまれだが慢性の麻疹感染に伴う亜急性硬化性全脳炎である。これは小児や若者で緩徐な経過をとり，知能低下で始まり，運動制御障害が

起こり，非定型的な律動性運動を繰り返し，特徴的な脳波を伴う。アルボウイルスによるダニ伝播脳炎である，ロシアの春夏脳炎では，脊髄の障害が通常みられ，両腕に神経徴候を示す。帯状疱疹は後根神経節に潜伏している水痘や帯状疱疹ウイルスの増殖により限られた領域に発疹出現する。脊髄であれ脳幹であれ隣接する中枢神経系のなかで最初にウイルス感染が拡がり，局所の麻痺を伴う。これに二次性あるいはウイルス感染後の広範な脳脊髄炎が合併する。

ウイルスによっては広範性脳炎や孤発性横断性脊髄炎など中枢神経症候群を起こすばかりでなく，末梢神経の炎症性脱髄性障害であるギラン・バレー症候群を起こす。サイトメガロウイルス（CMV）はその1例である。

狂犬病はほとんど常に感染動物に噛まれて伝播するまれな疾患で，野性の感染源がオオカミやコウモリを含むさまざまな種に存在する。噛まれたことは別に最初の症候は非特異的で気分不快や頭痛，続いて恐れ，興奮，睡眠障害，幻覚やけいれん発作が起こる。特徴的な水恐怖症は飲み込もうとして刺激され起こる嚥下筋の攣縮による。この治療困難な疾患は一般に死に至る。

脳炎はエイズに合併し，さまざまな感染にかかりやすくなる。エイズウイルスはそれ自体多くの症例で発症源となり，それらは亜急性または慢性に発症する。サイトメガロウイルスに感染しやすいが，単純ヘルペス脳炎の発症は増えていない。多くの二次感染性脳症はウイルスによるものではない。

検査

他の疾患の可能性を排除するために検査を行うが，最も一般的なのはCTで，単純ヘルペス脳炎など疑うべき疾患の多くを検出することができる。他の場合ではこのスキャンでは正常か脳浮腫がみられる。脳波は，徐波化または正常リズムの欠如，δ波やθ波など徐波活動の増加によって脳炎の診断が可能となる。またてんかん発作に典型的な焦点性放電と全般性放電がみられる。脳脊髄液は典型的な白血球数の増加と蛋白質の軽度の上昇を示す。神経系の局所で合成されるオリゴクロナールバンドがみられる。細胞数の増加がみられない場合は，診断名は代謝性脳症である。多発性硬化症の初発症状との鑑別が困難な急性散在性脳脊髄炎の症例では，磁気共鳴画像（magnetic resonance imaging*；MRI）上に脱髄巣の多発がみられる。繰り返しMRIで検査し新しい病変が次々に出現すれば多発性硬化症である。

検査を行い治療可能なウイルスかどうかを確認する必要がある。それらには咽頭培養，直腸からの培養を含む体液からの培養を行う。ウイルスはよほど細胞数が多くないかぎりめったに髄液から分離培養できない。しかし，ウイルス抗体や核酸を検出することができる。脳生検からのウイルスの同定は確定的であるがほとんど利用できない。初期と後期のペア血清標本によるテストはある種のウイルス抗体が上昇することから診断的価値がある。

原因と疫学

英国では，脳炎の多くは孤発性である。しかし，インフルエンザのような先行感染が流行し，それに伴う脳炎が多発することもある。しかし，実際の合併症の発生率は少なく1,000人に1人以下である。多数の人が脳炎にならないのに，なる人がいる理由は不明である。先行感染不明の急性散在性脳脊髄炎症例については，詳細なウイルス検査によってウイルスを特定し，先行感染を明らかにすることができる。エンテロウイルスの流行に伴い，ウイルス性髄膜炎の小さな流行があり，それらのうちの少数例が脳炎や脊髄炎を合併すると考えられる。散発性の症例の原因となる最もよくみられる単独ウイルスは単純ヘルペス脳炎ウイルスである。

英国以外の国々ではこれらのすべてが起こる。また狂犬病のような他の散発性の障害もある。アルボウイルスによる流行性の脳炎もある。それらは大きなグループを構成し，複雑な学術用語によって多様に細分類される。昆虫やダニによって運ばれるものがある。多くの国で多様な変異がみられ，鳥類や小さな齧歯類やウマのような他の動物種の群に感染する。

病理と病因

原発性ウイルス性脳炎ではウイルスは脳組織に侵入する。狂犬病ではウイルスが末梢神経に侵入し，求心性にその神経に沿って脊髄や脳に移動する。単純ヘルペス脳炎は嗅神経に入り同様の経過をとる。多くの疾患ではウイルスは血流に乗って，おそらく最初は上皮細胞に感染し，血液脳関門を通過し脳に到達する。典型的には，それらが侵入することでニューロンが障害され，細胞融解や細胞死の原因となる。星状膠細胞など他の細胞や血管もまた同様に障害され，白血球や小膠細胞，免疫細胞が特異的に神経系に浸潤する炎症反応がみられる。また破壊された破片を除去するマクロファージも存在する。これらの細胞は血管から出現し，血管の周囲に散在し，最も障害された部分へすばやく拡散する。このような状況を作るウイルスは

ニューロンと親和性があるので神経栄養性ウイルスと呼ばれる。それらは単純ヘルペスウイルス, 帯状疱疹ウイルス, ポリオウイルス, 他の腸管ウイルス, アルボウイルスである。

二次性あるいはウイルス感染後の脳炎で障害されるのは脳の白質の髄鞘である。最も早期の変化は進行すると破壊される髄鞘の腫脹, 時に出血を伴う静脈周囲の白血球の炎症性の浸潤である。マクロファージにはしばしば髄鞘の破片が多くみられる。理論的にはこのような病態は髄鞘を支えている細胞である乏突起膠細胞(オリゴデンドログリア)の直接ウイルスによる細胞融解によって起こると考えられた。しかし, このようなメカニズムは示されていないし, 障害はほとんど確実に髄鞘それ自体に対する自己免疫によって起こる。この変化はウイルス感染後の脳炎の人間の症例, ワクチン接種後の人間の症例, 髄鞘の抗原を接種して作った実験動物でも同様である。免疫応答を行うメカニズムはウイルス感染症では解明されていない。ワクチンに関しては, 初期のウサギの脳で用意された狂犬病ワクチン後脳炎がアヒルの卵や後の組織培養によるものに比べ非常に多くみられた。

これらの2つの型の病態は別々に述べてきたが, それらはある範囲で重複している。すでに述べたように帯状疱疹ウイルスは直接の侵入によってニューロンを破壊するが, また免疫機序が原因と考えられる急性散在性脳脊髄炎をも起こす。麻疹のウイルスもその両者の原因となるが, 急性散在性脳脊髄炎様病変が顕著でニューロンの障害は見出しがたい。死滅したニューロンは再生しないので, 髄鞘の破壊がほとんどなく単に一時的な腫脹だけの急性散在性脳脊髄炎の軽症例より原発性ウイルス型の疾患のほうが予後が悪い。

海綿状脳症すなわちプリオン病は感染因子によるまれな神経疾患である。しかし, それらは炎症所見がみられず厳密には脳炎とは言えない。それらはクロイツフェルト・ヤコブ病(Creutzfeldt-Jackob disease*), 人間の痴呆(認知症)のまれな型, ウシ海綿状脳症(bovine spongiform encephalopathy; BSE)など人間と動物の8つの疾患などである。それらは病理学的にはプリオン蛋白と呼ばれる伝播可能因子である正常細胞膜蛋白の異形の集積によって特徴づけられる。クロイツフェルト・ヤコブ病はウシの海綿状脳症の大発生以後頻度はそれほど多くない。

治療

予防が理想的である。凶暴な動物に噛まれたことに対する治療と, 危険なウイルスへのワクチン投与が重要である。狂犬病では噛まれた後のワクチン投与が有効であり, この疾患は100%の致死率であるので, このワクチン自体高率に脳症を起こしうるにもかかわらず, 使う価値があった。最近のワクチンははるかに安全である。麻疹や他の型の疾患の感染後脳炎発症率はワクチン接種により明らかに減少した。麻疹後脳炎の発症率は約1,000人に1人だが, ワクチン後脳炎のリスクはその1/100である。英国で天然痘に対するワクチンが普及し, 疾患自体よりワクチンによるより重度な症状がみられた。事実, 疾患数は減少したが, ワクチン後の脳炎の発症は約10万人に1人であった。しかし, 世界的なWHO天然痘撲滅キャンペーンが成功するまでワクチン投与は中止されなかった。百日咳の場合は予防ワクチン投与に反対する誤った報道キャンペーンが行われたことで, 予防接種は「百害あって一利なし」という考えかたがされ, 親が児のワクチン接種を拒絶した時代があり多くの不必要な死の原因となった。

脳炎が進展すると, 意識障害の患者の看護を含めた全身的医学的管理による治療が必要である。脳の腫脹が高度なら副腎皮質ホルモンが有効である。抗生物質は胸部の感染症など合併症がないかぎり必要とされない。抗ウイルス薬はヘルペスや帯状疱疹などDNAウイルスには効果がある。抗けいれん薬はてんかん発作に必要である。後遺症のある患者にはリハビリテーションプログラムがあらゆる神経疾患同様に必要である。

転帰

英国ではすべての脳炎の全般的な推定死亡率は30%で, 残りのうちの30%にも生涯にわたる後遺症の危険がある。この数字は原疾患により多様である。急性散在性脳脊髄炎の軽症例の数字は良好で, 単純ヘルペス脳炎は悪く, 治療例であっても死亡率は50%である。流行性のアルボウイルスでは一般的に10%の死亡率があり, 後遺症の出かたはウイルスにより多様だが50%と高い。特殊な神経の脱落症状やてんかん発作の持続, 記憶と認知の障害や人格変化などの後遺症がある。神経脱落症状は脊髄損傷後がとくに多い。重大な局所神経脱落症状は典型的なヘルペス脳炎の回復後にみられる。この疾患が前頭葉下部, 側頭葉内側部の構造を障害する傾向から, 多くは記憶障害である。他の型の脳炎の後にみられる最も多い人格変化は軽度の前頭葉症状群である。

【文献】

Brew, B. J. (1994). The clinical spectrum and pathogenesis of HIV encephalopathy, myelopathy, and peripheral neuropathy. *Current Opinion in Neurology*, *7*, 209–16.

Davis, L. E. (1987). Acute viral meningitis and encephalitis. In P. G. E. Kennedy & R. T. Johnson (Eds), *Infections of the nervous system* (pp.156–76). London: Butterworth.

Pruisner, S. B. (1994). *Prion diseases of humans and animals. Journal of the Royal College of Physicians*, *28/2*, supplement.

Tselis, A. C., & Lisak, R. P. (1995). Acute disseminated encephalomyelitis and isolated central nervous system demyelinative syndromes. *Current Opinion in Neurology*, *8*, 227–9.

Nigel Legg

encephalopathy　脳症

中枢神経系が化学性，アレルギー性，中毒性または機械的な要素に反応して起こる炎症。重症の運動障害，認知や行動に変化が起こり，重症例では昏睡と死に至る。ウイルス感染による中枢神経系の炎症である脳炎とは異なる。どちらの用語も特別な状態ではなく，むしろその状態の結果である。脳症を起こす多数の異なった原因があり，ここではいくつかの例を述べる。

ボクサーの疾患として慢性進行性の外傷性脳症があるが，これはスポーツのなかで軽度だが頻繁に頭部外傷を受け続けた後遺症である。重症な例では錐体路，錐体外路症候あるいは小脳症候が痴呆の進行とともにみられる。殴打酩酊（ボクサー脳症：punch drunk syndorome）ともいわれる。

脳症は鉛中毒の最も重症な症状である。成人では集中力や記憶力がなくなり，頭痛，人格変化，腹痛とともにせん妄が起こる。鉛中毒による脳症は成人ではまれである。小児では多くみられ，強制的嘔吐，運動失調，発作を起こす。

他の脳症を起こす特殊な状態はある種の化学物質やアレルゲンの反応同様，慢性肝疾患，重症高血圧，放射線障害や癌である。おそらく最もよく知られている脳症はサイアミン欠乏で起こるものでウェルニッケ脳症（Wernicke's encephalopathy*）である。

Marcus J. C. Rogers

endorphin　エンドルフィン

エンセファリンとともに自然に生産されるアヘン様ポリペプチド神経伝達物質（neurotransmitters*）。アヘンに感受性のある受容体の同定と，アヘンに似た物質が脳内で自然に生産されるとする推論からエンドルフィンが発見された。この物質の主な重要性は痛み（pain*）の伝導路の変容物質としての機能にあるが，同時に，外傷によって，この神経ペプチドが放出されることによって「瀕死経験」のような複雑な幻覚が発生すると考えられる。エンドルフィン系は非常に複雑だが，研究の結果新しいエンドルフィンが同定され，その働きの重要な機序が明らかにされた。

entorhinal cortex　嗅内野皮質

側頭葉内側上部表面に位置する皮質領野で，前方は側頭葉の前端まで達している。大脳辺縁系（limbic system*）の一部を形成し，パーペッツ回路のループにも含まれる。機能的には中脳に発するドパミン系回路の一部であり，線条体（striatum*），とくに扁桃体（amygdala*），透明中隔（septum*）に投射する。嗅内野はまた，側頭葉下部皮質〔梨状葉（pyriform cortex*）〕から入力を受けてそれを海馬（hippocampus*）に送り，海馬の最大の入力源である。

epicritic innervation　識別性神経支配

原始的システムと識別的システムという2つの解剖学的に異なる神経システムが皮膚を支配している。識別的システムは触覚と温覚の受容体をもち，感覚の限局的な放散と統合によって特徴づけられる。これらの2つのシステムは，従来は末梢レベルで異なると考えられたが，現在ではより中枢のレベル，すなわち視床と中枢性伝達経路でそれぞれ独立した機構に関連すると考えられている。この原始的システムと識別的システムという考えは，さらに特異的な機能や神経経路に関心が向けられたため現在ほとんど用いられない。

epilepsy　てんかん

再発性の発作を特徴とする病態。単発性の大発作が最も一般的であり，20人中1人は，生涯で発作を1度経験するという。しかし，てんかんと診断するには2年以内に2回の発作が明らかな原因もなく起こることが必要と考えられる。多くの患者は成長とともにてんかん発作がみられなくなり，2年間にわたって発作のない患者は治癒したと考えられる。

少なくとも200人に1人，おそらく100人に1人はてんかんに罹患する。てんかんは概して若年者の病気である。てんかん患者の約1/4は

5歳以内に発症する。11歳までには半数が発症し，18歳までに3/4が発症する。てんかんには遺伝性の素因がうかがわれる。両親のうちの1人がてんかんである場合，てんかんの罹患率は40人に1人に上昇する。

成人発症のてんかんは脳腫瘍によって起こることがある。しかしこれはまれで，脳腫瘍患者の約10%にすぎない。50～55歳の年齢群では，てんかんの原因としては，脳腫瘍が最も多いが，てんかんの約85%が他の原因(おそらく脳内の小血管の閉塞)による。25歳以降に発症したてんかん患者の80%は，薬物治療によって良好に調整できるとする研究もある。

発作

発作は脳の灰白質でみられる異常電気活動の突発的群発である。電気的刺激が化学伝達物質によって細胞から細胞に伝わり情報が脳内に伝達される。それぞれの脳細胞が「**発火**」すると，隣接する細胞を刺激，その細胞が近い細胞を発火させ，興奮させる。脳がどのように興奮するかは，細胞の発火を促進する化学伝達物質と抑制する化学伝達物質の均衡に依存する。脳細胞が正常より興奮性が高ければ，これらの細胞は容易に発火し，電気的伝達が特定の経路に従って細胞から細胞へ秩序立って輸送されるというより，ある細胞群あるいは細胞群間の電気活動の突発的な群発，すなわち発作が起こる。

抑制的に働く主な神経伝達物質はγアミノ酪酸(GABA)である。GABA作動性細胞は神経伝達の興奮性作用を低下させる。主な促進性神経伝達物質はグルタミン酸である。しかし，神経伝達には50以上の他の既知の神経伝達物質が働いている。

発作時，異常電気放電は脳の一部に限局する場合もある(部分発作)が，脳の広範な領域，おそらく脳全体に急速に拡がっていく(全般発作)。

一部の患者では脳全体の興奮性が非常に高まり，発作が自発的に脳内に発現する。発作の影響は脳のどの部位がどれくらい障害されるかで決まる。

発作は，ある条件下で，誰にでも発現する。例えば薬物，アルコール離脱，幼児期の高熱，過度の睡眠不足，長期間の飢餓などで，これらはすべて突発的に電気的発火の群発を生じ，発作を起こす。しかし，脳発作の閾値が低い場合(すなわち，脳が通常より興奮性である)には，他の多くの要因，例えば傾眠，低血糖，光の点滅，人によっては睡眠で発作を起こす異常電気放電が引き金となる。女性では通常，月経期間中はけいれん発症の頻度が高くなる(**月経てんかん**)。発作は，明らかな促進因子がなくても自発的に発現する。

脳の興奮性は部分的には遺伝性で，遺伝子によって決定される。遺伝子は幼少期に強く働き，その後次第に働きが低下する。明白な原因なしに起こるこの種の遺伝性てんかんは，以前は**本態性てんかん**あるいは**原発性全般てんかん**と呼ばれた。

てんかんは，たとえ発作を起こしやすい遺伝性素因が存在しても，脳に対する付加的「**損傷**」(おそらく出生時またはその後の外傷，感染，低酸素状態)がなければ，常に発現するとはかぎらない。前頭葉や側頭葉の損傷は，脳の後方領域(後頭葉と頭頂葉)の損傷に比べて発作の原因となりやすい。

焦点性発作の発生

損傷部位のてんかん発生細胞を1群と2群に分けて定義する発作発生のモデルがある。1群は焦点の中心に，ある部分的損傷が生じたニューロン群である。これらは異常群発様式で**持続的に**発火するペースメーカー細胞である。これらの細胞の活動は，周囲の脳活動によって本質的な修正を受けることはない。

2群は焦点の周囲にある，部分的に損傷が生じたニューロン群である。これらの細胞群は，てんかんでも正常でも群発発火し，周囲の脳活動によって修正される。発作が起こると，持続的に放電する1群細胞が2群細胞を賦活し，異常放電が拡大して焦点性発作が起こる。次に正常ニューロンが発作放電によって賦活され，続発性全般発作が起こる。このように，焦点の周囲にあるニューロンの活動が発作の発生や拡大の様式を決定する。このモデルは，てんかん焦点部分における興奮性の程度の変化が発作活動の発生と拡大を**制御**することを意味している。

誘発性発作

感受性の強い人では，適当な(通常，律動的な)末梢性の刺激が発作を誘発する。誘発性発作はてんかん患者の約5%に発生するといわれ，入院患者では25%近くともいわれている。光の点滅やストロボが誘発性発作の一般的な原因であり，一般には**光過敏性てんかん**と呼ばれる。読書，食事，皮膚の刺激，運動，音，においが皮質の損傷部位内の活動レベルを変えて，発作の引き金となる。

発作は精神活動によって，すなわち自発的な意志の働き(通常，注意の集中)や，進行中の精神活動によっても起こる。これには，掛け算やたし算などの精神活動により，発作焦点が興奮

して起こる**精神活動性てんかん**がある。

発作の種類

国際分類では，発作は3タイプ，すなわち部分発作，全般発作，未分類発作に分類される。発作がどのタイプに属するかは，発作が発生する脳部位や発作がその出所から拡がる範囲や速度で決定される。

全般発作は身体の両側に対称性に起こり，脳の広範な領域の損傷が原因となる。このうち最もよく知られ，最もよくみられる発作が**大発作**である。大発作が起こると，患者は意識を失い床に倒れる。筋肉は収縮し，腕や足を固く伸ばし，口を固く結び，全身を緊張させる。発作はこの「**強直**」相で終わるか，次の「**間代**」相，すなわち毎秒1回から，次第に頻度を減じ4～6秒に1回全身を躍動させる発作に移行し，その後止まる。時に発作が間代相のみのこともある。発作終了時には筋肉は弛緩する。発作中は排尿・排便の調整も失われる。発作の強直相，間代相の程度は発作ごとに変化することがある。

全般発作のもう1つの型に**欠神**発作(「小発作」と呼ばれた)がある。欠神発作が起こると，患者には数秒～30秒ほどの「**空白の**」時間が生じ，その間患者は自分に起こったことにまったく気づかず，あたかも白昼夢を見たり，周囲に無関心になっているようにみえる。発作が気づかれないうちに終わることさえある。しかし，これらの欠神発作時に脳波を記録すると，特徴的な棘・徐波のパターンが明らかになる。

その他の全般発作として，**転倒発作**がある。これはあらゆる年齢にみられ，突然の意識と筋緊張の消失からなり，患者は文字どおり地面に倒れる。**ミオクローヌス発作**は身体の一側または両側の調整不可能な単収縮性筋運動であり，意識の変化は必ずしも伴わない。

乳児てんかん(点頭発作)は全般発作のまれな一型(7,000人に1人)であり，生後3カ月～1年の間に発症し，しばしば永続的な脳障害の原因となる。

部分(焦点性)発作は常に脳のある部分の損傷によって起こる。2つの部分発作，すなわち，**単純部分発作**と**複雑部分発作**である。前者では意識は**障害されない**が，後者では意識障害を伴う。

部分発作は脳の局所的損傷部位に始まるが，その後拡大する場合もある。部分発作は通常，脳内の電気放電によって起こる。しばしば「**警告**」と呼ばれる認識可能な前兆から始まる。前兆の特徴は原因となる脳部位によって決まる。例えば，運動野から始まる発作(**ジャクソンてんかん**)は，一般に身体のある部分，通常，母指，顔，時に腕，手，足の動きに始まる。けいれんが感覚野で起これば，前兆はある感覚，例えば痒み，うずきや，即座に患者に認識できるが，まったく表現しがたいある感覚。後頭葉起源の発作では，前兆は単純な光のフラッシュや点，場合によっては複雑な視覚像のかたちをとる。

側頭葉損傷による発作(通常，複雑部分発作)は，しばしば胃から喉に突き上げる感覚から始まり，恐怖感を伴うのが一般的である。この恐怖感はきわめて強く，患者は死にそうな気分になることがある。頻度は高くないが，通常不快な味やにおいや，ハミングやクリック音のような単純な音の幻聴が前兆となることもある。既知感や予知感のこともある。患者のなかには化身感や世界消失感〔未視感(jamais vu)〕を訴える。記憶も前兆の一部となることがあり，非常にまれではあるが，心地よい性的感情や神秘的な感情が起こる。

少数ではあるが，前兆だけで部分発作を起こす患者がいて，さまざまな工夫をして前兆の段階で発作を止め，意識消失を呈さない患者もいる。しかし，多くの場合，発作は拡大し，ある程度の意識障害や意識不鮮明を伴い，複雑な感覚障害や異様な行動(**自動症**と呼ばれる)が起こる。

時に部分発作が脳内の広範な領域に急速に拡大し，全般化して大発作を起こす。

発作の発生

発作の前駆期には，しばしば特徴的な不安感や興奮感あるいは気分と行動の変化が起こる。この「**前駆症状**」期は実際の発作開始前の1～72時間の間に起こることが多い。

発作後には通常，倦怠感や意識不鮮明が生じる。大発作の後は意識の回復は緩徐で，患者は混乱，不穏，朦朧状態にあり，頭痛を伴うことが多い。患者は約2時間の睡眠の後，気分よく目覚める。しかし，発作後の状態がさらに長く，時には1週間かそれ以上持続する患者もいる。側頭葉てんかんの発作後には，正常への回復は，小さい反復性の運動から始まり，その後複雑な運動になり，次第に正常の行動に移行する。

まれに全般発作や複雑部分発作後に意識不鮮明が遷延し，その間，非常に複雑な行為，例えば着衣と脱衣が，患者の無意識のうちに行われる。この自動症(automatism*)と呼ばれる状態は数分以上続くことはめったにないが，まれに1時間程度持続することがある。患者にこの

間の記憶はない。きわめてまれに大発作の後に続いて短時間の精神病や偏執病が起こることがあり，その時患者は自分の回りの人々が自分を傷つけようとするように感じ，衝動的に危害から逃れようと行動する。

てんかんの診断

てんかんの診断は軽々しくなされるべきではない。いったんてんかんと診断されると，患者は「レッテル」を貼られたために雇用の機会に影響し，さまざまな資格，例えば車の免許などを失うことになる。それはまた，患者が何か月あるいは何年にもわたる薬物服用を開始することを意味する。

初回発作の後では，「経過観察する」ことを助言する医師が多い。しかし，以前に1回ないしはそれ以上の発作がある場合には，神経科を受診し，通常，脳の形態や機能の異常を見つけるための検査を行う。

脳波

てんかん患者の約75％で，脳波上電気活動の異常がみられる。しかし，異常脳波が必ずしもてんかんの証拠となるわけではなく，正常脳波が発作が起こらないことの証明となるのでもない。深部での放電は，頭皮上の脳波で常に記録されるとはかぎらない。脳波のパターンはてんかんのタイプによって変化する。突発活動と棘波と徐波は全般発作を示唆している。脳波上の局所的な棘波と鋭波は脳のある部位の異常活動を意味し，部分発作がみられる。

脳波を記録中，患者はてんかん活動を誘発するさまざまなこと，例えば開閉眼や過呼吸，ストロボ（光の点滅）の前に座ることなどを要求される。

睡眠がてんかん活動を増強する患者もいるので，患者の睡眠中に脳波を記録することもある。特殊な状況（例えば側頭葉の損傷部位を特定して，手術による除去が検討されているとき）では，蝶形骨脳波記録を行う。これは，下顎角の直上に電極を挿入するもので，頭蓋骨の外側であるが側頭葉の深部に可能なかぎり接近した部位に電極を置く。異常脳波活動を誘発するために，全身麻酔を行う。今日では，第五脳神経の出る頭蓋の底部にある穴（卵円孔）を通したり，頭蓋骨に定位脳手術で穴を開け電極を頭蓋骨内に置く方法が一般的になりつつある。

その他の検査

CT(scan*)は脳内の疾患の範囲や腫瘍の有無を検出する特殊なX線装置である。

心理テストによって，脳の特定の部位の機能が他の部位と比較して低下しているかどうかを評価する〔評価（assessment*）の項を参照〕。時には，脳波やCTでまったく異常が見つからない場合でも，この方法で脳の機能異常が発見されることがある。複雑部分発作では，しばしば側頭葉が発作の起源となる。これらの患者では記憶障害がみられ，損傷が左側頭葉にあれば言語性の記憶が，また損傷が右側頭葉にあれば空間性の記憶が低下する。

MRI（magnetic resonance imaging*）は，脳内の腫瘍の発見と損傷の範囲の決定を容易にする画像を提供する。

血液検査は発作を起こす内科的な原因の有無を調べるために行う。

発作の危険因子

大発作を目の前で見ることは恐ろしい体験である。しかし，患者は以前から多くの発作があり，発作から無事に回復する手段を見出したと考えられる。発作時に他者の冒険的な介助が必要とされることはめったにない。

必要なことは，患者が発作を起こしている間，頭部を床や近くの家具に打ちつけてけがをしないかどうか確かめることである。下顎を噛み締めているので，発作の最中に口の中に物を入れることは不可能であり，無理にそうすると患者の歯を折る。患者の口の周囲に血液や泡があったら，柔らかい布でていねいに拭き取り，発作が止まったら，患者の体位を適当な側臥位に変える。こうすることによって患者の口の中の液体が自然に流れ，気道が自動的に確保される。患者は10分以内に完全に意識を回復する。

危険な徴候は3,4分たっても止まらない発作である（**けいれん重積状態**）。この場合は緊急を要し，医学的処置が直ちに必要とされる。けいれん重積状態はきわめてまれである。よくみられるものは連続性の発作で，この場合，患者は発作間に意識を回復しない。この状態も緊急を要するが，真のけいれん重積状態ほど生命に危険はない。

夜間の大発作の後，時に患者が2,3日間重度の精神の異常を来すことがある。患者は疑い深く，不安が強く，恐怖心をもつようになり，人が自分に反対していると感じたり，幻聴がみられる。この声に反応して，患者は窓の外に飛び出し，道路に突進するなどの突発的な行動に出る。この場合は緊急を要し，直ちに助けを呼ぶべきである。

熱性けいれん

小児の脳は興奮性が高く，そのため成人より「**発作体質**」である。小児の3〜6％は高熱時にけいれんを起こす傾向がある。このけいれんの

持続は，ほんの2, 3秒間，せいぜい1, 2分間であり，大発作のかたちをとる。患者は意識を失い，筋肉は不随意運動を伴う攣縮を起こし，最終的に弛緩する。熱性けいれんにはしばしば家族性の発症がみられる。通常，生後6カ月〜3歳の間に始まり，4歳頃までにはほとんどの小児で消失する。約5％の小児のみが熱性けいれんにとどまらず，真性てんかんに移行する。

小児は発作時，成人と比べけいれん重積状態を起こす危険性が高く（遷延性または反復性けいれん），危険であり，恒久的な脳障害の原因となったり，時に致死的となることがある。医師は熱性けいれんを起こしやすい小児に対し，最も起こしやすい年齢の間は発作を予防するには規則的に抗けいれん薬（通常バルプロ酸）を服用させることが望ましい。

てんかんの治療

100年前，てんかん患者の約1/3は薬物療法によって発作が消失した。1/3は治癒し，1/3は治療後，不変かむしろ悪化した。これらの数字は今日でも同様であるが，以前とは3つの重要な相違点がある。第一に薬剤の種類が増加し，副作用が減少したこと。第二に，病気のもとにある脳内過程の理解が進み，新しい薬物がより特定の目標に向けられるようになったこと。第三に，患者と患者の発作，思考過程，生活様式との間に密接な関連があることが現在広く認められていたこと，である。薬物は今も治療の第一選択であるが，てんかんを有する多くの患者は自己のけいれんに対し少なくともある種の制御を働かせるよう指導を受けるべきである。

薬剤

てんかんの主な治療は薬物療法であり，ほとんどすべてのてんかん患者で発作の頻度や重症度に改善がみられる。不幸にして，すべての抗けいれん薬には発作を制御できるという利点とともに副作用がある。医師にとってのジレンマは常に，いかにして患者が認知障害を起こさずに発作活動を減らせるかという点にあった。よく引用されるLennox(1942)の言葉「発作をなくそうとしている多くの医師は，患者の鋭敏な知的能力を低下させているにすぎない」は，今日でも同様に真実である。

ブロマイド，フェノバルビタール，フェニトインのような初期の薬物は，すべてある程度，思考や行動を緩徐にした。ブロマイドは今日めったに使われず，フェノバルビタールは，低価格のため第三世界では重要な薬剤であるが，他の薬剤が無効の時のみ使用されている。カルバマゼピン，バルプロ酸とフェニトインは現在，第一選択の抗けいれん薬である。重度のてんかんでは，薬剤の組合わせが制御に必要となる。しかし，発作を制御するために異なった薬剤を加えることは重度の副作用を起こすこともある。最新の抗けいれん薬は脳の興奮性を低下させるために特別に開発された薬剤である。これらの薬剤の1つにヴィガバトリンがあり，これはGABAという電気刺激の伝達を抑制することで脳の興奮を低下させる物質を上昇させる作用がある。また別の薬剤にラモトジンがあり，これはグルタミンを介して部分的に脳の興奮性を低下させることによって作用する。

抗けいれん薬は他の薬剤，とくにアルコール，鎮静剤，抗凝固剤，経口避妊薬の作用を妨げることがある。てんかんは妊娠の障害にはならないが，抗けいれん薬のなかには催奇形性を有するものがあるので，てんかんの女性は妊娠する前に必ず主治医に相談する。胎児に起こる奇形の割合は1〜2％だけ増加する。よくみられる奇形には，口蓋裂，心奇形，二分脊椎がある。すべての抗けいれん薬になんらかの催奇形性があるが，テグレトールは胎児の発達への影響が最も少ないと考えられている。

個々の患者について，2年ないし3年間発作がなければ，薬剤を徐々に減量する決定がなされ，おそらくいずれは完全に中止できる可能性がある。しかし，抗けいれん薬を中止すると，発作が再発する危険が少ないながらも常に存在し，再発した場合には発作を制御するのはさらに困難なことがある。抗けいれん薬を減量すること自体発作を起こす危険がある。

手術療法

部分発作は外科的治療が有効なことがある。最もしばしば行われる手術は側頭葉の病変除去である。適応の患者を厳選すれば，約80％の患者は著明に改善し，約50％の患者では発作が消失する。

定位脳手術は，電極を用いて脳内の微小な部分を破壊することによって，発作の拡大を防ぐ方法で，非常に重篤あるいは頻度の高い少数の発作の患者に対し有効性が証明された。

行動療法

医学的見地からてんかんをみると，発作は脳内の異常放電の結果として発現し，通常，脳組織の障害部位が起源となる。しかし，進行中の脳活動とその活動に関係する細胞が発作発生過程に転じる可能性との間に密接な関連があることがますます明らかにされつつある。小児で

は，自己の発作を，自分で抑制することも発現させることもできるという証拠がある。成人患者の多くは発作を抑制し，その拡大を止める行動的手段をもっている。生活上のストレスを処理することが困難な患者では，その状況の打開策として発作を随意的に発生させることもある。

焦点性てんかんでは，焦点の位置が個々の患者とそのてんかんとの関連を決定し，けいれん活動の引き金にも抑制にもなる精神生活的側面と行動的側面を決定する。てんかんを完全に治療するには，薬剤の投与だけでなく，患者に彼らの気分，思考と行動がいかに発作の調整にとって役立つかを教えることが必要である。

てんかんの焦点を取り巻く神経活動の場における進行中の興奮，抑制パターンと発作活動の間には密接な関係が存在するので，標準的な行動の改善や精神生理学的治療法が発作活動を改善するのに用いられることがある。ほとんどのてんかん患者は，発作を起こすような環境を避け，発作が始まったらすぐに止めようと努めて，発作活動を抑制する認知的な方略を用いる。報酬管理，休養，心理療法，バイオフィードバックはすべて，治療法としてなんらかの効果を上げた。しかし，予定された計画のなかで，1つの治療的要因によって，それ以上の変化が現れる。例えば，計画の成功は患者の自己イメージを改善し，自己尊重を増強する。その結果薬剤を減量できれば，患者の敏捷さや幸福，雇用の機会が改善されることになる。

てんかん患者の生活
運転

英国では，5歳以降に発作を起こした人は，重量貨物運搬車を所有することも，公的の輸送機関の運転免許を取得することもできない。しかし，てんかん患者も(薬物療法を受けている，いないにかかわらず)2年間発作がなければ，通常の運転免許を申請することができる。睡眠中だけ発作を起こす患者もいる。この場合には，3年間覚醒時に発作がなければ運転免許を申請できる。

英国以外の国々で，規則が異なる。米国では，免許の再取得には発作のない期間が6カ月あればよい。日本では法律が厳しく，一度でも発作を起こすと運転することが許可されない*訳注。

てんかん患者がサッカーやランニングなどのスポーツに参加してはならない理由はない。危険な要素があるところには，常識的な予防措置をとるべきである。例えば水泳中は監視員を置くべきであり，登山にはロープを用いることが必要である。てんかん患者も時には飲酒する機会をもってもよいが，不幸にして抗けいれん薬はアルコールの鎮静効果を増強する作用があり，患者は短時間で酩酊しやすい。重要な点は，アルコールが摂取後約8時間で消失するとき，脳の興奮性がかなり高まり，発作が起こりやすくなることである。経験による安全ルールとは，飲酒を避けること，一晩の飲酒を多くとも570mlまでに制限することである。

てんかん患者と患者の家族は，英国てんかん協会のような支援団体に加入するとよい。他の患者が同じ問題をもち，同じ恐怖をもっていることを知ることが助けとなる。

てんかんの小児

小児期のてんかんで最も危険なことは，てんかんが子供の自己評価を低下させることであろう。両親や教師が心配しすぎたり，あまりに防御的になると，子供の社会的発達と人格形成が制限され，他の子供たちから孤立する危険がある。不適応や不適切な行動が，子供のてんかんでは不可避と思われていることが多い。脳損傷，とくに側頭葉病変(とくに左側頭葉)に起因するてんかんをもつ小児は行動障害を起こしやすいが，すべての小児が時に攻撃的で，注意散漫，悪ふざけをし，落ち着かないことがあることは覚えておく必要がある。非複雑性てんかんの小児に，このような行動がとくに顕著であることを示す十分な証拠はない。

てんかんの小児のなかには，不幸にして，頻繁に起こる欠神や，抗けいれん薬(とくにフェノバルビタールとその関連薬剤)の行動や集中力に対する影響のために，学校でなすべきことをなし遂げられない者もいる。しかし，てんかんの小児に対する両親と学校の態度が大きな要因であることも多い。子供がいったん「**てんかんの子供**」というレッテルを貼られると，教師がその子供の学力を低く評価し，子供に刺激や激励を与えなくなるが，これは最も危険なことである。

てんかんの子供の両親は，学校でのすべての活動に自分の子供を参加させたいという希望と，学校の職員が自分の子供を賞罰に関し他の子供とまったく同じように扱ってほしいという希望を，学校に対して明らかにするべきである。てんかん児にどのような能力があるか，優れた点と困難な点がどこにあるのかを知るには心理テストが役立つ。

---

*訳注：現在，日本では2年間発作がなければ普通免許の運転はできる。

表11 てんかんの治療薬

薬物	適応	一般的な副作用
第一選択薬		
カルバマゼピン(テグレトール®)	部分発作,全般強直間代性発作,妊娠中,うつ状態の患者の気分高揚	平衡障害,複視,血液疾患,水分貯留,甲状腺異常
バルプロ酸(*Epilim*)	全般発作,欠神発作,熱性けいれんの予防,ミオクローヌスてんかん,部分てんかん	脱毛,色調の変化,体重増加,振戦
フェニトイン(*Epanutin*)	全般強直間代性発作,焦点性てんかん	平衡障害,歯肉肥厚,多毛,手足のしびれ(末梢神経炎)
エソサクシミド(ザロンチン®)	欠神発作(小発作)	
第二選択薬		
ジアゼパム(*Valium*)	静脈内投与(小児では坐薬)としてけいれん重積状態や熱性けいれんに使用 時に側頭葉てんかんに有効	
クロナゼパム(リボトリール®)	全般強直間代性発作,部分発作,ミオクローヌス性てんかん	極度の眠気,人格変化
Clobazam(*Frisium*)	部分発作,全般強直間代性発作	大量で眠気
フェノバルビタール(ルミナール®)	全般強直間代性発作,部分発作	眠気,人格変化,小児で過動症
新薬		
ラモトジン(*Lamictal*)	複雑部分発作	
ヴィガバトリン(*Sabril*)	複雑部分発作	

予後

全てんかん患者の約1/3は,いずれその状態を脱し,発作が消失する。さらに1/3は治療によって発作の頻度と強度が低下するが,残りの1/3は元のままである。どんな特殊な患者でも,予後はてんかんの原因,発症年齢,家族歴の有無に左右される。例えば,側頭葉てんかんは最も治療抵抗性の強いてんかんである。てんかんが重度の脳疾患や変性性脳疾患によって起こる場合には,てんかんの制御はさらに困難になる。しかし,単純なてんかんや脳損傷によって複雑化されていないてんかんの患者では,予後は良好である。

てんかん患者は人生への展望が少なく,不幸にして発作によって死亡する患者もいる。死亡に至る原因の1つに入浴中の大発作がある。そのため,大発作の患者はシャワーを使用するほうが安全である。時にてんかん患者が,夜間発作を起こし,朝になって死亡した状態で発見されることがある。この突然死は,主に若年成人男性に限られる。このような若年成人は,しばしばてんかんという診断を拒絶し,服薬に関して不真面目で,服薬量を守らない。彼らの多くは飲酒もする(前述)。

不幸にして一般社会や医師の間でも,てんかん患者は攻撃的で感情的な精神病の割合が高いという偏見が少なからず存在する。現在では,重大な脳損傷のないてんかん患者は正常な知能をもつということが証明されており,一般人と比べて精神病の頻度が高いという証拠はどこにもない。脳損傷の患者では,てんかんによるというよりむしろ脳損傷によって,その損傷部位に対応する障害がみられる。しかし,てんかん患者のなかには多くの発作をもち,多くの抗けいれん薬を必要とする者もいる。このような患者では,精神症状を呈する危険性は明らかに

高い。

【文献】
Brown, S. B., & Fenwick, P. B. C. (1989). Evoked and psychogenic seizures: 2. Inhibition. *Acta Neurologica Scandinavica, 80*, 535–40.
Chadwick, D. (1994). Epilepsy. *Journal of Neurology, Neurosurgery and Psychiatry, 57*, 264–77.
Devinsky, O., & Bear, D. (1984). Varieties of aggressive behavior in temporal lobe epilepsy. *American Journal of Psychiatry, 141*, 651–6.
Fenwick, P. B. C., & Brown, S. B. (1989). Evoked and psychogenic seizures: 1. Precipitation. *Acta Neurologica Scandinavica, 80*, 541–7.
Goldstein, L. H. (1990). Behavioural and cognitive-behavioural treatments for epilepsy: a progress review. *British Journal of Clinical Psychology, 29*, 257–69.
Hermann, B. P., & Whitman, S. (1984). Behavioural and personality correlates of epilepsy: a review, methodological critique and conceptual model. *Psychological Bulletin, 95*, 451–97.
Malafosse, A., Genton, P., Hirsch, E., Marescaux, C., Broglin, D., & Bernasconi, R. (Eds). (1994). *Idiopathic generalized epilepsies: Clinical, experimental and genetic aspects*. London: John Libbey.
Trimble, M. R., & Thompson, P. (1986). Neuropsychological aspects of epilepsy. In I. Grant & K. M. Adams (Eds), *Neuropsychological aspects of neuropsychiatric disorders* (pp. 321–46). New York: Oxford University Press.
Wolf, P. (Ed.). (1994). *Epileptic seizures and syndromes*. London: John Libbey.

P. B. C. Fenwick

episodic dyscontrol syndrome　反復発作性制御障害症候群

発作的に攻撃的な性格を制御できなくなる症候群で，成人か小児かで使われかたが異なる用語。

成人ではこの用語は，ごく軽度の挑発あるいは挑発のない場合にも，てんかん発作のように暴力的・攻撃的爆発が起こる現象に用いられる。この発作はいくつかの点で真性てんかんに似ている。しばしば前兆がみられ，発作後に頭痛と傾眠を伴う。短い欠神発作などの意識の変容を示すこともある。微細な神経学的徴候がしばしばみられ，側頭葉てんかんが否定された場合でも脳波上，側頭葉に非特異的な異常がみられる。これらの反復発作性制御障害が真性てんかん状態であるのか，心因性の要素が主因であるのかについては議論が分かれる。

小児でも同様の現象がみられるが，活動亢進の亜型と考えられている。これらの爆発的・暴力的行動は，注意力や集団性に常習的に問題のある小児にみられる。軽度の脳波異常があり，側頭葉てんかんを示す症状を呈する点で，成人型とよく似ている。

equipotentiality　等価性

脳への感覚入力が局在しているが，知覚には脳全体が関与し，脳の損傷の影響は損傷部位にではなく，損傷の拡がりに依存するという仮説。

「等価性の原理」を基盤として発展した等価の仮説は，Flourens が 1840 年代に初めて提唱したが，1 世紀後に Goldstein, Head, Lashley をはじめとする多数の研究者が強く支持した。なかでも，ラットの脳の破壊が行動に及ぼす影響は，損傷部位にではなく損傷の大きさに依存することを明らかにした Lashley の研究〔「(量作用(mass action*)の原理」〕は，等価性という仮説の強力な根拠となった。

その後，厳密な等価仮説は，人間の脳損傷事例の臨床研究である程度の機能局在(localization*)が明らかにされたことを受け入れて穏当な考えかたに変容し，今日では，脳損傷が行動に与える影響には，損傷の大きさと部位がともに重要であるとする，「相対的な局在論」の立場をとっている。

しかし，等価性の考えかたは，脳のコネクショニズムのモデルへの最近の関心の高まりとともに復活の兆しを見せている。脳機能の並列分散処理(parallel distributed processing; PDP)モデルは，与えられた機能を支える神経要素の未分化な基質の概念を内包しているが，その点が等価性の考えかたと一致する。コネクショニストが考えている基質全体は等価性を示すとしても，個々の基質はすべてある程度の局在性を示し，その点から，実際的な相対的な局在論の考えかたが説明的根拠を提供していると考えられる。

erythropsia　赤視症

変形視(metamorphopsia*)と似た視覚障害で，対象物の色が変わって見える。赤視症では対象物はその性質や数にかかわりなく，赤みを帯びた色に彩色される。これは，単一の色調による最も一般的な色の変容の形態である。他の変形視と同様，赤視症は後頭葉皮質と後頭側頭葉皮質の損傷によって起こり，左半球よりも右

半球の損傷で起こる。

evoked potentials(EP)　誘発電位

刺激に応じて神経系から記録される電気的活動。誘発電位は，一般的には，頭皮に固定した小さな電極から記録されるが，身体の他の部分に固定された電極や，脳に埋め込まれた電極を使用することもできる。誘発電位は，フラッシュ光，正中神経へのショック，聴覚的信号音のような刺激に続いて起こる電気的活動の時間変化を描いたものである。脳波(electroencephalogram；EEG)のランダムな電気的活動とは異なり，誘発電位に現れる活動は常に一定であり，刺激に対する時間経過に制約される。この特徴が，背景脳波からの誘発電位の抽出に最も多く使われる手法である加算平均法の基礎となる。誘発電位の振幅は，信号音によって脳幹(brain stem*)で発生する電位のマイクロボルトに満たない値から，認知課題に伴って発生するマイクロボルトの何十倍の値まで，さまざまな大きさがあるが，脳波活動はそれ以上に大きいため，単一の刺激に続く誘発電位は脳波活動のなかでは隠蔽される。しかし刺激を反復提示し，その反応を加算することによって誘発電位を抽出することが可能になる。なぜなら，常に一定した活動は加算されるのに対し，脳波のランダムな活動は取り消されるからである。誘発電位を得るためには，より小さな反応であればあるほど，より多数回の刺激に対する反応を加算することが必要である。加算平均法は，1940年代末期，George Dawsonが誘発電位の研究に導入した。初期には平均化の目的のために特別の装置が作成されたが，1960年代後半からは世界中の研究実験室と臨床神経生理部門で多目的コンピュータが加算平均システムに用いられるようになった。

記録装置は進歩しているが，電極装着の一般的原則は変化していない。外部(例えば実験装置や通信システム)から誘発される電気的活動は身体によって拾い上げられ，誘発電位の電気的活動よりかなり高い振幅をもつ。さらに，筋活動や心臓と関連した活動のような生理的現象から作り出される他の電気活動も脳内で生成される誘発電位より大きい。この外来の活動による電場は頭皮全体を通じて変わらない。そのため，1つの頭皮上の電極の活動から，もう1つの頭皮上の電極の記録を引き算すると，共通の電位を相殺し，2つの電極部位間の異なる電位だけが残る。これは，研究対象である刺激による脳活動がほとんど生じないと考えられる場所

(頭皮上が望ましい)に置いた共通の基準電極に対して「活性化」を示す部位から記録することによって成し遂げられる。基準電極の場所には耳朶または乳様突起を用いることが多い。脳からの電気活動は数マイクロボルトのオーダーにある。したがって，1対の電極(活性化基準電極)から記録された電位は，増幅器からのアナログ出力が加算平均を行うコンピュータへのデジタル入力に変換される前に，百万倍にも増幅される。この変換速度，または標本化速度は，脳活動がコンピュータにいかに表現されるかの忠実度を決める。脳幹からの脳波のように，高い周波数成分をもつ脳波は，認知課題に伴う低周波の電位よりも速い標本化速度を必要とする。

誘発電位は，極性〔ポジティブ波またはネガティブ波(PまたはN)〕と，その刺激開始に対する潜時または発生順などによって同定される個々のピークを伴いながら，時間経過とともに示される振幅の変化として表される。刺激を受けて100 msec後に起こる2番目のポジティブ電位は，P2またはP100と名づけられた。ピークの振幅は，反対の極性を示すすぐ前か次に続くピークに対して計測されるか，または刺激前のベースラインに対して計測される。

誘発電位は一般的に，一次感覚野で発生するものと，認知機能に伴うものとがある。前者は，感覚性誘発電位または外因性誘発電位，後者は，事象関連電位(event-related potential；ERP)または内因性電位と呼ばれる。誘発電位と事象関連電位という用語は，ここではそれぞれ，感覚性認知の電位を表すものとして使う。感覚性電位が注意のような認知要因によって変調されるという明らかな証拠が提示され，近年では認知と感覚の電位の区別は明瞭でなくなった。これらの効果は，刺激を受けた後40 msecぐらいの早い時期に生じることもある。

感覚誘発電位は，刺激を受けている感覚経路が健全かどうかの指標を提供する。パターン反転型の視覚誘発電位(visual evoked potential；VEP)は，例えば，1970年代の初期にHallidayによって臨床神経生理学に導入されたが，視覚的症状の病歴はないが多発性硬化症(multiple sclerosis*)の疑いがある患者のなかに，異常に長い電位がみられ，視覚機能不全を敏感に示す指標となることが判明した。また視覚誘発電位によって，視野の半分に別々に与える刺激に反応する，後頭葉(occipital lobe*)の上に位置する頭皮上に置いた電位の分布から，視覚経路の損傷部位を診断することができる。

手首の正中神経の刺激に反応する体性感覚誘

発電位(somatosensory evoked potential*; SEP)は，首と頭皮上の電極から記録することができる。最初の活動はN9で，脊髄への神経の斉射の通過を反映している。続いて小さな振幅の電位がおそらく皮質下組織で生成され，次に一次体性感覚皮質で生成されるN20成分が続く。体性感覚誘発電位はまた，下肢や他の神経への刺激を記録することができる。臨床的な体性感覚誘発電位の有用性は，多発性硬化症やミオクローヌス性てんかん(epilepsy*)を含むさまざまな疾患で確立された。

聴覚誘発電位(auditory evoked potential*; AEP)は，ピップ音やクリック音刺激に続いて発生する。最初の電位は，刺激に続いて最初の12 msec間に脳幹(brain stem*)から出現する6～7個の小さな波の連続である〔聴性脳幹反応(brain stem auditory evoked potential; BAEP)〕。これらの電位に続き，刺激後約60 msecで終わる中潜時聴覚誘発電位として知られる波の連なりが現れる。その後，長潜時誘発電位と呼ばれる反応が続く。聴性脳幹反応は聴覚経路の脱髄性損傷または腫瘍性損傷の同定に臨床的に役立つことが立証された。

健常者の感覚誘発電位の特徴と付随する臨床応用についての総合的な総説は，Halliday (1993)の研究を参照のこと。

認知に伴う誘発電位は，与えられた刺激が被験者に対しなんらかの意味をもつ場合には必ず記録される。一般には，記録される電位は刺激モダリティの影響は受けない。事象関連電位の記録を確実にする2つの確立された実験手順がある。1つは，もともとWalterら(1964)が記述した随伴陰性変動(contingent negative variation; CNV)として知られている。それは警告刺激(S1)と，例えば，被験者に輝いている光を消すためボタンを押すという行動を要求する命令刺激(S2)との間に発生する。S1とS2間の電気的脳活動は，ゆっくり増加するネガティブな変化を起こし，S2が与えられると急速に終結する。S1とS2とを隔てる時間的間隔は，一般的には1～2秒のオーダーにある。随伴陰性変動は前期と後期のフェーズに分けられる。前期のフェーズは第一刺激の同定に関連し，後期のフェーズでは運動反応を起こす準備に関連する。もう1つの確立された手順は，「**オドボール**」パラダイムとして知られる。そこでは，被験者は高頻度刺激の系列のなかにランダムに発生した低頻度標的刺激に反応しなければならない。標的刺激は一般的には，0.1～0.2の出現確率をもち，残りは高頻度刺激となる。

聴覚モダリティでは，例えば，標的刺激は，0.15の確率でランダムな順序で提示される音程の高い音であり，音程の低い音とともに提示される。標的刺激と高頻度刺激に対する初期の事象関連電位の波形(約100 msecまで)は，さほど違わない。しかし，この後の電位は2つの刺激カテゴリーで異なる。標的刺激に対する反応には，高頻度刺激に対する反応のなかでは通常は発生しないN2(N250)とP3(P300)が含まれる。

随伴陰性変動と関連する研究は，自発的な運動の前に起こるゆっくりとしたよく似た陰性の電気的活動の変化との関係をはっきりととらえることができず，そのためなかなか進まなかった。随伴陰性変動パラダイムのなかのS2に対する運動反応の必要条件が，随伴陰性変動研究の結果を解釈するとき運動過程と認知過程を区別することを困難にしている。しかし，現在では，S2が被験者に，例えば，以前の反応についてのフィードバックのような，情報を提供するが運動反応は要求しないような設定を用いることにより，随伴陰性変動電位を記録できることが明らかにされた。

オドボールテストP300は，健常者の研究と知的障害の調査のなかでかなりの注目を集めている。P300の潜時は，成人期には各年ごとに1 msecと2 msec間の範囲で増加する。この変化が，痴呆(認知症，dementia*)に対する診断テストとしてオドボールP300を用いることの根拠となった。P300は認知課題のなかで記録されるので，記録されたP300の潜時が，健常者の年齢に対するP300の潜時に関する回帰直線から予測されるよりも長すぎるならば，その個人は認知に異常があると結論づける。この技術を論証したGoodinら(1978)による最初の研究では対象痴呆の患者の80%に異常なP300電位が見出された。その後の研究では100～0%にわたる成功確率が報告された。この受け入れがたいほど広い幅の成功確率に対する理由はさまざまである。第一に，それぞれの研究における対象者の状態が明確な痴呆から，可能性としての痴呆までさまざまであること，第二に，健常者のP300の潜時の被験者間の変動が高いため，P300の潜時の年齢に対する回帰直線を中心にした信頼区間が大きすぎて役に立たないこと，第三に，オドボールテストにおけるP300の生成の背後にある単一の心理的因子を同定することが困難なことである。注意，記憶，反応選択などがすべてなんらかの役割を果たすと考えられる。またこれらの因子すべてが

痴呆に影響するし，どれも関係がないかもしれないのである。

聴覚選択的な注意(attention*)に関連する事象関連電位実験は，約 120 msec と 300 msec の間の陰性電位が，被験者が1つの音源を他の音源よりも注意する能力を反映することを立証した。この処理関連陰性電位として知られる電位は，注意を向けている側の耳が受けた刺激によって記録される誘発電位から，注意を向けていない側の耳が受けた刺激による誘発電位を減算することによって示される差分波形で最もよく観察できる。一般的な実験手順では，高音刺激または低音刺激が，一方の耳または他方の耳にランダムな順序で与えられ，音程と耳の4つの組合わせのうちの1つが，試行ごとに標的として指定される。特定の試行の標的が左耳の高い音であった場合には，処理関連陰性電位は，左耳で記録される反応から，注意を向けていない右耳に与えられる高い音に対する反応を減算することにより得られる。処理関連陰性電位が大きな振幅を示すほど，標的の耳に注意する能力がより優れていることを示す。

記憶機能について数多くのさまざまな誘発電位のテストが行われた。一般的な知見は，続いて行われる検査で正確に再生または再認された提示項目に対し事象関連電位がより大きかった。連続した再認記憶検査では，2回目またはそれ以後の刺激の提示に対する事象関連電位は最初の提示に比べ大きかった。Sternberg の記憶スキャンテストの変形版を用いた探索刺激に対する事象関連電位の記録では，記憶の負荷の増加に伴う波形の規則的な変化が確認された。Starr と Barrett(1987)は，この課題を用いて，伝導性失語(aphasia*)の探索刺激に対する異常な事象関連電位を証明した。相貌失認(prosopagnosia*)に関して，知らない顔に対する事象関連電位と比較し，知っているが「**認識できない**」家族の顔に対する事象関連電位が大きいという報告によって，潜在性記憶機能を示す証拠が得られた。聴覚刺激の系列が変化することに対し，刺激開始直後に発生する電位はミスマッチ陰性電位(mismatch negativity; MMN)として知られ，Näätänen らによって詳細に研究された。ミスマッチ陰性電位は，少し前に与えられた刺激の現在の記憶を表現する鋳型と入力刺激によるニューロンとの間のミスマッチによって起こると考えられる。ミスマッチ陰性電位は刺激と鋳型との間の偏差が大きくなるに従って振幅が増大し潜時が短縮する。Näätänen(1986)は瞬時記憶とミスマッチ陰性

電位の生成の背後にあるメカニズムとの間に相似性があることを示唆していた。

事象関連電位は，予期した刺激と実際の刺激との間の一致度に対し敏感であることが示された。これは，Kutas と Hillyard(1980)により言語刺激について実証された。彼らは，不適当な語句で終わる文章(例えば「彼は温かいパンに靴下を塗った」)を被験者に提示し，その最終語句に対する事象関連電位と，整合性のとれた最終語句，または意味論的には整合性がとれているが文章の中の前述の語句と物理的に異なる最終語句に対する事象関連電位とを比較した。意味論上不適当な語句に対する事象関連電位は，刺激開始後 400 msec あたりで発生する陰性電位(N 400)を含んでいた。これは他の語句では現れなかった。類似した効果は，メロディに合わないエンディングのような非言語刺激に対しては**観察されない**。現在の見解では，N 400 は意味論的な統合に関連する語彙以後の処理過程を反映する。

自分のペースでできる随意運動(指の伸張のような)に先立ち，頭皮上の広範な部位から電気的活動が記録される。この活動は，Kornhuber と Deecke(1965)により準備電位(Bereitschaftspotential; BP)と呼ばれ，運動開始 1～1.5 秒前に両側対称性の陰性電位の緩徐な変化として始まる。運動の約 500 msec 前に動かす手の反対側の頭皮の中央領域上で変化の勾配が増大し，運動が開始するまで電位は継続し，その後極性が反転する。これらの電位の記録は，刺激が固定された場合の活動記録とは異なる。なぜなら運動開始の時間は起こる前にはわからないためである。加算平均するコンピュータが運動開始とリンクした信号で作動するまで，脳波活動の約2秒間の連続記録が必要である。この信号は理想的には，指の運動に伴う筋活動から引き出されるが，反応キーの開閉や光線ビームの中断が使われることもある。Dick ら(1987)が，準備電位の振幅の決定にはパーキンソン病(Parkinson's disease*)患者の薬物療法の状態が最も重要な役割を果たし，健常者の振幅はドパミン性の薬により変調を来たすと報告したが，パーキンソン病にみられるこの電位が正常であるかどうかについては論争が続いている。どちらかの手の反応を要求する課題では，動きが始まる前に，頭部の片側の中央領域から記録される活動と，対側の同様の位置で記録される活動を比較することによって，被験者がどちらの手を動かしそうであるかを判定することができた(Gratton et al, 1988)。この

情報を使うことで，一連の刺激提示の間，被験者に生じた予期を確認することができる。また同時に，誤った反応に結びついたかもしれない推測に関連した行動を修正する速度や確さを確認することもできる。

上記のような随意運動に先行する脳電位を記録する技術はミオクローヌスけいれん(myoclonic jerks*)や，チック(tic*)のような不随意運動の患者の研究にも応用することができた(Barrett, 1992)。ジャークロックアベレージ法として知られるこの方法は，ミオクローヌスけいれんに先行して脳に異常な活動があるかどうかを診断することができ，先に述べた体性感覚誘発電位とともに用いることによって，ミオクローヌスの起源が皮質，皮質下，脊髄のいずれであるかを鑑別することができた。チックに先立って起こる脳活動が準備電位に似た電位を含むならば，異常な運動は不随意よりむしろ随意的なものであると考えることもできよう。

誘発電位の応用分野は広い範囲に及び，神経学的診断の補助手段として感覚誘発電位についていくつかめざましい成果が報告された。事象関連電位は診断という点ではそれほどまでの成功は治めていない。しかし認知機能という点では有意なグループ差が確認されている。認知のモデルから得られた事象関連電位検査の結果は，とくに心理測定による評価や機能的<u>磁気共鳴画像法</u>(magnetic resonance imaging*；MRI)やポジトロン断層撮影法(PET)などの活性化された構造を視覚化する技法と併用することにより，この脳活動研究の方法に明るい未来を示している。

【文献】

Barrett, G. (1992). Jerk-locked averaging: technique and application. *Journal of Clinical Neurophysiology*, 9, 495–508.

Barrett, G. (1993). Clinical applications of event-related potentials. In Halliday, A. M. (Ed.), *Evoked potentials in clinical testing*, 2nd edn (pp. 589–633). Edinburgh: Churchill Livingstone.

Dick, J. P. R., Cantello, R., Buruma, O., Gioux, M., Benecke, R., Day, B. L., Rothwell, J. C., Thompson, P. D., & Marsden, C. D. (1987). The Bereitschaftspotential, L-DOPA and Parkinson's disease. *Electroencephalography and Clinical Neurophysiology*, 66, 263–74.

Goodin, D. S., Squires, K. C., & Starr, A. (1978). Long latency event-related components of the auditory evoked potential in dementia. *Brain*, 101, 635–48.

Gratton, G., Coles, M. G. H., Sirevaag, E. J., Eriksen, C. W., & Donchin, E. (1988). Pre- and poststimulus activation of response channels: a psychophysiological analysis. *Journal of Experimental Psychology: Human Perception and Performance*, 14, 331–44.

Halliday, A. M. (Ed.). (1993). *Evoked potentials in clinical testing*, 2nd edn. Edinburgh: Churchill Livingstone.

Kornhuber, H. H., & Deecke, L. (1965). Hirnpotentialänderungen bei Willkürbewegungen und passiven Bewegungen des Menschen: Bereitschaftspotential und reafferente Potentiale. *Pflügers Archiv für die gesammte Physiologie*, 248, 1–17.

Näätänen, R. (1986). Neurophysiological basis of the echoic memory as suggested by event-related potentials and magnetoencephalogram. In F. Klix & H. Hagendorf (Eds), *Human memory and cognitive capabilities* (pp. 615–28). Amsterdam: Elsevier/North-Holland.

Starr, A., & Barrett, G. (1987). Disordered auditory short-term memory in man and event-related potentials. *Brain*, 110, 935–59.

Walter, W. G., Cooper, R., Aldridge, V. J., McCallum, W. C., & Winter, A. L. (1964). Contingent negative variation: an electric sign of sensorimotor association and expectancy in the human brain. *Nature (London)*, 203, 380–4.

Geoff Barret

experimental neuropsychology　実験神経心理学　神経心理学(neuropsychology*)の項を参照

expressive aphasia　表出性失語　失語(aphasia*)の項を参照

extinction　消去

心理学では，条件反射が成立後に強化を伴わず，条件刺激だけを反復提示すると条件反射が弱くなる現象や，特定の刺激を規則的に反復すると当初起こった反応が低下する現象を意味するが，神経心理学ではこれらとは異なる特殊な意味で用いられる。神経心理学における消去は，二重同時刺激条件下で体性感覚モダリティで起こる現象。二重同時刺激では，同じ触覚刺激を体表の左右対称部位(相同)，あるいは相互に接近した部位(非相同)の2カ所同時に提示する。1カ所ずつの刺激ではどちらの場合も知覚

されるが，同時刺激では2つの刺激のうちの一方のみを被検者が報告した場合，消去が起こるという。消去は身体の異なる部位に到達した2つの刺激を同時に知覚することができないために起こると考えられ，主として頭頂葉，とくに右頭頂葉の体性感覚連合野の損傷と関係づけられたが，他の部位の損傷の可能性が排除されているのではない。一般には，相同条件で提示された2つの刺激のうち，損傷側の対側の刺激で消去が起こる。

extrapyramidal tract 錐体外路

正確には，**錐体外路運動系**。錐体路（あるいは運動系）との類推から「路」と呼ばれるが，単純な錐体路とは異なり，一連の神経中枢と経路を含む。大脳基底核(basal ganglia*)によって制御されている錐体外路運動系は，健常者では運動よりむしろ筋緊張を調整する。随意運動を直接抑制する錐体路系とは異なる運動系の側面なので，この系は「錐体外」と呼ばれた。

大脳基底核内では，尾状核(caudate*)と被殻(putamen*)が大脳皮質の広範な領域からの大部分が抑制性入力と，視床(thalamus*)の特殊な核(髄板内核)からの主に興奮性である入力を受ける。次に尾状核と被殻は線維を淡蒼球(globus pallidus*)に送り，そこで視床下核と両方向性の結合があり，黒質(substantia nigra*)からの入力を受ける。次に視床下核と黒質の両者は延髄(medulla*)の網様体運動中枢に投射し，網様体脊髄路と脊髄の介在ニューロンを介し，脊髄の前角細胞に向かい骨格筋を制御する。赤核も外側前庭神経核も錐体外路系の一部と考えられるが，それぞれ別の経路により，脊髄の介在ニューロンに投射する。きわめて広範囲に錐体外路系から入力を受け，小脳(cerebellum*)と視床の腹外側核を経て皮質に帰り，再び錐体外路系に入るフィードバック制御機構がある。この機構は，視床と皮質が錐体外路系を制御し，錐体外路系と視床が運動皮質を調整するフィードバック機構とみなすことができる。この単純化した機構に含まれない他の相互連絡もある。

錐体外路系の障害は，筋緊張の変化を特徴とする。正常な錐体外路中枢による抑制からの解放と考えられる振戦，アテトーゼ(athetosis*)，舞踏運動(chorea*)，片側バリズム(hemiballismus*)などの「**自発的な**」運動異常も錐体外路障害である。

錐体路(pyramidal tract*)の項を参照。

J. Graham Beaumont

eye movement 眼球運動

眼球の運動は正常な場合，2つの眼球が統合されて一緒に動き，これを**共同性**(conjugate)というが，これには6個の脳神経(cranial nerve*)によって12個の筋肉が同時に制御されるという，きわめて複雑な神経システムが関与する。主に脳幹(brain stem*)に位置するこのシステムは，皮質の前頭葉と後頭葉，前庭器官から入力を受ける。

脳幹では，眼球運動に関連する脳神経核と側方注視の中枢，さらに頭部の運動と関連する脊髄前角の細胞を上丘(collicus*)に結合する内側縦束がシステムの中枢として機能し，これが正常な共同性眼球運動を維持する。このシステムのどの部分に損傷が生じても共同性注視に障害が起き，患者は複視(diplopia*)，二重視を訴える。

このシステムの次の段階の制御は，網様体(reticular formation*)を含む橋(pons*)にある中枢から発し，左あるいは右への急速な衝動性眼球運動を可能にする。上丘の周囲にある組織は，対側の視野内のさまざまな位置への正確な運動に関係する。また上丘周囲には，垂直方向への眼球運動の中枢があり，「**垂直性注視中枢**」と呼ばれる。前庭器官からの情報はこのレベルでもシステムに入り，頭部の運動による影響を調節する。頭部の運動に続いて起こる衝動性眼球運動は，橋の注視中枢によって媒介されるが，滑動性追跡眼球運動は，内側縦束への線維結合によって直接行われる。このレベルでは，小脳(cerebellum*)も全般的な制御と調整に関与する。

眼球運動の高次レベルでの制御には大脳皮質(cerebral cortex*)が関与する。前頭葉では，前頭眼野(frontal eye fields：8野；前頭葉の上前部で，運動前野の前部)がそれぞれ反対方向への衝動性眼球運動を制御し，この領野の損傷により，患者は損傷側と反対の視空間に向けて意図的に眼球を動かすことができなくなる。後頭葉の二次視覚皮質も，上丘周囲領域に下降する投射を介して眼球運動を制御するが，この投射は両側性である。この経路は，滑動性追跡眼球運動を制御するとみられ，後頭葉のこの領域に損傷がある患者は，衝動性眼球運動によって視線をジャンプし対象をとらえることはできるが，眼球をスムーズに動かして対象を追跡することはできない。眼球運動に関与する前頭葉と後頭葉の2つの皮質領野は，皮質間を連絡する連合線維である上縦束によって結ばれ，それによって離れた位置にある皮質中枢の協応が成立

する。眼球運動を制御するシステムはこのように複雑なために，**神経眼科学**という専門領域が存在することも驚くにはあたらない。

神経心理学的では，眼球運動の障害は全般的な臨床機能の状態を考慮しながら，前頭葉損傷との関連で関心がもたれている。しかし，自発的な頭部回転と眼球運動の低下した前頭葉の損傷患者に関しては，方向性注意の機構と眼球運動障害がそれぞれどの程度関与するかが議論の的となっている。眼球を正しくスキャンして刺激を探索する能力の障害は，前頭葉損傷と関係することが明らかにされ，この障害が前頭葉損傷によって起こるいくつかの一般的な高次機能の低下を起こす要因ともなっていると考えられる。例えば運動技能の低下，実行機能の障害，聴覚刺激に対する意味的な言語反応を超えたレベルの一般的知的機能の低下などである。凝視と視覚的追跡の障害は，覚醒レベルが低下した状態と痴呆(認知症)でも臨床的に重要である〔lateral eye movements；LEMs*(側方眼球運動)の項を参照〕。

J. Graham Beaumont

eyedness　利き眼

利き手(handedness*)に似た個人の特性である。両眼の間で葛藤する状況では，どちらかが優勢になる。また片眼でものを見るときは，左右どちらか一方の眼が優勢になる。

それぞれの眼に1つずつ，2つの像が存在するならば，2つの像は統合されて1つとして認識されないであろう(両眼に結ばれる像は両眼視差により常にわずかに異なる)。そのため1つの像は他の像よりも優位になり，この像が投射される眼が優位な眼とみなされる。カメラや望遠鏡を覗くような単眼視や，小さな穴から覗くときなど，それぞれの個々人は，左右どちらかの眼を習慣的に使おうとする。同様に指さしにも，非対称性がある。このことは遠くの対象を指さし，交互に片眼ずつ眼を閉じさせると，対象と指の先が1列に並んで見えるほうが，優位な眼であるということからも，容易に理解される。

残念ながら，どのような人であれ特定の課題のときに優位な眼，つまり利き眼は，いつも同じ側の眼とはかぎらず，利き眼を考えるときには利き眼と判断した検査方法を記載しておく必要がある。どのような方法で評価しても，全人口中では右の利き眼が多数を占めるが，個人のなかでの利き眼の異なる形式を考慮すると，ことはそれほどはっきりしたものではない。かつて利き手と利き眼の両方で右が多数を占めるとされ，一般には利き手と利き眼に関係があると説明されたが，健常者のこの関係は強いものではない。

F

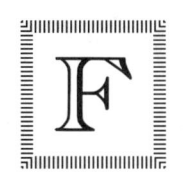

face recognition　顔の認知

　社会的な相互作用に強く依存する種は各個体との相互作用を，その個体の知識に応じて変化させる必要性があり，これを支える洗練された認知・記憶システムを発達させなければならない。人間では，顔が他者を認知するうえで重要な役割を果たす。

　最も詳しく研究されている顔の認知の障害は相貌失認(prosopagnosia*)である。相貌失認は，Bodamer が1947年に発表した示唆に富む論文で，独立した神経心理学的障害として発表した(Ellis & Florence, 1990)。相貌失認の患者は，既知の人物の顔を認知することができず，声や文脈，名前，時には衣服や歩きかたなどで，既知の人物を認知する。顔の認知の障害は，盲(相貌失認の患者はものが見え，しかも，多くの報告例ではかなりよく見える)や，全般的な知能障害(顔以外の手がかりを用いれば認知できる)が原因ではない。しかし，最も近しい人の顔，例えば有名人や友人，家族，鏡に映った自分の顔さえも認知できない。

　顔の認知の障害は重度の社会的なハンディキャップである。Newcombe, Mehta, de Haan(1994)は，生涯，相貌失認になった元数学者が経験した問題について報告した。

　16歳のある休日に，この男は赤ん坊の頃から知っている家族ぐるみの友人が列の隣に並んでいたのに，30分間まったく気づかなかった。その友人は，この男の両親に軽くではあるが苦情を言い，男の父親はこの明らかな非礼に対し激怒した。そのすぐ後，男が自転車で村から家に向かっているとき，男は自分のほうに人が歩いてくるのを見た。この男の言葉を借りれば，「最近父に言われた強い言葉を心に留めていたので危険をおかさないようにしたんです。すれ違うとき，私は『おはようございます』と言いました。父は後で私が父にあれほど礼儀正しく挨拶したことは後にも先にもなかったと言っていました」(原書 p. 108)。

　このような障害は一般にはまれであると考えられているが，現在までに文献に記載された症例数は数百例に上る。これらの症例のなかには，若い頃や晩年に受けた脳損傷によって，損傷前の既知の相貌を認知できなくなったものもいれば，生まれたときから障害がみられる発達性の症例も含まれる。患者は顔を見ているということはわかっており，その特徴を記述することもできる。しかし，顕在的な認知の感覚はしばしば完全に失われ，既知感がまったくない。その一方で，一部の症例(決して全例ではないが)では，顔の表情を解釈したり，異なる方向から見た未知相貌をマッチングする能力など顔の認知過程などの側面がよく保たれている。顔以外の日常物品の認知能力も良好に保たれ，多くの相貌失認の患者は容易に字を読むことができる。発達初期にこの障害を発症した症例では，幼年期に髄膜炎とその合併症を起こし，顔の認知ができなくなった小児でも，読んだり学習することはできた(Young & Ellis, 1989)。この事実は，読みと顔の認知とが異なるタイプの視覚分析に依存していることを強く示唆する。

　相貌失認によく随伴する障害には，左上1/4の視野欠損(visual field defect*), 色盲(achromatopsia*)と, 地誌的障害(topographical disorders*)がある。これらは臨床上の指標として有用であるが，直接的，機能的な意義はもたず，解剖学的な近位性以外の点でまったく関連のない過程によって生じると考えられる。これらの随伴障害を伴わない相貌失認の症例が記載され，相貌失認を伴わないこれらの各障害の症例も報告された。

　相貌失認の研究は主に3つの独立した問題に集中している。責任病巣の局在は何か，どの程度まで顔の認知に特異的な障害であるか，障害の原因にさまざまな型があるかである。

相貌失認の責任病巣

基礎病変には後頭・側頭皮質の腹内側領域を障害する損傷が関係している。この領域には,舌状回,紡錘状回,海馬傍回,側頭葉前方領域である。健常者を対象としたPET研究で,顔の知覚でこれらの領域が重要な役割を果たすことが確認された(Sergent & Signoret, 1992)。剖検例は比較的少数であるが,通常は両側性の病巣がみられた。一方,(Damasio et al, 1982),いくつかのCT,MRI研究では,右半球の一側性病巣の症例も報告された。また健常者を対象としたPET研究からの所見でも右半球の重要性が強調された。

顔に特異的な障害なのか

相貌失認では重度の顔の認知の障害がみられるが,ほとんどの患者は字を読むことや多くの日常物品を認知することができるため,視覚性認知の全側面が障害されたわけではない。しかし,障害されるのは顔の認知だけなのであろうか。多くの症例ではこの答えは明らかに「ノー」である。実際,例えば,既知の建造物や花,車の種類や動物の種の認知のいずれも困難であった。顔と同様,これらはいずれも,きわめて高い項目間の類似性をもつ視覚性カテゴリーである。

これにもとづき,相貌失認の患者で失われているのは,複数の見かけが似た項目を含むカテゴリーの個々のメンバーを認知する能力であるという仮説が生まれた。その項目が属する一般的カテゴリー(顔,建造物,花など)を認知する能力は保持されているが,カテゴリー内の認知が障害されていると考えた。この考えは魅力的ではあるが,すべての証拠と一致しているわけではない。顔以外の視覚性カテゴリーの認知障害が一貫してみられるのではなく,症例によって異なる傾向が示された。きわめて限局的な障害を示した症例の報告もわずかだが存在する。De Renzi(1986)の症例は似たような物体の中から自分の持ち物を見つけたり,自分の筆跡を特定したり,複数のネコの写真のなかからシャムネコを選び出したり,ナンバープレートを見ずに自分の車を認知し,外国のコインのなかから自国のコインを選び出すことができた。このように患者は,これらのすべての課題において,項目間の類似性の高い視覚性カテゴリーの個々のメンバーを特定することができたが,親戚や友人の顔を認知することはできなかった。同様に印象的なのは,この障害が主に**人間の顔**の認知の障害である。McNeilとWarrington(1993)の相貌失認の患者は,農業を始めたとき,ヒツジを認知する学習ができ,数匹のヒツジの顔写真のなかから自分のヒツジを正しく特定することができた。このような症例はきわめてまれではあるが,実際に存在する事実は,顔に特異的な障害であると考えられる。

相貌失認のタイプ

相貌失認の原因に複数のタイプがあるかどうかという問題をめぐって盛んに議論が交わされた。よく見られるのは,知覚型と記憶型である。患者のなかには,相貌失認が顔の知覚の障害を反映すると考えられるものもいた。例えば,Bodamerの症例中の1人は,人の顔が皆同じにみえると述べた。どれも奇妙に平たく,白い楕円形の板のようで,眼が非常に暗くみえた(Elis & Florence, 1990)。この患者は,髪型を手がかりにしなければ,見た顔の性別を判断することができず,顔の表情を解釈する能力に障害がみられた。人が怒りや喜びの表情を浮かべたとき,表情が変わることはわかるが,それは患者にとって何の意味ももたなかった。

これらの症例と対照的なのが,知覚能力は比較的健常であるのに,明確に知覚している顔を認知することができない患者である。論文で最も詳細に記載されたW氏(Bruyer et al, 1983)がこの例である。W氏は,顔の線画を正確に模写することができ,髪が蔽いで隠されている場合でも,顔の性別を判別でき,見せられた未知相貌の写真が同一人物であるかどうかを判断することもできた。これらのすべての課題で,W氏は健常な対照被検者と同レベルの成績を示し,この患者が顔を見たときに異常であると考える根拠はなかった。しかし,W氏はしばしば,その人物が一体誰なのか,まったく見当もつかなかった。この場合,問題を直ちに顔の知覚の障害に帰することはできず,これまでに貯蔵された既知の人物の風貌の表象にアクセスする能力の障害と考えてもおかしくはない。

一部の相貌失認の症例にみられる障害を顔の記憶に関する領域特異的な障害とみなすこの解釈は,潜在的な認知の知見により,強固なものとなった。潜在的な認知は,健忘(amnesia*)で一般にみられるプライミング効果にきわめて似た現象を示す。相貌失認の患者は通常,既知相貌の顕在的な認知のすべてのテストで低い成績を示す。顔を見てその人の名前を言うこともできないし,職業などの詳しい履歴を言うこともできず,場合によっては既知の人の顔であるかどうか答えることもできなかった(全部が未知相貌にみえる)。しかし,驚いたことに,生理学的・行動学的な尺度から,潜在的な認知を

示す強固な証拠が得られた(Bruyer, 1991)。
　Bauer(1984)はその先駆的研究のなかで，相貌失認のL.F.によく知っている人物の顔を見せながら5人の名前を次々に聞かせ，その際の皮膚電気抵抗を測定した。L.F.の皮膚電気抵抗は，L.F.が現在見ている顔の人物の名前が読み上げられたとき，それ以外の人物の名前が読み上げられたときと比較し，大きな変化がみられた。しかし，名前のリストの中から，その顔の人物の名前を選び出すよう指示されたときのL.F.の成績はチャンスレベルであった。L.F.では，顕在的には顔の認知障害を示すが，間接的な皮膚電気抵抗尺度を用いて示された認知成績は比較的良好であるという明らかな食い違いがみられた。
　このほか，相貌失認にみられる無意識の，潜在的な認知を示す数々の指標が開発された。既知相貌のマッチングは未知相貌のマッチングよりも良好で，標的刺激の名前の認知に対して既知相貌によるプライミング効果がみられ，正しい顔と名前の組合わせ学習は，誤った顔と名前の組合わせ学習よりも良好であった(Bruyer, 1991)。これらの効果はいずれも，顔の顕在的な認知の成績がチャンスレベルの場合でもみられた。
　しかし，すべての相貌失認の患者が必ずしも潜在的な認知を示すわけではない。予測されるように，著しい顔の知覚障害の証拠がある場合，顕在的認知と同様，潜在的な認知でも成績はチャンスレベルとなる。
　患者で保持されている潜在的な認知能力と健常者において自動的に作動する認知の側面の間に類似点がある。われわれは既知人物の顔を見て，それを認知するかしないかを決定することはできない。この点で，視覚性認知機構に意識的調整が介在する余地はない。相貌失認患者の一部ではこの認知の自動的側面が機能し続けているようである。コンピュータによる認知システムの構築モデルでは，結合強度を半分にすることで，このパターンをシミュレートできることが示された(Burton et al, 1991)。このような処理を行うと，ネットワークは顔の入力が既知のものとして分類することはできないが，プライミング効果は依然としてみられた。このことは，顕在的な弁別が起きない状態で，いかにして潜在的反応が保持されるのかという問題を理解するうえで役立つが，顔を認知していることを意識するには何が必要なのかという困難な問題に対する解答を与えてはくれない。
　研究室ではかなりの潜在的効果が示されてい

るが，日常生活で，相貌失認の患者が顔を認知しているかのようにふるまうことはない。それより，ほとんどの患者は，顔の認知における自己の障害を正確に意識していた。しかし，患者のなかには病識を欠き，障害に気がつかない者もいた〔病態失認(anosognosia*)〕。S.P.は既知相貌の認知能力が非常に低下していた。しかし，S.P.は既知相貌の写真を認知できない状況にまさに直面しても，「以前と同様に」顔を認知すると主張した(Young et al, 1990 a)。それとは対照的に，疾患によって生じた他の身体上，認知上の問題についての病識は十分保持していた。S.P.の顔の認知障害についての病識の欠如から，障害特異的な病態失認が示唆された。このような障害特異的な病態失認は，日常生活の行動のモニタリング機構の障害を反映すると考えられる。われわれは誰でも，時折認知の誤りを犯すことがあり，これらの誤りを迅速に訂正し，できるかぎり恥ずかしい思いをしないですむように，常に自己の行動をモニターしている。

他のタイプの顔と人物の認知障害
　相貌失認と同様，他の障害によっても顔の認知に影響が生じた。これらについてはYoung(1992)の総説があり，認知のさまざまなレベルで障害に応じた症例がある。人物を顔や声，あるいは名前によって認知できない症例が記載され，個人のアイデンティティに関する意味情報の喪失を反映すると考えられた。名前の検索の障害もあり〔失名辞(anomia*)〕，この場合，既知人物は明らかに認知され，適切な意味情報にアクセスはできるが，名前を想起できない。つまり，これらのさまざまなタイプの障害は，他者を認知する過程が多段階の過程であるとする考えに適合する。これは，日常で生じる困難や誤りに関する研究の結果に合致し，認知のさまざまなレベルの障害を反映すると考えられた。例えば，

1) 既知の人物の顔を完全に認知し損ない，その人を誤って未知の人物であると思う。
2) その顔が既知の顔であることは認識しているが，その人物についてのその他の詳しい情報，例えば職業や名前などを想起することができない。
3) その顔が既知の顔であることは認識しその人物についての適切な意味情報も想起できるが，名前を思い出せない。

　日常の誤りのこれらのタイプはいずれも，神経心理学的障害でもみられる。脳損傷の患者の場合，見た顔すべてもしくはほとんどに対し，

その特徴的誤りを犯す。

新規の顔の学習障害を反映しているタイプの障害もある。E. L. D.(Hanley et al, 1990)は未知相貌の記憶テストで重度の障害を示し,1985年発病後に有名になった人物の顔の認知にも障害されていた。しかし,患者が発病以前から知っていた人物の認知能力は健常で,1985年以降に知り合いになった人物の名前を認知することもでき,言語性記憶テストの成績も健常であった。これは,病前の既知の人物の顔に関する逆向性記憶障害に,通常,重度の前向性障害(すなわち新たな顔を学習することができない)が伴う記憶型の相貌失認と好対照を示した。E. L. D.のように,前向性障害のみを呈するタイプの症例から,記憶型の相貌失認において前向性の要素と逆向性の要素が解離していると考えられた。

見た顔の片側でのみ障害を示す場合もある。K. L.(Young et al, 1990 b)は,顔の左側(患者から見て左側)の認知に困難を示したが,物体の左側は認知することができた。Youngら(1990 b)は,顔に関する注意機構の障害を反映し,領域に特異的な半側無視を起こしていると考えた。

これらのあらゆるタイプの障害の正確な相互関係はまだ明らかにはされていないが,その要点は明らかである。顔の認知障害はその基礎にある複雑なシステムの損傷を反映し,さまざまなかたちで障害が起こる。この点は,他の領域,例えば言語障害などですでに確立した見解であるが,顔の認知は,比較的最近になってから評価されたにすぎない。

どのような手助けができるか

顔の認知障害は社会的なハンディを負わせているが,その治療法に関する研究はほとんど行われていない。多くの患者が,自分でその問題に取り組む戦略を展開しているだけである。人の着ている衣服を注意深く観察したり,親戚に特定の目安となるものを何か身につけるよう頼んだり,誰と話しているのか探りながら会話を始めることによって,話すことはうまくなる。これらの戦略は決して完全に有効ということはなく,時には悪い結果になることもある。裁判で,相手方の弁護士が自分の弁護士と同じような法廷の衣服を身につけていたため,自分の弁護士と間違えて話したために,訴訟に負けた患者もいる。

顔の処理技能の訓練による直接的治療を試みた数少ない研究でも,楽観的な見解を許すものではなかった(Ellis & Young, 1988)。しかし,顕在的な認知の障害が必ずしも完全である必要はないという最近の観察から,期待できるアプローチが生まれるであろう。SergentとPoncet(1990)は,P. V.が,同じ意味カテゴリーに属する複数のメンバーの顔を同時に呈示すると,そのうち何人かの顕在的認知を行うことができたことを明らかにした。これは,P. V.が自分でそのカテゴリーを確定できた場合にのみ生じ,自分でカテゴリーを確定できなかった場合には,その職業カテゴリーを彼女に指摘しても,依然として顕在的に顔を認知することはできなかった。

SergentとPoncet(1990, p. 1000)は,このことから,「P. V.では顔の表象も,意味情報も決定的な障害は受けず,この患者の相貌失認は顔とその記憶との間の不完全な結合を反映している」と論じた。SergentとPoncetは,同じカテゴリーに属する複数のメンバーを同時に呈示することが,一時的に活性化レベルを適切な閾値以上に上昇させたと考えた。

相貌失認のこのような知見から,意識性と意識性の喪失の境界線が,患者の日常経験からうかがわれるほど完全には越えられないものではないと考えられた。しかし,この現象が生じることが明らかにされている状況は現在のところきわめて限られ,また現実の生活での患者の治療に大いに役立つものへと転換できるか現在のところ明らかではない。

【文献】

Bauer, R. M. (1984). Autonomic recognition of names and faces in prosopagnosia: a neuropsychological application of the guilty knowledge test. *Neuropsychologia*, 22, 457-69.

Bruyer, R. (1991). Covert face recognition in prosopagnosia: a review. *Brain and Cognition*, 15, 223-35.

Bruyer, R., Laterre, C., Seron, X., Feyereisen, P., Strypstein, E., Pierrard, E., & Rectem, D. (1983). A case of prosopagnosia with some preserved covert remembrance of familiar faces. *Brain and Cognition*, 2, 257-84.

Burton, A. M., Young, A. W., Bruce, V., Johnston, R., & Ellis, A. W. (1991). Understanding covert recognition. *Cognition*, 39, 129-66.

Damasio, A. R., Damasio, H., & Van Hoesen, G. W. (1982). Prosopagnosia: anatomic basis and behavioral mechanisms. *Neurology*, 32, 331-41.

De Renzi, E. (1986). Current issues in prosopa-

gnosia. In H. D. Ellis, M. A. Jeeves, F. Newcombe, & A. Young (Eds), *Aspects of face processing* (pp. 243–52). Dordrecht: Martinus Nijhoff.
Ellis, H. D., & Florence, M. (1990). Bodamer's (1947) paper on prosopagnosia. *Cognitive Neuropsychology, 7,* 81–105.
Ellis, H. D., & Young, A. W. (1988). Training in face-processing skills for a child with acquired prosopagnosia. *Developmental Neuropsychology, 4,* 283–94.
Hanley, J. R., Pearson, N., & Young, A. W. (1990). Impaired memory for new visual forms. *Brain, 113,* 1131–48.
McNeil, J. E., & Warrington, E. K. (1993). Prosopagnosia: a face specific disorder. *Quarterly Journal of Experimental Psychology, 46A,* 1–10.
Newcombe, F., Mehta, Z., & de Haan, E. H. F. (1994). Category specificity in visual recognition. In M. J. Farah & G. Ratcliff (Eds), *The neuropsychology of high-level vision: collected tutorial essays* (pp. 103–32). Hillsdale, NJ: Erlbaum.
Sergent, J., & Poncet, M. (1990). From covert to overt recognition of faces in a prosopagnosic patient. *Brain, 113,* 989–1004.
Sergent, J., & Signoret, J.-L. (1992). Functional and anatomical decomposition of face processing: evidence from prosopagnosia and PET study of normal subjects. *Philosophical Transactions of the Royal Society, London, B 335,* 55–62.
Young, A. W. (1992). Face recognition impairments. *Philosophical Transactions of the Royal Society, London, B 335,* 47–54.
Young, A. W., de Haan, E. H. F., & Newcombe, F. (1990a). Unawareness of impaired face recognition. *Brain and Cognition, 14,* 1–18.
Young, A. W., de Haan, E. H. F., Newcombe, F., & Hay, D. C. (1990b). Facial neglect. *Neuropsychologia, 28,* 391–415.
Young, A. W., & Ellis, H. D. (1989). Childhood prosopagnosia. *Brain and Cognition, 9,* 16–47.

Andrew W. Young

facial agnosia 顔の失認 失認(agnosia*)の項を参照

facial diplegia 顔面両麻痺
顔面に対応する皮質運動野の病変に由来する顔面運動の両側性かつ全体的な障害で，口顔面失行(apraxia*)との鑑別が重要である。原則として顔面両麻痺は反射や自動運動などの全運動を障害するのに対し，口顔面失行は唯一随意運動を障害することから両者は区別される。口顔面失行の場合，患者は舌を出す，頬を膨らませる，吸う，笑うなど口頭指示を実行できないが，これらの動きを自発的に行える。顔面両麻痺ではこれらの動きすべてが欠落する。しかし実際には，口顔面失行で保たれる自動運動が嚥下，咀嚼のみに限られ（したがって，顔面の動きが原則的に障害され）る場合などは両者を鑑別するのは困難である。

fear 恐怖
情動の1つで，通常は大脳辺縁系(limbic system*)と視床下部(hypothalamus*)の機能に関連している。恐怖は，発作の発生に側頭葉の大脳辺縁系のみが関与していると考えられ，複雑部分発作〔てんかん(epilepsy*)の項を参照〕に先行する前兆としても重要である。複雑部分発作の前兆としての情動的側面は，てんかんの焦点が左半球よりも右半球にある場合によく起こるとされ，右半球が情動的な行動を支える根拠とされているが，現在得られている証拠は，まだこの結論を明確に支持する段階にない。

finger agnosia 手指失認 失認(agnosia*)，ゲルストマン症候群(Gerstmann syndrome*)の項を参照

fluent aphasia 流暢性失語 失語(aphasia*)の項を参照

fornix 脳弓
大脳辺縁系(limbic system*)の構成要素の1つ。左右の脳弓は乳頭体から前方に出るが，この部分を脳弓柱という。その後視床(thalamus*)周辺をカーブして後方へ進み，視床の上，脳梁(corpus callosum*)の下を通って脳弓体となり，下方に向きを変え再び前方に進んで海馬(hippocampus*)に達する。他の大脳辺縁系の組織と同様に，脳弓の損傷は重度の記憶障害を起こし，新しい学習と遠い過去の想起が困難になる。

fovea 中心窩
網膜の中心部にある小さな窪みで，それぞれが単一の神経節細胞に投射している錐体が密集し，高度の視覚解像度を示す。中心窩は黄斑領域（正確には黄斑）として知られる部位に位置

し，注視点に対応する。

中心窩と黄斑は網膜内で微小な部分を占めているにすぎないが，視覚の高解像度の実現のため，そこから出る線維は視神経の大部分を占め，一次視覚皮質の2/3へ投射する。鳥距溝領域の後頭極に近い部分が中心窩と黄斑からの視覚情報に関与し，これより前方の視覚皮質は周辺視野の情報を処理する。

このように中心窩と黄斑が視覚伝導路の中で広い領域を占めるので，この部分を完全に破壊するには大きな損傷が必要とされる。多少逆説的な結果であるが，中心窩の半盲(hemianopia*)よりも周辺視野全体に及ぶ半盲が頻繁に起こる。そのため，中心視が健全に残った半盲が生じ黄斑回避と呼ばれる。

Fregoli syndrome　フレゴリ症候群
他人の身体的特徴が劇的に変化し，しかも精神は身体的変化前のままであることを信じるなどの妄想的誤認がみられるまれな病態。そのため，カプグラ症候群(Capgras syndrome*)や相補的な妄想や心的重複(reduplication*)の病型をとる。

Friedreich's ataxia　フリードライヒ運動失調症　〔運動失調(ataxia*)の項を参照〕

frontal eye field　前頭眼野　〔眼球運動(eye movement*)の項を参照〕

frontal lobectomy, lobotomy　前頭脳葉切除術，脳葉切除術　〔脳葉切除術(lobectomy*)の項を参照〕

frontal lobes　前頭葉
大脳半球の吻側部の領域で，シルヴィウス裂の上，中心溝の前に位置する皮質領野で，成人では大脳皮質の約24〜33%を占める。ほぼ対称な左右の前頭葉は，表面の位置から基底眼窩部，背側部，内側部の3つの領域に分けられる(図41を参照)。広く用いられているもう1つの解剖学的定義と分類は，Brodmannがつけた皮質領野の番号による。4野(中心前回)；一次運動野，6野と8野の後部(前頭眼野)，44野と45野(ブローカ野)；運動前野，残りの皮質は前頭前野と呼ばれ，さらに基底内側部(9〜13野，24野，32野)，背外側部(9〜12野，46野，47野)，内側部(9〜12野)，眼窩部(10〜15野，47野)に分類される。前頭葉の解剖学的な定義には，これとは別に細胞構築学的な分類と，視

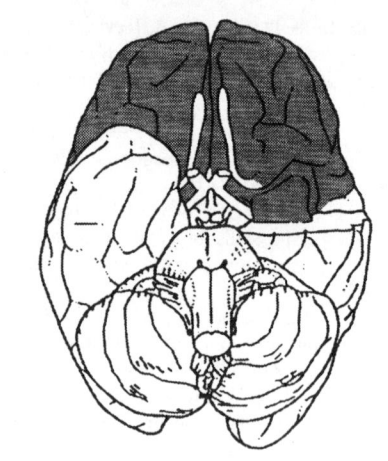

眼窩部

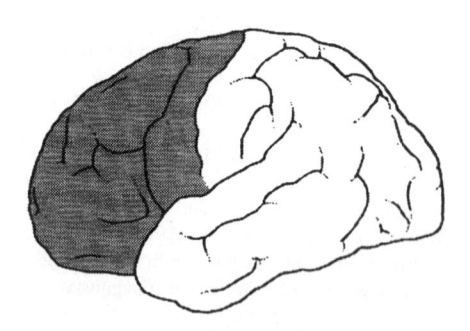

背外側部

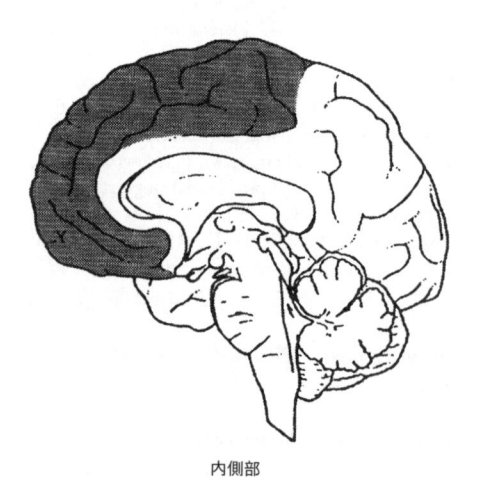

内側部

図41　前頭葉の3領域

床との線維結合にもとづく分類である。

　前頭葉の解剖学的な定義と前頭葉が関与する認知的機能に関する操作的定義が研究者によって異なっているため「**前頭葉**」，「**前頭葉機能**」，あるいは「**前頭葉機能不全**」など用語の理解にはしばしば混乱がみられる。「**前頭葉**」という用語で記述される脳の領域ですら，前頭前野に限られている最も限定されたかたちから，前部帯状回を含むはるかに広い領域までが含まれる。「**前頭葉機能**」という用語は，前頭葉に限局した皮質損傷後にみられる認知機能の変化を意味するが，同じ用語が前頭葉と密接に線維結合する大脳基底核や視床背内側核など脳の他の部位の病変や広範な部位の病変による症状を意味して用いられることもある。これらの場合には，前頭葉システムという一般的な用語や，前頭-視床機能系などの特定的な用語も用いられる。認知神経心理学者は，解剖学的局在よりはむしろ心理学的機能を強調し，実行制御能力，監視システムや実行不能症候群などの用語を，「**前頭葉**」と関係する機能と機能不全を意味する一般的な用語として好んで用いているが，これらの機能の解剖学的基盤については二次的な問題とみなしほとんど関心を示していない。しかし，脳と行動の関連を研究のテーマとするのであれば，これらの心理学的過程を操作的に明確に規定し，その過程が理論的枠組みとどのように関係するのかを明らかにし，また関連する解剖学的領野を明確に同定することが重要である。

　この概説の中で強調したいのは，前頭葉として知られる解剖学的領域と関係する機能である。記述の大半は前頭前野と関連したものになるが，それでも「**前頭葉**」という用語を用いることにする。特定の機能の局在が明確ではなく，また前頭葉の機能であると明確に規定されない場合でも，それらが一般に前頭葉機能という用語で表現されている場合には，これらの機能についても述べる。

　前頭葉性の行動障害の原因となる神経病変としては，2つのタイプが明らかにされた。第一は，血管性病変，腫瘍，脳外傷，手術後の状態など，局在が比較的に明確な前頭葉損傷によって起こる障害である。これらのすべては，脳-行動関連研究の面では限界がある。なぜなら，一方の前頭葉に生じた病変の病因が他方の前頭葉に与える影響で，腫瘍による圧排で生じる遠隔効果や，脳外傷でしばしばみられる限局した病変に加えて広く及ぶ漫性の影響の存在などがみられるからである。「**前頭葉**」が関係するとされる第二のタイプの神経病変と行動障害は，多発性硬化症，ある種の運動異常，さまざまな変性疾患による痴呆(認知症)，感染性疾患，加齢などで，これらはそれぞれ，局所性の前頭葉損傷後にみられる行動変化と似た行動上の変化を起こす。これらの第二の病変タイプでみられる行動変化が，局所性前頭葉損傷による前頭葉システムの障害を実際に反映しているのかどうか，これらの行動変化は病巣の局在とは無関係な認知機能の変化を示しているのかどうかについては，研究者の間で見解が分かれる。これらの神経学的障害以外に，さまざまな精神医学的障害も前頭葉損傷による一次徴候としての実行障害とみられ，関連する前頭葉機能不全に関する仮説が提唱された。しかし，これらの精神障害における前頭葉の関与に関しては，現在の段階では慎重に議論する必要がある。

方法論と理論をめぐる諸問題

　前頭葉の研究に関する方法論的問題の認識は，発表された研究結果の解釈の文脈のなかで議論されている。前頭葉機能という用語は，解剖学的に局在する行動を意味するのか，あるいは脳の局在から独立した認知過程を意味するのかについてしばしば混乱がみられる。多くの研究では，病変部位が適切に記載されていない点が問題となる。動物実験では損傷部位の重要性が強く示唆されているが，臨床研究では，病巣が左右どちらの半球にあるのか，あるいはどの脳葉にあるのかすら記載されていないことが多い。また，研究の対象とされた症例の数が少ない研究が多く，実験の再現性が十分ではないことは問題である。

　前頭葉損傷の患者に対して行われた実験課題は，前頭葉検査に要求される基準を満たすために複雑になる。このような実験課題は，残念ながら多数の能力が関与する多因子的課題で，どの特定の過程が障害されているのかを識別することが困難である。前頭葉機能について明確な知見を得ようとするには，前頭葉機能を構成する個々の要因を確定し，分離する必要性が次第に認識された。これに関連して理論的に重要な問題は，前頭葉機能の同質性 対 異質性の対立である。一部の研究者は，すべてではないとしても大多数の前頭葉機能は，作業記憶や抑制などの単一の機能(機能の同質性)によって説明することができると主張した。また他の研究者は，前頭葉機能には複数の過程が含まれ，それらの分別・分離の可能性を示す証拠を明らかにした。この理論的問題点は，2つの見解の解決不可能な対立というよりも，むしろ用語の意味や不完全な機能分析にある。ある種の前頭葉過

程は，他の過程と明確に異なる独自の過程として特定の課題によって活性化されると考えられる。同時に他の機能は，あらゆる前頭葉の過程に必要な基質となっていると考えられる。何が実験的に測定されているのかによって，同質な過程と異質な過程が鑑別される。

初期の研究

前頭葉の機能に関する初期の論文には，多くの異なる見解が認められる。一部の研究者は，前頭葉を「知恵の座」と命名し，他の研究者は「沈黙の脳領域」と考えた。症例研究では，前頭葉損傷後の顕著な行動変容が報告され，他の研究では前頭葉病変後の客観的な機能不全はみられなかった。この明確なパラドックスが発端となって前頭葉に関する研究が増加し，前頭葉と関連づけられた明白な認知過程が次第に明らかにされた。Fuster, Goldman-Rakic, Mishkin, Pandya, Petrides, Nauta などの動物を対象とした研究者や解剖学者は，前頭葉の解剖と機能に関する知見の増加に大きく貢献した。しかし本項では，人間の前頭葉と関連した心理的機能を中心に述べる。

前頭葉の機能

前頭前野が，習慣化した行動や単純な行動や，かなり複雑でも十分に学習された行動には重要な役割を担っていないことは広く知られている。そのために，前頭前野にかなりの損傷をもつ患者でも，知覚，記憶，ある種の認知課題など多くの課題で正常範囲の成績を示す。一般の知能検査の多くの項目は先行学習を反映しているので，全般的な知能指数が前頭葉損傷後低下していないようにみえる。前頭葉損傷の効果を明らかにするにあたって重要なことは，特定の課題がどのような認知的機能を要求するかであり，この点は，前頭葉損傷の患者を対象とした研究と患者の観察の結果が明確に示している。

感覚機能，知覚-構成機能，運動機能

基本的感覚機能は，前頭葉以外の脳領域に明確に局在している。バリント症候群(Bálint's syndrome*)などの視覚機能障害に前頭葉が関与することが知られているが，その関係はまだ十分明らかにはされていない。前頭葉損傷によって嗅覚が顕著に低下したり変化するが，これは嗅球と嗅索が前頭葉の眼窩面に位置し，前頭葉損傷の際に同時に障害されることが多いためである。しかし，嗅覚弁別の障害が，視床背内側核と眼窩前頭皮質の後外側面を含む神経システムの病変を反映する場合もある。単純な知覚能力や，簡単な図形の構成など基本的な知覚-構成反応が求められる場合には，前頭葉は重要な役割を果たしてはいない。しかし，そのような課題でも計画，総合，統合などの過程が必要となる場合には，前頭葉が関係すると考えられる。前頭葉損傷の患者は，ある種の迷路課題，絵の断片を1つに統合する課題，人に対する見当識などが障害される。

運動野と運動前野が関係する運動機能については神経解剖学の教科書に記載されているので，本項ではふれない。運動行動にみられる2つのきわめて一般的な変化の解剖学的な解離については，運動前野より前方の前頭前野の関与が示唆されている。運動の低下と緩慢化は前頭葉背外側部・内側部の損傷で起こり，運動の過剰と衝動性は眼窩前頭領域の損傷で起こると考えられる。前頭葉病変の患者では，運動系列の遂行の困難が起こる。先行する反応の保続が起こることもある。また一部の患者は，状況が要求していない反応を抑制することができず，反応しないように命令されている場合でも反応する。

前頭葉はいくつかの行為機能に関与しているが，その場合の行為という用語の定義は，広い意味で用いられていることが多い。口-舌-顔面失行(apraxia*)と肢節運動失行は，左前頭葉損傷後に起こったとの報告がある(脳梁を含む右前頭葉白質損傷も，理論的には左側の一側性失行を起こす)。患者が手の届く周囲を強迫的に探索し，一度手に触れた物を手から放せなくなる磁石失行も，前頭葉損傷後に起こるとされている。この一般的な障害には，周囲の手がかりに過剰に依存し，誤ったかたちで依存するなど，いくつかの運動障害の特徴が含まれる。前頭葉内側部の一側性損傷の患者では，損傷側とは対側の手を意図的に制御することができなくなる「他人の手」症候群が報告された。また Lhermitte らは，使用行動と模倣行動について述べた。使用行動では，たとえ使わないように指示された場合でも患者は周囲の物品を使ってしまう。この障害は，状況によって患者自身が自発的に物品を用いる場合もあれば，患者に直接物品が渡されたときに「誘発される」場合もある。模倣行動では，患者は模倣しないように指示されても検査者の身振りを模倣する。すでに報告されているこれらの運動障害の多くは，意図的運動行為の障害という広い概念に含まれるとみることができる。

注意

注意障害は，前頭葉損傷の患者にみられる顕著な特徴である。近年，このような患者の注意

障害のタイプについての知見が増加した。慢性の前頭葉損傷の患者，なかでもとくに損傷が前頭前野に限定されしかも一側性の場合には通常は一般的な覚醒障害は起こらない。しかし，腫瘍の場合など，前頭葉の病変が前頭葉以外の領域にまで拡がっているときには覚醒機能の障害が起こる。前頭葉損傷でよくみられるのは，視空間内での方向性注意の障害で，損傷が前頭眼野に及ぶ場合にはとくによく起こる。その最も極端なかたちとして，前頭葉患者，とくに右前頭葉損傷の患者は，半側無視(neglect*)，すなわち半側性の不注意を示す。前頭葉損傷による無視は，他の病巣で起こる無視とは異なり，一次的原因は探索運動行動の障害にあると説明できる。一部の研究は，非標的刺激を反射的に見る行動の抑制の障害や意図的な眼球運動の障害などの注意の構成要素に解離がみられることを明らかにした。

前頭葉損傷による他の注意障害は，不適切な刺激への反応の抑制の困難，新しい刺激に対する反応の低下，反復される新しい刺激への適切な順応の障害，注意持続障害などである。これらが含まれる特定の過程の障害には，臨床的には転導性，無視，衝動性などが記述されている。注意過程のある種の構成要素は，前頭葉内の特定の領域に関連するとみられ，右前頭葉領域は方向性注意とその持続に関与するとされている。

臨床的観点からすると，重度の前頭葉損傷患者であっても注意に関する神経心理学的検査の多くで正常な成績を示し，患者の成績レベルが時によって変化する点を指摘しておくことは重要である。成績の変動の原因には課題に要求される認知過程と損傷の部位と大きさが含まれる。

言語

前頭葉のなかでもとくに前頭前野は，言語とコミュニケーションに独自の役割を担うと考えられている。いくつかの症例で前頭葉の役割が確認されている。複雑な発語筋システムの障害と定義される構音障害(dysarthria*)は，末梢の運動機能不全を反映している場合が多いが，前頭葉の運動野の損傷によっても起こる。一部の研究者は，構音運動は正常だが言語パターンの流暢な流れが障害される状態と定義される発語失行(皮質性構音障害ともいう)が，左前頭葉損傷後に起こった症例を報告した。ブローカ失語(aphasia*)の古典的症状は，前頭葉のブローカ野の損傷を含むが，その周囲にまで大きく拡がった損傷で起こると考えられる。急性期の無言の後に声量が低下したゆっくりした発話に移行するが，真の失語の持続を伴わない点を特徴とする症候群は，軽度ブローカ失語，小ブローカ失語や語唖性失語などとされた。しかし一部の研究者は，これらの症状を示す症例をさらに，発話の出力障害の特徴が強いタイプ(語唖性失語)と，なんらかの言語障害を示すタイプ(小ブローカ失語)とに分類した。これらの障害の延長上に，ブローカ失語と類似した超皮質性運動性失語があるが，ブローカ失語とは復唱能力が正常に保たれている点で異なる。超皮質性運動性失語はブローカ野のやや前方の小さな損傷によって起こる。また補足運動野の損傷は発話の自発性を低下させる。最後に，右前頭葉領域はコミュニケーションの情動的側面に関与すると考えられる。例えば，右前頭葉領域のブローカ野が損傷された患者は，発話の情動的側面を理解し，認識することはできるが，発話のなかに自発的な感情がほとんど込められず，言語の感情的調子の模倣も障害されていた。コミュニケーションにおける前頭前野のより仮説的機能は今後の実験的研究に委ねられている。

記憶と学習

前頭葉の局所的損傷では，伝統的な定義に該当する全健忘や重度の健忘は起こらない。例えば前頭葉損傷の患者は，長期記憶のテストでは正常な成績を示し，とくに再認課題では成績がよい。しかし，記銘方略と記憶検索の方向性を見出すために必要な計画性や組織化の能力が要求されるような課題では，前頭葉損傷は記憶機能の障害を起こす。たとえ健忘がみられない場合でも，前頭葉損傷の患者は妨害効果に対する感受性がきわめて高い。また，作話(confabulation*)の根底にある一次障害として，誤った方略が考えられている。おそらく前頭葉損傷の患者で最も一般的にみられる障害は，恣意的に決められた手がかりとそれに対応する反応との連合が要求される条件つき連合学習に関してであろう。この障害は，外的な手がかりを行動の指針として使うことができない患者の一般的な障害によると解釈されている。

前頭葉と関連しているものとして記憶機能の他の概念が提唱された。その1つが短期記憶過程の連鎖として記述される作業記憶で，前頭葉と関係する中央実行システムにより調整され，情報が処理されている間一時的に情報を保持する機能をもつ。しかし，作業記憶の操作的定義と作業記憶課題がどのようなものであるかに関してはまだ一致した見解は得られず，研究者の間で意見が対立している。研究の第二の領域

は，特定の情報に関連した文脈的記憶への前頭葉の関与である。前頭葉損傷の患者は，情報自体は記憶していても，情報の時間的順序("when")を記憶したり判断することが一般的に困難となる。記憶の空間的("where")文脈もまた前頭葉損傷後では障害されていることが示唆されるが，これは，空間的な文脈課題と時系列弁別課題とを方法論的に混同しているためと考えられる。文脈的記憶の特殊な形態は学習された情報の出典の想起である。当該の情報は記憶されているが，その出典が想起できない場合が出典健忘である。この障害は，前頭葉損傷と関連するとみられているが，その影響は顕著ではない。前頭葉損傷の患者には，自身の記憶過程と記憶成績を向上させる方略の知識と定義されている超(メタ)記憶の障害があることも報告された。これらの知見を実証し，確実なものにするために今後の研究が必要である。

認知機能と実行機能

前頭葉損傷の障害を受けた過程のタイプを分類することが困難であったために，高次認知機能と実行機能という広義の名称が用いられた。これらの概念の多くは，これまで述べてきた概念と似ている。

一般に前頭葉損傷では，認知課題の多くは，少なくとも急性期を過ぎた回復期の段階では，ほとんど障害されることはない。すでに述べたように，知能の一般的なテストの成績には，前頭葉損傷の影響はないと考えられる。しかし言語性IQは，損傷の大きさと失語の程度との関係は明らかではないが，左前頭葉損傷後に低下することがある。前頭葉損傷の患者の障害は特殊な課題によって明らかにすることができる。単語や身ぶりの流暢性を含む多くのタイプの課題で，表出の産生と流暢性が前頭葉損傷後に低下することが多い。前頭葉損傷の患者は反応が衝動的で，仮説を立てることが困難であり，確立された反応の方略を変更することが障害され，「ハノイの塔」のような問題解決課題では正答に至るまでに多くの移動を必要とし，反応の下位標的を計画し選ぶことに問題がある。近年，「ハノイの塔」のような認知心理学と人工知能から借用した課題を用いる試みが多くなされた。また，現実の生活状況での判断に前頭葉損傷が及ぼす影響を測定する課題も考案されている。

このような課題に対する前頭葉の関与とそこから発展してきた理論的概念については，重大な疑問が生じた。多くの研究では，前頭葉に帰因する機能として，一般的な実行能力や管理能力が提唱された。また他の研究では，これらの機能過程は実際に分離可能な固有の構成要素から成り立っており，実行監視システムは細分化できることを示そうと試みている。「**記憶**」課題や「**注意**」課題によってとらえられる機能過程と比較して，「**認知**」課題によって機能過程がどのようにとらえられるのかは，今後の実験的検証を待つ状況にある。これらの実行過程が，他の過程とはある程度区別可能な独立した存在なのか，他の過程との区別は恣意的で人工的なものにすぎないのかは理論的にも重要な問題である。

人格，情動と自己洞察

人格の変容は，Phineas Gageという名のよく知られた症例以来，前頭葉損傷の特徴と考えられている。仕事中の事故による前頭葉の重度の局所性損傷の結果，Phineasの人格は，友人らが彼を「**もうGageではない**」として別人とみなしたほど劇的な変容を遂げた。しかし，公表された多くの報告に記載されている変容した行動の記述は異質で，しばしば矛盾し，無感情(感情鈍麻)と落ち着きのなさ，うつ病と多幸症などのような両極端が含まれている。この報告間の不一致は，独立していると考えられる特定の機能過程と関係する用語を用いることによって，少なくとも部分的には理解することができる。例えば，動因や自発性の変化(無感情か落ち着きのなさかは変化の方向による)，気分(主観的感情の調子)，感情(情動の明白な表出)などのラベルを用い，さらにこれらの機能を超高次の制御から分離させることによって，情動表出を制御する能力とは解離し一致しない情動を経験する能力などの観察結果を理解する基盤が与えられた。損傷部位と行動の関係に関する知見もこれまでの曖昧さを明らかにすることができた。例えば，前頭葉の前端あるいは内側面の損傷は，明白な無感情と行動開始困難を起こす。一方，眼窩前頭皮質の損傷では脱抑制が起こる。近年の研究では，左前頭葉の局所性損傷とうつ病を，右前頭葉の局所性損傷と軽躁状態を関連づける試みがあったが，この関連は希薄であり，今後の研究が求められる。

これらの障害部位による分類は，先に述べた社会行動障害の全般的複雑さには向けられてはいない。このような症例で障害されているものは，社会的文脈のなかで障害が明白になるものである。これらは，適切な目標や反応を確立する能力，時間と空間のなかで行動を組織化し統合する能力，知覚あるいは行為の正確さと適切さをモニターし検証する能力，行為の意味する

ことへの適切な関心，フィードバックにもとづいて行動を変える能力を含んでいる。自己内省性や自己洞察の障害が，前頭葉人格障害の主要な要素であると考えられる。この自己洞察の障害と自己モニターの障害は，必ずしも患者の誤りに対する知識の欠如を意味するものではない。なぜなら，これらの患者でも誤りに対する自覚を示すことがあるからで，患者は誤りの情報を知ってはいるがその情報を自体の行動を変化させるために使うことができない。この自己モニターの基本的障害と関連する行動上の症候群には，作話(日常的状況での不正確で奇妙でさえある反応あるいは行動の創作)，重複記憶錯誤(似た属性をもつ2つかそれ以上の場所が存在すると信じる妄想的状況)やカプグラ症候群(Capgras syndrome*)(ある人物がその人と似た人物に置き換えられる妄想的信念)がある。

臨床からの示唆
評価
　前頭葉の機能障害の臨床的評価には，配慮すべきいくつかの重要な問題がある。損傷が前頭前野に限局されている場合は，明らかな神経学的障害はみられない。病変が運動前野と運動野や，前頭葉システムまで含んでいる場合は，神経学的異常は，障害病因や病変部位を示す証拠を提供することがある。

　前頭葉や実行機能について，神経心理学的・行動学的テストを行うことは，多くの理由から困難であると考えられる。臨床場面で一般に用いられる前頭葉テストは，実際には多因子型のテストで多くの能力を評価するものである点を，臨床家は十分認識しておく必要がある。したがって，テストの特異性には疑問をもつべきである。例えば，前頭葉検査としておそらく最も広く用いられているウィスコンシン・カード分類テスト(WCST)の成績は，脳の多くの領域の損傷後に低下する可能性が考えられる。このテストにおける保続の回数は，前頭葉の局所性損傷のよい指標であるが，多くのデータは，前頭葉機能障害は単一のテストでは診断することができないことを示唆している。テストの特殊性だけでなく，テストの感受性も考慮する必要がある。再びウィスコンシン・カード分類テストを例にとって多数の研究を概観すると，群間の比較では前頭葉障害が有意にみられる場合であっても，前頭葉に損傷があることが確認されている個々の患者が前頭葉テストによって障害ありと分類される確率は，研究によって明らかに異なっている。

　検査者は，「**前頭葉症候群**」と診断されている患者が前頭葉テストと想定されているテストを完璧に遂行するという，首尾一貫しない状況に遭遇することがある。この明白な不一致にはいくつかの説明が可能である。第一は，行われたテストが，当該患者においては障害されていない前頭葉の特定の領域に特殊化されていると考えられることである。この可能性は，前頭葉内に相互に分離した過程が局在しているとする考えかたによるものだが，すでに報告されている研究結果も，個別の局在を示唆している。第二には，個々の患者は病前の日常習慣が人によって異なり，前頭葉テストを無効にする可能性があるという考えである。第三には，検者が患者の「**前頭葉となって**」しまい，テスト状況が，患者には欠如している日常習慣の制御を外部から提供していると考えられる。したがって検者は，日常生活のなかでの患者の実行機能の能力を評価するために，自然な状況や，限定された時間内で進行中の課題要求を調べるテストの観察に依存する必要がある。

リハビリテーション
　前頭葉損傷の患者のリハビリテーションは，本質的な障害が特定されないことが多かったため，おろそかにされてきたか，機能全般の回復に向けられてきたかであった。前頭葉機能不全のリハビリテーションへのアプローチは，個々の患者ごとになされるべきである。きわめて重度な実行障害を示す患者に対し，リハビリテーション専門家が健常な能力に焦点を当て，日常の基本的で低次な過程の再構築を試みるボトムアップ的働きかけを行う。症例によっては，全般的な機能の回復の方法として入力と出力を制御するために，患者の環境を再構成する療法士もいるが，この段階では知識と技能の増強が強調された。患者に基礎的注意能力が保たれている場合には，リハビリテーションの中心は，行動計画の開始や系列化という遂行機能と選択的注意，その維持という高次の注意技能に置く。その他の手法としては，まず実行機能の外的制御を確立し，練習を通じてそれらを次第に内面化する。能力の高い患者に行われる第三の訓練法では，般化とメタ認知，内省力に力点を置く。前頭葉の損傷の患者の多くは，自身の障害の意味についての洞察が(事実に関する知識が正確である場合でさえも)限られており，意識性と自己-教示手続きという自己制御訓練が試みられる。

　一般にリハビリテーションのアプローチは，十分な外的な手助けのある単純な構造化された行為から外的手助けを徐々に減らしながら，よ

り複雑な行為，自己管理の確立へと移行する。これらの技法の有効性と成功，さらにすべての提案されている段階がどの患者でも可能なのかという点については，今後の実験的検証と再現性に委ねられていることを認識することが肝要である。

前頭葉の重要性

前頭葉は，ある意味で人間の脳の機能的重要性を理解するための最大の挑戦といってよい。自己洞察，計画，監視制御などの概念は，認知過程の最高位の段階を示唆している。

前頭葉損傷の影響に関する研究によって，脳と行動関連の領域に重要な進歩がなされた。そこで問われたさまざまな問題は，現代の認知心理学の概念と神経心理学との統合の促進に寄与してきた。多種多様な神経学的な症状とさまざまな精神障害に関する研究は，実行機能に関する知識の増大によって進展した。

これと同時に，局所性の前頭葉損傷の患者の研究対象としての蒐集の困難と，前頭葉機能を操作的に定義することの困難から，最も優れた研究においてさえも，方法論的・理論的多様性が生じている。例えば，研究対象とされた患者は複雑な神経学的な病歴をもち，さらには解剖学的な損傷部位がほとんど明確にされていないことが多い。実験手順も問題とされている処理過程だけを十分に個別化して検討しているとはいえない状況である。

前頭葉の機能に関する研究は，まだ始まったばかりである。今後10年で，脳の前部領域の解剖学，線維結合，機能についての知識，監視機能や実行機能の心理学的な構成要素の解明，さらには精神医学的障害や正常な加齢に伴う実行機能の変化の理解がさらに進むであろう。

【文献】

Alexander, M. P., Benson, D. F., & Stuss, D. T. (1989). Frontal lobes and language. *Brain and Language*, *37*, 656–91.

Fuster, J. M. (1989). *The prefrontal cortex: Anatomy, physiology, and neuropsychology of the frontal lobe*, 2nd edn. New York: Raven.

Hebb, D. O. (1945). Man's frontal lobes: a critical review. *Archives of Neurology and Psychiatry*, *44*, 421–38.

Lhermitte, F. (1986). Human autonomy and the frontal lobes. Part II: Patient behavior in complex and social situations: The "Environmental Dependency Syndrome." *Annals of Neurology*, *19*, 335–43.

Luria, A. R. (1973). *The working brain: An introduction to neuropsychology*. New York: Basic Books.

Milner, B., & Petrides, M. (1984). Behavioural effects of frontal-lobe lesions in man. *Trends in Neuroscience*, *7*, 403–7.

Pandya, D. N., & Barnes, C. L. (1987). Architecture and connections of the frontal lobe. In E. Perecman (Ed.), *The frontal lobes revisited* (pp. 41–72). New York: IRBN Press.

Shallice, T. (1988). *From neuropsychology to mental structure*. Cambridge: Cambridge University Press.

Sohlberg, M. M., & Mateer, C. A. (1989). *Introduction to cognitive rehabilitation: Theory and practice*. New York: Guilford.

Stuss, D. T., & Benson, D. F. (1986). *The frontal lobes*. New York: Raven.

Donald T. Stuss

fugue state 遁走状態

意識混濁に関係し，姿勢と筋緊張の調整は保たれているが，長い間何が起こったかを意識しないで行動する解離のこと。本症の患者は，自分が誰であるのか，自分が何をしているのかをはっきり意識しないまま彷徨する。この状態は何時間，何日も続き，明らかな目的をもって行っているようにみえても必ずしも分別のある行動とはいえず，患者の行動には一貫性がなく，患者は当惑した様子を示す。回復期には遁走期間中の健忘が常にみられる。本症は，一般的にてんかん起源あるいはヒステリーと考えられるが，鑑別診断は難しく，常に議論がある。遁走，**自動症，朦朧状態**の違いは主として状況と程度の問題である。

てんかん性の遁走は，側頭葉てんかんと関連が深いが，脳波上の異常律動と関係があってもなくてもよい。その理由は，この遁走期間中に連続モニターを行うことはほとんどできないからである。てんかん性の遁走の診断の確率は，遁走期間が比較的短く（病理が報告された症例で10時間まで続いた例もあるが），てんかん活動としての独立した根拠があり，遁走中の行動に秩序と目的を欠き，患者の身体へのセルフケアを欠く場合に高くなる。

遁走はヒステリー状態でも起こるが，この場合は自我同一性と記憶の喪失を訴える。回復は突然起こることが多いが，回復後に遁走期間の健忘を示す。このようなヒステリー性の遁走は，しばしば目下の生活ストレスや人生の危機と関連が深いとみられ，とくに患者にとって遁走行動が利得を生み出す場合にその傾向が強

い。ヒステリー性の遁走の場合には，患者は明らかな意識混濁などの認知障害を示さない。周囲に対する意識を保ちながら本質的に理性のある行動で持続し，セルフケアについては良い水準を保つと考えられる。てんかん活動に関連する既往歴を常に欠く。しかし，2つの遁走の病型の存在には議論が多く，2つの病型の存在が認められた場合でも，個々の症例で鑑別はできないことを強調しておく〔てんかん(epilepsy*)，ヒステリー(hysteria*)の項を参照〕。

J. Graham Beaumont

Funktionswandel　機能変遷

知覚型の視覚性失認(agnosia*)の一側面で，患者が対象を適切に知覚することができないために認知できない症状。まれではあるが，皮質盲(cortical blindness*)の回復期にみられ，形態知覚とパターン知覚に関するあらゆる側面が障害される。患者が追視しようとすると周囲が変わり，物が動かされるとはじめて見えると訴えるのが一般的である。機能変遷はこの障害の時間に依存した側面をさし，これには局所順応時間(凝視し続ける刺激が視野から消え去るまでの時間)と，感覚時間(視野内である刺激を認知するのに必要な提示時間)が含まれる。機能変遷によって起こる現象は，これらの時間的な異常から，刺激が気づかれないままに終わるか，意識されていた刺激が意識から消失するというものである。機能変遷それ自体はまれな障害で，通常は他の視知覚障害を伴っているために機能変遷の存在をとらえ，分析することは困難である。

fusiform gyrus　紡錘状回

側頭葉(temporal lobe*)の内側下部に位置する脳回で，隣接する海馬傍回からは明確に分離し，先端はその前方部分が**嗅脳溝**とも呼ばれる**副側溝**によって鉤と境される。紡錘状回の機能上の重要性は，顔の認知(face recognition*)障害に示唆されるが，相貌失認を起こすには，紡錘状回のみの損傷では十分ではないことが指摘されている。

G

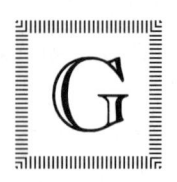

gait 歩行

　有脚動物が用いるさまざまなタイプの移動運動。感覚の誘導下で，下肢は屈曲相(遊脚相)と伸展相(立脚相)の間の律動的変化を伴う相互運動によって身体を1つの場所から別の場所へと運ぶ(移行させる)。人間に特徴的な二足歩行では自明のことだが，一方の足は接地していなければならない。さまざまな面での関節の可動性が，身体の姿勢調節と関連し，平坦でない地面での歩行と，方向と速度の変化に対してよい適応能力を示す。基本的な歩行パターンはすべての人間で共通であるが，そこにはおのずから個人差がみられる。個人差があるのは，ある程度までは身体構造の違いによるが，容易に観察でき，小説などにも描かれているように，学習行動という要素が重なっていることは明らかである。

　人間に似た歩行がみられる最古の例は370万年前のヒト科の足跡で，タンザニアのラエトリの火山灰化石で発見された。踵が足指より先に地面に着くが，これは成人の蹠行性歩行(足の裏を地に付けて歩く)の特徴である。大半の四足動物や幼児はつま先歩行であり，踵より先に足指が地面に着く。

　二足歩行は基本的に不安定なために，身体の姿勢調節がきわめて重要となる。遊脚と立脚の関係が歩行には不可欠であり，この関係がなければ移動運動は歩行とはいえず，単なる連続的な屈曲と伸展にすぎない。下肢の歩調機序(stepping mechanism)のみが重要なのではなく，歩行は，立つ，重力に拮抗する，平衡を維持するという能力に依存する。

　姿勢調節には身体のあらゆる部分が関与し，同期運動によって最大限平衡と効率を保とうとする。身体はほぼ腰部で機能的に2つの部分に分かれ，1歩ごとに相互の平衡を物理的に維持する。例えば，歩幅が大きくなると上肢の振り幅も大きく，また上肢の振り幅を意図的に変化させると，それに応じて歩幅も変化する。この平衡の調節は，適切にプログラムされた姿勢反射によって行われ，これらの反射には神経系のすべての部分が関与する。この姿勢反射の大部分への適度な刺激で重心の変化が起こる。立位姿勢の人間の重心はほぼ骨盤の中央にある。水平歩行では重心は縦横両方向へ約5cmの振幅で滑らかな正弦曲線を描く。これはさまざまな面の運動，主として骨盤，股関節，膝や踝部の運動の相互作用で起こる。この相互作用については，RoseとGamble(1993)がわかりやすく要約している。

　屈曲と伸展，また部分的には姿勢調節という歩調機序の基礎パターンは，脊髄で組織化される。胸髄損傷を受けたネコの場合，後半身を支えれば，後肢での歩行はもとより走行もできる。Grillnerら(1979)は，ネコでは求心路を遮断されたかなりの数の脊髄分節が，屈筋と伸筋への運動神経の相互に交替する律動的な発射，いわゆる「**架空移動運動**」を発生させることを明らかにした。健常な個人の場合は，このパターン発生器は分節求心性流入と，下行運動路に支配される。脊髄前柱では下行路が特異的役割を果たし，全体の四肢の運動，直立姿勢，進行の方向づけに役立つ経路がこの部位でみられることにはおそらく重要な意味があろう。人間をはじめ霊長類では，脊髄パターン発生器はこの連結なしには機能しない(Eidelberg et al, 1981)。

　脊髄には歩調機序のための基本的な調節システムがあるが，自然な歩行にはほかにどんな領野が必要とされるかは基本的な問題である。歩行のための十分な適応能力には中枢神経系のすべての感覚能力と運動能力が必要であることは明らかである。ネコの実験では，皮質，大脳基底核や視床を欠損した動物でも，足取りと方向性が障害されても，自発的歩行ができることが明らかにされた。したがってそれらの動物は，歩行の3つの基本的要素[歩調，姿勢緊張(トーヌス)と平衡維持]をまだ遂行することができる。

　脳幹の特定領域，いわゆる視床下部歩行誘発野と中脳歩行誘発領域の持続性の電気刺激によって除脳動物の歩行を調節することもでき

る。例えば，中脳歩行誘発領域に刺激電極を装着して回転ドラムにのせた除脳ネコは，刺激を与えると歩き，刺激を停止すると歩行をやめる。

上述の脳幹の準備機能は，人間の場合にも歩行にどのような構造が必要であるかを示唆している。もっとも人間ではさらに大脳化が進んでいることは明らかである。

人間の歩調機序の活性化には外的刺激が用いられる。乳児は脚を持って支えられれば歩調をとることができる。パーキンソン症候群と痙縮はともに歩行異常を特徴とする障害であるが，時に適切な外的刺激が歩調機序を活性化させて治療的効果を発揮する。パーキンソン病患者は歩幅が狭いだけでなく，時には歩行開始能力を失ったかのように「**床にへばりつく**」傾向を示す。軽く患者を左右に揺さぶるようにすると歩行を開始させることができ，すでに歩行している場合は歩幅を拡げさせることができる。歩行する方向と直角に両側に離して眼に見えるように物体を置くと，同じ効果が得られる。下肢に痙縮を来した患者の場合は，屈筋反射を誘発する刺激によって歩調機序が活性化される。これには腓骨神経を介して足の背屈筋を収縮させるだけでなく，求心性刺激を通して屈筋反射も誘発する腓骨刺激装置が用いられる。

屈筋反射を誘発する刺激が歩調機序を促進するという観察は，一側の遊脚と立脚の間や他側の屈筋反射と交叉性の伸展反射の間の明らかな類似性を考えれば，当然予期しうることである。尖った物体を踏むときには人は脚を挙上させるようにして痛みを避け，同時に対側の下肢を伸展させて身体を支える。求心性刺激を伝える2つの異なる脊髄系を同定することができ，それらを介して求心性刺激は屈曲と交叉性伸展を起こす。痛みによって誘発される古典的パターンでは，運動までの潜時は短い。求心性刺激が脊髄より高位の伝導路からの影響と同時に起こるとき解放される他のパターンでは，運動までの潜時は長い。後者のパターンは短潜時システムを支配し，有痛刺激だけでなく，通常屈筋反射求心線維（flexor reflex afferent；FRA）の名で呼ばれる皮膚，関節と筋からの他の求心性刺激によっても解放される。歩行のための中枢パターン発生器を構成するのは，おそらくこの屈曲と伸展のための上位システムであろう。屈筋反射求心線維という用語は，これらの求心性線維からの刺激は必ず屈曲を起こすということを意味するものではない。パーキンソン病患者の歩行を促すために軽くゆすると，それが下肢に伸展反射を起こす。

歩行分析

歩行を研究する主な理由に，歩行障害患者が体験するハンディキャップがある。これらの患者の研究には多くの方法が開発された。運動パターンを記述する運動学的方法，運動に連結する力を記述する動力学的方法，筋肉の活性パターンを記述する筋電図法，エネルギー消費を記述する酸素消費量測定などである。これらの方法で得られた知見についての再検討をRoseとGamble(1993)が行った。もとより科学的価値がないわけではないが，これらの方法の多くは時間がかかるうえに，視診が主導的役割を担っている日常臨床の場での価値は限定される。しかも視診は，検者が技術的測定の諸結果を全体的機能を踏まえて統合的に評価するのにも役立つ。

速度，ストライド（重複歩）の幅と頻度の測定を加えれば，視診の価値はいっそう高まる。使用する器具としてはストップウォッチと巻尺があれば足りる。歩行路は少なくとも10mの長さが必要で，患者には快適歩行速度，非常に速い速度など速度を変えて歩くよう指示する。

速度と持久性が歩行に必要なすべての機能の和を表す。それらの機能が1つでも障害されると速度は低下する。最高速度と通常速度とで歩くよう指示する場合にも，これは当てはまる。歩行障害の患者は可能な速度の幅が狭まり，しばしば一定の速度でしか歩くことができない。一定の測定距離を，それと知らないで通過する歩行者の快適歩行速度を調べた研究があるが，結果は状況に左右される。男性では1.24m/secないし1.54m/secであるが，公園やショッピング区域ではこの速度は低下する。同じ状況では女性は歩行速度は遅いが，病院の廊下では若い女性看護師は男性の医学生より速く歩き，工場労働者は職場に向かうときより職場を離れるときが速く歩く。明らかに歩行速度の研究では，個別的状況について詳細に記述することが必要である。

全体の歩行周期はストライドと呼ばれる。ストライドの幅は一側の足の「**踵の接地**」から同側の足の「**踵の次の接地**」までの距離である。ステップ（1歩）の幅は一側の足の「**踵の接地**」から対側の足の「**踵の接地**」までの距離である。右足のステップは左足の「**踵の接地**」から右足の「**踵の接地**」までで，左足のステップはその逆である。直線歩行では右と左のストライドは常に同じ幅である。しかし，歩行障害の症例では左右のステップ幅が異なることがある。

歩行速度は，ストライド幅（SL）とストライド

頻度(SF)の積である．ストライド幅とストライド頻度の関係は，極値を除けば線形である．被検者にごく緩やかな速度から最大限速い速度まで自由に選んだ何種類かの速度で歩行するように指示すると，線形の回帰が容易に確定する．

$$SF = B0 + B1*SL$$

この勾配(B0)と切片(B1)は，主に増大するストライド幅や，ストライド頻度によって，速度がどのように増すかを記述するのに役立つ．一定の速度では，例えば女性と子供は男性より狭いストライドであるが，その差は速い速度より緩やかな速度で小さくなる．その差は主に下肢が女性や子供が短いことによるが，女性では骨盤構造もその原因となる．解剖学的要素を除けば，ストライド幅とストライド頻度の関係は心理学的・病理学的状況に左右される．

線形回帰方程式は，被検者が2つの異なる検査の際にどのように歩行能力を変えるかを記述するのにきわめて有用である．大腿義足の患者や股関節周囲の脱力を起こした患者は，ストライド頻度に比べストライド幅の増加を示すか，少なくともストライド幅の変化を示さないことが多く，これは遊脚相での下肢の振りが増加することによる．それ以外の歩行障害ではほとんど常にストライド頻度と比べストライド幅は狭くなる．これは速度が低下するためではなく，例えば不全麻痺や痛みなどで姿勢調節が損なわれるためである．

ストライド(S)の持続時間はストライド頻度に反比例する．ストライド持続時間はストライドの相の和であるから，いくつかの簡単な方程式でそれらの相の間の時間関係を記述することができる．この時間関係は地面への接触力の変化を示し，歩行を実際に分析するうえで重要である．

ストライドには2つの主な相がある．伸展相または立脚相(支持相)(ST)と屈曲相(遊脚相)(SW)である．歩行のパラメータのほとんどがそうであるが，それらの相も歩行速度とともに変化する．一側下肢は常に立脚相になければならない．両側下肢が接地している場合は二重立脚相(DS)と呼ばれる．速度とともに次第に立脚相は減少し，二重遊脚相になると歩行は走行へと移行する．この瞬間，立脚相と遊脚相の持続時間は等しくなる．

地面に対し一側下肢のみ立脚相にある場合は単独立脚相(SS)と呼ばれ，下肢が脱力を来したり立脚が痛みを伴う場合，その持続時間は短くなる．単独立脚相は対側下肢の遊脚相に相当

するので，下肢の脱力や痛みは，健側下肢の遊脚相が速くなることでおのずと判明する．

二重立脚相には2つの部分があり，それぞれが一側の単独立脚相であり，体重が右から左へ(DS_{r1})または左から右へ(DS_{1r})へ移動する場合にそれぞれ対応する．2つの部分で持続時間は同一であるが，歩行障害の場合には一側下肢から他側下肢への体重移動が痛みや脱力のため妨げられ，この関係は変化する．

立脚相の持続時間は単独立脚相と2つの二重立脚相の和である．単独立脚相の持続時間は他側の遊脚相(SW_{c1})と同じで，これは次のように表すことができる．

$$ST = DS_{r1} + SW_{c1} + DS_{1r}$$

この方程式は両側下肢の間の時間関係を示し，跛行を特徴づけるうえで重要である．それはまた，一側下肢の機能不全は必然的に他側下肢の機能に影響を及ぼすことを実証している．

歩行分析の目的は，正常からの逸脱とその原因を特定することである．正常からの逸脱は，通常観察が容易であるが，その原因の特定には時に困難が伴う．この困難は，一次的歩行障害には前進機能と姿勢調節を維持するために喚起される代償性反応の影響が混合するという事実による．代償性の姿勢変化の影響とは，骨と筋肉への負荷の変化，つまり痛みまたは脱力と協調運動不全の有害な影響を軽減させる変化である．歩行パターンのこの代償性変化はかなり顕著で，歩行障害で主にみられる．

一次的障害は，筋肉と末梢神経を含む末梢運動器官や中枢神経系を障害する．最初の例では代償は正常な中枢神経系によって行われるが，第二の例では代償はすでに損傷した中枢神経系によって行われなければならない．

一次的な末梢性損傷の代償の例に，腓骨神経の損傷によって踝部を背屈させる筋肉に不全麻痺を来した患者のいわゆる鶏歩(cock gait)がある．足首を離地させるため患者は遊脚相では股関節と膝関節の屈曲を増大しなければならない．

不全片麻痺でみられるように足部の背屈不能が中枢神経系の損傷による場合は，代償性運動はきわめて困難になる．この場合，患側下肢は遊脚相では痙性伸展を来し，円環状の外転運動，いわゆる**草刈り歩行**で前進しなければならない．

代償性反応は，**急性，亜急性，慢性**という，それぞれ重度の異なる3段階に分けて考えるのが大切である．**急性**代償性反応はよろめき修正

反応でみられる（Forssberg, 1979）。障害要因は予知できず，平衡が戻れば数回のストライド後には正常な運動パターンが回復する。この修正は無条件反射的であり，遺伝的に決定された姿勢反射に左右される。**亜急性**代償性反応では，主な障害はすでに決定されていて，運動パターンはその障害に条件づけられるが，十分な適応性と一貫性を示す。踝部の損傷後の歩行がその一例である。損傷の治癒に伴って代償性変化は消失する。治癒が長引くと変化した運動パターンが「**悪い**」習慣となって存続し，その除去には理学療法が必要となる。**慢性**代償性変化では，筋肉，骨や関節に構造的な変化がみられる。それらは一次的障害が治癒しても消失せず，再建手術適応の場合は，障害の元の状態と現在の状態を十分評価し，永続的効果が得られるようにしなければならない。

代償の主な目的は，たとえ痛み，麻痺や転倒のリスクはあっても，前進歩行を維持することである。前述の運動パターンの特異的変化以外にも，速度を低下させる，両足を広げてストライド幅を短縮させるなどの一般的反応がみられる。歩行障害では速度は常に低下するが，これはある程度一次的影響の現れである。不全麻痺患者は健者のように速やかに体重を移動させることができないが，身体が減速するとき足にかかる衝撃で生じる力をかわすだけの強さが患者にないという事実も同様に重要である。低い速度では減速の力は減少し，速度を低下させることが明らかな代償となる。

もう1つの代償の一般的方法は，ストライド幅を減少させることである。短いストライドは危険が少なく，遊脚相の持続時間が短縮し，二重立脚相の時間が長くなる。その効果は姿勢緊張を軽減することである。同時に短いストライドは，麻痺肢は短い距離しか身体を移動させることができないことの表現でもある。したがって，速度の低下とストライド幅の短縮は一次的な影響と，それがどのように代償されるかを表している。

代償性反応は利用可能な資源への負荷の増加を意味し，それは関係する筋肉の筋電図検査法での活性の増大と各ストライドの代謝率の増加として測定される。

【文献】
Eidelberg, E., Walden, J. G., & Nguyen, L. H. (1981). Locomotor control in macaque monkeys. *Brain*, *104*, 647–63.
Forssberg, H. (1979). Stumbling corrective reaction: a phasedependent compensatory reaction during locomotion. *Journal of Neurophysiology*, *42*, 936–53.
Grillner, S. B., Zanger, P. (1979). On the central generation of locomotion in the low spinal cat. *Experimental Brain Research*, *34*, 241–61.
Larsson, L.-E. (1985). Gait analysis: an introduction. In M. Swash & C. Kennard (Eds), *The scientific basis of clinical neurology* (pp. 98–107). Edinburgh: Churchill Livingstone.
Patla, A. E. (Ed.). (1991). *Advances in psychology*. Vol. 78: *Adaptability of human gait*. Amsterdam: North Holland.
Rose, J., & Gamble, J. G. (Eds). (1993). *Human walking*, 2nd edn. Baltimore, MD: Williams & Wilkins.

Lars-Erik Larsson

Ganser syndrome　ガンゼル症候群

精神神経学的な症候群で，最も目立つ症状が質問に対して「**的はずれの応答**」をするところから「**でまかせ応答**」（*Vorbeireden*）ともいう。原発性神経疾患に伴ってみられることもあるが，一般には偽性痴呆（認知症，dementia*）であり心因性のものとされる。

正答でないがそれに近い応答をする現象は興味深い奇妙な行動である。簡単な事実にもとづく質問に対し，患者は間違うが，答えは患者が質問の意図を理解し，ある意味で正解を知っているがそれを言わないことを証明している。つまり答えは間違いであるが常に正解に近い。一般的な「**ガンゼル型返答**」は，「イヌには足が何本あるか，に対して5本。アメリカ合衆国の州の数は，に対して51。空の色は何色か，に対して赤色」である。患者はまた平凡な自分の名を不正確に呼んだり，日常品を妙に複雑に定義する。数では整数が1つだけ異なる不正解をするといわれてきたが常にそのようにはならず，実際にはまれである。作話（confabulation*）とも似ている。

ガンゼル症候群でみられる他の症状は，見当識障害，気分障害，幻覚，ヒステリー性徴候である。症状のすべての型は急性発症で，その後症状がみられる間の全健忘が起こる。患者は同様の認知障害をもつ痴呆患者のようには日常生活の課題に対応できなくなることはない。この病態はさまざまな方法で説明され，それらはヒステリー性反応〔ヒステリー（hysteria*）の項を参照〕，精神病的思考障害〔おどけ症候群（buffoonery*）と似ていることに注目〕，仮病（患者が意識して故意に不正解をしているとい

う印象が免れない），器質性意識不鮮明である。しかし本症状の明らかな神経学的基盤は確立されておらず，とくにヒステリー性症状など他の精神症状の存在と心因性を示唆することから，ガンゼル症候群は真の痴呆でなく，偽性痴呆であるとする現在の考えに帰着した。にもかかわらず，しばしば頭部外傷などの器質性障害に引き続きみられる報告例があるが，これらは一次性の原因を代表するというより障害の発現を加速するのに働いたといえる。神経学的障害が機能的過程に影響を及ぼし本質的には心因的症状であるものが明らかに神経心理学的表現をとるようになったといえよう。

J. Graham Beaumont

gaze 注視

焦点が定まるまで，ある方向に眼球が移動する現象であり，眼球運動を正しく随意的に調節すること〔眼球運動（eye movement*）の項を参照〕。

注視はまた注意機構とも関係し，両半球の一方の選択的な活性化の背景とも関連する。側性化を説明するKinsbourneの半球活性化の注意仮説〔側性化（lateralization*）の項を参照〕は側方偏光も含み，そのためより大きく活性化される半球の反対側の視空間へ注視は向けられる〔lateral eye movements; LEMs*（側方眼球運動）の項を参照〕。この側方偏光は同時に起こる精神活動に伴い，半球の相対的な活動性の指標として用いられる。

精神性注視麻痺はバリント症候群（Bálint's syndrome*）の別名で視空間の探索注視の調節の重要性を強調した呼称である。バリント症候群では，高度な指示の精神作業が含まれるときにかぎって随意的な注視の定位障害が起こり，視覚性運動失調を伴う。すなわち手で物をとらえようとするときに視覚調整を受けて共同性眼球運動がうまく行われない。どちらも視覚的な注意の障害と関係し，周辺視野の刺激を認知しにくい。この症候群で注視は通常自発的に右方視となる。

J. Graham Beaumont

Gegenhalten 抵抗症（ゲーゲンハルテン）

四肢の受動的な運動に対し，半随意的に徐々に抵抗を増加させるような筋緊張の増加。例えば患者の肘を伸展しようとするとそれに抵抗し，肘を伸ばすほど抵抗が強くなる。この運動徴候は前頭葉損傷に伴ってみられ，とくに4野と6野を含む損傷とこれらの部位と密接に連絡する皮質下の部位の損傷で起こり，運動麻痺に伴う。

Marcus J. C. Rogers

gelastic epilepsy 笑いてんかん

てんかん（epilepsy*），笑い（laughing*）の項を参照

gender difference 性差

性差（sex differences*）の項を参照

general paralysis of the insane (GPI) 進行麻痺

脳感染症である神経梅毒で，全身不全麻痺（*general paresis*）とも呼ばれる。

18世紀初頭に初めて記載された本疾患は，感染を介し急速に拡がり欧米その他で大流行した。社会的な影響の意義以外の歴史的な重要性は，本疾患の神経病理学的機序が証明された後に，その検査法（ワッセルマン反応）と有効な治療法（ペニシリン）が開発された最初の精神疾患であったことである。ペニシリンの導入後本疾患の有病率は，通常みられないまれな疾患となる程度にまで下降したが，最近とくに北米で増加傾向にある。

梅毒性疾患には他の病型も存在するが，進行麻痺は感染性スピロヘータが実際に脳に侵入し，直接的に続発する病変を起こす唯一の病型である。行動上，その結末と痴呆（認知症，dementia*）の進行で潜在的に発症し，通常認知機能の低下に先駆けて感情や人格の変化がみられる。男性は女性より罹患しやすく，感染から発症するまでの期間は5～25年の間である。発症年齢はきわめて多様で30～50歳の範囲に及び，先天性の場合には幼少時に発症する。

初期の症状は多くの器質的反応を伴った気質の潜行性変化で，憂うつ，興奮性，無感情，情動制御の低下がみられる。自己中心性やある程度の社会的脱抑制もみられ，初期の認知的変化は集中力低下，精神緩慢，生活記憶の減退である。その後，進行は同定されたさまざまな型の経過をたどる。典型例は誇大型で患者は権力，富，地位の妄想を伴い誇大的，多幸的で上気嫌となる。しかし，進行が全般性痴呆（単純痴呆型）や，重症うつ病によく似た型（抑うつ型）を示す一般例以外の症例がかなりの割合で存在する。その他のまれな型のなかには脊髄癆進行麻痺型があり，脊髄癆（神経梅毒のもう1つの型で特徴的な歩行異常とともに下肢の運動障害と痛みを特徴とする。進行麻痺と脊髄癆が実質性神経梅毒の2型である）の状態に似る。全型で

手と顔面の粗大な振戦が起こり, 多数の症例である程度の構音障害(dysarthria*), 全型共通に特徴のある仮面様表情, 反射異常, 運動失調(ataxia*)がみられる。

進行麻痺の診断には種々の血清学的検査が重要で, 早期診断と治療で著効がみられる。ペニシリンがやはり選択薬である。未治療のままでは感染が進行し死に至る。

J. Graham Beaumont

geniculate body　膝状体

視床(thalamus*)の中にある1対の神経核。**外側膝状体**は視覚系の重要な中継核で, 視神経から視交叉(optic chiasm*)を経由して情報を受け, それを後頭葉の有線皮質へと伝達する。これは, 膝状体有線野視覚系と呼ばれる。視野の局所的な描写は外側膝状体の中で保存される。**内側膝状体**は, 聴覚系で外側膝状体と同様の役割を果たす視床内の神経核で, 下丘(colliculus*)経由で聴神経からの情報が内側膝状体の腹側と背側部に伝達される。内側膝状体の腹側部からは, 側頭葉(temporal lobe*)上部にある一次聴覚野に情報が伝達されるが, 背側部は二次聴覚野に投射し, 内側膝状体の皮質投射には複数の上行性経路が含まれる。

J. Graham Beaumont

Gerstmann syndrome　ゲルストマン症候群

しばしば群をなして起こる症状で, 手指失認(agnosia*), 左右識別障害(right-left disorientation*), 失書(agraphia*), 失計算(acalculia*)からなる。この障害型は1930年代にJosef Gerstmannによって初めて報告されたところから, ゲルストマン症候群と呼ばれる。この障害の組合わせは優位半球病変に由来すると考えられた。その後の研究は頭頂-後頭接合部や角回に焦点を当てたもので, その知見により症候群の病巣局在に重要な価値が与えられた。

その後の研究では症候群を構成する4つの要素間の関連性の強さに疑問が投げかけられた。主な問題点は, これらは単に症状にすぎないのではないかという点と, これらが実際常に集合して起こるのかという点であった。研究で明らかになったことは, ゲルストマン症候群の4つの構成要素はしばしば構成失行, 失語, 全般的知能低下など別の認知機能障害を伴って起こる点である。実際, 症候群の4つの症候間の一致の強さは頭頂葉に関連した他の機能の組合わせ間における一致よりも強くはないことが判明した。別の研究者は, 障害が集合して生じた状況では, 通常他の領域の明白な損傷を伴うことが見出されたことから, 純粋な意味での「**症候群**」なる用語の妥当性に疑問が投げかけられた。

症候群の病巣局在としての有効性に関し, 優位半球, おそらく頭頂葉内に損傷の証拠を求める際に有用である。そのような局在の可能性は存在する症状の数とともに増すが, 最近の研究では局在診断をいっそう明確にするための症候群としての価値を疑問視している。

この症候群概念を支持する立場は, ゲルストマン症候群の純粋型がみられることがまれである理由として, 単に決定的な領域に限局した損傷がめったに生じないことを挙げている。今後の研究によってそれぞれ関連した障害の基礎となる共通の損傷が明らかにされ, ゲルストマン症候群の概念はさらに強化されていくと思われる。

Marcus J. C. Rogers

gestural behavior　身ぶり行動

神経心理学では, 身ぶり行動は,「**自然な**」身ぶり(例えば物品使用動作のパントマイム), 学習した有意味な身ぶり(例えば敬礼), 体系立った身ぶり言語(例えば, 聾者のためのAmerican Sign Language；ASL)など広範な能力が含まれる。これらの複雑な活動それぞれの表現と理解が脳損傷によって影響を受ける。

ここで扱わなければならない特別な項目は「**自然な**」身ぶり言語の理解で, これは時々**パントマイム認知**と呼ばれる。すなわち, この項目は身ぶり行動の目録の特殊な側面, 例えば日常物品を使用するふりをするという**有意味な身ぶりによるコミュニケーション**の理解を扱う。とくにこの能力の障害の意義と性質, その解剖学的対応, 失語(aphasia*)との関連における重要性に焦点が当てられた。身ぶり理解の障害に対しては特別な名称が存在しないため, 一時は失象徴(asymbolia*)と呼ばれる全般的障害の一症状とみなされた。操作的な定義としては, 観念運動性**失行**(apraxia*)の受容的側面とみなされる。多くの研究者のなかでCritchley(1953)が考えたように, 自然な身ぶりによるコミュニケーションの理解は, 習得した身ぶり言語の能力を失った聾者でも十分に保持されていたことから, 自然な身ぶりによるコミュニケーションは「**人工的な**」身ぶり言語とはまったく異なるものである点に注意することが重要である。

背景

自然な身ぶりの理解(例えばパントマイム認知)は、検者は物品を持たずにその使用法を動作で示し、「**受け手**」の被検者がその動作を正確に理解して使用する物品が何かを同定するという身ぶりによるコミュニケーション理解能力をさす。それは単純であると同時に複雑な方法で、身ぶりによって物品名を答える方法である。人類、さらに正確に言えば前人類的行動目録の一部として、自然で有意味な身ぶりによるコミュニケーションは少なくとも200万年前にさかのぼる話し言葉の先駆けをなすものである。実際、話し言葉の急激な進化は、人間がすでに有意味な身ぶりによるコミュニケーションによって可能となったものと推測される(Hewes, 1973)。

初期の推測と観察

19世紀の失語症研究者と行動神経学者の多くは、失語症患者がしばしば口頭の**言語象徴**と同様に身ぶりの理解に障害がみられることに気づき、この概念化(すなわち「**言語象徴**」)から失象徴の概念が形成されたことに気づいた。簡潔に述べると、このことは失語を言語障害としてではなく、象徴化と象徴認知の障害として定義したこの概念はそれ以外ではあまり著名ではないFinkelnburgの名とともにHughlings Jackson(1878)とHenry Head(1920)の業績のなかで最も洗練されたかたちで概念化された。失語症者が見ぶりの理解の障害を示すことが、しばしば失語が実際には象徴化の障害、さらには痴呆(認知症、dementia*)様の重度の障害であることを示す証拠として使われた。しかしHughlings Jacksonが指摘したように、すべての失語症者で身ぶりの使用と理解に障害が生じているのではなく、またすべての患者が彼の名づけた**命題的思考**の喪失を経験しているのではない。パントマイム認知障害の決定要素は言語認知障害とは異なる特異的なもので、自然な身ぶりの理解は言語能力とは異なる一次的な精神的能力であると考えられた。

現代の神経心理学的研究

1969年以来パントマイム認知障害(とそれが失象徴を反映するかどうか)に関する一連の研究がなされた。パントマイム認知を1つの非言語性能力であると概念化できるとしても、多くの研究は、パントマイム認知障害がほぼ独占的に左半球損傷で起こり、失語症者〔それに身ぶり刺激に限定されない視知覚障害のために失敗する無視(neglect*)患者〕以外ではきわめてまれにしかみられないことを明らかにした。このように、パントマイム認知障害は、失名辞や失書のようにより伝統的な言語症状と同様に本質的に失語性の障害である(Duffy et al, 1975)。

VarneyとBentonは一連の研究(Varney, 1982を参照)で、パントマイム認知障害は全般性失象徴や抽象的態度(abstract attitude*)の消失の証拠であるという見解を否定できたが、パントマイム認知障害と失語との関係に別の意味を与えた。彼らは特殊なテストとしてパントマイムをビデオに録画し、被検者に4つの選択肢の中からパントマイムで用いられている物品を特定させることにした。選択肢には、De Renzi, Vignoloらによる音声認知に関する研究にならって、正答(例えば1本の斧)のほかに、同じ意味範疇に属する項目(例えばのこぎり)、刺激に無関係な項目(例えばフォーク)、パントマイムが不可能な物品(例えば鉄床)である「**例外**」項目が含まれている。そのため被検者は、正答数から評価されるだけではなく、正答と誤答の性質も評価した(Varney & Benton, 1983)。

VarneyとBentonは一連の研究(例えば1983年)から以下のような特異的見見を明らかにした。

①パントマイム認知障害がみられる失語症者ではすべて、少なくとも読みの理解においてと同様に高度の障害がみられた。②パントマイム認知は聴覚理解や他の言語機能面とは予測可能な関連性をもたない。③ウェルニッケ失語症者、全失語症者を含む左半球損傷の患者のなかには読み理解が重度に障害されたが、パントマイム認知が正常に働くものがある。④パントマイム認知での誤りは意味的誤りの出現率がきわめて高い(すなわち「**偶然**」の予想は33%であるのに対し、意味的誤りは70%以上である)ことは、患者は刺激を正確にではなく大ざっぱにしか理解していないことが示唆された。⑤パントマイム認知の重篤な障害は、WAIS積木問題や標準レイヴンマトリックス検査のような非言語性推理課題での好成績と共存する。⑥パントマイム認知と読み理解との間に密接な関係があるが、パントマイム認知と文字認知の間にそのような関係は見出されなかった(Varney, 1982)。

以上の知見が示唆するのは、失象徴という古い概念に存在価値があるが、それによって身ぶりの理解(すなわちパントマイム認知)の障害と失語の間の関係を説明することはできないことである。とくに身ぶりを理解できないことは、聴覚理解に障害がなく、読みの理解のほかに視

覚的に媒介された能力に必ずしも障害がない状態で，身ぶりがもつ意味の少なくとも近似的な理解（部分的誤解）が含まれる精神的機能障害の一部ではないかと考えられた。別の表現をすれば，パントマイム認知の障害，すなわち身ぶりの理解障害は，視覚性意味刺激の理解障害という特殊な障害の一部であるということができる。読みの理解と身ぶりの理解が視覚的に媒介された意味性刺激（両者は密接に関連している）を含んでいるのに対し，アルファベット文字は意味論的な見地からみて無意味で，聴覚理解は視覚性ではなく，非言語性推理課題は伝達性がなく意味論的な見地からは無意味に近い。したがって，パントマイム認知の障害では，読みを除いて上述したそれぞれの能力と共通する重要な要素の1つあるいは複数が欠けていることになる。しかし，この場合でも読みは身ぶり理解とは共有しない特性をもち，パントマイム認知が正常範囲内にあっても読みが障害されうる。

人類学的考察

身ぶりによるコミュニケーションは話し言葉に比べ明らかに長い期間人間の行動目録の一部をなしてきたもので，身ぶりによるコミュニケーションの複雑さが増すに従って進化の一過程であり，これらの身ぶりによるコミュニケーションの解釈に対応し脳内に変化があったことは疑いの余地はない（Hewes, 1973）。事実，より優れた「**解読器**」がなければより洗練された身ぶりによるコミュニケーションは無意味であったであろう。それとは対照的に，読みには神経解剖学的な脳内変化はなく，読みは文化的に発展した産物である。すなわち，書き言葉は6000年前に発明されたばかりで読み書きは西欧文化では20世紀までは一般的ではなかった。また，書き言葉の伝統をもたない文化の人でも読みを習うことができる。このように，書かれた単語を解読する特別な目的で進化してきた脳部位は存在しない。むしろ読みの過程の基礎となる中枢神経系の処理機構は，他の目的で進化した脳構造とこれらの間の線維結合を必要としていた。自然人類学ではこの型の現象は前適応と呼ばれる。これらの状況で，身ぶり理解の障害と読み理解の障害の密接な関連性はもともと有意味な身ぶりを解釈するために進化した中枢神経系組織が読み過程の少なくとも一部分として用いられたことを示唆した（Varney & Vilenski, 1980を参照）。この点に関し，パントマイム認知は小児できわめて急速に熟成し，実質的な成人の水準には4～6歳の間に達し，この年齢が単語の読みの教育が通常最初に成功する年に一致していた（すなわち，このことが読みの学習に成功するための先駆けとして必須の発達上の画期的事象であるのかもしれない）ことに注目することは興味深い。

神経学剖学的考察

パントマイム認知の障害が左半球損傷と読みの理解障害と非常に密接に関係していることから，パントマイム認知の障害の脳半球内責任病巣は失読（alexia*）の原因となるさまざまな病巣に関連したものと似ていると考えられたが，実際そのとおりであった。傍シルヴィウス裂後方領域のほとんどの領野の病変（例えばウェルニッケ野，角回）と大脳基底核の病変がまず第一の責任病巣部位である。とくにパントマイム認知と関連した病変部位はブロードマン40, 39, 41, 42, 22, 37野（と大脳基底核）であった。視床と後頭葉の関与の可能性も示唆された。

興味深いことに，上述のデータを報告したVarneyとDamasio（1987, 1989）の研究で，パントマイム認知に障害がなく傍シルヴィウス裂後方領域にある馬蹄形の複数領野を含む病変をもつ患者がいたことを明らかにした（彼らの読みの理解はやはり障害されていたが）。大多数の右利きは身ぶりの理解に対して左半球優位を示すのに対し，約30％は課題で両側半球の関与を示す（無視を伴わない患者で右側病変によるパントマイム認知の障害が非常にまれであることからみて右半球優位の可能性はきわめて低い）と考えられた。ウェルニッケ野の病変に特別に重きを置く別の見解をFerroら（1983）は発表した。

結論

有意味で自然な身ぶりによるコミュニケーションの理解と脳損傷によるその能力の喪失は，人間の脳機能，とくにどのようにして言語過程が進化してきたか，そしてそれがどのように障害されたかを知るための多数の重要な手がかりを提供した。ここに提示した資料はこの過程の多数の異なる側面の概略である。しかし，上で提起した問題に関し今後の解明が多くの分野に対し必要で，最終的にはPETなどの新しい技術と脳血流量測定法の改善によって解決されるであろう。

【文献】

Critchley, M. (1953). *The parietal lobes*. London: Edward Arnold.

Duffy, R., Duffy, J., & Pearson, K. (1975). Pantomime recognition in aphasic patients.

Journal of Speech and Hearing Research, 18, 115–32.

Ferro, J., Martens, I., Mariano, G., & Castro-Caldas, J. (1983). CT scan correlates of gesture recognition. *Journal of Neurology, Neurosurgery and Psychiatry, 46*, 943–52.

Head, H. (1920). *Aphasia and kindred disorders of speech*. London: Hafner.

Hewes, G. (1973). Primate communication and the gestural origin of language. *Current Anthropology, 14*, 5–24.

Jackson, H. (1878). On afflictions of speech from disease of the brain. *Brain, 1*, 304–30.

Varney, N. R. (1982). Pantomime recognition defect in aphasia: implications for the concept of asymbolia. *Brain and Language, 15*, 32–9.

Varney, N. R., & Benton, A. L. (1983). Qualitative aspects of pantomime recognition defect in aphasia. *Brain and Cognition, 1*, 132–9.

Varney, N. R., & Damasio, H. (1987). Locus of lesion in impaired pantomime recognition. *Cortex, 23*, 699–703.

Varney, N. R., & Damasio, H. (1989). The role of individual difference in determining the nature of comprehension defects in aphasia. *Cortex, 25*, 47–55.

Varney, N. R., & Vilenski, J. (1980). Neuropsychological implications for preadaptation and language evolution. *Journal of Human Evolution, 9*, 223–6.

Nils R. Varney

Gilles de La Tourette syndrome　ジル・ド・ラ・トゥレット症候群

　小児期に発生するまれな遺伝性の疾患で、顔面チック(tic*)があり、一部の患児では強迫的な発声と汚言(coprolalia*)を特徴とする。遺伝子の欠失は第18染色体にあることが判明した。

　この症候群は(多くの発育上の異常と同様に)ほぼ3対1の割合で女児よりも男児に多い。ほとんどの症例は5～8歳の間に発症し、11歳以降はまれである。最も顕著な所見は顔面チックであるが、さまざまなチックを起こすことがあり、常同的パターンを繰り返す点が他の異常運動と異なる。チックがかなりの勢いと激しさで起こる場合に全身の動きを伴い、不随意的なジャンプ、スキップ、ホップがみられる。

　強迫的な発声は通常、チックに続いて起こる。最初はチックに伴い唸るような、吠えるような、咳き込むような雑音であるが、それらはその後単語と、ののしりや悪罵、とくに思春期前後には短い下劣なせりふへと発展する。この段階に至るのは全患者の約半数である。強迫的に猥褻なことを思い浮かべる場合があり、明白な汚言よりも多い。これらの症状は情動的な興奮で悪化するが、アルコール摂取、性的興奮、高度の精神集中などによって軽減する。さらに反響言語(echolalia*)、反響動作(echopraxia*)、反響運動もみられる。臨床経過はさまざまで予後は一定しないが、青年期に寛解する。

　この奇妙な、しかし興味ある症候群の病因について、心理的障害、精神障害、早期の脳損傷や感染症などのさまざまな説が提唱された。本症を起こす正確な機序はまだ解明されていないが、遺伝子異常が関連することがわかり、今まで交わされた論争はほぼ解決した。小児期の経験などの心理的因子がこの疾患の臨床型に関与することは明らかである。異常運動が優勢であることは通常、大脳基底核(basal ganglia*)に異常があることを示唆する。

　ジル・ド・ラ・トゥレット症候群に罹患した患者は通常正常か、それ以上の知能を有しているが、さまざまな神経心理学的な異常を有することが報告された。複雑な幾何学図形(Reyの図形)の描写と記憶のほか、語の流暢性や言語性の意味記憶の低下などの障害である。これらの所見は一般に前頭葉や側頭葉の障害を示唆し、複雑な運動の抑制障害とその保続、社会的に受け入れられない言葉の抑制障害などにも関連していると考えられる。しかし、これはあくまでも推測である。

J. Graham Beaumont

glioma　神経膠腫

　頭蓋内の新生物のうち最も頻度が多く、神経系の支持組織である膠細胞(グリア)から発生する。神経膠腫はすべて浸潤性の腫瘍であるため、切除がきわめて困難で再発しやすい。神経膠腫の分類について依然議論はあるが、以下に分類される。**星状細胞腫**(アストロサイトーマ):成長が緩慢で比較的良性。**膠芽腫**(多形膠芽腫):成長が速くきわめて悪性。**髄芽腫**:小児で小脳に最も多発する。**乏突起膠腫**(オリゴデンドログリオーマ):比較的良性で発育の遅いまれな腫瘍で、通常、若年者にみられる。

global amnesia　全健忘　健忘(amnesia*)、健忘症候群(amnesic syndrome*)の項を参照

global aphasia　全失語　失語(aphasia*)の項を参照

globalists　全体論(者)

19世紀末に活躍した全体論者は，連合論者や局在論者と反対の立場をとった〔連合説(associationism*)，局在(localization*)の項を参照〕。全体論者は高次機能が特定の皮質領域とされることを認めずに，これらの機能が脳全体の統合作用による力動的過程によって生じると主張した。主に言語機能の脳内表象に関した全体論者と連合論者(局在論者)間の論争は，今世紀まで続き最終結論はいまだに得られていない。この2つの大きなアプローチの影響は1960年代の交連切開術の効果に関する議論のなかでみられ，この問題は神経心理学的機能に関するコネクショニストモデルの信憑性について論じる際に再び取り上げられた〔神経心理学(neuropsychology*)の項を参照〕。

globus pallidus　淡蒼球

大脳基底核(basal ganglia*)の一部で，尾状核(caudate nucleus*)からの入力を受け，視床(thalamus*)腹外側核へ投射線維を伝達する。淡蒼球は被殻(putamen*)の内側で視床の下方に位置する。大脳基底核の一部として運動機能に関与し，パーキンソン病(Parkinson's disease*)やハンチントン病(Huntington's disease*)などの大脳基底核疾患では行動と情動的局面に影響するが，病変には一般に姿勢，筋緊張の変化や異常運動が伴う。

grand mal epilepsy　大発作てんかん

てんかん(epilepsy*)の項を参照

graphesthesia　皮膚書字覚

被検者に見えない状態で先の鈍い用具で皮膚に描かれた数字や文字などの象徴的データを認識する能力。皮膚書字覚消失*訳注(graphanesthesia)はこの能力の消失であり，体性感覚障害の1つである。

grasp reflex　把握反射

乳児では正常であるが成人では異常徴候で，局在性あるいはび漫性の脳損傷によって起こる。手の把握反射は被検者の手掌面の母指と人さし指の間で触覚性刺激を移動することによって誘発され，患者は母指と他の指の強直性屈曲状態で刺激をつかもうとする。刺激となる対象を取り上げようと試みると把握が強くなる。同様の反射が足趾の足底面の刺激により足でみられ，趾は強直性の屈曲状態となる。手の把握反射は前頭葉の前頭前野皮質の病変を示し，一側性にみられる場合，通常は病変の対側である。足の把握反射は前頭前野皮質の上部に病変があるときにのみ起こる。

groping reflex　摸索反射

原始反射の1つで，乳児では正常だが小児と成人でみられる場合は異常である。把握反射(grasp reflex*)を合併するが，頻度はそれよりも低い。患者の手と目がしばしば物体(診察時では主に検者の手指)を磁石のように追跡しようとする。他の原始反射と同様，これらの反射は正常な前頭葉抑制から解放された徴候の1つと一般的に考えられ，小児や成人でみられた場合は前頭葉病変があることを意味する。

---

*訳注：graphanesthesiaとなるべきところが，原文ではgraphesthesiaとなっている。

H

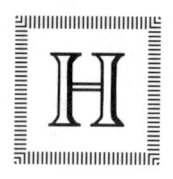

hallucination　幻覚

感覚器官への外的刺激がないのに起こる知覚体験でその点が現実の物理的刺激の誤知覚である錯覚とは異なる。現実世界で生じているものと信じる幻覚と，妄想的文脈と結びつく幻覚があり，鮮明な場合は純粋に主観的な経験と理解される。

幻覚は大脳のどのような疾患でも起こるが，意識不鮮明，痴呆，妄想，発作性の異常に伴う。特定の機能的障害，とくに精神分裂病(統合失調症，schizophrenia*)を特徴づける幻覚が，器質的基礎をもつか否かについてこれまで議論がなされた。機能的異常の幻覚は多くの場合，聴覚性や体性感覚性であり，器質的異常の幻覚は視覚性や嗅覚性が多いと一般的に考えられる。しかし，これはすべての症例に当てはまるわけではない。文献に記載された病態をみると，ある種の幻覚の報告が特定の病理との関係で報告される傾向があると考えられる。

幻覚は視覚系の局在的な損傷と関連し比較的純粋なかたちで生じ，これは他の感覚系でも同様だが，なかでも視覚系は研究の対象となりやすい。幻視は後頭葉損傷の約2～3%に起こると報告されている。二次視覚皮質と後頭-頭頂領域の損傷では，特異的な動きをみせる物体，人物，動物の幻視が起こる。また，視覚路と一次視覚皮質の損傷では形をなさないイメージが生まれ，二次視覚皮質連合野の損傷では形の明確な実在物の幻視が起こるとされている。眼疾後に形の明瞭な幻視が起こるとする報告もある。他の視覚障害でも幻視が起こるが，これは実際の知覚と幻覚を識別する能力や真の知覚とみなす自信などが，高次レベルで障害されることによると考えられる。現在の理論では，幻覚はイメージの断片が一時的に誤って再構成されて起こると考えられる。これは，刺激状況の知覚を不正確に歪曲する視知覚系の障害があると起こりやすい。

幻覚はある種の部分てんかん発作に先行する前兆(アウラ)との関係でも重要である。この場合は，幻聴，幻視のみならず幻嗅も一般的に起こる〔てんかん(epilepsy*)の側頭葉てんかんの項を参照〕。その他にも，幻覚はナルコレプシー(narcolepsy*)，入眠時現象(hypnagogic phenomena*)，急性器質性反応などで起こる。

J. Graham Beaumont

handedness　利き手

人間は，10人中9人が熟達を要する作業に右手を用いるという点で他の動物と異なる。この事実だけでも驚くべきことであり，詳しい研究を行うに値する。しかし，脳内の言語の側性化との関連により，利き手は，大脳半球優位性というはるかに難しい現象を研究するための代用としても有用である。利き手，とくにその遺伝学に関する研究では，利き手に関して適切なモデルは言語優位性に関する適切なモデルであると考えられる。

利き手は既知の社会的強制がない状況では，基本的に書字に用いられる手で評価するのが最も簡単かつ確実である。利き手の測定法は，しばしば複雑すぎる一方で，緻密さを欠いている。利き手を測定する際には主に3つの問題がある。**熟練度**と**偏り**の違い，側性化得点の**分散**の性質，得られるさまざまな**側性化尺度**である。ある人が右利きであるという場合，2つの異なる意味をもつ。中等度に熟練した片手で行う課題を与えたとき，右手を用いる場合と，そのような課題を左右の手で交互に行わせたとき，右手の熟達度のほうが高いという場合の2つである。一般に，利き手/熟練度と利き手/偏りの相関はきわめて高いが，常にそうであるとはかぎらない。

利き手の測定
利き手と熟練度の測定

両手の熟練度を評価するために，多くの課題が用いられている。最も頻繁に行われる課題の1つはAnnettペグボード課題である。この課題では，ボードの上の10個のペグをできるだ

け早く隣の列の穴に移動させるのに要する時間を左右の手それぞれについて測定する。当初は得点を**時間(左)－時間(右)**で示したが，一般には，全体の能力とは関係なく，左右差を比率で評価する100×〔**時間(左)－時間(右)**〕/〔**時間(左)＋時間(右)**〕という得点形式が用いられた。この課題は，教育が少なくてすみ，3, 4歳の子供にも使用できるという点からも評価が高いが，グループを対象に行うことはできず，左右の手の差異は約4%とわずかであり，右利きと左利き間の重なりが大きい。グループを対象としたテストにはTapley課題とBryden課題が適している。この課題では，鉛筆を使用し，円の中に点を打つ作業を20秒間にできるだけ多く片手ずつ行わせる。側性化指数は100×〔**数(右)－数(左)**〕/〔**数(右)＋数(左)**〕として計算される。このテストは迅速でかつ信頼でき，より大きな左右間での差異がみられ(約10～12%)，右利きと左利きとの間の重なりも小さい。それでもなお，右利きと左利きそれぞれのなかでかなりの変動がみられる。他の有用な課題としては，ビショップの四角形トレース(Bishop square-tracing)課題(Bishop, 1990)や，National Child Development Studyの点打ち(dot-making)課題がある。フィンガータッピングの速さにも左右の手で差が生じるが，これはルーチンのテストとしては有用ではない。タッピングの強さの差と利き手との間に関連はみられず，熟練度の評価とはならないからである。訓練は技能テストの全体的成績に影響するが，その影響が強い場合でも，左右差に対する影響は小さい。同様に，左右で異なる技能を要する課題の徹底的な訓練が他の課題に影響することもほとんどない。

成人の利き手と熟練度の測定

成人の手の偏りは，質問紙を用いて評価することができる。これらの多くは文献に記載されているが，通常4～60問の質問からなり，3段階，5段階もしくは7段階尺度で，特定の作業における手の偏りについて質問するものである(例えば，いつも右，たいてい右，両方使用する，たいてい左，いつも左)。各質問紙の違いは主に，項目の長さと適切さにある。10項目からなるエジンバラ利き手目録(Edinburgh Handedness Inventory)は人気の高い質問紙であるが，オリジナルの回答法は変わっており，上述の5段階尺度を用いることが多い(おそらく，5段階尺度を用いた場合に，この質問紙は利き手研究の標準的質問紙法とみなせよう)。Annett質問紙は同様の形式で，12項目，3段

階尺度を用いる。近年，60の独立した質問からなるウォータールー利き手質問表(Waterloo Handedness Questionnaire)のような，より長い質問紙の評価が高まっているが，それらの質問紙のなかには，北米以外の地域での使用に適していないものも2, 3含まれている。質問紙からの側性化指数は，「**いつも右**」という反応を＋2点，「**ほとんど右**」という反応を＋1点，「**両方使用する**」という反応を0点，「**たいてい左**」という反応を－1点，「**いつも左**」という反応を－2点として求めることが多く，各項目の反応を合計し(右利きの人が通常左手を使用する質問の得点については，先にプラスマイナスを逆転させておく)，全項目に対して「**いつも右**」もしくは「**いつも左**」と答えた人の得点がそれぞれ，＋100と－100となるように標準化する。したがって，完全に偏好のない場合の得点は0となる。

項目数がおよそ12問以下の質問紙では，通常，J型の得点の分散がみられ，とくに右利きの多くが最高点を示す(例えば図42e)。このような床効果と天井効果は，多くの統計学的分析を無効にする。項目数がおよそ25問以上の質問紙では，2つの正規分布の混合により近い分布が認められ，尺度の上端と下端でデータを削除する必要性が少ない。通例，左利きの分布が，右利きの分布と比べいくぶん0に近い位置にくるが，これはふつういくつかの項目で文化的バイアスがあるために起こる(例えばドライバーの使用，時計のねじ回し，ナイフとフォークを使って食事をするとき，ナイフを持つ手)。これらの項目を除外すれば，分布は再度対称性となる。

小児の利き手と偏りの測定

10歳以上の小児の手の偏りについては質問紙を用い評価することができる(Bryden & Steenhuis, 1991)。10歳未満の小児の利き手の評価は通常，行動尺度で評価し，小児がさまざまな単純な作業(線を引いたり，ハンマーで打ったり，お菓子を食べるなど)をいずれの手を用いて行うかを観察する。側性化指数は，質問紙の各尺度の得点を合計することで得られる。小児の手の偏りに関する標準化された評価尺度はないが，多くの異なる尺度で非対称性がみられた。

質問紙の因子構造

近年，常套的手法の因子分析を使用して，利き手の主要素を抽出させるいくつかの試みがなされた。通常，2, 3の因子が現れるが，「**細かな技能**」はそのなかの1つであると考えられ，

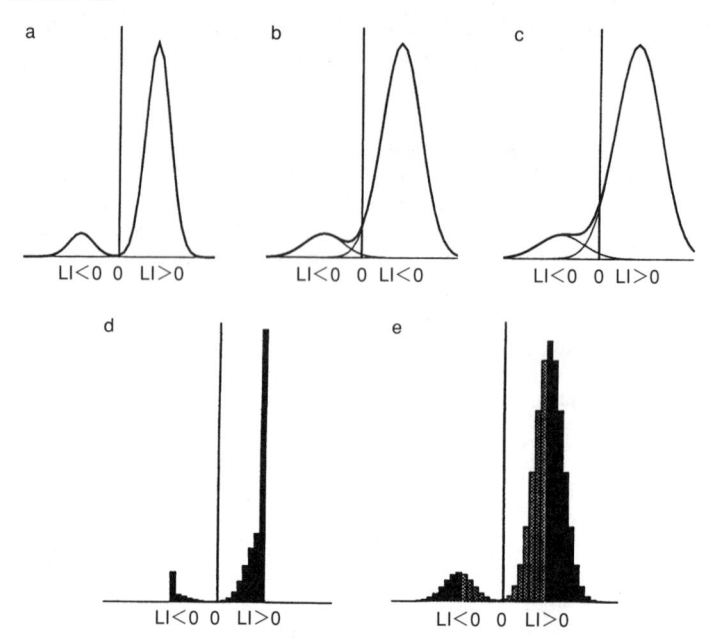

図42 利き手の測定尺度から得られた側性化指数の分布
a〜c：対称的な二峰性の分布。（a）はほとんど重なりがない場合，（b）は軽度の重なりがある場合，（c）は中等度の重なりがある場合で，分布の拡がりに応じて，分布が二峰性か単峰性になる。（d）は利き手調査でみられる一般的なJ型分布のタイプ。（a）の分布を各分布の平均値のところで削除したもの。（e）は利き手を人為的に左（左手の分布），右（右手の分布），「両手」（中央の分布）に分けたもの。「両手」のカテゴリーで，右利き度の弱い者と左利き度の弱い者が混在している。

指の複雑な協調動作を必要とする作業，例えば書字などが含まれる。もう1つの因子は，「**熟練していない動作**」で，こちらは，ものを運ぶなど，より大きく，微妙な動きを必要としない，体軸の運動であることが多い。細かな運動の因子は非常に側性化された項目を含み，慣れない動作の因子はそれほど側性化されていない項目を含む。これらの因子はおそらく，尺度が多くの変数により規定されるという因子分析の仮説に従わないことによって生じたアーチファクトであると考えられる。項目得点は二峰性で，左右の反応の比率が異なる分布を示す。そのような二峰性の尺度の因子分析では，アーチファクトによる「**困難度の因子**」が得られることから，因子構造を信頼すべきではない。クラスター分析や関連分析のような他の多変量解析でも，側性化データに関するアーチファクトが起こり，信頼すべきではない。現在のところ，利き手（偏り）は一因子として概念化するのが最もよいと考えられる。

側性化得点の分布

利き手／熟練度，利き手／偏りの尺度のほとんどは通常，2つの正規分布の**混合分布**のかたちをとる。この2つの分布は，一方が集団の約90％を，もう一方が約10％を占め，0の周辺を境にしてほぼ対称的となり，しばしば上端と下端で削除される（**図42を参照**）。これは**対称的二峰性モデル**と呼ばれる。これらの分布の対称性のため，分布を0以外の場所で分割することは妥当ではない。

Annettは，自作のペグボード課題が本質的には単峰性で，0を中心とした小さな分布を示すと主張した。このような分布は，利き手の遺伝学の右寄り理論（Annett, 1985）で必要不可欠なものであるが，経験的データに関する適切な統計学的分析（McManus, 1983）を用いると，おそらく支持されないと考えられ，後者はペグボード課題でも対称的な二峰性の分布を示し

た。このように明らかな単峰性の分布はおそらくペグボード課題に固有の課題要求の結果生じたものであり(**図42 a～c**を参照)，Annett自身も，他の課題で同様の分布を見出すことができなかった。

4つのタイプの側性化尺度

側性化得点が二峰性を示すということは，利き手ならびに側性化の分析で深い意味をもつ。側性化得点は分散分析やt検定や相関のような統計学的検定を用いて分析すべきではない。なぜなら，側性化得点の分布は正規分布とは異なり，構成要素(component)**分布内**変動と被検者の割合における構成要素分布間変動との混同が著しいためである。構成要素**分布間**に著しい重なりがない場合，**側性化の方向**と**側性化の程度**の2つの別個の得点を即座に算出することができる。側性化の方向は二項変数で，側性化指数が0より大きければ「右」で，側性化指数が0より小さいか0の場合「左」を意味する(通常0は左利きに含められる)。側性化の程度は側性化指数の絶対値(符号を無視したもの)であり，分布は正規分布に近く，側性化の強さの指標として解釈される。各構成要素分布間の重なりが大きい場合，応用統計学的技法を用いて，方向と程度の要因を分離することができた(McManus, 1983)。

一部の研究では，被検者を**右**，**左**，**両手**の3つの群に分類しているが，これは正当な根拠を欠く。利き手の測定が「自然現象をその継ぎ目で分割する」ことであるのなら，**図42 e**は「両」利きが自然なカテゴリーではないことを示し，むしろ両利きの人とは実際は，弱い右利きの人と弱い左利きの人の混合である。したがって，被検者をさらに細分化する必要がある場合には，4つの群に分類するのが好ましく(強い右，弱い右，弱い左，強い左)，そうでなければ，側性化の程度の平均とSD(標準偏差)は右利きの人と左利きの人のそれぞれについて報告すべきである。側性化の程度が年齢とともに増加するとすれば，発達の研究における問題の重要性はとくに高い。なぜなら，右利きでない人(両利きと左利き)の割合が年齢とともに減少するようにみえるが，側性化の方向にはまったく変化がみられないからである。

最近，側性化の方向と程度が異なることの重要性が指摘された。しかし，残りの2つの尺度は，利き手について理解するうえで確かに重要な尺度であるが，現在のところほとんど使用されていない。右利きのグループがあるとしよう。各個人の側性化の程度は，個々の質問紙か，動作性のテスト項目における側性化得点の平均である。2人の右利きの人における側性化の程度が同じでも，**側性化の分散が異なる**ことが起こる。例えば，1人は全項目で中等度の側性化を示したが，もう一方は，一部のテスト項目では強い側性化を示したが，一部のテスト項目ではまったく側性化を示さなかったというような場合である。現在のところ，ほとんど研究は行われていないが，側性化の分散は各個人を識別するうえで経験的に重要であると考えられる。

4番目の尺度，利き手の不安定性を測定するには，1人の被検者に対し一連のテスト項目を2回繰り返す必要がある。2人の右利きの人の側性化の程度と分散が同じでも，1人は同一課題での手の使用が完全に一貫し，2回のテストの得点が同じであったのに対し，もう1人は，同じ課題の1回目のテストでは右手を主に用いたのに対し，2回目のテストではそれほど右手を使わず，場合によっては左手を用いたということもありうる。Satzらは，被検者内，課題間の非信頼性を測定するこの尺度を利き手の不安定性と呼び，この尺度により自閉症児と対照児を識別することができる。利き手の不安定性は原則として，側性化の方向の不安定性と側性化の程度の不安定性とに分類できる。ただし，この区別に関する報告は今までのところない。利き手の不安定性と側性化の程度の効果は共分散分析で分離できるが，どこかで両者は混同せざるを得ない。

利き手／偏りと利き手／熟練の関係

多くの被検者では利き手／偏りと利き手／熟練の相関は非常に高く，ほとんどの課題で利き手の技能が優れている。ただし，これには注目すべき例外があり，左利きでは少数であるが，細かな運動技能では左手の技能が優れているが，ものを投げるときは右手が優れ，利き足も右で，力も右手が強いものが確かにいることが見出された。このような一貫性のない**左利きの人**が存在する理由は明らかではなく，また一貫性のない**右利きの人**が多数存在するのかどうかも不明である。

熟練と偏りはどちらが先なのであろうか。右利きの人は右手の技能が優れているから右手を好むのであろうか，それとも右手を好むために，右手が多く使われ，その結果右手の技能が優れるのであろうか。成人を対象とした横断的研究ではこの問いに答えることができない。しかし自閉症児で偏り側の手がより熟練しているとはいえない利き手／偏りの対象者の分布を示

すことから，偏りが熟練より先であると考えられる。

利き手の解剖学的中枢

利き手を司る解剖学的部位は明らかではない。左右の手の骨，筋肉，神経が正確にではないがほぼ対称であることから，利き手は中枢神経系に由来するものであると考えられる。皮質に由来するとする仮説が多いが，この理由の1つは手の技能が左右非対称であることであり，もう1つはブローカ野のような他の大きな機能の非対称性が存在することである。しかし，偏りが熟練より先であれば，利き手は皮質下の機構によって起こることも考えられる。大脳基底核の解剖学的研究により，淡蒼球(熟練を要する運動を学習する際，活動する領域)において利き手に相関する非対称性が見出された。下等動物では，利き手は「回転傾向」として解釈するのが最もよいと思われ，ラットでは黒質線条体系のドパミンのわずかな非対称性により媒介され，黒質にドパミンを注入することによって調節できる。

利き手の機能中枢

右利きの人では，反復タッピングのような単純な課題でも右手の技能が優れ，右手が速く，ばらつきが少ない。Petersはこの優位性が，力の調整がより正確であり，主として時間的調節がより正確であることに由来すると述べた。利き手は視覚-手作業の協調の優位性に関連するとの考えは，先天盲における右利きの出現率が晴眼者と同じであることから支持されない。興味深いことに，利き手は正確には全般的な「偏り」ではなく，非対称性の度合が遠位部の運動では大きく，近位部や軸性の運動では小さいことを意味する。これは，2つの運動制御システムである錐体路を介し，対側の遠位部の運動を司るシステムと，錐体路を介さず，両側の近位部の運動を司るシステムの存在を反映すると考えられる。

左利きの出現率

左利きの出現率は1～35%と研究によって大きく異なる。最近，100の母集団に含まれる284,665人を対象としたメタ分析が行われた結果，総出現率は7.78%で，若年層における出現率が高かった。地域による出現率の差はみられていないが，質問紙法で文化間の差が見出されており，文化的タブーにより食事などの際に左手を使用することが禁じられているイスラム文化圏や極東の出現率が低かった。ニューギニアのCentral Highland在住の文字使用以前の種族における左利きの出現率が10.3%とその他の地域と同一であることにより，右利きが書字による文化的非対称性に由来するものではない。逸話的には左利きが大多数を占めるという集団の報告が時折みられるが，科学的に立証されたものはなく，現代の神話とみるのが適している。

社会の趨勢と年齢傾向

横断的研究により，高齢者では左利きの出現率が低いことがしばしば見出されているが，個々の横断的研究では年齢の効果と社会的趨勢の効果が交錯せざるを得ないためこの解釈は困難である。例えば，1990年の研究では，30歳の人が1960年生まれなのに対し，70歳の人は1920年生まれである。左利きは長い間社会的操作を受け(Harris, 1990)，とくに19世紀末から20世紀初頭では，学校で子供が左手で字を書くことを強制的に禁止した。この結果，左利きの出現率が低下しても驚くにはあたらない。しかし，大規模なメタ分析で年齢の効果は確かでなく，年齢傾向が社会的趨勢によって完全に説明されるかどうかは明らかではない。米国人1,177,507人を対象とした研究では，41歳以下では年齢の効果が認められなかったのに対し(このうち11.7%が文字を左手で書いた)，41歳を超えると，左利きの発現率は直線的に減少した。物を投げる際に使用する手ではさらに年齢の効果は小さく，長期にわたる社会的圧力の効果の存在が支持された。曲線の屈曲点は，米国では1945年生まれ以降，左利きに対する社会的圧力がなくなったことを示している。ヴィクトリアクリケット競技者のデータは，左利きに対する社会的圧力は1800年代初期にはなかったが，後半には存在し，20世紀に入り取り払われたことを示した。

CorenとHalpern(1991)は，年齢傾向を左利きの寿命が短いことを示す証拠として解釈した。彼らの最初のデータはこの解釈を支持せず，右利きと左利きの平均死亡年齢に有意差はみられなかった。死亡年齢と利き手を関連づけるその後のデータにも，社会的趨勢を無視した疫学上の重大な誤りがあり，データは追認されていない。CorenとHalpernは，左利きの人の死亡率が高いことの説明として，出生時の合併症の発現率が高いこと，自己免疫疾患，事故の3つの理由を挙げた。最初の2つは発現率は低く，立証されず却下された。左利きの人に事故が多いという説明については，複雑な機械操作の多い世界で，左利きの人間工学上のニーズを考慮している設計者がほとんどないことから，その可能性はきわめて高い。しかし，左利

きに事故が多いことを主張するデータは今のところ確認されていない。

性差

左利きの人の性差について議論の一致はみないが、メタ分析により、左利きは女性よりも男性で約27%多いことを示す明らかな証拠が得られた。すなわち、左利きの男性5人に対し、左利きの女性が4人いた。この比率に社会的趨勢や他の変化はみられず、最近米国で行われた大規模な研究でも同様の比率が全年齢でみられ、41歳以下では、男性の13.0%、女性の10.4%が左手で文字を書いた。

利き手の個体発生

幼児期の利き手は通常18カ月～2歳の間に決定する。その年齢以降は、利き手の方向性が安定する一方で、側性化の程度が増強され、これはおそらく幼年期、場合によっては成人になってからも続くものと考えられる。幼児のガラガラを握っている時間などでは右利きが多いが、他の非対称性、すなわち緊張性頸反射のようないわゆる回転傾向(turning tendency)とその後の利き手との間に明確な関係はないようである。6～18カ月は、幼児の利き手の「混沌」期であり、偏りの方向は定まらず、場合によっては1日ごとに変化を示し、この現象はしばしば親を混乱させた。幼児期にはこのような変動がみられるのに対し、in utero(子宮内)の胎児の行動を超音波で観察したところ、胎生15週目ですでに胎児の約90%が一貫して左の親指よりも右の親指を好んでしゃぶり、これは、その後の新生児期の頭部の回転方向に関連するものと考えられた。

利き手の系統発生

左利きの人が少ないことは古代より記録されているが、その最たるものは聖書である(『士師記』、20:15-16)。また、地理的にも時代的にも異なる多くの文化で右利きと左利きがそれぞれ「善」と「悪」を象徴的に意味するとされた。古代における利き手の証拠は間接的なものにならざるを得ない。過去5,000年間に片手の動きを一貫して描いた絵画のうち左手の使用を明らかに示したのは、約7.4%であった。7,000年前の新石器時代の骨性の道具、8,000～35,000年前の後期旧石器時代の骨削り器や15～20万年前の剝片石器から右利きの証拠が示された。少なくとも25万年前の歯の消耗の様子、150～200万年前の前期旧石器時代の石器の断片からも右利きであった。人類が初めて化石時代の記録に明確に出現したのがこの頃であることからも、右利きが古代人の特性であり、その進化が人間の進化自体と密接に関連することが示唆された。

人間以外の種の利き手、利き足、利き肢、利き爪

ラット、マウス、イヌ、ネコ、アカゲザル、チンパンジー、ゴリラなど多くの種の動物が熟練した動作でどちらかの手、足、肢、爪を繰り返し使う偏り。しかし、ほぼすべての種で50%が右側に偏り、50%が左側に偏る。これは、**個体**としての利き手はあるが、**集団**としての利き手はないことを意味する。霊長類には集団としての利き手があると考えられてきたがこれらの研究には方法論上や統計学上の問題がある。慎重な研究ではゴリラとチンパンジーの集団には利き手の証拠は見出されない。オウムはこの総則に対する例外であると考えられ、Brocaも指摘したように、集団としての利き足が存在する。数種の鳥では獲物をつかむ際に左爪に偏る傾向と声による模倣、発声時の鳴管統制の非対称性がみられることから因果関係が示唆されたが、このメカニズムについては不明である。

左利きの理論

左利きの理論には遺伝と環境の2つが提唱されている。環境要因説には強硬なものとそうでない立場のものがあり、強硬なものでは右利きが普遍的に自然であり、環境による侵害や圧迫がこの状況を逆転させたものと考えられた(Harris & Carlson, 1988)。

病的左利き

左利きが神経学的に異常があるとする概念は20世紀でも繰り返された考えで、主としてGordon(1920)の研究がその起源である。とくに広く受け入れられている異型はBakanの研究で、Bakanは左利きの人では微細な脳損傷を起こす分娩時の合併症の発現率が高いと報告した。Satzの数理的な研究によれば、非対称的な損傷が右半球か左半球で偶然に起こるとしても、その結果は左利きの人を必ず増加させたという。このモデルは数理的には正しくても、経験的には正しくなく、左利きでは分娩時に合併症のある人の割合が高いことを示すことができなかった研究が多い。注目すべき例外として、体重1kg未満の超未熟児を対象とした研究で左利きが確実に多かった。しかし、損傷部位の偏在性と利き手とは無関係であるため、この知見はSatzのモデルでは説明されない。むしろ、早産と利き手はいずれも発育の不安定性や早期の発達異常により非対称性が変動しやすいために起こったと考えられる。多くの精神発

達遅滞，とくに左右対称の神経学的な異常を有する21-トリソミー(ダウン症候群)で左手の使用が多いことを説明するには同様の説明が必要である。このような事実から，各症例は右利きが病的に左利きになったのではなく，最初から側性化が正しく確立されていなかったと考えられる(二次性ではなく原発性の病的左利き)。Bishopは非利き手の運動技能を測定し，病的な左利きの評価を行った。手の優位性を右から左へ転移させるような脳損傷は「自然な」左利きと比較し，病的な左利きの右手の技能を著しく障害するはずである。Bishopは二次性の病的な左利きの比率を左利き20名中わずか1名であると報告した。病的な左利きが確実に生ずることは，生後3年以内に重度かつ急性の神経疾患の子供で示された。条件をマッチさせた対照群と比較して左利きの数は2倍に上ったが，この差は併発した知覚・運動・知能障害によってほぼ説明される。

側性化に関するゲシュビント・ベハン・ガラバーダモデル

GeschwindとBehan(1982)が発表した説はその後の研究に重大な影響を及ぼし，たびたび引用された。この説は，その後大幅に修正されたが，その複雑な分枝(McManus & Bryden, 1991)についてはここでは簡単に要約するにとどめる。基本的にはこの説は強力な病理説であり，人間は本来右利きとなるのがふつうであり，例外的に胎児期のテストステロンの値が上昇し，左半球の発達が遅れ，左利き，非典型的な言語の側性化など種々の状態(最も驚くべきものは免疫疾患である)が起こるという説である。この説が発表された当時の最も強力な根拠は，アレルギー，関節炎，喘息，糖尿病，湿疹，枯草熱，片頭痛，重症筋無力症，乾癬，全身性エリテマトーデス，甲状腺疾患，潰瘍性大腸炎，じんま疹などの免疫疾患が左利きに多くみられたことである。その後の多くの研究でこの指摘は追認されなかったが，メタ分析によってほとんどの疾患で右利きと左利きの占める割合は同率であるが，左利きが潰瘍性大腸炎，アレルギー，喘息にかかりやすく，関節炎，重症筋無力症にかかりにくいことが示された。この結果のパターンは上記の説では説明されず，また他の多くの予測(Bryden et al, 1993)でも説明することができず，Geschwindのモデルでは，当初望んだように種々の現象を理論的に統合できないと考えられた。

利き手の遺伝要因モデル

人間の利き手は古代よりみられ，胎内にいるときから利き手が存在すると考えられ，また利き手と主な環境要因との相関がみられないことから，利き手は遺伝によって決定されると考えられた。この仮説は右利きの家系と左利きの家系があることにもとづいており，利き手が家族で遺伝する確実な傾向によって支持された。発表されたデータによれば，ともに右利きの両親が左利きの子供をもつ確率は9.5%で，片親が左利きは19.5%，両親ともに左利きでは26.1%であった(McManus & Bryden, 1992)。養子の子供にはこの影響がみられないことは遺伝性の因果関係であるという強力かつ明らかな証拠となっている。しかし，右利きも左利きも「純種」ではないため，伝統的なメンデルモデルでは問題がある。多くの研究で一卵性双生児の利き手にかなりの不一致がみられた(McManus & Bryden, 1992)。この影響は鏡像化によるものではなく，胎生学的基礎のない現象であることから問題は複雑化しているようである。しかし，一卵性双生児にみられる不一致は二卵性双生児でより頻繁にみられ，ある種の遺伝要因モデルによってこの不一致が予測されることから，当初の印象ほど複雑な問題ではない。

1910年にRamaleyによって最初のモデルが発表されて以来，多くの利き手の遺伝要因モデルが提唱されたが，その多くは非対称性の生物学的な基礎を考慮に入れなかったために説得力に欠けた(McManus & Bryden, 1992)。とくに，モデルは生物学的で非対称性のゆらぎとして知られる現象と発達上の不安定性が原因となる現象，遺伝的に制御されない特徴にみられるランダムな変動を無視した。この変動の役割は内臓逆位(心臓，肺や全臓器の位置が正常の構造と鏡像のように逆になる解剖学的変異)の遺伝学で明らかに示された。マウスの内臓逆位が突然変異で起こることがあり，人間では遺伝することが証明された。内臓逆位を起こす人間と，正位(正常構造)の人間の左利きの割合が同じであることから，利き手は単に同一の遺伝子を引き継いだものではないことになる。

Annettの右寄り(right-shift；RS)モデル(Annett, 1985)と，McManusの右利き-偶然(dextral-chance；DC)モデルは，非対称性のゆらぎを自らの理論に取り入れている。いずれの理論でも，ほぼ全員が右利きである遺伝子型(右寄り＋＋または右利き-右利き)と，50%が右利きで，50%が左利きである遺伝子型(右寄り－－または偶然-偶然)がある。いずれのモデルでも，異型接合(右寄り＋－または右利き-偶

然)は加算的遺伝を示し，同型接合の中間を表している。両方のモデルとも右利きと左利きのいずれも「純種」ではなく，一卵性双生児では，非対称性のゆらぎによる利き手の偶然の決定が各自で独立して起こるために，著しい不一致を示すと予測した。

右寄りモデルと右利き-偶然モデルは表面的には似ているが，多くの重要な点で違いがある。表現型について，右利き-偶然モデルでは利き手／偏りが始めにあり，利き手／熟練は二次的なものであると考えられてきたが，右寄りモデルでは利き手／熟練が主要な役割を果たし(これは遺伝子型で正規分布していると仮定されている)，利き手／偏りは二次的なものであり，基本的には発現は任意で，熟練度の差の連続分布のいずれの部位に閾値が設定されているかに依存すると考えられた。両方のモデルは左右の手による技能の差の分布(上記を参照)に関する予測も異なり，二項対立的モデルがこの分布をうまく説明できる点で，右利き-偶然遺伝子モデルが優れている。

この2つのモデルは性差に関する2つの別個の現象，すなわち，男性の左利きの出現率が高いことと母性効果〔左利きの女性では左利きの男性と比較し左利きの子供(性別を問わず)が多い〕の説明のしかたも異なる(McManus & Bryden, 1992)。右寄りモデルでは男性の左利きの出現率の上昇を単一の付加的パラメーター，すなわち，男性が女性よりも右寄りであることから説明した。このパラメーターは発現率の差の説明にはなるが，母性効果を十分説明することはできない。右利き-偶然モデルではX染色体上の二次的修飾遺伝子を引き合いに出し，説明した。修飾遺伝子は男性と女性で発現のしかたが異なるため，父親と母親による伝達が異なることで，母性効果も説明できる。この後者の利点で，右寄りモデルより右利き-偶然モデルが優れていると考えられる。

右寄りモデルと右利き-偶然モデルのもう1つの違いは，右利き-偶然モデルでは双生児と双生児でない児の利き手の遺伝のしかたに違いはないと論じているが，右寄りモデルでは双生児のデータを，双生児に右寄り傾向が弱いという確証のない生物学上驚くべき影響を引き合いに出して説明することしかできないことである。これもまた，右利き-偶然モデルに有利な根拠とみるべきであろう。

家族性の左利き

家族性の左利き(familial sinistrality；FS)は神経心理学でよく用いられる尺度である。広義の家族性の左利きとは左利きの親類が1人でもいる場合をさすが，これは家族の大きさが交絡因子となる欠陥をもつ尺度である。その主な原因は，極端にいえば全人類が親類関係にあることにある。狭義の家族性の左利きとは左利きの1等親(両親，兄弟，子供)がいる場合をさし，これはより明確な尺度である。理論上より堅実な方法は親類の表現型を評価するだけでなく，特定の遺伝子モデルを用い，家系図全体をもとに，発端者の正確な遺伝子型の確率を算出することである。算出された遺伝子型の確率データは，狭義の家族性の左利きのが広義の家族性の左利きよりも遺伝子型の予測に優れていることを示すが，いずれの尺度によっても説明されない真の遺伝的な分散は多い。家族性の左利きは**先天性**ないしは遺伝性の左利きと**病的**あるいは後天性の左利きを分類するうえで基準となり，左利きの親類をもつ左利きのみが遺伝的に左利きとみることができると提唱された。これは右寄りモデルでも右利き-偶然モデルでも，遺伝的な左利きの約50%が家族性の左利きを示さないと予測されたことより根拠のない主張である。同様に，家族性の左利きは左利きの言語機能の右半球優位を予測する際に用いられたが，遺伝子モデルにより，その予測力がきわめて弱いことが示された。しかし，家族性の左利きは**右利きの右半球優位の予測**をするのに役立つ。

利き手の進化

なぜ利き手は進化したのか，またなぜ**右利き**がとくに進化したのかについては議論のあるところである。後者の疑問に対し，利き手の遺伝子が**位置**の遺伝子から進化し，心臓より脳の組織に影響を考え，発達中の心臓ではなく発達中の脳の左側の成長をわずかに促進するためであるというもっともらしい説明がなされた。利き手の理由については異論も多く，脳の優位性と巧妙に絡み，複雑化し，因果関係が非常にわかりにくい。研究者は原始人が物を投げたり，食すときの利き手の利点や，生成文法の大脳半球優位性に注意を向けた。そして，側性化自体が限られた神経スペースの奪い合い，半球間の協調不全を防ぐ必要性の観点から正当化された。進化に関する最後の問題はなぜ**左利き**の人が存在するのかという点に関する問題である。右手に対する選択的な有利性があるとすれば，すべての人間が右利きになるはずである。何千年にもわたり左利きが存在したということは，左利きに有利な点があるはずであろう。あるいは遺伝学的に正確にいうと，総括的な異型接合体の

有利性が存在するからである。今のところ正確な利点は不明であるが，Annettの提唱した異型接合体には知能に関する有利性があるとの考えには理論的にも経験的にも限界がある。

握手，腕組み，脚組み，利き耳，利き眼

右利きと左利きは他の関連する現象と混同されることが多い。両手の指を組み合わせたとき，右手の親指と左手の親指のどちらが上にくるか，同様に，腕を組んだとき，どちらの手首が上にくるか，椅子に腰掛けて脚を組んだとき，どちらの膝が上にくるか。これら3つの行為は各人で安定し，家族内で継承されることが明らかにされたが，各行為間あるいは利き手との間に相関はみられない。一方，熟練した動作の利き足では，利き手との間に完全ではないが，部分的な相関がみられた。利き耳と利き眼は感覚の偏りである。利き耳に関する研究はほとんどなされておらず，一般的には電話をかける際にみられるだけである。利き眼については多数の研究がなされたが（その多くで利き手との間に相関がみられていない），これは，利き眼と利き手の交差を読字困難と関係づけるため支持されていない理論が提唱されたためである。利き眼は3つの互いに相関しない要素，すなわち，ものを見る際の優位性（通常の意味での利き眼），感覚の優位性，視力の優位性に分けることができる。利き眼も，腕組み，脚組みと同様家族内で継承され，この遺伝については右利き-偶然遺伝子モデルによってモデル化できる。

【文献】

Annett, M. (1985). *Left, right, hand and brain: The right shift theory*. Hillsdale, NJ: Erlbaum.
Bishop, D. V. M. (1990). *Handedness and developmental disorder*. Oxford: Blackwell.
Bryden, M. P., McManus, I. C., & Bulman-Fleming, M. B. (1994). Evaluating the empirical support for the Geschwind-Behan-Galaburda model of cerebral lateralization. *Brain and Cognition, 26*, 103–67.
Bryden, M. P., & Steenhuis, R. E. (1991). The assessment of handedness in children. In *Neuropsychological foundations of learning disabilities* (pp. 411–36). New York: Academic Press.
Harris, L. J. (1990). Cultural influences on handedness: historical and contemporary theory and evidence. In S. Coren (Ed.), *Left-handedness: Behavioral implications and anomalies* (pp. 195–258). Amsterdam: North-Holland.
Harris, L. J. (1992). Left-handedness. In I. Rapin & S. J. Segalowitz (Eds), *Handbook of neuropsychology*, Vol. 6, Section 10: *Child Neuropsychology (Part 1)* (pp. 145–208). Amsterdam: Elsevier.
Harris, L. J., & Carlson, D. F. (1988). Pathological left-handedness: an analysis of theories and evidence. In D. L. Molfese & S. J. segalowitz (Eds), *Brain lateralization in children* (pp. 289–372). New York: Guilford.
McManus, I. C. (1983). The interpretation of laterality. *Cortex, 19*, 187–214.
McManus, I. C., & Bryden, M. P. (1991). Geschwind's theory of cerebral lateralization: developing a formal causal model. *Psychological Bulletin, 110*, 237–53.
McManus, I. C., & Bryden, M. P. (1992). The genetics of handedness, cerebral dominance and lateralization. In I. Rapin & S. J. Segalowitz (Eds), *Handbook of neuropsychology*, Vol. 6, Section 10: *Child neuropsychology (Part 1)* (pp. 115–44). Amsterdam: Elsevier.

〔Chris Mcmanus〕

hematoma　血腫

滲出血液で満たされた局所的な膨らみと腫脹。原因は脳内出血が一般的であるが，ほかに皮質と静脈洞の間で起こる硬膜下静脈出血〔くも膜下出血（subarachnoid hemorrhage*）の項を参照〕によっても起こる。硬膜下静脈出血は，高齢者の脳萎縮によって発症率が高まることが多い。また，頭部外傷によって頭蓋骨と硬膜の間の動脈の硬膜外出血によって血腫が起こる。

hemiagnosia　片（半）側失認

文字どおりの意味は，感覚空間の半側のみに起こる失認で，身体の片側に障害が限局された身体像障害〔身体失認（asomatognosia*）〕はその1つ。しかし，この障害は一側性身体失認と呼ぶことが多い。しかし，「片側失認」という用語は特定の症候群に対し用いられる。痛みに対する片側失認である。これは，意識水準の顕著な低下を示す患者のみにみられ，痛み刺激の性質と位置を探知する能力の明白な欠如である。痛みを知覚していることを表情や言語反応で適切に表現するが，機能が保たれている手を用いて痛み刺激を除去しようとしない。

hemiakinesia　片（半）側無動症

半側空間無視（neglect*）の患者は，検者の指示による場合でも動く対象を眼で追う場合でも，損傷側と対側の視野に提示された刺激に向

けて眼や頭を動かすことができない。本症は外眼運動の制御不能によるものではない。同じく，これらの患者は，損傷側と対側の手足を使えないので，対側の手足に筋力低下や麻痺がみられないのに，両腕を挙げるように指示すると損傷側と同側の腕のみを挙げる。

hemialexia 半側失読

片側の半側視野，通常は右利きの患者で左視野に提示された単語を読むことができない症状。これは交連切開術(commissurotomy*)によって起こるが，脳梁(corpus callosum*)膨大部(splenium*)の自然な損傷によっても起こり，その場合は左半盲(hemianopia*)を伴わないこともある。単語に関する視覚情報は右半球に投射されるが，左半球にある言語中枢，とくに読みの中枢から離断されたことによって起こると考えられる。左半側視野に提示された物品は呼称できるが，左視野の単語は読めず，右視野の単語は読める半側失読の患者も報告された。

hemianopia 半盲

時に hemianopsia とも呼ばれる半盲は，各視野の半側の視力を喪失した視野欠損(visual field defect*)。

視覚系内の病変は明らかな症状を示し，部位診断が可能となる。視神経の損傷は単眼を盲(単眼盲)にするが，より後方の損傷は多様な形態の半盲を起こす。下垂体腫瘍によって起こる視交叉中央部の損傷では，左右両側視野の外側半分が欠損する**両耳側半盲**がみられる。視交叉の外側の損傷は一方の眼の**鼻側半盲**を起こし，損傷側と同側の眼の内(鼻)側の視野が欠損する。

大脳の病変は，皮質から皮質下の白質まで拡がることによって，視索と視放線〔外側膝状体から有線野(striate cortex*)まで伸びる〕もしばしば損傷される。これらの損傷では，両眼で損傷側と対側の半側視野が欠損する**同名性半盲**が起こる。損傷が右であれば右眼の鼻側視野と左眼の耳側視野が欠損し，注視点に対して左側の視野の視力が失われる。視野欠損の領域は必ずしも両眼で同一とはかぎらず，視索損傷後にはそのような非共同性半盲がよくみられる。

損傷が視放線の一部に拡がっている場合は，視野の上あるいは下部だけに欠損が起こる**四分盲**が起こる。側頭葉の損傷では対応する視野の上部が，頭頂葉の損傷では下部が失われる。これらの四分盲はそれぞれ**上(下)四分盲**と呼ばれる。

後頭葉の視覚皮質内の損傷は同名性半盲を起こすが，解像力が高い中心視領域である黄斑部の視力は保たれている(**黄斑回避**)。

視野欠損の検査には通常，対坐法と標準視野測定法が行われる。障害されている広範な視覚喪失にまったく気づいていない半盲患者がいることは驚嘆に値する。

J. Graham Beaumont

hemiasomatognosia 片側身体失認

片側身体に関する身体失認(asomatognosia*)で，**一側性身体失認**とも呼ばれる〔片側失認(hemiagnosia*)の項も参照〕。

hemiballismus 片(半)側バリズム

片側の身体を障害する異常に激しい舞踏運動(chorea*)。原因の多くは高齢の糖尿病患者に起こる脳卒中で，患側と対側の視床下核などの病変によって起こる。他の舞踏運動の型と異なり，四肢近位部が障害され大きな振幅で激しい動きをする。

hemi-inattention 片側不注意
注意(attention*)，無視(neglect*)の項を参照

hemiparesis 不全片麻痺

身体一側を障害する脱力。運動系のさまざまな部位の病変によって起こる。脳と脊髄内(上位運動ニューロン，錐体外路，小脳)の病変の下位運動ニューロン病変，筋疾患があり，ヒステリーでも起こる。一側身体のほとんどの部分を障害する不全片麻痺は，多くの場合，大脳に由来する。脱力の分布と合併徴候は当然病変の部位とその性質に依存する。

hemiplegia 片麻痺

麻痺のなかで最も多い病型で，一側の上肢・下肢と通常は顔面を障害する。麻痺(paralysis)は運動経路の遮断による随意運動の完全ないし部分的な喪失をいう。軽症の麻痺は「不全麻痺(paresis)」と呼ばれる。運動機能の一側性の喪失は片麻痺，半側麻痺(hemiparalysis)，不全片麻痺(hemiparesis)と呼ばれるが，一般的に軽症型は不全片麻痺，重症型は片麻痺または**半側麻痺**と呼ばれる(Adams & Victor, 1989)。

神経解剖学的・神経生理学的諸問題

片麻痺の大半は中枢運動経路と関連している。中枢運動経路は，錐体路(pyramidal tract*)や皮質脊髄路と呼ばれ，用語上多少の混乱がみ

られる。

解剖学的には錐体路は延髄錐体内を縦走する線維からなる(錐体路という名称もこれに由来する)。錐体路線維は大脳皮質に起始し、その大部分は皮質脊髄路となって脊髄に下行する。脳幹の脳神経運動核で終止する錐体路線維は皮質延髄路(corticobulbar tract*)と呼ばれる。このように厳密にいえば、錐体路には皮質脊髄投射と皮質延髄投射が含まれ、「錐体路」という用語はこれら2つの構成要素に共通の名称として用いられた(Brodal, 1981)。

錐体路は脳で初めて報告された線維路であり、1851年、Türck によって初めて記載された。錐体路線維は今まで、中心前回のブロードマン4野の第5層に分布する Betz の巨大細胞に起始すると考えられた。しかしその後の研究で、錐体路線維の数(各錐体に約100万本の線維)はブロードマン4野の Betz の巨大細胞の数(約25,000～35,000個の細胞)をはるかに上回り、錐体路線維のほとんどは Betz の巨大細胞以外の細胞に由来することが明らかにされた(Brodal, 1981)。多くの研究(そのなかには人間を対象とするものも含まれるが、大半はサル、ネコなど種々の動物を対象とする)で、錐体路線維はブロードマン4野以外に、ブロードマン6野(「**補足運動皮質**」)、3, 1, 2野(「**一次体性感覚皮質**」)、5, 7野(頭頂皮質)で固定された。これらの皮質領野は運動皮質、正確には感覚運動皮質(sensorimotor cortex*)である。中心前回の古典的「**運動**」皮質は感覚情報を受け、中心後回の古典的「**感覚**」皮質にも運動機能の局在が明らかにされた。したがって、運動優位の中心前回部分と感覚優位の中心後回部分からなる感覚運動皮質というのが正しい(Brodal, 1981)。

弱い電気刺激を用いた研究によって感覚運動皮質の体性機能局在が明らかにされた。対側の顔面、上肢、体幹、下肢が感覚運動皮質で再現され、顔面と舌が半球の外側皮質表面の下部、下肢が内側皮質表面で再現されている。この体性機能局在はホムンクルス(脳表面に身体対応部位を投影して描かれた小人)で示された。しかし、最近の研究で体性機能局在はかなりの柔軟性があり、体部位はしばしば複数の局在で再現されることが明らかにされた。

錐体路線維は、感覚運動皮質から放線冠後部を経て内包後脚へ下行して集束し、後脚前半からさらに尾側では後脚後半に移行する(Boiten & Lodder, 1991)。後脚を出た錐体路は大脳脚と橋を経て延髄錐体に下行し、そこで大部分の線維が正中交差し皮質脊髄路となって脊髄に入る。皮質脊髄路線維は脊髄灰白質にあって横紋筋を支配するα運動ニューロン、筋紡錘を支配するγ運動ニューロンなど種々の介在ニューロンへ直接達し終止する。感覚運動皮質の刺激は錐体路を介して運動ニューロンを活性化し筋線維の収縮が起こり、対側四肢の運動が起こる。臨床的・実験的研究によって、一次感覚運動皮質、つまり錐体路が随意的な微細動作や巧緻動作を作動・制御するうえで重要であるが、それらの動作は他の脳領域と体性感覚のインパルスによって影響されていることがわかった。

片麻痺病変の局在と病因

片麻痺は、感覚運動皮質から延髄錐体に至る錐体路、すなわち感覚運動皮質、放線冠(大脳白質)、内包、大脳脚、橋、延髄錐体のいずれの部分の病変で起こる。病変の局在は、関連する神経学的な症状と徴候で推定できる。皮質機能不全の徴候〔例えばてんかん発作、失語(aphasia*)、失認(agnosia*)、失行(apraxia*)、視野欠損(visual field defect*)、視空間障害(visuospatial disorder*)、立体覚消失(astereognosia*)など〕は通常、皮質を含む病変を意味する。錐体路は比較的幅広い感覚運動皮質から出て内包を走行する幅の狭い経路に集束する。したがって、これらの皮質徴候を伴う片麻痺は概して大きな皮質病変によってのみ起こる。孤立性片麻痺や純粋片麻痺(皮質機能不全の徴候を伴わない)は、内包後脚を障害する小病変によって起こる(Fisher, 1982; Boiten & Lodder, 1991)。脳幹(brain stem*)の病変では、別の神経学的な徴候、つまり同側の脳神経(cranial nerve*)麻痺と対側の片麻痺の交差的な徴候によって特異的な局在診断が可能となる。例えば大脳脚の病変は、同側の動眼神経麻痺と対側の片麻痺(ウェーバー症候群)を伴う。また橋底部の病変は、同側の外転神経麻痺か顔面神経麻痺(またはその両方)と対側の片麻痺(ミヤール・ギュブレール症候群かフォヴィル症候群)を伴う。延髄傍正中部や背外側部の病変は、同側の舌下神経麻痺や、舌咽・迷走神経麻痺と対側の片麻痺(それぞれデジュリン症候群とワレンベルク症候群)を伴う。

病変の局在は補助的な検査、とくに CAT や磁気共鳴画像(magnetic resonance imaging*)など最新の神経放射線的技術によって検出される。

片麻痺をの病変の原因はさまざまである。大半の片麻痺は、出血や梗塞など脳血管(cerebrovascular*)疾患によって起こる。孤立性または純粋片麻痺は純粋運動性の脳卒中とも呼ばれ，通常，内包後脚，放線冠，橋底部の深部小梗塞，いわゆるラクナ(小窩性)梗塞によって起こる(Fisher, 1980 ; Boiten & Lodder, 1991)。そのため，純粋片麻痺と純粋運動性の脳卒中の症候群はラクナ症候群と呼ばれる。片麻痺のその他の重要な原因には，外傷(脳挫傷，硬膜外出血，硬膜下出血)，腫瘍(tumor*)，感染性疾患〔膿瘍，髄膜炎(meningitis*)を合併する限局性脳実質炎，脳炎(encephalitis*)〕や脱髄疾患(多発性硬化症など)がある。これらの疾患は，臨床症状と発症様式によって，ラボ検査，腰椎穿刺，CT，MRI などの補助的検査によって診断する。

片麻痺の徴候と症状

痙性片麻痺は純粋な錐体路病変では起こらないことに注意する。霊長類(サル目)の実験的研究や，少数ながら人間の実験的研究では，純粋な錐体路病変で起こるのは軽度の随意運動の障害に限られ，痙縮はまったくみられない(Davidoff, 1990)。このことから，随意的な巧緻動作の障害，深部腱反射亢進とバビンスキー(Babinski*)徴候を伴う痙性片麻痺の症候群を錐体路症候群と呼ぶのは正しくない。明らかに痙性片麻痺を来す病変は，錐体路線維だけでなく，皮質視床路線維や皮質橋路線維などの皮質遠心性線維を障害する。したがって，「**錐体路症候群**」という用語は廃棄すべきである(Brodal, 1981)。

片麻痺では身体一側の上肢と下肢や通常，顔面の随意運動の完全ないし部分的な喪失がみられる。徴候と症状は急性期と亜急性期・慢性期とで異なる。上肢と下肢では，粗大な近位部の動作より手指や足指などの微細で巧緻な動作が障害される。概して進化の過程で最も最近獲得された動作が，錐体路病変後最初に失われる(Walton, 1981)。急性期には麻痺側四肢は弛緩するが，亜急性期と慢性期(数週間後に始まる)になると次第に筋緊張が亢進し，過緊張や痙縮が起こる。痙縮(spasticity*)では受動的運動への抵抗が増大する。筋緊張亢進の程度は片麻痺側四肢の筋群によって異なる(Walton, 1981)。上肢では肩関節の内転筋と内回旋筋，前腕の回内筋と肘関節と手関節，指関節の屈筋が最も障害される。極度に緊張の亢進した筋群の分布で片麻痺側上肢の肢位は決まる。すなわち，肩関節では内転，内回旋，肘関節，手関節，指関節では屈曲(軽度の回内を伴う)がみられる。下肢では股関節の内転筋と伸筋，膝関節の伸筋や足底屈筋が最も障害され，足底屈とともに下肢の内転と伸展が起こる。筋緊張の亢進が筋群によってこのようにさまざまであることから，典型的な歩行(gait*)障害，片麻痺性(痙性)歩行が起こる。患者は歩行時，股関節，膝関節，足関節を屈曲できないため，患側下肢を半円を描くように外転させながら前方に振り出す草刈り歩行がみられる。足は底屈しているので爪先立ちになる。上肢は屈曲し自然に振ることができない。慢性期になると，通常痙縮した筋は拘縮(恒常的な収縮)を起こす。

片麻痺の急性期には「**神経性ショック**」により腱反射は低下するか消失する。亜急性期や慢性期になると腱反射は亢進し，クローヌス(間代)が起こる。表在性反射(例えば腹壁反射)は低下するか消失する。足底刺激で足指は背屈する(いわゆるバビンスキー徴候)。末梢運動ニューロンは障害されないので，著明な筋萎縮はみられない。

片麻痺の場合は，とくに急性期には錐体路病変によってその他の徴候と症状が起こる。大脳半球(hemisphere*)に局在する病変では対側への共同偏位の障害がみられ，重症になると患側への眼球偏位(「患者は自己の脳の病変側を見つめる」)が起こることもある。橋(pons*)に局在する病変ではこれと逆に病変側への共同偏位の障害がみられる。これら共同注視(gaze*)の異常は，通常，数時間ないし数日で消失する。これらの異常はそれぞれ大脳半球と橋の水平共同注視中枢の機能不全によって起こる。共同偏位と同じ形式で頭部の運動が障害される。

顔面の脱力，例えば口角の伸縮の脱力も起こる。錐体路病変では顔面の上部より下部の運動が重度に障害されるが，これは顔面上部の運動が両側大脳半球によって神経支配されるのに対し，下部の運動は対側半球によってのみ神経支配されるからである。咽頭と舌の運動も大部分は両側大脳半球によって神経支配されるが，とくに急性期には対側の運動に軽微な脱力がみられる。その他可能な神経学的徴候が，片麻痺を起こす病変局在ごとに記載されている。

麻痺からの機能回復は患者によって個人差がある。大半の症例では下肢に比べ上肢の機能回復が困難である。微細な動作や巧緻運動の回復は一般に不可能で，粗大で紋切り型の動作だけが回復する。下肢は伸展位となるため，ほとんどの患者は，機能回復は不十分でも歩行を再開できる。

乳児片麻痺

乳児片麻痺は**乳児痙性片麻痺**とも呼ばれる。

出生時にすでに発症する(いわゆる先天性片麻痺)か,生後最初の1年に発症するもので,脳性麻痺の一病型である。脳性麻痺は最初,1862年にLittleによって「異常分娩,難産,早産,新生児仮死」に伴い起こると考えられた(Menkes, 1990)。しかし,その後の研究で,病因論的には出生前の病理学的要因が周産期の問題に劣らず重要であることが明らかにされた。乳児片麻痺については多くの原因が知られているが,病因はまだ完全には理解されていない。しかも個々の患児で原因は不明確なことが多い。脳性麻痺の病型はある程度在胎期間によって決定される。早産児では(痙性)両麻痺(diplegia*)が多くみられ,満期産児では(痙性)片麻痺が多い。

乳児片麻痺は,脳の発達異常や,正常に発達した脳への出生前,周産期,出生後または乳児期の侵襲(例えば外傷,虚血,出血),あるいはその両方で起こる(Menkes, 1990)。脳の分娩時の機械的外傷は,新生児で小脳鎌,テント,脳静脈,硬膜静脈洞に裂創が生じ,二次的に硬膜下出血が起こる。

乳児片麻痺のさらに重大な原因に(周産期)仮死がある。仮死の胎児の脳は低酸素症と虚血を来し,循環障害と組織の壊死を起こす。脳循環性病変の部位は,胎児に仮死が生じた在胎時期によってある程度決定された(Menkes, 1990)。脳室周囲白質軟化症がとくに早産児でみられ,これが早産児の主な虚血性病変である。両側性で,かなり対称性に脳室周囲に局在する壊死からなり,実際その部位では未成熟な血管がみられる。満期産児では虚血性病変は主として皮質,とくに主幹脳動脈間の境界である分水界領域に局在する。灰白質と白質が障害される。脳回の深部を障害し,裂溝が深く広くなった「**マッシュルーム**」脳回に起こる病変は,瘢痕脳回と命名された(Menkes, 1990)。

硬膜下出血(機械的外傷による)のほかに,新生児では,乳児片麻痺の原因となるもう1つのタイプの頭蓋内出血,とくに脳室周囲・脳室内出血(PVH-IVH)が起こる。これが新生児の頭蓋内出血では最も多くみられる出血である(Menkes, 1990)。出血部位は児の成熟度によって異なる。早産児では出血は通常,尾状核上方の胎芽層の毛細血管で始まり,満期産児では脈絡叢が主要出血部位である。脳室周囲・脳室内出血の機序はよくわかっていないが,原因は早産,周産期仮死,異常成熟,鉗子牽引である。脳室周囲・脳室内出血には時に脳室周囲白質軟化症が先行する。

大脳半球の形成不全,孔脳症,小脳回症,無脳症,異所性灰白質などの発達異常も片麻痺の原因となる。発達異常の胎児は周産期仮死に陥りやすい。

乳児期と幼児期,つまり通常生後3年までと6歳未満の時期には,急性片麻痺が起こる。急性乳児片麻痺でみられる動脈閉塞は,心原性脳塞栓症,もやもや病,線維筋形成不全,動脈解離,脈管炎,感染性動脈炎などが原因となる。片麻痺の原因はしばしば不明であるが,このグループの患児では発熱,意識障害,発作が先行する。

乳児片麻痺の臨床的特徴は,上肢と下肢の一側性の痙性麻痺である。通常,乳児片麻痺は出生後最初の数カ月に診断されるが,出生時に診断されることはごくまれである。初発症状には握りしめ(過度の手掌反射),出生後1年以内ではまだみられないはずの手の優位性,発達遅滞(例えば頭部の安定の長期の遅れ)などがあり(Menkes, 1990),四肢の障害と歩行障害が続発する。最も障害されるのは,つまみ把握(母指-示指)など手の微細な動作である。筋緊張が亢進すると(痙縮),上肢を屈曲し,下肢を伸展して尖足歩行する一般的な姿勢がみられる。歩行時に患児は患側の下肢を半円を描いて外転させる草刈り歩行をする。腱反射は亢進し,足底反射は伸展する(バビンスキー徴候)。患児の多くが患側の肢の舞踏アテトーゼ運動がみられる。感覚異常,同名性半盲,無視やてんかん発作が起こる。一側性筋緊張亢進は,胸郭の変形,脊柱側弯,股関節脱臼などの原因となる。患児の多くに精神発達遅滞がみられる。乳児片麻痺患児に対しては,小児神経科医,整形外科医,リハビリテーションの専門家や診療科を越えた協力が必要である。

【文献】

Adams, R. D., & Victor, M. (1989). *Principles of neurology*. New York: McGraw-Hill.

Boiten, J., & Lodder, J. (1991). Discrete lesions in the sensorimotor control system: a clinical-topographical study of lacunar infarcts. *Journal of the Neurological Sciences, 105*, 150–4.

Brodal, A. (1981). *Neurological anatomy in relation to clinical medicine*. New York: Oxford University Press.

Davidoff, R. A. (1990). Pyramidal tract. *Neurology, 40*, 332–9.

Fisher, C. M. (1982). Lacunar strokes and infarcts: a review. *Neurology, 32*, 871–6.

Menkes, J. H. (1990). *Textbook of child neurology*.

Philadelphia: Lea and Febiger.
Walton, J. N. (1981). *Brain's diseases of the nervous system*. Oxford: Oxford University Press.

Jelis Boiten

hemisphere　脳半球

小脳(cerebellum*)のように，2つの半球は大脳以外にもあるので，大脳半球と呼ぶのが正しい。前脳の皮質(cortex*)の2領域のこと。大脳半球は人間では頭蓋内の最も重要な器官で，皮質下の構造と脳幹を包み込んでいる。本質的に独立する左右2つの大脳半球は，内側縦裂(その中に大脳鎌と呼ばれる硬膜組織が走行する)によって分離され，内側縦裂の下には脳梁(corpus callosum*)が走り，脳梁は他のより小さな交連線維とともに，2つの半球の間を連絡する。個々の大脳半球の表面積は約1,000 cm² である。左右各半球の皮質は，伝統的に4つの脳葉に分類できる〔前頭葉(frontal lobe*)，後頭葉(occipital lobe*)，頭頂葉(parietal lobe*)，側頭葉(temporal lobe*)〕。左右半球間にはある重要な解剖学的差異が明らかに存在し，機能的差異と関連する〔例えば側頭平面(planum temporale*)の項を参照〕。

1960年頃には交連切開術(commissurotomy*)と，「分離脳」手術に対する関心の高まり以降，実験室的研究と臨床的観察から左右大脳半球間の神経心理学的な機能差が実験研究と臨床観察で注目された〔側性化(lateralization*)の項を参照〕。しかし，局所的な脳損傷の影響による左右差は，現代の臨床神経心理学の歴史全体を通じて認識された主要な問題であった。1860年代の言語機能の側性化の研究以降，左右大脳半球の相同部位の似た損傷の影響は異なることが明らかにされた。

半球側性化に関する膨大な文献を要約することは不可能だが，左半球は主として言語学的，意味論的，抽象的，象徴的処理過程に選択的に組織化され，右半球は非言語的，全体処理に特殊化されていることが広く受け入れられた。半球側性化パターンの相違は利き手(handedness*)と関連づけられ，曖昧な性差と精神障害との関連が指摘された。

J. Graham Beaumont

hemispherectomy　半球切除術

左右大脳半球のうちのいずれか一方の半球を除去する外科的処置。この用語がきわめて記述的であるため，他の関連した外科的処置の意味で用いられた。半球切除術は，Walter Dandy (1923)によって非優位半球の広範な神経膠腫(グリオーマ)を治療するために初めて人間に適用された。Dandyは1923～1928年にかけて，右半球に神経膠腫ができた患者5例にこの手術を行った。腫瘍の半球切除術はその後も何人かの脳外科医が行ったが，腫瘍の進行が止まらないため1950年代には行われなくなった。

てんかんの治療を目的とした半球切除術は，1938年にK. G. McKenzieがトロントで，難治性てんかん発作と乳児片麻痺患児に対し初めて行った。その後の報告は，1950年に出版されたKrynawの同様の患者12例の症例報告だけであったが，それでも半球切除術は，乳児片麻痺患者のてんかんの治療法として一般に行われるようになった。

適応

半球切除術の対象となる患者の発作の原因には以下のようなものがある。乳児片麻痺(周産期脳症)，慢性脳炎，片麻痺，片側萎縮，てんかん，頭部外傷，脳血管障害，スタージ・ウェーバー症候群，片側脳肥大，点頭てんかん(Villemure, 1992 a)。

半球切除術は，片麻痺と半盲がみられる患者で薬物治療が困難な発作を抑えるのに必要な処置とされている。半球切除術が患者の神経学的状態を悪化させないためには，術前の神経学的機能の評価がきわめて重要である。個々の手指の運動や足踏みが行えない片麻痺患者は，この手術による運動機能が悪化することはないと考えられている。臨床的な発作の原因となる一側性てんかん活動を脳波によって特定することは必須である。放射線検査では通常さまざまな程度の一側性の脳の萎縮がみられる。

ほとんどの患児では，術前の心理テストで平均以下のIQと知的機能の低下がみられる。これらの患児では，攻撃性，怒りの爆発，反社会的態度などの行動が観察された(Beardsworth & Adams 1988; Lindsay et al, 1987)。

半球切除術が適用される患児では，重度の脳損傷を起こす病状からすでに顕著な神経学的障害が生じているために，半球切除術によって状態が悪化することはない。慢性脳炎の場合のような半球全体に及ぶ重度のび漫性の脳損傷では，半球機能不全が最大になる前に半球切除を行うべきである。発作の制御を目的とした半球切除術は，とくに幼時期に施術された場合は患者のより良い心理的，社会的な発達を促す。

外科的手法

Dandy(1928)が行った半球切除術は，一側半球の大脳皮質と白質を切除し，尾状核と大脳

基底核も切除する方法で，保存した最も表層の組織は視床であった。Gardner(1933)は，運動機能の回復をよくする目的でDandyの手法を修正し，尾状核と大脳基底核とそれらを取り巻く脈管組織を保存する手術法を提唱した。Laineら(1964)がフランスで，Frechら(1955)がアメリカで行った2つの小規模な症例研究では，半球切除術で尾状核と大脳基底核を切除する場合と保存する場合の影響の違いが比較された。しかしどちらの研究でも，長期間にわたる運動機能の回復に差はなかった。Laineは，尾状核と大脳基底核を切除することを「**視床-尾状核間**」半球切除術と呼び，これらの組織を残すことを「**視床-尾状核外**」半球切除術と呼んだ。

1920〜1960年代に行われた半球切除法は，ほとんどの半球の解剖学的切除を特徴としていたことから「**解剖学的半球切除術**」と呼ぶが，切除の結果，頭蓋内に大きな空洞を生じた。

1960年代半ばに，解剖学的半球切除術は晩発性で致命的となることが多い合併症，「**脳表在性ヘモジデリン沈着**」(superficial cerebral hemosiderosis ; SCH)を起こすことが明らかになった。この合併症は，術後4〜25年後(平均8年)に手術を受けた者の15〜33%(平均25%)に発症し，神経学的状態の悪化と水頭症を起こし，30%が死亡した。OppenheimerとGriffith(1966)によって最初に報告されたこの合併症は，その後多数の研究者によって確認され(Falconer et al, Wilson, 1969 ; Ransohoff et al, Hess, 1973 ; Rasmussen, 1973)，発症頻度があまりにも高いために，1960年代後半には解剖学的半球切除術は行われなくなり，より限局された外科的手術が行われるようになった。しかし，これら縮小外科(的)切除には，脳表在性ヘモジデリン沈着の併発はみられないが，てんかんの制御の点では半球切除術と同様の効果がみられないという欠点があった。

前方のみ(前頭-側頭葉切除)か，後方のみ(側頭-頭頂-後頭葉切除)のように半球の半分だけを切除する「**半-半球切除術**」は，今までも特定の症例で行われたが，この方法が半球切除術の代わりに広く行われるようになった。術後の重度の脳表在性ヘモジデリン沈着の併発を避けるために，半球の1/3か1/4を残す「**部分的な半球切除術**」という外科的処置も，半球切除術の代わりに行われるようになった。これらの処置では半球内でてんかん発作と最もかかわりのない部位が保存された。しかし半球の部分的切除は，脳表在性ヘモジデリン沈着を併発することはなかったが，発作の制御という点からみると

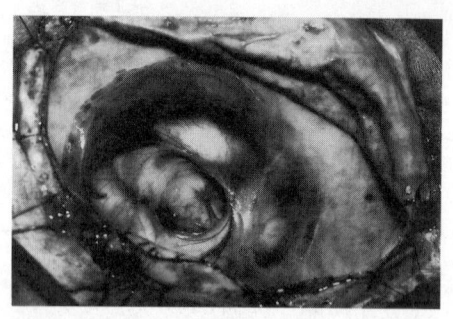

図43 解剖学的半球切除術で生じた空洞の術前写真
(Epilepsy Research, supplement 5, 1992, 209-215 より，Elsevier Science Publisherの許可を得て転載)

不十分であった(Rasmussen, 1973)。

過去30年間，発作に対し最良の制御効果を保つために，解剖学的半球切除術を修正した方法が開発された。これらの半球切除の手法には，外科的原理と方法が異なるさまざまなものがあるが，理論上は，一定の手術適用に対し同様の発作の制御がみられた。

「**修正半球切除術**」はP. J. E. Wilsonによって1970年に最初に報告され，1980年代に入ってC. B. T. Adams(1983)によって普及した。手術法は，解剖学的半球切除術後に，硬膜下の空洞の体積を減らすために同側のモンロー孔を閉鎖し硬膜を伸展するというものである。この方法は半球切除術によって生じた空洞に脳脊髄液が貯留しないようにし，出血と膜形成の低下を目的としている。この種の半球切除術はオックスフォードで25人の患者に行われたが，脳表在性ヘモジデリン沈着は発症しなかった。

IgnelziとBucyが1968年に報告した片側性大脳皮質切除術は，病変半球の白質を残して灰白質のみを切除し，脳室に開口部が生じないための方法である。スタージ・ウェーバー症候群や片側巨大脳症で半球切除術の対象となる小児患者に対し，Hoffmanはこの方法を評価し(Villemure et al, 1993)，Johns Hopkins大学病院でもこの方法は広く行われた(Vining et al, 1993)。Winstonら(1992)は，彼らが半側皮質切除術(hemicortirectomy)と呼ぶ片側性大脳皮質切除術の変法を開発した。この方法では，皮質は少しずつ切除するのではなく，厚切りに切除する。

Rasmussen(1973)は，「**機能的半球切除術**」を初めて施行し，RasmussenとVillemureは，この方法は部分的解剖学的な半球切除術である

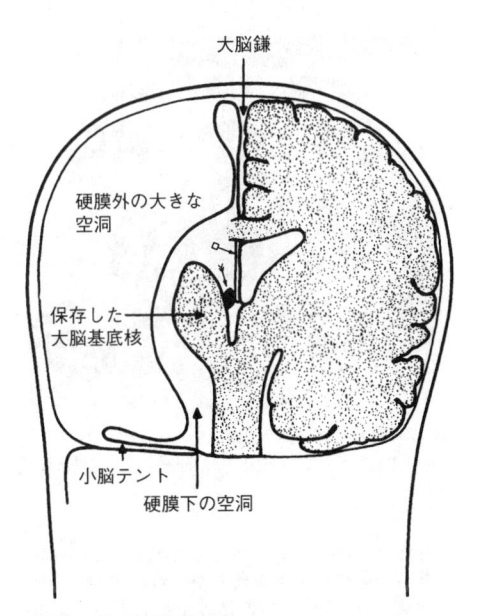

図44 修正半球切除術
(Journal of Neurology, Neurosurgery and Psychiatry, 46, 1983, 617-19 から，British Medical Journal の許可を得て転載)

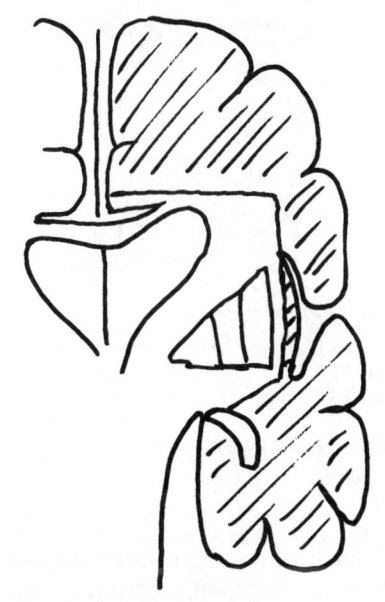

図45 片側性大脳皮質切除術
(Ingelzi & Bucy, 1968 から筆者が作成)

が完全な生理的な離断を可能にするとして，強く推奨した．これは，部分的な半球切除術であるために脳表在性ヘモジデリン沈着の予防が可能なうえに，完全な解剖学的半球切除術と同じように発作を制御できるので，患者に最大限有効な方法といえよう．

この手術法は，傍矢状皮質を含む中央部と側頭葉の切除である．その結果残された前頭葉と頭頂-後頭葉は，完全な脳梁切断によって同側と対側の大脳半球から離断され，さらに同側の深部組織からも孤立する(Villemure et al, Rasmussen, 1990)．

半球切除術の際に島皮質を除去する必要性があるかどうか注目された．Villemure ら(1989)は，半球切除術の際にほぼ半数が島皮質を除去し，残りが島皮質を保存した55例の患者を分析し，術後発作が起こらなかった数は島皮質を保存した患者で多いことが明らかになり島皮質の除去は必須ではないことを示した．一方，モントリオール神経病院では，機能的半球切除術を受けた際に島皮質を保存した1人の患者で保存した島から発作が起こったという臨床観察にもとづき，現在では半球切除術の際の島皮質の除去が日常的に行われた．

機能的半球切除術では，皮質中央部と側頭葉の切除範囲は病状と萎縮の程度によってさまざまな大きさになるが，筆者らは孤立した脳半球を生み出すことができる可能なかぎり小規模の脳切除は「**半球離断術**」(hemispherotomy)と呼ぶべきであると考えている．この用語は，Delalande が前頭頂から侵入する機能的半球切除術の1つのタイプを報告する際に用いたものである(Delalande, 1992)．筆者らが用いている半球切除術の技法である「**島周辺半球切除術**」(peri-insular heispherectomy)は，まず側脳室を露出することから始まる(Villemure & Mascott 1993, 1995)．これは，前頭弁蓋と頭頂弁蓋と側頭弁蓋を除去し，放線冠を垂直面で切開して島皮質の輪状溝を介することによって行われた．外側溝より上の離断は，機能的半球切除術の場合と同様に外側溝の上の小さな孔だけを用い，脳室を拡張してこれに侵入し，そこから脳梁の矢状切断と前頭-頭頂後頭葉の離断を行う．海馬は，後方は側脳室三角部のレベルまで硬膜下の吸引を行うか，海馬采-脳弓の部分で切断することによって除去し，扁桃体も硬膜下吸引によって除去する．

半球切除術には，技術的な変法として，離断対切除の比が最大となる機能的半球切除術がある．この手法は，脳の露出を最小にするので，

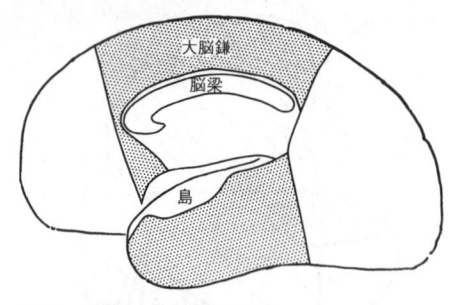

図46 機能的半球切除術
(Grune & Stratton, Operative neurosurgical technique, 1988, 1235-41 から，W. B. Saunders の許可を得て転載)

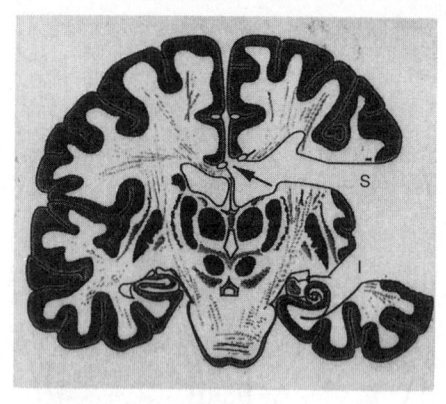

図47 島周辺半球切除術
島の上の窓（S）と下の窓（I）と脳梁の矢状切断（←）に注意。

皮膚と頭蓋骨の切開もごくわずかですみ，出血も手術時間も減少する。

結果

一般の人々にとって，1つの半球しかないという状態から得られる利点は理解しがたいかもしれないが，半球切除術の結果には強い説得力がある。

本項では，この手術に付随して起こる合併症と，てんかん発作の制御と心理社会学的発達に対する半球切除術の効果について簡潔に考察しておく。手術の結果，患者の70〜80%では発作は完全に制御され，残りの15〜20%で大幅な改善（発作の80%以上の減少）がみられた。一部の患者では，保存した健全な半球に原因があると思われる発作を引き続き経験した（Villemure, 1993）。発作の制御や減少によって知的能力が改善され（IQ と学習能力の向上），社会的適応も良好となった（Adams, 1988; Lindsay et al, 1987）。

半球切除術は現在でも主要な外科的処置として行われ，さまざまな新しい技法の開発によって，脳表在性ヘモジデリン沈着は報告されなくなった。術後に最も起こりやすい合併症は，感染症，水頭症，周術期の血行不安定である（Brian et al, 1990; Cabiese et al, 1957; Falconer & Wilson, 1969）。

結論

半球切除術は広範囲な外科的処置を意味する用語で，さまざまな技法が開発されたが，一般に使用され続け，ほとんどの外科医は今日でもよく用いる。

さまざまな病因によって起こる一側性の脳損傷で一側性障害に由来する難治性のてんかん患者の治療法の半球切除術は，多数の患者でほぼ完全な発作の制御に成功した。この手術によって発作を制御することができた患者は知的発達と社会適応の面でも改善した。解剖学的な半球切除術の代用として30年以上にわたって開発された外科の手技による合併症の脳表在性ヘモジデリン沈着を起こさなくなった。切除よりも離断を優先する半球切除術の外科的手技の今後の発展は，合併症の発症を最小限に抑えることになるであろう。

注：この項は，Justine Surgent への深い友情の念とともに彼女の追憶に献呈する。

【文献】

Adams, C. B. T. (1983). Hemispherectomy: a modification. *Journal of Neurology, Neurosurgery and Psychiatry*, 46, 617–19.

Beardsworth, E. D., & Adams, C. B. T. (1988). Modified hemispherectomy for epilepsy: early results in 10 cases. *British Journal of Neurosurgery*, 2, 73–84.

Brian, J. E., Deshpande, J. K., & McPherson, R. W. (1990). Management of cerebral hemispherectomy in children. *Journal of Clinical Anesthesia*, 2, 91–5.

Cabiese, F., Jeni, R., & Landa, R. (1957). Fatal brain-stem shift following hemispherectomy. *Journal of Neurosurgery*, 14, 74–91.

Dandy, W. (1928). Removal of right cerebral hemisphere for certain tumors with hemiplegia. *Journal of the American Medical Association*, 90, 823–5.

Davies, K. G., Maxwell, R. E., & French, L. A. (1993). Hemispherectomy for intractable seizures: long-term results in 17 patients followed for up to 38 years. *Journal of Neurosurgery*, 78, 733–40.

Delalande, O., Pinard, J. M., Basdevant, C., Gauthe, M., Plouin, P., & Dulac, O. (1992). Hemispherotomy: a new procedure for central disconnection. *Epilepsia*, 33, suppl. 3, 99–100.

Falconer, M. A., & Wilson, P. J. E. (1969). Complications related to delayed hemorrhage after hemispherectomy. *Journal of Neurosurgery*, 30, 413–14.

French, L. A., Johnson, D. R., Brown, I. A., & Van Bergen, F. B. (1955), Cerebral hemispherectomy for control of intractable convulsive seizures. *Journal of Neurosurgery*, 12, 154–64.

Gardner, W. J. (1933). Removal of the right cerebral hemisphere for infiltrating glioma. *Journal of the American Medical Association*, 12, 154–164.

Griffith, H. B. (1967). Cerebral hemispherectomy for infantile hemiplegia in the light of late results. *Annals of the Royal College of Surgeons of England*, 41, 183–201.

Ignelzi, R. J., & Bucy, P. C. (1968). Cerebral hemidecortication in the treatment of infantile cerebral hemiatrophy. *Journal of Nervous and Mental Disease*, 147, 14–30.

Krynauw, R. A. (1950). Infantile hemiplegia treated by removing one cerebral hemisphere. *Journal of Neurology, Neurosurgery and Psychiatry*, 13, 243–67.

Laine, E., Pruvot, P., & Osson, D. (1964). Résultats éloignés de l'hémisphérectomie dans les cas d'hémiatrophie cérébrale infantile génératrice d'épilepsie. *Neurochirurgie*, 10, 507–22.

Lindsay, J., Ounsted, C., & Richards, P. (1987). Hemispherectomy for childhood epilepsy: a 36 years study. *Developmental and Medical Child Neurology*, 29, 592–600.

McKenzie, K. G. (1938). The present status of a patient who had the right cerebral hemisphere removed. *Journal of the American Medical Association*, 111, 168.

Obrador, A. (1952). About the surgical technique of hemispherectomy in cases of cerebral hemiatrophy. *Acta Neurochirurgica*, 3, 57–63.

Oppenheimer, D. R., & Griffith, H.B. (1966). Persistent intracranial bleeding as a complication of hemispherectomy. *Journal of Neurology, Neurosurgery and Psychiatry*, 9, 229–40.

Ransohoff, J., & Hess, W. (1973). Discussion in T. Rasmussen Post-operative superficial hemosiderosis of the brain, its diagnosis, treatment and prevention. *American Neurological Association*, 98, 133–7.

Rasmussen, T. (1973). Post-operative superficial hemosiderosis of the brain, its diagnosis, treatment and prevention. *American Neurological Association*, 98, 133–7.

Rasmussen, T. (1983). Hemispherectomy for seizures revisited. *Canadian Journal of Neurological Science*, 10, 7.

Villemure, J. G. (1992a). Hemispherectomy. In S. R. Resor & H. Kutt (Eds), *The medical treatment of epilepsy* (pp. 243–9). New York: Marcel Dekker.

Villemure, J. G. (1992b). Hemispherectomy techniques. In H. O. Luders (Ed.), *Epilepsy surgery* (pp. 569–78). New York: Raven.

Villemure, J. G. (1993) Hemispherectomy: techniques and complications. In E. Wyllie (Ed.), *The treatment of epilepsy: Principles and practice* (pp. 1116–19). Philadelphia: Lea and Febiger.

Villemure, J. G., Adams, C. B. T., Hoffman, H. J., & Peacock, W. J. (1993). Hemispherectomy. In J. Engel (Ed.), *Surgical treatment of the epilepsies* (pp. 511–18). New York: Raven.

Villemure, J. G., & Mascott, C. (1993). Hemispherotomy: the peri-insular approach. Technical aspects. *Epilepsia* 34, suppl. 6, 48.

Villemure, J. G., & Mascott, C. (1995). Peri-insular hemispherotomy: surgical principles and anatomy. *Neurosurgery* (in press).

Villemure, J. G., Mascott, C., Andermann, F., & Rasmussen, T. (1989). Hemispherectomy and the insula. *Epilepsia*, 30, 5.

Villemure, J. G., & Rasmussen, T. (1990). Functional hemispherectomy: methodology. *Journal of Epilepsy*, Supplement 3, 177–82.

Vining, E. P. G., Freeman, J. M., Brandt, J., Carson, B. S., & Uematsu, S. (1993). Progressive unilateral encephalopathy of childhood (Rasmussen's syndrome): a reappraisal. *Epilepsia*, 34, 639–50.

Wilson, P. J. E. (1970). Cerebral hemispherectomy for infantile hemiplegia. *Brain*, 93, 147–80.

Winston, K. R., Welch, K., Adler, J. R., & Erba, G. (1992). Cerebral hemicorticectomy for epilepsy. *Journal of Neurosurgery*, 77, 889–95.

Jean-Guy Villemure

hemisphericity 半球依存性

当初は課題の実行，問題解決，思考過程などが左右大脳半球のいずれかに強く依存するかであった(Bogen et al, 1972)が，後に半球依存性の下位タイプが以下のように分類された

(Bogen & Bogen, 1983)。①**課題**半球依存性は刺激の本来の性質と課題に対し一方の半球の機能が特殊化しているため，この半球がより強く活性化される。②**個人的**半球依存性は個々人が課題を行う際に特定の半球により強く依存する。個人的な半球依存性の各半球の関与は，個々人の特質に依存し，課題本来の性質から予期される半球関与と常に合致するわけではない。課題半球依存性は，半球の特定の機能に対する特殊化に依存し，発達過程によって変化すると考えられる。例えば言語のような場合は，課題半球依存性が個人的半球依存性の表出を緩和することもある。個人的半球依存性は，時と状況によって容易に変化する。③は**文化的**半球依存性で，個人的半球依存性がなんらかの意味で等質な個人からなる集団に一致した思考スタイルをもつ文化集団の半球依存性に拡大したものと定義される。文化的半球依存性は，いかに文化的な集団が共同で問題にアプローチし，刺激のタイプを知覚するのか，右半球や左半球に関連した認知的な過程にいっそう特徴的なスタイルで課題を行うかを記述する。

初期の概念
課題半球依存性 対 個人的半球依存性

課題半球依存性の概念は，1960年代の研究から生まれた脳機能の半球特殊化の二分法にもとづいたものである(脳機能の半球特殊化は，後にノーベル賞委員会で認められ，1981年にノーベル医学・生理学賞を Roger W. Sperry が受賞した)。半球の特殊化機能は，認知テストで刺激と課題の処理能力が一方の半球で他方より相対的に優れて行われていることが証明された。処理を一側の半球に求めることができる「**純粋**」な刺激がどのようなものなのか，一側性支配を受ける最も特異的な運動行為は何なのかなどに関してはいまだに議論が続いているが，半球機能特殊化の現象自体は疑いの余地のない事実として考えられ，左半球でよりよく行われるいくつかの課題(例えば言語課題と言語系列課題など)と右半球でよりよく行われる一群の課題(例えば空間課題と視空間課題など)が存在することが広く認められた。しかし，この分類が便宜的な二分法にすぎないことも忘れてはならない。一方の半球に優位に関連づけられている能力や要素は1つ以上あると考えられているが，ここでいう優位という言葉の意味は，もう1つの半球(実際には統合された脳全体)もその課題の遂行に寄与するが，その程度が少ないことを表す。これらの優位概念の妥当性は経験にもとづいており，「**平均的な**」脳，すなわちランダムに選ばれた神経学的に健常な個人の集団の脳に適用される。

個人的な半球依存性の概念は，課題半球依存性とは対照的に，定義の点だけでなく，その妥当性と，意味のほか最も重要な点として科学的研究の有用性に関し議論が対立した(Beaumont et al, 1984; Ehrlichman & Weinberger, 1978)。歴史的にみると，個人的半球依存性は，個々人は刺激の知覚，課題遂行と，問題解決に対し一方の半球を使おうとすることを意味した(Bogen et al, 1972)。これらの偏りは必ずしも生得的なものではなく学習された場合もあり，必ずしも固定されているわけではなく，時と状況に応じて変化するものと考えられた。しかしこのような変動性にもかかわらず，個人的な半球依存性は，個人の行動の特性であるとも考えられた。右半球に依存する人や，右半球で遂行しようとする傾向を示す人は，ほとんどの場合遂行し，「**左半球**」課題より「**右半球**」課題でより良い成績を示すと考えられた。

この初期の概念こそ神経心理学的研究の面で最大の有用性をもつと考えられる。個人的な半球依存性は，検証された脳機能の観点から認知行動を記述する。脳機能は，神経解剖学的構造，ニューロン間の相互作用とそれに関連する神経伝達物質の作用機構，受容体，代謝過程などが生み出す最終結果と定義される。例えば，特定の実験的操作(薬物の注入など)と，自然に起こった現象(脳血管障害など)によって個人的半球依存性が変化するのであれば，その基底にある脳の変化を明らかにすることが重要な意味をもつ。

評価の妥当性

個人的な半球依存性は，基盤にある神経生理学的過程を反映すると考えられる行動的指標にもとづいて値を変える連続変数である。行動と神経生理学的関係の強さは，行動的指標が，①妥当であり，②一側半球の神経生理学的な活性化が他方の半球より強いことを反映している必要がある。評価が不適切であれば，行動的指標は即座に批判された(Beaumont et al, 1984)。課題半球依存性が，一側性脳損傷の事例や脳梁の切除の研究と健常者を対象とした研究によって得られた証拠にもとづいて確証されたが，個人的な半球依存性はほとんどの場合，認知的側性化と混同され，多少の例外を除き，当初の意図にもとづいた妥当性をもたない。認知的側性化は，特定の課題の遂行に一方の半球が関与していることを意味するが，この場合の**側性化**と

は右半球か左半球かという場所の違いをさし，個人の思考や課題解決に，2つの半球が相対的に関与していることは問題にしていない。個人的半球依存性のもう1つの概念は，右半球と左半球のニューロンの相対的な**賦活化**を意味し，眼球運動，各半球の血流量や代謝など非認知的指標を用い個人的半球依存性を測定するという考えかたが生まれたことである。そのためいくつかの研究は，眼球運動の左右の方向の比率を測るだけで，問題解決への右半球と左半球の相対的な関与を評定した。しかしこの仮定の妥当性はまったく証明されていない。

半球依存性のその他の指標
側方眼球運動（LEMs*）

Day (1964) は，人はよく考えて答えなければならない質問を受けると，眼を一方の方向に向けることを初めて報告した。初期の考察では，注視方向の非対称性は半球の機能の差異を反映すると考えられた (Bakan, 1969)。言語的考察を必要とする課題では眼の動きの85%が右寄りで，空間的イメージを必要とする課題では77%が左寄りであったという研究結果 (Kinsbourne, 1972) によってこの考えかたは実証された。Kinsbourne の研究は，刺激となる質問はどちらの場合もまったく同じであるが，従属変数としての眼球運動は，空間的思考では左に向けられ，言語的思考では右に向けられる傾向があることを示す，見事な実験条件によるものであった（質問は「**四角は円の上にある**」などで，リハーサルを禁止するための課題の後，正確に復唱するか，図に描くことが求められた）。これらの結果は，眼球運動が課題半球依存性の十分な指標であること，すなわち，言語的課題と空間的課題に対する左右各半球の機能特殊化が眼の動きの方向に影響を与えたことを示した。このことから，眼球運動は個人的な半球依存性ではなく，〔両耳分離聴覚検査 (dichotic listening*) とタキストスコープによる視野刺激と同様に〕認知的**側性化**を評価した。

LEMs が個人的な半球依存性の指標となるためには，第一に眼球の動きが半球の活性化の増加を反映していることが示されなければならない。第二に，一側半球のより活発な賦活化が起こるときにはその半球と関連づけられた課題の成績が向上することを示す必要があった。しかし，このどちらの条件を満たすデータはまだほとんど得られなかった。局所脳血流 (blood flow*) 研究 (Gur & Reivich, 1980) は，眼を左に向ける傾向のある人では右半球で血流の有意な増加がみられたが，右に動かす人では左半球の血流増加を示したにすぎなかった。また視覚性皮質誘発電位 (Shevrine et al, 1980) の研究からもデータが得られた。相対的により大きな電位反応が，右に眼を動かす人では左視覚野で，左に眼を動かす人では右視覚野で観察された。これらの結果は予期された方向と一致したが，刺激は「**認知的**」なものではなく（チェッカーボードの反転），また，潜時が比較的短い (90 msec) うえに誘発反応の大きさが半球賦活化の程度を示す妥当性も示されなかった。

求められた第二の条件，すなわち「**眼球を左に動かす人**」は右半球が関与すると考えられている課題でより成績がよく，「**眼球を右に動かす人**」は左半球が関与するとされる課題でより成績がよいという点を実証しようとした研究が行われた (Tucker & Suib, 1978)。そこでは，左半球機能を測るために標準化された知能テストのなかから知識と語彙の下位テストが選ばれ，右半球機能を評価するために積木模様と組合わせ課題が選ばれた。これらのテスト選択の妥当性は，左あるいは右半球の一側性脳損傷の患者を対象としたいくつかの研究の結果にもとづいている。結果は，「**左**」半球テストと「**右**」半球テストの間の成績の相違と眼球運動の方向にはある相関がみられるという仮説を支持していた。

LEMs が個人的な半球依存性を反映するとする仮定を支持する証拠はまだほとんど得られていないが，この指標は公表されている研究で時に用いられる。一般的な場合は，よく考えて答えなければならない質問を受けたときの眼球運動の方向から，対象者は「**眼球を左方向に動かす**」群と「**眼球を右方向に動かす**」群とに分けられた (Gur & Gur, 1974; Sackeim et al, 1977)。その後両群は，精神病理学的検査 (Sandel & Alcorn, 1980)，表情の豊かさ (Newlin, 1981)，さらには失感情症 (alexithymia*) (Cole & Bakan, 1985) など一連の従属変数について群間で比較された。従属変数に関して群間に差がみられれば，その差は左右半球の機能的な差異にもとづいた，両半球の活性化の違いと観察された行動への寄与の違いを反映するとの結論が得られた (LEMs* の項も参照)。

自己報告調査と質問表

半球依存性を評価する自己報告法は，最も妥当性がない。一般的に，評価の手段は「**右半球**」行動と「**左半球**」行動に関与すると思われる事柄に関する定型的な記述からなる。例えば被検者は，組織的に考える，創造的である，「**空間的**」

に考えるなどの傾向に関連する記述を書き込むことを求められる。そして半球依存性を表す点数は、研究者がもっている右半球行動と左半球行動の概念に関与する被検者の記述の数から算出される。半球依存性が独立変数として用いられる場合、LEMsの場合と同様に、情動性(Zenhausern et al, 1981)から実務管理技能にまで及ぶ他の多数の変数と比較する。

半球依存性の自己報告による測定は、脳の機能に関しては妥当性がない。「**左半球**」と「**右半球**」自己報告項目の申告は、言語的課題と空間的課題の成績と関連がなく、実際にはわずかな負の相関が報告された(Knolle et al, 1987)。

半球依存性の認知的評価
成績の相対的差異

「**半球依存性**」という用語が用いられた当初の意図は、左半球に帰属すると考えられる言語形式で思考と行動を遂行する人と比較し、より右半球に帰属すると考えられる「**空間的**」様式で思考し機能する人を区別するためであった。側性化された活動(例えば眼球運動)を含む評価法は、半球依存性に初めて適用された方法で、最も直接的な測定方法を曖昧にしたものである(Bogen et al, 1972)。個人的な半球依存性は、閉合課題(右半球課題と想定される)と、単語の類似性のテスト(左半球に関連づけられている)で測定された。この初期の評価は、当時はまだテストが標準化されていなかったために粗点にもとづいて行われた。しかし用語を最も直接的に適用するためには、個人的な半球依存性は、右半球に最も強く関連づけられるか、右半球で行われているとみられる標準化されたテストのなかでも**最善のものの成績**と左半球で行われる課題の成績との差によって反映されるべきである。右半球と関連づけられた検査の成績が良い人は、定義に従って「**右半球依存性**」ということになる。右半球テストと左半球テストがそれぞれ何種類か用いられる場合は、一方の半球用テストの間には因子関連が存在しなければならず、もう一方の半球用の因子関連をもつテストとは異なっていなければならない。この方法で評定された半球依存性の程度は、2つのテスト因子間の成績の機能的優位性の程度と直接関係していた。ここで重要なのは、半球依存性はテストの成績全体からは独立していなければならないことである。

テストの妥当性は方法論のなかに含まれている。半球関連課題は広範な文献から選ばれ、神経学的な患者も健常者も、特定の半球機能に相対的な優位を反映するいくつかのテストでよい成績を示した。1つの半球の機能を評価するいくつかのテストの選択が適切であればあるほど、それらのテストは因子スコアで密接に関連する。評価点が標準化され、半球依存性の評点が、「**右半球**」成分と「**左半球**」成分の相違に相当するのであれば、半球依存性自体は全体の成績から独立していなければならない。

半球依存性テストの選択は、他の認知機能や行動を測定するテストの選択と似ていないわけではない。利き手(handedness*)はそのよい例で、最初に問題になるのは、手の相対的な「**偏り**」を測りたいのか、それとも手によって行われる「**行為の成績**」を測りたいのかである。手の偏りを測定するためには、片手を用いて行う適切な項目をどちらの手を用いるかを示すよう被検者に求められる。成績を測定する場合、木栓を次々に移し替える、複雑なパターンを切り抜くなど熟練を要する課題が必要となる。利き手(handedness*)自体は、反射や手の筋力などより生理学的な指標で測定するのが最善と思われる。これらの利き手の指標のすべては相互に関与しているが、最も有効な指標の選択はなんらかの意味で、「**利き手**」と呼ばれるものの実態の定義と行動的・生理的意味に依存していた(Annett, 1985)。

二分法としての半球依存性

半球依存性の初期の概念の質的困難の1つは、半球機能の絶対的な二分法にあると考えられたことである。単一の課題でも複数の課題でも、一方の半球だけが関与するものはない。複雑な課題を行うために必要な認知的思考には、皮質下システムも第二の半球も関与している。どのような課題にも両半球が寄与しているとすれば、テストを右半球あるいは左半球だけと関連づけることに何の意味があるのだろうか。言語課題を例にとると、90%が左半球で行われ、空間課題では60%が右半球で行われているにすぎない。右半球と左半球で同等な成績(標準的な成績と比較して)が得られる課題は、半球依存性がないと解釈されるが、実際には左半球がより強く関与していた。血流や眼球運動、糖代謝などの非対称性は興奮性、抑制性、非特異的な機能差を反映しているので、半球の活性化を測定指標とすると事態はさらに複雑になる。つまり、半球機能の「**最善**」の測定指標のすべては、半球間の優位性の等しい非対称性を想定している。そして利き手の測定指標のように、1つの半球に関与するすべての課題は少なくとも非対称的な半球処理過程の関与という意味で、相互に同等であるとみなされた。

この矛盾に対して経験から得られた回答は，半球依存性の定式化は発見的方法として有益なのかどうか，すなわち半球依存性の変数は意味のある関係を予測できるのかどうかを決定することである。そうであれば，従属変数は半球依存性の定式化の観点からどのように説明することができるのであろうか。意味のある解釈が要求される場合は，側性活性化（例えば眼球運動）や，自己-報告質問表などの技法による半球依存性の評価は役に立たない。これは，眼球運動や質問表が情動あるいは職業的技能のような従属変数と関係していないというのではなく，むしろ脳機能の観点からみるとこの関係の意味が不明瞭なのである。それに対し，半球依存性がすでに妥当性の認められている半球機能課題間の相対的な成績の観点から定義されている場合は，右半球と左半球の処理としての従属変数の解釈は，基礎にある状況を理解する第一級の優れた近似法である。

半球依存性概念の修正

半球依存性の当初の概念を明らかにし，個人半球依存性の概念を明確にするためには，右半球課題と左半球課題が，それぞれ右半球皮質と左半球皮質に関連するとする考えかたにもう一度焦点を当てる必要がある。それと同時に，（最も理想的には，家族に左利きのいない，知能が平均以上で神経学的に正常な右利き男性において）すでに明白に確認された，右半球が行う認知処理と左半球が関与する認知処理の間の差を再認識し重視しなければならない。半球依存性の修正された概念では，解剖学的な二分法（右半球皮質と左半球皮質）が，非局在的な実体（神経システム）によって取って代わられる。神経システムは，解剖学的線維結合だけでなく，関連する神経伝達物質，受容体，新陳代謝に必要な物質を含む。これらのシステムは，個々の大脳半球を超えた存在で，左右両半球からの機能的な影響を意味する。「**右**」神経システムは，右半球との関連から経験的に選択された課題に寄与すると考えられる。これらの課題は，主として右半球内の神経解剖学的構造と神経伝達物質システムを用いると予想されるが，実際には左半球内に存在する同じ神経システムの一部による処理も用いられると考えられる。「**言語的**」課題や「**言語系列的**」課題が，「**空間的**」課題や「**視空間的**」課題と比較された結果の半球依存性は，2つの大脳半球と関連するこれらの神経システムの相対的遂行を反映する。これらの神経システムは，それがどこであれ，実際に個人において解剖学的に位置づけられる。個々人がそれぞれ半球依存性で異なるとしても，それは右半球と左半球の能力や活性化の相対的相違として解釈されるのではなく，むしろ2つの（異なった）神経システムの能力あるいは活性化の相対的相違とみなされる。この修正された半球依存性の概念はまた，側性化を半球依存性と関連づけることができるのではないかという期待を排除する。両耳分離聴覚検査における耳の優位性やタキストスコープを用いた実験における視野の優位性の程度や側方眼球運動などを，視空間課題や言語系列課題の成績レベルと関連づけることができる理由に関しては理論的な根拠はない。実際に，これは関連していない。

テスト標本と実施方法
テストバッテリー

1970年代半ばから開発され発展したテストバッテリーは，右半球と左半球の機能を最もよく測定とするとして文献から選ばれたテストの成績を比較することによって半球依存性を評価するように工夫された。〔認知側性化バッテリーと呼ばれるバッテリーの1つ(Gordon, 1986)は，今日の「**側性化**」と「**半球依存性**」の混同を招いたという点で不幸な命名の誤りを犯した。〕このテストは，刺激の側性化されたかたちでの提示（すなわち一方の大脳半球のみに提示する）を意図してはいない。なぜなら，テストの成績は一方の半球の有効性，修正された概念では神経システムの効力を反映すると想定されているからである。それでもこれらのテストは，以下の基準は満たしている。①右半球あるいは左半球との関連にもとづく選択であること，②健常者のいくつかの標本で直交する2つの因子を含んでいること，③標準化されていること，の3つである。因子構造は性別と年齢別の群で安定し，相違点（半球依存性指数）は常に一定であった(Gordon & Kravetz, 1991)。いくつかのテストでは統計的に有意な性差がみられる。しかし，男女それぞれの性別の標準化を算出することでその効果は中和される。

左半球と関連するテストには，系列処理や時間的順序に関するものが含まれる。その場合被検者は，聞き慣れた環境音の2個，3個…7個の系列を聴き，何の音かを提示順に書き記すことを求められる。他のテストでは，音の代わりに数字が用いられる。言語産生に関する2つのテストでは，特定の文字で始まる単語や特定のカテゴリーに属する単語を1分間にできるだけ多く書き記すことが要求される。右半球処理に関連づけられたテストは空間（二次元）内に点を定位する，二次元あるいは三次元の幾何学図形

の描画を心的に回転させる，シルエットを見てその物体を認知する(閉合)などの課題である。

半球依存性スコア(認知プロファイル)は，テストの個々のクラスター(因子)の標準化された平均との差から算出された。ある個人でこの差が0であれば，これは，1つの因子のテストを行う能力が他の因子と比較してより高くないことを意味する。右半球と関連づけられている一群のテストの成績が相対的に良い場合は，その人物が右半球依存性をもつと判定される。半球依存性の修正された概念では，このような場合，第一に，それらの課題遂行により強く関与する神経システムが存在すること，第二にはその個人では「**言語系列的な**」神経システムよりもこの神経システムがより有効であることを意味する。

認知プロファイルの応用

認知プロファイルが科学的理解に役立つ1つの例は，特殊な学習障害を呈する個人の場合である。言語能力と系列的技能の障害が，学習困難，とくに読みの障害と関連することはよく知られている。理論的にはこの障害は，(とくに)左半球機能不全で起こる。しかし学習障害者に認知テストを行うと，言語系列課題の成績の低下が確認されるだけではなく，視空間課題の成績が**高い**ことが強調された(Harness et al, 1984)。すなわちこの認知プロファイルは，右大脳半球，右半球と関係する神経システムと関連する機能に課題遂行が強く依存していることを反映している。この考えかたによれば，学習障害を理解するためには，少なくともあまり有効ではない「**左**」神経システムと同じように，きわめて有効な「**右**」神経システムにも注目しなければならない。

別の例では，睡眠状態による認知プロファイルの変化が健常者で実証された(Gordon et al, 1982)。被検者は，夜中に睡眠中に2度起こされる，1度はレム睡眠中，もう1度はステージIIの睡眠中である。どちらの場合も直ちに認知テストが行われた。結果はすべての被検者がその人なりに，レム睡眠から起こされたときには視空間タイプのテスト成績が良くなり，ステージIIの睡眠から起こされたときには言語系列課題の成績が良かった。これらの変化が神経解剖学的変化によるものとは考えられないので，この認知プロファイルの変化は，「右」と「左」の神経システム内での神経化学的効果のサイクルを反映する。認知課題の成績の24時間より短い周期での循環は，昼間の覚醒状態でもとらえられ(Gordon et al, 1995；Klein & Ar-mitage, 1979)，特定の認知機能の基底には，神経システムの神経化学的性質が関与することを示唆した。

文化的半球依存性

文化的半球依存性の概念は，個人の半球依存性をその個人と似た民族的集団に拡大したものである。初めて行われた研究は，文化的集団として都市部と農村部のアメリカ人がそれぞれヨーロッパ系出身者群，アフリカ系出身者群，北米原住民系出身者群に分類され，右半球機能と関連づけられたテストと左半球機能と関連したテストが実施された。その結果，アフリカ系アメリカ人群と，とくにアメリカ原住民系アメリカ人群は「**右半球**」テストで相対的に優れていることが示された(Bogen et al, 1972)。その後この結果は，ヨーロッパ系アメリカ人とアフリカ系アメリカ人との比較で(Thompson et al, 1979)，また白人の農村部の児童とアボリジニの児童との比較で追認された(TenHouten, 1985)。さらに米国内の社会的底辺の個人を対象とした研究でも同様の結果が得られた(TenHouten, 1980)。この結果は，これらの文化的・社会的集団は右半球により強く依存する傾向があると解釈された。修正された半球依存性の概念によれば，この結果は右半球の機能と関連づけられた神経システムにさらに強く依存していると考えられた。残念ながら，これらの結果は評価方法の多様性による限界が指摘され，テスト自体に未知の文化的バイアスが内在する可能性を残しているため，確固たる結論には至っていない。しかしこの考えかたは，自己発見的な意味で価値がある。特定の文化的集団，とくに同一血統繁殖の傾向が強く，他とは孤立している集団が，一方の神経システムよりも他方の神経システムと関連づけられる認知技能を示したことが事実であるならば，その基盤である遺伝的制御，選択的繁殖，神経生物学的要因を研究することは理にかなっている。

まとめ

半球依存性は，右大脳半球と左大脳半球による処理過程に著しい相違があるという観察から生まれた概念である。半球依存性には3つの段階がある。①最も単純なものは，特定の課題の処理と実行のために主導的に働いたり特殊化されている半球に関連する課題半球依存性である。②個人的な半球依存性は，**課題自体の性質とは独立**に個人が課題遂行にさらに強く依存する大脳半球を問題とする。個人的な半球依存性は，一部の個人を本来の「右半球」課題を左半球によって「**誤って**」処理することである。例え

ば，三次元の物体の全体をイメージするのではなく，組織的に分析するなどである。また，個人的な半球依存性が言語のように一方の半球に強く特殊化されている課題半球依存性が優位になることができない場合がある。③文化的半球依存性は，民族学的に等質なある文化的集団が，他の文化的集団と比較して一方の半球に依存する傾向の相対的優位を示す場合を意味する。

半球依存性の修正された概念は，機能を解剖学的実体（右半球と左半球それ自体）に二分するだけではなく，理念的には右半球と左半球それぞれに密接に関連した神経システムに関係づけている。半球依存性はまた，認知的思考に質的に異なる2つの様式があることを示す歴史的観察にもとづく二分法であることを想起することも必要である。半球依存性のより広い概念（おそらくよりふさわしい名称は「**認知プロファイル**」）は，これら2つの次元を超えたベクトルを含んだものとして定義される。しかし二分法は，認知過程の基底にある脳の処理過を理解し，個々人がこれらの処理にどのように相違を示していくのかを理解するために実際に応用された。

【文献】
Annett, M. (1985). *Left, right, hand and brain: The right shift theory*. London: Lawrence Erlbaum.
Bakan, P. (1969). Hypnotizability, laterality of eye movements, and functional brain asymmetry. *Perceptual and Motor Skills, 28*, 927–32.
Beaumont, J. G., Young, A. W., & McManus, I. C. (1984). Hemisphericity: a critical review. *Cognitive Neuropsychology, 1*, 191–212.
Bogen, J. E., & Bogen, G. M. (1983). Hemispheric specialization and cerebral laterality. *Behavioral and Brain Sciences, 3*, 517–20.
Bogen, J. E., DeZure, R., TenHouten, W. D., & Marsh, J. F. (1972). The other side of the brain IV. The A/P ratio. *Bulletin of the Los Angeles Neurological Societies, 37*, 49–61.
Cole, G., & Bakan, P. (1985). Alexithymia, hemisphericity, and conjugate lateral eye movements. *Psychotherapy and Psychosomatics, 44*, 139–43.
Day, M. E. (1964). An eye movement phenomenon relating to attention, thought and anxiety. *Perceptual and Motor Skills, 19*, 443–6.
Ehrlichman, H., & Weinberger, A. (1978). Lateral eye movements and hemispheric asymmetry: a critical review. *Psychological Bulletin, 85*, 1080–101.
Gordon, H. W. (1986). The Cognitive Laterality Battery: tests of specialized cognitive function. *International Journal of Neuroscience, 29*, 223–44.
Gordon, H. W., Frooman, B., & Lavie, P. (1982). Shift in cognitive asymmetries between wakenings from REM and NREM sleep. *Neuropsychologia, 20*, 99–103.
Gordon, H. W., & Kravetz, S. (1991). The influence of gender, handedness, and performance level on specialized cognitive functioning. *Brain and Cognition, 15*, 37–61.
Gordon, H. W., Stoffer, D. S., & Lee, P. A. (1995). Ultradian rhythms in performance on tests of specialized cognitive function. *International Journal of Neuroscience* (in press).
Gur, R. C., & Gur, R. E. (1974). Handedness, sex, and eyedness as moderating variables in the relation between hypnotic susceptibility and functional brain asymmetry. *Journal of Abnormal Psychology, 83*, 635–43.
Gur, R. C., & Reivich, M. (1980). Cognitive task effects on hemispheric blood flow in humans: Evidence for individual differences in hemispheric activation. *Brain and Language, 9*, 78–92.
Harness, B. Z., Epstein, R., & Gordon, H. W. (1984). Cognitive profile of children referred to a clinic for learning disabilities. *Journal of Learning Disabilities, 17*, 346–52.
Kinsbourne, M. (1972). Eye and head turning indicates cerebral lateralization. *Science, 176*, 539–41.
Klein, R., & Armitage, R. (1979). Rhythms in human performance: 1½-hour oscillations in cognitive style. *Science, 204*, 1326–7.
Knolle, L., Gordon, H. W., & Gwany, D. (1987). Relationship between performance and preference measures of cognitive laterality. *Psychological Reports, 61*, 215–23.
Newlin, D. B. (1981). Hemisphericity, expressivity and autonomic arousal. *Biological Psychology, 12*, 13–23.
Sackheim, H. A., Packer, I. K., & Gur, R. C. (1977). Hemisphericity, cognitive set, and susceptibility to subliminal perception. *Journal of Abnormal Psychology, 86*, 624–30.
Sandel, A., & Alcorn, J. D. (1980). Individual hemisphericity and maladaptive behaviors. *Journal of Abnormal Psychology, 89*, 514–17.
Shevrin, H., Smokler, I., & Kooi, K. A. (1980). An empirical link between lateral eye movements and lateralized event-related brain potentials. *Biological Psychiatry, 15*, 691–7.
TenHouten, W. D. (1980). Social dominance and

cerebral hemisphericity: discriminating race, socioeconomic status, and sex groups by performance on two lateralized tests. *International Journal of Neuroscience*, 10, 223–32.

TenHouten, W. D. (1985). Right hemisphericity of Australian Aboriginal children: effects of culture, sex, and age on performances of closure and similarities tests. *International Journal of Neuroscience*, 28, 125–46.

Thompson, A. L., Bogen, J. E., & Marsh, J. F., Jr. (1979). Cultural hemisphericity: evidence from cognitive tests. *International Journal of Neuroscience*, 9, 37–43.

Tucker, G. H., & Suib, M. R. (1978). Conjugate lateral eye movements (CLEM) direction and its relationship to performance on verbal and visuospatial tasks. *Neuropsychologia*, 16, 251–4.

Zenhausern, R., Notaro, J., Grosso, J., & Schiano, P. (1981). The interaction of hemispheric preference, laterality, and sex in the perception of emotional tone and verbal content. *International Journal of Neuroscience*, 13, 121–6.

Harold W. Gordon

Henschen's axiom　ヘンシェンの原理

全失語からの回復過程でみられる言語の再構築は，病前に言語を支持していた半球の対側の半球の活動に由来するとする考えかた。この原理は Henschen (1922) が初めて報告したが，彼はこの原理の優先権を Wernicke と同時代の研究者に譲った。

Heschl's gyrus　ヘシュル回

シルヴィウス裂 (sylvian fissure*) 内の上側頭葉 (temporal lobe*) の後端に近接する脳回。側頭平面 (planum temporale*) だけがヘシュル回とシルヴィウス裂の後方最終端の間にある。ヘシュル回は一次聴覚野で，人間の左右の皮質で違いがみられる。右半球のヘシュル回（右利きで）は左半球のそれに比べ2倍の拡がりがある。この点に関しては，右ヘシュル回が右半球では左半球にみられるより小さい隣接する右側頭平面を補完している。

heterotopia　異所性

神経系の発達異常で，その特徴は皮質下白質内と脳室壁内に灰白質が偏位し島状に存在すること。異所性は細胞の分化後に脳の内層の配列から皮質外層を通じてなされる細胞遊走の正常な過程が障害されて起こる。

Heubner's artery　ホイブナー動脈

前大脳動脈の近位部領域に存在する。Critchley が初めて記載した特色ある血管性症候群があるという点で注目にされた。本症候群はホイブナー動脈起始部に隣接した前大脳動脈の血管病変に関連し，一側性の運動障害が優位な症候を示す。

hippocampus　海馬

海馬が記憶と関係していることはさまざまな点から証明された。海馬を含む側頭葉 (temporal lobe*) の両側性の損傷が前向性健忘 (amnesia*) を起こすことが明らかにされて以来（最初は H. M. で研究された），海馬と記憶との関係について驚くほど多数の研究が報告された (Scoville & Milner, 1957 ; Milner et al, 1968 ; Squire & Knowlton, 1994)。新しい出来事の記憶（出来事記憶）と事実の記憶（意味記憶）は，海馬損傷によって重度に障害されるが，このタイプの記憶は，陳述記憶，つまり「何であるかに関する記憶」として特徴づけられる。一方，海馬損傷による健忘でも障害されずに残る学習は，手続き記憶，つまり「どのようにするかについての記憶」として特徴づけられた。陳述記憶は，命題やイメージとして言葉で表現され，心に呼び起こすことができる記憶である。陳述記憶はまた，出来事記憶，すなわち特定の出来事に関する記憶と事実に関する記憶とでなる意味記憶である (Squire & Knowlton, 1994)。人間に関しては，海馬の主要な求心性・遠心性神経路の1つである脳弓 (farnix*) の損傷によっても前向性健忘が起こることが明らかにされた (Gaffan, 1991)。海馬が損傷されても，発症より数カ月前までに起きた古い出来事の記憶は比較的健全に残っているが，このことは，海馬が永続する長期記憶の貯蔵庫ではないことを示す。脳損傷の発症前数カ月までの期間の記憶は障害され，古い記憶と比較して発症時期に近い記憶ほど障害が重く，これを逆向性健忘の時間的勾配という (Squire, 1992)。

人間の海馬の機能は，右半球と左半球とで異なる。左半球の側頭葉と海馬の損傷は単語の対連合学習のような言語性の記憶課題が障害される傾向があり (Kolb & Whishaw, 1990)，右側頭葉損傷では，条件付き空間反応学習 (Petrides, 1985) の障害がみられた（この課題では，さまざまな刺激それぞれに対して任意の空間反応を行うことが要求され，空間的出来事記憶課題の一型である）。

人間に関する資料からは，側頭葉の中の正確

にどの部位(海馬，内嗅領皮質；嗅内野ともいう，海馬傍回など)が記憶機能にとってきわめて重要なのかが明らかではないために，これらの領域それぞれの記憶への寄与を明らかにする目的で，動物を対象とした研究が行われた。

動物の海馬の機能

ラットの海馬損傷は，外界における対象とその位置の関係によって規定される対象中心空間の認知地図を必要とする課題が障害されるが，自己の身体との関係によって規定される自己中心空間の処理は障害されない。この学習障害が起こる例としては，ラットがミルク状に濁った水の中で水面下に隠されているプラットフォームを見つけるために周囲の部屋の状況を手がかりとしなければならない課題(Morris 水迷路，Morris, 1989)がある。また，海馬損傷のラットは，いくつかの非空間課題でも障害を示す(Jarrard, 1993)。

人間にきわめて近い側頭葉をもつサルでは，海馬や海馬の主要な神経路の1つである脳弓の損傷により，空間学習の障害や記憶障害がみられることも知られている。反応すべき場所の学習と刺激の位置に関する学習の双方が障害された(Gaffan & Harrison, 1989 を参照)。これらの課題はすべて，空間的出来事記憶の例とみることができる。刺激と反応の1セットに関して急速な学習が要求され，次に新しい刺激と反応のセットの学習が要求され，それぞれの場合に当該の刺激反応条件に関する特定の記憶を形成することが要求されるからである。例えば脳弓損傷は，対象の見えかたによって右あるいは左に反応することが要求される条件付き左右弁別学習が障害される。脳弓を切断されたサルはまた，空間的手がかりによって刺激を選択する課題(例えば2つの刺激が左に提示されれば刺激Aを選び，右に提示されれば刺激Bを選ぶ)の学習が障害される。同様に，海馬か脳弓が損傷されたマカクザルと人間は，刺激それ自体だけでなくその刺激がどこに提示されたかも記憶しなければならない刺激・位置記憶課題が障害された(Angeli et al, 1993；Smith & Milner, 1981)。これらの刺激−位置記憶課題では，状況のなかの空間関係を出来事のかたちで記憶しなければならないために，状況全体の瞬間撮影的な記憶が要求される。

脳弓が損傷されたサルは，環境内の位置に関する情報を用いる課題でも障害されていた。例えばGaffanとHarrison(1989)は，2つかそれ以上の刺激のなかからどれを選択するかがサルの室内での位置によって決まる課題の学習で障害を示すことを明らかにした。

今日では，側頭葉損傷によって起こる再認課題の障害は，海馬自体の損傷によるのではなく，嗅内野や海馬傍回など海馬近傍の組織と海馬と密接な線維結合をもつ組織の損傷によって起こると考えられる。この点に関する証拠としては，遅延見本合わせ課題の障害が，海馬自体の損傷ではさほど強くないが，海馬傍回の損傷で強く起こることがわかった(Zola-Morgan et al, 1994)。遅延見本合わせ課題では，サンプルとして物品や絵が提示されてから(10秒〜数分までの)遅延時間後に，サンプルと新しい刺激とが同時に提示され，サンプルを記憶していればそれを選ぶ。

海馬機能の空間的側面と非空間的側面

海馬損傷によって起こる空間処理の障害を，海馬の機能の他の側面と関係づける1つの方法は，この空間処理が状況全体を記憶しなければならない瞬間撮影的な記憶を含んでいる点に注目することであった(Gaffan & Harrison, 1989；Gaffan, 1994)。この記憶は，過去の出来事を表現する一連の出来事の任意の連合を含んでいる点で，出来事記憶の空間型と考えることができる。また海馬システムの損傷によって非空間課題の障害が起こるのは，非空間課題が一般的な法則の記憶ではなく特定の出来事の記憶を含んでいるためと考えられた。以前には報酬を得られなかった刺激を選ぶ場合のような一般的法則に従わない課題(例えば，正反応刺激の変化や水迷路でのプラットフォームの位置の移動)の学習が障害されるのは，この課題の解決には後に正しい刺激を選択するために，特定の文脈のなかにおける特定の刺激対を記憶する必要があり，それに従って反応する特定の法則に従わなければならないからである。自然環境のなかでの自然の法則では，以前に報酬と連合していた刺激を選択すれば前と同じように報酬が得られることになる。もう1つの例を挙げれば，再認記憶課題で新しい刺激ではなく前に見た刺激を選ぶことは，海馬システムが損傷されたサルではきわめて困難になる。なぜならこの場合，サルは見慣れた刺激よりも新しい刺激を好んで選んだサルの一般的な習性に反して，見慣れた刺激を選ばなければならないという特殊な法則に従うことを要求されているからである。

海馬の構造と線維結合

空間機能に関連する頭頂葉皮質，視覚と聴覚に関連する側頭葉皮質，前頭葉を含むほとんどすべての皮質連合野は海馬傍回と周嗅野に投射

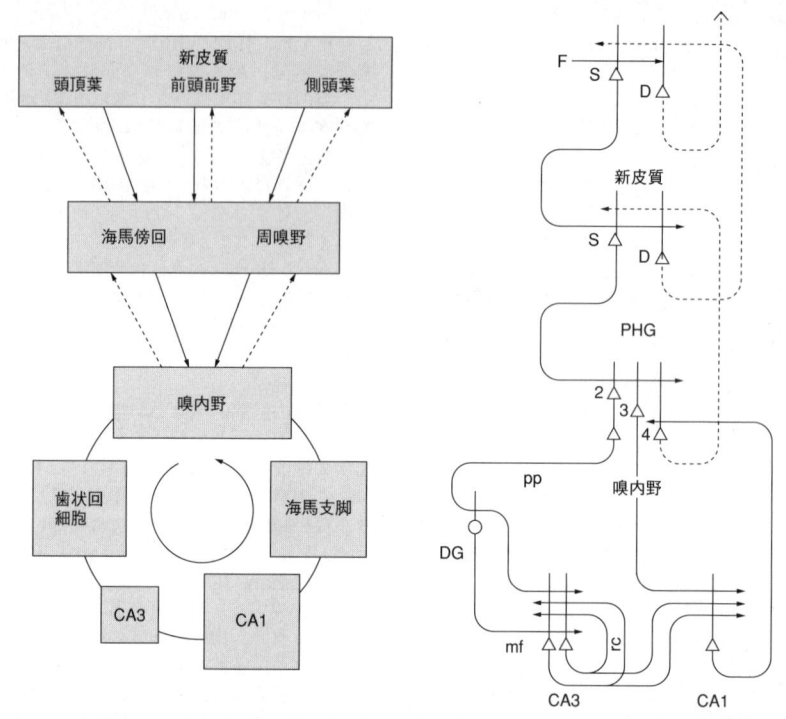

図48 新皮質の連合野から海馬傍回と周嗅野，嗅内野を経て海馬に達する前行性投射(実線)と，海馬CA1の錐体細胞，海馬支脚，海馬傍回を経て新皮質に達する逆行性投射(点線)。
CA3錐体細胞の回路は，前行性の大規模な収束があり，逆行性投射は大きく発散している。
左：海馬の線維結合を示すブロックダイアグラム
右：海馬の線維結合内の主要な興奮性ニューロンの一部を示すより詳細な図式
D：深部錐体細胞，DG：歯状回細胞，F：皮質の階層構造における，新皮質のさまざまな領野から連合皮質に入る前行性の入力，mf：苔状線維，PHG：海馬傍回と周嗅野，pp：貫通線維，rc：海馬CA3錐体細胞の反回側枝，S：表層錐体細胞，2：嗅内野第2層の錐体細胞，3：嗅内野第3層の錐体細胞，これらの細胞の細胞体上の太い線は樹状突起を示す。

するが，これら2つの皮質領野が嗅内野に投射し，嗅内野が直接海馬に投射する(**図48**)。海馬からはこの回路を逆方向に進む投射があり，入力を受けるほとんどの皮質領野に情報がフィードバックされる仕組みになっている。

海馬の情報

記憶における海馬の役割を理解するためには，海馬にどのような情報が表象されているのかを知る必要がある。これまで明らかにされている一連の知見は，ラットの海馬の錐体細胞(例えばCA3とCA1のニューロン)は，ラットが空間環境内で特定の位置にいるときに反応することが明らかにされた。サルでは，海馬に外空間が強く表象され，サルが空間内の特定の位置にいるときにニューロン(海馬ニューロンの10%)が強く反応した(Rolls & O'Mara, 1993を参照)。多くの場合この空間の符号化は，自己の身体を座標軸とする自己中心空間ではなく，外界の対象を座標軸とする対象中心空間を符号化したかたちをしていた(Faigenbaum & Rolls, 1991)。さらに，海馬ニューロンの1%は，提示された刺激とその刺激の位置を結合する情報に反応して，このニューロンは，特定の場所に提示された刺激が新しい刺激か熟知した刺激かを区別する課題に対する場合と，刺激-場所課題に対する場合とでは異なっ

た反応がみられた(Rolls et al, 1989)。これと同じように，サルの海馬の一部のニューロンは，サルがどこにいるかに関係なく，サルが環境の特定の部分を見たときに反応する。この結果はすべて，霊長類の海馬には外空間が表象されていることを示している。この点は，霊長類は環境の異なる部位を眼を動かすことによって探索し，見た対象それぞれの位置を記憶することができることを考えると重要である。これに対しラットの海馬の空間ニューロンは，ラットが特定の位置にいるときに反応することが明らかにされているが，これは，ラットは霊長類と比較して視覚が弱く，主に嗅覚を手がかりにしているために，空間を探索して情報を貯蔵するためにそれぞれの場所に行く必要があるためと考えられた(O'Keefe, 1984；O'Keefe & Speakman, 1987)。霊長類の海馬で明らかにされたもう1つの情報は，身体全体の運動に関する情報である(O'Mara et al, 1994)。霊長類の海馬でこの情報にかかわるニューロンには，身体が時計方向に回転したときには反応するが，時計と反対方向に回転したときには反応せず，また身体が前方に動いたときには反応するが後方に動いたときには反応しないニューロンもある。これらのニューロンは，運動の近時記憶を必要とする短期間の移動にとって重要と考えられる。さらにサルでは，条件付き空間反応課題を行っているときに一部の海馬ニューロンが，課題を正しく行うために記憶しておかなければならない視覚イメージと空間反応の組合わせに反応する。また，これら視覚と空間反応との連合を学習中に，一部の海馬ニューロンの反応が変容した(Cahause et al, 1993)。

　海馬ニューロンの活動に関するこれらの知見と海馬損傷の効果に関する知見にもとづいて，空間記憶などの記憶に対する海馬の重要性は，海馬が多くの皮質領野から発する情報の「**出来事**」表象を急速に形成することが可能で，これらの表象を記憶貯蔵バッファーに仲介する働きをもつ点にあるとする仮説が提唱された。海馬に記憶が長期間にわたり貯蔵されているのではないとすると，貯蔵バッファーから情報を回収し，大脳皮質における長期記憶の形成を助けるために回収された情報を利用する過程が必要となる。この回収過程の働きについては後述する。

　海馬が大脳皮質から受けた情報をどのようにして貯蔵することができるのか，また，それぞれ皮質の異なる部位から送られる空間に関する情報と対象に関する情報を結合し，出来事記憶をどのように形成することができるのかを理解するために海馬内部の神経回路とその作動機構を考える必要がある(Rolls, 1989 a, b；Traves & Rolls, 1994；Marr, 1971を参照)。

海馬CA3の回路

　嗅内野からの投射は，貫通線維(perforant path；pp)を介して歯状回(dentate gyrus；DG)の顆粒細胞(ラットでは10^6個もある)に投射し，顆粒細胞は，苔状線維(mossy fiber；MF)を介してCA3の細胞に投射する。苔状線維は，ラットでは$3×10^5$個もあるCA3の錐体細胞に，数は**少ない**が巨大な前終末構造で強力な結合を形成する。1個のCA3細胞はほぼ50本の苔状線維から入力を受けるので，顆粒細胞の0.005％が1個のCA3細胞と線維結合をもつ。これに対してCA3細胞には，より多数の貫通線維の入力が(おそらく苔状線維よりは弱く)投射し，ラットではその数は$4×10^3$個のオーダーに達する。CA3の錐体細胞の樹状突起上のシナプスの最大数(約$1.2×10^4$個)は，CA3の細胞自体の軸索の反回側枝(recurrent collaterals；rc)によって提供される。この反回側枝は，海馬全体を通じて他のCA3細胞に投射する点に特徴があり(Treves & Rolls, 1994参照)，CA3システムは，他のCA3細胞のほぼ4％から投射を受ける1つのネットワークを形成する(図48を参照)。

海馬の長期増強

　シナプス前終末と後シナプス樹状突起が，短期間(例えば100 msec)連動して強く活動すると，シナプス結合の強度が上昇し，その後シナプス前終末の刺激がシナプス後細胞に著しい影響を与える。この影響はシナプス特異性だが，海馬のほとんどの部分で認められ(ただし，苔状線維のシナプスでみられない)，シナプス前部の活動とシナプス後部の活動の連動を必要とする連合性の性質をもつ。長期増強(long-term potentiation；LTP)は，誘発されるための条件の1つとして強力なシナプス後活動を必要としているが，その理由は，カルシウムイオンをシナプス後細胞に取り入れるN-メチル-D-アスパラギン酸(NMDA：N-methyl-D-aspartate)チャンネルが，活動(脱分極)の強さに応じて門を開くからである(Bliss & Collingridge, 1993)。この長期増強は，連合性，シナプス特異性，効果の長期性(影響が数週間にも及ぶことが明らかにされた)などの点で，学習の基底にあるシナプス変容の有力な原因の1つとみられている。この点を支持する証拠として，NMDA受容体の阻害剤を用いると，海馬

に依存した新しい学習の成立が妨害されることが明らかにされた。

自己連想型の記憶とCA3

すでに述べた実験結果にもとづいてRolls (1989, 1990)は，CA3は自己連想型記憶に関係し，出来事記憶を形成するとともにそれをCA回路内に一時的に貯蔵し，その後CA3内に拡がるCA3細胞相互の反回側枝による広範な線維結合を通じて，表象の一部（手がかり）のみの活性化によって記憶表象全体が再現可能であると述べた。この過程がどのように生じるかに関する定量的モデルも提唱され(Treves & Rolls, 1991, 1992, 1994)，このモデルでは，例えばラットの海馬が36,000種類の記憶をいかにして貯蔵することができるかが示された。

この自己連想型の記憶のシステムレベルの機能に関しては，大脳皮質連合野のそれぞれ異なる領野で同時に起こった事象が相互に連合して，出来事記憶として十分記述できるような記憶を形成すると考えられた。個々の出来事記憶は，一群の事象の同時性によって規定されており，また個々の出来事記憶は一群の事象（どこで，いつ，あるいは昨日誰々が昼食に何を食べたかなど）の連合から成り立っていた。最近の出来事に関する出来事記憶は，CA3でいったん想起されると，CA1細胞（表象をより適切な形態で記録する）を経てさらに逆投射経路（図48の点線）を介して新皮質に達し，そこで学習時に最初に存在した活動を再現する引き金となる。この逆投射経路による想起機能に関しても定量的理論が提唱され(Treves & Rolls, 1994)，シミュレーションテストの検証が行われている(Rolls, 1995)。出来事を経験したときに新皮質に生じた表象が，海馬に発した想起の手がかりによって再度活性化されると，新皮質はその情報から，表象が長期に貯蔵される構造的変化を起こすことができた。新皮質のこれらの長期記憶が形成される過程についてはここではふれないが，それが海馬で起こる急速で1回限りのオンライン形式の学習とはまったく異なる過程であると考えられる。意味記憶も含む長期記憶の神経基盤に相当する構造的変化が適切に形成されるには，より漸進的かつ組織的な過程が必要なのであろう(Treves & Rolls, 1994)。

海馬の機能とアルツハイマー病

アルツハイマー病に関連した老人斑や神経原線維塊のような皮質の病変は，脳皮質から海馬への主要な出入口である嗅内野とその近くの海馬傍回で発症初期から高密度にて発見された (Van Hoesen, 1987)。この病変は，海馬への求心路を遮断するだけではなく，海馬に貯蔵されている近時記憶を海馬からの逆投射経路によって皮質で想起することもできなくなり，記憶障害を起こす。

健忘(amnesia*)，健忘症候群(amnesic syndrome*)の項も参照。

【文献】

Aigner, T. G., Mitchell, S. J., Aggleton, J. P., DeLong, M. R., Struble, R. G., Price, D. L., Wenk, G. L., Pettigrew, K. D., & Mishkin, M. (1991). Transient impairment of recognition memory following ibotenic acid lesions of the basal forebrain in macaques. *Experimental Brain Research, 86*, 18–26.

Angeli, S. J., Murray, E. A., & Mishkin, M. (1993). Hippocampectomized monkeys can remember one place but not two. *Neuropsychologia, 31*, 1021–30.

Bliss, T. V. P., & Collingridge, G. L. (1993). A synaptic model of memory: long-term potentiation in the hippocampus. *Nature, 361*, 31–9.

Cahusac, P. M. B., Rolls, E. T., Miyashita, Y., & Niki, H. (1993). Modification of the responses of hippocampal neurons in the monkey during the learning of a conditional spatial response task. *Hippocampus, 3*, 29–42.

Feigenbaum, J. D., & Rolls, E. T. (1991). Allocentric and egocentric spatial information processing in the hippocampal formation of the behaving primate. *Psychobiology, 19*, 21–40.

Gaffan, D. (1994). Scene-specific memory for objects: a model of episodic memory impairment in monkeys with fornix transection. *Journal of Cognitive Neuroscience, 6*, 305–20.

Gaffan, D., & Gaffan, E. A. (1991). Amnesia in man following transection of the fornix. *Brain, 114*, 2611–18.

Gaffan, D., & Harrison, S. (1989). Place memory and scene memory: effects of fornix transection in the monkey. *Experimental Brain Research, 74*, 202–12.

Jarrard, E. L. (1993). On the role of the hippocampus in learning and memory in the rat. *Behavioral and Neural Biology, 60*, 9–26.

Kolb, B., & Whishaw, I. Q. (1990). *Fundamentals of human neuropsychology*, 3rd edn. New York: Freeman.

Marr, D. (1971). Simple memory: a theory for archicortex. *Philosophical Transactions of the Royal Society London B, 262*, 24–81.

Morris, R. G. M. (1989). Does synaptic plasticity play a role in information storage in the vertebrate brain? In R. G. M. Morris (Ed.), *Parallel distributed processing: Implications for psychology and neurobiology* (pp. 248–85). Oxford: Oxford University Press.

O'Mara, S. M., Rolls, E. T., Berthoz, A., & Kesner, R. P. (1994). Neurons responding to whole-body motion in the primate hippocampus. *Journal of Neuroscience, 14*, 6511–23.

Parkinson, J. K., Murray, E. A., & Mishkin, M. (1988). A selective mnemonic role for the hippocampus in monkeys: memory for the location of objects. *Journal of Neuroscience, 8*, 4059–167.

Petrides, M. (1985). Deficits on conditional associative-learning tasks after frontal- and temporal-lobe lesions in man. *Neuropsychologia, 23*, 601–14.

Rolls, E. T. (1989). Functions of neuronal networks in the hippocampus and neocortex in memory. In J. H. Byrne & W. O. Berry (Eds), *Neural models of plasticity: Experimental and theoretical approaches* (pp. 240–65). San Diego: Academic Press.

Rolls, E. T. (1990). Functions of the primate hippocampus in spatial processing and memory. In D. S. Olton & R. P. Kesner (Eds), *Neurobiology of comparative cognition* (pp. 339–62). Hillsdale, NJ: Erlbaum.

Rolls, E. T., Miyashita, Y., Cahusac, P. M. B., Kesner, R. P., Niki, H., Feigenbaum, J., & Bach, L. (1989). Hippocampal neurons in the monkey with activity related to the place in which a stimulus is shown. *Journal of Neuroscience, 9*, 1835–45.

Rolls, E. T., & O'Mara, S. (1993). Neurophysiological and theoretical analysis of how the hippocampus functions in memory. In T. Ono, L. R. Squire, M. E. Raichle, D. I. Perrett, & M. Fukuda (Eds), *Brain mechanisms of perception and memory: From neuron to behavior* (pp. 276–300). New York: Oxford University Press.

Scoville, W. B., & Milner, B. (1957). Loss of recent memory after bilateral hippocampal lesions. *Journal of Neurology, Neurosurgery and Psychiatry, 20*, 11–21.

Smith, M. L., & Milner, B. (1981). The role of the right hippocampus in the recall of spatial location. *Neuropsychologia, 19*, 781–93.

Squire, L. R. (1992). Memory and the hippocampus: a synthesis from findings with rats, monkeys and humans. *Psychological Reviews, 99*, 195–231.

Squire, L. R., & Knowlton, B. J. (1994). Memory, hippocampus, and brain systems. In M. S. Gazzaniga (Ed.), *The cognitive neurosciences* (pp. 825–37). Cambridge, MA: MIT Press.

Treves, A., & Rolls, E. T. (1991). What determines the capacity of autoassociative memories in the brain? *Network, 2*, 371–97.

Treves, A., & Rolls, E. T. (1992) Computational constraints suggest the need for two distinct input systems to the hippocampal CA3 network. *Hippocampus, 2*, 189–99.

Treves, A., & Rolls, E. T. (1994). A computational analysis of the role of the hippocampus in memory. *Hippocampus, 4*, 374–91.

Van Hoesen, G. W. (1987). Neural correlates of cognitive impairment in Alzheimer's disease. In *Handbook of physiology, Section 1: The Nervous System*. Vol. V. *Higher functions of the brain*. Part 2 (pp. 87–100). Bethesda, MD: American Physiological Society.

Zola-Morgan, S., Squire, L. R., & Ramus, S. J. (1994). Severity of memory impairment in monkeys as a function of locus and extent of damage within the medial temporal lobe memory system. *Hippocampus, 4*, 483–95.

E. T. Rolls

holoprosencephaly 全前脳症

大脳皮質がほぼ対照的な左右大脳半球へと正常な分化を遂げず、未分化の1つの大脳として残る発達異常。

Huntington's disease or chorea ハンチントン(舞踏)病

1872年にGeorge Huntingtonが最初に記載したハンチントン病(別名ハンチントン舞踏病)は、慢性進行性の神経変性疾患で、通常、運動障害、痴呆(認知症)、精神症状を特徴とする。ハンチントン病は遺伝的には常染色体優性遺伝で完全な浸透率を示す。ハンチントン病の表現型は第4染色体上の遺伝子IT-15(interesting transcript 15)のトリヌクレオチド反復の著明な増大と産物である「*ハンチンチン*」(huntingtin)蛋白(ハンチントン病協同研究グループ、1993)に関連している。ハンチントン病の発症前診断法の利用は、将来重要な位置を占めるが、現在は比較的未発達な遺伝相談に関する倫理的問題を提起している。

ハンチントン病は通学35～40歳の間に臨床

症状がみられ，有病率は約10万人中5〜10人である。初期の症状の出現から高度の障害あるいは死に至るまでの期間は約15〜20年である。本疾患は男女間に有病率の差はないが，白人よりも黒人や東洋人ではまれである。発症年齢は，罹患家族間に比べ家族内でその変異は小さく，父系遺伝が若年発症の傾向にある。進行速度は発症年齢と逆相関の傾向があり，アルコール摂取量の少ない人，低体重の人だけではなく，女性では進行が早い。

臨床的特徴
運動
ハンチントン病は随意，不随意両運動の障害に関係する疾患である。異常不随意運動は通常，舞踏アテトーゼ運動のかたちをとり，ほぼ全身を障害する。最も顕著な不随意運動はしばしば上肢と顔面に現れ，患者は異常運動を随意的な動作に組み込み，制御することで自らの疾患を隠す努力をする。病初期には舞踏運動がストレスにより増悪し，意識的な制御によって低下する場合もあるが，病気の進行に伴い，舞踏運動は随意運動をしようとするときにより著明となる(Folstein, 1989)。

不随意運動は通常，ハンチントン病の初期に最も目立った特徴ではあるが，進行するに従って随意運動でもより微妙な多数の障害が明らかとなる。患者は運動の開始・維持，協調運動能力の欠如と同時に動作緩慢を起こす。これらの困難性は歩行，微妙な速さを要求する運動，手の巧緻性，到達運動で明らかである。眼球の随意運動もまた障害され，運動速度の低下，追視運動時の著明な律動が現れる。

口-頬-顔面領域にみられる舞踏アテトーゼ運動のため，最終的に著明な構音障害がみられ，一般的には発話の全局面に影響し最後には無言状態になる。舞踏運動のため咀嚼，嚥下同様口に食物を運ぶ動きが障害され，窒息で患者の生命が危険にさらされる(Folstein, 1989)。

行動
感情障害，精神病的反応，脱抑制を含む精神症状は比較的頻繁にみられ，運動障害の出現に先行する場合がある。そのうち感情障害が最も高頻度な精神症状で，50％に高度なうつ，10％に軽躁状態がみられるという報告がある。自殺が基準率からの推定より高率にみられる。無感情が多くみられるが，時に状況に依存し，明確な指示が与えられると患者は刺激を受け行動できる場合がある。精神症状はまた1/3の症例に伴う幻覚，妄想を含む精神分裂病(統合失調症)様症候群，パラノイド状態，12％の症例にみられる思考障害を伴う完全な精神分裂病症状が出現する(Garron, 1973)。脱抑制症状も明らかで，50％の症例で興奮性が著明で入院の第一の原因となる。衝動性も異常な性行動で現れ，男性では性行動亢進が比較的高頻度にみられ法律を遵守できず，逮捕，投獄される割合も比較的高い。

認知
認知障害は，運動障害に先行することも続発することもあるが，通常は両者とも同時に進行する。言語能力のうちあるものは病気の末期まで比較的よく保たれるが，情報処理速度の減弱(精神緩慢)，注意，実行機能，表出言語，視空間認知，記憶の異常などは早期に起こる障害である。注意障害は注意を散漫にさせる状況下で患者に注意を保ち続けるように要求することで明瞭になる。行動制御，概念処理を含む実行機能の障害は，概念的範疇内での獲得，維持，変換能力の低下同様，行動系列の計画，組織化，開始，実行，維持能力の低下に著明に認められる。疾病の進行に伴って，すべての認知機能が連続的に退行し，患者は最後に無言で知的荒廃の状態に至る。

言語理解と語彙や一般知識などの基礎能力は病末期まで比較的保たれる。理解困難は複雑な指示の理解や会話の要旨をつかむことに問題が生じてはじめて判明する。

失名辞と失語は最終段階まで比較的まれにしかみられないが，患者は視覚性誤認知のために対坐法による軽度の呼称障害が早くからみられる。

しかし，言語の表出はしばしば病初期から障害される。初めのうちは語産生の遅れ，会話の開始の消失，頻繁な口ごもり，構文の貧困化に示される言葉の流暢性の低下を特徴とする。発話に必要な筋群の舞踏運動が進行性に悪化すると呼吸，発声，共鳴，発音，韻律に影響を及ぼし，音量，速度，タイミング，間隔の制御能力が低下し，散漫で，爆発的でほとんど理解できない言葉となる。最後には，構音障害がきわめて重度なため，患者は自らの発声器官の随意的制御を失い無言となる。

視空間認知も早い段階に障害される。一般知能検査の言語性尺度に比較した動作性尺度が著しく低下し障害は明らかとなる。また視空間探索課題や識別課題でも障害は明瞭であり，自己中心性の空間定位の認知に異常がみられるが，外界の物品の空間定位の操作には障害はみられない。一般的に視空間能力の低下は，視運動性追跡，方向感覚，視空間統合を要求する場合に

最も顕著となる。

記憶障害はハンチントン病のもう1つの早期の徴候で，言語性・非言語性素材ともに，比較的短い遅延時間の想起の障害が明らかである。疾病の進行に従い，記憶障害はより顕著になり，数唱など簡単な課題でもみられるようになる。遠隔記憶は進行性に障害され，ついには逆向性健忘の時間的勾配が平坦になり過去全期間を通じ有名人の名前と地名などごく身近な名を想起することと同様に障害される。運動能力の学習や手続き記憶も進行性に崩壊する。記憶障害が情報の記号化，想起のどちらの障害に由来するかについて多く議論された。病初期には想起については再認記憶が相対的に保たれていることから想起の障害が支持される。しかし，病気の進行とともに再認記憶も障害される。

亜型

上述のハンチントン病の一般例に加え，症状の出現年齢から通常2つの亜型が区別される。20歳以前に発症する早発型ハンチントン病は，いっそう高頻度に父系遺伝を特徴とし，舞踏運動より筋強剛がみられ，進行が早く，臨床像は重度で発作が起こる危険が大きい。遅発性ハンチントン病は50歳以後に発症し，典型例は母系遺伝で進行も遅く，運動・認知機能障害の症状も軽度である。抑うつ，無感情，不安など精神症状は通常それほど重度でなく，薬物療法によく反応し，完全な精神分裂病症状はまれである。遅発型は早発型に比べて神経病理学的変化に乏しいが，病因となる明らかな機序を支持するほどの質的な変化の相違は報告されていない。亜型を説明するための発症の機序として母系遺伝因子，すなわち「**老化遺伝子**」変容物質，父系遺伝因子「**刻印**」遺伝子やDNAのメチル化に対する父系・母系遺伝の性質と考えられる。

構造と機能の変化

神経放射線学

末期のハンチントン病では尾状核と被殻の著明な萎縮がCT，MRIで容易に検出できる。しかし，最近の研究では認知・機能面で病的になる前に病変を検出する手段とする有用性を疑視する傾向がみられる。それとは対照的にCT上の組織損傷，認知機能の低下，明らかな臨床徴候の出現前にポジトロン断層撮影（PET）できわめて早期に線条体の糖代謝に異常がみられたとする報告がある。

線条体損傷という信頼できる報告以外，神経放射線学は皮質損傷の実証には絶対的な貢献はしていない。脳波では，徐波活動，α波活動の減少と尾状核萎縮との関連が証明されたが，この所見の診断的価値は明らかではない。皮質領域の脳血流量の検討で，安静時の軽度から中等度の低下に加え，尾状核萎縮の程度と相関する前頭葉賦活負荷の際にみられる説明困難な前頭葉機能亢進が報告された(Weinberger et al, 1988)。CT所見は前頭葉皮質の萎縮という見解を支持してきたが，今のところこの損傷と痴呆や前頭葉機能をみる神経心理学検査の成績との間に相関はみられなかった。PETで大脳皮質の糖代謝異常はかなりの進行期でもみられない。

神経病理学

神経病理学的研究は一貫して尾状核に始まり被殻，淡蒼球に拡がる線条体核の高度の萎縮，ニューロンの脱落と神経膠症（グリア）について報告した(Vonsattel et al, 1985)。末期になると新皮質，とくに前頭領域と後頭領域でニューロンの脱落，神経膠症が著明になる場合があるが，この過程が常に観察されるわけではない。さらに中等度の細胞消失が前障，視床下核（例えば視床腹側基底部），海馬で記載されたが，**大脳基底核**(basal ganglia*)，脳幹，脊髄は明らかに障害を免れていた。小脳も免れると考えられていたが，最近の研究ではこの部分に細胞消失が報告された。

神経化学

特異的な神経化学的異常がハンチントン病の病因と直接関係するわけではないが，多くの異常がみられた。最も特徴的なものは神経病理の著しい選択性で，早期には小型から中型の有棘(spiny)ニューロンが主に損傷され，中型から大型の有棘ニューロンは比較的よく保たれていた(Ferrante et al, 1985)。小型から中型の有棘ニューロンが線条体ニューロンのほぼ90%を占め，線条体からの遠心系投射線維を構成している。これらのニューロンにはP物質，エンセファリンを含む多数のペプチド共同伝達物質とともにγアミノ酪酸(GABA)が含まれるようで，ハンチントン病ではそれらすべてが著明に低下していた。一方，中型から大型の有棘ニューロンは線条体ニューロンの約10%を占め，線条体内の連絡のほか，他の皮質構造から線条体への入力を担っている。これらのニューロンのなかにソマトスタチンを含むものがあり，線条体と皮質のソマトスタチンの上昇がみられた。

有棘ニューロンの有意な減少から，ハンチントン病で最も重要な神経伝達物質と考えられるGABAに関心が集まった。線条体，淡蒼球，黒質におけるGABAとその合成酵素であるグ

ルタミン酸脱炭酸酵素が70～90%低下した際に発症がみられ，GABA受容体結合部が線条体内で50%減少し，グルタミン酸も線条体内で低下する事実もある。ハンチントン病でみられるGABAの低下は側坐核，外側淡蒼球，視床下核，黒質，視床腹外側核でみられた。

GABA含有性線条体遠心系の活性はドパミン作動性，コリン作動性入力の調整を受けるが，それらもまたハンチントン病では高度に障害される。これらの不規則性がとくに重要である理由は，ドパミン作動薬により自発的不随意運動が増強するのに対し，コリン作動薬，GABA作動薬では不随意運動が低下する傾向がみられたからである。線条体中のアセチルコリン含有ニューロンが，その合成酵素であるコリン-アセチル基転移酵素の濃度と同様に減少する。線条体のドパミン含有神経終末の減少やチロジン水酸化酵素の濃度異常はみられないようである。

比較的選択的に線条体有棘ニューロンに変性が生じ，無棘ニューロンが保たれる事実は，ハンチントン病の生化学的病因モデルとしての重要な指標となった。この条件にかなうモデルの出現は興奮性アミノ酸の局所的活性過剰により脱分極が持続した後に選択的なニューロンの死がみられたことにもとづき，これはハンチントン病での明らかな選択的損傷に似ていた(Di Figlia, 1990)。このモデルはグルタミン酸受容体の亜型であるNMDAと，それがキノリン酸の興奮毒性効果の媒介となる点にとくに注意が向けられた。しかし，今のところ，興奮性神経毒モデルでは，ハンチントン病の晩発性の発症の理由や新線条体内での進行性退行の納得のいく説明がつかない。最近の理論構成は相互作用機序としてエネルギー代謝の年齢に相関した低下を想定し，上記の理論的な限界を打破する試みが行われている。

組織の損傷と機能の相関性

大脳基底核と前頭葉皮質領域の関連は，一連の分離した「**ループ**」として特徴づけられた(Alexander et al, 1986)。被殻は運動に関連した皮質構造，とくに補足運動皮質と連絡している。尾状核は前頭眼野を除き運動皮質と線維連絡をもたず，黒質網様部と連絡する。その主な皮質との連絡は，前頭皮質領域，とくに背外側皮質，前頭眼窩皮質辺縁系である。ハンチントン病では比較的選択的に有棘投射ニューロンが障害されることを考慮すれば，この線維連絡から機能的・解剖学的相関性が示唆され，異常運動が被殻損傷に関係するのに対し，認知，情動的変化は尾状核障害とより深いつながりをもつと考えられた。

線条体と黒質の間で遠心路が遮断されることから，ハンチントン病にみられる進行性の認知機能障害は「**下行性**」離断の結果で二次的に皮質機能に影響を与えると推論する研究者もいる(Weinberger et al, 1988)。認知・言語機能が末期まで保たれるという事実は，この見解に合致すると同時にハンチントン病とそれ以外の，パーキンソン病(Parkinson's disease*)，進行性核上性麻痺(progressive supranuclear palsy; PSP)を含む皮質性「**離断**」症候群の間にみられる認知機能の類似性も説明できる。

情動の制御障害の解剖学的対応もまた「**下行性**」皮質離断によるものと考えられる。辺縁系皮質は情動に関係し，ハンチントン病で最も早い時期に損傷を受ける構造領域の1つである尾状核前内側部に投射線維を送っている。ハンチントン病の情動障害が非常に早期に出現することは尾状核前部と情動障害の間の時間的な関連性の証拠を提供している。パーキンソン病，進行性核上性麻痺など他の「**離断**」症候の感情障害の類似性からハンチントン病の情動障害の「**離断**」仮説を支持する研究者もいる。

治療

現時点でハンチントン病の進行を阻止するのに有効な治療法は存在しない。現在の治療的攻略法は症状の低下と緩和的看護に限られている。薬物治療は運動障害と精神症状の軽減にある程度有効である。とくにハロペリドールやフルフェナジンなどドパミン拮抗薬を少量投与することは舞踏運動，興奮性，幻覚，妄想を緩和するのに有効であることが証明された。三環系抗うつ薬，モノアミン酸化酵素阻害薬や，電気ショック療法によりハンチントン病の抑うつは改善するが，有効性は抑うつの身体徴候に特異的で，自己過小評価，絶望感など反復連想される成分に関しては比較的効果が少ない(Caine & Shoulson, 1983)。

行動療法的方略が種々提案され，ある種の症状に対し障害の大きい局面を和らげるのに有効であった(Folstein, 1989; White et al, 1992)。嚥下障害のため致死的場面が発生することを考慮すれば，食事の管理は重要で，患者は有効な食事摂取法を練習することで恩恵を受けることができる。進行性の言語障害による悪影響を和らげるにはとくに速度と正確さに関する患者の負担を軽減する必要がある。言語療法もまた適用があり，補助的な意思疎通の方略を提供するが，患者の言語能力が高い病初期に開始するの

がきわめて有効である。

実験的治療の研究も進められ，報告された多数の生化学的異常が有効性を秘めた治療法の開発の糸口となっている。GABAの欠損の観察から，利用できるGABAを増やすことで病気を治療しようとするいくつかの試みが生まれた。これらにはGABA作動性ムシノール(muscinol)，イソニアジド，GABA転移酵素を抑制するαアセチレンGABA，GABA受容体協同薬のTHIPがある。しかし，どれも機能的有効性は認められていない。

興奮性神経毒モデルから線条体内の過剰のグルタミン酸を制限しようとする試みがなされた。その1つとしてバクロフェンの例があるが，これにより利用できるグルタミン酸の量が減少したが進行性の退行を阻止できず，症状の改善は明らかではなかった。

とくにドパミン作動性として神経伝達の制御を仲介するソマトスタチンの役割は，ハンチントン病患者の大脳基底核にみられるソマトスタチンの過剰とあいまって，運動・認知機能障害の治療にソマトスタチン拮抗薬(システアミンcysteamine)の効果の評価につながったが，この有効性を確立することはできなかった。

前臨床段階で齧歯類の胎生細胞移植という実験的検討で期待できる成績が得られた。線条体から病変のある尾状核へ移植された胎生細胞は新線条体神経細胞の発育を促し，適切な遠心系・求心系線維連結を構成するだろう(Di Figlia et al, 1988)。これらの齧歯類での移植で興奮中毒性病変によって起こされた運動障害のうち，あるものが元に戻ったとする報告もある(Giordano et al, 1990)。ハンチントン病の有効な治療の将来的展望にこの領域の貢献が大いに期待できる。

結論

ハンチントン病は，人格，認知，運動の異常と広範囲に多様な変性による結果を表現し，常染色体優性遺伝疾患のモデルになっている。精神医学，神経心理学，神経内科学の研究成果により病因論の理解が飛躍的に向上したが，まだ多くの部分が未解決のままである(Purdon et al, 1994)。ハンチントン病の病因に対する直接の治療の開発は未完成であるが，緩和的看護として多方面からの治療計画を支持する文献が多数出された(White et al, 1992)。最近の病的遺伝子の発見に伴い，ハンチントン病の病因論の理解と治療の進歩がおそらく近いうちに可能になるであろう。

【文献】

Alexander, G. E., Delong, M. R., & Strick, P. L. (1986). Parallel organisation of functionally segregated circuits linking basal ganglia and cortex. *Annual Review of Neuroscience, 9*, 357–81.

Caine, E. D., & Shoulson, I. (1983). Psychiatric syndromes in Huntington's disease. *American Journal of Psychiatry, 140*, 728–33.

DiFiglia, M. (1990). Excitotoxic injury of the neostriatum: a model for Huntington's disease. *Trends in Neuroscience, 13*, 286–9.

DiFiglia, M., Schiff, L., & Deckel, A. W. (1988). Neuronal organization of fetal striatal grafts in kainate- and sham-lesioned rat caudate nucleus: light- and electron-microscopic observations. *Journal of Neuroscience, 8*, 1112–30.

Ferrante, R. J., Kowall, N. W., Beal, M. F., Richardson, E. P., Bird, E. D., & Martin, J. B. (1985). Selective sparing of a class of striatal neurons in Huntington's disease. *Science, 230*, 561–3.

Folstein, S. E. (1989). *Huntington's disease: A disorder of families*. Baltimore, MD: Johns Hopkins University Press.

Garron, D. C. (1973). Huntington's chorea and schizophrenia. In A. Barbeau, T. Chase, & G. Paulson (Eds), *Advances in neurology. Vol. 1: Huntington's chorea* (pp. 729–34). New York: Raven.

Giordano, M., Ford, L. M., Shipley, M. T., & Sandberg, P. R. (1990). Neural grafts and pharmacological intervention in a model of Huntington's disease. *Brain Research Bulletin, 25*, 453–65.

Huntington, G. (1872). On chorea. *Medical Surgical Report, 26*, 317–21.

Huntington's Disease Collaborative Research Group (1993). A novel gene containing a trinucleotide repeat that is expanded and unstable on Huntington's disease chromosomes. *Cell, 72*, 971–83.

Purdon, S. E., Mohr, E., Ilivitsky, V., & Jones, B. D. W. (1994). Huntington's disease: etiology, pathogenesis, and treatment. *Journal of Psychiatry and Neuroscience, 19*, 359–67.

Vonsattel, J. P., Meyers, R. H., Stevens, T. J., Ferrante, R. J., Bird, E. D., & Richardson, E. P. Jr. (1985). Neuropathological classification of Huntington's disease. *Journal of Neuropathological and Experimental Neurology, 44*, 559–77.

Weinberger, D. R., Berman, K., Iadarola, M., Driesen, N., & Zec, R. F. (1988). Prefrontal cortical blood flow and cognitive function in Huntington's disease. *Journal of Neurology, Neurosurgery, and Psychiatry, 51,* 94–104.

White, R. F., Vasterling, J. J., Koroshetz, W. J., & Myers, R. (1992). Neuropsychology of Huntington's disease. In R. F. White (Ed.), *Clinical syndromes in adult neuropsychology: The practitioner's handbook* (pp. 213–51). London: Elsevier.

Scot T. Purdon, Thomas Chase, Erich Mohr

hydrocephalus　水頭症

脳室(ventricles*)の病的,力動的な状態であり,脳脊髄液(cerebrospinal fluid*)の過剰産生や,脳脊髄液の産生部位から始まり脳室内,くも膜下腔,くも膜絨毛で吸収される間の通過障害などさまざまな原因により,脳室体積が進行性に増加する。脳脊髄液の流動力学的異常の種類を問わず,通常,脳室の拡大(脳室拡大)によって発症する。最近の用語の使用法としては,水頭症という用語は頭部の拡大の有無にかかわらず,過剰の脳脊髄液貯留と脳室拡大を伴う障害を意味する。

通常,水頭症は脳脊髄液圧の上昇を伴う。脳には静脈性毛細血管,細胞外空間,大脳白質の脂肪や蛋白質が存在するため,正常の脳は生体が有する弾力性を有する。脳脊髄液がどの程度排除され脳組織がどの程度圧迫されるかは,実効脳脊髄液圧(脳室内と静脈血中の脳脊髄液圧勾配)によって制御される。正常の脳脊髄液圧は脳組織の生物的弾力性の許容範囲より低いため,その圧は脳組織内で分散される。水頭症では,この元来備わっている脳脊髄液圧の制御と代償機構に異常が起こり,脳室内圧が上昇するとともに実効脳脊髄液圧が増加し,この過剰な圧によって細胞から液体成分が外部へ移動する。脳室周囲がこの圧力を最も受けやすく,この圧力は脳室拡大を起こし,脳組織に対する圧力が増大する。

成人と小児の水頭症の病因

水頭症は小児や成人でも起こる疾患で,どの年齢でも新生物,外傷,脳の感染などが原因で起こる。しかし,小児と成人では水頭症の特徴的な病因が異なる。通常,成人では深部大脳白質の脳血管性の異常から水頭症が起こる。小児の水頭症は早期の脳発達に影響を与え,脳脊髄液圧の上昇と脳室拡大を伴う一群としてよくみられる。

成人の正常圧水頭症

正常圧水頭症(normal pressure hydrocephalus；NPH)は成人に発症する慢性の水頭症で,平均脳脊髄液圧が正常なこと(しかし,脳脊髄液の脈波圧は正常の6倍に達することに注意)と,側脳室の拡大を特徴とする。正常圧水頭症は脳血流量を減少し,皮質と皮質下領域の酸化的代謝を変化させ,脳梁,大脳白質,側脳室周囲灰白質の毛細血管の密度を減少させる。正常圧水頭症が長期間に及ぶと老人斑,神経原線維塊,大脳基底核萎縮,脳皮質や海馬の変性などのアルツハイマー病に似た変化が起こる。正常圧水頭症の古典的な三徴〔歩行失行,尿失禁,痴呆(認知症)〕は深部大脳白質内の神経線維にずれ応力が作用して発症すると考えられる。これらの神経線維は,脳灌流圧が加齢に伴って減少した深部大脳白質の梗塞によっても障害される。深部大脳白質梗塞と正常圧水頭症が共存することが多いため,深部大脳白質梗塞が側脳室周囲の張力を減少させて正常圧水頭症を起こすという両者に共通する機序が指摘されている。現在,成人水頭症について行われている神経心理学的研究では,深部大脳白質梗塞による種々のタイプの痴呆と正常圧水頭症の比較,とくに注意,記憶,論理的思考,認知過程のスピードと柔軟性の障害の比較に関心がもたれている。

先天性・周産期性水頭症

先天性疾患(congenital disorders*)の多くは神経胚形成の異常に伴い早期に発症する。神経管が閉鎖しないことで起こる二分脊椎は脊髄空洞症,後脳の変形であるアーノルド・キアリ(Arnold-Chiari)奇形,小脳無形成,第四脳室出口からの小脳ヘルニアや,脳半球の相互嵌入などの脳奇形を伴う。中脳水道狭窄では,近接する中脳の構造物の成長による圧力によって中脳水道が先天的に狭窄化する。先天奇形であるダンディ・ウォーカー症候群は後頭蓋窩の拡大,小脳虫部の無形成,第四脳室の囊胞状の拡大がみられる。

水頭症は側脳室周囲に脳軟化を起こすような周産期の脳侵襲に続いてしばしば起こる。脳虚血や脳出血により,側脳室周囲の大脳白質が破壊・吸収されたり,新生児期の感染や癒着が側脳室に影響を与えることなどが原因となる。生後3カ月までの新生児1,000人あたり4人の割合でなんらかの水頭症が起こる。

水頭症が脳に与える影響

脳に対する水頭症の影響を検討するためには,人間の組織の剖検や生検,動物実験モデルを利用する方法がある。動物に水頭症を起こさせるには珪酸アルミニウムを注入し,脳幹周囲

のくも膜下に炎症性の閉塞を起こし、脳脊髄液の流れをせき止める方法、珪素オイルを脳槽に注入し第四脳室からの脳脊髄液の流れを機械的に閉塞する方法、脳静脈の流出を閉塞させる方法、ウイルス接種による方法、奇形誘発因子や毒物に曝露させる方法などがある。

人間と動物の研究によって、水頭症では脳室拡大の直接的・間接的結果として脳の発達と構造と機能が変化することが明らかにされた。水頭症の神経病理学的な影響は、水頭症と脳室拡大の程度、脳脊髄液の圧の異常の程度と持続期間、水頭症の原因、水頭症発症時の年齢などいくつかの因子によって決定される。水頭症の影響には年齢や原因如何に関係なく起こるものもあるが、成人と小児では多少異なった影響を及ぼすものもある。

動物の新生児水頭症に関する神経病理学的研究では、樹状突起の棘の欠損、枝分かれの減少、錘体細胞の異常な樹状突起などのニューロンの成熟の障害がみられる。

水頭症は側脳室や脊髄中心管を裏打ちしている上皮細胞である上衣にも変化が起こる。水頭症によって上衣は扁平化や伸展される結果、亀裂が入り完全に破壊されるが、これらは脳脊髄液の流れが閉塞されてから12時間以内で起こる。側脳室が拡大するに従い、上衣細胞は扁平化して表面積を拡げようとする。しかし、上衣は無制限に伸展しないため、側脳室の上壁や背外側の前後角に沿った大脳白質領域を覆う上衣では繊毛と微小絨毛が失われる。

水頭症は脳の血管系も変化させる。脳血流量を減少させ、皮質と皮質下の酸化的代謝を変化させ、脳梁、大脳白質、側脳室周囲灰白質の毛細血管の密度が低下する。脳血管や毛細血管は歪められると機能しなくなる。

水頭症は脳の水分と細胞外空間の構成を変化させる。水頭症により側脳室の表面から数mmにも及ぶ厚さの脳室周囲浮腫を生じ、側脳室に接した大脳白質の細胞外の空間が拡大する。細胞外液は通常、脳脊髄液に流入する。脳室周囲の液貯留は実は停滞した細胞外液であると考えられ、これはニューロンに対し異常な微小環境である。

水頭症は神経伝達物質(neurotransmitters*)の濃度も変化させる。エネルギー代謝と情報伝達に関連した物質(神経伝達物質とこれらの代謝産物)は、細胞外空間に存在し、細胞外の空間の体積と歪曲の程度によって神経伝達物質が動き回ることのできる程度も決定される。人間や動物の脳脊髄液を分析した研究によって、水頭症により種々の神経伝達物質と神経ペプチドの濃度が変化することが報告された。水頭症が細胞外の空間を歪曲させると、エネルギーや情報に関連した物質の流れ(強いては神経機能)が障害される。

水頭症と大脳白質

大脳白質の主な構成要素は、化学物質によって電気的信号を伝達する有髄線維と無髄線維、髄鞘を形成する細胞である乏突起膠細胞(オリゴデンドログリア)からなる。大脳白質は水頭症による生物力学的影響を被るだけではなく、大脳白質の一体性を障害するような病因の影響も受ける。

水頭症の場合、脳脊髄液から髄鞘塩基性蛋白が検出されることによって、脳室拡大が側脳室周囲白質内の軸索や髄鞘を損傷する。水頭症の小児の脳生検でも脳室周囲白質の損傷がみられる(急性期の軸索変性と髄鞘崩壊、慢性期の線維化と萎縮)。

脳梁(corpus callosum*)は水頭症によって重大な影響を受ける白質伝導路である。脳梁は妊娠8〜12週で形成され、脳梁無形成(agenesis*)は神経胚形成が早期に中断することが原因とされている。完全な無形成は多くはないが、その場合には正中付近の異常などの粗大な異常を伴うことが一般的である。脳梁の部分的無形成では中脳水道狭窄と二分脊椎がしばしば合併する。水頭症はすでに形成された脳梁を伸展し破壊するため、脳梁組織が菲薄化し低形成がみられる。

水頭症は他の白質伝導路、とくに間脳やそれより尾側の領域と大脳半球を連絡している正中近くの投射路を障害する。一側の半球内での皮質間を連絡し、より外側に位置する白質伝導路は通常障害を免れる。水頭症の新生児では脳溝内の皮質が脳表面に露出し、過剰な皮質脳回がみられるが、水頭症の小児で行われた生検でも皮質ニューロンの変化はほとんどみられない。

治療

水頭症は自然寛解することもある(排水路の開通、脳脊髄液産生の減少、吸収機構の効率性改善)。しかし一般例では、異常な脳脊髄液圧を元に戻すためのシャント治療(弁の付いた管を用いて側脳室の脳脊髄液を他の体部位に振り分けること)が必要である。しかし、この治療を行ったとしても側脳室の大きさは正常に戻らないことがある。それは側脳室壁には引き続き圧力がかかるためであり、その圧力は壁面積と内部圧力に直接比例する。脳脊髄液圧が低下しても、脳室の壁面積が拡大したままのことがあ

る。症状が持続するのは脳組織に引き続き異常なストレスがかかるためである。小児におけるシャント治療は神経病理学的変化を部分的に改善させるだけでよく，認知機能を完全に元に戻す必要はない。

水頭症を有した小児の神経心理学的研究

水頭症は力動的な疾患である。脳に対する水頭症の影響には永続するもの（白質の線維化が細胞外空間の恒久的変化を及ぼすことが知られている）もあるが，少なくともいくつかの症状は，疾患の程度が一定以上重度にならないと出現しない。この疾患の力動的側面がどのようにして神経心理学的機能に関係するのかについて不明である。またシャントの感染や脳室炎など，関係する合併症の役割も明らかではない。成人でも小児でも，水頭症による脳室拡大の程度と認知機能の関連については今後十分に解明される必要がある。

このような現状にもかかわらず，水頭症の小児の神経心理学的能力（知能，感覚運動機能，視空間技能，言語，記憶，注意など）については過去30年間にわたる研究活動によって探究されてきた。この間に研究の焦点には変化がみられた。治療が行われた初期の段階では，水頭症の小児は全般的知能発達遅滞を来す危険にさらされたことから，水頭症がシャントによって治療されたか否かの指標として知能発達遅滞の発症頻度の追跡調査が行われた。

治療方法の改善とともに精神発達遅滞を呈する小児はほとんどいなくなったことをふまえて，今度は学業の到達成果に制限を与えるような特定の認知障害の記載に研究の重点が置かれるようになった。近年では，発達の観点から研究が行われるようになり，認知障害の性質とその年齢別の特徴や早期発症の水頭症でみられる特定の臨床型や症状との関係などが明らかにされた。現在の神経心理学的研究において関心がもたれている点として，①シャントにより治療が成功した小児の認知機能の特徴，②神経病理と特定の認知機能の関係，③水頭症を有する小児に特徴的なある種の言語症候群の認知的基礎，④心理学や言語学の理論から生じた問題を探究するために水頭症の患者について研究すること，などである。

水頭症の小児は言語性知能が非言語性（または知覚運動性）知能より高いことが長年にわたり観察された。この認知の不均衡に関係する精神運動技能や認知技能，具体的には感覚・運動・空間的構成能力，目-手協調能力，読み・手書き・数処理の問題点などが研究された。

水頭症は広範な成因にもとづいて発症し，ある一定の身体的症状と徴候をもっている。小児の水頭症の身体的後遺症〔例えば眼球運動(eye movement*)の異常，巧緻運動の拙劣さ〕は時間制限のある非言語性，つまり知覚運動性課題の成績が悪いことと関連があり，視知覚障害(visuoperceptual disorders*)や，視空間障害(visuospatial disorders*)とも関連する場合もある。これらの種類の非言語性認知障害においては，水頭症の症状と認知障害のタイプとの関連はかなり明白である。

大脳白質の発達異常は認知機能に影響を与える。水頭症の小児では全般的な大脳皮質の厚み〔気脳写(air encephalogram*)や，脳室造影(ventriculogram*)により画像化〕からも，脳脊髄液の量(magnetic resonance imaging*；MRIにより画像化)からも認知機能を予測することはできない。しかし，大脳白質の広範な星状細胞（アストロサイト）増加は精神発達遅滞と関連があり，MRI上の髄鞘化の程度と精神運動発達の間には相関がある。最近の研究によって，神経病理と認知障害の相関についての知見はさらに深まった。水頭症の小児の脳をMRIによって検討した研究では，大脳の白質伝導路の変化，髄鞘化の障害，脳梁を代表とする正中付近の交連線維構造の萎縮などの異常が見出されており，さらに，これらの神経発達上の異常と標準化された認知機能検査との関連について検討されている。

水頭症は言語にも影響を及ぼすが，この点については病理と認知障害の関連はそれほど明らかではない。従来より言語は水頭症を有する小児では障害されにくい分野である。発話と言語の習得は容易で，発話は流暢で（過剰に流暢であることもある）文構造も比較的しっかりしている。この見かけ上の逆説は，実はこの流暢な発話は内容的には乏しいことで説明される。「**カクテルパーティー症候群**」(cocktail party syndrome*)は34年前に初めて用いられた用語であるが，水頭症の小児の発話や言語，振舞いのパターンが常軌を逸していることを意味する。つまり，流暢な発話には保続が顕著で，画一的な社交辞令を過度に用い，関連のないことを饒舌にしゃべり，マナーには過度に精通している。水頭症の小児にとって言語はいわば社会的な接触を保つためには有効な手段ではあっても，意味を伝達するための手段にはなり得ない。

文章や会話のなかでの言語の使いかたや理解を検討した研究でも，水頭症の小児の言語は内

容に乏しいと報告している。水頭症の小児はかなり整った文構造で流暢に話すことができるが，その話しかたは冗長で，核心となるべき意味的内容が欠けている。水頭症の小児にとって会話の文脈に含まれる意味を完全に引き出すことができない。とくにどちらとも取れる言い回しの理解，慣用語句などよく使われる比喩的表現の把握，ある状況下で何が起こっているのかの推定，文章内容の筋書きを理解するための推理などが困難である。水頭症の小児は単語を解読する技能を良好に習得することはできるが，自分が読んだ文章内容を理解することが困難である。したがって，水頭症の小児が理解し表出できる単語は多くても，会話や文中の文字により伝達される明示的，暗示的なメッセージのほとんどを理解できない。

水頭症患児の言語的技能は，より理論的な問題を取り扱うために用いられた。これらの患児が文章よりも個々の単語をよりよく解読し理解するという事実と読み理解のモデルは関連性がある。文章に関する修辞(文章内容が理解され伝達されるために必要な文章の明晰さ，経済性，豊富さ)の発達が悪く，人間関係に関する修辞(会話でのスムーズな役割交代などの社会的側面)が良好に保たれていることは，これら2種類の言語運営上の言語学的な制約が分離できるものであることと関係している。

今まで水頭症は神経心理学者にとって多少の興味を引く問題でしかなかった。水頭症患者の認知的技能はあまり明らかにされておらず，水頭症が脳にどのように影響するかについても不明な点が比較的多かった。現在ではさまざまな型の水頭症に合併する認知的側面がより明らかにされ，MRIなど各種神経放射線による手段を用いることで，水頭症に合併する神経発達異常や大脳白質の構造的損傷のパターンをよりよく視覚化できる。今や水頭症の研究はこの状態にある患者の認知機能に関する実際的な疑問に応えるだけでなく，認知の構造に関する理論的な問いに対して明確な展望を与えている。

【文献】
Black, P. McL. (1990). The normal pressure hydrocephalus syndrome. In R. M. Scott (Ed.). *Concepts in neurosurgery*. Vol. 3: *Hydrocephalus* (pp. 109–14). Baltimore, MD: Williams & Wilkins.

Del Bigio, M. R. (1993). Neuropathological changes caused by hydrocephalus. *Acta Neuropathologica*, 85, 573–85.

Dennis, M., Fitz, C. R., Netley, C. T., Harwood-Nash, D. C. F., Sugar, J., Hendrick, E. B., Hoffman, H. J., & Humphreys, R. P. (1981). The intelligence of hydrocephalic children. *Archives of Neurology*, 3, 607–15.

Dennis, M., Jacennik, B., & Barnes, M. A. (1994). The content of narrative discourse in children and adolescents after early-onset hydrocephalus and in normally-developing age peers. *Brain and Language*, 46, 129–65.

Fletcher, J. M., Brookshire, B. L., Bohan, T. P., Brandt, M. E., & Davidson, K. C. (1995). Early hydrocephalus. In B. P. Rourke (Ed.), *Syndrome of nonverbal learning disabilities: Neurodevelopmental manifestations* (pp. 206–38). New York: Guilford.

Maureen Dennis

hyloagnosia　物体失認

触覚性失認で〔触知覚障害(tactile perception disorders*)の項を参照〕，触覚情報だけからでは物質の性質などの質感を同定することができない。したがって，これは触覚の一次的障害と考えられ，立体失認(stereo agnosia*)と異なる。

hyperactivity　多動(活動亢進)

生得的な原因による小児の不注意な衝動的で落ち着きのない行動は多動と呼ばれたが，近年では注意欠陥障害と呼ばれる。この障害は脳神経化学の異常に起因し，ほとんどの症例は遺伝性によるものと考えられる(Deutsch & Kinsbourne, 1990)。

初期の研究

小児の多動は以前からみられたが，神経学的障害による多動や，抑制の効かない行動が医学的な関心を集めるようになったのは1919年に起こった嗜眠性脳炎の流行以後のことである。この脳に起因する抑制不良という考えは「**脳損傷のある小児**」という概念のなかにも生き続け，脳性麻痺のように「**多動**」の行動に関連する神経症状が明らかでない小児について用いられた。多動のような行動異常が脳障害徴候の1つであるばかりでなく，唯一の徴候でもあるという考えかたは，現在では一般的に受け入れられている。しかし，脳の構造自体が異常であるという考えを避けるために，脳機能障害という用語が好んで用いられ，神経伝達の異常が仮定されている。複数の異常が同一個人にしばしばみられることより多動は，初期には学習障害や不器用さなどの異常〔微細脳機能障害(minimal brain dysfunction*)〕(Bax & McKeith, 1963)を含む

症候群の構成要素として強調されたが，行動異常自体に焦点が当たるようになってからは強調されなくなった。これに並行して，特定の異常行動に対する関心の増加は，運動の構成要素としての「**多動**」から，付随する注意の異常へと関心の対象を移行させることになった。すなわち，米国精神医学会のDSM(Diagnostic and Statistical Manual of Mental Disorders)で提案されたいくつかの用語を下敷きとした「注意欠陥」という専門用語が用いられるようになった(1980)。DSM-Ⅲでは「多動を伴う[または伴わない]注意欠陥障害」と名づけられ，DSM-Ⅲ-Rでは「注意欠陥多動障害」と名づけられた。診断のための基礎としてのチェックリストは，問題となる行動の一般的な事例を提供し，さらにDSM-Ⅲの場合は，不注意，衝動性，多動という主な3項目で構成されている。SNAP質問紙法はこのチェックリストを評価尺度に変化させたもので，この症候群にみられる社会的障害の重要な構成要素をカバーするために，仲間との相互作用項目を多く加えている。これら4つの領域は簡易臨床記述を可能にした。

特徴

多くの症例では，「多動を伴う[または伴わない]注意欠陥障害」(ADHD)は生涯続くが，学童期の行動にその特徴が最もよく現れている。**不注意**な小児は課題に集中できず，すぐに気がそれ，別のことをしようとさえする。彼らは必要な時でも集中して精神的作業を続けることができず，すぐに飽きて，人の言うことを聞かず，白昼夢を見ているかのようである。注意欠陥多動障害児は**衝動的**に話題から話題に飛びつき，自分の席にじっとしていず，順番を待てず，教室の中で叫んで欲求不満に耐えられない。これらの外界指向的行動は，**多動**と定義される運動における落ち着きのなさとして表され，このような小児はそわそわし，まるでモーターで動いているかのように，自分の席から飛び出したり歩き回わることもある。注意欠陥多動障害児は同世代の小児との**相互交流**の場面で，過度に尻ごみしたり強引で，望みがかなわないとかんしゃくを起こす。

ほとんどの注意欠陥多動障害児は感覚刺激を求める傾向がある(Zentall, 1975)。彼らは多くのことが起こっている状況ではたいてい機嫌がよいが，機嫌が悪いと刺激のレベルが彼らの欲求を満たすまで状況を複雑にしがちである。彼らは危険な仕事を選びがちであり，事故を起こしやすい素質がある。

情動に関しては注意欠陥多動障害児の興味は表層的なレベルにとどまっている。彼らは，結局は自己概念を縮小することが肝要であるにもかかわらず，自分の行動が自分の目標をだめにすることに気づかないようにみえる。彼らは一般的に内省的でなく，認知的な問題や情動的な問題をよく考えようとはしない。しかし，不適応の問題を生み出すパーソナリティのパターン自体は，強烈で大胆で遠慮がなく，積極的で革新的だと思われることもある。

上に挙げた概略は多少の修正が必要である。まず，不注意と落ち着きのなさは不変ではない。注意欠陥多動障害児が本当に興味をもっていることを行っているときは，健常な同世代の小児と同程度の注意力を示す。一般にすべての注意欠陥者は，適切な注意能力を時には示す。注意欠陥は固定されておらず，課題特異的である。注意欠陥多動障害児は，その課題に本能的に興味をもっていて，実験的に特殊な状況下や報酬を与えられる場合は，注意を正常に働かせることができる。「**誘因的動機**」が要請されたり，現在の行動に対する重要な報酬が遅れると注意欠陥障害の病理現象が顕在化する。

生涯の発達

就学前の注意欠陥多動障害児は乱暴で押しが強く，他の患児の持ち物をすぐひったくったり注意を引く行動をとりがちで，ひどいかんしゃくを起こすことも多い。乳幼児期ですら，このような小児は腹痛やイライラ，不規則な睡眠リズムを呈しやすい。落ち着きのない動作は生後ごく早期から気づかれることもあり，生前から認められるとする報告もある。

注意欠陥多動障害児が思春期に入ると，運動性多動は目立たなくなりがちだが，不注意と衝動性は典型的な場合には残ることがある。彼らの学校での成績はますます悪くなる。学校での後半期は，ますます指示への綿密な注意が必要とされ，宿題をするのに時間をかけなければならなくなる。衝動的な行動と計画性，まとめる力のないことによる対人関係の失敗もまたますますひどくなり，10代に入る前にはより深刻なものとなる。これら思春期の小児は，しばしばやる気がないようにみえる。というのは，ますます遅れていくことに気落ちするからである。

成人の「**残遺**」注意欠陥多動障害者は，衝動的で長期の仕事を続けることができず，対人関係を長期に維持することができないという特徴がある。小さな挫折や欲求不満にも耐えられず，仕事や進路，パートナーすら換える人もいる。「**ばか騒ぎ**」飲酒を含むアルコール依存症の早期

発症を合併することが多い。
下位分類
　多動症候群自体は分類可能で，下位分類のために2つのアプローチが考えられている。1つは，注意欠陥のある小児における障害に関連する特別な要素の有無による分類であり，もう1つは，他の精神病理との合併の有無による分類である(Biederman et al, 1991)。

　注意欠陥のある小児の多くが目立って多動なわけではなく，また，かつて多動だったとしてもその状態から成長していく場合も多い。現在のところ多くの研究者は，多動を伴うものと，伴わないものの2つの注意欠陥症候群があると考えている。前者は古典的な記述に適合し，後者はきわめて活動的であることの裏返し，すなわち怠惰で，無気力で時に「鈍麻」と記述されてきた(Lahey et al, 1984)。重要な差異は，個人が多動であるかどうかではなく，衝動的であるかどうかにあると筆者らは考えている。とくに合併症の観点からみて，別の下位分類を形成するようにみえるのは，衝動的でない注意欠陥児である。衝動的な多動はしばしば行為障害にもなり，攻撃的で反社会的な行動になりがちである(Loney et al, 1978)。非衝動的な注意欠陥児は，不安障害や大うつ病になりやすい。

病因
　注意欠陥障害は50〜75％の間で遺伝すると一般に認められた(Cantwell, 1975)。これは，注意欠陥のみられない家族に親類でない小児が養子縁組されたときでも非常に多動になりやすい傾向があることから劇的に説明される。養子縁組をされた小児の親は関連した遺伝子を伝えると推定されたからである。注意欠陥障害に関しまだ不明の膨大な数の原因が主張されている。それには無症状性の契機と母親のアルコール摂取が含まれている。イライラした不注意で非抑制的な行動は，時に食事の栄養素や多様な添加物によって起こる(Swanson & Kinsbourne, 1980)。これが起こるとき，その障害が一般の注意欠陥障害となんらかの違いがあるのか，注意欠陥障害の小児を単に悪化させる要因にすぎないのかどうかは明確ではない。社会経済的な要素そのものは原因ではないと思われる。しかし，不運な社会的状況が，注意欠陥のある個人行為障害の合併を増加させるかどうかを決定するようにみえる。乳幼児期に行動上の困難があったという記録だけではなく，微小な身体的奇形の頻度が高いことからも，注意欠陥多動障害が人生早期に起源をもつことを支持する証拠が得られた(Firestone et al, 1978)。

鑑別診断
　注意欠陥は発達精神病理学的にはさまざまな疾患で広くみられる。また，不注意は感情障害の証拠であり，ジル・ド・ラ・トゥレット症候群(Gilles de la Tourette syndrome*)の経過中で顕著である。頭部外傷やさまざまな脳炎もまた脱抑制的な行動を起こす。注意減退は小児の各種進行性の脳変性症の経過中にはあまりみられない。意識が瞬間的に途切れる小発作のケースは注意欠陥と間違われる。

評価
　注意欠陥障害に特異的なテストはないが，持続作業テスト(continuous performance test；CPT)の「**見逃しエラー**」と「**お手つきエラー**」の異常な高値が特異的といえる。ウェクスラー小児知能尺度の「**注意散漫からの解放**」要素(算数，数唱，符合の得点)は高度に障害される項目である。心理測定テストと神経心理学的テストの両方に関する注意欠陥障害の最良の証拠は特定のテスト成績よりも，行動の質に関する臨床家による観察から得られる。確かにいくつかの標準化されたテストは他のものよりも不注意や衝動性の障害を引き出す点でより信頼性が高い。しかし，事実は分類上の特性というよりも，検査がいかに退屈で単調で長いものであるかによると考えられる。ストループテストやプロテウス迷路，ウィスコンシン・カード分類テストのような課題の成績はほとんど一定しない。(LuriaのGo-No Go課題のような)優位な反応の傾向を抑制することが必要とされるテストや，(FASのような言語流暢性課題)流暢な自発的反応が必要とされるテストは，注意欠陥多動障害と統制群とを鑑別することができる。しかし，退屈で単調で，長時間に及ぶ実質的な心理的努力を必要とするような特殊な課題の感受性レベル近傍の場合に両者の鑑別はできない。

　教室や日常の行動とまったく同じように注意欠陥のある人はテスト成績で激しい変動性を示す。これは，注意と心理的努力の持続を必要とする課題で非常に明白である。持続作業テストの成績の変動性を反映する統計結果と心理的努力を必要とする課題は，注意欠陥のある人を特徴づける有力な方法である。

刺激による効果
　Bradleyの発見以来，刺激性薬物が注意欠陥行動を是正するのによく効くことが知られてきた。これはドパミン・アゴニストの可能性によるものであるという考えが実証的研究により累積的に支持された。デキセドリン(デキストロアンフェタミン)，リタリン(メチルフェニデー

ト)やcylert(ペモリン)はすべてドパミン・アゴニストだが，前二者はノルエピネフリンだけではなく，おそらくなんらかのセロトニン活性をもっている。それらは短時間作用性で，多くの場合30分〜1時間で効き始め，4〜6時間で行動上の効果は消えた(Swanson et al, 1978)。多数の文献によって，注意・衝動統制・姿勢の安定性や対人交流(Humphries et al, 1978)でも，これらの薬物療法による劇的な改善が証明された(Barkley, 1977)。またその他の研究から，これらの薬物による効果は，ふつうの注意の状態により近づけることが明かにされている。対照的に，同じ量の刺激薬を投与された健常者は学習と記憶の障害を示した(Wetzel et al, 1981)。この正常化効果は，純粋に症候的なものであり，一度薬物投与をやめると，以前の状態が完全に戻ってくる。通常の臨床で用いられる場合，これらの薬物はどれも効果が累積されることはない。これらのどの薬物を服用している小児も24時間以内で薬物の効果が消える。この事実は，この特殊な薬物療法がきわめて問題がないことをある程度説明すると考えられる。

刺激薬物の短時間作用により，短時間の薬物-プラセボ二重盲検法が可能となる。それによって，刺激薬物に反応するか反応しないかという観点で小児を分類することや，薬物投与されている小児自身を普通の状態にある対照群として用い，注意欠陥状態のさまざまな特徴を実証していくことができる(Kinsbourne, 1983)。

脳の基盤

注意欠陥障害を改善するドパミン・アゴニストの効果に関しては，脳のドパミンを媒介する投射に興味が集中している。これらのなかで，腹側被蓋領域から起こる投射が最も有力な候補とみられる。とくに動物実験では，動機づけを媒介する中脳辺縁系-眼窩前頭領域の投射が重要とされている。代謝研究から注意欠陥障害では前頭皮質が関与すると推定されているが，それらの説明は十分に確証されているわけではない。解剖・形態・神経組織学的異常に関する結論は現時点ではまだ出されていない。

管理

注意欠陥行動はある種の即時的報酬に反応するために，さまざまな種類の行動管理システムが試みられてきた(Patterson et al, 1965)。これらは必ずしも無効ではないが，その理論をめぐって議論が続いている。それらは刺激薬物療法と併用されるとより効果があるとされた(Pelham et al, 1980)。刺激薬物療法は最も広く用いられ，明らかに注意欠陥障害に対する最も効果的な方法である。時がたつに従い，その多くは，必ずしも医学的ではない理由で治療をやめるが，約80％の注意欠陥障害児が刺激性薬物に順調に反応する。他の薬物はそれほど効果的ではない。しかし，他の薬物使用が必要な場合もある。うつの要素がある場合と，ドパミン・アゴニストによって悪化するチックがある場合では，デシプラミンのような三環系が代用されたり，クロニジンが用いられるのが慣例的である(Hunt et al, 1985)。合併する不安症状はブスピロンで治療できる。合併する行為障害が薬物療法に反応する程度は疑わしい。カフェインは効果がないようであった(Garfinkel et al, 1981)。

注意欠陥障害に対する他の多くの治療法が流行したが(Silver, 1986)，それらの多くは有効性は証明されなかった。これらのなかで，ある栄養素を欠いた食事や化学添加物に関しては経験的になんらかの支持を得ている(Egger et al, 1985)。しかし，大半の注意欠陥障害者に対する実用的な方法はまだ見出されていない。

結果

注意欠陥のある患者の一部の将来には希望がもてない。大人になっても注意欠陥が持続して就職や家族の状態に悪い影響を与えるだけでなく，アルコール依存症(Blouin et al, 1978)，精神病質や他の深刻な精神病理(Menkes et al, 1967)の特徴を有する。何割かの注意欠陥のある患者は，大人になってから独立して生活を維持できるが，追跡調査ではこの点が明確になっていない。同様に，注意欠陥障害者の教育上の発達も良好ではない。しかし，持続的な長期間の刺激性薬物治療によって，これがどのくらい改善されるかについて満足のいく説明はない。刺激性薬物の長期使用そのものは，重度の損失を示したことはない。

【文献】

American Psychiatric Association (1980). *Diagnostic and statistical manual of mental disorders*, 3rd edn (DSM III). Washington, DC: APA.

Barkley, R. A. (1977). A review of stimulant drug research with hyperactive children. *Journal of Child Psychology and Psychiatry*, 18, 137–65.

Bax, U., & MacKeith, R. C. (1963). "Minimal Brain Damage" – a concept discarded. In R. C. MacKeith & M. Bax (Eds), *Minimal cerebral dysfunction* (foreword). London: SIMP with Heinemann.

Biederman, J. B., Newcorn, J., & Sprich, S. (1991). Comorbidity of Attention Deficit Hyperactivity Disorder with conduct, depressive anxiety, and other disorders. *American Journal of Psychiatry*, 148, 564–77.

Blouin, A., Bornstein, R., & Trites, R. (1978). Teenage alcohol use among hyperactive children: a 5 year follow-up study. *Journal of Pediatric Psychiatry*, 3, 188–94.

Cantwell, D. P. (1975). Genetics of hyperactivity. *Journal of Child Psychology*, 16, 261–4.

Deutsch, C. K., & Kinsbourne, M. (1990). Genetics and biochemistry in attention deficit disorder. In M. Lewis & S. M. Miller (Eds), *Handbook of developmental psychopathology* (pp. 93–110). New York: Plenum.

Egger, J., Graham, P. J., Carter, C. M., Gumley, D., Soothill, J. F. (1985). Controlled trial of oligoantigenic treatment in the hyperkinetic syndrome. *Lancet*, 2, 540–5.

Firestone, P., Peters, S., Rivier, M., & Knights, R. M. (1978). Minor physical anomalies in hyperactive, retarded and normal children and their families. *Journal of Child Psychology*, 19, 155–60.

Garfinkel, B. D., Webster, C. D., & Sloman, L. (1981). Responses to methylphenidate and varied doses of caffeine in children with attention deficit disorder. *Canadian Journal of Psychiatry*, 26, 395–401.

Humphries, T., Kinsbourne, M., & Swanson, J. M. (1978). Stimulant effects on cooperation and social interaction between hyperactive children and their mothers. *Journal of Child Psychology and Psychiatry*, 19, 13–22.

Hunt, R. D., Minderaa, R. B., & Cohen, D. J. (1985). Clonidine benefits children with attention deficit disorder and hyperactivity: report of a double-blind placebo-crossover therapeutic trial. *Journal of the American Academy of Child Psychiatry*, 24, 617–29.

Kinsbourne, M. (1983). Toward a model for the attention deficit disorder. In M. Perlmutter (Ed.), *Development of policy concerning children in special needs: The Minnesota symposium on child psychology*, Vol. 16 (pp. 137–66). Hillsdale, NJ: Erlbaum.

Lahey, B. B., Schaughency, E. A., Strauss, C. C., & Frame, C. L. (1984). Are attention deficit disorders with and without hyperactivity similar or dissimilar disorders? *Journal of the American Academy of Child Psychiatry*, 23, 302–9.

Loney, J., Prinz, R. J., Mishalow, J., & Joad, J. (1978). Hyperkinetic/aggressive boys in treatment: predictors of clinical response to methylphenidate. *American Journal of Psychiatry*, 135, 1487–91.

Menkes, M., Rowe, J., & Menkes, J. (1967). A 25-year followup study on the hyperkinetic child with MBD. *Pediatrics*, 2, 393–9.

Patterson, G. R., Jones, R., Whittier, J., & Wright, M. A. (1965). A behavioral modification technique for the hyperactive child. *Behaviour Research and Therapy*, 2, 217–26.

Pelham, W. E., Schnedler, R. W., Bologna, N. C., & Contreras, A. (1980). Behavioral and stimulant treatment of hyperactive children: a therapy study with methylphenidate probes in a within-subject design. *Journal of Applied Behavior Analysis*, 13, 221–36.

Silver, L. B. (1986). Controversial approaches to treating learning disabilities and attention deficit disorder. *Learning Disabilities*, 140, 1045–52.

Swanson, J. M., & Kinsbourne, M. (1980). Food dyes impair performance of hyperactive children on a laboratory learning test. *Science*, 207, 1485–7.

Swanson, J., Kinsbourne, M., Roberts, W., & Zucker, M. A. (1978). Time-response analysis of the effect of stimulant medication on the learning disability of children referred for hyperactivity. *Pediatrics*, 61, 21–9.

Wetzel, C. D., Squire, L. R., & Janowsky, D. S. (1981). Methylphenidate impairs learning and memory in normal adults. *Behavioral and Neural Biology*, 31, 413–24.

Zentall, S. (1975). Optimal stimulation as a theoretical basis of hyperactivity. *American Journal of Orthopsychiatry*, 45, 550–63.

Marcel Kinsbourne

hyperlexic state　過読状態

過読症や過読状態は本来，受容性の発達性言語障害の小児に多くみられる。この状態にある小児は，単語を音読することができ，綴りを書き取ることもできるが，読んでいる単語を理解することも発語することもできない。このような行動は3歳頃に出現し，ほとんど自閉的な小児からほぼ正常な社会行動をとる子供まで，根底にある学習障害の重症度にかかわりなく起こる。過読行動の出現は，正常な言語を獲得しているという誤った期待をおのずと膨らませるようだが，これらの小児の音読内容の理解は，聴覚理解と同程度にきわめて悪い。

hypertension　高血圧

血圧の異常な上昇で，細小血管の収縮に起因する場合が多い。脳血流量が不十分なとき，小血管の収縮・拡張の正常な調整が失われ，甲状腺機能亢進により心拍出量が増加し，高血圧を来し，腎疾患でも同様に末梢血管の収縮を起こす。あらゆる高血圧症で重篤な心機能不全の可能性が高まり，脳出血の危険が増大する。

細小血管の収縮と拡張は脊髄に由来する血管運動神経の制御を受けると同時に，視床下部(hypothalamus*)と前頭葉皮質領域の支配下にある。感覚，体温，吸入，薬物，ホルモンの微細な変化に反応する能力は反射的であるが，上述の高位脳中枢からの全体的制御も受ける。

脳血管の高血圧性変化で出血が起こる〔脳血管障害(cerebrovascular accident*)の項を参照〕が，急性高血圧性脳症(encephalopathy*)が起こると，広範な浮腫と圧排効果により全体の行動欠陥，けいれんと昏睡に至る。中等度の高血圧性疾患では劇的な認知機能の変化は少なく，不安，興奮，抑うつ，パラノイアなど人格変化が顕著で認知機能障害に気づく前にこれらが出現する。

低血圧は異常に血圧が低い状態であり，脳機能に対する影響はさほど著明ではないが，疲労，健忘，失神，けいれんや特異な認知機能の障害を伴う。

hypnagogic phenomena　入眠時現象

主として，健常者で入眠期に起こる視覚性の幻覚。主観的には夢の性質を呈するが，少なくとも部分的には現実との接触は保たれている。この現象は脳病変によって起こり，中脳〔**脚**(peduncle*)〕の病変に起因する場合，しばしば**中脳性幻覚**と呼ばれる。脱力発作(catalepsy*)とナルコレプシー(narcolepsy*)を伴ったジェリノー*訳注症候群に頻繁に認められる。この幻覚はしばしば描写性に富み，現実の外部世界中に統合され，それと連続性をもつ。患者は空間に投影された映像を観察する傍観者のように行動するが，視覚が非現実的であることにふつうは気づいている。

hypokinesia　運動減少　運動緩慢(bradykinesia*)の項を参照

hypomania　軽躁状態

躁病は説明できないほど上昇した多幸的気分，活動性亢進，尊大な考想である誇大妄想の存在を意味する。睡眠の減少，食欲と性欲の増加がみられ，発話の強制と幻覚が起こる。躁病の軽症型が軽躁状態と呼ばれる。精神疾患であり，洞察力が失われる。脳腫瘍にあらゆる型の精神疾患が伴うように，軽躁状態が脳内新生物に伴う例があるが，通常はそれ以外の器質性徴候が存在する。しかし，意識不鮮明と思考の散乱が主徴である場合，軽躁状態は痴呆と誤診されることがある。

hypophonia　低発声症

発声量の低下で，患者はかろうじて聞き取れる程度のささやき声で話す。この症状は語啞性失語(aphemia*)，構音不能(anarthria*)や，皮質下性運動性失語(aphasia*)において，急性期無言の時期からの回復期によくみられる。急性無言からの過程で，患者の発話はこの低発声症の段階を経た後に軟音でゆっくりだが文法的には正常な発話となる。

hypothalamus　視床下部

視床下部は，間脳すなわち直訳すれば「間の脳」として知られる脳の領域内に収まっている。間脳は，視床(thalamus*)，視床上部，視床下部という3つの視床組織全体からなり，機能的には脳幹(brain stem*)に含まれる。視床下部自体は下垂体の直上で視床の下部に位置する。視交叉が吻側の境界を，乳頭体が尾側の境界をなす。脳全体から見れば視床下部はきわめて小さく，重量にして1/300にすぎないといわれている。しかし，小型であることがその機能の重要性を反映しているわけではない。

視床下部には明瞭な境界がなく，むしろいくつかの核に分化した神経節細胞の集団のようなもので，脳の他の領域と広範な線維結合をする。その働きは自律神経系の制御で，特定の代謝機能の制御を行う。これらの制御は神経連絡を介する場合と，ホルモン分泌を統制して行う場合がある。視床下部を構成するさまざまな核は通常それが占める位置によって分類，命名されている。前方すなわち吻側領域に位置する主要な核は視索前核，視索上核，室傍核である。中心部に位置する核には腹内側核，背内側核，弓状核がある。後方すなわち尾側領域には背側視床下部核，後視床下部核，乳頭体核である。

視床下部は，体性感覚のほかに音，味，においの末梢性感覚器官で処理された情報を提供するいくつかの求心経路を介して外的環境の情報を受ける。同時に内臓からの神経入力を受けて

---

*訳注：原書ではGelinauだが，Gélineauが正しい。

いるため内的環境の一部を監視することができる。これらの神経入力を受けることに加え，視床下部には血液の温度と塩分濃度，ホルモン濃度などの変動を直接監視する細胞もある。視床下部はホルモン濃度を監視すると同時に自ら直接血流に遊離する2種類のホルモン，すなわち抗利尿ホルモン（ADH）とオキシトシンを分泌する。制御因子として知られる化学物質を産生し，それは下垂体に運ばれ対応するホルモン分泌を促進あるいは抑制する。

全体として視床下部内の機能の局在は特定の核に特異的なのではなく，隣接領域の間でかなり機能の重複がみられる。この理由から視床下部の機能が領域の関係に帰せられる傾向が理解される。以下で，基本的な生命維持機能から始まる視床下部のかなりよく知られている活動について述べる。前方領域（とくに視索上核）は体液平衡と口渇感の機序に関与する。この領域には血液の塩分濃度を監視する浸透圧受容体が含まれる。これらの働きに対する制御は視索上核と室傍核に始まり，下垂体後葉に投射する視床下部-下垂体路を介してなされる。この経路を通して視床下部は抗利尿ホルモンの遊離を制御し，腎で水分の再吸収が調節される。抗利尿ホルモンとオキシトシンは実際には視床下部で産生され下垂体後葉に貯蔵される。視床下部前方領域内の病変で過度な口渇感，多飲，多尿を特徴とする尿崩症が起こる。状態は改善することも永続することもある。この領域の病変は頭部外傷で誘発されることがあるが，時には自然に発症する。

視床下部の腹内側核と外側核は摂食の制御に関与している。この制御は下垂体成長ホルモンの遊離を調節することでなされる。この2つの核は血中グルコース濃度を監視し，それに従って摂食行動を調整しているとみられる。さらに，内臓と味覚や嗅覚からの感覚情報のフィードバックが視床下部に中継され，摂食行動を調節する複雑なネットワークの一部を構成する。腹内側領域の病変はむさぼるような食欲（摂食過多）を起こし肥満となる。外側核病変は反対の効果を生み，食思不振で食摂取量が減少し，最後には飢餓状態に至る。腹内側核は「**満腹中枢**」，外側核は「**空腹中枢**」と呼ばれてきた。視床下部はにおい，味のような外界の変化を監視しグルコース濃度や内臓の状態など内界の機能の監視と制御に重要な役割を果たしている。さらに視床下部は，唾液の放出，消化液分泌などの自律神経反応を制御し，また摂食行動のような外的行為にも間接的に重要な役割を果たす。

摂食に関するこれら視床下部の役割は，その構造が生命を維持するための行動に寄与する際の多機能的複雑性を示唆する一般的な例である。

体温調節は生体恒常性を維持するための視床下部のもう1つの寄与である。この組織内の一部の細胞がサーモスタット（自動温度調節器）として働き，体温を監視し，最適レベルで体温が維持されるように変化を起こす。視床下部前部は熱放出機序に密接に関係している。この領域が障害されると，温暖な環境では身体は温度を調節できなくなるが，冷環境では依然体温制御能力が保たれている。熱放散は皮膚血管の拡張と発汗によってなされる。血液温度が正常以下の場合，皮膚血管の収縮，悪寒，発汗停止などで熱を保持しようとする変化を起こすのは視床下部後部である。

視床下部に直接制御され，その健全な働きに依存しているもう1つの重要な活動は性行動である。男女ともに性腺を刺激し，性ホルモンであるテストステロンとエストロゲンの遊離を促進させるのは，下垂体に対する制御を介した視床下部である。視床下部は下垂体前葉を刺激し，卵胞刺激ホルモン（FSH）と黄体形成ホルモン（LH）を血中に遊離し，次にこれらが性腺にたどりつき，性ホルモンの産生と分泌を誘発する。視床下部は性ホルモンの遊離を起こした後，その血中濃度に敏感である。視床下部内のホルモン感受性細胞は性腺ホルモンによって賦活され，性行動を発現させる。尾側核病変でしばしば性行動の亢進を伴い腹内側核病変では性行動と性欲の低下がしばしばみられる。

視床下部は例えば攻撃性のような外的行動を表現する役割も有する。動物実験による検討によって，攻撃性など交感神経が優位となる反応の一部の局面を制御するのに視床下部後部が働くのに対し，視床下部前部の刺激では内的・外的反応の効果を低下させることが示されている。大脳皮質は強い情動に反応して視床下部に信号を送り，そこから自律神経系と下垂体との連絡をもって一連の変化を起こし，威嚇のような変化する状況に生体が反応できる準備を整える。このように視床下部が知覚や恐怖の認識などの高次認知状態と状況対処に必要な生理的反応との仲介をする働きをする。生理・行動的変化を起こす視床下部の役割に関する研究のほとんどは動物実験によるものである。人間では行動や生理的反応に有意な変化が起こるには両側性の損傷が必要なようである。これらの損傷は頭部外傷，くも膜下出血や水頭症による。また頭蓋咽頭腫のような腫瘍や，さまざまな型の脳

炎によって起こる。

視床下部は睡眠と覚醒の周期と覚醒水準を適切に維持する機能も担っている。視床下部前部の病変できわめて高度な覚醒状態が起こるのに対し，後方領域の病変では無反応と過眠症がみられる睡眠状態と覚醒状態の適切な平衡の維持に対する関与がとくに観察されたのは視索上核である。この核は生体内の日周期時計として機能すると考えられる。適正な覚醒水準は有効な認知活動に必須であるため，この系の障害によって個人の日常の働きに重大な障害が起こる。Cohen と Albers(1991)は認知機能テストを行う能力が時間とともに変動する患者を報告し，これらの能力の障害はこの女性患者の身体が覚醒水準を一定に保つことができないためであると考えた。この障害の型は皮質損傷すなわち時間による遂行能力の変動がそれほど目立たない場合と比べ対照的である。これらの症状は機能局在に有効であり，合併する知的能力の障害が皮質由来ではなく間脳起源であることを示唆している。頭蓋内圧亢進症などの疾患もある程度間脳由来の症状に似ているので鑑別診断が重要である。

Cohen(1993)は，視床下部病変が注意に及ぼす効果に注目した多くの研究を検討した。外側視床下部の一側性病変に一側空間無視が伴うことが確認された。同様の病変で有害刺激に対する定位，回避反応の障害も起こる。Cohen は，視床下部は摂食，摂水，攻撃性など多くの基本的行動のために注意に影響し，注意を賦活することができると示唆した。このような欲求を満足させるには，欲求を満足させるための手がかりに直接注意を向け，手がかりに対する感受性を高めることが必要とされる。このように多くのむしろ基本的で本能的な行動の相互作用から，より複雑な認知過程の基礎が構成されると Cohen は示唆した。

最近では，間脳病変とくに視床下部後部と正中に近い組織の病変が健忘状態と関連づけられるようになった。腫瘍の成長やくも膜下出血でこの領域が損傷された場合にコルサコフ症候群(Korsakoff's syndrome*)に伴う記憶障害と多くの点で似ている健忘状態が起こることが確認された。これらの障害はとくに後方領域の組織が損傷された場合に多い。概して文献からは，記憶障害が視床下部損傷の比較的共通した結果であるとされているが，視床下部損傷の結果の1つである注意低下が記憶障害にどの程度貢献しているかまったく不明であり，実際には視床下部損傷にはしばしば代謝障害が伴う。

視床下部に関する議論は，視床下部損傷に関連するさまざまな疾患がそれぞれ比較的独立して起こるという印象を与えるが，実際のところ視床下部が損傷された場合，1つの領域あるいは特殊な核が個別に損傷されることはほとんどない。したがって，視床下部損傷では一群の障害が起こるためにその中から特定の障害を同定することは通常きわめて困難で，とくに記憶や注意などの高次機能に関してはその点が顕著である。

【文献】

Bannister, R. (1992). *Brain and Bannister's clinical neurology*, 7th edn. Oxford: Oxford University Press.

Carpenter, R. H. S. (1990). *Neurophysiology*. London: Edward Arnold.

Cohen, R. A. (1993). *The neuropsychology of attention*. New York: Plenum.

Cohen, R. A., & Elliot Albers, H. (1991). Disruption of human circadian and cognitive regulation following a discrete hypothalamic lesion: a case study. *Neurology*, 41, 726–9.

Lishman, W. A. (1987). *Organic psychiatry: The psychological consequences of cerebral trauma*. Oxford: Blackwell Scientific.

Marcus J. Rogers

hypotonia　筋緊張低下

受動運動に対する筋肉の抵抗を検査することによってみられる筋緊張の減弱。筋緊張はもともと反射で，神経ショックにより関連した脊髄反射機構が抑圧される。したがって，大脳半球や脊髄病変後に麻痺肢にはかなりの間，筋緊張低下が残る。小脳もまた伸張反射を促進するため，小脳機能障害によって筋緊張低下が起こる。

hypoxia　低酸素症
無酸素症(anoxia*)の項を参照

hysteria　ヒステリー

「ヒステリー」とみなされる主要現象は，本来，身体的病理が原因と考えられる感覚消失，麻痺，記憶障害(や多重人格の精神病理)が，なんら適合する身体病理なく発現することにある。実際，本症の病理は単独ではあり得ないものと考えられる。患者が訴える感覚消失領域は，感覚神経の解剖学的分布とはまったく異なる。また患者の課題を行う能力は，障害があると訴えられた感覚システムに強く依存していた

(例えば Grosz & Zimmerman, 1956)。

この点に関する論争は今でも続いており，用語に関についても十分な同意も得られていない。

ヒステリーと呼ばれる現象が真に存在するのかすら疑問視された(Slater, 1976)。

ここでは伝統に従って「**ヒステリー**」という用語を用いるが，語源に関して，今では誰も言及しないような理論(すなわち子宮と関係するというような)からは中立を保つ。精神科的というよりも神経学的な症状が多いという点で，ヒステリーは神経心理学にとって重要である。

心気症や詐病とヒステリーを鑑別する方法は慣習によるところが大きい。心気症は，考えられる疾患への過剰な関心や不安を伴うが，ヒステリーの場合は症状に対する「**見せかけの無関心**」(*la belle indiférence*)がみられる。詐病患者(作為的に障害を訴える)は疾患を慎重に模倣しているが，ヒステリー患者は腕が麻痺したり，名前を想起できない症状を実際に体験する。

ヒステリー症状とヒステリー性人格との間にも違いがある。ヒステリー性人格は，過剰に演技的で，自己中心的，高い被暗示性，要求過多で感情が希薄などの特徴で，かつてはこの人格が症状と密接な関係があると考えられた。近年は，症状が必ずしもヒステリー人格の表現に限らないことが明らかにされ，ヒステリー性人格という概念自体が議論の的になった(Kendell, 1983a; Miller, 1988a)。ここではこれ以上ヒステリー性人格について論じないので，関心のある読者は Kendell (1983a) を参照。

女性とヒステリーの間には強い関係があると一般にいわれた。この点を確認するための研究が行われ，結果はやはり女性に多かった(Miller, 1988a)。しかし，同じ研究で，症状のタイプと性比との関連が示唆された。Whitlock (1967) が報告した一連の症例では，全体的には女性が多いが，個々の症状をみると，ヒステリー性の遁走と記憶障害は男性に多かった。

ヒステリー症状の特徴は，患者がよく知っている症状を模倣する傾向が強く，これには患者自身の疾患を模倣する場合と，関連の深い人物に生じた症状を模倣する場合がある。この点を支持する報告は多く，Roy (1977) は，ヒステリー性てんかん発作を起こす人の多くは実際に真の発作を体験していたと報告した。

いくつかの異なるタイプのヒステリーも報告された(Kendell, 1983b; Miller, 1988a)。これらはブリケ症候群(DSM-IVでは「**身体化障害**」となっている)や，群集ヒステリー，伝染性ヒステリーを含む。ブリケ症候群は女性に圧倒的に多く，さまざまな体の部分が異なる時期に障害されたと訴え，通常は多くの医師の診察を受けていた。症状は例えば頭痛は，「**苦しくてたまらない**」，「**悶え苦しんでいる**」などと大袈裟に語られる。症状には，ほとんどいつも産婦人科的なものが含まれていた。

通常は，「**転換ヒステリー**」と「**ヒステリー性解離**」は異なり，この2つはそれぞれ異なる過程が関与すると考えられる理論的な用語となっている(Miller, 1987)。転換は，不安や葛藤が抑圧されると，解放されたエネルギーが，感覚消失や麻痺のような症状に「**転換される**」と考えられる。解離は，意識のある側面が，残りの部分から「**解離する**」ことを意味し，正常な意識性(awareness)には結びつかない。解離と関連する症状は，記憶障害(amnesia*)，遁走(fugue*)，意識障害，多重人格などである。

転換と解離の概念は，精神力動学的理論から生まれたものである。一般に，この過程の実在を支持する実証的な研究はないが，Miller (1987)の論文の中でその実在について議論された。

別の分析

「ヒステリー」(あるいはその同義語)の概念は，以下に挙げる4項目を満たす場合に用いられる(Miller, 1988b)。

1) 通常の意味で，その病理が見あたらないか，病理的なメカニズムが関与しそうもない場合。例えば，麻痺していると訴えた筋群が正常な筋肉機能をもっている場合で，臥位では，ベッドから足を挙上できないが，「**麻痺した**」筋群が座位に移るときには使用できるなど。

2) **みせかけの無関心**(*la belle indiférence*)の存在，あるいは症状についての不安の欠如。

3)「**二次的利得**」の存在。つまり「**病気であること**」によってなんらかの利益を受けること。

4) 盲で見えなかったり，麻痺した四肢を動かせないという意味において，症状は「**事実**」であること。

上記の項目は，広く検討するべきである。1)に関して，Slater と Glithero (1965) は，ロンドンの国立神経病院でヒステリーと診断された患者を経過観察した。経過観察期間中，予想外に多くの患者が死亡し，似た症状を呈して他の疾患に罹患し，重度の精神疾患に発展した。この研究は，ヒステリーと診断された時点での症状は，特定できなかった真の病理の発現に過ぎ

ないのではないかという問いを投げかけた。

この結論を受け入れるには注意が必要である。他のフォローアップ研究では，この結果を支持しないものもある。Reed(1975)の研究では，少数例だが，患者は本質的にヒステリーだけによると考えられる症状に苦しんだ。WatsonとBuranen(1970)は，ヒステリー症状を呈する40人と，同数の神経症患者を経過観察したが，ヒステリー群の疾病率や死亡率が高いとはいえなかった。症状がヒステリー性のものではないといえたのはヒステリー群の1/4だけであった。特殊事例を詳細に検討した結果，症状と関連する身体部位は，正常に機能しているか，少なくとも通常の病的過程では以上の症状が起こり得ない程度であった(例えばGross & Zimmerman, 1965 ; Miller, 1986)。

診断上の誤りは起こるが，「**ヒステリー**」と診断された人の多くが，症状を説明する身体病理をもっていた。これは，それだけでヒステリーの概念を無意味にするものではないが，ヒステリーという診断を下す際には注意が必要であることを示す。常識的な原因を推測できない症状を示す人々がいるという事実自体が問題である。さらに，問題となっている身体部位が，十分機能しているか，少なくとも訴えほどには悪くない場合に前述の1)が問題となる。

見せかけの無関心は，ヒステリーの古典的症状だが，はなはだ不確かな徴候で，この症状の診断はきわめて主観的である。他の人より不安を隠そうとする傾向の人がおり，症状についてどれぐらい心配しているかを知ることも困難であった。ヒステリー患者の不安は高レベルであるとする実証的研究もある(Lader & Sartorius, 1968)。

二次的利得も診断基準としては十分ではない。なぜなら，真実の身体疾患も二次的利得を生じさせるからである(病気の時には誰かが気遣ったり手助けするものである)。

患者が症状を現実のものとして体験しているという第四の基準は，ヒステリーを最もうまく概念化したものである。言い換えれば，ヒステリー性麻痺のある患者は，麻痺していると訴えている四肢を動かすことができない。この点を適切に判断するためには，検者は個人の内的意識に近づかねばならないが，それが不可能であることがすぐに明らかとなる。このように，これは本質的な問題なのである。

この基準が存続しうるのは，ヒステリー患者の行動と詐病患者の行動が異なる場合だが，Miller(1988 b)が指摘するように，多くの場合で両者は似ていた。

例えば，「**強制的な選択法**」を用いると，感覚障害のある患者は，あたかも症状が嘘であるかのような行動をとる。この方法は，障害があるとされている感覚系での弁別課題でとくに有効である。この方法を最初に報告したGroszとZimmerman(1965)は，ヒステリー性盲の男性患者に3つの視覚刺激のなかから他の2つとは異なる1つを繰り返し選ばせる方法を開発した。標的刺激が出る位置は配列の中でランダムに変化させてある。本当に盲ならば，正答のチャンスレベルは1/3になるが，セッションを繰り返すとチャンスレベルよりもかなり低い正答率になった。この結果は，この患者が判断のために視覚系を利用していることを示した。他の感覚器官と身体システムを用い同様の結果も報告された(例えばMiller, 1968と1986 ; Pankratz et al, 1975)。AplinとKane(1985)はオージオメトリーを用いてヒステリー性聾の患者を検査したが，その結果は，慎重に聾を装うように求められた健常者と同じようなパターンであった。

以上の結果からは，ヒステリーが慎重な偽装であるとすることはできない。患者が気づかない過程とは，結果として症状に関連する機能系における自覚の欠如ということになるが，これが慎重な偽装と同じ行動パターンになるのである。この仮説の検証は不可能ではないにせよ難しい。少なくとも，患者は症状を「**現実のもの**」として体験しているという考えかたに依存し過ぎるのは正しくないであろう。この問題については，無視し続けるのが最も安全なのではないかと思われる。しかし，これはまた，解離や転換などの説明モデルに疑問を投げかける原因にもなっている。このモデルは前述の精神力動による仮説に強く依存していた。ヒステリーと詐病を鑑別する論理的な基礎についても重大な疑問が残されたままである。

ヒステリーの解明

Miller(1988 a, 1988 b)が詳しく述べたが，上記の説のように転換と解離のような精神力動モデルを認めない場合，別の説明は成り立つのであろうか。ヒステリー症状を，オペラント条件づけの原則に従って学習され持続する行動と考えた研究者もいる(Manford,1978)。ヒステリーを「**病人役**」のふりが下手なことと考える研究者もいる(Parsons, 1951)。病人とみなされる人は責任から解放され，他の人はその人に対してとくに思いやり深くしなければならないと感じる。この過程がヒステリーでは歪められ

る。ヒステリー患者は症状を不適切に知覚し，評価する。多くの人は無視するような苦痛と不快さが主要な症状として浮上した(例えばMayou, 1976；Pilowsky, 1969)。病人役による報酬が強化因子となる場合はとくに学習が促進される(Kendell, 1983 b)。ヒステリー症状の根底に学習過程があることを支持する証拠は，多くの患者が自分がよく知っている症状を示すことである(例えば Roy, 1977)。

Mayou(1976)と Pilowsky(1969)は，多くの人がしばしば体験する軽い症状を，歪んだかたちで評価したり想像する過程を重視した。彼らの説は，抑うつ，不安などの精神症状に用いられるのと同じ認知モデルに発展する可能性がある(例えば Hanton et al, 1989)。Salkovskis(1989)は，すでにこの方法で身体に現れる症状を説明しようとした。Wilson-Barnett と Trimble(1985)は，ヒステリー患者は些細な症状を重要と誤知覚する傾向があると述べており，興味深い。

これらの説明が最終的に正しいかどうかまだ明らかではないが，今後の発展は期待できる。治療介入，とくに認知療法(Salkovskis, 1989)の効果が期待されており，今後はヒステリー症状によって生み出された問題を解決する有効な手段となるであろう。

【文献】

Aplin, D. Y., & Kane, J. M. (1985). Variables affecting pure tone and speech audiometry in experimentally simulated hearing loss. *British Journal of Audiology*, 19, 219–28.

Grosz, H. J., & Zimmerman, J. (1965). Experimental analysis of hysterical blindness. *Archives of General Psychiatry*, 13, 256–60.

Hawton, K., Salkovskis, P. M., Kirk, J., & Clark, D. M. (1989). *Cognitive behaviour therapy for psychiatric problems: A practical guide.* Oxford: Oxford University Press.

Kendell, R. E. (1983a). The hysterical (histrionic) personality. In G. F. M. Russell & L. A. Hersov (Eds), *Handbook of psychiatry*. Vol. 4: *The neuroses and personality disorders* (pp. 246–51). Cambridge: Cambridge University Press.

Kendell, R. E. (1983b). Hysteria. In G. F. M. Russell & L. A. Hersov (Eds), *Handbook of psychiatry*. Vol. 4: *The neuroses and personality disorders* (pp. 232–46). Cambridge: Cambridge University Press.

Lader, M., & Sartorius, N. (1968). Anxiety in patients with hysterical conversion symptoms. *Journal of Neurology, Neurosurgery and Psychiatry*, 31, 490–5.

Mayou, R. (1976). The nature of bodily symptoms. *British Journal of Psychiatry*, 129, 55–60.

Miller, E. (1968). A note on the visual performance of a patient with unilateral functional blindness. *Behaviour Research and Therapy*, 6, 115–16.

Miller, E. (1986). Detecting hysterical sensory symptoms: an elaboration of the forced choice method. *British Journal of Clinical Psychology*, 25, 231–2.

Miller, E. (1987). Hysteria: its nature and explanation. *British Journal of Clinical Psychology*, 26, 163–73.

Miller, E. (1988a). Hysteria. In E. Miller & P. J. Cooper (Eds), *Adult abnormal psychology* (pp. 245–67). Edinburgh: Churchill Livingstone.

Miller, E. (1988b). Defining hysterical symptoms. *Psychological Medicine*, 18, 275–7.

Munford, P. R. (1978). Conversion disorders. *Psychiatric Clinics of North America*, 1, 377–90.

Pankratz, L., Fausti, S. A., & Peed, S. (1975). A forced choice technique to evaluate deafness in the hysterical or malingering patient. *Journal of Consulting and Clinical Psychology*, 43, 421–2.

Pilowsky, I. (1969). Abnormal illness behaviour. *British Journal of Medical Psychology*, 42, 347–51.

Reed, J. L. (1975). The diagnosis of "hysteria." *Psychological Medicine*, 5, 13–17.

Roy, A. (1977). Hysterical fits previously diagnosed as epilepsy. *Psychological Medicine*, 7, 271–3.

Salkovskis, P. M. (1989). Somatic disorder. In K. Hawton, P. M. Salkovskis, J. Kirk, & D. M. Clark (Eds), *Cognitive behaviour therapy for psychiatric problems: A practical guide* (pp. 235–76). Oxford: Oxford University Press.

Slater, E. T. O. (1976). What is hysteria? *New Psychiatry*, 2, 14–15.

Slater, E. T. O., & Glithero, E. (1965). A follow-up of patients diagnosed as suffering from "hysteria." *Journal of Psychosomatic Research*, 9, 9–13.

Watson, G. C., & Buranen, C. (1979). The frequency and identification of false positive conversion reactions. *Journal of Nervous and Mental Diseases*, 167, 243–7.

Whitlock, F. A. (1967). The aetiology of hysteria. *Acta Psychiatrica Scandinavica*, 43, 144–62.

Wilson-Barnett, J., & Trimble, M. R. (1985). An

investigation of hysteria using the Illness Behaviour Questionnaire. *British Journal of Psychiatry*, *146*, 601–7.

Edgar Miller

I

ictal phenomenon　発作現象
　発作でみられ，てんかん発作の１段階であるが，しばしば漠然とてんかん現象そのものをさす用語として用いられる。発作期は発作が起こる期間そのものをさし(ictal はリズミカルな振動様の動きに由来する語)，発作の性質がなんであれ，**発作前期**や，**前兆**(*aura*)，**発作後症候**と異なる〔てんかん(epilepsy*)の項を参照〕。

ideational apraxia　観念性失行　失行(apraxia*)の項を参照

ideomotor apraxia　観念運動性失行　失行(apraxia*)の項を参照

idiopathic epilepsy　特発性てんかん　てんかん(epilepsy*)の項を参照

immune system　免疫系
　リンパ系とも呼ばれる。免疫系は脾臓，リンパ管，リンパ結節，リンパ液からなり，その役割は外傷因子の侵襲に対する生体防御反応と疲弊細胞の除去にある。免疫反応は下垂体，視床下部(hypothalamus*)から分泌されるホルモンで制御される副腎からのホルモンに影響される。また，認知的ストレスがこの系に影響して反応効果を与える点で，ある程度の皮質制御が行われる。免疫疾患は**自己免疫反応**を起こすことによって，自己の正常な細胞をも攻撃する。このメカニズムは関節リウマチのような結合組織病，片頭痛，アレルギー，甲状腺，消化管疾患などに関連していると考えられる。これらの疾患は異常な側性化(lateralization*)〔左利きに多くみられる「利き手(handedness*)」の項を参照〕を有する者に多くみられ，テストステロンの影響の関与が Geschwind と Galaburda によって報告された。しかし，この仮説は確かなデータにもとづくものとはいえない。
　脳と免疫系の直接・間接的な関連については AIDS(エイズ)の神経心理学的な研究によって証明された。

imperviousness　鈍感
　繰り返し要請してはじめて(しばしばかなり遅れて)，不適切かつ不完全に反応する患者の特徴。この見かけ上の無感情は通常，脳梁前部病変，とくに蝶形神経膠腫(butterfly glioma*)に関係する。この症状はおそらく脳梁(corpus callosum*)それ自体ではなく，前頭葉の内側面と前部帯状回(cingulate gyri*)が関与すると考えられる。鈍感なために患者は非協力的で，検査ができないことがある。

impulsivity　衝動性
　注意深い思慮なしに行動する傾向のことで，記憶消失やうつ状態などの情動表現障害を伴う場合にはとくに単純ヘルペス脳炎(encephalitis*)の初期徴候である可能性が高い。これは，この炎症性感染が前頭葉眼窩領域と側頭葉前部領域に及び，辺縁系(limbic system*)が広範だが選択的に影響を受けることが原因と考えられている。

indifference　無関心
　患者自身の現状に対する不適切なまでの興味の消失で，全般的な情動の平坦化を伴うが，重要な点は，破局(catastrophic*)反応と無関心反応の古典的な鑑別である。Goldstein によって初めて報告され，Gainotti らによって改良された識別によれば，無関心反応は右半球病変に関係するが，破局反応は左病変に関係する。確かに情動反応としては単純化すぎる分類だが，その違いはある程度の経験的支持を受けてきた。疾病**否認**(denial*)に関連していることや，合併する右半球認知障害によって識別されることから無関心の説明がなされたが，これも不完全であることが示された。覚醒障害もまた無関心行動に関与している。

infarct 梗塞

通常は脳卒中(stroke*)などの脳血管障害(cerebrovascular accident*)によって，血液供給が低下し，組織が死滅(壊死)した領域。

insula 島

系統発生学上は古皮質に属し，シルヴィウス裂(sylvian fissure*)の底部とその内側に隠されていて，側頭葉前方を除去した場合にのみみられる。構造上は，側頭葉前方裏側で，眼窩前頭皮質の後方への延長である。より表層に位置する大脳皮質よりも血管障害などにさらされる危険性が低く損傷例が少ないため，一次嗅覚皮質が島の一部位にあるが，その機能は不明である。島を含む両側性病変により顔の失認(agnosia*)が起こることが報告された。動物では，島-側頭葉病変で，純粋な音階の弁別，聴覚以外にも視覚的・触振動覚的な刺激による経時的変化の弁別の障害が証明された。

intelligence quotient(IQ) 知能指数

一般認知能力の標準指数。最初にBinetが定式化し1916年にTermanが報告したもので，標準検査手順によって測定される精神年齢を生活年齢で割り，平均値100，標準偏差16の指数にするために100を乗じたものである。現在の方法は，この手順を，各年齢層の知能指数分布が平均100で標準偏差15になるよう(最も一般的に用いられるウェクスラーの尺度の場合)人為的に取り決めた「偏差知能指数」に置き換えた。この指数は正規分布するように作成されているので，各知能指数は正確にパーセンタイル順位に変換できる。知能指数は決して厳密な値とみなすべきではなく，その検査に限定した信頼性を反映する関連する信頼区間について解釈するべきである。標準的母集団では知能指数の範囲は約70〜130である。

interhemispheric transfer 半球間転移

交連切開術(commissurotomy*)，側性化(lateralization*)の項を参照

intermetamorphosis 相互変身

本症の患者は，熟知した人が身体的，精神的に変化し，別人になると思い込む。きわめて珍しい障害で，カプグラ症候群(Capgras syndrome*)とフレゴリ症候群(Fregoli syndrome*)の症状が混在する。

interthalamic connexus 視床間結合

中間質(massa intemedia*)の項を参照

intracarotid sodium amytal 内頸動脈アミタールソーダ

一般的に言語野は左半球に局在すると考えられている。しかし，一部の人，とくに左利きの人では言語野は右半球に存在する。てんかんの発作を制御するために選択的切除が必要な症例では外科医が言語野を破壊することを避けるために，この領域の局在に注意をはらうのは当然である。左右どちらの半球が言語機能を担っているかを確定するため，WadaとRasmussen(1949)が脳の一側を選択的に麻酔する技術(和田試験として知られる方法)を最初に開発した。これは速効型麻酔薬であるアミタールソーダを，一側半球を灌流する内頸動脈に注入することによって行われた。この方法で，注入の反対側に一過性片麻痺，半盲，片側感覚消失を生じる。会話に優位な半球が麻酔された場合には，すべての言語機能は一過性に停止する。約5分後には機能はゆっくりと回復する。

手術前の言語野の局在判定に用いられる以外に，種々の型の記憶に関する側頭葉切除の効果の判定や，音楽の才能などの機能の側性化に関する研究にもこの技法は用いられる。このように大変有用な方法ではあるが，研究者に多くの問題を課している。麻酔の効果が比較的短く，検査可能な時間が限られること，半盲や片麻痺に失語のある症例では施行したい検索の種類が制限されることなどである。この技法にかかわる実験で被検者になる大部分の人は正常脳をもたないことも銘記しておくべきである。

ischemia 虚血

動脈径の狭小化や完全閉塞によって生じる脳への血流不全によって起こる症状。完全に血流が阻まれると梗塞(infarct*)になるが，動脈径の狭小化では，錯乱，情動不安定，知的機能や記憶力の低下などの症状が血圧の変動や局所的な血管攣縮によって発現する。

これらの症状が出現と消退を繰り返す場合，**一過性脳虚血発作(TIA)** と呼ばれる。この場合，症状の発現時間は通常は短時間だが，治療を受けなかった場合には約1/3の症例で脳卒中が起こる。全般的な認知機能低下は一過性脳虚血発作の患者でもみられる。

虚血発作が頸部の主要血管(通常は頸動脈と脳の主幹動脈)と関係している場合には内科的な治療が第一選択となるが，血流を確保するた

め**頸動脈内膜剝離術**や動脈バイパス術などの外科的治療が行われる。これらの手術により，症状発現の程度や頻度ともに低下しているとする報告もある。しかし，神経心理学的評価からは，これらの手術によって認知機能が改善したと結論することはできない。

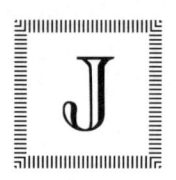

Jacksonian fit　ジャクソン発作　てんかん（epilepsy*）の項を参照

jamais vu　未視感

文字どおり「見たことのない」ことを意味し，既視感(déjà vu*)とは逆に，熟知した対象や場所に対する既知感のない感覚。

この用語が通常使用されるのは側頭葉発作の前兆の間に経験される知覚変容に関する場合で，未視感以外の知覚の歪みや非現実的な感覚，離人症を伴う。この現象は単純な認知上の性質の変化であり，注意を向けている対象すべてが既知感のないものであると強く感じる。側頭葉前部に含まれる記憶系の機能不全がしばしばみられることにより，熟知した刺激を目新しいものと誤って起こると考えられる。

この用語は上記とは別に，視覚性幻覚(hallucination*)に伴う感覚に対して用いられ，その場合は，光景が生き生きした視覚性記憶のなかで明瞭かつ詳細に写し出されるが，患者は以前そのような経験をしたことがなく，苦悩の感覚や嫌悪感を抱く。

「未視感」は広い意味で，神経症の患者や健常者でもみられるように，不適切で，見知らぬ感じをすべて含む。多くの健常者は物体と場所に関し時々未視感を訴えるが，他の神経学的徴候を伴わずに単独で生じる場合は病的とはいえない。未視感が生じる状況は，逆の既視感が生じる場合と同様である。

jargon aphasia　ジャルゴン失語　失語(aphasia*)の項を参照

Kennard principle　ケナードの原則

年齢が若ければ若いほど，脳病変が与える影響が少ないという原則。もともとこの原則は子ザルと成長したサルでの病変の比較研究から発展した考えであったが，とくに6歳位より下の年齢の小児では，脳外傷や脳外科手術により通常重度の後遺症が残らないことから人間にまで拡大されるようになった。しかし，年齢と同時に病変の部位と性質に依存するこの原則の一般的な有用性の限界は明らかである。

Kleine-Levin syndrome　クライネ・レヴィン症候群

過眠症の一型で，眠気が強くなるが，ナルコレプシー(narcolepsy*)とは異なり，この傾向に抵抗できる。この症候群は，数日から数週の単位で続く食欲過剰，行動と記憶の反復発作性の変化を伴い，思春期の男性で最も多く発症する。行動の変化には，興奮性，真の攻撃性，抑制の利かない無礼な行動，意識不鮮明，支離滅裂な発話，鮮明な夢，幻覚がみられる。発作は平均して年2回位であるが，次第に減弱し頻度も少なくなり，最後には消失する。本症候群は基礎的には解明はなされていない。

Klüver-Bucy syndrome　クリューヴァー・ビューシー症候群

1888年にBrownとSchäferが初めて報告した行動症候群で，1939年にKlüverとBucyにより「再発見」された。彼らは両側側頭葉前部の脳葉切除を受けたサルで以下のような劇的な行動の変化を観察した。①柔順と平静，②妙な物まで口に運ぶ過度の口唇傾向，③妙な相手や対象の選択などの性行動の亢進，④視覚性失認(agnosia*)，⑤あらゆる視覚性刺激に過度に反応する傾向。

辺縁系の組織に対立する構造としての側頭葉新皮質の果たす相対的な役割はまだ十分にわからないが，上記の観察により行動における側頭葉の役割への関心が高まった。扁桃体とともに下側頭葉皮質の両側除去が本症候群の完成に必要であるとされた。

本症候群は人間では頭部外傷，脳炎(encephalitis*)，両側側頭葉脳葉切除(lobectomy*)を含むさまざまな神経学的な状況で起こる。しかし，人間ではおそらく損傷が起きた場合，それが相対的にび漫性であることが多く，本症候群が完全で純粋なかたちでみられることはまれである。

Marcus J. C. Rogers

Korsakoff's psychosis　コルサコフ精神病

コルサコフ症候群(Korsakoff's syndrome*)の項を参照

Korsakoff's syndrome　コルサコフ症候群

1887～1889年，Korsakoffは，30例を超えるアルコール性の症例と16例の非アルコール性の症例で記憶障害を特徴とする症候群を記載した。患者の意識状態は清明であった。「最初に会話をした時点では，患者は十分知的能力を有しているという印象を受けた。何事についてもきわめて整然と思考し，前提から正しく結論を導き出し，機知に富む意見を述べ，チェスやカード遊びを行うなど，一言でいえば精神的に健全な人間として振る舞っていた」。しかし，「患者は絶えず同じ質問や同じ話を繰り返し，…時には本の同じ頁を何時間にもわたって繰り返し読む。…病気になってから出会ったにすぎない人々，例えば主治医や看護師を想起することができない」。特徴的なのは，「最近の出来事の記憶…発病後や発病直前に起こったすべてのことについての記憶が…主に障害されていた」が，症例によっては「最近の出来事の記憶が失われるだけでなく，遠い過去の記憶も失われ」，その場合30年くらい前までの記憶も失われることである。さらに症例によっては，出来事の想起はできるが，「それらがいつ起こったかを想起できない」(時間的文脈での記憶障害)。彼

はまた，軽症例では個人的記憶は忘れても「事実は想起される」が，重症例では「事実それの記憶が完全に失われていた」と報告した。

Korsakoffは，作話(confabulation*)，つまり「この種の患者は虚構を作り出し絶えずそれを繰り返す(中略)例えば，現実には存在しない会話について繰り返し語る」事実に注目した。しかし，Korsakoffがそれ以上に重視したのは，「昔の回想と現在の印象」の混同で，これが時間的文脈での記憶障害のもう1つの特徴である。Korsakoffはその例をいくつか挙げ，発病前に出かけたフィンランドへの短期旅行とクリミア半島の長期旅行の回想を混同していた女性がいた。

Korsakoffがこのような観察を16例の非アルコール性の症例でも行った事実は重要であるが，このことはしばしば忘れられている。Korsakoffの挙げた症例には，持続性嘔吐(8例)，分娩(敗血症，浸軟した胎児)，急性または慢性の感染症(チフス，結核)，中毒症(一酸化炭素，鉛，ヒ素)や慢性疾患(腫瘍，リンパ腫，糖尿病)に随伴しこの症候群の患者が含まれていた。またKorsakoffは，記憶障害の発現はしばしば一定期間の前駆的意識不鮮明，眼筋麻痺，眼振や運動失調を伴い，末梢性ニューロパチーが(必ずというわけではないが)一般的にみられると指摘した。KorsakoffはWernickeの著書には言及しなかったが，これらはいずれも，1881年に記載されたウェルニッケ脳症の病像である。

その後の臨床研究

その後の臨床研究によって，Korsakoffの臨床的記述の概要がほぼ明らかにされ，特徴的な錯乱状態と(または)神経病理学的変化が慢性的なアルコール乱用以外にも多くの要因で起こることが確認された。例えば，逆向性記憶喪失には可変性と全般的な拡がりがみられることをVictorらが報告した。Victorら(1971)は「近時記憶に比べ遠隔記憶がよく保たれるのは確かであるが，…われわれの印象では，コルサコフ精神病の事実上すべての患者で遠隔記憶もある程度損なわれ，大半の患者で重度に損なわれていた」と述べた。さらにVictorらは，作話は真正な記憶の不適切な再生から起こることが多く，時間的順序に混乱がみられるとするKorsakoffの説を認めた。Victorら(1971)は，近時記憶の特異的障害と作話のどちらに重点を置くべきかにはふれていないが，この障害を「それさえなければ意識も反応も正常な患者では，認知機能のなかの記憶と学習だけが重度に障害

される異常な精神状態」と述べた。現在では本症候群の確定診断にはこの重度の記憶障害の神経心理学的証拠とその基礎にあるアルコール性か栄養性の病因の臨床的証拠が必要と考えられる。

現在，論議の余地があるとされている2つの事柄として，この症候群の発症様式とウェルニッケ症候群の頻度がある。多くの研究者が，この疾患はしばしばウェルニッケ症候群とともに急性に発症することもあれば，ほとんどウェルニッケ徴候が起こることなく潜行性に発症することもあると述べた。それとは対照的に，Victorら(1971)は，コルサコフ症候群の患者の96%でウェルニッケ徴候の既往がみられ，潜行性に発症した例は10%にすぎなかったと報告した。もっとも，この結果は，Victorらの研究が急性神経科病棟で行われた事実を反映していることは十分にある。さらに最近の研究では，昏睡状態で入院し，剖検によって特徴的な病像が診断された何例かの症例と，大酒家として知られ，(おそらく)日常生活では軽度の記憶障害がみられたが，生前本症候群を一度も診断されたことのない何例かの症例が報告された(Kopelman, 1995を参照)。要するに，本症候群の初発臨床症状は急性昏睡から古典的なウェルニッケ症候群を経て記憶障害の潜行性発症まで多彩であり，症例によっては剖検で初めてその障害が診断されると考えられる。

さらに現在では，ウェルニッケ・コルサコフ病が多数の衰弱性障害から起こり，そのすべてで栄養不良と吸収障害が起こることが多くの研究者によって確認された。De WardenerとLennox(1947)は，東南アジアの戦争で栄養不良のためにウェルニッケ脳症になった52名の捕虜について古典的な報告を行ったが，32例(61.5%)に近時記憶喪失がみられた。症状発現は収容6〜14週間後で，通常，前駆症状には下痢，嘔吐，飢餓感，あるいは感染の併発がみられた。興味深いのは，初期段階で患者が横目で見る際の振動視(眼振による)，複視(眼筋麻痺による)，記憶喪失や，時間認知障害を**訴えた**ことで，これは初期には「**病識**」が保たれていたことを示唆した。ほかに，飢餓感後，とくに糖負荷がみられる場合の静脈内栄養補給，妊娠悪阻の持続性の嘔吐，食道や胃と腸管の癌を伴って起こるウェルニッケ症状と(または)病理学的変化を記載した研究者もいる。

最近3つの研究論文で，持続性記憶障害が非アルコール性の栄養不良の発症に続発することを実証しようとする試みがなされた。Beatty

ら(1989)は,過度食欲不振と嘔吐の後に「コルサコフ様健忘症候群」を発症した患者について記載したが,この患者の場合は,γ-GTPが非常に高値を示す(これについては説明されていない)など肝機能に大きな異常がみられ,アルコール乱用の既往が疑われた。Beckerら(1989)は,小腸の炎症で吸収障害を来した女性患者を報告したが,この患者の場合も,健忘性障害が起きた時点では断酒していたと考えられるが,かつて大量飲酒の既往があった。Parkinら(1991)は,長期間静脈内栄養補給を受けていた女性患者を報告したが,この患者の健忘は,輸血をした外科手術後に起こり,MRIで深部白質に血管原性と考えられる多発性の小病変があり,手術中の低血圧と(または)低酸素が関与した可能性が考えられる。要するに,非アルコール性の栄養不良から起こる明確な健忘症候群の症例を見つけるのが今日では驚くほど難しくなっており,おそらくそれはKorsakoffの時代に比べて一般的に栄養水準が高くなったためと考えられる。しかし,非アルコール性の原因がアルコール性の原因と合併し,複雑にしていることはほぼ間違いない。筆者は,アルコール摂取が胃癌や胃切除術と重なり合ったコルサコフ症候群の複数の症例を観察したことがある。

コルサコフ症候群の神経病理学

ウェルニッケ症候群とコルサコフ症候群にみられる病変の性状と分布は事実上重なり合っていることが,多くの研究者によって指摘された。最も障害されやすい部位は乳頭体と視床であるが,脳室周囲と中脳水道周囲の灰白質を含むいわゆる「間脳」,第三脳室壁,第四脳室底部や小脳でも異常がみられる。これらの部位には微少出血と内皮細胞増殖(すなわち血管の破裂と血管壁の異常変化)がみられ,併せて実質性壊死,脱髄,神経膠症,さまざまな程度のニューロン喪失(すなわち脳細胞・組織や神経線維内膜の変性とそれに伴う瘢痕形成)の巣状病変部位がみられた。さらに,皮質の萎縮も一般的に生じ,肉眼的萎縮,ニューロン数の低下,剖検での前頭葉水分過剰などが注目された(Kopelman, 1995を参照)。

しかし,健忘症候群を起こす最も決定的な病変が何かについては異論が多い。部位で最もよく挙げられるのは乳頭体と視床である。Victorら(1971)は,視床の背内側核が障害された24例の症例すべてで持続性記憶障害(コルサコフ症候群)の既往があり,この部位が健常な5症例では記憶障害の後遺症を伴わないウェルニッケ症状の既往がみられたと指摘した。これとは対照的に,ウェルニッケ症例のすべてで,記憶障害の後遺症の有無にかかわらず,乳頭体に病変がみられた。他方,Mairら(1979)は,2例のコルサコフ症候群の患者について詳細な病理学的・神経心理学的記載を行い,これらの症例では剖検で病変が乳頭体や視床正中部・前部でみられたが,背内側核では**みられなかった**。Mairの研究グループは,彼らの記載した病変が側頭葉と前頭葉を結合する重要な神経回路を**「離断する」**ことを示唆した。Mairら(1979)の研究結果は,他の多数の研究によって確認された。乳頭体の外傷性病変に起因する重篤な前向性健忘も報告された。

Von Cramonら(1985)は,視床病変が記憶機能に及ぼす影響の可変性について検討を行った。CTをもとに健忘症患者では必ず乳頭体-視床路から入力を受ける視床前部が障害されるが,背内側核に限局する病変は通常,健忘は起こらないと考えた。つまり,背内側核よりも乳頭体,乳頭体-視床路と視床前部が記憶の形成に不可欠であると考えられる。

コルサコフ症候群の神経化学

チアミン

アルコール性コルサコフ症候群の病因としてチアミン欠乏症が果たす役割について,まず最初,実験的研究と臨床の両方で可能性が示唆された。この可能性は,栄養不良を来した戦争の捕虜を対象としたDe WardenerとLennox(1947)の優れた研究で明らかにされた。症例の78%で精神的変化が,また61%で近時記憶障害がみられ,おおむねそれらはチアミン欠乏症の他の症状と同時(収容約6〜14週間後)に(しかし,他のビタミンの欠乏に起因する疾患の発症には先立って)発現した。しかもそれらの症状は,注射によるチアミン治療によく反応し,チアミンがない場合には死亡率が高かった。

しかし,コルサコフ症候群で**持続性**記憶障害が起こるためには,チアミン欠乏症とアルコールの直接的な神経毒性効果の**結合**が必要であるとされた(Butters & Cermak, 1980)。これに対し,Korsakoff自身の症例に16例の非アルコール性症例が含まれ,戦争捕虜を対象とするDe WardenerとLennox(1947)の1例や,Cruikshank(1950)の8例中の3例で治療に反応しない持続性の精神症状がみられ注目された。さらに多くの他の症例でも追跡調査が行われたが,持続性記憶障害がみられたかどうかを判断するには不十分である。非アルコール性の症例のほうがアルコール性の症例より治療に良

く反応し，また治療への反応は障害発現の突発性と治療開始の速度によって決定され，これらは概して非アルコール性の症例で速やかに起こると考えられた。

この症候群がなぜ大量飲酒者の少数のみで起こり，アルコール乱用の合併症である肝障害と胃腸障害よりはるかに少ないのかを説明するために，遺伝的要因が仮定されている。BlassとGibson(1977)は，トランスケトラーゼ代謝の遺伝学的異常を仮定したが，他の研究者はコルサコフ症候群の患者とそれ以外のアルコール中毒者の双方でトランスケトラーゼ活性に幅広い可変性がみられたと報告した。今日ではヒト赤血球トランスケトラーゼのイソ酵素の6つまでが知られており，1つの研究(Witt, 1985)で，ウェルニッケ・コルサコフ症候群の発症と関連するイソ酵素の特異的パターンが存在することが報告された（もっとも，それだけではこの症候群の患者がなぜとくにチアミン欠乏症の影響を被りやすいかの説明にはならないが）。

Witt(1985)は，その正確な機序は不明としたうえで，チアミン欠乏症がどのようにしてウェルニッケ・コルサコフ症候群の特徴的な病変の素因となるかについて優れた検討を行った。チアミンの活性型であるピロリン酸チアミン(TPP)が，糖代謝と神経伝達物質産生に不可欠な3つの酵素反応とともにDNA合成に関与すると考えられ，脳のある部位が他の部位よりチアミン欠乏症の影響を受けやすい理由は，それぞれの脳領域の代謝的異質性によって説明できる。6つの神経伝達物質システムがピロリン酸チアミン依存酵素活性の低下または直接の構造的損傷によるチアミン欠乏症の影響を受けるが，これらの神経伝達物質にはアセチルコリンとグルタミン酸塩が含まれる。

アセチルコリン

抗コリン作動薬が健常者に記憶障害を起こし(Kopelman & Corn, 1988)，アルツハイマー病ではアセチルコリン欠乏症がみられる(Rosser et al, 1984)との研究結果を踏まえ，コルサコフ症候群の記憶障害にアセチルコリン欠損症が関与していることがとくに注目された。ピロリン酸チアミン欠損症は，アセチルコリンの前駆物質であるアセチルコリンエステラーゼのレベルを低下させ，さらにその合成を低下させると考えられた(Witt, 1985)。（ピロリン酸チアミン依存）ピルビン酸脱炭酸酵素欠乏症がアセチルコリン**合成**の低下を起こすことには一定の証拠があり，チアミン欠乏症ではアセチルコリンの**回転率**が低下していた。

コルサコフ症候群とコリン作動系の間のもう1つ可能なつながりをArendtら(1983)が指摘した。Arendtらはコルサコフ症候群の患者の3剖検例で前脳基底部に47%のニューロン数低下がみられ，これが記憶障害の発症にきわめて重要であると述べた。その後の研究でも，他の健忘の症例群で前脳基底部の病変が報告されている。しかし，健常者でコリン作動系を遮断した精神薬理学的研究では，コリン欠乏症はコルサコフ症候群と違い逆向性の記憶喪失を伴わない前向性健忘を起こすことが示され，具体的にはコルサコフ症候群の患者の2剖検例で前脳基底部に重要な変化はみられなかった(Mayes et al, 1988)。

ノルアドレナリンとセロトニン

McEnteeとMairは，ノルアドレナリン作動系がコルサコフ症候群の記憶障害で重要な役割を果たすと述べた(McEntee et al, 1984)。McEnteeらは，コルサコフ症候群の患者の髄液でMHPG(3-メトキシ-4-ヒドロキシフェニルグリコール)濃度が低下し，これが記憶障害の大きさと相関することを明らかにした。クロニジンを投与した場合，記憶テストの結果に小さいながら統計的に有意な改善がみられた。しかし，その後の反復テストではMHPG濃度低下もクロニジンの有効性も得られなかった。動物実験ではアドレナリン作動系は記憶より注意と覚醒を媒介する機序に影響することが知られており，コルサコフ症候群の場合も，「中核」の記憶障害以外の人格障害と行動障害のあるもの（例えば特徴的な無感情）は注意障害によって説明できると考えられた。

さらに最近の研究では，5例の症例でセロトニン再取込み阻害薬のフルボキシアミンを投与後に，自由想起能力に改善がみられたことが報告されている。この結果については，とくにセロトニン再取込み阻害薬がアルツハイマー病患者では奏効しなかったとする報告もあることを考慮すると，より大きなサンプルでの反復テストが必要であろう。

コルサコフ症候群の神経画像検査
構造画像

3つのCTで面積計測とコンピュータ計測による皮質萎縮の測定が行われている。その第一はGarlenら(1981)によるもので，アルコール性の対象群(N=93)では非アルコール性の対照群に比べ有意に大きな脳室と溝の拡張がみられたが，ウェルニッケ・コルサコフ群(N=25)と他のアルコール中毒患者群の差異は微小で，有意なものではなかった。ついでShimamuraら

(1988)は，7例のコルサコフ症候群の患者群では他の7例のアルコール中毒患者と7例の健常者の対照群に比べ第三脳室，シルヴィウス裂と左前頭の脳溝で有意な拡張がみられたと報告した。コルサコフ症候群の患者群のなかでは，前頭葉の脳溝の拡張のコンピュータ計測で12の記憶測定値と統計的に有意なメディアン順位相関(r＝0.43)がみられた。

38例のコルサコフ症候群の患者，100例のアルコール中毒患者，50例の健常者を対象にしたさらに大規模な調査でJacobsonとLishman(1987)は，前部半球間裂溝拡張のコンピュータ計測値は全体的知能の低下と相関し(NART-IQ-current IQ)，第三脳室拡張の大きさは記憶障害の重症度と相関していること(IQ-MQ)を明らかにした。

コルサコフ・ウェルニッケ患者の視床では密度低下も報告された。密度計測は測定具など多数の重要な計測条件に影響されやすいが，JacobsonとLishman(1990)はこれらの条件を調整したうえで，視床密度は男性コルサコフ症候群の患者でのみ低下すること，また記憶能力の計測値とは有意な相関がないことを明らかにした。

ある意味でこれと似ているが，Christieら(1988)は，MRIで皮質萎縮の証拠を見出したが，皮質萎縮の計測値と多数の記憶検査値の間では，1つの検査値で有意な相関を得たにすぎなかった。Squireら(1990)は4例のアルコール性コルサコフ症候群の患者にMRIを実施し，かろうじてMRIで検出可能な異常に小さい乳頭体核を見出したが，側頭葉に病変をもつと考えられる健忘症患者のもう1つのグループの所見と違い側頭葉，海馬，海馬傍回の大きさは正常であった。

機能画像

Hunterら(1989)は，コルサコフ症候群の患者とアルツハイマー病患者でSPECTを実施し，コルサコフ群では新皮質でのトレーサーの取り込みが減少する一般的傾向がみられ，CAMCOGアセスメントスケジュールでの見当識と近時記憶の臨床計測値と有意な順位相関がみられたことを明らかにした。Fazioら(1992)は，ポジトロン断層撮影(PET)を用いて2例のコルサコフ症候群の患者など11例の「純粋健忘」患者を検査し，視床核と前頭葉基底部皮質を含む辺縁・海馬領域の糖代謝に有意な低下が両側にみられたと報告した。この代謝障害は，MRIでの解剖学的構造の変化とは相関がなく，基礎にある病因とは別に生じたものと考えられる。コルサコフ症候群の患者に対するさらに特異的なPETとMRI研究が，現在カリフォルニアとロンドンで進められている。

アルコール性コルサコフ症候群の神経心理学

健忘症候群と健忘状態の神経心理学については，本書の他の項で考察されている。アルコール性コルサコフ症候群における記憶機能の障害と保持に関して多くの研究が行われているが本項ではそれらを簡単に紹介する。

一次記憶または作業記憶(ワーキングメモリー)に限れば，コルサコフ症候群では記憶再生範囲検査(言語的ないし非言語的)の成績は保たれていることが多くの研究で明らかにされた。これに比べ，短期忘却課題の成績ははるかに可変的で，能力保持を示す研究もあれば，重度の能力障害を示す研究も行われた。言語的・非言語的課題の両方で成績に可変的パターンがみられるとするのが現在研究者の間の一致した見かたであろう。この成績の可変性は，前頭葉機能不全の程度と相関すると考えられた。これに対しKopelman(1992)は，CTの計測をもとに，言語的・非言語的短期忘却課題に関する障害は，それぞれ左半球と右半球の皮質萎縮と相関していたと報告した。

二次記憶のなかの顕在性(陳述)記憶部分には明らかに重度の障害がみられ，これは，例えば「(記憶の)固定」などなんらかの生理学的過程における基礎的機能不全から起こる可能性も考えられる。しかし，これについては，意味情報の符号化や，文脈的情報の符号化における障害など，さまざまな心理学的障害が仮定されている。実際ある種の意味情報の処理または符号化になんらかの程度の障害がみられると考えられるが，これによってコルサコフ症候群の記憶障害の重症度が説明できる可能性は少ないであろう。同様に，コルサコフ症候群の患者は，時間的順序，空間的位置，表象の様式，情報源など文脈上の諸側面の符号化に著しい障害がみられたが，これらの障害は時として標的情報の記憶障害に付随するものと考えられ，症例によって発現することもしないこともある。さらに，文脈的記憶障害の程度と標的記憶の能力との相関(共有分散)は比較的低いことが報告されている。文脈的情報は学習にとくに困難を示すが，これが健忘性障害の「中核」部分をなしているといえない(詳細はKopelman, 1995を参照)。

標的情報を10分ほどの時間で適当なレベルまで学習できれば，長期忘却率は正常であることがいくつかの研究で明らかにされた。この所見にはおそらく次の2つの条件が付随する。す

なわち①再生課題では「**マッチング**」がきわめて困難なので，これらの研究はすべて再認記憶に関するものである，②10分以下の短い間隔では忘却率に差異が生じる(Kopelman, 1992)。また，コルサコフ症候群の患者では，単語完成プライミング，知覚運動技能のための手続き記憶などの潜在性記憶の検査で能力が保たれていることが多くの研究で明らかにされた(例えばTulving & Schacter, 1990)。通常これらの研究は，明確な「**潜在性**」記憶システムは健忘では保たれていて皮質構造(プライミング)または皮質下構造(手続き記憶)あるいはその両方によって媒介され，(障害された)「**顕在性**」記憶システムは辺縁-間脳構造によって媒介されていると解釈された。

もちろんコルサコフ症候群では数10年前にさかのぼる広範な逆向性の記憶喪失もみられ，これについてはKorsakoff(1889)自身が記載し，また今日の神経心理学的研究によって確認された。この広範な逆向性記憶障害には，遠隔の公的な情報または「**意味**」情報の記憶，患者自身の生活(「**個人的意味記憶**」)に関する事実や患者の過去の事件または出来事に対する「**自伝的**」記憶が含まれていた(Kopelman, 1992)。逆向性記憶のこれらすべての側面が「**時間勾配**」を示し，最も遠隔の記憶が比較的保持されるが，この勾配はアルツハイマー病などの痴呆性疾患でみられる勾配に比べずっと急峻であった(Kopelman, 1992)。初期の記憶が比較的保たれるのはサリアンス(際立つ特性)とリハーサル(反復)がより大きく，そのため，意味記憶のなかに同化されるためであろう(Cermak, 1984)。したがって，コルサコフ症候群の患者が痴呆患者より急峻な時間勾配を示すのには，次の2つの理由を挙げることができよう。①痴呆(認知症)患者に比べコルサコフ症候群の患者では意味記憶が比較的保たれ，そのため初期の記憶の再生が容易である，②コルサコフ症候群の患者の場合，多量に飲酒した期間に進行する前向性の障害により近時記憶喪失が重度になる。

遠隔記憶や自伝的記憶の再生では作話が起こることがあるが，それは瞬時の侵入錯誤を除けば比較的まれであり，あるタイプの前頭葉損傷の随伴によるものであろう。しかし，コルサコフ症候群における逆向性の障害には修復部分があると考えられ，逆向性記憶障害と前向性記憶障害の重症度はこの患者群では相関が低いことがいくつかの研究で報告された(Shimamura & Squire, 1986; Kopelman, 1986, 1991b; Parkin, 1991)。逆向性記憶と前向性記憶のテスト成績は，1つのテストで21％の共有分散がみられたのに対し，3つの「**前頭葉**」テストにもとづく回帰方程式では逆向性記憶課題に関して68.5％の分散が推定された(Kopelman, 1992)。このことは，神経画像や剖検で明らかになった前頭葉の異常で起こる前頭葉機能不全が遠隔記憶や自伝的記憶の修復過程の組織化の不全の原因となることを示唆している(Kopelman, 1992)。

結論

Korsakoff(1889)は，他の認知機能に比べ記憶が著しく障害されるが，必ずしもアルコール乱用とは関連しない症候群について報告した。Korsakoff自身，それがウェルニッケ脳症の臨床的症候のいくつかと関連することを認識していたが，現在ではウェルニッケ症候群の既往が必ずみられるわけではなく，昏睡と潜行性発症がこの障害の代替的な初発症状であると考えられる。さらに，生前には一度もその状態を診断されたことのないアルコール性の症例で，時として剖検で特徴的な神経病理学的状態がみられることがある。病理学的所見は脳室周囲と中脳水道周囲の灰白質全体にみられるが，視床または乳頭体あるいはその両方の病変が健忘の発症に不可欠であるという点については研究者の間で意見の一致をみた。視床と乳頭体の相対的重要性に関し現在も異論があるが，視床前部，乳頭路と(または)乳頭体の病変が記憶遮断にきわめて重要な役割を果たす点は合意されているといってよい。この障害は通常，皮質萎縮，とくに前頭葉をおかす萎縮と関連しており，このことは神経画像検査と剖検の両方で明らかにされた。

最近では「**純粋**」に非アルコール性の症例を見つけるのが難しくなっているが，恒久的な記憶障害にアルコール性の病因が不可欠であるとの見かたは確定的なものではない。栄養不良や吸収障害など多様な原因が特徴的な神経病理学的変化を起こすことが報告された。これらすべての原因の基礎にある共通の要素がチアミン欠乏症であることはほぼ間違いないが，ある種の症例が，とくにチアミン欠乏症におかされやすい理由やアセチルコリンなどの神経伝達物質への影響はまだ十分には解明されていない。

コルサコフ症候群の記憶障害のパターンには，新しい学習の重度の障害，広範な逆向性記憶喪失(作業記憶，プライミング，手続き記憶と「**長期**」忘却率は完全または良好に保たれる)が含まれることに関し，現在研究者の間で広く合意されている。間脳内での構造的病変と(ま

たは）神経化学物質欠乏が，前向性健忘を引き起こす可能性があるが，ここではその他のいくつかの要因，例えば，前頭葉の機能不全がこの症候群に特徴的にみられる広範な逆向性記憶障害の基礎にあることについて述べた。

【文献】

Arendt, T., Bigl, V., Arendt, A., & Tennstedt, A. (1983). Loss of neurons in the nucleus basalis of Meynert in Alzheimer's disease, paralysis agitans and Korsakoff's disease. *Acta Neuropathologica, Berlin, 61*, 101–8.

Beatty, W. W., Baily, R. C., & Fisher, L. (1989). Korsakoff-like amnesic syndrome in a patient with anorexia and vomiting. *International Journal of Clinical Neuropsychology, 11*, 55–65.

Becker, J. T., Furman, J. M. R., Panisset, M., & Smith, C. (1990). Characteristics of the memory loss of a patient with Wernicke-Korsakoff's syndrome without alcoholism. *Neuropsychologia, 28*, 171–9.

Blass, J. P., & Gibson, G. E. (1977). Abnormality of a thiamine-requiring enzyme in patients with Wernicke-Korsakoff syndrome. *New England Journal of Medicine, 297*, 136–7.

Butters, N., & Cermak, L. S. (1980). *Alcoholic Korsakoff's syndrome: An information processing approach to amnesia*. New York: Academic Press.

Carlen, P. L., Wilkinson, D. A., Wortzman, G., Holgate, R., Cordingley, J., Lee, M. A., Huzzar, L., Moddell, G., Singh, R., Kiraly, L., & Rankin, J. G. (1981). Cerebral atrophy and functional deficits in alcoholics without apparent liver disease. *Neurology, 31*, 377–85.

Cermak, L. S. (1984). The episodic-semantic distinction in amnesia. In L. R. Squire & N. Butters (Eds), *The neuropsychology of memory* (pp. 55–62). New York: Guilford.

Christie, J. E., Kean, D. M., Douglas, R. H. B., Engleman, H. M., St Clair, D., & Blackburn, I. M. (1988). Magnetic resonance imaging in presenile dementia of the Alzheimer-type, multi-infarct dementia, and Korsakoff's syndrome. *Psychological Medicine, 16*, 319–29.

Cruikshank, E. K. (1950). Wernicke's encephalopathy. *Quarterly Journal of Medicine, 19*, 327–38.

De Wardener, H. E., & Lennox, B. (1947). Cerebral beriberi (Wernicke's encephalopathy): review of 52 cases in a Singapore PoW hospital. *Lancet, 1*, 11–17.

Fazio, F., Perani, D., Gilardi, M. C., Colombo, F., Cappa, S. F., Vallar, G., Bettinardi, V., Paulesu, E., Alberoni, M., Bressi, S., Franceschi, M., & Lenzi, G. L. (1992). Metabolic impairment in human amnesia: a PET study of memory networks. *Journal of Cerebral Blood Flow and Metabolism, 12*, 353–8.

Hunter, R., McLuskie, R., Wyper, D., Patterson, J., Christie, J. E., Brooks, D. N., McCulloch, J., Fink, G., & Goodwin, G. M. (1989). The pattern of function-related regional cerebral blood flow investigated by single photon emission tomography with ^{99m}Tc-HMPAO in patients with presenile Alzheimer's disease and Korsakoff's psychosis. *Psychological Medicine, 19*, 847–56.

Jacobson, R. R., & Lishman, W. (1987). Selective memory loss and global intellectual deficits in alcoholic Korsakoff's syndrome. *Psychological Medicine, 17*, 649–55.

Jacobson, R. R., & Lishman, W. A. (1990). Cortical and diencephalic lesions in Korsakoff's syndrome: a clinical and CT scan study. *Psychological Medicine, 20*, 63–75.

Kopelman, M. D. (1992). The "new" and the "old": components of the anterograde and retrograde memory loss in Korsakoff and Alzheimer patients. In L. R. Squire & N. Butters (Eds), *The neuropsychology of memory*, 2nd edn (pp. 130–46) New York: Guilford.

Kopelman, M. D. (1995). The Korsakoff syndrome. *British Journal of Psychiatry, 166*, 154–73.

Kopelman, M. D., & Corn, T. H. (1988). Cholinergic "blockade" as a model for cholinergic depletion: a comparison of the memory deficits with those of Alzheimer-type dementia and the alcoholic Korsakoff syndrome. *Brain, 111*, 1079–110.

Korsakoff, S. S. (1889 [1955]). Psychic disorder in conjunction with peripheral neuritis. Translated by M. Victor & P. I. Yakovlev. *Neurology, 5*, 394–406.

McEntee, W. J., Mair, R. G., & Langlais, P. J. (1984). Neurochemical pathology in Korsakoff's psychosis: implications for other cognitive disorders. *Neurology, 34*, 648–52.

Mair, W. G. P., Warrington, E. K., & Weiskrantz, L. (1979). Memory disorder in Korsakoff's psychosis: a neuropathological and neuropsychological investigation of two cases. *Brain, 102*, 783.

Mayes, A. R., Mendell, P. R., Mann, D., & Pickering, A. (1988). Location of lesions in Korsakoff's syndrome: neuropsychological and neuropathological data on two patients. *Cortex,*

24, 367-88.

Parkin, A. J. (1991). Recent advances in the neuropsychology of memory. In J. Weinmann & J. Hunter (Eds), *Memory: Neurochemical and abnormal perspectives*. London: Harwood.

Rosser, M. N., Iversen, L. L., Reynolds, G. P., Mountjoy, C. O., & Roth, M. (1984). Neurochemical characteristics of early and late onset types of Alzheimer's disease. *British Medical Journal*, 288, 961-4.

Shimamura, A. P., & Squire, L. R. (1986). Korsakoff's syndrome: a study of the relation between anterograde amnesia and remote memory impairment. *Behavioral Neuroscience*, *100*, 165-70.

Shimamura, A. P., Jernigan, T. L., & Squire, L. R. (1988). Korsakoff's syndrome: radiological (CT) findings and neuropsychological correlates. *Journal of Neuroscience*, *8*, 4400-10.

Squire, L. R., Amaral, D. G., & Press, G. A. (1990). Magnetic resonance imaging of the hippocampal formation and mammillary nuclei distinguish medial temporal lobe and diencephalic amnesia. *Journal of Neuroscience*, *10*, 3106-17.

Tulving, E. & Schacter, D. L. (1990). Priming and human memory systems. *Science*, *247*, 301-6.

Victor, M., Adams, R. D., & Collins, G. H. (1971). *The Wernicke-Korsakoff syndrome*. Philadelphia: Davis.

Von Cramon, D. Y., Hebel, N. & Schuri, U. (1985). A contribution to the anatomical basis of thalamic amnesia. *Brain*, *108*, 997-1008.

Witt, E. D. (1985). Neuroanatomical consequences of thiamine deficiency: a comparative analysis. *Alcohol and Alcoholism*, *20*, 201-21.

Michael D. Kopelman

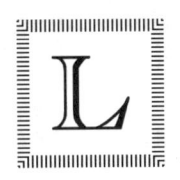

lacunar state　ラクナ状態(小窩状態)

ラクナ梗塞の反復によって起こる小さな脳卒中発作で，影響も軽度で単発の場合は急速に回復する。しかしこれらの発作が繰り返され，徐々に痴呆(認知症)となる。精神衰退は脱力，運動緩慢，歩行，発話，嚥下の障害などの身体微候に遅れ，後から起こるといわれる。強制泣き笑いを伴う情動障害もラクナ状態に関係する。ラクナ梗塞は高血圧者に多く，病変が主として皮質下白質にある場合は進行性皮質下脳症(ビンスワンガー病)と呼ばれる。

language disorders　言語障害

失書(agraphia*)，失語(aphasia*)，失読(dyslexia*)，綴りの障害(spelling disorders*)の項を参照

lateral cerebral asymmetry　側性脳非対称性

側性化(lateralization*)の項を参照

lateral eye movement　側方眼球運動

LEMs*の項を参照

lateralization　側性化

ラテン語の latus，lateris(「側」の意)が語源で，現在では神経機能が脳の「**一側に偏る**」過程を意味する。側性化は生物学的にも興味深い概念であり，生体でみられるあらゆる非対称性に用いられる。この現象は，人間の脳の機能の側性化の発見との関連で歴史的に関心がもたれたことは疑いはないが，多くの脊椎動物で人間と同様に構造と機能の側性化がみられることがわかった。脳の側性化を理解することが中枢神経系の構成の基礎にある重要な一般原則を理解するための必要前提条件であるといえよう。

人間を対象とした初期の研究

19世紀後半のフランスの神経学者 Paul Broca は，脳の機能が解剖学的に異なることを科学的に初めて報告した。第3前頭回の皮質領域が言語表出を司っていることを発見したが，この事実が左半球にしかみられないことに Broca が気づいたのはそのすぐ後のことであった。実際，Broca の最初の2例の失語症患者の剖検によって，損傷部位が第3前頭回から頭頂葉下部と第1側頭回にまで達することが明らかにされた。しかし，Broca は損傷部位が脳の左側に限局するという決定的事実を見逃さなかった。一般的に，Broca の功績は言語障害を起こした自分の患者の損傷が，発声筋の収縮を司る運動中枢とも，思考や言語的記憶にかかわる「**高次**」の中枢とも異なる，言語産生の「**中枢**」に関連することを示したことにある。Broca の有名な発見は，当時，人類学者や神経解剖学者，神経学者の間で盛んに交わされた人間の精神の発生起源に関する議論や Gall の骨相学的な考えかたに刺激されたものである。Gall は精神はそれぞれが異なる皮質部位に局在する複数の機能に細分化されると考え，実際に分類した。ある意味では機能モジュールという現代の神経心理学的概念を19世紀初頭に最初に提唱した人物である。脳の側性化の概念については，Broca 以前にすでに，フランスの医師 Marc Dax が左半球の損傷と言語障害との関連性について詳しく記載した。しかし，この問題を深く掘り下げ，科学界の注目を引いたのは Broca であった。

その後，20世紀の初期に，Liepmann の失行(apraxia*，自然な状況以外では，意図的に熟練した運動を行うことができないこと)症候群に関する先駆的な研究の後に，左半球が言語過程以外に，複雑な意図的運動を司る部位であることが明らかにされた。この2つの機能は，相互に関連はあるが，とくに脳損傷後にこれらの機能が別々の回復を示すことがあることから，独立した別の機能と考えられた。20世紀の前半には，言語による伝達にほとんど依存しない空間知覚に主にかかわるとされる種々の認知機能における右半球の役割の重要性を示す証拠が集積された。

このように，早期の左半球の脳の優位性(cerebral dominance)の概念は**半球機能の特殊化**

(hemispheric specialization)の概念に取って代わり，現在ではこの用語を用いることが多くなった。

側性化への主な実験的アプローチ

現在，側性化については，いくつかの研究の流れがある。**一側の半球に損傷を受けた患者**を研究する伝統的なアプローチは依然として重要な価値を有し，現在も積極的に進められている。また，**脳梁や他の交連線維の切断**〔交連切開術(commissurotomy*)の項を参照〕を受けた患者に関する研究が熱心に行われた。このアプローチは Sperry らによって開発されたものであり (Trevarthen 1984 ; Nass & Gazzaniga, 1987 を参照)，他方の半球と分離された状態で活動する各半球を直接的に研究するうえで重要である。残念なことに，このアプローチには研究対象にできる患者数が限られ，患者のなかには術前から著しい脳損傷がある症例があったことなど，明らかな限界がある。別のアプローチは，過去25年間に行われた膨大な数の研究によってその関心の高さがわかるが，最初に感覚入力を1つあるいは残りの半球に限定する単純な技法を用いた健常被検者の研究である。このアプローチは視覚，聴覚，体性感覚，嗅覚刺激の場合には比較的手続きが容易であるが，筆者の知るかぎり，味覚刺激の側性化を試みた研究はほとんどない。この方法では多数の被験者で実験をすることができるが，観察された行動と神経機構を直接関連づけることができないという問題がある。

上記の3つの方法は共通の根拠をもち，2つの半球で異なる処理をされる機能を発見することを目的としているが，非対称性を検討する方法が異なる。一側半球損傷法には，側性化効果はないが，半球の差異は左右どちら側の損傷に伴う選択的障害から推測される。したがって，症状の二重解離という基本的な神経心理学の原則は，このアプローチに有効に適用されうる。左半球に損傷を有する患者は多数の言語関連機能が障害されるのに対し，右半球に損傷を有する患者は非言語・空間課題が障害される。二重解離の原則では，必須前提条件として，2群の患者が健常な半球の機能を引き出す課題で正常な成績を示さなければならない。脳梁切断を受けた患者でもかなり似た状況がみられ，感覚情報が分離された右半球に伝えられた場合，言語課題の成績が劇的に低下し，感覚情報の入力が左半球に限局されると，視空間課題の成績が障害を受ける。一方，健常者を対象とした研究では，研究課題に関して優れる半球に直接連絡する外部感覚入力領域の能力を比較することによって側性効果を検討する。左視覚皮質に直接連絡する右半側視野は，左半側視野より視覚的に呈示された言語的素材の処理が正確かつ迅速である。逆に，右視覚皮質に直接連絡する左半側視野は視空間情報の処理に優れている。

脳の側性化の形態学的・機能的研究から興味深い知見が得られた。前者は肉眼的レベルと細胞構築学的レベルで行われるのに対し，後者は特定の認知課題を行っている脳の電気的活動，磁場の変化と代謝活動を調べる。上記のアプローチのすべてにかかわる重要な研究分野は，**側性化の発達**に関する領域である。この問題は側性化そのものを理解するためだけでなく，人間の一般的な心理発達に対する理解を深めるうえで重要である。

種々の実験的アプローチから得た一般像をわずかな言葉で統合することは困難であり，神経心理学は依然として半球の差異を表す最適な二分法を追究する。しかし，議論の余地のない所見がこれまでに少なくとも1つは得られた。**脳の優位性**，すなわち左半球がすべての認知機能を支配しているとする古典的概念は，**各半球機能の特殊化**，すなわち2つの半球がそれぞれ異なる種々の認知作業様式を司るという概念に取って代わられつつある。この後者の概念によると，2つの半球は認知生活の総体的な負荷をほぼ同等に分担し，左半球は言語機能を，右半球は非言語的な空間作業を担うとされる。広く(普遍的にではないが)受け入れられている考えは，基本的な知覚と運動に関しては2つの半球に差異はなく，認知様式の違いが各半球を特徴づけているにすぎないというものである。視覚刺激と聴覚刺激を用いた種々の研究から1つの興味深い概念が生まれた。それは，健常者における側性化効果は刺激自体に厳密に依存するのではなく，刺激の処理方法に依存するというものである。したがって，未知の顔を弁別しなければならない場合，顔の知覚は右半球で処理される。被験者がある顔が未知か既知かを判断しなければならない場合も同様である。しかし，よく知っている人の顔の認知は左半球が優位となる (Marzi, 1989 の総説を参照)。

各アプローチに関する詳しい説明や多くの研究者が人間の側性化を説明するために提唱した二分法については，分割視野法(divided visual field technique*)，両耳分離覚検査(dichotic listening*)，両手分離触覚検査(dichhaptic technique*)を参照のこと。

以下に，人間の脳における側性化の最も重要

な証拠を示した2つのアプローチである半球切除術(hemispherectomy*)と，一側性限局病変と交連切開術(commissurotomy*)の結果について若干の解説をする。

左右半球切除

脳の側性化の検査のうち，洗練されてはいないが最も劇的で直接的な臨床検査法は半球切除術(hemispherectomy*)，すなわち一方の半球の皮質を切除した患者の研究である。これまで多数の半球切除患者を対象として系統的な研究が行われた。このなかには右半球切除を受けた患者の研究もあれば，左半球切除をした患者の研究もあり，神経心理学的障害の間に著しい差がみられる。手術上避けがたい重度の感覚・運動障害は別として，**右半球切除**後の患者は言語機能が正常であるのに対し，視空間能力が著しく障害された。一方，**左半球切除**後では，発話がわずかな孤立した単語に限られるのに対し，言語理解力はある程度保持される。このような半球切除術が及ぼす影響の左右差は，残存している半球に術前の疾患のない右利き患者でよくみられるパターンである。側性化の可塑性に関する研究からも示されたように，早期の脳損傷後に機能が一方の半球から他方の半球に移行する。

右利きにおける**右半球の言語能力**も興味深い問題である。半球切除例は，言語の側性化が**絶対的な**ものであるか，**相対的な**ものであるかを判断するうえでの重要な証拠を提供するとみて間違いない。しかし，半球切除例では，基礎疾患が重度であるために生存率が低く，症例数が少なく，回復期間も短いため，半球切除例から推測を行う際は注意が必要である。しかし，左の優位半球がない場合，言語理解能力はある程度保持されるが，言語表出能力はほぼ完全に障害されるパターンはかなりはっきりした事実である〔詳細は脳半球切除術(hemisherectomy*)の項を参照〕。

一方の半球を可逆的に短時間のみ不活性化させる方法が2つある。一側性の電気けいれん療法(ECT*)と麻酔用アミタールソーダの一側頸動脈内注射〔いわゆる和田法，頸動脈内アミタールソーダ(intracarotid sodium amytal*)〕である。いずれの方法も，右半球よりも左半球の不活性化により言語機能が障害されることを示していた。後者は皮質切除術前の重要な診断法としてしばしば用いられ，言語の側性化と利き手との関係について数々の示唆を与える。いずれの方法も麻酔(和田法)か電流(ECT)のもう一方の半球への拡がりに個人差があること，短時間しか利用できないなどの限界がある。

一側性病変

左右いずれか一方の半球に限局した病変のある患者の研究は，機能の側性化の証拠を提供する最も古くかつ，おそらく最も豊かな情報源である。BrocaとWernickeの先駆的な神経学的観察以来蓄積された膨大な研究を本項で取り上げることはできない。左半球病変の選択的影響の情報については失計算(acalculia*)，失文法(agrammatism*)，失書(agraphia*)，失読(alexia*)，失語(aphasia*)，失行(apraxia*)，読字障害(dyslexia*)の項を参照。また左側頭葉や海馬に損傷を受けた患者では言語的素材，右側頭葉や海馬に損傷を受けた患者では視空間的素材に特異的な記憶障害がみられることが示された〔健忘(amnesia*)，健忘症候群(amnesic syndrome*)の項を参照〕。

交連切開の影響

いわゆる「**分離脳**」患者の研究は脳研究に対し二重の貢献をしている。1つは2つの孤立した半球における機能の側性化の評価と，半球間の情報伝達における交連の重要性の確立である。

30年にも及ぶ研究の後，言語処理のみならず，その他の種々の精神機能においても2つの半球間で違いがあるという見かたが現れた。分離脳の患者の研究は右半球に特有の空間能力を明らかにし，正常な精神機能を営むうえで半球間の交流がどの程度必要なのかという問題に関する手がかりを得るうえでとくに重要である。さらに，意識や意図的制御のメカニズムなどの哲学的問題や右半球の言語機能という重要な問題について実験的に取り組むことができた〔側性化の基本的検査法の詳細は交連切開術(commissurotomy*)，離断症候群(disconnection syndrome*)の項を参照〕。

側性化の一般的な生物学的枠組み

70年代にNottebohmがカナリアの左半球が発声を司っている(右半球は発声に関係しない)ことを発見して以来，脳機能の側性化が人間に特有なものではないことが判明した(Nottebohm, 1979を参照)。1980年代の初頭までには，さまざまな種類・程度の機能の側性化がみられることが判明した種の数は増加し，鳥類だけでなく哺乳類の一部でもみられることが明らかにされた(Denemberg, 1981)。1990年代になっても側性化の生物学的研究への関心は広がり続け，人間でみられるものに一致する半球間の認知機能の非対称性がみられた。

人間以外の種でみられる非対称性は人間の脳機能の側性化に相同する現象なのか，それとも類似する現象にすぎないのか

左右非対称性は動物の世界でもみられ，脊椎動物の左右体軸の形成に関する研究はかなり以前から行われた。最近では，左右軸に関する情報は胚形成の早期（腸胚期）の細胞外マトリックス中に含まれることを示唆する報告もあり（Yost, 1992），内臓や神経系の左右非対称の例が多数みられ驚くにはあたらない。心臓，肝臓，胆嚢，脾臓はいずれも「**側性化された**」器官である。同様に，口唇裂は左側にあることが多く，指紋も通常，右利きと左利きとで一定の規則に従った違いがみられる。これらの末梢部の非対称性の結果，このような器官の神経支配も側性化を余儀なくされ，そのことと中枢神経系の非対称性の出現との間になんらかの関連があることは否定できない。しかし，人間の脳の側性化の出現は内臓の非対称性と若干の類似性をもつが，相同性はほとんどない重大かつより進んだ進化の1段階であることは疑いない。

それでは，人間以外の種で，認知機能の側性化の例がみられるのであろうか。2, 3年前まではこの問いに対する回答は「ノー」というのが定説であった。しかし，最近，新たな技術を使用した研究によって，人間以外の霊長類の半球機能の非対称性を示す証拠が得られた。

HamiltonとVermeire (1988)は，大脳交連を切断したサルの認知処理の側性化を見出した。左半球は線の傾きの弁別に優れていたのに対し，右半球は（サルの）顔の弁別に優れていた。Hopkinsら(1991)は，言語訓練を受けたチンパンジーで，刺激の一部には連合を介しなんらかの意味的価値が与えられている既知の警告刺激と未知の警告刺激（幾何学図形）を用いて，半球の活性化に左右差がみられることを示した。以上の所見より，人間以外の霊長類の半球側性化の出現が，これまでに考えられたように，人間型の言語の出現のみに依存するのではなく，側性化がむしろ基本的な，系統発生的に長い歴史をもつ，神経心理学的システムであると考えられた。

側性化が起こる理由

側性化の根本的な疑問は，特定の機能が一方の半球に属し，他の機能が両半球に共通して属する理由に関してである。側性化は両立不可能な機能が分化してきたシステムの進化を反映するというのが1つの解釈である。1つ主要な例を挙げると，言語処理能力と空間処理能力は人間の半球間で分離されているが，これはおそらく一方の作業の最適な遂行が，もう一方の作業の最適な遂行に有害となるためであると考えられる。この2つの機能を分離させることの利点は，情報の言語的処理と空間的処理のそれぞれに必要な作業が異なることに関係する。言語処理にとって重要な手がかりも空間処理では除外しなければならず，その逆もまたしかりである。周囲の空間的手がかりは母音と子音の区別（視覚と聴覚のいずれのモダリティでも）とは明らかに関係なく，有害となる可能性がある。一方，言語的手がかりは視覚情報や聴覚情報の発生位置の特定には関係しない。

半球の非対称性は偶発的なものか，それとも必然的なものかという問いもまた側性化の原因にかかわる重要な疑問である（Bryden, 1986を参照）。一般的な側性化の解釈によれば，左半球の言語機能の特殊化が右半球の空間処理の特殊化の原因であると考えられた。すなわち，上述のとおり，互に両立しない機能をできるかぎり分離させておく必要性のため，左半球の「**神経の空間**」のほとんどが言語に占められて他の基本的な認知機能は別の場所に収納される結果，側性化が起こったとみるもので，Bryden (1986)が**必然的な相補性**と定義した立場である。しかし，理論的には別の立場，すなわち**統計的(偶発的)な相補性**も可能である。この見解によれば，左半球を言語の熟達に偏向させた要因と，右半球を空間的非言語的な技能の熟達に偏向させた要因は相独立するものである。そのため，側性化は必然的に起こったのではなく，統計学的な理由で起こった，すなわち多くの人で左半球に言語機能があり，右半球に視空間機能があるという単純な事実を反映すると考えられた。ここで重要なのは，言語処理の側性化を起こした一連の要因は空間処理の側性化を起こす一連の要因とは完全に異なるということである。半球の必然的な相補性の仮説に従えば，失語と視空間障害の発現率の間に負の相関がみられると考えられる。しかし，左右半球の一側性病変を有する患者の多くではこのような相関はみられていない。同様に，健常者を対象とした左耳（右半球）あるいは右耳（左半球）の優位性が示される2つの両耳分離聴覚検査でも，相対する側性化効果の間に相関はみられていない。必然的相補性の説明に従えば，やはり2つの互いに対立する側性化効果の間に負の相関がみられるはずであり，ここでも必然的な相補性の説明とは相入れない結果が示された(Bryden, 1986を参照)。

二分法が提唱された場合によくみられるよう

に，2つの可能性の間をとる折衷案が考えられなくもない。すなわち，2つの半球の相対応する皮質領域が司る側性化された機能では実際に相関がみられたが(Geschwind & Galaburda, 1987)，対応のない皮質領域が司る機能では相関がみられないとする議論である。

上述の仮説はさておき，特定の機能が側性化されているかどうかを確定することは，その機能の基礎をなす神経心理学的メカニズムを理解するうえで重要な情報となる。側性化の研究の核心はここにあるので，側性化がすでに知られている機能リストに新項目を加えることにあるのではない。

側性化の個体発生

側性化を理解するうえで，その個体発生のメカニズムを確定することは重要な問題である。早期の仮説では，誕生時から生後2年間までは2つの半球の潜在能力は同等であり，左半球の言語機能の優位性は年齢とともに発達するという見かたが多い(Lenneberg, 1967)。これは早期脳損傷の患者にのその後の言語機能の回復状況をもとに考えられた見かたである。最近では，健常者を対象として，両耳分離聴覚検査(dichotic listening*)，分割視野法(divided visual field technique*)など種々の実験的パラダイムや，誘発電位(evoked potentials*)など電気生理学的手法を用いた研究が行われ，これらの研究から多くの知見が得られた(Hahn, 1987の概説を参照)。これらの研究の結果，一部の機能に関しては新生児でも側性化が認められることが確認され，側性化は経験により起こるものではなく，生まれつき備わっているものだとする考えを強固にした。さらに，誕生時に左半球の優位性が存在することは，胎生31週目でみられる側頭平面の左右非対称性と一致していた(Galaburda et al, 1990を参照)。左半球の言語機能の優位性は男女とも幼少期を通じ一貫している。側性化の研究ではよくみられることであるが，右半球の機能の側性化になると話はやや明快さに欠けた。しかし，音楽の音を聴かせた際に特異的活性化がみられるという典型的な右半球の特徴の一部は乳幼児でもみられた(Molfese et al, 1975)。

側性化の出現に関する神経生物学的メカニズムは依然として解明されていないが，これまでにいくつかの興味深い仮説が提唱された。Geschwindら(とくにBehan & Galaburda)は複雑な仮説を提唱し，胎児期のテストステロンが左半球の正常な発達を遅らせ，脳の側性化に影響すると同時に免疫系など体内過程の発達も変化させたと考えた(Geschwind & Galaburda, 1987を参照)。最近Galaburdaら(1990)は，側性化が脳の一側におけるニューロン数の減少によって生じ，機能が左右で対称であるために各半球で必要とする広さは同等であるという具体的な説を提唱した。この考えに即し，WitelsonとNowakoski(1991)は選択的な細胞の喪失に加え，脳梁の軸索の刈り込み(pruning)の非対称性が(男性でのみ)側性化の出現に関連する可能性があることを指摘した。

【文献】

Bryden, M. P. (1986). The nature of complementary specialization. In F. Lepore, M. Ptito, & H. H. Jasper (Eds), *Two hemispheres – one brain: Functions of the corpus callosum* (pp. 463–9). New York: Liss.

Denemberg, V. H. (1981). Hemispheric laterality in animals and the effects of early experience. *Behavioural and Brain Sciences*, 4, 1–49.

Galaburda, A. M., Rosen, G. D., & Sherman, G. F. (1990). Individual variability in cortical organization: its relationship to brain laterality and implications to function. *Neuropsychologia*, 28, 529–46.

Geschwind, N., & Galaburda, A. M. (1987). *Cerebral lateralization*. Cambridge, MA: MIT Press.

Hahn, W. K. (1987). Cerebral lateralization of function: from infancy through childhood. *Psychological Bulletin*, 101, 376–92.

Hamilton, C. R., & Vermeire, B. A. (1988). Complementary hemispheric specialization in monkeys. *Science*, 242, 1691–4.

Hopkins, W. D., Morris, R. D., & Savage-Rumbaugh, E. S. (1991). Evidence for asymmetrical priming using known and unknown warning stimuli in two language-trained chimpanzees (*Pan troglodytes*). *Journal of Experimental Psychology: General*, 120, 46–56.

Lenneberg, E. H. (1967). *Biological foundations of language*. New York: Wiley.

Marzi, C. A. (1989). Lateralisation of face processing. In A. W. Young & H. D. Ellis (Eds), *Handbook of research on face processing* (pp. 431–6). Amsterdam: North Holland.

Molfese, D. L., Freeman, R. B., & Palermo, D. S. (1975). The ontogeny of brain lateralization for speech and nonspeech stimuli. *Brain and Language*, 2, 356–68.

Nass, R. D., & Gazzaniga, M. S. (1987). Cerebral lateralization and specialization in human central nervous system. In F. Plum (Ed.),

Handbook of physiology. Section 1: The nervous system. Vol. 5. *Higher functions of the brain, Part 1* (pp. 701–61). Bethesda, MD: American Physiological Society.

Nottebohm, F. (1979). Asymmetries in neural control of vocalization in the canary. In S. Harzad, R. W. Dory, L. Goldstein, J. Jaynes, & G. Krauthamer (Eds), *Lateralization in the nervous system*. New York: Academic Press.

Trevarthen, C. (1984). Hemispheric specialization. In I. Darian-Smith (Ed.), *Handbook of physiology. Section 1: The nervous system.* Vol. 3. *Sensory processes, Part 2* (pp. 1129–90). Bethesda, MD: American Physiological Society.

Witelson, S. F., & Nowakoski, J. J. (1991). Left out axons make men right: a hypothesis for the origin of handedness and functional asymmetry. *Neuropsychologia, 29*, 327–33.

Yost, H. J. (1992). Regulation of vertebrate left-right asymmetries by extracellular matrix. *Nature, 357,* 158–61.

C. A. Marzi

laughing (involuntary laughing)　不随意的笑い

両側の皮質延髄運動路を損傷する病変によって起こる笑い。皮質からの制御を受ける橋延髄領域にある表情の反射性機序の解放である。笑いと泣き、あるいは両者を含む情動行動は常同的で、患者は表出された情動よりむしろ正常な情動を感じると報告することがある。情動行動はさまざまな刺激で誘発され、随意的に開始したり中止することは不可能。

制御不能な笑いは笑いてんかん(epilepsy*)にもみられ、発作中にくすくす笑ったり、大声をあげて笑う。この場合の笑いは短期間の側頭葉性前兆の情動の内容によって起こる。

lead poisoning　鉛中毒

環境と職業に起因する高濃度の鉛(Pb)に曝露されて起こる身体諸器官の影響を総称。最も障害されやすいのは中枢神経系と末梢神経系であるが、胃腸管、腎臓、造血系が障害される。今日ではさまざまなレベルの鉛中毒が神経心理学的影響を与えることが広く知られ、急性脳症(encephalopathy*)を起こす顕性鉛中毒、脳症を伴わない顕性鉛中毒、不顕性鉛中毒に分類される。基本的にはこの分類は鉛曝露によって起こる神経心理学的影響が、その規模と重症度、つまり一種の量・効果関係により減少する連続体といえよう。今日では曝露が法律で規制され、鉛中毒そのものも、それに伴う急性脳症も減少し、主な関心は、環境汚染から生じる低濃度の鉛への慢性的曝露による神経心理学的影響に向けられるようになった。

鉛の使用と鉛曝露

人類による鉛の使用は遠く古代にさかのぼり、その毒性についても古くから知られていた。鉛を大量に使用したのは古代ローマ人で、ローマ人は水路や水道管(その多くは現在も残っている)だけでなく、調理の用具や食器にも使用した。住民の間に汚染が拡がるとともに、広い地域の環境に鉛が拡散した。

鉛の生産と地理的な拡散がさらに大規模なかたちでみられたのは産業革命の時代である。19世紀初めになると職業性の鉛中毒の発生率が上昇し、この問題がやがて産業衛生法と曝露基準の制定につながった。以後、職業性の鉛曝露の安全基準の定義が下方修正されるに従い、職業性の鉛曝露の許容濃度は絶えず低値化の方向をたどることになる。

現在の環境性の鉛曝露は、主に、かつて行われた2つのかたちの鉛使用、すなわち鉛塗料と鉛含有ガソリンの残留効果に由来する。20世紀前半には小児の急性・慢性の鉛中毒の症状が繰り返しみられ、これはペンキ片を口にすること(異食症の名で知られる行動)から起こった。その後、鉛塗料は多くの国々で禁止されるようになったが、家屋などの古い塗装部分が絶えず剝落し、再塗装の際に削り取られて、その微粒子が環境中に拡散し、周囲の粉塵や土壌に混入してそれが時にはきわめて高い濃度に達した。これが今日でも主な曝露源で、とくに手にしたものを口に入れて鉛に汚染された粉塵や、土壌を経口摂取することの多い子供にとっての主な曝露源となった。

鉛含有ガソリンから自動車の排気ガスとして放出される鉛は、地理的に広く拡散して生態系に取り込まれ、食品や飲料水に取り込まれた。成人の場合、職業性の曝露を別にすれば、これが鉛の主な曝露源であり、大気中の鉛の吸引はこれに比べれば小さな曝露源にすぎない。鉛に汚染された食品や飲料水の摂取は、小児の場合もやはり第一の鉛の曝露源であるが、粉塵と土壌からの摂取ほど重要ではない。

人間で鉛曝露を測定する場合、最も実施が簡単で、しかも比較的非侵襲的な指標は血液中の濃度であり、この血中鉛濃度(PbB)をもとに、多くの閾値や曝露範囲が報告された。しかし、この方法で明確に測定できるのは最近の曝露である。鉛負荷の多くは骨格系に残存するので、全体的な鉛曝露を測定するより優れた方法とし

て，歯の鉛濃度を測定する研究も試みられた。

感受性の発達上の差異

成人より小児が鉛中毒に障害されやすい。例えば中枢神経系に関しては，小児の場合，鉛脳症の閾値が低く，残存性の神経系後遺症はより重度である。小児にみられるこれらの感受性（罹患性）の増強には，毒速動性(toxicokinetics)，栄養，行動，発達などの要因がかかわっている。

毒速動性の面でも，胃腸管と気道からの鉛の摂取と体内蓄積は，成人より小児で大きい。さらに，小児では骨格系に残存する鉛負荷は比較的少なく，より大きな量が脳など軟組織の標的器官に貯蔵される。

カルシウム，鉄，亜鉛など多くの必須金属元素の欠乏症では，胃腸管からの鉛の吸収が増大し，また脳などの軟組織への吸収が促される可能性がある。カルシウム，鉄，亜鉛などの栄養欠乏が小児人口では決してまれではなく，鉛塗装の古い家屋が密集する都市部に住むなど，それだけですでに高いリスク状態に置かれている経済的貧困層の小児ではさらに広く行き渡っている。

発達の初期段階の典型的な行動パターン，とくに手にしたものを口に入れる行動もまた，鉛への曝露を増大させる原因になっている。乳幼児は自由に動けるようになると，汚染された粉塵の付着した手や玩具を口に入れるため，鉛の経口摂取が増大した。前述のように，ペンキ片をかじる異食症が，20世紀前半には乳幼児期の鉛中毒の症状で際立って大きな原因となった。

発達の初期段階で鉛の感受性を高めると考えられる最後の要因は，小児では血液脳関門が未成熟なことである。未発達の血液脳関門では鉛などの毒性物質の透過性が成人より高く，脳内の鉛の蓄積が増大する。

顕性鉛中毒による神経系の影響

顕性鉛中毒は，神経系をはじめ他の身体器官や系統にさまざまな副作用を来す。しかし，鉛曝露の最も重度と考えられるのは神経毒性効果であり，その最も劇的な例が致死的症候群ともいうべき急性鉛脳症である。この症候群の初期症候には，倦怠感，不穏状態，神経過敏性，注意力散漫，頭痛，振戦などの非特異的な症候が含まれる。症状が進行すると，せん妄と躁病，けいれん，運動失調(ataxia*)，難治性てんかん発作などのより重度の症状を呈し，昏睡を来して死亡することもある。しかしこの症候群の場合，重度では，必ずしも軽度の徴候が先行するとはかぎらず，鉛中毒の前駆症状が皆無のまま発症し，48時間以内に死亡することさえある。この経過はとくに乳幼児で多くみられるが，この事実は，乳幼児が鉛中毒に障害されやすいだけでなく，初期症状の発見と報告が難しいことも示す。したがってこの症候群では，診断がついた時点では治療不能なまでに状態が進行する。

急性脳症を起こす鉛曝露の濃度は実際にはきわめて幅が広く，そのため，リスクの高い患者を予知するのが難しい。一般的には急性脳症は，成人では120 ug/dlを超える鉛負荷(PbBs)で発症し，小児では90～120 ug/dlの鉛負荷で発症するか死亡する。しかし，これらの影響の幅はきわめて広く，症例によっては急性脳症の続発に先立って700～800 ug/dlの高い濃度を示す。

急性脳症の神経病理学的特徴は明確ではなく，この症候群に特徴的な特異的病変はみられず，特定の脳領域が障害されることもない。事実，病理学的変化をほとんど起こさない症例もある。神経病理学的変化がみられる場合は，脳浮腫，脳血管障害や神経膠細胞増殖が含まれることが多い。脳血管障害が浮腫性反応の基礎にあることが記載されている。動物実験による高濃度の鉛曝露の研究でもこの病像がおおむね確認されており，皮質の厚さの減退や，各ニューロンのシナプスの数と軸索のサイズの減少がみられる。

急性鉛脳症の患者は，神経障害や行為障害の後遺症を来す確率がきわめて高い。小児で観察される神経系後遺症は，他のび漫性脳損傷〔例えば重症頭部外傷，ウイルス性または細菌性の脳炎(encephalitis*)，髄膜炎(meningitis*)など〕の後遺症と異ならないことが報告され，これには皮質萎縮(atrophy*)，水頭症(hydrocephalus*)，けいれん性疾患，脳性麻痺(cerebral palsy*)，精神発達遅滞と失明が含まれる。小児の急性鉛脳症では，閾値が低くなるほど残存性，永続性の神経系後遺症が起こりやすい。急性脳症後の小児の少なくとも1/4で多発性，永続性の神経系後遺症がみられ，急性脳症の発作後に元の鉛汚染環境に戻ればその数字はほぼ100%に上昇すると推定される。80%の高い確率で残存性の神経障害が少なくとも1つはみられると考えられる。

急性脳症の続発をみない鉛中毒でさえ，罹患児の実に37%で前述の永続性神経障害か行動障害の後遺症がみられ，9%では精神発達遅滞がみられる。このような残存効果のなかには，

学業低下，注意(attention*)持続時間短縮や行動障害も含まれる。

鉛中毒に関連するもう1つの神経系への影響に末梢性ニューロパチーがある。これは小児より成人で好発し，臨床症状に垂れ手がみられる。症状は利き手が重度で，踝部の脱力を伴うことがある。重症例では永続性の神経損傷が起こる。末梢性ニューロパチーは，シュワン細胞の障害で二次的に起こる節性脱髄と軸索変性によると考えられる。鉛中毒による急性脳症の場合同様，どの鉛負荷レベルで末梢性ニューロパチーが観察されるかについては著しい個人差がみられる。

低濃度の鉛曝露の神経系への影響

低濃度の鉛曝露の影響については論議が対立している。1970年代と1980年代に成人を対象に実施された研究では，中枢神経系と末梢神経系の両方で，40〜60 ug/dlの鉛負荷，つまり従来職業性の鉛曝露の安全基準値とみなされていた80 ug/dlをかなり下回る数値でさまざまな症状〔例えば中枢神経系では易疲労感，過敏性，頭痛，末梢神経系では筋・関節痛，錯感覚(paresthesia*)，筋力低下，物品の把持困難〕の増加がみられる。鉛の影響に関する他の多くの報告同様，これらの研究でもこのような症状の発現には著明な個人差がみられた。

さらにさまざまな研究で，職業性に曝露した成人では顕性中毒症の症候がみられなくとも40〜60 ug/dlの鉛負荷で神経心理学的障害，例えば動眼機能，反応時間，眼-手協調運動，手の機敏性，視覚-運動行動などに障害が起こることが報告されている。その他，知能，記憶，覚醒，獲得，符号化，場所の見当識，転導性，語彙などの変化を含めた認知機能の障害を明らかにした研究もある。

成人では職業性の鉛曝露による神経生理学的影響は70 ug/dl以下の鉛負荷で起こり，また30 ug/dl程度の低値でも起こることを報告した研究もある。これらの影響で最も一貫して報告されているのは正中運動神経における神経伝導速度の低下である。神経伝導速度の分布比較では，鉛に曝露した労働者の数値が正常値の最極端(最も遅い)に移行することが指摘された。

最も集中的に研究と検討が行われてきたのは，間違いなく低濃度の鉛が小児に及ぼす神経心理学的影響についてである。多くの研究者が，小児の場合10〜15 ug/dl程度の低い鉛負荷でも知能に悪影響を与えるという知見には確かな証拠が得られるとする立場をとっている。しかし一方で，これらの影響を報告した研究には，データの深読み，統計学的手法の誤用，潜在的な交絡因子ないしはIQの共変量の不適切な調整などがみられたと主張する研究者もいる。この問題に関する初期の実験的研究は，高濃度の鉛が同定された小児の臨床的研究，全人口調査，鉛の精錬所の付近に住む小児の調査など横断的研究のかたちで行われた。結果の測定には，一般に標準IQテストとサブテストなどさまざまな機能についての精神運動テストが用いられた。それらの臨床研究の多くでは，潜在的な交絡因子とIQの共変量の一部に対し適切な調整を施していないが，それでも，ほかには無症状の小児が40 ug/dlないしそれ以上の血中濃度でIQその他の神経心理学的機能が低下する点で研究結果は一致することが米国環境保護局によって確認された。それらの研究から，50〜70 ug/dlの鉛負荷で総IQスコアの低下は5点と算定される。

人口調査では，総人口のなかから鉛曝露量の低い小児群と高い小児群が比較されている。統計的に有意な影響を報告する研究の数と有意な影響を報告しない研究の数の単純比較では，結果は相半ばしていた。正の結果を報告する研究では，30 ug/dl，ことによるとそれ以下の鉛負荷でIQスコアなどの神経心理学的機能が低下し，教室内での行動と活動亢進(hyperactivity*)に関する教師の評点でも差がみられた。これらの研究の1つでは，5〜50 ug/dlの鉛負荷とIQの間のとくに見事な線形関係が表示されたが，30 ug/dl以下の鉛負荷を示す対象はそのうちの78％であった。もう1つの同様の研究では，明らかな閾値は示されていないが10〜15 ug/dlか，おそらくそれ以下の鉛負荷で児童のIQが低下することが報告された。

これとは対照的に，同一あるいは類似の測定法を用いた他の人口調査では，統計的に有意な鉛曝露の影響は検出されなかった。鉛の精錬所の付近に住む小児を対象としたいくつかの調査結果の要約でも，同じように相半ばする結果が得られた。正の結果を報告する研究と負の結果を報告する研究の数が全体としてバランスがとれていることが，鉛曝露とIQを関連づけるためには説得力のある研究例が欠けるとする何人かの研究者の主張の根拠になった。

しかし，統計的に有意な影響を報告しない研究の大半では実験群は対照群より平均IQスコアが低く，そのため，統計的結果の多くでp値が実際には0.10以下であったという事実を考慮するなら，研究間で正の結果と負の結果が相半ばするという事実については評価をし直す

必要があると主張する他の研究者もいる。「**有意な影響がみられる**」とする研究と「**有意な影響がみられない**」とする研究で影響の方向性にこのような一貫性がみられること，すなわち，さまざまな研究のさまざまな条件のもとで影響が反復してみられることは，研究間で p 値の実質的変化がみられるということ以上に，低濃度の鉛曝露と認知障害の間の関係を裏づける強力な論拠であるとみることができた。これらの研究でみられる高い比率は，条件が変わっても影響の大きさと方向性は似ていることを示している可能性が大きいと考えなければならない。この結論は，24の研究のうちの12を使って行われたメタ分析（いくつかの研究は方法論上の問題で除外された）の結果でも支持された。このメタ分析は，低濃度の鉛曝露とIQの間に仮定された関係に強力な統計学的支持を得，その結論は，そこに含まれた単独の研究結果や，除外された研究結果によっても影響されなかった。

横断的研究に付随する大きな問題点の1つは，全鉛曝露量を評価するのが困難なことである。このような研究の大半では，全鉛曝露量を，（調査時の）1回の鉛負荷にもとづいて推定せざるを得ず，その場合，全身体負荷量に関して個人を不適切にグループ分けしたり，グループ間に重複が起こる可能性が高い。この問題に対処する目的で，ボストン，シンシナティ，クリーヴランド，ニュージーランド，オーストラリア，ヨーロッパ諸国でプロスペクティブ・スタディが始められた。これらのプロスペクティブ・スタディでは，小児の神経心理学的発達と鉛曝露のレベルが縦断的に追跡された。

縦断的研究，プロスペクティブ・スタディからこれまで報告された結果は，低濃度の鉛が神経心理学的な機能に障害を起こすという仮定を強力に支持していた。これらの研究では10～15 ug/dlの鉛負荷で発達と知能の指標に変化が起こり，親と教師による行動の評点にも変化を起こすことが明らかにされて，これは横断的研究でみられた結果と対応していた。これらの研究ではまた，認知的影響のあるものは発達遅滞を起こすが，4～5歳までには鉛に曝露された小児も対照群の小児と同じ成績レベルに達した。しかし，このような代償の程度は社会経済的事情によって大きく左右され，社会経済的に低い層の小児は高い層の小児に比べ，出生後も鉛曝露が神経心理学的機能に与える影響は大きく，経時的な改善の幅は小さいと考えられた。

人間を対象としたプロスペクティブ・スタディで得られたこのような正の所見は，鉛が認知機能のさまざまな側面に変化を与えることを報告した多くの動物実験の結果によっても支持された。さらに，これらの行動的影響を起こす鉛負荷の濃度が人間以外の霊長類で15 ug/dl以下，齧歯類動物で15～20 ug/dl以下とする結果も，人間の場合と非常によく対応していた。人間のプロスペクティブ・スタディと動物実験の総合的な結果を踏まえ，米国の疾病管理センターでは1991年，従来の小児における鉛負荷の「**安全**」基準を10 ug/dlに引き下げた。

鉛が神経心理学的機能に起こす変化の基礎にある神経生物学的機序は今だに解明されていない。このような影響の原因を，とくに今日認知的影響と関連づけられているごく低濃度の鉛曝露の状態で，なんらかの特異的な神経病理に求めることができないのは明らかである。何種類かの神経伝達物質（neurotransmitter*）の変化が認知障害の基礎にあることが報告されたが，確定的なデータはまだ提示されていない。

鉛曝露の神経心理学的影響に対する解毒薬

エデト酸二ナトリウム・カルシウム（CaEDTA）の投与が，時に鉛曝露による死亡を防ぐうえで有効であることが知られているが，低濃度の曝露で起こる神経心理学的障害の治療に有効かどうかは明らかにされていない。いくつかの過去の研究は，エデト酸二ナトリウム・カルシウムによる治療が小児期の鉛中毒による神経学的な後遺症を改善することを報告している。しかし，治療処置に関連する他の出来事がその改善に役立った可能性を排除するために，これらの研究ではその治療処置そのもの（医療的配慮の増加，入院など）を受ける対照群の数が十分ではなかった。臨床研究ではプラセボ反応が起こる確率が非常に高いので，この点はきわめて重要である。この分野ではいっそうの研究が必要である。

【文献】
Anger, W. K. (1990). Worksite behavioral research: results, sensitive methods, test batteries and the transition from laboratory data to human health. *Neurotoxicology, 11*, 629–720.
Bellinger, D. (1989). Prenatal/early postnatal exposure to lead and risk of developmental impairment. *Birth Defects, 25*, 73–97.
Davis, J. M., Otto, D. A., Weil, D. E., & Grant, L. D. (1990). The comparative developmental neurotoxicity of lead in humans and animals. *Neurotoxicology and Teratology, 12*, 215–29.

Smith, M. A., Grant, L. D., & Sors, A. I. (Eds.) (1989). *Lead exposure and child development: An international assessment.* London: Kluwer.

US Environmental Protection Agency. (1986). *Air quality criteria for lead* (4 vols). Research Triangle Park, NC: Office of Health and Environmental Assessment, Environmental Criteria and Assessment Office.

US Environmental Protection Agency. (1989). *Supplement to the 1986 EPA air quality criteria for lead.* Volume I addendum. Washington: Office of Research and Development, Office of Health and Environmental Assessment.

Deborah A. Cory-Slechta

lemniscal system　毛帯系

体性感覚では，識別性神経支配(epicritic innervation*)と原始性神経支配(protopathic innervation*)が，毛帯系と脊髄視床(spinothalamic*)系という2つの異なる系の概念のなかで区別されている。毛帯系では，皮膚と皮下の受容体が比較的太い髄鞘化された線維によって，内側毛帯，後索を介して視床(thalamus*)の後腹側核と中心後回の第一次感覚皮質に連絡する。毛帯系は，体性感覚の識別的な側面を担っていると考えられる。伝達される情報は，小さく境界が明確な受容野をもつ位置，輪郭，形態に関するもので，対側の受容器から体部位局在を保ちながら皮質に投射する。

LEMs(lateral eye movements)　側方眼球運動

共同性側方眼球運動(*cLEMs*)と同義で，一貫して注視が側方へ偏位することで，共同注視の方向と対側の大脳半球の活性化と関係があるとされている。そのことからLEMsは，一時的な半球の活性化の指標として，認知態度の持続的な指標や，大脳活動の左右差の指標になると提案されたが，両者とも議論の的となった。

特殊な問いに反応するLEMsについて，Dayが臨床経験にもとづき初めて報告した(いくつかの初期の報告は知られているが)。問いによって視線をそらすことは社会的関係で自然でよくみられる現象であるが，Dayの観察は，被検者が視線を左右いずれかにそらすかは，問われた問題のタイプに依存する点である。この観察は，続いてBakanによって研究された。Bakanは，問いに反応する準備段階における視線のこの偏位は，大脳半球の非対称性〔側性化(lateralization*)の項を参照〕と関係し，「言語的」な問いは視線を右側へ向けるが，「空間的」な問いは視線を左側へ向けるという仮説を立てた(Bakan, 1969)。この文脈では，「言語的」な問いは，被検者に暗算を行ったり，論理的パズルを解いたり，ことわざを解釈し，単語の意味を定義することを求めるものである。それとは対照的に，「空間的」な質問は，被検者に物体を視覚化したり(「この立方体に角はいくつありますか」，「あなたの家にはいくつの窓がありますか」)，空間的関係を操作し，音楽的課題に取りかかることなどを求める。Bakanの考えかた(予想されるように右利きのみに関係する)は，眼球運動が前頭葉(frontal lobe*)の領域で制御されているので，大脳半球の一方を活性化する課題に取り組むことは，対側の方向の眼球運動を起こすというものであった。

Kinsbourne(1972)の研究により，この仮説はさらに有名になった。Kinsbourneは，LEMsと側性化の現象を注意によって説明する彼の最近の仮説とを関連づけ，眼球運動は活性化された大脳半球と対側の感覚空間に向かう注意の勾配のなかの移動を反映すると考えた。LEMsは大脳半球の一側の活性化に伴う，注意移動の程度に関する1つの指標になると提案した。

このような発表の後に，LEMsの研究の比較的集中した時期が続き，2つのことが明らかとなった。この現象は観察することができるが，すべての研究とすべての人で確実に見出すことができるものではないこと，さまざまな手技上の変数が現象の出現に影響を与えることの2点である。文献上の不一致を部分的に説明すると考えられている最も重要な手技上の観察は，質問者の位置の効果であった(Gur et al, 1975)。被検者が検者と向き合うときは，問いの内容にかかわりなく，眼球をとくに左右どちらか一方に動かす傾向がみられた。しかし，検者が後方(どちらかの一方に偏るのを避けて中央)に座り被検者の視野から見えなくなると，問いの内容がLEMsを起こす(言語的な質問は右側へ，空間的な質問は左側へ)。この研究で左利きの人も調べたが，一定したLEMsを見出すことができず，この集団では大脳の側性化がより少ないという仮説と一致した〔利き手(handedness*)の項を参照〕。初期の研究でKinsbourneは質問を提示しているときに，偶然被検者の後方にすわり，この手技がLEMsの研究の標準的な方法となった。

最近の進歩は，暗闇の状態で赤外線による眼球運動の記録を用いることである。この手技

は，眼球運動活動を起こすすべての外的な視覚刺激が欠如している盲人の被検者のLEMsの標準的なパターンの観察に刺激されたもので，比較的暗い状態で行った初期の報告では，期待した効果を得ることができなかったが，Raine, Christieと Gale(1988)は，赤外線記録を用いた暗闇のなかでのLEMsを初めて記録，発表し，視線の右方偏位を起こす言語的な問いの強い効果を発見したが，予想された空間的な問いによる左側方偏位を見出すことはできなかった。彼らは，空間的な質問の後でLEMsが観察できなかったのは，明るい状態では自然に起こる視覚空間的刺激によって起こされる右半球の活性化のレベルが，暗闇によって低下していたためと解釈した。

強い影響力を及ぼしたLEMsに関する文献の総説は，1978年にEhrlichmanとWeinbergerによって発表された。彼らは，当時までに証明された事実を基礎に，LEMsは信頼性があり首尾一貫した現象ではあるが(ある程度の限定はあるが)，それらは必ずしも大脳半球の非対称性とは関係しないという明確な結論に達した。彼らは，LEMsはある条件では出現し，ある程度大脳の活動と関係することは認めたが，LEMsが一般化された左右の大脳活性化のある程度の指標として用いることができることと，LEMsの研究から引き出されるデータがLEMsの大脳半球非対称モデルのための証拠，あるいはそれに反対するための証拠として用いるという考えは否定した。EhrlichmanとWeinbergerの総説以来研究はそれほど熱心には行われず，首尾一貫しないパターンが支持された。しかし，LEMsと大脳半球の側性化の間の関連性を支持する十分な数の報告が出現した。

LEMsと神経心理学的側性化の間の関係が議論されたが，2つの異なる分野を区別することは重要である。第一は，大脳半球の活性化の一時的な状態の指標，第二は，さらに永続的な個人の神経心理学的なスタイルの指標であり，これは認知機能と半球依存性(hemisphericity*)に関連している。

問いの内容によって起こる左右半球間の一時的な相対的状態を特異的な条件とする，側方への活性化の一時的な状態間の関連についての証拠は確かではないが実在している。適切な手技を考慮するかぎり，この現象は重要なもので，多くの研究によって確実なものとして証明された。ある程度の確実性をもつ事実が最近得られるようになった。誘発電位を用いた電気生理学的変数の同時測定は，LEMsを起こす半球活動の側性化に関係し，この効果は脳波の同時記録でもみられた。脳血流研究(blood flow studies*)も同様に，大脳の非対称性とLEMsの間の関連を証明するために使われた。一部の技術上の困難はあるが，ある条件のもとでは，LEMsは大脳半球の一側の他側より強い活動を反映するという仮説について，これらの研究は独立した支持を与えた。

関連した仮説は，LEMsは，情動に関する左右半球間の特殊化の差異にもとづいた現在の情動の状態を反映するというものである。神経心理学的機構のこの側面についての関心は，問いの形式的な内容だけではなく，問いが言語的あるいは空間的な特徴をもっていていたとしても，問いによって起こされる情動の状態によって，同じようにLEMsが起こるというSchwartz, DavidsonとMaer(1975)の報告に始まる。情動的な言葉の問いは，「怒りや憎悪は強い情動ですか」のようなタイプのものであり，情動的な空間的質問の典型は，「あなたはお父さんの顔を思い浮かべたときに，どんな感じをもちましたか」というものである。Schwartzらは，情動的な言語的問いは予想されたようにより右側へのLEMsがみられたが，情動的な空間的問いではこれとは反対の結果を見出すことはできなかった。全般的に，対照条件としての非情動的な問いよりも，情動的な質問によって，より強く左側へのLEMsがみられ，情動の過程について右大脳半球皮質にある程度の特殊化があるとする仮説の観点から解釈された。この発見は後の研究で無条件に支持されたわけではない。MacDonaldとHiscock(1992)によるこの領域の最近の再検討では，認知的内容がLEMsの発生率に影響するのに対して，情動的内容はLEMsの発生率に影響せず心像の主観的な評価に影響を与えたことが明らかにされた。しかしこの研究では，認知的な内容と情動的な内容のどちらもが，LEMsの方向に有意に影響することはなかった。

LEMsが用いられた第二の分野は，半球依存性の概念として表現される。さらに一般的な神経心理学的な機構の指標としてである。この概念は，個々人は左右半球の一方に関連した処理の形式に依存する傾向があり，これは優位な認知スタイルと関連をもち，LEMsの一般的なパターンでみられるというものである。この概念を支持する証拠は，LEMsは大脳半球の活動の一時的な指標であるという概念を支持する証拠よりも，はるかに説得力に欠けるもので

あった〔全体としての半球依存性(hemisphericity*)のように〕。EhrlichmanとWeinbergerは，1978年の総説の中で，その時点でLEMsのパターンと半球依存性の関連の正しさを証明するものは何もないと述べた。Beaumont, McManusとYoung(1984)は，一般に信じられている構成概念の指標としてLEMsを用いることも含め半球依存性の概念を広範に総説したが，それらが採用された方法において，指標としてLEMsを用いることの満足のいく妥当性はなく，半球依存性の概念は適切な基礎を欠いていると主張した。この総説以降，彼らの結論を変えるような研究は何も現れていない。彼らのこの結論は，暗闇のなかで赤外線記録を使い，標準的な方法でLEMsを記録し，同様に左右の半球機能の測定を行ったRaine(1991)によって支持された。これらの測定方法は，言語性，非言語性の両耳分離聴覚検査(dichotic listening*)と，ウェクスラー成人知能評価尺度の下位テストからの指数を含んでいた。これらは一般的な半球の左右差の最も感受性の高いテストとはいえないが，LEMsの指数と弱い関連が十分予想されるものである。しかし，そのような関連は見出されなかった。すなわちLEMsの偏位方向に対する問いのタイプによる効果は見出されたが，有効とされた測定方法は，LEMsの左右差の指標と関連をもたなかった。LEMsは一方の半球を利用するという安定した個人差の有効な指標とならないというRaineの結論は，初期の研究で到達した結論を支持していた。

左右半球の一側を一過性に活性化させる問いに伴う注視の側方偏位であるLEMsは，個人のなかではその現象はとくに強固なものでも信頼できるものでもないが，ある条件下では大脳半球の活性化の行動の発現を示すと考えられる。LEMsは，半球機能の安定した特異的な非対称性に関連し半球依存性の指標を与える可能性があるという仮説は，これまで得られている証拠によっては支持されていない。これは，このような安定した非対称性の傾向は存在しないという可能性に起因するといえよう。

【文献】
Bakan, P. (1969). Hypnotizability, laterality of eye movement and functional brain asymmetry. *Perceptual and Motor Skills*, 28, 927–32.
Beaumont, J. G., Young, A. W., & McManus, I. C. (1984). Hemisphericity: a critical review. *Cognitive Neuropsychology*, 1, 191–212.
Ehrlichman, H., & Weinberger, A. (1978). Lateral eye movements and hemispheric asymmetry: a critical review. *Psychological Bulletin*, 85, 1080–101.
Gur, R. E., Gur, R. C., & Harris, L. J. (1975). Cerebral activation, as measured by subjects' lateral eye movements, is influenced by experimenter location. *Neuropsychologia*, 13, 35–44.
Kinsbourne, M. (1972). Eye and head turning indicates cerebral lateralization. *Science*, 176, 539–41.
MacDonald, B. H., & Hiscock, M. (1992). Direction of lateral eye movements as an index of cognitive mode and emotion: a reappraisal. *Neuropsychologia*, 30, 753–5.
Raine, A. (1991). Are lateral eye-movements a valid index of functional hemispheric asymmetries? *British Journal of Psychology*, 82, 129–35.
Raine, A., Christie, M., & Gale, A. (1988). Relationship of lateral eye movements recorded in the dark to verbal and spatial question types. *Neuropsychologia*, 26, 937–41.
Schwartz, G. E., Davidson, R. J., & Maer, F. (1975). Right hemisphere lateralization for emotion in the human brain: interactions with cognition. *Science*, 190, 286–8.

J. Graham Beaumont

Lesch-Nyhan syndrome　レッシュ・ナイハン症候群
体幹の屈曲攣縮，間代性運動，アテトーゼ(athetosis*)，筋緊張低下(hypotonia*)，ひきつけを起こす，尿酸代謝の障害。唇，指，足などを咬む自傷行為や，頭を激しくぶつけたり，顔をひっかき，精神発達遅滞がみられる。この症候群は，X染色体連鎖劣性遺伝で，男子幼児期に発症する。

lesion　病変
身体器官の機能と組織の病的な変化。実際には，神経系の障害と損傷である。

leukoencephalopathy　白質脳症
パポバウイルスによって起こる脳炎(encephalitis*)の一種で，leucoencephalopathyまたは進行性多巣性白質脳症(PML)と呼ばれる。ある特定の慢性疾患による免疫不全反応のときに，まれに起こる合併症で，HIV感染症の神経学的合併症である。この病気は，数週〜数カ月の間に急速に進行し痴呆(認知症)となり，死

亡する。

limbic system　辺縁系

辺縁系の中心的な統一概念は，解剖学的にみれば，辺縁皮質と脳幹との一次的な線維結合から構成される，モジュール性を含む機能的統合システムであるということである。

最初に注意すべき点は，脳内の広範囲に及ぶ線維連絡のために1つの系の限界を定めることには限界があり，「**辺縁系**」という考えは無意味であると主張する研究者がいることである。しかし本項ではまず，「オッカムのカミソリ」*訳注型の単純な解剖学的定義だけでなく比較電気生理学・生化学的知見などの知見を引用し，このような議論は価値のないものであることを示す。その後の部分で辺縁系機能に関するさまざまな概念の発達の全体像を述べ，最後に感情的経験と情動に導かれた行動に関する辺縁系の役割を重視する最新の知見を述べることで締めくくる。辺縁系の進化の歴史は哺乳類とその近縁の動物の生活の進化の歴史であることを心にとどめておくことで，さまざまな臨床的・実験的知見の展望が得られよう。

定義

辺縁系の概念を定義するには哺乳類の前脳の進化を簡潔に述べることから始めるのが望ましい。化石上の記録と比較研究の知見によれば，人間と他の進化した哺乳類の前脳は，解剖学的にも化学的にも祖先から受け継いだことを反映する爬虫類，前期哺乳類，後期哺乳類に共通した3群の神経の集合から構成される三位一体構造として進化したと考えられた(MacLean, 1990を参照)。前期哺乳類で同定される神経集団は，爬虫類と新哺乳類の組織をつなぎ合わせたかたちの中間発達状態として識別される。

「辺縁系」という用語は1878年にPaul Brocaが発表した論文に由来するもので，彼は哺乳類の脳幹を囲む大きな脳回を記載した。多数の異なる哺乳類の脳を調べ，哺乳類の脳の共通分母として辺縁系が存在することを証明したのはBrocaの業績である。

解剖学的特徴の定義：Brocaは辺縁系という記述的用語を選択した理由として，他の理由にもまして機能に関連した「どの理論とも関係していないからである」と説明した。現在，辺縁系を再定義するのに，筆者が1952年の論文でこの表現を紹介した際に，筆者も同じような記述的理由から，Brocaが用いた用語，「**辺縁系**」に行き着いたことを記しておく。

Brocaは，脳回を有する動物では嗅裂と「**辺縁裂**(scissure)」が辺縁葉と大脳半球の残りの部分の境界を示していることを指摘した。Elliot Smithの1902年の論文は，Brocaが用いた辺縁裂という用語の多様性に関する詳しい手引になった。辺縁皮質は，辺縁葉内局在に加えその細胞構築によっても識別できる。辺縁系の定義づけの次の段階は辺縁皮質の明らかな特徴を把握することにあった。1900年までに皮質の発生と細胞構築に関する知見は十分集積していた。すなわち辺縁皮質は，「**系統発生，個体発生いずれからみても最古である**」(Schäfer, 1900, p. 765)。しかし，海馬とその隣接組織の皮質以外の辺縁皮質を明確に区別する特徴に関する用語と分類が決定するまでに数年を要した。

皮質のさまざまな型の名称はやや偶然的につけられた。Reichertが脳を覆う大脳皮質を意味するために「**外套**」(pallium)と呼んだのに対し，Elliot Smith(1901)は辺縁葉の側頭部分を「**古外套**」(old pallium)と呼び，それ以外の大脳皮質を「**新外套**」(neopallium)と呼んだ。彼の意に反して，ドイツの神経学者Edingerは**古外套**(*old pallium*)という表現を「**原始外套**」(archipallium)と訳し，後に**原皮質**(archicortex)と同義語となった。新外套は新皮質として知られるようになった。

Smith(1901)が辺縁葉の帯状回皮質を新外套に含めたことで，新皮質(neocortex)と原皮質(archicortex)の間の移行面の発達を思わせる特徴を見逃す傾向が生じた。Abbie(1942)でさえ同じ傾向に固執し，大脳皮質は「**周辺から分化する連続的波動**」にもとづいて進化すると提唱した。それに対し帯状回皮質の移行する性質の確認は，Vogt学派のMaximilian Roseが初めてそれを明確にするまで待たねばならなかった。比較発生学的見地からRoseは，皮質にはそれぞれ2層，5層，7層の3段階に由来した主な3型が存在すると考えた(1926)。彼は帯状回皮質の大部分が5層型に由来することを証明し，ラテン語で*quinquestratificatus*と呼んだ(1927)。このような皮質を原皮質と新皮質の移行型とみなし，「**中間皮質**」(mesocortex)(1926, p. 126)と呼んだ。一方，Ariëns Kappers(1909)は，海馬回の嗅梨状部より「**若い**」ことを示唆する**旧皮質**(*paleo-cortex*)と呼んだ。

次の観察はきわめて重要で，前述の内容と非常に密接な関係があるので，それだけで1段落

---

*訳注：オッカムのカミソリ：科学的な仮説は単純であるべき，という意味。

を設けて述べる必要がある。1926年の比較研究からRoseは帯状回にみられる5層性皮質(*fünfschichtige Rinde,* p. 155)(すなわち彼の中間皮質)は**哺乳類で最初に出現する**と述べた。

辺縁皮質を各種の細胞構築学的な領域に分類する詳細にはふれないが,一般論として辺縁皮質は内輪が原皮質で外輪が中間皮質である2つの同心円型の皮質の輪から構成されると考えられる。

辺縁系の脳回を哺乳類の脳の共通分母とする証拠があり,新皮質の部分と辺縁皮質の部分を区別する特徴もまた明らかにされているので,辺縁系の定義づけに用いられた別の解剖学的基準の有効性を評価できる。モジュール的見地から総合的な系として辺縁系を定義するために最初に必要となる条件は,唯一辺縁葉型の皮質を含み,脳幹の終版組織である扁桃体と中隔を含む脳幹と一次的に線維結合をもつことである(MacLean, 1952)。第二の条件は,辺縁葉内での相互連絡が保たれていることである。このような原則の正当性はB. A. Vogtら(1987)によるサルの帯状回皮質の解剖学的研究で明らかにされた。

電気生理学的証拠：ここで強調しておかなければならないのは,辺縁皮質とその脳幹との一次的な線維連絡が解剖学的にも機能的にも1つのまとまった組織であることを示すには,辺縁構造の電気刺激によって誘発された神経後発射の伝播を調べる方法以上によい方法はないということである(Koada, 1951; Creutzfeldt, 1955; MacLean, 1957)。実験を重ねるうちに,伝播する神経インパルスが辺縁系回路の範囲に収まることが明らかにされた。神経外科的治療の際にも同様の観察が報告された(例えばFeindel & Penfield, 1954; Pagni, 1963; Jasper, 1964)。

生化学的証拠：辺縁皮質とその直接の連絡部位を1つの系とみなす化学的根拠もいくつか明らかにされた。辺縁葉全体に関するおそらく最も初期の根拠の1つは,ラットにおけるオートラジオグラフ所見で,^{35}Sで標識されたL-メチオニンを非経口的に投与後,原皮質と帯状回の中間皮質双方に高度に取り込みがみられ,辺縁皮質が残りの半球部位より区別された(Flanigan et al, 1957)。この観察に関連して,Levittらの最近の知見はきわめて興味深い(Levitt, 1984; Zacco et al, in Vogt & Gabriel, 1993, p. 4)。彼らは「辺縁系関連膜蛋白」(LAMP)と命名した辺縁系を通じて表現される物質を同定した。この蛋白質の局在から,古くから知られているある種のウイルスが好んで辺縁皮質に侵入する事実とどのような関連性があるのかという問いが提起された。

辺縁系機能の概念

辺縁葉が哺乳類の脳に特徴的な存在である理由から,Broca(1878, 1879)は,辺縁葉は動物的機能に役立つという考えに傾き,**獣脳**(*cerveau brutal*)と呼んだ。さらに辺縁葉の吻側部分が嗅覚器官と強く結合していることから,脳回**全体**はおそらく嗅覚機能に関連すると考えた。後者の解釈が迅速で幅広い支持を得たため,次世紀にはいくつかの教科書に辺縁葉全体を「嗅脳」とする記載がみられた。

嗅覚は人間では重視されなかったため,嗅脳は医学教育でほとんど注目されなかった。1957年になってすら一解剖学者が,「嗅脳はおそらく人間の脳の発達にあまり重要な寄与をしてきていないし,今後も顧られることはないであろう」と述べたほどである。

1954年に出された「**嗅脳の機能**」と題した総説で,PribramとKrugerは,辺縁葉の大部分が情動に関与するとする見解に興味がもたれるようになったが,この点を支持する実験的証拠はほとんどないことを指摘した。しかし,彼らの総説は,最良の証拠となる臨床研究の発展を考慮しなかった。実際には,辺縁系が情動的感覚の経験と表示に基本的に関与しているというのは主観的根拠にすぎないとした。彼らは,情動という意味で哺乳類の進化の過程に刻まれた行動の型に帯状回が関与することを示す研究を予見できなかった。

情動機能　行動の観察が他人の主観的状態を評価する唯一の方法となる。デカルトが使う情念(情動)という用語は,自己と第三者で感情として認識されるものに対する外向きの表現として適切である。主観的経験の範囲での個人の感情は情緒と呼ばれる。情緒は質的に快感と不快感とに区別され,「自己の保存や種の保存に必要な行動の道しるべとなるべく主観的情報を提供する」(MacLean, 1990, p. 425)。このような定義づけにもとづいて,後で言及される精神運動てんかんの現象学から,辺縁系構造が**基本情緒,特殊情緒,一般情緒**と呼ばれる3つの主要な情緒型の産生に関与することが示唆された(MacLean 1990, p. 422 ff.)。

基本情緒は,空腹,口渇感のような基礎的な身体の欲求に伴った感覚の段階に一致する。**特殊情緒**は快感と不快感であり,特定の感覚系で同定される。**一般情緒**はわれわれが通常感情とみなすものを含む。「**一般的**」と呼ばれるの

は，個人，情況，物事に共通しているからである。基本情緒と特殊情緒と異なり，一般情緒は知覚中枢(sensorium)への特定の感覚経路に依存せず思考の結果として発生，持続する。精神運動てんかんの病歴から前兆の期間中の感覚の記載に用いられた言葉をみると，実際，基本情緒，特殊情緒，一般情緒の宝庫となっている。

辺縁葉に与えられた嗅脳の役割にもかかわらず，かなりの数の研究者は一部の辺縁系構造には嗅覚機能以外の機能を有すると指摘した。例えば，Elliot Smith (1919) は Croonian Lectures のなかで，側頭葉の嗅覚組織は他の感覚系とは異なり「**情緒的な要素**」を提供し，予期と1つの経験を結びつけることによって記憶の種をまくと考えた。

しかし，1937年以前は辺縁葉全体を嗅覚以外の機能との関連で検討した研究者は見あたらない。同年 Cornell 大学の Papez は，「情動の機序の仮説」と題する論文を発表した (1937)。情動表現に果たす視床下部の役割に関し直前に明らかにされた知見をもとに，Papez は大脳半球の内壁にある辺縁葉組織は視床下部と強い結合を有する唯一の構造であると述べた。彼は自説を支持するための症例を挙げ，「皮質起源の中枢性情動過程は……海馬組織で形成され，乳頭体に転送されて視床前核を通して帯状回皮質に向かうと考えられる」と述べ，「帯状回皮質は，ちょうど有線野が網膜由来の光刺激を受容する皮質とみなされているように視床下部領域由来のインパルスの結果としての情動の経験を受容する領域と考えられる」(p.728)と述べた。このような連続的に結合した構造で形成されるループがパーペッツの回路として知られるようになった。

Papez の論文が刊行された10年後 Gibbs ら (1948) は，過去を振り返ってみても神経学の歴史と情動の脳の基質に関する知見のうえで画期的な出来事とみなされる論文を発表した。彼らは精神運動てんかんと呼ばれる発作状態にとくに注目した。この発作は，けいれんは伴わないがその間患者はさまざまな感情を経験し，その後健忘と自動症が起こる。頭皮電極を用いた脳波記録から，ほとんどの症例でてんかん性の異常が側頭葉前方領域を含むことを彼らは発見した。同年の筆者自身の研究では脳基底部の電気活動が記録された。Arellano と筆者は改良型鼻咽頭電極と新型膜電極を用いて，以前の脳波記録で局在徴候のみられなかった一群の精神運動症状を呈する患者で標準脳波と脳基底部の脳波を記録した (MacLean & Arellano, 1950)。軽い睡眠中の記録 (Gibbs らが推奨しているように) で，症例のほとんどに一方あるいは他方からの鼻咽頭誘導の記録で最大の振幅を示す棘波活動がみられた。鼻咽頭電極は側頭葉の正中部に最も近いものの1つであったことから，異常の焦点が海馬組織にあることが示唆された。

海馬組織が嗅覚系の一部とみなされていた状況で，精神運動てんかんの症状が広範囲にわたる内臓体性感覚の表現を伴った感情のみならず，視覚系，聴覚系，体性感覚系を含む症状がみられるという事実をどう説明することができるのであろうか。筆者が Papez の論文を発見したのはちょうどその時で，これらの疑問に対する解剖学的解答が得られるかどうかを Papez に質問する目的で彼の所を訪れる幸運に恵まれた。彼は，人間の脳では，皮質連合線維が視覚系新皮質領域，聴覚系新皮質領域，体性感覚新皮質領域と海馬傍回とを連絡し，海馬傍回が海馬と連絡すると指摘した。後に，われわれのサルのニューロン検査法 (neuronographic studies) による検討で (Pribram & MacLean, 1953) 海馬回への入力に関する実験的確証が得られ，その後の神経解剖学的研究によってこのような段階を踏んだ線維連絡が証明された (例えば，Jones & Powell, 1970; Van Hoesen & Pandya, 1975)。

さらに興味深いことに，われわれが行ったリスザル (squirrel monkeys) の単一ニューロンの活動の記録と解剖学的検討から，脳幹を介して，上述の感覚様式だけではなく内臓感覚系をも海馬体と結びつけるより直接的な線維連絡があることが証明された (詳細については MacLean, 1990 を参照)。

Papez を訪問した後，筆者は彼の情動説を支持する新たな実験的・臨床的確証にふれた論文を書いた (1949)。視覚・聴覚・体性感覚系と内受容体・外受容体系からの入力に海馬体が関係する可能性を指摘しながら，筆者は「口の感覚だけではなく，性器，体壁，目，耳からの感覚も統合している」可能性があると述べた。この論文の主眼は，辺縁葉内の海馬体が感情としての情報を引き出し，「それが動物的で原始的な構造のため言語手段で意思疎通を図ることが困難である理由から知性からの束縛を逃れる」という内容であった (p.348)。「**この状況**」は，われわれが「**感じること**」と「**知ること**」の違いを理解するための手がかりとなることを筆者は示唆した (p.351)。論文の標題として，筆者は辺縁葉を「**内臓脳**」と呼び，通常使われる嗅脳という用語からは嗅覚機能が強く感じられるので，

それをできるだけ避ける手段をとった。内臓（visceral）という意味で16世紀に用いられ，強く内方に向かう感覚とそれに伴って内臓にみられる変化に対応する。しかしこの用語は，ただ内臓という意味でより頻繁に用いられるため誤解されやすいことがわかった。このような状況から著者はBrocaの記述した辺縁という用語を生かし辺縁皮質と呼び，脳幹との一次的な線維結合を**辺縁系**と呼んだ。以上が辺縁系という用語が文献上に登場するに至った経緯である（MacLean, 1952）。

比較神経行動学的知見

神経行動学的研究について述べる前に，哺乳類の進化にひと言述べておく必要がある。さらに適切な表現は「**定向性進化**」である。その理由は，現存の約20目の哺乳類の進化で，そのすべてで脳の同じ基本構造が発現しているからである。しかし身体構造の面からは，哺乳類の祖先と考えられる哺乳類様爬虫類（獣形目）よりも定向性進化の良き例はあり得なかった。化石の記録から，これらの動物のいくつかの系統が哺乳類の状態に近づいていたことは明らかで，その結果として最終的に最も信頼のおける相異は獣形目の顎関節にみられる2つの小骨の存在で，これが哺乳類では中耳の槌骨と砧骨になる。

獣形目と直系の現存する爬虫類は存在しない。そのため，われわれの神経行動学的研究に，頭蓋と頭蓋後方の骨格が獣形目に似ているという理由からトカゲを選択する。トカゲと哺乳類の基本的行動目録を比較すると，トカゲには明らかに3種の行動が欠けていることがわかり，これは爬虫類全般に共通である。爬虫類から哺乳類への進化上の過程で同定される主要な行動には以下のものがある。①母親としての注意をはらった保育，②母と子の接触を維持するための音声的コミュニケーション，③遊び，である。「**離別の叫び**」はおそらく最も原始的で基本的な哺乳類の発声であり，当初は母子の接触を確かなものとし，後には同族グループのメンバーとの接触に発展したと考えられる。

この状態をトカゲの場合と比較してみよう。ほとんどのトカゲは卵を産んだまま，自ら孵化するように置きざりにする。またほとんどのトカゲは声を出さない。孵化したばかりのトカゲが哺乳類に固有の「離別の叫び」をあげることができれば，親トカゲや成長したトカゲが子を探し，エサを与える機会があるため，命を救うことができよう。巨大トカゲ（Komodo）は生後1年間餌食になることを避けるため，木々の間に逃げ込まなければならない。

哺乳類に典型的な3つの主な行動は辺縁系の漸進的な進化に依存してきたと考えられる。

辺縁系の3領域の機能

解剖と機能上の見地から辺縁系は主要な3つの皮質-皮質下領域に分類され，それぞれの部分は特別な核群と優先的に結合する辺縁皮質などの領域から構成される（図49，総説としてMacLean, 1990を参照）。主として扁桃体と中隔の核群と関係のある皮質部位は，それぞれいわゆる扁桃体領域と中隔領域を構成する。

扁桃体領域：情動的行動に関し第一に注目に値することは，通常用いられる実験動物における電気刺激で，怒り行動や防御行動が生じることである。また刺激によって探索，鼻をふんふん鳴らす行動や，食物を与えたり摂取する行動を含めた広範にわたる口の反応が起こる。

1888年にBrownとSchäferによってサルで報告され，50年後にKlüverとBucy（1939）によって再発見されたように，扁桃体と海馬を含む両側側頭葉切除によって，刺激時にみられた上述の情動的変化とは逆の現象が起き，恐れを誘発するような状況で無反応となることで代表される重大な無感情がみられるが，同様の変化が人間でもみられた。

要約すると，扁桃体領域は一次的に食物摂取やそれに関連した自己保存のために口に結びつく行動に関与する。

中隔領域：扁桃体領域とは対照的に，中隔領域は一次的に生殖機能を推進するようである。例えば最も基礎的なレベルでは，雄と雌両方のリスザルの正中線付近で中隔を電気刺激すると，規則的に短潜時で勃起が起こる。勃起はリスザルなどの実験動物で海馬の中隔近位領域の一部を刺激することで起こる。雄ネコでの身づくろい，喜びの反応などの求愛にみられる行動も海馬の中隔近位領域の電気的刺激やコリン作動性の刺激によって起こる。

以上のように，中隔領域は原始的な性機能と生殖に結びつく行動に一次的に重要な関連を有すると考えられる。第三の領域の機能に関しては，齧歯類で母性的な巣作り行動で初期に中隔が関与する証拠があることに注意する必要がある。

視床帯状回領域：辺縁系の進化と家族に関係する行動の3つの型に関して第一に興味を引くのは視床帯状回領域である。この第三の辺縁系領域は帯状回の中間皮質とそれに関連した視床核から構成される。重要なことは，爬虫類の脳ではこの領域のどの部分も，それに対応した部

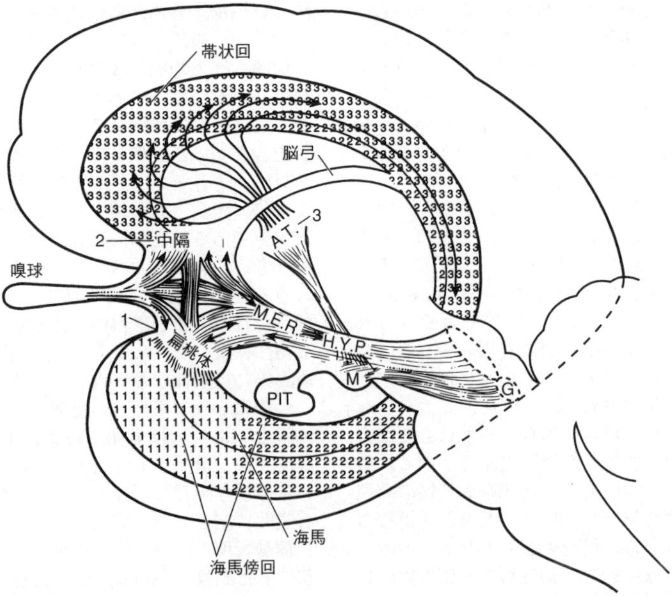

図49 辺縁系の主要3領域
扁桃体領域，中隔領域，視床帯状回領域に関連した核群はそれぞれ1，2，3の大きい数字で表示され，一次的にこれらと連絡する皮質部分は，それぞれに対応した小さい数字で示されている．古皮質領域を示す数字は，それ以外の辺縁葉皮質を示す数字より若干小さめに記されている．AT：視床前核，G：Guddenの背・腹側節状核，HYP：視床下部，M：乳頭体，MFB：内側前脳束，PIT：下垂体（MacLean, 1990による）．

位がまったく存在しないことである．

　帯状回皮質の切除によって母性行動のさまざまな局面に変化がみられるという重要な観察を最初に行ったのはStamm(1955)である．Stammの実験はラットに対して行われ，それ以後，Slotnick(1967)などによって追試された．

　われわれも，生まれたばかりのハムスターに皮質病変を作った別種の実験で，母性行動に関する彼らの知見を確認した．この動物が成長するのを待ちながら，帯状回皮質が3つの組になる行動のうちのもう1つの構成要素に関係があることがわかった．新皮質全体が欠如することが証明された幼若動物は成長して正常な発育を示し，すべての型の種に特異的な行動を呈した．しかし，帯状回皮質がさらに欠如する場合には期待される時期以後に遊びの行動の発達がみられなかったという予期せぬ事態が明らかになった．

　家族に関連した3組の行動の最後の要素は，母と子の接触を維持するための音声的コミュニケーションである．叫びの大脳局在に焦点を当ててきたこれまでの唯一の研究はリスザルで行われたものである．前頭葉皮質内側領域切除の結果から，減音効果がある部屋に成長したサルを置いてテストする場合，その叫びが自発的に発生するためには吻側辺縁系帯状回皮質が必要であることが判明した(MacLean & Newman, 1988)．

　哺乳類にとってとくに辛い心理的な状況は離別である．進化のうえで辛い別れの局面は，面倒をみることが同族の生活様式になった時点で，母と子が別れなければならない運命的な結末にさかのぼることが示唆される．このことから叫びとの関連が明らかになった吻側帯状回皮質が痛みの受容に関係する核による神経支配を受けていることは注目に値する．帯状回皮質がアヘン様受容体を高濃度に含むことと，サル，イヌなどの動物でモルヒネによって離別の叫びが取り除かれることも関連している．モルヒネが母性行動にも関与することはこの点からも興味をそそる．

臨床への寄与

　泣きと笑い：離別の叫びと遊びに帯状回皮質

が関与することを示したわれわれの結果から、てんかん性の泣き笑いに伴ったてんかんの焦点と病変の局在に関して、神経外科的な処置で泣き笑いが起こる場合の電気刺激の部位との関連を含め臨床例を検討することが望ましい。結果は詳細にわたるのでここで論じないが、身体表現と流涙の両者が関与する構造は「**パーペッツ回路**」に沿って位置する以下のようなものであることを簡潔に記すにとどめる。すなわち海馬体**吻側**部と隣接する扁桃体、乳頭体、視床前部、正中前部帯状回皮質である（MacLean, 1990, pp. 534-538）。通常の日常生活でみられる発作状態では泣き笑いが交互にみられる場合があることから、この症状の根底には相反神経支配の存在が示唆される。

情緒経験：情緒は自己保存と生殖に必要な行動を導くための主観的な情報供給源となる。精神運動てんかんの研究は、辺縁系が情緒の発現に基礎的役割を果たしていることを示す単なる主観的証拠も含め、最良の証明となっている。この証明は治療目的での脳外科的方法で露出した脳の刺激と記録で得られた観察にもとづいている。この領域での最も優れた貢献はモントリオール神経学研究所のPenfieldとJasper（1954）らによるものである。辺縁系組織内かその近傍で、てんかん原性焦点を刺激することで、患者に発作症状を起こすだけでなく、それに関連した健忘を伴った自動症が引き続きみられる（例えばFeindel & Penfield, 1954）ことを明らかにした。

前兆の際に経験される症状は以前に定義した**基本情緒、特殊情緒、一般情緒**のうちの1つ、あるいはそれ以上を含んでいる。離別感は情緒の進化のなかで影響を与えてきた理由から、悲哀の反応に続いて基本情緒の飢餓感を経験した患者の症状が記載されていることは興味深い。1人の工場労働者が自らの前兆を、悲しいという感じから始まり、泣きたくなったと筆者に話した。後に続いて飢餓感が生じ、涙が湧き出てきたという。

特殊な情緒を経験することは辺縁系機構が感覚と知覚の強度と大きさに影響を与え変化させる働きがあることを示している。例えば音が通常以上に大きくあるいは小さく聞こえたり、せん妄の際に手足末梢が膨れ、全体としての比率が増すように感じたり、見る物が近くあるいは遠くにあるように感じる場合もある。

一般情緒は通常、感情とみなされるものに代表される。てんかんの嵐の開始時に患者の心に感覚の火が灯り、それは症例ごとに異なるが、激しい恐怖、恐怖から絶頂感まであらゆる範囲に及ぶ。一般情感は次の6つに分けられる。①欲望感、②恐怖感、③怒り感、④落胆感、⑤至福感、⑥愛情感、である。後に記すように、至福感と呼ばれる感情は認識論と深くかかわる感覚を含んでいる。患者はユウレカ（「われついに発見せり！」）という感じをもつ場合、啓示を得た感じ、誇張された現実感、経験したことが最も重要であると思い、それが絶対的な真実であると考え、世界はすべてそういうものだとするような確信を有することもある。**重要なことは、これらの感じは自由に浮動するもので特別な物、状況、考えにはまったく無関係であるため真偽には関係しない点である。**

最後に2つの漠然とした情緒を記しておく。①親近感あるいは見知らぬ感じ（時に相反性神経支配のごとく交代する）と、楽しい感じあるいは不快な感じの可能性を秘めた情緒、②時間と空間に結びついた情緒、である。

情動表現：前兆に続く自動症の間、無意識に起こる行動は前兆時に記憶した感じに合致している場合がある。例えば恐れや恐怖などのぞっとするような感じがした後、患者は誰かに助けを求めてわめきながら走り回わり、怒りの後では怒声、闘争中のチンパンジーの腕のごとく殻竿で打つような腕をして挙闘者の行動を示す。反対の行動の型は、1人の女性が部屋の中を歩き回わり居合わせた人誰にでも愛想を振りまく場合である。

存在論への洞察と記憶：前兆の後、患者は単純なものから非常に複雑な自動症までの広範囲な自動的行動を示すが、その全期間を通しての出来事についての記憶がまったくない。しかし、Jacksonの有名なZ.で明らかなように、患者は新皮質の機能に依存する細かな運動や認知が可能であった。Z.は医師の例で、扁桃体と海馬の接合部の小さな空洞に起因することが確認された辺縁系発作の最中に患者を診察し、正しい診断と処方を行ったが、後にはまったくその記憶がなかった（Jackson & Colman, 1898）。

臨床的には1900年以後（Bechterew）、両側の海馬の損傷と破壊によって現在進行中の経験の記憶が障害されることが認められた（前向性健忘）。自動症が起こっている期間に生じたことをなぜ忘れるのか。両側性の辺縁系発作の伝播によって現在進行中の事柄の登録と保存に関与する海馬とその関連領域に一時的な「**機能的切除**」が起きたためであると筆者は考えた。しかし、それでもなおなぜ記憶が失われるのかと

いう疑問が残る。この疑問はさらに個性という意味を説明するための根拠となる解答を要求することになる。個人の同一性という感覚を抜きにしては、いわば記憶の居場所がない。個人の同一性という感覚が外的、内的な経験の統合に依存することが研究を通じて明らかにされた。新皮質が主としてその情報を外受容系(体性感覚、聴覚、視覚)から受けるのに対し、辺縁皮質は、これらの系だけでなく嗅覚、味覚、内臓受容系からも情報を得ていることが微小電極による研究から明らかにされた。これらの系全体が海馬に収束していることを強調しておかなければならない。内側側頭葉の刺激で起こされた後発射を伴って自動症と健忘が規則正しく起こることから、FeindelとPenfield(1954)は海馬体と扁桃体が記憶の登録にとって必須の条件であると考えた。

結論

われわれが自らの信念とみなすほど信じきった気持ちを生み出す辺縁系が有する深い認識論的な意味についてその信念の真偽とは無関係に論じてきた。食物や連れ合いを確実に保証するためにわれわれには原始的で教育されていない心があることは別として、われわれの思考、概念、意見の真実性を確信するために辺縁系が下す判断をどの程度信頼できるだろうか。解決不可能な不確実性は、新皮質の論理的機能から起こる結果と複合している。どんなに複雑な論理系からも一掃できない自己参照によるアーチファクトが存在している。1人の研究者が評しているように、この状況は自己を反映する終わりのない鏡のある大部屋に等しいといえよう。

知識の確実性に常に到達することが明らかに不可能であることに対し、少なくとも1つの代償が存在し、これは、それに対して測定方法のない人間的価値から引き出される満足感である。このような価値を求めてわれわれの目は同族に関連した行動への関与が推論される視床帯状回領域と強い結びつきのある進化中の前頭葉新皮質に向かう。

親としての関心と抱き合わせになっていることは愛他的な同情心の素質を育てるのに役立ってきたし、それ以上に未来の状況下でそのような関心が有効に作用するであろう。驚くべきことに、人間の脳の発達は親としての関心を自分の子孫にかぎらず、全世界の人間家族にまで普遍的に向けることを可能にした。さらに驚くべきことは、これまで生物史のなかで初めて、人類は苦しみ、死に至る全生物の未来を憂慮しながら人類の進化を目撃していることである。

【文献】

注)イタリック体の文献はすべて筆者の著書—*The Triune Brain in Evolution* (New York: Plenum Press, 1990) にある。

Broca, P. (1878). Anatomie comparée des circonvolutions cérébrales. Le grand lobe limbique et la scissure limbique dans la série des mammifères. *Revue d'Anthropologie*, 1 Sér. 2, 385–498.

Levitt, P. (1984). A monoclonal antibody to limbic system neurons. *Science*, 223, 299–301.

MacLean, P. D. (1949). Psychosomatic disease and the "visceral brain." Recent developments bearing on the Papez theory of emotion. *Psychosomatic Medicine*, 11, 338–53.

MacLean, P. D. (1952). Some psychiatric implications of physiological studies on frontotemporal portion of limbic system (visceral brain). *Electroencephalography and Clinical Neurophysiology*, 4, 407–18.

MacLean, P. D. (1990). *The triune brain in evolution: Role in paleocerebral functions.* New York: Plenum Press.

Papez, J. W. (1937). A proposed mechanism of emotion. *Archives of Neurology and Psychiatry*, 38, 725–43.

Rose, M. (1926). Über das histogenetische Prinzip der Einteilung der Grosshirnrinde. *Journal für Psychologie und Neurologie*, 132, 97–160.

Schäfer, E. A. (1900). The cerebral cortex. In E. A. Schäfer (Ed.), *Text-book of physiology*, Vol. 2, (pp. 1–1365). Edinburgh and London: Young J. Pentland.

Vogt, B. A., & Gabriel, M. (Eds.) (1993). *Neurobiology of the cingulate cortex and limbic thalamus.* Boston: Birkäuser.

Paul D. Maclean

lingual gyrus　舌状回

後頭葉内側部の皮質で、鳥距溝に接する部位に位置している。機能的には一次視覚野を含むが、両側病変の場合には顔に関する失認(agnosia*)にも関連する。

lissencephaly　滑脳症

脳溝や脳回を形成できない脳の発達障害。脳には正常の皺がなく、胎生12週頃の胎児脳に似ている〔無脳回(agyria*)の項を参照〕。

lobectomy (lobotomy)　脳葉切除術(脳葉切断術)

重度な精神異常から回復させる目的で脳に対

し行われる外科的手法。かなり以前にもなんらかの行動変化を起こすために開頭が行われたが、この手技に広く関心がもたれるようになったのは、1930年代に脳外科医 Egas Moniz と Pedro Almeida Lima が行って以降である。前頭葉損傷後のサルの行動変化を観察した Moniz は、類似の手術が精神障害によって異常行動を示す患者に対し有益な変化を生むと考えるようになった。彼らが開発した手術は頭蓋の前方に2つの穴を開け、スチール製の刃(ロイコトーム)を差し込み、前頭葉とその皮質下領域の線維連絡を切断するというものである。この方法はさらに米国で Freeman や Watts により改変され、その手法は「**標準ロイコトミー(白質切断)**」手術として導入された。米国の研究者はその方法を脳葉切断ロボトミーと記載し、英国では白質切除ロイコトミーという用語をよく用いるが、この2つの用語はほとんど同じ意味で用いられた。

標準的な白質切除術は、うつや不安から精神分裂病(統合失調症)までの精神障害の治療に用いられた。この方法は、1948年の Scoville による改変を受けた。Scoville の方法は、前頭葉から視床への内側の線維連絡のみを切断するものであった。しかし、どの方法も前頭葉と皮質下領域の離断である。世界中で10万にも及ぶ施行例があると推定される。標準的なものであれそれを改変したものであれ、この手法は1970年代後期まで行われた。

一部の患者の精神障害に対し手術が行われ、若干の改善がみられたが、それ以上に感情の平板化など好ましくない遅発効果が表れるようになった。これらの重要な問題に加え1950年代に向精神薬が導入されたため手術の数は次第に減少した。

脳葉切断に対して脳葉切除という用語は、連絡を切断するのではなく、脳組織を実際に除去することを含む外科的手法を意味した。この手法は最も一般的に側頭葉起源の制御不良な発作を抑制するために行われた。側頭葉切除は、とくに病変がきわめて限局している場合には、発作を有意に減少させることができた。

localization 局在

脳の機能と構造の関係は哲学や神経心理学では局在の問題である。局在についての基本的な問題は以下のとおりである。①神経生理学、神経心理学的機能とは何をさすのか、②健常者の脳でそのような機能を果たすために必要な解剖学的構造は何か、③脳の特定の領域は何を行っているのか、④脳の特定の領域が損傷を受けた場合に、他の構造は何を代償することができるのか、である。局在に関して混乱がみられる主要な問題は、脳損傷後に検査された機能は正常な機能が消失した状態を反映するのではなく、脳が再組織化された後の新たな状態を表しているのではないかという点である。このように、機能ではなく病巣のみが局在するという Jackson の警告は、すべての局在研究で念頭に置くべき見解であった。もちろんこれは、局在した病巣が機能に関する情報を提供し得ないということを意味するのではない。しかし局在の問題は、機能分析法や生物学、局在の技術などのますます発展とともに研究すべきものである。以下、それらのいくつかについて論じることにする。

19世紀に発達した「**共通感覚中枢**」説は、脳のすべての機能はなんらかのかたちで連絡しているという仮説にもとづいている。これが後に脳機能の単一説、さらには Lashley の等価説につながり、思考の過程を脳から独立させて研究することで満足していた行動主義者や精神主義者を中心としたグループによって、局在の研究はその必要性まで否定されるようになった。現代の局在の情報処理モデルやコネクショニストモデルでも、病巣局在はほとんど無関係であると考えられた。それでも構造主義者や局在主義者は彼らのもつ技術的な限界内で、脳と行動の関係を探索し続けた。

脳回の規則的なパターンとそれら相互の結合を記述した19世紀の解剖学者は、機能を特定の構造に結びつけようとした。これは時に経験的な証拠を伴っていたが、ある時には骨相学(phrenology*)に由来する単なる思索の段階にとどまっていた。脳を保存する新たな方法、細胞組成の発見(Cajal & Golgi)、軸索と髄鞘染色法の発展(Weigert)によって、脳の構造を探求するための科学的根拠が確立した。局在を支持する最も重要な傍証は、大脳皮質の刺激点とそれによって起こる運動との密接な関係を動物で観察した Fritsch と Hitzig、Goltz、後頭葉皮質と視覚の関係について考察した Munk、言語とシルヴィウス裂周囲領域との関係を検討した Broca、Wernicke、長経路、感覚運動機能、脊髄疾患について臨床的に研究した Romberg、Charcot らにより行われた。これらの研究者は、当初から50年間は全面的に剖検に依存していた。その後臨床解剖学的関係を明らかにする広範な学問分野を切り開いていったが、X線**脳室撮影法**(ventriculography*)

(Dandy)あるいは脳血管撮影法(angiography*)(Moniz)の発見は，生体の病変局在，とくに神経系の腫瘍や奇形の診断に寄与した．動物実験の損傷法や電気刺激法，神経結合を理解するための神経変性過程の追跡法や機能解析を可能にした近年の放射性追跡物質の発展，これらはすべて並行して人間の機能局在研究に寄与した．近年の非侵襲的神経画像法の発展は，生体での病巣局在診断を指数関数的に飛躍させた．実験的手法の新たな洗練，病巣局在の新しい方法の開発は，脳機能に関するわれわれの知識を増大させる技術の第三の大きな高まりを表している．

機能は局在するか

機能が局在する程度はさまざまである．一次体性感覚野と運動野，聴覚や視覚など特殊な感覚情報の処理に関係した皮質は，最大の解剖学的・構造的関連を示している．企画する，判断する，社会的に適応する，全般的知能など多くの心理機能は，前頭葉がこれらの「**遂行機能**」の媒介に重要な役割を果たすが，比較的広範囲に及ぶ皮質の機能局在を示す．言語と記憶は，より中間的な機能局在を表し，言語機能のネットワークは左半球のシルヴィウス裂周囲皮質と明確に関連し，記憶の獲得と想起は辺縁系の構造と関係している．長期記憶の貯蔵は，最も複雑かつ広範囲に及ぶ機能であり，多種類のモダリティを介する文脈に関連した活性化と新皮質全体で収束・重畳するネットワークに依存する．

視覚の特徴分析と視覚皮質の特殊なコラムの構造との関係などの生理・解剖学的関連は，細胞レベルでの機能局在に相当する(Hubel & Wiesel, 1968)．しかし，大脳皮質に関する生理学的知見と機能とを対応づける試みは，今日でも活発に研究が進められている領域であるが，その大部分は議論の余地を残している．一次的な運動機能の中心前回への局在すらも，局在する機能単位に関して確実とはいえない面を含んでいる．中心前回には，単一の筋運動ではなく，運動が全体として表象されていると考えられる．また，たとえ脳のある種の感覚機能がコラム状の機能単位に組成されていることを示す生理学的な実験結果があるとしても，その部位の損傷が，そのような組織と関連した特定の機能喪失を起こすことはほとんどない．大脳皮質の生理学的地図は固定された機能の表象ではなく，最近の研究結果は大脳皮質の広範囲にわたる可塑性(plasticity*)を示している．大脳皮質の機能の表象は動的なもので，時間経路や同時に進行する活動，機能している状況，全般的な覚醒状態，注意機構とともに変化する．視床皮質賦活系がび漫性の性状を有すること，特定の皮質領域の間にきわめて強い線維連絡が存在していること，1つの心理的課題に取り組んでいるときには複数の皮質領域が機能的に活性化されることなどは，比較的「**単純な**」心理的機能ですら，処理過程が広範囲に及んでいることを示す．皮質組成の可変性，可塑性にもかかわらず，機能を支える皮質のある種のモジュール性は生理学の領域に限定されるが，すでに確立されているようにみえる．生理学的現象と心理的機能との間，とくに病巣局在との間は，依然として大きな溝が存在している．損傷部位と正常機能との間の溝は，多くの領域で発散的な手法を用い，損傷後にみられる代償機能と可塑性の動的な側面を考慮に入れて橋渡しをしていかなければならない．

機能とは何か―行動の統合について

生理学者や，心理学者，臨床医は同じ行動について異なる概念を抱いている．何が機能を構成するかについては，恣意的に下されていることが多い．機能とはどのように解釈されるべきかという問いに対して，多くの場合，複雑な二者択一的理論が用いられている．理論にもとづいて，複雑な行動を個々の構成要素に細分化し，還元することは，生体の意味と生物学的な意義を失う危険性をはらんでいる．情報処理理論にもとづいた心理学的概念には，現実の脳機能，あるいは生理学的な結合性を記述するのには不適切と思われるものがある．しかし，解剖学と生理学は，行動に関する解答は言うに及ばず，問題を提起することさえしていない．

損傷後に現れる行動の分析は，機能に関する結論を確証するためには，正常対照群の検討によって補足しなければならない．機能について詳細な分析を行うことは，損傷が機能に及ぼす影響の複雑さを理解するために必要であるが，それでもなお，病巣部位の同定が正確な結論を導くという保証はない．損傷後にみられる行動は，正常な機能という観点から分析可能であるとはいえず，他方，正常な認知機構について機能的に分析を行っても，患者の障害や再組織化された機能を検査する十分な背景となるわけではない．これらの解離のため，正常な機構について病理学的観察にもとづいて直接結論を下すことができないことがしばしばある．病的な行動を脳機能のモデルとして解釈しようとする際には，十分に注意をはらう必要がある．同時に，規範的なデータにもとづいた理論構築も，それだけでは損傷後の行動を説明するには十分

ではない。しかし、この両者のモデルを統合することにより、どちらか単独では到達し得ない解答へ、より接近することはできるであろう。

行動の測定―分類学的問題点

局在を有意義なものとするためには、機能の欠損について正確かつ詳細に測定することが必須である。不幸なことに、古い臨床病理学的な文献の多くは、心理的、臨床的な脱落症候を正確に記載していない点に問題があった。剖検例が多数集積されていても、標準的な診察方法を欠き、臨床記載も症例ごとに異なる不十分なものであれば、正しい分析を行うことは難しい。また用語のいくつかには、異質な臨床像や矛盾する臨床像さえも含まれている。これらをまとめると、局在は一貫した結果を求めることはできないことになる。一方、単一の症例に対し、広範囲に及び、個別にデザインされた検査を行っても、その結果を他の症例に適用することはできない。標準化された検査方法が存在しない以上、個々の症例を比較しても意味がない。局在研究では、標準化され、実際的であり、症例間で横断的に使用される検査方法が重要である。欠損を測定するための信頼しうる適切かつ標準化された方法がなければ、信頼に値する分類法を確立することはできず、このような分類法がなければ、局在論は誤った結論に達する。単一症例の分析的検討は個別の行動を表現するものであり、一般化することは難しい。単一症例の統計分析が発達したが、単一症例から得られた結論は、症例の特異性による可能性を否定し得ず、統計学的に評価できるものではない。症候群へのアプローチは複雑ではあるが再現性のある行動を表現することであり、そのために定義することが困難な症候群も存在する。複雑な症候群について、臨床病理学的な関連づけがうまくなされていることもある。しかし、それは定義できる解剖学的な構造に関連した機能のネットワークを含んでいるためである。より純粋で孤立した現象は、局在させることは難しい。例えば、語想起について考えてみよう。これは基本的かつ普遍的な言語機能であり、他の言語活動の一部をなすものである。おそらく広範囲に分布する神経回路ネットワークに依拠し、言語化される以前の概念から始まって、意味の連合、音韻の集合、統語、運動反応の誘発まで進行している。そのような広範囲に及ぶ機能は、いくつかの複雑な機能の障害によって定義される症候群と比較し、機能が局在している可能性は少ないと考えられる。

行動の定義と分類は局在で決定的な段階である。さまざまに異なる行動が曖昧な用語で記述されることが多くの議論を起こす原因となっている。時にはこれとは逆に、同様の行動が異なって分類されることもある。現象が十分に定義されず質的にのみ表現された場合、その現象を再現することは困難である。それにもかかわらず、データ集積に伴う制限と柔軟性の欠如のため、標準化された検討を行うことには抵抗がある。複雑な症候群は定義することが難しく、行動について数字による分類を適応しようとすると、どこに境界を引くかをめぐり多くの論争が起こるであろう。一方、一般的な症例のみを局在の対象にすると、分類できない症例が高率に一般化の基準からはずれることになる。また、何をもって典型的な行動と呼ぶのかについての選択には主観が入り込む。それでも、行動学的な基準が明確に定義され、標準化された測定方法が用いられるかぎり、理論的な効果とともに群間での比較は可能である。詳細に検討された単一症例は、機能的にこの試みを支持するので、局在に二通りの方法が用いられればより効果的であろう。

生物学上の問題点

個々の病巣の間と病巣を有する各個人の間の生物学的相違により、欠損症状の程度にはかなりの変動が起こる。虚血性病変により脳の大きな領域が急速に損傷された場合は、徐々に増大する腫瘍の場合とは大きく異なる。線維連絡を有する構造が急性期の損傷による衝撃的な効果は「遠隔機能障害」(diaschisis*) (von Monakow, 1914) と呼ばれる。そして発症前に正常に機能していた組織に対するこの抑制効果が消失することで、機能の障害が回復することの説明となる。急速に増大する腫瘍の場合には、血液供給の遮断、浮腫、頭蓋内圧亢進などの影響により、それぞれ異なった遠隔効果が生じる。異なる病因の症例を含む研究では、同じ大きさ、同じ場所の病巣ででも異なる症状を生じる。症状の変動は、これらの病巣とは反対の方向に生じることもある。異なる病因による異なる病巣で同じ症状が出現することがある。例えば健忘症候群は、視床背外側部損傷でも海馬損傷でも起こる。超皮質性感覚失語は、後大脳動脈領域の血管障害でも起こり、アルツハイマー病によるび漫性の皮質の変性によっても起こる。このように、局在研究の信頼性は、損傷の原因となる病因がどの程度統制されているのかに依存する。

発症後の時間経過

損傷後の機能の変化はしばしば動的であり、

時間経過とともに変化する。損傷後の機能障害の経過は病因にもよる。脳血管障害や頭部外傷により早期から出現した症状によって局在がなされる場合には，所見のなかには，浮腫，細胞レベルでの反応，一過性の可逆的な虚血と関係するものもあろう。このような症例群が慢性的に確立した機能障害と比較された場合は，異なる結論が得られた(Kertesz, 1979)。慢性的な機能障害は回復期の脳が示す代償機能の影響を受けるが，これには損傷部位に隣接した部位と対側半球の損傷部位と同等の位置の領域の変化が含まれる。局在研究では発症からの時間に十分な注意をはらう必要がある。なぜなら，脳卒中後と外傷後には著明な回復がみられるからである。反対に，腫瘍あるいは神経変性疾患では症状の悪化がみられる。

生体の年齢

損傷の影響に関係する主要な要因は，生体の年齢である。脳の損傷実験では，若年の動物では脳損傷は急速な回復を示す。これはMargaret Kennard(1941)による幼い動物に対する一連の損傷実験で示されたので，「ケナードの原則」(Kennard principle*)と呼ばれる。人間の場合も，小児は損傷後に，極端な場合は大脳半球切除後にさえ，著しい可塑性を示す。例えば，思春期以前の損傷では，一般に一過性の言語機能が障害されるだけである。これにより，脳の可塑性に関するホルモンの影響の可能性が考えられる。いわゆる言語獲得の臨界期は損傷後に急速な回復を示す時期と一致している。脳の特殊化は全生涯を通じて進行し，加齢も脳機能の生物学的再組成化に重要な効果をもつとする考えもある。

性差，利き手，個人差

信頼に足る証拠があるわけではないが，女性では言語は両側半球に側性化されていると一般に考えられる。このように，脳機能の性差についても議論されてきた。同様に，左利きは両側半球に側性化される度合いが大きいと考えられる。左利きはなんらかの生物学的・心理学的相違点を示すが，この点は議論の的になっている。言語の半球優位性については，内頸動脈にアミタールナトリウム(intracarotid sodium amytal*)を注入する方法(和田試験，Wada test*)が用いられ，利き手とはあまり相関しない。人口の約4%が両側に言語野を有しているとされる。5%は右半球に，残りの91%は左半球に言語野を有する。病巣局在とアミタールテストによって，大多数の者では手話言語と絵文字言語が，ともに左半球に側性化されていることが示されている。病巣効果の機能的な相違は解剖学的変異が根底にある。人間の大脳皮質は複雑であり，個人差が非常に大きい。左右半球での解剖学的な非対称性について詳細に論じられるものもあり，また局在の個人差の基礎となる性差，利き手による差がみられる。

分散型ネットワーク

ここ数年の間に同じ機能が脳内のいくつかの領域に表象されることが確認され，この点が，機能的に相互に結合するネットワークにおける階層的な表象や機能的組成の冗長性として，さまざまに概念化された。神経系でみられるまったく無関係な構造が機能を受け継ぐという考えかたは「**代償機能**」と呼ばれる。これに反論することはできないが，支持する証拠にも乏しい。多くの神経科学者は，脳機能に対するモデルとして，以下に述べる相互に線維連絡を有する領域のネットワーク機能の原理を好んで用いる。①単一の機能は，相互に結ばれネットワークを形成しているいくつかの領域にわたり表象される，②この表象は動的なものであり，ネットワークの生理的活動という点で，誘発される状況や状況の変化に応じて，ある程度まで可変的でもある，③それぞれの皮質領域は，複数の別の機能に対する神経基盤を含み，複数の神経ネットワークに属している。したがって，単一の損傷により複数の欠損症状が起こる，④機能障害が持続する場合は，ネットワークの大部分が障害されているのが通例である，⑤神経ネットワークに関係するそれぞれ異なる領域の損傷により同一の機能が障害される。

これらの原理は病巣局在研究の多様な結果を説明し，生理学的な刺激の結果や機能賦活の結果にも関係する。動物実験にはさまざまな長所があるが，とくに病巣の大きさと部位を統制するうえで有利である。この方法は神経心理学者や臨床医にそのまま当てはまらず，損傷後にみられ人間に固有の複雑な行動は，生体の局在診断の手法を用いた場合にのみ探究できる。人間の病理を生物学的に関係づけることは，それ自体は正しいと考えるべきである。機能的な変化を解剖と関連づける場合，その現象を説明する別の方法がないかどうか注意深く検索されるべきであろう。例えば，標的となる臓器が障害されているかどうか，あるいは障害部位を通過している線維のみが離断されるのかどうかなどの解剖上の問題点を考えることによって，局在に関して別の解釈が得られることもある。以下では，現在局在研究に用いることができるさまざまな方法について考察する。

方法
神経病理学と神経解剖学
臨床解剖学的対応は依然として局在研究の基本的な方法である。しかし機能の詳細な検討を行った時点と，剖検が行われる時点の間にはかなりの時間がかかることが多い。その時点までに加齢や合併する疾患により，臨床解剖学的対応が意味をなさないこともある。多くの場合，この時間差と，詳細な臨床的検討が行われているのに剖検を行うことができないのは重要な問題である。病巣が限局性かつ詳細に記述されている場合でも，生体としての機能面での記述が不十分なこともある。しかし，脳の保存方法や染色法の進歩，20世紀中頃の細胞構築学と髄鞘構築学の発展により，病理学者は病巣の局在とその程度をかなり正確に決定することができた。鍍銀染色や西洋ワサビペルオキシダーゼ(HSP)，オートラジオグラフィー，近年の神経伝達物質や酵素追跡法などの変性した神経伝導路の軸索を追跡する方法によって，死後の局在診断，動物実験によるきわめて詳細な病巣の同定が可能となった。脳回や脳溝，神経線維路の部位の同定と，剖検脳により病巣の拡がりの正確な決定は，他のすべての局在診断研究に対する判断基準になった。

脳神経外科学
脳神経外科領域の腫瘍の切除や，てんかんの原因である瘢痕組織の除去は，広い意味で局在研究に用いられている。良性腫瘍は脳実質を潜在的に圧迫し，緩徐に増大する病巣に対しかなりの程度の機能の代償が起こる。事実，そのことにより脳の特定の領域の機能に関し，偽陰性と判断しかねない。悪性の腫瘍の場合には外科手術で記載された以外の脳組織に浸潤し，浮腫や血管障害などの遠隔効果によって，除去された組織よりも大きな範囲に影響する。てんかんの手術については，すでに十分に機能せず，除去された領域の機能を他の脳部位が代償しているような損傷脳に対して行われることが多いため，偽陰性の効果には注意する必要がある。したがって，術後の脳における機能障害は，正常脳が同じ部位に損傷を受けた場合よりも，軽度であると考えられる。

皮質刺激
病巣除去とは少し異なる興味ある機能的局在に関する知見が脳外科手術の皮質刺激によって得られた。近年の研究では，機能は脳内にモザイク状に組成されていることが明らかにされた。刺激電極をわずか数mm動かすだけで，機能の出力面に関しては大きな相違がみられる。例えば，バイリンガルの人では，1カ国語の失名辞は特定の場所を電気刺激することによって発現するが，その部位は別の1カ国語の失名辞が発現する部位の近くというわけではない。この変動の一部は，脳の機能の固体差によるものであった。例えば，命名の障害に本質的に関係する領域は，ほとんどの症例で $2.5\,cm^2$ 以下であるとされた。また，言語機能は，これまで前方言語野と後方言語野に分けて考えられたが，実際にはシルヴィウス裂の周囲に同心円型に組織されていることが示唆された。しかし，大脳皮質上の点を刺激する場合と，大きな病巣が存在する場合との相違について考慮される必要がある。てんかんの手術時の皮質刺激は，限局された開頭領域について行われる。しかし近年，救急患者に対して硬膜下に留置された電極を用い，機能局在の研究が成功している例がある。そのための技術は複雑で，実施できるのは少数の施設に限定されている。特定の点できわめて小さな領域が刺激されているとはいえ，そのなかには他の脳領域と線維連絡を有する一群の細胞(おそらくは円柱状の)が含まれ，機能は刺激を受ける場所のみに「**局在する**」わけではないことに留意すべきである。この点は病巣診断についても同じように当てはまる警告である。

神経生理学
生体の神経生理学的な研究は脳波(electro-encephalography*)と事象関連電位による測定によって行われる。これらは非侵襲的で，現在進行中の脳の過程をオンラインで研究する方法である。この方法で用いられる刺激に関しては時間的な制約があり，一般にはきわめて短いものとならざるを得ない。大脳に誘発される事象と関連づけるためには，正確な開始時点，持続時間，終了時点を示さなければならない。他の方法と比較すると，実際の局在診断能はかなり劣っている。誘発電位(evoked potential*)は頭皮と脳の広い範囲にわたる領域から記録されることが多い。それでも，機能局在研究に関連したさまざまな脳地図が作成された。

X線CT
頭部の単純X線撮影は，骨性の構造のみを示すため，局在については間接的な情報価値を描出する。脳室撮影も歴史的な興味が引かれるだけであり，脳血管撮影は主に血管性病変を同定するのに用いられる。これらの検査法は侵襲的であり，他の臨床診断方法に比べ広く用いられることはない。大きな進歩はX線透視撮影法とコンピュータ断層撮影法の登場まで待たね

ばならなかった。脳血管障害や腫瘍がかなりの信憑性と実用性をもって，これらの検査法で局在診断されるようになり，局在研究に革命的進歩がみられた。CT は，実際の解剖学的な同定の正確さについては磁気共鳴画像(magnetic resonance imaging*；MRI)に及ばないが，梗塞，出血，腫瘍の病変の拡がりに関する信頼に足る程度に診断できる。しかし発症早期の梗塞は見逃され，脳梗塞急性期の CT の陰性所見は，CT による局在研究の誤りの源となる。CT による局在研究のほとんどは，解剖アトラスから得られた標準的な脳の断面を鋳型にしたものに，症例の病巣を投影することによって行われる。病巣分布の変異の多くは，CT 断面のスライス角度と関係している場合が多く，鋳型と照合する必要がある。CT のスライス角度をより多くのパターンで試みれば，CT はより良好な解剖学的な実例を示す。画像はフリーハンドで転写されるが，それには施行者が経験を生かし，解剖学的な指標を用いることが必要である。解剖学的な指標はそれぞれの症例で，実際の病巣を標準的な鋳型に適用する際に用いられる。その他のさまざまな診断方法，例えば x/y の二次元のプロット，病巣の輪郭を周囲の脳の輪郭と対照した測定，グリッドの使用，あらかじめ決められた拡大率の写真拡大器を用いてトレースした病巣を実物大に変換する方法などが用いられる。どんな手法を用いても，それが一貫して用いられるかぎり，病巣の大きさと部位に関してかなり正確に評価できる。実際の画像を三次元に再構築すれば，さらに局在診断は進んだものとなる。デジタル符号化することができる。病巣を三次元に再構成したり回転をかけて描出することは，とくに MRI では有用である。なぜなら，画像上でより多くの解剖学的な指標が同定できるからである。さまざまな脳溝や脳回を同定するためには経験と X 線技師の協力を必要とする。直接的な再構成法は，標準的な鋳型を介在させずに，個々の症例の脳を直接目に見えるようにする。この方法で病巣を同定することは，脳神経外科領域で実際に用いられている。この領域では術前に病巣の位置を正確に同定することが必須である。

磁気共鳴画像(MRI)

MRI が示す解像度の詳細は，驚くべきものであり，剖検例に匹敵する。それに加えて，CT でも得られる通常の水平断に加え，冠状断や矢状断面も容易に得られるという利点がある。また CT などの X 線を用いた診断技術と比較すると，生体に対する生物学的な侵襲も少ない。高周波パルスを変化させることによって，さまざまな組織に特異的な画像が得られるが，それは現在改良中である。MRI を用いた機能画像は，期待のもてる研究法である。第一に，造影剤の注入により，脳血流を測定することができる。しかし最近の拡散強調画像，灌流画像により正常機能と関係した脳血流量の変化を描出可能である。MRI は急性期の梗塞，脱髄性疾患，また造影剤(ガドリニウム)を用いれば腫瘍を検出するのに優れている。

MRI は機能的な情報を提供する。例えば水素イオン密度，縦軸と横軸の緩和時間，化学的位相，磁気の感受性，流れが信号に及ぼす影響など，いくつかのパラメータは機能に影響される。ガドリニウムによる増強効果がみられることは，CT の造影と同様に，血液脳関門の機能の変化を反映している。関心領域を造影剤が通過することによる信号の消失は組織血液量と比例している。循環動態の地図を作成することは，^{18}F デオキシグルコースを用いた PET 研究での血流量の測定と同様である。また，視覚刺激のような賦活課題の実験中に誘発される脳血流の検出にも用いられる。最近では造影剤を用いずに，機能の賦活に対応し MRI 上の信号強度の変化を描出できる。この方法は，局所脳血流量の増加に伴い動静脈間の酸素化の較差が減少することを用いている。デオキシヘモグロビン濃度が低下すると，賦活された領域での局所的な信号強度が増加する。このように，酸化ヘモグロビンは生体自身造影剤として作用し，局所組織の酸素消費量の測定を可能にする。脳血流量を測定するための新しいタイプのパルス系列は，ダイナミック FLASH(fast low angle shot)である。この方法は，グラディエント・エコー系列の感度を，賦活された領域の反磁性デオキシヘモグロビン濃度の変化に応用したものである。精神物理学的な刺激が加えられた6〜9 秒後に賦活が起こる。刺激呈示が終了すると，同様の時間を経て MRI 信号強度は元のレベルに戻る。さらに賦活化が続くと，60〜90 秒後に，賦活化された領域で，基準 MRI 信号強度が低下することが知られている。これは，情報の処理と関係して全体的に上昇した脳の活動の自己調節による適応と関係していると考えられる。

エコープラナー法は，課題に特異的な酸素化の変化を検出するもう1つの方法である。脳機能賦活に関する予備的な MRI 研究は，視覚系，感覚運動野，言語処理の賦活化を含んでいた。例えば，視覚皮質の機能賦活地図には，ポジト

ロンCT（PET）を用いた場合よりも2桁以上も高い空間解像度により得られたものもある。新しいMRI検査法によって，脳の解剖と機能とを非侵襲的に高レベルの空間解像度で，短時間のうちに関連づけることが可能となっている。利用できる少数のデータからでも対象者間での多くの再現性が明らかにされている。しかし，検討された皮質の解剖学的な相違を反映し，個人間での相違もみられる。これらの技術により結果を標準化し，幾何学的に標準化された脳（PETを用いた研究のデータに用いられる）を用いる手間を省略することができる。

磁気共鳴スペクトロスコピー（MRS）は，水分子（水素分子），乳酸とリン酸の複合体，アミノ酸の一部に感受性を示すので，機能の局在に用いられる。化学的な特異性は高いが，感受性と分解能は低く，機能との関係は生化学的水準にとどまっている。

PETはわずか数箇所の中核施設で利用できる非常に複雑かつ高価な技術である。しかし，この手法によって提供される生体の機能局在の情報は，脳の機能的，構造的な関係についてのわれわれの知識に，多大な貢献をしている。^{18}Fデオキシグルコースのようなポジトロンにより標識された代謝物質は，20～40分に及ぶ生理学的または心理学的活動が持続することを必要とする。最近の^{15}O酸素を用いた手法により，同一対象者で，より短時間に，かつ繰り返して測定することが可能となり，1分以内の時間解像度を得ることが可能になった。行動学的な課題により選択的に活性化される脳の領域は，対になった対照画像，すなわち課題に不要とみなされる領域を，課題遂行中の画像より差し引くことによって求められる（Raichle, 1990）。もう1つの手法は賦活化された領域を統計学的に比較し，賦活化の程度あるいは血流の減少量と関連づける方法である。機能マッピングの正確さは，課題依存性の脳血流量の変化がどの程度強く，かつ局所的であるかによって変動する。しかも脳血流量の変化は，課題のデザインよっても影響される。

PET研究は，脳血流量測定，酸素消費量測定，ブドウ糖代謝測定，ドパミン，オピエイト，セロトニン，アセチルコリン，グルタミン酸などの神経伝達物質の画像化，さまざまな神経薬理学的過程の解明にも用いられている。PETの解像度は約1～2 cmであったが，最近の手法ではこれを2.5 mmまで縮小した。課題が微妙に異なることによって，異なる皮質領域が活動に加わること，領域間の連絡は刺激と抑制の動的なバランスであることを示唆する研究もあるが，これらの解釈は非常に困難である。語の連想課題のような意味処理を必要とする課題に前頭葉内側面が関与しているなど，機能賦活研究の結果にはこれまで予期できなかったような局在が明らかにされた。MRIによる解剖学的情報をPETによる機能的情報と統合することもできる。PETの標準的な関心領域設定を，MRIによる解剖学的鋳型を用いることによって，機能賦活において統計学的に有意な変化を視覚イメージ化することが可能になる。

機能的賦活を測定するPETほど効果的ではない手法がSPECTで，解像度はPETより格段に落ちる。SPECTは，機能との関連づけでPETと比較すれば，より間接的なものとなるが，検査法としては汎用され広い範囲で用いられている。ヨードやテクネシウムなどの放射性同位元素のようなSPECTの標識物質は脂溶性のアミンと結合し，体内に入って早期に血液脳関門を通過する。そられのうちのあるものは，脳から排泄されるのに時間を要し，これらの分布が注入された時点での局所的な脳血流量の記録を表象しているとされる。賦活化は先行しなければならず，また注射と同時期でなければならない。画像化は情報を喪失することなく数時間後でも行うことができる。この点が臨床的な状況設定で有用な特徴である。SPECTは機能賦活研究よりも，脳損傷や脳変性疾患と関連した慢性的な脳血流量の変化を検出するのに最も多用される。

近年の画像検査法の指数関数的な進歩により，解剖学的・構造的関連づけにもとづいた知識が爆発的に増大している。これは考えただけでも興奮するような時代の到来を告げるかのようである。機能画像によりわれわれは，機能と構造間の溝をより狭める機能的な再構成を窺うことが可能となった。局在研究は神経心理学の研究で最も有力な手法であり，また最も大きな問題を秘めた領域である。

【文献】

Alavi, A., & Hirsch, L. J. (1991). Studies of central nervous system disorders with single photon emission computed tomography and positron emission tomography: evolution of the past two decades. *Seminars in Nuclear Medicine, 21*, 58–81.

Belliveau, J. W., Kennedy, D. N., & McKinstry, (1991). Functional mapping of the human visual cortex by magnetic resonance imaging. *Science, 254*, 716–19.

Hubel, D., & Wiesel, T. (1968). Receptive fields and functional architecture of monkey striate cortex. *Journal of Physiology, 195*, 215–43.

Kennard, M. A. (1936). Age and other factors in motor recovery from precentral lesions in monkeys. *American Journal of Physiology, 115*, 138–46.

Kertesz, A. (1979). *Aphasia and associated disorders: Taxonomy, localization and recovery*. New York: Grune and Stratton.

Kertesz, A. (1983). *Localization in neuropsychology*. New York: Academic Press.

Monakow, C. von (1914). *Die Lokalisation im Grosshirn und der Abbau der Funktionen durch corticale Herde*. Wiesbaden: Gergmann.

Raichle, M. (1990). Exploring the mind with dynamic imaging. *Seminars in Neuroscience, 2*, 307–15.

Andrew Kertesz

locked-in syndrome　閉じ込め症候群

本症候群の患者は完全に意識があり，自覚しているがまったく応答もできない。中脳や脳幹の血管性，低酸素性などの一病変に起因するため，大脳皮質が無傷のまま皮質延髄路と脊髄路が遮断されたために動いたり話すことができない。時に眼球や眼瞼の動きが保たれている場合には患者はコミュニケーション装置を作動することができる。このことが実行できた場合には，正常かそれ以上に優れた知性が保存されていることが証明される。このような患者は依存的であるが，能力低下を克服するのに役立つ工学的補助具を操作する能力は残されている。この状態を皮質機能が保たれていない持続性植物状態(vegetative state*)と明確に区別しなければならない。

lumbar puncture　腰椎穿刺

脳脊髄液(cerebrospinal fluid*; CSF)圧の測定と，脳脊髄液標本を抽出する手技。脊柱を固定した状態で針を第4腰椎の上方または下方に挿入し，脊椎の周りで脳脊髄液を含むくも膜下腔まで針を進める。一度針が挿入されれば圧力計で脳脊髄液の圧を測定し，検査のための脳脊髄液の標本を抽出する。通常，腰椎穿刺後の脳脊髄液圧の減圧に伴う頭痛が一過性に起こる。

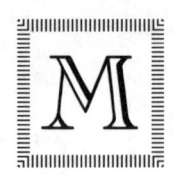

macrogyria　大脳回症　小多脳回症(micropolygyria*)の項を参照

macropsia　大視症(たい)

対象の大きさが増大しているようにみえる錯視で，変形視(metamorphopsia*)の1つ。時に用いられる巨視症(megalopsia*)という用語は，大きさがさらに極端に増大するという意味で使われる。この錯覚は変形視でよくみられ一定していないが，対象に接近しているという感覚と関係があると考えられる。これは，視覚配列のなかの特定の対象に選択的に起こるが，時にその対象のなかの一部分のみで起こることもある。他の変形視と同じく，これはてんかん性現象と考えられ，片頭痛の発作に伴って起こる。持続するときは脳外傷後の急性期に起こる。もう1つの原因は末梢性眼障害で，症状は末梢性あるいは中枢性に調節が障害された感覚運動協調障害と一般に解釈される。

macrosomatognosia　大身体認知

体性感覚に関連する症状。大視症(macropsia*)に似た用語だが，この身体変容の錯覚は身体のある次元が増加する感覚で，身体が重く，背が高く，体積が増加したように錯覚する。錯覚が全身に及ぶ場合もあるが多くの場合，単一の身体部位に限られ，一般には四肢の遠位部である。大身体認知はてんかん性事象に伴い，片頭痛の発作中や頭部外傷からの回復早期に生じるが，とくにLSDやマリファナなどの幻覚を誘発する薬物でも起こる。この錯覚には頭頂葉後部の関与が示唆され，病変の対側に発現すると考えられる。

macular sparing　黄斑回避　皮質有線野(striate cortex*)，視野欠損(visual field defects*)の項を参照

magnetic resonance imaging (MRI)　磁気共鳴画像法

核磁気共鳴画像(NMR)とも呼ばれ，X線や造影剤を必要としない脳の非侵襲的画像診断の最新の検査法。ある種の原子核の磁気的特性と，迅速に変化する磁場に反応の共鳴を利用している。

核は通常，水素原子核で，磁場に置かれた場合，磁場方向に平行に並ぶ。磁場に対して直角の高周波パルスが加わると核のスピンの方向が変化する。パルスが終わると核は低エネルギー状態に戻り，この変化の過程で電気信号を発し，コンピュータによって水素原子の位置が検知され，解析される。コンピュータは，原子の位置をコンピュータ水平断層撮影(CT)と似た方法で処理して脳を画像に再構成する。

MRIでは異なる軟部組織がコントラストの違いとして得られるため，CTよりもより良質な画像が得られる。このコントラストの程度は灰白質と白質の間の明らかな違いがみられ，大脳基底核内の小構造物でさえも鑑別できる。梗塞，腫瘍，多発性硬化症のプラーク(斑)のような病理学的変化をCTよりもより鮮明に識別することができる。この技術の最大の欠点はコストであり，使用が限られる。〔スキャン(scan*)；側性化(lateralization*)の項を参照〕

　　　　　　　　　　　　Marcus J. C. Rogers

mammillary bodies　乳頭体

mamillary とも呼ばれる辺縁系(limbic system*)の一部。前脳基底部の正中部に接し，左右一対の球型突起物として容易に見出される。乳頭体は本来視床下部(hypothalamus*)の一部であるが，脳弓(fornix*)を経由した海馬(hippocampus*)からの神経入力を受け，視床(thalamus*)とちょうど乳頭体の外側下方にある扁桃体(amygdala*)に重要な神経線維を投射し，辺縁系機能全般にかかわるが，ある種の毒物や栄養失調にとくに感受性が高く，慢性ア

ルコール中毒症に伴う記憶障害を起こす。

marche à petit pas　小刻み歩行

小刻みでゆっくり足を引きずる歩行で，最も典型的なのはパーキンソン病（Parkinson's disease*）であるが，偽性球麻痺（pseudobulbar palsy*）で起こる両側性前頭葉白質病変や，正常圧水頭症（hydrocephalus*）でも起こる。

Marchiafava-Bignami disease　マルキアファーヴァ・ビニャミ病

大脳白質と，とくに脳梁（corpus callosum*）の萎縮に伴い，重度の痴呆（認知症，dementia*）に運動障害，構音障害，てんかん，意識の変化がみられるまれな疾患。サイアミンの欠乏と考えられ，ニコチン酸の減少が伴う。この疾患は安いイタリアの赤ワインの愛好家に多いが，この事実は過剰評価されている。この疾患の原因は，食物中の毒性因子によるものと考えられる。

mass action　量作用

病巣の影響が，病変の部位よりもむしろ障害された皮質組織の量によって決定するとする考え。量作用は機能が皮質内に局在していないとする**全体論**に直接関係している。

量作用の原理は，正式には Lashley の有名な動物実験によるものである。実験的病変において，その部位ではなく量によって行動上の障害が決定されるとされた。人間の神経心理学では，これらの考えは Halstead らによって，1940 年代の後期に最も頻繁に取り上げられた。それは，病変の量がその部位よりずっと重要であるとする「**生物学的知能**」という Lashley の概念にもとづいて前頭葉病変の影響を説明するために提示された。量作用の原理は，機能局在に対立するものとして，有効性を失ったが，部分的な領域の範囲内では，病変による影響に関与する要因と考えられた。近年，神経心理学（neuropsychology*）へのコネクショニストの取組みが発展し，少なくとも大脳の限られた領域では，量作用の原理に新たな関心がもたれている。

massa intermedia　中間質

一側の大脳半球内にある視床と対側にある視床（thalamus*）を結ぶ交連線維。すべての人間でみられるわけではなく，その確証は強くはないが中間質の欠損と高い知能とが関連すると考えられる。中間質は交連切開術（commissur-otomy*）を行う際に分断する場合としない場合がある。

maturation　成熟

大脳新皮質の成熟は一連の形態発生の過程でみられるが，その特徴から 2 つの普遍的な問題が生じる。第一は細胞と細胞より上のレベルでのこの構造の形態的な不均一性と特異性の程度，第二は神経構造の発達における生得的因子と環境的因子の役割という古くて一般的な問題である。これからの説明は齧歯類，ネコ，サルの主に第一次視覚野と，程度は少ないが第一次体性感覚野の研究を主に反映する。とくに細胞の構成と層の中で異なった細胞タイプの分布において，新皮質のいくつかの本質的な側面は，おそらく固有の遺伝的決定因子によって初期に細かく特殊化されていると考えられる。樹状突起や軸索の形態の詳細な組織化や，シナプスのパターン形成，新皮質の細胞構築やコラムの特殊化を含む他の側面は，他の細胞集団との相互作用にもとづき，環境の影響を受ける。

成熟，系統発生と新皮質の病理は相互に関係する。新皮質の発達のある面は進化の変化を直接的に反映するが，多くの場合，発達は皮質の進化にとって重要な系統発生（ここでは「**系統発生的調整**」）の調整の機構を明らかにする。他方，発達の機構のなかでの不適応な変化により，新皮質の特殊な病変が起こる。

神経の発生と遊走—層形成

新皮質のニューロンは，持続時間と誕生の関係が種によってそれぞれ決まる時期に脳室蓋にある増殖帯で発生する。最初の神経芽細胞の分裂は（サルでは胎生 40 日まで）対称的で（それぞれの前駆細胞は 2 つの分割した娘細胞を産生する），増殖層の拡がりの程度と，間接的に将来の新皮質の程度を決定する（Rakic, 1988）。後期の分裂は非対称的で（それぞれの前駆細胞は 1 つの分裂する娘細胞と 1 つの移動する娘細胞を産生する），新皮質の放射状の次元に関連し，とくに新皮質の灰白質の厚さ（Rakic, 1988）と，新皮質の層の細胞構成を決定する（以下参照）。神経の発生の始まりと終了を制御する分子機構は明らかではない。しかしこの分子機構は，系統発生によって強く調整されていると考えられる。なぜなら，新皮質は系統発生に応じて著しく増加し，とくに爬虫類から哺乳類への移行期に同期して増加するために，新皮質の体積が哺乳類の放散に応じてさまざまに変化するからである。

放射状グリアの増殖帯から脳の表面に向かう

空間的に複雑な形状の突起に沿ってニューロンは移動し(Rakic, 1988)、そこで、3つの幼若な構造を形成する。境界層、皮質板と中間層である。最も初期にできたニューロンは、新皮質の表面に位置する境界層になると想定される場所に向かい、将来その近くの中間層に入り込む。皮質板は新しく発生した神経の集団が次第に到達することによって境界層と中間層の間で成長する(Marin Padilla, 1978)。後に発生したニューロンはより表層の位置を占める(内側から外側への層形成)。各層は伝統的に皮質表面に垂直な方向に第Ⅰ～Ⅵ層まで番号がつけられた。第Ⅱ～Ⅵ層は皮質板の分化に由来し、第Ⅰ層は境界層に由来する。増殖帯内の共通の前駆細胞(1つのクローン)に由来するニューロンが異なる新皮質の層を占めるようになり、常にではないが、しばしば皮質の接線方向の拡がりでは比較的まとまって存在する(Rakic, 1988; Walsh & Cepko, 1992)。

大脳新皮質の形態発生におけるニューロンの死の役割は明らではない。しかし、境界層と中間層のニューロンは、ニューロンの死によって大半が消失する。

ニューロンが移動する分子的な機構はよく知られていない。マウスの変異の系(reeler)では、ニューロンの移動の障害により新皮質のニューロンが混合し、発生した日付と逆の順番(外側から内側への層形成)になる(Caviness, 1980)。この変異体の研究はおそらく少なくともこの機構のいくつかを解明するであろう。系統発生的にニューロンの移動は、爬虫類から哺乳類へ移行する間に調整されたと考えられる。前者ではニューロンの発生した日付の外側から内側への傾斜が皮質の類似物である大脳基底核に見出された(Goffinet et al, 1986)。移動経路の異所的な位置にとどまるニューロン集団を特徴とする移動障害が、人間の脳の発達病理で見出された。新皮質のニューロンの異所性は、学習障害、とくに発達性の読字障害に関係すると考えられる。

ニューロン型の分化

新皮質の灰白質は、細胞体の大きさ、樹状突起の形態、位置、結合性、神経伝達物質、発火の性質が異なる多様なニューロンの型から構成される。この基本的な分類上の二分法として、錐体ニューロンと非錐体ニューロンに分ける方法がある。錐体ニューロンは軸索の最初の側枝が新皮質の中で多くの局所的な分布を示しているが、長い皮質-皮質間または皮質-皮質下間の興奮性の投射を行い、尖頂樹状突起、樹状突起棘の存在と、神経伝達物質としてグルタミン酸またはアスパラギン酸を特徴としている。少数の例外を除き非錐体ニューロンは、無棘の樹状突起をもち、局所的な皮質間の接続を行う。非錐体ニューロンはγアミノ酪酸(GABA)を神経伝達物質とし、抑制性である。錐体ニューロンと非錐体ニューロンのいくつかの型は、軸索と樹状突起のパターンと伝達物質に関係した特徴によって区別することができる。非錐体興奮性ニューロンの1つの型である有棘星状ニューロン(棘樹状突起、非尖頂樹状突起)が、感覚領域のⅣ層の特徴である。

錐体ニューロンと非有棘非錐体ニューロンは異なった前駆細胞に由来する(Parnavelas et al, 1991)。それぞれの層の錐体ニューロンは、さまざまな皮質と皮質下のニューロンに軸索を送る。前駆細胞の中の連続的な位置(または発生の日付)が、部分的に可逆的ではあるが、ニューロンの「層的運命」、すなわちどの層にニューロンが落ち着き、その軸索がどの皮質か皮質下に投射するかを決定する(McConnell & Karnowski, 1991)。

新皮質の樹状突起形態の最終的なパターンは、進行的な事象と後退的な事象両者の結果である。錐体ニューロンでは、尖頂樹状突起は基底樹状突起より早期に成長し分枝する。一般的に、錐体ニューロンと非錐体ニューロンは、樹状突起の分枝の消去や選択的な成長を含んだ、樹状突起分枝の再構成をさらに行う。初期の錐体様ニューロンの尖頂樹状突起が消去されることにより、ネコの17野に脳梁を介して投射する有棘星状のニューロンの形態を形成する(図50)。

感覚野では、視床からの入力が樹状突起の分枝の方向の決定に重要な役割を果し、経験的な因子により、樹状突起の棘の数と分布を調整する(Greenough & Chang, 1988)。対照的に、他の神経系とは異なり新皮質ニューロンの樹状突起の発達と維持における、標的ニューロンからの逆向性の「**栄養**」信号の役割は不明確である。例えば、脳梁を介して投射するニューロンは、それらの正常な対側の標的ニューロンを除去しても正常な樹状突起の分枝を獲得し、維持することができる。したがってこの標的ニューロンは、脳梁を介して投射するニューロンの樹状突起の分枝については何の役割も担っていないと考えられる。脳梁のニューロンは、軸索側枝を同側の皮質の標的ニューロンに送りそこから同様に栄養的な信号を受け取ると考えられるので、**特殊な**役割をもたないのかもしれない。

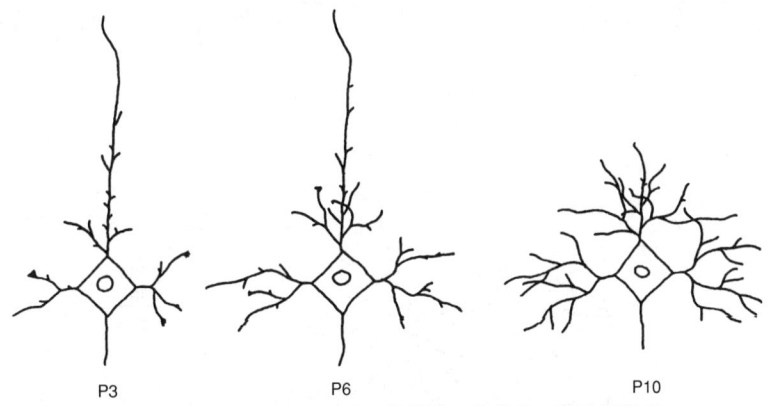

図50 ネコの17野と18野の脳梁を介し投射する有棘性の星状形態のニューロンの発達

IV層上部のいくつかのニューロンは，発達の初期の段階で分岐の乏しい尖頂樹状突起を有する（生後3日と6日後）。それらは生後10日以内に，おそらく尖頂樹状突起が消去されることにより，有棘性の星状細胞となる（Vercelli et al, 1992）。

一過性のニューロンの構造と結合

新皮質が成熟する間に，一般的に発達上の豊穣さとして知られる一過性の構造が形成される。

一過性の回路は，境界層のカハール・レチウス細胞のニューロンと，おそらくそれらとシナプスで連絡する同時に発生したサブプレートのニューロン集団によって形成される（Marin Padilla, 1978；Shatz et al, 1988）。両者のニューロン集団は新皮質が成熟する間にほとんどが変性する。第Ⅰ層とサブプレートの両者は，初期にシナプス濃度が高い部位である。それらが，視床や皮質の他の部位などの脳の部位からの軸索に対する一時的な標的を与えると考えられる。

齧歯動物，肉食動物，霊長動物では，発達中の新皮質のニューロンは皮質や皮質下に一過性に投射する印象的な配列を行う（Innocentiを参照, 1991）。17, 18野から対側の大脳半球，聴覚野から視覚野，視覚野と他の領域から脊髄，領域内の内在性の投射がこれらに含まれる。新皮質の結合の発達について知られることの多くは大脳半球間（脳梁の）研究によるものである。ネコとマカクザルでは発達の過程で失われる脳梁の軸索は，最初に作られた軸索の70％を超える。ネコでは軸索の消失は，①脳梁の成長の中止，②新皮質におけるシナプス形成の急速期（以下を参照），③投射の消去，と一致する。ほとんどの軸索は，髄鞘形成が始まる前に消失する。一過性投射の消失は，軸索分枝の選択的な消失とおそらく小グリア系の細胞による貪食活動によって起こると考えられるが，それらはニューロンの死を含んでいないようである。人間では脳梁の発達の中止は，妊娠の最後の約2カ月から生後1カ月と生後2カ月の一部分にかけて起こる。この中止は，ネコで見出される髄鞘形成とシナプス形成に関するものと同様の時間的関係をもっている。このように，一過性の脳梁投射が大量に消失する時期と関係する。消失はその後もゆっくりとしたペースで続く。

一過性の軸索が形態的・機能的にすべて1つの同じ種類に属するものなのか否かは不明である。種の違いにより，個々の一過性の軸索がつなぐ相対的な距離に違いがあるようである。一過性の領域内の軸索やネコの17野から半球間の投射に含まれる軸索は，白質やサブプレートの近傍に複雑な分枝を形成し，時に分枝が第Ⅳ層にみられるが，それより上にみられるのは例外的である（図51）。したがって，これら一過性の軸索のシナプスの標的はあるとすれば皮質のサブプレートか，第Ⅳ層ニューロンの樹状突起であるとするのが最も有力な考えである。一過性の投射は，成熟過程のマカクザルの側頭葉新皮質から辺縁構造への投射でみられる。大人のマカクザルではこのようなアクセスは存在しないが，それによって視覚の過程のレベルから記憶にアクセスすることができる（Webster et al, 1991）。

軸索が維持されるか消去されるか否かを決定するいくつかの要因がある。視覚経験（視覚野

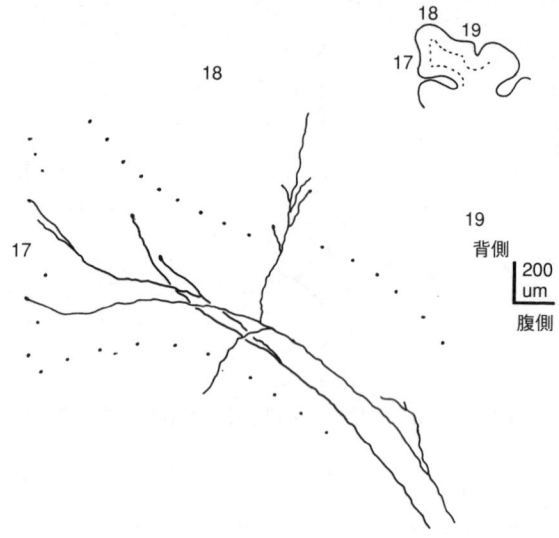

図51 生後6.5日にネコの17野内側部にビオシチンを局所的に注入し，生後8.5日に屠殺することによってラベルした一過性の脳梁の軸索

17, 18, 19野の灰白質と白質の境界の連続切片からコンピュータで再構成した。近くの領域のこの種の軸索は通常，生後1カ月の終わりまでに消去される。軸索の枝の広く分岐したパターンに注目すること。一過性の軸索は一般的にはIV層と白質で終わるために，19野の軸索終末はきわめてまれにしかみられない。
(Aggoun-Zouaoui & Innocenti, 1994)

への投射にとって），末梢の感覚と標的領域の統合性，他の皮質に向かう軸索との競合的相互作用と，甲状腺ホルモンである。おそらく化学的と思われる特殊な軸索・標的認識機構の役割が推測される。

発達性の過増殖は，おそらく大脳新皮質の進化に寛容な役割を果たしたのであろう。幼弱な投射の選択に関する系統発生的な調整は，新しく出現した新皮質の領域を以前より存在するネットワークの中に接続し，大脳半球の特殊化を確立するのに役立ったと考えられる。個体発生での選択の調整は必ずしも適応的な結果に結びつかない。斜視，先天性白内障，無眼球症，早期脳損傷，小脳回症，胎児アルコール症候群，甲状腺機能低下症，発達性てんかんなど，人間の脳の発達上の病理は，幼弱な投射の選択の正常なパターンからの偏位がその一因をなす。

消去をまぬがれた軸索は，細胞骨格の要素とくに微小管とニューロフィラメントに著しい変化が起こり，同時にいくつかの軸索の放射状の成長や髄鞘形成など，構造の大きな変形を遂げる。前者の変化は，ニューロフィラメントの大きいサブユニットや微小管関連蛋白(MAPs)のような細胞骨格蛋白の成人の変異体が次第に出現することと平行している。これらの変化は，新皮質軸索の幼若(不安定)型から成人(安定)型への移行に対応すると考えられる。人間の脳では新皮質起源の軸索の周産期における大量の変性が心筋症，壊死性ミオパチー，白内障などの致死的症候群の一部を起こした(Lyon et al, 1990)。この変性は皮質の軸索が成長-安定状態へ達することに失敗したために，発達上の正常な消失が増強されたことによる。

新皮質でのシナプス形成は一般的にシナプスが急速に増大する相と，部分的に消去される後期の相からなる(Innocentiを参照, 1991)。シナプス形成急速相は一過性の投射の消去と同時に起こるが，投射の消去はシナプス消去の後の相まで続く。マカクザルではシナプス形成は，大脳皮質の全域で同時に発生する。しかし，これはそれぞれの大脳新皮質領野でのシナプス構

成内容についての成長に伴う重要で根本的な発達上の再構成の可能性を排除するものではない。

最後に，神経伝達物質の受容体と神経調節物質の全体的な眺望が根本的な発達上の変化を受ける。これらの変化は新皮質への求心線維によって調整され，発達上の可塑性と関係すると考えられる(Cynader et al, 1990)。

領野とコラムの分化

新皮質の各領野は細胞構築学的な特徴，すなわち構成しているニューロンの大きさとタイプ，それぞれの層のニューロンの分布の点で異なる。これらの特徴は，他の皮質や皮質下の部位との求心的あるいは遠心的結合のパターンと関係している。それぞれのパターンはそれぞれの領野で独特のものであり，その機能的特徴を決定する。視床に由来する求心性線維は領域特異的な特徴の分化に重要な役割を果たすと考えられるが，新皮質が視床からの求心性線維により制約を受けず自由に「刻印」されるのか，構造的特徴の制限されている枠組みを獲得するように内在的に決められているのかについては不明である(Rakic, 1998)。

ほとんど，あるいはすべての領野は，新皮質の表面に垂直に配列した「**コラム**」構造として組織化されている。「**コラム**」のニューロンは機能的特徴を共有する。すなわち，触覚の亜様式，眼球優位性，傾き特異性，色覚感受性などである。コラムは視床から共通の入力を共有し，とくに他の新皮質領野との求心的あるいは遠心的な結合の面でも共通なパターンを有する。

一次視覚皮質の眼球優位性のコラムは，膝状体-皮質求心線維の分離を通して現れる。この過程は，活動性・制御シナプスの選択と安定化を含む。視覚経験による活動は，2つの眼球からの情報を受け取る第IV層内の標的ニューロンの近くにまで伸びる軸索の競合を調整する(Wiesel, 1982)。シナプスの選択により，おそらく視床-皮質軸索のある分枝の消失と維持される分枝のさらなる成長が起こる。シナプス前ニューロンとシナプス後ニューロンで同時に起こる活性化は，シナプスの選択と安定化にとって重要である。この「**ヘッブの学習**」機構はNMDA受容体共役Ca^{2+}チャンネルの賦活とまだ知られていない生化学的事象のカスケードを含んでいる(Singer, 1990)。

「**樽**」は，多数の種の齧歯動物の体性感覚皮質の剛毛(mystacial)を表現する第IV層のコラム構築の特殊化したもので，とくにマウスで最も明瞭にみられる。それらは，視床からの求心線維を受け取るが，周囲を細胞の豊富な「壁」に囲まれている。それぞれの「樽」は，解剖学的にも機能的にも1本の剛毛と関連する。樽の構成は，受容体の表面で発生する情報によって制御される視床-皮質軸索の最終分枝の形成を含んでいる(Van der Loos & Welker, 1985)が，その機構はよくわかっていない。しかし，1本のひげと関連した軸索の最小限の臨界的な数が，1つの樽の出現に必要とされている。

遠心性コラムは同じ標的に投射するニューロンの集合で，それぞれ異なる標的に投射するニューロンの集合ごとに区分される。ネコの17野の内在性投射と領野間の投射，ラットの体性感覚皮質の脳梁間投射について，遠心性コラムの発達が詳細に分析された。両システムで遠心性コラムは，一過性の投射の選択的消失により形成されているようにみえる。皮質・皮質求心線維のコラムは，起源が同じである軸索終末の集団であり，異なる起源の軸索が到達している空間によって分離される。軸索の灰白質への選択的成長は，このようなタイプのコラム形成の一因であると考えられる。

結論と展望

大脳皮質の発達に関する最近の研究によると，これらの構造のある特質は，一部は厳密な固有の発達プログラムに依存するが，ほかはもっと柔軟で他の脳の構造と環境との相互作用によって決定されることが明らかにされた。このことは，新皮質の成熟が遺伝的調節を受けていないということを意味するのではない。むしろ遺伝子とその産物は，適応の価値という基盤のもとに，進化の過程のなかで選択された法則に従ってそれ自体調整されたに違いない。進化上での選択の法則と個体発生において神経系の組織化のさまざまなレベル(機能的，構造的，分子的など)にわたって，「**下向きの因果関係**」の余地が存在していたと考えられる。

過去15年にわたる研究は，大脳新皮質の成熟における一過性の構造の形成に関心を向けてきた。これらには，サブプレートのような初期に発生した系統発生的に古層(そのうちのいくつかは一過性の機能に役立つことが現在では知られている膨大な一過性の投射)と，一過性の神経の表現型などが含まれる。これらの発見は，皮質の発達の可塑性についての潜在能力を強調している。しかし，幼弱な構造の維持と消失は必ずしも簡単ではないが，正確な法則によって決定される。

全体的に，大脳新皮質はさまざまな程度の組織化の，連続的な段階を通して成熟していくよ

うにみえる。この段階を分子的，構造的，機能的な用語を用いて完全にその特性を表現し，これらの段階を経る変化を調節する法則を記述することによって，今後の研究にとって重要な領域が開かれていくであろう。

【文献】

Aggoun-Zouaoui, D., & Innocenti, G. M. (1994). Juvenile visual callosal axons in kittens display origin- and fate-related morphology and distribution of arbors. *European Journal of Neuroscience, 6*, 1846–63.

Caviness, V. S., Jr. (1980). The developmental consequences of abnormal cell position in the reeler mouse. *Trends in NeuroSciences, 2*, 31–3.

Cynader, M., Shaw, C., van Huizen, F., & Prusky, G. (1990). Transient receptor expression in visual cortex development and the mechanisms of cortical plasticity. In B. L. Finlay, G. Innocenti, & H. Scheich (Eds), *The neocortex: Ontogeny and phylogeny* (pp. 245–53). New York: Plenum.

Goffinet, A. M., Daumerie, Ch., Langerwerf, B., & Pieau, C. (1986). Neurogenesis in reptilian cortical structures: ^{3}H-thymidine autoradiographic analysis. *Journal of Comparative Neurology, 243*, 106–16.

Greenough, W. T., & Chang, F. L. F. (1988). Plasticity of synapse structure and pattern in the cerebral cortex. In A. Peters & E. G. Jones (Eds), *Cerebral cortex* (Vol. 7): *Development and maturation of cerebral cortex* (pp. 391–440). New York: Plenum.

Innocenti, G. M. (1991). The development of projections from cerebral cortex. In *Progress in sensory physiology*, Vol. 12 (pp. 65–114). Berlin and Heidelberg: Springer-Verlag.

Lyon, G., Arita, F., Le Galloudec, E., Vallée, L., Misson, J.-P., & Ferrière, G. (1990). A disorder of axonal development, necrotizing myopathy, cardiomyopathy, and cataracts: a new familial disease. *Annals of Neurology, 27*, 193–9.

McConnell, S. K., & Kaznowski, C. E. (1991). Cell cycle dependence of laminar determination in developing neocortex. *Science, 254*, 282–5.

Marin Padilla, M. (1978). Dual origin of the mammalian neocortex and evolution of the cortical plate. *Anatomical Embryology, 152*, 109–26.

Parnavelas, J. G., Barfield, J. A., Franke, E., & Luskin, M. B. (1991). Separate progenitor cells give rise to pyramidal and nonpyramidal neurons in the rat telencephalon. *Cerebral Cortex, 1*, 463–8.

Rakic, P. (1988). Specification of cerebral cortical areas. *Science, 241*, 170–6.

Shatz, C. J., Chun, J. J. M., & Luskin, M. B. (1988). The role of the subplate in the development of the mammalian telencephalon. In A. Peters & E. G. Jones (Eds), *Cerebral cortex*. Vol. 7: *Development and maturation of cerebral cortex* (pp. 35–58). New York: Plenum.

Singer, W. (1990). Search for coherence: a basic principle of cortical self-organization. *Concepts in Neuroscience, 1*, 1–26.

Van der Loos, H., & Welker, E. (1985). Development and plasticity of somatosensory brain maps. In *Development, organization, and processing in somatosensory pathways* (pp. 53–67). New York: Alan R. Liss.

Vercelli, A., Assal, F., & Innocenti, G. M. (1992). Emergence of callosally projecting neurons with stellate morphology in the visual cortex of the kitten. *Experimental Brain Research, 90*, 346–58.

Walsh, C., & Cepko, C. L. (1992). Widespread dispersion of neuronal clones across functional regions of the cerebral cortex. *Science, 255*, 434–40.

Webster, M. J., Ungerleider, L. G., & Bachevalier, J. (1991). Connections of inferior temporal areas TE and TEO with medial temporal-lobe structures in infant and adult monkeys. *Journal of Neuroscience, 11*, 1095–116.

Wiesel, T. N. (1982). Postnatal development of the visual cortex and the influence of environment. *Nature, 299*, 583–91.

G. M. Innocenti

Mayer-Reisch phenomenon　マイアー・ライシュ現象

抵抗症(Gegenhalten*)の別名。

maze learning　迷路学習

迷路学習能力の評価は，視覚誘導の有無にかかわらず，実験心理学と臨床神経心理学で広く行われている。この能力の障害は視知覚障害によると考えられるが，右半球後方病変の場合，視覚性，触覚性いずれの誘導迷路でも遂行が障害されるので，この能力には明らかに感覚様式を超えた要素がある。この障害は空間性見当識障害や，古典的に前頭葉病変によるとされる規則追従不能や保続と関係すると考えられる。また記憶の要素もあるので，迷路学習は両側の海

馬病変でも障害される。右側頭葉切除術は迷路学習を障害するが、それは切除が海馬に及んだ場合にのみ起こる。

medulla　延髄

脊髄直上にある脳幹(brain stem*)の一部で、正確には medulla oblongata と呼ばれる。延髄の機能は、心拍、呼吸、他の内臓機能の維持である。この構造にできた腫瘍は吃逆と、心臓と呼吸の速さとリズムに変化を起こす。さらに進むと両側性麻痺が起こる。同側性ないしは交叉性片麻痺(hemiplegias*)ともに延髄傷害によるもので、病変部位によって麻痺側が異なる。

megalopsia　巨視症
大視症(macropsia*)の項を参照

melodic intonation therapy　メロディーの抑揚療法

失語(aphasia*)の治療で、口頭表出を新たに発達させるために、正常なリズム能力と抑揚能力を利用する治療法。

メロディーの抑揚療法は、多くの失語症患者が子守り唄や流行歌のような習熟した曲目を以前と同じ程度に歌える能力をもつという観察から生まれた方法である。この治療法は、歌唱に準じ、強調した抑揚を漸増・漸減させ、正常会話の発話ができるまで言語療法士と、斉唱し発語を発展させる系統的な階段を備えている。メロディーの抑揚療法が効果的だという多少の証拠はあり、とくに理解良好で病識があり動機づけは高いが、復唱が不良かつ紋切り型の表出で発語が制限されている患者では効果的である。

メロディーの抑揚療法は、発語と音楽能力に関する相対的な側性化(lateralization*)の理論と関連する。この仮説は、左半球を基盤にした言語系が機能不全であるが、音楽や歌唱に関するシステムが、右半球に支えられて障害されず言語産生のための新しい方略を樹立しようとするものである。この治療法の効果はこの仮説の当否には関係していない。

memory disorders　記憶障害
健忘(amnesia*)；健忘症候群(amnesic syndrome*)；コルサコフ症候群(Korsakoff's syndrome*)の項を参照

meninges　髄膜

脳と脊髄を包み込む3層の保護組織を総称して髄膜という。外層から内層にかけてこの3層は**硬膜**(dura mater)、**くも膜層**(arachnoid layer)〔時にくも膜(arachnoid mater)〕、**軟膜**(pia mater)からなる。多分に詩的な表現で、これらの用語はそれぞれ「厳しい母親、くも様の」層、脳をそっと育てる「優しい母親」を意味する。髄膜は縦に矢状裂を下り大脳半球間で**大脳鎌**(falx)を、小脳と大脳の間で**テント**(tentorium)を形成する。これらの膜は機械的な保護以外に脳脊髄液(cerebrospinal fluid*)の維持に働き、血管系を支える。

meningioma　髄膜腫

脳の実質ではなく髄膜(meninges*)で起こる腫瘍で、通常はくも膜層に発生する。髄膜腫は不整な単一の固まりをなし、大脳半球円蓋のどの部分でも起こる。脳に対する腫瘍の影響は占拠性空間によるもので、神経組織の偏位を起こす。腫瘍の発育が遅く、神経機構の代償が起こるため、機能に重大な障害が起こる前に腫瘍がかなりの大きさ(オレンジ大)になることがある。とくに右半球に位置している場合は非言語性能力の機能的崩壊がきわめて緩慢であるため、日常生活でもあまり目立たない。脳外組織であるため、外科的切除は既して容易で成功率が高い。

meningitis　髄膜炎

頭蓋内の細菌やウイルスによって起こる感染症で、脳や脊髄の髄膜(meninges*)、とくに軟膜(leptomeninges、くも膜と軟膜)の炎症のこと。ウイルス性髄膜炎は化膿型、結核型を含む細菌性髄膜炎より高頻度で一般に重症度も低い。大部分の型で発熱、頭痛、頸部硬直、嘔吐がみられ、腰椎穿刺によって診断が確定する。

化膿性髄膜炎は生命にかかわる症状で、髄膜炎菌が起因菌である場合が最も多い。12〜24時間以内に、患者の状態は激しい頭痛から傾眠、意識不鮮明、最後に半昏睡に進行する。せん妄の徴候がみられ、複視(diplopia*)の報告もある。大脳皮質に変性がみられる例があり、盲や聾がみられ、水頭症のため時に後遺症として痴呆(認知症、dementia*)と痙性麻痺が起こる。迅速な診断と治療で一般的に完全に回復するが、とくに子供の場合には遅れが原因で高度な学習困難や性格の変化が起こる。成人では回復期間に抑うつがみられ、重症例で後遺症として知的機能と性格に変化がみられた報告もある。

結核性髄膜炎は化膿性髄膜炎の症状と似ているが、発症が緩徐で潜行性の亜急性疾患であ

る。初期には頭痛，嘔吐，食思不振など全身の病的状態の徴候が変動し，後になって発熱がみられる。しばしば精神的変化を伴い，易興奮性，無感情，性格の変化がみられる。症状が進行するに従い患者は見当識を失い，意識が不鮮明となり，せん妄の期間を伴う。治療が遅れると複視，交通性水頭症(hydrocephalus*)，神経学的巣徴候などの合併症を来し昏睡や死に至る場合もある。治療により意識不鮮明な状態は健忘の段階へと進み，新しく学習する能力の高度障害が優勢となる。通常，患者は周囲への関心をほとんど示さず作話が一般的である。健忘(amnesia*)は病前と病中の出来事に関して時々みられる。回復に伴って記憶，学習能力は徐々に元に戻るが，多くの場合，他の認知機能より遅れる。

無菌性髄膜炎はウイルス性疾患である。ウイルス感染症は髄膜炎の最も頻度の高い原因で，細菌性髄膜炎より軽症である。発症は急性で症状は細菌性の場合と似ているが重症度は低い。疾患の経過が10日以上に及ぶことはほとんどない。長期に及ぶ認知障害の後遺症はみられない。

Marcus J. C. Rogers

metamorphopsia　変形視

対象の形態，輪郭，大きさ〔大視症(macropsia*)，巨視症(megalopsia*)，小視症(micropsia*)〕，距離〔近接視(pelopsia*)，遠隔視(teleopsia*)〕，数〔複視(diplopia*)，多視症(polyopia*)〕や，動きの視知覚になんらかの歪みがみられる錯視。対象が残存〔反復視(paliopsia*)〕したり，無彩色〔色盲(achromatopsia*)〕になる。変形視は，中枢性ばかりでなく末梢性の原因もあるが，一般的には発作性障害(paroxysmal disorders*)で，片頭痛発作に伴って起こる。Critchleyの論文(1966)は，この疾患を分類するのに最も役立つ古典である。

【文献】
Critchley, M. (1966). *The parietal lobes*. New York: Hafner (facsimile of 1953 edition).

metamorphotaxis　変形走光視

変形視(metamorphopsia*)に関連するが，視覚より触覚様式に関係する。触覚性の錯覚は摑んだ対象物の変形であり，正常よりも大きいか，小さく感じる。この触覚性錯覚は通常は1つ以上の変形視に伴って起こる。

metastases　転移

原発性腫瘍と異なる場所に二次的に起こる腫瘍は転移(転移性腫瘍)と呼ばれ，一般に脳の新生物の半数以上を占める。転移を起こす原発部位のなかで最も多いものは肺，乳腺，胃，前立腺，甲状腺，腎である。転移性腫瘍は通常は複数で，発育が早く予後はきわめて悪い。

methodological issue　方法論の問題

神経心理学分野で今日研究されている最も理論的で，徐々に着実に臨床的な問題にもなっているのは，認知的アプローチの影響下で情報処理の名で呼ばれる問題である。神経心理学的知見は，認知システムの個別的な処理成分とそれらの相互的配列「機能構築(architecture)」を特定するうえで役立つとされる。細部のレベル(何人かの批判的な研究者によれば，この分野が目標としないレベルや，この分野ではしばしば十分に達成されないレベル，Seidenberg, 1988; Grodzinsky, 1990を参照)では，記述は，1つの成分(表象)によって符号化される情報の内容と形式や，1つの階層(クラス)の表象を別の階層の表象に変換する処理過程にかかわる(その一方で表象と処理過程が機能構築の形態を決定することに注意)。これらの記述を網羅する種類の理論的モデルは，Marr(1982)にならって「計算論的(モデル)」と呼ばれる。このモデルの内部では，臨床診断の正確なレベルは，少なくとも理論上は，このような成分の損傷を意味するレベルとして同定された。しかし，大半の症例は，いくつかの成分に対する重症度のさまざまに異なる損傷を伴い，容易にはこのような記述には役立たない。

他の理論的枠組みとの関連でいえば，情報処理モデルは神経心理学のニーズによくかなっており，逆に神経心理学的研究は容易かつ直接的に，これらのモデルを構築し，それらについての理論を生み出すための重要なデータ源になると考えられる。事実，情報処理モデルは概念的に損傷を来しやすく，その場合，神経心理学的結果をこのモデルの予言と突き合わせることによって双方に役立つ。この相互交換性がどれだけ他の理論，例えばゲシュタルト理論に有効に働いたかはよくわからない(したがって，心理学の歴史のなかでゲシュタルト理論が最も流行した時期が神経心理学の比較的停滞した時期に一致していたとしても驚くにはあたらない)。この相互作用によって，神経心理学は認知科学を構成する他の専門科学分野の重要なパートナーとなり，正常な状態を対象とした研究の知

見と神経心理学的知見の収束が現在積極的に追究されている。その共通の目標は，認知理論，つまり所定の認知課題に固有の内容を特定する理論を開発することである。一方，神経心理学の歴史的な目的の1つである認知機能の局在は機能理論によって達成される細部のレベルで可能になる場合にのみ進展すると考えられた (Shallice, 1988; Semenza et al, 1988; Olson & Caramazza, 1991)。現在のところ，機能的な記述と解剖学的記述を対比させる適切な尺度はまだ知られていない。そのため，認知神経心理学者は神経解剖学的問題一般に新しい道具的技術によってもたらされる進歩にも無関心ではないが，局在の問題は避ける傾向にある。

神経心理学に対する反論

正常な認知処理過程に関する理論を構築するために神経心理学的データを用いることに対しては繰り返し反論が唱えられた。基本的にこのような異論には次の3つがある。

第一は，脳損傷は認知資源を全体的に低下させ，そのため観察される局所的な結果は正常機能の知識には何の役にも立たない偽りの変化によるものと考えられると主張するものである。しかし，神経心理学の文献にはこのような批判を否定する意見が報告された。つまり，患者はある課題を正常に遂行するが別の課題は遂行できないというきわめて選択的な障害がみられた。さらに重要なのは，これらの同じ課題に関して他の患者が，正反対のパターンを示し，先の患者が正常に遂行できることを他の患者は遂行できないという場合がしばしばみられることである。実際，神経心理学の症例研究のほとんどが重要な進歩をもたらしたのは，この種の知見（いわゆる二重解離：dissociation*）の追究を通してである (Shallice, 1988)。

さまざまに形を変えて行われるもう1つの反論は，脳損傷により特定の認知下位システムが恣意的に分割されることはないことを証明する手段が存在しないというものである。Marinら(1976)は，脳損傷が実験室の人工操作以上に恣意的に認知処理過程を細分すると先験的に断定することは誰にもできないと述べてこの批判に反論した。実際，Caramazza(1991)が述べたように，脳の機能的構成からみて，脳損傷後に二次的に起こる遂行行動の障害を分析しても認知理論を構築する課題には役立たないことがある。しかし，ここでもやはり，これは先験的に決定されない事柄であり，この研究の試みの正当化は結局は実用的な配慮にもとづくことになるといえよう。100年を超える神経心理学の歴史を前にして悲観論を持ち出すのは正しいとはいえない。健常な対象者の知見にもとづく理論を個別的に支持する脳の構成に関する観察が存在する。逆に神経心理学的知見の重要性は，健常対象者の研究を通して個別的に確証されることが多く，これは当然そうあるべきであろう。神経心理学的研究の発見的な価値を Semenza ら(1988, p. 15)は次のように強調した（同様の見かたについては Shallice, 1988, 1991 を参照)。「神経心理学的な障害を研究していると，健常な対象者や人工的システムに関して生じる問いとしばしばきわめて異なる問いを発せざるを得なくなる。神経心理学的な疾患は，われわれの認識論的な視点からは読み取れない自然の偶発事象である。このような認知障害の研究によって，それがなければ見逃す現象の重要性に注意を向けることができる」。さらに Shallice (1988)が指摘したように，神経心理学的知見はしばしば健常対象者の研究に比べ（その確固としたかたちと効果の大きさのゆえに）優っている。健常対象者でみられた結果は曖昧で，実験状況の多数の非本質的側面が本質的なものと誤って受け止める可能性が否定できないのである。

第三のより厄介な反論は，病変後に機能の重要な再構成が起こり，脳損傷の結果として新しい認知操作が出現するというものである。これは神経心理学の関心を臨床分野の範囲内に押し戻すものであろう (Shallice, 1911, p. 434)。確かに異変の新しい機序は発生しないという積極的な証拠が存在するわけではないが，脳組織の崩壊によって完全に新しく効率的な処理機序が働くということはなおさら考えられない。二重解離という特殊な症例で Shallice(1991)は，逆の特性をもつ再構成システムがさまざまな患者の本来のシステムを代償するということはあり得ないと述べた。機能の再構成が偶発することは否定されていない点に注意が必要であるが，神経疾患患者の遂行行動が単に健常な行動パターンと逸脱的な行動パターンの組合わせを表すということは実際にはあり得ないと考えられる。患者の遂行行動は残存システムの通常の機能や潜在的機能の特性を際立たせる再構成を反映すると考えられる (Marin et al, 1976)。仮にこれが神経心理学的研究をより困難にするとしても（これは研究を容易にする！），そのことは普遍妥当な認知理論に対するその重要性をまったく限定するものではない。これらの批判や別の批判に応えて，認知神経心理学者は一連の理論的な仮定を明らかにし，膨大な方法論的用具

を開発した。

基本的仮定—モジュール性の問題

(神経)心理学的な研究の背後にある理論的根拠に関する論議のなかから生まれた最もめざましい概念はモジュール性(modularity)である。これは、いかなる複雑な計算も(またいかなる複雑な有機体システムも)、課題と媒体が許すかぎり互いに自立したより小さな下位部分の集合から構成されることを意味する(Simon, 1962 ; Shallice, 1991 ; Marr, 1982 ; Fodor, 1983)。この仮定に対し、さまざまに異なる多くの情報源(例えば計算論、言語学、生理学、心理学)から議論がなされ、経験的支持が得られ、Fodor(1983)と Shallice(1988)が精細に論じた。しかし、直観的レベルではこの仮定の意味について幅広い合意がみられたが、「**モジュール**」という用語の正確な意味とこの概念が神経心理学的研究で有用となる範囲に関して異なる見かたが提唱された。

モジュールに関する理論のなかにあって、最も精緻かつ最も注目を集めたのは Fodor (1983)の理論である。Fodor にとってモジュールとは、精密な一群の特質によって特徴づけられる1つの仕組みである。すなわち、領域特異性、強制性、迅速性、計算の自動性、情報の遮蔽性、ハードワイヤリング、生得性を備えており、また特徴的な発達パターンを有している。計算の自動性という言葉で Fodor が意味するのは、1つのモジュールは注意、記憶など他の多目的な処理過程を他のモジュールと共有しないということである。情報の遮蔽性は最も本質的な特性であり、モジュールはトップダウン型の認知的な影響に抵抗する(世界の知識はその操作に影響を及ぼし得ない)という意味である。したがってモジュールの出力は、それがどのように引き出されるかについて、また世界の知識との関係について、いかなる情報も伝達しないために皮相(表面的)であるとされている。Fodor の理論のもう1つ重要な特徴は、入力装置とおそらく(Marshall, 1984 を参照)出力装置も包含すると彼が考えるモジュールシステムと、モジュール様式では組織されない中枢システムとが異なることである。中枢システムはモジュール的でないというだけの理由で心理学的研究には合致しないと Fodor は主張した。

Fodor の理論について神経心理学者らが行った多数の再検討と批判が、Marshall (1984)と Rosenthal(1988)によって行われた。何人かの著者(Shallice, 1988 を参照)の目には、Fodor の定義の評価規準はあまりにも特異的であり、それらが適用されると考えられるシステムはあまりにも神経心理学的な目的に限定されすぎると映った。これに対し Shallice は、おそらく Marr(1982)の示唆する考えかたをさらに敷衍するかたちで、システム間の相互作用の量が相対的に少ないと考えられる孤立的(解離)下位システムとしてモジュールをとらえる、やや明示性に欠けるが実際にはより柔軟な見かたを肯定した。Shallice のモジュールに対する見かたは、モジュール性の概念のより広い適用を可能にすると考えられる。しかし、Fodor が非モジュール(中枢)処理過程と考えるものにも解離が関係すると考えられるので、Shallice はモジュールシステムの領域を一定の点を超えて拡大することには否定的であったと思われる。彼は、ある症例ではモジュールの孤立性が何によって形成されるかが明らかになっていないことを認めており、ある種の解離は分離したモジュールの存在以外の点から説明できる。

ほかにも Fodor のたどった道を綿密に追跡した神経心理学者がいた。例えば Moscovitch と Umiltà(1989)は、Fodor の理論の一部の側面には批判的であるが、3種類の可能なモジュールを明確化することによりモジュール性の理論を敷衍した。基本的モジュールであるⅠ型モジュールは、Fodor が提示したモジュールに似ており、単独では1つの機能だけを行う。これらの似通ったモジュールのなかには、各モジュール性における基本的な感覚的特徴の知覚のためのモジュールがあり、またおそらく顔のような複雑な感覚情報を取り上げる別のモジュールもある。Ⅱ型モジュールは、より単純なモジュールの集合から構成されるが、その集合は生得的に構成され、その出力は特異的なモジュール集団からくる情報のみを扱う非モジュール処理器によって統合されるか総合されている。これらは修正または学習が可能である。このようなモジュールによって媒介される機能の例としては、統語論的モジュールのような対象認識能力と言語的能力が考えられた。Ⅲ型モジュールは実験的に組み立てられたモジュールで、これらのモジュールでは中枢処理器が基礎成分とⅡ型モジュールを構成する。それらは反復使用によって十分な統合と自動化を習得する。これらのモジュールの例に読書や学習・技能・運動順序にかかわるモジュールがある。これらの違いによって Moscovitch と Umiltà は、Fodor なら中枢的で、したがって、(神経)心理学的研究に合致しないと考えた

処理過程の多くを神経心理学的研究のために救出することになったと考えられる。

以上の立場と同じくらいさまざまな立場が，モジュール性の概念の適用範囲だけでなく研究者の方略をも多かれ少なかれ直接的に決定すると考えられる。解離アプローチは間違いなく最も広く用いられ，その基礎にある仮定が明示されることはめったにないが，Shallice(1988)が支持した型の仮定であろう。Fodor の成功からすればおそらく驚くほど少ないのが（ただし，Fodor のアプローチの複雑性に関する Shallice の警告は銘記する必要がある），Fodor の遮蔽的モジュールの機能により直接かかわる研究である（例えば Swinney et al, 1989）。困難の1つは，Fodor の評価規準に従い研究を進めるためには，独自の技法が必要となることである。事実，固定的で局在可能な神経心理学的な構築への遮蔽的モジュールの依拠に対する支持証拠(逆説的に Fodor が推挙した例)は，臨床的に観察される障害の大まかな解剖学的な対応物にもとづいている。しかし，これらのデータは，モジュールシステムが操作される msec という速度(モジュールの存在理由の1つは処理過程の迅速性にある)からははるかにかけ離れている。おそらく，Swinney ら(1989)が指摘したように，モジュール情報処理システムを遮断する病変を局在する価値は処理過程のオンライン分析によってさらに明確に示されると思われるが，この方法は大半の神経心理学者にはなじみのないものであろう（臨床の場での操作もまた困難であろう）。

それほど不透明ではない道が Moscovitch と Umiltà によって提示された。彼らは，神経心理学的レベルでは，機能が局所的脳損傷後に選択的に損なわれ(領域特異性)，退行性の脳損傷によって起こる痴呆(認知症，dementia*)で選択的に保たれる(情報の遮蔽性)とするなら，その機能はモジュール的であると考えてよいと述べた。事実，ある特定の機能が大きな知的機能喪失の証拠があっても損なわれていないなら，全体的知識の貯蔵庫である中枢認知システムの機能不全がその機能に影響を及ぼしていないことになるので，その機能は情報的に遮蔽されていると考えることができる。このアプローチで唯一問題なのは，Moscovitch と Umiltà が明確に述べたように，痴呆における全体的な知的障害を起こす状態は個別的モジュールに対し影響する可能性があることである。たとえ影響を受けないモジュールがあるとしても，指示に従う患者の能力が失われているのであるから，これらの状態を評価することは不可能であろう。このようにして，特定のモジュールの機能が全体的な知的機能の喪失があるのに保たれていることを見出せないのは，情報の遮蔽性に反する証拠を構成することにはならない。積極的な証拠だけが重要なのである。このアプローチは新しく，その適用から当然期待される収穫を得るにはまだ時期尚早である。

モジュール性の問題は現在のところ未解決である。これについてどの見かたに立つことを望むにせよ，用心するに越したことはない。所定の課題についての理論がなければ，その課題に適用されるモジュール性の原理は概念的に空虚であり，どんなものでもモジュールとみなされることになるため，経験的な発展をもたらさない。最後に，モジュール性の原理の価値は，神経系がモジュール様式で認知機能を実行する可能性を明らかにしたことにとどまらない。事実，それは，複雑な全体を基本的な機能的成分に分解して考えるという古来の科学的伝統，物理科学がしばしば成功した方法を顕彰するものである。

分別の仮定と減算法の仮定

モジュール性にはさらなる仮定が設定されなければ，神経心理学では何の結果も得られない。1つの仮定「**分別の仮定**」(Caramazza, 1989 を参照)は，脳損傷は1つないしそれ以上の処理過程に選択的に障害を起こすが，他の処理過程に障害を起こさないとするものである。もう1つは「減算法」または「**透明性**」の仮定である。初期の公理(例えば Caramazza, 1984)によれば，この仮定の基礎にある主要概念は，観察された障害 D と脳損傷の結果「**除去された**」と仮定される処理成分 P の間には透明な関係があり，選択的障害 D は，P が正常では存在するという証明として考えられるというものである。しかし，さらに考察を進めれば，この最初の公理は大胆すぎると結論される。それは1つの逆説を伴うと考えられる。つまり，脳病変の後で透明になるもの(より理解しやすくなるもの)は，失われたものにほかならないことになる。Semenza ら(1988)がのちに観察したように，1つの障害を同定することは必ずしも見られるものが特定可能な，分離した，処理成分の欠如であることを意味しない。健常者の欠陥のない遂行行動では，不透明な処理過程の作業が脳損傷の場合には容易に突き止めることができるという事実は透明性の仮定の，おそらくはより強力とはいえないにせよ，より納得のいく公理によって強調されるであろう。逆説は消

え，透明なものは残る。この見かたに立つことは論理的誤謬を避けることだけを意味しない。神経心理学的研究のためにはこの立場に立つのが当然の帰結である。第一に，症状はある型あるいは別の型の情報の欠如という面からより，情報の使用に関する要素の面からよく理解できるであろう(Semenza et al, 1987 ; Margolin et al, 1985)。このことは，偶然相互に関連するにすぎない障害の連合を重大にとらえるという繰り返し起こる危険を避けるのに役立つ(後述)。第二に，患者が何をしないかというより，何をするかに重点が置かれるので，誤りの分析がより重要になる。第三に，患者が何をするにせよ(何もしない代わりに)，それは残存能力にもとづいてその障害を克服する方法であるとみることができる。いずれの場合にも，障害された遂行能力と正常な認知能力との間の関係は，正常な処理システムの仮説的な修正が所定の理論的枠組みのなかで扱われるかぎり，透明な関係になるということを強調することが重要である(Caramazza, 1991)。

個人差・患者の方略・課題の困難度の問題

透明性の仮定を支持する場合の注意が初期の公理作成者によって提唱された。患者の行動から結論を引き出そうとするときには，正常者間の個人差が考慮されなければならない。この問題を扱うには集団のデータが単一症例のデータより優れていると思われるが，認知神経心理学的なアプローチでは単一症例が最も問題の解明に役立つと考えられ，それにはそれだけの十分な理由がある。しかし，ある1人の患者が病前，ある特定の課題で劣ることはありうることである。Shallice(1988)は，解離が**古典的**なものであるなら(この場合は他のすべての課題は正常に達成される)，個人差を用いる説明はより信頼性に欠けることになると述べた。さらに問題なのは，決してまれなことでないが，患者はより適切に課題を行うがそれでも遂行能力が正常範囲以下の場合であろう。概して，利用可能な資源の範囲内での健常者間の個人差は，神経疾患が資源に及ぼす破壊的影響に比べれば小さいと考えられた。

第二の問題は患者の方略にかかわるものである。他の処理過程の障害を代償するために，正常の処理過程が用いられることはきわめて多い(例えばある形態の失文法における語用論的能力)。この代償は多かれ少なかれ能動的に，またしばしば無意識的に起こる。時には正常な場合には用いられる可能性の低い他の非効率的なシステムへの機能移動が起こる(例えばある形態の失読における1文字ずつの読字)。この問題について Semenza, Bisiacchi, Rosenthal (1988)や Semenza, Panzeri, Butterworth (1987)がかなり詳しく研究した。必ずしも代償は厄介な要素にはならない事実が強調された。それどころか，例えば残存システムの価値を際立たせることがある。これが該当しない場合，方略調節テスト，適切な手順での患者の訓練，輻輳的操作(converging operation)の使用など多数の方法論的な発見が，患者の用いる処理過程をより透明なものにするために提唱された (Shallice, 1991 を参照)。

課題はさまざまなレベルの困難を伴うことが多いという事実からもう1つ厄介な問題が起こった。2つの課題の遂行で一方が保持され，もう一方が損なわれる一重解離は，同じ認知能力に依拠するが，第二の課題が本来的に第一の課題よりも困難であるという事実を反映するにすぎない。古典的解決は，相補的な解離を求め，それによって二重解離を証明することである(この方法に伴うある種の困難については次項で述べるが，それらは本質的にはこの方法の妥当性を妨げない)。

解離と連合

解離(dissociation*)は，広く重要性を認められた神経心理学的知見である。このトピックに関する方法論的説明は Teuber(1955)にまでさかのぼり，解離アプローチの価値の十全な活用が Shallice の "From Neuropsychology to Mental Structure"(1988)の中核をなすものなので，詳しくはこの本を参照。前述のように，**解離**は患者がある課題をきわめて不十分にしか(むしろ正常範囲を逸脱するしかたでしか)遂行できず，もう1つの課題を正常なレベルか少なくとも非常に良好なレベルで遂行できる場合に起こる。**二重解離**は，正反対のパターンを示す別の患者がみられる場合，つまり第一の患者で障害されていない部分が障害され，第一の患者で困難がみられる部分で良好に遂行できる場合に起こる。分別の仮定では，解離(選択的であればあるほどよい)は，認知システムの構成についての情報をもたらすと考えられている。とくに2つの課題で観察される二重解離は，それら2つの課題が異なる一組の処理システム，あるいは少なくとも1つのシステム内部である程度の機能の特殊化を必要とすると考えられる。一重解離は1つの課題は別の課題より容易ということを意味するにすぎず，二重解離を観察することで概してはるかに安全な結論が得られるということに注意することが必要である。しか

し，安全な結論を導き出すためには，二重解離が単に2つの相補的解離の形態（1人の患者は課題Aを課題Bより有意によく遂行し，別の患者はその逆である）を有しているだけでは十分ではないことは明らかであろう。課題によって遂行/資源機能が異なること（例えば一方が他方より骨が折れる）が，単独の非特異的な下位システムへの損傷によって完全に説明できる二重解離を起こすと考えられる。この問題を避けるためには，1人の患者が**1つの課題で他の患者より有意に優れ**，別の患者が**第二の課題で第一の患者より有意に優れている**ことが必要条件となる（Shallice, 1988）。

解離アプローチによく似たもう1つの情報源はいわゆる「**臨界変数法**」（critical variable method）(Shallice, 1988)であり，ある型の課題の遂行がある患者では変数xの変化では影響されるが変数yの変化では影響されず，別の患者では相補的な影響がみられる。このアプローチに伴う困難は二重解離で述べた困難に対応する。

連合（association）は，理論的に正しい枠組みで考えた場合，解離に劣らず重要である。理論的に妥当な連合とは構成成分に解離がみられてもその解釈が損なわれることのないことをいう。もちろん，ゲルストマン症候群のようなある種の連合症状群が正常な処理過程を理解するうえでなんら推論的な価値をもたないことを示すのは簡単で，それは単にこれらの構成成分は個別的にもみられ，共通の要素（解剖学的隣接性を除き）が何もみられないという理由による。しかし，これは必ずしも正しくない。例えば，さまざまな型の語彙処理課題（読字，書字，呼称，理解）に関し，刺激や反応の様式に関係なく，事実上同じ割合で同じ種類の意味論的誤りを犯す患者の例が記載されている（Caramazza & McCloskey, 1991）。すべての語彙の処理過程に共通の意味システムに対する選択的損傷の証拠と解釈される知見は，1つの様式でのみ同じ結果を示す患者がいるからといって損なわれることはない。現在のモデルによれば，後者の患者は末梢的な語彙（peripheral lexicons）の1つのレベルで障害されていると考えられる。連合は原理的に単なる同時発生によって決定されるものとして扱うことはできない。多くの症例において同時発生は連合の原因として最もふさわしくないことは明らかである。例えば，固有名詞に対する失名辞の報告例では，口頭と筆記の呼称がともに同じしかたで障害されるという事実を考えてみよう。これらの患者は名称そのもの以外はそのアイテムについてすべての情報を明確に保持している（したがって，想定される「**中枢**」意味システムは正常である）ことにも注意が必要である。この事実からはさらに，①音韻的・正字法的出力語彙はある程度の相互作用を示す，②意味システムと末梢的語彙の間の媒介的な処理過程はカテゴリー的情報に敏感である，の2つのいずれかを特定せざるを得なくなる。たとえこの特殊な失名辞を1つの様式でのみ示す患者が記載されたにせよ，口頭や筆記におけるこのような特異的障害（同じ意味カテゴリーの選択的障害）の連合を偶発的なものとして排除してはならない。これらこそ，強力で理論的に妥当な連合といってよい。しかし，他の繰り返し観察されるが大まかにしか定義されていない症状群（例えばブローカ失語）が，適切な理論に適合しないという理由で無視されてはならないと考える研究者もいる。Zurifら（1991）が述べたように，神経心理学者は天文学者と同じ立場にいる。天文学やZurifらがいう意味での認知神経心理学のような観察にもとづく科学では，研究者は実験操作を施さずに研究を進めることが多い。彼らが手にできるのは特定の現象だけであり，その現象から理論が導き出され，そこから今後の研究に対する予測が導き出される。繰り返し起こる症状の連合を観察することは，少なくとも理論的な処理過程の開始につながることになる。最後に，主としてある種の誤りの型の連合〔例えば深層性失読〕にもとづいて特定の症状群を排除するのは時期尚早であり，これまでも時期尚早であったと考えられる。事実，それらのうちのあるものは新しい（コネクショニストの）モデルにもとづいて予測が可能であることが現在では明らかにされた。この場合もどういう方法論が適切かは，考察される認知システムのモデルの一般的な型に左右される。

解離と連合に関する論議には，さらに重要なことを述べておかなければならない。大半の症例ではこれらの現象は，特定の検査データで整然と観察されるが，症状の進展という面からは考えられない。しかし，解離と連合については縦断的研究が方法論的に価値があることが広く認められるようになった。機能の隠れた解離が以上のように明らかになる一方で，2つの課題の間に機能的依存が仮定されるなら，2つの課題における遂行能力の進展を研究することによってこれはさらに明確に実証されることになろう。回復と悪化はともに縦断的研究にこそふさわしい。特別な関心を呼ぶものとしてはまた，神経心理学的患者の症状の進展と，患者の

問題と並行すると考えられるしかたで「病変」を来したコンピュータシミュレーションによる神経ネットワークの症状の進展との間の比較がある。この種の研究は現在まだ緒についたばかりである。

最後に，臨床神経心理学における解離に似た物を示す実験的パラダイムとして二重課題(dual task*)技法がある。この場合，被験者には主要課題を遂行すると同時に第二の課題も遂行するよう求める。2つの課題を結合させるための前提条件は，それぞれの課題が別々の機能的下位システムを用いるということであり，そこから解離の方法との類似性が生じる。2つの課題がシステムの同じ部分を占めているとき，遂行能力に有意な低下があると考えられる。

単一症例研究と集団研究

おそらく認知神経心理学が出現して以来最も激しく論議されたのは，正常機能の推理にあって，単一症例研究と集団研究とで情報提供上どちらが有利かという問題に関するものである。この問題は書物や専門誌で広く論じられており(例えばShallice, 1988；また "Cognitive Neuropsychology" 1988年特集号を参照)，詳しくは読者はそれらの文献を参照されたい。

単一症例研究のほうが優れるとするのが広い見かたである。というのは，平均的な遂行能力を重視する集団研究では，微妙ではあるが興味深い影響の識別ができにくく，また最も明確な影響を示す患者が容易に見過ごされると考えられるからである。患者を1つの集団に組み入れることには問題があり，いくつかの選択上のアーチファクト(人工産物)が，年齢，発症時期と疾病期間，指示に対する患者の理解(これが例えば，左半球群には重症の失語が存在するため左右半球の機能差に関するいかなる研究にも偏りが生じる)などの要素の調整を妨げ，結果に影響する可能性がある。症状の違いによるグループ分けはまた，多くの場合分類に問題があり，症状の解離に言及した箇所ですでに述べたように，症状は理論的に無動機的であることが判明することがあるため恣意的なものになると考えられる。単一症例研究が好まれる他の理由は実利的なもので，集団研究は長い時間がかかることと，この分野の研究者で次第に多くみられるようになったが，臨床の場で直接働いていない研究者にとって実施が難しいことである。単一症例アプローチの長所は広く認められているので，実際，論争は単一症例研究を単に好む研究者と，認知神経心理学では他のいかなる方法も認めない研究者の間で行われているというのが正確である。

事実，何人かの研究者(例えばCaramazza, 1986)は，集団研究では正常機能に一般化できる妥当なデータは得られないと考えた。この主張の基礎にある主要な論点は，十分等質性を備えた患者集団を用意することが困難または不可能な点にある。健常者では認知機能に関して対象者は等質であると想定することができる。認知神経心理学では，等質な集団は認知システムに対する同じ障害を共有する患者から構成されるはずである。しかし，Caramazzaが指摘するように，すべての関連する課題に関し集団内の患者1人ひとりを検査する前に機能構築への障害を局在することは原理的に不可能である。このことは集団研究を症例研究に還元し，グループ分けを無意味なものにする。この主張に批判的な研究者(Shallice, 1988；Zurif et al, 1989)は，同じく厳密に設定した理由(等質性の欠如)にもとづいて健常者から得られる平均的結果は用いるべきではないとする一方で，いくつかの観察された興味深い特徴にもとづく先見的なグループ分けは1つの問題に焦点を当てるのに役立ち，また実験によって患者の間にさらなる区分が期待されると述べた。ほかにも「**単一症例のみ**」の研究に批判的な研究者は集団研究では患者の特異的方略による紛らわしい結果が生じる可能性が少ないと述べた。また集団研究の場合は必要なアイテムが少なくてよく，そのことには次の二重の長所，①多くの刺激をもたない領域の研究ができる，②患者が開発する方略によって誘発される可能性のある混乱を何回かの試行で最小限にとどめることができる，がある。

患者間での実験反復の問題についてもさまざまな著者によって見かたが異なる。単一症例研究が唯一妥当な研究であると主張するのと同じ論理で，神経心理学では実験結果の直接的反復は不可能であり，そもそもこの問題は存在しないとする主張があるが，単一症例のみのアプローチに共感する研究者でもおそらくこの点だけは賛同しがたいであろう。

最後に，正常な遂行行動に関して結論することは，神経心理学ではより重要とはいえ，1つの目的にすぎないことを指摘しておくべきであろう(これは自明なことだが，現在の風潮を考えると，念頭に置いておくほうがよい)。ある種の臨床的問題は，集団研究によってのみ解決が可能であろう。例えば，左不全片麻痺の回復を妨げるものとして半側空間無視の果たす役割を明らかにし，最初に経験的に実証したのは集

団研究であった(Denes et al, 1982)。回帰分析にもとづいて，回復を遅らせるいくつかの原因のなかから無視の重要な役割を割り出した集団研究の価値は，無視を来しているが不全片麻痺から急速に回復している患者が単発的に存在するからといって低下することはないであろう。

非モジュールシステム―コネクショニズムから神経心理学へ

明らかにモジュール性と分別の仮説にもとづく方略が昨今の神経心理学の隆盛を可能にしたが，認知システムに関する非モジュール的な見かたにも目を向ける必要があり，それには十分な理由が存在している。まず第一に，多くの経験的証拠の集積にもかかわらず，モジュール性は基本的には1つの作業仮説であることを忘れてはならない。第二に，Fodor(1983)のように，モジュール性を強く主張する立場のなかにも，非モジュール機構が入り込む余地が残されていないわけではない(Fodorの場合でいえば，それは「**中枢**」処理過程にかかわる)。第三に(Fodorの特異的見かたとはまったく異なり)，認知システム(と脳)ではモジュール機能的構成と非モジュール機構が共存することが明らかになるであろう。「**大まか**」なレベルで機能構築を記述するのにはモジュール機構が優れているが(Shallice, 1988)，最近ますます言及されることが多くなっているように，非モジュール機構は精細なレベルでの認知システムのモジュールの個別的な部分の「**内部**」(Farah & McClelland(1991)が述べたように箱の中で進行するもの)を記述するのに用いることができる可能性がある。事実，コネクショニスト(原型的「**非モジュラリスト**」)・モデル作成における研究の大半は，「**コネクショニスト・モジュール**」，すなわちある種の仮説的なより大きい処理構造のなかの小さな特異的で比較的内包的な部分にかかわるものである。第四に，コネクショニスト・モデルは脳の実際の機能により近いと一般に考えられている(コネクショニスト・モデルのシミュレーションを可能にする並列分散処理コンピュータに似ており，実際先行モデルに比べはるかに脳から直接着想されている)。コネクショニスト・モデルは，生物学的な妥当性が感じられるとともに課題の実践理論〔Marr(1982)の用語でいえばアルゴリズム(あるものがどのように計算されるか)〕にかかわる記述のレベルを，課題理論そのもの(計算理論―何がなぜ計算されるか)以上によくとらえることができる可能性がある。非モジュール的な見かたを真剣に受け止めなければならない

最後の理由は，巧みに「**病変を作った**」ある種のコネクショニスト・モデルが最近，ある種の神経心理学的障害のコンピュータシミュレーションに成功したことである(Shallice, 1991 & Farah & McClelland, 1991を参照)。

非モジュール機能構築の可能な範囲がさまざまなしかたで記載された。KosslynとVan Kleek(1990)は，次の3つの2項対立から生じる神経機構の8つの可能なパターンを要約した。

1) 集合ニューロン 対 分散ニューロン―機能的に同質のニューロンは空間的に集合するか，空間的に分散する。
2) 共有ニューロン 対 専有ニューロン―ニューロンは機能を共有するか，特異的な機能を専有する。
3) 所定の機能を促進する大きな数のニューロン 対 小さな数のニューロン

局所脳病変が選択的な認知障害を起こし，大きな数の集合・専有ニューロンによって機能が作動する可能性がきわめて大きい場合は，モジュラリスト(分別)の仮説がより有効であることは明らかである。小さな数の分散・共有ニューロンによって機能が作動する場合は最悪の事態が起こる。後者の場合，局所脳損傷は認知システムの機構に関する明示的分析にはほとんど役立たないだろう。このシナリオにもとづいてKosslynとVan Kleek(1990)は，正常な認知理論を構築するため，障害された遂行行動を用いる研究について悲観的な結論を出した。しかし，彼らに対し最近Caramazza(1991)が異論を唱えている。上述のように，神経心理学的研究の有用性に関する究極的な答えは，先見的に得られるはずはなく，その研究の生産性に関する考慮にもとづくものでなければならない。さらに，論理的可能性とは別に，局所脳損傷はしばしば，有効な分析を可能にする高度に選択的な障害を起こすことには経験的な証拠がある。

より建設的な態度を示すのがShallice(1988)で，彼は二重解離がこのような機構への損傷を反映するかどうかを確定するという関心から非モジュールシステムの例を考えた。彼は5つの型の非モジュールシステムを同定している。第一は，処理空間の連続体にもとづくもので，その具体的な例は視覚皮質である。このシステムの2つの異なる部分の損傷は，相互に作用しないが独立したユニットではなく，連続体の単に異なる区分にすぎないような処理過程の間に一種の二重解離を起こす。第二の型の非モジュー

ルシステムは，具体的な例を挙げることはできないが，少なくとも2つの部分的に重複する処理領域からなるもので，非共有空間の明確な病変は，機能的に孤立した下位システムへの損傷を反映しない二重解離を起こす。第三の型は2つの下位システムからなり，さまざまに異なる入力を受けるが，非常に相互作用が強く，計算論的には自動的ではない。このようなシステムへの適度の損傷は二重解離を起こすと考えられた。このような知見は2つの異なるシステムの操作を示唆するものではなく，むしろある程度の機能的特殊化を示唆するものである。第四の型は「**セミモジュール**」と呼ばれ，この用語は，いくつかの入力と出力を有し，それらの一部は他の部分より特権的であるような処理領域をさす。このシステムが障害されて解離が起こる。非モジュールシステムの最後のカテゴリーには，重層的な「**相互作用的**」システムが含まれる。これらのシステムのモデルは，認知のシミュレーションで現在広く用いられてきた（例えば Hinton & Anderson, 1981; McClelland & Rumelhart, 1985）。これらのうち2つの型のモデルが，神経心理学における観察を説明するのに用いられている。第一は，「**カスケード**」モデル（McClelland & Rumelhart, 1981）で，不連続段階の順次検索的な作業モデルの間の中間概念的ステップとみることができた。第二の型の相互作用モデルは，いわゆる「**分散記憶**」モデルである。カスケード・モデルでは，さまざまなレベルの下位処理過程がフィードフォワード様式で作動しているが，やがてオーバーラップする。各レベルが次のレベルへ進む活性化のパターンもまた，全か無かではない。これらのレベルのなかの非標的競合因子も，基礎にある表象が標的因子と類似する範囲まで活性化される。標的因子の表象がすべての競合因子を抑制するのに十分な高さの活性化のレベルに達すると，正確な遂行行動が可能となる。カスケード・モデルは失名辞，失認，失計算，深層性失読などさまざまな神経心理学的現象を説明するのに用いられた。

分散記憶（「**コネクショニスト**」）モデルによれば，表象されるべき実体は，分離した要素のなかではなく，むしろ多くの要素に分散した活性化のパターンによって表象され，各要素は多くの異なる実体の表象のなかに含まれる。この抽象的な記述は，ニューロンを「**計算的要素**」に置き換えることでより具体的に思い描くことができる。特定の機能は多くのニューロン（「**神経ネットワーク**」）を介して遂行され，各ニューロンは多くの機能に含まれるということができよう。

このようなシステムへの障害は，ネットワークが不完全に分散している場合にのみ，あるいはネットワークが1つ以上の型の入力または出力に作用し，その障害が入力または出力に近接する場合にのみ，確実に解離が起こると考えられた（Shallice, 1988）。したがって，解離はそのシステムの内部である種の機能的特殊化が起こっていることを示していることになる。異なる種類の損傷，例えばネットワークのなかの要素の喪失，その結合における喪失または雑音からはそれぞれ異なる結果も起こる。

前述のように，コネクショニストモデルは最近，多くの神経心理学的な障害のコンピュータシミュレーションを成功させた。このことが，コネクショニスト・モデルによってのみシミュレーションと理論と基準データ間の実りある結合が始まるとする認知科学全体に浸透した考えに拍車をかけた。しかし，分散記憶ネットワークの説明上の透明性については解決すべき問題がいくつか残された。Olson と Caramazza (1991) が報告したように，ほとんどのネットワークの作業は不透明である。1つのモデルが失敗すると，成功か失敗かを判断するレベルを，ネットワークの遂行行動を変えるレベルに結びつけるものが何もなくなる。このような結合なしには，ネットワークのなかの変化が遂行行動にどのように作用しているかを予測することはできない。これらの結合を理解することは，神経心理学者がこの種のモデルを正しく使用するうえで役立つであろう。

【文献】

Caramazza, A. (1984). The logic of neuropsychological research and the problem of patient classification in aphasia. *Brain and Language*, 11, 9–20.

Caramazza, A. (1986). On drawing inferences about the structure of normal cognitive processes from patterns of impaired performance: the case for single-patient studies. *Brain and Cognition*, 5, 41–66.

Caramazza, A. (1992). Is cognitive neuropsychology possible? *Journal of Cognitive Neuroscience*, 4, 80–95.

Caramazza, A., & McCloskey M. (1991). The poverty of methodology. *Behavioral and Brain Sciences*, 14, 444–5.

Denes, G., Semenza, C., Stoppa E., & Lis, A. (1982). Unilateral spatial neglect and recovery from hemiplegia: a follow up study. *Brain, 105,* 543–52.

Farah, M., & McClelland, J. L. (1991). A computational model of semantic memory impairment: modality specificity and emergent category specificity. *Journal of Experimental Psychology: General, 120,* 339–57.

Fodor, J. A. (1983). *The modularity of mind.* Cambridge, MA: MIT Press.

Grodzinsky, Y. (1990). *Theoretical perspectives on language deficits.* Cambridge, MA: MIT Press.

Hinton, G. E., & Anderson, J. A. (Eds). (1981). *Parallel models of associative memory.* Hillsdale, NJ: Erlbaum.

Kosslyn, S. M., & Van Kleek, M. (1990). Broken brains and normal minds: why humpty dumpty needs a skeleton. In E. Schwartz (Ed.), *Computational neuroscience* (pp. 48–50). Cambridge, MA: MIT Press.

McClelland, J. L., & Rumelhart, C. A. (1981). An interaction model of context effects in letter perception. Part 1. An account of basic findings. *Psychological Review, 88,* 375–407.

McClelland, J. L., & Rumelhart, C. A. (1985). Distributed memory and the representation of general and specific information. *Journal of Experimental Psychology: General, 114,* 159–88.

Margolin, D. J., Marcel, A. J., & Carlson, N. R. (1985). Common mechanisms in dysnomia and postsemantic surface dyslexia: processing deficits and selective attention. In K. E. Patterson, J. K. Marshall, & M. Coltheart (Eds), *Surface dyslexia* (pp. 139–74). Hillsdale, NJ: Erlbaum.

Marin, O. S., Saffran, E. M., & Schwartz, M. (1976). Dissociation of language in aphasia: implications for normal functions. *Annals of the New York Academy of Sciences, 280,* 868–84.

Marr, D. (1982). *Vision.* San Francisco: Freeman.

Marshall, J. C. (1984). Multiple perspectives on modularity. *Cognition, 18,* 209–42.

Moscovitch, M., & Umiltà, C. (1989). Modularity and neuropsychology. In M. Schwartz (Ed.), *Modular processes in Alzheimer's disease* (pp.1–59). Cambridge, MA: MIT Press.

Olson, A., & Caramazza, A. (1991). The role of cognitive theory in neuropsychological research. In, F. Boller & J. Grafman (Eds), *The handbook of neuropsychology* (pp. 287–309). Amsterdam: Elsevier.

Rosenthal, V. (1988). Does it rattle when you shake it? Modularity of mind and the epistemology of cognitive research. In G. Denes, C. Semenza, & P. S. Bisiacchi (Eds), *Perspectives on cognitive neuropsychology* (pp. 31–58). Hillsdale, NJ: Erlbaum.

Seidenberg, M. S. (1988). Cognitive neuropsychology of language: the state of the art. *Cognitive Neuropsychology, 5,* 403–26.

Semenza, C., Bisiacchi, P. S., & Rosenthal, V. (1988). A function for cognitive neuropsychology. In G. Denes, C. Semenza, & P. S. Bisiacchi (Eds), *Perspectives on cognitive neuropsychology* (pp. 3–30). Hillsdale, NJ: Erlbaum.

Semenza, C., Panzeri, M., & Butterworth, B. (1987). Sull'interpretazione delle conseguenze del danno cerebrale, revisione critica del cosidetto "principio di trasparenza." (On the interpretation of the consequences of brain damage: a critical revision of the so-called principle of transparency.) In *Atti XXI Congresso Società Italiana di Psicologia* (pp. 65–9). Milan: Guerrini.

Shallice, T. (1981). Neurological impairment of cognitive processes. *British Medical Bulletin, 37,* 187–92.

Shallice, T. (1988). *From neuropsychology to mental structure.* Cambridge: Cambridge University Press.

Shallice, T. (1991). Precis of "From neuropsychology to mental structure." *Behavioral and Brain Sciences, 14,* 429–69.

Simon, H. A. (1962). The architecture of cognition. *Proceedings of the American Philosophical Society, 106,* 467–82.

Swinney, D., Zurif, E. B., & Nichol, J. (1989). The effects of focal brain damage on sentence processing: an examination of the neurological organization of a mental module. *Journal of Cognitive Neurosciences, 1,* 25–37.

Teuber, H. L. (1955). Physiological psychology. *Annual Review of Psychology, 9,* 267–96.

Zurif, E. B., Gardner, H., & Brownell H. H. (1989). The case against the case against group studies. *Brain and Cognition, 10,* 237–55.

Zurif, E. B., Swinney, D., & Fodor, J. A. (1991). An evaluation of assumptions underlying the single patient only position in neuropsychological research: a reply. *Brain and Cognition, 16,* 198–210.

C. Semenza

microcephaly 小頭症, microencephaly 矮小脳症

脳の発達異常によって起こる症状で、脳は異常に小さくその構成は未発達である。小脳症では例外なく知的障害が合併する。

microgenesis　小発生
　認知の基礎にある持続的な形成活動を意味する用語。この概念が意味するのは小発生が系統発生と個体発生の一連の進展を反映するということである。この用語は認知がきわめて入念に成り立っていることの裏づけとして，神経の発達が系統発生と個体発生の進化の一般原則に支配され脳のほぼ全領域に拡がる力動的かつ順応的な様式にもとづいて発生するという概念を意味する。

micropolygyria　小多脳回症
　脳の発達異常によって起こる症状で，皮質脳回が正常脳よりも小さく数が多い症状。正常より脳回は大きいが数の少ない**大脳回症**とは対照的である。

micropsia　小視症
　大視症(macropsia*)の対極にある錯視。変形視(metamorphopsia*)の一形態で，大きさが実際よりも小さく感じられる症状。関連現象と原因は大視症と同じである。

microsomatognosia　小身体認知
　小視症(micropsia*)に似ているが，体性感覚障害の症状。この錯覚は大身体認知(macrosomatognosia*)の逆で，全身や局部の身体がある次元で縮小するという錯覚である。関連現象と原因は大身体認知に関する場合と同様である。

mind-body problem　心身の問題
　心身の問題は，以下の1対の問いに帰着する。「心とは何か，または身体とどのように関連しているか」。これは神学，哲学，科学，医学の古い問題であって，著名な人名に限っても，例えば Aristotle(アリストテレス)，Spinoza，Russell らの哲学者，Fechner, Wundt, Hebb らの心理学者，Cajal, Sherrington, Penfield, Eccles, Mountcastle らの神経科学者，Hippocrates, Galenos, Hughlings Jackson らの医学者，聖アウグスティヌス，聖トマス・アキナスらの神学者の心をとらえてきた。もちろんこの問題は，心(精神)を対象とするすべての神経心理学者，精神医学者や哲学者の研究の中核に位置する問題である。
　多数の著名な科学者や哲学者が，心身問題を人間の決して解明できない問題であり，解決不能な問題であると考えた。例えば近代電気生理学の創始者 Emil Du Bois-Reymond は，1872年，有名な次のような文章を書いた。「*ignoramus et ignorabimus*(精神現象のなんたるかを人は知らないし，永遠に知ることもない)」。その数年後，新ヘーゲル派の Francis Bradley は，「心と身体の結合については事実上理解することも説明することも」できないと述べた。Ludwig Wittgenstein に至っては，人間が脳で思考しているという考えは，「哲学者にとって最も危険な考えの1つである」とまで極論した。特徴的なことに，彼はその理由を説明しなかった。これら3人の学者は，精神神経二元論，つまり精神と身体は別の実体であるという見かたを暗黙裡に認めた。
　偉大な神経科学者 Charles Scott Sherrington 卿(1941)も，精神神経二元論への傾きがみられる。彼は「脳と精神の協力」について述べ，左角と右角からの視覚像は脳によってではなく，精神によって結ばれると述べた。しかし，彼が一元論を決定的に否定したのではなかったことは，「精神は生命のもとに包括する」(1941, p.191)ことが現実的であるとし，次の頁で，精神が主人であり，身体は召使であるとする隠喩(Platon が用い，John Eccles 卿と Karl Popper 卿(1977)が現代に甦らせたアニミズム的隠喩)を，人類はいつまで用いるつもりだろうかといぶかっていたことでもわかる。Sherrington はこれが単なる隠喩であり，科学的理論の一部をなすものでないことを知っていたが，同時にそれを払拭するのは絶望的に難しいことも知っていた。
　詮索好きな神経科学者が魂または精神は非物質的なものだとする昔ながらの神話を無批判に受け入れる一方で，ある有名な現代の心理学者は，「脳については，その調理法を知っていれば十分だ」と公言したことを知っても驚くにはあたらないだろう。同じく有名なある哲学者は，神経科学は心理学とは無関係だとして，「われわれがスイスチーズでできているとしても，別にどうということはない」とまで述べた。ほかにも，精神はコンピュータプログラムの集合であり，認知処理はある物事を計算することだという考えで満足している研究者は多数存在する。このようにすることによって彼らは神経科学とすべての非認知的な精神機能を無視できる。
　神経心理学と生物学的精神医学が過去30年以上にわたって達成してきた成果によって，今や精神神経二元論は信憑性を欠くものになったと考えることもできよう。しかし，二元論という暗黙の仮説には強い牽引力が残っていて，心

身問題に関心を寄せる者なら誰もがこの問題の2つの側面，つまり心理学的側面と生理学的側面に関する最近の知見に無関心ではいられない〔問題が2つの側面を有するといっているのであり，精神と身体が単一の実体の2つの側面あるいは2つの顕現（神経一元論の主張）だといっているのではない〕。しかしこの仮説は明らかに間違いである。人間は，あらゆる問題について，それがどんなに多面的なものであっても単一の側面に焦点を当てようとする傾向がある。そのため，ほとんどの場合，分断的アプローチによって単眼的な見かたが生じ，物事の深い理解を妨げる。

心身の問題に対する見かたをごく小数挙げた。その全体像を示す。

精神の哲学

精神の本質とその身体に対する関係に関して少なく見積もっても10くらいの異なる見かたないしは論説（種）がある。これらの種は，一元論と二元論という2つの大きな属に分類することができる。一元論は精神と身体を統合されたものと考え，二元論は両者を分離したものと考える。しかし，2つの属のなかのさまざまな種の間には重要な差異が認められた。以下で主な主張を要約して列挙する。

1 精神神経一元論
  1.1 **観念論（唯心論）：万物の根源には精神がある**(Berkeley, Fichte, Hegel, Fechner, Mach, 晩年のW. James, Whitehead, Teilhard de Chardin, B. Rensch)。
  1.2 **神経一元論（二面説）：精神的なものと身体的なものは不可知の神経的実体のきわめて多彩な顕現である**(Spinoza, 一時期のW. James, B. Russell, R. Carnap, M. Schlick, H. Feigl, 急進的情報主義，または世界の万物は情報であるという説）。
  1.3 **独善的唯物論：精神的なものは存在しない**(J. B. Watson, B. F. Skinner, A. Turing)。
  1.4 **物理主義的（還元主義的）唯物論：精神的現象は物理的または物理・化学的なものである**(Epicurus, Lucretius, Hobbes, La Mettrie, d'Holbach, I. P. Pavlov, K. S. Lashley, J. J. C. Smart, D. Armstrong, W. V. Quine, それにおそらくは現在流行のコネクショニストモデル。このモデルは脳とコンピュータに等しく適用されるとされている）。
  1.5 **創発的唯物論：精神的過程は高等脊椎動物の脳の諸過程の部分集合を構成する**(Diderot, Darwin, Ramón y Cajal, T. C. Schneirla, C. Judson Herrick, D. Hebb, D. Bindra, T. H. Bullock, R. W. Doty, G. M. Edelman, V. Mountcastle, J. Olds, W. R. Uttal, H. Jerison, S. Dimond, R. F. Thompson, J. Wolpe)。
2 精神神経二元論
  2.1 **自律論：精神と神経は関連していない**(F. H. Bradley, Wittgenstein)。
  2.2 **心身並行論：あらゆる精神的現象には同時並行的に神経的現象が随伴する**(Leibniz, R. H. Lotze, W. Wundt, H. Jackson, 若い頃のFreud, 一部のゲシュタルト心理学者)。
  2.3 **付帯現象説：精神的現象は神経的現象に随伴して起こる**(T. H. Huxley, C. Vogt, C. D. Broad, A. J. Ayer, R. Puccetti)。
  2.4 **アニミズム：精神的現象が神経的または身体的現象を起こす**(Platon, 聖Augustinus, 計量認知心理学。この心理学では人間とコンピュータは非物質的プログラムによって作動される)。
  2.5 **相互作用説：精神的現象が神経的・身体的現象を起こし，神経的・身体的現象が精神的現象を起こす。脳は精神の道具または「物質的基盤」にすぎない**(Descartes, W. McDougall, 円熟期のFreud, W. Penfield, R. Sperry, J. C. Eccles, K. R. Popper, N. Chomsky)。

要するに，心身の問題については少なくとも10くらいの解答が提示され，そのいずれもが特定の哲学流派の考えかたを示している。しかし，もとよりこれが哲学者のみが扱うことのできる問題だというわけではない。それどころか，哲学流派の間に意見の不一致がみられることを考えれば，科学者にもこの問題に足を踏み入れ，なんらかの道筋をつけるチャンスがあるといえよう。

哲学と科学の関連

科学は哲学と関連し，とくに前項で略述した精神に関する10の哲学流派の間の論争に決着をつけるという問題と関連する所以を以下で論じる。

これらの哲学について科学が何を語るべきか

を考えてみよう。まず初めに観念論(1.1)であるが，すべての科学は精神主義（メンタリズム）心理学に還元できるとするこの説の論理的な帰結はとうてい首肯できるものではない。これは実際に Ernst Mach が述べた主張だが，心理学者が原子，電磁場，化学反応，細胞分裂などを，それらが感覚をもつ生物に作用するかぎりにおいてしか研究できないとする一点だけをとってみても，この主張は明らかに誤りである。

神経一元論(1.2)については，神経的実体は研究することができないという前提に立っており，しかもその不可知の実体がいかにして時に身体的なもの，時に精神的なものとして発現しうるかを説明していない点で科学的論説とはいえない。

独善的唯物論(1.3)は，精神的過程についてのわれわれの現実の経験と矛盾するし，また心理学者が実際に精神過程を研究し，記憶，学習，情緒，その他の精神的現象について一定の規則性を発見している事実とも矛盾する。

物理主義的または還元主義的唯物論(1.4)は，その極端な単純化ゆえに正しいとはいえない。実際これでは，神経組織の創発的特性についてはもとより，物理的・化学的システムに対し有機体のもつ特異性についてすら論じる余地はない。

以上4つの一元論的見かたを除けば，残るのは創発的唯物論(1.5)である。この論説によれば，精神的機能とは脳の機能にほかならず，脳の機能は個人の発達過程で発生し，長い進化の過程で育まれてきたものである（さらに正確にいえば，あらゆる精神的機能は脳の特定の下位システムにおける1つの処理過程である。したがって，脳の下位システムになんらかの変化が起これば，それが司る精神的な機能も変化する）。

この見かたは生理学的心理学の基礎にある哲学にほかならず，その点で魅力的だといってよい。事実，この科学の目標はまさしく1)既知の心理学的機能を遂行する神経系を同定すること，2)精神現象に関する知見を広げることを目指し，特定の神経系がもつ可能性のある心理学的機能を発見すること，3)長期増強作用，樹状突起の新芽形成と剪定など神経生理学的機序の面から精神機能を説明すること，4)神経系の研究によって精神疾患の治療に必要な知識を精神医学に供給すること，にある。

最近の科学文献にすばやく目を通すだけでも，この論説が，単に発見という面だけでなく，今後数十年間の挑戦課題になると思われる複雑な科学的・医学的問題の鉱床を開発したという面でも大きな成功を収めていることは誰の目にも明らかである。それには次のように問うだけで十分と思われる。進化のどの時点で観念形成は始まったのか。人間の発達のどの段階で合理的思考は始まるのか。精神的機能を遂行する最極小のニューロンの集合は何か。さまざまな視覚系（形，色，表面の感じや運動を知覚するシステム）のアウトプットは，どこで，どのようにして認知対象に統合されるのか。人間の脳のどの下位システムで計算は可能になるのか。情動はどのように想像力と合理的思考を作動または抑制するのか。精神過程はどのようにして免疫系に影響を及ぼすのか。さまざまな精神過程に薬物が作用する機序はどのようなものなのか。うつ病を完全に治癒させる薬物は存在するのか。アルツハイマー病の機序はどのようなものであり，それは阻止できるのか。生体プロテーゼは人間の脳の損傷部位を代償できるのか。

創発的唯物論の業績と発見的能力はしばらくおくとして，次に，それに対抗する二元論的な見かたについても検討しなければならない。

自律論(2.1)は，現実とかけ離れすぎて信憑性に欠ける。赤面，悲嘆が起こす罹患率の上昇，脳卒中などの脳損傷で起こる精神障害などの精神身体的影響については民族心理学でも周知の事実である。

心身並行論(2.2)もきわめて不明確である。精神現象の特質は何によって作られるのか，同期化の機序としてどのようなものが可能か説明されていない。事実，あまりに曖昧で，精神現象と身体的現象の「**相関**」はどのようなデータによっても確認できるとみなされるほどである。しかし，この論説は今も人気を失っていないので，後ほどもう少し詳しく検討しなければならない。

3番目に挙げた二元論的な見かたの付帯現象説(2.3)では，精神現象は説明されず，「**実体**」の1つがもう1つの実体に作用するという不明確な概念が含まれている。現在では光子，分子，細胞，全体的有機体などの具体的存在物については，その状態，状態の変化，変化の機序を記述できることが多いので，作用の概念は明確である。例えば，前頭葉に局在する意志の中枢が運動系に作用し，また辺縁系の情動の中枢が免疫系に作用するということを少なくとも原理としては理解することができる。しかし，ある物質的な実体が非物質的な実体に作用したり，非物質的な実体を分泌したりその逆が起こ

るという考えは漠然としている。しかも，そのような仮説は実験的に検証することができない。実験的ツールが変えたり測定できるのは，物質的対象の特性だけだからである。

付帯現象説についていえることは，アニミズム(2.4)についても，さらには相互作用説(2.5)についてもいえる。事実，これら2つの論説における精神の概念は通俗的な見かたの域を出ないもので，精神が脳に作用するか，その逆であるというさらにファジーな考えさえあえて明確化しようとしない。

ここで少し心身並行論(2.2)に戻ることにしよう。この説は数ある精神神経二元論のなかで最も魅力的なものだが，それは次の理由による。第一にそれは，精神と身体は独立した別の実体だが，なんらかのしかたで両者は相互に関連しているというよく知られた考えかたと合致している。第二にこの考えに立てば，物理学者，化学者，生物学者は，自らの精神過程が実験操作に直接影響することを思い煩うことなく自分の仕事を進めることができる。第三に，心理学者は脳に関心を寄せなくてすむ。

しかし，心身並行論などさまざまな精神神経二元論にはいくつかの致命的な欠陥がある。第一に，二元論は精神現象を無前提に受け入れるので，それが進化の過程や個体生の過程でどのように創発するかを説明するという問題を顧慮しない。第二に，それは，精神的過程の神経的機序についての研究や，精神過程はもちろん，もう一方の筋肉・内臓・内分泌・免疫過程との間の相互作用に関する研究を阻害する。第三に，これらのために，二元論は精神医学，心身医学や臨床心理学の進歩を妨げる。要するに，精神神経二元論は単に不毛であるという以上に有害なのである。それは科学と医学の進歩にとっての障害物である。幸いこの障害物は，以下で述べるような哲学的分析を少し試みるだけで簡単に排除することができる。

妥当な見かたを選ぶための評価規準

相対立する科学的仮説や科学的理論，とくに既知の事実に等しく適合すると思われる2つないしそれ以上の科学的仮説や科学的理論のなかから，どのようにして妥当なものを選択したらよいのだろうか。客観的事実の領域に関する見かたを評価するときは，それが次の要件を満たしているかどうかを点検してみるとよい。①**明確性**―それは明確か，それとも不明確か。曖昧さがみられる場合，明確化を図り，最終的にはっきりしたかたちのものにすることができるか，それとも本来明確化が困難で，発展させようのないものなのか，②**論理的一貫性**―それは内的一貫性を備えた見かたなのか，それとも矛盾をはらむ見かたなのか。矛盾がみられる場合，最も重要な仮定は残し，矛盾部分を変えたり除去することができるか，③**組織性**―その見かたは概念システム(とくに1つの理論)ないしはその一部をなしているのか，それともいかなる他の知見によっても支持されない逸脱的な臆説か。臆説の場合，それは仮説演繹システムへと発展させるのか，またはその一部に組み込むことができるのか，④**文章表現**―その見かたは直解できる文章で記述されているか，単なる類推か。比喩の場合，それは浅薄なものなのか，深い含意をもつものなのか。また不毛か，生産的か。その類推は不可欠なものなのか，直解できる文章に置き換えることができるものなのか，⑤**検証可能性**―その見かたは概念的に(従来の知識に照らして)または経験的に(観察や実験によって)検証が可能か，批評や経験を拒むものなのか，⑥**経験的支持**―その見かたを検証した場合，結果は経験的に支持されるものなのか，支持されないものなのか，どちらとも決められないものなのか，⑦**外的一貫性**―その見かたは全科学的研究分野の知識の総体に矛盾しないのか，⑧**独創性**―その見かたは新しいのか。それはなんらかの従来未解決の問題を解決しているのか，⑨**発見的能力**―その見かたは不毛なのか，新しい興味深い研究または応用問題を生み出すものなのか，⑩**哲学的妥当性**―その見かたは科学的研究の基礎にある哲学と矛盾しないのか。すなわち認識論的に現実的なものなのか，主観主義または先天主義(例えば約束主義)を含むものなのか。その見かたは自然論的なものなのか，非物質的存在または実験的調整を超える過程など実体のない事象を仮定するものなのか。

前述の精神に関する10の哲学のうちのどれがこれらの評価規準を最もよく満たしているかを点検しよう。まず精神神経二元論から始めると，そこに含まれる5種類の見かたのすべてが，肝心の精神の概念を明確化できないままに従来のありきたりの知識に依拠しており，明確であるとはいえない。付帯現象説，アニミズムや相互作用説では，ほかにも曖昧な点があって，つまり物質が精神に及ぼす作用や精神が物質に及ぼす作用の概念が定義されていない。以上の明確性の欠如から，いずれも内的に一貫せず，一貫性もない。またそれらは，組織性の要件も満たしていない。実際，二元論の仮説演繹システムは知られていない。大半の二元論は，

隠喩なしですますことができない。そこで心身並行論者は，精巧にできた2個の時計の隠喩を用い，アニミズムを提唱する論者はプラトン風の類比（精神の物質に対する関係は，舵取りの船に対する関係に等しい）を好み，また精神分析学者は多くの身体的・擬人化的隠喩を用いる。しかし，二元論の致命的な欠陥は，厳密にいえば，科学的手法による検証が不可能だという点にある。事実，精神が非物質的な実体であるなら，精神機能が脳にあるとする見かたと違って，電極，薬物，外科メスなどのツールを精神に役立てることはできない。さらには付帯現象説，アニミズムと相互作用説は，エネルギー保存の法則に反する点で物理学と合致しない（付帯現象説はエネルギー喪失を必要とするが，アニミズムと相互作用説は非物質的なものからのエネルギー取得を必要とする）。二元論に格別目新しいところはなく，宗教や観念論哲学と同じように古めかしい。なんら新しい実験や新しい推論を示唆しないので，発見的能力はない。最後に二元論は，実在しない実体を仮定する点で，哲学的に明確なものとはいえない。要するに，二元論は前述の10の科学的検証の要件のうちの少なくとも8つを満たしていない。

神経一元論を除けば，一元論的な見かたは，十分に明確で，一貫性があり，組織的で，正確な文章で表現され，検証が可能である。しかし，さらに次の5つの長所を備えているのは創発的唯物論だけだと考えられる。事実，経験的支持，精神生物学のすべての知見によって支持され，心理学と神経科学の知識と矛盾しない。真新しいとはいえないにせよ，競争相手の二元論に比べればはるかに新しい。全体的な研究プロジェクト，すなわち精神生物学の研究を踏まえているので，発見する能力を備えている。また現実的，自然論的であることによって哲学的に響く。

創発的唯物論は，精神は脳の機能の集合であると仮定するが，神経科学だけで主観的経験が説明できると主張しているのではない。むしろそれが示唆するのは，脳は社会的刺激に敏感であり，精神過程は社会によって強く影響されるということである。つまり，神経心理学は社会心理学によって補われなければならないということである。専門用語でいえば，創発的唯物論は，存在論的には還元主義的であり，認識論的には心理学を神経科学に完全に還元することはなく，心理学と神経科学に統合をもたらす。このようにこれは，心理学のすべての分枝の強力な相互作用を促す。

【文献】
Borst, C. V. (Ed.). (1970). *The mind–brain identity theory*. London: Macmillan; New York: St Martin's Press.
Bunge, M. (1980). *The mind–body problem*. Oxford and New York: Pergamon.
Bunge, M., & Ardila, R. (1987). *Philosophy of psychology*. New York: Springer.
Hebb, D. O. (1980). *Essay on mind*. Hillsdale, NJ: Erlbaum.
Hook, S. (Ed.). (1960). *Dimensions of mind*. New York: New York University Press.
Popper, K. R., & Eccles, J. C. (1977), *The self and its brain*. New York: Springer.
Sherrington, C. S. (1941). *Man on his nature*. Cambridge: Cambridge University Press.
Smythies, J. R. (Ed.). (1965). *Brain and mind: Modern concepts of the nature of mind*. London: Routledge & Kegan Paul.
Vesey, G. N. A. (Ed.). (1964). *Body and mind*. London: George Allen & Unwin.

Mario Bunge

minimal brain dysfunction(MBD) 微細脳機能障害

幼小児期にみられ脳の障害で，幅広い学習や行動の問題全般をさす用語。

微細脳機能障害の10大症状は，多動（活動亢進，hyperactivity*），知覚-運動障害，情緒不安定，全身協調運動障害，注意障害，衝動性（impulsivity*），記憶・思考障害，特異的学習障害，発話・聴覚障害や不定神経徴候と不規則な脳波である(Clements, 1966)。ほかにも，比較的特異的な人格や発達上のさまざまな問題，さらには心理測定検査での問題なども微細脳機能障害の分類に含まれる。精神発達遅滞，精神障害や明らかな神経損傷や神経疾患に関連する問題は，このカテゴリーからはっきり除外される。微細脳機能障害の分類には明確な境界がないため発症率の推測が難しいが，精神医療センターで治療を受ける小児の実に半数はこのカテゴリーに属すると考えられる(Taylor, 1984)。

微細脳機能障害の用語と同定に関する専門委員会（以下，微細脳機能障害専門委員会）によってガイドラインが発表される以前は，このカテゴリーの障害をさしてさまざまな用語が幅広く用いられた。例えば**「器質性強迫衝動」**，**「器質性行動障害」**，**「微細脳損傷」**，**「微細脳性麻痺」**などである。さらに特異的なハンディキャップを

意味する用語として，「**多動性行動症候群**」，「**精神神経学的学習障害**」，「**知覚的ハンディキャップ**」なども用いられた。

これらの命名は脳の異常を前提としたが，このような異常が証明されない症例もあることを考慮して微細脳機能障害専門委員会は「**微細脳機能障害症候群**」という用語が望ましいとし，「平均に近いか，平均か，平均以上の知能を有する小児で，軽度から重度までの特定の学習と行動の障害がみられ，それらの障害が中枢神経系の機能障害を伴っている場合」(Clements, 1966, p. 9)を意味するとした。同委員会報告ではさらに，このような機能障害は「知覚，概念化，言語，記憶や注意・衝動・運動機能の制御における障害のさまざまな組合わせで発現する」(pp. 9-10)と述べた。

微細脳機能障害の概念を分析してみると，この定義の理論的根拠を考察することで概念の意味が最もよく理解できることがわかった(Taylor, 1984)。微細脳機能障害のカテゴリーに含まれる小児は，「**平均的**」かまたはそれ以上の知能を有するという要件は，精神発達遅滞などの重度の病態の障害と，微細脳機能障害に伴うより軽微な機能障害との対比が重視されたことにもとづく。同様の対比は以下の点でも行われた。①脳性麻痺患児にみられる重度の運動障害との比較でみた微細脳機能障害患児の協調運動障害，②難聴，盲や失語を伴う原発性感覚・言語障害との比較でみた微細脳機能障害患児のより軽微な知覚・言語障害，③自閉症または精神遅滞の患児にみられる重度の情動と注意の障害との比較でみた微細脳機能障害患児の注意・衝動制御や情動の選択的な問題，④神経学的検査や脳波で明確に検出された異常との比較でみた微細脳機能障害患児の感覚・運動検査，認知検査，または電気生理学的検査で観察されるより曖昧な機能障害。曖昧な，または「**ソフト**」な神経学的所見には，粗大協調運動障害，平衡維持機能低下，運動持続困難，可逆的または反復的な身体運動の困難，連合運動，眼球運動異常や感覚検査，体性感覚検査での問題(例えば触覚認知や二点識別の困難)がある。微細脳機能障害専門委員会報告によれば，微細脳機能障害の以上のような特徴やその他の特徴は，「既存のカテゴリー，例えば脳性麻痺，知能低下，感覚障害などに含めるだけの重度の所見が欠ける点」にある(Clements, 1960, p. 9)。基本的には微細脳機能障害というカテゴリーが設けられたのは，既存の診断分類に入らない幅広い障害の構成的基礎の可能性を確認するためであった。

「**中枢神経系の機能障害**」という表現の使用は，明白な神経障害がみられない場合でも，生物学的要因が小児の学習と行動に影響を与えるとする認識に役立った。つまり微細脳機能障害という用語は，小児の学習または行動の障害に対する生物学的基礎が存在するためには，中枢神経系が明らかに損傷されている必要はないという判断を意味するものであった。これらの障害に対する可能な説明として，検出されない神経学的異常の存在や，脳の状態の非病原性変異が仮定されたのは妥当であった。微細脳機能障害専門委員会報告(Clements, 1966)によれば，このような神経学的異常には「遺伝的変異，生化学的不規則性，周産期脳損傷，中枢神経系の発達と成熟に最も重要な時期に生じた他の疾患または損傷や原因不明のもの」が含まれる(p. 10)。

「**障害のさまざまな組合わせ**」については，このカテゴリーの障害が十分には理解されず，症候がかなり重複している事実を強調するものであった。微細脳機能障害専門委員会報告は，微細脳機能障害のカテゴリーの下位タイプを同定し，この小児の問題の全体的な拡がりを評価するためには，このカテゴリーに含まれる個々の障害についてさらに検討必要であるとした。

「**損傷**」という用語に代えて「**障害(機能不全)**」という用語が選択されたことは，微細脳機能障害の概念が明らかな疾患や損傷を伴う症例には適用されないことを意味するという事実を強調するためであった。「**微細**」という形容詞を冠することで同委員会は，明らかな神経学的障害をもつ症例で観察される能力低下と微細脳機能障害のより軽微と考えられる能力低下との重症度を明確に区別した。微細脳機能障害という用語はまた，実際には脳の異常の証拠が不十分なことを暗に認めたものである(Benton, 1973)。

歴史的背景

微細脳機能障害の概念を検討すると，この用語は，証明可能な脳の疾患はしばしば小児の行動と認知に明確な影響を及ぼすという事実の認識に直接由来する(Taylor, 1984)。これらの影響には，学習障害，衝動性，抽象的思考の困難，保続傾向，知覚障害があり，そのすべてがおおむね正常な知能を背景として起こる。脳疾患を証明できない患者で同様のパターンの障害が観察されたのは20世紀前半のことで，そこから研究者らは基礎に中枢神経系の異常があると推定した。脳損傷の患児でみられるのとよく似た認知障害を初めて報告し，「**微細脳損傷**」という診断名の根拠を示したのはStraussと

Lehtinen(1947)である。「**疾患の生物学的勾配**」や「**生殖事故の連続体**」というその後の概念も同じ論理にもとづいていた。この見かたによれば，明確な病型の脳疾患から生じた能力低下ほど著明でも侵襲的でもない学習と行動の障害は，より軽症または不顕性の脳の病理の表現であると考えられた。

基礎にある脳の病理を仮定するその他の理由に，脳損傷が正常な知能の小児の言語能力，人格特性，学力に及ぼす特異的影響や脳疾患の既往のない小児の特異的な学習と行動の障害に関する報告があった(Benton, 1973; Taylor, 1984)。1960年代には小児の学習と行動の問題に対する従来の精神力動学的な説明では満足しない研究者が増加し，対照的に，器質的な説明が次第に信用されるようになった。微細脳機能障害という概念はこれらの問題の心理社会的解釈に取って代わるものではなく，それを補うことを意図するものである。しかし，ある種の障害は家族的要因や心因作用だけから説明するのは困難であることが明らかになった。家族の他のメンバーに同様の障害が観察され，周産期合併症を来した小児で，また女児より男児で障害の発症率が高いことが明らかにされ，注意欠陥の患児が刺激薬投与に積極的に反応することが証明され，器質的病因論が次第に受け入れられるようになった。

微細脳機能障害の概念の限界

微細脳機能障害という用語が不運だったのは，脳と行動の関係に関するいくつかの誤解を長引かせたことである(Rutter, 1982; Taylor, 1984)。Denckla(1977)によれば，この用語の使用は，ある種の小児の学習や行動の障害をめぐって，個別的な診断名を示すのではなく，むしろ「**おおまかな器質の線引き**」をするのに役立った。しかし，多くの研究者や臨床家はこの相違を理解しなかった。この用語の使用はまた，脳の病理の証拠と単一の微細脳機能障害症候群の存在を意味するものと誤って解釈された。その後の分析で，神経学的障害，電気生理学的障害や認知障害の存在は，基礎にある神経病理を直接証明するものではないことが明らかにされた。さらに微細脳機能障害症候群は存在しない(Benton, 1973; Taylor, 1983)。微細脳機能障害という用語そのものが，機能不全は行動ではなくむしろ脳にみられるとすることでこれらの誤解の一因とされた。

この用語の批判的な検討から，いくつか概念上の欠陥も明らかになる。第一に，確定的な脳疾患，精神発達遅滞や情動障害のみられない患児の微細脳機能障害症状は，効率よく考察から除外された。微細脳機能障害専門委員会(Clements, 1966)は，明らかな神経学的損傷を来した小児で微細脳機能障害の症状のみられる例を認めたが，この概念はあまりにも制約的であった。微細脳機能障害という用語の適用が他の疾患を診断されていない小児に限定されるため，この概念によっては，微細脳機能障害の症状と脳疾患，精神発達遅滞，情動障害との関連を研究することができない。またそのことによってこの概念は，このような症状が微細脳機能障害のカテゴリーに特有のものであることを示唆する。この概念のもつこれらの2つの意味合いはともに適切なものではない。確定的な脳疾患または情動障害に伴ってみられる微細脳機能障害の症状に関する研究は，それらの症状の原因を理解するうえで重要である。また，記憶や注意などの認知技能にみられる比較的孤発的な障害は，脳損傷の一般的な後遺症であり，残存性の神経学的な異常や全般性の精神障害のみられない小児で検出されることが多い。

第二の，そして関連する概念上の限界は，微細脳機能障害の診断名が少なくとも平均に近い知能の小児に限定されることである。小児の脳疾患は通常，比較的選択的な認知障害と組み合わさってIQスコアの低下を示す。少なくとも平均に近い知能を必要とすることは，生物学的要因がとくに関連する症例で，それらの要因に関する考察に水をさす傾向がある。

第三に，脳-行動同型説というこの概念の仮定にはほとんど正当な根拠がない。行動障害の軽症型は，実際には脳の病理の軽症型や不顕型を意味しない。微細脳機能障害のカテゴリーに包括されるタイプの行動障害を伴う病変は，古典的な神経学的徴候を伴う病変と同じくらい広範なものであろう。Benton(1973, p. 30)によれば次のとおりである。

> 小児が脳病変で重要な行動異常を起こすには，これらの病変がきわめて広範なものであるか，特異的な組織破壊的な機能特性を有するものでなければならないという事実には多くの証拠がある。微細脳機能障害を定義する行動的逸脱が脳の損傷や機能不全の結果であるなら，その損傷と機能不全は微細な性質のものではあり得ない。また，それらが精神薄弱や脳性麻痺の基礎にある脳の変化ほど広範なものではないという証拠もない。違いは質的な性質のものであろう。

第四の概念上の限界は，微細脳機能障害の症状は脳の統合性の反映であると同時に，小児に対する社会的・情緒的影響の反映でもある可能

性があるという事実にかかわる。この事実の認識が欠落するため、微細脳機能障害の概念では、小児の学習と行動の問題に対する潜在的な心理社会的決定因に関心が向けられることがない。この種の問題には自尊感情、動機づけ、気質などの人格特性が関与するので、これは形式的な行動診断や精神科診断の対象にならない小児についてもいえる。

第五に、この概念は漠然としてあまりにも包括的である。学習と行動に対する生物学的影響に関する証拠を示すことを別にすれば、この概念は、どうすれば意味のある診断が確定できるかについてまったく指標とならない。Rutter が述べたように、「微細脳機能障害の診断は、せいぜいよくても、通常個々の小児で検証することのできない不確かな仮説でしかなく、悪くすると、神経学的神話を作り出して、無知を覆い隠すもっともらしい口実になりかねない」(1982, pp. 25〜26)。

最後に、微細脳機能障害の定義は、本質的に除外診断的であって、他の病因が不確実な症例で生物学的な影響を強調しようとするものである。この概念はあまりに広く漠然としているので、ほかに容易に説明のつかない行動的な逸脱はほとんどすべて包含されてしまうほどである。この種の定義の大きな欠陥は、障害に関する「**くずかご**」的なカテゴリーを作り出し、それまでの状態に関する明確な証拠ではなく、不確かさにもとづいて障害が包括される点にある。もう1つの欠陥は、その概念を用いることで小児の問題の基礎に関して偽りの自信を抱かせ、個人差について病理学的に説明できると錯覚させることである(Satz & Fletcher, 1980)。

現代的意義

微細脳機能障害という用語には以上のような限界があり、結局1980年代に廃棄されることになるが、小児期の学習と行動の障害に対し構成的基礎をなすという作業仮説は今も有用性を失ってはいない。注意欠陥障害や学習困難などの特異的な発達障害に相関する病理学的基礎を探る研究は数多くの新しい知見をもたらしたが、そのなかには失読の既往のある患者の脳細胞組織異常の発見がある(Galaburda, 1989)。構成的影響についても多くの間接的な証拠が指摘されている。あるタイプの学習障害の遺伝的な可能性については今日では実質的な証拠がある(Pennington & Smith, 1988)。出生時合併症（とくに出生時超低体重）は、後の児の注意障害やその他の微細脳機能障害の症状と連結し、これは神経学的所見が正常な小児の場合にも当

はまる。微細脳機能障害型の障害はまた、EEG異常所見、「**ソフト**」な神経学的所見、神経心理学的テスト結果の異常や精神発達遅滞に関係している(Taylor & Fletcher, 1983)。

微細脳機能障害の概念は、小児の学習と行動の問題に関する研究に多くの面で積極的な影響を与えてきた。この概念を用いることで、他の臨床分類に入らない多様な小児期の障害に焦点が当てられた。それはまた、個人差の研究と学習と行動の問題に相関する心理学的基礎の研究をも促進してきた。その意味で微細脳機能障害という用語は、小児神経心理学という分野を生み出す基本的な刺激となった。

結論

微細脳機能障害という用語は小児の学習と行動の問題に関する文献でかなりの混乱を起こしたが、用語の背後にある概念には十分な意味があり、歴史的な意義もある。多くの臨床的な文献や研究での微細脳機能障害という用語の用いかたと逆になるが、微細脳機能障害の患児を分類するということは当該の問題について生物学的基礎が証明できることを意味しない。この用語は単一の診断名や行動症候群をさすものではなく、むしろ診断前の分類と考えるほうがわかりやすい。歴史的視点からすれば、この用語は器質的要因が多かれ少なかれ多数の特異的な発達障害(すなわち確定的な神経学的または感覚的障害や精神発達遅滞、精神障害に帰し得ない障害)に関与するという判断を意味している。注意欠陥多動障害と特異的な学習・言語障害は、微細脳機能障害のカテゴリーに入る障害の今日的な例である。その他の微細脳機能障害の行動的症状には認知障害、曖昧な神経学的所見や電気生理学的異常が含まれる。

微細脳機能障害に含まれるカテゴリーの障害は構成的に決定されるという仮定は、多様な状況的所見にもとづいたものである。微細脳機能障害の患児の場合、しばしば家族歴に同じ問題がみられ、また出生時に複雑な問題がみられることが多い。心理学的、神経学的、電気生理学的な検査では、疾患名の確定した脳疾患の後遺症と似た異常が検出される。最後に、これらの患児の問題を心理社会的要因だけで説明するのは難しいが、このタイプの状況証拠は信頼性を保ち続け、この概念の正当化の手段になっている。

しかし、別の点で、微細脳機能障害の概念を支持することは難しい。微細脳機能障害の症状は、このカテゴリーの患児に特有のものではなく、さまざまな他の発達障害や精神障害に伴っ

てみられる。微細脳機能障害の概念はまた，行動障害や発達障害の重症度は脳の生理学的な損傷の程度に直接左右されるという一部誤った考えにもとづいている。最後に，この概念は漠然とし，あまりにも包括的である。この概念は，同定可能な特性にもとづかずに，患児の障害の理由が不明な場合や不確かな場合にはいつでも適用される傾向がある。構成的な要因のみの関連が強調されるため，臨床的障害の理解への多面的アプローチが妨げられる。

微細脳機能障害の概念の批判的検討では，小児期の学習と行動の問題について，より記述的な定義をするためにこの用語は廃棄すべきであるととの意味が含まれる(Benton, 1973; Rutter, 1982; Taylor, 1983, 1984)。これらの検討ではまた，生物学的な影響を疑うための証拠が状況的なものであり，そのような病因が証明されないことを認めるかぎり，臨床家や研究者は微細脳機能障害の分類に入る障害の構成的決定因を考えるのは理にかなっていることを示している(Rutter, 1982)。

微細脳機能障害の概念の検討ではまた，患児の障害の操作的定義(例えば学力レベルや臨床症状にもとづく定義)と，病因論的に重要とされる認知的定義と行動的定義を区別することの重要性が強調されている。微細脳機能障害の名称が，患児の学習や行動の状態を顧慮することなく，随伴症状または二次的症状，例えば「ソフト」な神経学的徴候や認知障害のみにもとづいて患児に適用される傾向があるため，この区別がしばしば曖昧になっている。研究者はまた，発達上の変化にもっと注意をはらい，学習と行動の問題を正常の基準と関連づけて評価する必要性を強調した(Sutz & Fletcher, 1980; Taylor, 1984)。

微細脳機能障害の概念の積極的な成果は，①特異的な学習と行動の障害に持続的に焦点が当てられるようになった，②神経行動的，電気生理学的な技法を用い，これらの障害の下位タイプが研究されるようになった，③患児の確定的な疾患の結果についてさらに研究が行われている，④全体的な認知レベル，人格特性や心理社会的・環境的変数が小児の学習と行動に及ぼす影響についてより集中的な研究が行われるようになった(Benton, 1973; Taylor, 1984)。Benton(1992, p.9)が述べてたように，「この包括的概念は欠陥をもつことが証明されたが，器質的に条件づけられた行動障害のさらに臨床的に意義のある限定的な形態について経験的検証を行うための出発点として十分われわれの役に立っている」。

【文献】

Benton, A. L. (1973). Minimal brain dysfunction from the neuropsychological point of view. *Annals of the New York Academy of Sciences*, 205, 29–37.

Benton, A. L. (1992). Developmental neuropsychology: its present status. In A. Benton, H. Levin, G. Moretti, & D. Riva (Eds), *Neurophisologia dell'eta: evalutiva/Developmental Neuropsychology* (pp. 11–25). Milan: Franco Angeli.

Clements, S. D. (1966). *Minimal brain dysfunction in children – terminology and identification.* NINDB Monograph No. 3. Washington: US Public Health Service.

Denckla, M. B. (1977). The neurological basis of reading disability. In F. G. Roswell & G. Natchez (Eds), *Reading disability: A human approach to learning* (pp. 25–47). New York: Basic Books.

Galaburda, A. M. (1989). Ordinary and extraordinary brain development: anatomical variation in developmental dyslexia. *Annals of Dyslexia*, 39, 67–80.

Pennington, B. F., & Smith. S. D. (1988). Genetic influences on learning disabilities: an update. *Journal of Consulting and Clinical Psychology*, 56, 817–23.

Rutter, M. (1982). Syndromes attributed to "minimal brain dysfunction" in childhood. *American Journal of Psychiatry*, 139, 21–33.

Satz, P., & Fletcher, J. M. (1980). Minimal brain dysfunctions: an appraisal of research concepts and methods. In H. E. Rie & E. D. Rie (Eds), *Handbook of minimal brain dysfunctions: A critical review* (pp. 667–715). New York: Wiley.

Strauss, A., & Lehtinen, L. (1947). *Psychopathology and education of the brain-injured child*. New York: Grune & Stratton.

Taylor, H. G. (1983). MBD: meanings and misconceptions. *Journal of Clinical Neuropsychology*, 5, 271–87.

Taylor, H. G. (1984). Minimal brain dysfunction in perspective. In R. E. Tarter & G. Goldstein (Eds), *Advances in clinical neuropsychology*, Vol. 2 (pp. 207–29). New York: Plenum.

Taylor, H. G., & Fletcher, J. M. (1983). Biological foundations of "specific developmental disorders": methods, findings, and future directions. *Journal of Clinical Child Psychology*, 12, 46–65.

H. Gerry Taylor

monism　一元論　心身の問題(mind-body problem*)の項を参照

morphagnosia　形態失認
　触覚性失認〔触知覚障害(tactile perception disorders*)の項を参照〕の1つで，触覚情報のみから形態を識別することができない。そのため，これは一次性触覚障害と考えられ，立体失認(stereoagnosia*)とは区別される。

motor aphasia　運動性失語　失語(aphasia*)の項を参照

motor cortex　運動皮質　感覚運動皮質(sensorimotor cortex*)の項を参照

motor skill disorders　運動技能障害
　運動系の障害にはさまざまな症候群がある。運動の企図，開始，遂行，協調，系列化，終了や運動の抑制それぞれについての能力の障害などである。運動は反射的，不随意的，随意的であり，単純な場合も複雑な場合もある。観察の対象となることもあるし，運動に関与する本人のみにわかることもある。最終的な目的に向けての計画に従って実行されることも，されないこともある。
　運動行為と運動障害のすべては，多様な形態をとり，感覚系のフィードバックに密接に依存している。運動機能障害は，運動出力系それ自体の障害のほかに，感覚入力の障害，感覚系と運動系の統合の障害，感覚系のフィードバックの機能不全または中断でも起こる。これらの機能系の障害の組合わせで起こる運動機能障害の症候群もある。習熟した運動行為は触覚，聴覚，空間認知，固有感覚，運動覚など多種類の感覚入力をも必要とするが，それらによって目標を指向した行為の手がかりだけでなく，運動の方向性，フィードバックが起こる。運動技能は，他の神経機能系と独立して存在するものではない。そのため，運動系の障害を分析するには，行為のさまざまなレベルで影響を与える階層的な神経機能系の分析を行うことが不可欠である(Luria, 1973, 1980)。実際に運動機能は，神経系組織のすべてのレベルで，すべての神経活動に影響される(Aronson et al, 1971)。
　しかし，統合的な運動の要素を有する多くの障害について評価するには，運動の性状が広範に概念化されなければならない。運動系は神経系の他の要素からの入力によって影響を受ける。なぜなら運動系は随意的あるいは不随意的なフィードバックシステムを通じて，神経系の他の要素と常に相互依存的に関係するからである。運動系は，観察の対象となるすべての行動の出力系としての位置にある。運動系のさまざまな要素が機能しなくなると，さまざまな臨床的な神経障害，精神障害として発症する。すべての点あるいは部分的に運動系と関係している客観的な神経症状は多岐にわたる。運動機能の多くの要素を完全に分析することは，標準的な神経学的診察，神経心理学的な診察の統合的かつ複雑な側面に関連している(これに関する総説は De Long, 1967 & Luria, 1980 を参照)。
　思考の活動そのものは，音声化を伴わない無声の発話として1つの運動活動と考えられた(Luria, 1973, 1980)。聴覚性幻覚でさえも，脱抑制された無声の発話であることが示された。幻覚を有する精神疾患の患者の無声の発話を患者の声帯に超高感度のマイクを装着して録音し，その発話を増幅して患者自身に聴かせると，患者は記録された声が患者自身の聴覚性の幻覚であることを認めた(総説は Salzinger, 1986, p. 129 を参照)。
　運動系は機能的かつ階層的に組織化されている(Luria, 1980)。運動系に関する症候群について理解しようとすれば，さまざまな解剖と認知行動機能系のシェーマを通して多重的に分析するのがよい。この総説ではこの問題について双方のアプローチを進める。神経学的な運動障害の症候群は，筋萎縮，随意筋の痙縮や弛緩性の筋緊張異常，病的反射，協調運動障害，運動の系列化の障害，感覚と運動の統合障害，衝動性あるいは活動亢進状態のような複雑な脱抑制的な行動運動症候群，運動保続のような遂行企図の障害などの症状を呈するのが一般的である。
　最近，再分類された進行性で変性性の皮質下性神経疾患は似た痴呆(認知症, dementia*)の症状を呈し，すべての疾患で錐体外路系のさまざまな程度の機能不全による運動障害と関連している。運動系の障害による症状と症候には，一般的な臨床的観察によって気づかれるものもあるが，とくに失行(apraxia*)のように特別な診察方法が要求される複雑な行動学的な運動障害がある。

神経学的運動症候群
　運動障害の神経症候学的分析は，今までに，神経系を解剖学的に上位運動ニューロンの障害と下位運動ニューロンの障害に分けて考えた。この分類の各カテゴリーに関係している症候群は明確に鑑別診断することができる。臨床的に上位運動ニューロンと下位運動ニューロンを区

別して分析することは,脳と脳幹の病巣と関係している症候群を,脊髄と末梢神経の病巣と関係している症候群から区別することになるので,これら2つの症候群を認知することは臨床的に重要である。

上位運動ニューロン症候群:上位運動ニューロンは脊髄よりも上位の中枢神経系に起源を有し,直接あるいは介在ニューロンを介し,脊髄前角の(運動)ニューロンにシナプスを形成するすべての運動ニューロンよりなる。上位運動ニューロンの神経回路はすべて中枢神経系内に存在する。上位運動ニューロンを経由しての運動系への影響は大脳皮質,大脳基底核,小脳からの入力を含む。皮質脊髄路すなわち錐体路は,体幹,上肢,下肢の骨格筋のあらゆる随意運動に関係している。皮質延髄路は,脳幹の橋や延髄に運動神経核が存在する軟口蓋,喉頭,咽頭,舌,頸部の一部,頬,口唇,眼瞼の骨格筋群の随意運動の経路の一部をなす。したがって,皮質脊髄路あるいは皮質延髄路の上位運動ニューロンのどの場所で障害が起こっても,発話,情動表現,粗大な運動に関係するさまざまな出力器官と身体部位で,それらの相互作用とフィードバック作用が影響を受ける。さらに,上位運動ニューロン系の鍵となる部分のどこに損傷が起こっても,上位運動ニューロン系全体としての統合単位と機能的まとまり,あるいは機能的バランスに変化が起こるが,上位運動ニューロン系は階層的に組織化されているため,機能しなくなった要素に対する代償機転が働く点に注意しなければならない。運動機能系の機能障害とその代償のパターンは,神経障害や精神障害の運動症候群の分析の基礎となるものである。

上位運動ニューロン:皮質脊髄路症候群/皮質延髄路症候群 上位運動ニューロン症候群という場合,神経科医は皮質脊髄路や皮質延髄路の病変による臨床像を考える。皮質脊髄路の病変によって,古典的にはさまざまな症状が特徴がみられるが,臨床的には不全型の症状群を示す。これらの症状は以下のとおりである。痙縮(spasticity*)と関係する休止時の筋緊張亢進,脳病変と対側の顔面と(または)上・下肢の麻痺や,筋力低下(上肢は屈曲,下肢伸展),麻痺や筋力低下を説明するような筋萎縮を欠くこと(ただし廃用性筋萎縮を除く),筋伸張(深部腱)反射での速度増加や,亢進,皮膚反射の消失,病的反射とくにバビンスキー徴候(足底部を擦過すると母指が背屈し,その他の指が開扇する現象)の出現である。

脳幹の随意運動の運動神経核とそれに至る皮質延髄路に病変が存在する場合,患者に次の点を確認する必要がある。嚥下困難(嚥下障害)の有無,嗄声(しわがれ声)のような構音の障害の有無,口腔,舌,頬や口唇の筋力低下や麻痺による発話産生の障害すなわち構音障害(dysarthria*,運動面での部分的な発話障害)または構音不能(anarthria*,重度の口部顔面の運動障害による発話機能の解体)にみられる発話の延長や発話の歪みである。

上位運動ニューロン:小脳症候群 通常,小脳は拮抗筋群(屈筋と伸筋)の活動を調整している。1つの筋肉機能系が収縮した場合に,これと拮抗する作用の筋肉機能系を弛緩させる。このように,同期的に各筋群が協調して活動することにより,一度基本的な運動技能が獲得されると,随意的に円滑かつ正確に運動を行うことができる。小脳由来の疾患では,随意的に筋群を協調させて運動を遂行することができないため,さまざまな症状が起こる。患者は「運動失調(ataxia*),反跳現象,測定異常,速やかに連続的な運動を行えない(反復拮抗運動不能),随意的な運動に際して粗大な振戦を起こす」など,複雑な症候群を示す(Aronson et al, 1971)。運動失調は,運動に必要な筋群を協調させることができずに随意的な協調運動が障害される状態である。運動失調(ataxia*)という概念は歩行(gait*)障害を分析する際にしばしば用いられる。この点については,この総説の以下の部分で,一群の症候群として述べる。小脳疾患の症状としての動作時振戦や企図(時)振戦については,振戦の項目で論じられる。

反跳現象は四肢(通常は上肢)を急速に動かされた場合に,元の位置に戻すことができない現象である。この症状を検出するには,検者は患者を閉眼状態で椅子に座らせ,両上肢を水平位に挙上させる。手掌は下に向ける。患者は両上肢をこの位置に保ち,被動的に動かされた場合は元の位置に戻すように指示される。検者が手背を軽く押すと上肢はわずかに偏位するが,健常者では速やかに元の位置に戻る。び漫性の小脳疾患の患者の場合には,同様に軽い刺激を加えた場合に,上肢が下方に大きく偏位し,元の位置に戻そうとしても上下に振動する。軽く触れられた場合にさえ四肢が過度に動くのは,運動監視の障害による症状である。元の位置を中心に振動する四肢の動きは,小脳疾患の反跳現象と呼ばれる。

測定異常は,「能動運動時に身体の一部の軌跡が障害を示すこと,あるいは定位の障害をさ

す。測定過小は身体の一部が目標に達しないもの、測定過大は身体の一部が目標を通り過ぎるものをさす」(Gilman et al, 1981, p. 206)。異常のみられる上肢の測定異常を検出するには、患者の上肢分の距離に位置する検者の指と、患者自身の鼻を交互に触れさせる。患者が目標に到達(触れる)すれば、検者は目標とする指を動かし、患者に新たな目標を触れるように指示する。下肢の測定異常を検出するには、一側下肢の踵を対側の肢の膝に当て、次いで踵を膝から足首まで、逆に足首から膝まで、滑らせる。またこの症状は次のようにしても検出される。患者に仰臥位で一側の膝関節を屈曲し、腰から約60cm浮かせ、膝関節の可動域にある検者の指を、母趾で触れるようにする(Aronson et al, 1971)。

反復拮抗運動不能は、字義どおり一連の運動を行うことができないという広い意味の用語である。小脳に由来する神経疾患の病巣局在診断の価値をもつ症状を、運動前野の皮質性機能低下による複雑な運動の企図を含む運動の系列化障害と混同してはならない。一般に、大脳皮質による運動の系列化には、運動の企図と言語による媒介を含むが、小脳を媒介とする運動の場合はこの原則に従わない。この症状を検出するには、上肢、下肢、口部顔面の筋肉、とくに舌について、それぞれ別個に検査を行う。

手を開いた状態で交互にすばやく上肢を回内・回外させるのは、上肢にみられる反復拮抗運動不能を検出する方法である。上肢の症状を検出するもう1つの方法は、患者に両上肢と、肘を屈曲させた状態で胸の前に置き、タイプを打ったり、ピアノを弾くように指を動かすことを指示することである。検者はこの行為を演じて患者に模倣させる。この模倣をさせる点が重要で、それはさまざまな型の失行(apraxia*)の場合には、視覚的に提示された行為を模倣する能力は損なわれずに、口頭命令に従って随意的に運動することができないためである。検者の行為を模倣させることは、聴理理解障害による誤りの可能性を排除する。それは検者が行為をせずに口頭命令のみで課題を遂行させようとすると、患者は課題を理解できないからである。用手的な運動の協調課題では、利き手が、行為を行う速度が速く、また器用でもある点を考慮すべきであろう。

下肢では、この症候は患者を椅子に座らせ、踵と爪先が水平に地面につくようにし、次に踵を浮かさずに、母趾球で床を一定の時間間隔で踏み鳴らさせる。

口では、患者に口を開かせ、舌を口唇より前方に突出させ、舌を可能なかぎりすばやく、一側から対側に動かすように指示する。舌を含まない口腔顔面の筋力低下を示す患者の場合には、患者に舌をすばやく繰り返し突出、後退させる。

小脳症候群は孤立した運動機能障害ではないことを強調することは重要である。小脳は下小脳脚を通じ、脊髄小脳路から多くの感覚入力を受ける。これらの情報は筋緊張や関節の動きに関する特殊な固有感覚、能動運動覚、位置感覚である。小脳は中小脳脚(橋腕)を通じ大脳皮質からも入力を受け、小脳の活動を目的に沿ったものとする。この目的に沿った小脳の活動は、言語による媒介や思考(発話運動の無声形態)で行われる。小脳症候群を分析するには、小脳が統合的な役割を果たす運動機能系の、多数の構成要素を評価することも必要である。「**骨格筋、末梢神経、脊髄後索、前頭葉皮質、中心後回**」(Aronson et al, 1971)に病巣があると、これらはすべて単独で、あるいは組み合わさって、小脳の機能障害によるものと混同される行動学的症候群を起こす。筋群を協調させる機能系の障害は、一次的な運動の要素の障害と同様に、感覚系の障害(後索、中心後回、感覚性末梢神経)でも明らかにみられる。感覚機能と運動機能が統合され、正確な感覚に協調運動が依存していることは、すべてのタイプの随意運動の評価で重要である。

下位運動ニューロン：下位運動ニューロンは、脊髄反射弓の前側のループ、すなわち脊髄前角細胞、脊髄前根、末梢運動神経から構成される。この機能系のどこに障害が起きても、下位運動ニューロンの症状は共通である。すなわち、筋肉の弛緩、障害を受けた脊髄髄節神経支配域の限局性麻痺、筋萎縮、深部腱反射の減弱ないし消失(障害されたレベルでの脊髄反射弓の運動部分が消失することによる)。感覚障害はみられない。

錐体外路系運動疾患：上位運動ニューロンに由来し、延髄錐体を経由しない運動経路はまとめて錐体外路運動系と称される。錐体外路運動系は解剖学的には皮質下の構造で、尾状核、被殻、淡蒼球、視床下核、赤核、黒質が含まれる。錐体外路に視床と小脳を含めることもある。

錐体外路運動系の構成要素は、個々の要素間でも、また皮質錐体路との間でも複雑かつ組織的に相互作用がみられる(総説はAdam & Victor, 1989を参照)。臨床症候群において皮質脊

髄路が損傷されている場合は，錐体外路も直接影響を受けることが多く，とくに放線冠は錐体外路と皮質脊髄路の双方が通過しほとんど融合しているのでこの影響が生じやすい。近年の神経科学の知見によれば，典型的な上位運動ニューロン損傷と関係するとされる痙縮も，純粋に皮質脊髄路の損傷を受けた実験動物モデルでは痙縮が起きないことから，錐体外路の機能障害と関係していると考えられる。実験動物や人間の臨床報告から，一側性の局所性皮質脊髄路損傷では，錐体外路が保持されていれば，急性期の弛緩性の片麻痺がさまざまな程度の随意運動が可能になるまでに回復するという興味深い所見が報告された。回復後の残存運動能力は，発症する前と比較すると緩徐なもので，また皮質脊髄路からの入力による微細な手指の運動は，皮質脊髄路の局所性損傷によって永久に障害された(Adams & Victor, 1989, p. 114)。これらの症候群を分析し，中枢神経系が運動機能について階層構造をもつことにより，システム全体として，疾患の存在により機能しなくなった要素に対し，少なくとも部分的な代償機転を作動させるという一般原理と，多くの随意的な運動を行うには錐体系のほかに錐体外路系が活動しているという一般原理が明らかにされた。

痴呆と関連する錐体外路系運動障害：錐体外路系疾患の多くは，変性疾患の初発症状である不随意運動を起こす。これら運動障害の症候群には，認知障害，病的な気分や人格変化，記憶障害，抽象的思考や概念推定の障害，思考過程が不十分かつ緩徐化するものがある。これらは近年，新たに認識されるに至った皮質下性の痴呆(dementia*)(Cummings, 1990)と関連する症候である。

皮質下性痴呆を伴う錐体外路系の機能障害を起こす神経疾患には，パーキンソン病(Parkinson's disease*)，ハンチントン病(Huntington's disease*)，進行性核上性麻痺，家族性または特発性の大脳基底核の血管石灰化，脊髄小脳変性症，視床変性症(thalamic syndrome*)，ラクナ状態(lacunar state*)，ビンスワンガー病(皮質下血管性脳症を伴う多発梗塞性痴呆)，ウィルソン病(Wilson's disease*)(肝レンズ核変性症)，多発性硬化症，エイズ脳症，正常圧水頭症，ボクサー痴呆，神経症状を伴うベーチェット病などがある(Cummings, 1990；Adams, 1989)。

錐体外路系運動障害にみられる不随意運動には，舞踏運動(chorea*)，アテトーゼ(athetosis*)，ジストニー(dystonia*)，運動失調(ataxia*)，バリズム〔身体の一側に出現した場合にはヘミバリズム(hemiballismus*)，一肢のみに出現した場合にはモノバリズムと呼ばれる〕や多彩な歩行(gait*)障害などがある。運動失調は，小脳疾患の重要な症状であるため，先に本論文中で，上位運動ニューロンの小脳症候群の項で概説した。神経系に由来する不随意運動の鑑別診断は複雑である。しかし，標準精神疾患診断分類で(American Psychiatric Association, 1987, p. 79)，次のように記された。

舞踏様運動は，踊るような，バラバラで，不規則な，繰り返しのない動きである。**ジストニー**は，よりゆっくりとした，捻るような動きであり，筋肉が緊張した状態での動きの休止期をはさむ。**アテトーゼ**は，ゆっくりとした，不規則な，くねくねした動きで，手足の指にみられることが多いが，時に顔面や頸部にもみられる。**ミオクローヌス**は，短く，衝動的な，筋群の一部あるいは筋群にみられる収縮だが同期性はない。**ヘミバリズム**は，間欠的な，粗大で振幅の大きな，一側上・下肢の動きである。**攣縮**は，常同的な，緩慢な動きで，チックよりも緩徐である。一群の筋肉をおかす。**片側顔面攣縮**は，不規則で反復的な一側の顔面筋の収縮である。連合運動は，閉眼しようとすると口角が動いたり，その逆に口角を動かそうとすると閉眼する現象である。**ジスキネジー**は，遅発性ジスキネジーなどの例があるが，口，頬，舌を咬むような顔面の動き，あるいは四肢の舞踏アテトーゼ様運動をさす。

歩行障害：神経疾患に特有ないくつかの歩行障害の型がある。**運動行為**としてこれらの歩行障害を観察するには特殊な検査方法は必要だが，運動症候群の分析における神経心理学的評価では，歩行障害を評価することはまれである。歩行評価を行うことは，神経科医や脳外科医の領域とされがちである。歩行障害そのものや歩行障害との神経学的な関係について知ることは，神経心理学者の能力を高め，中枢神経系や末梢神経系と関係している神経機能障害のレベルと種類についての初期評価に有用である。歩行障害の概要と，神経疾患の鑑別診断については，AdamsとVictor(1989)とAronsonら(1971)を参照。

正常な歩行とは，自動的で無駄な力が抜けた状態であり，体重は一側下肢から対側下肢へ滑らかに移動し，骨盤は体重を支えている下肢に対して正しい角度を保ち，体幹は直立し，上肢が踏み出している下肢とは反対側に振られていると表現される。これに対して，**片麻痺性の歩行**では，麻痺した側の下肢は対側の上位運動

ニューロンの損傷により痙縮し，麻痺した側の下肢の関節の自由な動きを欠く。麻痺した側の上肢も，同様に典型的な痙縮がみられ，正常な腕振りが障害されるために安定を欠いた歩行となる。痙縮した下肢の母指は下を向き，歩行時にはあたかも母指で床上の円をトレースするように，下肢全体で母指を底屈したまま円を描くように動かす(草刈り歩行)。**痙性歩行**や**鋏状歩行**は，両側の下肢が痙縮を示し，身体全体が極端に不調応な動きを示すものである。両下肢ともに硬直して急に動くようなかたちとなり身体のバランスがとれない。患者は両上肢と体幹の「**代償性の**」動きにより，心許ない平衡感覚を維持しようとする。**運動失調性歩行**は，一般的には両足を広げ，円滑性に乏しく，歩幅が一定せず，左右に動揺する歩行であり，閉眼では運動協調障害を代償する視覚的な手がかりを得ることができず増悪する。**鶏歩***訳注は，足関節を屈曲することが難しいために足を引き摺り，母指からつまずくのを防ぐために膝から下肢を持ち上げる歩行である。ウマが障害物を乗り越えようとする状態から，この名が冠せられた。**動揺性歩行**は，「体幹と骨盤の筋力が弱いため，後方に揺れ，太鼓腹のような姿勢」(Aronson et al, 1971, p. 117)をとるもので，骨盤は踏み出している下肢に傾き，胴体は体重を支えている下肢に向かって動く。この結果，歩幅は短く，身体を揺するアヒルのような歩行になる。パーキンソン病(Parkinson's disease*)の**突進歩行**は，一般的に前かがみの姿勢と，徐々に速度を増す足を引きずった歩幅の狭い歩行であり，患者は前方に倒れるのを避けようとして，ジョギングや走っているようにみえる。病気が進展した段階では，歩行時に腕振りが消失し，筋強剛と疾患特有の前かがみ姿勢により平衡障害を起こすため，いったん身体がある方向へ傾くと，側方あるいは後方へ引かれて転倒するようになる。

振戦：症状に振戦を呈する疾患は，錐体外路系疾患，とくに大脳基底核や小脳に起源を有する症候群にみられる。振戦は不随意的かつ無目的な手，下肢，場合によっては顔や体幹の運動である。臨床的に遭遇する振戦のさまざまな運動症状についてはAronsonら(1971, pp. 109〜110)を参照。以下に示す要約は，伝統的な症候学的記載である。

安静時の「丸薬を丸めるような」振戦は，パーキンソン病の患者に典型的な症状である。

小脳起源の振戦は，歯状核の病変と関係し，随意的な運動に際して，振るえる程度が次第に増大する。患者が物体をつかもうとして腕を近づけるほど，小脳性振戦の程度は増大する。振戦が随意的運動と関係することから，本症状は動作時振戦，運動時振戦や企図(時)振戦と呼ばれる。

ウィルソン病では，「**羽ばたき**」振戦が起こる。軽度の休止時振戦も観察されるが，肘を肩の高さで屈曲し，両上肢を水平に保たせようとすると著明に増悪する。この肢位で，飛行中の鳥の「**羽ばたき**」のような，劇的な垂直性の振戦が出現する。

進行した肝疾患の患者では，「**手首を羽ばたかせるような**」振戦が報告されている。上肢を伸展させると，患者は手首を交互に屈曲，伸展させる。本症状の一部として，手指が交互に内転，外転することもある。

老人性振戦は，パーキンソン症候群の振戦と「程度，振幅，速さ，安静時に出現する」という点で似ている。「しかし，通常は頭部，下顎，口唇にみられる。頭部は前後あるいは左右に振るえる。筋緊張の亢進などパーキンソン症候群にみられる症状はみられない(Aronsonら1971, p. 110)」。

振戦を呈する最後の症候群は，神経系の障害とは無関係なグループで，「**本態性**」「**緊張性**」「**家族性**」と分類されるものであり，安静時には消失するが，四肢を支えたり動かそうとするときに出現する。運動の終末時に増強することはない。筋強剛など，神経疾患との関係はない(Aronson et al, 1971, p. 110)」。

神経精神科的運動障害

チック(tic*)は，遺伝的素因を有する，複雑な不随意運動を伴う神経精神疾患の群といえる。チックと関係した常同的な行動パターンは，無目的な動きや発声を伴い，単純な場合も，複雑な場合もある。さまざまなチックの例は，標準精神疾患分類(American Psychiatric Association, 1987, p. 78)を参照。

> チックは不随意で，突然起こるかつ急速な，繰り返す非律動的，常同的な運動ないしは発声である。抑えることが困難であると感じられるが，時間経過とともに治まることがある。チックのすべての型はストレスにより増悪し，睡眠時には著明に軽減する。読書や裁縫など，注意を集中する状況下で弱まる。

成長期に初発する最も有名なチックはトゥレット病すなわちジル・ド・ラ・トゥレット

---
*訳注：steppageは日本語で鶏歩と訳されるが，本来，ウマが前肢を上げて走る様子から生まれた。

(Gilles de la Tourette*)症候群である。このチック症候群では，1種類以上の発声のチックや多様な運動性チックがみられる。チックの出現する頻度，特異的な性状，発声と運動性チックの組合わせは個々の症例で変化し，予測することはできない。

アカシジア(静坐不能)は，精神疾患で用いられる神経弛緩薬の副作用で多くみられ，動作に落ち着きがない。患者は主観的には一定の動きを保たねばならないように感じる。一般にみられる症状は，歩き回る，じっとしていない，無目的に手足を動かすなどである。

大脳皮質性運動症候群

大脳皮質の機能障害による一般的な運動症候群は，脱抑制の表出や目的に沿った運動企図に従属しない刺激依存的な反応である。目的に沿った運動企図は，顕在化した言語(思考)や，潜在的な言語(思考)によって系統的に定式化される。大脳皮質は脳幹あるいは脊髄レベルからの感覚情報を，双方向性のフィードバックループを通じて目下取り組んでいる課題と関係のある情報のみが意識に到達できるように調整している。大脳，とくに前頭葉の機能が障害されると，これらの抑制系が障害され，患者は課題に無関係な刺激に対し，単に知覚の面で突出するという理由のみで反応する。

単純な運動面での皮質機能低下は，指のタップの速度低下のように，**運動速度**の低下がみられる。前頭葉運動前野に損傷のある患者では，関係する1段階の要素からなる運動課題や，目標に沿って綿密に評価する技能が保持されているとしても，連続的な組織化を要する多くの段階をもつ新規の運動系列は同期性がくずれ，非組織化の状態となっている。運動前野の吻側に損傷がある場合は，個々の単語が運動系列に組み込まれないため，発話が流暢でなくなる。視覚-空間的-運動皮質機能障害は，**反響行為**としてしばしば現れる。これは患者が検者と対面し，検者と同じ手で検者と同じ肢位をとるように指示されても，検者の上肢と鏡像関係にある上肢の肢位をとることをさす。検者と同じ側の上肢を動かすには，知覚した刺激と対側での反応が要求される。**保続**は皮質の損傷によって脱抑制の状態にある患者が，最初の問題解決において刺激に依存した衝動的な推量を抑制できず，反応の結果を当初の目標と比較するためのフィードバックシステムを利用できない状態である。最初の行為に対する評価にもとづいてフィードバックシステムを利用し，自己修正することができないため，問題解決する際に不十分かつ不正確な情報にもとづいた，当初の衝動的推量を繰り返す。正確な目標指向型の運動行為を常同的な反応と置き換えることは，前頭葉に病変を有する保続がみられる患者ではよくみられることである。大脳皮質損傷と関連したその他の運動症候群とそのメカニズムについては，Luria(1973, 1980)の総説を参照。

【文献】

Adams, R. D., & Victor, M. (1989). *Principles of neurology*, 4th edn. New York: McGraw-Hill Information Services (Health Professions Division).

American Psychiatric Association. (1987). *Diagnostic and statistical manual of mental disorders*, 3rd edn, rev. Washington: American Psychiatric Association.

Aronson, A. E., Bastron, J. A., Brown, J. R., Burton, R. C., Corbin, K. B., Darley, F. L., Engel, A. G., Goldstein, N. P., Gomez, M. R., Groover, R. V., Howard, F. M. Jr., Klass, D. W., Lambert, E. H., Millikan, C. H., Mulder, D. W., Rooke, E. D., Rushton, J. G., Sandok, B. A., Siekert, R. G., Thomas, J. E., Waltz, A. G., & Whisnant, J. P. (1971). *Clinical examinations in neurology*, 3rd edn. Philadelphia: W. B. Saunders.

Cummings, J. L. (Ed.). (1990). *Subcortical dementia*. New York: Oxford University Press.

DeJong, R. N. (1967). *The neurologic examination: incorporating the fundamentals of neuroanatomy and neurophysiology*, 3rd edn. New York: Harper & Row (Hoeber Medical Division).

Gilman, S., Bloedel, J. R., & Lechtenberg, R. (1981). *Disorders of the cerebellum*. Philadelphia: F. A. Davis.

Luria, A. R. (1973). *The working brain: An introduction to neuropsychology*. (Basil Haigh, Trans.). New York: Basic Books.

Luria, A. R. (1980). *Higher cortical functions in man*, 2nd edn. New York: Basic Books.

Salzinger, K. (1986). Diagnosis: distinguishing among behaviors. In T. Millon & G. L. Klerman (Eds), *Contemporary directions in psychopathology: Toward the DSM-IV* (pp. 115-34). New York: Guilford.

James A. Moses JR.

mouthing movements　口部不随意運動

一般的には咬むときの運動に似た口・舌の異常な不随意運動。なめたり，キスしたり，口をとがらせる動きに似ている場合もある。口部不

随意運動は，神経弛緩薬(強力な精神安定薬)投与後二次的に起こる慢性の神経学的障害である**遅発性ジスキネジー**で最も頻繁に観察される現象であるが，舞踏病(chorea*)，ジストニー(dystonia*)，脳炎後〔脳炎(encephalitis*)の項を参照〕，ジル・ド・ラ・トゥレット症候群(Gilles de la Tourette syndrome*)，ハンチントン病(Huntington's disease*)，ウィルソン病(Wilson's disease*)でもみられる。これらに共通の病理として，口部不随意運動は大脳基底核病変と関連がある。

movement disorders 運動障害 失行(apraxia*)，運動失調(ataxia*)，歩行(gait*)，片麻痺(hemiplegia*)，痙縮(spasticity*)の項を参照

MRI 磁気共鳴画像 (magnetic resonance imaging*)の項を参照

multi-infarct dementia 多発梗塞性痴呆
痴呆(認知症，dementia*)の項を参照

multiple sclerosis(MS) 多発性硬化症
若年成人を障害する最も頻度の高い神経変性疾患。有病率は 2,000 人に1人の割合と記されている。多発性硬化症は 50 歳以下の成人の神経学的不能の最大の要因となっている。本疾患の最も衝撃的な特徴の1つはその変動性であり，このことは臨床症候と病気の経過についてもいえる。初期徴候は，1肢あるいはそれ以上に及ぶ脱力(40%)，視神経炎(22%)，感覚異常(21%)，複視(12%)，めまい(5%)，排尿障害(5%)である(Swash & Schwartz, 1989)。確実に病気の経過を予想することはできないが，2型に分類することは臨床的にも研究的にも有効であった。第1型は病気が悪性の経過をたどる場合で，症状の有意な寛解のないまま，通常5年以内に死の転帰をとるこの特殊な病型は慢性進行型で，多発性硬化症患者全体の約 10% である。残りの 90% では病気の進行は悪化と改善が続いて起こる時期があることを特徴とし，再発寛解型として知られる。後者の型のうち5〜15% では再発が 20〜25 年間隔をおいて起こり，患者は発症から重大な不能を経験していない。病気が進行した時点では，患者はしばしば車椅子の使用となる。痙縮，疲労，運動失調，感覚消失，尿失禁が一般的な症状で，患者はほぼ間違いなく視覚障害を起こす。

多発性硬化症の神経病理学的所見
多発性硬化症は多巣性の脱髄性疾患で中枢神経系全体に及ぶ髄鞘の損傷と喪失を特徴とする。初期の病変は直径数 mm の小静脈を中心とする浮腫領域に発生し，炎症を伴い，形質細胞，リンパ球，マクロファージ(大食細胞)の浸潤がみられる。髄鞘が破壊されるため神経伝導が遅くなるか遮断されるが，軸索は比較的保たれる。この初期の炎症病変は後になって神経膠性の瘢痕や斑に置き換わる(Warlow, 1991)。病理学的に多数の硬化斑と病変が存在することが本疾患の名前の由来である。病変の正確な大きさ，性質，部位を同定することは CT と磁気共鳴画像(magnetic resonance imaging*; MRI)などの検査法の発達によってますます正確になった。これらの病変の共通部位は脳室周囲白質，視神経，橋，延髄，脊髄である。多発性硬化症病変は一般に白質に限局するが，白質-灰白質の境界や灰白質病変も報告された(Rao, 1986)。臨床症状の重症度は少なくとも部分的には，それぞれの病変の大きさと局在部位に依存する。すべての病変が神経学的欠損症状を起こすわけではないこともまた事実である。MRI 検査で病変が認められても病気の経過中に臨床徴候が観察されなかった患者も存在する。同様の事実が診断のついていない患者の剖検所見から報告された。もう1つの特殊性は，急性増悪後にほぼ完全な機能の回復がみられる患者が存在することである。このような症状の寛解の基になる機序は十分に解明されていないが，一般的に浮腫が引くため軸索伝導が改善すると考えられる。

多発性硬化症の診断
多発性硬化症を診断する特別な臨床試験は存在しない。最大の困難な理由の1つは初期症状がそれぞれ別か，全体的に他の病態に似ていることである。診断は除外診断とみなされ，綿密な現病歴と同時に目の前の症候の神経学的診察が絶対的な意味をもつ。病変が時間と空間で拡がりをもつことが臨床診断の基礎をなしている。現在では MRI が多発性硬化症の診断にとって最も優れた画像法であることが広く認められる。

多発性硬化症の地理的・人口統計学的特徴
本疾患の地理的分布は温暖な地域に最も高率で，多発性硬化症の厄介な特徴となっている。Kurtzke(1980)の報告では，最も有病率が高い地域は北緯 43〜65° にあるヨーロッパ，北緯 37〜52° のアメリカ，南緯 34〜44° の南洋州の諸国である。中度から低度の有病率を示す地域

は上述の緯度の北方と南方で，両極と赤道に近づく方向である。この南北の対立は各国の内部でも明らかである。英国での有病率は10万人につき100人と報告されているが，スコットランド北東部では10万人中140人，ロンドンでは10万人中90人である。移住研究によって，15歳に達する前に危険率の高い地域から低い地域に移住した場合，新しい国の危険因子を取ることが明らかにされた。この臨界年齢を超えてから移住した人は出生地の危険因子を継いでいる。

　非コーカサス人種の間で有病率が低いことは多発性硬化症の重要な人口統計学的特徴の1つである。女性も男性に対して1.5：1の割合でかかりやすい。もう1つの重要な人口統計学的特徴は，多発性硬化症の発症年齢である。発症年齢は通常20～50歳の間で平均発症年齢は29～33歳である。この独特な性質が重要な診断価値を有し，多発性硬化症を他の神経変性疾患(例えばパーキンソン病)から鑑別するのに役立つ。

多発性硬化症の病因

　多発性硬化症の原因は不明である。先に述べた疫学的要素の延長で，多発性硬化症の病因と環境要素を結びつけようとする試みが多くみられた。この仮説は上述の移住研究によって支持された。多発性硬化症患者の同胞に本疾患が30倍もの高率でみられることから遺伝的要素が原因であると考える研究者もいる。ウイルスや免疫もまた多発性硬化症の原因を研究するための重要な変数である。しかし現在は多因子的病因論がより一般的に受け入れられている。遺伝的に誘発された免疫不全により15歳以前に罹患した「**遅発性ウイルス**」感染症が持続する。成人になってからの生活でそのウイルスが賦活され(特殊な環境的要因に曝露され)，ミエリン分解産物に対する有害な自己免疫反応に由来するミエリンの崩壊が起こる。興味のある読者には多発性硬化症の原因についてMatthewsの優れた総説がある(1978)。

多発性硬化症の神経心理学

　多発性硬化症でみられる認知障害は1877年のCharcotの報告が最初である。「**神経系疾患**」に関する講義のなかでCharcotは多発性硬化症患者について次のように述べた。「外観は"ボーッ"とした感じで，明らかな記憶の衰えがあり，概念の形成が緩慢で，知的・情動的機能が全体として鈍い」(p.194)。この時期以来，数多くの研究が多発性硬化症の人口における認知機能障害の罹患率を正確に評価しようと努めた。これらの研究の多くは広範囲にわたる知能テストを前もって選択しておいた多発性硬化症患者群に対して行ったものである。しかし結果は，検討した認知障害が多様であるうえ，行われたテストも対象とした多発性硬化症患者も多様なことを反映して，要領を得ないものであった。最近はより神経心理学的な評価方法の開発で，より正確な認知機能障害の評価が可能になった。最近のGrossmanら(1994)の研究の報告によると，多発性硬化症患者の30～70%に知的機能が危ぶまれている。この知的障害の発生率の幅の広さは，多発性硬化症の全体像を象徴する著しい変動性を示した。

　多発性硬化症の知能テスト：多発性硬化症によって障害されている認知機能と保たれている認知機能の性質を理解する目的で，ウェクスラー成人知能評価尺度・改訂版(WAIS-R)のような一般的な知的機能の一般テストを使った研究が多数報告された。正常対照群，他の神経学的障害患者，精神病患者との比較で得られた知見で最も有意義な点は，多発性硬化症患者の大部分で，言語性IQ(VIQ)と動作性IQ(PIQ)の間に一貫して有意な解離がみられる点である。一般的に動作性IQが言語性IQよりも7～14点低いと報告されている。動作性IQの低得点は通常，視空間機能の障害を示唆するとされているが，ここで次の点を指摘しておく必要がある。すなわち，このような下位テストの成功は視覚性の手がかりに大いに依存する以外に，細かな運動制御，協調運動，敏速な情報処理にも依存するので，多発性硬化症の神経病理を考慮すれば，これらすべてが障害されていると考えられる。動作性テストは時間も計測されるために，多発性硬化症患者はその問題をどのように解決しようかという概念化のレベルで失敗するというよりも時間制限による圧力のため下位テストに失敗することがある。精神運動速度，注意の持続，視運動性協調運動，動作維持を評価するために特別に考案された検査法である符号問題で低い成績となることが多いことも不思議ではない。動作性下位テストに比べて言語性下位テストは，達成された教育水準や一般的知識の量に対して感受性が高く，一般的に時間は測定されない。多発性硬化症患者が最も困難とする言語性下位テストは数唱である。このテストの成績が低いことは，注意あるいは集中と即時記憶の障害を反映する。この検討から得られた共通の解釈は，多発性硬化症は「力動的で新しい概念的問題解決能力は崩壊し，静的で十分学習した，決まりきった技能は比較的よく保たれ

ていた」(Rao, 1986, p. 513)というものである。多発性硬化症の認知機能障害に関する，最近の神経心理学の文献は一般知能の障害の型よりも特殊な認知の局面に焦点を当てるようになった。

多発性硬化症の記憶：記憶障害は多発性硬化症患者で報告されている障害のうちでも最も頻度が高い。多発性硬化症でみられる記憶障害の性質を系統的に調べた研究は多いが，研究者間と患者間の両方で所見に著しい変動がみられた。この変動性の源は2つある。研究者が同一あるいは異なった記憶の型を評価するのにさまざまな方法を用いたことと，多発性硬化症患者が高度な健忘から明らかな機能不全がない状態まで幅の広い記憶障害がみられることである。どの群の多発性硬化症患者も多様性に富むことを考慮すれば，本疾患にみられる記憶障害の性質の明瞭な説明を引き出すことは難しい。初期には記憶を例えば短期記憶 対 長期記憶や，視覚性記憶 対 言語性記憶などの次元で評価する研究もある。このような研究では，即時記憶，延滞記憶，再認記憶を評価する目的で，単一試行学習や複数回試行学習パラダイムが用いられた。大部分の研究の示すところによると，多発性硬化症患者は正常対照群，慢性疾患を有するが脳損傷のない対照群，精神疾患群に比べて情報を学習する能力と想起する能力の障害が大きかった。これらの研究から得られた一般的なパターンは，短期記憶と再認記憶の能力は保たれるが，長期記憶と短期記憶からの再生の方略が障害されていたことである（これらの研究の総説はRao, 1986を参照）。

さらに最近の研究は，多発性硬化症の記憶障害の基礎となる複雑な機序を明らかにしようと努めてきた。Raoら(1989)は，ブラウン・ピーターセン物語再生テスト，自由言語再生テスト，選択的回想テスト(selective reminding test)などの方法を用いて学習と記憶を評価した。その結果，多発性硬化症患者の記憶障害は長期記憶から情報にアクセスする能力の障害に起因するもので，符号化能力と貯蔵能力は保たれていることが明らかとなった。最近の研究は，Delucaら(1994)が行ったように情報の獲得か再生の方略に障害があるかを検討した。言語性記憶は選択的回想テストを用いて評価された。選択的回想テストは，単語リスト学習課題で，被検者は最高15回の呈示で10語のリストを自由に再生することを求められた。被検者は10語全部を，2回続けて再生できるようになるまで学習を続ける。これは，被検者全員がリストを完全に学習し，課題の第2段階(再生段階)を不完全な学習レベルで始めることを避けることができる。この方法を利用したDelucaらの報告では，多発性硬化症患者は正常対照群に比較して記憶リストを習得するために多くの試行回数を要したが，両群とも再生と再認では相違がなかった。Delucaらはこの研究から，多発性硬化症患者の記憶障害は初期学習相の情報獲得の障害によるもので，Raoら(1989)が指摘したような再生の障害によるものではないと論じた。

別の研究では，多発性硬化症でみられる記憶障害が前頭葉障害の患者にみられる記憶障害と同型であることを示した。両者の結びつきは偶然以上のものといえよう。なぜなら，前頭葉障害に感受性の高いことが知られている語流暢性テストや，概念の形成とその切り替えをみるウィスコンシン・カード分類テスト(WCST)でも，多発性硬化症患者の成績が悪いからである。Beattyら(1989)は，符号化段階で学習の手助けとなる意味的な手がかりを得ることができない前頭葉損傷患者の記憶障害が多発性硬化症患者の場合と似ているかどうかを調べた。前向性干渉からの解放を評価するため，Wickenのパラダイムの変法を用いた。その結果，前頭葉機能不全のテストで成績の悪い多発性硬化症患者でさえ前向性干渉からの解放が正常であった。このことは，多発性硬化症患者は前頭葉傷害患者とは異なり，意味的符号化に障害はみられないが，むしろ情報を迅速に処理する点に障害があることを示した。

このように記憶障害は多発性硬化症患者でよく認識されているが，その障害を起こすための機序は依然よくわかっていないことは明白である。患者間で記憶障害の強さにかなり大きな相違がみられ，この変動性から文献上の大きな不均一性が生じたと考えられる。

多発性硬化症の概念的推論：概念的推論の障害もまた多発性硬化症の患者でしばしば報告された。患者は新しい概念を形成し，組合わせを変換し，環境からのフィードバックを生かすのが困難なようである。このことは語の流暢性テスト(新しい概念の形成)や，ウィスコンシン・カード分類テストなどの評価法で一貫して報告されている。語流暢性テストでは，患者は限られた時間(通常1分)内に特定の範疇(例えば動物)や，特定の文字(例えばF，AまたはS)で始まる単語をできるだけ多く自発的に産生することを要求される。多発性硬化症患者では正常対照群に比べ単語の産生が少ないとする報告が

多くみられる。ウィスコンシン・カード分類テストでは，被検者が判定者からのフィードバックをもとに試行錯誤を通じて発見する規則に従ってカードを分類することが要求される。多発性硬化症患者は，このテストで保続的な誤りがより多い傾向があり，正常対照群に比べ具体的概念の「**特徴をつかむ**」ことが一般に不得手なようである。このテストで成績が悪いことは動機づけの貧困さ，注意記憶障害によるものだとする研究者もいるが，関連した研究の多くは，これらの変数と患者の成績の悪さとの有意な関連を見出せなかった。

多発性硬化症の他の認知障害：多発性硬化症患者で報告されたその他の認知能力には，視空間性機能と視覚構成機能がある。患者は正常対照群に比較してウェクスラー成人知能評価尺度・改訂版の動作性下位テストで，明らかに病前の水準以下の成績を示した。現在の知見から，成績の悪さが複雑な視空間情報の処理の障害に由来するのか，一次的運動障害や感覚障害に由来するのか不明である。多発性硬化症の初期症状の1つが視神経炎であり，この患者で視野欠損は通常みられる。PASAT(paced auditory serial addition test)などのテストでの障害は，多発性硬化症患者のなかには注意の持続と実行機能を調べるテスト法で成績が悪い例があることを示唆している。PASATは加算課題で，被検者には口頭で2秒ごとに1つの数字の割合で一連の数字が提示される。被検者に与えられる課題は，それぞれの数字に，その直前の数字を加算することである(例えば被検者に与えられた数字が3，6，2，3であれば9，8，5が答えとなる)。

多発性硬化症の言語：言語機能は多発性硬化症の患者で一般に保たれていると思われているが，少数の研究は限られた数の症例で失語を報告した(Raoの総説，1986を参照)。すべての多発性硬化症研究はグループ研究で，テスト結果の平均は通常多発性硬化症下位群について計算されるため，この種の孤立した障害はほとんど注目されないと考えられる。

要約すると，多発性硬化症患者は記憶，概念的推論，視知覚性能力，敏速な情報処理過程を必要とする課題に障害があるが，一般的に言語能力は保たれている。この障害型のため，多発性硬化症を皮質下性痴呆(認知症，dementia*)に分類する研究者がいる。これは著明な健忘，失語，失認を特徴とする皮質灰白質性痴呆(例えばアルツハイマー型痴呆)と明確に区別される。文献の考察ではこのような分類が臨床的に有効であるかどうかは不明である。その理由は，多発性硬化症が皮質性・皮質下性痴呆両者の特徴を示すことを提唱する報告があるからである(詳細はRao et al, 1991を参照)。

多発性硬化症にみられる認知障害と病気の進行，不能の程度，罹患期間，服用，情動などの変数との間の関係を調べた多くの研究がある。関連性については議論が多いところで多くの研究が相互に対立する結果を報告した。しかしほとんどの研究者は不能の程度，罹患期間や服用と認知機能不全の間に関連を見出していない。抑うつ傾向の多発性硬化症患者は，非抑うつ多発性硬化症患者より認知能力がより重度に障害されているとする報告があるが，この解離が有意であることはほとんどない。成績の悪さを患者の疲労とその結果の動機づけの低さに結びつけた報告もある。動機づけの低さが認知能力に悪影響を及ぼしうることは十分確立されているが，このことで多発性硬化症でみられる認知困難のすべてを説明できることはあり得ない。ほとんどの研究から病気の経過と認知障害が無関係であることが見出されたからである。Grossmanら(1994)は再発寛解型と慢性進行型の多発性硬化症患者の間で認知障害の型に有意な相違があるかどうかを系統的に検討した。一般的に慢性進行型患者は再発寛解型群の患者より強く障害されていたが，全体的な障害のパターンは両群で大差はなかった。

MRIを用いた病変の定量化スコアと多発性硬化症患者の認知能力の関係を調べた研究が多数報告された。予期されるように，脳の脱髄の範囲と認知障害の強さは有意に関連していた。Swirsky-Sacchettiら(1992)は病変部(例えば前頭葉，側頭葉，頭頂-後頭領域)の評価は当然であるが，全病変面積(TLA)，脳室-脳比率，脳梁の大きさなどの「**病変強度変数**」を用い，広範囲に及ぶ神経心理学的テストの成績と比較した。彼らは神経心理学的テストの得点は脳全体の関与の程度を測定する方法すべてに密接に関係し，全病変面積が神経心理学的な障害の最良の指標となることを発見した。彼らの報告では認知障害がみられた群の平均病変面積は28.30 cm^{2}で，認知上無傷の群の平均病変面積は7.41 cm^{2}であった。病変部位もまた特殊な認知テストにおける障害と有意な関連があった。

【文献】

Beatty, W. W., Goodkin, D. E., Beatty, P. A., & Monsoon, N. (1989). Frontal lobe dysfunction and memory impairment in patients with chronic progressive multiple sclerosis. *Brain and Cognition*, *11*, 73–86.

Charcot, J. M. (1877). Lectures on the diseases of the nervous system delivered at La Salpétrière. London: New Sydenham Society.

DeLuca, J., Barberi-Berger, S., & Johnson, S. K. (1994). The nature of memory impairment in multiple sclerosis: acquisition versus retrieval. *Journal of Experimental and Clinical Neuropsychology*, *2*, 183–9.

Grossman, M., Armstrong, C., Onishi, K., Thompson, H., Schaefer, B., Robinson, K., D'Esposito, M., Cohen, J., Brennan, D., Rostami, A., Gonzalez-Scarano, F., Kolson, D., Constantinescu, C., & Silberberg, D. (1994). Patterns of cognitive impairment in relapsing-remitting and chronic progressive multiple sclerosis. *Neuropsychiatry, Neuropsychology, and Behavioral Neurology*, *3*, 194–210.

Kurtzke, J. F. (1980). Multiple sclerosis: an overview. In F. Clifford Rose (Ed.), *Clinical neuroepidemiology* (pp. 63–7). Tunbridge Wells: Pitman Medical.

Matthews, W. B. (1978). Miscellaneous topics: multiple sclerosis. In W. B. Matthews & G. H. Glaser (Eds), *Recent advances in clinical neurology 2* (pp. 1–9). Edinburgh: Churchill Livingstone.

Rao, S. M. (1986). Neuropsychology of multiple sclerosis: a critical review. *Journal of Clinical and Experimental Neuropsychology*, *5*, 503–42.

Rao, S. M., Leo, G. J., & St. Aubin-Faubert, P. (1989). On the nature of memory disturbance in multiple sclerosis. *Journal of Clinical and Experimental Neuropsychology*, *5*, 699–712.

Rao, S. M., Leo, G. J., Bernardin, L., & Unverzagt, F. (1991). Cognitive dysfunction in multiple sclerosis: frequency, patterns, and predictions. *Neurology*, *41*, 685–91.

Swash, M., & Schwartz, M. S. (1989). *Neurology: A concise clinical text*. London: Baillière Tindall.

Swirsky-Sacchetti, T., Mitchell, D. R., Seward, J., Gonzales, C., Lublin, F., Knobler, R., & Field, H. L. (1992). Neuropsychological and structural brain lesions in multiple sclerosis: a regional analysis. *Neurology*, *42*, 1291–5.

Warlow, C. (1991). *Handbook of neurology*. Oxford: Blackwell Scientific.

Marie Mccarthy

mutism　無言

意識があり，失語も構音不能(アナルトリア)もない患者が完全に発話できない状態で，しばしば話そうとする努力がみられない。

無言はヒステリー(hysteria*)で起こり，そのほとんどが他のヒステリー症状を伴うが，**無動無言(akinetic mutism)**と呼ばれる重症の器質性疾患としても起こる。無動無言は完全に反応性が欠如した状態で起こり，患者は覚醒し周囲を見渡し，見かけは目をさまし意識があるようにみえるが，話すことがまったくできず，他の随意的反応もみられない。そのため，無言と鑑別すべき疾患には覚醒はしているが患者は気づいていないようにみえ，一定の反射性行動を超えた反応を呈さない植物状態(vegetative state*)と，患者が覚醒し意識はあるが実行系の遮断のため話すことやいかなる反応もできない閉じ込め症候群(locked-in syndrome*)がある。無動無言は第三脳室嚢胞に関連するが，両側の前頭葉と帯状回の病変で行動を起こすことやその衝動が欠如した患者に対しても用いられる。とくに両側前頭葉の病変の場合はこの症状にまた情動的無関心が伴う。交連切開術(commissurotomy*)後の急な回復期でもよくみられる数日間持続する無言は第三脳室周辺領域の外科的な障害によって起こる。

myoclonic epilepsy　ミオクローヌス性てんかん　てんかん(epilepsy*)の項を参照

myoclonic jerks　ミオクローヌス性単収縮

短時の電撃的な筋肉の収縮で，筋肉全体を含む場合と，特殊な筋線維だけの場合がある。1つあるいは多数の筋肉が障害され，この現象は多くの健常者が寝入っている間に，時に突然単収縮が起こるが，この場合，臨床的意義はない。病的な例では単収縮が微小なため軽度だが，筋肉の大群を含み患者が地面に投げ出されるほどかなり重度な場合もある。てんかん(epilepsy*)に関連する場合が最も多いが，まれに脳脊髄炎，脳症(encephalopathy*，とくに無酸素性障害後)，クロイツフェルト・ヤコブ病(Creutzfeldt-Jacob disease*)の特徴の1つとなる。非てんかん性ミオクローヌス性単収縮はオリーブ歯状核系の障害に起因する。

N

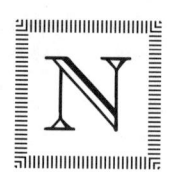

narcolepsy　ナルコレプシー

　ナルコレプシーの患者は不適切な場面や疲労感がない場合でも睡眠の発作に陥る。この発作の重要な特徴は抗しがたい眠りを感じることにある。一度眠りに陥ると患者は正常の睡眠であるかのように覚醒する。第三脳室領域の病変が原因であるが，ナルコレプシーが唯一の徴候であるてんかん性病変によることもある。発作はカタレプシー（catalepsy*：強硬症）としばしば比較されるが，カタレプシーでは意識障害はない。

neglect　無視

　一側性無視は，損傷側と対側の空間の事象に気づかず，事象に対し注意を向け反応することができない神経症状で，一次的な感覚障害や運動障害では説明できない。

　一側性無視の症候群に関する文献は，1世紀以上前に医学専門誌に発表された。十分に検討した無視症候群を初めて報告したのは Jackson（1876）であり，その後 Holmes（1918），Poppelreuter（1923），Riddoch（1935）らによって障害の範囲が拡張され，Brain（1941）が詳細に報告した。

　無視の症候群について，その後ほとんど論文が出ない不毛の時代が30年ほど続いたが，1970年代初頭に再び関心がもたれるようになり，無視のさまざまな側面を科学的に研究した論文が次々と発表された。障害の複雑さは，直ちに同一の行動障害を記述すると考えられる多数の用語の出現に反映された。一側性空間失認，形態合成不能（amorphosynthesis），左固定性半盲，半側不注意，半側無視，一側性無視，半側空間失認，対側性無視，体側判断障害（dyschiria），方向性運動低下などの用語はすべて，無視性障害の記述として互換性をもって用いられた（Halligan & Marshall, 1993 を引用）。

　無視という現象に対し強い関心がもたれた理由は，無視の研究が空間に関する選択的注意（attention*）の基盤にある正常な認知過程を理解する絶好の機会と考えられたからである。また，障害によるハンディを患者が代償するのを助ける方法を見出せるよう治療者は常に挑戦を強いられた。

　今日では一側性無視は，障害のパターンとして常に一定のかたちで現れるわけではないさまざまな下位徴候を含む包括的な用語と考えられる。無視を一元的に説明しようとする試みは，知覚，運動，意図，動機づけ，表象的な要因について症状の記述と重症度の議論が多いため，長い間否定されてきた（現在の研究に関する包括的な総説として，Robertson & Marshall, 1993 がある）。

無視の臨床症状

　一側性無視が顕著なときは，症状が劇的で診断を誤ることはない。典型的な無視は右半球の損傷で起こり，左半側空間の刺激や事象に対する反応の失敗として現れる。例えば，患者に左側から声をかけても反応せず，時に声の主を求めて右側を探索する。身体の右側だけを洗う，衣類の右側だけを着る，食事の際に皿の左側にある食べ物を食べ残すなどの行為がみられる。Mesulam（1985）は，「重度の無視の患者は，空間の左側が突然意味のあるかたちとして存在しなくなったかのように行動する」（p.142）と述べた。片麻痺がなく運動が保たれている場合は，無視の患者は左側の障害物にぶつかったり，左側にある手がかりに注意が向かないために方向がわからなくなる。

　患者はまた，多数の日常的な課題で空間的な偏向や無視の誤りを犯す。多数の要素からなる絵の模写では左側を描かず，見本のない自発画でも一方の側だけを描く。線分二等分課題では，中点を損傷半球側と同側に記入する傾向を示す。また横書きの文を書いたり模写する課題で，頁の左側を大きく余白を残し右寄りから書き始める奇妙な傾向がみられる。紙面上にばらまかれた刺激すべてに印をつけて消していく抹消テストでは，左側の刺激に気づかずに消し残

す。患者を囲む世界が、「**中心から左側**」が欠落しているかのように行動する。

無視を示す患者に半盲と片麻痺が頻繁に合併することから、無視は感覚運動障害がたまたま同時に起こる結果を反映するにすぎないという見かたもある。しかし、この考えかたにはいくつかの反証が挙げられた。第一は、線分二等分テストや抹消テストで重度の視覚性無視を示す患者でも、対坐法による視野検査では視野欠損を示さない例がある。第二は、片麻痺と無視は二重解離を示す。第三は、手による探索課題で損傷半球と同側の健全な手を使用した場合でも対側空間の無視を示すなどである。Mesulam(1985)は、「無視は見える・聞こえる・触れる・動くの障害ではなく、見る、聴く、触る、探索するなどの働きの障害である」と述べ(p.142) (Bisiach & Vallar(1988), Barbieri & De Renzi(1989)は無視にみられる障害のパターンの解離について優れた議論を展開した)。

一側性無視の分類

運動無視(*motor neglect*)：これは、運動皮質に損傷がないが、損傷部位の対側の肢の自発的運動が高度に障害された状態である。患者は、両手を上げるという課題に対し一方の手だけを上げる。Barbieriら(1989)は、この患者は「意図的に用いるのではない状況では正常な強さで動かすことができる手を、両手動作や自動的な動作を意識的に行おうとするときに用いることができない明らかな解離を示す」と述べた(p.14)。このように運動無視は、一側性空間無視の一般的な症例にみられるような損傷部位の反対側の環境の無視ではなく、損傷部位の対側の身体の無視に関係する。

無視性失読(*neglect dyslexia*)：無視性失読は、無視の通常の諸テストで他の空間的な偏重傾向とも無関係であったとするいくつかの報告がある。しかし、右半球損傷による左視覚性無視を有する患者の多くは、単語と文章の左側を無視して読まない。患者は "smile" を "mile" と読み、"belief" を "grief" と読む。誤りかたには、単語の左端の文字が完全に脱落する場合(とくに残りの文字だけで実在する単語になる場合)や、左端の文字を他の文字に置き換えて実在する単語として読む場合などがある。同様の誤りかたは左半球損傷後に単語の右端でみられる。例えば "south" を "soup" と読み、"modern" を "modest" と読むなどである。文章を読む場合には、文の中央付近から読み始め、文章としての意味をなさないのに、文の左側に注意をはらわなかった(Ellis et al, 1993

の概説を参照)。

無視性失書(*neglect dysgraphia*)：無視性失書の患者は奇妙な傾向を示し、頁の中央部から書き始め、左側に異常に大きな余白を残し、頁の右側に文章を詰め込もうとする。単語のスペルを言う課題でEllisら(1993)は、"sneeze" のスペルを "sneed" と言い、"event" のスペルを "evenis" と答えた患者を報告した。この患者は書く課題では、"floor" を "floore" と書き、"jury" を "jurd" と書いた。他の誤りとして、"i" の点を打たず、"t" の横棒を書かないことが多かった。

無視性失読と無視性失書の誤りのパターンは固定されていない。患者によって誤りのタイプの組合わせが異なり、無視性失読と無視性失書が常に同時に起こっていたわけではない〔この点に関する詳細な議論は Ellis &(1993)を参照〕。

顔の無視(*facial neglect*)：Youngら(1990)は、領域特異型の一側性無視を呈した特異な症例を記載した。患者はふつうの顔、キメラ図形の顔、顔半分などが単独、あるいは逆転した形で提示されると、どれも認知することができなかった。さらに、顔の輪郭のみ、輪郭を取り除いた眼、鼻、口など顔の要素のみでも結果は同じで、表情の判断や複数の顔の類似性の判断に障害がみられた。日常物品の認知に関する障害はみられなかったことから、顔に関するこれらの障害は、顔だけについて左側の無視が起こる領域特異型の一側性無視と解釈された。

聴覚性無視(*auditory neglect*)：聴覚性無視の報告は少なく、診断の基準が一致していない。聴覚系は視覚系のように入力を一方の半球にのみ伝達するようになっていない。そのため、損傷部位と同側の聴覚路での課程を制御できないので、一側の耳の刺激に対する完全な反応の欠如を証明することはきわめて難しい。この分野の研究は、両耳に同時に刺激を提示した条件で、音源が左空間にあるときの反応の欠如を一側性の聴覚性無視として報告した。しかし、この障害は消去としてよく知られ、他の脳の病状を有する患者にも起こり、一側性の聴覚性無視の診断を分けて保証する根拠は不十分である。消去を無視の軽度な場合に相当するという主張もあるが、これに対する反証は、消去と無視が二重解離を示すことを明らかにしたBarbieri と De Renzi(1989)の報告である。さらに最近の研究では、一側性無視と消去がそれぞれ異なる解剖学的領野の損傷でも起こることが証明された。

触覚性無視(*tactile neglect*)：触覚性無視は発症がまれであると考えられ，右半球損傷と密接に関係しない。一般的な例は，外界を手で探索して標的の刺激を見つけ出す課題で，患者が一側の空間を探索しないことで判明する。これが視覚入力の欠如によるのではないことは，目隠しの条件でも結果が同じになることから明らかである。無視が複数のモダリティで示された場合でも，それを視覚モダリティに限定する傾向があることに注意すべきである。

他の多くの神経心理学的障害と同様に，無視の現象も変動が激しく，さまざまな空間次元に関する無視が解離したかたちで出現する。垂直方向の無視と水平方向の無視，身体に近い空間に対する無視と遠い空間に対する無視などである。Mennemeier(1992)は，このような解離を詳細に規定し，これらの解剖学的基盤を提示した。

無視に関連する障害

一側性無視には以下のものがある。対側の空間に関するいくつかの障害と密接に関連している。これらの障害には，病態失認(anosognosia*，自己が有するすべての障害の否認から，損傷対側の身体の軽度の障害の受入れ拒否など)，疾病無関心(anosodiaphoria*，損傷対側の身体の障害には気づいているが，それに関心を示さない)，知覚転移(allesthesia*)と知覚対側転移(allochiria*，身体の一側の触覚刺激に気づかない，とくに，損傷対側への触覚刺激を同側の同じ部位に定位する)，消去(extinction*，身体の両側に同時に刺激を提示しても，損傷対側の刺激は知覚しない)。これらの関連障害については，Bisiach と Vallar (1988)の優れた総説がある。

無視の病因と病巣

無視を示す患者の大半の病因は，脳血管障害か脳腫瘍である。しかし，頭部外傷や右側頭葉性てんかん，右視床腹外側部切除などによって無視がみられる症例も報告されている。皮質下損傷による無視の報告もあるが，その場合の典型は頭蓋内出血である。神経変性疾患〔多発性硬化症(multiple sclerosis*)，パーキンソン病(Parkinson's disease*)，ハンチントン病(Huntington's disease*)，運動ニューロン疾患など〕は，両側性の損傷でしかも潜行性のため，無視はほとんどみられない。

無視が最も起こるのは下頭頂小葉の損傷である。その他，前頭葉背外側部，帯状回，新線条体，大脳基底核，視床などの損傷でも起こる。一側性空間無視の解剖学的基礎に関する優れた総説としてVallar(1993)がある。

右半球損傷と左半球損傷による無視の出現率

多くの研究は，右半球損傷と左半球損傷による無視の出現率を明らかにしようとしたが，これらの研究は，無視の診断をするテスト，病因，発症からの期間などの多様性という，方法論上の問題を抱えている。典型的な場合は無視は右半球損傷後に多く，重度である。この点に関して一部の研究者が疑いをもち，右半球損傷による無視の出現率が高いのは，左半球損傷による失語を対象から除外したことによるサンプルの偏りにすぎないと主張した。しかし，患者を選択せずに集計した研究のすべては，右半球損傷のほうが無視の出現率が高く，しかも重度になることを明らかにした。Stone ら(1991)は，視空間無視の出現率を，右半球損傷では33〜85％，左半球損傷では0〜25％と推定した。

無視の診断と予後

明らかな視空間無視は，診断を誤ることはない。日常の行動では左空間に気がつかないために顕著な障害がみられ，線分二等分や抹消テスト，図形の模写，自発画などの古典的なテストでも無視がみられる。先に議論したような無視のより詳細な形態を評価する独創的な技法が必要となる。患者は古典的なテストの一部では明らかな無視を示すが，他の課題では年齢相応の成績を示す。無視を評価する標準化されたテストには，行動性不注意テスト(behavioral inattention test；BIT)が開発された。このテストは，線分二等分や文字抹消などの伝統的な下位テスト6種と，電話のダイヤルを回す，メニューを読む，地図を見ながら移動するなど，患者が困難を示すと思われる日常行動に関する行動下位テスト9種からなる。

いくつかの研究が病巣の状態と無視の重症度と予後の対応を明らかにした。例えばLevineら(1986)は病前の脳の萎縮状況と病巣の大きさが，発症後2〜4週間の無視の重症度と回復の程度を予測する重要な要因であることを明らかにした。病巣の部位と患者の年齢はともに無視の重症度とは関係しない。しかし，その後の研究では，Levine らのこれらの結果は再現されていない。無視が回復するメカニズムに関しては，ほとんど何も明らかにされていない。左半球の無視の回復への関与を主張する研究者もいれば，脳梁が重要な役割を果たしているとする研究者もいる。しかし，脳梁線維が損傷されている場合でも無視の回復がみられることが報告され，無視の回復が脳梁経路を介した両半球の

統合だけに依存するのではないことは明らかである。Levineら(1986)は，「おそらく中脳レベルの他の交連線維が損傷を受けていない半球からの影響を媒介して半球間の平衡を回復する」と推測した(p.366)。運動単位を充当する，損傷を受けていない半球からの同側性の経路が原因であると推測した。Vallar(1993)は，無視の重症度と回復に関する人間と動物両方の研究について論評した。

一側性無視のメカニズム

一側性無視の正確なメカニズムはまだ明らかにはされていないが，多くの論文は，表象障害説(無視は患者の空間表象の障害によるものである)と，注意障害説(無視は注意システムか定位システムの障害によるものである)のどちらかを支持する立場に二分された〔この点に関する文献と広範な議論は，Robertson & Marshall(1993)を参照〕。

表象障害説

Zingerle(1913)は，無視の患者の身体の関係における空間表象が右側に限定されていることを初めて明らかにした。1970年代初めに無視に関する研究が再び脚光を浴びるようになると，この空間表象障害説も復活し，Bisiachらの優れた研究によって広く知られるようになった。BisiachとLuzzatti(1978)は，頭頂葉後部皮質には外界の精巧な空間表象が局在し，この部位が一側性に損傷すると，空間表象の一側が消失し，その空間に対する無視が起こると考えた。BisiachとLuzzattiの一連の研究は，2人の患者(2人とも右半球損傷で左一側性無視がみられた)に，2人がよく知っているミラノの大聖堂の周囲の広場を，2つの異なる場所に位置したと想定して心像にもとづき記述することを求めた。どちらの場所に位置したと想定した場合も，患者らの記述は，心像のなかで左側にある風景が脱落していた。この場合の患者の記述は，直接の感覚入力には依存しないことからBisiachらは，この結果を患者の内的な空間表象の障害によると考えた。

Bisiachらは，この仮説を確かなものにするためにさらに研究を続け，患者に聖堂の周囲の風景を記述させた(自由再生条件)後で，右側あるいは左側の風景のみを記述することを求めた。この手がかり再生条件では無視の患者の成績は明らかに改善したが，それでも左側に対する記述が右側についての記述と比較し細部に関する脱落が顕著で，年齢などをマッチさせた健常対照群よりは明らかに劣っていた。Bisiachら(1981)は，心像化された空間は，外空間と同じかたちで左右両半球に部位的対応をもって表象されると考えた。そのため一側の半球が損傷を受けると，空間心像のなかでその半球に表象された部分が報告されない。この主張と同じように説得力のある考えかたとして，無視の患者でも心像空間の表象は保たれたが，その空間を自発的にあるいは自動的に探索する機能が障害されるとする主張も提唱された。この考えかたによれば，手がかり再生条件で成績が改善した点を説明することができる。Bisiachら(1979)の最終の研究では，継時的に提示される1対のパターンの違いを検出することを求めた。脳損傷のない対照群と比較して，無視の患者はパターンの右側よりも左側の相違の検出の障害が高度であった。

最終実験では，被検者は連続して提示された2つの刺激に関して同一か否かを判断した。表示にある小さな垂直の切れ込みを移動している間だけ，でたらめな雲のような形態を見せるという刺激であった。常に部分的な情報のみが中心視に役立ったので，対象群はこの判断の必要条件として，刺激の精神的な心像を構成しなければならなかった。無視の患者は2つの刺激が異なっているのに同一とみなす誤りを有意に犯した。

結果は説得力があるようにみえるが，そのデータが解釈される方法に，ある懸念が表明されていた。実際に空間表象が障害されたのか，それとも表象は保たれたがその探索が障害されているのか，患者は単に損傷部位の対側空間に注意を向けることができなかったのか不明なままである。左側に注意を向ける手がかりを与えると無視による誤りが低減する事実は，注意の要因の関与を明確に示し，表象障害説と一致しない。

注意障害仮説

注意は複雑な構成要素からなるが，多くの研究者は，一側性無視の根底に注意機構の特定の側面の障害を想定した〔この点に関する概説と関連する文献については，Rizzolatti & Camarda(1987)，Rizzolatti & Berti(1993)を参照〕。

Heilmanの一側性無動症仮説

Heilmanは，皮質-辺縁系-網様体の賦活系回路の損傷による損傷半球側の賦活系の活動の低下(他の原因を除外するものではない)によって無視が起こると考えた〔Heilman & Watson(1977)〕。一側半球の活動の低下は，損傷部位の対側空間に対する定位反応の選択的障害を起こす。空間に対する定位反応は，空間とは対側

の半球に表象されると考えられるので，Heilmanらは損傷を受けて活動が低下した半球は，対側空間に対する無動症を起こすと考えた。無視の出現率が右半球損傷のほうが高い事実も，Heilmanらの主張と一致した。彼らは注意機構は左右半球に非対称性に表象され，右半球は左右両方の空間に対する注意に関係するが，左半球は右半側空間に対する注意だけに関与すると提唱した。そのため，左半球に損傷が生じても，損傷部位の対側空間に対する注意は，左右両側の空間に対する注意機構をもつ健全な右半球によって代償される。一方，右半球損傷の場合は，残った左半球では左空間に対する注意が代償されないので損傷部位の対側に注意を向けることができず，一側性無視が起こった。

Heilmanの仮説は無視という現象の概念に注意の重要性を導入した画期的な考えかたであるが，それでもまだ未解決の問題がいくつか残された。この仮説によれば，最も重度な無視は網様体の損傷によって起こることが予測されたが，最近の報告は右下頭頂小葉の損傷が最も重度な無視を起こすことを明らかにした。さらに，網様体に投射する多数の領域の1つの損傷だけが網様体の活動を低下させて半球全体の活動低下させ無動症を起こすのかどうか確認されていない点も問題が残された。またその後の多数の研究は，患者に左側に注意するような手がかりを与えると無視が減少することを明らかにしたが，この点もHeilmanの仮説で説明することが困難である。無視は複雑な障害であり，1つの半球の活動低下では十分に説明がなされない。

Kinsbourneの注意仮説

Kinsbourne(1978)が提唱した仮説では，一方の半球の活性化が対側半球の相同部位の機能を抑制するとされた。一方の半球に活動が起こると，対側半球の活動が抑制され，対側空間への知覚の偏りが生じると考えた。そのため，右半球の活動が損傷で低下した場合は，左半球の活動によって知覚の右空間への偏りが生じるが，健常な右半側空間のなかでさえも右側の刺激に注意が偏り，左側の刺激は無視された。Kinsbourneのこの仮説は，水平に配列された刺激系列では全体が左空間に提示されたときだけではなく，右空間に提示されたときでも左側の刺激が無視されることを示したいくつかの臨床報告によって支持されたが，この現象がなかったとする報告もある。

Posnerの潜在性定位仮説

Posnerら(1982,1984)は，無視は障害側の空間に注意を向けることができないためではなく，注意を健全な空間からそらす機構の障害によって起こると主張した。Posnerの手がかり妥当性パラダイムでは，多数の刺激のなかから標的を検出する課題で，全試行の80%では標的の位置を示す妥当な手がかりが，残りの20%では誤った手がかりが提示される仕組みになっていた。結果はおおむね予想どおりで，誤った手がかりのときの反応時間が著しく延長し，誤った手がかりのために誤った方向に向いた注意をそこから他の方向に向け直すのに時間がかかったことを示した。無視の患者群にみられた最も顕著な傾向は，誤った手がかりによって損傷側と同側の空間に注意が向いてしまったときに，そこから注意を解放し損傷と反対側の空間に向け直すのがとくに困難な点であったとPosnerらは考えた。

このPosnerの仮説は，左側に手がかりを提示すると無視の重症度が低下する事実と合致する最初の仮説であった。しかし，無視に関するすべての知見を視覚性注意の選択的障害によって説明することはできない。無視が起こるのは視覚モダリティに限定されたわけではないからである。またPosnerの仮説は，無視がさまざまな部位の損傷によって起こる事実を説明することもできない。また損傷によって無視を起こす多数の領野が機能的に相互に独立している事実も説明できない。

Mesulamの注意の方向づけに関する皮質回路仮説

以上述べてきた無視に関する仮説は，無視の出現は注意機構内の単一の構成要素の障害によると考えたが，Mesulam(1981, 1985)は，この単一の機能が何であるのかを特定することを避け，無視は損傷部位の対側の空間へ方向性注意を向ける働きをもつ注意回路の障害によると考えた。つまり，空間性注意は頭頂葉下部に局在される単一の機能ではなく，多数の脳領域が関与する機能的な回路によって成立すると考えた。

Mesulamの仮説の出発点は，頭頂葉下部の損傷でも，前頭眼野と帯状回の損傷でもすべて確実に無視が起こるという観察によるものであった。この3領域は網様体系からの途中，相互に連絡し合っているという観察結果から，Mesulamは身体外空間の標的に向けられる注意は，これらの皮質領域を結ぶ神経回路によって仲介されると考えた。この仮説的モデルによれば，外空間に注意を効果的に向けるには，皮質の3領野に表象される内容の間の，柔軟性の

ある相互作用が必要となる。頭頂葉後下部皮質には外界の感覚表象が，前頭眼野には外空間を探索する運動を方向づけるための地図が，また帯状回皮質には外空間の各部に対する期待や意味づけに関する表象が局在すると考えられた。Mesulamはさらに，これらの表象1つひとつは網様体から一連の入力を受けて成立し，回路全体が帯状回の働きによって動機づけられることによって標的に対し注意が向けられることになると主張した。Mesulamのこのモデルによれば，これら3領野のどれか1つ，あるいはこれらを結合する線維のどれか1つが損傷されても，これらの領野が線維結合する視床や有線野が損傷されても無視が起こる。この点に関してMesulamは，「無視症候群の臨床的な特徴は，このような神経回路のどこに損傷があるかを反映するが，回路全体が密接な相互作用をもっているので，病巣部位と臨床像との間の関係を固定的に考えるべきではない」と述べた(Mesulam, 1985, p.158)。このMesulamの仮説は，無視を損傷部位の多様性と無視を起こす領野の解剖学的独立性の観点から説明した最初のモデルであった。このモデルはまた，無視の現象の多様性を示す報告が増加する現状も説明することができた。

これまで述べてきたさまざまな仮説には，それぞれ限界があるが，これらが無視の根底にある複雑な力学を理解するために空間的要因と注意の要因に焦点を当てた点は高く評価できる。最近の研究のほとんどがこのような仮説を支持しているが，今日，無視は多様な障害で単一のレベルでは説明することができないとする考えかたが広く受け入れられた。研究の中心が，個々の患者が示す固有の無視症状のなかで空間，注意，知覚，運動，意図などの変数が果たす相対的な寄与を明らかにする方向に移った。近年の研究の多くは，患者に課す課題の性質を操作したり課題を行う際の方略を工夫するなどの方法によって，無視の現れかたを変えていくことが強調された。例えば一部の研究者は，さまざまな長さの線分二等分テストの成績を分析し，他の研究者は，課題を行う手(右手か左手か)や，課題が行われる空間(右空間か左空間か)の違いが無視による誤りを増加させるか減少させるかを問題にした。また課題の遂行にあたって運動成分と知覚成分を独立に操作した研究も報告された。このような研究には，線分二等分テストを手で行う場合と，手以外の手段で行う場合の成績の違いの分析，線分二等分テストを狭い状況で行う場合と広い状況で行う場合との比較などが含まれる。また，右側に置かれた刺激が左側の刺激の無視に及ぼす影響も検討された。研究の多くでは，視空間無視のなかで分離可能な障害の要素の分析が試みられた。

無視の研究者が当面している最も興味深い問題は，無視された刺激が脳内でどこまで処理されているのであろうかということである。無視された刺激は当初考えられたよりもはるかに進んだ段階まで処理されていると考えた研究者が多いなかで，MarshallとHalligan(1988)の古典的な論文で報告された研究はとくにこの点に注目した。彼らが対象としたP.S.は，上下に配列された同じ家の絵の中の1つの家の左側から出ている真っ赤な明るい炎を報告せずに，2つの家は同じであると答えた。ところがP.S.に上下2つの家のどちらの家に住みたいかと尋ねると，P.S.は常に，燃えていない家を選んだ。無視された空間に関する潜在的な意識性はその後のプライミングパラダイムを用いた実験によっても明らかにされた。例えば，右視野に提示された単語の読みの反応は，関連する単語が無視側の左視野に事前に短時間提示されると明らかに早かった。Ladavasら(1993)は患者にコンピュータ画面の左側に注意するように指示したが，患者は左側に提示された刺激を検出することも，読み上げることも，単語かどうかや意味内容を判断することもできなかった。Ladavasらはこの結果を，無視の患者は無視された刺激の知覚処理に続く過程を潜在的に行うことはできるが，その過程を指示に従って顕在的に，すなわち意識を伴ったかたちで行うことができないと説明した。

無視の根底にあるメカニズムがきわめて複雑なものであることは疑いがない。無視のさまざまな形態に対応し，それぞれ機能的に異なる構成要素が障害されると考えられるので，無視の真の理解は，さまざまな異形や下位タイプの分析を待たなければならない。近年，専門誌で発表された無視に関する論文の量と質を考えれば，無視の真の理解が近づきつつあることは間違いない。

一側性無視のリハビリテーション

一側性無視ほどリハビリテーションの面で理論的に注目されている神経心理学的な障害(記憶と言語の障害を例外として)はほかにない。おそらくその理由は，無視で障害された機構の理解を進め，空間的注意の正常な過程を理解するまたとない機会であるからである。多数の研究が，さまざまなかたちで手がかりの効果を検討した(一般的には，線分二等分テストの場

合）。このような例には，頁の左側に赤い線を描いておく，線分の中点を示す前に線分の右あるいは左に書いてある文字を読む，提示する線分の位置を変える，中点を示す手を変える，患者が検者の手を持って中点に導く，提示する線分の長さや太さを変えるなどがある。これらの研究は，無視の重症度の低下の点で，さまざまな程度の成果が報告されたが，無視の改善が示された症例でも，その効果は他の課題にはほとんど一般化されていない。同様の結果は，前庭神経を刺激する研究でも報告された。損傷の対側の耳に冷水を入れ前庭神経を刺激すると，その直後に無視はある程度の改善するが，その効果がさまざまな課題に一般化されることはなく，注入後15～30分でまた元のレベルに戻った。

これまでのところ，患者の日常生活の無視による障害を軽減させる方略は，損傷と対側の四肢の活性化を進める治療法が最も効果的であるとみられている。いくつかの研究が，左側の手足の活性化がさまざまな無視のテストの成績の向上に有効であることを明らかにした。この四肢の活性化による効果に関し，それが損傷された半球の活性化によるのか，それとも空間運動性手がかりの面から説明されるのかについて議論が闘わされた。

Robertsonら(1992)は，この問題を追求するため，3例の無視の患者を対象に四肢の活性化と空間性運動手がかりの治療効果を比較した。最初の2例では，四肢の活性化と注意を左側に導く知覚標的法を組み合わせた訓練が行われ，無視の改善が得られただけでなく，他の課題の般化もみられた。第三の症例では，左上肢を知覚標的として用いることを指示する教示なしに四肢の活性化のみが用いられたが，この場合も無視の改善がみられた。この結果について RobertsonとMarshall(1993)は，「この治療法の効果は左上肢を注意を向ける標的として用いたためではなく，身体の麻痺側の一部を動員したという事実によるものである」と述べた(p.287)。

【文献】

Barbieri, C., & De Renzi, E. (1989). Patterns of neglect dissociations. *Behavioural Neurology, 2,* 13–24.

Bisiach, E., & Vallar, G. (1988). *Hemineglect in humans.* In F. Boller & J. Grafman (Eds), *Handbook of neuropsychology,* Vol. 1 (pp. 195–222). Amsterdam: Elsevier.

Ellis, A. W., Young, A. W., & Flude, B. M. (1993). Neglect and visual language. In I. H. Robertson & J. C. Marshall (Eds), *Unilateral neglect: Clinical and experimental studies* (pp. 233–56). Hove: Erlbaum.

Halligan, P. W., & Marshall, J. C. (1993). The history and clinical presentation of neglect. In I. H. Robertson and J. C. Marshall (Eds), *Unilateral neglect: Clinical and experimental studies* (pp. 3–26). Hove: Erlbaum.

Ladavas, E., Paladini, R., & Cubelli, R. (1993). Implicit associative priming in a patient with left visual neglect. *Neuropsychologia, 31,* 1307–93.

Levine, D. N., Warachy, J. D., Benowitz, L., & Calvanio, R. (1986). Left spatial neglect: effects of lesion size and pre-morbid atrophy on severity and recovery following right cerebral infarction. *Neurology, 36,* 362–6.

Marshall, J. C., & Halligan, P. W. (1988). Blindsight and insight into visuospatial neglect. *Nature, 336,* 766–7.

Marshall, J. C., Halligan, P. W., & Robertson, I. H. (1993). Contemporary theories of unilateral neglect: a critical review. In I. H. Robertson & J. C. Marshall (Eds), *Unilateral neglect: Clinical and experimental studies* (pp. 311–29). Hove: Erlbaum.

Mennemeier, M., Wertman, E., & Heilman, K. M. (1992). Neglect of near peripersonal space: evidence for multidirectional attentional systems in humans. *Brain, 115,* 37–50.

Mesulam, M. M. (1985). Attention, confusional states, and neglect. In M. M. Mesulam (Ed.), *Principles of behavioral neurology.* Philadelphia: Davies.

Rizzolatti, G., & Berti, A. (1993). Neural mechanisms of spatial neglect. In I. Robertson & J. C. Marshall (Eds), *Unilateral neglect: Clinical and experimental studies* (pp. 87–106). Hove: Erlbaum.

Rizzolatti, G., & Camarda, R. (1987). Neural circuits for spatial attention and unilateral neglect. In M. Jeannerod (Ed.), *Neurophysiological and neuropsychological aspects of spatial neglect: Advances in Psychology,* 45 (pp. 289–313). Amsterdam: Elsevier.

Robertson, I. H., & Marshall, J. C. (1993). *Unilateral neglect: Clinical and experimental studies.* Hove: Erlbaum.

Robertson, I. H., North, N. T., & Greggie, C. (1992). Spatiomotor cuing in unilateral left neglect: three case studies of its therapeutic effects. *Journal of Neurology, Neurosurgery and Psychiatry, 55,* 799–805.

Stone, S. P., Wilson, B., Wroot, A., Halligan, P. W., Lange, L. S., Marshall, J. C. & Greenwood, R. J. (1991). The assessment of visuo-spatial neglect after acute stroke. *Journal of Neurology, Neurosurgery and Psychiatry*, 54, 345–50.

Vallar, G. (1993). The anatomical basis of spatial hemi-neglect in humans. In I. H. Robertson & J. C. Marshall (Eds), *Unilateral neglect: Clinical and experimental studies* (pp. 27–59). Hove: Erlbaum.

Young, A., DeHaan, E. H. F., Newcombe, F., & Hay, D. C. (1990). Facial neglect. *Neuropsychologia*, 28, 5, 391–415.

Marie Maccarthy

neurology　神経学

神経疾患の診断・研究・治療に関する医学の分野。感染，腫瘍，外傷，中毒，代謝性障害などあらゆる病原機序が神経系に影響を及ぼすことによって神経系の疾患は広範に及ぶ。神経疾患以外の疾患もまた，神経系に多大な影響を与える。例えば糖尿病は最初に末梢神経系を障害し，末梢神経炎が糖尿病を悪化させる。心疾患や血管疾患では，脳への血液供給が遮断され，神経系の機能不全が初発症状となる。この遮断，つまり脳卒中は，身体障害と死亡の主因になっている。人口の高齢化に伴い神経系の障害は増加し続けている。加齢は痴呆(認知症，dementia*)，脳卒中やパーキンソン病(Parkinson's disease*)のような廃疾性疾患の主要な危険因子である。

臨床評価

診断を確定し，適切な治療を行うには，疾患についての臨床評価，すなわち問診と神経学的検査が不可欠である。時には，神経学的検査を行わなくても，患者の問題を慎重に聴取するだけで，診断を下し，疾患のおおまかなカテゴリーを確定することができる。仮にそれで疾病過程が明確にならなくても，医師は，さらに検査を合理的に計画するうえでその問診結果を指標として用いることができる。問診はまた，患者の精神状態，言語能力や行動を評価する手段としても重要である。問診時には，医師と患者は，特定の用語を共通の意味に理解していることを確かめておくことが必要である。例えば「しびれ感」，「眼前暗黒失神」(ブラックアウト)，「脱力」，「めまい」などを非常に異なる意味に使うことがある。

神経学的検査は個々の神経系について個別に行われる。精神の検査はとくに重要である。神経系の障害は，行動変化，記憶障害，言語障害，認知障害などのかたちで発現するからである。このような変化の有無と大きさが問診で明らかになる。変化が見つかったときは，その領域にさらに注目することが必要である。その情報が障害をさらに明確化し特定するために，正規の神経学的検査が必要かどうかを判断するのに役立つ。

その他の神経学的検査は個々の神経系統で分け，例えば脳神経検査，反射試験，運動・感覚系評価，協調運動と平衡感覚の検査などとして行われる。神経学的検査の用いかたは医師によってさまざまであるが，すべての神経系に関してもれなく調べることが大切である。検査結果をどう解釈するかは，正常と異常に関するその医師の知識にかかっているが，これには経験がものをいうことが多い。

神経系のある特定部位の病変は，病因に関係なく，似た症状が現れる。例えば腫瘍や脳卒中による後頭葉の損傷は診察で検出可能な視覚障害がみられる。問診でその疾患の進行の時間的経過が確定し，その情報と検査結果を照合することで，疾病過程が明らかになる。例えば，緩徐に増悪する過程はしばしば腫瘍や膿瘍などの増殖性の病変にみられる。突然の発症は，血栓症や出血など血管系の疾患や強打による頭部損傷の既往でごく一般的にみられる。

医用技術が高度に発達した今日，問診と診察(身体検査)が広範囲に行われることは少なくなり，時にはまったく行われないこともある。しかしこれは間違いで，誤診，治療の遷延，費用増大の原因となる。例えば片頭痛の患者の場合に確実な診断と治療を行うためには，CTやMRIなどの複雑で高額な検査よりも問診がはるかに重要であり，この2つの検査は両方ともあまり役に立たない。

診断検査

通常，経験豊富な医師なら，問診と診察(神経学的診察)で診断を確定することができる。しかし，医師の診断を改善し，確定できる検査法がいくつも存在する。

最も古く，また最も有用な検査法は脳脊髄液検査であり，100年ほど前から用いられている。脳脊髄液の採取は，神経系周囲の空隙，ふつうは脊椎下端のくも膜下腔への針刺入によって行われた。これは神経系の感染の検出にとってとくに重要である。ポリオなど神経系の多くの感染症は減少しつつあるが，もっと曖昧な性質の感染症はむしろ増加の傾向にある。速やかな治療処置を必要とする中枢神経系の感染症で

はこの検査はとくに重要で，脳脊髄液を調べることで最も迅速かつ容易に診断が得られる。

Hans Berger が開発した脳波検査法 (electroencephalography*) は，脳の電位変化を，通常は頭皮上に装着した電極から導出して記録するものである。精神科医であった Berger の当初の意図は，脳波の特徴的パターンをもとにさまざまな精神疾患を鑑別することにあった。精神疾患の研究ではこのアプローチは期待はずれに終わったが，神経系を障害する多くの状態を評価するうえで有用である。

この検査は，とくに発作性の障害の検出と研究に有効である。脳実質上に電極を装着することで，摘出可能なてんかん原性病変を検出できる。脳内のこのような異常部位の摘出によって患者の発作を寛解し，著しく改善すると考えられる。

神経系または神経系の血管内での病変の検出には，神経系の画像診断が用いられる。最も初期の脳画像技術には脳室造影法 (ventriculography*) と気脳造影法 (pneumoencephalography*) があった。脳脊髄液に代えて空気を注入し脳を X 線撮影するもので，脳室内 (脳室造影) やくも膜下腔 (気脳造影) へ空気を注入して行われた。これらの画像技術はしばしば不快感を伴い，時には罹患率と死亡率を高める危険がなくもなかったが，脳病変の局在と大きさに関し多くの情報を与え，神経外科的処置の安全性を高めるのに大いに貢献した。

脳血管系の検査は，脳の血流に造影剤を注入して行われる〔血管造影法 (angiography*)〕。血管造影法は脳の血管異常，例えば動脈瘤 (aneurysms*) や血管腫性奇形の検出にとくに有用である。大きな病変による血管の閉塞や位置の異常もまた検出可能である。

脳の画像技術は，過去 20 年の間に，コンピュータ水平断層撮影 (CAT) と磁気共鳴画像 (MRI) が開発され長足の進歩を遂げた。これら技術の向上によって，現在では多くの異なる疾病過程の大きさと性質の局在診断が可能になり，わずか数 mm の大きさの病変も見つけることができる。これらの多彩な技術は，脳血流や血管系の研究を可能にした。

PET* (positron emission tomography，ポジトロン断層撮影) は陽電子放射性核種を用いるもので，脳のさまざまな部位での機能的活動の変化を検出することができる。例えば，左半球の言語野では言語機能の検査中に糖代謝亢進がみられる。この機能的活動の映像化とさまざまな神経心理学的技術とを結合させる能力が，解剖学的・臨床的関連できわめて重要なツールとなっている。

診断能力を向上させた検査はそのほかにも，神経伝導速度，筋電図検査，超音波診断法など多数ある。しかし，これらの検査の使用と解釈はすべて，全体的な患者評価のなかでこれらの結果を適切に位置づける医師が責任をもって行わなければならない。

治療

診断と神経疾患の基本的理解に比べると治療の面は遅れをとったが，これも現在では急速に変化した。優れた抗けいれん薬の出現は，てんかんの予後を著しく変化させた。抗生物質は，梅毒 (syphilis*)，細菌性髄膜炎 (meningitis*) など神経系の多くの感染症の予防，治癒，改善を可能にした。1950 年代以降，血管系疾患に次第に大きな関心が向けられるようになり，血管系疾患の外科・内科的治療が飛躍的に向上した。特定の神経伝達物質の補充などの治療法が，パーキンソン病 (Parkinson's disease*) の経過の改善に大いに役立っている。神経伝達物質の産生組織の1つである副腎髄質組織をパーキンソン症候群の患者の脳に補充する方法が用いられ，少数ながら成功例が報告された。アルツハイマー病の患者の髄液にコリン作動薬と神経細胞成長因子を注入する方法も開発されたが，まだ動物実験での成功の域にとどまり，人間での実施例が少なすぎるのでその有効性を予測することはできない。近年，新たに，多発性硬化症などの脱髄性疾患の治療に展望を切り拓く新しい薬物やワクチンが開発された。神経系を障害するある種のまれな代謝性障害では遺伝子治療も有効である。

神経系のさまざまな疾患の治療に対しますます多くの薬物や方法が試みられるようになったのは喜ばしいことである。神経系の疾患の多くに遺伝学的基礎があることが経験的に明らかにされた。またこれらの疾患の多くの顕在化に相互作用的にかかわる非遺伝学的原因が関係している。アルツハイマー病やハンチントン病 (Huntington's disease*) のような変性疾患の遺伝学の基礎研究は疾患の診断に役立ち，治療の糸口となる情報を供給した。人生の後半に起こるこのような遺伝性疾患の原因となる異常を発見することが今日では可能である。新しい知識のすべてが，さまざまな疾患の治療と除去のための方略を開発するうえで役立っている。無症状の患者にも治療不能の障害を検出することも可能となった反面，多くの倫理上のジレンマも生じた。

神経学の歴史

神経学という臨床専門分野は19世紀後半に始まった。それ以前にも神経系の解剖学・生理学に関する膨大な知識が蓄積されたが、神経疾患をもつ患者についての組織的な情報はほとんど存在しなかった。19世紀後半になって、このような患者が大病院の病棟や専門病院に収容されるようになり、臨床家はこれらの疾患を長期に観察することができるようになった。フランスのCharcotやイギリスのGowersをはじめ、多くの臨床家が神経疾患の記述や分類の大家となった。Hughlings Jacksonのように、神経系の病態生理に大きな関心を寄せる医師が現れた。今日の神経病理学に関する基本的知識の大半は、ドイツでみられたように、大きな精神病院によるものであった。とくにドイツでは、精神疾患の原因として脳の障害の検出に関心が寄せられた。

フロイトの原理と精神分析技法が普及するに従い、精神医学と神経学の結びつきには次第に亀裂が生じたが、その結びつきが完全に断ち切られることはなかった。神経精神医学という学際的分野が生まれたからで、これは20世紀前半に隆盛をみた。事実米国では試験こそ別々に行われたが、精神科医と神経科医の資格認定委員会は今も合同である。最近2,30年間の神経化学、神経薬理学、医用画像、遺伝学の発達に伴い、これら2つの専門分野の結びつきはさらに緊密なものになった。

神経学は、臨床専門分野として成長を続けたが、観察された障害の治療の面で立ち遅れたが、この状況も、とくに抗生物質が導入されて神経系の梅毒や一般的な細菌感染が治療可能になるなど、徐々に変化がみられるようになった。最近では、分子生物学的技術の利用によって、神経学的障害の基本的な理解に大きな展望が拓けた。種々の神経学的障害で多様な遺伝子が特定され、新しい治療法の開発につながった。

脳機能の理解に対する神経学の寄与

神経系、とくに神経系の障害に関心を寄せる医師が、脳機能に関する今日の膨大な基礎知識を生み出すのに寄与した。その根本的貢献は、解剖学的異常と機能障害の関連を明らかにしたことである。このような解剖と臨床の関連づけは、幾多の世紀にまたがる臨床観察から生まれたものである。

脳機能に関する初期の見かた

古代ギリシアやローマでは、脳機能の局在は主として3分割モデルでとらえられていた。より基層をなす本能の中枢は腹部臓器に、情動の中枢は心臓に、合理的思考の中枢は脳にあると考えられた。心臓を情動の中枢とする見かたは、17世紀のHarveyによってさえ踏襲された。

脳の機能的機序は、その時代の先端科学技術をモデルに説明されることが多い。例えば20世紀初頭には、神経機能のモデルとしてしばしば電話交換機が取り上げられたが、これは今日脳がコンピュータになぞらえられるのと同様である。ギリシアやローマの時代には、最先端技術は運河、上水溝、下水溝を備えた水道システムに集約されていたから、脳の機能的機序として思い描かれたのは髄液を湛え多くの水路を備えた脳室であった。側脳室は感覚情報の中枢であり、第四脳室が記憶の中枢、第三脳室は現在の印象と過去の経験が統合される部位であり、合理的思考の中枢であった。このように脳機能を脳室によって説明する理論は、ルネッサンスからThomas Willisの時代に至るまで受け継がれた。Willisは、脳脊髄液で満ちた脳室は脳の機能的機序に不可欠なものではないとして脳室説を否定し、大脳基底核を感覚印象の集合部位(共通感覚)、大脳皮質を記憶の貯蔵部位とし、脳機能の局在に関する独自の説を提示した。精神機能と脳組織を関連づけるという画期的な研究によってWillisは、後にSherringtonから「**神経系の発明者**」と賞讃された。

19世紀以前の脳機能に関する理論の多くは、全体論的なものであった。言語や運動などの機能は脳実質の特定部位に局在されることはなく、脳が適切に機能するかどうかは、1つの全体としての脳の統合性にかかっていた。この見かたは、フランスの生理学者Flourensの動物実験にもとづく説によって強化された。

骨相学(phrenology*)という似非科学を提唱したのはオーストリアの医師Franz Josef Gallである。彼の説は正しい解剖学的知識と臨床的知識にもとづくものではなかったが、脳のさまざまな機能は脳のそれぞれ異なる解剖学的部位に局在するという見かたを進展させるのに役立った。例えば言葉の記憶の中枢は前頭葉に特定されたが、これはGallが眼が大きく、出っぱっている同級生に言葉の記憶に優れた者がいることを観察したことによるもので、眼窩の下方近くに位置する前頭葉の機能によるとGallは推論した。

脳内で機能が分担されているとするGallの観察は、臨床観察にもとづくさらなる発見へと他の研究者を導いた。著名なフランスの医師

Bouillaud は前頭葉病変の患者で言語障害がみられることに注目した。心理学的変化と脳損傷の関連についてもう1つの画期的な観察は米国の医師 Harlow によって行われた。彼は，Phineas Gage という有名な症例で，前頭葉損傷後に人格変化が二次的に起こることを明らかにした。これらの観察は，解剖学的部位と臨床症状を厳密に関連づけた Broca の発見につながった。

フランスの外科医 Paul Pierre Broca は，言語の喪失が前頭葉の病変と関連することを証明した。彼の報告は，言語障害の1人の重症患者の剖検例にもとづいていたが，その後類似の他の数症例が Broca の関心をひいた。Broca は病変を言語機能の局在と科学的に関連づけただけでなく，この機能が左半球に偏在することを明らかにした。この機能偏在の考えは，生物学的組織構造に関するそれまでの解剖学と生理学の概念に反するものであった。解剖学的に一対の器官は，両方の腎臓でみられるように，同じ機能を有すると考えられていた。このように神経系の両半分がそれぞれ異なる機能を有するという考えは，容易には受け入れられなかった。しかし，言語機能が左半球に局在することには反論の余地のない証拠が多数存在した。これに続いて Hughlings Jackson は，空間機能が右半球に優位に局在すると考えられる観察を行った。Sperry らによる脳梁切断患者の研究は，神経系では左右非対称の機能がみられることを明らかにした。

第二次世界大戦後，神経学と心理学の融合が大規模に起こった。神経学者は単一症例によって脳の解剖学的損傷と特定の認知障害を綿密に関連づけてきた。しかし，これらの単一症例の個別的観察は大きな集合的症例の観察に比べて説得力に欠けた。これができたのが心理学者であり，彼らは厳密で革新的な検査方法でこれを行った。これら2つの専門分野の協力が脳機能に関する知識を前進させた。

【文献】

Clarke, E., & O'Malley, C. D. (Eds). (1968). *The human brain and spinal cord*. Berkely: University of California Press.

Haerer, A. F. (Ed.). (1992). *DeJong's The neurologic examination*, 5th edn. Philadelphia: J. B. Lippincott.

Joynt, R. J. (Ed.). (1988). *Clinical neurology*. Philadelphia: J. B. Lippincott.

Robert J. Joynt

neuromagnetometry　神経脳磁図検査

神経活動は電界だけではなく磁界も生じる。この磁界を記録する方法は神経脳磁図として知られる。脳波（EEG）と同様に，単一ニューロンの活動は非常に小さくても，一群のニューロンが同時に活動することによって起こる磁界は検出可能な程度まで大きくなり，頭蓋の外からでも記録できるようになる。

頭皮上で磁界を検出するために SQUID（超伝導量子干渉装置）が用いられるが，単一の検出器を頭蓋の周囲を回して用いる方法と，複数の検出器を配列する方法がある。超伝導量子干渉装置は液体ヘリウム中で保存する必要があり，測定は磁気を遮断した環境で行わなければならないために，この技術は広く普及しなかった。しかし，この技術を用いることによって脳磁場の三次元的等高線図を描くことができる。臨床的には，脳波記録よりも高い解像能でてんかん焦点を識別でき，また研究面では脳波で得られた知見に匹敵する有効性のある技術であることが証明された〔側性化（lateralization*），スキャン（scan*）の項を参照〕。

neuropsychiatry　神経精神医学

器質精神医学とも呼ばれ，リエゾン精神医学と深いつながりのある精神医学の特殊領域で，脳の明らかな器質的原因に起因する異常行動を対象とする。しかしその境界は明確ではなく，**行動神経学**と多くを共有し，神経学よりはむしろ精神医学との差が大きい。

二元論〔心身の問題（mind-body problem*）の項を参照〕はこの分野に制限を与えるが，一元論のほうがより一般的に受け入れられている。神経疾患の「**機能的**」な原因や精神的な原因であっても，あるレベルまでは脳内過程で生じるので，本質的には器質的なものであるとする考えかたが一般に受け入れられている。しかし，異常行動がその明らかな原因として大脳の異常を有するとしても，それは心理学的な過程が関与しないと考える理由にはならない。われわれの知識が説明として十分適切である場合にのみ精神疾患は純粋に大脳内過程の結果として理解できる。しかし，精神医学における「**機能性**」障害と「**器質性**」障害の区別は，今のところ便宜的になされるべきであるという考えかたも一般に受け入れられている。

他の領域では機能的過程として理解されているが，その原因が神経系の異常に帰すると考えられる行動障害は神経精神科医学の分野に含まれる。つまり精神病，神経症的反応，人格変

化，脱抑制行動，非社会的行動，疾病や障害に対する適応困難，てんかんによる行動上の問題などである。神経精神科医の専門的知識はこれらの障害の神経学的因子と精神医学的因子の鑑別や，臨床精神医学の伝統的な理学的・薬物療法で必要とされる。また，大脳損傷の患者の治療的介入やリハビリテーションに応用される。

J. Graham Beaumont

neuropsychological rehabilitation 神経心理学的リハビリテーション リハビリテーション(rehabilitation*)の項を参照

neuropsychology 神経心理学
ロンドンのセントポール大聖堂には，設計者Christopher Wren卿の息子が言ったとされる*Si monumentum requiris, circumspice*(「記念碑を見たければ周囲を見渡すべし」)という碑銘が掲げられている。その原則に倣えば，この事典で神経心理学の定義を述べるのは蛇足かもしれない。本質的に本書の内容をなす基礎知識の総体によってこの分野は定義されるからである。とはいえ，(比喩になるが)森を樹々の全体とは異なるものとして認識するためには，1つの同定可能な科学的・臨床的分野としての神経心理学についてある程度論議をしておくことは理にかなっていよう。

George Millerがいみじくも述べたように，心理学が精神生活についての科学だとすれば，神経心理学は脳と精神生活の関係に関する科学的研究である。一般的に神経心理学は脳と行動の関係に関する学問とされているが，現代の心理学が明らかな行動を超える領域の理解を目指していることを考えれば，これは狭義にすぎる定義といえよう。

このような定義からは，たちどころにいくつかの根本的な哲学的問題が浮上する。精神的過程と生理学的事象を関連づけるという目的は根本的に非合理的なものであり，達成不可能であると考えることもできる。また，原理的には人間の脳は自己を理解することはできず，自己理解とは本来限定的なものであると考えることもできなくはない。これらの問題については他の項目〔例えば心身の問題(mind-body problem*)〕でも言及されており，以下ではいくつかの視点からこれらの問題を考えることにする。しかし，神経心理学者がどのような哲学的立場を標榜するにせよ，また大半の神経心理学者が暗黙裡になんらかのかたちの精神神経一元論(精神的過程と神経的過程の間にある程度同一性が存在するという考えかた)に依拠しているにせよ，神経心理学的知識の開発への不断の努力を支えたのは，次の2つの要素である。その第一は，これが科学的探究の正統な分野であり，哲学者の問いに対する答えの実験的追求だということである。2番目は，神経心理学は実際に臨床的有用性を有していることである。神経の疾患，損傷，障害という人間の抱える問題を前にして，神経心理学がそのような状態に苦しむ人々のために役立つものであることは，本書に執筆された内容からも明らかであろう。

歴史的視点
今日われわれが神経心理学的な問題として認識している事柄は，歴史を通じてあらゆる社会が取り組んできた問題である。古代諸文明において脳の行動的機能に関心が寄せられていたことが紀元前2500〜3000年頃にさかのぼるとされるEdwin Smithの「外科パピルス」に記録されたが，これなどはその事実を雄弁に物語る例といえよう。古代の文字のない社会では現代と同様，開頭術と穿頭術が行われていた事実は，脳と行動の間の結びつきが認識されていたことを示唆するものである。

近代西欧思想の多くの淵源となった古典ギリシアでは，ヒポクラテス学派の著述家が数多くの基本的な神経心理学的現象について，今日なお妥当とされるような正確な記述を行っていた。しかし，4世紀末頃教父ネメシウスや聖アウグスティヌスが関心を寄せ，近代に至るまで西欧人の思考に影響を与えることになるのは，アリストテレスの著作とそれ以後の医学者ガレノス(ガレン)の著作であった。脳機能の細胞学説という彼らの仮説は，精神機能は脳室(ventricles*)に局在し，その内部で動物精気が行動機能を司るというものであった。この仮説を表した解剖図譜が18世紀に至るまで頻繁に出版され，この考えはデカルトの重要な著述のなかにも組み込まれている〔この歴史についてはWalsh(1978)の優れた解説がある。詳細はClarke & Dewhurst(1972)，Clarke & O'Malley(1968)を参照〕。

大脳皮質が有する機能的重要性については過去の著述家によって考察が行われたが，大脳皮質の役割が広く認識されるようになったのはたかだか19世紀になってからである。この認識に多大な影響を与えたのが次の3つの研究であった。その第一はFlourensの研究で，彼は主に鳥類を実験材料に神経切除の影響，神経組織の回復過程とその相対的等価性を証明した。第二は1861年にBrocaが行った，表出性失語

と今日ブローカ野の名で呼ばれる領域の間の関連の証明である(この領域は今日, Brocaより約30年ほど前すでに同様の観察を行っていたBouillaudとDaxの名でも呼ばれるが, 最も影響を及ぼしたのはBrocaの論文である)。第三はGallによる骨相学の提唱で, これは, 個々の精神能力は大脳皮質に局在し, これらの能力の発達が皮質を覆う頭蓋骨を拡張し, その脳の「隆起」を触診することによって精神の発達と性向を明らかにすると主張した。骨相学は, 最初は科学の分野で, 次に大衆の間でも大流行し, ほぼ1世紀も続いた。基本的には科学的根拠を欠く非合理的な説であったが, Boringはその古典 "History of Experimental Psychology" の中で骨相学について, 「基本的には誤りであるが, 未来の科学的思考につながったという点で十分正しい役割を果たした理論」と印象的な言葉を残した。

19世紀最後の4半世紀になるとWernicke, Hughlings Jackson, Lichtheim, Dejerineらが輩出しこの分野発展の緒につき, 現代神経心理学の基礎が築かれた。まず第一に, 個々の皮質領野の機能的関係が同定されるようになり, 次第に精神能力に関する具体的で詳細な皮質地図が作成されるようになった。この局在論的アプローチは第一次世界大戦後まで主流を占めたが, その頃になると詳細な皮質地図は臨床的観察では支持されないことが明らかにされた。失語に関するHeadの古典的著述は, 「**地図作成者**」の極端な局在論的アプローチに対する批判のわかりやすい一例である。同じ時期, 量作用 (mass action*) の原理を実証したLashleyの研究は, 神経心理学的な組織構造に関する思考に逆転をもたらした。人間の神経心理学では, その結果, 全体の精神能力は大脳皮質の諸領野に局在するが, その領野内である程度の等価性 (equipotentiality*) ないし柔軟な組織構造がみられるとする, むしろ曖昧な「**相対的局在**」の原理が用いられることになった。心理学的記述のレベルでは機能は相対的に局在するにすぎず, 構成している下位機能が観察はできないにせよより個別的に局在するとする考えは, 事実, Hughlings Jacksonの研究ですでに予告されていた。この主張は, 臨床的観察とも無理なく調和し, 1960年頃には情報処理モデルの初期の形態をとった現代の脳機能に関する理論的見かたとも合致しているといえよう。

現代神経心理学

神経学とともに神経心理学は, 20世紀を通じてれっきとした臨床的専門分野となり, とくに2度の世界大戦での戦傷者の続出はその発達を刺激したが, 1つの独立した科学分野として認識され, きわめて急速な発展をみるようになったのは比較的最近のことである。

現代神経心理学は, 臨床と実験という2つの主要領域に分類することができる。**臨床神経心理学**は, 神経疾患・損傷の心理学的アセスメント, 治療, リハビリテーションにかかわる神経心理学の一分野でより長い歴史をもち, 今日では国際的なコミュニケーションと協力が進みこれらの伝統の明確さがなくなったが, 3つの明確に区分できる伝統の発展へと導いた。

第一の伝統は行動神経学的アプローチとでもいうべきもので, 歴史的にはこれが最も古い。現在ではとくにLuriaと結びつけて語られることが多かったが, 起こりはヨーロッパである。基本的には, これは, 明確な機能異常(徴候)と神経心理学的な疾患(病態または症候群)を関連づけるものであって, 神経学にもとづくものではない。徴候が存在しているか存在していないかの二分法でとらえられ, 正常と異常の間の推移を表す連続体の概念は存在しない。患者はテストによる徴候の有無のいずれかであって, これは徴候を検出する最も一般的な単純で初歩的なやりかたである。熟練した臨床家の手で行われれば, このアプローチは効率的であり簡明でもあるが, 成否は機能の異常の指標として確かで容易に診断できる徴候を特定できるかどうかにかかっている。

第二の伝統は本質的には計量心理学的なもので, 北米ではHalsteadとReitanらによってきわめて精力的に開発された。人間の能力に関する計量心理学的な測定は米国心理学のいわば専売特許であるから, これが神経心理学の方法論に適用されたとしても驚くにはあたらない。その結果, 今日広く普及しているいくつものバッテリー(総合検査)が考案された。これらは幅広く心理学的機能を計測し, そこで得られた詳しいパターンから計量心理学的方法で結論を導き出すものである。組織的で大がかりなこのアプローチは, 貴重な臨床時間を費やして行われる点で必ずしも効率的とはいえず, また個々の患者に柔軟に適用できないきらいがある。このアプローチのもつ力は当然のことながら計量心理学的技術が生み出す妥当性に依拠するので, 急速に変化を遂げた神経心理学の知見と理論には適用が困難である。このアプローチの最も典型的な例として, ハルステッド・レイタン神経心理学テストバッテリー, ルリア・ネブラスカ神経心理学バッテリーがある。ウェクス

ラー成人知能評価尺度(WAIS)が神経心理学的測定具として広く用いられるようになったのも，ある程度この伝統に沿っている。

第三の伝統は個人中心の規範的アプローチで，これは英国神経心理学と人間の遂行行動と実験認知心理学に関する広範な研究を可能にした英国の経験主義の伝統につながるものである。この伝統では，可能なかぎり計量心理学的な標準化を利用する一方で，患者の示す問題に関する仮説の検討も柔軟に併せ行う特殊な検査が用いられた。このアプローチの核心は，医学的検査（行動神経学）または形式的アセスメント（計量心理学的バッテリー）よりは科学的な探偵的作業にある。臨床家は全体的な初回スクリーニング検査（ウェクスラー成人知能評価尺度が用いられることもまれではない）を用いてもよいし，単に現在の臨床情報に依拠し，発現した障害について仮説を組み立て，それを個別的検査手順や単一症例の経験主義的な調査を用いて検査してもよい。このアプローチは機能不全の部位に焦点を当てた場合に効率的であり，また異常な遂行行動の正確なパラメータを調べるのに用いることもできる。しかし，これが全体的な有効性を発揮するためには，臨床家の側にきわめて高度な知識と専門技術が求められる。

もちろん大半の神経心理学者の臨床作業には，これら3つの伝統のすべてが生かされており，個々の状況に合わせて用いられているが，それでもなおこれらの伝統がある程度地理的に存続しているのも事実である。しかし，どのアプローチを用いるにせよ目的は同じであり，患者の行動障害について心理学的記述を行うのが共通の目的であった。1970年代までは，一般的に神経心理学者の研究は，主に病変の診断と神経心理学的な状態の判定にかかわるものであったが，この流れは，最新の医用画像の導入，すなわちCTを皮切りにその後のさらに進んだテクノロジー〔スキャン(scan*)の項を参照〕の導入によって劇的な影響を受けることとなった。神経科医と脳外科医の診断を助けるという神経心理学者の役割は，ほとんど一夜にして時代遅れとなった。これは神経心理学にとって悲しむべきことではなく，それどころか，この学問分野の目的と適応を狭くとらえすぎる従来の見かたからの解放を意味した。今や臨床家は，神経心理学用語（神経解剖学用語ではなく）で機能に関する創造的な記述を行うことに専ら専念できるようになり，そのことが，治療とリハビリテーションのための方略の開発に大きく役立っている。神経心理学者がリハビリテーションに関心を寄せるようになったのは，ほぼ完全にCTの導入と時期を同じくするが，これによって神経心理学がリハビリテーション分野を軽視するという誤りに終止符が打たれた〔リハビリテーション(rehabilitation*)の項を参照〕。

実験神経心理学は，当然臨床神経心理学と互いに情報を共有するが，現在に至るも比較的独立した分野をなしている。人間以外の動物種を対象とする実験的研究（これがこの専門科学分野の第三の分野をなすと考えることもできるが，本書の内容からははずれる）はさておき，実験神経心理学への関心がもたれたのは，1960年，「**分離脳**」に関する最初の研究〔交連切開術(commissurotomy*)の項を参照〕が報告されたときに始まると考えてよい。これらの研究は臨床患者を対象に行われたが，その重要性と影響が認められたのは，臨床分野でなく，神経心理学実験室での正常な被験者の神経心理学的組織構造を研究するための方法論の萌芽としてであった〔両耳分離聴覚検査(dichotic listening*)，分割視野法(divided visual field technique*)の項を参照〕。その結果，その後の20年間に脳半球の機能差に関し膨大な数の文献が生まれこの専門分野の全体的な成長と顕著な進歩に寄与した。

最初の「**分離脳**」に関する研究が生まれたのとほぼ同じ時期に，人間の遂行行動の一般的側面に関心を寄せる心理学者が採択したパラダイムに転換がみられた。従来「**実験心理学者**」とみなされていたそれらの心理学者が「**認知心理学者**」の名で呼ばれるようになり，認知心理学がアカデミックな心理学の中核にあって最も有力な位置を占めるようになった。この転換は，あらためて知覚，記憶，言語，思考，推理などの認知過程への関心を呼び覚ましただけではなく，異常な認知過程（本来，神経心理学的な過程）に関するデータが正常な認知過程に関する理論の開発に役立つとの認識を与えた。一方，正常機能に関するこのような理論の開発は，精緻な神経心理学的理論を築くための大きな刺激となり，その結果，2つの心理学分野の間できわめて実り多い相互影響が生じ，**認知神経心理学**という明確な一専門分野が誕生した。

認知神経心理学は，臨床神経心理学と実験神経心理学のより伝統的なアプローチに取って代わるものではなく，むしろそれらのアプローチに並行するものである。実験神経心理学では，関連する過程の神経心理学的特性を研究するための枠組みとして，認知心理学に由来するモデ

ルが広く用いられている。臨床神経心理学では，神経心理学的異常，とくに読字，綴り，理解，物体と顔の認知，記憶など現在では比較的詳細な認知心理学的モデルが確立している領域の神経心理学的異常のアセスメントと記述に認知神経心理学の方法とモデルが用いられる。今日最も多く発表される神経心理学研究の方法論では，障害に関する集団的研究から単一症例の集中的研究へと重点が移行した。臨床分野では，認知神経心理学的アプローチは伝統的アプローチほど明確な影響力を発揮していないが，これら2つのアプローチは現代神経心理学の相補的な側面をなすといってよく，少なからぬ重要性をもっている。

認知神経心理学の影響の増大に伴って生じた問題の1つに，そもそも神経心理学は脳にどの程度まで言及する必要があるかという問題がある。このような問いが生まれること自体，過去20年間に神経心理学分野で起きたパラダイムの転換を明確に物語っている。1つの見かたとして，認知神経心理学的アプローチが用いられ，すべての神経心理学的構成概念とそこから生まれる神経心理学的な記述が認知心理学的過程の面から表されるなら，脳への論及は事実上不必要になる。しかし，神経解剖学と神経病理学を参考にすることが，神経心理学的理論の発展に役立つ情報や，その神経生物学的妥当性の評価を可能にする情報を提供すると考える研究者も存在する。また脳にまったくかかわらない神経心理学など，この分野の中心的目的である精神的過程と生理学的事象の関係を理解するという目的を放棄するものであるという点で間違っている〔方法論の諸問題(methodological issues*)の項を参照〕。

最後に，神経心理学は急速に発展を遂げておそらくここ10年間で最も刺激的な科学の最先端分野といってよい神経科学全体のなかに位置づけられることが認識されなければならない。神経生物学，神経遺伝学，神経化学の重要な発達はいずれも，効果的な脳理解の方法を生み出すのに役立っている。しかし，神経科学の同系列分野のなかでおそらく最も大きな影響力を発揮しているのは認知科学であり，この科学分野における知的機能に関するコネクショニスト（神経ネットワーク）・モデルの発展は次の2つの面で影響が生じている。第一は，機能障害に関する純粋に計算論的なコネクショニスト・モデルの利用可能性が生じたことで，これは神経心理学的障害を概念化するわれわれの能力の洗練に寄与すると考えられる。第二は，脳の処理過程の性質について新しい概念モデルが用意されることである。大脳機能に関する厳密に計算論的ではあるが，広域的な（つまり局在的でない）モデルは，従来の連続アルゴリズム的情報処理モデルに対する代替的モデルとなり，脳とその構造が心理学的機能を支える仕組みについての新しい思考法の開発への刺激剤となった。

概念上の諸問題

神経心理学は概念の問題で悪戦苦闘している。神経心理学者は脳と心（精神）の関係を研究するが，これら2つの構成概念の実態についても，両者の関係がどのような形態をとるかについても，真に取り組んだことはかつてなかった。行動主義者の詭弁を援用して，われわれが研究しているのは脳と行動の関係だというのがこれまでの決まり文句であるが，認知神経心理学が出現し，ただでさえ最近では認知科学によるコネクショニスト・モデルが有力になって，この紋切り型の思考は次第に通用しなくなった。神経心理学者が研究するのは心理学的構成概念であって神経生理学的構成概念ではなく，彼らが関心を寄せるのは行動だけではなく精神でもあるという事実にはもはや目をつむることができない。

Bertrand Russellは数学について，「自分たちが何について語っているのかを誰も知らない」と述べている。もちろん彼は数学者は馬鹿だといっているのではなく，数学という学問は哲学的な問題をはらんでいるといっているにすぎないのだが，まさに同じことが神経心理学についてもいえよう。

神経心理学者はこの専門分野の歴史を通じ，常に機能主義的アプローチを選ぶ傾向がある。しかしこのアプローチの問題点は，神経心理学的説明の記述用語が認知神経心理学の影響のもとで行動的な記述用語から認知的記述用語へ移行することで明るみに出てきた。ロゴジェン(logogen)，意味ネットワーク（この用語の表面上の神経的含意には根拠がない），スキーマなど他の形態の精神的表象を表す精神主義（メンタリズム）的概念の導入は，神経心理学者がもはや脳の処理過程を扱うことはない（かつて扱ったことはない）事実を際立たせることとなった。前述のように，脳に論及しない神経心理学が可能かどうかという問いを設定できるという事実それ自体が十分に示唆的である。その答えが「**イエス**」であるという事実，少なくとも何人かの神経心理学者がそう答えている事実は，筆者の論旨の裏づけとなる。

過去10年間の神経心理学の主な経験的推進

力は,遂行行動より心理学的コンピテンス(適合能力)に向けられてきたし,関連する過程の性質よりは課題分析に関心が寄せられた。この傾向は不幸にして制約的である。それは,一般に心理学者は精神がどういう課題を達成できるかだけではなく,精神のなかで何が,いつ,どのように起こるかにも関心を寄せているからである。問題はこのような過程がどのようなものかを同定する方法を見つけることであり,その問題は,特定の構成概念が生まれる分析のレベルと,関連する過程の記述の性質を明確に考えることができないところから生じる。

Marrの1型理論と2型理論の区別がここでは重要であろう。Marrは彼のいわゆる「**計算**」理論に関心を寄せたが,この言葉が不運だったのは(そして何人かの心理学者を憤慨させたのは),彼が本当に意味したのが以前の研究者たちが課題分析ないしはコンピテンスと呼んだものだったことである。Marrにとって1型理論は,当の課題の抽象的同定をもたらす点で計算論的である。2型理論は「相互作用がそれ自体の最も単純な記述であるようなかなりの数の過程の同時的作用」によって情報は処理されるというものである。Marrはこれら2つの型の理論によってすべての科学的現象が説明可能になると考えた。2型の説明は心理学にとって重要である。なぜなら,ある種の心理学的現象はその現象にかかわるすべての過程を詳細に描出することによってのみ記述可能だと考えられたからである。起こることは起こるのであって,それがなぜ起こるかについてそれ以上の説明はできないであろう。もちろんこの問題については,関連する現象を説明する1型理論の開発は形式主義によって可能になると考える研究者や他のいくつかの型の理論が存在すると主張する研究者によって論じられた。

計算論的心理学こそわれわれが確立を期待できる唯一の理論的心理学であるとして形式主義的アプローチを提唱する研究者のなかで最も著名なのは間違いなくFodorである。このような心理学は精神的過程を,形式的に記述された表象の形式的操作という点から定義された操作として扱う。精神的過程は,未解釈の論理的システムのなかでの操作としてのみとらえることができる。詮じつめれば,このような計算理論は精神状態と精神的過程を記述することはできるにしても,精神状態がどのように世界に表象(map)するかを少しも説明することはできないに相違ない。心理学的研究にとって精神と世界の表象関係を発見しようとすることに意味は

ない。なぜなら,世界はどのように存在するかは,個人の精神状態にはなんら関係がないからである。Putnamの言葉を借りていえば,これは方法論的独在論につながる。神経系内部の因果的過程が思考と行為を十分に媒介している可能性があり,精神的表象と顕在的ないしは潜在的な世界との間には抽象的な表象関係が存在する可能性がある。心理学的計算が環境とそのなかでのわれわれの活動に写像する可能性があるが,Fodorによればそのような事柄は計算理論の形式的な統語論的関心の外にあることになる。

これとは対蹠的な見かたが,Searleと彼の「中国人の部屋」という「**思考実験**」できわめてわかりやすく説明されている。彼は自分が1つの部屋に閉じ込められていると想像する。その部屋にはいたずら書きをしたさまざまな紙片が置かれている。窓を通じてさらにいたずら書きの紙片を室内の彼に届けることができるし,彼もその窓から紙片を外へ出すことができる。規則書を見れば,形状や形体で同定できるいたずら書きの組合わせかたがわかる。これらの規則は例えば "squiggle-squiggle" を送ると,彼は "squoggle-squoggle" を送らなければならない。もっと複雑に連続したいたずら書きの組合わせもあり,室内ですでに組み合わさったいたずら書きを比較しなければならないものもある。室内にいるSearleにとって "squiggles" と "squoggles" は単に無意味ないたずら書きにすぎない。しかしそれらは彼の知らない漢字であり,室外にいるのは中国人だから当然それらを漢字として扱う。室内へ送るいたずら書きは実際は質問であり,彼の送り出すいたずら書きは事実上その回答である。その回答は質問に対する意味のある回答なのだが,室内にいる彼自身はこれについて何も知らない。

Searleの類推の要点は,室内で彼はコンピュータプログラムを例示しているということであり,未解釈のパターンの形式的操作を行っているということである。それは完全に統語論であって意味論ではない。Searleは形式的システムは単にアルゴリズムの手順を例示するだけでは何事も理解できないと述べている。もしそれができるなら室内のSearleは中国語を理解できるだろう。理論心理学(それが意味するのは理解することだから)は,計算論的概念を基盤とすることはできないし,形式主義の記述では意味論的能力は決してとらえることができない。「中国人の部屋」の類推に対しては「**ロボットの回答**」と「**英国人の回答**」という有名な

中国語がある(Boden, 1988を参照)が，多くの神経科学者にとってこれは一概に首肯できないであろう。われわれが焦点を当てなければならない側面は志向性の重要な役割である。

Searleの論議は，いかなるシステムも志向性を所有しないかぎり理解力を所有することはできないことを示しており，その志向性は彼によれば生物学的現象である。それは光合成や乳汁分泌と同じく，基礎にある生化学に依存している。彼は神経蛋白質が宇宙で精神的生活を支えることのできる唯一の物質ではない可能性を認めるが，無機物が本質的に精神機能を支え得ないことは直観的に明らかであると考えた。

問題は志向性が光合成と比較できるものかどうかをわれわれが知らない点にある。そもそも志向性とは何かが哲学的に論議のあるところであり，一見すればわかるというようなものではあり得ない。命題と人間の関係(信念，欲望，意図など)が志向的であり，感情と感覚が志向的でないことはおよそ見解の一致しているが，情動の志向性については明確な合意はない。重要な点は，志向性を理解することは，精神の本質の問題の解明にも，また精神的理解を支えると考えられる種類の処理の問題の解明にも不可欠だということである。

コネクショニストのモデルについては，神経学的知識に触発されたものであり，それらのモデルのユニットはニューロン様のものとして語られるのがふつうである。もっとも，今日では，それらのモデルが神経ネットワークとして一般的に言及された時代に比べ，生物学的隠喩はある意味でより疎遠なものになった。しかし，神経系とコネクショニストのモデルの間のある種の類似性は依然として興味をそそる問題である。例えばニューロンとコネクショニストのモデルのユニットはともに，あるユニットからの入力を結合し，他のユニットへ出力を送る基本的情報処理ユニットである。コネクショニストのネットワークと神経系のいずれにおいても行動の主要決定因と考えられるのは結合性である。侵襲時の余裕ある退行という特性は，もう1つの共通する特徴である。これらの事実から，コネクショニストの機能構築は神経系の遂行能力の特定側面のモデルになるという仮定は妥当なものと考えられる。

抽象的・認知的多様性についてのコネクショニストのモデルが神経心理学的理論とどう関連するかについては錯綜した主張が生じた。コネクショニズムを，神経研究の分野であり，認知的研究の神経理論の還元を容易にする明示的な神経モデルとしてみる研究者もいる。もう1つの代替的な見かたは，コネクショニズムを少なくとも認知科学的視点から，神経研究に関連するが神経研究では同定されないものと考える立場である。どの見かたを選択するかは，認知理論と神経科学理論に独自の関係があるとみるかどうかによって決定的に左右される。

Putnamらの哲学者が還元主義的な精神-脳同一説に反対するのは，その象徴的構造と道具的機能が独立しているからである。ここからは精神の機能主義理論という別の問題が導き出される。この理論では，精神状態の特性は身体的形象化の面からではなく，他の精神状態との相互作用の面から理解できるものとされる。このように考えると，象徴主義的な機能主義である。

理論還元法の問題に関しFodorは，理論還元法モデルは心理学もその1つである彼のいわゆる「**特殊科学**」にはそぐわないとしている。この論議はよく知られ，本来法律のような規則性はより基礎的な諸科学の原理には還元できない。というのもそのような規則性の記述に用いられる概念は基礎的諸科学の概念に表せないからである。彼はその例を経済学から引いている。つまり，あるものを「**金銭**」として計算するためにどのような条件が満たされなければならないかを人は基礎的諸科学の用語では特定できないのであり，しかも経済学には金銭にかかわる法律のような規則性が存在する。同様に，心理学の用語では記述できるが，基礎的諸科学の語彙では記述できない有機体行動の規則性が存在する。

いわゆる自律性を強調する立場からすれば，必然的に特殊諸科学と基礎的な諸科学との間に実りある相互作用はあり得ないことになろう。認知心理学と神経科学で用いられるカテゴリーは互いに両立しないので，われわれは認知処理過程が脳内でどのように例示されるかを研究することでは認知処理過程を学ぶことができない。しかし，この専門分野の歴史はすでに認知心理学と神経科学の間にある実り多い相互作用を，末梢処理過程(例えば視覚)のレベルだけでなく，認知のレベル(例えば神経言語学)でも供給している。

そうだとすると，われわれは還元法的なアプローチに回帰すべきなのだろうか。1つの代替的アプローチが可能である。諸科学間の相互作用は，DardenとMaullが「**領域間理論**」と呼んだ理論，つまり主としてさまざまな領域で研究されている現象を関係づける理論によって促進

されるであろう。彼らが例として挙げるのは遺伝に関する染色体理論であり、メンデルの遺伝子(形質の点から機能的に理解された)を染色体と関係づける。専門領域を関係づけるために還元が必要でないとしても、認知心理学と神経科学の間に実りある相互作用は可能であり、これはたとえ認知科学の総体が神経科学用語で定義できない場合でもいえることである。

認知論者と神経科学理論の関係に関してはもう1つ、認知科学モデルは神経科学モデルより抽象的であるとする見かたがある。このような見かたが生まれる理由の1つとして、コネクショニストのネットワーク、あるいは他の機能主義者のいかなる機能構築も、意味論的解釈を伝えることが認知理論には不可欠だという点がある。これが神経レベルでどのように達成されるかは今日ほとんどわかっていない。もう1つの理由は、多くの異論にもかかわらず、コネクショニストのシステムでは再現することができない脳の多くの特性がやはり存在することである。Smolenskyをはじめ何人もの研究者が、コネクショニストの機能構築は次第に数学的に考察されるようになり、神経学的には考察されなくなったと指摘した。

多くのコネクショニストがその理論のなかで神経実在論(リアリズム)にほとんど優先順位をおかないことを記しておくのが公平というものであろう。モデルというものは、興味ある認知課題を遂行できると考えられるがゆえに開発されることが多い。例えば、バックプロパゲーション(逆伝播法)のようなある種の技術の神経的活用法をどう見つけるのかは明らかではない。しかし、コネクショニストのモデルが神経系の活動を模範していないとすると、それらは何を模範しているのだろうか。最も一般的な仮説は、それらが神経系で生起する処理過程の比較的抽象的なモデルであり、神経系で遂行可能な種類の情報処理過程を模範しているとするものである。

筆者が最も大きな影響を受けた恩師の故Stuart Dimond教授は魅力的な隠喩を用いている。複雑かつ精緻で、多面的で、多くの異なる方法での分析に開かれた機械のような脳の研究を、壮大なゴシック大聖堂へ歩み入ることになぞらえた。アーチ形天井から壁面、控柱、扶壁を下って伝わる力の純粋に構造的な分析をすることができ、石積みの建築的技術を防音効果と審美性の面から分析することもできる。堂内の気流や熱力学に関心を寄せ、建造物を支える社会的機能を調べることもできる。その他情緒的・霊的要素も分析してみる価値がある。これらの分析はいずれも、それだけではこの独特な機械とその個別的特性を説明することはできない。それどころか、これらの分析を全部集めたところでこの建造物を理解するうえで限られた洞察しか得られないであろう。

神経心理学という専門分野は、心理学分野のなかでも脳を理解するという困難な課題に取り組んできた。はっきりしていることは、何が中心的問題であり、挑戦課題であるのかを認識しなければ、この課題に関する研究の進歩は限られ、混乱するだろうということである。

まず第一に、研究対象の構成概念は精神にかかわるものであり、そのことは、精神が必然的に伴う幾多の哲学的問題に直面することを意味することを認識しなければならない。神経心理学者は少なくとも精神に関する1つの明示的な理論を採択し、神経心理学的説明がその理論と合致することを確認しなければならない。

第二に、神経心理学的過程の本質に関する記述的形態が脳と精神の関係の適切な理解に中心的な役割を果たすことを認識しなければならない。純粋機能主義は不適切であり、われわれは形式主義がこれらの神経心理学的アプローチの表現に適切かどうかを判断しなければならない。

第三に、志向性の占める中核的位置が認識されなければならない。そしてこれは心理学が動機づけへの関心を復活させたのとおそらく軌を一にする。認知理論は動因、意図や意志などの概念を新たに定式化しないかぎり心理学的には不毛の理論にとどまるであろう。心理学的研究努力のなかで認知や情動とともに、動能(コネーション)がもう一度見直される必要がある。

最後に、認知科学的なアプローチ、とくにコネクショニズムが神経心理学に与える寄与や神経心理学用語でのモデルの型と精神過程に関するより純粋に心理学的なモデルの型の間の関係が明らかにされなければならない。神経心理学者は単なる行動や認知ではなく、心(精神)を研究することを意図しているという事実を決して忘れてはならない。その時初めて神経心理学はより豊饒なものとなるであろう。

注)本項の執筆に際し、Boden(1988)とBechtelとAbrahamsen(1991)から引用した資料を使用させていただいたことに謝意を表する。本事典のp. xixに掲げられた一般的神経心理学文献のリストも参照されたい。

【文献】

Bechtel, W., & Abrahamsen, A. (1991). *Connectionism and the mind.* Oxford: Blackwell.

Boden, M. A. (1988). *Computer models of mind.* Cambridge: Cambridge University Press.

Clarke, E., & Dewhurst, K. (1972). *An illustrated history of brain function.* Oxford: Sandford.

Clarke, E., & O'Malley, C. D. (1968). *The human brain and spinal cord.* Berkeley: University of California Press.

Walsh, K. W. (1978). *Neuropsychology: A clinical approach.* Edinburgh: Churchill Livingstone.

J. Graham Beaumont

neurotransmitter 神経伝達物質

標的細胞の興奮，抑制を行う神経末端から放出されてシナプス後膜の受容体に作用する化学物質。これらの変化はニューロン，筋肉，腺のシナプス後膜をはさんだイオン分布の変化で生じる。化学的に仲介される神経伝達は，ニューロンからニューロン，またはニューロンから筋肉や腺への信号伝達の基本型である。電気的に伝達される信号伝達もある種の電気的シナプスでは起こるが，ある種の魚や無脊椎動物の急速な逃避行動を調節するように，正確に活動を同期させる必要のある状況で作用する比較的まれな神経伝達である。化学的伝達には以下の段階が含まれ，神経伝達物質としての定義をすべて満たす必要がある。

1. シナプス前ニューロンの合成

伝達物質はシナプス前ニューロンで合成される。通常，合成はシナプス終末で起こるが，ペプチド類は細胞体で合成され，軸索を介して神経終末に運ばれる。

2. シナプス終末の貯留

伝達物質は神経終末シナプス小胞内に結合型，または細胞質内に非結合型として蓄えられる。

3. シナプス細胞外腔への放出

神経終末はある薬理学的状況で伝達物質を放出する。しかし，放出された物質がすべて作用するわけではない。

4. シナプス後受容体の認識と結合

シナプス後ニューロンでは，当該神経伝達質はシナプス前ニューロンの刺激で起こる伝達作用を忠実に再現し，その効果はニューロン刺激で放出されて起こるのと同濃度で得られる。当該伝達物質の効果はまた，神経刺激で観察されるものと同様，濃度依存性に拮抗物質で遮断される。

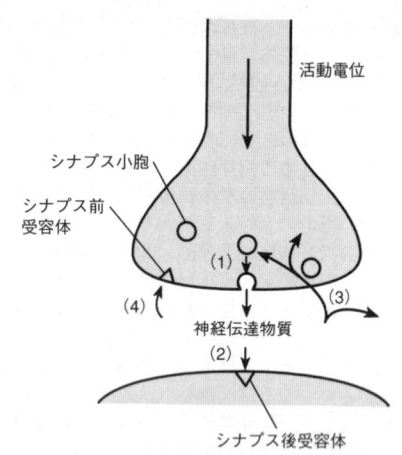

図52 シナプスの化学的信号（シナプス伝達）
図はシナプス伝達の各段階を示す。(1)活動電位による神経終末の脱分極に反応した神経伝達物質の放出。(2)シナプス後細胞で変化を起こすための神経伝達物質とシナプス後受容体との相互作用。(3)神経伝達物質の作用は神経終末に戻されるかシナプス間隙で分解されることで終了する。(4)シナプス前受容体は神経伝達物質の放出を調節するために存在すると考えられる。

5. 不活性化と活性の終了

伝達物質の活性を終了させる機構が必要である。それには，伝達物質をシナプス前終末に戻す能動的再取込み機構と分解酵素がある。モノアミンは分解されるか神経終末に戻される。アミノ酸は神経終末または隣接する神経膠（グリア）細胞（あるいは両者）に吸収される。ペプチドは蛋白分解酵素によって分解される。

神経伝達物質の類型

脳内には伝達物質として作用する化学物質が50種以上知られ，以後の研究によって種類が増えている。神経伝達物質は生体アミンであるモノアミン，アミノ酸，ペプチドの3型に大別される。これら3型間の主な違いは分子量にある。モノアミンとアミノ酸類は一般に200以下であるが，ペプチドはそれ以上で比較的大きい。ほとんどのモノアミンとアミノ酸や，一部のペプチドの機能の特徴は比較的よく知られており，**表12**にまとめた。これら以外に少なくとも20種のペプチド（副腎皮質刺激ホルモン，アルギニンバソプレッシン，アルギニンバソトシン，心房性ナトリウム利尿ポリペプチド（$cAMP_2$），ブラジキニン，カルシトニン，カルシトニン遺伝子関連ペプチド，L-カルノシン，副腎皮質刺激ホルモン放出ホルモン，生殖

表12 神経伝達物質の機能的意義

種類	伝達物質	機能的意義
	アセチルコリン(ACh)	神経筋接合部と自律神経系の神経-神経性のシナプスの主要な末梢伝達物質。中枢での主要な役割は覚醒、注意、学習、記憶の調節。アルツハイマー病患者では新皮質と海馬で減少。
モノアミン類	セロトニン(5-HT)	中枢での主要な役割は情報処理、体温、血圧、睡眠、疼痛、攻撃性、気分、行動、性行動、内分泌の調節。末梢作用は満腹感の仲介。
	ヒスタミン	中枢作用は覚醒、体温、生体リズムの調節。末梢作用は低血圧、気管攣縮、胃での塩酸分泌。
(カテコラミン)	ドパミン(DA)	中枢作用は報酬、陽性変力作用、移動の調節。薬物乱用、パーキンソン病や精神分裂病(統合失調症)の病因に関与。
	ノルアドレナリン(NA)	自律神経系の神経効果器接合部の主要な伝達物質。中枢での役割は覚醒、食欲や気分の調節。
	アドレナリン(A)	末梢では副腎髄質で産生。「格闘・逃避」反応を起こすために、自律神経系の交感性部分を刺激。
アミノ酸	グルタミン酸	哺乳類中枢神経系での主要な興奮性伝達物質。神経の可塑性、学習と記憶に関与。過度の作用は eleptogenesis と興奮毒性を伴う。
	アスパラギン酸	グルタミン酸に似ているが、より軽度に作用する興奮性伝達物質。
	γアミノ酪酸	哺乳類中枢神経系での主要な抑制性アミノ酸。過度の作用は鎮静、抗不安や抗けいれん作用を生じる。
	グリシン	脊髄の介在神経細胞で調節的な役割を果たしている可能性のある別の抑制性アミノ酸。
ペプチド(内因性オピオイド)	ロイ-エンケファリン	内因性オピオイドの機能的特質は、植物由来や合成アヘンアルカロイドと類似した効果を有する一群として最もよく特徴づけることができる。それらの生理的な役割は疼痛認知、ストレス機構、呼吸調節、温度調節、耐性の発生、身体依存。
	メトエンケファリン βエンドルフィン ダイノルフィン A	
他のペプチド	P 物質	炎症の仲介物質であり、疼痛信号を伝える一次求心性線維の神経伝達物質。
	コレシストキニン オクタペプチド(CCK-8)	中枢作用はオピオイド鎮痛作用の調節。末梢作用は満腹感の調節。
	バソプレッシン	別名、抗利尿ホルモン(ADH)。末梢では腎臓での水の再吸収を促進。記憶の強化にかかわっている可能性。
	ソマトスタチン	中枢作用は発熱、疼痛、睡眠や移動の調節。アルツハイマー病患者の大脳皮質で極度に減少。
	アンジオテンシンII	末梢では強力な血管収縮作用を示す。中枢作用は昇圧反応と飲水の刺激。

腺刺激ホルモン放出ホルモン，成長ホルモン放出ホルモン，アルファメラニン細胞刺激ホルモン，神経ペプチド，ニューロテンシン，オキシトシン，甲状腺刺激ホルモン放出ホルモンや血管作動性小腸ペプチド(VIP)などである。

歴史

化学物質が神経伝達に関与することを初めて指摘したのは，1877年 Emil Du Bois-Reymondといわれる。その後のLangley(1901)，Elliot(1904)，Dixon(1907)，Dale(1914)ら生理学者の研究で，末梢神経系の神経伝達物質としてアドレナリン(エピネフリン)とアセチルコリン(ACh)の同定に至った。1921年Otto Loewiによって初めて，神経インパルス伝達の化学的媒介が議論の余地なく証明された。彼は2匹のカエルから心臓を取り出し，枠に吊した。心拍が脳から心臓への神経により調節されていることから，彼は一方の心臓に達する神経を電気刺激し，その心拍が低下し，刺激した心臓を覆っていた液体で(まだ刺激されていない)次の心臓を覆い，その心拍も低下することを発見した。このことから，一方の心臓に達する神経の電気刺激が他方の(刺激されていない)心臓の拍動を低下させる化学物質を放出し，神経が支配する構造に作用する化学物質を放出することで神経が作用することを明らかにし，この物質がアセチルコリンであることを証明した。

イオン向性，代謝向性と神経調節効果

神経伝達物質は多くの方法で他のニューロンに作用することができる。明確にするため3つの主要なタイプにイオン向性，代謝向性，神経調節性がある。

イオン向性神経伝達物質

アセチルコリン，グリシン，グルタミン酸，γアミノ酪酸(GABA)などのいくつかの神経伝達物質は，シナプス後膜を通じてあるイオンの伝導性を直接増加させるなど「**固有の**」生物活性を有する。このタイプの神経伝達物質は「**イオン向性**」伝達物質に分類される。例えばグルタミン酸は，シナプス後ニューロンにナトリウムイオンを入れるためにナトリウムチャンネルを開く。ナトリウムイオンは同時に陽性電荷を持ち込み，膜を部分的に脱分極し，活動電位が発生しやすくする。このように，グルタミン酸は興奮性神経伝達物質である。

アセチルコリンのイオン向性効果は一部のシナプスでみられる。そのイオン向性効果がみられるシナプスは，ニコチンで刺激できるのでニコチン性シナプスとして知られている。アセチルコリンがニコチン性受容体に付着すると，約1〜3 msecでナトリウムイオンに膜を通過させるためにナトリウムチャンネルが開く。シナプスのイオン性効果は急速だが持続は短い。伝達物質は典型的には，放出後10 msec以内にイオンチャンネルを開き，約10〜20 msec間開くように保つ。このように，イオン向性シナプスは視覚や聴覚刺激，ある種の筋肉運動など急速に変化する事象に関する情報を伝達するのに適している。GABAもイオン向性効果を生じる神経伝達物質であるが，その効果は抑制性である。GABAがその受容器に付着すると，塩素チャンネルが開き，塩化物イオンを陰性荷電で，通常より速く膜を通過させて細胞内に導く。

代謝向性神経伝達物質

ノルエピネフリン，ドパミン，セロトニンなどの他の神経伝達物質は直接には作用せず，「**セカンドメッセンジャー**」機構を通じてシナプス後膜での代謝性変化を起こし，特定イオンの伝導や生物学的な効果を生む。この種の神経伝達物質は「**代謝向性**」伝達物質として知られる。伝達効果は一連の代謝反応によって起こるので，イオン向性効果に比べより遅く，長く続き，そして複雑である。伝達物質の放出後，約30 msec後に効果が現れ，数秒かそれ以上持続することもある。

例えば，エピネフリンは代謝向性効果を生む神経伝達物質である。エピネフリン分子がその受容器に付着すると，受容器蛋白質の構成を変化させる。変化した蛋白質はニューロン中の蛋白の一部と他の分子を反応させる。一連の化学反応は，ニューロンの中でセカンドメッセンジャー環状AMP(アデノシン1リン酸)濃度の増加を促す。セカンドメッセンジャーはシナプス後ニューロン中のいくつかの領域まで情報を運ぶ。環状アデノシン1リン酸は，ある種の蛋白質を変化(リン酸化)させるためのエネルギーを提供する。どの蛋白質がどのように変化するかはニューロンによって異なる。ある場合は変化した蛋白質は膜におけるある種のイオンチャンネルを開閉する。別の場合は蛋白質はニューロンの構造を変化させるかその代謝活性を変える。これらの比較的遅く持続的な変化は，学習と記憶などの過程に関与すると考えられる。

神経調節物質

神経調節物質は神経伝達物質がシナプスで正常に作用するように調節する物質である。神経伝達物質の作用を強めたり，弱めたり，また作用時間を短くしたり，長くする。多くの場合，

代謝向性神経伝達物質のように，神経調節物質はセカンドメッセンジャーを介して作用する。ほとんどの神経調節物質がペプチドである。あるシナプスで神経伝達物質の役割を果たす一部のペプチドは他のシナプスでは神経調節の役割を果たすことができる。これらのペプチドはしばしばその起源である胃と腸などの内臓に関連する付加的生理作用を有する。

ほとんどのニューロンがその終末から 2 種類以上の化学物質を放出する（共局在）。多くの場合，その 1 種はアセチルコリンなどの神経伝達物質であり，他方はペプチド神経調節物質である。このような組合わせは高度に適応的である。例えば，アセチルコリンは流涎の引き金となり，それで放出されるペプチド神経調節物質（血管作動性小腸ペプチド；VIP）は流涎を継続させる。アセチルコリン単独の作用は短すぎ，ペプチド単独の作用は弱すぎ，遅すぎるのである。ペプチドがアセチルコリンの作用を弱めたり，止めたりする場合もある。

神経伝達物質と薬物

ほとんどの向精神薬は神経伝達を変化させることによって作用する。「作動薬」として知られる薬のなかにはシナプス後膜で，ある種の神経伝達物質の作用を模倣するか，増強させてシナプス後ニューロンを活性化するものがある。「拮抗薬」として知られる薬のなかには，シナプス後受容体に付着し神経伝達物質の作用を遮断するものがある。また，神経伝達物質の産生や放出に影響し，シナプス間隙での神経伝達物質の働きを修飾し，シナプス後膜でのセカンドメッセンジャー機構の活性を調節する薬もある。

薬物や食物が神経伝達を修飾できるさまざまなシナプス部位には，軸索膜，軸索輸送，前駆物質の有用性，シナプス前合成，貯蔵，放出機構，シナプス前自己受容体，シナプス後受容体，再取込み機構，酵素不活性化機構やシナプス後「セカンドメッセンジャー」機構などがある。

局所麻酔薬（膜安定化物質）は軸索膜の脱分極を防ぎ，活動電位の軸索内伝導を妨げる作用を有する。コルチジンなどの薬物は神経伝達物質が細胞質からそれが放出されるシナプス終末まで軸索輸送されるのを非選択的に遮断する。一方，シナプス前終末にあり，補因子や必要なイオンとともにその前駆物質からの神経伝達物質合成を触媒する酵素群の活性を抑制する働きを有する薬物もある。これらの酵素活性を抑制すると，放出される神経伝達物質の量が減少する。例えば，薬物 AMPT はカテコラミン，ドパミン，ノルエピネフリンやエピネフリンの合成を妨げる。通常，食物中のチロシンはカテコラミンの前駆物質であるドパに変換される。AMPT は同じ酵素に付着できるぐらいチロシンに似ている。そのため，酵素がチロシンに付着するのを遮断する。その結果，ドパに変換されるチロシンの量はきわめて少なくなる。AMPT のような合成阻害薬は主に研究目的に使用される。

また食物中のある前駆物質の利用法を変えることで，神経伝達物質の合成を修飾することもできる。通常，脳はそれぞれの神経伝達物質を一定のレベルに維持する。しかし，前駆物質の利用が伝達物質合成の「律速段階」になることがある。とくにこれはセロトニン（5-HT）の前駆物質であるトリプトファンの場合かこれに該当する。脳にはトリプトファンをニューロン内に運び，また，食物中により広く行き渡っている他のアミノ酸をも運ぶ能動輸送機構がある。したがって，蛋白質が豊富な食事の後では，脳に達するトリプトファン量は，他のアミノ酸と競合するためしばしば減少する。セロトニン合成はトリプトファンの利用に依存するので，そのような競合の影響としてセロトニン合成が抑えられる。トリプトファンが脳に入る量を増加させる 1 つの方法は炭水化物を食べることである。炭水化物はインスリンホルモンの放出を増加させるが，これは血流から数種の競合アミノ酸を取り出して全身の各細胞に送り込み，脳に入るトリプトファンに対する競合を減少させ，結果的にセロトニン合成を促す。食事の操作に対するセロトニン合成の相対的感度は，低レベルのセロトニンに関連した障害（例えば感情障害）では，この選択に薬理学の介入を認めざるを得ないことを示している。

神経伝達物質は，シナプス前終末内で小胞体と細胞質に貯蔵される。降圧薬や抗精神病薬として使用されたレセルピンは，小胞内貯蔵を阻害する薬物の一例である。レセルピンは小胞からの脳内アミンとくにカテコラミンの放出を延長させるので，1 回分量で数日間脳内カテコラミンを減少させる。カテコラミン，とくにドパミン放出を短期に増加させるのはアンフェタミンで，同時にカテコラミン再取込みを抑制する。伝達物質のシナプス作用を模倣するよりむしろその利用性を変える薬物は間接的作動薬として知られる。この点でアンフェタミンは間接的なドパミン作動薬である。

軸索の終末には電位依存性のカルシウムチャ

ンネルがある。膜が静止状態にあるとき，これらのチャンネルは閉じられ，カルシウムはニューロン外にとどまっている。しかし，活動電位が軸索終末に達すると，引き続く脱分極のためカルシウムチャンネルが開く。シナプス前ニューロン内のカルシウム濃度が増加すると，ニューロンはその後の1～2 msecの間に一定量の神経伝達物質を放出する。このカルシウム依存の放出機構によってカルシウムチャンネル拮抗薬として知られている薬物群は別の調節法を有することになる。

述べた薬効はすべてシナプス前性である。さらに1つ重要なシナプス前性薬効の標的が残っている。それは自己受容体である。自己受容体がシナプス後受容体と似ているのは，いずれも鍵(伝達物質)と錠(受容体)の関係に似たかたちで神経伝達物質と結合している点にある。しかし，他のニューロンが放出した伝達物質と結合するシナプス後受容体と異なり，自己受容体は自身の終末から放出された伝達物質と結合する。その結果，自己受容体はある伝達物質のシナプス前出力を検出することができ，神経伝達物質の放出と合成を制御するフィードバック機構の役割を果たすと考えられる。自己受容体は対応するシナプス後受容体と比べて神経伝達物質に対する感受性が異なる。これは，対応するシナプス後受容体より自己受容体に優先的に結合しやすい濃度の薬物で，シナプス活動を調節することが可能であることを意味する。

薬効面で最も重要なシナプス部位はシナプス後受容体である。ここは大多数の薬物が作動薬や拮抗薬として活性を示す部分である。近年，モノアミン類とアミノ酸に対するさまざまな受容体亜型が同定された。特定のモノアミンとアミノ酸受容体亜型に選択的な作動薬と拮抗薬の例は**表13**に提示した。

表13 モノアミンとアミノ酸神経伝達物質の受容体亜型に選択的な作動薬と拮抗薬

種類	伝達物質	受容体	作動薬	拮抗薬
	アセチルコリン	ニコチン性	ニコチン	メカミラマミン
		ムスカリン性	ムスカリン	スコポラミン
		M_1	McN-A-343	ピレンゼピン
		M_2	—	トクトラミン
		M_3	—	ヘキサヒドロシルアディフェニドール
biogenic アミン	セロトニン	$5HT_{1A}$	8-ヒドロキシ-DPAT	プロプラノール
		$5HT_{1B}$	イサピロン	—
		$5HT_{1C}$	α メチル-5HT	プロプラノロール
		$5HT_{1D}$	スマトリプタン	シアノピンドロール
		$5HT_2$	LSD	リタンセリン
		$5HT_3$	2-メチル-5HT	オンダンセトロン
		$5HT_4$	2-メチル-5HT	トロピセトロン
	ヒスタミン	H_1	ヒスタミン	ジフェニヒドラミン
		H_2	ヒスタミン	シメチジン
(カテコラミン類)	ドパミン	D_1	SKF 38393	SCH 23390
		D_2	クウィンピロール	ハロペリドール
		D_3	クウィンピロール	スピペロン
		D_4	—	クロザピン
		D_5	SKF 38393	SCH 23390
	ノルアドレナリン	$\alpha 1$	フェニレフリン	プラゾシン
		$\alpha 2$	クロニジン	ヨヒンビン
		$\beta 1$	ドブタミン	メトプロロール
		$\beta 2$	サルブタモール	ブトキサミン
アミノ酸	グルタメート	カイネート	カイニン酸	DNQX
		AMPA	AMPA	—
		NMDA	AMAA	MK-801
	GABA	$GABA_A$	ムスシモール	ビククリン
		$GABA_B$	バクロフェン	ファクロフェン

神経伝達物質の放出後，その不活性化機構が存在しないかぎり，受容体は刺激を受け続ける。2種の主要な不活性化がある。シナプス間隙内で起こる酵素の不活性化は酵素群に仲介される。例えば，アセチルコリンエステラーゼはアセチルコリンを不活性化する酵素である。これは逆に，アセチルコリン活性を増加させる効果を有する(間接的作動薬として機能)フィゾスチグミンなどのアセチルコリンエステラーゼ阻害薬により抑制することができる。モノアミンオキシダーゼ(MAO)とカテコール-O-メチル転移酵素(COMT)はカテコラミンの不活性化に主としてかかわるその他の2酵素群である。デプレニール(セレギリン)のようなモノアミンオキシダーゼ阻害薬やピロガロールなどのカテコール-O-メチル転移酵素阻害薬には放出されたカテコラミンの作用を延長させる効果がある。

シナプス間隙内の神経伝達物質を不活性化するもう片方の主要な機構はシナプス前終末への再取込みである。これは続いて放出するときに利用可能であるように伝達物質を再利用する利点のある能動的過程である。コカインや一部の抗うつ薬は再取込みを抑制する薬の一例であり，放出されたカテコラミンと(または)セロトニンの効果を持続する。

最後に，セカンドメッセンジャー機構の範疇でシナプス後受容体から「下る」薬効に関する見解もあることがますますはっきりした。主要な3つのセカンドメッセンジャー機構は環状アデノシン1リン酸系，環状GMP系とカルシウム系である。いずれも「ファーストメッセンジャー」である神経伝達物質と蛋白質リン酸化の中間産物である。多くの薬は蛋白質リン酸化を調節し，その結果，神経伝達物質がセカンドメッセンジャーレベルを変化させる能力を左右する。

神経心理学との関連

伝達物質に対し感受性と特異性をもつ生化学的・組織化学的技法と神経画像技法(例えば，ポジトロン断層撮影；PET)を用いることによって脳の特定の神経伝達物質系と受容体亜型の同定と局所化が進歩した結果，神経化学の知識は神経心理学の分野にとって重要になった。実際，パーキンソン病(Parkinson's disease*)と黒質線条体ドパミンの欠乏との関係が発見(Hornykiewicz, 1960)されて以来，アルツハイマー病とハンチントン病(Huntington's disease*)などの神経変性疾患の神経化学的基礎が，次第により詳細に明らかにされてきた。またてんかん(epilepsy*)，精神分裂病(統合失調症，schizophrenia*)，うつ病，不安症や強迫性障害など他の多くの神経学的・精神医学的障害の基礎となる神経化学的機能障害の性質に関する多数の仮説も提唱された。これらの病変の神経化学的重要性を推測したり，PETや他の機能的神経画像技法を用いて実際に観察することが，今日可能であるため，神経伝達物質系の知識も神経学的病変研究に適合されるようになった。この新しい情報は臨床的所見と治療を顕著に改良する基礎を提供する。

【文献】

Bloom, F. E., & Kupfer, D. J. (Eds). (1995). *Psychopharmacology: The fourth generation of progress*. New York: Raven.

Carlsson, A. (1987). Perspectives on the discovery of monoaminergic neurotransmission. *Annual Reviews of Neuroscience, 10*, 19–40.

Cooper, J. R., Bloom, F. E., & Roth, R. H. (1991). *The biochemical basis of neuropharmacology*, 5th edn. Oxford: Oxford University Press.

Feldman, R. S., & Quenzer, L. F. (1984). *Fundamentals of neuropsychopharmacology*. Sunderland, MA: Sinauer.

Gilman, A. G. et al. (Eds). (1990). *The pharmacological basis of therapeutics*. London: Macmillan.

Green, A. R., & Costain, L. (1986). *Pharmacology and biochemistry of psychiatric disorders*. Chichester: Wiley.

Leonard, B. E. (1992). *Fundamentals of psychopharmacology*. Chichester: Wiley.

Stone, T. N. (1995). *Neuropharmacology*. New York: W. H. Freeman.

Strange, P. G. (1992). *Brain biochemistry and brain disorders*. Oxford: Oxford University Press.

Webster, R. A., & Jordan, C. C. (Eds). (1989). *Drugs, neurotransmitters and disease*. Oxford: Blackwell.

Michael J. Morgan

nonfluent aphasia 非流暢性失語 失語(aphasia*)の項を参照

nystagmus 眼振

眼球の律動的異常動揺。垂直面または側方面，回転性(**回転誘発性眼振**)で起こる。運動速度は両方向同一である場合と，1方向にいっそう速い場合があり，より急速な偏位を眼振の方向とする。眼振は静止時に起こる場合，輻輳時，注視が特定の方向に向けられ，頭部がある一定の位置に置かれたとき(**頭位性眼振**)に起

こる。

　眼振の原因はさまざまで,家族性先天性型でみられる眼振は必ずしも病的とはいえない。坑夫眼振のように,暗闇のなかで長時間働くことによって二次的に起こる場合があり,これは中心部の高度の視覚と低光度水準でさらに効果的な周辺視覚との間の妥協を維持しようと試みる慢性的順応と考えられる。坑夫眼振は網膜起源であり,網膜の障害がまた眼振を起こす。しかし,眼振が迷路疾患〔この型の眼振はまた温度刺激(caloric stimulation*)で起こる眼振に関係する〕,小脳(cerebellum*)と脳幹(brain stem*)の中枢性病変に合併することもある。垂直面の眼振は常に脳幹病変に関連がある。多発性硬化症(multiple sclerosis*)は眼振のよくみられる中枢性の原因である。

O

object agnosia　物体失認　失認(agnosia*)の項を参照

occipital eye field　後頭眼野

　眼球運動(eye movement*)に関与する後頭葉。前頭眼野(frontal eye field*)に比べると定義は不明である。

occipital lobe　後頭葉

　大脳皮質の最後部に位置し，側頭葉皮質，頭頂葉皮質，前頭葉皮質と異なり，単一の感覚系，すなわち視覚にのみ関与する。後頭葉が視覚的処理に特異的に関与することが1800年代中頃までに明らかにされたが，視覚皮質領野の解剖学的な線維結合と生理学的機能に関する最も重要な知見の詳細の一部が明らかにされたのはここ30年のことである。

基本的解剖学

　後頭葉は，左右大脳半球の後頭極に位置する鳥距溝から前方に広がる領域。その前方の境界は背側部では頭頂後頭溝，腹側部では下前後頭溝である(Bailey & Von Bonin, 1951)。後頭葉は，細胞構築学的に分類される3つの領野，有線野(17野)，傍有線野(18野)，周有線野(19野)から構成される。

　V1として知られる有線野は，第4層がきわめて厚く，「**ジェナーリ線条**」を含む独特の層パターンからそのように命名された。後頭葉の「**中心**」といわれることも多い17野は，鳥距溝の中とその周辺の一次視覚皮質に位置する。鳥距領域は霊長類でのみよく発達しているが，その大きさ，形状，視覚世界の表現の様相は個々の人間でも大きく異なる(Miller, 1982)。V1は主としてV1へ投射する外側膝状体(LGN)から入力を受け，視覚世界のきわめて正確な部位対応「**地図**」を含んでいる。有線野は，霊長類のさまざまな種の間で，形態がよく似ているが，大脳皮質全体に占める割合は，人間(5%以下)よりもサル(15%以上)のほうがずっと高い。しかし，絶対的な面積は人間が2倍も広い。この特徴は主に人間の皮質では連合野が大きく拡大しているためと考えられる。

　傍有線野は有線野の周囲をベルト状に囲み，いくつかの機能的に独立した視覚領野を含むと考えられる。これらの1つはV2として知られ，その視覚地図は，水平経線がV2を背側部と腹側部に分離している以外は，V1の視覚地図と鏡像関係にある。霊長類では18野は，外側膝状体からの直接投射をごくわずかしか受けないが，視床枕などいくつかの皮質下構造と，網膜部位に対応して組織化された重要な結合をもっている。18野の前方に位置する周有線野は，V4を含むさらに多数の視覚領野からなるベルト状の領野で，17野ほど正確ではないが，視覚世界の網膜部位対応地図を提示する。霊長類の皮質視覚領野の数は増加し続け，マカクザルで今までに少なくとも，24の視覚領野とそれらの間の300種類の相互結合が報告された。この神経回路の多くは，後頭葉自体の境界の外に位置する。

　後頭葉の有線野と有線前野には，いくつかの解剖学的に顕著な特徴がある。これらの1つは，大脳皮質全体に遍在する放射状のコラム構造で，V1(程度は低いがV2も)では，眼球優位性と傾き選択性に関係する(V1の機能的生理学の議論を参照)。これらの皮質の複雑な層構造は，以下のように，解剖学的結合パターンと関係する。①「**より高次の**」皮質中枢への投射は，上部の3つの層から発する。②「**より低次の**」皮質と皮質下領域への投射のほとんどは最も深い2つの層から発する。③中間の4層は，「**低次の**」視覚領域からの投射を受ける(Van Essen & Maunsell, 1983)。V1では，非常に厚い顆粒層の4層がいくつかに分かれ，そのうちの1つ，4C層は外側膝状体の大細胞層と小細胞層からの並列的投射(それぞれ，4Cα層と4Cβ層に終止する)を含んでいる。さらに最近では，V1のチトクロームオキシダーゼ染色法によって染まる斑点は，主に単眼の色選択性はもつが，傾き選択性をほとんどみられない細胞

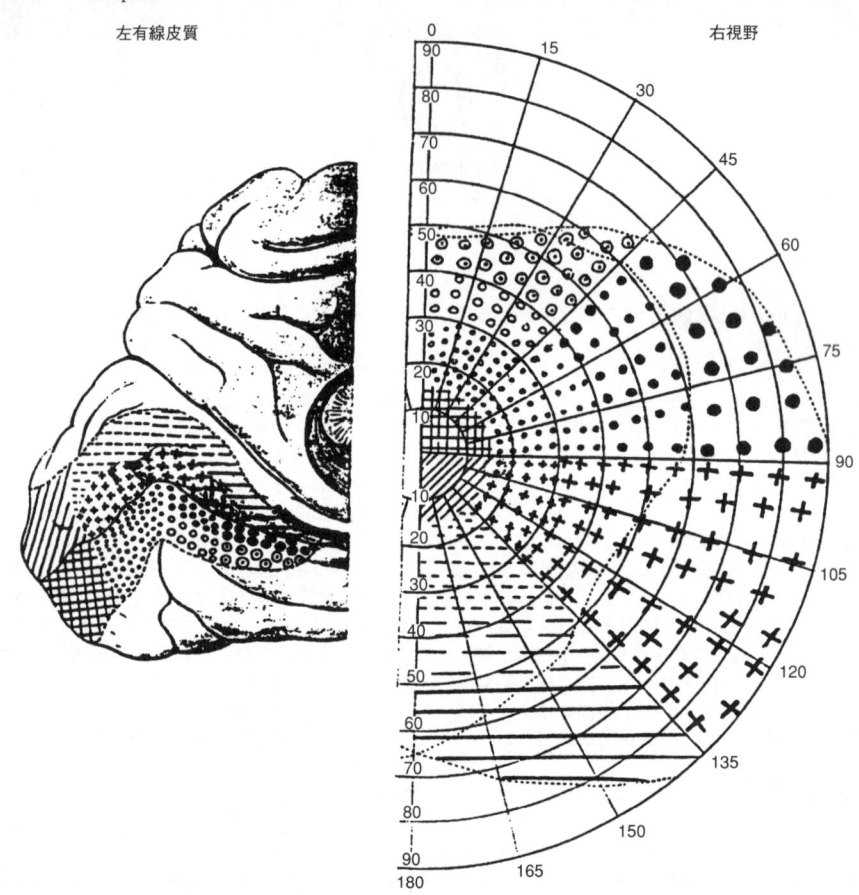

図 53 右視野から対側有線野の表面への投射
鳥距溝の内側面の大部分を露出させるために，鳥距溝を開いて示した(S. Duke-Elder & G. I. Scott；System of ophthalmology. Vol. 12: Neruo-ophthalmology. Mosby, St Louis, 1971 の図 453 より引用)。

を含んでいることが明らかにされた。これらの斑点は，V2の対応するチトクロームオキシダーゼ線条領域と，重要な機能的対応をもって結合しているが，これについては後述する。これらの特徴はすべて出生時から存在し，視覚経験に大きく依存しないようにみえるが，発達期間中の視覚経験の遮断は後頭葉の大きさと機能的性質に明らかに影響を与え，この影響は有線前野にとくに顕著に認められる。

V1の視野の表現

V1の視野の表現は，網膜像での外界の逆転と，視交叉での視覚伝導路の交差の両方を反映する。そのために視野の下部は鳥距溝の上唇に，視野の上部は鳥距溝の下唇にそれぞれ投射し，両眼の視野の右半分は左半球の有線野に，視野の左半分は逆に右半球に投射する。図53にV1の視野の表現を図示した。人間では，視野の中心部は後頭極に表現され，周辺視野は鳥距溝の前方の深部に埋め込まれている。サルでは，全体の視覚地図は外側に移動し，中心視の表現は，後頭葉外側面の月状溝のすぐ後に位置する。

図53に示されたV1の網膜部位対応地図の1つの重要な特徴は，中心視野のために実際よりもはるかに広大な神経領域を占めている点である。事実，水平経線上の視野の中心から視角1°の範囲は，皮質表面では6mm以上に拡がっているが，視角10°かそれ以上の周辺視野

は，視覚皮質では1mm以下に圧縮されている。この特徴は，皮質の拡大因子として知られ，網膜の受容細胞の密度配分と，中心窩から周辺へ移行するに従って視力が低下する事実と対応する。

視覚皮質地図の網膜部位対応は，17野の損傷によって起こる視野欠損の特徴と性質を説明している。同名性半盲(両眼とも視野の半分が喪失)は他の部位よりも，一次視覚皮質の損傷で起こりやすく，左あるいは右の鳥距領域の損傷は，それぞれ対側の右側の半盲，左側の半盲が起こり，鳥距溝の下部と上部に限局した一側性の損傷はそれぞれ上四半盲，下四半盲を起こす。上か下の視野のどちらかが両側性に喪失される水平性半盲がみられるが，これは，外傷(腹側部損傷は致命傷となるので，通常は上部損傷である)によって鳥距溝が損傷される場合以外はほとんど起こらない。側頭葉や頭頂葉に広がる，有線前野の損傷も，灰白質の下を走る視放線を選択的に障害するので，半盲，とくに四半盲が起こりやすい。しかし一般に，視野欠損は後頭葉損傷によって起こる場合は，欠損が一致(両眼で一致している)する(Miller, 1982)。

視野中心部の欠損は，有線野後部の損傷で起こり，有線野前部の損傷は，周辺視野の欠損を起こす。しかし，後頭葉損傷では，黄斑回避と呼ばれる現象が起こる。おそらくこれは黄斑を表現する後頭極は中大脳動脈と後大脳動脈の2つから主要な血液供給を受けるので，脳梗塞の影響を受けにくいためと考えられる。しかし，後頭葉後部の非血管性の障害でも，ある程度の黄斑回避が起こることがあるので，この現象には左右視野の皮質表象が，1〜3°重複していることも，この現象に関与すると考えられる。以上述べた視野欠損以外に暗点(scotoma*)として知られる小さな視野欠損が局所的な後頭葉損傷で起こるが，後頭葉後部の広範な損傷では視野の大部分に及ぶ両側性の視野喪失が起こる。小さな暗点は患者に気づかれることはほとんどなく，また広範な視野の喪失でさえも認識されない〔アントン症候群(Anton's syndrome*)として知られる状態〕。これはおそらく，随伴する有線前野の損傷による注意障害のためと考えられる。実際，自己中心的(すなわち身体中心的)半側空間の視覚注意性の無視は，視覚の評価の際に頭部と身体の軸に関係なく目の位置を変化させる条件で測定しないかぎり，誤って半盲と診断される。

後頭葉の機能的生理学

視覚皮質の機能構築に関する知識の急速な発展は，1950年代後半からの単一ニューロンの記録とともに始まり，新しい神経化学的・神経生理学的な分析が絶えずなされ現在まで続いている(Peter & Janes, 1985；DeYoe & Van Essen, 1988)。その間に明らかにされたのは，V1からより高次の視覚領野に進むに従い処理が次第に複雑化し，その処理過程が並列的であることである。

視覚情報の処理過程の神経機構は，1960年代のHubelとWieselの研究に始まり，17野に関し最も広く研究され，V1のニューロンは，視覚環境の比較的単純な側面に高度に組織化した様式で応答することが明らかにされた。V1のニューロンによって記号化される刺激属性には，線分の傾き，空間周波数，色彩，輝度コントラスト，両眼視差が含まれる。まず，V1の全体を通して発見される単純細胞と複雑細胞の主要な違いが明確に区別された。単純細胞は，受容野内の特定の位置の適切な傾きの線分にきわめて正確に(線形に)応答するが，複雑細胞は，適切な傾きの刺激が受容野内のどこにあってもよく応答する(非線形)。単純細胞と複雑細胞は視覚情報処理において，他の多くの側面で重なり合う。外側膝状体からの入力を受ける第4層では外側膝状体の受容野に似た性質をもつ同心円状の受容野が発見された。

V1の視覚情報処理はモジュール様式で行われる(**図54**を参照)。右眼の刺激に反応するニューロンと，左眼の刺激に反応するニューロンは，それぞれ隣合ったコラムに位置し，この眼球優位性コラムに対して直交する方向にコラムが移行するに従い，それぞれコード化される刺激の傾きが変化する。さらに最近では，チトクロームオキシダーゼ(CO)「**斑点**」(コラムのすべての層には及んでいない桿状のサブコラム)のニューロンは，眼球優位性コラムの中心に位置し，刺激の傾きよりも色に対してはるかに強い選択性をもつことが明らかにされた。V1が視覚世界のさまざまな特徴をどのように記号化しているのかについては，さらに多くのことが明らかにされる必要があるが，視野のある特定の領域に含まれるすべての情報は，1mm²のハイパーコラム中で処理されていると一般に考えられる。しかし，前述の皮質の拡大因子によると，視野1°当たりのハイパーコラムの数は偏心率に応じて異なる。

V1以降の領域では，ニューロンの情報処理はさらに複雑になる。V2のニューロンはV1で行われるのと同じ基本的な視覚処理のいくつかに関係するが，さらに高次な視差，輪郭線錯

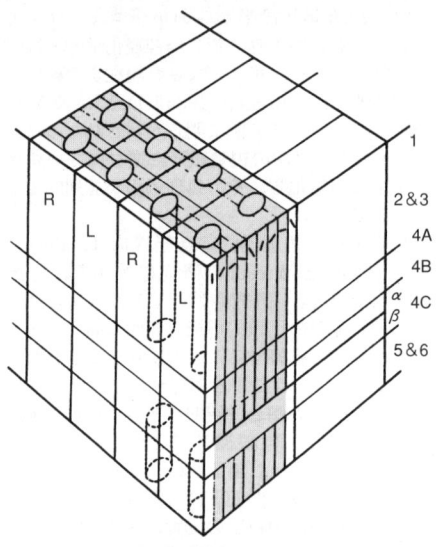

図54 サルの有線皮質のモデル
眼球優位性(右-左),方向選択性のコラム構造とCO斑点(桿状コラム)の存在を示す。(M. S. Livingstone & D. H. Hubel: Journal of Neuroscience, 4, p. 309-56, 1984.)

視,終端抑制,「**テクスチュア(手ざわり)**」処理,速度検出などにかかわっている。V2は,皮質表面に平行に走るチトクロームオキシダーゼ線条と[^{14}C]2-デオキシグルコース線条とに分離されるが,V2で行われる処理は,V1の場合ほどには,コラムにモジュール化されていないようにみえる。V2ニューロンの受容野はV1ニューロンの受容野の約2倍ある。

V2より前方の視覚領野のニューロンの情報処理はさらに複雑になる。注意や眼球運動など網膜からの情報以外の要因による影響がより強くなり,細胞の受容野よりさらに拡張した部分からの複雑な相互作用が起こる(Maunsell & Newsome, 1987を参照)。例えば,一部のV4ニューロンは,受容野の中心と周辺にそれぞれ異なる空間周波数や色彩の刺激を提示したときに,最も強く応答するが,この周辺からの影響は視野の30°の範囲にまで拡がっている。同様に,サルでは側頭葉と後頭葉の境界に位置する側頭葉中央部(MTあるいはV5と呼ばれる)において,多数のニューロンが,受容野の中心と周辺の反対方向に運動する刺激に選択性を示すことが明らかにされた。有線前野の視覚領野の階層を上がっていくに従って,受容野の大きさは著しく増大し,処理される情報が複雑にな

るが,これに対応して網膜部位対応の正確さは次第に弱くなる。また,V1では半側視野全体が表現されるが,それも次第に一部だけが強調されるようになり,例えばV4では,中心から35~40°の範囲に限定される。以下に詳しく検討するが,視覚領野を先に進むに従い,同じ視覚領野内での背側と腹側の分離に加えて,著しい左右非対称性と機能の専門化がみられる。

上述の単一ニューロン記録から得られた知見は,人間の後頭葉の刺激や損傷で起こる幻視と一致する(Gloning, 1968)。有色あるいは無色の,点,フラッシュ,星,輪,フリッカー,散乱光が,静止あるいは動いてみえる最も要素的な幻視(フォティズム)は,後頭葉の刺激や損傷で起こる。とくに鳥距領域の損傷は線分の幻覚を起こすことがあるが,これはV1ニューロンのコラムの線分の傾きの特異性に対応する。物体や視覚的風景のようなより複雑な幻視は,後頭側頭領域の損傷で起こる。

視覚皮質の並列経路

高次視覚領野の機能専門化は,ここ数十年の間広く認められたが,網膜から最も高次の視覚皮質に至るまで,機能的に異なる視覚的処理を行うニューロンの並列経路の存在が考えられるようになったのは最近である。

視覚皮質の並列情報処理の概念は,2つの主な証拠からスタートした。1つは,1968年にSchneiderがハムスターのデータをもとに初めて提唱した「**2つの視覚系**」仮説で,これがTrevarthen(Ungerleider & Mishkin, 1982を参照)によって霊長類に適用された。この仮説は,2つの解剖学的に異なる視覚系の存在を仮定し,その1つは中心視のパターン認識(物体がなにであるか"*what*"を決定する)に用いられ,もう1つは,視覚的定位と空間知覚(物体がどこにあるか"*where*"を知る)に関与する周辺視のシステムである。網膜から外側膝状体,さらに有線野に至る膝状体有線野経路には,"what"システムを構成しているとされ,終点は,側頭葉下部領域であるとみなされ,パターン認識機能に重要であることが明らかにされた。2つ目の"where"システムは,最終的に頭頂葉後部に至る前に,網膜から上丘(視蓋),さらに視床の視床枕核に至る経路を利用すると想定されていることから「**視蓋視床枕系**」と呼ばれる。この2つ目の視覚系の構成は,後にUngerleiderとMishkin(1982)によってとくに有線野の周辺部位を含むように修正され,この変化によってこのモデルは霊長類の有線野の広範な役割にいっそう適合するようになった。

並列経路の根拠の2つ目は，ネコの網膜神経節細胞の性質を説明するために使われる神経生理学的な分類である。そのシェーマでは，1つの型の神経節細胞(Y細胞)を，空間的に非線形的で一過性に応答する細胞とし，数がきわめて多いもう1つの細胞の型(X細胞)を，線形性で持続的に応答する細胞として分類した。一過性で非線形性の細胞は，サルの外側膝状体の「小細胞層」よりも「大細胞層」で発見されることが多く，この分類はサルの外側膝状体の大細胞層と小細胞層の機能の専門化とほぼ対応することが明らかにされた。このような細胞の性質は運動と視空間的操作により適し，小細胞層に支配的で線形的で，色感受性をもつニューロンは，パターン認識により適していると考えられた(Livingstone & Hubel, 1988; Previc, 1990を参照)。

1970年代末から1980年代始めにかけて，サルの外側膝状体で明らかにされた並列視覚処理と，側頭葉と頭頂葉の視覚領野で発見された並列視覚処理の間のギャップを埋めるいくつかの研究が始まった。さまざまな技術を駆使し，外側膝状体の大細胞層がV1の4Cα層に投射し，そこから4B層に投射するのに対し小細胞層は4A層と4Cβ層に投射し，そこからV1の表面にある層に投射することが明らかにされた。また大細胞層から情報を受容する4B層はV2の太いチトクロームオキシダーゼ線条領域とV3の腹側部とMTに投射し，これらのすべては，運動(一過性)処理と低空間周波数，低コントラストの分析などの大細胞層関連機能に選択的に関与していた。これとは対照的に，V1のより表層の層(いくらか大細胞層からも投射を受ける)はV2の細いチトクロームオキシダーゼ線条領域と線条間領域に投射し，そこから形態と色の処理に専門化するとされているV4に主に情報を伝達すると考えられる。小細胞層の出力は，有線前野の背側部にある視野の下部の情報を処理する領域よりも，有線前野の腹側にある視野上部の情報を処理する領域により強く表現されていることも知られるようになった。これらの研究の成果が蓄積され，網膜から始まりそれぞれ後部連合野の背側部と腹側部のより高次のレベルに至る大細胞処理系と小細胞処理系の部分的分離という概念が生まれた(Van Essen & Maunsell, 1983)。

人間の後頭葉の機能的な専門化を示す証拠も，サルほど明確ではないが，いくつか明らかにされた。後頭葉下内側部の舌状回と紡錘状回を囲む有線前野の前方に位置する領域は，色彩の高次の側面の選択的処理と，顔などの特定のタイプの視覚的パターンの弁別に重要な役割を果たすと考えられた(Damasio, 1985)。視覚的物体認知の障害〔物体失認(agnosia*)〕は，さらに外側部と背側部に広がる，いっそう広範な腹側有線前野の損傷によって起こると考えられる。左半球の腹側後頭葉前部の損傷は，読みの障害〔失読(alexia*)，ポッツル(Potzl)症候群のように，色彩失認を伴う〕に関連し，純粋失読は，主に左半球の側頭-頭頂言語領域からの視覚入力の離断のために起こると考えられる。

これとは逆に，視覚的手の到達運動(リーチング)の障害，ある種の運動処理と時間処理の障害，物体のすべての部分を同時に見ることのできない視覚性同時失認(simultanagnosia*)(おそらく時間的な視覚イメージの減弱によると考えられる障害)などは，視覚的定位機能の障害と混同されているが，いずれも後頭葉損傷によるとされている。相貌失認(prosopagnosia*)(顔認知の障害)のような腹側型の障害が，視覚的手の到達運動などの背側型の障害に伴うことはまれである，しかし，地誌的視覚機能の障害(周囲の環境を記憶したり，そのなかで移動することの障害)は，後頭-頭頂葉損傷と後頭-側頭葉損傷の両方で起こる。残念ながら，人間の後頭葉における並列処理の存在を示す臨床的証拠はいくつかの要因によって不明確である。1つの例として，後頭葉損傷自体が前述した障害の多くをどのように起こすのかについて，今も議論が続いている。またサルのMTとV4に相当する皮質領野の位置は正確にはわかっていない。高等霊長類では縁上回が大きく拡大していることから，人間ではおそらくサルより下側と尾側に位置すると考えられた(Kaas, 1992)。人間でみられるさらに複雑な要因は，例えば，特定の個人で後頭葉の右と左のどちらの領域が損傷しているかなど，皮質機能の非対称性の問題と関係する。右側の後頭-頭頂領域の損傷が，より重度な背側型の視覚的障害を起こすことは一般に受け入れられたが，後頭-側頭領域の損傷による徴候の多くの左右差について，(多数の研究者が，相貌失認が右側の腹側後頭葉の損傷でより起こりやすいと考えているが)意見が異なる。さまざまな視覚入力を観察しているときや課題を行うときの健常者の脳の代謝活動を測定するポジトロン断層撮影法(positron emission tomography*; PET)が，並列処理に関する臨床知見をさらに明確にすることができるかどうかは不明だが，これまでに得られた予備的な証拠は，それを支持して

いる。

人間にある程度の並列視覚処理が存在するだけでなく，それが後頭葉より前に位置するより高次な視覚領野と同様に後頭葉においても存在しているという点では意見の一致がみられると述べておくことは公平であろう。しかし，背側処理と腹側処理の最も特徴的な相違について今も論争の主題となっている。多くの論者は，背側経路が主に周囲視野の空間分析に関与し，腹側経路が中心視の物体知覚に強く関与すると考えるUngerleiderとMishkin(1982)の見解に同意した。他の研究者は，後頭-側頭経路によって卓越した色と形態分析がなされ，後頭-頭頂システムが運動とおそらく奥行き処理に専門化するとするVan EssenとMaunsell(1983)と，LivingstoneとHubel(1988)の主張を支持した。さらに最近，Previc(1990)は，背側視覚経路は主に，視覚的手の到達運動やそれに関連した多くの視空間処理を含む身体周囲(近い)空間の処理に関与し，後頭-側頭システムは，物体，色，顔が主に認識される身体外(遠い)空間に対しより強く専門化すると主張した。このような考えは，視野の下部と近い距離の視覚，視野の上部と遠い距離の視覚の生態学的関係と，後頭-頭頂システムと後頭-側頭システムが，それぞれ視野の下部と視野の上部に強く関係する事実にもとづく。これといくぶん関連する考えとして，GoodaleとMilner(1992)は，腹側経路と背側経路をそれらの入力よりも**出力**の専門化(知覚 **対** 行為)という点で区別した。彼らのシェーマによると，腹側経路は視覚的環境の知覚的認識を成立させる"what"システムであり，背側経路は，同じ視覚入力を熟練した視覚運動活動を組織化し，方向づけるために利用する"how"システムと考えた。

要約すると，霊長類の視覚系における並列処理の存在は，現在広く受け入れられたが，その主要な性質や起源は，まだ推測の域を出ていない。多くの教義を共有するいくつかの理論が提出されたが，理論の確固たる一致をみるまでにさらなる研究が必要である。

有線野損傷と盲視の問題

前述したように，ほとんどの視覚機能がV1における統合作用に依存している程度は，霊長類，とくに人間で劇的に増加した。視蓋視床枕視覚経路自体の損傷が霊長類では，永続的な視覚障害をほとんど何も生じないだけでなく，これらの構造から記録される視覚刺激に対する反応の多くは，有線野と有線前野からの下行性の投射によって維持される。Y細胞システムがV2に直接投射を大量に送るネコの場合とは異なり，すべての霊長類の外側膝状体の線維の99％は，V1に投射する。このように，人間の有線野の損傷は視覚機能の重度の障害を起こすことが予想されるが，事実はまさにそのとおりである。

V1の一部分だけが損傷された症例のほとんどでは，視覚機能は基本的な明るさの感覚から始まり，最後に形態知覚を取り戻すというかたちで緩やかに回復する。しかし，人間の有線野の**完全な**切除後の残存視覚機能の程度については議論の余地が残されている。有線野損傷患者は，彼らの視覚能力の回復にほとんど気づかず，初期の研究者は，患者の自己報告の検討にもとづき，一次視覚皮質の切除後は残存視覚機能は存在しないと結論した。しかし，強制選択法をはじめとする「**客観的**」技術を用いて有線野損傷患者を注意深く検討した多数の研究者は簡単な定位や運動検出から色と形態の知覚，さらに限定されてはいるが単語認識までを含む重要な視覚能力を証明したと主張する。意識に至らない残存視覚機能は一般的に盲視(blindsight*)とされる。盲視は，一般的にはV1だけでなく，後頭葉全体を損傷したときには起こりにくくなるが，このような場合でさえも，一部の残存視覚機能が主張された。

盲視の存在を説明するさまざまな理論が提唱された(Cowey & Stoerig, 1991を参照)。1つの可能性として，視蓋視床枕経路が残存視覚機能を媒介すると考えられる。この経路は領野MTに線維を送り，MTのニューロンの視覚刺激に対する反応を媒介するとみられる。この考えかたを支持する証拠もあるが，他の知見は，有線野と上丘を切除してもある種の盲視が残ることを示した。霊長類の上丘ニューロンの応答に色選択性も運動方向選択性もないことを考えると，波長と運動の弁別が上丘入力だけでどのようになされるのかということが明らかにされていない。しかし，サルのV1切除後のMTニューロンのすべての残存視覚応答がさらに上丘を切除すると消失するので，視蓋入力の後の段階で運動方向選択性が生じる可能性も考えられる。

外側膝状体有線野システム以外のいくつかのより原始的な経路(副視覚系など)も盲視の説明に関与している。しかし，視蓋視床枕仮説に代わって受け入れられている仮説は，有線野切除で生き残った外側膝状体のわずかな残存細胞が，ほとんどの盲視機能を実行するのに十分であるというものである。それらがどのようによ

り高次の皮質に達するのかは明らかではないが、現在、少なくとも外側膝状体からV4のような前有線野への直接の投射の存在が考えられた。これは有線野と前有線野の両方の損傷が、有線野自体の損傷よりも、なぜ永続的で完全な盲をより起こしやすくするのかを説明する。実際、有線前野自体の損傷が、V1が残されて、V1から発すると考えられる視覚的誘発電位の初期の成分が存在する場合でさえ、機能的盲が起こることが明らかにされた。おそらくこれは、この場合、V1からの皮質間投射と外側膝状体-有線前野連絡の両方が破壊されたからであろう。

人間の視蓋視床枕系がほとんどの盲視機能を司っているかどうかについては問題が残っているが、有線野以外の他のどの経路も**意識的視覚**を全面的に媒介してはいないことは明らかである。また視覚的意識が、孤立した一次視覚皮質に存在するわけではないことは明らかである。したがって、「**視覚的意識**」が、有線野と前有線野を組み合わせた出力によって媒介されることが結論できるにすぎず、それには、後頭葉の外に位置する高次の視覚連合皮質領野も関与すると考えられる。この点に関しては、腹側系だけが視覚的意識の源であると考えられた(Goodale & Milner, 1992)。

結論

霊長類の皮質領野に関する知識の過去数十年の間のめざましい発展は、後頭葉の機能形態に関する新しい展望を導いた。V1については、主に、外側膝状体から効率よく視覚情報を受け取り、視空間のあらゆる位置について多様な機能的分析を行う領域と考えられたが、後頭葉の残りの部分については、現在、頭頂葉や側頭葉と同様に、多数の視覚領野に分けられ、そのなかで、処理の複雑さが階層的に上昇すると考えられた。このように後頭葉は、網膜から頭頂葉と側頭葉の部分的に分離した終点に至る2つの大きな視覚系を統合する重要な接点である。V1で行われる印象的な機能的分析なしでは、皮質システムは、その最大限の能力を発揮することができず、視覚世界との非常に不完全な相互作用を強いられるであろう。しかし、要素的な感覚を知覚的経験に変換するために必要とされる意識的努力に関しては、V1自体は、従来考えられた以上に多く関与しているとしても、その過程のすべてを提供するわけではない。将来の研究者にとって、後頭葉が独立した機能的実体(解剖学的な実体に対する)とみなされるようになるかどうかは、その独特な視覚情報処理能力が、後頭葉内の顕著に専門化する下位領野と頭頂葉、側頭葉の解剖学的・機能的結合を凌駕する程度に依存している。

【文献】

Bailey, P., & Von Bonin, G. (1951). *The isocortex of man*. Urbana, IL: University of Illinois Press.

Cowey, A., & Stoerig, P. (1991). The neurobiology of blindsight. *Trends in Neurosciences, 14*, 140–5.

Damasio, A. R. (1985). Disorders of complex visual processing: agnosias, achromatopsia, Bálint's syndrome, and related difficulties of orientation and construction. In M.-M. Mesulam (Ed.), *Principles of behavioral neurology* (pp. 259–88). Philadelphia: Davis.

DeYoe, E. A., & Van Essen, D. C. (1988). Concurrent processing streams in monkey visual cortex. *Trends in Neurosciences, 11*, 219–26.

Gloning, I., Gloning, K., & Hoff, H. (1968). *Neuropsychological symptoms and syndromes in lesions of the occipital lobe and the adjacent areas*. Paris: Gauthier-Villars.

Goodale, M. A., & Milner, A. D. (1992). Separate pathways for perception and action. *Trends in Neurosciences, 15*, 20–5.

Kaas, J. H. (1992). Do humans see what monkeys see? *Trends in Neurosciences, 15*, 1–3.

Livingstone, M., & Hubel, D. (1988). Segregation of form, color, movement, and depth: anatomy, physiology, and perception. *Science, 240*, 740–9.

Maunsell, J. H. R., & Newsome, W. T. (1987). Visual processing in monkey extrastriate cortex. *Annual Review of Neuroscience, 10*, 363–401.

Miller, N. R. (1982). *Walsh and Hoyt's clinical neuro-ophthalmology*, 4th edn. Baltimore: Williams & Wilkins.

Peters, A., & Jones, E. G. (Eds). (1985). *Cerebral cortex*, Vol. 3: *Visual cortex*. New York: Plenum.

Previc, F. H. (1990). Functional specialization in the lower and upper visual fields in humans: its ecological origins and neurophysiological implications. *Behavioral and Brain Sciences, 13*, 519–75.

Ungerleider, L. G., & Mishkin, M. (1982). Two cortical visual systems. In D. J. Ingle, M. A. Goodale, & R. J. W. Mansfield (Eds), *Analysis of visual behavior* (pp. 549–80). Cambridge, MA: MIT Press.

Van Essen, D. C., & Maunsell, J. H. R. (1983). Hierarchical organization and functional streams in the visual cortex. *Trends in Neurosciences*, 6, 370–5.

Fred H. Previc

oculomotor apraxia　眼球運動失行
　ocular apraxia とも呼ばれる。共同性注視麻痺を含む「**精神性注視麻痺**」と一般に称される多くの現象と関連する。患者は固視点から随意的に注視をそらすことができず、視点の周辺部に現れた刺激は視覚的注意力の対象とならない。この障害は，患者が「検者のネクタイの色は何か」と問われたときに見ていた別の人物のネクタイの色を答えた場合に最も明確に示される。注視していたコップの中にではなくテーブルに瓶からの水を注いだ患者や，タバコの先端に注視が向けられて，火のついたマッチを正確に同定できない患者の報告が記載されている。注意深く物を見ようとしないとき，固視は不規則にさまよい，視界に入る対象に視線が向く。
　手の到達困難などの関連現象は一般には視覚性運動失調(optic ataxia*)と呼ばれ，両者はバリント症候群(Bálint's syndrome*)でみられる。

oedema　浮腫(edema*)の項を参照

olfaction　嗅覚
　においの感覚と知覚であるが，よくわかっておらず，研究も十分にはなされていない。嗅覚は前頭葉基底部に位置する嗅球に情報を伝達する第一脳神経(cranial nerves*)によって伝えられ，次に嗅索を通して梨状皮質(pyriform cortex*)の鉤の領域の皮質に伝えられる。おそらく嗅覚は系統発生的に古い系の一部であるという理由で受容器から皮質までに視床(thalamus*)を通過しない唯一の感覚系である。味覚障害にも密接に関連するにおいの感覚障害には2つの原因が関係する。両側性**嗅覚消失**は時に頭部外傷後に起こり，2〜3週で改善しなければ永続的で予想外に悲惨な後遺症となる。一側性嗅覚消失はとくに嗅溝の髄膜腫(meningioma*)などの腫瘍の早期徴候である場合があり，嗅索を圧迫し治療しない場合には両側性の嗅覚消失に進展する。

oneirism　夢幻状態
　複雑な幻視で，傾眠，夢遊状態から情動障害を伴う重度錯乱状態まで広範な意識障害を合併する。夢幻状態は感染症や中毒・代謝性疾患後に頻繁にみられ，ある種の皮質下病変でも起こる。夢幻状態の脱力発作(cataplexy*)やナルコレプシー(narcolepsy*)の合併がみられるのは皮質下性局在の概念を支持している。幻覚は一般的に高度に組織化され内容が複雑で外界と連続性がある場合や他の感覚様式の幻覚を補充する場合があり，通常，不安というかたちで情動反応を起こす。振戦せん妄は夢幻状態の極型である。夢と似ていて，夢と同様にその内容をすっかり忘れる。

optic aphasia　視覚性失語　失語(aphasia*)，失読(dyslexia*)の項を参照

optic ataxia　視覚性運動失調
　「精神性注視麻痺」とも呼ばれる現象で，視野内の対象物への手の到達運動や把握運動の障害。しかし，この用語は広く視覚的誘導の障害による動作異常にも時に用いられる。その場合の異常は視構成機能の障害にまで拡大される。視覚性運動失調は，視覚制御下でのみ調整される共同性眼球運動ができないことによって起こるもので，眼球運動は自己固有感覚制御下では正常である。視覚性運動失調は眼球運動失行(oculomotor apraxia*)と関係し，ともに，バリント症候群(Bálint's syndrome*)とも関連する。しかし，視覚性運動失調は単独でも出現する症状であり，視覚運動経路内の病巣の厳密な部位に対応して，一般的には病巣と同側または対側の一側の手で生じる。

optic chiasm　視交叉
　時に *optic chiasma* とも呼ばれる視交叉は，両眼からの視神経が一部交差する部位で，交差した後は左右の視索を構成し，それぞれ後方に走り各半球内に投射する。視交叉は脳の腹側面(底面)で視床下部(hypothalamus*)の前端，下垂体の前方に位置し，その近傍で内頚動脈が脳に達する。
　視覚経路が視交叉で部分的に交差することによって固視点の左側(左半側視野)に現れる刺激は右後頭葉皮質に投射され，右半側視野の刺激は左後頭葉皮質に投射される。耳側の半側網膜(それぞれの網膜の外側半分)からの視神経線維は交差せず，直接同側で後方へ向かう。しかし，鼻側(内側)半側網膜からの線維は交差(横断)して対側脳半球後方へ向かう。これにより，左半側視野からの刺激を受ける半側網膜，すなわち左眼の鼻側片側網膜と右眼の耳側半側網膜は脳の右側に線維を送る。このように，鼻側半

側網膜からの線維は交差して耳側半側網膜からの交差しない線維と合流する。

この配置は視覚経路を障害する病変の診断にとって重要〔半盲(hemianopia*)の項を参照〕であると同時に、分割視野法(devided visual field technique*)を行う機会を与える。

optokinetic nystagmus　視運動性眼振

ゆっくりだが長期間一定の運動を続ける指標を呈示されることで誘発される眼振(nystagmus*)で、通常は側方運動によって行われる。温度刺激(caloric stimulation*)で誘発される眼振と似ていて、指標の動く方向に認められる眼振である。

指標が左方へ動く条件で、視運動性眼振を起こすと線分二等分テストで無視(neglect*)が抑制されることが証明された。眼振が左方への注意力の移行を伴うためと考えられる。

orienting reflex　方向づけ反射

方向づけ反応ともいう。一般的には特定の刺激の位置を参照して体の向きを変えることを意味する用語。しかし、より厳密な意味でこの用語は、刺激の開始によって起こる注意の反応に対して用いられる(例えば頭の回転や耳を上げたりすること)。この意味では「反応」より「反射」が用いられる。通常、この反射あるいは反応により個体は最も刺激を受けやすい位置に向かうことになる。用いられている厳密な意味では反射的要素を含むが、真の反射ではない。しかしこの現象は注意の研究や、植物状態(vegetative state*)から脱出する徴候の1つとして重要である。

P

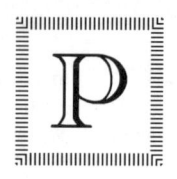

pachygyria　厚脳回

　無脳回(agyria*)の軽症型で，大脳皮質(cortex*)の脳回の幅が異常に広く，脳回の数が減少する状態。しかし，大脳皮質が均一に影響を受けるのではなく，前頭葉と大脳皮質内側面よりも頭頂葉，側頭葉，後頭葉の皮質領域が重度に障害される。厚脳回は異所性(heterotopia*)で，妊娠4カ月からのニューロンの遊走の異常が原因である。厚脳回の程度によって行動と認知の障害が起こる。

pain　痛み(疼痛)

　痛みの研究と治療は，痛みは特殊な感覚であり，その強さは組織破壊の程度に比例するという「**特異性仮説**」によって行われた。しかし，最近では痛みは単なる身体な損傷の量を反映するものではないことが証明された。痛みはむしろ文化的な学習，すなわち，状況の意味や注意などの認知的な活動によって影響される主観的体験であると考えられるようになった。

　痛みの「**関門制御説**」は MelzackとWall (1988)によって提唱されたもので，脊髄の後角で脳へ投射する脊髄細胞への末梢神経からのインパルスを増減させる扉のように働く神経機構を提唱し，これによって体性感覚入力は，痛覚と痛み反応を誘発する前に関門調節の影響を受けると考えた。最近，生理学的根拠によってこの考えは支持された。

　身体からの神経線維を受けて脳にインパルスを送る後角は，脊髄レベルでの情報処理過程の理解に関する重要な手がかりを与えた。後角はいくつかの層からなり，それぞれが固有の機能を有することが知られた。ゼラチン質(第1, 2層)は脊髄の各側で特別なシステムを示す点で興味深い。皮膚からの多数の求心性線維はゼラチン質で終わり，下位層にある軸索を脳に送る多くの細胞の樹状突起はゼラチン質にあるので，ここは末梢神経線維終末の主要部分と脳に投射する脊髄細胞の間に位置している。生理学的に確認されている証拠はゼラチン質は関門として働き，身体への強い刺激により誘発された小線維の入力は脳内の伝達を増強するが，逆に弱い刺激や脳からの下行性の影響によって誘発された大線維の入力は伝達を抑制する。

　すべての層にある細胞が痛みの過程に関与していることは疑いないが，5層の細胞は有害な刺激が受容野に加わるととくに反応する。これらは，広範囲の強さの刺激に対し特徴的な発火パターンで応答し，皮膚，血管と筋肉などの深部組織，内臓からの入力を受ける。後角細胞は多くの上行系を介して脳に投射する。

痛み体験の次元

　痛みは，通常感覚体験として考えられるが，著しく不快な情動を伴うので，できるだけ早く痛みから逃れようとする。これらの考察は，3つの大きな心理学的次元があると示唆する。すなわち，感覚-識別，動機づけ-情動，認知-評価である。MelzackとCaseyはこれらはそれぞれが脳にある生理学的に分化した組織によって媒介されていると提唱した。

　生理学的・行動学的研究が示すように，いくつかの急速伝導系，すなわち新脊髄視床路，脊髄頸髄路，後柱にあるシナプス後ニューロンの3つの系は，痛みの感覚-識別の次元に関与する。患者を対象とした研究と動物の研究がともに，急速伝導投射系(脳幹の外側を上行する)が，感覚-識別の次元を特徴づける入力の空間的・時間的・量的性質に関する正確な情報を伝達する機能を有することを示す。

　前外側体性感覚路のうちの脊髄網様体路と旧脊髄視床路からの投射を受ける**脳幹網様体** (reticular formation*)と辺縁系(limbic system*)は，痛みにおける動機づけ-情動の次元に対し，とくに重要な働きをすることが明らかにされた。これら中央を走る線維は，脊髄から脳に上行する間に短い側技を出して広い範囲で互いに連絡し合う。脳にある標的細胞は一般的に受容野が広く，時に体表面の1/2以上に及ぶ。これらの細胞の多くには，体性感覚線維の集束に加え，視覚や聴覚などの他の感覚系から

の入力とも連絡する。

辺縁系が痛みの過程に重要な働きをしていることは今日では明らかである。海馬，扁桃体などの辺縁系構造を電気的に刺激すると，逃避したり刺激を止めようとする動作が誘発される。ネコの扁桃体とその上部の皮質を切除すると，有害な刺激に対する応答が減弱するなど，情動行動に著明な変化がみられる。前頭葉皮質と海馬を結合する帯状束を外科的に切断すると，人間では強い痛みに関連した「**陰性情動**」が失われる。動物では，前帯状回を局所麻酔でブロックすると痛みは著しく減弱する。これらは辺縁系は他の多くの機能に関し重要な働きをするが，痛みの動機づけの次元を含む嫌悪感と嫌悪感の神経学的基盤であることを示す。

文化的価値，不安，注意や暗示のような認知活動は，すべて痛みの体験に対して強く影響する。少なくとも部分的には皮質も関与するこれらの活動は，感覚処理と動機づけの機序に選択的に作用する。さらに，感覚入力は局在化され，物理的特性によって検出され，過去の体験によって評価され，識別系や動機づけ系が活性化する**前に**修飾されることが証明された。

上述した生理学的・行動学的な根拠によってMelzackとCaseyは，「関門制御説」を痛みの動機づけを含むまでに拡張させた。彼らが提唱したのは，①感覚-識別系は一次的に急速伝導体性感覚系によって影響される，②強力な動機づけと痛みの特徴である不快な情動には緩徐伝導脊髄系によって一次的に影響を受ける網様体と辺縁系が関与する，③過去の体験によって入力が評価されるような新皮質，すなわち高次の中枢神経系の過程は識別と動機づけの両者の活動を調節する。これら3つの活動形態は人間の痛みの研究で最も一般的に使用される検査である「マッギルの痛みアンケート」の3つの次元に反映される。

慢性疼痛と急性疼痛

痛みの時間経過は，生物体に対する心理学的影響に左右するので非常に重要である。急性疼痛は通常，明らかな原因(指が火傷した，虫垂が破裂した)に関連して生じ，正常では特徴的な時間経過を経て治癒後に消失する。この種の痛みは通常急速に始まり，**相動性成分**と期間の一定しない**持続性成分**をもっている。

慢性疼痛である腰痛，神経痛，幻肢痛は急性疼痛として始まり，相動性成分と持続性成分の2つの相を経過する。しかし，緊張性の痛みは傷が治癒後にも長く続く。このことから，「**慢性疼痛**」と呼ばれるが，これは急性疼痛に比べさらに複雑な神経機序が作用しているようにみえる。痛みは持続するだけでなく，身体各所に拡がり，その痛みは外科治療に抵抗性であり，その時間経過は特徴的に高次の不安や抑うつと関係している。

上述の急速伝導路は相動性の情報を伝えるのにとくに適していると考えられる。急速伝導を可能にする直接疼痛信号系が重要なことは明らかである。生物体がすぐに反応しなければ組織に損傷を与える刺激が明らかに損傷を起こすからである。緩徐伝導路は急速な行動に必要な信号を出すには適していない。長期にわたる痛みの動機づけの情動に関係する次元と慢性のきわめて不快で漫性の痛みに関与している。この経路は，損傷が再帰する場合には情報を送り続ける。持続する痛みでは，障害が拡がらないように，損傷領域の休息，保護，手当を行い，治癒と回復過程を促す。

記憶と痛み

感知できる病変や，痛みを起こす末梢性入力がない場合の痛みは，記憶に似た機序によって説明することができる。このような記憶と似た機序が働いている患者は，実際には持続性の神経活動のような中枢神経系機序が痛みの重要な要因になるが，仮病ヒステリーや転換性ヒステリーと診断されることがある。

現在，関連痛に関係した持続性の記憶と似た活動の神経機序に関する報告が出ている。ラットの後ろ足を障害すると同側の足だけではなく，対側の足でも痛みに対する感受性が長期間上昇する(痛覚過敏)。驚くべきことに，対側の足にみられる痛覚過敏は損傷された領域の神経すべてを完全に切除した後にも続く。このことは，持続する痛覚過敏は中枢神経系の異常な活動に依存することを明確に示している。このような中枢神経活動の変化は受傷後数週間以上続くとする報告もある。全身麻酔に加えて硬膜外ブロックを受けた外科患者では，全身麻酔のみで外科的治療を受けた患者に比べ回復中や回復後に痛みや痛みに関連した合併症が有意に減少することを示すデータも増えている。

過剰刺激による無痛

誘発点への短持続性の局所麻酔薬によるブロックは，顔面痛や内臓痛などの痛みをしばしば長期間，時には長く緩和させることはよく知られている。驚くべきことに，電気刺激，鍼術，冷罨法，生理食塩水注入による誘発点への短期集中刺激はしばしば，顔面痛や内臓痛のいくつかの病型で長時間痛みを緩和させる。この種の痛みの緩和は，一般的には「**過剰刺激性無**

痛」と呼ばれ，痛みの調節としてよく用いられる最古の治療法の1つである．時にこれは「**逆刺激治療**」として知られ，身体の一部に用いられる唐辛子膏，アイスカップ，ホットカップ，水膨れ薬のような民間療法もある．

遠隔の誘発点(鍼術点)の短期集中刺激による痛みの緩和は「関門制御説」によって生理学的に説明できる．合理的な説明としては，痛み信号系の伝達に強い抑制をかけることが知られる脳幹領域が関与すると推測するものである．「**中枢偏向機序**」，「**び漫性有害抑制性制御**」と呼ばれる下行性制御は，身体の広い範囲から入力を受け，脊髄の広範な部分に投射する．経皮性電気的神経刺激や，小神経線維を賦活化する他の刺激によって特定の神経と組織が刺激されると，中枢偏向機序への入力が増加し，選択された身体領域からの痛み信号が入る門が閉じられる．

この仮説には根拠がある．行動学的に無痛が起こる脳幹領域の直接的電気刺激は「関門制御説」機序に関与する後角細胞への神経インパルスの伝達を抑制する．さらに，無痛を生じる脳幹領域はモルヒネに対する高感受性があり，刺激効果はナロキソンのような麻薬拮抗薬によってとくに減弱する．ナロキソンが経皮性電気的刺激や鍼術の無痛効果を減弱させるという事実は，強度の刺激が脳幹の無痛を起こす領域を通して神経性フィードバック回路を賦活化するという仮説と一致する．

中枢性パターン発生機序

痛みにおける相互作用的な感覚要因と心理的要因の複雑さとその管理は，脊髄損傷による対麻痺の慢性の幻肢体の疼痛の研究によって注目された．MelzackとLoeserは，胸髄や腰髄レベルで全脊髄切断を受けた患者がその後も腹部，鼠径部，下肢に著しい痛みを感じていると報告した．病変の完全性は損傷組織の外科的摘出時に視覚的に確認され，また損傷組織が生み出した神経の衝撃が脳に達しないように行った節性脊髄索切除術(脊髄の全切片摘出)によって確かめられた．しかし，痛みは常に幻肢体の一定した部位に感じられ，しばしば灼けるような，押し潰されるような，引きつねられるような感覚として表現される．交感神経節は，下肢からの神経インパルスの唯一の経路であるため何人かの患者ではブロックされたが，痛みに効かなかった．

中胸髄レベルより上の脊髄に入る下腹部や，下肢からの感覚入力に関する解剖学的基盤は失われているので，その全切断以下のレベルからの末梢性の入力はこの患者の痛みの原因ではない．患者の多くは対麻痺という身体的状況によってかなり抑うつ的になるが，痛みが抑うつや神経症によって起こるという証拠はない．臨床的データをもとに，MelzackとLoeserは，求心路遮断後の中枢神経への入力の消失が痛みの発生に重要な役割を担っていると述べた．

中枢神経の活動への求心路遮断の影響は，いくつかの状況で研究された．LoeserとWardは，ネコの後根のいくつかを切断することによって，根切断後180日間も続く後角細胞の異常発火が生じたと報告した．さらに，正常な根近くに流れる単一の衝撃波は数100 msec続く長い発火を起こす．求心路遮断後のネコの脊髄で観察された異常な発火パターンは人間でも観察された．

以上の観察によって，MelzackとLoeserはこれら臨床的データを説明する痛みの概念を提唱した．彼らは，脊髄や脳の多くのレベルにある神経プールは「**パターン発生機序**」として作用すると提唱した．対麻痺患者ではこの機序が脊髄切断や切除レベルより高位に存在している．パターン発生に応じるこれらの領域は，感覚入力の正確な局在，すなわち痛みの感覚次元と同様に身体図式を提供する神経領域に関する脳の領域に投射すると考えられる．

中枢性パターン発生機序の概念は，感覚神経の変性，後根病変，脊髄損傷によって特徴づけられる痛みの原因の説明をするものといえよう．神経痛，灼熱痛，幻肢痛の多くは神経損傷に関連する．

Katzは幻肢にみられる「**痛みの記憶**」について報告した．すなわち，幻肢感覚は切断前に肢が体験した体性感覚の事象に似ている．この体性感覚の記憶は主として切断前に苦しんだ病巣や，切断時近辺に体験した痛みの複製であり，切断前の痛みと同質の感覚を有すると表現される．痛みを体験した患者は生々しく表現できるような現実的な痛みを感じ，この体験は早期の痛みの単なる認知的想起ではないとKatzは主張した．体性感覚記憶として報告されたものには皮膚病変，深部組織損傷，骨や関節の痛み，切断前に痛みを感じた姿勢がある．これらの所見は十分な強度と持続時間を伴った体性感覚入力であれば，中枢神経組織のなかで長期的な変化を起こすことができることを示した．

これらのデータは最近，動物研究によっても証明された．ラットの末梢神経切断術では，切断時点で鈍感な足の遠位部を噛んだり搔く自己断節が続いて起こる．自己断節は脱神経された

肢に関連した異常感覚に対する応答の1つであることが明らかにされた。いくつかの研究は,足が神経切断前に損傷されると,自己断節の時期がさらに早くなることが判明した。また神経切断前の坐骨神経への電気的刺激は自己断節の頻度を有意に増加させ,そのパターンを変化させた。この結果は,神経切断前に坐骨神経刺激によって起こる中枢性興奮は体性感覚性の痛覚記憶として中枢神経組織の中に記憶されることを示している。この結果は切断前の疼痛部の持続を特徴とする幻肢痛を訴える切断患者の報告を裏づけるものである。

【文献】

Coderre, T. J., Katz, J., Vaccarino, A. L., & Melzack, R. (1992). Contribution of central neuroplasticity to pathological pain: review of clinical and experimental evidence. *Pain*, 52, 259–85.

Katz, J., & Melzack, R. (1990). Pain "memories" in phantom limbs: review and clinical observations. *Pain*, 43, 319–36.

Katz, J., Vaccarino, A. L., Coderre, T. J., & Melzack, R. (1991). Injury prior to neurectomy alters the pattern of autotomy in rats. *Anesthesiology*, 75, 876–83.

Melzack, R., & Wall, P. D. (1988). *The Challenge of pain*, 2nd edn. London: Penguin.

Wall, P. D., & Melzack, R. (1994). *Textbook of pain*, 3rd edn. Edinburgh: Churchill Livingstone.

Ronald Melzack

paliacousia　反復聴覚

会話中に話し言葉や文章が反復して聞こえる複雑な聴覚性の言語性幻覚。ある考えが何度も繰り返して「聞こえる」幻覚症状に似ているが,反復聴覚で反復幻覚の内容を形成しているのは客観的刺激である。ほとんどすべての聴覚性の幻覚が皮質病変と関連するように,反復聴覚もてんかんの徴候であり,病変部位はほとんどが側頭葉性で,左側病変の頻度が高い。

palilalia　同語反復(パリラリア)

時に *pallilalia* とも呼ばれる。同語反復はまれな発話障害で,1つの句が速度を増して反復する。パーキンソン病(Parkinson's disease*)の一般的な症候の集合体であるパーキンソン症状に伴ってみられる。この用語は時に1つの単語の保続的反復に対しても用いられ〔句の反復には反響言語(echolalia*)が用いられる〕,言語間代は最終音節の反復に対して用いられる。これらの用語が使用される場合,単に言語の高次の運動の産生障害を記述的に示しているにすぎない。

paliopsia　反復視

変形視(metamorphopsia*)のまれな病型で,刺激物が除去された後も視覚的な幻影が再び出現する視覚性の保続が起こる。患者が目前を通り過ぎた人物を再び同様に目撃したり,見慣れた物体や見たばかりの物体が患者の前を再度移動するのが患者に見えるとする報告がある。この現象の病巣は通常頭頂葉か側頭葉と後頭葉との境界部であるが,左側,右側あるいは両側の損傷でも起こる。視覚失認(agnosia*)のように視野欠損(visual field defects*)を伴うことがある。

palmomental reflex　手掌頤反射

患者の手掌を擦ったり,なでることによって誘発される反射で,下顎角付近で頤筋の単収縮が起こる。異常皮膚反射の1つで,反射のみられる対側の上位運動ニューロンの病変によって起こる。認知機能の低下に伴った痴呆(認知症)の初期症状として出現する。同様の遺残的反射の抑制の消失によって,**前頭葉解放徴候**が発現するが,手掌頤反射はその1つとみられる。

palsy　麻痺

完全麻痺(paralysis)の古い用語。パーキンソンの名がついた彼の最初の記載が「振戦麻痺」であったように,麻痺という用語は,他の運動障害を包括する意味で用いられた。

最近もそのまま用いられる用語として**進行性核上性麻痺(スティール・リチャードソン症候群)**があり,眼球障害,運動障害,精神症状を伴う進行性の神経疾患である。眼球症状には外眼筋運動の麻痺があり,視線が中心部に固定され,運動徴候は頸部,体幹,四肢の広範な筋強剛がみられる。共通の症状に構音障害(dysarthria*)があり,臨床像全体は大脳基底核(basal ganglia*),脳幹(brain stem*),小脳(cerebellum*)の病変によって起こり,大脳皮質はほとんど障害されない。発症は通常50歳以後で,かなり急速に進行し,死に至る。

進行性核上性麻痺は皮質下性痴呆(認知症,dementia*)であるため,認知機能の変化は精神運動遅滞と全体的な思考の緩徐化が特徴で,患者は十分な時間と動機が与えられれば,多くの場合,正確に知的課題を行える。記憶に対す

る明らかな影響は勇気づけや想起に極端に時間をかけることで減少する。失語の障害，特殊な失行や失認はめったにみられないが，他の高次の抽象的過程が障害されることがある。人格や情動の変化がみられ，怒りの発作，場にそぐわない笑いや泣きがみられる。他の皮質下性痴呆，例えばパーキンソン病（Parkinson's disease*）やハンチントン病（Huntington's disease*）の知的障害との関連性は明らかで，いずれの場合も認知機能障害が起こるのに大脳皮質が一次的に障害される必要がないことを示す。

panencephalitis　全脳炎

正確には**亜急性硬化性全脳炎**（SSPE）で，**封入体脳炎**などとも呼ばれ，ふつう10歳以前の小児にみられる脳炎（encephalitis*）の特殊型。一般的には通常と異なった早い年齢で麻疹に罹患するとみられる。6カ月までの病気の経過中に3段階の病状があり，最初にやや知的障害を伴った気分の変調が起こり，次に無動無言，不随意運動，最後に除皮質状態がみられる。状態は軽度であまり重度にはならないこともあるが，全部ではないにせよ大部分は死に至る。神経心理学者にとって本症の重要な点は，認知と気分障害が初期症状にみられる点である。

Papez circuit　パーペッツ回路

1937年James W. Papezによって初めて報告されたパーペッツ回路には辺縁系（limbic system*）を構成する多くの要素が含まれている。この回路を構成する線維連絡の輪は視床（thalamus*）に始まり，帯状回（cingulate gyrus*），嗅内野皮質（entorhinal cortex*），海馬（hippocampus*），中隔領域（septal area*），視床下部（hypothalamus*），乳頭体（mammillary bodies*）を経由して視床に戻る。Papezはこの回路を「**情動の流れ**」と命名した。他の構造も情動機能に関与していることが明らかにされた現在でも，パーペッツ回路は情動経験の主要な機能成分と考えられる。

paracusia　錯聴

器質的基盤を有する聴覚性錯覚のあらゆる型のこと。聴覚性錯覚は視覚様式の変形視（metamorphopsias*）に似ており，音が正常より小さくあるいは大きく聞こえ，近くにあるいは遠くに聞こえたり，リズムと音色が変化し，奇妙な性質を有し，保続が起こる。このような感覚性錯覚と視覚性・聴覚性障害が伴うが，とくに薬物誘発性の中毒状態やてんかん発作に伴発するのが一般的である。まれにこれらの聴覚性変化が一時的でなく知覚の比較的持続する変容がみられ，例えば真の失音楽との鑑別が困難となる。

parageusia　錯味

味覚の障害であり，多くのものが同じように不快に感じられる。この現象はいまだ詳しく解明されていないが，鉤の障害と関連が示唆される。

paragrammatism　錯文法

言語表出の文法的構成が不正確なこと。文法的誤りが言語表出の一次的な障害の一部として起こるが，話し言葉の運動障害が顕著なため，錯文法が軽視されたり気づかれないことがある。感覚性失語（aphasia*）の患者でもみられるが，この場合の錯文法は意味関連の混乱によって起こると考えられる。この患者では言語表出は流暢で言語の文節も正確だが，分節の組立てが不十分で異常な意味的な置換が起こり，それらが一緒になって錯文法という異常な文法的な語句配列構造を示す。

paragraphia　錯書

失書（agraphia*）の症状である書き言葉の障害。正確には**字性錯書**であるが，これらの錯書は，書字障害の主な特徴で，書記素の省略，変形，追加，置換がみられる。個々の書記素を正しく書くことは保たれている。同様の誤りは，患者がタイプを打つときにもみられる。この用語は患者が紙の片側にしか字を書かない場合やキーボードの片側のキーでしかタイプを打たない無視の症例や，書字産生に際して単語が保続するときにも用いられる。したがって，この用語は単に書字の誤りを意味するに過ぎない。

paralexia　錯読

読みの障害。言語の受容に問題があり，話し言葉の理解が高度に障害された患者は，声を出して読むときに多数の錯読性の誤りを犯す。錯読は字性失読でもみられ，この場合は，個々の文字を読むことはできないが，単語を読む能力は比較的よく保たれている。錯読の頻度は単語の文法上の種類に関連し，基礎にある読字障害（dyslexia*）の型によって意味性錯読や視覚性錯読が起こる。

paralysis of gaze　注視麻痺

精神性注視麻痺（psychic paralysis of gaze）

が本来の名称で，固視点より意図的に視線を移すことができない症状であるが，現在では一般的にバリント症候群(Bálint's syndrome*)と呼ばれる。この症候群では注視の障害は，視覚性運動失調(optic ataxia*)や視覚性注意障害と関連づけられている。

paraparesis　不全対麻痺

両下肢の不完全な麻痺。対麻痺(paraplegia)は，厳密に両下肢の完全な麻痺であるが，不全対麻痺はしばしば曖昧なかたちで不完全な両下肢の麻痺にも用いられる。incomplete paraplegia とも呼ばれる。

paraphasia　錯語

発話しようとするときに，意図しない音節，単語，句が出る症状。しかし，結果として話し言葉は話された言語として規則的であり，構音も正確である。錯語の誤りは，一般的には意図した音節や単語に音が似ている音韻的なものや，意図した単語や句に意味が似ている意味的なものがある。しかし，他の錯語の誤りもある。

本来，錯語は流暢性失語(aphasia*)で出現することが多いが，軽いブローカ失語でも同様に出現する。ブローカ失語では一般的に音素的な誤りが特徴である。

parapraxia　錯行

随意運動を行おうとするときに意図しない運動がみられる症状。このような運動は意図された動きではない場合には円滑に行われる。錯行と意図した運動との関連は十分解明されてはいないが，錯行の発現が真の失行(apraxia*)の決定的特徴であると考える研究者もいる。

paratonia　パラトニー

抵抗症(Gegenhalten*)の項を参照

paresthesia　パレステジー

感覚の異常で，paraesthesia とも呼ばれる。感覚の完全消失が感覚消失(anesthesia)であるのに対し，パレステジーはふつうはそれに至らない部分の感覚消失である。しかし，この用語は正常な感覚の低下に帰することのできない痛みのような異常感覚に対しても用いられる。皮質病変に伴う一時的な現象はごく一般的に報告されるが，持続性の主観的感覚障害はまれである。一時的な主観的感覚障害はしばしば発作性の性質で片頭痛や，てんかん(epilepsy*)に伴って起こる。てんかんの一型であるジャクソン感覚マーチは特徴のあるパレステジーの特殊型である。

parietal lobe　頭頂葉

Critchley(1953)は古典的な著作の中で，頭頂葉は，「便宜的に区別された脳領野」であり，境界を区別する生来の指標を欠き，「狭義の生理機能」と同一視されない点を強調した。さらに，彼は頭頂骨に接していることに由来する「頭頂葉」という用語は，英国の解剖学講義では1870年代後期まで用いられなかったと指摘し，「機能的な単位としての三次元的な側頭・頭頂・後頭領域」を含むより適切な用語に置き換えられるであろうと述べた。Critchleyの論点は，大脳の後半部に機能的なサブユニットを区別することができても，それらのいずれも解剖学的に定義された頭頂葉とは一致せず，抽象的な解剖学的境界は機能的に意味がないというものである。

このように人間の頭頂葉前方の境界は，中心溝によって脳表面に明確に示されるが，頭頂葉と後頭葉を区分する後方の解剖学的な指標や，外側溝の後方で頭頂葉と側頭葉を区別する下方の解剖学的な指標は存在しない。これらの境界は，外側溝の後端を後方に水平に伸ばして脳下面の小さな陥凹である錐体圧痕から垂直に立てた線との交点をとり，そこと頭頂-後頭溝の上縁とを結ぶ仮想上の線によって分けられる。内側面では逆に，頭頂-後頭溝が頭頂葉の後縁を示すが，前方と下方の境界ははっきりしない。これらの境界に囲まれた領域は大脳皮質の約1/5を占めるが，3つの部分に分けられる。中心溝のすぐ後方に位置している中心後回，中心溝の後方で頭頂間溝の下方に位置する下頭頂小葉，その上方に位置する上頭頂小葉の3つである。後二者は時に一括して後方頭頂葉と呼ばれる。中心後回はブロードマン3野，1野，2野よりなり，その大部分は反対側の身体の感覚受容野と接続するニューロンから構成される。この部位は，一次感覚野，すなわち感覚皮質とされ，触覚と運動覚が身体図式に従って表象される。

頭頂葉後部の解剖学的な分類は人間の部位の発達を反映し，人間とサルでは異なる。いずれの種とも上頭頂小葉はブロードマン5野を含み，主に体性感覚の入力を受容し，感覚連合野として機能する。人間では上頭頂小葉は通常，より広範なブロードマン7野を含むとされるが，この部位はサルでは時として下頭頂小葉に

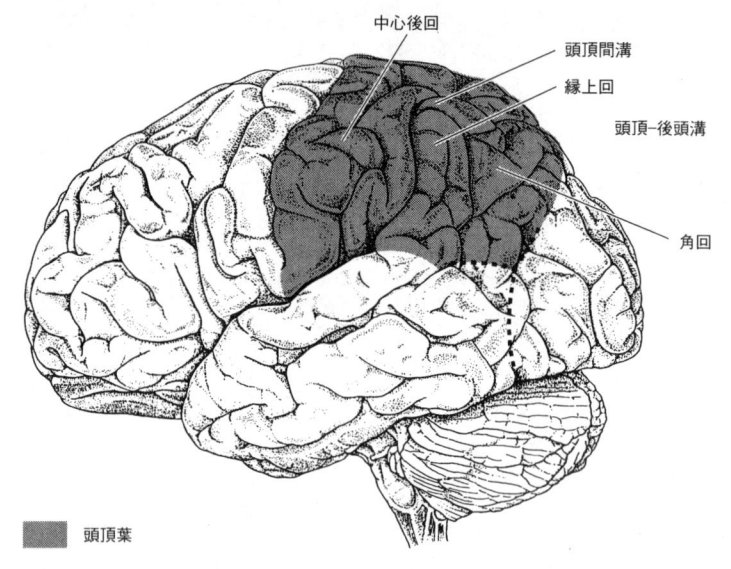

図の各部ラベル:
- 中心後回
- 頭頂間溝
- 縁上回
- 頭頂-後頭溝
- 角回
- 頭頂葉
- ----- 外表面における頭頂葉の後方と下方の人為的境界

図 55 頭頂葉(黒い部分)の外表面の後方と下方の人為的境界を示す

含まれる。ブロードマン7野には視覚と触覚入力に反応し，眼入力や頭の位置によらず，注意によって調節される空間の位置をコード化するニューロンが存在する。これらのニューロンは選択的な注意，空間地図手の到達運動と眼球運動に関連している。

人間では下頭頂小葉は角回と縁上回によって構成され，ブロードマン39野・40野のほとんどを含んでいる。これらはサルの脳では明らかではない。頭頂葉のこの部位は，人間のみに存在するとはいえないまでも，人間以外の動物種よりもはるかに発達し，人間の言語機能と半球優位に関係すると考えられる。下頭頂小葉は前方でウェルニッケ野と融合し，外側溝後端を囲むこの領域は後方言語領域を構成する。この領域は外側溝上縁の頭頂弁蓋を含むが，解剖学的に左右非対称性が最も顕著な部位であるとされ，左半球損傷と右半球損傷では非常に異なった症状を示す部位である。

頭頂葉損傷は，視覚に誘導される行動の調節に影響を及ぼすが，これは頭頂葉の位置とそれによって成立する生理過程の機能をよく反映している。頭頂葉は大脳の中でも主として感覚機能をもつ後半分の中に位置し，他の3つの脳葉と接し，辺縁系とも接する。このことから頭頂葉は，視覚的な行動の調節や異なる感覚モダリティによる空間的情報の統合に最適な場所に位置し，頭頂葉のニューロンはそのような役割に適している。言語理解，書字，読字などの多種モダリティの言語活動と関係する点で，言語と関連した頭頂葉機能さえも主として感覚的(少なくとも受容的)であり，統合的であるといえよう。

両側頭頂葉の損傷により，視覚刺激への到達障害，新しい目標に対する視線の定位障害，周辺視野の注意障害など，バリント症候群(Bálint's syndrome*)を構成する障害や視覚性見当識障害など，視覚に誘導された行為の重度の障害が起こる。また両側性の障害によって距離判断の障害や視覚刺激の相対的位置の判断の障害が起こる。例えば，分散した複数の物体を数えることができない障害，同時に2つの視覚刺激を認知できず，複雑な情景の個々の要素を認知できない視覚性同時認知障害，道に迷う地誌的障害などである。これらの障害は外傷，中大脳動脈と後大脳動脈の境界領域の梗塞や後大脳動脈流域の損傷によって起こることが多い。時には皮質盲からの回復過程でみられることもある。このような損傷部位は決まったパターンではないので，これらの障害が両側性損傷のかたちで常にみられるわけではなく，多くの場合，一側性損傷によって反対側の空間でのみ障

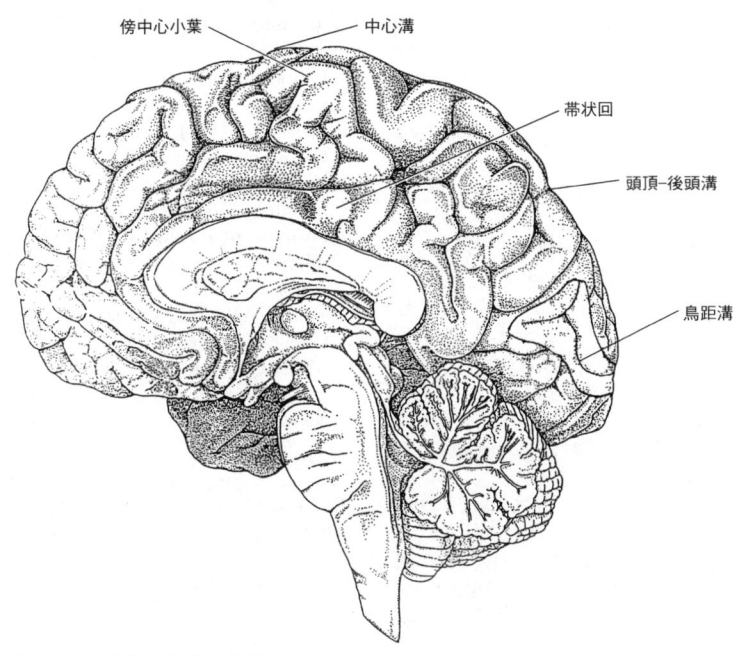

図56 頭頂葉の境界の指標

害が起こる。より一般的な構成失行(constructional apraxia*, すなわち幾何学図形の模写と積木の構成能力の障害)は，左右どちらの一側性頭頂葉損傷でも出現するが，右すなわち非優位半球の損傷のほうが頻度も高く，重症である。

右頭頂葉病変に構成失行が出現することが多いという事実は，右半球が視空間性の認知に特殊化した能力を有するためである。右頭頂葉はとくに空間認知に対して特殊化している。おそらくこれは，後頭-頭頂経路をたどる"where"に関する情報と，側頭葉に伝達される"what"に関する情報を分析する皮質性視覚システムの分化によるものであろう。したがって，右頭頂葉は，空間的な位置関係，空間的な思考，外的空間のモダリティを超えた表象などに関して，いくつかの段階で主導的な役割を果たしている。

このように，空間失認や迷路学習・空間心的回転課題などの空間的思考を要する課題の成績の低下は，右頭頂葉の障害を強く示唆している。右側頭-後頭部や頭頂-側頭-後頭部の病巣は，左半球でいえば後方言語領域の損傷に相当するが，視覚的閉合，地と図の弁別，物体の認知，顔の認知(face recognition*)など，視覚と関連した他の刺激受容の障害と関係する。右半球損傷後の左半側空間無視(neglect*)は，左半球損傷後の右半側空間無視と比較して高頻度かつ症状も重度だが，これは空間的表象，さらにはおそらくは注意(attention*)についても右半球の優位性を示すものであろう。といっても，半側空間無視の責任病巣が，必ずしも頭頂葉であるわけではない。

優位半球，通常は左半球の頭頂葉後部病変によって患者自身の身体に関する空間的表象が障害される。この種の障害は，身体図式化の障害として(自己身体部位失認というまれな症候群，[autotopagnosia(字義どおりには，「**自分自身の身体部位を意識できないこと**」)])記述され，左右識別障害(right-left disorientation*)，手指失認(finger agnosia*)を含む。後二者は，失算(acalculia*)，失書(dysgraphia*)と合わせてゲルストマン症候群(Gerstmann syndrome*)と呼ぶ。この4つのゲルストマン症候が実際に共存し，真の症候群なのかははっきりしていないが，それら個々の症状は左下頭頂小葉，とくに角回周辺領域と関係するという点で一致している。優位半球の頭頂葉損傷では，失行(apraxia*)，失書(右片麻痺の失語患者が非利き手で字を書こうとする際に経験する単なる

運動麻痺とは異なる症状)や,ある種の失読(dyslexia*)が起こる。流暢性ではあるが空虚な錯語の多い発話と理解障害を特徴とする失語(aphasia*)の責任病巣は,優位側の下頭頂小葉を含むことが多い。とくに伝導性失語は角回や皮質下の弓状束と特異的に関連づけられ,超皮質性感覚性失語の責任病巣は頭頂-側頭接合部を巻き込んでいる。しかし,これらはおそらく例外的な存在であり,流暢性失語に対する頭頂葉領域の役割を頭頂葉以外の領域と分離するよりも,両者をまとめて後方言語領域として全体を1つに扱うべきであろう。

 以上をまとめると,頭頂葉には比較的別個に機能する領域がある。体性感覚皮質と,眼と手の協調運動,視覚皮質と体性感覚皮質からの情報を統合する視覚的探索機能,個人内空間と個人外空間を表象する半球優位性をもつ下位機構,さらに左脳では言語(とくに視覚化された言語)機能と,右脳では高次の知覚機能を処理する半球優位性をもつ機能単位の一部などに関する下位領域を含んでいる。これらの機能がある程度の共通性をもつことから,側頭-後頭-頭頂部を1つの機能単位としてとらえるCritchleyの指摘に同意することができる。しかし,この領域は相互に関係し,結合している機能単位の集合であり,これらの機能の一部は頭頂葉内,また一部は頭頂葉外に存在し,さらに一部は伝統的な脳葉の枠を越えて存在すると考えるほうが適切であろう。

【文献】

Andersen, R. A. (1987). Inferior parietal lobe function in spatial perception and visuomotor integration. In V. B. Mountcastle, F. Plum, & S. R. Geiger (Eds), *Handbook of physiology* (pp. 483–518). Bethesda, MD: American Physiological Society.

Carpenter, M. B. (1991). *Core text of neuroanatomy*, 4th edn. Baltimore, MD: Williams & Wilkins.

Colby, C. L., Duhamel, J. E., & Goldberg, M. E. (1993). The analysis of visual space by the lateral intraparietal area of the monkey: the role of extraretinal signals. *Progress in Brain Research*, 95, 307–16.

Critchley, M. (1953). *The parietal lobes*. London: Edward Arnold.

De Renzi, E. (1982). *Disorders of space exploration and cognition*. Chichester: Wiley.

Mesulam, M.-M. (1985). *Principles of behavioral neurology*. Philadelphia: Davis.

Newcombe, F. G., & Ratcliff, G. (1989). Disorders of visuospatial analysis. In F. Boller & J. Grafman (Eds), *Handbook of neuropsychology*, Vol. 2 (pp. 333–56). Amsterdam: Elsevier.

Paillard, J. (1991). *Brain and space*. Oxford: Oxford University Press.

Petersen, S. E., Corbetta, M., Miezin, F. M., & Shulman, G. L. (1994). PET studies of parietal involvement in spatial attention: comparison of different task types. *Canadian Journal of Psychology*, 48, 319–38.

Ratcliff, G. (1982). Disturbances of spatial orientation associated with cerebral lesions. In M. Potegal (Ed.), *Spatial abilities: Development and physiological foundations* (pp. 301–31). New York: Academic Press.

G. Ratcliff

Parkinson's disease　パーキンソン病

 振戦麻痺としても知られ,錐体外路系に影響を与える脳の変性疾患。進行性の振戦,運動緩慢,筋強剛を主な特徴する。パーキンソン病の有病率(パーキンソン病患者数/全人口)は,人口10万人に対し,84〜187人と推定されている。中脳にある黒質変性に伴い線条体のドパミンの減少によって,これらの患者にみられる運動障害や認知機能障害が説明される。パーキンソン病には,黒質線条体ドパミン作動性の損傷以外にも,中間皮質-辺縁系ドパミン作動性,皮質下-皮質セロトニン作動性,ノルアドレナリン作動性やコリン作動性の投射系にまで損傷が起こる。後者の投射系の損傷によって認知障害が起こる。

 大脳基底核(basal ganglia*)は,背側線条体(被殻と尾状核)と線条体の周辺部位(中隔側坐核と嗅結節),淡蒼球からなるが,パーキンソン病では大脳基底核のすべての部位が等しく損傷されるわけではない。

 Alexanderら(1990)によると,大脳基底核は5本の平行した機能的にも異なるループによって,前頭葉のそれぞれ異なる部位と連絡する。このループが運動制御,認知,眼球運動の制御,情動に影響を与える基質と考えられ,パーキンソン病では特異的にこれらのループの機能が障害され,とくに「**運動ループ**」が最も強く障害を受けると考えられる。

 運動障害はドパミン作動系によって改善するが認知障害は改善しない。初期パーキンソン病患者のほとんどはドパミン作動薬の補充療法に持続的に反応するが,病気の進行により治療効果はみられなくなる。患者が"on"(薬物によっ

て調節されている状態)と"off"(薬物によって十分調節されていない状態)の間を移行する場合は，変動と定義される。"off"状態のとき，パーキンソン病患者は自由に動くことができず，振戦，発声不全，筋強剛が起こる。

　この疾患の報告は1817年，Parkinsonによって初めて行われた。患者6例中1人に抑うつを認めたが，認知障害は報告されていない。パーキンソン病による知的変化が初めて記述されたのは1860年代である。Charcotはパーキンソン病の末期にのみこのような知的障害が起こると考えた。近年になって，パーキンソン病の認知問題が注意深く研究され始め(Dubois et al, 1991)，現代では知的障害はパーキンソン病の1つの側面として認識されている。しかし，知的障害の発生率・重症度や特徴についてはいまだに明確ではない。またパーキンソン病患者は記憶，視空間能力，実行機能の側面が同時か，独立して影響を受ける。神経心理学的な評価では，パーキンソン病は3つに分類される。①行動面にまったく問題のない患者，②選択的な能力の障害がみられる患者，③痴呆(認知症，dementia*)がみられる患者である。しかし，特定のグループに振り分ける危険因子が何であり，進行の過程でどのような患者が所属するグループの変更を来しやすいのか，などの疑問に答える確かなデータは存在しない。

　感情障害(とくにうつ病)は，パーキンソン病患者に一般的にみられる症状であるが，有病率は20〜90%とデータはさまざまである。このばらつきは，評価方法の違いによると考えられる。研究者のおおよその意見では40%ぐらいで，軽症うつ病，重症うつ病はほぼ同じぐらいの割合で起こる。

　ほとんどの研究が(治療を受けていない患者も含めて)，運動機能障害は認知障害との相関を示さないことから，双方の障害には，それぞれ異なる機序が存在すると考えられる。パーキンソン病に伴う選択的な認知障害と広範な認知障害を特徴づけるには，その経過と治療に対し深い理解が必要である。

選択的障害

　実行機能には推論，問題解決，計画，概念形成，構えの移行，社会的認知が含まれる。これらの機能は，前頭葉の損傷によって障害されることが知られている。実行機能の障害は，痴呆のないパーキンソン病患者にもみられる。ロンドン塔課題やトロント塔課題では規則に従っていくつかのディスクを動かし，初期状態から目標とする状態を作ることが要求される。課題遂行に要した時間はコンピュータによって記録され，課題を行う前にいくらか計画を練る時間が許されている。パーキンソン病患者の計画と実行の障害は，トロント塔課題を行う際に規則を破る回数の多さや，ロンドン塔課題遂行に要する計画時間の延長にみることができる。パーキンソン病患者はまた，概念の形成にも困難を示す。ウィスコンシン・カード分類テスト(WCST)では，被検者は提示された何枚かのカードをその場に合った1つのカテゴリー(色，形，数)に従って分類する。被検者はこのときのカテゴリーは検者からのフィードバックから推測しなければならない。推測することのできたカテゴリーの合計が概念形成能力を反映している。パーキンソン病患者は一般的に対照群と比較し達成カテゴリー数が少ない。この障害も発症後早期からみられる。

　パーキンソン病の患者は概念の形成と同様に，形成された概念の移行にも障害を示す。この種の障害はウィスコンシン・カード分類テストやトレイル・メイキングテスト(Trail Making Test)(part Aに比べてpart Bが障害を反映しやすい)，ストループテストによってとらえることができる。トレイル・メイキングテストをパーキンソン病患者に施行すると，part A(数字だけを組み合わせる)に比べてpart B(数字と文字を交互に組み合わせる)がより時間がかかり，誤りも多い。この認知障害も発症後早期から認められる。ストループテストでは，被検者は，まず色名を見て音読し，次に色を見て色名を呼称する。最後に，意味する色と異なる色で書かれた文字が提示され，文字の色を答えることが要求される。つまり，第三の条件では，文字の色を答えるために，文字を読むという行為を抑制しなければならない。パーキンソン病患者は，この第三条件のみがうまく遂行できない。これらの障害を示す患者は，注意の配分に問題があることが多い。

　パーキンソン病患者は，出来事を順番どおり思い出すこともできない。この種の障害は，単語リスト記憶課題や，話の順序に従って絵を並べる課題で明らかになる。パーキンソン病患者は発話の開始や流暢性も損なわれ，音韻や意味を用いた流暢性テストによって明らかにされ，保続による誤りがさまざまな課題を通してみられる。

　まとめると，初期で痴呆のみられないパーキンソン病患者でも実行機能の障害を示す可能性がある。しかし，この種の障害がどの程度の頻度で出現するのか，また病気の進行に伴って実

行機能障害も進行するのかなどの点は明らかではない。

パーキンソン病患者にみられる「**実行機能**」障害の原因は，線条体-視床-皮質回路の遮断によって二次的に起こる求心性神経興奮遮断作用によるものか，前脳基底部の病変によるまだ明らかではない皮質経路の遮断の結果の2つの可能性が考えられた。

BrownとMarsden(1990)は，上述の実行機能障害の説明を試みた。彼らは，パーキンソン病患者にストループテストを行い，課題遂行に役立つ**外的**手がかりを与えた群と，何の手がかりも与えない群を設けた。この結果，パーキンソン病患者は手がかりが与えられた場合は障害されないが，与えられない場合課題遂行が障害されることが明らかにされた。このように，自ら**内的**手がかりを探し出すような能力の欠如は，「実行機能」を測定する他の課題でも認められた。例えば，内的スキーマの継続的な活動を必要とする概念の形成や概念維持の課題が挙げられる。BrownとMarsdenはこの結果から，パーキンソン病患者では中枢処理資源の減少により，内的に発生する管理スキーマの障害が起こると考えた。この「理論」の弱点は，一般的な言いかたではあるが，反証となる症例を検証することが難しい点であろう。

記憶障害

データ駆動型で貯蔵量に限界がある**短期記憶**は，痴呆のみられないパーキンソン病患者では維持されていることが，数唱やブロックタッピング課題の成績によって実証された。しかし，高齢のパーキンソン病患者は，短期記憶に情報を保持し，検索するのに時間がかかるようになった。これはスタンバーグ記憶走査課題の成績から指摘された。さらにパーキンソン病患者は，干渉課題のある遅延時間後の情報の再生がいっそう悪くなる（ブラウン・ピーターソン課題）。この干渉による再生の障害が完全な忘却によるものなのか，再生障害によるものなのかは明らかではない。この問題を解決するためには，再認と潜在的検索を同時に測定できるパラダイムを用いて再度検討する必要がある。

概念駆動型で大きな貯蔵力をもつ**長期記憶**は，顕在的にも潜在的にもアクセスすることができる。**顕在処理**は学習され，意識的回想を通してアクセスできる情報で，パーキンソン病患者にはこの顕在処理の障害がみられた。**生活史的な情報**や，**文脈に沿った情報**を貯蔵する長期記憶（単語対リストの学習によって測定するような記憶）は，パーキンソン病患者でとくに障害を受けやすい。患者は，物語のような意味的にまとまった対象でさえも覚えられないことがある。これに対し，パーキンソン病患者の再認能力は正常か正常に近い範囲で維持されており，符号化と貯蔵に関するプロセスは維持されていると考えられる。さらに再生の障害は，新たに学習した情報や新たに貯蔵された知識の検索が難しいという特徴がある。このような不自然な検索障害を説明するには，前頭葉機能障害との関連が考えられた。つまり，概念的な方略がうまく使えない現象は，前頭前野が担うと考えられる注意管理システムの障害によって説明できるからである。痴呆のあるパーキンソン病患者には，記銘，再生など広範な記憶障害がみられ，広い範囲での神経病変が原因と考えられる（以下を参照）。

潜在性記憶(implicit memory：意識性を介さない記憶)は，痴呆のないパーキンソン病患者を対象に研究が進められ，手続き記憶（繰り返し練習することによって運動技能を獲得する能力）や，プライミング現象（検査の前に，ある刺激を与えると，その後の検査の成績が一時的に上昇する現象。反応時間の短縮や，再認成績の向上によって測定される）が研究された。痴呆のないパーキンソン病患者では，潜在性記憶が障害されているという報告もあれば（不完全線画認知課題，トロント塔課題），障害はないとする報告もある（鏡像文字の読み，回転板追跡課題，プライミング）。手続き記憶（回転板追跡課題）もプライミング（単語完成課題）も，**痴呆のある**パーキンソン病患者では障害されていると考えられる。潜在性記憶検査は，痴呆のあるパーキンソン病患者とアルツハイマー病患者（手続き記憶は維持されている），ハンチントン病患者（言語性プライミングは維持されている）を臨床的に鑑別するための有益な方法であると考えられる。

視空間能力の障害は，当初からパーキンソン病患者の特徴と考えられてきた。Bollerら(1984)は，視空間能力を「空間のなかで対象の位置を正しく把握し，空間的な枠組みに統合し，それらの刺激を回転，変換するような心的操作を行う機能」と定義した。パーキンソン病患者の視空間能力については，視覚運動検査（複雑な身振り，複雑な図形の描画），視知覚検査（方向の判断，空間の直線の傾きの判断，パターンのトレーシングや構成，内的心像検査）の障害を報告した研究もあれば，空間的な関係，空間的概念の操作能力，左右判断，空間的な移動の判断，方向の予測，イメージ歩行検

査，心的回転，直線の傾きと角度の判断，視空間的な思考過程には障害はないとする研究もある。

上述した「**視空間能力**」の低下が，構えの移行や計画の障害に影響を与えているのか，また前頭前野機能障害との共通点とみなせるのかについて研究者は議論した。この仮説は，純粋な視空間課題と，視空間的構え移行課題や，視空間的計画課題を同時に用いることで検討された。その結果，パーキンソン病患者は構えの移行や計画のような「**実行**」機能の要素が含まれた視空間課題にのみ障害を示した。しかし，痴呆がみられるパーキンソン病患者の視空間能力障害は広範に認められることが多く，アルツハイマー病患者と同じくらい重度である。

精神緩慢(bradyphrenia)は思考緩慢とも呼ばれるが，パーキンソン病患者の基本的な特徴と考えられ，精神緩慢の初期の記述では，思考の開始，注意，警戒心の欠如を伴う心的無気力と表現された。多くの研究者が，情報処理のスピード，反応の実行，動作時間の3つを区別できるパラダイムを用いて，パーキンソン病患者の精神的遅延の定量化を試みたが，これらの研究は一般的にパーキンソン病患者の精神緩慢を示していない。パーキンソン病患者は，動作の開始や実行の遅延は認められたが，不思議なことに，選択反応時間はともかく，単純反応時間の障害はみられなかった。

パーキンソン病患者は**発話**も障害される。構音障害(dysarthria*：単語産生の際に構音が困難になる)は不完全な運動制御に関係し，失声(重度の声の消失)や，構音不能(anarthria*：構音機能の重度の障害)，声量の低下，不正確な構音，急語症(異常な早口)を含み，時に同語反復(palilalia*)がみられる。これに対して，痴呆の認められないパーキンソン病患者の**言語処理，言語理解**は正常で，時折，「**TOT**(tip-of-the-tongue)**現象**(喉まで出かかる現象)」がみられる程度である。パーキンソン病患者の軽い失名辞は，手がかりを与えることによって回復する。

痴呆(認知症)

パーキンソン病患者にみられる痴呆の発生率(全パーキンソン病患者のうち，痴呆が認められる患者の割合)は，一般人口に比べて高い(8〜93%)。パーセンテージのばらつきは，それぞれの研究における痴呆の評価基準が異なるためである。MMSE(Mini Mental State Examination)と，頻繁に用いられるDSM-IIIとDSM-III-R(Statistical Manual of Mental Disorders)では，痴呆の基準が大きく異なっている。MMSEでは成績が基準点以下かどうかによって操作的に痴呆を定義するが，DSM-IIIとDSMIII-Rでは，記憶障害に加えて，仕事や社会生活に支障を来す症状を意識障害を伴わずに1つ以上抱えている場合を痴呆とみなしている。BrownとMarsden(1987)はDSM-IIIの基準を用いた過去60年間の研究を集めてパーキンソン病患者の痴呆出現率を計算したところ，15〜20%という結果が出た。一方，Pillonら(1990)は運動異常症を伴う患者の痴呆を評価する場合には，操作的心理測定法の使用を支持した。これによるとMMSEのような心理測定法では，健常者の平均より2標準偏差以下の知能の場合，痴呆と定義する。DSM-III-Rの定義はアルツハイマー病患者には適しているが，パーキンソン病のように運動異常だけで仕事と(または)社会生活に支障がみられる疾患では，有効性が低い。心理測定法による定義を用いた研究では，パーキンソン病患者の痴呆の出現率は18%であるのに対し，アルツハイマー病患者は93%であった(Pillon et al, 1991)。この18%という結果はBrownとMarsden(1987)の結果と非常に近い。このように，パーキンソン病患者には発症の早期から選択的な神経心理学的障害が起こるが，そのうち，どのような患者が痴呆になるかという点はまだ明らかではない。

治療を受けていない患者の縦断的研究によれば，痴呆の出現率は，比較的早期に発症したパーキンソン病患者(<70歳)では8%にすぎなかったのに，高齢(70歳以上)になってから発症したパーキンソン病患者では32%であった。さらに3年後に同様の検査を行ったところ，前者は18%，後者は83%になっていた。この研究は，高齢で発症したパーキンソン病患者や，高齢のパーキンソン病患者が痴呆になる確率が高いことを示した。症状の進行に伴って知的機能が低下することも明らかにされた。

痴呆のないパーキンソン病患者の認知障害に関する研究では，言語，行為，認識能力は保たれているが，「**実行機能**」に障害がみられた。このような症状は「**皮質性**」痴呆に対し，「**皮質下性**」痴呆と呼ばれる。当初は進行性核上性麻痺の患者を記述するために，この皮質下性痴呆という言葉が用いられた。進行性核上性麻痺の患者は学習した知識の操作がうまくできず，忘れっぽいが健忘ではなく，情報処理が遅く，気分や人格の変化がみられる。しかし，パーキンソン病患者同様，言語，行為，認識能力は正常

である。

厳密に対照群と比較した研究によれば，痴呆のあるパーキンソン病患者と，パーキンソン病以外の痴呆患者間には言語，記憶，実行機能，視空間に関する能力の違いはほとんど認められなかった。これらの研究では，絶対的な違いというよりはむしろ相対的な違いが報告された。例えば，意味的，生活史的な言語性記憶，視空間性記憶の研究では，パーキンソン病患者よりアルツハイマー病患者で重度であるという研究もあれば，実行機能や視空間情報の抽出・推論の能力は，アルツハイマー病患者より，痴呆のあるパーキンソン病患者で重度であるという報告もある。

皮質性痴呆と皮質下性痴呆という分類は議論のあるところである。実際には「**皮質性**」痴呆にも皮質下の病変が含まれ，「**皮質下性**」痴呆にも皮質が含まれるからである。神経心理学的な区別も曖昧である。パーキンソン病の痴呆には，3つの神経病理学的過程が関係する。第一は，皮質-皮質下を結ぶドパミン・アセチルコリン・ノルアドレナリン経路の障害である。もう1つは，パーキンソン病とアルツハイマー病の合併する例の増加(2種類の変性疾患が同時に起こるか，一方の変性疾患にもう一方の変性疾患を続発する)である。第三の痴呆の原因は，患者がパーキンソン病と誤診されたパーキンソン症候群の場合(主として皮質性のレヴィ小体病で，頻度は少ないが多系統萎縮症と進行性核上性麻痺も考えられる)で，パーキンソニズムと認知的変化が同時に出現するため，時折，パーキンソン病との鑑別が困難になる。パーキンソン病を皮質下性痴呆とみなすかどうかに関する混乱はさておき，皮質性と皮質下性という分類は依然として臨床的に有用である。その理由は認知障害の**型**を基準に，アルツハイマー病に代表される「**皮質性**」痴呆から進行性核上性麻痺やハンチントン病を鑑別できるからである。

半側パーキンソニズムは症状が身体の片側に限定された場合をいう。この症状は発症初期にみられることが多く，この時期の認知障害は，大脳半球の片側機能を反映すると考えられる。右側パーキンソニズムの患者は，語の流暢性や数唱の超再生範囲学習のような言語性課題の成績が低下するという報告がある。左側パーキンソニズムの患者に対する研究結果は明らかではない。

方法論的な問題

パーキンソン病患者の神経心理学的研究を概観すると，その検査法に対するいくつかの**問題**点が浮上する。まず，痴呆をどのように定義するか，研究に参加した患者のうちどのくらいの割合で痴呆がみられるのかという問題がある。例えば，痴呆の研究でアルツハイマー病とパーキンソン病の群間の比較を行った場合，すべての被検者に対する痴呆のレベルは対照群と比較されていたか。選択的障害を比較した研究では，全般的な痴呆がみられる患者や知能の低い患者は排除されていたか。さらに，患者の年齢，発症年齢，発症後の期間は統制されていたのか。認知過程に焦点を当てた研究では，動作時間が結果を混乱させるとして，排除されていたか。認知検査の結果を解釈するとき，感情障害(例えばうつ病)による影響は考慮されていたか。患者は治療を受けていたか。その場合，患者はドパミン作動性の薬剤だけなのか，それとも認知に影響を与えうる他の抗パーキンソン病薬(例えば，コリン系拮抗薬)を併用していたか。

ドパミン作動薬による治療は時間を測定する課題の運動能力を改善するが，患者の認知能力にはわずかな影響を与えるのみである(上述した"off"状態のときにはパーキンソン病患者の言語流暢性や覚醒水準は低下し，選択反応時間は増加することが報告された)。高容量のドパミンも意識不鮮明や幻覚が起こり，課題遂行を妨げる。コリン系拮抗薬は痴呆のない患者の注意や記憶，実行機能をも低下させる。

結論

要約すると，研究者はパーキンソン病を3つに下位分類している。①正常な認知，②選択的な認知障害，③痴呆，の3つである。多くの場合，病気の進行に伴い神経心理学的な症状も進行するようであるが，すべての患者に当てはまるわけではない。さまざまな予測に立った長期にわたる神経心理学的な研究結果はまだ報告されていない。選択的な障害，例えば実行機能や記憶，視空間能力は大脳基底核-視床-前頭葉の病理に関与しているようだが，治療には結びつかない。高齢のパーキンソン病患者と発症が遅かったパーキンソン病患者は認知が重度に障害されると考えられる。認知障害と運動障害に関連はないことが明らかである。痴呆が認められるパーキンソン病患者とアルツハイマー病患者には，神経病理学的また神経化学的共通点がある。つまり，パーキンソン病とアルツハイマー病の間にみられる神経行動学的なパターンの違いは絶対的なものではなく，むしろ相対的なものと考えられる。神経心理学，神経化学，神経病理学を組み合わせ，十分に対照群と比較された縦断的研究によって，パーキンソン病に対す

るわれわれの知識はさらに深まるであろう。

【文献】
Alexander, G. E., Crutcher, M. D., & DeLong, M. R. (1990). Basal ganglia-thalamocortical circuits: parallel substrates for motor, oculomotor, "prefrontal" and "limbic" functions. In H. B. M. Uylings, C. G. Van Eden, J. P. C. De Bruin, M. A. Corner, & M. G. P. Feenstra (Eds), *The prefrontal cortex: its structure, function and pathology* (Progress in Brain Research, Vol. 85, pp. 119–44), Amsterdam: Elsevier.
Boller, F., Passafiore, O., Keefe, N. C., Rogers, K., Morrow, L., & Kim, Y. (1984). Visuospatial impairment in Parkinson's disease: role of perceptual and motor factors. *Archives of Neurology, 41*, 485–90.
Brown, R. G., & Marsden, C. D. (1987). Neuropsychology and cognitive function in Parkinson's disease: an overview. In C. D. Marsden & S. Fahn (Eds), *Movement disorders 2* (pp. 99–123). London: Butterworth.
Brown, R. G., & Marsden, C. D. (1990). Cognitive function in Parkinson's disease: from description to theory. *Trends in Neuroscience, 13*, 21–9.
Cooper, J. A., Sagar, H. J., Jordan, N., Harvey, N. S., & Sullivan, E. V. (1991). Cognitive impairment in early, untreated Parkinson's disease and its relationship to motor disability. *Brain, 114*, 2095–122.
Dubois, B., Boller, F., Pillon, B., & Agid, Y. (1991). Cognitive deficits in Parkinson's disease. In F. Boller & J. Grafman (Eds), *Handbook of neuropsychology*, Vol. 5 (pp. 195–240). Amsterdam: Elsevier.
Litvan, I., Mohr, E., Williams, J., Gomez, C., & Chase, T. N. (1991). Differential memory and executive functions in demented patients with Parkinson's and Alzheimer's disease. *Journal of Neurology, Neurosurgery and Psychiatry, 54*, 25–9.
Pillon, B., Dubois, B., Ploska, A., & Agid, Y. (1991). Severity and specificity of cognitive impairment in Alzheimer's, Huntington's, and Parkinson's diseases and progressive supranuclear palsy. *Neurology, 41*, 634–43.
Taylor, A. E., Saint-Cyr, J. A., & Lang, A. E. (1988). Idiopathic Parkinson's disease: revised concepts of cognitive and affective status. *Canadian Journal of Neurological Science, 15*, 106–13.

Irene Litvan

paroxysmal disorders　発作性疾患
発作やけいれんを起こす疾患。主な特徴は限られた短い時間に比較的重度な行動障害が起こり、その後に回復することである。これらの疾患は一般にはてんかん(epilepsy*)と称される。このような発作の最も多い原因はてんかんであるが、他の疾患でも起こる。ヒステリー性けいれんはある程度真性てんかんに似て、重度の不安発作の特徴もてんかん発作に近い。同様に血管迷走神経性発作は性質が発作性でてんかんに似ている。片頭痛、耳性めまい、低血糖も同様である。カタレプシー(catalepsy*)とナルコレプシー(narcolepsy*)ではけいれんは起こらないが、随意的運動の消失と意識の消失がそれぞれが決まった時間発現することから発作性疾患と考えられる。

peduncle　脳脚
大脳脚は脳幹(brain stem*)の腹側部にある大きな線維束で、中脳を覆っている。この線維束は皮質からの下行線維で、錐体路(pyramidal tract*)を含み随意運動に寄与する点が最も重要である。脳脚は脳の運動系と脊髄の運動系の間の接点の役割を果たし、脳からの統合された出力を組織すると考えられる。舞踏運動(chorea*)、アテトーゼ(athetosis*)、片側バリズム(hemiballism*)のような粗大な運動障害は大脳脚の外科的切断(脳脚切断術)で軽減する。

大脳脚と小脳脚を混同してはならない。小脳脚は脳幹腹側にある3対の構造で、これを通じて線維が小脳(cerebellum*)に出入りする。

pelopsia　接近視
錯視や変形視(metamorphopsia*)とも呼ばれる。対象が実際より観察者に接近してみえる現象。この錯覚は対象が本来より大きく感じる〔巨視(macropsia*)〕感覚を伴う。一群の視覚の対象の選択された対象のみにみられることも、特定の対象物内の選択された部分のみにみられることもある。他の変形視同様、接近視はてんかん性の現象で片頭痛発作を伴い、持続する場合は頭部外傷後の急性期にみられる。

perception　知覚　聴知覚障害(auditory perceptual disorders*)、嗅覚(olfaction*)、触知覚障害(tactile perception disorders*)、味覚(taste*)、視知覚障害(visuoperceptual disorders*)、視空間障害(visuospatial disorders*)の項を参照

perseveration 保続

以前と同じ行動を不適切な状況下で反復すること。これは，多くの神経心理学的な状況で起こる。

保続は前頭葉(frontal lobes*)の限局性病変で起こり，その時点では正しい反応が，刺激要求の変化と無関係に後続の事象に対する反応として反復するため，誤った反応となる。反応が先行刺激に束縛されたまま新しい刺激が思考に適切に取り入れられないことから，思考の柔軟性が失われたと解釈される。保続は認知検査の連続課題のような抽象的な意味的な問いに答えるときに明らかになる場合と，患者が比較的単純な運動反応型に応答するときに出現する場合がある。開眼，閉眼を繰り返すように求められた場合に，中止命令を出されても中止できなくなる。高次レベルでは，保続はウィスコンシン・カード分類テスト(WCST)で評価されるが，この検査では被検者は，検者が各施行ごとに提示する反応の正誤のフィードバックから分類の原則を推測しなければならない。1つの原則が被検者に獲得された後，検者は警告なしにその原則を変更するので，被検者は提供されたフィードバックをもとに新しい原則を再度推測しなければならない。一般には前頭葉損傷患者は最初の分類原則は達成できる(彼らは分類するという原則をフィードバックから引き出す能力に障害があるのではない)が，原則の変更に適応できず，その分類方法が誤りであることが明らかであるのに，最初の原則で分類し続ける。これは，1つの方略から他の方略に移行する能力の障害と，確立した反応態度に打ち勝つ能力の障害を示す。この課題で保続症状を起こす損傷は通常，広範な両側前頭葉損傷で，必ずではないが，一般的には前頭葉の他領域より皮質前頭前野が関与している。

保続は痴呆(認知症，dementia*)でもみられ，言語表出で文章の一部や，単語や句を反復する。これは，外観上，反響言語(echolalia*)と似ている。しかし，また高次レベルでも起こるので，一連の文章の形式をとった出来事の説明がかなり定型的に際限なく反復する。いくつかの研究はこの型の保続がアルツハイマー型痴呆のほとんどすべての症例にみられると報告し，あらゆるタイプの痴呆患者でよくみられる。また特定の運動や運動の連続が同じかたちで反復する運動保続〔反響行為(echopraxia*)の項を参照〕も起こることがある。痴呆でみられる保続は前頭葉皮質のび漫性変性が原因とされるように限局性の前頭葉病変後でもみられると考えられる。しかし，痴呆では，記憶障害は1つの因子であるが，これは限局性の前頭葉病変には伴わないとされている。

視覚保続は変形視(metamorphopsia*)でもみられるが，これは反復視(palinopsia*)と呼ばれ，比較的軽度の視野欠損とともに起こり，当初の知覚のもととなった対象を取り除いた後に視知覚の錯覚が再び現れる。視知覚の保続(真の反復視)と，現在知覚していることを述べる言語反応の保続を識別することは重要である。患者の言語表現に保続があるならば，正確かつ正常な知覚が見かけ上，反復視になるからである。

J. Graham Beaumont

personality disorders 人格障害

「人格」についてはさまざまな定義があるが(通常はある1つの特殊な観点からみている)，ほとんどの研究者は，次の基本的な2点については同意している。①人格という用語は個人を特徴づける心理特性の統合セットである，②最も重要な人格の特徴は一個人の性格を決定する彼らの動機づけや社会的・力動的特性である。能力特性は，別の特徴群になるので通常は人格の定義には含まれない。能力特性よりむしろ動機づけや社会的・力動的特徴に重点が置かれていることは，人格障害に関する神経心理学的研究にとって，方法論的にも解剖学的，臨床的面にも意味がある。

方法論的意味は，人格障害をよりよく評価するための臨床テストが，近年，構造上ほとんど進歩していないという事実から起こる(ちょうど，明確に理論的に擁護できる人格についてのモデルにはほとんど進歩がないように)。したがって，脳損傷後に起こる人格変容の評価に用いる臨床テストは，特定の認知能力障害の評価に用いるテストに比較して性能が低く，精密でもなくかつ信頼性も低い。解剖学的・臨床的意味は，人格の形成や崩壊に決定的に関与する脳構造が言語などの認知能力にきわめて重要な役割を果たす皮質円蓋構造より，むしろ辺縁系(limbic system*)に密接に結びついた皮質野，すなわち前頭前野や側頭葉内側部であるべきだとする考えが根底にある。この見解は辺縁構造，とくに扁桃体(amygdala*)が情動的・社会的行動のさまざまな側面で主役を担い，側頭葉内側部と前頭前野がそれらの基本的な情動や動機づけ特性を調整し統合しているという事実からきている。

方法論の問題

臨床心理学者が人格のさまざまな諸側面や障害を評価するのによく用いるテストは2群に大別できる。①投影的人格テストで,最もよく知られたものはロールシャッハテストであり,②客観的人格テストで,最もよく知られ,医療場面でよく用いられる代表的なものはミネソタ式多面的人格検査(Minnesota Multiphasic Personality Inventory; MMPI),である。脳損傷のない被検者の人格の特徴や人格の障害を評価する際のこれらの方法の利点と限界はよく知られているので,ここでは論じない。ここで強調すべきは,むしろこれらのテストのいずれもが脳損傷の患者の特異的問題を測定するために構成されたテストではないということである。したがって,脳損傷の患者にこれらを用いることは,きわめて問題があり,しかもしばしば誤用される可能性が高い。

例えばミネソタ式多面的人格検査(脳損傷の患者の行動障害や人格障害を評価する際に,ロールシャッハテストよりかなり頻繁に用いられる)については,一般的な注意点を2点挙げることができる。

1) 特定の脳構造の損傷による人格変容が,ミネソタ式多面的人格検査すなわち,元来精神科疾患患者について構成され標準化されたテストで用いられる精神科診断カテゴリーに一致しなければならないと考える理由は存在しない。

2) 本来,ミネソタ式多面的人格検査の心気症,転換ヒステリー,精神分裂病(統合失調症)の尺度のなかに含まれる項目の多くは一般症状や,神経学的損傷の徴候を打診する質問なので,単にテスト項目や尺度構成が人為的であるという理由だけで,中枢神経疾患患者はこれらの尺度で平均より高得点になる傾向がある(Lezak, 1983)。

これらの方法論上の欠点を避けるために何人かの研究者は,特定の型の脳損傷によって生じる行動上の問題と社会的問題を明らかにする目的で,行動評価尺度を作成している。例えばDodrillらは慢性てんかんに関する社会不適応を調査するためにWashington Psychosocial Seizure Inventory (Lezak, 1983を参照)を開発し,またLezakらは,重症頭部外傷による人格障害や社会不適応を系統的に論じるためにPortland Adaptability Inventory (Lezak, 1983を参照)を作成した。しかし,これらの評価尺度はすべて,特殊な臨床領域で系統的になんらかの臨床判断を報告するための簡易質問表や短縮版として作成されたものであるため,特定の脳構造の損傷による人格障害の発現機序を理解(あるいは少なくともその特異性の評価)するためにはほとんど活用できない。

臨床の問題

臨床的観点から,人格の発達と障害の双方に関係する脳構造は辺縁系とより強く結びついている皮質領野であるとする見解は,人格障害として一般に考えられる2つの病的状態が前頭葉病変の患者と側頭葉てんかん患者に明らかにみられる観察によって,強く支持された。

前頭葉病変による人格障害

前頭葉(frontal lobe*)損傷による人格障害の古典的な記載は,1世紀以上前にHarlow (1868)によって報告され,さまざまに引用された症例Gageにみられた著しい人格変容で,重度の前頭葉の外傷性損傷で神経症状を呈さずに生存した患者である。Harlow(1868)によると,この患者は,事故前はきわめて安定し精力的で家族思いの建設現場長だったが,前頭葉損傷後は「もはや以前のGageではなかった」のである。

> 彼(Gage)の知的能力と動物的性癖との間の均衡は破られているようであった。自分の欲求に葛藤があると,発作的に横柄になり抑止や助言に耐えられず,頑固で手におえず,そのうえ,気分が変動しやすく不安定である。彼の,知性とその言動は子供並みで,強い人間の動物的な熱情をもっていた。

それ以降の研究者がこの種の人格障害の特異性について疑問を呈したが,前頭葉損傷と人格障害との関連は臨床研究と実験研究から立証された。実験的観点からは,研究の2つの基本路線がこの点を明らかにしようと試みている。1つは前頭葉の解剖学的連絡を,他方は前頭葉切除術を施行された動物の社会行動をみようとするものである。

第一の研究路線はNauta(1971)によって推し進められたもので,彼は,解剖学的関係の特徴から前頭葉機能の重要性を強調した。Nauta (1971)によると,前頭葉の神経回路の2つの特色は密接に関連する。第一は,前頭葉と辺縁系の相互結合の重要性である。このような線維結合が豊富であることは,前頭葉が辺縁系の主要新皮質の代表と考えられ,その主な機能の1つが辺縁機能を監視し調整することであると考えられる。第二は,外的環境(視覚野,聴覚野,体性感覚野それぞれの連合野を経由する)や,内的環境からの情報が,視床下部(hypothalamus*)と辺縁系の種々の構造と前頭葉の線

維結合を介して，前頭葉に収束することである。前頭葉の広範な外傷はこの外受容性情報と内受容性情報の収束を破壊し，外界事象の認識とそれによる情動反応を解離させると考えられた。この解離は，内部反応を個人的行為の外部結果に結びつけなくするために，不適切な社会的行動や情動行動を助長する。もう1つの結果は，前頭葉患者のまさに典型である「展望の欠如」である。なぜなら，行動の予測は，所定の行為の外的結果と内的結果が表象レベルで結びつけられていることを前提とし，前頭葉損傷によってこの統合が不可能になるからである。

研究の第二の路線は Myers(1972)によって追跡された。彼は，捕獲され前頭葉を切除後に同じ集団のそばに放し飼いにされたサルの行動を野外の自然環境下で観察した。社会的相互作用や，社会的意志伝達や母親の行動のいくつかの側面が前頭葉切除術によって著しい影響を受けた。これらのサルのほとんどすべては，ある社会状況下で，威嚇動作，毛繕い，顔の表情や発声行動の出現頻度が著しく低下した。そのうちの何匹かは，自分の集団近くに放されたとき，集団に接近することさえできず孤立し，やぶの中に消えた。また前頭葉を切除された幼児連れのメスは，実験室内でも子供を無視したり拒否する行動を示し，自然環境下では子供を見捨てた。これらの観察結果は，前頭葉切除術が，ある範囲の行動変容をサルに起こし，それは，人の人格障害とも容易に関連づけられるものであることを矛盾なく示した。

この基礎研究から，前頭葉患者における人格障害を調査する臨床研究に立ち返るなら，われわれは，行動異常というきわめて重大な障害が「前頭葉の人格」という用語で記述されたことに気づく。

ある患者は，性的に抑制を欠いたユーモアや子供っぽい冗談を言ったり，脱抑制的で機転の利かない行動をとる。他の患者は自発性や発動性が低下し，無感情，鈍感，無関心，思考緩慢となる。他者への配慮を全体的に欠き，気まぐれで落ち着きがなく自己中心的にみえる患者もいる。人格障害や行動異常のこの不均質性は，ある部分，前頭葉損傷を起こす病因の多様性からくるものもあれば，統制条件下で脳損傷患者の人格障害を研究しようとする際に遭遇する方法論的問題に由来するものもある。しかし何人かの研究者によると，この多様性は，一部，前頭葉内の病変のまさにその局在部位に依存していると考えられた。皮質前頭前野は，解剖学的には皮質外套全体の非常に広範な部分を占め，

少なくとも3つの大きな領野(背外側，内側，眼窩皮質)に細分された。したがって，各種の人格障害がこれらの異なる部位の損傷によって起こると考えられなくもない。例えば，Blumer と Benson(1975)は Kleist と Kretschmer によって初めて提唱された分類に従い，前頭葉の異なる部位が損傷されて起こる2つの異ったタイプの人格障害について次のように述べた。①無感情，動機づけの欠如，将来設計の不能や全体的無関心が特徴の偽性うつ人格で，背外側円蓋部を損傷した患者の典型である，②幼稚でひょうきんな態度，性的に抑制の欠いたユーモア，他者に対する全体的な無関心が特徴の偽性精神病質人格で，前頭葉眼窩部病変例にみられる。

成人期の後天性前頭葉病変による人格と行動の障害に関する臨床研究以外に何人かの研究者は幼少期に被った前頭葉損傷が人格発達に与える影響について研究した。Price ら(1990)は最近このような2例を報告し，文献を検討した。

彼らは，幼少期に両側前頭前野を損傷した患者が，社会的・道徳的判断，洞察，展望，共感，抽象思考の面で，特殊な学習障害に陥りやすいと主張した。成人期に成長した彼らは，刺激に直接触発された衝動的行動をとるのが一般的で，罰や否定的経験から学習することができず社会的に孤立し，友人もなく，ほとんど共感を示さず，他者に対する良心の呵責や公平さの感覚に欠けていた。このように，これらの患者の顕著な人格の特徴は，成人期に被った両側前頭葉病変によって出現する人格の特徴と同じである。

側頭葉てんかんに関する発作間欠期の人格変容

側頭葉てんかん以外のてんかん型は特異的な人格変容は起こらないのがふつうだが，側頭葉てんかん(epilepsy*)では独特な一群の変容がみられることを指摘する研究者もいる。これらの変容は発作間欠期に起こり，臨床的に発作と呼ばれる事象間に出現し，前頭葉損傷による人格障害ほどは重症ではなく目立つこともない。側頭葉てんかんでよく記載される変容は，性行動，多書字傾向のようなより特異な行動や，ユーモアや道徳心，宗教心が欠除した人格の個別面に関するものである。Waxman と Geschwind(1975)はこれらの変容(辺縁系と強力に結びついた脳領域の機能障害による人間行動症候群の一例である)に関する臨床的・理論的興味を強調したが，これらの変容は必ずしも不適応ではないと指摘した。これらの変容が目立た

ず不適応でないということは，なぜそれらが観察者の注意を直ちにとらえず，またその存在がなぜ何人かの研究者によって疑問視されたかを物語っている。ミネソタ式多面的人格検査のような標準的かつ妥当性のある精神病理測定法を用いて行われた研究でも，側頭葉てんかんと他のてんかん型との有意な違いを示すことができていない。方法論の項でも指摘したように，これらの測定法は，標準的な精神病理面を評価するために作成されたもので，側頭葉てんかんにみられるような特異な人格変容には感受性が高くないようである。この問題に関して Bear と Fedio(1977) は側頭葉てんかんに関連すると思われる行動特性をもとに，特別な人格目録を開発し，このテストを側頭葉てんかん患者と対照群としての神経筋疾患患者に行った。その結果，①側頭葉てんかん患者は，ほとんどすべての特性で高得点だった，②左と右の側頭葉に焦点のある患者をそれぞれ計測したところ，病変側の差が明らかになった。右側頭葉焦点のてんかん患者では情動特性が最も目立ち，左側焦点の患者では観念特性が優勢だった。彼らはこれらの結果を，皮質-辺縁系の過剰結合，つまり側頭-辺縁系の相互臨界活動によって各半球の一般的な情報処理スタイルが増強されたためと解釈した。しかしこれらの結果は，同じ人格テストを用いて側頭葉てんかん患者などのてんかん型患者とを比較した他の研究では部分的に確認されたにすぎない(この件に関しては別の観点から論じた Trimble, 1983；Hermann & Whitman, 1984 と Dodrill & Batzell, 1986 を参照)。したがって，側頭葉てんかん患者に関する人格特性の特異性に関する問題はまだ解決されないままである。

われわれの考えでは，これらの相反する結果に関する最も適切な解釈は Dodrill と Batzell (1986) によって提唱された。彼らは，側頭葉てんかんには行動の特徴らしさは確かに存在するが，起こるのはまれであると指摘している。このようにこれらの特徴は，大母集団の研究にもとづいた評価では完全に見落とされたが，症状が単一症例で現れる場合は顕著かつ興味を引くものと考えられる。

結論

人格障害は脳損傷が辺縁系や辺縁系と密接な線維結合をもつ皮質領野に及んだときに起こると考えられる。とくに大行動症候群と小行動症候群はいずれも神経心理学の報告で記載された。「前頭葉人格」という表題で論じられる大行動症候群は前頭前野が両側性に損傷されて原始辺縁機構が抑制されていないかたちで残り，かつ認知経験と情動経験の統合が妨害された場合にみられる。もっと議論の多い小症候群は，発作間欠期に強迫観念や道徳主義のような粘着気質，つまり狂信的な信仰心，過大な情動性や性的減退や変態が特徴的で側頭葉てんかんの何例かでみられる。これらの人格の特徴の意味合いについてはまだ議論が多いが，経験の側面と，辺縁系で産生されるその強化との間に異常に強い結びつきがあるとする仮説は一考に値しよう。

【文献】

Bear, D. M., & Fedio, P. (1977). Quantitative analysis of interictal behaviour in temporal lobe epilepsy. *Archives of Neurology*, 34, 454–67.

Blumer, D., & Benson, D. F. (1975). Personality changes with frontal and temporal lobe lesions. In D. F. Benson & D. Blumer (Eds), *Psychiatric aspects of neurologic disease* (pp. 151–69). New York: Grune & Stratton.

Dodrill, C. B., & Batzel, L. W. (1986). Interictal behavioral features of patients with epilepsy. *Epilepsia*, 27 (suppl. 2), S64–S76.

Harlow, J. M. (1868). Recovery from the passage of an iron bar through the head. *Publications of the Massachusetts Medical Society*, 2, 327–46.

Hermann, B. P., & Whitman, S. (1984). Behavioral and personality correlates of epilepsy: a review, methodological critique, and conceptual model. *Psychological Bulletin*, 95, 451–97.

Lezak, M. D. (1983). *Neuropsychological assessment*, 2nd edn. New York: Oxford University Press.

Myers, E. (1972). Role of prefrontal and anterior temporal cortex in social behaviour and affect in monkeys. *Acta Neurobiologiae Experimentalis*, 32, 567–79.

Nauta, W. J. H. (1971). The problem of the frontal lobe: a reinterpretation. *Journal of Psychiatric Research*, 8, 167–87.

Price, B. H., Daffner, K. R., Stowe, R. M., & Mesulam, M. M. (1990). The comportmental learning disabilities of early frontal lobe damage. *Brain*, 113, 1383–93.

Trimble, M. R. (1983). Personality disturbances in epilepsy. *Neurology*, 33, 1332–4.

Waxman, S. G., & Geschwind, N. (1975). The interictal behavior syndrome of temporal lobe epilepsy. *Archives of General Psychiatry*, 32, 1580–6.

Guido Gainotti

PET scan　PETスキャン

positron emission tomography (PET) は脳の解剖学的というよりは機能的画像を可能にする物理学的検査法〔血流研究(blood flow studies*)，側性化(lateralization*)，走査スキャン(scan*)の項を参照〕。

PET画像を得るためには，化学的に不安定で，数分間という短い半減期をもつ放射性同位元素でラベルされた糖化合物を投与患者にする。糖は脳の重要なエネルギー源であり脳組織にすぐに取り込まれるが，活発な領域ほど多く取り込まれる。その結果，これらの領域では電子以上に陽子が過剰に産生され，その後中性子と陽電子として放出する。一部の陽電子が電子と衝突して両者とも消失し，この時2つのγ線が反対方向に放出される。このγ線が頭蓋骨を通過する際に検出され，その間の記録で脳のコンピュータ画像が構成され，機能的に脳の活発に活動している領域を同定する。この技術は高価であり，広くは利用されていない。神経心理学の応用については画像構築に必要な時間に制約があるが，研究を発展させ興味を抱かせる重要な領域になると期待される。

petalia　ペタリア

前頭葉の形態が非対称で，左右どちらかの前頭葉が他方より有意に突き出ている現象。必ずしも異常ではなく，現在認められている自然な皮質の非対称複合パターンの一側面を反映すると考えられる。

phantom limb　幻肢

身体図式障害(body schema disturbance*)で，患者は切断後も手足が正常に存在するものと感じる。手足の存在感は具体的で，全範囲にわたる触覚，体性感覚知覚があたかも欠損した手足から発生するように体験される。患者は例えば欠損した脚をひっかこうと手を伸ばしたり，存在しない足に痛みがあると訴える。切断後も身体の内的象徴は保たれているために，感覚情報は知覚が生じるはずのない身体の欠損部分に内的に位置づけられ続けていると考えられる。

幻肢現象は切断例の90%以上に起こり数年にわたって持続し，回復は切断端に向かって漸次縮小するのが一般的である。

この用語は，一般的ではないがある種のてんかん(epilepsy*)にみられる過剰な手足の知覚に対して用いられ，この場合，下肢よりも上肢の数が増えるほうが多い。

phenylketonuria (PKU)　フェニルケトン尿症

常染色体性劣性遺伝の単一遺伝子による小児期発症の病態〔先天性疾患(congenital disorders*)の項も参照〕。この代謝性疾患では肝臓のフェニルアラニン水酸化酵素(PAH)の先天性欠損によりアミノ酸フェニルアラニン(PHE)のチロシンへの代謝が遮断される(Jervis, 1947)。代謝遮断によって，フェニルアラニン(蛋白食品に含まれる)が血中と組織中に著増し，治療せずに放置すると高濃度のフェニルアラニンが正常な脳の発達を障害する。以前は重度の運動・精神遅滞が発現した時点で治療が開始された。ほとんどの患児は発話ができず，精神年齢が2歳を超えることはなく，行動障害を示し，異常な筋緊張亢進を来して特徴的な「仕立屋の姿勢」がみられ，大半が入院加療となった。神経系の障害に加え骨の異常(小頭蓋，成長遅滞)もみられ，症例の約75%が30歳未満で死亡した。

生後2カ月以内に早期発見し，慎重な低フェニルアラニン食の処方による早期治療がとくに有効で，その場合は予後は良好で，正常な脳の発達がみられ，精神発達遅滞を予防できる。フェニルケトン尿症の発症率は，欧米では出生約10,000対1であるが，特定の北欧人種とその子孫ではこれより高く，またフィンランド，東欧，南欧やアジアではこれより低い(Mange & Mange, 1990)。保因者の頻度は人種によって異なり，白人では人口50～60対1という数字も珍しくない。常染色体性劣性遺伝のため，2人の保因者が子孫をもつ確率は約2,000～3,000対1ときわめて低く，フェニルケトン尿症患児の低い出生率はこれによって説明される。

フェニルケトン尿症は，ノルウェーの生化学者で医師のAsbjørn Føllingによって1934年に初めて記載された。7歳と4歳の精神発達遅滞児が受診に訪れたが，彼らには独特な「ネズミ尿様」の体臭があることを母親が告げた。子どもの尿からはケトンの一種フェニルピルビン酸が過剰に検出された。施設収容の精神発達遅滞児を対象とした大規模な検査で同一物質を分泌する患児がほかにもいることが判明した。体液(脳脊髄液，血漿，汗)に蓄積した高濃度のフェニルアラニンは，フェニルピルビン酸に転換されてさらに他のいくつかの誘導体に代謝され，それらのフェニルケトンが尿中に排出される。代謝が遮断されてフェニルアラニンのチロシンへの転換が妨げられると，患者はチロシン

誘導体の欠損を来す。チロシンの代謝経路にはドパ，ドパミン，ノルアドレナリン，メラニン色素が含まれる。本症を治療せずに放置すると，患者の多くは色白，赤毛，青眼などメラニン色素が減少する。

　Folling による発見の 20 年後，Bickel らによって低蛋白食による治療が試みられた。フェニルアラニンの摂取を制限し，ビタミン，ミネラル，脂質，炭水化物を補充したアミノ酸混合物を蛋白源とする食事療法が開発された。1963年には Guthrie と Susi が過剰血清フェニルアラニンの簡易検査法を開発し，新生児スクリーニングが可能となった。

フェニルケトン尿症の下位分類

　フェニルアラニン水酸化酵素の活性低下が幅広い臨床症状を起こすことが判明したために，フェニルケトン尿症は多様な下位分類をすることが可能になった。12 番染色体に局在するフェニルアラニン水酸化酵素遺伝子では 40 を超える種々の突然変異が同定された。フェニルアラニン水酸化酵素欠損は重度度がさまざまに異なる臨床的・生化学的症状を起こし，そのなかには，血漿フェニルアラニン濃度がほぼ正常値の無症候の状態から，正常値の 20 倍にも及ぶ重度の障害を起こす状態までが含まれる。このように一部の患者は，ホモ接合体ではなく複合ヘテロ接合体である。

　I 型―古典的フェニルケトン尿症：この病型はフェニルアラニン水酸化酵素肝酵素活性の事実上完全な欠損(1%以下)によるもので，高フェニルアラニン血症(フェニルアラニン血中濃度の過度の上昇をさす用語)の全症例の約 60%を占める。血中フェニルアラニン濃度が 1,200 μmol/l を超える場合は通常，重度のフェニルアラニン水酸化酵素欠損を示す。

　持続性軽症高フェニルアラニン血症：これはフェニルアラニン水酸化酵素の部分的欠損(2～35%活性)によって起こるのに対し，**一過性**の病型はフェニルアラニン水酸化酵素の欠損よりもむしろ成熟の遅れから起こる。これら 2 つの病型では治療は不要か，早期の食事制限だけでよい。これらは高フェニルアラニン血症の全症例の約 30%を占める。血中フェニルアラニン濃度が 600～1,200 μmol/l の場合は「**非定型的フェニルケトン尿症**」である。通常の食事で血中フェニルアラニン濃度が 120～480 μmol/l にとどまっている症例は「**良性フェニルアラニン血症**」と呼ばれた(Matalon & Michals, 1991)。

　II 型―非定型的高フェニルアラニン血症またはジヒドロプテリジン還元酵素(DHPR)欠乏症：フェニルアラニン水酸化酵素は正常だが，ジヒドロプテリン還元酵素が不活性化し，フェニルアラニン水酸化酵素活性やチロシンとトリプトファンの酵素的水酸化に必要な補因子 BH 4 群の合成不全がみられる。食事療法に対し異常反応を呈し，フェニルアラニン水酸化酵素濃度を調節しても脳機能が進行性に衰退する。症例によって BH 4 群による治療で神経学的な衰退が緩やかになるが，結果が明らかでない症例もある(Mange & Mange, 1990)。この病型は高フェニルアラニン血症の全症例の約 3%を占める。

　III 型―ジヒドロビオプテリン合成酵素欠乏症：この病型は高フェニルアラニン血症の 1～3%を占め，ジヒドロビオプテリン合成酵素の欠損がみられる。食事療法後でも進行性の神経学的な衰退がみられたが，症例によっては BH 4 群と神経伝達前駆物質による治療に反応する。

フェニルケトン尿症の診断と治療

　1960 年代以降，フェニルケトン尿症早期発見のための全国規模の新生児スクリーニングが多くの国々で実施された。これらのスクリーニングプログラムの達成率についてはいくつか異論がある。例えば Smith らは，英国の国内普及率は「**100%に近い**」としている(Smith et al, 1991, p. 333)。Elliman と Garner(1991)は国内平均には大きな個別的ばらつきがあって明確ではないと指摘し，ロンドンのウォンズワース行政区の新生児生化学的スクリーニング手順の調査結果では，1990 年には 8 月までに出生した児の 5%で受診に困難が伴い，約 2%は受診しなかったと推定した。

　英国の Medical Research Council(MRC, 1993)フェニルケトン尿症特別調査委員会報告では，複合的な食事療法が処方されるようになって本症による重度の精神障害は事実上みられなくなったと結論した。治療奏功の主な目標は広範な IQ 測定によって正常な知能の状態に達していることを確認することであるが，制限食をどの年齢で緩和するのが適切かについては多くの議論があり，知能検査のスコアを最大限高めるためには生涯にわたる代謝調節が望ましいとする研究者もいる。

　治療食そのものの有害性についてはいくつか根拠がある(MRC Working Party, 1993)。低フェニルアラニン食は，正常ではフェニルアラニン水酸化酵素によって作動されるフェニルアラニン回転の細かい調整を十分に代償しうるも

のでないことが確認されている。食事による血漿フェニルアラニンの調節には自然の蛋白の厳重な制限と蛋白代用物，ミネラル，ビタミンの規則的な摂取が必要であり，併せて定期的な生化学的な持続監視が欠かせない。この調節を維持するのは容易ではないが，フェニルケトン尿症児をもつ家族の機能とコーピングに関する調査では，家族の忍耐力や代謝調節にかかわる食事療法の継続と，フェニルケトン尿症患児のIQとの間には正の相関がみられることが明らかにされた。

早期治療により正常な知能を認める34例の青年期のフェニルケトン尿症患者に関するレトロスペクティブな研究でWeglageら(1992)は，患者に自立心の乏しさ，自己の学力についての否定的評価，達成動機づけの乏しさ，フラストレーション耐性の低さ，自己についての否定的記述，家族への高いレベルの依存などが特徴的にみられることを明らかにした。彼らは患者の全体的な社会的状況は明らかに抑制的であったとしている。フェニルケトン尿症と食事に関する患者の知識も驚くほど貧弱で，大半が親の援助がなければ満足に食事の管理もできなかった。これらの側面は，15歳までこの患者群の血清フェニルアラニン濃度が一貫して望ましい範囲を超えていたという所見について，ある程度の説明になろう。食事制限をしなかったり，処方を厳密に守らない親もみられるが，その根本的な理由は，食事に対し好ましい態度を保持したい気持ち(食事制限は喪失感と罪悪感の体験につながりやすい)と，子供の正常な人格発達が治療で妨げられないようにしたいという目標との間で折り合いをつけようとする点にあることが，新たな証拠によって明らかにされた。治療調節の心理的・社会的側面とフェニルアラニン濃度との間の相互作用について論議した文献はほとんど見あたらない。

女性フェニルケトン尿症患者の子供は胎児損傷を来す危険性が高い。血中フェニルアラニン濃度が妊娠中に上昇すると，**母性フェニルケトン尿症症候群**が発症する。患児の病態は胎児の遺伝子型には左右されないが，妊娠期間中の過度のフェニルケトン尿症とは直接的に相関する。母性フェニルケトン尿症に関するほとんどの報告例では，精神発達遅滞，小頭症，先天性心障害，低出生体重など重度の病理学的知見が記載されている。女性フェニルケトン尿症患者が未治療のまま出産した場合のフェニルケトン尿症患児と非フェニルケトン尿症児の比較は，遺伝子型の異なる胎児の間で母性フェニルケトン尿症から受ける障害の程度を比較するうえで役立った(Levy et al, 1992)。双方の児に出生時小頭症と先天性の奇形がみられ，フェニルケトン尿症患児では食道閉鎖症や非フェニルケトン尿症児では先天性股関節脱臼がみられた。また双方の児で脳梁(corpus callosum*)低形成と脳室(ventricles*)拡大がみられた。Levyらは，非フェニルケトン尿症児の残存肝フェニルアラニン水酸化酵素活性は，未治療の母性フェニルケトン尿症における損傷の予防にほとんど，あるいはまったく役立たないと述べている。これらの望ましくない結果は，低フェニルアラニン食を受胎前から開始し，妊娠期間中継続することによって予防できる。しかし，食事の管理は成功しないことが多く，正常分娩より異常分娩が多く報告された(Fisch et al, 1993)。

遺伝子治療の進歩と発展

生物医学的研究の新しい分野である体細胞遺伝子治療の最近の進歩は，種々の遺伝性疾患や後天性疾患の予防と治療，治癒に可能性を有している。遺伝性疾患の治療へのアプローチとして自家細胞移植を用いる最初の臨床的試みで取り上げられたのがフェニルケトン尿症である(Raper & Wilson, 1993)。患体から摂取した肝臓片を，患体自身の肝細胞に正常な遺伝子を導入するため組み換えたレトロウイルスを使って遺伝子的に矯正し，患体に再移植した。正常なマウスのフェニルアラニン水酸化酵素遺伝子を変異マウスから採取した培養肝細胞に導入する実験が成功した。矯正された肝細胞は再導入され，肝実質の内部で健全性を保ち，マウスが寿命を終えるまでフェニルアラニン欠損を矯正した(MRC Working Party, 1993)。

Fischら(1993)は，現在利用可能な方法が，母性フェニルケトン尿症の低フェニルアラニン食に対する実用的な代替方法になると述べた。彼らは，体外受精において，親の配偶子を用い，次に代理母に受精卵を着床させることで，正常な発達を妨げる母体代謝環境を避けることを提唱した。

フェニルケトン尿症の神経心理学的側面

フェニルケトン尿症の臨床的影響を軽減する早期治療の有効性が認められ，報告された。しかし，早期治療を受けた患者を集団としてみた場合，検出可能なさまざまな異常がみられることも指摘された(MRC Working Party, 1993)。早期開始の食事療法に関する多くの追跡調査報告では，学齢期児童のIQスコアに焦点が当てられ，治療の重要な側面としていくつかの要因が明らかにされた(Allen, 1990)。新生児診断

が不可欠であるが，診断の時期に関して異論がある．食事におけるアミノ酸の過度の制限は児の成長と発達に有害であるが，英国でのいくつかの研究(MRC Working Party, 1993)と米国の全国共同研究(Michals et al, 1988)ではいずれも10歳以前の食事療法の中止は「**IQの低下**」をまねくことが報告された．さらに食事療法の中止の問題は，10代後半の青年で神経学的機能低下がみられることもあるため，広範に関心を呼んだ(Thompson et al, 1990)．Allen (1990)は，これらの警告は科学的根拠に欠けるとし，フェニルケトン尿症に対する治療姿勢に影響を与える仮説を検証するメタ分析などのケースコントロール・コホート研究データは存在せず，幼・小児期における対照群と比較された科学的コホート研究は倫理的配慮から行われていないと述べた．

小児と成人とを問わずフェニルケトン尿症患者の平均IQは，健常な兄弟姉妹や人口平均のIQに比べ標準偏差の1/2ほど低いことがいくつかの研究で報告された．Beasleyら(1994)は，1964～1971年に英国で出生した192例のフェニルケトン尿症患者の18歳時の知能状態を報告した．標準偏差値でみた平均IQ(IQ-SDS)は14～18歳でやや低下した．しかしBeasleyらは10代後半のフェニルケトン尿症患者の全般的能力は，幼児期のフェニルアラニンの調整には関連しているが，18歳の誕生日に先立つ4年間のフェニルアラニンの調整による直接の影響はみられなかったとした．彼らは14～18歳のIQ-SDSの明らかな低下は知能低下の証拠になるというよりは，方法論に問題があったためと結論している．データ収集に関する方法論上の問題もBeasleyら(1988)は指摘し，英国で出生したフェニルケトン尿症患児に関する全国的な縦断的追跡調査の一部として評価されたIQの計算には28%の誤差があったと報告した．

フェニルケトン尿症に伴うことで報告された問題には，言語習得の遅延，学習困難の高い発生頻度，多動，不安や集中力低下がある．しかし，早期治療を受けた患児の大半は，全般的な能力が正常範囲であることが強調された．

10代後半のフェニルケトン尿症患者の神経学的機能低下に関するThompsonら(1990)の研究で，上位運動ニューロン機能不全の症候を来した7例のフェニルケトン尿症患者が報告された．6例のMRI検査で全例に白質に限局した異常な高信号領域が検出された．Thompsonらはこの神経学的症状の主因として食事療法の中止を考えた．しかしAllen(1990)は，このうちの3例は新生児スクリーニングの平均年齢を過ぎて診断・治療されており，治療開始の遅れが損傷の原因であると指摘した．2例では点頭てんかんの既往があり，これは原因不明の永続性脳損傷と関連していると考えられる．フェニルケトン尿症患者は，食事療法中でも二次的疾患を発症し，治療が遅れた成人患者の所見は多発性硬化症(multiple sclerosis*)との鑑別が困難である．食事の管理が不十分で，同時に血漿フェニルアラニン濃度が高い患者では白質の異常がより重篤であるが，厳重な食事制限を3カ月続けた後では異常が著明に消退することが明らかにされた．フェニルアラニン濃度をよく調節した患者のMRI画像は正常であった．

Gourovitchら(1994)は，側性化視覚刺激法を用いた反応時間の検査で，早期治療のフェニルケトン尿症患者は2つの他の対照群に比べ左半球から右半球への半球間転送が緩徐であったと報告した．しかし，対照群では刺激提示視野と対側の手に比べ同側の手で反応時間が速いという正常なパターンはみられず，このデータは解釈が難しい．またEEG検査ではフェニルケトン尿症患児と健常成人の両方でフェニルアラニン負荷(食事補給)時に可逆的で，全般的なEEG遅延化が有意にみられた．しかし健常児とフェニルケトン尿症患児の間の比較は行われなかった(Epstein et al, 1989)．

Welshら(1990)は，軽度のドパミン(DA)欠乏が軽微な前頭前野の機能不全を起こし，それが姿勢維持，計画作成，組織的探索などの遂行機能に影響すると仮定した．集団比較では，就学前で早期治療のフェニルケトン尿症患児(n=11)の遂行機能課題の能力は，対照群と有意差を示したが，認知記憶課題では有意差はみられなかった．遂行機能課題の評点は，同時フェニルアラニン濃度と有意な負の相関を示したが，この所見は特異的認知障害の基礎に生化学的機序が存在することを裏づけるものであった．最後にSchmidtら(1994)は，成人フェニルケトン尿症患者には注意(attention*)障害が持続するが，その程度は同時フェニルアラニン濃度によって左右されると述べた．彼らは，障害に部分的な可逆性が証明されたことは，脳の構造的変化より生化学的機序が同時フェニルアラニン濃度と注意の持続の間の関係の基礎にあるとする仮説を支持するものと述べた．

結論

要約すれば，フェニルケトン尿症にみられる脳損傷の予防に不可欠な要素は新生児スクリー

ニングと早期の食事療法であり，これには明確な証拠がある。成人期には，脳の構造的変化よりはむしろ，生化学的機序やフェニルケトン尿症に伴うフェニルアラニン濃度に関連して起こると考えられる神経心理学的な障害と認知障害を防ぐうえで，代謝調節が重要であろう。しかし，これらの問題に関しては発表された研究は限られている。

フェニルケトン尿症の食事療法に関して今日望ましいとされているのは，IQスコアの減退を避けるために(たとえ正常範囲にある症例でも)代謝調節を成人期にも維持すべきだということだが，これに関連するすべての問題について十分な説明がなされているわけではない。厳重な制限食を続けることの心理学的な側面からみた損失は，IQの平均的低下(症例によっては心理学的に機能的重要性をもたない低下)が比較的小さく，成人期に達すれば食事制限を中止できる利得とのバランスで考えられなければならない。フェニルケトン尿症の診断が遅れて十分な食事療法が行われなかった場合には，成人期に達しても食事療法を続けることが明らかにIQに重要な影響を及ぼすであろう。しかし，生命の質やIQを正常範囲に維持することに伴う倫理的・道徳的問題について考察されておらず，フェニルケトン尿症の患者のなかでのIQスコアの個人的ばらつきに関する問題は十分に論議されていない〔評価(assessment*)の項も参照〕。最近では，早期治療の患者の神経学的状態をすべての年齢層でさらに研究する必要性が認識されている。加えて，**個々の患者の進歩**を測定するさらに詳細な尺度を開発する必要があり，これには脳の画像や神経心理学的・神経生理学的評価が含まれる。

【文献】

Allen, R. (1990). Neurological deterioration in young adults with phenylketonuria. *Lancet*, 336, 949.

Beasley, M. G., Lobasher, M., Henley, S., & Smith, I. (1988). Errors in computation of WISC and WISC-R intelligence quotients from raw scores. *Journal of Child Psychology and Psychiatry*, 29, 101–4.

Beasley, M. G., Costello, P. M., & Smith, I. (1994). Outcome of treatment in young adults with phenylketonuria detected by routine neonatal screening between 1964 and 1971. *Quarterly Journal of Medicine*, 87, 155–60.

Elliman, D., & Garner, J. (1991). Review of neonatal screening programme for phenylketonuria. *British Medical Journal*, 303, 471.

Epstein, C. M., Trotter, J. F., Averbook, A., Freeman, S., Kutner, M. H., & Elas, L. J. (1989). EEG mean frequencies are sensitive indices of phenylalanine effects on normal brain. *Electroencephalography and Clinical Neurophysiology*, 72, 133–9.

Fisch, R. O., Tagatz, G., & Stassart, J. P. (1993). Gestational carrier – a reproductive haven for offspring of mothers with phenylketonuria (PKU): an alternative therapy for maternal PKU. *Journal of Inherited Metabolic Disorders*, 16, 957–61.

Gourovitch, M. L., Craft, S., Dowton, S. B., Ambrose, P., & Sparta, S. (1994). Interhemispheric transfer in children with early-treated phenylketonuria. *Journal of Clinical and Experimental Neuropsychology*, 16, 393–404.

Jervis, G. A. (1947). Phenylpyruvic oligophrenia deficiency of phenylalanine-oxidizing system. *Society for Experimental Biology and Medicine. Proceedings*, 82, 514–15.

Levy, H. L., Lobbregt, D., Sansaricq, C., & Snyderman, S. E. (1992). Comparison of phenylketonuric and nonphenylketonuric sibs from untreated pregnancies in a mother with phenylketonuria. *American Journal of Medical Genetics*, 44, 439–42.

Mange, A. P., & Mange, E. J. (1990). *Genetics: Human aspects*, 2nd edn. Sunderland, MA: Sinauer.

Matalon, R., & Michals, K. (1991). Phenylketonuria: screening, treatment and maternal PKU. *Clinical Biochemistry*, 24, 337–42.

Medical Research Council (MRC) Working Party on Phenylketonuria. (1993). Phenylketonuria due to phenylalanine hydroxylase deficiency: an unfolding story. *British Medical Journal*, 306, 115–19.

Michals, K., Azen, C., Acosta, P., Koch, R., & Matalon, R. (1988). Blood phenylalanine levels and intelligence of 10-year-old children with PKU in the National Collaborative Study. *Journal of the American Dietetics Association*, 88, 1226–9.

Raper, S. E., & Wilson, J. M. (1993). Cell transplantation in liver-directed gene therapy. *Cell Transplantation*, 2, 381–400.

Schmidt, E., Rupp, A., Burgard, P., Pietz, J., Weglage, J., & Sonneville, L. de (1994) Sustained attention in adult phenylketonuria: the influence of concurrent phenylalanine-blood-level. *Journal of Clinical and Experimental Neuropsychology*, 16, 681–8.

Smith, I., Cooke, I., & Beasley, M. (1991). Review of neonatal screening programme for phenylketonuria. *British Medical Journal, 303*, 333–5.

Thompson, A. J., Smith, I., Brenton, D., Youl, B. D., Rylance, G., Davidson, D. C., Kendall, B., & Lees, A. J. (1990). Neurological deterioration in young adults with phenylketonuria. *Lancet, 336*, 602–5.

Weglage, J., Funders, B., Wilken, B., Schubert, D., Schmidt, E., Burgard, P., & Ullrich, K. (1992). Psychological and social findings in adolescents with phenylketonuria. *European Journal of Pediatrics, 151*, 522–5.

Welsh, M. C., Pennington, B. F., Ozonoff, S., Rouse, B., & McCabe, E. R. B. (1990). Neuropsychology of early-treated phenylketonuria: specific executive function deficits. *Child Development, 61*, 1697–713.

Pamela M. Kenealy

phonetic disintegration syndrome 音声的崩壊症候群

発話の構音障害であり、一般に小児期に起こる後天的な言語障害と考えられる。書字障害や口頭言語と書字言語の理解障害を合併することもある。言葉を復唱させたときの語頭、語幹、語尾の音素を比較した結果、一般的に誤りは語の後半ではなく語頭に生じることが明らかにされ、この症候は発声筋や構音器官の障害ではなく、言葉を発する前に音素単位を符号化する過程の障害と考えられるようになった。

phosphene 閃光感覚

一次視覚野の刺激によって起こる小さな閃光。後頭葉の一次視覚野、つまり有線野が電気的、化学的、機械的に刺激されることにより視空間内の刺激された皮質に対応する部位に短時間の光の点(閃光感覚)を知覚する。この現象が機械的刺激でも起こることは、頭部の打撃に伴って、通常、「星が見える」と表現することからもわかる。漫画でおなじみの表現法である。これは、隣接する頭蓋骨に対し力が加わったとき、後頭葉皮質(脳自体には感覚受容体がないので後頭葉は知覚できない)の受けた圧迫によって起こる。眼球や視覚路の障害後、視覚を保持するために、視覚野に直接、適当な刺激を与えることにより、この現象を応用する試みがあったが、部分的な成果しか得られなかった。

phrenology 骨相学

行動を調整するのは脳であり、心臓ではないことが一般的に受け入れられた以後、次の大きな問題の論点は機能局在に移った。18世紀には精神過程が分化した機能に分類され、各機能の神経学的基盤を追求する動きがあった。Franz Josef Gall(1758～1828)やJohann Gasper Spurzheim(1776～1832)は、骨相学という領域を初めて開拓し、特殊な精神過程を脳の分離した部分に関係づけた。

この説の基礎にあるのは、「脳はそれぞれ別個に精神機能を司る多くの分離した器官から作られる」という考えである。これら脳の領域の相対的な発達は触診によって判別できる頭蓋骨の隆起と関係すると考えられた。頭に触れることができる隆起は「その場所の下にある器官がよく発達」し、その領域によって支配されている行動の特徴は、その個人の総合的な性格や人格の中心的な役割を演じていることを示している。逆に頭蓋上の特定な位置の凹みはその特徴がわずかな役割しか果たしていないことを示している。頭蓋の諸領域に関する特徴からその下にある脳を類推するための頭蓋の骨相学地図が作られた。「理想」や「希望」、「破壊性」は、それぞれ異なった頭蓋の部分に伴う特徴の例である。GallやSpurzheimの説には実証的な根拠が乏しいが、彼らの考えは広く支持され関心を浴びた。

骨相学に対する最も重要な否定論はPierre Flourens(1794～1867)の説である。彼は骨相学の理論と機能の絶対的な局在の仮説を否定した。動物の脳の損傷例を含む彼の実験によると、なんら独立した機能の局在はなく、脳は全体として機能すると考えられた。骨相学の理論に反証を見出すための彼の研究は、後の脳機能全体論の基礎を形づくる考えに発展した。

Marcus J. C. Rogers

Pick's disease ピック病

変性性の患者による痴呆(認知症、dementia*)で、中年後期に最初にみられ、アルツハイマー型痴呆に比べると有意に少ない。少なくとも初期の病理学的変化は限局し、発症はより潜在的である。

臨床像は人によって多様だが、最初の臨床徴候にはしばしば前頭葉が関与すると考えられる。人格と社会的行動の変化がみられ、社会的に脱抑制し、性的な無分別や他の誤った社会的行動など以前にはみられなかった行動がみられる。これらの変化に対する病識や関心が欠乏し

ているのが一般的である。人格変化の例では徐々に活気がみられなくなる。病気の進行に従い興味消失に代わり，怠惰や無関心がみられるようになる。

この疾患の初期は，認知障害は行動変化に比較してそれほど目立たない。しかし，この状態の進行に伴い，パターンは変化する。言語変化は初期に乏しく空虚なのが特徴で，失名辞(anomia*)，迂言(circumlocutions*)や，反響言語(echolalia*)，保続傾向を伴う聴覚的理解障害の進行がみられる。臨床特徴がアルツハイマー病など他の進行した痴呆と鑑別できなくなるまで知性や記憶の破壊が進む。

アルツハイマー病に比較しピック病の発病率は一貫して低く，その比率は報告によりさまざまだが，50：1位の比率の報告が多い。また男女間の比較発症率について意見の不一致がみられるが，男性より女性が頻度が高いとされている。原因は不明だが，家系的発症者に関する研究では常染色体優性遺伝の要素が強い。

ピック病は病理学的にはきわめて特異的な特徴を有する。しばしば顕著な前頭葉や側頭葉の萎縮がみられ，特徴的な行動や認知の変化と一致する。萎縮は主に連合野にみられ，一次投射野は比較的回避されている。萎縮は左右両半球が対称的になることはほとんどない。組織学的には皮質のニューロンの減少，星状細胞の増殖，非定型的な好銀性封入体（ピック小体）で満たされる特徴的な球状膨化細胞を伴う線維性神経膠症がみられる。これらの変化は**大葉性硬化**という初期の病名の根拠となっている。発症から3～12年で死亡する。有効な治療法はない。

とくに後期になるとアルツハイマー病とピック病はしばしば混同されるが，鑑別すべき多くの臨床徴候がみられる。ピック病では最初の臨床徴候として人格障害と行動の変化がみられるが，アルツハイマー病では認知，とくに記憶障害が最初の徴候である。頭頂葉機能は，一般的に保たれるが，アルツハイマー病では多くの場合に障害される。経過中早期に出現する失禁は通常ピック病を示唆する。CTやMRIは診断に有用で，萎縮の特徴的パターンを明らかにすることによって2つの疾患の鑑別をすることができる。

Marcus I. C. Rogers

Pickwickian syndrome　ピックウィック症候群

チャールズ・ディケンズの小説 "Pickwick Papers" に登場する太った少年の名からとられた病名。過眠症の1つで，反復発作性の睡眠傾向の増強がみられるが，ナルコレプシー(narcolepsy*)とは異なり，眠りに抵抗できないことはない。クライネ・レヴィン症候群(Kleine-Levin syndrome*)と似ているが，ピックウィック症候群では周期性呼吸不全と肥満を伴う。肥満が呼吸不全の原因なのか，両者ともに一次性後天的障害の特徴であるのかについては明らかではない。

pineal gland　松果体

pineal body, pineal とも呼ばれ，第三脳室の背側尾端にある正中構造物で，視床(thalamus*)背側部に付着する。このような位置にあるが松果体は中枢神経との直接的な神経結合をもたず，それ自体自律神経系の一部を構成する。下等動物では松果体は脳内でそれほど深部に埋れず，日光と関連してメラトニンホルモンを放出することが知られ，昼は少なく冬より夏の間の遊離が少ない。大量のメラトニンが思春期前何年もの間に発生する。人間の松果体の機能は痕跡的であると考える研究者がいるが，松果体は月経開始年齢と季節性情動障害(seasonal affective disorder*)と関係すると考えられる。

pituitary tumor　下垂体腫瘍

下垂体にはさまざまな腫瘍(tumor*)が発生する。下垂体は頭蓋底の凹み〔sella(鞍)〕中に収まり，内分泌系全体の制御を司る主要な腺で，主に視床下部(hypothalamus*)に代表される神経系と直接連絡をもつ唯一の内分泌腺である。この腫瘍では特殊な行動障害が起こる。

正常に発育する以前に生じた下垂体腫瘍によって巨人症が起こり，発育完成後に生じた場合は末端肥大症となるが，いずれも成長ホルモンの過剰産生（下垂体機能亢進症）による。末端肥大症の特徴は，皮膚変化，頭蓋，顔面，顎と末梢の骨の過成長や内臓の肥大，身体組織の変化，性機能障害である。また下垂体機能低下症によって，性機能の低下，体毛の消失，皮膚の軟化，さまざまな代謝変化が起こる。

これらのホルモンの変化以外にも，下垂体腫瘍によるさまざまな影響がみられる。頭痛の原因となる全体的な圧の変化のほか，視交叉(optic chiasm*)が下垂体鞍のほぼ直上に位置するため視機能の障害がみられる。腫瘍が視交叉の交差線維を圧迫するため両耳側半盲(hemianopia*)が一般的な初期症状にみられるが，必ずしも対称性であるとはかぎらない。視

神経萎縮がみられることもある。さらに圧の変化が第三脳室の方向に影響することによって心理学的変化が生じ精神緩慢，無感情，情動的不安定性，性格の変化として現れる。記憶機能に変化が目立つ場合もあるが，これらすべての影響が腫瘍の進展に伴う圧変化の実際の性質と皮質下脳組織内の局在に依存する。

planatopokinesia 自己空間運動障害

planotopokinesia ともいう。位置関係を概念化したり，心内地図を構成する能力の喪失は自己空間運動障害と呼ばれたが，厳密にはこの用語は二次元平面の定位障害を意味する。この障害を有する患者は地図に示される地理に親しんでいる場合でも，地図上で自らを定位し，地図上の位置を示したり，ある点から別の点への移動方向を示すことができない。位置関係を言葉で表現することができるが，記述は貧弱である。また失行はみられないのに自分で衣服を身につけることができない着衣失行も本症の特徴の１つである。障害は迷路学習能力の低下にも関連する右大脳後方病変でより多くみられるが，前頭葉病変でも同様の障害がみられる。しかし，この場合の障害は空間障害よりはむしろ保続や間違った規制への執着にその原因を求めることができる。

planum temporale 側頭平面

側頭葉上方とその後部で，外側溝に折り込まれる部分の皮質野。ヘシュル回（Heschl's gyrus*）との関係や他の聴覚野と近接していることから，長い間聴覚と関係していると考えられた。人間では著明な左右差を示し，剖検脳の約2/3で左側が右側よりも長くかつ大きかったことが明らかにされた。この所見は小児でもみられ，多くの研究によって証明された。

すでに頸動脈内アミタール（intracarotid sodium amytal*）注射によって言語機能の半球優位性が確定した被検者のMRIを用いた研究により，言語を司る大脳半球と，側頭平面がより大きい半球側が完全に一致していたことから，人間では大きい側頭平面が言語の半球優位性と関係していると考えられる。非対称性は成人以外に幼児でもみられ，他の霊長類では非対称性が非常に小規模であることから，側頭平面の非対称性が，話し言葉による言語を有する人間の能力が系統発生的に進化したこととなんらかのかたちで関与すると考えられる。

plaque 斑

鍍銀染色で直径約50～100 μm の不規則な固まりとして染まって現れる病的な皮質組織の領域。ニューロンとその支持組織における代謝障害によって神経元の変性が起きたもので，斑は通常白質より灰白質に，なかでも皮質下灰白質よりも皮質の灰白質に多くみられる。斑はアルツハイマー型痴呆（認知症，dementia*）で広範囲かつ高度にみられ，その総合的結果が全体に萎縮した脳である。

plasticity 可塑性

「神経の可塑性」という用語は現実的ないし仮説的な神経の現象を特徴づけるために多く用いられてきたために，科学的な概念としてはほとんど使われない。実際，神経修復から神経の再構成や代行機能に至るまで，すべてが神経の可塑性の基本的な現象であると考えられた。神経の修復とは補足的に側副軸索が新芽を形成することを意味し，これはおそらく実際に起こる現象と考えられる。しかし，実際の成熟哺乳類の脳に関するかぎり，神経の再構成と代行機能が起こるという確固たる証拠は非常に薄弱である。新芽形成は神経再生であるのでこれを神経の可塑性と呼ぶことは奇妙である。それは，外傷や疾患後に他の臓器の機能が復興した場合を可塑性と呼ぶことはなく，むしろ治癒と呼ぶことが多いからである。

これらの警告に逆らわず，障害や疾患によって起こる変化のなかで，正常な神経構造とその部位の特異的な機能に起こる変化を神経の可塑性と定義づけることはできる。ここではAlmliとFinger（1988）の指摘に従い，行動的機能回復という用語を，「脳損傷によって失われ障害された機能と同一の機能を完全に回復することを意味する理論的概念」と定義すると，その機能回復にこの可塑性が寄与するか否かという点が次の重要な問題である。この枠組みのなかでは，神経の可塑性がみられそれが行動に影響を与えることを決定づける２つの主要因子がある。それは神経病理学的変化が起きたときの患者の年齢と，その病理の物理的な範囲と大きさである。

年齢と神経の可塑性

神経系がすばやい変化を遂げている過程にあるという単純な理由で，発達途上の脳はおそらく神経の可塑性が最も生じやすい肥沃な地盤であるといえよう。不幸なことに，行動上に現われる神経の可塑性の結末はその個人にとって必ずしも望ましいものではなく，必ず犠牲を伴

う。このことを示す最も顕著で穏当な例は Massachusetts Institute of Technology (MIT)の Schneider らの古典的な研究である。

Margaret Kennard(1938)は，Schneider の研究(1979)に先立つ数年前に，幼い霊長類の運動皮質に損傷を加えた後の行動的機能回復の程度を研究したが，同様な損傷を与えた成熟した動物より運動機能の回復は実質的に良好であると報告した。彼女はこれを発達中の神経系の可塑性の例であると解釈した。いわゆる「ケナードの原則」(Kennard principle*)はこの報告に由来するものであるが，それは「脳に損傷を受けるとしても年齢が若いほど影響が少い」ということを意味する。この原理の背景にある論理は複雑であるが，発達過程の脳に起きたとされる神経突起の増殖に関する多くの観察にもとづいている。神経突起の増殖は神経系を侵襲から保護し，また成人になったときに正常な行動ができるように神経の可塑性とともに神経の再構成を可能にしている。「ケナードの原則」は直観的な主張であるが，後の経験的な所見からは，興味深いが反面，厄介な問いが生じた。

単に早い時期に見出された所見であるという理由からか，一連の所見の中でとくに興味を引くものは，ハムスターの新生児の上丘の一側性病変の結論に関する Schneider の観察である。この結果から明らかにされたことは，この時期のハムスターの脳には驚くべきほどの神経の可塑性がみられたが，この可塑性が実際ハムスターにとってどれだけ有利なものなのかについては疑問が残る。正常なハムスターの視覚系は交差し，右眼からの視神経と視索は左上丘に，また左眼からのものは右上丘に投射する。例えば片側性病変を左上丘に作った場合，右眼からの線維が脳に到達すること自体は阻止されず，線維は損傷されていない側の上丘(この場合は右側の上丘)に一側性に送られる。さらに重要なのはこの一側性の異所性視覚伝路が機能することであり，このことは片眼ずつ光刺激を与えることによって正常側の上丘から得られる電気生理学的な視覚投射地図によって確認された。

しかし，いかにこの神経の可塑性が解剖学的，生理学的に印象深いものでも，ハムスターにとってはそれは治癒とはいえず1つの問題となる。正常では一眼の視野に視覚刺激を提示されるハムスターは刺激の方向に向く。しかし一側性の上丘病変を有したハムスターの場合は，異所性の視覚投射路のある側の視野に刺激を提示すると，その動物は刺激の方向に向くのではなく，刺激から遠ざかる方向を向いた。つまり，左上丘損傷のハムスターの右視野に刺激を提示するとハムスターは右を向かずに左を向いた。このように，食べ物や餌を視覚的に見つけることが高度に障害されることから，ハムスターに関するかぎり，新生児期の病変に引き続いて生じた神経の可塑性と再構成は決して行動的な機能回復に有利であったとはいえない。

幼若な人間の脳の正常な言語野の破壊後に起こる言語機能の再配置に関しては，多少肯定的な結果が得られた。人間の脳は非対称であり，例外はあるにせよ通常，言語機能は左半球の2つの別々な領域，つまり前頭葉下部のブローカ野と側頭頭頂部のウェルニッケ野に局在する。第三の言語領域が正中背側の補足運動野にあるが，そのことを電気生理学的に証明することはできても言語機能にはこの部位は必須ではないと考えられる。およそ6歳以下の年齢の人の言語野が完全に破壊されると，言語機能は対側に再配置する。どの程度の再配置が起こり，どの程度の言語機能が回復するのかという点は，脳損傷が生じたときの個人の年齢と反比例の関係にある。それでも，発話の改善にはしばしば目を見張る場合があり，①さまざまな統語によって意味内容が伝達された場合の理解の障害，②語義と統語の統合によって欠落している代名詞に取って代わることの障害，③表層的統語構造の誤りを検知して訂正することの障害，などを除けばほぼ完璧な発話の回復がみられる。

しかし，言語機能が対側に再配置することに関する代償は決して無視できるほど小さいものではない。この代償は，「非言語性半球」によって通常行われる機能が完全に失われるのではないが高度に障害されることである。この点についての障害は視空間課題で認めることができる。典型的な場合には非言語半球の一部が機能し，その障害の程度は言語の回復量に直接関係している。一方，非言語半球の病変の場合には視空間機能が再配置することはなく，言語は障害されない。Hans-Lukas Teuber(1974)はこの再配置の代償について以下のよう述べている。

　一般的にこれらの知見は，半球の専門化は，成人であれば右半球に依存する能力が発達初期の損傷に対して脆弱であるという奇妙なかたちで出生時に明確に決定されることを示している。これはあたかも，言語が回復力がより早いという印象，あるいは単に機能として確立されるのが早いという印象を与える。しかも，この言語の回復力は非言語の機能を代償にして得られ

るもので，それは発達中の脳には機能が落ち着くべき最終的な空間を求める競争的要素があり，1つの半球が本来割り当てられた仕事以上のことを行おうとして機能の混乱が生じることを認めるようなものである (p.73)。

Teuber のこの記述は，見逃されやすい重要な点を明らかにした。本来ある機能には寄与していない脳部位にその機能が再配置させて代償的機能が開始されると，その代償的機能を行っている脳部位が通常関与していた行動に何が起こるのかという点である。

成人の脳，病変の大きさ，神経の可塑性

成人の中枢神経系は新生児の中枢神経系よりはるかに安定した静的なものである。発達途上の脳が示すような神経の再構成の能力を成人の脳で実証することは困難だが，状況によってはある程度の神経の可塑性が認められる。

局所的不完全病変：病変や病的変化が小さく，機能的神経システムを構成する成分のごく限られた部分のみが損傷された場合，成熟した哺乳類の神経系は神経の可塑性とでも呼ぶ能力をもっている。この可塑性は，損傷部位の中や，そこに向かって生じる代償的な側副軸索の新芽形成と損傷された脳部位に残存するシナプスの脱神経性過敏というかたちをとる。

しかし，少なくとも損傷された脳部位の10％は正常に保たれる必要があり，また新芽形成は Cotman らが次のようにまとめた(Cotman & Nieto-Sampedro, 1982)一定の規則に従う必要がある。すなわち，

> 第一の規則は，部分的な脱神経によって失われたシナプス入力を新しいシナプスが完全に回復させることである。第二の規則は，求心性線維が脱神経領域に再び神経支配を形成することができるのはその終止領域が損傷された求心性線維の終止領域と重なり合うときに限られることである。第三の一般的な規則は，反応性の神経発芽が生じたとしても，それはすでに存在している神経連絡の量的増加や再配列にとどまることである。成熟した生体では損傷により誘導されたシナプスの発生は質的に新しい連絡を形成することはない。第四の一般的規則は次のように表される。1個のニューロンが数種の求心性線維からシナプスを受けていた場合，シナプス欠落に応じてそれらのシナプスが成長する相対的能力には明確な階層性が存在する。例えば，似た種類の細胞からくる「同類の」求心線維は優先的に成長するようである。(p.375)

脱神経性の過敏という現象は，筋肉や神経組織への求心性入力が奪われたときにその部の感受性が亢進して生じる一連の事象で，1940年代の後半に記載された。Marchall(1984)が報告した一部の症例では，この感受性の亢進が行動的機能を回復させた例がみられた。例えば線条体中央のドパミン投射系の断裂によって起こった体性感覚性障害の例である。このように，新芽形成とシナプスの生化学的変化の両者がいわゆる神経の可塑性を意味することは明らかで，損傷は限定されたものに限られるが，成熟した哺乳類の中枢神経系でもそれらの損傷に対処する術がまったくないわけではないことを示した。

実際，高齢の哺乳類の脳にも神経の再生というかたちで神経の可塑性がみられることを示す証拠が最近報告された。この神経の再生は新芽形成に似ているが，これはハムスターの場合と同様に，神経の病理変化に続いて起こる行動異常を正常化するには至らず，むしろ問題を増加させた。例えば，アルツハイマー病の患者では神経の再生を証明する研究も見つかっており，これはこの疾患に伴う細胞脱落に対応しているようにみえた。残念ながら，アルツハイマー病の患者の脳には多数のアミロイド斑があり，神経線維がアミロイド斑に向かって成長するのを刺激する物質はアミロイド斑内に存在する蛋白で，それはおそらく β アミロイドの42アミノ酸残基であると考えられる。しかし，アミロイド斑は新しい神経線維を支持することができず，新芽形成中の神経線維はシナプス終末がないため死滅し，アルツハイマー病を特徴づける神経の変性がさらに促した。

全般的に，成熟した哺乳類や老齢哺乳類の脳はある程度の神経の可塑性を有し，行動的機能の回復を助ける場合もある。しかし，それが起こるためには病理学的な変化が限局している必要があり，また可塑性には限界があり，特定の脳領域で営まれている通常の働きの再決定を通じて回復を媒介するような，神経系の構造や機能の劇的な再構成は起こらない。

広範な全的病変：ある特定の脳部位をすべて含むような大きな脳損傷では状況ははるかに悲観的である。成熟哺乳類の脳の大きな病変では行動的な機能回復となるような神経の可塑性はまったく起こらない(LeVere, 1975, 1988を参照)。

これは成熟した個体で大きな脳損傷後の回復が不可能であることを意味するのではない。むしろ，行動的機能が回復するにせよ，限局した損傷後の場合のように一種の神経栄養的な反応によって自然発生的に起こるのではないことを

意味する。その理由は簡単で,損傷を被った脳部位には神経発芽とシナプス変化を支えていくだけの組織が残っていないからである。広範な脳損傷後の欠落症状の特徴は,小規模の脳損傷に関連する欠落症状とは概念的に大きく異なり,どのようなかたちで回復しようともそれは神経の可塑性や神経の再構成などの機序にもとづくものではあり得ない。病変が小規模でも広範囲でも行動的な機能が欠落した症状は神経組織の欠失によって起こる。しかし,小規模の病変の場合の欠落症状は,損傷された脳領域内の残存組織で起こる求心性線維の新芽形成や,シナプスの感受性の変化,つまり神経の修復によって矯正できる程度の欠失である。このことは完全に破壊された病変には当てはまらず,障害された系が,顕在的,潜在的な行動に対する影響を抑制する種々の神経機能系の正常な平衡関係と相互作用に変化を起こすことが行動的な機能の欠落症状を起こすと考えられた(LeVere 1980, 1988を参照)。行動的な機能回復が広い範囲にわたる完全な損傷後に起きたとしても,それは神経系が本来有する神経の可塑性によるものではなく,むしろ障害された機能系に残されたわずかな機能を効率良く活用することを促進するような治療的な介入によって行われる。

まとめ
哺乳類の脳に神経の可塑性はあるのであろうか。答えはイエスである。神経の可塑性は行動的機能回復にとって有益なものであろうか。答えはイエスかつノーである。否定的な側面が展開されるのは,発達・加齢中のいずれの脳でも異常な神経連絡が生じるためである。この点に関して,神経系はその基本的な機能を再構成できるのではないかという当初の楽観的な考えはデータの蓄積とともに下火となった。成熟した哺乳類の脳と広範にわたる完全な損傷に関しては,「万物は死滅し,再生するものは何もない」というCajalの言葉は意味を持ち続けているように思われる。そうではないと考えるほうが希望をもてるが,経験的な知見の一貫性から,その考えは寒い夜の荒野のキャンプファイヤーの周囲に渦巻く幻想以上のものではないようである。

【文献】
Almli, C. R., & Finger, S. (1988). Toward a definition of recovery of function. In S. Finger, T. E. LeVere, C. R. Almli, & D. G. Stein (Eds), *Brain injury and recovery: Theoretical and controversial issues* (pp. 1–14). New York: Plenum Press.
Cotman, C. W., & Nieto-Sampedro, M. (1982). Brain function, synapse renewal, and plasticity. *Annual Review of Psychology*, 33, 371–401.
Kennard, M. A. (1938). Reorganization of motor functions in the cerebral cortex of monkeys deprived of motor and premotor areas in infancy. *Journal of Neurophysiology*, 1, 477–96.
LeVere, T. E. (1975). Neural stability, sparing, and behavioral recovery following brain damage. *Psychological Review*, 82, 344–58.
LeVere, T. E. (1980). Recovery of function after brain damage: a theory of the behavioral deficit. *Physiological Psychology*, 8, 297–308.
LeVere, T. E. (1988). Neural system imbalances and the consequence of large brain injuries. In S. Finger, T. E. LeVere, C. R. Almli, & D. G. Stein (Eds), *Brain injury and recovery: Theoretical and controversial issues* (pp. 15–28). New York: Plenum Press.
Marshall, J. R. (1984). Brain function: neural adaptations and recovery from injury. *Annual Review of Psychology*, 35, 277–308.
Schneider, G. E. (1979). Is it really better to have your brain lesion early? A revision of the "Kennard principle." *Neuropsychologia*, 17, 557–83.
Teuber, H.-L. (1974). Why two brains? In F. O. Schmitt & F. G. Worder (Eds), *The neurosciences, third study program* (pp. 71–4). Cambridge, MA: MIT Press.

〔T. E. Levere〕

pneumoencephalography　気脳造影法
気脳撮影法(air encephalography*)の別名

polyopia　多視症
polyopsiaともいい,変視症(metamorphopsia*)の1つで,多数の像が見える症状のこと。像は水平面に連なり(横に並ぶ),矢状面でも連なり(前後に並ぶ),時には同心円のように大きさを変えて重なって見える。最も一般的な像の数は3個(triplopia)であるが,単眼性の複視の場合や4個の像が見える場合(quadriplopia)や,まれにかなり多数の像が見える。多視症の発現を説明する理論の1つは,黄斑外の網膜部位で急速で反復性の刺激が,固視の変化に伴って存在し,この網膜の位置が,視覚像発生に関連する一連の機能的中心部に対応するというものである。

pons 橋

脳幹(brain stem*)の一部で，延髄(medulla*)のすぐ吻側(直上)に位置する。「橋」という用語はその腹側面を横切り小脳(cerebellum*)に至る厚い線維束に由来する。橋を通る線維の大部分は運動機能に関係し，大脳皮質のあらゆる領域と小脳皮質を結合する。大脳皮質に発して橋に終わる線維もある。他の線維は皮質脊髄路と，脳脚(peduncle*)を通過し降下した下降性の錐体路(pyramidal tract*)である。数本の脳神経(cranial nerves*)が橋から発し，網様体(reticular formation*)も橋を通過する際に顕著となる。

porencephaly 脳孔症

大脳の発達異常で，両側大脳半球に対称性の空洞が存在するが，大脳皮質と白質はいずれも正常である。後天性障害である**脳孔性嚢腫**は，一側の大脳半球に単一の空洞を作るもので，皮質の萎縮を伴い，通常，梗塞(infarct*)によって起こる。

positron emission tomography ポジトロンCT

PETスキャン(PET scan*)の項を参照

postconcussion syndrome 脳振盪後症候群

PCSと略されることも多い。通常，軽症の閉鎖性脳損傷(closed head injury*)後に時間がたってからみられる症状に対して最も頻繁に用いられる。しかし，この用語には異論もある。《Oxford Companion to Medicine》によれば，「症候群」という用語の定義は，「ともに起こる傾向があり特徴的な型を構成するが必ずしも同一の病因によらない一連の症状と徴候の集合」とある。閉鎖性の頭部外傷に続く症状は数少ないため，一般化しようとした研究者はほとんどが不成功に終わっている。「症候群」という用語は症状の性質と原因が不明瞭な場合には適切であるが，「症状」という語には単純で明瞭であるという利点があるように思われる。

「激しい振動と攪拌を伴う行為」《Oxford English Dictionary》という通俗的な意味は明解である。次に医学辞典をあたり脳振盪に当てられた意味を調べると，多くは「**脳機能の一時的な障害**」《Churchill Medical Dictionalry》と《International Dictionary of Medicine and Biology》と記載されている。多くの研究者は，この障害が意識の消失であると考えている。実地上困難なことは，意識消失の有無を決定するためにできれば医学的な訓練を積んだ観察者の存在が必要なことである。患者が表明できることは彼(または彼女)がその出来事を記憶しているかどうかだけである。事故の15分後に到着する救急隊員でさえも，しばらく意識がない期間があったかどうかがわからないことが多い。事故が発生した状況が明らかになり記録されるのは，患者が意識が改善した状態で病院に到着したときである。時には適切な目撃者が存在し，その人から十分に詳しい状況を聞き出し，その情報にもとづいて推論できることもあるが，ほとんどの患者に関しては，唯一の情報源は患者自身で，外傷の前後で彼らが記憶していることを十分に説明できるようになるまで回復してようやく情報が得られる。脳振盪は意識消失同様，健忘の点からも定義するのが適当と思われる。

「**脳振盪**」という用語を**意識消失**または健忘(amnesia*)の期間と同義であるかのように用いる研究者が多い。そのためその後に引き続きみられる症状は，脳振盪後の症状として記載されている。しかしこの場合では，頭部の一撃後，意識消失や健忘を起こさずに同じ症状が起きた場合は記載が非常に難しい。これらの困難は，「**脳振盪**」という用語が，意識消失や健忘の期間と，その後に起こる症状を含むすべての関連症状の両者に用いられることによって克服されよう。そこで「**脳振盪**」は，「頭部の加速性の外傷や減速性の外傷で，ほとんど常に健忘期間を伴い，頭痛，記憶力低下，めまいなど特徴のある一連の症状群が引き続いて起こる」と定義できる。

脳振盪が一時的な状態であるという考えかたは，患者に永続的な意識状態の変化を残すような頭部外傷と鑑別する際に用いられる。この考えかたは，脳振盪と脳挫傷，硬膜外出血，硬膜下出血，くも膜下出血，脳内出血と鑑別するための初期の病理学的分類によるものである。この立場から，脳振盪は脳に器質的な損傷のない頭部外傷と呼ばれた。頭部への打撃で一時的な電気活動の異常が十分起こると考えられたが，肉眼や顕微鏡でも脳組織の損傷はみられなかった。しかし，この知見は当時の組織学的な技術の限界によるもので，現在では頭部に対する打撃は神経細胞を損傷し，これらの障害が持続することが明らかにされた。脳卒中の場合と同様に，完全に機能的に回復しても，器質的な損傷が起こらないことの証明にはならない。器質的な損傷がないという概念にとどまるかぎり，脳振盪後の患者を治療する医師が症状はすべて一時的であると感じるのは当然で，症状が回復し

表14　脳振盪の初期と後期の症状

初期	後期
頭痛，めまい，嘔吐，嘔気，傾眠，霧視	頭痛，めまい，興奮性，音に対する過敏性，不安，抑うつ，記憶力低下，集中力低下，不眠，疲労，聴力低下，視力低下

ない場合は，患者は神経症か確実に詐病とみなされる。

脳振盪後症候群に関する研究はとくに初期の多くは全体的に後期の症状に集中した。事実，初期症状に直接関係した研究は比較的少ない。しかし，外傷後健忘が終わり，完全な意識の回復後最初の1〜2週間という初期相が存在し，その時期の患者の訴えはそれ以後の訴えとは明らかに異なっていた。**表14**には2つの相に典型的であるとほぼみられる症状を挙げた。

初期症状は通常意識の戻った直後に2〜3日間にわたって経験される。そのうちの2症状である頭痛とめまいはまた後期の症状の特徴でもある。残りの4症状は実際には必ず消失する。後期に嘔吐，嘔気，傾眠，霧視を訴える患者は，補償を求めて，自らの不調を誇張しているようにみえることが多い。

残りの「**後期**」症状は2〜3日以内に出現するが，時には数週間あるいは数カ月後になってはじめて発生する場合もある。患者は自分がどのように変化したかに気づくのには時間を要するため，最初の1日か2日は訴えがないようである。日常生活のストレスから解放されているかぎり，患者の調子は良い。家で小さな子供たちの面倒をみたり，日常生活の小さなイライラ感を経験したり，仕事に復帰するための新たな緊張に遭遇すると，その時点で患者は自らの能力が以前ほど鋭敏ではないことがわかる。神経に対する損傷が比較的小さい場合には，情報を処理し，考え，感じ，記憶する脳の能力が正常に戻る。この場合，症状は消失し，高度なストレスがあっても再発しない。しかし，損傷が広範囲に及んでいる場合は，完全には回復しないことがある。ストレスがとくに自信の欠如と重なった場合，症状が再発したり新しい症状が出ることがある。

脳振盪の後期症状は何か

文献によれば，脳振盪後症候群がどのような症状から構成されるかについて正確な意見の一致はみられなかった。1962〜1987年の間に発表された19論文の中で，頻繁に引用される症状を頻度の高いものから順に記すと，頭痛，興奮性，めまい，集中力低下，疲労，不安，記憶力低下，抑うつ，不眠，アルコールに対する過敏性となる。ここでの1つの問題点は，ある論文で記載された症状が他の論文では症状の下位分類となっている点である。例えば音に対する過敏性が興奮性の下位項目となり，無感情が抑うつの下位項目になっているなどである。あまり頻度の高くない後期症状は，聾，嗅覚消失，複視，攻撃性，てんかん，盲，リビドーの消失，性格の変化，尿崩症である。盲と尿崩症はとくに重度で数日〜数週間続いた後完全に回復する。上述の症状すべてを症候群の構成要素とみなすか，最も頻繁にみられるものだけにするかを決定することは困難である。脳振盪を起こした患者が後に訴える症状すべてを構成要素とするのが単純であろう。

一部の研究者は，これらの症状をグループ別に分類しようと試みた。Keshavanら(1981)は，身体的症状と心理的症状に分けた。彼らの考えでは身体的症状は頭痛，疲労，めまい，雑音に対する耐性の消失，リビドーの消失，霧視，複視，聴力低下であった。心理的症状は不眠，不安，興奮性，記憶力低下，集中力低下，攻撃性，多幸症，無感情であった。Levinら(1987)は症状を，身体的(頭痛やめまい，霧視を含む)，認知的(記憶障害や集中力消失を含む)，情動的(不安，抑うつ，睡眠障害を含む)の3群に分けた。

症状はどの位頻繁で，どの位の期間続くのか

表15に11のプロスペクティブ・スタディの結果を示す。最初に受傷6週間後の症状に焦点を当てる。Rutherford(1977, 1978)，Flynn(1984)，Montgomery(1991)による研究はすべてベルファストにある同一病院の同一部門で行われたが，施行された年と症状を報告した医師団が異なっている。これらの研究で見解が一致する点は，脳振盪を起こした経過観察のため1晩〜2晩の入院のみを要した患者の約50%が6週間後に症状を訴えていた点である。全患者数は外傷後健忘(post-traumatic amnesia；PTA)の長さにもとづいて，0〜14分，15〜59分，1時間以上の3群にほぼ均等に分けられた。Keshavanの研究では80%の患者が6週間後の時点で症状がみられたが，この検討には頭部外傷の軽症と重症例が含まれていた。

Lowden(1989)の検討では，すべての患者は15分以下の外傷後健忘がみられたが，90%の患者が6週間後の時点で症状を訴えた。この高率には2つの要素が影響したと考えられる。第

表15 脳振盪後の症状の頻度(%)

著者, 年	1カ月	6週間	3カ月	6カ月	1年	2年	重症/軽症	患者数
Lidvall, 1974			24				軽症	83
Rutherford, 1977		51					軽症	145
Rutherford, 1978					15		軽症	131
Cartlidge, 1978/9		(頭痛)		27	18	24	軽症と	372
	19	(めまい)		22	14	18	重症	
Rimel, 1981			84				軽症	424
Wrightson, 1981		60					軽症	66
Keshavan, 1981		80	65				軽症と	60
							重症	
(心因的)								
MacFlynn, 1984		53		47			軽症	45
Levin, 1987	89		47	(頭痛)			軽症	57
Lowdon, 1989		90					軽症	114
Montgomery, 1991		12		54			軽症	26

一に経過観察が質問表を介して行われた点である。ベルファストでの研究では症状を示唆しないように十分な注意がはらわれた。なぜなら示唆により症状を作り出し，人工的にその頻度を増加させる効果があると考えられたからである。第二に，34名の患者は質問票に答えなかった。このことは，この患者の場合，症状がない可能性がかなり高いと考えられ，全員が無症状であったとすると症状を有する割合は62％に低下することになる（そうであるからといって，この研究が無効であるということでなく，この研究の目的は軽症頭部外傷の患者で入院した者と帰宅を許された者の間にみられる結果を比較することにあった）。

6週間後の時点での症状の評価と比較して，4週間後の時点では89％の患者に症状があったとするLevinの所見は高率であるが，事故後初期にはかなり高率で，その後早い週のうちに次第に減少すると考えられる。次に3カ月の評価をみると，Lidvallの24％という数字は比較的低いように思われる。しかし，この検討における患者の外傷の程度をみると，50％以上の患者の外傷後健忘が5分以下で，45分以上の外傷後健忘を示したのは20％にすぎなかった。84％というRimel(1981)の数字は比較的高い。Wrightson(1981)の研究の特徴は症状を示唆しない配慮と積極的な治療努力で，活動的に仕事に就いている適格者の60％に症状があるとした。Keshavanの検討には重症頭部外傷例が含まれ，65％とし，Levinは頭痛に対して47％とした。

MacFlynnら(1984)とMontgomeryら(1991)は，受傷後6カ月の時点でそれぞれ50％より若干低め，50％より若干高めで報告しており，6週間後の時点での彼らの数字と大きく違っていなかった。Cartlidgeは頭痛では27％としているが，他の一連の研究から，頭痛の頻度は訴えのある患者全体の約50％であると考えられる。頭痛の27％という数字から外挿法によって推定すると，ほぼ50〜55％の患者がなんらかの症状に苦しんだと推定される。この系列にはあらゆる重症度の患者が含まれているが，ほとんど軽い外傷である。またその数字は症状のチェックリストを用いた質問を患者が受けた結果から得られたものである。ただ自らの症状を述べるように求められた場合，9％の人だけが頭痛を訴えた。この場合はなんらかの症状を有する患者は外挿法からほぼ18％と推定された。

Rutherford(1978)の1年間経過観察後の頭痛の頻度は15％であるのに対し，Cartlidge(1978, 1979)は18％（あらゆる症状に対する比では36％に匹敵する）であった。2年経過した時点でCartlidgeは24％の患者が頭痛を訴えたと報告した。1年後の数字から改善していない点は心配であり，この時点に症状を残した患者は一生涯ではないにしても長年苦しむと考えられる。Amphouxら(1977)のレトロプロスペクティブ・スタディはこの可能性を堅固なものにしている。質問実施の16年以上以前に頭部外傷を受けたことを記憶していた建設作業員のうち，42％に頭痛の症状の訴えがあった。彼らはすでに職場に復帰し，訴訟や保険請求はすでに解決しているはずである。

一見して，これらのさまざまな研究結果の間にかなりの隔りがあるようだが，その差はほとんど外傷の程度，使用した質問法，または治療努力の大きさによって説明することができる。

脳振盪後症候群：器質的状態か心因的状態か

100年以上にわたり，脳振盪後症候群が本質的に器質的なのか心因的なのかについて議論が集中した。1981年の《Journal of the Royal Society of Medicine》にある活発な議論では，依然として両方の見解を強く支持する研究者がいることが明らかにされた。心因性の症例を支持する最近の重要な見解はHenry Millarの1961年の事故神経症と，1966年の頭部外傷の精神的な後遺症に関する論文である。彼は脳振盪後の症状は頭部外傷を受けた医師や運動選手にはみられず，その頻度は外傷の重症度と反比例すると考えた。彼の見解は法医学的な目的のために200名の頭部外傷患者を診察した彼自身の経験の結果にもとづくものであった。統計学的技法と推論の甘さから今日，彼の論文が発表されるかどうかは疑わしい。彼の患者が小規模でまったく一般的でない一群であった点に彼は注意をはらわなかった。しかし，彼は同僚と一般市民から非常に高い評価を受けた人物で，自らの症例を情熱的に熱烈に論じた。

いくつかのプロスペクティブ・スタディでは，外傷後健忘と症状の間に関連があるかどうかが検討された。Lidvall(1974)の研究では関連性の証拠は見出されなかったが，この研究は少人数にもとづくもので，すべての患者の健忘期間がきわめて短かったため，関連性が見出されなかったことは驚くにはあたらない。Rutherford(1977)の研究では広く散らばった外傷後健忘の大人数の患者を扱った。外傷後健忘が長い患者で症状が多いようにみえるが有意差はなかった。Keshavan(1987)の検討は軽症から重症まであらゆる患者層を含み，外傷後健忘の長い患者ほど，多くの症状を示す有意な関連性を示した。Guthleck(1980)の検討はすべて補償を請求している患者にもとづき，外傷後健忘が長いほど，仕事ができない期間が長くなるという両者間の有意な関係を示した。Millarの仮説を追証すると考えられる唯一の研究はニューカッスルのもので，CartlidgeとShaw(1981)が報告した。これによると，退院時，6カ月後，1,2年時の頭痛は外傷後健忘＜1時間の者に頻繁にみられ，外傷後健忘＞1時間の者ではそれほど多くなかった。同様なことがめまいにも当てはまった。この系列で賠償金を請求する人が高率に存在(25%)することとこの結果が関連すると考えられる。

1977年と1978年のRutherfordの研究により身心両方が働き，後期症状がみられることが明らかにされたが，それ以後のプロスペクティブ・スタディでは一方あるいは両者の影響が確認された。

今では，いくつかの研究が軽い頭部外傷後に記憶，集中，注意の低下を測定することができる。GronwallとWrightson(1974)は，脳の情報処理能力を測定するPASAT検査を用い，MacFlynnら(1984)とMontgomeryら(1991)は四者選択反応時間記録計を用いた。両者とも早い週に能力低下の回復が著明で6カ月までには正常か，正常水準をやや上まわるまでに回復する。脳が十分機能しない状態のときに脳に何かを要求することで症状がどのように部分的に起こるかをみることは容易である。

Lishman(1988)は，初期の症状は身体的な性質の確率が高いのに対し，症状が長く続くほど心因性の症状の割合が高くなると報告した。CartlidgeとShaw(1981)は，このような差を，受傷後間もなく頭痛とめまいが起こる患者と数カ月後初めて症状が出た患者の間に見出した。しかし，PASATや四者選択反応時間のような検査上6カ月後に遂行能力が正常であるといっても，脳が正常に戻ったわけでなく，この時点より後の症状すべてが心因性と決めつけることはできない。2度，3度と脳振盪を経験した患者には衰退が蓄積する。このことは「**殴打酩酊症候群**」の症例で最もはっきりとわかる。人間と実験動物の組織学的な研究で解決されそうもない神経学的損傷が明らかになった。最近のアルツハイマー病の疫学的研究で，以前頭部の外傷を受けたこととの関連が明らかにされたが，これまでのところそれ以外の疾患や外傷との関連は不明である。

以上のことから，加速(減速)性頭部外傷はおそらく常に脳への持続的障害を起こすものと考えられる。軽い場合には患者の大部分は代償機能が働き，見かけ上正常で症状から解放された生活を送ることができる。永続的症状のうちには，終末器官や特殊な神経路の損傷による場合がある。全身の遂行能力がごくわずかだけ低下する患者もある。病前の心理状態に弱点がある人，日常生活で極度の緊張状態にさらされている人は，症状が続いたり，新しい徴候を訴えることがある。患者は自ら何が起こっているのか理解せず，医師の理解不足を伴った医学的助言が加わり，罪悪感と価値観喪失を深めることがある。

補償の請求や訴訟のために不平を述べる患者の割合は少ない。なかには経済的利得のため故意に仮病を装うこともあるが，その他の場合，意識下のレベルで絶望と誇張が発生しているよ

うに思われる。

【文献】

Amphoux, M., Gagey, P. M., Le Flem, A., & Pavy, F. (1977). Le devenir du syndrome post-commotionnel. *Revue du Médecin du Travail*, *5*, 53–75.
Cartlidge, N. E. F., & Shaw, D. A. (1981). *Head injury*. London: W. B. Saunders.
Gronwall, D., & Wrightson, P. (1974). Delayed recovery of intellectual function after minor head injury. *Lancet*, *2*, 605–9.
Guthleck, A. N. (1980). Post traumatic amnesia, post concussional symptoms and accident neurosis. *European Neurology*, *19*, 157–60.
Keshavan, M. S., Channabasavanna, S. M., & Narayanreddy, G. N. (1981). Post-traumatic psychiatric disturbances: patterns and predictors of outcome. *British Journal of Psychiatry*, *138*, 460–9.
Levin, H. S., Matis, S., Eisenberg, H. M., Marshall, H. F., Tabbador, K., High, W. M. Jr, & Frnakoski, R. F. (1987). Neurobehavioural outcome following minor head surgery: a three-centre study. *Journal of Neurosurgery*, *66*, 234–43.
Levin, H. S., Eisenberg, H. M., & Barton, A. L. (Eds.) (1989). *Mild head injury*. New York: Oxford University Press.
Lidvall, H. F., Linderoth, B., & Norlin, B. (1974). Causes of post-concussional syndrome. *Acta Neurologica Scandinavica*, *50*, Supplement 56.
Lishman, W. A. (1988). Physiogenesis and psychogenesis in the "post-concussional syndrome." *British Journal of Psychiatry*, *153*, 460–9.
Lowdon, I. M. (1989). Post-concussional symptoms following minor head injury. *Injury*, *20*, 193–4.
MacFlynn, G., Montgomery, F. A., Fenton, G. W., & Rutherford, W. H. (1984). Measurement of reaction time following minor head injury. *Journal of Neurology, Neurosurgery and Psychiatry*, *47*, 1326–31.
Millar, H. (1961). Accident neurosis. *British Medical Journal*, *5231*, 919–25, 992–8.
Millar, H. (1966). Mental sequelae of head injury. *Proceedings of the Royal Society of Medicine*, *59*, 257–66.
Montgomery, E. A., Fenton, G. W., McClelland, R. J., MacFlynn, G., & Rutherford, W. H. (1991). The psychobiology of minor head injury. *Psychological Medicine*, *21*, 375–84.
Rutherford, W. H. (1989). Concussion. In W. H. Rutherford, R. N. Illingworth, A. K. Marsden, P. G. Nelson, A. D. Redmond, & D. H. Wilson (Eds), *Accident and emergency medicine* (pp. 427–38). Edinburgh: Churchill Livingstone.
Rutherford, W. H., Merrett, J. D., & McDonald, J. R. (1977). Sequelae of concussion caused by minor head injuries. *Lancet*, *1*, 1–4.
Rutherford, W. H., Merrett, J. D., & McDonald, J. R. (1978). Symptoms at one year following concussion from minor head injuries. *Injury*, *10*, 225–30.
Symonds, C. (1962). Concussion and its sequelae. *Lancet*, *1*, 1–5.
Walker, A. E., Caveness, W. F., & Critchley, M. (1969). *The late effects of head injury*. Springfield, IL: C. C. Thomas.
Wrightson, P., & Gronwall, D. (1980). Time off work and symptoms after minor head injury. *Injury*, *12*, 445–54.

W. H. Rutherford

postural control 姿勢制御

姿勢制御はしばしば単に直立姿勢を維持するためにあると考えられてきたが、正確には継続する活動を支持するために環境に対し身体を適応させる過程と定義される。平衡を保ち、安定した基盤を与えるためには、眼、頭、体幹と四肢の定位(向き)が、同時に調節され、調整されなくてはならない。姿勢の制御は神経系の多くのレベルで生じるフィードフォーワード機構によって行われ、視覚系、体性感覚系、前庭系からの情報によって制御される。

20世紀初頭の姿勢制御に関する研究は、主に自動反射反応に焦点が当てられた。Magnusは、頭部の動きや重力-慣性力に対する頭部の傾き(前庭系によって記録される)や、体幹に対する頭部の傾き(頸の固有受容器によって伝達される)によって起こる多くの反応を確認した。「迷路性(前庭性)立ち直り反射」は、体幹の動き(例えば踵歩きやつま先歩き)があっても、頭部をまっすぐにする作用で、「緊張性迷路反射」と「緊張性頸反射」では、頭部の位置によって四肢の伸展や屈曲が起こる。これら皮質下の反射は健常成人ではほとんど抑制されているが、その潜在的な影響は自然ないしは運動時の姿勢でみられる(Fukuda, 1984)。

頭部と眼の安定性は、眼と頭部の動きに相対的な自動反応によって維持される。すなわち、眼や頭の向きと動きに関する情報が、視覚系、前庭系、頸部固有受容器から得られ、前庭神経

核と小脳のレベルで統合され、凝視する方向と網膜像とのずれに関し皮質で処理された情報との調整を受ける〔眼振(nystagmus*)の項を参照〕。直立姿勢は、下肢筋と体幹筋の協働収縮を事前に計画する(修正可能だが)ことによって維持され、自己固有的、視覚的、前庭からの情報によって誘発され、調節される。運動制御の最高レベルで、感覚運動皮質と大脳基底核は、主として行動の計画と方略の発展、随意的活動の準備をし、予想された姿勢の動揺を補正するための姿勢の制御の開始、計画された活動の適応と修正などに関与する。小脳と脳幹は、多数の筋肉応答のタイミングや大きさの調整、あるいは状況に応じたより低レベルの伸張反射の閾値と大きさを調整することによって姿勢の企図を行うことに寄与している。中枢神経系の異なったレベルが、姿勢制御の種々の要素や形式とそれぞれの感覚系の適当な役割に対していかに関与しているかは、広範(かつ持続的)な研究と論争のテーマであった。

姿勢制御の主要モデルは Gurfinkel によって提唱され、Nashner(1985)によって改良され、人間の身体を逆転した振り子として概念化した。このモデルに刺激された初期の研究は、身体を足関節のまわりに取り付けられた一連結の振り子とみなし、静かに立っている間の筋肉の活動と続いて支持表面の捻れ後の筋肉の活動を検討した。当初は、足関節の角度の変化によって自己受容体を介して起きた「**足首伸張反射**」に関心が当てられた。足首の協働運動は連続した筋肉の反応によってなされ、足首から下部体幹まで拡がり、支持表面に逆らって回転力をかけ身体の揺れの方向を逆転するように働く。姿勢を揺らした後には、筋肉活動の3つのバーストがみられる。短潜時単シナプス性の脊髄反応、おそらく脊髄より上位の制御下にある多シナプス性脊髄反応と考えられる中間潜時の反応はおそらくほとんどの研究者によって経皮質性と考えられる長潜時反応である。短潜時反射は一般に弱く、揺れの安定化のためには不適当であるが、それは長潜時反応(しばしば「**長ループ**」、あるいは「**機能的伸張性**」の反射と呼ばれた)によって効果的に安定化が得られる。

長ループ反応は直接的な内外の状況下で意図した運動計画を調整するのに役立つが、意識前のレベルで働き、運動活動への意図的な調整が始まる以前に起こる。反応における振幅に適応した変化は、姿勢が予測可能な方法で繰り返し動揺したときに注目されたが、機能的足首伸張性反射は、初めは足関節での動きに対し、比較的常同的で前計画的な反応と特徴づけられた。しかし、反応の研究の数が増すに従い、それぞれ少し異なる実験的手段を用いることによって、反応が常同的な状態下でのみ常同的であることがますます明確になった。長ループ反応の性質は動揺の振幅・方向・速度・動揺前の傾き、予期と運動セットのような要素によって影響される。

姿勢の制御に対する各知覚系の関与を明らかにするために、利用可能な知覚情報をさまざまに操作する実験が行われた。視覚情報は、閉眼、ストロボ照明、視野の動き、視力を歪めるゴーグルの使用などによって、情報の除去や減衰、変換が試みられた。下肢からの自己固有感覚性の情報の変化が与える影響は、腓腹筋に振動を与えたり、足に麻酔をかけたり、移動する表面や柔軟な表面上での足の位置を調べることにより研究された。これらの実験結果から、きわめて速い姿勢の中断に対して自動的に代償して姿勢を安定させることは、主に自己固有反射によって媒介されると考えられる。しかし、ある特定の状況下では視覚系と前庭系の2つの情報が姿勢動揺に対して筋肉がすばやく反応する強さを調整できることも明らかにされた。また、視力が低頻度の水平動揺(前庭系が容易にモニターすることができない)の制御と方向づけや、姿勢調節の持続的な微調整に重要な役割を行うと考えられる。Nashner によれば、前庭系は他の2つの情報源の正確さの評価に対して内向性の基準を与え、持続する水平動揺の調節を行う。

最近では、姿勢戦略とその使用や有効性を決定する制約や機能的な目標に対する関心が徐々に高まっている。前述した足関節の協働運動は単なる平衡を保つ唯一の方法なのではなく、重心の代償的な移動も、一般に支持表面抗力を吸収する殿部の回転によって行われる(「**殿部戦略**」)。殿部戦略は、狭くて軟らかい支持表面の上で平衡を取ったり、足部の回転力によって無効にするにはあまりにも大きな重心の偏位を修正するのに最適であるのに対し、滑りやすく傾いている表面の上に立っているときは効果的ではない。姿勢の戦略の選択は各個人の特徴によっても影響される。例えば、貧弱な下肢の固有感覚や足関節の筋の弱い人々は殿部戦略にいっそう頼らなければならない。

足関節と殿部戦略を特徴づける比較的常同的な筋肉の協働運動は以前から注目されたが、実際にはこれらと他の戦略の混合によってなされる。安定性は、膝曲げ、足踏み、前もって前傾

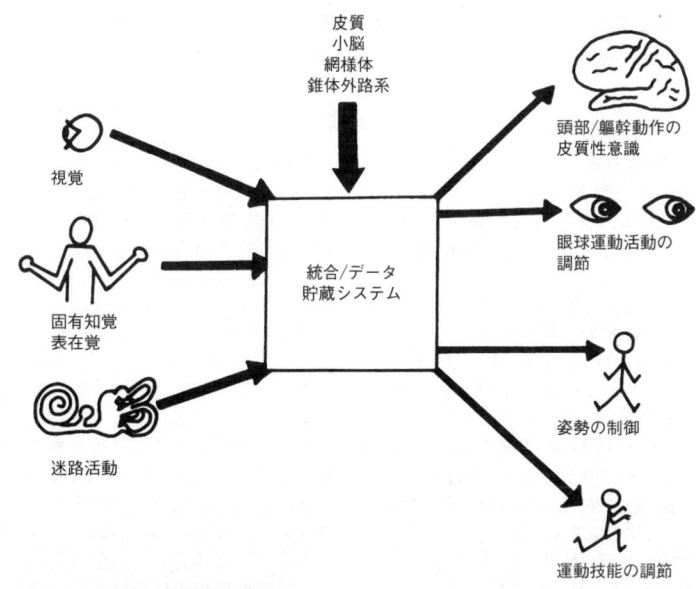

図57 人間の平衡を司る機序
(LM Luxon：前庭機能の解剖と生理. MR Dix, JD Hood（編）：めまい, Wiley, Chichester, 1984)

姿勢をとること，ブレースで支えることや，平衡を取るため上肢を使うことによって維持される．姿勢制御の研究では，姿勢戦略の柔軟で熟練した性質や，複雑な活動を誘導し単純化する，高次機能的，生化学的，知覚的な変数の同定に関するテーマが出現している．代償的な調整の選択とタイミングは環境に関係し，個人の生化学的な特徴や，神経生理学的制約（例えば知覚識別や反応潜時の限界）や，同時に決定される安定領域の境界線のように，予期して時間的に接触するような変数の受容に依存する．機能的な目標は変化することが可能で，安定性，安全性と自動性を最大にして，自動的活動の遂行能力の効率を高め，筋肉労作と神経処理を最小にし，またこれらの目的のいくつかを組み合わせることもできる．したがって，この姿勢活動への新しいアプローチでは，認知的・情動的要素の重要な影響について研究している．例えば，落下する恐怖は，姿勢制御を開始するための保守的な知覚基準や，増大した労力と減少した動作の柔軟性の犠牲をはらっても安全性を強調した姿勢戦略を採用する動機づけになると考えられる．

平衡障害

平衡，歩行，空間定位は，中枢神経系の感覚入力・運動出力・感覚-運動統合の複雑な相互作用によって行われる（**図57**）．耳科学，神経学，心脈管学，筋骨格系，血液学，内分泌学，代謝学，眼科学，精神医学的な疾患を含み，この複雑なシステムの機能障害を来す原因はさまざまである．65歳までに30％の人が平衡障害を体験し，家庭で生活する高齢者の20〜40％が毎年転倒している．めまいを経験したり，繰り返し転倒する患者の前庭神経系の研究から前庭系の機能障害が明らかにされた．

正常な状態では，それぞれの迷路の中の生理学的に対をなした前庭神経受容体から生じる安静時の神経活動は同等である．頭部を動かすと，それぞれの迷路内のこの神経情報の非対称性が代償的に眼と筋肉の運動を導く前庭反射の基本となり，これが注視と姿勢を維持し，頭部の動きに対する皮質を介した意識性が生じる．迷路自体と迷路と中枢神経を結ぶ経路の病変は，前庭系情報の非対称性を生むが，動作を行っていない状況で誤って動きを受容し，不適切な前庭眼球性活動や前庭脊髄性活動を行う（Luxon, 1987 a）．

臨床評価

臨床的には，姿勢の不安定な状態は主として迷路や中枢神経系の病変によって起こる．しかし，心脈管病変（**表16**）のように，これらの領域を二次的に障害する多様な疾患がある

(Luxon, 1987 b)。鑑別診断は詳細な病歴，診断的臨床徴候，前庭機能の客観的検査によって行われる。

病歴

「めまい(回転性)」は，「運動の幻覚」であるが，一般的に前庭系活動異常と関係する。しかし，非生理的感覚に困惑した人は，めまい感(非回転性)，「フラフラした」，「ユラユラした」，「クラクラした」，さらに「頭の中が混乱した」，「下肢のふらつき」などの症状を訴える。迷路によるめまいは，突発的かつ反復的で，数分〜数時間の短い持続で，悪心，嘔吐，下痢などの自律神経の随伴症状が特徴的である。一方，中枢神経によるめまいは発症がより不明瞭で，持続期間が一定し，悪心や嘔吐を伴うことが少ない。そのため病気の時間経過は，症状の体験的な性質とともに重要である。難聴や耳鳴は迷路や第八脳神経の内耳性の障害や前庭性の障害を示唆するため，随伴症状はとくに重要である。脳幹症状や徴候〔複視，構音障害，嚥下障害，顔面神経麻痺，顔面感覚障害，転倒発作，運動失調(ataxia*)〕の組合わせは脳幹の損傷を示唆する。協調運動障害や構音障害は小脳病変を示唆し，振戦や筋強剛を伴う全般性の運動緩慢は大脳基底核疾患，例えばパーキンソン病(Parkinson's disease*)を示す。前庭系以外に，狭心症，間欠性跛行，脳卒中は血管性病変を疑わせる。複数の内服，服薬コンプライアンスの低下，薬の代謝障害，副作用，耳毒性に関連する医原性のめまいはよくみられるので，詳しい服薬歴を聴取する必要がある。患者の診察では前庭系以外の病変を除外するために十分な内科的診察が必要である(表16)。回転性めまいの症例は，いずれも迷路のびらんを伴う慢性中耳疾患を除外することが必須である。眼球運動の詳細な評価によって，前庭眼活動障害を見出すことができ，迷路や第八脳神経性の前庭性障害と中枢神経系病変を鑑別できる。実際，自発性前庭性眼振は，平衡障害の検査のなかで最も大切な臨床症状である(表17)。前庭脊髄機能の臨床試験はないが，ロンベルク試験と歩行(gait*)の評価は前庭機能に一部依存しかなり有用で，非特異的な臨床情報が得られる。

前庭機能の**検査**は電気めまい検査が有用で，それによって第八脳神経病変と前庭系受容体病変を鑑別できる。温度眼振試験は，最も簡単で最も利用しやすい前庭機能検査で，一側性ないし両側性の迷路病変を同定することができる。回転検査は，高価な装置を必要とする点で不利であるが，両側の迷路を同時に評価できる(Kayan, 1987)。

末梢性迷路障害

種々の病的過程が前庭迷路と第八脳神経に影響している(Luxon, 1987 b)。平衡障害の耳科学的な原因として，以下の疾患が含まれる。

1) メニエール症候群
2) 外傷後症候群
3) 頭位性眼振
4) 前庭神経炎
5) 感染症
6) 骨硬化症とパジェット病
7) 血管性疾患
8) 腫瘍
9) 自己免疫疾患
10) 薬物中毒

表16　内科でみられる主な平衡障害の原因

原因の種類	例
1) 感染症	梅毒
	心内膜炎
2) 血液疾患	貧血
	粘度亢進症候群
3) 血管性疾患	起立性低血圧
	心原性不整脈
4) 代謝性疾患	低血糖
	過換気
5) 新生物	非転移性合併症
	転移
6) 骨格系疾患	パジェット病
	頸椎異常
	骨関節炎
7) 視野異常	遠近両用眼鏡
8) 医原性疾患	
9) 精神疾患	
10) 多因子	多感覚性めまい症候群

表17　自発性前庭性眼振の特徴

	末梢性起源	中枢性起源
持続	短期間	持続的
方向	水平面に一方向性	多方向性，水平性，垂直性ないし回転性
型	共同性	共同性ないし非共同性
固視の影響	抑制	ほとんどなし／なし

最もよくみられるのは頭部損傷で，とくに重度で頭部の骨折を伴っている場合には前庭系と内耳系の完全な機能喪失が起こるが，軽度な場合は良性発作性頭位めまいという臨床症候群で，頭位の変化による発作性の重度のめまいを特徴としている。ウイルス性迷路炎は急性症状で始まり，回転性めまいと嘔吐が起こり数日間持続し，その後その平衡障害は数週～数カ月で改善する。血管性迷路炎は類似の原因の後に続くことがある。メニエール病は24時間以内の悪心と嘔吐を伴う高度のめまい体験，動揺性難聴，厄介な耳鳴りの三大症状を特徴とする。

前庭機能障害と平衡障害の重要ではあるがまれな原因としては，聴神経鞘腫と耳中毒性薬物障害がある。末梢性迷路機構の病的過程が何であれ，平衡障害の症状が次第に減少するように前庭系の代償作用が起こる。迷路破壊によって同側の前庭神経核の活動性の低下と，影響を受けていない側の前庭性活動に対する小脳性の抑制があることが証明された。これらの機序は両方とも前庭系内の非対称な神経活動を修復することによって不安定感を軽減させる傾向がある。視覚，頸部入力，体性感覚入力はすべてこの過程で重要であることが明らかにされた。中枢性の再計画化が前庭系を破壊されたサルでみられた。つまり前庭性代償は多数の感覚入力と可塑的な変化に依存していることは明らかである。

中枢性前庭機能障害の原因

前頭葉(frontal lobe*)病変は姿勢の不安定を伴うが，平衡障害を来す最も頻度の高い中枢性疾患は，脳幹，小脳(cerebellum*)，大脳基底核(basal ganglia*)病変である(Luxon, 1987 b)。以下の中枢神経系疾患が平衡障害の原因となる。

1) 椎骨-脳底動脈虚血
   閉塞性
   血流減少(例えば片頭痛)
2) 炎症性疾患
   細菌性髄膜炎
   梅毒
   多発性ニューロパチー
3) てんかん
4) 多発性硬化症
5) 外傷
6) 薬物と毒物
   抗生物質
   抗けいれん薬
   アルコール
   重金属
7) 変性疾患
   遺伝性運動失調(例えばフリードライヒ運動失調)
   他の脊髄-小脳疾患
   大脳基底核疾患(例えばパーキンソン病，ハンチントン病)
   遺伝性ニューロパチー
8) 先天奇形
   アーノルド・キアリ奇形
   頭蓋底陥入症
9) 腫瘍
   小脳橋角部(例えば聴神経鞘腫)
   脳幹部腫瘍(例えば二次性神経膠腫)
10) 前頭葉病変

多発性硬化症では脳幹や小脳に病変がよくみられるが，この疾患は中枢神経内に時間的，空間的に多発する脱髄巣を特徴としている。末梢性迷路，第八脳神経，中枢性前庭連絡に栄養を提供する椎骨脳底動脈系の血管性病変は主外側枝，すなわち後・前下小脳動脈や脳底動脈から直接出て脳幹に血流を送る穿通枝動脈の虚血によって中枢性前庭機能障害が起こる。小脳橋角部腫瘍として最も多いのは聴神経鞘腫であるが，耳鳴，聴力損失，顔面筋脱力，顔面感覚障害，運動失調，構音障害などを含めて，第八脳神経と脳幹症候の組合わせを呈する。

小脳機能障害は，通常，大孔病変，遺伝性脊髄小脳変性症，代謝性や非転移性腫瘍の合併による二次的萎縮，血管性疾患，腫瘍でみられる。

姿勢の不安定性が生じる最も多い大脳基底核(basal ganglia*)疾患はパーキンソン病(Parkinson's disease*)で，振戦，運動緩慢，強剛を主徴とする。しかし，多系統萎縮症と顔面や体幹に始まる不随意運動と知能退行を特徴とする優性遺伝疾患であるハンチントン病，失行性姿勢が生じる前頭葉病変は別の中枢性の姿勢の不安定性を起こす原因である。

【文献】

Bles, W., & Brandt, Th. (1986). *Disorders of posture and gait*. Amsterdam: Elsevier.

Brooks, V. B. (1986). *The neural basis of motor control*. Oxford: Oxford University Press.

Fukuda, T. (1984). *Statokinetic reflexes in equilibrium and movement*. Tokyo: University of Tokyo Press.

Kayan, A. (1987). Diagnostic tests of balance. In S. D. G. Stephens (Ed.), *Adult audiology*. Scott

Brown's otolaryngology, 5th edn (pp. 304–67). London: Butterworths.

Luxon, L. M. (1987a). Physiology of equilibrium and its application in the giddy patient. In D. Wright (Ed.), Basic sciences. Scott Brown's otolaryngology, 5th edn (pp. 105–37). London: Butterworths.

Luxon, L. M. (1987b). Causes of balance disorders. In S. D. G. Stephens (Ed.), Adult audiology. Scott Brown's otolaryngology, 5th edn (pp. 157–202). London: Butterworths.

Nashner, L. M., & McCollum, G. (1985). The organization of human postural movements: a formal basis and experimental synthesis. Behavioral and Brain Sciences, 8, 135–72.

Woolacott, M. H., & Shumway-Cook, A. (1989). Development of posture and gait across the life span. Columbia: University of South Carolina Press.

Lucy Yardley & Linda M. Luxon

Prechtl's syndrome　プレヒトル症候群〔舞踏病様症候群(choreiform syndrome*)の項を参照〕

prefrontal cortex　前頭前皮質〔前頭葉(frontal lobe*)の項を参照〕

prehension reflex　把握反射
　把握反射(grasp reflex*)に対する別名。

premotor cortex　運動前皮質〔前頭葉(frontal lobe*)；感覚運動皮質(sensorimotor cortex*)の項を参照〕

prosopagnosia　相貌失認
　視覚性失認(agnosia*)の特殊型で，顔の認知の障害である〔顔の認知(face recognition*)の項を参照〕。相貌失認は物体失認などの視覚認知の障害を伴わずに単独で起こり，逆にこれらの他の認知機能が障害されても顔の認知が保たれている場合もある。このように，顔の失認は視覚性失認の特殊で独立した1型であり，顔の認知が幼少期から発達し，生物学的に重要であることを示す。

protopathic innervation　原始性神経支配
　皮膚の神経支配の2系統〔もう1つは識別性神経支配(epicritic innervation*)〕の1つ。原始感覚は皮膚に一群となった特殊な終末器官に依存し，閾値が高いことと，他の領域に放散し感覚が関連部位に拡がる傾向が特徴である。原始系に関連した感覚は温冷痛覚であると考えられる。

pseudobulbar palsy　偽性球麻痺
　大脳半球と脳幹を障害するび漫性脳血管障害で，多くは小さな軟化組織領域に伴い，痙性発話，錐体路徴候と情動不安定を特徴とする。脳梗塞の反復発生による場合もある。発話は不明瞭で制御できなくなり，口と顎の反射が亢進する。情動障害の結果，随意的に制御できない場にそぐわない笑いや泣きの発作が波のように出現する。原因疾患の病理による痴呆(認知症)，失禁，歩行障害がこの症状に伴う。以前は，アテローム硬化性パーキンソン症状という用語がこの病態に対して用いられた。

psychomotor epilepsy　精神運動てんかん
　てんかん(epilepsy*)の項を参照

psychosurgery　精神外科
　精神疾患の改善を目的として脳の一部を切除する諸種の手術のことで，ほかに**精神神経外科，機能的神経外科**とも呼ばれた。精神外科の是非をめぐってこれまで絶えず議論がなされてきた。この治療法を支持する研究者は，精神外科こそ他の方法では治療不能な重度の精神疾患の改善を可能にする脳手術であると考えたが，反対する研究者は，情動と知性に悪影響を及ぼし患者の治療をかえって困難にする有害な手術であると主張した。

　精神外科を他の同種の外科的方法と明確に区別するためには厳密な定義が必要である。精神外科では，正常な脳組織か，少なくとも病変の存在を証明できない組織構造を破壊する。そのため，腫瘍，脳卒中，外傷，感染，その他の病理学的状態から生じた症状を改善するために行われる脳手術は，たとえそれらの症状が精神疾患の症状と鑑別できない場合でも精神外科とはいわない。また正常な脳組織を破壊する手術といっても，例えば運動障害(パーキンソン病，痙縮，腫瘍など)や，てんかん発作のような神経学的問題の改善を主な目的として行われる場合は精神外科とはみなされない。しかし，このような区別は必ずしも明確なものとはいえず，例えばてんかん発作と精神症状の両方を軽減する目的で一見正常な脳領域に外科的侵襲を加える場合もある。このような場合に，その手術がてんかん発作と精神症状のどちらの改善を主な目的として行うかが(当の神経外科医にとって

さえ）必ずしも明らかではない。

初期の歴史

通例，精神外科は，1936年にポルトガルの神経内科医 Egas Moniz の論文《*Tentatives opératoires dans le traitement de certaines psychoses*》の出版をもって嚆矢とするとされている。Moniz は，他の方法では治療不可能な20症例の精神疾患の患者に「**前頭前部白質切断術**」〔後に「**前頭前部脳葉切断術**」（**ロボトミー**）とも呼ばれた〕という前頭前野の一部を破壊する手術を行い，術後治癒と有意な改善がみられたと報告した。当時61歳だった Moniz は脳血管造影の先駆的業績によってすでによく知られた存在であった。

それから数カ月もしないうちに前頭前部白質切断術はイタリア，ルーマニア，ブラジル，キューバ，米国で試みられた。その後第二次世界大戦中の停滞はあったが，1948年までには30カ国以上でなんらかのかたちの精神外科手術が実施された。1946～1956年の間の10年間に世界中で約6～8万回の精神外科手術が行われたと推定されている。明らかにこの方法は広く受け入れられ，Moniz は1949年に「特定の精神病における前頭前部白質切断術の治療的価値を発見した功績」によりノーベル医学・生理学賞を受賞した。

さまざまな論議があるにもかかわらず精神外科がこれほど広く，また急速に用いられるようになったのにはいくつか理由がある。おそらくこのなかで最もはっきりしているのは，従来，精神疾患に対する効果的な治療法が存在しなかったことである。治療スタッフをはるかに超える数の慢性精神疾患の患者を収容した巨大な公的精神病院の精神科医は，症状の軽減に役立ち，患者の退院を可能にする処置なら何でも積極的に行おうと考えた。身体療法がとくに有望と考えられた理由の1つはそれほど労力を必要としなかったことである。インスリン昏睡療法，メトラゾル療法，電気ショック療法，前頭前部白質切断術がいずれも開発後5年以内に精神科治療に導入されたのは単なる偶然の一致ではなかった。

実際には，精神外科を試みた最初の医師は Moniz ではない。1891年，スイスのプレファルジェの精神科診療所院長の Gottlieb Burckhardt は，精神疾患の患者の躁症状を軽減するため大脳皮質の感覚野と運動野を結ぶ神経路の切断を行った。この Burckhardt の初期の精神外科から Moniz の最初の前頭前部白質切断術までの歳月の間には，ほかにも多数の精神外科的手技の開発が試みられたが，さまざまな理由からいずれも広く用いられることはなかった (Valenstein, 1986, 1990)。

手術手技の進展と理論的根拠

精神外科の実施に対する Moniz の理論的根拠は，必ずしも厳密な理由にもとづくものではなかった。彼は，精神疾患は患者が「**固定観念**」から脱却できないときに起こると述べ，その固定観念は神経路が「**異常に固定化した**」状態になることで存続すると考えた。Moniz はこの「**異常に固定化した神経路**」の部位が前頭前野に局在すると考えたが，その理由は，前頭前野が人間で最も発達した領野であり，この領野が判断や反射など精神病で障害される精神的能力の中枢であると広く考えられていたからである。

前頭前部白質切断術は，頭蓋骨に小穿孔をあけてロイコトーム（「**白質**」または神経線維を切断する器具）を刺入し，標的部位（目標点）に到達したら回転させて中心組織を切断して速やかに死滅させるもので，患者によっては実に9カ所も切断した。これらの手術はリスボン大学の Moniz の神経科の若い神経外科医 Almeida Lima によって行われた。

Moniz-Lima の「**中心部白質手術**」は多くの国で試みられたが，その後も精確な他の術式が開発され，比較的速やかにそれらに取って代わられた。ワシントンのジョージ・ワシントン大学病院の Walter Freeman と James Watts が改良術式〔Freeman-Watts「**標準脳葉切断術**」（**ロボトミー**）〕を開発して精神外科の進展に寄与し，この術式は広く用いられ，またその理論的根拠も Moniz よりはるかに説得力に富むものであった。Freeman と Watts は手術手技の向上を図るとともに，精神外科がいかに精神疾患の改善に役立つかについて多くの講義，論文，自著の《*Psychosurgery*》を通じ訴えた。1942年に出版され，1950年に改訂された本書は広い読者を獲得した。

Freeman と Watts は，精神外科手術は前頭前野と視床背内側核を結ぶ神経路を切断することによって成功率が最も高くなると主張した。当時は，情動に関して「**視床理論**」がいくつか唱えられ，情動の状態を調節するうえで背内側核がとくに重要な役割を果たすと考えられた。Freeman と Watts は，精神疾患では緊張した情動状態が思考過程を阻害すると考えた。精神外科は「**思考を司る脳と情動を司る脳を分離する**」という Freeman の言葉が一般紙でしばしば取り上げられた。

Freeman と Watts の理論は，「**固定観念**」に

関する Moniz の曖昧な仮説よりははるかに説得力に富んでいた。第一に，この理論では重点が観念から情動に移行し，その事実は，精神外科の恩恵を最も受けるのは過度の情動状態にある患者だとする新説とも一致していた。第二に，この理論は霊長類の視床に関する A. E. Walker の解剖学的研究によって支持された。Walker の研究は，視床背内側核と前頭前野腹内側部(眼窩前頭皮質)を結ぶ特異的な神経路の存在を証明した。

1940 年代中頃までには，解剖学的研究や臨床研究によって前頭前野腹内側部の損傷は行動と情動の全般性の脱抑制を起こし，前頭前野の後外側凸面の損傷は知的障害を起こすことが証明された。脳神経外科医は，起こる損傷を腹内側部により容易に限定できる精神外科的手技の開発に取り組み始めた。英国では，E. Cunningham Dax, Geoffrey Knight らの神経外科医が損傷を腹内側部に限定することで前頭前部白質切断術の成功率が上昇することを報告した。米国では，Freeman-Watts 手術は，損傷をより容易に腹内側部に限定できる Lyerly-Poppen 手術によってやがて取って代わられ，William Scoville が吸引によって大脳腹側表面の眼窩野を破壊する「**眼窩下部切断**」の術式が開発された。このように 1940 年代後半には，精神外科手術は次第に腹内側野とこの前頭前野と視床背内側核を結ぶ線維束に対して行われるようになった。

しかし，1950 年代初頭になると，前頭前部白質切断術によって症状が有意に改善したと判断された患者の多くで知的障害と情動障害がみられることが次第に明らかにされた。腹内側部の破壊によって起こる脱抑制は，内向性，無気力，決断不能，強迫行動，抑うつなどの軽減に役立つが，不穏状態，易興奮性，判断力欠如が起こることが判明した。精神外科は，精神疾患の荒廃的行動を器質性脳症候群の障害に置き換えるにすぎないとする疑問が呈示された。

精神外科に対する批判は，実際の臨床では比較的小さな影響を与えただけだった。まだこれに代わる精神疾患の治療法が存在しなかったからであり，なんらかの理由でこの手術の実施に携わる専門医が数多く存在していたからである。精神外科的治療は変化を遂げ，精神外科に対する批判は初期の脳葉切断術(ロボトミー)によび漫性の脳障害にのみ向けられるべきであるとする主張もあった。

エール大学の John Fulton は，精神外科は前頭前野腹内側部や，いわゆる辺縁系(limbic system*)の特定領域のいずれかに限って行うべきだとしたが，この主張はとくに大きな影響を与えた。1950 年代初頭に，かつて James Papez が提唱したが，その後，顧みられることのなかった「**情動に関する辺縁系理論**」が受け入れられた。情動は辺縁系を構成する皮質下構造によって調節されるとする Papez の説を支持する証拠が蓄積されるようになった。いくつかの実験的報告で動物の気性が扁桃体，中隔野，帯状束の破壊後に劇的に変化することが明らかにされ，これら辺縁構造が視床下部の連結を通じて情動を調節すると考えられるようになった。腹内側部もまた視床下部との連結を通じて内臓情動反応に影響することが明らかにされた。より精緻な論理とそれを支える一群の証拠が現れた。Fulton は，将来の精神外科では大脳の標的部位は患者の症状によって決定されると予測した。

帯状回前部を標的とする精神外科手術である帯状回破壊術の成功例が神経外科医によって報告された。側頭葉切除術でサルの気性が温順になったとする Heinrich Klüver と Paul Bucy の報告をふまえ，扁桃体を標的部位とする研究が行われた。前頭前野と辺縁系の標的部位の選択的破壊によって，知的障害を起こすことなく特定の情動問題を軽減できるとする説が有力になり，多くの批判にもかかわらず，精神外科手術の数を一定の高いレベルに保つのに役立った。しかし，1950 年代中頃に神経弛緩薬や抗うつ薬が使用されるようになると，世界各地で実施された精神外科手術の数は急激に減少し，1949〜1952 年のピーク時に比べ，約 10〜20% ほどにもなった。しかし，薬物ですべての精神疾患を改善できるわけではなく，1960 年代を通じて難治性の症例に対して低いレベルの精神外科が行われた。精神外科は比較的少数の医療センターでのみ行われるようになったため，精神科医のなかにはこの手術が依然として行われていることを知らない者が多くなったが，知っている医師の多くも，患者にこの手術を積極的に行うことを頑なに拒否した。

1970 年代になると，少数ながら精神外科を「**もう一度見直す**」べきとする神経外科医が現れた。前頭-辺縁-間脳系の解剖と機能に関する知見が著しく増大し，現代の脳神経外科的技術によって微小な局所の脳病変を非常に高い精度で検出することが可能になったことを，彼らはその論拠とした。脳定位固定装置が一般的に使用できるようになり，脳内への電極挿入中は X 線画像のオンライン持続監視でさらに高い精度

を保つことが可能になった。損傷は一般にラジオ波で作成されたが，少数の施設では冷凍（極低温），放射性コバルト，イットリウムも用いられた。用手的ロボトミーで精神外科手術を行う時代は終焉を迎えた。

1970年代になると精神外科に対しさらに関心の増大がみられた。1948年の第1回国際精神外科学会以降，長らく同種の学会が開催されることはなかったが，1970年になってコペンハーゲンで第2回国際学会が開かれ，わずか2年後には英国で第3回国際学会，1975年にマドリードで第4回国際学会が開かれた。しかし，精神外科への関心の復活に対して反対意見もきわめて強く，実施される手術の数の増大につながったわけではなかった。地域によっては，精神外科への関心の高まりは，「**逸脱**」行動抑制のための脳手術を正当化する意図があると受け止められた。そのため議論は政治的なものとなり，州や国によっては精神外科を禁止するか，厳重に制限する法律が制定された。その結果，実施される精神外科手術の数は1980年代にはさらに減少し始めた。

1970年代には，さまざまな大脳標的部位が精神外科のために開発され，それらは現在も用いられている。今日用いられている精神外科的術式の一部を挙げれば以下のとおりである。基底前頭伝導路切断術，内包切断術，無名質伝導路切断術，尾状核下伝導路切断術，辺縁白質切断術（尾状核下と帯状束複合病変），帯状回破壊術，帯状回伝導路切断術（脳梁膝に外科的侵襲を加える），吻側下帯状回破壊術，後部視床下部破壊術，扁桃体摘出術。このリストは完全なものではなく，例えば2人の外科医が同一の術名で呼んでいる方法で詳しく調べてみると標的部位が異なることがある。しかし，精神外科の標的部位は患者の症状によって決定されるであろうという1950年代のFultonの予言は実現しなかった。一般に外科医には，それぞれに得意とする標的部位があって，自らの担当するすべての患者でその部位を用いるからである。

精神外科の結果を要約するため，初期の前頭前部脳葉切断術（ロボトミー）と現在の精神外科手術を区別して考える必要があるが，たとえそのような区別を行ったうえでも，この課題にはさまざまな理由から多大な困難が伴う。大半の精神外科手術は専門誌に発表されることがなく，発表例が典型的な質を表しているかどうか判断することは不可能である。また，症状の改善を評価する規準はしばしば曖昧かつ主観的で，時には逸話的であって，通常，第三者にはその判断ができない。さらに精神外科の文献は，十分な数の対照群を設定して比較研究したものはごく少数である。最後に，さまざまに異なる患者群に対してきわめて多様な精神外科手術が行われたため，それらの結果を要約するのは容易ではない。

質的に優れた文献が乏しいが，初期の前頭前部白質切断術を受けた多くの患者が興奮や不安など最も厄介な症状の寛解（症例によっては劇的な寛解）を経験したこともおそらく事実であろう。成功例の患者は術後正常な行動ができるようになり，失敗例の患者は子供っぽい衝動性を呈するか，非常に無気力になってほとんど口を利かなくなったり自発性をまったく示さなくなった。後者の場合，彼らをさして用いられる「**ゾンビ**」というレッテルもあながち的はずれとはいえないように思われる。患者のなかには不注意，過失への無関心，だらしない身なり，動機づけ・洞察力・慎重さの欠如を示す者もいた。

情動障害と知的障害の程度にはきわめて大きな幅があって，ほとんど目立たない状態から，荒廃的ともいえる状態までがみられた。また手術が起こす神経学的結果にも看過できないものがあった。少なからぬ患者（約15%と推定された）が手術の結果てんかん発作を起こし，死亡率も常に5%程度に上った。また，脳の主要血管が切断された場合，患者は器質的痴呆症の状態に陥った。

理由が何であれ，一定の症例で脳葉切断術の手術後良好な回復がみられ，患者によっては高度な社会的責任を果たすことができるようになる者もいた。しかし，大半の症例の結果はいわば功罪相半ばするもので，一般的に最も厄介な症状はやや緩和し，ある程度正常な生活が可能になったが，その改善の代償として，脳葉切断術を受けた患者の多くは動因，向上心，抽象的思考能力，想像力，深い情緒的経験への能力などにある程度の低下を来した。重度の精神疾患の患者は，これらの能力をほとんど示すことはないことを理由に，多くの精神科医は，手術で失われると思われるものはもともと存在しているものではないから，手術で失われるものはないと結論した。しかしこの結論には異論を差し挟む余地がないわけではない。

今日行われている精神外科は，1940年代に行われた前頭前部脳葉切断術とは多くの点で異なっている。前述のように，現代の精神外科で起こる損傷は以前に比べはるかに小さく，部位も限局されている。かつて難治性の精神疾患は

ほとんどすべてが前頭前部脳葉切断術による治療の対象とされたが，今日，精神外科適応と考えられる患者の数はきわめて限られている。一般的に，今日精神外科手術が行われるのは，他の方法では治療困難であることが明白と考えられる重度のうつ病，強迫症状や痛みをもつ患者に対してのみである。今日の精神外科手術後にみられる神経学的合併症は最低限に抑えられ，死亡，てんかんなど望ましくない結果はほとんどみられないという結論が証拠によって支持されている。この手術の効果に関する証拠には議論の余地がなくはないが，個別的に実施されたいくつかの研究では，現代の精神外科手術を受けた患者の約50～70%で実質的な改善がみられるとされている。この改善は症例によって永続することがあり，一過性のこともある。現代の精神外科に関する以上のような比較的肯定的な結論を評価する際に常に問題となるのは，例えば動機づけのような属性は評価が難しく，精神外科適応の患者の選定にはバイアスを伴う可能性が否定できないことである。

精神外科が緊張した情動状態をどのようにして軽減できるかに関する説明には不確かなところがあって，専門家の間でもコンセンサスは得られていない。精神外科は，辺縁系と間脳や大脳基底核の活動を修正するという記載を除けば，精神外科に関する論議は基本的に経験的なものであり，非理論的なものである。本質的な要約をすれば，精神外科が正当化されるのは，①患者を回復させることができる，②望ましくない結果を最低限に抑えることができる，③他のすべての治療法が試みられた，④何も処置をしないことによるリスクが大きい，という4つの場合に限られる。

最後に，今日この治療を実際に行っている専門医でさえ，精神外科はいずれ薬物療法や，組織の破壊を要しないなんらかの外科的方法によって取って代わられる運命にある一時しのぎの治療法であるという考えには基本的に同意するであろうことを付言しておく必要がある。最近の技術の進歩によって，これに代わる精神疾患に対する外科的治療が生まれると考えられる。かつては，脳の病理学的状態の存在は，まず第一に感染，腫瘍，外傷性または血管性の器質性損傷と関連づけられた。非侵襲的な脳画像技術，例えばポジトロン断層撮影（PET）の進歩により，異常な活動または生化学にもとづく局所的な機能異常の検出が可能になるであろう。てんかんの患者では，伝統的な病理学的検査ではなんら異常が検出されない症例でも，発作を起こす局所的な「**病態生理**」をPETによって検出可能になっている。同様の関連が，局所的な脳の「**病態生理**」とある種の精神疾患の間でも明らかになることは考えられよう。このような状況のもとでは挿入した電極や化学物質を通じ，電気刺激や化学的刺激を与えることによって症状の軽減を図ることができる。その可能性が実証されるなら，精神外科の定義を改め，「**脳理学療法**」とでも呼ぶべきものをそのなかに含めるべきか否かについて決定しなければならない。

【文献】

Freeman, W. J., & J. W. Watts (1950). *Psychosurgery in the treatment of mental disorders and intractable pain*, 2nd edn. Springfield, IL: Charles Thomas. (First published in 1942.)

Moniz, E. (1936). *Tentatives opératoires dans le traitement de certaines psychoses*. Paris: Masson.

Valenstein, E. S. (Ed.). (1980). *The psychosurgery debate. Scientific, legal, and ethical perspectives*. San Francisco: W. H. Freeman.

Valenstein, E. S. (1986). *Great and desperate cures. The rise and decline of psychosurgery and other radical treatments for mental illness*. New York: Basic Books.

Valenstein, E. S. (1990). The prefrontal area and psychosurgery. In H. B. M. Uylings, C. G. Van Eden, J. P. C. De Bruin, M. A. Corner, & M. G. P. Feenstra (Eds.), *The prefrontal cortex: Its structure, function and pathology*. (*Progress in Brain Research*, Vol. 85, pp. 539–54). Amsterdam: Elsevier.

Elliot S. Valenstein

pulvinar　視床枕

視床（thalamus*）の一部分で，視覚野と上丘（colliculus*）から線維連絡を受け，側頭葉皮質と頭頂葉皮質に線維を送る。このように，視床枕は視覚情報と皮質の他の知的機能との統合に関与する。

putamen　被殻

尾状核（caudate nucleus*）頭部の腹外側にあるレンズ核の外側部分で，尾状核頭部と一部で連続する。被殻は錐体外路系の一要素であり，健常者では運動よりも筋緊張の制御に関係している。被殻は皮質のあらゆる部位と視床（thalamus*）の関連領域から入力を受け，淡蒼球（globus pallidus*）に線維を送る。被殻の損傷によって錐体外路症状が起こるが，これには

筋緊張の変化やさまざまなタイプの「**自発的**」運動すなわち振戦，アテトーゼ(athetosis*)，舞踏運動(chorea*)などが含まれる。

PVS(persistent vegetative state)　**持続性植物状態**
植物状態(vegetative state*)の項を参照

pyramidal tract　**錐体路**

脳幹の延髄腹側面に沿って縦走する下行性線維束。このレベルでの脳幹の横断面は錐体路の特徴を示している。錐体路の存在はヒポクラテスの時代から知られている。錐体路は大脳皮質と下部脳幹と脊髄を連携する主な下行性経路である。多くの異なる皮質領域に由来し，感覚と運動構造に広範にわたる影響をもつ。その線維は前脳の内包を下行し，中脳の大脳脚，橋を通り，延髄では腹側表面に1対の経路として容易に確認することができる。延髄尾側の脊髄移行部に近いところで多くの線維が交差し，脊髄の皮質脊髄路に下行する。その線維のいくつかは高度に分枝するため，同一の下行性指令が中枢神経系の多くの異なる部分に伝わる。その役割は単一ではなく，細かな熟達した動き，感覚経路への情報伝達の制御など多くの重要な機能を果たす。

錐体路の起源
大脳皮質は錐体細胞と非錐体細胞の2つの型のニューロンからなる。錐体細胞は全体の約70%を占める。重要なのはこの細胞はその形態的特徴から錐体細胞と呼ばれ，前述した錐体路全体の様相と混同してはならないことである。錐体路を構成するすべてのニューロンは錐体細胞に起源を有し，大脳皮質の第V層(lamina V)に位置する。これらの細胞は錐体路ニューロン(PTNs)と呼ばれる。これらは広範囲に樹状突起を有し，自らの位置する大脳皮質柱の各層から1ニューロン当たり約60,000の入力をまとめる。

解剖学上，錐体路は広範囲な皮質領域に由来することを示している。前頭葉では一次運動皮質(M1)，運動前皮質，半球内側面に位置する補足運動皮質と帯状回運動野に起源を有する。側頭葉では一次・二次体性感覚皮質(SI，SII)より高次な領域(5野，7野)に由来する。これらの種々の皮質領域内の第V層錐体細胞のうち10%は錐体路を形成するが，それには一次運動皮質にみられる皮質内では最大のニューロンに属する巨大錐体細胞(ベッツ細胞ともいう)も含まれる。マカクザルと人間では前頭葉由来の線維は約60%で，そのうち，約半数はM1に由来する。

錐体路の経路
最終的に錐体路を形成する皮質遠心性線維は皮質から下行し，内包の前脚と後脚を通るが，一次運動野からの線維のほとんどは後脚を通る。線維はさらに大脳脚を通り，脳幹を下行する(図59を参照)。人間の脳卒中の内包病変(以下を参照)を考えた場合，錐体線維は内包を通過する線維の一部分を形成するにすぎないことに注目することは重要である。大脳脚レベルでは全線維の5〜18%にすぎない。内包ではおそらくそれ以下と考えられる。

線維束は橋を通り，錐体路を形成し，延髄腹側に沿って走る。検討した脳の75%では経路が交差する領域では右よりも左の錐体路が大きい。延髄尾側端ではほとんどの線維(人間では約90%)が交差し，外側皮質脊髄路として脊髄を通り，外側索の中を脊髄のすべてのレベルまで下行する。非交差線維の一部は側索を通るが，ほとんどは前皮質脊髄路として前索を下行する。これらの線維のうち上位胸髄以下まで下行するものはほとんどない。

線維の数と大きさ
人間では各錐体路は100万本以上の線維からなる。線維の太さはきわめて広範囲で，無髄線維(直径1μm以下)から22μmと太いものまである。最大の線維は約70 msecの伝導速度を有する。小径線維優位であり，92%が1μm以下で，わずか2.6%が6μm以上の大径線維である。経路内に局在機構はなく，頸髄に向かう線維(腕と手)とより尾側に停止する線維(下肢と足)は完全に交錯すると考えられる。

錐体路軸索の分枝
錐体路にはある程度の分枝が存在する。皮質灰白質内では，皮質内側副枝が第V層の他の錐体ニューロンへの反回性抑制と興奮入力を与える。皮質下での錐体路線維の分枝は，赤核，橋前小脳核，網様体脊髄下行路の起始核を含む網様体を神経支配する。脳神経運動核への皮質延髄投射線維は，表情，舌，喉頭の筋肉を支配する神経核にとくに顕著である。後索核への投射線維は多く，これらの核は上行性後索-内側毛帯系にあり，錐体線維はこの系を通して感覚の抑制的制御に働くと考えられる。この作用は「**遠心性複写**」説の中核であり，運動指令が運動自体によって生み出される感覚入力を相殺する。

脊髄内の目標と終末
錐体路はすべての脊髄灰白質へ線維を送る。

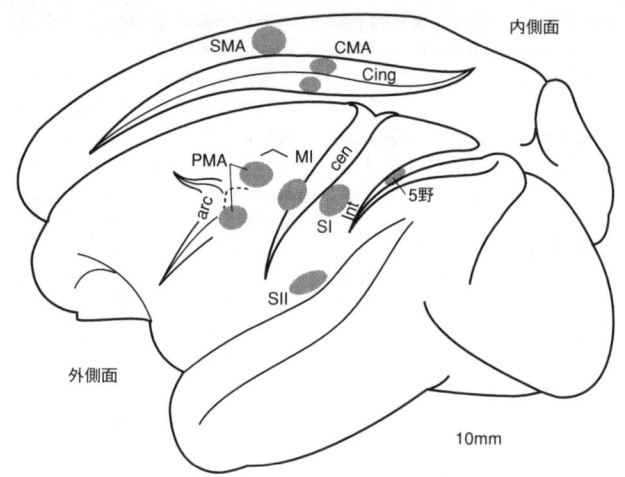

図58 腕に対する錐体路の投射起源（アカゲザルの大脳皮質野）
cing, 帯状溝；cen, 中心溝；arc, 弓状溝；SMA, 補足運動野；MI；一次運動皮質；CMA, 帯状回運動野；PMA, 運動前野；SI, SII, 一次・二次体性感覚野

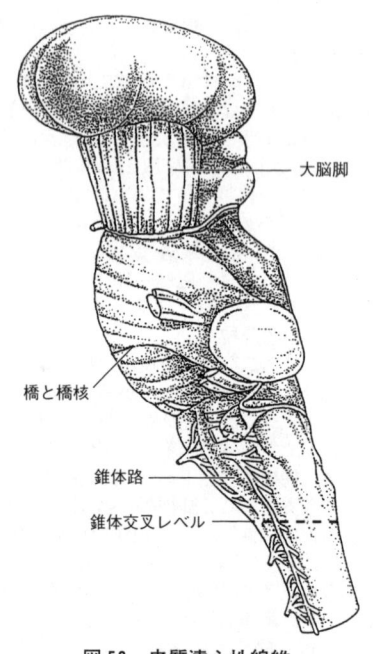

図59 皮質遠心性線維

頸髄内に線維が終末するものがおそらく50％かそれ以上を占めると考えられる。灰白質の中間帯への投射が主体で，脊髄介在ニューロンを調節し，脊髄反射の伝達に関与する。これらの神経支配は両側性のこともある。前皮質脊髄路からの神経線維は主に両側性であり，介在ニューロンに影響すると考えられ，体幹，肩甲帯の筋活動に関与する。

主として中心後回の感覚皮質野から始まる後角への神経線維は感覚の伝達に関与し，投射は皮膚機械受容器，固有受容器からの入力を扱う後角の該当部位に最も強い。前角の運動ニューロン細胞群に対する投射は，筋紡錘を支配するタウ(tau)運動ニューロンを含む。

皮質-運動ニューロン投射の特徴

皮質-運動ニューロン投射は霊長類の種によって特徴が異なる。皮質-運動ニューロン投射は遠位筋（手指，足趾の筋肉）を支配する運動ニューロン細胞群に最も強く，ある種（短尾ザル）では皮質-運動ニューロン投射はほとんど近位筋を支配していない。人間では全上肢を支配すると思われる投射がある。皮質-運動ニューロンはすべて興奮性に働くと考えられ，神経伝達物質としてグルタミンが関与すると考えられる。しかし，筋収縮の強力な抑制作用が錐体路から起こり，抑制性の介在ニューロンによって中継される。脊髄運動ニューロンの抑制はすべての巧緻運動にとって必要不可欠なものである。1つの錐体路ニューロンは数個の運動核に枝分れして終止する軸索を有する。一般的に各ニューロンは協働筋群には促進的に作用し，活

図 60　錐体路

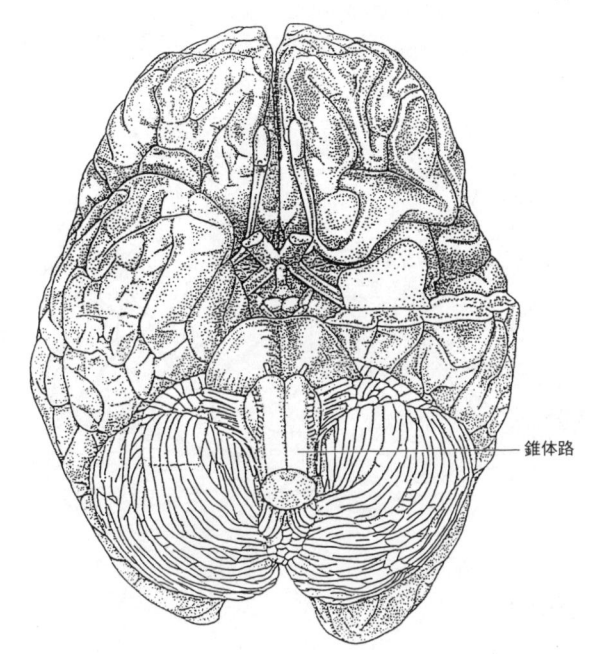

動筋が働いているとき(例えば手首の屈曲)には,反対の作用する筋群(手首の伸展)には抑制的に働く.ある種のニューロンはより複雑な運動を行う動作に対し特異的な筋群を支配する.

皮質-運動ニューロン結合の機能的意義
皮質-運動ニューロン結合は身ぶり,道具の使用,書字,製図などの手の巧緻動作にとって不可欠な独立した指の動作に重要な役割を果たすと考えられる.皮質-運動ニューロン系は脊髄反射回路を回避し,大脳皮質から運動ニューロンに直接連絡する.解剖・電気生理学的研究によるとこの入力は手に対するものが最も重要であると考えられる.その機能は手指を支配するさまざまな筋肉の活動を別に調節することによって指の独立した動きが可能になる.

種による指の巧緻性と皮質-運動ニューロン結合の密度との間には密接な関連性がある.このような連絡をもたない霊長類以下では独立した指の調節は大きく制限される.古代のサルから現代のサルへ,類人猿から人間へ移行するに従い皮質-運動ニューロン結合の密度と指の巧緻性は増加した.古代のマカクザルでは両側の錐体路病変により比較的独立した指の動きが永久に失われる.

皮質-運動ニューロン結合は生下時には認められず,マカクザルでは生後1年まで発達し,人間ではさらに長期にわたって発達する.これらが完全に結合することは手指の巧緻運動を獲得するうえで重要な因子の1つと考えられる.

錐体路の発達
錐体路の投射と結合は生下時には未熟である.新生児では線維は全脊髄レベルに到達し,終末は中間帯にみられる.しかし,多くの線維は非常に小さく髄鞘に乏しいが,経路の髄鞘化は生後著しい.生後2年間で急速に成長し,伝導速度は大幅に早くなる.さらに髄鞘化は思春期まで変化し続ける.以上のように皮質-運動ニューロン結合は出生時には乏しく,長い時間を経て成長する.

人間の錐体路の非侵襲的刺激
経頭蓋磁気刺激(transcranial magnetic stimulation)は人間に対する錐体路刺激を可能にした.この手技は頭の周囲に巻いたコイルに大きな直流電流を短時間流すことによって行われる.組織内に強い磁場を作ることによって,皮質内に電磁場を作り出す.痛みはまったくない.なぜなら誘導された電磁場はコイルから離れた場所で急速に落ちるため,深部の中枢神経を賦活化することはあり得ないからである.

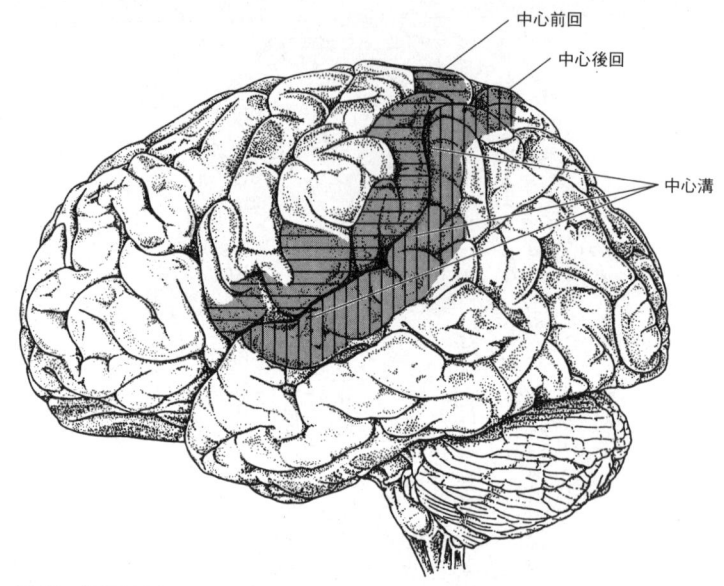

図 61　運動地図

運動中の運動皮質錐体路ニューロンの自然活動

運動野の錐体路ニューロン(pyramidal tract neurons ; PTNs)は通常，随意的筋運動が行われる約 50～100 msec 前に活性化する。ほとんどのニューロンは繰り返し発火し，特定の関節の運動中に最適活動電位が生じる。錐体路ニューロンの活動電位の型は運動開始時期を決定する重要な因子である。錐体路ニューロンの活動電位は随意運動の速度，強度と方向を規定する。錐体路ニューロンは，弱い力の発生時に顕著な活動性変化を示すが，このことは錘体路ニューロンが巧緻運動にとって重要であることを示す。単一のニューロンが 1 つの動きの指標のみを支配することはなく，これらの指標の特殊化は大きな錐体路ニューロンの一群が協調して行っていると考えられる。

錐体路ニューロンのほとんどは末梢神経から上行する感覚入力に感受性を有する。ニューロンは通常，関節運動や触覚刺激に短潜時に反応する。受容野は小さく，ほとんどのニューロンは出力活性と入力活性が一致する。例えば，手関節の屈曲時に活性化する錐体路ニューロンは，手関節屈筋中に位置する筋肉の受容体を刺激する運動である手首の受動的伸展によって興奮する。感覚入力は経皮質性反射回路を介し活性化するが，それには感覚運動皮質への迅速な伝達と運動ニューロンプールへ投射する錐体路ニューロンの刺激が含まれる。経皮質反射は脊髄反射で期待された以上に潜時に時間を要するが，随意的な反応時間よりはまだ短い。このような反射は負荷量の代償(予期しない負荷量の変化に筋力を自動的に対応させる)と，目的物から予期せずに滑ったときの握力の増加にとって重要と考えられる。

他の皮質での錐体路ニューロンの機能についてはあまり知られていないが，運動器官に対する平行出力として機能すると考えられる。体性感覚野での錐体路ニューロンは随意運動の前よりもむしろ後に活性化する。

一次運動皮質の運動出力のマッピング

一次運動皮質でのさまざまな部位の電気刺激が対側の半身の異なった部分を動かすことは広く知られた。この研究は Fritsch と Hitzig によって 1870 年に行われ，機能の皮質局在論の基礎となった。運動地図は人間の中心溝の直前にある中心前回の表面に示される(図 61 参照)。この運動地図では下肢と足は内側面に，腕と手は中 1/3 に，顔面，口は外側に位置する。口唇，舌，手，足は大きな部分を占め，四肢の近位部や体幹の占める部分は少ない。低閾値の皮質刺激で起こる運動効果は錐体路が仲介すると考えられる。その理由は錐体路の切断で効果が消失するからである。

運動地図(顔，腕，足)の各々の主要な下位分類内に当初提唱されたように，筋肉の厳密な体性機能局在再現はなく，むしろ種々の筋肉に重なるモザイク状の出力がある。1つの筋肉が何度も再現されるうえに，再現はしばしば途切れる。出力のこのパターンは，①ほとんどの随意運動は多くの異なる筋肉の協調的な活動を必要とする，②所定の筋肉は他の筋肉と多くの異なる組合わせで用いられる，という事実を反映する。

出力地図は運動システムに動的な特徴があることを示している。皮質求心路遮断(四肢の切断など)や他部位の損傷は，皮質内の影響や連携に著明な再構築をもたらす。再構築の能力は脳障害からの回復に重要と考えられるが，これはいまだ確立したものではない。

運動地図には運動前皮質，補足運動野などの他の皮質運動野に存在することが示されている。これらの領域から引き出される効果はより強い刺激を必要とし，個々の身体部位への出力は一次運動皮質よりも重なり合うことを示す。

人間の錐体路病変の行動学的影響

脳卒中では手の動きが最も影響を受けやすいことはエジプト時代から知られていた。皮質とそれ以下の錐体路に損傷が生じた場合の古典的臨床像は，対側半身とくに腕，下肢の動きが悪くなることである。この障害は脱力，痙縮，反射亢進，手指の分離運動の消失などの特徴を有する。バビンスキー徴候(足底の機械的刺激に対するつま先の背屈)は片麻痺状態(半身の完全麻痺や脱力)に関連して起こる。脱力は通常，顎筋より顔面筋，肩より手指筋に強く起こる。これは障害の軽い筋肉に対する非損傷大脳半球からの両側性皮質反射の重要性を反映する。多くの例では運動の回復は，近位関節(肩)から遠位(手)に向けて進み，多くの患者では指の細かな独立した動きは永久に失われ，書字やボタンをつけるのに非常に苦労する。すべての随意運動が錐体路病変によって障害されるという確証はない。

人間の病変の影響を解釈するには困難がある。なぜなら錐体路だけが障害されることはほとんどないからである。内包内の梗塞は片麻痺の最もありふれた原因であるが，この場合，他の多くの下行性・上行性線維系が損傷している。内包内に錐体路に入る線維の割合が少ないことを考慮すれば(上記を参照)，脳卒中後の片麻痺の特徴すべてを錐体路に帰すことはできない。少数例に錐体路の連続した病変が生じ，これらの患者では独立した手指運動はできなくなるが，痙縮は目立たない。このような症例では回復は別の運動経路が担うと考えられた。

実験動物の錐体路病変

錐体路病変の行動学的影響は霊長類以下のものよりも霊長類で一般により破壊的である。マカクザルでは錐体路の全的両側切除は細かな指の分離運動能力を永久に失う原因になる。近位筋への影響は限られるが，これはサルでは皮質運動ニューロンと近位運動ニューロンの接合が少ないことを示す。類人猿ではすべての筋群を支配し，錐体路傷害はすべての上肢筋群を障害する。

マカクザルでは，また手の順応反応が永久に消失する。これは能動的触覚のような感覚運動機能にとって錐体路が重要であることを証明する。標的を探す能動的触覚を行う能力は，両側錐体路(運動)と内側毛帯(感覚)が関与する。触覚とその他の感覚入力の解釈は感覚情報を得るために使用された運動指令コピーを中枢神経系が受け取ることに決定的に依存する。

これらの効果は全的病変にのみみられるものであり，経路の不完全病変(85%以下)では通常一過性である。

発達期の錐体路病変

発達早期の病変により錐体路投射の再構成が始まる。片側性の錐体路，感覚運動皮質の病変が生じると健常な同側からの投射が次第に多くなるが，これは成人にはみられない。発達期の病変発生時期が決定的な意味をもつ。マカクザルでは病変が出生時に出現した場合では回復はほとんどみられない。人間では錐体路がすべての脊髄レベルにまで到達する生後29週前であれば病変によって著しい変化がみられる。この型の片麻痺患者では手の回復が当然起こるが，障害された手を動かすと健常側の手も意思にそぐわず動くという手の随意運動の鏡像現象がみられる。これは残存する皮質が優位となり，身体の両側を支配するためと考えられる。このことは残存する大脳半球への経頭蓋磁気刺激に対する両側性反応の存在からも証明される。

錐体路症候群と錐体外路症候群

「錐体路」と「錐体外路」という用語は文献上，臨床的に運動障害を記述するうえで混乱して用いられた。錐体路の解剖学と生理学のそれを結びつけようとしたことに問題があった。臨床的には脳卒中によって片麻痺が起こる通常「**錐体路性**」と呼ばれる古典的症候群を，振戦，強剛，バリズム，アテトーゼなどを起こす他の疾患群と区別することは重要であり，それらは「**錐体外路性**」と考えられた。かつて錐体路の一側損

傷は片麻痺を起こし，**錐体外路性**疾患群は錐体路以外の下行線維の障害によって起こると考えられた。「**錐体外路**」は皮質性運動制御を仲介する錐体路を通らない下行性線維を総称した用語であった。これは皮質網様帯脊髄路を含んでいた。

今では「**錐体外路**」は症候群を説明するうえで有用であるが，これらの症候群が錐体路以外の経路の損傷から起こるという確証はない。これらの症候群は大脳基底核病変で起こり，皮質運動前野，補足運動野や一次運動野，錐体路に投射することによって運動出力に影響を与える。言い換えれば，これらの疾患は階層的な用語としてよりよく理解することができる。「**錐体外路**」徴候は運動皮質の上位に位置する大脳基底核を含む組織の損傷で起こる。多くの研究者は「**錐体外路性**」という用語は用いないほうがよいと考えている。

【文献】

Armand, J. (1982). The origin, course and terminations of corticospinal fibers in various mammals. *Progress in Brain Research*, *57*, 330–60.

Hepp-Reymond, M.-C. (1988). Functional organization of motor cortex and its participation in voluntary movements. In H. D. Seklis & J. Erwin (Eds), *Comparative primate biology*, Vol. 4 (pp. 501–624). New York: Liss.

Humphrey, D. R., & Freund, H.-J. (1991). *Motor control: Concepts and issues*. Chichester: Wiley-Interscience.

Kalaska, J. F., & Crammond, D. J. (1992). Cerebral cortical mechanisms of reaching movements. *Science*, *255*, 1517–23.

Kuypers, H. G. J. M. (1981). Anatomy of the descending pathways. In J. M. Brookhart & V. B. Mountcastle (Eds), *Handbook of physiology: The nervous system II* (pp. 597–666). Bethesda, MD: American Physiological Society.

Lemon, R. N. (1993). Cortical control of the primate hand. The 1992 G. L. Brown Prize Lecture. *Experimental Physiology*, *78*, 263–301.

Porter, R., & Lemon, R. N. (1993). *Corticospinal function and voluntary movement*. Oxford: Oxford University Press.

Wiesendanger, M. (1981). The pyramidal tract. Its structure and function. In A. L. Towe & E. S. Luschei (Eds), *Handbook of behavioral neurobiology*, Vol. 5 (pp. 401–90). New York: Plenum.

R. N. Lemon

pyriform cortex　梨状葉皮質

一次嗅覚皮質で，*piriform cortex* とも呼ばれる。嗅索から入力を受け，嗅内野に線維を送り，そこからの線維はまた海馬(hippocampus*)に向かう。梨状葉皮質は扁桃体(amygdala*)にも投射線維を送るが，両出力系とも大脳新皮質を介さずに連絡する。また視床下部への投射線維も存在する。これらの線維結合は記憶を想起するときや，性的に有意義な反応時や，他の欲望的行動を増強する際のにおいの働きを象徴すると考えられるが，これらの機能的関連性がすべて人間で直接証明されたわけではない。嗅覚情報は前頭葉に達し，そこで高次知的機能を遂行するための他の感覚様式と統合される。

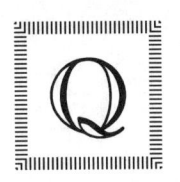

quadrantanopia　四分盲　半盲（hemianopia*）の項を参照

quadriplegia　四肢麻痺
　頸部以下の四肢全体に及ぶ全身麻痺で，脊柱の頸部領域の「**高位**」脊髄病変で発症する。脊髄反射は保たれているが，病変部以下の体性感覚が消失し，運動は反射性のもの以外はみられない。四肢麻痺の患者に情動経験が保たれていることは注目に値するが，情動を全身で表現することがないので，情動経験の質が完全に正常であるとはいえない。

R

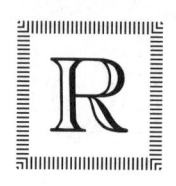

rage response　怒り反応

　制御不能の激しい破壊的行動。一般にそれ相応な外界の引き金となる刺激によって起こり，ふつうの怒りの情動的な特性と様子を示すが，患者が制御不能な極端なかたちで起こる。しかし，怒り反応の存在については議論が多い。概念の由来は中隔領域(septal area*)の病変で怒りのような反応が起こる動物実験の研究によるもので，人間の中隔領域と辺縁系(limbic system*)の関連要素の機能不全が怒り反応を含む類似の行動を起こすと考えられる。子供の爆発的な激しい行動の群発を特徴とする反復発作性の制御障害が同様の起源を有するか否かが議論された。脳病変後に制御不能の攻撃的行動が生じることは確かだが，問題は，「怒り反応」とされる実験動物でみられる現象とこれがよく似ているかどうかという点である。

rCBF　局所脳血流　脳血流測定(blood flow studies*)の項を参照

reading disorders　読書障害　読字障害(dyslexia*)の項を参照

recovery of function　機能回復

　神経心理学の分野では，「機能回復」は通常脳損傷後に起こる認知，感覚，運動の障害が低下し除去されるという意味で一般に用いられる。臨床上，機能回復の判定は行動水準の分析によってなされるが，その基礎となる生理学的機序はよくわからない。神経の可塑性の研究と関心の高まりにもかかわらず，「機能」と「回復」という用語は厳密に操作的な意味を除いて，明確には定義されていない。例えばマウスの空間「機能」をテストするのに決まって放射状迷路が用いられ，この課題の成績が「空間機能」を定義づけるのに使われる。このような定義にもとづいた課題で脳に損傷を受けたマウスが好成績であれば，これが「回復」とされる。このように実験室の研究者は，実験動物が課題にどのように取り組んで解決したかではなく，動物が迷路の中の特定の標的に到達できたときを回復とみなしている。

　回復の概念に批評的な行動学的な観点からは，回復は損傷によって失われた機能と同一である必要はないという議論がなされた。このモデルによれば，中枢神経系損傷後に失われた機能の代償として，主体が単に新しい行動の方略を置き換えるということができる。時にはこのような置き換えに使用される仕掛けがきわめて微妙で，一見したところ行動がまったく正常にみえることもある。この場合，障害は非常に注意深い精密な検査や，洗練された検査方法によってのみ明らかになるであろう。どのように標的に達するか(手段)より，標的の達成(終了)に焦点を当てると実際に回復したとしても，回復の基盤に関して誤った結論に陥ることがある点についても議論された。この後者の立場は，脳損傷は常に持続的で，非可逆性の機能の喪失に至ると考える人々がとってきた立場である。不運にも，科学者，臨床医や，健康-介護の専門家の間で「機能回復」をどうとらえるかが異なるために，問題がいっそう複雑になった。脳外傷を扱う外科医は患者が昏睡から脱し，集中治療室から出ることができる時点を回復と定義している。ソーシャルワーカーや看護師は患者が食事介助など個人的な介護をもはや必要としない状態を回復と述べるのに対し，労働保障保険会社の代表者は，患者が仕事に復帰できる状態を回復と定義した。また，患者の弁護士は，患者が脳外傷を受けた以前と正確に同じだけ機能することができるかどうかにもとづく別の定義を用いる。上記のどれが機能回復の最も適切な定義であろうか。

　脳損傷からの回復という概念が歴史的に抵抗を受けた理由の1つは，機能が元に戻るという事実が，長く維持されてきた脳機能の局在論と協調することがきわめて困難だったからで，とくに局在論の定義をそのまま文字通りに解釈した場合には不一致が明確であった(Lashley,

1933)。例えば成人の脳が鋼線で区切られ，それぞれ特殊な小さな解剖学上の領域が一定の行動の仲介に関与するとみなされる場合，広範な切除やある領域の重度な損傷によって，その特殊な機能が消失しなければならなくなる。Poppel(1989)は最近，中枢神経の機能を「原則として脳の限局した損傷によって失われる機能」と定義した。局在の観点によるもう1つの最近の例は，現代神経科学の定評ある教科書によるもので，Kandel と Schwartz (1990) は次のように書いた。

> 臨床研究と実験動物の対象物は，高次（感情だけでなく認知も）の精神機能を含めたあらゆる行動は脳内の特定の領域あるいは領域の集まりに局在できることを示す (p. 15)。

機能局在を行うためには，まずその用語自体が意味するものを定義することが必要であるが，現在でも「**機能**」という用語について定義づけがほとんどなされていないことに注意しなければならない。機能も回復も，病変を有する動物で正常な行動からの変化によって推定されたが，最近では CT，脳血流量測定法，MRI を用いて測定できる中枢神経領域の代謝的賦活や，電気生理学的賦活によっても推定が可能になった。これらの技術は行動自体を測定しない代わりに，複雑な認知過程を間接的に表現すると考えられる分子活性を測定している。これらの新しい道具を用いて多くの参考となるデータが得られたが，これは行動機能を測定したり，定義づけているものではない。しかし，新しい技術は，仮説を支持するために特別に企画された方法の発展がどのように反映されるかをよく示している。

Patricia Churchland (1986)は，機能局在の概念は見かけほど簡単なものではないと強く主張している。「A が病変部位で患者が Y を行うことができない場合，A が Y の中枢となるのだろうか。多くの理由から答えはノーであろう」(p.163)。Churchland が指摘したように，1つの領域は行動を仲介するために必要であるがその行動を起こすためには十分ではない。A 領域の損傷が遠く離れた別の組織に影響を与え，その活動性の変化のため行動が変化することもある。Churchland は次のように述べた。

> 「局在の概念」を軽々しく用いた場合には中枢の奇妙な目録が生じる。例えば，宗教的な熱狂の抑制中枢も含まれる。これは，側頭葉のある領域の病変によって時々患者はたわいもない宗教的熱狂に陥ることがあるからであ

る…。Gall の骨相学は否応なしに絶えずわれわれの考えかたにつきまとう (p.164)。

ごく最近まで，厳密な局在的概念は臨床神経心理学の分野で広く受け入れられていたパラダイムであり，脳がどのように働くかに関する概念を発展させるのにきわめて有効な診断的かつ単純化された教訓的手段として役立ち，脳病変を有する患者の診断法のほとんどの基礎であった。すなわち病変部位の決定と，特定の組織の障害によると考えられる行動としてみられる症候の決定である。実験室の損傷研究では，実験的に損傷を作り，正確に病変の指標（例えば損傷の部位と拡がり，神経変性の追跡，伝導路の変化）を測定して，臨床観察を支持するために損傷による行動障害の注意深い記述が報告された。そしてほとんどの場合，機能の回復がみられたら，それは慎重な科学的探究からはずれた奇妙な「変則」とみなされた (Finger & Stein, 1982, 第1章)。

以上簡単に述べてきた問題点はあるが，現在では，成熟した哺乳動物の中枢神経系で機能の回復を示す多くの症例が報告された。外傷性脳損傷後に劇的な改善を示した患者の臨床報告は多数あるが，機能の回復はほとんどの場合自発的に起こることはなく，特殊な状況でもなく，また治療が行われない事態では回復はほとんどみられない。例えば，外傷性脳損傷による機能的結末が状況によってどのように影響されるかを示した Anderson ら (1990) の研究がある。この研究者らは，左大脳半球前方に局在する進行の遅い腫瘍を有する患者群と，同じ部位に脳卒中病変がある患者群とを注意深く対応づけた。この場合，一方では脳組織の損傷がゆっくり進行し，他方は損傷が急速に発症した。Jackson 風の用語を使えば，「**病変の運動量 (momentum)**」は著しく異なるが損傷の拡がりは同じである。病変の指標を注意深く対応づけた後で，患者にさまざまな神経心理学的テストを行い，言語性・非言語性知能，言語性・視覚性記憶，発話と言語機能を評価した。Anderson らは，脳腫瘍の患者は同部位で同じ損傷の拡がりをもつ脳卒中の患者と比べ，神経心理学的側面に顕著な差があることを発見した。脳卒中による左病変の患者員は腫瘍の患者より言語障害が著しく重度で，腫瘍患者には，脳腫瘍は広範に及んだが，いかなる検査でもまったく障害はみられなかった。

Anderson らの結果は，マウス，ネコ，サルの動物実験の直接の延長上にあるとみなすこと

ができる。これは「連続病変効果」(Finger & Stein, 1982による詳しい総説がある)で、幅広くさまざまな組織(例えば前頭葉皮質，海馬，視覚皮質，視床下部，網様体)にゆっくりと脳病変(吸引，神経毒，電気凝固)を作った場合，無傷の対照群や1回で同一の損傷がみられた場合と比較して障害がまったくないか著明に低下した。動物実験の文献では，すべての損傷は同一の技術を用いて作られているから背景は単なる損傷の運動量である。臨床的データの場合は，損傷の「**背景**」は二重，すなわち損傷の型(腫瘍 対 脳卒中)と，損傷の運動量(緩徐 対 急速な発症)となる。

回復に影響する「**背景的要素**」の別の1例は，患者の性別である。脳には雌雄2つの構造があることが次第に注目されたが(例えばJuraska, 1991)，脳損傷に対する反応に系統的な性差が存在するかどうかについては何もわかっていない。Attellaら(1987)の研究は，プロゲステロンとエストロゲンの血中濃度を脳損傷時に調整することによって，両側前頭葉の皮質切除で生じた障害を劇的に減少させることができた。雌のマウスがエストロゲン濃度が高い状態で損傷を受けた場合，空間的学習の行動上の障害は持続した。別の雌マウスを手術直前にエストロゲンを減少させ，プロゲステロンを増して「**偽妊娠状態**」にすると行動障害は劇的に減少した。

最近，Roofら(1992 a)は，プロゲステロンが脳損傷にしばしば伴う脳浮腫を除去する働きがあり，このホルモンによって，正常な性周期の雌ラットが前頭葉皮質に挫傷による損傷を受けた場合，雄に比べてなぜ浮腫がはるかに少ないかという理由の説明になることを示すことができた。プロゲステロンの濃度を増加させ，偽妊娠状態を作ると，雌の場合挫傷によって誘発された浮腫は完全に除去された。驚くべきことに，受傷時にプロゲステロンの注射をした雄ラットで浮腫が劇的に減少した(Roof et al, 1992 b)。治療上の適応はさておき，総合的に考えると，これらのさまざまな研究は，外傷性脳損傷の結末は単にどの領域が損傷されたかの問題ではなく，広範囲で受傷時に存在する「**さまざまな背景要因**」に依存することを示した。

成人の脳の特定の部位が，いかなる方法を試みてもある種の回復，すなわち「**可塑性**」を示さない場合が応々にしてみられる。このような問題は実験的に調べてみる必要があるが，単一の方法や連続した試みで短期間後に回復がみられないことは，回復の能力が備わっていないというより，正しい対処法がまだ見出されていないことを単に示していると考えられる。神経学者のNorman Geschwind(1985)は失語の回復に関連して，この点にふれて次のように述べた。

> ほとんどの神経学者は，発症後2,3週間の時点で成人の失語の重症例の予後に関し否定的となり，多くの症例が長期間追跡されていないために，悲観的になる。しかし私は，重度の失語症患者の観察を1年以上続け，その間に十分回復した症例を経験した。1人の患者はセールスマンの仕事に戻り，もう1人は精神科医に戻った。数年以上をかけて改善し続ける患者があり，例えば発症後6年では依然として失語が著明であった患者が，18年後には実質的にすっかり回復した例もある(p.3)。

成人の中枢神経系の「**可塑性**」を支持する証拠，すなわち機能回復が適当な条件下で起こることを示す知見が蓄積されるに従い，局在論は「**系列・並列処理回路**」(と領域)の概念を導入することによって少しずつ変化した。簡単に述べれば，今では中枢神経系の構造と機能の関係を再定義することによって回復の概念が認められた。例えば機能を媒介する単一の組織や領域の小さな集合の代わりに，現在では，複雑な機能には行動を行うために一致して活動する複数の構造からなるネットワークの同時的統合が必要であると考えられた。

患者の機能的な再構成を研究する1つの方法は，ポジトロン断層撮影法(PET)の利用である。この技法により研究者は，さまざまな領域の血流量を比較することによって，脳卒中や虚血，外傷からの回復におけるさまざまな脳組織の役割を知ることができるようになった。Weilerら(1992)は，PETを用いて成人で線条体・内包部の梗塞患者の運動の回復を調べ，受傷側の同側と対側の脳で脳血流量に幅広い変化がみられることを示した。手の運動と使用の回復が進むに従い，両半球に脳の賦活化がみられた。血流量の局所的な変化が観察されるというよりは，局所的な病変の影響を受けた広範囲なネットワークの分布があり，行動の回復と平行して複雑な機能の再構成がみられた。彼らは，「機能回復の主な機序には，同側性の経路を使用した運動系の両側性の賦活と，付加的な運動領域の利用が含まれる」と述べた(p. 471)。PETを用いた類似の研究でCholletら(1991)は，中大脳動脈領域の一側性の脳卒中後の患者の脳血流量と機能回復を検討した。手の動きの回復に関連して脳血流量の変化は，例を挙げれば感覚運動皮質，両側の下頭頂葉皮質や小脳などにみられた。このような回復経過の複雑さに直面すると，一体何が相互に関連するのか，どのよう

な「**機能**」が実際に決定的に局在する回復の可能性をもたないのかと問いたくなるであろう。系列的並列処理の概念は確かに中枢神経系の可塑性モデルへ向かう正しい方向の一段階であるが，すでに複雑な組織をさらに分類することは，システムが損傷したときどのように各部分が協力して作動し，どのように代償が生じるかなどの問題の対処には依然としてなっていない。

回復の研究に残された方法論と概念上の問題点

1) めざましい進歩がなされたが，われわれはいまだに脳損傷からの回復に逆らう条件すべてを把握しているわけではない。回復がみられる場合，それが永続するのか，加齢や他の全身状態の変化で，障害が再発するのかは明らかではない。

2)「**機能**」と「**回復**」という用語が何を意味するかについて一致した見解がない。しかし，脳損傷それ自体は高度に限局した領域に限られた画一的事象ではないことはよく知られている。一方，損傷によって一連の生化学的・構造的変化が生じ，それが受傷直後から始まり，数日，数週間，そしておそらくは数年という単位でも進行していることについては，見解は一致している。

3) 損傷によって誘発された再発現象，例えば軸索の新芽形成，神経発生，樹状突起過形成，膜受容体の再構成などは，中枢神経系の「**可塑性**」の良い例であるが，機能回復の良い例とはならないようである。外傷性脳障害や変性疾患によって神経伝導路の再構成が起こったとしても，再構成は有益な場合と有害な場合のどちらでも起こる。生体の行動の機能的評価だけが，新しいシナプス結合が適切なものか，あるいは機能障害を起こすのかを決定することができる。例えば，新しい軸索側枝の成長や新しい経路と受容野の出現は可塑性の1つの徴候といえるが，この事象のために知覚が歪み，筋肉の痙縮や認知障害が起これば，有益であるとは決してみなされないであろう。長期の行動の経過観察のみが機能が回復したかどうか，生体にとって有益な状態が維持しているかどうかを決めることができる。神経の可塑性の分野での現在の神経科学研究の約10%のみが行動の結果にかかわるので，取るに足らない問題ではない。

4) 限局した損傷の影響は損傷によって脳の組織がどのように変わるかという背景でとらえる必要がある。機能回復は小さな神経ネットワーク内の局所的変化を通して実現するというよりは中枢神経全体に分布する多数の処理過程を経た結果である可能性が高い。PET，MRI，SPECT〔局在(localization*)の項を参照〕，さらに胎児の脳組織の移植などの新しい技術によって，生命体でこのような複雑な過程を研究することが可能となり，「**行動機能**」と生理的過程の間の関係が系統的に評価できるようになった。これらの技術は，回復の基礎となる機序についてだけでなく，症状と関係する障害の型についてもなんらかの洞察を与えるであろう。

5) 一部の研究者の間には，哺乳動物の中枢神経系とその機能回復能力の研究は小さな秩序正しいシステムの研究に適用された伝統的な方法に従うべきではないとする傾向が強くなった。現在の神経科学研究の多くは，脳の複雑さのすべてが，それぞれの分子成分を研究し，各部分の詳細な分析から機能(と回復)を予測することで理解されるという規範から成り立っている。BakとChen(1991)は高度に複雑で，自己組織化されたシステム(ヨーロッパ金融システム，経済，銀行業，雪崩**と脳**)の説明にカオス理論を用いている。彼らの議論はこのようなシステムは高度に力動的な平衡を保ちながら存在するので，些細な出来事〔例えば，リラ(イタリアの通貨)に対する信頼の喪失や運動皮質内に病巣のある脳卒中〕で，そのシステム内のいくつかの要素やすべての要素が影響を受けうると考える。この考えを機能の回復に適用するには，処理過程は比較的局所の事象から開始したとしても，回復は脳全体を通じた多くの事象や力動的変化の結果が繰り返される必要がある。レンガだけが建物ではないように，われわれが注意深く記述する生理的基質は回復それ自体ではなく，その構成要素である。分子神経科学は中枢神経の可塑性の理解と効果的な治療の開発に大きく寄与しているが，**機能**回復を検査する唯一の方法は，治療前，治療中，治療後に生体が何をすることが可能かを検討することである。行動はちょうど受容体の結合部位の変化，神経伝達物質の制御や誘発電位の発生などの神経系の活動の産物である。最終的な分析では，中枢神経系損傷後の機能回復を測定する最良の方法は行動であるといえよう。

注：著者は本論文を準備するにあたり援助，助言を受けたことに対して Revital Duvdevani 博士と Ms. Marlou Glasier に深謝します。

【文献】

Anderson, S. W., Damasio, H., & Tranel, D. (1990). Neuropsychological impairments caused by tumor or stroke. *Archives of Neurology*, 47, 397–405.

Attella, M., Nattinville, A., & Stein, D. G. (1987). Hormonal state affects recovery from frontal cortex lesions in adult female rats. *Behavioral and Neural Biology*, 48, 352–67.

Bak, P., & Chen, K. (1991). Self-organized criticality. *Scientific American*, 41–53.

Chollet, F., Di Piero, V., Wise, R. J. S., Books, D. J., Dolan, R. J., & Frackowiak, R. S. J. (1991). The functional anatomy of motor recovery after stroke in humans: a study with positron emission tomography. *Annals of Neurology*, 29, 63–71.

Churchland, P. S. (1986). *Neurophilosophy: Toward a science of the mind/brain*. Cambridge, MA: MIT Press.

Finger, S., & Stein, D. G. (1982). *Brain damage and recovery: research and clinical perspectives* (pp. 153–74). New York: Academic Press.

Finger, S., LeVere, T. E., Almli, C. R., & Stein, D. G. (1988). Recovery of function: sources of controversy. In S. Finger, T. E. LeVere, C. R. Almli, & D. G. Stein (Eds), *Brain injury and recovery: Theoretical and controversial issues* (pp. 351–62). New York: Plenum Press.

Geschwind, N. (1985). Mechanisms of change after brain lesions. In F. Nottebohm (Ed.), *Hope for a new neurology. Annals of the New York Academy of Science*, 457, 1–11.

Juraska, J. M. (1991). Sex differences in "cognitive" regions of the rat brain. *Psychoneuroendocrinology*, 16, 105–19.

Kandel, E., & Schwartz, J. H. (Eds). (1990). *Principles of neuroscience*. New York: Elsevier.

Lashley, K. (1933). Integrative functions of the cerebral cortex, *Physiological Review*, 13, 1–42.

Poppel, E. (1989). Taxonomy of the subjective: an evolutionary perspective. In J. W. Brown (Ed.), *Neuropsychology of visual perception* (pp. 219–32). Hillsdale, NJ: Erlbaum.

Roof, R. L., Duvdevani, R., & Stein, D. G. (1992a). Progesterone treatment attenuates brain edema following contusion injury in male and female rats. *Restorative Neurology and Neuroscience*, 6, 425–8.

Roof, R. L., Duvdevani, R., & Stein, D. G. (1992b). Gender influences outcome of brain injury: progesterone plays a protective role. *Society for Neuroscience Abstracts* (80.6), 179.

Weiller, C., Chollet, F., Friston, K. J., Wise, R. J. S., & Frackowiak, R. S. J. (1992). Functional reorganization of the brain in recovery from striatocapsular infarction in Man. *Annals of Neurology*, 31, 463–72.

Donals G. Stein

reduplication　重複

重複の患者は，人間あるいは事物が正確ないしはほとんど正確に2つ存在すると思い込む。これには身内の者が他人に置き換わったことを信じ(Capgras delusion*，カプグラ妄想)，病院がすべての人がそのまま移っていると確信する別の病院であると思い込んだり(重複記憶錯誤)，対象が模型に置き換わったり，患者が余分な手足を有すると思い込むことなどが含まれる。

重複した事項は通常強い情動的意味合いをもつ(Weinstein & Burnham, 1991)。患者は他の点では見当識が正常である。患者は妄想の内容を確信しているが，彼らの主張がいかに馬鹿げたものであるかに気づいていることもある。

重複は少なくとも一過性の現象としては，以前考えられていたほどまれなものでなく，アルツハイマー病の外来患者の5%はカプグラ妄想に苦しみ(Mendez et al, 1992)，アルコール中毒症入院患者の8%に重複記憶錯誤がみられた(Hahim et al, 1988)。

重複記憶錯誤

この用語はPick(1903)に由来する。Pickの患者2例はいずれも病院の環境を重複したが，患者1では病院のスタッフと患者もまた重複していたのに対し，患者2では2つのクリニックに同一のスタッフと患者がどのように存在できるのかと尋ねられると，この女性患者は「一方から他方へ移動する」と答えた。

カプグラ妄想

カプグラ妄想は1920年代にフランスの精神科医Capgrasによって初めて報告された(Ellis et al, 1994)。初期の仮説は，親しい人物が置き換った他人を罪悪感なく憎むことができるので，愛と憎しみの感情の葛藤が妄想で解決されると考えられたが，多くの患者の脳損傷の報告は精神力動的な説明では完全な答えになっていないことを示している。

殺人など身体的暴力も報告された(Silva et al, 1989)が，暴力は通常みられない。ほとんどのカプグラ患者は実在の対象に何が起こったかについてあまり関心をはらわず，多くは複製物に対して好意を示す。

重複と右半球

重複妄想は右大脳半球(hemisphere*)を障害する脳損傷に関連する。すなわち，Förstlら(1991)の総説では巣病変で妄想のため，同一で

あることを確認できない（カプグラ妄想など）患者20例のうち19例で損傷は右側で，Hakimら（1988）のプロスペクティブ・スタディでは，重複記憶錯誤のみられる患者4名中3名が右半球病変で，左半球病変の者はなかった。

重複の説明

　右半球の損傷自体は重複妄想の奇妙な内容の説明にはならない。それは，おそらく障害の相互作用を反映するもので，そのなかで，認知あるいは知覚の障害のために生じた異常な経験が誤って解釈された（Young et al, 1993）。例えばカプグラ妄想は，見慣れた視覚刺激に対する適切な情動的反応に関与する経路に損傷があるために起こると考えられた。この仮定によれば，妄想は患者自身の変化を他人の変化と取り違えることになる。

【文献】

Ellis, H. D., Whitley, J., & Luauté, J.-P. (1994). Classic text no. 17. Delusional misidentification. The three original papers on the Capgras, Frégoli and intermetamorphosis delusions. *History of Psychiatry*, 5, 117–46.

Förstl, H., Almeida, O. P., Owen, A. M., Burns, A., & Howard, R. (1991). Psychiatric, neurological and medical aspects of misidentification syndromes: a review of 260 cases. *Psychological Medicine*, 21, 905–10.

Hakim, H., Verma, N. P., & Greiffenstein, M. F. (1988). Pathogenesis of reduplicative paramnesia. *Journal of Neurology, Neurosurgery, and Psychiatry*, 51, 839–41.

Mendez, M. F., Martin, R. J., Smyth, K. A., & Whitehouse, P. J. (1992). Disturbances of person identification in Alzheimer's disease: a retrospective study. *Journal of Nervous and Mental Disease*, 180, 94–6.

Pick, A. (1903). Clinical studies: III. On reduplicative paramnesia. *Brain*, 26, 260–7.

Silva, J. A., Leong, G. B., Weinstock, R., & Boyer, C. L. (1989). Capgras syndrome and dangerousness. *Bulletin of the American Academy of Psychiatry and the Law*, 17, 5–14.

Weinstein, E. A., & Burnham, D. L. (1991). Reduplication and the syndrome of Capgras. *Psychiatry*, 54, 78–88.

Young, A. W., Reid, I., Wright, S., & Hellawell, D. J. (1993). Face-processing impairments and the Capgras delusion. *British Journal of Psychiatry*, 162, 695–8.

Andrew W. Young

reflex epilepsy 反射性てんかん　てんかん（epilepsy*）の項を参照

reflexes 反射

　動物と人間の反応や動作の重要な様式であるが，しばしばある感覚入力への紋切り型の自動反応と誤解された。

　「反射」という用語は動物と人間の行動を機械論の用語で記述した17世紀の哲学者であり，科学者でもあったデカルトまでさかのぼる。デカルトの典型的な反射反応の例では，不注意で熱いものが人の足に触れたときに思わず膝足を引っ込める場合である。デカルトはこの反射がどのように神経系と実行器官（筋肉など）に起こるかを機械論的な立場から上手に解釈した。しばしば，この種類の「**痛み防御**」の回避反応が日常の言葉で反射と呼ばれているが，運動行為と内的な身体状態の調節のさまざまな側面に含まれる多数の他の反射がある。デカルトは，運動の出力が中枢神経系による感覚の入力の単純な（鏡のような）「反射」であることを示す光学用語から「反射」の用語を用いた。この見かたはあまりにも単純化しすぎている。現在使われている「反射」という用語は，きわめて複雑な行為を含んでいることが明らかである。このことはすでに上記の例で示された。なぜなら，足を引っ込めるためには平衡状態を安定させ，姿勢の調整の複雑な組合わせが必要で，それは最初の状態にかかっているからである。

　反射は，分化した感覚の受容細胞から生じた感覚入力と密接に関係する。この感覚入力が，身体の内部から起こるのか外部から起こるのか，すなわち「**自己固有**」か「**外**」感覚の受容体によって反射は同様に2つに分類された（Hasan & Stuart, 1988）。しかし，さまざまな場合に，この分類は部分的に重複している。例えば，皮膚の受容器は外的刺激（圧，触，振動）により触覚（tactile perception*）として使われるが，これらの受容器は，能動的な身体の動きによっても活性化される。このように，それらは外的受容器であると同時に自己固有感覚受容器であり，反射の両方の分類に含まれる。

　基本的な原則を明確にするために，**非常に多数の反射のなかから少数の例を選んだ**。これらの原則は最も集中的に動物研究（animal studies*）によって明らかにされたが，必要な修正を施すことによって人間にも当てはまるので，この研究の詳細を説明する必要がある。単純化するために，体性感覚運動制御系から主に例を示した。

最も単純な反射―単シナプス腱反射

可能なかぎり最も単純な鏡のような反射は，ニューロン間で**最も少ない数のシナプスを含む**ものと考えられる。よく知られた例はいわゆる「腱反射」である。これは神経学では中枢神経系の興奮性を研究するために用いられる。筋肉の腱を叩くことにより起こり，筋肉といわゆる「**筋紡錘**」といわれる筋肉に内在する長さの受容器を一時的に伸ばす。筋紡錘には "Ia" 求心性線維に分類される太い感覚神経線維が分布する。これらのIa求心性線維の集団は一時的に伸長されることにより興奮し，1つのシナプスを介して(単シナプス的)中枢神経系にある α 運動ニューロンの集団に興奮を伝える。運動ニューロンは最初に伸ばされた(「**同じ**」)骨格筋線維を支配するので，α 運動ニューロンを興奮させ，筋肉を収縮させる。このようにして筋肉を伸ばす刺激は，遅れて筋肉の収縮を起こす。この反射は外部からの刺激に対し，筋肉の長さを一定に保つと考えられる(これは外的反射と分類されるであろう)。実際，Sherrington (1924)は，それぞれの骨格筋，とくに伸筋に対して，このような反射の集まりが，筋肉の長さを一定にし，重力に対し直立姿勢を維持すると考えた。しかしこの見解には問題がある。

1) 1本の筋のIa求心性線維の単シナプス的接続は，それと同じ運動ニューロンだけに限られるのではなく，機能的に関連した筋肉(協働筋)などの関節周囲に作用する筋肉まで分布する運動ニューロンに，**拡散するように接続する**。逆にいえば，運動ニューロンは他の筋肉のIa求心性線維からの**収束する入力**を受け取る。この**拡散-収束型接続パターン**は，中枢神経系のネットワークのより一般的な原則を表すが，さまざまな運動を行っている間の**筋肉の活性化の協働作用**を組織化するのに役立つと考えられる。

2) 筋紡錘は受動的な長さの検出器ではなく，それ自体特殊化した筋線維そのものから構成される，いわゆる γ 運動ニューロンからの支配を受ける。この遠心性の受容体制御(筋紡錘が唯一の例ではない)が興奮と受容体の長さと速度に対する感受性の変化に働く。Merton (1953)はこのような点から**長さ追跡自動制御閉回路仮説**を提案した。緩やかな随意運動の場合，運動の命令が脊髄の中を下り，最初に γ 運動ニューロンに影響を与える。このことが筋紡錘を活性化し，次には α 運動ニューロンを反射的に興奮させ，最終的に筋肉を収縮させる。この説によれば，自発的な随意運動では反射は道具として使われる(自動制御)。この間接的な筋肉の活性化の主な利点は内的器官の状態変化(例えば筋肉の疲労)や，意図した運動に対する外的環境からの予期しない干渉などのような，内的・外的の障害から影響を受けない点にあると考えられた(Houk & Rymer, 1981)。これは，他の多数の神経系にも存在するよく知られている**負のフィードバック系**の性質である〔例えばブリューアー・ヘリング(Breuer-Hering)反射は，呼吸と多数の他の身体内の変化の調整を行う〕。しかし，Mertonの仮説は多くの優れた実験研究の引き金となったが，支持されなくなった。その1つの理由は γ 運動ニューロンは α 運動ニューロン前には活動しないからである。

3) α 運動ニューロンへのIa求心性線維のシナプス効果は，**シナプス伝達を調整するために**広く使われている方法である「**シナプス前抑制**」による変化に従う。それは，末梢の求心性線維と脊髄を下る運動の命令を伝える経路から他の多数の入力を受け取る抑制性介在ニューロンによって行われる。Ia求心-運動ニューロン反射伝達は随意運動と歩行の異なった相の間で調整される。一般的に，単シナプス腱反射は他の反射と同様に状況-課題依存型で，大きさやおそらく他のパラメータが変化しやすい。この変化を達成する他の方法は介在ニューロンである。例えば筋肉の伸張は，単シナプス的な脊髄の活動だけではなく，一部は脊髄に局在し一部は感覚運動皮質(sensorimotor cortex*)を通過する**長潜時の神経経路**を伝播する効果を起こす(**長閉鎖回路反射**)。皮質からの伝達は，その人の「構え」〔すなわち注意(attention*)，覚醒，動機，教示。Prochazka 1989を参照〕に強く依存する。

4) さらに機械的な変化を監視する求心性筋受容体がある。例えば，**筋力-感受性腱器官**からのIb線維は，介在ニューロンを介して運動ニューロンに反射効果を及ぼす。これらの介在ニューロンは再び他の求心性線維や，下行性の運動経路から多数の入力を受け取るので，それらの信号の伝達の性質は非常に変化に富んでいる。このように，**力と長さのフィードバックの間のバランス**は，状況-課題依存型の変化を示す。例えば**物をつかむ運動**では，つかむ前に対象物に近づく間，長さと速さのフィードバックが第一に重要であり，つかんでいる間に力のフィードバックが優位となる(Prochazka, 1989)。このことは，特殊な受容器の起源を説明するために人工的に分離される個々の反射

は，重点の移動とは無関係に，通常では運動行為の時に同時に働く並列的な反射の集合のなかに埋め込まれていることを示す。さまざまな変数を並列的な経路を通じて処理する並列分散処理は，神経系に共通した原則である。

反射の関門

反射の効果は，**歩行**の間も同様に律動的に変化する。脊椎動物では，基本的な歩行のリズムと筋肉の活性化の適切なパターンは，脊髄の神経ネットワークによる感覚性のフィードバックなしでも生じる〔中枢性パターン産生器(central pattern generator; CPG)〕。これらの中枢性パターン産生器の活動は，ある反射の効果により完全に変化することがある。例えば，ネコが歩行時に，足の屈曲運動(振り出し相)の間に障害物によって興奮した皮膚の入力があると，障害物を回避しようとさらに足を屈曲する。しかし足の構えの相では同様の刺激により，さらに伸展する。このように起こる反射は，歩行の相に依存し，中枢性パターン産生器によって行動学的に意味のあるかたちで逆転する(「**関門制御**」)。

相-依存型反射逆転の他の例は，上述の筋力-感受性腱器官の興奮によって起こる反射によって示される。伸筋からのIb求心性線維は下肢の伸筋の運動ニューロンを広範に抑制し，この効果は歩行時に低下し，消去される。実際，伸筋のIb求心性線維は伸筋運動ニューロンを活性化し，同側の屈筋を抑制し，歩行の周期相によって効果は変化する。立位相ではこの正のフィードバックが出力を強化する。立位相後期では伸筋の力とIb求心性線維の放電は弱まり，屈筋群の抑制を解放して振り出し相が開始できるようにする(Pearson, 1993)。

パターン産生結合反射

多数の反射が，**筋活動の複雑な連続的なパターン**を作り出す神経ネットワークと結合する。その例として，ネコの引っ掻き反射と，カエルの拭き取り反射がある。

ネコでは，引っ掻き反射は身体の前方の決められた皮膚の領域を刺激して「**スイッチを入れ**」る(Gelfand et al, 1988)。この反射は2つの構成要素からなる。最初，後脚が屈曲し開始の姿勢をとる一方で，身体を安定させるために他の脚によって姿勢の調整が行われる。その後，引っ掻く側の脚は連続して振動するようになる。この活動の**脊髄パターン産生**は，下位脊髄に分布することが明らかにされており，引き金となる刺激以外に感覚性フィードバックに依存しないかぎり自動的である。パターン産生を決定している神経ネットワークは今のところ同定されていないが，モデル化の技術によってその作用は明確にされた(Gelfand et al, 1988)。カエルでは小さな有害刺激を背部の皮膚表面に与えると，一方の後脚(通常は最も近いほう)でその刺激を拭き取ろうとする。その動きは**十分協調した段階の連続**(屈曲，配置，払いのけ，伸展，Berkinblit et al, 1986)を通じて行われる。この反射の正確な遂行は，刺激と後脚の位置，後脚にかかる負荷などの最初の状態に順応するかたちで行われる。

これらの行動は，部分的な身体図式を組み入れなければならない脊髄ですべて作り出される。なぜならば，両方の反射において十分協調した運動行動は刺激の位置に空間的に関係したものでなければならず，実際そうなっているからである。

内的モデルと感覚運動変換

空間定位の基本となる反射は，前庭眼反射(vestiburo-ocular reflex; VOR)である。この反射はある軸に対する頭部の不随意的な加速運動の間，網膜上の外界のイメージを少なくとも一時的に安定させる〔注視(gaze*)安定化〕。これを達成するためには眼球運動(eye movement*)は，頭部の動きと同じ大きさだが逆の方向でなければならない。もしそうであるなら，反射の利得(反対方向への眼球運動の大きさ対その反射を起こした頭部の動き)は，1の値をとる。頭部の加速度は前庭迷路の半器官で知覚される〔前庭刺激(vestibular stimulation*)の項を参照〕。これらの求心刺激から動眼神経ニューロンへの最も短い経路は，2シナプス性のもので，介在ニューロンとして二次性前庭ニューロンを含むだけである。前庭眼反射はいくつかの反射の重要な特徴をよく示している。**操作される装置の性質を表す内的モデル**の構成と**感覚運動変換**の遂行である。

補正的な眼球運動を組織する前庭眼反射の内的モデルは，2つの特徴を併せもたなければならない。

1)装置の粘性・弾性的性質を考慮に入れなければならない(眼球は外眼筋によって眼窩の中を動く)。求心性の前庭信号は頭部の動きの速度を反映するので，眼球運動の速度は適切な倍数を掛けることで簡単に引き出すことができる。眼筋への運動命令の要素は粘性を補正しなければならない。しかし，眼球の位置は弾性力に対し維持される必要があり，そのため持続的な命令の要素が必要である。このことは**神経積分器**による前庭信号から得ることができた

(Robinson, 1981)。

2)頭部の軸とは逆の軸に眼球を回転させるために、各半規官はそれぞれ眼球運動ニューロンの集合に適切な加重をかけた結合を確立しなければならない。異なった軸に関する頭部の動きは半規官を異なるかたちで活性化し、筋活動の組合わせが生じる。このように、感覚入力の配列は**参照座標の異なる枠組みの間の行列変換**によって運動出力の配列に転換される。半規官の平面による感覚の配列と外眼筋の引っ張る方向によって作られる運動の経路である。

反射の可塑性

前庭眼反射の利得は、短期か長期かで大きく変動する。目を閉じた人を椅子の上で正弦曲線的に回転させたときに、**計算をさせる**と利得は0.65低下するが、外的な静止した指標を凝視するようにイメージさせると、利得は0.95まで上昇する。しかし、被検者の動きと一緒に動く指標をイメージすると利得は0.35まで低下する(Robinson, 1981)。このように、この反射はこれまで議論した脊髄反射と脊髄上反射と同様、短期の課題・文脈依存的な特徴を示す。前庭眼反射は短期の状態依存的な変動性に加え、著しく長期の可塑性を示すので、入念に研究された「**運動学習**」のパラダイムであり、網膜に対する映像の倍率や方向を変える(ゴーグルや逆転プリズムを使用)ことによって利得を著しく変化させる。この場合、反射は数時間から数日のうちに新しい状況に適応し、完全にうまく機能するようになる。視覚処理を含む可塑性(plasticity*)が成立するためには、3つのニューロンの反射弓だけでは複雑さが不足している。しかし、小脳(cerebellum*)の片葉に含まれる長い並列経路があり、並列線維-プルキンエ細胞シナプスの変化によって求められる可塑性を有する。最近では片葉は、可塑性には不可欠であるが、前庭眼反射における利得の変化が生じる部位ではないと考えられている。むしろ、抑制性のプルキンエ細胞と興奮性の登上線維と同様に、前庭入力を受け取る脳幹(brainstem*)のニューロンのシナプスが可塑性の目標であると提案された。片葉は学習課程の手引きに必要な情報を与える。

反射の可塑性の細胞・分子機構

下肢屈曲反射のような防御反射は、**慣れ**(habituation)、**慣れからの解放**(dishabituation)や**鋭敏化**を示しつつ絶えず修正される。これらは、**学習と記憶の基本的な様式**と考えられた(Hawkins et al, 1989)。しかし、脊椎動物では神経ネットワークはまだ同定されていなかったので、基礎をなす細胞機構は今まで研究できなかった。これとは対照的に、より単純な無脊椎動物の神経系(海生軟体動物**ジャンボアメフラシ**の神経組織など)では、しばしば研究された。アメフラシは、人間などの哺乳類でも同様である基本的な過程が明らかにされるという想定のもとに、学習と記憶の細胞・分子機構を研究するモデルに使われてきた。アメフラシの皮膚の刺激に対する口とサイフォンの引っ込め反射は最も集中的に研究された。

慣れ〔Pavlovのいう消去(extinction*)〕は、刺激を繰り返すうちに反射の反応が弱まることを意味する。数分から1時間続く**短期の様式**では、受容器・運動ニューロンシナプスでの神経伝達物質(neurotransmitter*)の放出が次第に抑制されることによって成立する。長期抑制の様式もあり、感覚ニューロン・運動ニューロンシナプスの形態的変化を含む。慣れは主として、特定の刺激された受容体・運動ニューロン経路に限られ、並列経路にはほとんど般化しない(同形シナプス"homosynaptic"効果;Hawkins et al, 1987)。

慣れからの解放は他の反射経路の強力でしばしば有害な刺激に対する慣れ反応からの急速な回復を意味する。これは慣れの除去と鋭敏化の発達の両者を含む。

鋭敏化は、他の皮膚領域への強力な刺激による防衛的な反応の強化である。このように鋭敏化は、1つの反射経路に対する他の反射経路からの異形シナプス促通を含み古典的条件づけにやや似ている。ここでも、短期間と長期間の様式がある。これらの単純な学習課程が、いくつかの異形のシナプス部位で起こったとしても、やはり並列分散処理の形式を表す。長期の慣れと同様に、鋭敏化の様式は、促通された感覚ニューロン・運動ニューロンシナプスの形態的な変化に一部基礎を置いている(Hawkins et al, 1987)。

上記の可塑性の様式は、学習の**非連合**様式と呼ばれ、連合様式とは伝統的に区別されている。連合様式の学習では、反射反応を起こす特殊な刺激は非特異的な条件(無条件)刺激と連合し、後にそれと置き換えられる。Pavlovのイヌが音で唾液を分泌し胃液を出したり、ウサギがある音刺激によって瞬く反応はよく知られた例であるが、これらの様式は、反射の**古典的条件づけ**に属する。しかし、非連合型と連合型の分類は共通の細胞・分子機構を共有すると考えられる。すなわち、古典的条件づけは鋭敏化の分子機構を利用しているといえよう(Hawkins et al, 1987)。

反射効果の多様性

「特殊」な反射効果と平行し，特定の刺激は，姿勢の調整から心拍数，血圧，呼吸回数と呼吸量などのような植物変数の変化まで，他の多数の効果を生じるが，これには非常に多数のニューロン，とくに介在ニューロンが含まれる。分離した反射の経路（「ラベルされたか割り当てられた」）を介するか，例えば異なる反射活動に関係するニューロンの集団と定義されるかなり無作為な発散と収束の結合の網目を介するかである。おそらく，これらの極端な場合が混ざり合ったものがある。なぜなら，上記のように慣れは本質的にある特定の反射経路に限局するが，同様にさまざまな反射反応で活性化される介在ニューロンが存在するからである。いくつかの反射経路の「個人性」は，おそらく変化するシナプスの結合性の重しづけによって得られるのであろう。霊長類の大脳皮質に至るまでの神経系全体に及んでいるのであろう（Abeles, 1982；Windhorst, 1988）。

結論

反射は単純な紋切り型の「反響」といえる。しかし実際は，複雑で連続した行為で，入り組んだ神経ネットワークを使い，統合されたものである。それは，変化することができ，修正可能であり，「ゲートによって制御できる」，過去の経験から「学習」できる可塑的な反応である。

【文献】

Abeles, M. (1982). *Local cortical circuits: An electrophysiological study*. Berlin and New York: Springer-Verlag.

Berkinblit, M. B., Feldman, A. G., & Fukson, O. I. (1986). Adaptability of innate motor patterns and motor control. *Behavioral and Brain Sciences, 9*, 585–99.

Gelfand, I. M., Orlovsky, G. N., & Shik, M. L. (1988). Locomotion and scratching in tetrapods. In A. H. Cohen, S. Rossignol, & S. Grillner (Eds), *Neural control of rhythmic movements in vertebrates* (pp. 167–99). New York: Wiley.

Hasan, Z., & Stuart, D. G. (1988). Animal solutions to problems of movement control: the role of proprioceptors. *Annual Review of Neuroscience, 11*, 199–223.

Hawkins, R. D., Clark, G. A., & Kandel, E. R. (1987). Cell biological studies of learning in simple vertebrate and invertebrate systems. In F. Plum (Ed.), *Handbook of physiology*, Sect. 1: *The nervous system*, Vol. V: *Higher functions of the brain*, Part 1 (pp. 25–83). Bethesda, MD: American Physiological Society.

Houk, J. C., & Rymer, W. Z. (1981). Neural control of muscle length and tension. In V. B. Brooks (Ed.), *Handbook of physiology*, Sect. 1: *The nervous system*, Vol. II, Part 1 (pp. 257–323). Bethesda, MD: American Physiological Society.

Merton, P. A. (1953). Speculations on the servo-control of movement. In G. E. W. Wolstenholme (Ed.), *The spinal cord* (pp. 247–55). London: Churchill.

Pearson, K. G. (1993). Common principles of motor control in vertebrates and invertebrates. *Annual Review of Neuroscience, 16*, 265–97.

Prochazka, A. (1989). Sensorimotor gain control: a basic strategy of the motor system? *Progress in Neurobiology, 33*, 281–307.

Robinson, D. A. (1981). Control of eye movements. In V. B. Brooks (Ed.), *Handbook of physiology*, Sect. 1: *The nervous system*, Vol. II: *Motor control*, Part 2 (pp. 1275–310). Bethesda, MD: American Physiological Society.

Sherrington, C. S. (1924). Problems of muscular receptivity. *Nature, 113*, 929–32.

Windhorst, U. (1988). *How brain-like is the spinal cord? Interacting cell assemblies in the nervous system*. Berlin and New York: Springer-Verlag.

Uwe R. Windhorst

rehabilitation　リハビリテーション

神経心理学のリハビリテーションは，ヘルシンキ会議（1986）で宣言された世界保健機関（WHO）によるリハビリテーションの一般的な定義とほとんど一致する。それは，「リハビリテーションは，身体的，心理的，社会的に最も高いレベルでの適応に到達できるように患者を回復させることを意味する。これには，能力障害や社会的不利の状態の影響を減らすようにし，能力障害を有した人を最善の社会的統合に到達できるようにするすべての方法も含まれる」。

ほとんどの場合，神経心理学的リハビリテーションはとくに認知機能障害に関心を向けているが，これには脳の損傷や障害による情動障害や人格障害，身体的障害も含む明白な領域が重なり合っており，これらの障害が行動に及ぼす効果は，リハビリテーションに携わる神経心理士にとっての主要な関心の的となっている。実際，神経心理学は脳と行動間の関係を研究する分野として認識されているのである。

「神経心理学的リハビリテーション」という用語は，1980年代の後半に広く用いられるようになった。1986年には，リハビリテーションの業務という特殊な領域に言及するときの用語として常に参照される書物《Neuropsychological Rehabilitation after Brain Injury》がPrigatanoらによって出版され，Meier, Benton, Dillerの編集による単に《Neuropsychological Rehabilitation》が1987年に出版された。

また同名の雑誌が1991年から刊行され始めている。

「認知リハビリテーション」という用語も同様に1980年代に一般的に使われるようになり，80年代後半にこれを表題とする専門誌が初めて刊行された。これら2つの領域がかなり重複しているのは事実だが，神経心理学的リハビリテーションは，上記に概略を記したようにより広い範囲の疾患を含んでいる点で，認知リハビリテーションとは異なるということができる。

専門分野としてのリハビリテーションは明らかに新しいが，脳に損傷を受けた人の機能を回復しようとする試みは古代ギリシアやエジプトにまでさかのぼることができる。頭部外傷の治療として知られる最古のものは，SmithとLuxorによって1862年に発見された，2500〜3000年前のエジプトの文書中に見出される (Walsch, 1987に引用)。

現代リハビリテーションに用いられる多数の技術は，18世紀のItardによるアヴェロンの野生児Victorについての研究までさかのぼる。しかし，より効果的な脳神経外科技術が導入されたことにより，脳に損傷を受けた兵士の生存率が改善した結果，脳に損傷をもつ人のリハビリテーションは，おそらく第一次世界大戦中のドイツで始まったと思われる。この流れはさらに勢いを増し，第二次世界大戦の間にドイツ，ソビエト連邦，米国，英国で発達した。Oliver Zangwill(1945)はエジンバラの脳損傷施設での業績の概略を示し，またBoake(1989)は，1915〜1980年までの脳損傷の患者の認知リハビリテーションの歴史について報告した。

Luriaらは，ソビエト連邦で神経心理学的リハビリテーションを活発に行い，彼らの著作(1963, 1969)は，現代の神経心理士に豊富な素材を与えた。

神経心理学的リハビリテーションの現在の関心領域は急速に増大し，多数の学会や討論会，書物，研究論文に反映された。この関心は，科学的な研究と人と臨床実践の改善の両者に刺激を受けてきた。研究の分野でも脳損傷を受けた人々のQOL(生活の質)の改善を目的とした問題に対して答えようとする関心が高まった。

神経心理学的リハビリテーションの主な関心

自然回復と可塑性(plasticity*)が神経心理学的リハビリテーションの重要な領域であるのは事実だが，それらは評価と治療ほどには直接的な関心をもたれず，ここでは後者すなわち評価と治療を中心に述べていくことにしたい。脳損傷後の自然回復に興味のある読者はThomsen(1987)を参照されたい。Bamfordらは，脳卒中後の長期予後について論じ，WadeとHewer(1987)は失語からの回復を論じた。Kertesz(1979)は，物体失認からの回復を考察した。またWilson(1991)は重度の記憶障害の患者の長期予後について報告した。

評価

神経心理学的リハビリテーションにとって患者の適切な評価は最大の重要事項で，効果的な治療と管理に欠かすことのできないものである。評価は問題を解決するために行われる。神経心理学的評価は，患者の現在の知的機能や，予測される病前のレベル，残る認知機能と低下する認知機能，特殊な認知障害のタイプ〔例えば獲得性失読は深層性失読(dyslexia*)なのか，音韻性失読なのか，あるいは逐字読み失読なのか〕，同じ年齢群や同じ診断を受けた患者群の中での相対的位置づけなどの問いに答えることができる。

リハビリテーションは「機能障害のある人々の最高の社会的統合」を可能にするべきものであるという，世界保健機関の要求にふさわしい最初に述べた神経心理学的リハビリテーションの定義を留意すれば，この領域で働く人は脳に損傷をもつ患者の毎日が意味するものを考慮することが重要である。評価の道具のいくつかが脳に損傷を受けた人が毎日の生活で経験する困難を予想して作られていることは事実であるが，神経心理学的評価は脳損傷の患者が毎日の生活で直面する問題の性質や頻度，重症度などに関する詳細な情報を与えてくれないこともまた事実である。実際，テストの成績と家庭や職場での機能の能力が一致しないこともある。

日常生活での問題は，直接の観察，インタビュー，役割演技，実生活で出会う事柄(例えば事務所，店，レストラン)と同様になるように設計された似た状況での行為の記録などによってより効果的かつ正確に評価することができる。神経心理学的リハビリテーションの分野

で働く療法士は，学習の効果を評価し，環境の変化がある認知的，社会的，情動的な困難を減少させたり，避けることができるかどうかを決定するために，患者が生活する身体的・社会的環境の評価を求められる。評価尺度，チェックリストや質問表が毎日の生活で起こる神経心理学問題を正確に示すために用いられる。

人が経験していることと，**考えていること**，実際に経験することには大きな隔差があるので，結果の解釈には注意をはらう必要がある。Wilsonら(1989)は，例えば重度の記憶障害をもつ人はその問題の程度について軽くみていることを明らかにした。この不一致は脳に損傷のない人でも証明されている。例えば，関節リウマチの患者は関節保護の原則について学ぶためのグループに参加した結果，関節を保護する行為が変化したと考えるが，彼らの実生活での行動のビデオテープでは，治療の前後で著明な行動の変化はみられなかった。

神経心理学的リハビリテーションによる治療プログラムを計画するときには，公式の標準化された評価と観察的，直接的な評価とが組み合わさった情報が必要である。特別な検査を施行することができずに治療に役立たない場合でも，認知的，情動的，身体的な状態を理解，評価してそれぞれのクライアントの不可能な要求を避けると同時に，成功の機会を最大限に活用することが重要である。効果的なリハビリテーションプログラムをデザインするために，相補的な評価が採用されるべきである。

治療と療法

治療は，人の病気や障害からの回復を手助けするものであり，少なくとも治療前よりもよくなったと感じさせるものである。一方療法は，機能障害を克服し，低下させ，回避するように療法士とともに患者が働く**相互作用の過程**である。治療と療法の両者とも神経心理学的リハビリテーションの欠くことのできない要素ではあるが，後者のほうがより頻回にリハビリテーションにおける神経心理士の範囲となる。

神経心理学的リハビリテーションにおける療法士の仕事で利用できる5つの主要なアプローチは次のようなものである。

1. 失われた機能を回復させようとする試み。
2. 障害された領域の機能の「代償」を，障害されていない脳の部分を使って解剖学的に再構成する。
3. 環境を変化させたり再構成することによって問題のある領域を迂回し，避ける。
4. 機能的適応，あるいは特定の目標を達成する方法や代償的な経路を見つける。
5. 残存している機能をより効率よく使うように患者を援助する。

これらのアプローチは相互に排他的ではなく，組み合わせて用いることができる。例えば，記憶障害の人には次のように援助することができる。

1. 道しるべとラベルを使う，例えば環境を再構成する。
2. 代償的な記憶帳の適切な利用のしかたを指導する。
3. 記憶術を使うことによって記憶を増強する。例えば，残っている機能をより効果的に使う(しかし重度の記憶障害の人は自発的に記憶術を使うことは期待できない。治療者や身内にとって患者の学習を励ますために記憶術を学ばせるのがふつうである)。

治療と療法の評価は，同様に神経心理学的リハビリテーションの絶対に必要な部分である。このような評価は伝統的なグループ計画の適応や他の実験的方法により行うことができる。個々の患者の治療に対する反応の評価は個々の症例の実験計画によって行われる。これらにより，療法士はどのような変化が自然回復(または他の非特異的効果)か，または治療の介入によるものかを決めることができる。

神経心理学的リハビリテーションの理論的影響

神経心理学的リハビリテーションは，1つの学問分野，すなわち神経心理学からの理論的入力のみに依存するのではなく，「**純粋**」な学問分野として分類することはできない。神経心理学的リハビリテーションは，最も一般的な意味でリハビリテーションの一部門あるいは一分野として神経学，老年医学，身体医学，臨床心理学，作業療法，言語療法，物理療法，ソーシャルワーク，心理療法，教育学，生理学，そして患者と療法士が出会う特殊な問題の解明に役立つであろう他の領域に影響される。しかし理論的なモデルに関するかぎり，神経心理学的リハビリテーションに最も寄与する心理学の3つの主要な分野が存在する。神経心理学，認知心理学，行動心理学である。これらはそれぞれ異なる相補的な寄与を与える。神経心理学は局在モデルにより脳の機構を理解できるようにする。現代の神経心理学はBroca(1861)の症例"tan"に関する研究の報告から始まった。機能の局在

は，記憶(1968)と，前頭葉(1982)の機能の局在について広範に著述があるモントリオールのBrenda Milnerや，注意と片側無視の局在的モデルを提案したMesulam(1985)のような多数の著名な神経心理学者の関心であり続けている。

神経心理学的リハビリテーションの分野で働く人は，脳の機能と機構に関する知識にもとづいて，ある障害を予測し，ある技能が障害されることと関係づけることができた。それは，評価の道具の設計や選択に影響し，時には例えば機能の回復や代償的アプローチのような治療法の選択にも影響する。

実際のリハビリテーションに関していえば，局在モデルはその適応に限界があり，治療のための特定の領域を決めることができない。患者を**どのように**治療するか，またどのように障害と取り組むかの手引きを患者に示すことができない。このような点で，生化学や生理学など他のモデルで見出されるような適合性を欠いている。神経心理学的評価は，障害をより明確に示すことができ(例えば片側無視やブローカ失語の同定)，患者の認知機能の長所と短所について述べることができるが，実際のリハビリテーションと治療で行われる知識に対し寄与することはできない。

認知心理学と認知神経心理学からのモデルは，神経心理学的リハビリテーションに次第に影響することが示された(Seron & Deloche, 1989を参照)。これらのモデルは，局在だけではなく，認知機能にも関心をもつ。モデルは関連している現象を理解し説明できるような表現であり，この点では，認知(神経)心理学的モデルは神経心理学的リハビリテーションをかなり進歩させた。BaddeleyとHitch(1974)の作業記憶モデルは記憶障害の人にみられる障害のパターンを理解し説明し，予測するのに非常に影響力があることを明らかにした。読字の二重経路モデル(Coltheart, 1985)は，評価と治療計画を進歩させ，MortonとPatterson(1980)は言語治療に寄与した。

記憶療法の分野では，健忘症候群の理論的説明にもとづいて記憶障害の人々のリハビリテーションのためのいくつかの一般的な原則やガイドラインが作成された。3つの主要な理論的説明によると，健忘は①符号化，②貯蔵，③再生，の障害である。これらの1つだけでは健忘症候群にみられるすべての特徴を説明することはできないが，全体を考慮すると治療のいくらかの助けとなる。例えば，情報を単純化すること，理解した情報をチェックすること，「**少量を頻回に**」の規則を使うことで，治療は**符号化**の段階を改善することができる。**貯蔵**は，思い出すべき情報を規則正しくテストし，繰り返し実行することにより改善することができた。**再生**は学習の段階の間に異なった状況で情報を提示することによって増強でき，状況特異性を避けることができる。必要ならば，最初の文字や音の形で再生の手がかりを示す。

しかし，さらに詳細な治療プログラムのためには，神経心理学的モデルや認知モデルは十分には役立たない。これらのモデルは，脳のどの部分に損傷があり，どの機能が正常なのか，障害されているかに関する正確な情報を与えることができるが，その障害をどのように治療するのかについての十分な指針を示すことができるとは考えられない。

第三の主要な影響は，行動心理学からのもので，現在の多数の治療法がそこから始まっている。行動心理学の古典的条件づけとオペラント条件づけの技術は，脳損傷後の重度の行動障害の管理に一定の役割を果たしたが，行動心理学は単に古典的条件づけとオペラント条件づけのみに関心があったわけではない。行動心理学には，評価，課題分析(特定の行動の先行条件と結果を同定する)，行動変容と行動療法からの多数の技術などがある。例えば，新しい技術を教え，望ましくない行動を抑制したりなくすように，行動の増強あるいは減弱のために多数の方法が考案された。豊富かつ複雑な行動アプローチは神経心理学的リハビリテーションの多数の領域で応用する道が開かれた。

修正を必要とする行動技術や方略を行うときには，個々の神経学的，神経心理学的な状態を考慮することが必須である。しかし，技術自体がこのような修正に簡単に役立つわけではない。おそらく，行動心理学からの最も影響力のあるモデルは，**刺激**，**出来事**，**生体**，**反応**，**随伴性**と，**結果**を考慮するKanferとSaslow(1969)のSORKCモデルであろう。このモデルでは，療法士は患者の前歴，動機づけ，身体的・認知的限界，機能している強化スケジュールを考慮することができる。

SORKCモデルの有用性を説明するために，脳卒中による右半球頭頂葉病変の結果，左片麻痺，左視野欠損，左空間の無視がみられる56歳のブラウン夫人の症例を検討しよう。彼女の理学療法士は，車椅子から，①ふつうの椅子に，②ベッドに，③便器に，どのように移動するかを教えようとした。しかし，ブラウン夫人

が移動を学習することが困難なため，神経心理士が良い解決法を見つけることができるかどうかを判断することになった。SORKCモデルを移動を試みているときの観察に当てはめると次のような情報が得られる。

- S＝stimulus events 刺激となる出来事（身体的，社会的・内的な出来事）
 身体的刺激は車椅子，ベッド，椅子，便器を含む。社会的な刺激は理学療法士の移動に対する要求である。内因性の刺激はブラウン夫人の疲れて混乱した気持ちである。
- O＝organism 生体（例えば生物学的条件）
 ブラウン夫人には片麻痺と視野欠損がある。神経心理学的評価では同様に片側無視と，奥行きと距離の知覚に問題があるため，物と場所からどのくらいの距離を動いたらよいか決めることができない。彼女は同様に車椅子の左手側のブレーキを無視するため，移動が安全でなくなる。
- R＝responses 反応（運動，認知的，生理的な反応）
 運動反応―ブラウン夫人の震え。
 認知反応―ブラウン夫人は移動の課題を進んでしようとせず，不平を訴える。
 生理的反応―発汗する。
- K＝contingencies between behavior and consequences 行動と結果の随伴性（例えば強化のスケジュール）
 部分強化は，理学療法士や看護師がブラウン夫人を椅子やベッドや便器に持ち上げようとするときに成立する。ある時は理学療法士や看護師はブラウン夫人を説得して1人で移動できるようにしようとする。部分強化は連続強化よりも消去抵抗が強い。したがって，いつも1人で移動するようにいわれているときよりも，ブラウン夫人の不満をなくすことが難しい。
- C＝consequences 結果（身体的，社会的，自己発生的な結果）
 身体的―ブラウン夫人は移動するときに頻回に助けられる。
 社会的―ブラウン夫人は移動するときに多くの職員の注意を引く。

上記の情報は，ブラウン夫人の治療についてどのような決定がなされるかの基礎を形成する。それは，次のような治療プログラムの段階のいくつかをとって決定される。

1. 車椅子の左右両方のブレーキ制御装置は，車椅子の右側に置かれるべきである。
2. ブラウン夫人に，移動の場合を含む行動の段階のリストをカードの右側に大きく印刷して，与えるべきである。
3. ブラウン夫人を励まして，彼女の手の届く範囲を超えない椅子（ベッド，便座）などに触らせて，安心させるべきである。
4. 作業療法士は奥行きと距離の知覚について働きかけを進めるべきである。
5. 一緒に働く療法士と他のスタッフは，ブラウン夫人が不満を述べたときには夫人の身体を持ち上げる努力をやめさせるようにする。代わりに移動行為の間に励まして，安心させ，うまくいったそれぞれの点を褒めるべきであろう。

SORKCモデルは，多くの状況に応用することができ，治療計画を立てるときに患者の心理学的・生物学的状態を説明することができる。

行動心理学は，汎化は自然発生的にできてくると期待すべきではないとも教えている。多数の神経心理学的プログラムは，汎化が療法や治療のなかに組み込まれていなかったために失敗している。例えば，多数の記憶障害の人はテープレコーダ，コンピュータ，個人的予定を書いた手帳などが与えられるが，これらは治療の場面では使われるが，他の場所では使われない。汎化は治療の一部として計画されるべきであり，実際に精神的障害を有しながら働く人には使われている。精神的障害をもつ人に汎化を教育する技術は，例えばZarkowska(1987)によって記述されているように，神経心理学的プログラムの中で脳損傷をもつ人に使うように適応することができる。

最後に，発展中の現段階では，神経心理学的リハビリテーションを行うための正しい方法や間違った方法というものはないことを指摘しておくことは意味がある。この学問分野はいまだ初期の段階にあり，理論的な原則やモデルからごくわずかなガイドラインしか導かれない。この分野で働く人の工夫する力，多くの学問分野からの原則やモデルを結びつけたり合成しようとする努力が求められる。希望的な徴候は，1つかそれ以上の神経心理学的障害で苦しんでいる人の研究や治療のなかから生まれる可能性のある理論的な問題に，大学の研究者と理論家自

身が気づき始めていることである。進歩があるとするならば，問題を緩和し，減少させ，回避させるような，理論的な入力と実際的な試みの両者が互いに刺激し合うことが必要である。

リハビリテーションとコンピュータ

1980年代の初めに，リハビリテーションにおけるコンピュータの使用の可能性についてかなり騒がれたことがあった。実際，それは認知リハビリテーションプログラムがリハビリテーションを根本から変化させ，脳に損傷を受けた人の記憶，注意，言語，認知，や問題解決の能力を増強すると期待された。例えばマイクロコンピュータは，評価や治療効果の監視と再治療を通して記憶障害の人の管理を援助することができると信じられていた。Robertsonら(1988)が指摘しているように，「認知リハビリテーションにおけるマイクロコンピュータの役割については，現在まで統制された研究はなされていない」とされているが，多くのソフトウェアプログラムが作られた(p.151)。

Robertson(1990)は，言語，記憶，視空間障害ないし視知覚障害，注意障害のためのプログラムを調べて，コンピュータ化された認知リハビリテーションの概説を行う。彼は，変性疾患ではない後天性の脳損傷をもつ成人のために設計されたプログラムに焦点を当て，評価や娯楽，人工的装置や教育の補助として使われるコンピュータの使用は除外した。その結果，コンピュータ化された記憶または視知覚の訓練は，認知機能に著しい変化を起こす証拠はないことが確認された。特殊な障害のための言語訓練はわずかにうまくいっているが，コンピュータ化された言語訓練のさらに一般的な効果を示す証拠は発表されていない。注意訓練プログラムだけがある程度の肯定的な結果となっているが，その結果についても議論があり，いくつかの結果は肯定的であるが，他は否定的である。重要なのは，実生活での課題にまで汎化できるようなコンピュータ化された訓練は1つもないということである。

コンピュータは認知訓練プログラムでほとんど効果がないとしても，驚くにはあたらない。記憶は，訓練で改善したり強化する筋肉のようなものではない。コンピュータを使う訓練のような特殊な課題や活動は課題や活動が含まれる特殊な項目で改善することがあるが，必ずしも一般的な認知機能を改善することはないのである。

コンピュータ補助であろうがなかろうが，**どのような訓練の場合でも汎化に限界があること**を強調するために，学生が練習で数唱再生範囲を増加することができることを明らかにしたEricssonら(1980)の実験について述べておこう。運動選手である1人の学生は，数字をランニングの記録時間や他の運動の成績と関連させることにより，再生範囲を平均7から現象的に80まで増やすことができた。しかし，同様に文字の再生範囲の課題を与えられたときには，平均の成績である7に再び戻った。このことは記憶自体が改善したものではないことを示している。

もちろんコンピュータは，リハビリテーションにおいて他の手段としてはかなり役立つものである。コンピュータの補助を受けた評価手続きは，時間を節約する。Mackey(1989)が，脳性麻痺の幼児が理学療法士によるフィードバックを与えられたときよりも，コンピュータによるフィードバックを与えられたときのほうが，より効果的に痙縮を抑制する訓練を行ったことを示したように，フィードバックの装置としてのコンピュータも同様に役立つ。コンピュータを使用した訓練はいくつかの興味深い結果になった(Glisky & Schacter, 1989)。Gliskyらは，多数の健忘症患者にコンピュータの技術を教えたところ，これらの患者の1人はコンピュータ技師として職を得ることができた。

認知障害者用の人工的装置によるコンピュータは，神経心理学的リハビリテーションにおいて次第に重要な機能を果たすようにみえる。例えば，BergmanとKemmerer(1991)は，多くの認知障害を有する54歳の頭部外傷の女性用の文章作成器(コンピュータにもとづく人工的装置)をどのように設計したかを記述した。文章作成器のための説明は簡単で，記憶や注意，学習などに頼ることを避けるよう工夫された。その女性には左側の無視があったため，スクリーンの右だけが使われた。聴き取れる音により覚醒，注意の程度が増強された。その女性は，1時間の訓練を3回行った後で，文章作成器を使うことを学習することができた。彼女は，その後文章作成器を，行うべきこと，買い物，覚えることのリストを書くことに使用した。現在彼女は，彼女の伴侶である介助者に対し指示，要望を書き，その後の進歩により，電話の内容とかけてきた人を書きとめることができるようになった。彼女は手紙を書き，ある程度の感情を表現できる。Bergmanらは，彼女の自立は強くなっており，彼女の情動的悩みは減少していることを示唆した。

将来の方向

　神経心理学的リハビリテーションに対する関心は増大し続け，1992年の始めから，この関心の多くはコンピュータプログラム，理論的に新しく作成されたリハビリテーションプログラム，認知機能の障害がある人の集団訓練，昏睡や持続性植物状態にある人の治療などに集中した。

　コンピュータ化された認知訓練の効果について報告したRobertson(1990)の悲観論にもかかわらず，彼は効果的な治療は，とくに言語療法の分野で視界にあるという有望な徴候を指摘した。コンピュータ化したリハビリテーションの長期にわたる支持者であったGianutsos(1991)は，効果に対する欲求が強いために，神経心理学的リハビリテーションにおいて，コンピュータが効果的である可能性を除外するのは時期尚早であると論じた。すでに述べたように，コンピュータは人工的装置として重要な可能性をもつといえよう。脳損傷をもつ人の問題の多くは，SohlbergとMateer(1989)が用いたように，適切な指導方法と，ハードウェアとソフトウェアをより簡単に使えるように改良された方法によってマイクロコンピュータの使用を受け入れ，学ぶことで打ち克つことができる。

　理論的に考案されたリハビリテーションの技術のなかで現在めざましいのは，英国のケンブリッジ大学の応用心理施設での一連の研究で取り入れられた「無誤学習手続き」である。**行動心理学の無誤弁別学習**と，**認知心理学の潜在学習**の影響を受けて，誤りのない学習は，学習課程の間に記憶障害の人が間違いを犯さないようにすることを含んでいる。試行錯誤の学習は情報の獲得を遅らせるようで，おそらく一度間違いが起きた場合は，それが繰り返され，増強される傾向がある。健忘症の人は彼らの潜在学習系(例えば気づかずに学習する)に頼る傾向があり，この記憶系は間違いを消去するのは難しい。このように学習の間の誤りを避けることによって，新しい材料や情報の獲得が増強される。この現象を調べた研究は，揺籃期にあるが，今後の期待がある(Wilson et al, 1994)。

　グループ治療は費用と効果の面と，認知障害に伴う望ましくない情動的効果のいくつかを減少させることにより，潜在的な利点がある。Bergら(1991)と，Von Cramonら(1991)の最近の2つの論文は，記憶障害の人と実行機能障害症候群の人に対するグループ訓練をそれぞれ報告した。

　1992年に，雑誌《*Neuropsychological Rehabilitation*》は，**昏睡**と**植物状態**のリハビリテーションを特集した。昏睡の覚醒と感覚刺激の問題について，損傷を受けた脳は休息が必要であるとする立場と，刺激はよいとしても効果はなく，悪かったときには害になると主張する立場の間で白熱した議論が戦わされた。他の立場の人は，適切な刺激はより早く良好に回復させることができると主張した。Wood(1991)は，感覚刺激プログラムはどのように脳がこのような入力を同化し処理するかの概念に導かれてきたものではなく，臨床的な行為は科学的な信頼性を欠いて発達してきたという意見をもっている。その後数年の間に，われわれは，おそらく昏睡への刺激が効果的か否かに関してのこれらの議論が，部分的にあるいは完全に解決されることが期待できるであろう。

　神経心理学的リハビリテーションにおいて，現在関心がもたれているいくつかの領域について述べてきた。積極的な関心がもたれる他の領域は，脳に損傷を受けた子供のリハビリテーション，痴呆(認知症)の患者の認知機能障害を遅らせる可能性，神経心理学的な療法を薬理的・外科的な治療と組み合わせることである。この先10年は，疑いなくこれらの領域と，おそらくこの分野で働く人が注目している他の領域に解明の光が当てられるであろう。

【文献】

Baddeley, A. D., & Hitch, G. J. (1974). Working memory. In G. A. Bower (Ed.), *The psychology of learning and motivation*, Vol. 8 (pp. 47–89). New York: Academic Press.

Bamford, J., Sandercock, P., Dennis, M., Burn, J., & Warlow, C. (1990). A prospective study of acute cerebro-vascular disease in the community: the Oxfordshire Stroke Project 1981–1986. *Journal of Neurology, Neurosurgery and Psychiatry, 53*, 16–22.

Berg, I. J., Koning-Haanstra, M., & Deelman, B. G. (1991). Long term effects of memory rehabilitation: a controlled study. *Neuropsychological Rehabilitation, 1*, 97–111.

Bergman, M. M., & Kemmerer, A. G. (1991). Computer-enhanced self sufficiency: Part 2. Uses and subjective benefits of a text writer for an individual with traumatic brain injury. *Neuropsychology, 5*, 25–8.

Boake, C. (1989). A history of cognitive rehabilitation of head-injured patients, 1915 to 1980. *Journal of Head Trauma Rehabilitation, 4*, 1–8.

Broca, P. (1861). Nouvelle observation d'aphémie produite par une lésion de la moitié postérieure des deuxième et troisième circonvolutions frontales. *Bulletin de la Société Anatomique de Paris*, *6*, 398–407.

Coltheart, M. (1985). Cognitive neuropsychology and reading. In M. Posner & O. S. M. Marin (Eds), *Attention and performance*, Vol. 11 (pp. 3–37). Hillsdale, NJ: Erlbaum.

Ericsson, K. A., Chase, W. G., & Falcon, S. (1980). Acquisition of a memory skill. *Science*, *208*, 1181–2.

Gianutsos, R. (1991). Cognitive rehabilitation: a neuropsychological specialty comes of age. *Brain Injury*, *5*, 363–8.

Glisky, E. L., & Schacter, D. L. (1989). Extending the limits of complex learning in organic amnesia: computer training in a vocational domain. *Neuropsychologia*, *27*, 107–20.

Kanfer, F. H., & Saslow, G. (1969). Behavioural diagnosis. In C. Franks (Ed.), *Behaviour therapy: Appraisal and status* (pp. 417–44). New York: McGraw-Hill.

Kertesz, A. (1979). Visual agnosia: the dual deficit of perception and recognition. *Cortex*, *15*, 403–19.

Lane, H. (1977). *The Wild Boy of Aveyron*. London: Paladin-Granada.

Luria, A. R. (1963). *Recovery of function after brain injury* (pp. 368–433). New York: Macmillan.

Luria, A. R., Naydin, V. L., Tsvetkova, L. S., & Vinarskaya, E. N. (1969). Restoration of higher cortical function following local brain damage. In P. J. Vinken & G. W. Bruyn (Eds), *Handbook of clinical neurology*, Vol. 3 (pp. 368–433). Amsterdam: North Holland.

Mackey, S. (1989). The use of computer-assisted feedback in a motor-control task for cerebral palsied children. *Physiotherapy*, *75*, 143–8.

Meier, M., Benton, A., & Diller, L. (1987). *Neuropsychological rehabilitation*. Edinburgh: Churchill Livingstone.

Mesulam, M.-M. (1985). Attention, confusional states and neglect. In M.-M. Mesulam (Ed.), *Principles of behavioural neuropsychology* (pp. 125–68). Philadelphia: F. A. Davis.

Milner, B. (1968). Visual recognition and recall after right temporal-lobe excision in man. *Neuropsychologia*, *6*, 191–209.

Milner, B. (1982). Some cognitive effects of frontal-lobe lesions in man. *Philosophical Transactions of the Royal Society of London B*, *298*, 211–26.

Morton, J., & Patterson, K. E. (1980). A new attempt at an interpretation or, an attempt at a new interpretation. In M. Coltheart, K. Patterson, & J. C. Marshall (Eds), *Deep dyslexia* (pp. 91–118). London: Routledge and Kegan Paul.

Prigatano, G. P., Fordyce, D. J., Zeiner, H. K., Roueche, J. R., Pepping, M., & Wood, B. C. (1986). *Neuropsychological rehabilitation after brain injury*. Baltimore, MD: Johns Hopkins University Press.

Robertson, I. (1990). Does computerised cognitive rehabilitation work? A review. *Aphasiology*, *4*, 381–405.

Robertson, I., Gray, J., & McKenzie, S. (1988). Microcomputer-based cognitive rehabilitation of visual neglect: 3 multiple-baseline single-case studies. *Brain Injury*, *2*, 151–64.

Seron, X., & Deloche, G. (Eds). (1989). *Cognitive approaches in neuropsychological rehabilitation*. Hillsdale, NJ: Erlbaum.

Sohlberg, M., & Mateer, C. (1989). Training use of compensatory memory books: a three-stage behavioral approach. *Journal of Clinical and Experimental Neuropsychology*, *11*, 871–91.

Thomsen, I. V. (1987). Late psychosocial outcome in severe blunt head trauma: a review. *Brain Injury*, *1*, 131–43.

Von Cramon, D. Y., Matthes-von Cramon, G., & Mai, N. (1991). Problem solving deficits in brain injured patients: a therapeutic approach. *Neuropsychological Rehabilitation*, *1*, 45–64.

Wade, D., & Hewer, R. L. (1987). Functional abilities after stroke: measurement, natural history and prognosis. *Journal of Neurology, Neurosurgery and Psychiatry*, *50*, 177–82.

Walsh, K. (1987). *Neuropsychology: A clinical approach*, 2nd edn. Edinburgh: Churchill Livingstone.

Wilson, B. A. (1991). Long term prognosis of patients with severe memory disorders. *Neuropsychological Rehabilitation*, *1*, 117–34.

Wilson, B. A., Baddeley, A. D., Evans, J. J., & Shiel, A. (1994). Errorless learning in the rehabilitation of memory impaired people. *Neuropsychological Rehabilitation*, *4*, 307–26.

Wilson, B. A., Cockburn, J., & Baddeley, A. D. (1989). Assessment of everyday memory following brain injury. In M. E. Miner & K. A. Wagner (Eds), *Neurotrauma: Treatment, rehabilitation and related issues 3* (pp. 83–99). London: Butterworths.

Wood, R. Ll. (1991). Critical analysis of the concept of sensory stimulation for patients in vegetative states. *Brain Injury*, *5*, 401–9.

World Health Organization. (1986). *Optimum care*

of disabled people. Report of a WHO meeting, Turku, Finland.

Zangwill, O. L. (1945). A review of psychological work at the Brain Injuries Unit, Edinburgh, 1941–5. *British Medical Journal, 2,* 248–50.

Zarkowska, E. (1987). Discrimination and generalization. In W. Yule & J. Carr (Eds), *Behaviour modification for people with mental handicaps* (pp. 79–94). London: Croom Helm.

Barbara A. Wilson

restless legs syndrome　下肢静止不能症候群

エクボム症候群と呼ばれる下肢静止不能症候群の特徴は，下肢の落ち着かないそわそわした動きで，静坐不能とも呼ばれる。神経弛緩薬治療の副作用で起こることが多いが，鉄欠乏に関連することもあり，明らかな原因が特定されない例もある。病的機序により脊髄運動ニューロンの過興奮が起こるためと考えられる。

reticular formation　網様体

脳幹(brain stem*)の中核構造で，脊髄・延髄の移行部から中脳と間脳の境界まで伸びる。

脳幹網様体のニューロンは，脊髄から大脳皮質へ上行するさまざまな経路からの入力を受けるために著しく長い樹状突起をもつという形態上の特徴がある。このニューロンは，視覚，聴覚，触覚などの特殊な感覚モダリティから伝えられる情報のみを専門に伝達分析するのではない。脳幹網様体ニューロンは，中枢神経系の多くの部位に上行性，下行性の軸索を介して中枢神経系を支配し，脳の興奮性全般を調整するシステム源である。これが脳幹網様体が非特殊性の構造ともみなされる理由である。しかし，その非特殊性のなかに，ある種の特殊性が存在し，それは主に網様体内に局在するさまざまな神経細胞群が利用する神経化学物質の多様性に由来する（後述）。

網様体は古代から解剖学者によって記載されたが，脳の興奮性を調節するという重要な機能は，1940年代後期にイタリアとアメリカの生理学者MoruzziとMagoun(1949)によって初めて発見された。神経生理学分野の古典とされる論文の中で，彼らは脳幹の中心を刺激すると脳波(EEG)が変化し，それはあたかも高振幅徐波を示す睡眠中の脳波から睡眠のリズムが消失し，振幅の低い覚醒中の脳波へ移行するときに似ていると報告した。現在は脳波の覚醒パターンの変化は単に睡眠脳波の消失だけでなく，脳で情報が処理され脳が賦活化された状態に特徴的な速波(20〜40 Hz)が明らかに混在すると考えられた。

1940年代の後期には脳幹網様体の刺激で脳波が変化したことが脳の興奮性の増強であることを示す直接の証明は得られなかったが，MoruzziとMagounは，彼らのデータをはるかに超えた推論を行うことを決意した。彼らは，自発的な脳波が睡眠から覚醒パターンに変化することは，脳の賦活化の信号，すなわち脳が上行性の信号に反応する能力を高めることであると考えた。10年後に，ベルギーとフランスの2人の生理学者BremerとDellがそれぞれ別個に，脳幹網様体刺激に対する脳波の賦活反応中は，中枢神経系の感覚伝導路を刺激して得られる大脳皮質の活動電位が相乗して高まることを発見し，この考えを証明した。

単一体の網様体からモザイクの網様体へ

MoruzziとMagounは，延髄から中脳の吻側にある脳幹の多数の部位を刺激し，覚醒に伴うのと同様の脳波反応が誘発されると報告した。彼らは，その反応は閾値（反応が得られる最低の刺激強度）が中脳の吻側で最も低いことを強調したが，1950年代初めには大半の網様体領域で同様の特性が得られることが通説となった。つまり，網様体のさまざまな部位は視床と皮質への覚醒効果への関与の点でさほど異なることはないと考えられた。網様体が単一体であるという概念は，非特殊的構造をもつという考えを強固にした。現在，われわれは脳幹網様体がさまざまな神経伝達物質を有し，さまざまな部位に投射する標的ニューロンにさまざまな作用をする多様な細胞群からなる単一体とはまったく異なる組織であることを知っている。

1950年代後期Moruzziらはピサで，脳幹の下部（延髄）と上部（中脳橋）は異なる機能的な特性をもつことを示す転換点となる一連の見事な実験を行った。実際には1930年代にMoruzziの指導者であったBremerは1935年に，脳幹は一体となって働くのではないとする一般論を提唱した。Bremerは脊髄と延髄間で神経経路を切断したネコが睡眠から覚醒に正常に移行するのに，中脳で切断したネコは昏睡状態に陥ることを明らかにした。

Moruzziらは1958〜1960年に発表した論文の中で，脳幹領域で覚醒機能を有する正確な部位を報告した。これも切断動物による研究である。Bremerの以前の所見を支持して中脳レベルで神経路を切断したネコは昏睡状態を示した。一方わずか2,3 mm後方，橋中部で切断するとネコはほとんど覚醒状態が持続した。覚

醒と賦活化の特徴を有するニューロンは，間違いなく脳幹のこの横断面，中脳橋移行部に局在する。しかしこの時点では神経伝達物質については何も明らかにされていなかった。

25年後，アセチルコリン(ACh)を神経伝達物質とするニューロンが，神経免疫化学を用いて同定され，覚醒と睡眠という正反対の機能を示す切断部位を間にはさんだ領域にある2つの神経核で発見された。コリン作動性ニューロンは前脳を賦活化させる性質をもつ唯一のものではない。コリン作動性ニューロンのすぐ近くには，グルタミン酸(GLU)，ノルエピネフリン(ノルアドレナリン)(NE)，セロトニン(5-HT)を神経伝達物質とする他の脳幹ニューロンがあった。これらアセチルコリン，グルタミン酸，ノルエピネフリン，セロトニンを軸索末端から放出するすべてのタイプのニューロンが共同して覚醒状態を導く際の賦活化過程に働くのに対し，覚醒維持状態や夢をみるレム睡眠の状態ではコリン作動性とグルタミン酸作動性のニューロンだけが活動する。視床や大脳皮質の単一ニューロン活動の記録から，神経興奮性の増強という点からみると，覚醒とレム睡眠はよく似た活動状態を示す［脳幹(brain stem*)の項を参照］。そのため，脳幹のコリン作動性ニューロンとグルタミン酸作動性ニューロンは覚醒とレム睡眠の引き金となる候補の筆頭であり，それが賦活過程を維持するのに働くと考えられた。

コリン作動性，グルタミン酸作動性とアミノ酸作動性神経核

以上のような脳幹の切断による睡眠と覚醒に対する影響は，実際は動物実験から発見され，通常は24時間以上継続してみられることはなかった。他の研究者は，非常に難しい手技だが，中脳を切断した動物を長期間(7〜15日間)生かす実験を試みた。その結果，中脳切断直後は嗜眠と昏睡状態が現れても，7〜10日後には意識が回復することが証明された。この結果から覚醒系は脳幹のみに局在するのではなく，中脳より上の組織にも存在するという新たな概念が導かれた。今日では賦活化または覚醒化組織はあるものは脳幹に，それ以外は広範に大脳皮質に投射する視床核や視床下部の後部，前脳基底部など網様体の吻側に連なる別の組織として明確に認識された。これらのシステムは図62のように模式的に描かれ，以下の3点について議論された。

1. 中脳橋・前脳基底部のコリン作動性神経核

脳幹のコリン作動性ニューロン群は，中脳橋・外背側被蓋核と呼ばれる。これらは中脳の尾側と橋の吻側との境界に位置する。そこは脊髄から主要な入力があるほか，脳幹の他の部位と視床下部，前脳基底部，大脳皮質からも入力を受ける。中脳橋コリン作動性ニューロンは，視床核のさまざまな部位に強力に投射する。シナプス連絡後グルタミン酸作動性視床ニューロンは脳幹由来の調整された信号を皮質に送る。一方，前脳基底部コリン作動性細胞は直接大脳皮質に投射し，少数がいくつかの視床核に線維を送る。視床のコリン作動性神経支配は脳幹に規制されるが，大脳皮質のコリン作動性神経支配は前脳基底部に由来する。

視床へ投射するコリン作動性ニューロンの電気的活動はSteriadeらによって自然の睡眠と覚醒の周期を通して記録された。その結果，コリン作動性ニューロンの発火頻度は徐波睡眠時よりも覚醒時とレム睡眠時に高かった。覚醒時とレム睡眠時の両方で，多くの脳を賦活させる微候の30秒から1分前にさらに発火は増加した。これらのニューロンは，徐波睡眠に比べ覚醒またはレム睡眠時に入力される情報に対し，反応が高かった。以上のデータは，コリン作動性ニューロンが，覚醒時や夢をみている状態の時に，高次脳構造の神経興奮性を増強させ維持する効果をもつという考えを支持していた(図63)。

2. 脳幹グルタミン酸作動性神経核 免疫組織化学的にコリン作動性ニューロンとアミノ酸作動性ニューロンを同定し，この2つは脳幹の核となる細胞群中では少数派であることが明らかにされた。網様体の残余ニューロンは何なのだろうか。非コリン作動性，非アミノ酸作動性の脳幹網様体の細胞の完全な化学的な同定はなされていないが，その大半がグルタミン酸を神経伝達物質とする証拠がある。中脳網様体の吻側部から記録される視床投射性グルタミン酸作動性ニューロンの活動は脳波に同期した睡眠に比べ，覚醒時やレム睡眠時に発火が増加し，中脳・橋コリン作動性ニューロンによく似た活動パターンを示す。ごく最近までグルタミン酸は周期的に興奮性に作用する伝達物質であると考えられ，それでは覚醒度が増す持続的な特有の，遷延する神経賦活を説明できない。しかし，現在では視床と他の中枢ニューロンがグルタミン酸代謝物の受容体を有し，アセチルコリンに誘導されるのと同様の遷延性の興奮作用があることが示されている。グルタミン酸を利用する脳幹ニューロンは，コリン作動性やアミノ酸作動性のニューロンと同程度に活発な作用を

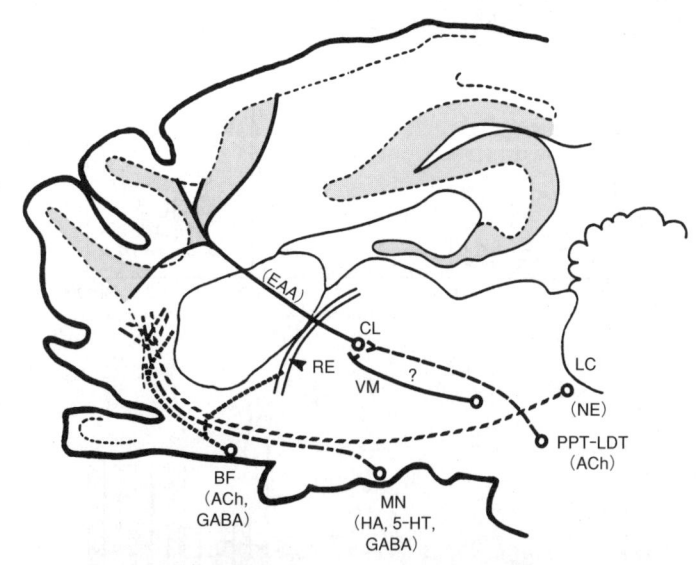

図62 ネコの脳の矢状断面から見た上行性賦活系の組織図
ネコはこの分野で多くの実験の対象となっている。大脳皮質は図の左に，脳幹上部は右に示す。間にある視床の2つの核〔中心外側核(CL)，腹側正中核(VM)〕から皮質へ広く線維が投射する。視床皮質細胞は興奮性アミノ酸（EAA）を神経伝達物質としてもつ。覚醒系は1つの細胞として模式的に描かれている。中脳橋被蓋・外背側被蓋核(PPT-LDT)はアセチルコリン(ACh)を神経伝達物質として視床へ投射する。PPT-LDT核の前方の視床へ投射する脳幹網様体も描かれている。神経伝達物質は明らかにされていないが，EAAであろうと考えられる。コリン作動性PPT-LDT核の上方にはノルエピネフリン(NE)を神経伝達物質として有する青斑核(LC)が示されている。脳の腹側(下方)表面には後視床下部の乳頭体核(MN)がある。この周辺のニューロンはセロトニン(5-HT)とγアミノ酪酸(GABA: gammaaminobutyric acid)とヒスタミン(HA)を神経伝達物質とするニューロンが同程度ある。前脳基底部(BF)領域はアセチルコリンまたはγアミノ酪酸をもつニューロンが直接大脳皮質へ投射する。その一部は網様体視床核(RE)にも投射する。

有する。最近の知見では，視床から皮質に投射するニューロンと皮質から視床に投射するニューロンがともにグルタミン酸を含有し，長期賦活過程に関連すると考えられる。

3．脳幹と後部視床下部のアミノ酸作動性神経核 ノルエピネフリンを放出するニューロンは青斑核に存在し，セロトニンを放出するニューロンは主に背側縫線核に存在する。さらにヒスタミン(HE)を利用するアミノ酸作動性ニューロンが脳を覚醒させる他の経路であることが明らかにされた視床下部後部の隆起漏斗部で明らかにされた。覚醒やレム睡眠期に活動性を増すコリン作動性細胞やグルタミン酸作動性細胞と比べ，これらの3つのアミノ酸(ノルエピネフリン，セロトニン，ヒスタミン)を利用するアミノ酸作動性細胞は覚醒時には活発に，しかし，睡眠期には発火頻度が低下し，レム睡眠期には停止する。そのためこれらの細胞は覚醒期にはコリン作動性・グルタミン酸作動性細胞と共同して作用するが，夢見睡眠時に視床や大脳皮質を賦活化することには関与していない。

賦活系の視床・大脳皮質ニューロンに対する作用

最もよく知られた神経伝達物質の作用はアセチルコリンに誘発される視床皮質系の賦活過程である。ここ数年，McCormick(1992)らがこの効果を研究した。脳切片の種々の物質の応用によりシナプス伝達遮断後の効果を調べることができ，ニューロンのさまざまなタイプの伝達

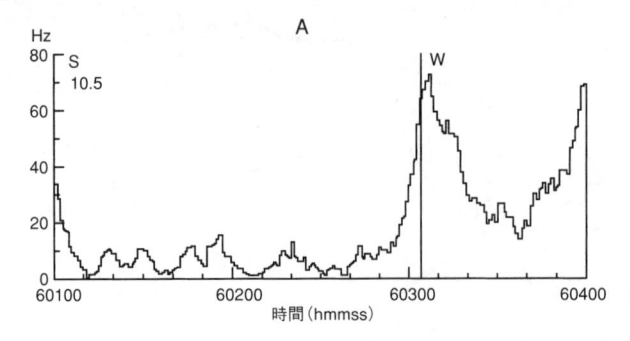

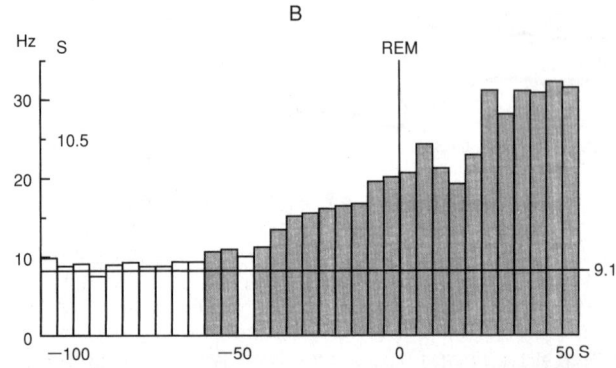

図 63 脳幹のコリン作動性ニューロンは徐波睡眠(S)から覚醒(W)またはレム睡眠(REM)へ移行する時間(これを 0 で示す)に先行して発火頻度を増す。
A. 脳波と同期した S から W へ移行する際,脳が賦活化する最も早い徴候より 20 秒も早くニューロンの発火頻度が増加する。
B. ニューロン群(n=21)は S から REM へ移行する 60 秒前から発火頻度が増加する。

物質の特異な作用が解読できる。アセチルコリンは大脳皮質に投射するほとんどの視床ニューロンを脱分極(興奮)させる。アセチルコリンはGABA を神経伝達物質として用いて視床皮質に抑制に働く視床細胞を抑制する。そのために視床へ投射するコリン作動性ニューロンが発火頻度を増す場合,直接と抑制系細胞の活動を抑制するという間接の,2 通りの経路を通して視床皮質系細胞の興奮が起こる(**図 64**)。これが覚醒とレム睡眠期には脳幹コリン作動性ニューロンが発火頻度を強め持続的に発火し続ける機序となる(図 63 を参照)。大脳皮質では,アセチルコリンは錐体型ニューロン(皮質下構造と遠隔の皮質領域に長い軸索を投射する)と局所回路ニューロンを興奮させる。その作用はアセチルコリン同様,ノルエピネフリン,ヒスタミン,セロトニンでもある程度起こる。しかし,神経伝達物質のすべての作用が十分に解明されてはいない。賦活系に用いられるさまざまな伝達物質間の相互作用全体をさらに研究しなければならない。なぜなら自然の覚醒状態で,これらのすべての物質の視床と大脳皮質のシナプス後細胞に与える総合的影響はまだわかっていないからである。

睡眠中の視床ニューロンの長く持続する抑制性電位が覚醒時に短縮した抑制期間になる機序と,覚醒時に効果を有する伝達物質についても,明らかにされてはいない。覚醒は睡眠の特徴である長く続く変動する抑制の期間を分断するが,それは覚醒中の抑制過程を完全に遮断するのではないことを強調しておきたい。実際,覚醒には抑制系も最終的にニューロンの反応を調整し,高度に複雑に統合された過程を行う入力信号として必要である。覚醒を促す適応性の

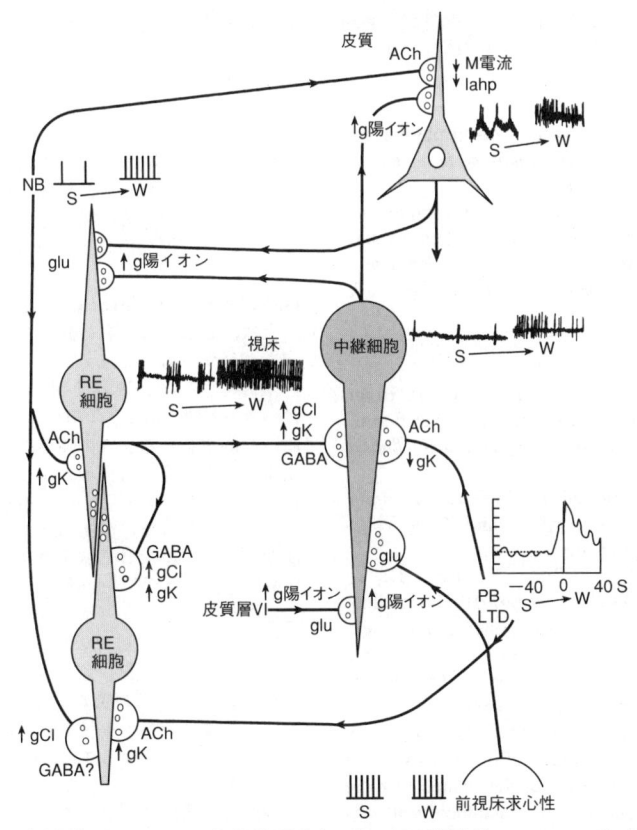

図64 視床皮質(中継)ニューロン，網様体視床(RE)GABA作動性ニューロンと大脳皮質錐体型ニューロンに対する上行性コリン作動性作用を示す

軸索の投射方向を矢印で示す．視床ではアセチルコリン(ACh)は中脳橋被蓋・外背側被蓋ニューロン(LDT)(Ch 5-Ch 6群)の傍分岐ニューロン(peribrachial; PB)によって放出する．大脳皮質ではAChは主に基底核ニューロン(NB)により放出する．皮質錐体細胞と同様に中継細胞とRE視床細胞でも，脳波同期性睡眠(S)は律動的な抑制と紡錘状変動(約14 Hz)を示す集中的な活動電位が特徴である．視床皮質細胞に伝達される情報はS期のその変動状態によって劇的に減少する．皮質細胞では，視床前に入力する細胞に誘導される活動性は，スパイク頻度に順応した相対的に非抑制性のカリウム電流(M電流とIahp)によってさらに減少する．睡眠から覚醒(W)へ移行する際，コリン作動性PB/LDT細胞は発火頻度を増す．NBニューロンで同様の増加がみられる．特殊な視床前中継ニューロンではSからWへかけて発火頻度の変化がみられないことに注意．コリン作動性PB/LDT細胞，NBニューロンの活動性増強は中継ニューロンの脱分極(すなわちカリウム伝導性の減少，gK)によって，視床の睡眠リズム産生を中断する．同様に皮質錐体細胞はM電流とIahpの低下により賦活する．さらにグルタミン酸作動性視床皮質ニューロンによる皮質細胞に対する興奮作用も加わる(陽イオン透過性を増加する)．コリン作動性PB/LDT細胞とNBニューロンがともにRE細胞を過分極させるため，歩調をとるREニューロンにおける睡眠紡錘期の産生を阻害する．RE視床細胞はPB/LDTコリン作動性求心系によりgKが上昇し過分極するが，これらのニューロンは発火率を増し，単一スパイク状発火から覚醒に導く．その理由はそれらのニューロンが視床中継ニューロンとGluを神経伝達物質に利用する皮質-REニューロン両者からの興奮性の影響を受けやすいからである．イオン伝導性がさまざまな種類のニューロンで変化する図はMcCormickらの研究によるもので，脳幹，視床，皮質細胞群のS-W期の状態に関するデータはSteriadeらの研究から転載した．

ある状態を定義するこの複雑さすべてが実験動物の細胞レベルで探求されなければならない。

【文献】

Bremer, F. (1935). Cerveau isolé et physiologie du sommeil. *Comptes Rendus de la Société de Biologie, 118,* 1235–41.

McCormick, D. A. (1992). Neurotransmitter actions in the thalamus and cerebral cortex and their role in neuromodulation of thalamocortical activity. *Progress in Neurobiology, 39,* 33–88.

Moruzzi, G. (1972). The sleep-waking cycle. *Ergebnisse in Physiologie, 64,* 1–165.

Moruzzi, G., & Magoun, H. W. (1949). Brain stem reticular formation and the activation of the EEG. *Electroencephalography and Clinical Neurophysiology, 1,* 455–73.

Steriade, M., & Biesold, D. (Eds). (1990). *Brain cholinergic systems.* Oxford and New York: Oxford University Press.

Steriade, M., Curró Dossi, R., Paré, D., & Oakson, G. (1991). Fast (20–40 Hz) oscillations in thalamocortical systems and their potentiation by mesopontine cholinergic nuclei in the cat. *Proceedings of the National Academy of Science, USA, 88,* 4396–400.

Steriade, M., Datta, S., Paré, D., Oakson, G., & Curró Dossi, R. (1990). Neuronal activities in brain stem cholinergic nuclei related to tonic activation processes in thalamocortical systems. *Journal of Neuroscience, 10,* 2541–59.

Steriade, M., Jones, E. G., & Llinás, R. R. (1990). *Thalamic oscillations and signaling.* New York: Wiley-Interscience.

Steriade, M., & McCarley, R. W. (1990). *Brain-stem control of wakefulness and sleep.* New York: Plenum Press.

Mircea Steriade

retrograde amnesia 逆向性健忘

健忘(amnesia*)、健忘症候群(amnesic syndrome*)の項を参照

Reye's syndrome ライ症候群

肝不全に関与し、初期の段階には意識低下が起こり、嘔吐と発熱を伴って昏睡に至る。第2病期に至ると不適切な発言と好戦的または茫洋とした行動を示すが、姿勢は正常である。この症候群の原因は、通常は感染性であるが、アスピリンの大量投与によっても起こる。発症年齢の中央値は14カ月で、症例の90%は12歳以前に発症する。

Riddoch effect リドック効果

皮質盲に関与する残存能力のことで、1917年に初めて報告された症状。動かない物体は見えないが、動く物体をつかむことができ、動く方向もわかる。しかし、物体が動くのか動いているか否かについては意識されていないため、この効果は盲視(blind sight*)の一型である。

right-left disorientation 左右識別障害

人は、しばしば左右の識別ができなくなり、向きがわからなくなるが、時に(いつもではないが)神経学的な障害で起こる。この障害ははっきり識別できるわけではないが、微妙に異なった形式をとる。この障害には「左右」を識別することの困難や、言葉の左右の意味理解の困難、他の人や物の左右を自己中心の左右の感覚に照合できないなどがある。また、身につけた情報や習慣の左右の感覚が規則的に逆転した症例もある。

左右の識別

最も一般的な意味で、左右を識別する能力は、左右の方向に関してのみ異なるものを、この点では異ならないものに照合する能力である。これは人が右手を触られたときに「右」と言い、左手を触られたときに「左」と言うことができることによって示す。しかし、これには「左」と「右」の単語は必要がなく、そのことは例えば鏡像文字の「b」と「d」を正しく「ビー」と「ディー」と識別することができる子供や、キーが45度に傾いていればついばむが、135度に傾いているとついばまないハトがいることからも証明される。これらの刺激は左右鏡像であるが、反応は左右鏡像ではない**左右の鏡像識別**の例である。いうまでもないことであるが、例えばこれらの刺激を模写したり、bまたはdのまっすぐな部分をさすために、左右を識別して言える必要はない。というのは、これらの場合には反応の左右の判断は単に刺激の左右をまねているだけだからである。

左右を識別する能力は、左右に関して違いのない刺激に対し、左右鏡像反応を示す能力によっても示すことができる。人が言語命令に従って右を向いたり左を向き、ラットが迷路の中でブザーなら右曲りに、ベルの音なら左曲りに進むときのことを**左右反応弁別**と名づけることができるであろう。一方、矢印のさしている方向に向いたり曲がりくねった道路に従って進んでいくなどのように、反応の方向が刺激のな

かで示されるテストでは左右を識別する能力は必要とされない。

両側が完全に対称的な生物は，先の基準からみて左右を識別することができないはずである。人も含め大多数の動物はほとんどの部分，とくに身体の外面の形，感覚器官と運動器官の配置，中枢神経の構造は両側対称である。その結果，人間と動物にとっても，例えば上下の区別のように左右を識別する必要のない課題よりも，左右を識別する能力を必要とする課題は一般的に困難である(Corballis & Beale, 1976)。Elze(1924)が「色盲」から類推して「**左右盲**」と命名した他の部分は正常な者にとって，この問題は非常に重大であろう。また女性は男性より左右を識別することが困難であることがいくつか証明され，これは女性の脳の機能的な非対称性が少ないことよるとされている〔性差(sex difference*)の項を参照〕。

左右の対称性は自由に行動する動物にとって左右は本質的に**等価**であるという事実の進化上の結果であろう。環境での出来事は，左右の身体の左右どちらの方向からも同様にぶつかるか，左右に等しく起こる。例えば，捕食者，被食者や環境の目印はどちらにでも現れるし，他の動物の顔と身体は左右の側面として現れる。このように，一般的に進化的な意味では，左右の識別障害は自然界での左右の等価性に適応したもので，病的なものではない。

左右の識別能力が要求される人間にだけ特有の活動がある。これには言葉による方向の指令に従ったり，指令を出すこと以外に，少なくともある文化で常に左から右への方向へ文字を配列処理すること(英語のように)などがある。これらの活動には構造的な非対称性が必要である。

大多数の幼児は左右を識別することが困難である。これはしばしば読み書きを学習し始めたときに困難がみられる。このことは，文字，単語や文全体を逆から書こうとすることとして現れる。また，b と d のような鏡像文字や，"was"と"saw"のような鏡像に近い単語に混乱がみられる。Orton(1937)は，この問題は大脳の優位性の確立が不十分な幼児でとくに持続し，発達性の読字障害(dyslexia*)の主な原因であると考えた。この理論は一時広く受け入れられ，読字障害をいまだに「**あべこべに見る**」こととほとんど同義とみなしている人が多い。左右の識別障害と優位性の異常について以前同様多数の報告があるが，最近の発達性の失読の分析は，音韻の意識の欠如(Ortonも同様に認めている問題)のような，障害を他の原因に向ける傾向がある。

Ortonの理論が受け入れられなくなった原因の1つは，受け入れ難い神経学的理論に基礎を置いているためである。Ortonは単に大脳半球自体が相互に構造的に鏡像であることから，必然的に空間表象や**記憶痕跡**(**エングラム**)を，左右各半球は左右が逆の方向に記録すると主張した。そのため，大脳半球の優位性が十分確立されていない幼児では，一方の大脳半球の逆転した記憶痕跡が，他の大脳半球では正しいものとしてアクセスされるために読み書きの学習が困難となる。しかし，このままではこの理論は意味をなさない。なぜなら，一方の大脳半球がどのように経験を**あたかも**左右が逆転したかたちで記録するか明らかではないからである。対称的なカメラのレンズが，露光したフィルムの両側に反対方向の写真を記録するのとは異なり，左右の対称性自体には記憶痕跡を2つの大脳半球に左右の方向が逆になるように記録する力はない。

確かな仮説は，直接の経験の結果として記憶痕跡は現実的に作られているが，**大脳半球間の移動**によって左右が逆転するというものである。人間以外の種ではこのような過程についていくらかの証拠はあるが，決定的なものではない(Corballis & Beale, 1976)。また，末梢性の脱神経によって1つの大脳半球に起こる変化は他の半球にほとんどすぐに反映されることを示す事実があり，構造的な対称性を維持する一般的な交連機構の存在が示唆された。この過程は，少なくとも発達性読字障害の一部の群と，おそらく音韻性というより視空間的な障害を有する少数の人では，健常者より重要な役割を果たすことが考えられる。しかし，同様にそれは左右の鏡像を同等のものとして扱う**一般的な**傾向のためであり，読字困難の小児と同様に正常な人でもみられる左右の識別障害が根底に存在する。

複雑な左右見当識のテスト

左右の見当識の複雑なテストは，主として神経学的患者のテストとして開発されたが，なかでもよく知られるのはHead(1926)とBenton(1959)のもので，これらは，複雑さが変化する項目からなり，一般的に「**左右**」の実際の言葉の知識が必要とされる。Head(1926)は被検者が検者の行為を模倣することを必要とするいくつかの項目をテストに含めた。しかし，われわれがみてきたように，これらの項目は左右を識別する能力を実際は必要としない。Bentonのテ

ストとその変法では，被検者は検者が触った自分自身の身体部分の左右の側を尋ねられたり，検者により言われた側の自分自身の身体の部分を指さすよう指示される。同様に向かい合う検者の一方あるいは他方の部分を命名したり指さすことを指示される。いくつかの項目は二重の指令を含む(すなわち，「左手で自分の右の耳を触わりなさい」)。テストは被検者が開眼しているかあるいは閉眼した状態で行われる。

　このようなテストでの小児の能力は，一般的に3つの明確な発達の段階を示す(Benton, 1959；Clarke & Klonoff, 1991)。およそ5歳までは，小児はだいたい当てずっぽうに反応する。これはおそらく左右を識別する一般的な能力がないためである。なぜなら，それらの左右の鏡像課題に関する困難は一般的に「左」と「右」の用語を含む課題に限られるわけではないからである。しかしBentonは，少数の小児は右手を出すように言われたときに左手を出すような一貫性のある逆転を示すことを明らかにした。上記のように，このことは左右を識別する能力を明確に示すが，それらに名前をつけることができなかった。予想されるように，これらの小児らにはしばしば言語発達に障害がみられる(Benton, 1979を参照)。Bentonは5歳の小児の一部は自分自身の身体の側に関し1つの指令では正しく反応できるが，二重の指令，とくに正中を交差するときには困難であった。例えば，左手で右の耳を触るように言われ，小児は一般的には左手で左の耳を触わる。

　5歳を過ぎると，ほとんどの小児は自分の身体に関して「左」と「右」をラベル付けすることを修得するが，他人の身体や物の左右については確実にラベルを付けることができない。これは，対面している人の行為を模倣しようとするときに起こると考えられ，おそらくラベルの左と右を識別して言ったり，理解してラベル付けしたりすることの障害というよりも，心的回転の障害を反映している。この段階で小児はしばしば対面している人に関して「左」と「右」を決まって反対にするが，これはおそらく他の人の基準座標よりも，自己中心的な基準座標を適用するためである。しかし9歳までには，他人の左側と右側を正確にラベル付けすることができる最終段階に達する。これは心的回転の能力の発達と少なくとも一部は一致する。

　臨床的には，左右識別テストでの低い成績は全般的な知的障害と関連するとされた。同様に長い間，左大脳半球の損傷と関連があると考えられた(例えばHead, 1926)。手指失認(agnosia*)，Gerstmannは左右識別障害を左頭頂葉(parietal lobe*)の障害に起因する，ほかに失書(agraphia*)，失計算(acalculia*)を合併する症候群の1つの症状とみなした〔ゲルストマン症候群(Gerstmann syndrome*)の項を参照〕。しかし，これらの障害がもはや真の症候群を構成するとはみなされず，それらが共有している要素はすべて発達の比較的後期に獲得される言語的，象徴的な過程を含むため，軽度であるが一般的な言語障害により障害されやすかった(Benton, 1979)。その結果，問題はすでに述べたような意味で左右を識別することより，むしろ「左」と「右」というラベルを使用する点にあると考えられる。このことは左右識別障害はしばしば失語(aphasia*)と関連することを見出したHead(1926)によって一般的に証明された。しかし，左大脳半球の損傷によって決まって左右の反転を示すことが明らかにされた。これは以下で検討する。

　それほど一般的ではないが，左右識別障害は右半球の損傷でも起こる。しかし左半球に損傷がある患者の問題は，自分の身体の左右を同定することが困難であるのに対し，右半球に損傷がある患者の問題は，ほとんど他人や物の左右をラベルすることに限られることである(Benton, 1979)。これは再び心的回転の問題を示唆するが，心的回転自体は主として右大脳半球の後部に依存していることが証明された。心的回転に関する実験研究のほとんどは，さまざまな角度の方向で提示された左右鏡像刺激の弁別を含み，ここでも左右識別と心的回転の密接な関係を示す点が注目された。

　ターナー症候群(Turner's syndrome*)は，その症状に左右識別障害がみられる疾患の別の例であるが，問題は空間の変換というより一般的なものであると考えられる。これらの患者の左右識別障害を証明する主要な証拠は，道路地図の曲がり角で左右いずれかに曲がるかを答えるテストの成績が悪かったことである(Alexander & Money, 1966)。彼らは正常な言語能力を有し，読み書きは正常で，それ自体では左と右の識別にほとんど困難がなかった。したがって問題は，自分自身の身体座標と地図上の道の座標の間の変換にあることになり，言い換えれば心的回転の問題なのである。

左右の逆転

　時に行動が左右が一貫して逆転することを示す症例がある。先に述べたように，これは小児が対面している人の左右を判断するために自己中心座標を用いるように，不適切な座標を用い

るために起こると考えられる以外の場合には，逆転はもっと基本的な神経学的な起源を有すると考えられる。一般的な例は，脳損傷の人と同様に，健常者にもみられる鏡像文字，発達性の読字障害などの症例である。Critchley は，1928年の鏡像文字に関する論文の中で，軽い麻酔状態，催眠状態，神懸かり状態，ヒステリー，白昼夢のような「**解離**」状態で鏡像文字が自然に生じることを報告した。最も有名な例はレオナルド・ダ・ヴィンチであるが，左利きは右利きよりも起きやすいようである。脳損傷に続いて起こる鏡像文字のほとんどの症例では，患者は損傷前に右利きであったのが左手に変更して鏡像文字となり，損傷は左の頭頂葉を含んでいるのが一般的である。

考えられる説明としては，身体の反対側にある手足には鏡像運動を行う自然の傾向があり，そのために例えば，もし人が一方の手で習得した技能をなんらかの理由で他の手を使わざるを得なくなると，片手で習得した技術の左右逆転が起こる (Critchley, 1928)。最も特殊な可能性として，表象は左右の見当識とは独立して蓄えられ，逆転はそれらを行動に変換するときに起こると考えられる。このような理論を支持するために，Chia と Kinsbourne (1987) は，左大脳基底核の出血後に左手の鏡像文字が出現したが，読字ではそのような逆転はみられなかった右利きの中国人男性の症例を報告した。

しかし，運動の逆転によってすべての事実が簡単に説明できるわけではない。古典的な症例 (Ireland, 1881) で，左手で逆に書く右片麻痺 (hemiplegia*) の患者は，右手で再び書くことを調整できるようになった後も，右手で同様に逆転を続けていた。逆転には運動の要素と同様に感覚が強く関係している。Orton (1937) は，多くの発達性の読字障害は習慣的に逆に書くだけでなく，鏡像とみられたときには文字をより上手に読むことができると述べた。ある報告では，てんかん (epilepsy*) の既往のある左利きの女性が，野球場のベースが逆さまになり，冷水の蛇口を温水の蛇口と間違って逆に感じたなどさまざまな空間の逆転が起こった。同様に彼女は利き手である左手では鏡像文字を書き，ふつうに書いた文字より鏡像で書かれたほうがより早く正確に読めた (Wade & Hart, 1991)。脳振盪後に左方向への書字 (ヘブライ語) では鏡像書字と鏡像読字がみられたが，右側への書字 (ポーランド語) では正常であったバイリンガルの別の患者では，検者に関して同様に，自己の身体についても右右の失見当識があり，退院したとき自分の部屋が鏡像的に逆転していると信じた (Streifler & Hofman, 1976)。Luria (1966) は，**右**の頭頂葉損傷の患者でロシアの地図の左右を逆転して描く患者について報告した。

このような観察は2つの半球，とくに頭頂葉が左右反対方向の記憶痕跡を記録していることを示唆する。そのため，片側の障害は障害のない半球からの逆方向の記憶痕跡を「**解放**」すると考えられる。この考えかたは，Orton の理論を想起させるが，先に述べたように半球間の移動が逆転するという概念と結びつけたほうが理解しやすい。表象が最初に優位半球にもっと強力に作られたならば，移動は非優位半球で逆の記憶痕跡がより強力に表現される。これは左半球の損傷で鏡像書字が起こる理由を説明する一方で，右半球損傷では Luria の患者がロシアの地図の逆転を起こしたことを説明している。

一側の脳損傷によって起こる左右識別障害は，基底障害の違いを反映し，異なった形式をとると考えられる。とくに左頭頂葉の損傷では，実際の言葉の「左」と「右」を使うことが困難になり，右頭頂葉損傷では空間の転移に関する問題が起こり，患者の自己の中心座標と一致しない参照座標の左右識別障害を起こす。これらの障害のほかに，一側の損傷は逆転した記憶痕跡を「**解放**」させ，特殊な左右の逆転を起こす。個々の症例での左右識別障害の意味を完全に理解するために，これらの微妙な違いを注意深く導き出す必要がある。

【文献】

Alexander, D., & Money, J. (1966). Turner's syndrome and Gerstmann's syndrome: neurologic comparisons. *Neuropsychologia, 4*, 981–4.

Benton, A. L. (1959). *Right-left discrimination and finger localization: development and pathology.* New York: P. B. Hoeber.

Benton, A. L. (1979). Body schema disturbances: finger agnosia and right-left disorientation. In K. M. Heilman & E. Valenstein (Eds), *Clinical neuropsychology* (pp. 141–58). Oxford: Oxford University Press.

Chia, L., & Kinsbourne, M. (1987). Mirror-writing and reversed repetition of digits in a right-handed patient with left basal ganglia hematoma. *Journal of Neurology, Neurosurgery, and Psychiatry, 50*, 786–8.

Clark, C. M., & Klonoff, H. (1990). Right and left orientation in children aged 5 to 13 years. *Journal of Clinical and Experimental Neuropsychology, 12*, 459–66.

Corballis, M. C., & Beale, I. L. (1976). *The psychology of left and right*. Hillsdale, NJ: Erlbaum.

Critchley, M. (1928). *Mirror writing*. London: Kegan Paul, Trench, Trubner.

Elze, K. (1924). Rechtslinksempfinden und Rechtslinksblindheit. *Zeitschrift für angewandte Psychologie, 24*, 129–35.

Head, H. (1926). *Aphasia and kindred disorders of speech*. Cambridge: Cambridge University Press.

Heilman, K. M., Howell, G., Valenstein, E., & Rothi, L. (1980). Mirror-reading and writing in association with right–left disorientation. *Journal of Neurology, Neurosurgery and Psychiatry, 43*, 774–80.

Ireland, W. W. (1881). On mirror-writing and its relation to left-handedness and cerebral disease. *Brain, 4*, 361–7.

Luria, A. R. (1966). *Human brain and psychological processes*. New York: Harper & Row.

Orton, S. T. (1937). *Reading, writing, and speech problems in children*. New York: W. W. Norton.

Streifler, M., & Hofman, S. (1976). Sinistrad mirror writing and reading after brain concussion in a bi-systemic (oriento-occidental) polyglot. *Cortex, 12*, 356–64.

Wade, J. B., & Hart, R. P. (1991). Mirror phenomena in language and nonverbal activities – a case report. *Journal of Clinical and Experimental Neuropsychology, 13*, 299–308.

Michael C. Corballis

Rolandic area　ローランド野

中心溝(ローランド溝)の直前と直後に位置する大脳皮質(cortex*)領域。中心溝前方の前頭葉には一次運動(あるいは中心前)皮質が位置し，その前方に二次運動皮質がある。中心溝後方の頭頂葉には一次体性感覚皮質があり，その後方に二次体性感覚皮質が位置する。

中心溝は皮質の重要な境界で，単に「前方」あるいは「後方」病変と記述された場合は中心溝を基準にしている。機能上，この区分は重要で，例えば，錯誤の多い流暢性失語(aphasia*)はすべて中心溝より後方の病変で起こるのに対し，非流暢性失語は中心溝より前方の病変に関係する。

SAD 季節性情動障害(seasonal affective disorder)の項を参照

scan スキャン

1970～1980年代に開発されたさまざまな神経画像技術を用いた脳の構造と機能に関する情報を収集する技術。4つの主要な走査技術はコンピュータ断層撮影(CT), 磁気共鳴画像(MRI), 単一光子断層撮影(SPECT), ポジトロン断層撮影(PET)である。各検査は脳の構造と機能に関する特別な情報を提供するが, それぞれ臨床と研究の手段として長所と短所がある。CTとMRIの2つの技術は脳の構造と解剖に関する情報を提供し, SPECTとPETは機能的画像技術で, 脳の代謝, 生理, 生化学に関する情報を提供する。

CT(コンピュータ断層撮影)

CTは最も古い神経画像技術である。最初の臨床成績はHounsfieldによって1973年に発表された。CTは比較的廉価で使いやすいことから, 脳の構造上の異常を評価するために最も広く使われる走査技術として有用であるが, 他の技法に比べて得られる情報が比較的限られて, 現在では評価手段として以前ほど用いられなくなった。

CTは脳組織を通過したX線がどの程度弱まるかを測定することによって描出される。CTで作られる像は, 脳脊髄液による減弱は比較的低く, 骨による減弱は比較的高く, 脳はその中間であるという事実にもとづく。組織によるX線の減弱の程度は灰色尺度に転換されるため, 脳脊髄液は黒く, 骨は白く, 脳組織は中間の灰色となる。器官の内部構造を切片化(断層撮影)することによって視覚化する試みは多年にわたって認識されていたもので, レオナルド・ダ・ヴィンチが解剖図で用いた。しかし高速度コンピュータの出現により, 走査手続きによって生じた大量の情報を貯蔵, 処理することが可能になってはじめて脳の走査の断層撮影法の適用が可能となった。

走査手続きによって作られた画像は, 組織の切片の作成(X線の位置とその減弱度を測定する検知器の位置による)と「**容積素**」(voxel)と称される組織をごく小さな立方体に分割する格子を重ねることに依存する。現在のスキャンは, 灰色尺度値の点マトリックスを脳組織, 脳脊髄液, 骨に似た比較的魅力のある画像である画像再構成技術で円滑にされている。画像内の灰色尺度点は「**画像要素**」あるいは「**画素**」(pixel)と呼ぶ。最初のCT走査器は, 各切片に対して6,400画素になる80×80マトリックスを使用した。新しい走査器は160×160マトリックスで25,600画素を用いている。一般的には脳組織のほとんどの走査には経軸面で1cmの切片が8～10枚集まる。含まれる情報量からみても, それを処理するための高速コンピュータの必要性は明らかである。CTの発達の初期段階では完全な走査には情報の収集と画像の再構成に30分を要したが, 1990年代にはより高性能の走査結果が秒, 分単位で得られるようになった。

CTは, 脳の構造のさまざまな側面を研究する目的で用いられた。CTが初めて用いられたとき, 生体の脳を目で見る唯一利用可能な技術として臨床神経科学のめざましい進歩の象徴とされた。脳卒中や脳腫瘍の病変を視覚化するのにとくに有用である。脳脊髄液と脳組織を明確に識別する能力は, 正常な老化, アルツハイマー病やハンチントン病などの疾患による脳内の神経変性過程を視覚的にとらえることを可能にした。CTの分解能がMRより低いために, CTでは描出困難な多発性硬化症の斑などの小病変や, 微妙な変化を同定する場合にはMRIが通常よく用いられる。CTは, 病変の局在と失語の臨床症状との関係, 利き手と脳の非対称性, 精神分裂病(統合失調症)の脳の構造異常など, 臨床と神経科学の幅広い問題の追求に用いられている。

MRI(磁気共鳴画像)

もう1つの主要な画像構成技術であるMRI

は，1980年代の初めに初めて用いられ，1980年代後半に広く普及した。断層法の基本的な原理と視覚画像を得るための容積素と画素の格子はMRIでも用いられ，実際にSPECTとPETにも用いられる。しかし，MRIはCTとは画像を描出する信号の起源と性質が異なる。MRI信号は，脳を磁場に置くことによって起こる脳組織に広く分布する水素陽子の配列が一方向に集中し磁気モーメントが生じ，そこに各周波パルス信号を加えると，その磁気モーメントのエネルギーが変化し，それが緩和現象と呼ばれる最初の方向とエネルギー状態に戻るために必要な時間を測定する。MRIの物理学はCTに比べはるかに複雑で，高周波パルス信号を加えるタイミングと強度に依存して画像の性質が劇的に変化する可能性があり，この複雑さによってMRIはより興味深い画像構成技術であると同時に，より強力で応用の効く手段となった。MRIは多くの点でCTより優れている。MRIはイオン化放射線の使用を一切含まない。CTが一般に横断面か水平面に限られているのに対し，MRIの情報は三次元の多数面として表現される(例えば冠状断，矢状断，水平断)。MRI像はまた適当なコンピュータソフトによって，視覚的に三次元で表示される。MRIは解剖学的解析が非常に優れている。灰白質と白質間の優れた識別能により，脳神経，大脳基底核のさまざまな核，海馬などの辺縁系構造のような比較的小さな組織や，無名質など非常に小さな領域を描出することができる。分解能が高く，実際にMRIによる切片は見たところ病理脳切片に似ている。

MRIは脳病理の多くの型を画像化する能力がCTより高く，小さな腫瘍，多発性硬化症斑，ごく小さな梗塞領域を鮮明に描出する。骨はMRIでは，はっきりしない(骨髄は視覚化されるが)ため，骨折など頭蓋骨の異常と考えられる場合は，MRIはそれを評価する技術として不適当である。MRIの別の重大な欠点はその費用と，関連の利用が制限されることである。現在ではMRIの設備は主として大学医療センターと都市部に設置されている。

その応用性と効力により，MRIは基礎・臨床神経科学両方の研究に寄与している。基礎神経科学研究では，広範囲な年齢層の健常者の大きなグループを対象とした研究は灰白質，白質，脳脊髄液の容量を測定し，老化によって脳脊髄液の割合が急速に増加するのに対し，灰白質の量は減少することを明らかにした。以前は死後の脳組織を検討することによって明らかにした問題(例えば側頭平面の左右非対称性，右・左利き者の脳梁の大きさ，脳梁の形の性差など)がすべてMRIを用いて再評価され，多数の人の脳の生体研究が可能となり，その身体と精神の健康が評価，報告された。脳の大きさ，灰白質の体積と知能の間の関係も研究された。MRIが認知神経科学の基礎的技術としてさらに広く用いられ，多くの面で適用されるであろう。

MRIはまた，さまざまな臨床的疾患の脳病変の多くの変異型を明らかにした。例えばMRIは，鉄のような強磁性体を含む組織から特殊な信号を引き出すので，ウィルソン病(Wilson's disease*)のような錐体外路系に異常な鉄分濃度を示す疾患の研究が可能となった。ハンチントン病(Huntington's disease*)の尾状核の萎縮は明瞭に視覚化され，詳細に経過を追うことができる。脳卒中による神経学的・精神医学的異常の病変の局在と臨床症状の関係を注意深く検討し，監視できる。側頭辺縁領域(例えば海馬)の異常が精神分裂病の患者で画像として描出できる。自閉症で小脳とその他の異常が描出される。

SPECT(単一光子断層撮影)

SPECTは，脳内の局所的脳血流量を視覚化，定量化する機能的画像技術である。血流量は代謝の間接的指標である。2種類のトレーサー(追跡子)が一般に血流量を測定するのに用いられる。^{133}Xenonは低エネルギーのトレーサーで，迅速に除去される。吸入を通じて投与され，その除去曲線が肺の上に当てた探索子によって描出される。その除去の特徴により脳血流量(ml/組織1 g/分)の計量が可能となり，基底状態と認知的負荷状態を対比させた連続的な計測研究に用いられる。SPECTの主な限界は産生される像の分解能が比較的低いことである(2～3 cmの範囲)。キセノンSPECTは比較的高価ではない技法である。優れた頭脳集団を必要とするが，商業的に入手可能なトレーサーを用いるため，認知機能の研究にとってPETの代用となる経済的な方法である。

TC^{99m}ヘキサメチル-プロピレン-アミネオキシム(HMPAO: hexamethyl propylene amine-oxime)のような静的トレーサーがSPECT研究におけるキセノンの主な代用であり，光子エネルギーがより高度で組織の分解能が改善され現在広く用いられる。SPECTは商業的に入手できるヘキサメチル-プロピレン-アミネオキシムを用い，画像装置は多くの核医学施設で広く利用されている(例えば回転ガンマカメラ)。速

やかに広く使用可能となった3方向性ガンマカメラの使用を通じて，実質的に分解能を改善することができる。ヘキサメチル-プロピレン-アミネオキシムのような静的トレーサーは，単一の初期通過抽出で除去され，生み出されるスキャンはトレーサーが脳を通過する2〜30秒の時間窓の間に脳内に分布するトレーサーの画像である。これらトレーサーは初期には，安静状態で血流量を視覚化するのに用いられ，脳卒中や腫瘍病変の局在診断や，精神分裂病（統合失調症），アルツハイマー病などの病態で局所血流量の異常を見出すために用いられる。アルツハイマー病では特殊な型の異常が注目され（側頭-頭頂領域の血流量減少），精神分裂病では前頭前野領域で血流量減少が記載される。新たな方法も静的トレーサーに適応するように開発され，多回連続注入，像の付加，削減法を通じて認知負荷の方略に合わせている。静的トレーサーの主な限界は量的な結果が得られないことで，数的分析には比率測定（例えば前頭葉：脳血流）を用いる必要がある。

SPECTの研究と臨床的応用のほとんどは局所脳血流量の測定である。SPECTに関する基礎的な概念上の原理は1948年にKetyが初めて見出したが，キセノンの研究やガンマカメラ向けの高エネルギートレーサーの研究が専念したチームによって広く行われるようになったのは1980年になってからである。神経伝達物質系の評価にトレーサーが開発された。アセチルコリンとドパミン$_2$受容体の視覚化には特殊なトレーサーが存在する。神経伝達物質に対するトレーサー物質の臨床的・研究的応用が試みられた。

PET（陽電子放射断層撮影）

PETは脳機能の研究が可能な技術という点でSPECTに似ている。しかしSPECTとは異なり，同一場所に設置されたサイクロトロンで発生させなければならない陽電子-放出物質の使用に依存するため，商業的に入手できるトレーサーを使用することができない。PETに用いられる陽電子-放出トレーサーの半減期は比較的短く，^{15}Oで2分，^{11}Carbonで20分，^{18}fluorineで110分となっている。これらの陽電子-放出物質は次に，同一場所にある放射線化学実験室で認識リガンドに結合され，静注で被検者に投与され，PET研究用に特別に設計された特殊な断層撮影を用いて脳内の分布地図を描出する。断層撮影は，輪状に配置されたシンチレーション検知器群と光増幅管から構成され，水平断切片の情報を収集し，再構成は他のすべての神経画像法と同様，容積素格子か画素格子とフィルターを用いて行われる。

SPECTとPETは両者とも放射能カウントを測定しているので，核医学研究で用いられる画像の多くは温色か冷色で表示されており，赤色調が活性の高い領域，青色調が低活性領域を表す。SPECT同様PETでは，測定されるカウントは光子である。PETでは，測定されるカウントは崩壊事象を経て産生される。この事象は陽電子が機能的活性領域で電子に衝突し，2個の光子（511 Kev）を産生して180°の角度で放出される1本の2点「一致線」が生じ，それがPETカメラの輪の中で2つのシンチレーション検知器で同時に検知することによって発生する。活性部位を同定するため2点を使用することは，SPECT研究に比べPET研究でみられる分解能が進んでいることの部分的な説明となっている。PET研究は現在分解能が5mm以内であるのに対し，SPECTでは最良の装置（3方向性ガンマカメラ）が使えて8mm，1方向ガンマカメラでは12mmである。

^{18}Fデオキシグルコースは，PET研究で最も広く使用されてきたリガンドである。フルオロデオキシグルコースはグルコース利用の測度となるので組織代謝の指標となる。一般的にはフルオロデオキシグルコースは単一症例の研究で使用される。これにより発作の焦点（代謝低下），梗塞部位（同じく代謝低下），聴覚，視覚や認知的刺激により活性が増加した領域（代謝亢進），ニューロン消失やニューロンの活動低下による代謝低下領域（アルツハイマー病の側頭頭頂領域の代謝低下）などの病的状態で静止時に観察することができる異常領域（例えば，強迫神経症的疾患でみられる前頭前皮質と大脳基底核の代謝活性の増加）を描出可能である。

^{15}OH$_2$Oは，PET研究でますます広く使われているリガンドである。^{15}Oの半減期は2分間にすぎないため，比較的短時間に繰り返し連続した測定に使用することができる。一般的には被検者に7ないしは8つの異なった認知的課題を与えるもので，課題は，例えば非言語性の刺激や単語を見せたり，単語を言わせ，その単語の使いかたを述べさせるなど特定の認知系，あるいは認知作用をその構成部分に分解するように注意深く選ばれている。この型の一連の研究で，例えば記憶，言語，注意など1つの特殊な認知系の構成成分を地図に作成することが可能になる。さまざまな課題構成成分が「表象数字」（image math）技術を用いてそれぞれの間で差し引かれる。このような研究が脳内の認知地図

を作製するのに用いられる。8回注入PET研究法は2～3時間で行われ，動脈線を敷くことによって局所脳血流の量的測定が得られる。このデザインの主な強みは，一連の関連した認知課題に対する被検者のデザインを用いることで被検者間の変動を低下させていることにある。

PETを神経受容体の研究に応用する技術も十分発展している。ドパミン，セロトニン，コリン作動薬，ベンゾジアゼピン，アヘンそれぞれの受容体を測定するリガンドが利用できる。適当なモデル化技術の発達で脳内の局在を知る目的で受容体を視覚化するのみでなく，定量的測定も可能になった。このようなPETの特殊な応用により短期，長期の薬理的刺激に対するニューロンの反応を検索することができる。

【文献】
Andreasen, N. C. (1988). Brain imaging: applications in psychiatry. *Science*, 239, 1381-8.
Brant-Zawadzki, M., & Norman D. (Eds). (1987). *Magnetic resonance imaging of the central nervous system*. New York: Raven Press.
Hounsfield, G. N. (1973). Computerized transverse axial scanning (tomography). *British Journal of Radiology*, 46, 1016-47.
Kety, S. S., & Schmidt, C. F. (1948). The nitrous oxide method for the quantitative determination of cerebral blood flow in Man: theory, procedure and normal values. *Journal of Clinical Investigation*, 27, 476-83.
Petersen, S. E., Fox, P. T., Posner, M. I., Mintun, M., & Raichle, M. E. (1988). Positron emission tomography studies of the cortical anatomy of single-word processing. *Nature*, 331, 585-9.
Sedvall, G., Farde, L., Persoon, A., & Wiesel, F. A. (1986). Imaging of neurotransmitter receptors in the living human brain. *Archives of General Psychiatry*, 43, 955-1005..

Nancy C. Andreasen

schizophrenia　精神分裂病(統合失調症)

認知，情動，行動の各側面で，多様な症状がみられる一群の精神疾患であり，広く用いられる用語。おそらく「**精神分裂病群**(the schizophrenias)」と考えるのがよいであろう。この障害の正確な本態と定義に関する議論はいまだに続いており，現存する国際疾患分類の間でも本質的な同意は得られていない。しかし，精神分裂病のすべてのタイプで以下の点が共通した特徴となっている。発病以前の認知的・社会的な機能水準が低下すること，中年期以前に発病すること，思考障害，奇妙な妄想，多くの場合聴覚的な幻覚，自我障害，現実との接触の喪失などの特徴的な精神症状を示すことである。

精神分裂病は，一般に器質的な精神障害というよりもむしろ機能的なものと考えられてきたが，近年になって神経心理学的関心が徐々に高まった。脳梁(corpus callosum*)の拡大や脳室の拡張など，精神分裂病の患者の脳の巨視的な構造の変化が報告され，これらの変化は，長期にわたる精神科的治療によって生じたものではないと考えられる。また，側性化(lateralization*)パターンの異常にも注目が集まっているが，この点に関して，半球間統合の異常を考える仮説と，左右半球前部の組織化の相違というより，特異的な側性化の異常を想定する仮説が対立している。これらの仮説のそれぞれを支持するいくつかの根拠が報告された。一方他の研究は，心理学的評価と行動学的評価，脳血流研究(blood flow studies*)などの生理学的スキャン(scan*)などを用い，左前頭葉の異常が認知過程や情動過程に影響することを明らかにした。現在のところ，これらの仮説はすべて部分的には支持されたが，精神分裂病の包括的な神経心理学的理解のためには不十分といわざるを得ない。しかし，精神分裂病の大脳皮質の異常を発見するための有望な研究が続けられた。精神分裂病状態に生化学的異常が介在することは広く認められてきた。その正確な本態については不十分で同意を得るには至っていないが，大脳皮質と他の中枢のドパミン系に異常があり，これが前述した解剖学的な変化と関係していることは明らかである。

精神分裂病状態は直接的に器質的症候群と関連があるとされている。ある種の精神病状態が脳腫瘍(tumor*)によって起こり，器質的異常における精神分裂病様の状態はまれではあるが，その発生率は一般人口の場合よりも高く，側頭葉(temporal lobe*)と下垂体腫瘍(pituitary tumor*)で起こることが多い。側頭葉の異常では複雑幻覚を呈する。同様に精神分裂病様の状態は頭部外傷でも起こる。発生率は3%にすぎないが，これも一般人口と比較した場合は高い。しかし病前の精神分裂病型の人格とは必ずしも関係していない。頭部外傷後にパラノイア様の状態と著明な幻覚が起こることはよく知られているが，損傷の特別な局在性は精神分裂病の徴候の進展には関連していない。身体図式の障害(body schema disturbance*)を起こす脳損傷は精神分裂病様の状態を導きやすい。

精神分裂病の機能的側面に似た状態が大脳の感染症で生じる。脳炎後状態〔脳炎(encephalitis*）の項を参照〕では，症例の30%にパラノイア様状態と幻覚が起こる。進行麻痺（general paralysis of the insane*）はこのような状態と強い関連があり，リウマチ熱が脳に波及すると，舞踏病（chorea*）の明確な形態だけでなく，精神分裂病様の状態を起こす。アルコール幻覚症も精神分裂病と混同されやすい。

てんかん（epilepsy*）と精神分裂病の関連については，これまでも多くの議論がなされたが，両者の連合がチャンスレベルよりも高いことは明らかであり，とくに側頭葉てんかんでは幻覚，自我統合障害，妄想が起こる。痴呆（認知症，dementia*）は慢性の精神分裂病の認知や人格変化と鑑別できないこともある。

「機能的」精神分裂病と器質的異常から起きた精神分裂病様状態に鑑別診断を行うことは精神科医と神経科医にとって重要な問題である。器質的な原因がある場合には，幻聴よりも幻視が多く，妄想的信念が比較的乏しく，妄想も曖昧で一貫性がなく変化しやすいといわれているが，これはきわめて不十分な一般化でしかない。

J. Graham Beaumont

sclerosis　硬化症

脱髄によって白質の神経膠症がみられる病変．筋萎縮性側索硬化症，多発性硬化症（multiple sclerosis*），側頭葉硬化症，結節性硬化症など多くの神経疾患の特徴である。

scotoma　暗点

視野内のあらゆる孤立性の欠損領域をさす用語．さまざまな原因によって起こるが，後頭葉皮質の一次視覚野内の小さな病巣でも起こる。注視点とその周辺を含む視野内に暗点が存在する場合，**中心暗点**と呼ばれ，視神経の障害である視神経炎によって起こる。

驚くべきことに，患者は暗点の存在をまったく意識していない。これは単に，半盲（hemianopia*）の場合と同様，障害と関連する領域に視覚性注意障害があるためと考えられる。しかし，小暗点の場合には，暗点の部分に対し，**補完現象**，すなわち眼球の連続的な動きにより暗点に「隠された」部分が正常な視力の範囲に移される現象が起こると考えられる。

seasonal affective disorders　季節性情動障害

1年の特定の季節にのみ定期的に再発する情動発作（抑うつ状態，軽躁状態，躁状態）を特徴とする症候群〔うつ病（depression*），情動障害（emotional disorders*）の項も参照〕。Rosenthalら（1984）は，春夏は非抑うつで，秋冬に抑うつを呈する病態について報告した。抑うつ症状には，過眠，アレルギー，疲労感，炭水化物の異常摂取，体重増加などがある。春と夏は精神安定状態 euthymia（正常気分）か，軽躁状態が特徴である。季節性情動障害の患者に人工光を照射すると抑うつ状態が改善することが知られている。

Jacobsonら（1987）は1981～1985年に，国立精神衛生研究所の季節性情動障害患者156名を調査し，季節性情動障害患者の7%が重症で，春と夏に躁状態になり（双極Ⅰ型），10%は夏には症状が出現せず，冬に抑うつ状態になった（単極型）と報告した。季節性情動障害の大多数の83%は，抑うつ症状が春のうちに消退し，その後，冬にみられる症状と反対の軽度の症状群がみられた（双極Ⅱ型）。Wehrら（1987）は，これらと逆のパターン，つまり夏に抑うつとなり，秋冬は非抑うつであるようなパターンを報告し，これを逆季節性情動障害と呼んだ。

季節性情動障害の臨床的側面

季節性情動障害の診断は，DSMによるResearch Diagnostic Criteria（RDC）の大うつ病診断基準をもとにしている。最初の季節性情動障害診断基準は，Rosenthalら（1984）によって作成され，多くの研究者が用いている。

1. RDC診断基準（Spitzer et al, 1978）を満たすうつ病の病歴がある。
2. 少なくとも2年間，秋冬に抑うつが起こり，春，夏に寛解する抑うつの反復的症状がある。
3. DSM-Ⅲ-R第Ⅰ軸に該当する他の精神疾患がない。
4. 季節性の気分変動を説明できる季節性の心理社会的なストレスがない。

季節性抑うつの定期的な再燃は季節性情動障害がうつ病の下位グループであるという結論に至る。季節性情動障害の発生率は，明確な疫学的報告がないため評価困難である。Thase（1986）は，再発性の抑うつ患者115名を調査し，季節性情動障害の診断基準に適合するのは15.6%である報告した。

最近，診断基準が改訂され，DSM-Ⅲ-Rの中に「**季節性**」として追加された。DSM-Ⅲ-Rの新基準はより厳密になっており，季節性はカテゴリーとしてではなく1つの次元とみなされている。発症時期はさらに明確に定義された。

1. 「**季節性**」の再発性気分障害のDSM-Ⅲ-Rによる診断に該当していること。

2. 断続する3年間に少なくとも3回の気分障害が発現する。1年のうち特定の60日間と反復症状の始まりの間には規則的な関係があり、この反復症状は60日以内に完全寛解する。ただし、この3年のうち少なくとも2年は連続する。
3. 気分障害の季節性反復発作が、1～3年以上の非季節性の反復的症状よりも数において勝ること。
4. 季節と関係する心理社会的ストレス(例えば、毎冬失職するなど)の明らかな影響がないこと。

反復症状と、ある特別な時期の間に規則的な関係があれば、単極性と双極性の両方の情動障害に「**季節性**」として暫定的に診断される。

季節性情動障害の概念妥当性については集中的に議論されたが、アメリカ、ヨーロッパ、オーストラリアの異なる研究グループが報告した。しかし、単極性と双極性の鑑別についてはいまだ議論の余地がある(Rosenthal et al, 1989 a)。BauerとDunner(1993)はDSM-Ⅲ-Rに従い、再発性気分障害の概念を修正し、季節性パターンの概念妥当性を示すデータをまとめた。彼らによると、季節性パターンと季節性情動障害の定義は似ており、臨床データは臨床症候群を鑑別するには役立つが、季節性パターンと季節性情動障害が異なる情動障害症候群を表しているのか、再発性の情動障害のサブタイプを表すのか、特定の重症型を表すのかについては不明であるとしている。

季節性情動障害の神経生物学的解釈

赤道から大きく離れた地域や、日照時間が少ない地域では、季節性情動障害の発現が増加するという報告がいくつかある。最近の研究は、物理的な環境調整が治療に役立つことを明らかにし、十分なスペクトラムの光線を使った光療法によって季節性情動障害の抑うつ症状が改善することが確認された。光に対する反応はこれまで集中的に報告された(Rosenthal et al, 1984;1989 b)が、光による抗うつ効果のメカニズムは明らかではなく、季節性情動障害に関連するいくつかの心理学的・生物学的変化が関与すると考えられる。季節性情動障害に対する光療法の効果を説明するために、いくつかの仮説が提案されている。しかし、季節性情動障害とそれに関連するすべての現象と治療法について説明できるものはない。

メラトニン仮説

メラトニン仮説によると、光療法は季節性情動障害の症状と関連するメラトニン分泌を調節することで抗うつ作用をもつとされている。メラトニンは松果体(pineal gland*)から夜間に分泌されるホルモンである。1980年代にLewyらは、人間の夜間メラトニン分泌が通常の室内光では抑制されず、強い環境光によって抑制されることを報告した。彼らの発見は、視床下部(hypothalamus*)を通る経路が調節する機能に光が影響することを明らかにし、他の脳内調節機能も強い環境光によって影響を受けるという仮説が提唱された。

この仮説では、光照射時間(1日のうちで光が照射される時間)の変化が、夜間のメラトニン分泌パターンを変化させることによって冬期の抑うつが起こると考えられる。夜間のメラトニン分泌は暗さの化学的インディケーターとして働いている。光療法は、夜明け前か日没後に開始され、照射時間を長くしながら活性メラトニン分泌相を短くする場合にのみ効果的であるとされている。

しかし、いくつかの研究は、メラトニン仮説を強く支持する結果を明らかにしていない。強い光と薄明かりとの間の統計的な差を検出しようとした研究は多いが、どれも明らかな結果は見出せなかった。この比較は、光療法とプラセボを区別する意味でも重要である。

光療法が日中に開始された場合は、メラトニン分泌のパターンを光照射時間によって調節できないとする報告がある。またメラトニンの血清レベルを高く保つと、光の抑うつ効果が部分的に逆転するという報告もある。メラトニン分泌を抑制する薬物は、季節性情動障害の症状を改善しないともいわれている。Rosenthalらは、メラトニン分泌抑制物質のβアドレナリン・ブロッカーであるアテノロールとプラセボとの間で治療効果に差がないことを、二重盲検法によって証明した。

季節性情動障害の患者は光に対する生理的反応、とくに脳血流の低下が起こる研究報告がある。Murphyら(1993)は、小規模パイロット研究において、4人の季節性情動障害の患者と4人の対照群を対象に、光が脳血流に与える影響について調査した。患者群と対照群との間には、大脳全体・局所・大脳半球で脳血流に差がみられなかった。しかし、1,500ルクスの人工光照射後では、患者群と対照群では異なる変化が起こった。

これらの結果は、メラトニンが季節性情動障害の症状になんらかの影響を与え、光療法が有効であることを示すが、メラトニン仮説だけではすべての現象を説明できないことを示唆して

いる。

日周リズム移相仮説

この仮説は，季節性情動障害の患者では冬期に日周リズムの相的遅延が生じ，これによって抑うつ状態になると提唱している。夜明けが遅くなる冬期では，日周リズムは睡眠時間に関連して異常に遅延する。朝の光が日周リズムに先行すると，冬期抑うつを改善させるが，夕方の光が遅れると反対の影響が生じる。Lewyら(1987)は，季節性情動障害の患者は朝に強い光を浴びるとリズムがリセットされるが，夕方に強い光を浴びると増悪することを明らかにした。しかし，他の研究者によると，南極越冬隊員らの抑うつは日周リズムの遅延を伴わない。また，この仮説では抑うつの増悪因子と考えられる夕方の光よりも朝方の光が有効であるとされたが，この点に関する確証は得られなかった。

この仮説は一部から支持されているにすぎない。Checkleyらは，光療法の抗うつ効果はプラセボより強いが，光が日周リズムに先行することが必須なものかどうかは明らかではないと述べた。Lewyは睡眠と他の生体リズムとの間の内因的な相的変化という概念を取り入れ，この仮説を修正している。つまり，この疾患メカニズムは環境への直接的反応というよりは内因的生物学的リズムと関連するという考えである。

冬期うつ病で，睡眠は他の日周リズムより遅延が少ないと考えられる。睡眠時間が一定に保たれれば，朝の光照射は他の日周リズムの相的先行を起こし，異常を矯正する。今後の研究がこれらの問題を解明するであろう。

光子-量仮説

この仮説では，冬期に利用可能な光の総量が減少することによって季節性情動障害が起こると考える。しかし，利用可能な光の**総量**とは，網膜に到達する光子の数であり，光療法ではそれが人工光に置き換えられるとしか考えられていない。光療法のタイミングや照射時間などは考慮に入れられない。この仮説はこれまでの多くの研究結果と一致するが，他の仮説よりも保守的で説得力に欠ける。

その他の仮説

他にもいくつかの仮説がある。そのなかには人工光は条件刺激として働くと考えた研究者もいた(Thompson & Silverstone, 1989, p.165)。抑うつが冬期に起こるので，季節性情動障害は光の欠如と関係すると考えられるが，強い人工光が条件刺激として働き，その反応として気分が高揚すると考えた。Lewyは，躁うつ病患者は光に過敏であると考えた。季節性情動障害の患者は臨床像が似ている躁うつ病患者のように光に過敏か，やや過敏なのではないかと考えたが，これを支持するデータはない(Thompson & Silverstone, 1989)。

季節性情動障害の患者の認知障害がO'Brienら(1993)によって報告された。注意，記憶，学習能力が季節性情動障害の患者と対照群間で比較検討された。抑うつ状態では，季節性情動障害の患者群は空間記憶と学習に障害があるが，注意には異常がなかった。また季節性情動障害の患者は対照群に比べて有意に動作が遅かった。O'Brienら(1993)は，感覚や運動が単に緩徐になるのではなく，中枢性の情報処理自体が遅延するのではないかと述べた。回復期でも，空間記憶課題反応潜時の遅延は残っていた。また，この障害は残遺的な抑うつ症状と関連していたが，脳-脳室比とは相関しなかった。

動物実験によって，気分を含む中枢神経系機能の調整に中心的な役割をもつ伝達物質がセロトニン(5-HT)であることが明らかにされた。うつ病の生物学的研究はモノアミン系伝達物質に焦点が置かれ，季節性情動障害の患者でも同様に調査されているが，利用できる情報は今のところ限られている。神経伝達物質システムがさらに調べられると，セロトニン・システムもさらに理解が進むであろう(Skwerer et al, 1989 ; Thompson & Silverstone 1989)。

光療法

季節性情動障害に対する光療法の効果は広く紹介され，一般にも知られている。全波長光による光療法は，非薬理学的で，最小の副作用で急速な寛解がみられる抗うつ療法として有望である。光を当てる部位は皮膚よりも眼が有効であるとされている。副作用は不明だが，患者は時に焦躁感，眼の疲れ，頭痛，不眠などを訴える。

光療法に用いられる全波長光は自然光を完全に模倣したもので，可視光は**すべて**含まれる。全波長光は，高レベルの黄-緑光をカットした蛍光灯から放射されるが，蛍光灯を並べた治療装置からは自然光とスペクトラムが実質上同じ割合になるように光が放射される。全波長光による光療法に影響するいくつかの因子が知られている。それは，光の**強度**，**タイミング**，**持続時間**である。

有効な強度は2,500ルクスであり，300ルクス以下の光では無効とされた。最近の研究では，気分の改善には300〜2,500ルクスの光はどれも等しい効果があり，患者のなかには，1

日30分以内ならば、2,500ルクスよりも1,000ルクスのほうが有効な場合もあるとされた(Rosenthal et al, 1989 b)。Rosenthalら(1993)は、新しく開発されたポータブル照光器で、55名の冬の単極型の季節性情動障害の患者を対象に、2種類の光強度の治療効果を比較した。1週間毎朝30分ないしは60分間、400または600ルクスで照射したが、光強度による治療効果の差はないと結論した。この結果に関し、照光器がプラセボの働きをした可能性や、新しい照光器が幅広い強度に関し等しい有効性をもつとする説もある(Rosenthal et al, 1993)。

光療法のタイミングについては議論が多い。夕方より朝方がよいとする結果もあるが、朝方と夕方で治療効果に差がないとする報告もある。時間が異なると光療法に対する感受性が異なる患者群も存在する。Laferら(1994)は、朝方ないし夕方という2種類の固定スケジュール療法と、可変的なスケジュール療法の間で効果を比較したが、1週間後、3群で反応性に有意差は出なかった。彼らは、この結果はより柔軟なスケジュール療法の採用を支持するものであると考えた。

照射時間については意見が一致しない。初期の研究では、1日に5〜6時間の照射が推奨されていたが、最近の研究では1日に2時間が効果的であると考える立場と、2時間と30分では効果に差がないと考える立場がある。

これらの研究の曖昧さを指摘する目的で、Termanら(1989)は、5年間にわたる14施設332名の結果をメタ分析した。1984〜1987年に報告された29件の分析では、タイミングと照射時間が治療効果に影響を与えた。つまり、強度は2,500ルクス、1週間に毎日少なくとも2時間光を照射すると有効である。この方法では、単独の弱い光と比較すると、朝・昼・夕方の、どのタイミングで照射しても有効であった。早朝の強い光照射は明らかに有効であった。しかし、昼と夕方の照射の有効性ははっきりしなかった。最も寛解率が高いのは、中等度の抑うつ患者で、彼らは夕方よりも朝方の照射に特異的な反応を示した(Terman et al, 1989)。

結論

季節性情動障害は独立した臨床状態であり、強い環境光による治療によく反応するというのが研究者間の一致した見解である。光療法は季節性情動障害に対する実行可能で有効な治療法である。非季節性うつ病に対する光療法の効果は確立されておらず、今後の研究が必要である。これらの基本的合意点とは別に、他の多くの議論すべき問題が残されている。

脳で調節される機能は、強い環境光によって明らかに影響されるが、光の抗うつ効果に関するメカニズムは不明のままである。これが解明されれば、季節性情動障害に関連するいくつかの心理学的・神経生物学的変化に関する生物学的基礎が理解できるであろう。季節性情動障害に関する光療法の効果を説明するためにいくつかの仮説が提唱されているが、季節性情動障害に関連するすべての現象とその治療について納得のいく説明は今のところ存在しない。治療に対する反応の個別性は、この領域の研究結果が曖昧なことに起因する。メラトニン仮説を除くと、光療法がプラセボよりも有効であることを示した結果以外は、治療に関して二重盲検法を用いた適切なプラセボ対照試験が存在しないことが問題であるとThompsonとSilverstone(1989)は指摘している。

【文献】

Bauer, M. S., & Dunner, D. L. (1993). Validity of seasonal pattern as a modifier for recurrent mood disorders for DSM-IV. *Comprehensive Psychiatry, 34*, 159–70.

Jacobsen, F. M., Wehr, T. A., Sack, D. A., James, S. P., & Rosenthal, N. E. (1987). Seasonal affective disorder: a review of the syndrome and its public health implications. *American Journal of Public Health, 77*, 57–60.

Lafer, B., Sachs, G. S., Labbate, L. A., Thibault, A., & Rosenbaum, J. F. (1994). Phototherapy for seasonal affective disorder: a blind comparison of three different schedules. *American Journal of Psychiatry, 151*, 1081–3.

Lewy, A. J., Sack, R. L., Miller, L. S., & Hoban, T. M. (1987). Antidepressant and circadian phase shifting-effects of light. *Science, 235*, 352–4.

Murphy, D. G., Murphy, D. M., Abbas, M., Palazidou, E., Binnie, C., Arendt, J., Campos, C. D., & Checkley, S. A. (1993). Seasonal affective disorder: response to light as measured by electroencephalogram, melatonin suppression, and cerebral blood flow. *British Journal of Psychiatry, 163*, 327–31.

O'Brien, J. T., Sahakian, B. J., & Checkley, S. A. (1993). Cognitive impairments in patients with seasonal affective disorder. *British Journal of Psychiatry, 163*, 338–43.

Rosenthal, N. E., & Blehar, M. C. (Eds). (1989). *Seasonal affective disorders and phototherapy*. New

York: Guilford.

Rosenthal, N. E., Kasper, S., Schulz, P. M., & Wehr, T. A. (1989a). New developments in seasonal affective disorder. In C. Thompson & T. Silverstone (Eds), *Seasonal affective disorder* (pp. 97–132). London: CNS (Clinical Neuroscience) Publishers.

Rosenthal, N. E., Moul, D. E., Hellekson, C. J., Oren, D. A., Frank, R., Brainard, G. C., Murray, M. G., & Wehr, T. A. (1993). A multicenter study of the light visor for seasonal affective disorder: no difference in efficacy found between two different intensities. *Neuropsychopharmacology, 8,* 151–60.

Rosenthal, N. E., Sack, D. A., Gillin, J. C., Lewy, A. J., Goodwin, F. K., Davenport, Y., Mueller, P. S., Newsome, D. A., & Wehr, T. A. (1984). Seasonal Affective Disorder: a description of the syndrome and preliminary findings with light therapy. *Archives of General Psychiatry, 41,* 72–80.

Rosenthal, N. E., Sack, D. A., Skwerer, R. G., Jacobsen, F. M., & Wehr, T. A. (1989b). Phototherapy for seasonal affective disorder. In N. E. Rosenthal & M. C. Blehar (Eds), *Seasonal affective disorders and phototherapy* (pp. 273–94). New York: Guilford.

Skwerer, R. G., Jacobsen, F. M., Duncan, C. C., Kelly, K. A., Sack, D. A., Tamarkin, L., Gaist, P. A., Kasper, S., & Rosenthal, N. E. (1989). Neurobiology of seasonal affective disorder and phototherapy. In N. E. Rosenthal & M. C. Blehar (Eds), *Seasonal affective disorders and phototherapy* (pp. 311–32). New York: Guilford.

Spitzer, R. L., Endicott, J., & Robbins, E. (1978). Research diagnostic criteria: rationale and reliability. *Archives of General Psychiatry, 35,* 773–82.

Terman, M., Terman, J. S., Quitkin, F. M., McGrath, P. J., Stewart, J. W., & Rafferty, B. (1989). Light therapy for seasonal affective disorder: a review of efficacy. *Neuropsychopharmacology, 2,* 1–22.

Thase, M. (1986). Interview: defining and treating seasonal affective disorder. *Psychiatric Annals, 16,* 733–7.

Thompson, C., & Silverstone, T. (Eds). (1989). *Seasonal affective disorder.* London: CNS (Clinical Neuroscience) Publishers.

Wehr, T. A., Sack, D. A., & Rosenthal, N. E. (1987). Seasonal affective disorder with summer depression and winter hypomania. *American Journal of Psychiatry, 144,* 1602–3.

Pamela M. Kenealy

seizure epilepsy 発作てんかん てんかん（epilepsy*）の項を参照

semantic access disorder 意味的な接近障害
聴覚性語理解の障害で，単語-絵照合課題の成績が低下する症状。

意味的な接近障害を有すると考えられる患者の成績の重要な側面は，特定の単語によって成績が変動することである。この事実から，障害があるのは意味的な象徴それ自体より，意味的な情報への接近過程にあると考えられる。障害が特定の項目に関して一貫している場合，障害は**意味的な崩壊**と呼ばれ，意味的な知識基盤の消失を示唆する。

これらの意味的な障害はまた重要な範疇特異性，すなわち項目の特殊な意味的分類（例えば，果物，動物，無生物）による成績を示すが，これは，障害されているのが意味体系であることの証明となる。

意味的な接近障害の患者は項目呈示のタイミングに対し高い感受性を示し，1つの語を理解してから次の語を理解するまでの時間が健常者より余計にかかり，この現象は**不応性**とと呼ばれる。考えられるのは，単語の理解過程を完了するのに余分な時間が必要なために，それが照合課題での物品や絵の同定過程を干渉する可能性で，これらの段階を時間的に分離すれば，患者の障害は減少すると考えられる。また，意味的な接近障害の患者は，単語-絵照合課題で，項目がすべて同じ1つの範疇に属している場合のほうが，さまざまな範疇の項目を含む（あるいは同じ範疇内でも意味的な距離が大きい）場合より困難である。しかし，この観察は，別の理論的な解釈に道を開くものである。

意味的な接近障害は，視覚語彙で読むことに慣れた人やロゴグラフの経路を用いるため字素-音素変換過程に依存できない患者〔したがって，新しい単語や非単語を読めない；読字障害（dyslexia*）の項を参照〕を考えるときにも関係する。これらの人は，意味的な接近に依存しているため，この系の障害は当然，読みの成績に影響（意味的範疇的な）を与える。

J. Graham Beaumont

sensorimotor cortex 感覚運動皮質
すべての哺乳類の感覚運動皮質（感覚運動野）には前頭皮質と頭頂皮質のほとんどが含まれる。電気刺激で身体運動が起こり，皮膚，筋

肉，関節の受容器によって活性化される。このように感覚運動皮質の分類では，体性感覚入力と運動出力の両方を含む解剖学的線維結合がみられる。以前は感覚運動皮質は前頭葉の運動皮質と頭頂葉の体性感覚皮質に分けられたが，初期の研究者，とくにWoolsey (1958)は，感覚野にも運動成分があり，運動野にも感覚成分があり，その違いは主に程度または割合の問題にすぎないと考えた。Woolseyは，感覚運動野を表す符号を感覚機能と運動機能のバランスがわかるように修正し，一次運動皮質のM-IをMs-Iとし，一次体性感覚皮質のS-IをSm-Iとした。この方式は現在ではほとんど用いられず，感覚野の運動成分と運動野の感覚成分を公式に認める動きは無視される。明らかに感覚優位の頭頂野と，明らかに運動優位の前頭野を分けるのはもとより有用で，今日の専門用語の使用はこの分類にもとづき，本項でもその使用に準じるが，感覚野と運動野のいずれもが感覚運動機能を有する事実を認識しておくことが重要である。

すべての哺乳類の感覚運動皮質で多くの分類と領野がみられるが，その数は種によってさまざまである(Kaas, 1987)。また，皮質の領域については十分な研究がなされていないため，どの種に関しても領野の正確な数と配列はほとんど確定されていない。1つには，「脳の器官」(Brodmann, 1909)としての皮質野が組織学的構造の微細な差異によって最初に認められたためである。この解剖学的アプローチはそれ自体信頼性に欠ける面が多く，現在では皮質を分類する努力は組織学的な方法と電気生理学的方法を組み合わせて行われる。このように感覚運動野は，多角的な規準を用いることでより適切に定義される。系統地図すなわち身体の受容器と運動の再現部位と同じ範囲を占め，かつ明確な解剖学的結合のパターンを有する組織学的に明確な領域がおそらく脳の最も妥当な分類であると考えられる。

ラットとオポッサムの感覚運動皮質

ラットとオポッサム(フクロネズミ)の感覚運動皮質の構成は，霊長類のそれに比べ単純であると考えられ，これら小型の脳の哺乳類の場合，基本的な哺乳類の構造をより厳密に表すと考えられる。感覚運動皮質はラットで最も広範に研究され，その結論の多くが実験結果で支持された(図65)。第一に，頭頂皮質の不整形な部位に，中側から外側へと進んで皮質を横断するかたちで下肢から顔面までの皮膚の機械的受容器を，再現し，一次体性感覚皮質(S-I)に相当する(Kaas, 1983)。ニッスル染色法による脳切片のニューロンの染色では，一次体性感覚皮質に特有な第IV層(内顆粒層)に稠密に集積した小型ないしは顆粒大のニューロンを含む細胞構築学的な特徴がみられるため一次体性感覚皮質は端的に顆粒皮質と呼ばれる。一次体性感覚皮質はまた，代謝酵素のチトクローム・オキシダーゼ染色など多くの組織学的方法によっても検出される。このようにラットの一次体性感覚皮質を高い精度で同定する方法はいくつかある。さらに一次体性感覚皮質では，個体間でよく似た身体の触覚受容器に対するきわめて精密で組織的な表象がみられる。微小電極による記録で，足部領域のニューロンが足部のさまざまな部位で小さな受容野をもつことが明らかにされ，同じことが脚部その他の部位でもみられる。上顔部の長くて動きの速い震毛は行動的に重要であるが，外側一次体性感覚皮質の特異的な，いわゆる「樽状領域」で個別的に再現される。最後に，一次体性感覚皮質は運動成分を有する。微細電極を刺入して電気刺激を加えると，体性感覚地図に相応する体部位局在パターンで身体運動が起こる。しかし，一次体性感覚皮質で身体運動を誘発するためには，より吻側の運動皮質よりも通例，高いレベルの電流が必要となる。このように足の運動は足部皮質の刺激によって起こり，震毛の運動は震毛部皮質の刺激によって起こる。

ラットの体性感覚皮質の他の分類についてはよくわかっていない。第IV層の顆粒が乏しい皮質，いわゆる不全顆粒皮質は一次体性感覚皮質の主要身体部位の再現を別個に示している。一次体性感覚皮質は，皮膚情報を中継するため，主要な視床核である後腹側核から感覚入力を受けるが，不全顆粒皮質はより背側の感覚核で筋受容器からの情報を皮質に中継する後核から入力を受ける。筋受容器の情報は身体運動の感覚調節にとってはとくに重要であり，不全顆粒皮質が一次運動皮質を含む他の皮質領野へ筋受容器情報を分配すると考えられる。

一次体性感覚皮質の外側に位置する皮質の大半は一般的に二次体性感覚皮質(S-II)と考えられた。この皮質は身体受容器の2つの分離した系統的な再現，すなわち二次体性感覚皮質と頭頂腹側領野を含むことが最近明らかにされた(Li et al, 1990 ; Krubitzer et al, 1990)。第三の頭頂吻側領野は身体を大まかに再現するにすぎないと考えられる。頭頂内側皮質の細長い部分は一次体性感覚皮質から体性感覚情報を受け，身体受容器を大まかに再現する。これらの

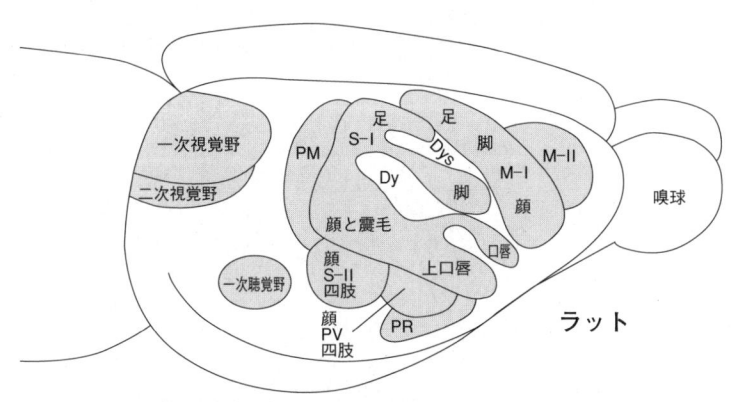

図 65 ラットの脳の後外側から見た感覚運動皮質
皮質領野の全体的配列と領野内の体部位局在構成は，多くの小型の脳の哺乳類でみられるパターンを表すと考えられる．体性感覚野には一次体性感覚皮質(S-I)，二次体性感覚皮質(S-II)，頭頂腹側領野(PV)，頭頂吻側領野(PR)が含まれる．異顆粒状体性感覚皮質(Dys)は，サルの3a野(図66)である可能性がある．前頭皮質には一次運動皮質(M-I)と二次運動皮質(M-II)が存在する．二次運動皮質は霊長類の補足運動野(図66)に一致すると考えられる．参考のために一次視覚野，二次視覚野，一次聴覚野，嗅球を示す．

ラットの感覚領野はすべて，脊髄灰白質のニューロンに投射し(Li et al, 1990)，脊髄前角のニューロンからの遠心性運動刺激伝導の調節に関与する．

一次体性感覚皮質の吻側に接する皮質は明確な顆粒細胞の感覚層がないため無顆粒皮質と呼ばれる．この皮質の電気刺激は比較的低いレベルの電流で，震毛など身体部位の運動を起こす．入力は小脳からの感覚情報を間接的に受容しているにすぎない視床前腹側核から受ける．これらの特性と相対的位置によってこの「**外側**」無顆粒領野は一次運動皮質に対応する．一次運動皮質の吻内側に接する第二の大きな無顆粒内側領野が二次運動皮質(M-II)を構成するが，この部位で運動を誘発するために高いレベルの電気刺激が必要である．その位置からラットの二次運動皮質は霊長類の補足運動野に対応すると考えられるが，この対応関係はまだ確認されていない．一次運動皮質と二次運動皮質はともに脊髄に投射し，運動ニューロンに直接影響を及ぼす(Li et al, 1990)．

ラットと，おそらく他の多くの齧歯類の一次体性感覚皮質の興味深い特徴は，後足部に他の一次体性感覚皮質部位よりも大きな錐体ニューロンが含まれ，このように運動皮質に似ていることである．一次体性感覚皮質の後足部再現部位の電気刺激は，他の一次体性感覚皮質部位よりも低い閾値で運動が起こる．これらの運動様の特性から，足領域では一次体性感覚皮質と一次運動皮質が重複するとする研究者もいる．それでも，無顆粒状一次運動皮質には独自の足部再現がみられる．このように一次運動皮質と一次体性感覚皮質はいずれも他の哺乳類の場合同様，別の身体再現を含むが，一次体性感覚皮質の足部の再現がより顕著な運動特性をもつ．

ラットで検出された感覚運動皮質の下位分類は，小型の脳の哺乳類で幅広くみられる感覚運動皮質を一般的に示すと考えた(Kaas, 1987を参照)．しかし，以前の研究者が一次体性感覚皮質の吻側の分離した運動領域を発見できなかったことを考えると，オポッサムや他の有袋類は，もっと単純な構造をしていたのかもしれない．一次体性感覚皮質の電気刺激で容易に身体運動を誘発できるため，彼らは一次体性感覚皮質を感覚運動混合皮質と記載した(例えばLende, 1963)．最近の研究者は，北米オポッサムで二次体性感覚皮質，頭頂腹側領野，不全顆粒領野，頭頂内側領野を同定したが，分離した一次運動皮質など運動領域はまだ同定されていない．ただし，ある種の有袋類で一次運動皮質が証明されたので，今後の研究でオポッサムその他の有袋類の皮質構成がラットのそれに近いことが明らかになるであろう．

サルと人間
サル(図66)と人間の感覚運動皮質の構成は，ラットやオポッサムなど他の哺乳類の構成に比

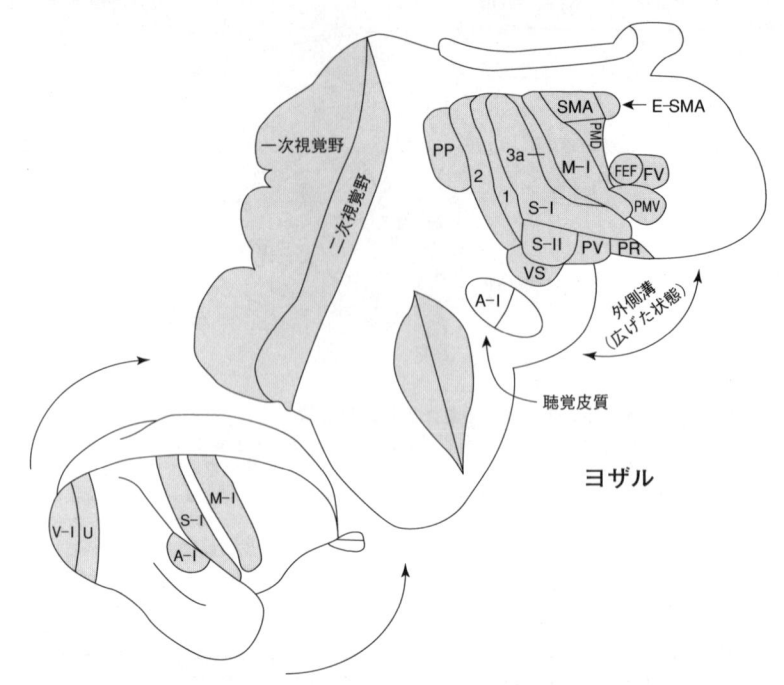

図66 小型新世界産サルのヨザル（オマキザル科）の感覚運動皮質
このサルの領野パターンは，人間を含む他の高等霊長類でみられるパターンに似ている。左下に，後外側から見た脳の皮質のいくつかを示す。感覚運動野のなかには，そのままでは裂溝に隠れて見えないものもあるので，右上に一側半球の皮質を，裂溝を切開し引き伸ばした状態で示す。感覚運動皮質の下位分類には Brodmann(1909)の3b，3a，1，2野，二次体性感覚皮質(S-II)，頭頂腹側領野(PV)，頭頂吻側領野(PR)，腹側体性感覚野(VS)，後部頭頂皮質(PP)が含まれる。運動野には一次運動皮質(M-I)，補足運動野(SMA)，背側運動前野(PMD)，腹側運動前野(PMV)が含まれる。前頭眼領域(FEF)と補足運動野眼領域(E-SMA)は眼球運動の中枢であり，前頭視覚野(FV)は視覚皮質からの入力を受け，眼球運動の調節を助ける。参考のために一次視覚野と二次視覚野，聴覚皮質も示す。

べるとかなり複雑である（Kaas, 1990を参照）。とくに顕著なのは前部頭頂皮質に含まれ，Brodmann(1909)が3a，3b，1，2野と呼ばれる4つの細長い領域である。これら4つの並行する領域にはいずれも，尾から舌までの身体受容器の分離し，並行した再現が内側から外側に進む皮質配列の体部位局在パターンでみられる。顆粒細胞のよく発達した第IV層を伴う3b野は，ラットなどの哺乳類の顆粒状一次体性感覚皮質(S-I)に相当する（Kaas, 1983）。3b野は視床後腹側核からの投射を通して皮膚の急速適応の機械的な受容器と，緩徐適応の機械的受容器から情報を受ける。3b野は感覚情報を他の領野，とくに1，2野や二次体性感覚皮質(S-II)に分配するだけでなく，3aや一次運動皮質へもある程度分配する。

1野も視床後腹側核から一定の入力を受けるが，その主要入力は3b野に由来する。このように1野は，皮膚受容器からの情報の処理配列より上位にある。1野のニューロンの受容野は3b野のそれより大きく，受容野の特性はより複雑である。ラット，オポッサムはもとより，原猿目霊長類でさえ，1野の特性を備えた皮質領域をもたず，キヌザルでようやく未発達な1野がみられる。このように1野はサルでようやく発現する感覚運動皮質の区分であると考えられる。1野がなぜ霊長類で進化するのか明らかでないが，ラットや大半の哺乳類の一次体性感覚皮質の尾側にある体性感覚皮質の低反応の頭頂内側皮質帯から分化したものといえよう。

2野は，サルと高等霊長類にのみ存在すると考えられるもう1つの領域である。2野は，3b野と1野から皮膚受容器に関する情報を受け，この情報を視床後腹側の上側核から中継された筋受容器からの入力と統合する。このように2野は筋肉からの入力に，高度に分析された触覚情報を統合する，高度な情報処理領域である。

3a野は，視床後腹側上側核からの入力を通して筋受容器によって主に活性化される。3b野，それにある程度1野と2野が，皮膚受容器に関連する他の入力を供給する。3a野の主な出力は運動皮質に向けられるので，3a野は，運動野における運動制御を導く運動と肢位に関する情報の主要供給源と考えられる。

前頭頂皮質のこれら4つの領野(3a，3b，1，2野)のすべてが，他の多くの皮質領域に情報を分配する。最も重要なのは，これらのすべてが二次体性感覚皮質(S-II)と頭頂腹側領野(PV)に密接に投射し，これらの領域の活性化はこの入力に依拠することである。ついで二次体性感覚皮質が頭頂腹側領野にきわめて密接に投射し，これら2つの領域がともに，長期記憶に不可欠な辺縁構造に近接する頭頂吻側領野に投射する。この二次体性感覚皮質，頭頂腹側領野と頭頂吻側領野を含む外側経路は触覚による物体認知に不可欠であり，この経路の病変は物体認知を重度に障害する。

1野ととくに2野も，後部頭頂皮質の区分に投射する。後部頭頂皮質をどのように機能的に重要な領域に区分すべきかについて，現在さまざまな提言がなされているが，依然として不明な点が多く残されている。後部頭頂皮質は運動行動の感覚制御に主として関与すると考えられる。後部頭頂皮質とより内側の帯状回皮質との線維結合は，感覚運動行動の動機づけと注意に関与する点で重要であり，後部頭頂皮質と運動前野，補足運動野との広範な線維結合や，それほど広範ではないが，一次運動皮質との線維結合は運動行動を導く経路となる。後部頭頂皮質の一部は視覚情報を受け，手の到達運動(リーチング)などの運動行動の視覚的制御の役割を果たす。

前・外側・後部頭頂皮質の感覚野は相互に結合してきわめて複雑なネットワークを形成する。各領野がそれぞれ他のいくつかの領野と結合し，さまざまな度合いの影響を及ぼし，各領野がいくつかの異なる分析段階の入力を受ける。この複雑なネットワークからの出力は，錐体外路運動系，脳幹と脊髄の運動・前運動ニューロンの集合と運動・前運動皮質に向かう。微細電極によるこれらの感覚領域への電気刺激は身体運動を起こすが，通常，運動皮質よりも高いレベルの電流を必要とする。刺激の閾値はさまざまで，例えば，3b野から運動を誘発するためにはより高いレベルの電流が必要であり，3a野ではより低いレベルの電流で運動が誘発される。正常では，刺激効果はおそらく部分的には運動皮質への投射に左右され，それ以上に皮質下運動ニューロンへの間接的アクセスによって左右されるが，運動皮質の損傷後には運動はこれらの感覚野から誘発される。このように感覚野は感覚運動機能を有し，運動皮質とは異なる運動行動を媒介する。

近年，霊長類の前頭葉運動皮質の構成に関する知識に著しい進歩がみられた(Stepniewska et al, 1993)。主要領域に一次運動皮質，補足運動野，背側運動前野，腹側運動前野を含めることについては大かたの合意が得られている。微細電極による電気刺激でこれらの領域のすべてで運動が誘発され，軽度の麻酔下でもこれらの領域の大半が皮膚と筋肉の受容器の刺激で活性化されるが，感覚入力は頭頂皮質領野ほど直接的ではない。

一次運動皮質はブロードマン4野の名とも呼ばれる。顆粒細胞の第IV層が存在しないことから，4野は無顆粒皮質とも呼ばれる。第V層の大型錐体細胞が皮質下に投射し，脳幹と脊髄の運動ニューロンへ直接アクセスする。このため，一次運動皮質からは低レベルの電流で運動を誘発する。一次運動皮質の身体運動の再現は複雑で，同一または類似の運動が，近接するが分離した別のいくつかの部位から誘発される。一次運動皮質の大まかな構成は，3b野などの前体性感覚皮質の構成と似ており，足の運動は最内側の一次運動皮質に，脚と体幹の運動はより外側の皮質，手と前肢の運動は外側の皮質によってそれぞれ誘発され，最外側の部位は顔と舌の運動に関係する。感覚入力はこの運動地図と一致している。しかし，全体的な体部位局在とは対照的に，一次運動皮質の局所構成はそれほど系統的ではなく，個体によってかなり違いがみられる。局所構成は当然のことながらモザイク状の細い柱状(コラム)組織が特徴的で，それぞれが刺激によって特異的運動を誘発する。いくつかの隣接していない柱状組織が同じ運動に関連し，隣接する柱状構造が近接しているが，必ずしも隣接しない身体部位の運動に関連する。このように，母指の運動が一次運動皮質のいくつかの近接部位から誘発され，これらの

部位は，別の指と手首の運動が誘発される部位に隣接する可能性はあるが，隣接する部位が上腕と肩の運動を誘発する可能性は少ない。

一次運動皮質がそれぞれ多少機能の異なる吻側半分と尾側半分に分かれることを示すいくつか証拠がある。類似の身体運動は両半分でともに再現されるが，微妙な指の運動は尾側半分で集中的に再現される。さらに刺激閾値は吻側がいくぶん高く，例えば2野との連結の密度が異なり，そのことが吻側半分の閾値をさらに高める原因となる。一次運動皮質は主要感覚入力のほかに，運動前野と補足運動野からの入力によって活性化され，これらの領野は一次運動皮質を介し運動行動制御の多くを媒介すると考えられる。一次運動皮質はまた，視床外腹側核を介して小脳からの主要入力を受ける。一次運動皮質の病変は部分的に回復可能な重度の運動障害を起こす。

補足運動野は，霊長類の一次運動皮質の前方内側を占める大きな領野である。他の感覚野や運動野と同じく，補足運動野は体部位局在パターンの対側身体運動と対側感覚受容器を再現する。一次運動皮質の足の再現から吻側に拡がる皮質配列に対し，補足運動野は大脳半球内側壁を形成しているので，背内側皮質の彎曲に沿うかたちで，足，体幹，手，顔，眼を再現する。補足運動野は，線維結合が若干異なりおそらく機能も若干異なる背側と腹側に分類される。補足運動野は主要入力を後部頭頂皮質から受け，正常では後部頭頂皮質と連絡して機能する。その他一次運動皮質，運動前野，帯状回皮質と連合する。補足運動野はまた，大脳基底核と小脳からの情報を中継する視床外腹側核の一部から入力を受ける。人間のさまざまな行動時の局所血流の増加に関する研究では，補足運動野は複雑な運動順序の遂行と実際の運動を伴わないこれらの順序の計画と精神的リハーサルによって活性化される。補足運動野の一側性病変は両手の協調運動に障害を起こす。以上の観察は，補足運動野が運動の順序の計画と両半球の運動皮質への指示の中継に重要な役割を担っていることを裏づけている。

補足運動野の最も吻側の部分は眼球運動に関与し，時に補足運動野眼領域と呼ばれる。その他の大きな眼球運動領域に前頭眼野があり，これは一次運動皮質の吻側に隣接する運動前野の細長い領域である。前頭眼野は高度に分化し，一次運動皮質の境界からいくぶん転位した一次運動皮質の眼球運動の部分と考えられる。

運動前皮質は一次運動皮質の直接吻側に位置する皮質で，通常この皮質では一次運動皮質におけるより高いレベルの電流で身体運動が誘発される。運動前野はさまざまに分類されるが，背側運動前野と腹側運動前野に分類するのが最も適切とする見かたが多くの証拠によって支持され，現在も広く受け入れられている。背側運動前野は，一次運動皮質の吻側，補足運動野の外側に位置し，前頭眼野の高さへ外側性に広がるブロードマン6野の外側の中の細長い皮質を占める。組織学上この皮質は不全顆粒状か無顆粒状であるが，この領域に一次運動皮質の大型錐体細胞はみられない。微細電極による電気刺激で顔，手，足の外内側配列の再現が明らかになる。サルの記録では，背側運動前野はおそらく一次運動皮質との主要連絡を通して媒介される運動活性の準備と遂行にかかわることが明らかにされた。その他，補足運動野と腹側運動前野との皮質連絡がみられる。腹側運動前野は一次運動皮質の顔の再現の吻側に隣接し，この皮質はブロードマン6野の外側の不全顆粒状の特徴を有するが，刺激を用いた研究で顔，手と手指や，それよりさらに限局した範囲で他の身体部位の運動が明らかになる。腹側運動前野のニューロンは触覚と視覚の刺激に反応するが，この領野は手と上腕の運動，それにおそらく手と口の協調運動を準備し行うための感覚情報に関与すると考えられる。腹側運動前野の口の運動の部位はほぼブローカ野にあり，人間のブローカ野はサルの腹側運動前野を拡大した構造をしていると考えられる。背側運動前野と同じく腹側運動前野も，一次運動皮質と密接な相互連絡をもち，その機能の多くが一次運動皮質を通して媒介されていると考えられる。運動前野は記憶にもとづく運動順序の生成や運動パターンの正確なタイミングに重要であることが病変を有する患者の研究で示唆された。

人間の感覚運動皮質の構成と線維結合に関し，サルの場合ほど明らかにされていないが，これまでの知見ではこの皮質は人間とサルとでよく似ている。前部頭頂皮質の刺激と記録では，サルの3a，3b，1，2野の刺激と記録に対比できる足-舌の体部配列が証明され，人間ではこれらの部位に分離した再現がみられるとする考えが最近支持されている。人間では一次運動皮質の地図が作成され，そのおよその内外側の構成はサルのそれと対応している。補足運動野は最初，人間で記載され，人間とサルで類似した体部位局在構成がみられる。人間における画像技術が発展し，多用されるに従い，感覚運動皮質についてより詳細に理解され，人間と

動物の類似性と差異をより正確に判断できるようになるであろう。

【文献】

Brodmann, S. K. (1909). *Vergleichende Lokalizationlehre der Grosshirnrinde.* Leipzig: Barth.

Donoghue, J. P., & Wise, S. P. (1982). The motor cortex of the rat: cytoarchitecture and microstimulation mapping. *Journal of Comparative Neurology, 212,* 76–88.

Kaas, J. H. (1983). What, if anything, is S-I? The organization of the "first somatosensory area" of cortex. *Physiological Reviews, 63,* 206–31.

Kaas, J. H. (1987). The organization of neocortex in mammals: implications for theories of brain function. *Annual Review of Psychology, 38,* 124–51.

Kaas, J. H. (1990). The somatosensory system. In G. Paxinos (Ed.), *The human nervous system,* (pp. 813–44). New York: Academic Press.

Krubitzer, L. A., & Kaas, J. H. (1990). The organization and connections of somatosensory cortex in marmosets. *Journal of Neuroscience, 10,* 952–74.

Lende, R. A. (1963). Cerebral cortex: a sensorimotor amalgam in the Marsupialia. *Science, 141,* 730–2.

Li, X.-G., Florence, S. L., & Kaas, J. H. (1990). Areal distributions of cortical neurons projecting to different levels of the caudal brain stem and spinal cord in rats. *Somatosensory and Motor Research, 7,* 315–35.

Nudo, R. J., & Masterton, R. B. (1990). Descending pathways to the spinal cord, III: sites of origin of the corticospinal tract. *Journal of Comparative Neurology.*

Stepniewska, I., Preuss, T. M., & Kaas, J. H. (1993). Architectonics, somatotopic organization, and ipsilateral cortical connections of the primary motor area (M-I) of owl monkeys. *Journal of Comparative Neurology, 330,* 238–71.

Woolsey, C. N. (1958). Organizational sensory and motor areas of the cerebral cortex. In H. F. Harlow & C. W. Woolsey (Eds), *Biological and biochemical bases of behavior* (pp. 63–81). Madison: University of Wisconsin Press.

Jon A. Kaas

sensory deprivation　感覚剥奪

自然あるいは実験的に感覚刺激の曝露が著しく剥奪された現象。神経心理学では2つの状況で重要である。

発達の臨界期(critical period*)に感覚を奪取された幼児は正常に機能する脳の感覚・知覚系を確立することができない。関連した情報の多くは動物からのものであるが，幼児の選択的曝露と，幼児期にある理由から偶然刺激が奪われた例から考えて，臨界期に適切な刺激に曝露されることが正常なニューロンの発達に不可欠であるという同一の原則が適応されることが証明された。感覚奪取終了後，続いて感覚機能は部分的に獲得されるが，正常な機能の水準に達しない。関連した刺激に対する曝露に依存する皮質系の形成には臨界期があると推定される。

成人の感覚剥奪の場合，長引くとやっかいで時間感覚の歪み，奇妙な心像や思考，幻覚が出現する。これらの現象が起こる理由は不明であるが，脳は精神過程の調整に情報の正常な流れを参考にし，感覚刺激の正常水準が維持できなければその歪みが生じるからであると想像される。感覚剥奪は運動とコミュニケーション能力を欠くため，しばしば比較的不変で刺激の少ない環境に閉じ込められ，高度に障害された成人で剥奪された感覚経験と密接な関係がありそうだが，系統的な研究はない。

septal area　中隔領域

中隔領域には中隔(透明中隔)，辺縁系(limbic system*)内の核が含まれる。中隔は視床下部(hypothalamus*)の前方部に連続し，脳梁の下面と脳弓の上面の間を走行し，両側側脳室の内側面の間を通る。ラットでは，中隔領域病変で見かけの怒り(sham rage*)がみられる。対照的に，中隔を刺激すると快感が生まれるようであり，報酬を追加しなくてもこの領域を自己刺激を続ける。

sex differences　性差

神経心理学のいくつかの領域では，性差すなわち男性と女性，男児と女児との間に差異が存在する。近年とくに公共の分野ではジェンダー差という用語が用いられることが多くなった。「ジェンダー」は名詞や代名詞の性(男性，女性，中性)を表す文法用語である。FowlerのǇModern English Usageǈ(1983, p.221)には，「人間や生物の雌雄という性別の意味でジェンダーを用いるのは奇妙である」と書かれている。しかし，「ジェンダー」という用語は男女間の心理的差異の原因としての生物学の役割を否定し，それほど強調しないため，性別の婉曲語法としての使用は現在の趨勢では正しいといえる。「ジェンダー」という用語を提唱した人は，この

言葉を認知や，態度にみらる文化的に定められた性差と定義している．しかし，このような使用法は性差の起源を既定のものと前提している．

性差は脳の構造，神経内分泌（脳に影響を及ぼすホルモン），行動，認知，半球機能の特殊化や側性化（lateralization*）のパターン，種々の神経心理学的疾患や神経精神病学的疾患でみられる．

過去10年間の研究の結果，脳の構造に性差があることを示す強力な証拠がわずかではあるが集まりつつある．このような解剖学的性差の影響については今のところ解明されていないが，行動や認知，側性化のパターンにおける性差の基礎をなすと考えられる．認知と側性化における性差に関して多くの著者が総説を書いたが，ここでは簡単に要約するにとどめる．以下では主に神経解剖学的性差とその機能との関連について述べる．

認知

一般に言語の流暢性，発音，言語性記憶や知覚速度の検査，細かな手先作業を必要とする課題で，女性は男性よりも優れた成績を示し，男女差は小児でもしばしば明らかである（Halpern, 1992）．空間認知や数学的推理では男性が女性より優れ，思春期前に若干の男女差が出現する（Harris, 1978）．人格の特徴でも性差がみられる（Marccoby & Jacklin, 1974）．職業の選択，ライフスタイルや人間関係などの現実社会における複雑な行動のレベルでも，知覚，認知，人格などより小さな単位で性差が土台となっていると考えられる．それぞれの認知課題の平均成績点では男女間で大きく違わず，身長でみられるように2群間の重なりも少なくないが，その差は統計学的に有意であり，生物学的に重要であると考えられる．高得点者のみを選択すれば，男女いずれかが他方よりも多く選ばれることになる．個々人にとってはこの差の実用的意義はほとんどないが，個人差のメカニズムを解明するうえで理論上重要となるものと考えられる．

一般に行動と認知の性差は，学習や環境により生じたもの，すなわち異なる社会化の結果であると解釈されている．これも一要因であるとは思われるが，生物学的影響の作用も無視することはできない．乳幼児の行動の性差は学習によるものとはみなしがたい（Hittelman & Dickes, 1979など）．女性では，性差がみられる課題の成績が月経期間中の性ホルモンの変化に伴い変動することが明らかにされた（Hampson & Kimura, 1988）．早期の発達段階の性ホルモンの異常を伴う種々の疾患（例えば先天性副腎過形成ではテストステロンが高値となる）を有する患者は，その他の条件をマッチさせた対照群と比較し，認知技能のパターンが典型的な男性型あるいは女性型を示さないことが多い．人間以外の動物でも非生殖行動における性差が明らかにされた．この場合，社会化は要因とはなりえず，性ホルモンがこれらの行動〔ラットの迷路学習（maze learning*）など〕に影響すると考えられる（Williams & Meck, 1991）．いずれにせよ，性差の基礎をなす神経生物学的要因の研究に実り多いものとなるものといえよう．

側性化

脳損傷者の研究が初めて女性患者を対象に行われるようになり，各性別の成績が個別に評価され始めた頃，多くの研究で男性が女性より側性化が顕著である，すなわち左右半球間の違いが大きいことが明らかにされた．例えば，同等の一側性の脳損傷を有する男女では，男性が女性よりも重度かつ持続性の障害を示す（McGlone, 1980）．最近では半球内の機能の局在（localization*）パターンが男女間で異なり，女性では男性と比較し，言語機能の一部が左半球の後方部よりも前方部に局在しているが，男性では言語は前方と後方の広い領域にあることが判明した（Kimura, 1987）．側性化の知覚法を用い，神経学的に健常な被検者の側性化について検討した研究の多くが，幼少期の段階で性差のあることを報告した（Witelson, 1987を参照）．さらに性染色体が非典型的な患者群と発達早期の性ホルモンの値が非典型的な患者群では，側性化のパターンも非典型であることが証明された（Hines, 1993）．側性化の性差の起源は解明されていない．側性化の個人差が認知レベルに影響を及ぼすか否かという問題は神経心理学にとって解明すべき大きな問題の1つである．

人間の脳の解剖学上の性差

男性の脳の大きさ（重量・容積とも）は女性の脳よりも約10〜15％大きい．この性差は数十年前から明らかにされた．しかし，この差が組織学的，生理学的に及ぼす影響や機能に対してもつ意味はいまだに解明されていない．興味深いことに，脳の大きさは2〜3歳までは男女で同じであるが，その後は男子のほうが成長速度が速く，6歳ぐらいで男女ともほぼ完全な重量に達する．身長の性差が現れるのは8歳頃で，脳の大きさの性差はそれよりもかなり早く現れ

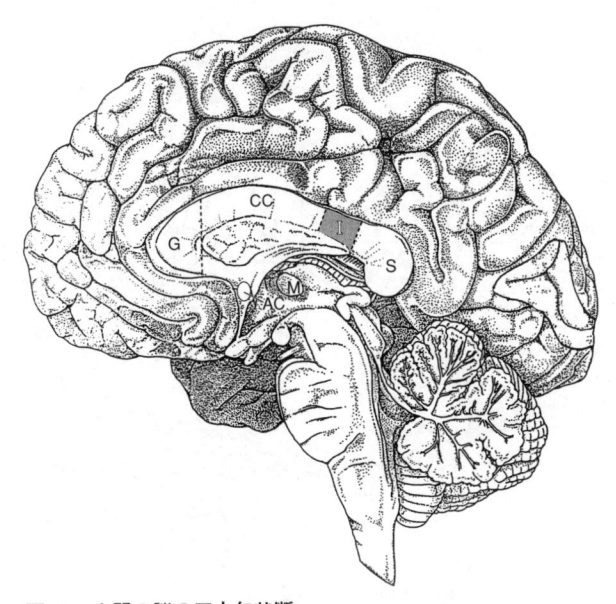

図 67　人間の脳の正中矢状断
AC：前交連, CC：脳梁, G：膝, I：峡, M：中間質, S：膨大

る。
　中間質(massa intermedia*)は性差が最も早く観察された脳の部位の1つである。中間質とは視床(thalamus*)(図67を参照)の右半分と左半分を連絡する組織の束である。人間の脳では常にみられるとはかぎらず，男性では女性と比較して中間質がみられないことが多い(Lansdell & Davie, 1972)。さらに，中間質がある場合にみられる特定の言語技能と空間技能のパターンが存在する可能性も考えられる。横断面も男性より女性が大きいようである。皮質下の核でも性差が認められた。視床下部の前部(視索前野や間質核)では，核の大きさが男性は女性の約2倍で，細胞の数も2倍であることが明らかにされた(Allen et al, 1989)。ラットでは，視索前野の発達は早期の段階で性腺刺激ホルモンの影響を受け，雌雄両者の性行動と内分泌機能の神経支配の調整に関与していた(Gorski et al, 1978)。最近では，同性愛の男性では異性愛の男性と比較して視床下部前部の間質核の1つが小さいという報告がなされた(LeVay, 1991)。これには議論はあるが，性的志向の起源に関する脳の性的分化の役割について重要な示唆を与えた。
　脳梁(corpus callosum*)は男女間で大きさと形態に差異がある可能性が高いとしてかなり注目を浴びた部位である。脳梁は右側の皮質と左側の皮質を連絡する半球間の主要な交連線維である(図67を参照)。20世紀初頭に行われた大規模研究では，正中矢状断の脳梁の面積は女性より男性が大きいことが明らかにされた。脳全体の大きさも男性が大きいために，男性が大きい部分があっても驚くにあたらない。しかし，約10年前，14の脳の標本を検討した研究では，脳梁の後方の球状の領域〔脳梁膨大(splenium*)，図67を参照〕は面積も最大幅も男性より女性が大きかった(de Lacoste-Utamsing & Holloway, 1982)。この知見は多くの神経科学者の関心をひいた。なぜなら，女性は男性と比較して認知機能が両半球に表現されていることと適合するように思われたからである。その後多数の研究が行われたが，現在のところこの結果は追試によって確認されていない。ほとんどの報告で，脳梁膨大は男性のほうが大きかった(Witelson, 1989など)。しかし，女性の脳梁膨大はやや大きいと考えられる。脳梁膨大の面積を脳梁全体の面積との比で表すと，女性の数値が微妙に大きい(統計学的には有意ではないが)ことを示す研究がいくつかある。これら多数の研究については Clarke らが詳しい総説を書いている(Clarke et al, 1989)。
　脳梁はいくつかの部位に分けられるが，それ

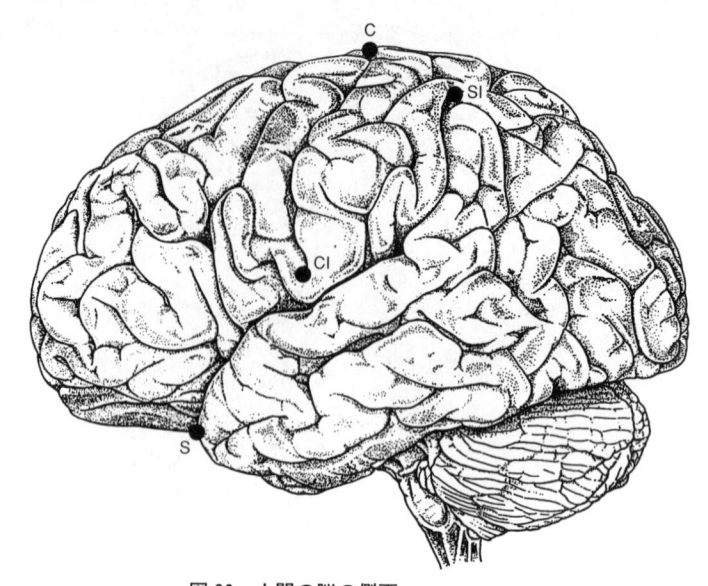

図 68　人間の脳の側面
S-S1：シルヴィウス裂　C-C1：中心溝

それが連絡する皮質領域に関して部位的対応をする。例えば，脳梁膨大部の軸索は主として後頭葉皮質側頭葉下部皮質(視覚野)に始まり，同部位に終わる。脳梁膝(前部，図67を参照)は前頭前野間の連絡を担う。脳梁峡部と呼ばれる部位では性差がある(図67を参照)が，この部分の軸索は主として側頭葉(temporal lobe*)上部と頭頂葉(parietal lobe*)後部皮質に投射する。これらの部分は，2つの半球に非対称的に表現される言語機能と視空間機能に関係する。脳梁峡部の面積は男性よりも女性が大きいことが脳の剖検とMRIの研究によって明らかにされた。この結果から，脳梁全体の大きさは男性が大きいが，脳梁峡部は女性が大きいと考えられる。

このことが機能に対してもつ意味はいまだに解明されていないが，いくつかの仮説が提唱されている。脳梁峡部の大きさの性差の問題は，利き手(handedness*)の効果との間の交互作用が明らかにされたことで，複雑になった。男性では一貫して右利きの人が時に左手を使う人よりも脳梁峡部の大きさが小さいことがいくつかの研究で示された。女性では右利きと左利きで脳梁峡部の大きさに差は認められていない。右利きの男性と比較し女性全体と左利きの男性の脳梁峡部が大きいことと言語機能と運動機能の両半球への表現の程度との間に因果関係がある

と考えられる。同様に，他の部位の解剖学的構造，例えば外側裂，すなわちシルヴィウス裂(sylvian fissure*)の中心後方部(図68を参照)とこれに関連した側頭平面(planum temporale*)のような皮質領域と利き手との関連があるのも男性のみである(Witelson & Kigar, 1992)。これらの結果は，運動プログラミング(利き手を含む)に関連する解剖学的基盤が男と女では異なることを示唆する。ある1つの脳部位が男と女で異なる機能を司るとすれば，ほかにも異なる機能を司る部位が発見されるはずである。構造と機能との関連でこのような性差の仮説は，女性では男性と比較し，言語機能や行為遂行(運動)機能が左前頭葉に局在し，男性では左半球の前方と後方のより広い範囲に表現されるという神経心理学的知見と一致する。機能的画像研究でも脳の活性化のパターンで性差がみられる。

小さい交連である前交連(図67を参照)でも性差がみられ，男性よりも女性が大きいとされている(Allen et al, 1991)。興味深いことに，脳梁峡部と前交連はいずれも左右の側頭部領域を連絡する。また同性愛の男性では異性愛の男性と比較し，これらの部位が大きいことも知られている。

脳梁の大きさと加齢(aging*)に関する性差の報告がある。男性では脳梁の総面積は暦年齢

が進行するに従い減少するが，女性では少なくとも70歳までは減少はみられない(Witelson et al, 1994)。同様の男女差が前頭葉と側頭葉でもみられた(Cowell et al, 1994)。これらの知見は，脳梁の変化が認知機能の変化の指標となるのか，加齢に伴う認知機能の変化に男女差があるのかという問いを提起した。

肉眼上の差異が組織学上の差異を反映している可能性もある。ごく最近，側頭平面の細胞密度に性差があることが明らかにされた。女性が男性よりも1容積単位当たりのニューロン数が多いことが判明した(Witelson et al, 1994)。これは単に小さな容積に同等数の細胞が詰め込まれていたことだけが原因ではないようである。性差は特定の皮質層すなわち第II層と第IV層でみられる。第II層と第IV層はいずれも入力層で視床からの感覚入力を受け取る。この組織学的な差異と機能との関連性は現在のところ明らかではない。脳の発達と機能における性ホルモンの役割，神経生物学的要因の性差と認知との関連についての研究は行動にみられる性差の起源を解明する手助けになるであろう。

【文献】

Allen, L. S., Hines, M., Shryne, J. E., & Gorski, R. A. (1989). Two sexually dimorphic cell groups in the human brain. *Journal of Neuroscience*, *9*, 497–506.

Clarke, S., Kraftsik, R., Van der Loos, H., & Innocenti, G. M. (1989). Forms and measures of adult and developing human corpus callosum: is there sexual dimorphism? *Journal of Comparative Neurology*, *280*, 213–30.

Cowell, P. E., Turetsky, B. I., Gur, R. C., Grossman, R. I., Shtasel, D. L., & Gur, R. E. (1994). Sex differences in aging of the human frontal and temporal lobes. *Journal of Neuroscience*, *14*, 4748–55.

de Lacoste-Utamsing C., & Holloway, R. L. (1982). Sexual dimorphism in the human corpus callosum. *Science*, *216*, 1431–2.

Gorski, R. A., Gordon, J. H., Shryne, J. E., & Southam, A. M. (1978). Evidence for a morphological sex difference within the medial preoptic area of the rat brain. *Brain Research*, *148*, 333–46.

Halpern, D. F. (1992). *Sex differences in cognitive abilities*, 2nd edn (Chapter 3). Hillsdale, NJ: Erlbaum.

Hampson, E., & Kimura, D. (1988). Reciprocal effects of hormonal fluctuations on human motor and perceptual-spatial skills. *Behavioral Neuroscience*, *102*, 456–9.

Harris, L. J. (1978). Sex differences in spatial ability: possible environmental, genetic, and neurological factors. In M. Kinsbourne (Ed.), *Asymmetrical function of the brain* (pp. 405–522). New York: Raven.

Hines, M. (1993). Hormonal and neural correlates of sex-typed behavioral development in human beings. In M. Haug, R. E. Whalen, C. Aron, & K. L. Olsen (Eds), *The development of sex differences and similarities in behavior* (pp. 131–49). London: Kluwer.

Hittelman, J. H., & Dickes, R. (1979). Sex differences in neonatal eye contact time. *Merrill Palmer Quarterly*, *25*, 171–84.

Kimura, D. (1987). Are men's and women's brains really different? *Canadian Psychology*, *28*, 133–47.

Lansdell, H., & Davie, J. C. (1972). Massa intermedia: possible relation to intelligence. *Neuropsychologia*, *10*, 207–10.

LeVay, S. (1991). A difference in hypothalamic structure between heterosexual and homosexual men. *Science*, *253*, 1034–7.

Maccoby, E. E., & Jacklin, C. N. (1974). *The psychology of sex differences*. Stanford, CA: Stanford University Press.

McGlone, J. (1980). Sex differences in human brain asymmetry: a critical survey. *Behavioral and Brain Sciences*, *3*, 215–27.

Williams, C. L., & Meck, W. H. (1991). The organizational effects of gonadal steroids on sexually dimorphic spatial ability. *Psychoneuroendocrinology*, *16*, 155–76.

Witelson, S. F. (1987). Neurobiological aspects of language in children. *Child Development*, *58*, 653–88.

Witelson, S. F. (1989). Hand and sex differences in the isthmus and genu of the human corpus callosum: a postmortem morphological study. *Brain*, *112*, 799–835.

Witelson, S. F. (1991). Sex differences in neuroanatomical changes with aging. *New England Journal of Medicine* (letter), *325*, 211–12.

Witelson, S. F., Glezer, I. I., & Kigar, D. L. (1995). Women have greater numerical density of neurons in posterior temporal cortex. *Journal of Neuroscience*, *15*, 3418–28.

Witelson, S. F., & Kigar, D. L. (1992). Sylvian fissure morphology and asymmetry in men and women: bilateral differences in relation to handedness in men. *Journal of Comparative Neurology*, *323*, 326–40.

Sandra F. Witelson

sexuality　性行動

性行動が男女の生活のなかで重要な位置を占めるのときわめて対照的に，神経心理学の領域では比較的この分野の報告は乏しい。これは，科学者が関心を主として性行動の再生機能とそれに関連するホルモンの変化に向けてきたためである。薬理学，内分泌学や心理学，陰萎，不感症，同性愛指向，性欲倒錯症などの性行動の異常の社会学に関する多くのデータが集積されたが，これらについてはここではふれない。しかし最近，性ホルモンが認知機能を変化させるかについての理解が進歩し，これらの研究は性差に対しとくに考察を加えてきた。Charcot が報告したヒステリー大発作は現在では時代遅れであるとしても，フロイト的精神病理における性の役割を含め，多くの精神疾患は性行動に関連している。しかし，男女の性行動の特殊な障害に関する脳病変や局所的機能不全の役割についてほとんどわかっていない。

視床下部

いわゆる性中枢は視床下部内に位置する。この証拠は多くの異なった実験的接近法から得られた。脳の破壊や電気生理学的刺激の効果の観察，性行動に関連したさまざまな状況下における電気生理学的な記録と形態学，生化学などである。

動物の破壊研究は内側視索前野（視床下部前方に向けて）が雄の性行動に重要な役割を果たすことが明らかにされ，破壊によって雌との交尾行動が減少あるいは停止する。この反応は明らかに性衝動とは別で，このような手術をしたサルは自慰を続け，とくに手術にエストロゲン療法が加わると，しばしば脊椎前彎のような「**雌特有の**」行動の増強を示す。

予想されるように，反対の操作すなわち雄で同じ領域に電気刺激を加えると雌が発情しているかぎり，雄と雌の交尾行動は行われる。雌が発情していない場合は，雄を刺激しても効果がない。このことは内側視索前野は動物の性的状態の受容を担い，雌からの信号に対する感受性を高めることを示す。

内側視索前野と他の脳部位との間の情報の伝達に関してはほとんどわからない。骨盤を突き出すのに必要な随意運動を行うためには大脳皮質の運動領域が，また勃起など性的反射のためには脳幹(brain stem*)の下位中枢が必要であるように，射精に重要な役割を果たすとされる背内側核に情報が集束することは明らかである。

内側視索前野は嗅覚系からの入力情報を受け，性行動における嗅覚の重要性を保証し，扁桃体を経由する大脳皮質からの入力によって，おそらく性的覚醒状態に影響するその他の感覚を仲介する。電気生理学的実験で，例えば視覚皮質の一部のニューロンが動物は顔を見ているときに放電し，このうちのいくつかは1つの特定の顔にしか反応しないことが明らかにされた。このような知見から，このニューロンの活性化が相手あるいは相手になりうる対象が引き起こす性的覚醒を仲介すると考えられる。内側視索前野はニューロンによる連絡のほかに，性ホルモンの影響を受け，エストロゲン受容体密度とアロマターゼ活性（アンドロゲンをエストロゲンに転換する酵素）とアンドロゲン受容体密度が脳の他の領域より高いことが示された。

性行動におけるアンドロゲンの役割が去勢実験で明らかにされ，雄の性衝動が内側視索前ニューロンの電気生理学的な活性の低下に平行して低下する。内側視索前野にテストステロンを直接与えるとマウンティング（馬乗り姿勢）を回復した。ニューロンに対する性ホルモンの働きは他の細胞に対してと同様，遺伝子表現の修飾に関与する。影響を受けた遺伝子には酵素と神経伝達物質に対する多数の符合が含まれていた。このようにステロイド活性によってニューロンの静止時活性と入力信号に対する反応性が変化する。

テストステロンの影響は，雄が雌よりも雄に特異的な性行動を示す第一の理由を示した。2番目の理由は内側視索前野の大きさに雄と雌の間で違いがあることである。この領域は性的に雌雄2形で，平均して雌より雄で大きな核を少なくとも1つ含み，前視床下部の第2，第3間質核，とくに後者は約3倍の性差がみられた。

雄と雌の性行動の相異の第三の理由は電顕による検討で明らかにされ，内側視索前野のニューロン間のシナプスの大きさと位置に性に関連する差があり，免疫化学法による検討でもいくつかの神経伝達物質の分布に差があることが明らかにされた。

内側視索前野に近い第二の視床下部核，すなわち腹内側核が雌に一般的な性行動に深く関与しているようである。この核の機能は性的なものに限定されるのではなく，摂食行動の制御にも関係するが，核内の腹外側部はより特異的に性と関係している。しかし，この核に内側視索前野にみられるのと同じような雌雄2形が存在する証拠はない。

雌の性衝動はエストロゲンとプロゲステロンより，副腎から遊離するテストステロンの活性

と，雄の接近行動に影響する雌から送られる嗅覚信号に著しく依存しているようである。これらのさまざまなタイプの情報が多くあるが，性機能の視床下部の制御レベルは明らかにされておらず，単純な行動の低次元の発現器として作用するのか，性的感情を生み出すのか明らかではない。動物実験では，性的感情に関し動物に問うことができないので，この問題に十分焦点を当てることができない。1960年代に西独で病的・社会病理的な性行動の治療を目的として内側核に損傷を与えた人からある程度の情報が得られた。男性は性行動と性欲の全体的な消失を訴え，視床下部が性的感情の発生に重要な役割を果たすことを示した。アンドロゲン遮断薬による治療後の観察で同じ効果が得られたが，アンドロゲン受容体が比較的どこにも存在するので，この種の実験から出された結論は明確ではない。

全体を解釈するにあたって，視床下部と皮質間には2方向性の情報の流れがあり，これが嗅覚入力，生殖器からの感覚入力と循環する性ホルモンと作用し合い，内側視索前核と腹内側核内のニューロンの活動レベルを調整していることに留意することが重要である。次にこれらのニューロンが脳幹と脊髄に信号を送り，性の機序に影響を与えるほか，皮質に信号を送り，扁桃体など別の組織を含む可能性もある皮質-視床下部-皮質回路で複雑な性行動に影響すると考えられる。

扁桃体

患者の扁桃体に電気刺激を与えると，電極の部位によって勃起の誘発や抑制が起こる。動物実験では扁桃体が情動と社会行動に関係することが明らかにされたが，性行動に関しデータに一貫性がない。攻撃的行動を起こす患者，運動過多の小児で神経外科的に扁桃体の一部を破壊しても，明らかな性的機能不全は起こらない。両側の扁桃体の完全な破壊を起こすウルバッハ・ヴィーテ病の患者の最近の観察から，脳のこの領域は顔の情動表現の認知に特別な役割を果たし，性行動への影響はないようである。

中隔

明らかだがまれに中隔病変で性行動亢進が起こる。脳室腹膜シャント設置中の持続した中隔損傷によって著しく性行動が亢進した2症例が報告された。これらの観察は，齧歯類での実験と併せ，中隔が性行動に対して抑制作用をもつことを示す。逆に，定位脳探索手術を受けた患者で中隔を電気的に刺激すると性喚起，まれにオルガスムが生じた。この環元主義者によれば，オルガスムは「**反射性てんかん**」とも考えられる。事実，絶頂時に中隔から棘徐波の放電が持続して記録された。

側頭葉

側頭葉前部の切除によってクリューヴァー・ビューシー症候群 (Klüver-Bucy syndrome*) が起こる。側頭葉を切除したサルは，社会的・情動的行動で著明な変化を示した。術前は凶暴であった動物がおとなしく，飼い慣らされたようになり，人間を恐れなくなった。従順になり，他のサルに襲われても反応しなかった。性的行動と摂食行動も漫画的で度を過ぎた不適切なものとなり，食べられる物でも食べられない物でも手の届く物は何でも食べようとし，性行動に最もふさわしくない対象に対して不適当な性的傾向を示した。この状態はサルが視覚刺激を正確に解釈することができないことから「**精神盲**」と呼ばれた。

成人男性のクリューヴァー・ビューシー症候群の特徴は，精神盲，感情鈍麻，過度の変態，過度の口向性，食欲の異常亢進，性行動の変化である。通常は神経変性疾患に伴ってみられ，例外的に，非アルツハイマー型の前頭葉変性症に伴うが，多くの場合は確定診断されたアルツハイマー病に伴い，海馬傍回の大型ニューロンが著しく失われる。小児のクリューヴァー・ビューシー症候群は，ほぼ例外なく急性の両側側頭葉損傷や機能不全に伴う。

前頭葉

前頭葉損傷を有する患者では性行動の減少と陰萎を伴うことが多い。性的脱抑制がみられる場合は，実際に行動するよりも，むしろ猥褻な言葉や恥心の欠如による場合が多い。側頭葉損傷にみられる性機能障害が軽犯罪行為に及ぶのと比較すると，前頭葉損傷に伴う性的症状はほとんど例外はなく倫理的態度に関係している。有名な症例は，フィネアス・P.ゲイジ (Phineas P. Gage) の場合で，勇敢で働き者であった主任の彼が，金属棒で前頭葉が破壊されたために，堕落した子供のようで，わがままで，敬意に欠け，好色になった。前頭前皮質病変あるいは離断の例で，無感症や性的情動の欠如を示す所見とは対照的に，前頭葉皮質損傷後に性的好みが変化し，性欲過多を示した例が報告された。

性行動におけるさまざまな脳領域の役割に関するもう1つ別のアプローチが，まれな性発作の観察から試みられた。これには2つの異なった発作群がみられる。第一群は性器領域の異常感覚による一側性の感覚症状を特徴とするもの

で，時に過度の性的欲求や色情症を呈するが，持続性の勃起が性器感覚に伴うのは例外的である．脳波上，鋭徐波-棘波活動が一側性に頭頂葉領域に局在する．

第二の発作型は，あまり系統的ではない．発作の性的要素は次のように分析できる．①全般発作で間脳機能不全を示すもので，とくに持続勃起などの発作性症状を伴うのは例外である，②大脳半球円蓋部(傍中心小葉の感覚皮質)起源の発作で，性器に異常感覚を伴う発作性の色情症を症状とする，③側頭葉起源の発作で，性行動亢進型の一過性ないしは持続性の性的症状を伴う．持続勃起，色情症や露出症がみられ，大脳鎌周辺領域，扁桃体，海馬回病変に伴う．性的症状が精神運動発作に伴うか，続いて生じる場合がある．側頭葉てんかん患者で発作間欠期に性行動低下の報告がある．側頭葉発作を有する患者で一側側頭葉切除に続いて，それまで低下していた患者の性的適応に改善がみられる．側頭葉発作に伴う異常な性行動のいくつかの報告が，フェティシズムや服装倒錯症，露出症を示した．発作中に絶頂感を伴い性交の動作を表現する患者もいる．Currier ら(1971)が述べたように次の点に注意する必要がある．

「観察例でも性的行為が適切で目的にかなっているのは1例もない．したがって，強姦のような性行為では，発作や発作活動が法律上その行為の説明として用いられることはないようである．疾走てんかんが100ヤード短距離走と異なるように発作による性行為は適切な性機能とは異なる．」

側頭葉発作の患者の性行動についてはよく分析されている．そのほとんどは性的欲求の消失，性的夢想と性器の興奮性の減少を伴った性行動の低下を示す．これらの患者にはクリューヴァー・ビューシー症候群と逆の症候がみられた．

性行動の障害を有する上記以外の数少ない脳疾患のうち，とくにクライネ・レヴィン症候群(Kleine-Levin syndrome*)に注目する必要がある．これはまれで，おそらく実際よりも低く評価された症候群である．本症は次の三徴の周期的発作を特徴とする．過眠，摂食過多と性行動亢進のような植物性機能障害，意識レベルと情動制御にみられる精神病理的変化である．少年と10～20歳の青年に多い．自然な寛解と再発の傾向があり，経過後大分たって病気は「消失する」．病因は不明だが，視床下部の機能不全を示すと考えられる．日中，初期睡眠相に疾患特異的な所見はみられない．中枢性刺激薬が過眠に有効であるとの報告がある．診断は臨床像にもとづき行われる．しばしば診断がつくまでに長期間を要し，診断がつかない症例もある．

正常な性行動と脳

人間の性行動の機能的解剖については，主として人間に対し侵襲的な実験が許されないために不明であった．特定の認識される刺激の提示に先行して何秒間か脳波上に観察される予期波の増強が異性の肖像を呈示する前にみられる．右利きの患者の脳波記録で視覚的に色情的な刺激に反応し右半球が広く活性化された．右側頭葉の賦活は歪力計で測定したペニスの腫脹度と相関していた．レム睡眠中のペニスの勃起は主に劣性半球の賦活を伴うことに注目すべきである．

オルガスムを得ている間は劣位の脳波は徐波化と振幅の増大を示した．この効果は自慰行為に使われる手とは無関係である．単一光子断層撮影(SPECT)を用いて健康で右利きの異性愛男性がオルガスムに達している間に局所脳血流量が測定された．その結果，オルガスム時には右前頭前皮質を除く全皮質領域で脳血流量が低下し，右前頭前皮質では脳血流量が有意に増加していた．

性的覚醒の心理的制御は性研究の主要な対象である．この点に関する臨床への適用は，とくに paraplulias と陰萎の治療に有効である．研究が示すところによると，性行動を変えるのに心像を利用することができる．とくに想像による刺激呈示が性機能を変化させるのに有効であった．性的逸脱に関して性的夢想やオペラント条件づけ技術を用いたさまざまな治療が報告された．しかし，多くの研究は自慰的な夢想に関するものであるため，パートナーとの性的接触による性的夢想の役割が実験的に報告されるのを待たねばならない．

同性愛

同性愛は同性のパートナーに対する性的指向の表現で，神経心理学の枠組みのなかで考察する問題とは考えられていない．とくに，「**非典型的な**」性的指向，すなわち同性のパートナーを選ぶことは，性的分化障害と区別しなければならない．後者は性的二型に結びつくもので，身体の外形のみでなくある種の行動パターン，例えば暴力的なゲーム，身体的，言語的な攻撃性，父親を模倣したゲーム，友人の選択，おてんば娘や女々しい性格などにも影響する．性的分化は性ステロイドに依存する．主として齧歯類の実験は，異形の行動すなわち同性愛はスト

レス下の母親の胎児の中でテストステロンの分泌が不十分なためであることを明らかにした。これらの報告は，性的指向は性的分化とまったく別であるとする一般的見解に挑戦するものである。

最近 Le Vay (1992) は，同性愛者と異性愛の男性で視床下部の間質核の体積差があると述べた。もう１つ別の脳構造，前交連も剖検の結果，同性愛者の男性は異性愛の男女に比べ大きいことを明らかにした。男女の性と性的志向に関する解剖学的相異は Allen と Gorski (1992) は，同性愛者男性，異性愛者男性と異性愛者女性にみられる認知機能と脳の側性化の基礎になっていると考えた。偶発的な遺伝子変化に連関した予備的な結果は，男性同性愛者の生物学的要因の「理論」を支持した。遺伝子と神経解剖学的特徴が性的指向と関連することが判明したとしても，因果関係の証明にはほど遠い状態である。他のモデルでは，気性や性格的な特徴と家庭や社会環境との相互作用が個人の性行動の発現を促すと考えている。このような心的特徴は遺伝するかホルモンの影響を受けると考えられることから，遺伝子もホルモンもそれ自体が直接的な指向に影響を与えずに，同性愛が遺伝することも考えられる。

脳には，人間の性行動に関し「未知の分野」が依然として多く残されている。単純な観察から，性行動は第１に脳に由来し，欲望と夢想は心臓や生殖器にではなく，頭脳に宿ることが理解される。PETやSPECTのような新しい機能的画像法を用いることによって，性活動に関連して脳を研究することができる。しかし，性と愛は科学的事実の味気ない光に照らされるより，神秘的な詩の響きのなかでこそ了解される主題であり続けるであろう。

【文献】

Adolphs, R., Tranel, D., Damasio, H., & Damasio A. (1994). Impaired recognition in facial expressions following bilateral damage to the human amygdala. *Nature*, 972, 669–72.

Allen, L. S., & Gorski, R. A. (1992). Sexual orientation and the size of the anterior commissure in the human brain. *Proceedings of the National Academy of Sciences of the United States of America*, 89, 7199–202.

Currier, R. D., Little, S. C., Suess, J. F., & Andy, O. J. (1971). Sexual seizure. *Archives of Neurology* 25, 260–4.

Heath, R. G. (1972). Pleasure and brain activity in man: deep and surface electroencephalograms during orgasm. *Journal of Nervous and Mental Diseases*, 154, 3–18.

Le Vay, D. S. (1993). *The sexual brain*. Cambridge, MA: MIT Press.

Vincent, J. D. (1990). *Biology of the emotions*. Oxford: Blackwell.

J. D. Vincent

shaft vision　トンネル・ヴィジョン

バリント症候群(Bálint's syndrome*)の主要症状の１つ。主に周辺視野の視覚性注意が障害され，有効視野の狭窄が起こる。これは患者が視覚環境に注意を集中したときのみに起こる現象で，標準的な視野検査では検出されない。

sham rage　見かけの怒り

持続性の病的な怒りで，除皮質動物(大脳皮質が除去されてる)でみられる。怒りの誘因となる刺激がないのに激しい怒り行動が起こる。視床下部(hypothalamus*)の尾側が中隔領域からの入力とともにこの反応を仲介する。人間では攻撃的行動を改善する外科手術として中隔領域の破壊が行われた。

sign language　手話言語(身振り語)

話すことができない人同士で行われる身ぶりによる伝達手段。北米で広く用いられる型はAmeslan (American Sign Language)で，英国で用いられているものは British Sign Language (BSL) であるが，世界の他の地域では別のものが用いられる。失語症患者の治療としても使われているが，わずかな成果しかあげていない〔失語(aphasia*)の項を参照〕。

simultanagnosia　同時失認(視覚性同時認知障害)

同時失認は1909年の Bálint によって初めて報告されたもので，視知覚の狭小化が疑われた両側後頭葉前部の皮質病変の患者に関するものであった。この患者は１つの物品(その大きさにかかわらず)を１度に見ることは難しくなかったが，２つ以上の物品を同時に認知することがまったくできず，Bálint は視覚性注意の制限があるのではないかと考えた。Bálint の患者は１度に１つの対象だけしか認知できないだけでなく，眼球運動にも重度の障害があり，１つの対象から他の対象に円滑に眼球を動かすことができなかった。Bálint の患者は両側病変例であるが，同様の症状は一側病変でも起こる。Kinsbourne と Warrington (1962, 1963)は左一

側病変による4症例について報告した。病巣は全例Bálintの症例より後方(後頭葉)であった。4例とも読字が困難で,速度が遅く誤りがちであった。彼らはまた複雑な絵画の内容について話すことができず,絵画を構成する部分部分で処理しているようで,描かれている状況の「意味」をとらえることができなかった。例えば,ある患者は絵画中の人物について話すことはできたが,少年たちの1人が窓を壊したことや婦人に折檻されていることがわからなかった。

Farah(1990)は,同時失認にはさまざまなタイプがあると述べ,同時失認を背側型同時失認と腹側型同時失認に分類した。背側型同時失認は両側の後頭葉と(または)頭頂葉病変で起こり,腹側型同時失認は左側頭-後頭葉病変で起こる。Farahによれば,背側型同時失認も腹側型同時失認も単一の対象は認知できるが,2つ以上の対象があると障害が明らかとなる。背側型同時失認の患者は注意を向けていない物品はまったく見えず,そのため日常生活に非常な困難が生じる(物にぶつかる傾向があった)。一方,腹側型同時失認では日常生活上はなんら困難はないようにみえ,多数の視覚対象を**見る**ことはできるが,**認知する**ことができない。しかし,背側型同時失認の患者は,明らかに「**見えていない**」刺激を高度のレベルで処理することを示唆するケースもある(たとえその過程が意識にのぼらなくとも)。CoslettとSaffran(1991)は,彼らの患者が2つの言葉を見たとき,なんらかの関連がある言葉の組合わせが,無関係な組合わせよりも認知しやすいことを述べた。例えば,複合語として結合できる言葉の組合わせ(例えばNewsとPaper)や,互いに関連した言葉の組合わせ(例えばHotとCold)の場合である。

多様な同時失認を分類する試みは時期尚早であろう。報告例が少なく,しかも多くの場合,視覚機能の評価が十分になされていない。分類可能なように思われるが,さらに多くの症例が報告され,同一かつ詳細な検査が行われるまでは推論するのは得策ではない。背側型・腹側型同時失認が2つの異なる症候群を構成することも,腹側型同時失認が単に背側型同時失認の軽症型であることも否定できない。

初期の研究者は,同時失認患者でみられる障害は異常眼球運動や視野の障害によるものと考えた。Bay(1953)は同時失認の障害の本質を「**トンネル・ヴィジョン**」(shaft vision*),すなわち患者が視野全体を探索することの障害であると考えた。Bayは,患者は始めは対象を全体として知覚することができるが,見続けると対象が分裂したようにみえ,患者はただ1つの断片しか知覚できないと述べた。Bayは,これは「**傍中心領域で病的に増加した局所的順応の分布**」によって起こると考えた。患者が対象を見続けると,傍中心領域の局所的な順応が増加し,トンネル・ヴィジョンが生じる。この論理に従うと,大きい対象を見る能力と小さい対象を見る能力には差があることが予想される(大きい対象は相対的に不利となる)。しかし,そうではないように思われる。つまり大きい対象も小さい対象と見えかたは同じである。さらに,CoslettとSaffran(1991)やHumphreysとPrice(1994)は,同時失認患者には視眼が十分保たれている例があることを(患者が周辺視野に呈示された刺激を見つけられることから)明らかにした。

視野障害の点からは障害を説明できなくとも,眼球運動障害によって説明できる(少なくとも同時失認のなかのある症例については)。1963年にLuriaは両側後頭葉病変の患者を報告し,暗いところで単一の光源をとらえて固視する能力のような追跡運動は正常であるが,ある点から他の点への視線を移動する能力が重度に障害され,眼球運動が「**無秩序**」になると報告した。しかし,これもすべての症例に当てはまるわけではない。CoslettとSaffranの症例は,視野と眼球運動はともに正常で,刺激に反応して視線を移動させることができた。眼球運動障害の報告は一側病変例と関連があると考えられる。例えばLevineとCalvanio(1978)は,眼球運動の範囲と追跡運動は正常だが,右視野で対象を追跡することが困難で,接近する対象への輻輳が十分ではない症例を報告した。

視野障害と眼球運動障害では同時失認が起こるすべての症例の異常を説明することはできないので,視覚処理過程の別の障害の存在が示唆された。同時失認では背側型も腹側型も視覚刺激の処理速度に異常があるようにみえる。KinsbourneとWarrington(1962)やLevineとCalvanio(1978)は,一側病変例では,2つあるいはそれ以上の対象を見出す際に単一の刺激に比較して処理速度が異常に遅いことを明らかにした。さらに最近では,HumphreysとPrice(1994)が2例を報告し,単一の対象を処理する際にも速度に障害があることを明らかにした。患者は刺激時間に制限がないときには認知が正常であったが,刺激提示時間が短縮したとき(1例500msecまで,他の1例は100msecまで)には2例ともに障害がみられた。これらの結

果，同時失認の患者は刺激処理速度が正常ではないことを示した。

視覚処理速度に関する問題に加えて，基本的な視覚処理自体も障害されていた。HumphreysとPrice(1994)は2つの絵を重ねて呈示したり(たとえそれらの色が異なっていても)，マスク(多数の点による格子で覆う)を加えると認知が不十分になることを示した。これらの患者では，細分化した図形の認知に障害があるようである。CoslettとSaffran(1991)は，彼らの同時失認の患者では単一の対象を見出す能力は保たれていると述べた。彼らの患者は視覚探索課題において**探索の正確さの点で**対照者と同程度の成績を示した。CoslettとSaffranの課題は干渉的要素のなかから目標とする線を見つけ出す能力に関連するものであった。HumphreysとPrice(1994)は2人の同時失認の患者に一連の広範囲な視覚探索課題を行った。その結果，患者は画面上に平行に並べ明瞭に色彩された指標を見つけることはできたが，年齢を一致させた対照者と比較し処理速度が遅かった。さらに色や大きさがややはっきりしない指標の探索や，形だけで規定された指標の探索に障害がみられた。HumphreysとPriceは，2人の患者にみられた同時失認の根底には，この対象識別の要素的障害があると考えた。

Bálintの同時失認の最初の報告以来，注意障害に関するいくつかの型が提唱された。Luria(1966)は1949年のPavlovの説を評価した。Pavlovは，病巣があることによって大脳皮質の機能が弱まると考えた。1つの刺激を処理する過程の効果は他の皮質領域に対し抑制的に働き，その時同時に他の刺激を処理することができない。Luriaは行為に対するカフェインの影響を調査した1959年の検査にこの理論を適用した(カフェインは皮質の全般的な緊張状態，すなわち全般的覚醒に影響すると仮定した)。カフェイン注射の後の患者についてLuriaは次のように述べた。

> 突然すべてが彼にとって「**明るい光**」のなかにいるように思われ，新たな直接的な方法で，通常では彼にはかなり困難な多くの課題を達成できた。これらの変化は注射の15～20分後に顕在化し，30～35分で最大レベルに達した。その後，徐々に減退し，1～1時間半後には元のレベルに戻った(p. 447)。

注意の問題への最近の説明はHumphreysとRiddoch(1992)によって提唱された。彼らは，同時失認の患者では注意のネットワークのどの成分が障害されているかによって，基盤となる注意障害が異なるのではないかと考えた。少なくとも3つの成分が確認されている。注意を現在のその位置に維持する能力，情報源となる適切な刺激に注意を向ける能力，自発的に新しい位置に注意を向ける能力の3つである。これらの成分は相互に抑制し合う。HumphreysとRiddochは，2人の同時失認の患者の行為を2つの課題，すなわち手がかり課題と視覚選択課題で評価した。1人の患者では，注意を向ける能力は障害されていたが，多数の目標(とくに目標がそれぞれ接近しているとき)を見つける能力は比較的保たれていた。もう1人の患者では逆のパターンがみられた。HumphreysとRiddochは，1人の患者は注意機構のうちの方向探索成分の障害，もう1人の患者では視覚性注意の固執による問題としてとらえた。

同時失認の患者の報告例は比較的まれであり，基盤にある障害についての意見の一致はいまだに得られていない。今後の詳細な症例検討によって，同時失認の病態は明らかになるであろう。

【文献】

Bálint, R. (1909). Seelenlähmung des "Schauens", optische Ataxie, räumliche Störung der Aufmerksamkeit. *Monatschrift für Psychiatrie und Neurologie, 25*, 5–81.

Bay, E. (1953). Disturbances of visual perception and their examination. *Brain, 76*, 515–51.

Coslett, H. B., & Saffran, E. (1991). Simultanagnosia: to see but not two see. *Brain, 114*, 1523–45.

Farah, M. J. (1990). *Visual agnosia*. Cambridge: Cambridge University Press.

Humphreys, G. W., & Price, C. J. (1994). Visual feature discrimination in simultanagnosia: a study of two cases. *Cognitive Neuropsychology, 11*, 393–434.

Humphreys, G. W., & Riddoch, M. J. (1992). Interactions between object and pace systems revealed through neuropsychology. In D. E. Meyer & S. Kornblum (Eds), *Attention and Performance XIV: Synergies in experimental psychology, artificial intelligence and cognitive science*, (pp. 143–62). Cambridge, MA: MIT Press.

Kinsbourne, M., & Warrington, E. K. (1962). A disorder of simultaneous form perception. *Brain, 85*, 461–86.

Kinsbourne, M., & Warrington, E. K. (1963). Limited visual form perception. *Brain, 86*, 697–705.

Levine, D. L., & Calvanio, R. (1978). A study of

the visual defect in verbal alexia-simultan-agnosia. *Brain*, *101*, 65–81.
Luria, A. R. (1959). Disorders of "simultaneous perception" in a case of bilateral occipito-parietal brain injury. *Brain*, *82*, 437–49.
Luria, A. R. (1966). *Higher cortical functions in man*. New York: Basic Books.
Luria, A. R., Pravdina-Vinaskkaya, E. N., & Yarbus, A. L. (1963). Disorders of ocular movement in a case of simultanagnosia. *Brain*, *86*, 219–28.

M. Jane Eriddoch

sleep 睡眠

内外からの刺激に対する閾値の上昇による無活動の状態。急速に回復することから昏睡とは区別される。

行動科学的見地からいえば、睡眠は眠る場所や姿勢を事前に選ぶことによって特徴づけられ、毎日同じ時刻に始まり、同じ時間だけ持続するものである。

睡眠は一般的な本能的行動の特質を示している。睡眠の欲求(欲望期)は睡眠そのもの(完成された行為)に先立ち、その後「**満足感**」と「**充足感**」が続く。

恒温動物や人間では2つの異なるタイプの睡眠がある。ノンレム睡眠、すなわち静かな同期性睡眠とレム睡眠(REM)、すなわち興奮型の脱同期性逆説性睡眠の2つである。

睡眠現象の神経生理学的な見地からいえば、覚醒からノンレム睡眠への移行は徐々に進む。傾眠期(ステージ1)では α 波(8〜13 c/sec)は低振幅 θ 波(4〜7 c/sec)に置き換わる。睡眠期(ステージ2)は特徴的な脳波所見で始まる。σ 紡錘波(11.5〜15 c/sec の紡錘形群発が0.5〜15秒持続する)とK複合(二相性鋭波が高電圧徐波に続く)である。高振幅 δ 波(3 c/sec 以下で75 μv 以上)出現とその増加が深睡眠期(ステージ3と4)への移行部に相当し、この段階は徐波睡眠(SWS)あるいは δ 睡眠とも呼ばれる。ポリグラフ上で急速眼球運動(REMs)と筋緊張抑制の存在が突然出現することが、レム睡眠期をステージ1ノンレム睡眠と区別する(図69)。

睡眠周期

人の睡眠はふつうノンレム睡眠で始まり、約90分後に最初の短時間のレム睡眠が続く。ノンレム睡眠とレム睡眠はその後約90分ごとに4〜6回交替を繰り返す、朝起床するまで持続する。

睡眠の最初の周期(各周期はノンレム睡眠とそれに続くレム睡眠ステージからなる)では、より深い睡眠(ステージ3と4)が多くなり、最後の周期では浅い(ステージ1と2)睡眠とレム睡眠が主体となる。

入眠に数分(2〜10分)を要し、成人の睡眠合計時間は約8時間である。

しかし、睡眠を1日5時間以内しか必要としない人や少なくとも10時間以上を必要とする人がいる。睡眠の各ステージの比率はある範囲内で一定している。すなわち平均すると浅い睡眠(ステージ1〜2)は50〜60%で、深い睡眠(ステージ3〜4)とレム睡眠は20〜25%である。早寝早起き(いわゆる「**ヒバリ型**」"larks")あるいは反対に遅寝遅起き(いわゆる「**フクロウ型**」"owls")の人もいる。若いフクロウ型の人が年とともにヒバリ型になることも多い。

睡眠と加齢

新生児では睡眠と覚醒は3〜4時間ごとに変換し、24時間中合計16時間の睡眠を取る。50%以上が興奮性睡眠(成人のレム睡眠に相当)からなる。生後3カ月で睡眠は主に夜間に行われるようになる。

生後1年で睡眠時間は急速に減少する。4歳で約10時間持続していたものが、14〜15歳では約9時間になる。年齢を重ねるとともに減少するが、非常に緩やかである。若年成人では約8時間、高齢者では約7時間である。子供は急速に入眠し、δ 睡眠が高い割合を占め、夜間覚醒が少ない点に成人との違いがある。高齢者では入眠に時間がかかり、夜間覚醒の頻度が高くて長く、さらに δ 睡眠がわずかである(**図70**)。

睡眠深度

ノンレム睡眠のステージ1〜4へと進むに従って、行動上覚醒させるために必要な刺激の強さが増加する。

レム睡眠では覚醒の閾値にばらつきがある。言語刺激では強さよりも意味のあるもの(音声の調子、言語の観念的、情動的な内容)が影響を及ぼす。

徐波睡眠からの覚醒は緩徐であり、記憶と言語に困難を伴うことが多い。レム睡眠からの覚醒は迅速で頭はすっきりし、見当識もよく、見ていた夢を想起する。

睡眠中の運動現象

睡眠中の主な運動の特徴を示す。

1) **生理的睡眠ミオクローヌス**。小さく、不規則な律動的でない非同期性の筋収縮で、覚醒中にはみられない。睡眠の各ステージにみられるが、レム睡眠時により明らかとなる。

2) **入眠期けいれん**(睡眠驚愕)。身体軸に沿い

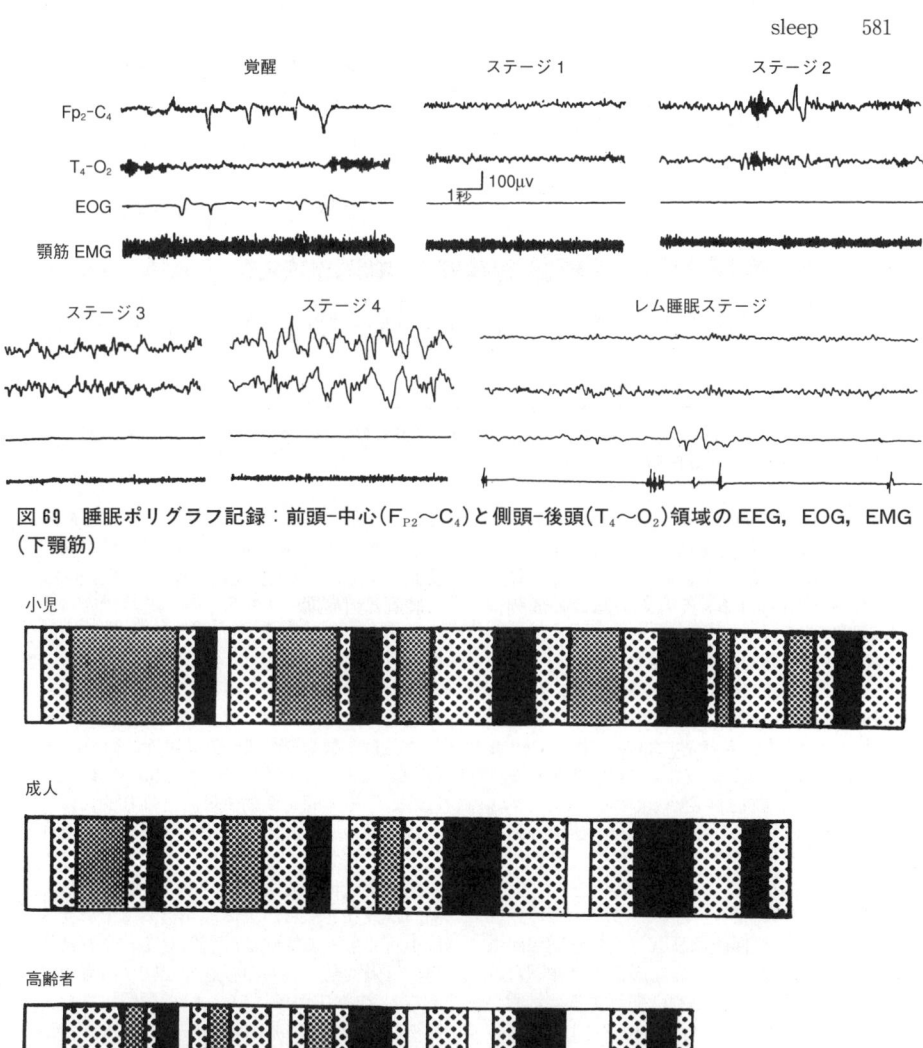

図69 睡眠ポリグラフ記録：前頭-中心（$F_{P2} \sim C_4$）と側頭-後頭（$T_4 \sim O_2$）領域の EEG, EOG, EMG（下顎筋）

図70 小児，成人，高齢者の睡眠期間と内容

近位筋に多くみられ，体幹や四肢を含む突発性の全身のけいれんである．傾眠，軽睡眠中に散発的にみられ，脳波上の覚醒，自律神経活動に関連する．入眠期けいれんは睡眠から目覚めさせ，苦痛感，いわゆる「空虚感」の原因となる．

3) **姿勢変換**．体幹四肢のゆっくりとした姿勢変換で，レム睡眠の始めと終わりに多くみられる．神経への長期間の圧迫による麻痺の防御機構と考えられる．

	覚醒	ステージ1～2e	ステージ3～4	レム睡眠ステージ

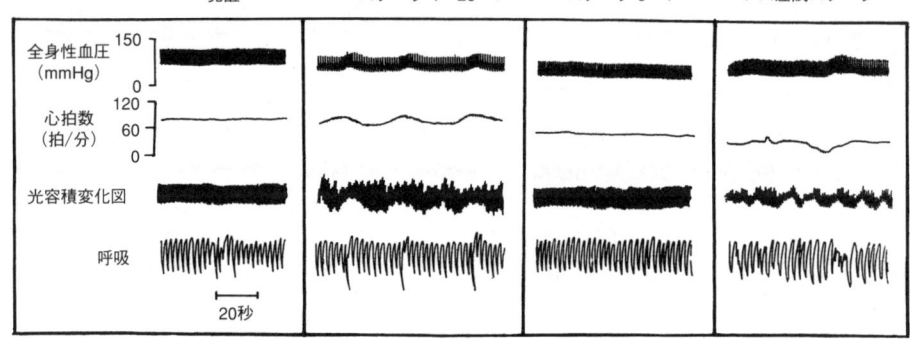

図71　収縮期血圧，心拍数，末梢血管運動緊張（音−体積変動），呼吸，軽睡眠（ステージ2），深睡眠（ステージ3～4），レム睡眠

4) **模倣と身ぶり運動**。笑い，しかめっ面，ため息，頭や生殖器を掻くなどの動作が各睡眠ステージに散発的に現れ，とくに軽睡眠時に多くみられる。それらの意義と成因は不明である。
5) **周期性下肢運動または夜間ミオクローヌス**。足関節の急速な屈曲で，軽睡眠時にみられ，20～60秒周期で定型的な運動が0.5～5.0秒間持続する。若年者にはみられず，50歳以上に30％，65歳以上に70％発現する。下肢静止不能症候群（restless legs syndrome*）において周期性下肢運動は各睡眠ステージを通して，また睡眠前あるいは睡眠後にもみられる。

睡眠と自律神経系

呼吸機能と循環機能は睡眠と密接な関係がある。呼吸と心拍数と全身血圧の低下は傾眠にみられ，睡眠が深まるとともに進行する。覚醒から睡眠への移行期（ステージ1～2）では自律神経の活動と休止のサイクルが20～60秒ごとに変動する。活動期（交感神経優位）では覚醒期の脳波徴候（K複合）を示し，筋緊張が高まる。軽睡眠から深睡眠へ移行するに従い呼吸と心拍数，全身血圧は定常化する。

レム睡眠は，呼吸と循環系の活動がとくに不安定な点に特徴がある。頻脈と徐脈，頻呼吸と徐呼吸が不規則に入れ替わる。全身血圧は活動期血圧のピークを示し，末梢血管の緊張は急速に変化する（図71）。

レム睡眠時には一過性の陰茎勃起，クリトリスの膨張がみられる。陰茎勃起は生後1カ月から頻繁に起こるが，3歳から安定して持続するようになり，70歳かそれ以上まで続く。勃起は色情的な内容の夢には関係がないが，そのような夢を見ている間，より強く，より持続する。

消化器系の運動と腺分泌は24時間を通して変動があるが，覚醒−睡眠周期には関係がない。

睡眠と日周期

体温，ホルモン分泌など100以上の生理学的・行動科学的機能は24時間内に変動する（図72）。

睡眠と体温

体温は，睡眠開始5～6時間後に約36.5℃の谷間となり，午後早くには約37.5℃のピークに達し，その間を変動する。生理学的には，睡眠は体温の低下に伴って始まり，体温の上昇とともに終わる。

体温が最低になる朝4～6時，眠りに落ちる傾向は最高となるが，体温が最高に上昇する午後1時にもその傾向は顕著となる。これは約半日の日内変動リズムの存在を示唆するもので，ある人々（地中海付近の住民）の習慣，またよく知られた著名人（例えばチャーチルやケネディ）らが午睡を取っていた習慣を説明することもできる。

体温の日内変動は，睡眠−覚醒周期に起因する変化（例えば夜勤者，子午線を飛行する人）と直接の関連はない。このような生理学的リズムの動揺は，異常な精神身体的・病的状況が起こる。

睡眠が不足すると，夜間の体温下降は思ったほどはみられない。すなわち睡眠は日内変動とは別に体温の低下を誘発する。

睡眠と環境温度の関係に関しては，熱量の違いが最も少ない（きちんと身なりをした人では約21℃）状態から離れれば離れるほど睡眠は取りにくくなる。寒冷は睡眠を妨げ，体動を減らし，全睡眠時間，とくに軽睡眠（ステージ2）と

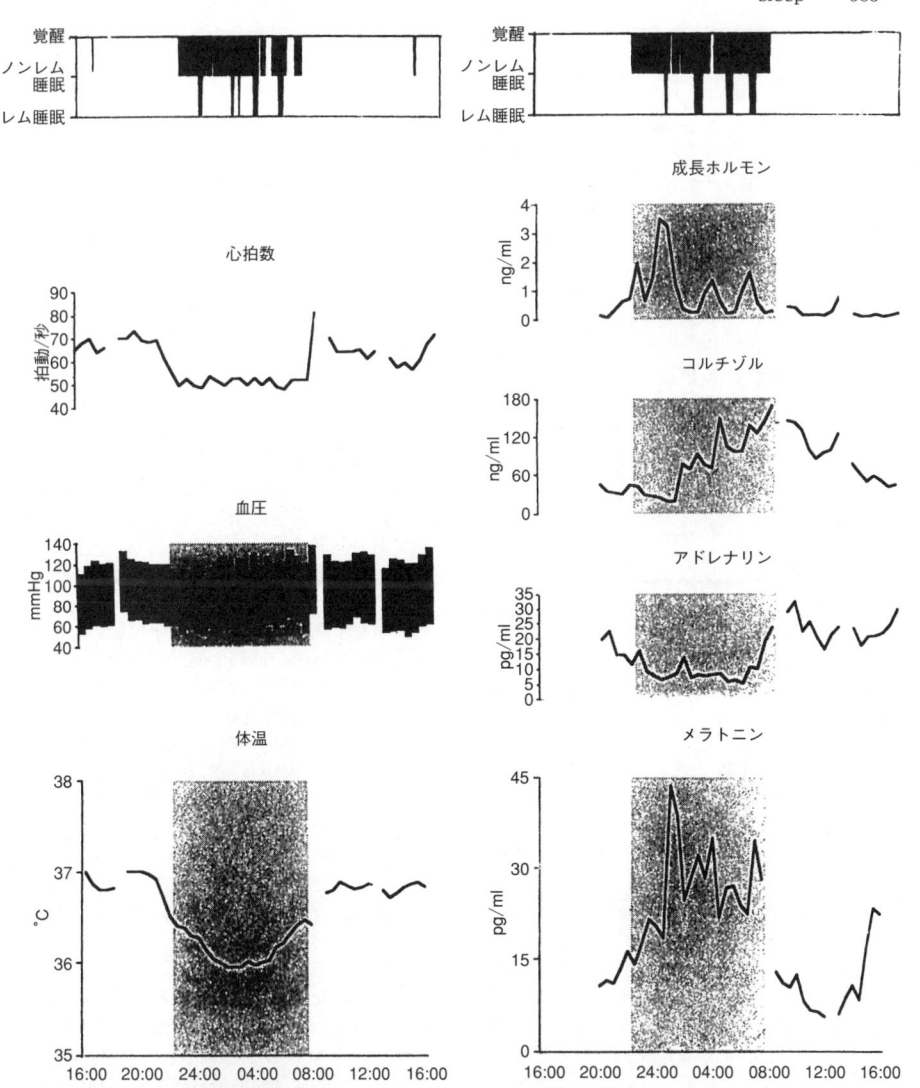

図 72 植物機能の 24 時間変動(左)，ホルモン分泌の 24 時間変動(右)
本文を参照。

レム睡眠を少なくする。しかし，環境温度が高くなるとδ睡眠(ステージ 3〜4)の割合が少なくなる。

睡眠とホルモン

人間では成長ホルモンとプロラクチンの分泌が睡眠と密接に関係している。成長ホルモンはδ睡眠がよくみられる睡眠の最初の数時間に主として分泌される。プロラクチンはレム睡眠が長くなり，体温が低下する睡眠の最後の数時間に主として分泌される。

カテコラミン，とくにアドレナリンの分泌は睡眠中に大幅に減少する。ACTH(副腎皮質刺激ホルモン)とコルチゾールの分泌は起床前後に増加する。副腎皮質刺激ホルモンとコルチゾールの日内変動は睡眠よりも体温により関係が深い。メラトニン分泌は主に夜間に多くみられ，睡眠よりも暗さに関係が深い(図 73)。

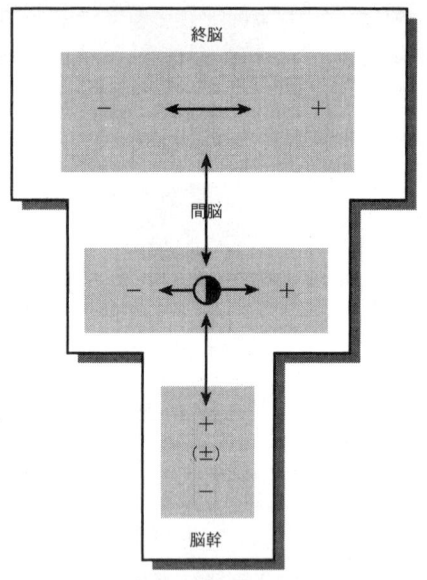

図73 覚醒と睡眠の脳内の賦活(＋)と抑制(－)
逆説性睡眠(±)の責任中枢は脳幹に存在する。日内変動ペースメーカー(○)は覚醒-睡眠リズムを制御する。

睡眠時の精神活動

思考過程は睡眠中も持続するが，睡眠のタイプと深度によって特徴がある。傾眠(ノンレム睡眠のステージ1)では環境との接触の消失と弱まりつつある意識が思考と心像を次々に出現させる土台を作り，一貫性と論理性がすべて奪われていく。この段階で目覚めた場合，しばしば夢の内容について話すことができるが，断片的で精密性に欠ける点でレム睡眠からの覚醒の場合とは異なる。

ステージ2，3，4では覚醒すると思考様活動の回想は多くなる。睡眠が深いほど回想はより単純なものとなる。想起された精神活動における情動の関与は通常乏しい。

レム睡眠では85～90％の人に複雑ではっきりした夢が覚醒した後みられる。一般に夢は誰もが見るが，夢を覚えている人もいれば覚えていない人もいる。眠りの浅い人は夜間目覚めることが多く，夢を覚えていることが多い。夢は視覚的イメージに富むが，聴覚的・触覚的感覚を伴うこともあり，先天盲や生存1年以内に盲になった人ではこのかたちが多くみられる。

夢は知覚的内容に富むが，とくに想像的な人ではその傾向が強い。うつ病の人では悲観的な内容が多く，多幸的な人には楽観的な内容が多い。精神分析医に報告される夢は，実験室で覚醒を誘発された直後に報告される夢よりも複雑で内容に富み，筋が通っている。時間をかけて練り上げられ，夢の内容と想像性を豊かにしたと考えられる。レム睡眠の夢の内容がノンレム睡眠よりも複雑なのは，記憶の想起が睡眠の2つのタイプにより異なっているためとも考えられる。すなわち，レム睡眠後ではより早く想起されるのでいっそう複雑となり，ノンレム睡眠後ではゆっくり想起されるので不完全となる。

最後に，夢を見ていることがわかる人，夢の続きを見たり，夢の内容さえも制御できる人もいる(明晰夢)。

睡眠の解剖生理学的・生化学的メカニズム

基礎的な解剖生理学的メカニズム

1920年代初期より，Von Economoによる解剖臨床学的観察とHessの実験が睡眠の解剖と生理の基礎を築いた。

睡眠の抑制と促進する神経機構は下位脳幹(brain stem*)，視床下部(hypothalamus*)前部，前脳基底部に位置する。下位脳幹と視床下部後部には覚醒の抑制と促進する神経機構が存在する。レム睡眠を抑制する神経機構は橋被蓋に位置する。動物実験では，大脳皮質と視床(thalamus*)の除去(Villablanca et al, 1972 a, b)，人間では視床核の選択的病変(Lugaresi et al, 1986)でそれぞれ重度の遷延する不眠がみられた。これは皮質と視床が規則的な睡眠と覚醒リズムに積極的な役割を果たしていることを示している。このように覚醒-睡眠周期は，脳幹から大脳皮質や視床下部，前脳基底部，視床の灰白質を含む複雑で入り組んだ神経回路によって支配されていると考えられる。

この複雑なシステムは，系統発生的な階層に従って発達してきたと考えられる。行動の活動と休息の変換を実現する能力は，下位脳幹に位置する原始的な神経構造に属する。種の進化とともに実行機能と制御機能をもつ別の構造が間脳に重畳するようになった。豊富で複雑な本能的行動と社会生活を送ることができるのは，哺乳類と人間の終脳の発達と平行して辺縁皮質のレベルで複雑な行動を制御できることを反映している。このような複雑なシステムは有機体のホメオスタシスを制御し，単一で統合された方法で機能する。

睡眠と覚醒の日内変動の機構は明と暗の変化によって決定される周期に従い，視交叉上核に位置する少数の神経細胞の機能に関係する。視交叉上核には内因性リズムがあり，網膜から直

接的，間接的に送られる刺激によって，24時間周期が設定されている。暗がりや環境からの時間に対する手がかり時刻指標(Zeitgebers)がない場所では人間の生理学上の1日は36〜48時間まで延びる傾向がある。

神経化学のメカニズム

今世紀初頭，睡眠は覚醒中に産生される「**ヒプノトキシン**」によって起こるものと考えられた。それ以来，多くのデータが集められ，多くの理論が提唱されたが，睡眠の神経化学的解釈を確立するまでには至っていない。最近では，橋被蓋のコリン作動性ニューロンがレム睡眠時にとくに活性化することが知られている(「**レム睡眠 on**」細胞)。皮質レベルでの覚醒もコリン作動系に関係があると考えられる。カテコラミン作動系が覚醒のメカニズムに関与しているとみられているが，縫線核にあるセロトニン作動性ニューロンの役割も議論されている。これらは覚醒を刺激すると考えられているが，同時に睡眠を促進する神経ホルモンを分泌するとも考えられる。アデノシンは睡眠を促す働きがある。視床下部の睡眠と覚醒を制御する神経伝達物質はプロスタグランジン群に属している。さらに，GABA作動系は睡眠促進に関与し，グルタミン作動系は覚醒の維持に関与しているという仮説もある。しかしきわめて多数の神経伝達物質，神経調節物質，ホルモンが覚醒と睡眠を制御し，多くのバリエーションを有する睡眠と覚醒のメカニズムを統合することは現時点では不可能である。

睡眠の生化学的意義

睡眠を研究する研究者は誰も，毎日多くの時間が睡眠に費やされていることの目的を一度ならずも不思議に思った経験をもつはずである。このような疑問には，睡眠剥奪の影響が答えを出してくれるはずである。

睡眠剥奪の影響

実験動物や人の睡眠剥奪の試みは強く痛みを伴った刺激を繰り返し与えることによって行われた。しかしこれは，睡眠剥奪とストレスによる影響の区別を困難にした。

実験動物でこのような方法論的な問題はRechtschaffenら(1983)によって克服された。ラットで全睡眠剥奪や逆説睡眠の剥奪は，衰弱状態に特徴的な複雑な徴候を示し，皮膚病変を起こし，摂食量の増加，エネルギー消費の増加などがみられ，体温は初め上昇し，後に下降し，ノルエピネフリン(ノルアドレナリン)濃度を上昇させ，血漿サイロキシン濃度を減少させた。重度の悪液質状態での死は全睡眠剥奪ラットでは14〜19日，逆説睡眠剥奪では16〜54日であった。

最も関連のある生物学的影響はカロリー消費の増加で，覚醒し運動し続けることが主要な原因である。エネルギー消費は生の最終段階では基礎レベルの2倍以上に到達した。このようなエネルギー消費の異常な増加は，進行する衰弱と死へのメカニズムとなり，熱産生の増加(体温調節設定点の上昇)とエネルギーの高度な喪失(過剰な熱喪失)に関連している。

このように，睡眠は体温調節を適正にするのに決定的かつ効果的役割を果たす。もちろんその他の関連する生物学的機能にも影響した(Rechtschaffen et al, 1989)。人間ではさまざまな理由から全睡眠剥奪を100〜200時間以上に引き延ばすことはできないが，傾眠，倦怠感，精神集中困難，抑うつ気分，筋肉疲労，無感情，過敏性がみられた。さらに，精神病的反応，妄想，幻覚がみられることもある。睡眠を剥奪された人は警戒や，集中に関連する精神運動動作が困難になり，時折，短期の記憶障害が起こる。睡眠剥奪は最終的に生理的振戦と姿勢時振戦，言語不明瞭を増悪させ，てんかんの素質のある人では，てんかん発作の原因となった。選択的レム睡眠剥奪は一時的にせよ，うつ状態を改善することがある(Vogel et al, 1980)。

致死性家族性不眠症は，睡眠の全過程が消失し，数カ月で死に至る。不眠はRechtschaffenらの全睡眠剥奪ラットと同じように発熱，頻脈，血中カテコラミンの上昇を起こすが，体重減少と悪液質状態はみられない。致死性家族性不眠症の患者では，自律神経障害を伴う昏睡状態となり，数週間で死に至る(Lugaresi et al, 1986)。したがって，人間の全睡眠剥奪ではラットと同様の影響は証明されていない。

睡眠機能の理論

睡眠と夢の生物学的機能にはいくつかの仮説があるが，明確な科学的根拠はまだない。徐波睡眠は身体の休息と骨格筋の回復のために必要であり，レム睡眠は脳の休息期であると考えられている(Oswald, 1974)。睡眠は体温調節に関係し，エネルギー保存していることは疑いはない(Rechtschaffen et al, 1989)。

レム睡眠はそれ自体脳の活動にとって内的現象そのものであり，獲得した行動の学習を通して脳の成熟と個体発生の発達を促す(Roffwarg et al, 1966)。夢は覚醒中に集積された本能的な刺激からの逃避を表している(Vogel, 1979)。しかし，睡眠はまた覚醒時の生存形式をより高めるように進化した行動制御機序を表現してい

るとも考えられる(Meddis, 1975)。

　睡眠は身体のホメオスタシスを維持するための本能的行動様式を表しているとも考えられる(McGinty & Beahm, 1984)。睡眠に関するこれらすべての理論に関する問題は近年，睡眠の解剖機能的メカニズムについては多くの事実が解明されたが，睡眠の本質的かつ生物学的機能の意義は今も不明なままである。

【文献】

Kryger, M. H., Roth, T., & Dement, W. C. (Eds). (1989). *Principles and practice of sleep medicine*. Philadelphia: W. B. Saunders.

Lugaresi, E., Medori, R., Montagna, P., Baruzzi, A., Cortelli, P., Lugaresi, A., Tinuper, P., Zucchini, M., & Gambetti, P. (1986). Fatal familial insomnia and dysautonomia with selective degeneration of thalamic nuclei. *New England Journal of Medicine*, 315, 997–1003.

McGinty, D. J., & Beahm, E. K. (1984). Neurobiology of sleep. In N. A. Saunders & C. E. Sullivan (Eds), *Sleep and breathing* (pp. 1–89). New York and Basel: Marcel Dekker.

Meddis, R. (1975). On the function of sleep. *Animal Behaviour*, 23, 676–91.

Oswald, I. (1974). *Sleep*. Harmondsworth, Middlesex: Penguin.

Parkes, J. D. (1985). *Sleep and its disorders*. London: W. B. Saunders.

Rechtschaffen, A., Bergmann, B. M., Everson, C. A., Kushida, C. A., & Gilliland M. A. (1989). Sleep deprivation in the rat. X. Integration and discussion of the findings. *Sleep*, 12, 68–87.

Rechtschaffen, A., Gilliland, M. A., Bergmann, B. M., & Winter, J. B. (1983). Physiological correlates of prolonged sleep deprivation in rats. *Science*, 221, 182–4.

Roffwarg, H. P., Muzio, J. N., & Dement, W. C. (1966). Ontogenetic development of the human sleep-dream cycle. *Science*, 152, 602–19.

Thorpy, M. J. (Ed.). (1990). *Handbook of sleep disorders*. New York and Basel: Marcel Dekker.

Villablanca, J., & Markus, R. (1972a). Sleep-wakefulness, EEG and behavioral studies of chronic cats without neocortex and striatum: the "diencephalic" cat. *Archivio Italiano Biologico*, 110, 348–82.

Villablanca, J., & Salinas-Zeballos, M. E. (1972b). Sleep-wakefulness, EEG and behavioral studies of chronic cats without the thalamus: the "athalamic" cat. *Archivio Italiano Biologico*, 110, 383–411.

Vogel, G. W. (1979). A motivational function of REM sleep. In R. Brucker-Colin, M. Mhkurovich, & M. B. Sterman (Eds), *The functions of sleep* (pp. 233–50). New York: Academic Press.

Vogel, G. W., Vogel, F., McAbee, R. S., & Thurmond, A. J. (1980). Improvement of depressions by REM sleep deprivation. *Archives of General Psychiatry*, 37, 247–53.

Ellio Lugaresi

smell　嗅覚　嗅覚(olfaction*)の項を参照

snout reflex　口尖らし反射

　pouting reflex とも呼ばれるこの反射は原始反射の一型で，他の原始反射と同様，成人では病的な神経徴候である。閉じた口唇の中央を鋭く叩くことで誘発され，局所性あるいは全般性の脳損傷に伴う。

social behavior　社会的行動

　社会的行動には多くの技能と能力が必要とされ，認知技能，言語技能，記憶技能のいずれも重要である。感情の制御と抑制などの側面の情動反応の細かい調整も社会的行動の重要な基盤である。高度の認知・行動技能，例えば多くの異なる入力を統合する技能によって他者からのフィードバックを感知し，理解することが可能となるが，この技能こそが優れた社会的行動に必須の要件である。社会的技能と社会的行動の基盤については，これまで幅広い考察が行われてきた。例えば，Tajfel と Fraser (1978) は次のように述べた。「われわれが自己と他者の社会的行動の影響を適切かつ持続的に監視することができなければ，微妙な社会的相互作用は不可能となろう」(p. 21)。

　Argyle (1967) は社会的な技術を，「社会的な出会いのなかでわれわれが言語的ないしは非言語的に，意識的，無意識的に行い，他者に影響を及ぼすすべての事柄」(p. 31) と述べ，社会的行動に必要な幅広い技能を明らかにした。彼はそのような技術として，身体の接触，物理的な接近位置，身ぶり，顔の表情，眼の動き，会話の非言語的側面，会話を挙げている。

　脳の傷害や損傷は，広範な身体的，認知的，情動的な変化と障害を起こす(例えば Brooks, 1984)。したがって，さまざまな能力の統合に依拠する社会的行動が，とくに脳損傷の影響を受けやすいとしても驚くにはあたらない。身体的制限(例えば不全片麻痺)は，他者との社会的関係など個人生活に影響を与える。例えば，身

体障害によって職を失えば，少なからぬ影響が社会生活に及ぶ(その結果，抑うつなどの情動変化も起こる)。しかし脳損傷後の社会的行動の変化の核心にあるのは身体的な障害ではなく，またその障害に対する抑うつ反応ですらない。身体障害をもつ人々の多くは積極的で多面的な社会生活を送り，一般的にはこれらの障害が人格変化，つまり他者とのかかわりかたの根本的な変化や，社会的行動の変化の主要な要因である人格変化を起こすことはない。

脳損傷に起因する社会的行動の変化は，脱抑制，認知障害，情動的行動変化，「**病識欠如**」や「**否認**」，他者からの社会的信号に対する感受性の低下と深く関連している。社会的行動の変化はさまざまなかたちで起こる。最初は，比較的微細な社会的行動の変化によって軽い脱抑制がみられる(例えば気配りのなさやあけすけな物言い，易怒性など)。時としてこれは変性疾患の発症を予告する最初の徴候の1つであり，しばしば前頭葉の損傷と関連している。前頭葉の損傷がさらに進むと，より重度の脱抑制か全体的な思考と行動の調節の喪失，あるいはその両方が起こる。臨床的にみられる社会的行動の問題の多くは脱抑制と関連している。

認知機能の変化もまた重要である。記憶低下は，とくに重症例の場合，友情その他の対人関係に意味を付与する共有体験の想起に問題が起こる。言語障害は明らかにコミュニケーションを妨げ，重症例では簡単な意思交換ですら遅滞し，困難になる。

「**否認**」と「**病識欠如**」は，病態失認(anosognosia*)と呼ばれる現象をさす用語であり，この場合，患者は自らの障害に気づかない。一側性の無視(neglect*)はこの古典的な例であり，通常は右側の脳に病変のある患者で身体や外界の左側の無視がみられる。もちろんこれがそのまま社会的行動の変化につながるわけではない。しかし，同様の現象はより一般的な意味で起こることもあるが，自らの病変に対する否認や病識の欠如は脳損傷後の患者に最も多くみられる。

以上挙げたような障害は合併して起こることがとくに多い。外傷性脳損傷は，若年時にみられる社会的行動の変化の単独では最も一般的な原因であるが，大半の患者の余命は正常に近づいているので，以後長年にわたって患者は「**障害とともに生きる**」ことになる。外傷性の脳損傷やあらゆる年齢層の人々を襲うもう1つの最も一般的な神経学的障害であるくも膜下出血では，一般に脳への侵襲はかなり広範で，しかも明確に局在するというよりはむしろ散在してみられ，その結果，重症度がさまざまに異なる障害が混合して起こる。そのため社会的行動への影響も一律ではなく，一般的に以下で述べるような変化がみられる。

特異的な変化
脱抑制

認知機能と(または)情動調整機能の重度障害が社会的行動に影響を及ぼすことが明らかだが，ごく微細な障害と(または)特異的な障害もまた同様の影響を及ぼす。例えば，一種の脱抑制を表す微細な人格変化が，状態によっては最初の精神的変化の徴候の1つとなる。筆者の1人が数年前に目にした光景もその1例である。それはある葬式でのことで，牧師は(正直にも)故人は人望がなかったとほのめかした。この場合，もっと心なごむ言葉を口にしたほうが気配りが利き，望ましかったであろう。このような初期徴候はこの例のように単独に孤立したかたちで起こるが，やがて人格変化や性格変化ともいうべき状態へ進行し，あけすけな物言い，気配りのなさ，大言壮語などがみられるようになる。

もちろんこのような変性的状態が進行すると当初，孤発的変化とみられたものが，広範な精神的障害と行動変化のパターンの一部であることが明らかになる。このような進行は，例えば痴呆(認知症)のまれな一型であるピック病(Pick's disease*)で記載された。

> 初期にみられる異常は，記憶や知性の障害というよりはむしろ性格や社会的行動の変化である。動因が低減し，気配りを欠く行動や粗雑で無神経な行動がみられることがある。抑制が失われることで窃盗，アルコール中毒，性的不祥事など望ましくない社会的振舞いを起こす。初期段階から表情は締りのない空虚なものとなり，挙動がすさみ，極端にものぐさになる。しきりにくだらない冗談を言ったり悪ふざけをする傾向がしばしば観察された。病識は初期に，それも重度に損なわれる(Lishman, 1987, pp. 391-2)。

この記述にみられる変化は，とくに前頭葉の病変を反映している。前頭葉の役割については多大な関心が寄せられ，研究されるようになった。かつては前頭葉，とくに前頭前野は，「**沈黙の領域**」(つまり重要な機能をもたない部位)と考えられた時代もあったが，実際には最も高度な判断や微妙な行動の調整に不可欠な領域である。Luria(1973)は，前頭葉の役割は行動一般を計画することにあり，これは，明らかに他者との社会的相互作用に必須の事柄であると述

べた。

> 前頭葉に大きな病変のある患者の場合，計画と意図が妨げられ，彼らの一般的行動を注意深く観察することで明確に知ることができる。前頭葉の広範な病変をもつ患者は，……通常ぐったりと横たわり，願望も欲望も表出せず，なんら要求をせず，……仕事を完成することができず，質問に答えることができず，見たところ，彼らに語りかける人に対し応分の注意をはらうこともなかった (p.198)。

しかし，前頭葉が重要なのは何も計画作成と動因行動だけではない。おそらく逆説的にではあるが，抑制行動でも前頭葉はきわめて重要なのである。この関連でいえば，前頭葉は（他の脳領域と同様）機能の観点から孤立的なものとして考察することはできないという点を銘記することがとくに重要である。脳の他の系統（例えば辺縁系あるいは辺縁構造）の多くで機能が損なわれていないこともきわめて重要である。辺縁構造は前頭葉と広範な線維結合を有し，その全体的な前頭-辺縁系が情動反応の調節の中枢であると考えられている。これが社会的行動に深くかかわることは明らかである。脳の中の系統発生的により原始的領域である辺縁系は，何よりもまず情動の一種の主動力として働き，大脳皮質，とくに前頭葉はその調節機制の役割を果たすとみることができる。前頭葉に障害のある患者は脱抑制を来し，粗雑で時に暴力的な過剰反応を起こしやすいが，これが正常な社会的関係を著しく損なうことはいうまでもない。Luria (1973) はこのような変化は前頭眼窩皮質に病変がある場合に最も大きくなることが多いと述べた。前頭眼窩皮質はとくに中脳構造（辺縁構造を含む）との連絡が密接で，この部位に障害が起こると脱抑制が起こることが多い。「脱抑制という現象は，……しばしば自己抑制の欠如，激しい感情の爆発，粗大な性格変化などとして記載されたが，……前頭眼窩皮質の病変で起こるもので，この領域の病変の最も明確な症状と考えられた」(p.223)。

その他の行動変化

攻撃性としてみられる行動変化を前頭葉の機能不全だけからとらえないようにすることが大切で，これには間違いなく他の原因もかかわっている。Mark と Ervin (1970) は，人間の攻撃行動は（てんかん性）側頭葉発作に（少なくとも時として）関連すると主張した。この主張の始まりは，予測不能の攻撃性（皮質下性てんかん発作の症状と考えられる）を示す少数の脳損傷患者で抗けいれん薬が奏効したとする臨床報告にあった (Lewin & Sumner, 1972)。

限局的な障害が社会的行動に与える影響についても例を挙げることができる。その1例はパーキンソン症候群であり，この場合は内的気分に変化がみられないのに，外的行動，とくに顔の表情に変化が起こる (Pitcairn et al, 1990)。パーキンソン病患者の外観，いわゆる「**仮面様顔貌**」(Pentland et al, 1987) は，患者が冷淡で，引きこもりがちで，愚鈍で，むら気だと誤って判断される原因になっているが，実際には患者は表情を表面に表すことができないのであって，それが彼らに対する社会的に望ましくない判断のもととなる。特異的な脳病変が，ほかにはより全般的な認知障害のみられない患者で顔の表情の解釈の障害に関連すると考えられる症例もあった (Adolphs et al, 1994)。

かなり特異的なものも含め，さまざまな行動変化が社会的行動に影響する。まれではあるが単独でみられることのない例として，性的活動の亢進がある（性的活動減退が一般的であるが，社会的行動に対する妨げはこのほうが少ない）。性欲過多症の患者は性的関心を露骨に誇示し，みだりに他者（通常は異性）に触れたりキスしたり，他者の個人的空間へ侵入する (Zencius et al, 1990) が，これらの行為はいずれも，正常な社会的関係を著しく損なう。これらの症例は特異的な行動変化を示すが，それが孤発することはなく，例えば個々によっては記憶障害や集中力低下などの認知障害と他の一般的な感情障害がみられた。

認知

社会生活に最も直接影響を与えるのは行動変化であるが，認知変化もまた重要である。明らかに言語障害は社会的行動に著しい影響を与える。言語障害の場合，身ぶり，顔の表情，会話のやりとりなどコミュニケーションの非言語的側面を含む「**語用論**」の理解と使用は，程度の差こそあるが保たれている。しかし，発話と言語の解読と産生の障害が社会的相互作用を大きく制限する原因となる。例えば Angeleri ら (1993) は，治療にあたった65歳以下の脳卒中の患者が復職する際に「主な阻害要因になったのが言語理解能力であった」ことを明らかにした (p.1478)。

脳損傷や脳障害によって起こるより一般的な認知変化も社会的相互作用に影響すると考えられる。記憶と集中力の低下は脳損傷のごく一般的な後遺症だが，注意の散漫もまたみられ，その場合患者は，例えば周囲に騒音や気を散らすものがあると，会話するというような1つの課

題に注意を集中することができない。一般的に，これらの患者は2つ以上の課題または話題を同時に続けることがきわめて困難である。認知障害のなかにはその他，外界についての理解，つまり他者の反応についての理解の欠如を起こすものがある。記憶障害がみられる場合(脳損傷後にはその確率はきわめて高い)，患者は名前を忘れたり(他者への関心の欠如を反映しているように**みえる**ことがある)，約束や取り決めを忘れたり(この場合も無関心を反映しているように**みえる**)，出来事について他者と共有する記憶を失う。例えば，脳損傷を体験した患者とその家族が受傷7年後に報告した症状を調査した研究(Oddy et al，1985)によれば，外傷性脳損傷の患者の28%で会話の継続に困難がみられ，53%が「**記憶の障害**」がみられると報告したが，家族への質問では，79%の家族が患者にその困難がみられると報告している。思考の遅延と抽象的思考の困難も脳損傷の一般的な後遺症であり，社会生活に影響を及ぼすと考えられる。

病識欠如

これまで多くの注目を集めた特異的問題は「**病識欠如**」と「**否認**」である。患者は脳損傷や脳障害に起因する制限が自分にあることを評価認識できない(つまり否定する)か，少なくともその程度を理解することができない。これは厄介な問題であって，外傷性脳損傷の患者は時として自らの状態をきわめて良好であると主張するが，そのこと自体が病識欠如の紛れもない証となる。しかしより一般的には，診察の際に外傷性脳損傷の患者がほとんど問題はないと報告するのに対し，身近な家族(例えば親や配偶者)はこれとは非常に異なる観察，しかもしばしば損傷の性質と症状により合致した観察を述べる。もっとも，家族の情報が常に正確で，外傷性脳損傷の患者のそれが正確でないと考えるのは単純にすぎよう。しかも，家族の報告はその人の人格特性と関連しており，N(神経質)スコアの高い人ほど頭部損傷が患者に与える影響を深刻にとらえる傾向のあることが明らかにされた(McKinlay & Brooks, 1984)。

これと対照的なのがSunderlandら(1983, 1984)の調査結果である。彼らは，頭部損傷の患者による記憶障害についての自己報告を，家族による報告や神経心理学的検査の結果と比較した。毎日の記憶についての自己報告では，検査結果と家族の報告に比べ記憶障害が過小評価されていることが明らかになったが，自己報告自体が記憶検査であることを考えればこの結果は当然であろう。彼らは，記憶チェックリスト(記憶障害時につける記録)を毎日用いると自己報告の信頼性が高まることを明らかにした。

これらの調査結果は，家族の説明のほうが外傷性脳損傷の患者の説明よりも，少なくとも記憶障害に関しては正確であること，また外傷性脳損傷の患者の説明は同時的記録によって改善されること(つまり患者の障害についての過小評価は少なくとも部分的には記憶障害そのものによること)を示唆した。

LangerとPadrone(1992)は，意識性の欠如がどのようにして起こるかについて興味深い考えを報告した。とくに彼らが考察したのは，それが神経学的障害から起こるのかどうか，またそれが情動的な否認のかたちで起こるのかどうかである。彼らは意識性の欠如については，情報の欠如，意味の欠如，統合の欠如によって起こるとする3分割モデルが有用であることを述べており，意識性の欠如を起こす要因として次の3つを挙げた。

1) 特定の障害に関し情報をもたない。
2) その意味を理解しない。
3) 起こったことを「**信じること**」ができないという否認の状態にある。

彼らの論議が意味しているのは，意識性の欠如は(用語が適切かどうかはともかくとして)「**全か無か**」の現象ではないということである。

一般的変化

これまで社会的行動に影響を及ぼすと考えられる多数の要因について論議してきたが，脳の特定部位の損傷は特徴的な「**様相**」をもつ変化を起こすとはいえ，後天的脳損傷の大半は厳密に局在化する病変を生じないような状態によるものであるという事実を銘記することが重要である。成人の後天的脳損傷の最も一般的な原因は外傷性脳損傷と脳卒中であり，これらはしばしば広範かつまだら状の損傷を起こす。例えば外傷性脳損傷の場合，一次的影響(外傷による直接の損傷)と二次的影響(感染，腫脹，灌流不全，頭蓋内圧亢進など)が混在する。このような症例では，損傷を脳の特定領域に厳密に局在することはできず，脳損傷一般の特徴的変化が記載される。しかしここで注意を要することが1つある。それは，上述の影響がすべての症例に必ずみられるわけでなく，そのバランスは脳の中で損傷が最も重要な部位に左右されるということである。

人格変化

一般的変化で鍵となる概念は「**人格変化**」である。脳損傷後に通常報告されるのが人格変化

で，実際，他者との全体的な社会的相互作用に変化を来した場合をさして用いられるのがこの用語である。頭部損傷による変化を調査した研究でBrooksら(1986)は，損傷5年後に外傷性脳損傷患者の家族が最も多く報告するのが人格変化であることを明らかにした。この状態は「重度」の脳損傷のサンプル(外傷後健忘，中央値21日)の74％で報告された。この調査結果は，損傷後2年の外傷性脳損傷の患者の人格変化を報告した家族が71％であったとするOddyら(1985)の研究や損傷後2.5年で80％，10～15年で65％であったとするThomsen(1984)の研究ともほぼ一致していた。McKinlayら(1981)は，外傷性脳損傷の患者では情動的変化の発生率が高いとする家族の報告を紹介し，家族が被るストレスの量は患者の精神的・情動的変化の発生率と相関することを明らかにした。

以上の研究とは別に，全体的な「人格変化」を構成する特異的変化を同定しようとする研究も行われた(Brooks & McKinlay, 1983)。人格変化が起こったとされる症例では多くの特異的変化が報告されているが，そのなかで当の人格変化と最も関連が深いものとして，次のような特異的変化が挙げられている。

・気質のコントロールの喪失
・気分の調整の困難(急激な気分の変化)
・易怒性(短気)
・突発的な暴力
・動機づけの減退(「ぶらぶらしている」，「壁を見つめている」)
・極度の疲労感
・抑うつ的な気分
・不安の増大

外傷性脳損傷後に起こるさらに特異的な社会的変化についても報告されている。損傷後2～7年の外傷性脳損傷の患者の追跡調査(Brooks et al, 1987)では，脳損傷のサンプルの38％で饒舌が，同じく38％で社会的状況にそぐわない行動(例えば，身体言語を察知したり用いたりできない，呪詛や自慢話をあけすけに口にする)が，また30％で社会的相互作用からの引きこもりの傾向がみられたことを家族が報告し，家族の22％が患者は差し出がましくなるか，詮索がましくなったとも報告した(これらの研究での家族との面談は，外傷性脳損傷の患者の病識欠如や記憶障害の問題を軽減する目的で行われた)。

社会的孤立

これらの変化の結果，外傷性脳損傷の患者はもはや社会的状況のなかで適切に行動することができず，それらの状況を避け始めるようになる。他者を識別し，他者の名前を想起する能力が失われたり，その不適切な社会的行動に対し耐えきれなくなった友人から拒絶され，外傷性脳損傷の患者は社会的引きこもりを起こし，社会的孤立に陥る。Ponsfordら(1995)は，外傷性脳損傷の患者の50％が損傷2年後の行動変化によって社会的孤立を報告したことを明らかにした。Thomsen(1984)は，損傷10～15年後の患者を調査(彼女の2回目の追跡調査)し，次のように述べた。

> 2回目の追跡調査では，「患者の」2/3は近親者以外と接触がなく，社会的孤立に陥った患者にとって依然として最も深刻な重圧となっていた。……患者のなかには老人と友達になることを望む者もいたが，それは老人が親切で辛抱強いからである(p. 265)。

Finsetら(1995)も，リハビリテーション病院入院後2年の外傷性脳損傷の患者のサンプルで同様の調査結果を明らかにした。サンプルの57％が，損傷後は社会的ネットワークが「著しく低下した」と報告した。社会的支援は依然保たれていたが，それは友人や隣人ではなく，主に家族によるものであった。Finsetらは，家族からどの程度の支援が受けられるかはその家族が損傷の重症度をどのようにとらえているかに左右されると述べたが，これは，昏睡の期間が比較的短かった患者は重症の患者(昏睡の期間がより長かった患者)に比べ，社会的ネットワークと家族による支援が少なかったという調査結果にもとづいている。もちろん，重症患者のほうが，彼らの受ける支援や病識の欠如もしくは重度の記憶障害の結果として続くネットワークを誇大に受け止めていると考えられる。

Thomsen(1984)は外傷性脳損傷の患者の心理社会的体験だけでなく，それが家族に及ぼす影響についても述べた。

> 前回の調査「初回の追跡調査，損傷後平均2.5年」では，患者にとって社会的接触の欠如が最大の主観的な重圧であり，家族にとって患者の人格変化と情動の変化が最も深刻な問題であった。離婚した7名の患者の元配偶者は，患者は完全な他人になっていたと述べている。無感情と攻撃性が目まぐるしく入れ替わる情動抑制の喪失，易怒性，子供っぽさが主訴であった。患者と子供の関係もすべての症例で悪化し，配偶者は自分だけが家族のなかで唯一成熟した人間だと考えていた(p. 264)。

家族の見かた

頭部損傷の患者の場合，家族の見かたを考慮

に入れることが重要である。損傷5年後の結果を調査したBrooksら(1986)は，家族にかなりの緊張(過労)がみられることを明らかにした。緊張は時間とともに減少するどころかむしろ増大し，家族は，損傷後3カ月よりは1年後，1年後よりは5年後にそれが増大したと報告した。家族の緊張を予測するうえで最良の指標は，外傷性脳損傷の患者の行動変化と人格変化の大きさの程度であった。家族にかかる重圧については幅広い研究が行われ，例えばThomsen(1974)は，患者の配偶者が患者の親よりも対処に困難を覚えると報告した。

この領域全体について，より最近ではKreutzerら(1994 a, b)が調査を行っており，脳損傷の患者の配偶者が患者の親より抑うつ反応を起こしていたことを明らかにした。サンプル全体(外傷性脳損傷の患者1名とその患者のケアにあたる者が1名いる62例の家族)のうち，ケアにあたる者の約50%で疲労が，33%で不安が，25%で抑うつ反応がみられ，とくに配偶者は抑うつを来しやすいことが明らかにされた。重圧と疎外感情は広く全体にみられた。

職場復帰

社会的行動による上述の変化による影響はさらに遠くまで及ぶ。脳損傷後の主な問題の1つは，職場に復帰して元の地位を維持することが困難になることである。最近の研究(Teasdale et al, 1993)では，対象(外傷性脳損傷の患者と脳卒中の患者)の95%が損傷前には職業に就いたが，損傷後も職業に就いたのは22%であった。損傷後に仮に職場復帰できるとしても，元の地位ではなく，単純作業しかできなくなることが多い。しかし，外傷性脳損傷の患者にとってともかくも仕事ができるということはありがたいことであり，例えば日常生活に節度と意味がもたらされる，社会的接触が可能になる，ケアにあたる者に息抜きの機会を与えることができる利点があり，もちろん経済的な利益もある(もっとも，職場復帰したといっても多くの人では地位が下がり，保護的立場に置かれてほんの名目的な賃金しか得られなくなる)。

職場復帰の能力を予測するうえでとくに役立つのが認知変化と情動-行動変化である。Brooksら(1987 b)は，調査対象の外傷性脳損傷の患者のうち86%が損傷前には雇用されていたが，損傷後に雇用されたのは29%にすぎなかったと述べている。彼らは，(損傷後7年までに)職場復帰した者と復帰しなかった者を最も明確に分かつ6つの主な指標を明らかにした。すなわち，認知テストバッテリーで得られる言語性記憶と精神的な鋭敏さや集中力，家族との面談で得られるセルフケアの障害，行動障害，情動障害，言語あるいは発語障害(主として何人かの人との会話を維持する能力の障害)である。これらはすべて社会的要因と関連し，社会的問題を抱える患者が余儀なくされている制約を際立たせている。

社会(共同体)復帰

脳損傷と脳障害の患者の社会復帰をするためには，低下した社会的技能のリハビリテーションと再訓練を提供する必要がある。これは，例えば次のような方法で集中的に行うことができる。不機嫌を制御するための怒り管理プログラム(McKinlay & Hickox, 1988 ; Wood, 1990 ; Uomotu & Brockway, 1992)，記憶補助具と記憶技術を用いた記憶訓練など患者に合った仕事を見つけるための職業再訓練，単純な技能を再学習し社会的活動を計画するための作業療法である。

社会復帰を目指し，代償的技能を「**実際に**」用いることになる社会的環境のなかで学習し実行するリハビリテーション・アプローチが次第に普及してきた。最近では，例えば職業指導員方式による職業再訓練が行われ，実際の職場で指導員が患者に付き添って指導にあたっている(Wehman et al, 1989, 1993 ; Skord & Miranti, 1994)。ここで考えられているのは，できるだけ「ふつう」に近い社会環境に患者が復帰できるようにすることである。他方，ケースマネジメントの導入は，保護雇用計画，雇用者による単純作業提供，支援やボランティアグループなど，利用可能な援助資源を提供することによって外傷性脳損傷の患者が地域社会で生活できるようにすることを目指すものである。外傷性の脳損傷の患者はまた，患者の抱える限界や患者に対する最善の援助のしかた(例えば彼らのために何をなすべきであり，彼らに何を行うよう促すべきか)をよく心得ている適切なケア提供者ないしは援助者を必要とすることがある。ケースマネジャーの総合的な任務は，考えうる地域の援助資源を明らかにし，どの資源が利用できるかを探り，患者が適切な社会的プログラムを作成する時間をもてるようにすることである。

ある論文の中でBrooks(1991)は，リハビリテーションで学習した技能と技術を外傷性脳損傷患者が日常生活環境のなかで活かせるようにすることの重要性を説いている。彼は「(リハビリテーションのプログラムが)独立して組み立てられていなければ，これが……一般的に行わ

れるようになるとは思えない」と述べている。
リハビリテーションで学習(あるいは再学習)し
た社会的技能を患者の日常的な社会生活に確実
に活かすことの重要性が最近次第に認識されて
きている。

【文献】

Adolphs, R., Tranel, D., Damasio, H., & Damasio, A. (1994). Impaired recognition of emotion in facial expressions following bilateral damage to the human amygdala. *Nature, 372*, 669-72.

Angeleri, F., Angeleri, V. A., Foschi, N., Giaquinto, S., & Nolfe, G. (1993). The influence of depression, social activity, and family stress on functional outcome after stroke. *Stroke, 24*, 1478-83.

Argyle, M. (1967). *The psychology of interpersonal behaviour*. London: Penguin.

Brooks, D. N., & McKinlay, W. W. (1983). Personality and behavioural change after severe blunt head injury – a relative's view. *Journal of Neurology, Neurosurgery and Psychiatry, 46*, 336-44.

Brooks, D. N., McKinlay, W. W., Symington, C., Beattie, A., & Campsie, L. (1987b). Return to work within the first seven years of severe head injury. *Brain Injury, 1*, 5-19.

Brooks, N. (1984). *Closed head injury*. Oxford: Oxford University Press.

Brooks, N. (1991). The effectiveness of post-acute rehabilitation. *Brain Injury, 5*, 103-9.

Brooks, N., Campsie, L., Symington, C., Beattie, A., & McKinlay, W. (1986). The five year outcome of severe blunt head injury: a relative's view. *Journal of Neurology, Neurosurgery, and Psychiatry, 49*, 764-70.

Brooks, N., Campsie, L., Symington, C., Beattie, A., & McKinlay, W. (1987a). The effects of severe head injury on patient and relative within seven years of injury. *Journal of Head Trauma Rehabilitation, 2*, 1-13.

Finset, A., Dymes, S., Krogstad, J. M., & Berstad, J. (1995). Self-reported social networks and interpersonal support 2 years after severe traumatic brain injury. *Brain Injury, 9*, 141-50.

Kreutzer, J. S., Gervasio, A. H., & Camplair, P. S. (1994a). Primary caregivers' psychological status and family functioning after traumatic brain injury. *Brain Injury, 8*, 197-210.

Kreutzer, J. S., Gervasio, A. H., & Camplair, P. S. (1994b). Patient correlates of caregivers' distress and family functioning after traumatic brain injury. *Brain Injury, 8*, 211-30.

Langer, K. G., & Padrone, F. J. (1992). Psychotherapeutic treatment of awareness in acute rehabilitation in traumatic brain injury. *Neuropsychological Rehabilitation, 2*, 59-70.

Lishman, W. A. (1987). *Organic psychiatry*. Oxford: Blackwell Scientific.

Lewin, J., & Sumner, D. (1992). Successful treatment of episodic dyscontrol with Carbamazepine. *British Journal of Psychiatry, 161*, 261-2.

Luria, A. R. (1973). *The working brain*. London: Penguin.

McKinlay, W. W., & Brooks, D. N. (1984). Methodological problems in assessing psychosocial recovery following severe head injury. *Journal of Clinical Neuropsychology, 6*, 87-99.

McKinlay, W. W., Brooks, D. N., Bond, M. R., Martinage, D. P., & Marshall, M. M. (1981). The short-term outcome of severe blunt head injury as reported by relatives of the injured person. *Journal of Neurology, Neurosurgery, and Psychiatry, 44*, 527-33.

McKinlay, W. W., & Hickox, A. (1988). How can families help in the rehabilitation of the head injured? *Journal of Head Trauma Rehabilitation, 3*, 64-72.

Mark, V. H., & Ervin, F. R. (1970). *Violence and the brain*. New York: Harper and Row.

Oddy, M., Coughlan, T., Tyerman, A., & Jenkins, D. (1985). Social adjustment after closed head injury: a further follow-up seven years after injury. *Journal of Neurology, Neurosurgery, and Psychiatry, 48*, 564-8.

Pentland, B., Pitcairn, T. K., Gray, J. M., & Riddle, W. J. R. (1987). The effects of reduced expression in Parkinson's disease on impression formation by health professionals. *Clinical Rehabilitation, 1*, 307-13.

Pitcairn, T. K., Clemie, S., Gray, J. M., & Pentland, B. (1990). Non-verbal cues in the self-presentation of Parkinsonian patients. *British Journal of Clinical Psychology, 29*, 177-84.

Ponsford, J. L., Olver, J. H., & Curran, C. (1995). A profile of outcome: 2 years after traumatic brain injury. *Brain Injury, 9*, 1-10.

Skord, K. G., & Miranti, S. V. (1994). Towards a more integrated approach to job placement and retention for persons with traumatic brain injury and premorbid disadvantages. *Brain Injury, 8*, 383-93.

Sunderland, A., Harris, J. E., & Baddeley, A. D. (1983). Do laboratory tests predict everyday memory? A neuropsychological study. *Journal of Verbal Learning and Verbal Behaviour*, 22, 341–57.

Sunderland, A., Harris, J. E., & Gleave, J. (1984). Memory failures in everyday life following severe head injury. *Journal of Clinical Neuropsychology*, 6, 127–42.

Tajfel, H., & Fraser C. (1978). *Introduction to social psychology*. London: Penguin.

Teasdale, T., Christensen, A.-L., & Pinner, E. M. (1993). Psychosocial rehabilitation of cranial trauma and stroke patients. *Brain Injury*, 7, 535–42.

Thomsen, I. V. (1974). The patient with severe head injury and his family. *Scandinavian Journal of Rehabilitation Medicine*, 6, 180–3.

Thomsen, I. V. (1984). Late outcome of very severe blunt head trauma: a 10–15 year second follow-up. *Journal of Neurology, Neurosurgery, and Psychiatry*, 47, 260–8.

Uomoto, J. M., & Brockway, J. A. (1992). Anger management training for brain injured patients and their family members. *Archives of Physical Medicine and Rehabilitation*, 73, 674–97.

Wehman, P., Kreutzer, J., West, M., Sherron, P., Diambra, J., Fry, R., Groah, C., Sale, P., & Killam, S. (1989). Employment outcomes of persons following traumatic brain injury: pre-injury, post-injury, and supported employment. *Brain Injury*, 3, 397–412.

Wehman, P., & Kregel, J., Sherron, P., Nguyen, S., Kreutzer, J., Fry, R., & Zasler, N. (1993). Critical factors associated with the successful supported employment placement of patients with severe traumatic brain injury. *Brain Injury*, 7, 31–44.

Wood, R. Ll. (1990). *Neuro-behavioral sequelae of traumatic brain injury*. New York: Taylor & Francis.

Zencius, A., Wesolowski, M. D., Burke, W. H., & Hough, S. (1990). Managing hypersexual disorders in brain-injured clients. *Brain Injury*, 4, 175–83.

William W. Mckinlay & Anna J. Watkiss

somatosensory evoked potential　体性感覚誘発電位　誘発電位(evoked potentials*)の項を参照

somesthetic system　体性感覚系
身体の感覚情報が脳に上行する系。体性感覚系の正確な神経解剖は身体感覚機能のどの局面を考慮するかにある程度依存する。

すべての末梢感覚の受容体は脊髄後根を経て中枢神経系に情報を送る。後根から視床(thalamus*)までは2つの主要な経路があるが、それぞれ最終的に刺激発生部位と対側の大脳半球内の視床に到達する。この2経路は脊髄視床路と後索路である。

脊髄視床路は、後根のレベルで脊髄後角から走行し、すぐに脊髄の対側へと横切り、脊髄視床ニューロンを通じて視床の腹側基底核に上行する。この経路は痛覚と温度覚に使われ、脳に情報を伝えると同時に脊髄の隣接レベルを横切って組織される反射反応にも関与する。

後索路は、脊髄に入った部位でシナプスを形成せず、後根が入ってきたのと同側の後索を上行する。延髄(medulla*)内(後索核の位置する楔状束核)でシナプスを形成し、このレベルで脳幹(brain stem*)の対側に横切り、そこから内側毛帯を通って視床の腹側基底核へと走行する。後索路の線維は自己固有感覚に関与する。

触覚は両経路の働きによって成立する。両経路は視床から内包後部を通って一次体性感覚皮質に上向性に投射する。それぞれの体性感覚経路内では線維が層状に構成されているため、身体表面の局所的表象が大脳皮質まで保たれている。

J. Graham Beaumont

spasticity　痙縮
中枢神経系損傷の患者の運動を障害する複雑な症候群を示す臨床用語。Lance (1980) は、明快で広く用いられるように定義した。すなわち、痙縮は、「伸張反射の過興奮性によって起こり、腱反射亢進を伴った緊張性伸張反射(「筋緊張」)の速度依存性の増大によって特徴づけられる運動障害」である。重要な徴候は、筋肉の他動的伸張抵抗の速度依存性の増大であり、これによって痙縮は他の筋緊張亢進症、例えば強剛、ジストニーとは異なる。議論の混乱はみられるが、痙性筋の伸張が、伸張反射の振幅の増大と、抵抗の増大の一因になる病的な筋活動を起こすことは証明された。

増大する伸張反射と筋緊張亢進は、痙縮を伴う患者の運動行動における複雑な障害の一面のみを生み出すにすぎない。他の症状はしばしば重度の機能障害を起こす。例えば意図的制御の障害、運動緩慢、機敏性の欠如、易疲労性を伴う不全麻痺(筋脱力)は、患者の機能不全に大きく影響する。一般に運動は、主動筋と拮抗筋との同時収縮と筋活動パターンの協調不全によっ

て制限される。痙縮はほとんどの場合，他の筋群への腱反射の放散と関連している。間代，屈曲攣縮(不随意的屈曲反射)，集合反射，バビンスキー反応(Babinski response*)がしばしば出現する。受動的に筋肉を伸展した場合にその筋力が突然解放されるという特徴をもつ折りたたみナイフ現象の出現はまれである。

病理：痙縮は，皮質遠心性経路の損傷によって起こるが，これには脊髄への下行のあらゆるレベルでの上位運動ニューロン，すなわち運動皮質，内包，脳幹，脊髄が含まれる。症状の臨床的な現れかたは，中枢神経系の損傷部位と程度によるが，これらのレベルのいずれの損傷でも本質的には同一の機能的障害が起こる。興味深いことに，延髄錐体や大脳脚での皮質脊髄路〔錐体路(pyramidal tract*)の項を参照〕の選択的な切断は，人間や霊長類では痙縮を起こさないか，ほとんど起こさせず(Bucy, 1957)，手指の機敏性と相互に独立した指運動の永続的な喪失が起こるだけである。このような分離した損傷は，疾患によってはほとんど起こらず，一般的には「錐体路周囲線維」(parapyramidal fibers)を巻き込んでいる。したがって，しばしば臨床場面にみられるように，痙縮を錐体路損傷の一徴候とみなすことは正しくない。

さまざまな疾患で上位運動ニューロンに損傷を起こす痙縮がみられる。脳卒中は，脳血管障害後に痙縮を起こす最も一般的な疾患である。通常一側半球が障害され，対側肢の不全片麻痺(hemiparesis*)と痙縮が起こる。胎児期や周産期の脳血管障害(cerebrovascular accident*)や，低酸素症は脳性麻痺(cerebral palsy*)を起こし，それは症状の分布に依存したさまざまな症候群として四肢麻痺(quadriplegia*)，片麻痺(hemiplegia*)，両麻痺(diplegia*)，単麻痺に分類される。腫瘍は，上位運動ニューロンのあらゆるレベルで起こる。脊髄の外傷性の離断は，損傷部以下の不全麻痺と痙縮，すなわち対麻痺(paraplegia*)が起こる。損傷髄節からの支配を受ける筋群は，運動ニューロンの破壊によって弛緩性となる。いくつかの変性疾患(degenerative diseases*)もまた，上位運動ニューロンに影響する。多発性硬化症(multiple sclerosis*)は，中枢神経系のさまざまな部分に影響し，さまざまな身体部位に多巣性に分布する不全麻痺と痙縮を起こす。筋萎縮性側索硬化症は主として運動ニューロンを破壊するが，上位運動ニューロンの損傷を示す痙縮も起こす。

病態生理：伸張反射は，短潜時後に被伸張筋を興奮させる。反射応答は，被伸張筋内の筋紡錘の伸張によって生じ，太い求心性線維すなわちIa求心性線維を経由して被伸張筋のα運動ニューロンへと単シナプス性に伝達される。筋紡錘の感度は，錘内筋線維を支配する小さなγ運動ニューロンによって制御される。いくつかの脊髄経路は伸張反射の興奮性を制御する(図74)。これらの経路に含まれる脊髄介在ニューロンとシナプスは，下行路，例えば皮質脊髄路により制御され，通常さまざまな運動行動間の伸張反射の振幅を修飾する。そのため，脊髄上性の制御の異常は脊髄経路のいずれかの機能を変化させ，伸張反射の亢進を起こす。人間の痙縮の病態生理に関する多くの概念は，除脳ネコの実験からの演繹にもとづく。また除脳硬直でみられる筋緊張亢進の原因となる異常は，人間の痙縮の筋緊張増大の基盤であると考えられた。したがって，γ運動ニューロン〔(2)を参照〕の活動亢進は，痙縮の主要な原因と考えられる。しかし，微小神経電図検査法(末梢神経求心性神経線維からの単一ユニット記録)を用いた最近の電気生理学的実験とH反射(Ia求心性線維が電気刺激によって活性化されたときに起こるホフマン反射)は，健常者と痙縮の患者の研究を可能にし，以下に7つの脊髄回路の異常を明らかにする。

1) 運動ニューロンの内在的性質の変化と下行路からの興奮性入力と抑制性入力との不均衡によるα運動ニューロンの過興奮性が痙縮を起こす。しかし，これは細胞内の記録が必要であるために，人間では証明されていない。

2) γ運動ニューロンは筋紡錘受容器の感度を制御するので，その活動亢進もまた伸張反射の亢進を起こす。痙縮の患者の腱反射の増強は反射が腱の叩打後の筋紡錘により起きたときは，H反射の増強より大きい。しかし，電気刺激もまた，α運動ニューロンを抑制するIb求心性線維の活動を起こす。Ib求心性線維は，筋線維収縮になる張力に対し通常感度が高いゴルジ腱器官由来である。微小神経電図検査記録によって痙縮の患者の受動的伸張により生じたIa放電の増大を示すことは可能とはなっていない。そのため，人間の痙縮でγ運動ニューロンが増大因子であることを示す証拠は得られていない。

3) Iaインパルス，すなわち，筋伸張(腱叩打)後の求心性放電は，古典的な単シナプス性経路だけでなく，多シナプス性経路を介してα運動ニューロンに達する。変更された脊髄上性の影響に伴い，これらの経路の伝達の促通が痙

spasticity 595

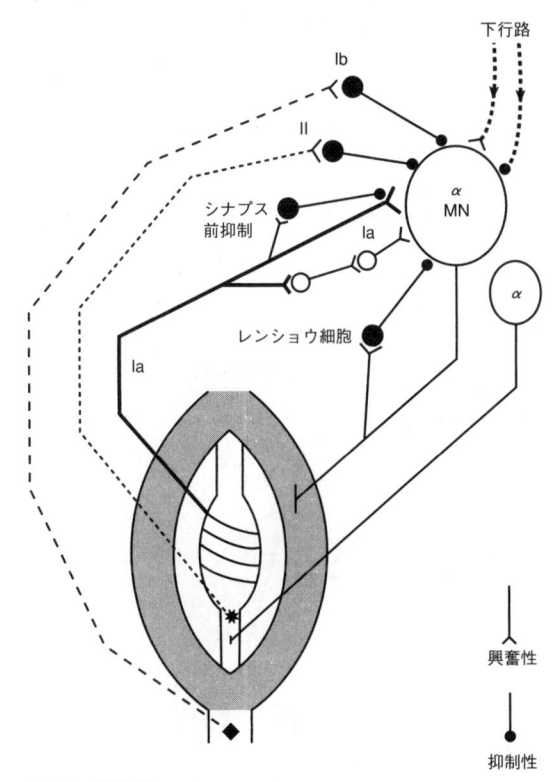

図74 脊髄路

縮を起こす。

4) Ia求心性線維からの信号は，通常α運動ニューロンを興奮させる前にシナプス前抑制によって低下する。この低下と伸張反射亢進の強度との有意な相関はないが，Ia線維のシナプス前抑制による低下は痙縮のほとんどの患者でみられる。

5) α運動ニューロンの放電は，レンショウ細胞を介して反回性抑制によって抑制される。痙縮を有するほとんどの患者で，反回性抑制による変化は他動的に誘導された伸張反射の亢進の原因ではない。他方，随意運動に伴うレンショウ細胞の脊髄上性制御が，痙縮の患者では一般的に欠如する(図75)。この制御は，運動中の拮抗筋活動を抑制するために，すなわち相反性抑制にとって重要である。痙縮の患者にみられる随意運動の障害，例えば主動筋収縮による能動的に伸張中の拮抗筋での伸張反射の誘発は，部分的にはレンショウ細胞の脊髄上性制御の欠如によるものと考えられる。

6) Ia抑制性介在ニューロンの脊髄上性制御は，他動的に誘発された伸張反射に影響しないが，レンショウ細胞と同様の様式で能動運動中に伸張された拮抗筋の反射活性化を抑制する。痙縮の患者のIa抑制性介在ニューロンの脊髄上性制御の欠如はおそらく随意運動中の拮抗筋の同時活性化に寄与すると考えられる。

7) 筋伸張は，Ia求心性線維だけでなく，ゴルジ腱器官由来のIb求心性線維と筋紡錘二次終末由来のII群線維でもインパルスを発射させる。最終的効果は被伸張筋の抑制である。Ib抑制は痙縮の患者では著しく低下し，反射亢進に寄与するが，II群求心性線維からの抑制の低下が痙縮における伸張反射の増大に寄与することを示す証拠はない。

結論として，今まで痙縮を起こす人間では機能障害が脊髄路の4つの段階でみられ，それら①Ia線維のシナプス前抑制，②他動的伸張時のIb抑制，③反回性抑制(レンショウ細胞)，④能動運動時の相反性Ia抑制(Pierrot-Deseilligny, 1990を参照)である。

痙縮は急性期の症状ではなく，むしろ多くの

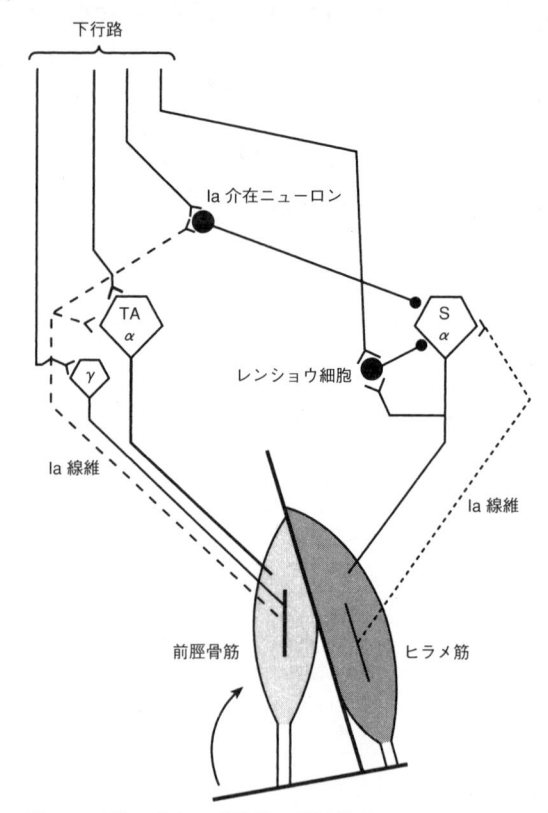

図75 痙縮の患者の脊髄路の機能障害

症例では段階的に進行し永続する症候群である。可塑的な変化の複雑な連鎖が，①軸索終末の発芽形成と新しいシナプス形成，②シナプス変性と通常非効果なシナプスの感応，③シナプス変性と残った受容器の感応強化〔脱神経性過敏(denervation hypersensitivity*)〕によって，変化がなければ損なわれない神経回路と神経路を作り変える。これらのメカニズムは哺乳動物の中枢神経系ではよく知られているが，人間の痙縮の進行の意義は明らかではない。

立位，歩行(gait*)，腕の運動に関する研究は，痙縮を有する患者の伸張反射の亢進と運動機能障害の程度との間の矛盾を示し，これは別のメカニズムが痙縮の背後にある事実を支持する。筋線維特性の変化が伸張に対する抵抗を直接的に高めると考えられる。このことは，痙性筋での形態学的・生化学的変化により支持されている(Dietz, 1987 を参照)。

臨床的方略

痙縮を除去するためには良好な看護と積極的な理学療法が重要である(Katz, 1988 を参照)。尿路や内臓の合併症，拘縮，褥瘡のような，有害な刺激の回避は痙縮を悪化させないために不可欠である。患者の手足を標準的な可動域に保つことは拘縮を防ぎ，またしばしば数時間の筋緊張を和らげるのに役立つ。緊張性伸張位に肢を保つギプスやスプリント技術は，筋線維内の弾性要素を伸張し筋節の数を増大させることによって，より持続的な効果を維持する。患肢へのコールドパックの適用は，おそらく皮膚受容器内の感受性の低下と神経伝導の低下によって腱反射の興奮性を低下させ，間代を減弱させ，関節の可動域を増大させるのに役立つことが報告された。寒冷治療は短期間運動機能を改善するために行われる。さまざまな理学療法の流派が，反射抑制と反射促通は筋緊張亢進を低下させ抑制されている運動パターンを出現させることを報告した。治療の背後にあるメカニズムを無視することで，積極的な運動訓練はしばしば脳卒中(stroke*)後の成人患者と脳性麻痺

(cerebral palsy*)児の運動能力を改善する。バイオフィードバック技術は痙性筋緊張亢進を緩和するのもみられたが，広くは用いられていない。機能的電気刺激，例えば遊脚相での足背屈を促すための歩行中の腓骨神経への刺激は，主動筋と拮抗筋の緊張性筋活動を持続的に低下させる。

今日では，痙縮の治療に有効な薬物がいくつかある(Davidoff, 1985)。これらの薬物は中枢神経系の外部で作用する。ダントロレンは筋小胞体からのカルシウムイオン放出を低下させることによって，筋収縮過程の活性化を奪い，筋線維の機械的収縮力を低下させる。ボツリヌス菌により作られたボツリヌス-A毒素は，痙性筋内に局所注入され神経筋接合部でのアセチルコリン放出を低下させる。これらの薬物はともに，活性化源とは無関係に筋収縮の強度に全般的な効果をもつ。例えばボツリヌス-A毒素の局所注入は，斜頸(torticollis*)，ジストニー(dystonia*)，眼瞼攣縮(blepharospasm*)の異常筋活動を選択的に制御する。抗けいれん薬のフェニトインとカルバマゼピンは，筋紡錘の感受性を低下させ，それによってIa線維からの求心性入力を低下させるなどの特殊な作用をもつ。

グリシンとγアミノ酪酸(GABA)は，脊髄での主な抑制性伝達物質として同定され，これらの伝達物質系の効率を高める薬物が，しばしば痙縮に有効である。GABAは，他の求心性線維同様Ia求心性線維の終末部でシナプス前抑制を媒介する。ベンゾジアゼピンは，Ia求心性線維の終末部に位置するGABA$_A$受容体と結合した特殊な受容体に結合する。この結合はGABAにとってGABA$_A$受容体との親和性を増大させ，終末膜を通過する塩化物イオンの流れの増大とシナプス前抑制の程度を強化する。バクロフェンは，同じ神経終末に位置するGABA$_B$受容体を活性化する。これらの受容体の活性化は終末部へのカルシウムイオンの流入を遅らせ，興奮性アミノ酸などの伝達物質の誘発放出を低下させる。プロガバイドなどの代謝産物はGABA$_A$とGABA$_B$受容体に作用する。グリシンは相反性抑制に不可欠である抑制性Ia介在ニューロンと反回性抑制に不可欠であるレンショウ細胞によって放出される伝達物質のようである。グリシンは血液脳関門を通過する数少ない薬理学的活性アミノ酸の1つである。グリシンは，脊髄介在ニューロンと運動ニューロンに存在する特殊なグリシン受容体で作用する。フェノチアジンは，γ運動ニューロンの駆動を変化させるために脳幹で作用し，筋紡錘の感受性を低下させる。通常，薬物は経口投与されるが，ベンゾジアゼピン，バクロフェン，モルヒネ硝塩酸のミニポンプを用いた硬膜下腔内投与(脊髄を取り巻く脳脊髄液内)は，全身と脳で低濃度を保ちながら，脊髄内の薬物濃度を高める。選択的後根切断術は痙縮の治療に長く用いられてきた。最近この方法はとくに脳性麻痺の患児で再び普及している。L2～S2由来の後根を部分的に切除し，それによってIa群求心性線維の大部分を切断する。Ia入力の低下は筋緊張を低下させるが，手足からの感覚情報は残された後細根を経由して保持されている。

【文献】

Bucy, P. C. (1957). Is there a pyramidal tract? *Brain, 80*, 376–92.

Davidoff, R. A. (1985). Antispasticity drugs: mechanisms of action. *Annals of Neurology, 17*, 107–16.

Dietz, V. (1987). Role of peripheral afferents and spinal reflexes in normal and impaired human locomotion. *Revue Neurologique (Paris), 143*, 241–5.

Katz, R. T. (1988). Management of spasticity. *American Journal of Physical Medicine and Rehabilitation, 67*, 108–16.

Lance, J. W. (1980). Symposium synopsis. In R. G. Feldman, R. R. Young, & W. P. Koella (Eds), *Spasticity: Disordered motor control* (pp. 485–94). Chicago: Year Book Medical Corporation.

Pierrot-Deseilligny, E. (1990). Electrophysiological assessment of spinal mechanisms underlying spasticity. In P. M. Rossini & F. Mauguière (Eds), *New trends and advanced techniques in clinical neurophysiology (EEG Suppl. 41)* (pp. 264–73). Amsterdam: Elsevier.

Hans Forssberg

speech disorders　言語障害　失語(aphasia*)；失語の言語治療(speech therapy for aphasia*)の項を参照

speech therapy for aphasia　失語の言語治療
　神経心理学的・神経学的原因によるコミュニケーション障害に対する治療アプローチのこと。主な関心は，口頭言語，書字言語を問わず言語の表出と理解の障害に対するリハビリテーション(rehabilitation*)にあり，とくに言語学的なモデルの核となる構成要素である，意味

論, 統語論, 形態論, 音韻論などの特徴について記述される障害が中心になる。このような障害は一般に失語(aphasia*)と呼ばれるが, この用語は総称的なものと考えるべきである。「失語」は認知処理過程の問題を表しているが, 患者にとってはコミュニケーションの問題である。

後天的な神経学的損傷を負った人が, 言語の真に言語学的な側面が直接影響されていない一連のコミュニケーション障害を起こすこともある。本項では運動性発話障害, すなわち, 神経疾患である構音障害(dysarthria*)でみられる筋緊張や協調運動の異常による障害の治療は取り上げないことにする。

失語の治療

失語の治療には長い歴史があるが, 最近ではさまざまな範囲でアプローチが試みられた。これらはさまざまな方法で分類でき, 例えば, 機能的アプローチ, 言語学的アプローチや認知的アプローチ, 神経心理学的アプローチなどである。アプローチは世界の国によって多少異なるが, どの国の場合でも一般に治療が目指すものは, 失われた機能の回復や再建か, 失われた機能の代用と代償のどちらかである。治療者は再建や代償を達成するために特定の再構成の方法を用いる。失語の治療分野の進歩は, 他の領域の発展によってもたらされた。教育学や学習理論, カウンセリング, 言語学, 神経心理学, 認知心理学などの側面が取り入れられ, 修正されたことは驚くべきことではない。

HawardとHatfield(1987)は, 歴史的な概説の中で, 失語症治療のアプローチをいくつかの主要な「学派」に分類した。それらの幅広いアプローチの間にはかなり重複する部分もあるが, この大枠は議論を始めるには有益な導入であろう。

再教授学派(*didactic school*)の人々にとって, そのアプローチは言語を再び教えることであり, 子供や外国語学習に用いられる伝統的で直観的な教育方法が混ぜ合わせて用いられた。以前は治療者は再教授の伝統のなかで働いてきたが, 実際上, 今日, 世界中の大部分の失語症治療者が一般的な再教授技法と再教授方法を用いている。再教授法と部分的に共通しているのが, **行動修正学派**(*behavior modification school*)によって採用されるアプローチで, 行動主義心理学の技法が言語の再教育に用いられている。治療に対するプログラム学習アプローチの例は1960年代からみられ, 現代のコンピュータにもとづく方法は, 体系的な行動学的方法を用いている。行動主義的方法論には模倣とモデリング, 暗示と手がかり, 強化の利用などがあり, 多くの治療者に広く用いられているが, 進んで「**行動主義者**」と呼ばれることを受け入れる治療者はいないであろう。実際, このアプローチは本質的に非理論的で, 理論的境界を越えている。なかにはきわめて体系的な階層的技法を用いる方法もあり, 例えば, メロディック・イントネーション・セラピー(melodic intonation therapy*)(Helm-Estabrooks & Albert, 1991 & Chapey, 1987の章を参照)や, 発語失行(apraxia*)に対する階層的に組み立てられたアプローチ(Helm-Estabrooks & Albert, 1991; Code & Muller, 1989の章を参照)などである。

刺激学派(*stimulation school*)の人にとって, 患者は言語機能を失ったのではなく, 脳損傷によってこれらの機能にアクセスできなくなった状態である。言語能力は保たれており, 障害されているのは言語運用である。治療は本質的には患者の言語使用を促し刺激することを伴う。改善されるとすれば, それは患者が新しい語彙や文法形態を学習したためではなく, 患者がすでに知っていることを促し, 統合する回復過程を通して現れるのである。刺激アプローチと最も関連が深いのはWepmanとSchuellである。このアプローチによって支持される一般的な技法と方法は, 依然としてかなり広く用いられた。Schuellにとって, 強力な聴覚刺激と患者からの最大限の反応がこのアプローチの本質的で基本的な特徴であり, 復唱や促進と多様な形態の手がかりが一般的特徴である。復唱と音韻手がかり(患者に目標語の最初の音を与える)という広く用いられる促進する手法は絵の呼称成績に著しい効果を与えるが, この効果は30分後には減少して, 患者は刺激を受ける前と同程度にしか絵の呼称ができなかったということが研究によって示された(Code & Muller, 1989の章を参照)。

機能再構成学派(*reorganization of function school*)にとってLuria(1970)の神経心理学的モデルが基盤になったが, 障害されていない機能の下位体系を障害された下位体系の代償として用いた。例えば重度の発語失行の患者に対して, Luria(1970)は, /m/を引き出すためにハミング(その患者ができること)を用いることや, ロウソクの吹き消しから/p/を言わせることを主張した。重度の失行の患者のために, Luria(1970)は, 発話音の特別な組合わせを産生する口唇の図である「**構音図**(articulogram)」を開発した。ここでは患者は，障害されていない視覚経路を用い発話の産生系に到達した。障害されていない視覚と運動感覚経路は，聴覚的分析の障害に由来する感覚性失語の障害の治療に用いた。Luria のアプローチは主に東ヨーロッパに影響を与えた。

　残存している右半球の情報処理様式を基盤とした再構成のアプローチもある。これは Code (1987, 1994) が概説を書いたが，大部分は失われた機能の代償を目的とする再構成的な手法である。例えばメロディック・イントネーション・セラピー (Helm-Estabrooks & Albert, 1991) は，運動面に問題がある患者の発話を発話産生過程の再構成によって再確立することを目的とするもので，媒介手段として音楽的なイントネーションを用いた。また人工的言語が開発され，重度の障害をもつ失語症者の集団を対象に試みられた。このような言語は，視覚性の恣意的な形態や，特殊な図解的象徴から成り立っている。このようなアプローチは全般に障害された患者で著功し，命題的なコミュニケーションを用いることができた。右半球によって仲介される視覚心像を高め，催眠状態を利用することが失語症の治療で主張された。Code (1987, 1994) は，両耳分離聴覚検査 (dichotic listening*)，分割視野法 (divided visual field techniques*)，触覚分離 (dichhaptic*) の過程という側性化技術を用いて，右半球の認知処理過程に直接影響を与え，潜在的な右半球の言語処理過程を刺激するという 2 つの独立した試みについて報告した。この 2 つの研究では，1 人のウェルニッケ失語症患者が 18 カ月間にわたって標準的な検査の成績にもとづき有意に改善したと報告されたが，どちらの研究も実際に右半球の課題遂行能力により改善がみられたのか，それとも他の統制されていない要因によるのかを決めることはできない。

　患者にとっての失語も，治療者にとっての失語もコミュニケーションの問題である。治療者はこのことを認識し，機能的なコミュニケーションを高め，改善することにかかわるアプローチを行った。このような発展は**実用主義学派** (*pragmatic school*) の基盤を形成したが，この学派は理論と応用実用主義の進歩と平行して発展してきた。ほとんどの失語症者にとって，障害は第一に言語学的レベルに影響し，言語やコミュニケーションの実用的側面は保持されている。障害が非常に重度なため回復を目指す治療ではなんの進歩もみられない多くの患者のために，治療者は失われた機能を補償する方法を開発した。近年の回復方法の効果に失望していた治療者から大きな支持を得た方法が PACE (promoting aphasics communicative efficiency；失語症者実用コミュニケーション促進) アプローチである (Davis & Wilcox, 1985；Carlomagno, 1994)。ここで強調されたのは伝達の成功であり，正確な口頭での呼称や正しい統語ではない。PACE 治療の主な特徴は次のとおりである。①治療者と患者はメッセージの送り手と受け手が対等に参加する，②患者と治療者の間の治療的相互作用に新しい情報の交換が必要である，③患者がコミュニケーションの様式や手段を選択する，④メッセージの伝達に患者が成功した場合にもとづいてフィードバックが行われる (Davis & Wilcox, 1985；Carlomagno, 1994)。一般的には，患者は書字，身ぶり，描画，指差しなどを要求されるが，実際にメッセージを伝達するためにはどんな手段を用いるかは患者の自由である。PACE の有効性についての研究だけではなく，身ぶり行動 (gestural behavior*) や描画を用いる一連の治療の研究もある (Helm-Estabrooks & Albert, 1991)。失語のグループ治療は，その支持者から，実用的かつより自然なコミュニケーションにとくに適していると考えられる (Chapey, 1987, 1994 の章を参照；Code & Muller, 1989, 1995；Howard & Hatfield, 1987)。

　米国ではボストン失語症研究センター (Boston Aphasia Research Center) と連携して研究している治療者によって方法論が発展した。Howard と Hatfield (1987) はこのようなアプローチを**新古典主義学派** (*neoclassical school*) と呼んでいるが，これは，この学派がウェルニッケ・リヒトハイム・ゲシュヴイントのモデルによって部分的に喚起され，ある程度このモデルに結びついているためである。おそらくこのようなアプローチの多くが共通に有している特徴は，特定の失語タイプのために考えられたという点であり，例えばメロディック・イントネーション・セラピーやビジュアル・アクション・セラピー (VAT) (Helm-Estabrooks & Albert, 1991) はブローカ失語や全失語などの障害者のために考えられた。メロディック・イントネーション・セラピーは，多くの全失語患者がハミングや口笛，歌などの能力が優れているという観察にもとづいている。最も注目された点は，しばしば重度の表出障害や発話失行があっても，繰り返し学習された歌の歌詞を表現できる能力である。メロディック・イントネーショ

ン・セラピーは,重度の運動性発話障害をもつ患者のこのような保存されている能力を用いている。その訓練方法もまた体系的な行動階層を用い,各段階とレベルに組織されている。ビジュアル・アクション・セラピーは,重度の失語症患者が意思伝達に身ぶりを用いる訓練に対し,かなり体系的なアプローチを用いており,全体的に障害された患者のほとんどにとってより容易である近位型(より粗大な腕,肘,手首の動きにもとづく身ぶりを用いる)と,より難しい遠位型(手や指のより細かい動きを用いる)に分けられた。標準化された検査の身ぶり部分での成績の改善が重度障害患者で報告された。

神経言語学派(*neurolinguistic school*)は,主に1960年代の言語学革命から生まれた西ヨーロッパで優勢なアプローチで,言語学の理論と失語の言語学的特徴を初めて真剣に取り上げた。多数の研究があり,治療は患者の障害の言語学的分析に集中し,障害された特定の言語学的特徴を治療の目標にした。実際には,これは失文法(agrammatism*)の多様な徴候に対して言語学的に喚起された治療を意味し,CodeとMuller(1989, 1995),Helm-EstabrooksとAlbert(1991),HowardとHatfield(1987)などでみられる。神経言語学的アプローチに特有な特徴はある程度,認知神経心理学の治療アプローチの主要な部分を形成している。

治療のために失語を評価することが臨床分野での問題であり,そこでは単に診断と損傷部位の特定のための失語の評価は重要ではない。認知神経心理学の単一症例研究に対する関心は,情報処理モデル(例えばLesser, 1995)にもとづく仮説駆動性の単一症例評価過程の発展に強く影響してきた。その主張は,標準化された心理測定バッテリーでは個人の臨床像の基盤にある固有の障害について不十分な情報しか供給できないというものである。障害領域に関する仮説は,心理言語学的に統制された特定の検査の成績にもとづいて記述・吟味され,受容あるいは棄却されなければならない。このような考えかたが,心理言語学的に統制された評価手段バッテリーの発展に結実した(Lesser, 1995を参照)。これに反対する主張は,標準化された信頼性のある検査バッテリーから失語のタイプと重症度に関する情報と成績の変化を測定するためのベースラインを得ることができるというものである(Shallice, 1979)。治療のための評価という視点からはおそらく今日,標準化されたバッテリーは信頼性のあるスクリーニング手続きとみなされることが多い。このようなスクリーニング手続きから,重症度やタイプ,損傷部位に関する情報が得られるだけでなく,障害された領域と保存されている領域の比較から詳細な調査を必要とする領域を明らかにする基本的なプロファイルを入手することができる。また治療のための包括的な評価には,機能的コミュニケーションも含まれるべきである。利用可能な評価の範囲は,機能的コミュニケーションプロファイルや日常的な言語検査から,談話,発話行為などのコミュニケーションの実用的側面などを考慮したプロファイルまでに及んでいる。さらに今日では,右半球損傷患者の言語とコミュニケーションの障害を評価するために,右半球言語バッテリー(Bryan, 1994)が標準化された。

認知神経心理学派(*cognitive neuropsychology school*)は,失語症治療の発展にこれまで重要な影響を与え,現在も与え続けている。近年では,認知神経心理学の原理にもとづいて,失語の治療研究に関し根本的に異なる考えかたが発展した。この考えは,個々の患者を調査するための「**理論駆動性**」のアプローチのほうが,古典的な症候群モデルに従って分類された異質の患者集団を比較しようとする試みよりも優れているというものである。詳細な分析レベルにおいて,障害されている能力と保存されている能力が同じパターンの失語症患者は2人として存在しないということは,時に臨床家によって認識された。神経心理学における研究のための症候群アプローチは,有効性を失ったと多くの人が主張し,多くの臨床家がこの考えを歓迎した。

認知神経心理学の主要な特徴の1つは,認知,例えば言語処理過程の構成要素は脳内でモジュール式に組織化され表象されると仮定していることである。このようなモジュールは,領域特異的(あるモジュールによって行われる演算はそのモジュールだけに特定されるという意味において)で,近傍の神経構造と結びついており,遺伝により決定的で,自律的に演算され,他の認知処理とは独立していると考えられる。このモデルは,脳損傷患者の障害を解明するアプローチの中心的な枠組みとして,情報処理パラダイムを採用した。

分析では処理過程モデルの箱と矢印を用いる必要があり,これは単語の音読や書き取り,物品呼称などの行為に含まれる段階と経路を示している。個々の障害パターンに関する詳細な仮説駆動性の評価によって,何が障害されて何が保たれているのかを明確にするモデルを立てることができる。このような分別過程を通して,

互いに連絡する処理経路が障害された機能といぅ点から，患者の特定の障害について詳細な知識を得ることができるであろう。

このアプローチは治療のための前途有望な評価モデルを伴うので，失語症治療者にとって貴重な特徴をもっているが，治療者にとって重要な特徴は個々の患者とその障害を重要視していることである。英国の失語症治療への影響は絶大であった(Howard & Hatfield, 1987)。HowardとPatterson(1988)は，治療における認知神経心理学的アプローチを試みるために，詳細な症例を提示した。彼らにとって，認知神経心理学的研究から3つの主要な治療手段が論理的に生じる。①詳細な仮説検証の評価アプローチにもとづいて，失われた情報と失われた規則や手続きの再教育をする，②同じ課題を行う別の方法を教える，③不完全なアクセス経路を用いて促す。患者特異的かつ障害特異的な治療によって患者の遂行成績を改善できるという，自然回復や，注意あるいは目新しさのような非特異的な効果からは説明できない，前途有望な徴候が存在する(Code & Muller, 1995; Howard & Hatfield, 1987)。

認知神経心理学は，人間の言語の複雑さに対処できるモデルはもっていない。その領域は言語の認知処理過程であり，単語の処理に限定されている。失語症患者にとっても，失語症治療者にとっても，失語は認知の問題以上のものである。それはコミュニケーションの問題であり，このような治療の中心的側面を取り上げるモデルが必要とされる。しかし，調査研究への単一事例研究アプローチ，つまり，心理言語学的に統制された検査による障害に関する詳細な調査と情報処理過程という観点から基盤にある障害のパターンを分類することは治療に役立つ。さらに必要とされるのは，反復可能な失語の治療モデルである。これには，認知処理過程のモデルや，心理言語学的評価のための材料だけでなく，患者と治療者の相互作用に関する反復実験を可能にするような方法論の発展も必要である(Code & Muller, 1992の章を参照)。

右半球言語障害

右半球損傷後の言語使用の障害はほとんど報告されていない。最も深刻にみえるのは左半球損傷の失語症者の問題である。右半球損傷者は，表面的な会話の様子が比較的正常にみえる。おそらくこのために失語症治療が進歩してきたのであろう。右半球損傷で起こるコミュニケーション障害は，ユーモアの理解や比喩的叙述の解釈を含む複雑な言語実体はもちろん，言語の外言語学的側面とパラ言語学的側面に影響するようである(Code, 1987)。しかし，右半球損傷者のコミュニケーション障害に対する治療は，ほとんど発展しなかった(Bryan, 1994)。右半球損傷者についての経験的な問題と，文脈的情報の利用，理解，推論，意味統合などの障害や，比喩や冗談などの複雑な言語実体の理解困難を治療する必要性が強調された。また，治療にコミュニケーションの非言語的特徴や実用的な特徴についても考える必要がある。

発語失行

傷害された筋緊張がないときに，発語の開始・強調とプログラミングの損傷(発語失行)は，ふつう左前頭葉損傷に続いて起こり，しばしば口顔面失行(apraxia*)やブローカ失語のいくつかの特徴を合併して起こる。患者には構音障害(dysarthria*)の問題はみられないが，発語失行は運動性発話障害とみなされている。発語失行の治療は通常，運動性発話の問題が非常に重い場合に代償を目標とするか，構音ドリルのアプローチをとるかのどちらかである。代償手段には身ぶりや音楽的なイントネーションなどがあり，構音ドリルには通常，構音の複雑性と崩解の知識に結びついた段階とレベルの行動学的階層が含まれる。

【文献】

Bryan, K. (1994). *The right hemisphere language battery*, 2nd edn. London: Whurr.

Carlomagno, S. (1994). *Pragmatic approaches to aphasia therapy*. London: Whurr.

Chapey, R. (Ed.). (1981). *Language intervention strategies in adult aphasia*. Baltimore, MD: Williams & Wilkins.

Code, C. (1987). *Language, aphasia and the right hemisphere*. Chichester: Wiley.

Code, C. (1994). The role of the right hemisphere in the treatment of aphasia. In R. Chapey (Ed.), *Language intervention strategies in adult aphasia*, 3rd edn (pp. 380–6). Baltimore, MD: Williams & Wilkins.

Code, C., & Muller, D. J. (Eds). (1989). *Aphasia therapy*. London: Whurr.

Code, C., & Muller, D. J. (Eds). (1995). *The treatment of aphasia: From theory to practice*. London: Whurr.

Davis, A., & Wilcox, J. (1985). *Adult aphasia rehabilitation: Applied pragmatics*. Windsor: NFER-Nelson.

Helm-Estabrooks, N., & Albert, M. L. (1991). *Manual of aphasia therapy*. Austin, TX: Pro-Ed.

Howard, D., & Hatfield, F. M. (1987). *Aphasia*

therapy: Historical and contemporary issues. London: Erlbaum.

Howard, D., & Patterson, K. (1990). Models for therapy. In X. Seron & G. Deloche (Eds), *Cognitive approaches in neuropsychological rehabilitation* (pp. 39–64). London: Erlbaum.

Lesser, R. (1995). Making psycholinguistic assessments accessible. In C. Code & D. J. Muller (Eds), *The treatment of aphasia: From theory to practice* (pp. 164–72). London: Whurr.

Luria, A. R. (1970). *Traumatic aphasia.* The Hague: Mouton.

Shallice, T. (1979). Case study approach in neuropsychological research. *Journal of Clinical Neuropsychology, 1*, 183–211.

Chris Code

spelling disorders　綴り字障害

「綴り字(spelling)」という用語は曖昧で、かなり異なる2通りの認知過程を表す。書字言語の産生に関与する認知過程と、心中における単語の一字一字の表象に関与する認知過程の2つである。**綴り字障害**(spelling disorders)という用語も、このような両義性を有する。綴り字を書字単語の産生に関与することとして考えるならば、綴り字の問題には、単語の綴りを思い出す障害はもちろん、思考を生み出すことの障害や、運動のプログラミングの障害など、書字の多くの側面が含まれる。読み書きを学習している幼児では、綴り字の問題は手で書くことの障害と切り離すことは難しい。一方、綴り字を内的な正書法的表象にかかわることとして考えるならば、綴り字の問題には読みの障害が含まれる。単語の内的表象は、熟達した読み手では個々の単語に固有の一字一字の順列として特定され、正確な認知と正確な綴り字の産生と等しく不可欠である。

文字と書字

文字には根本的に異なるいくつかの体系がある。簡単に述べると、表意文字(例えば中国語)、音節文字(例えば南インドの言語)、アルファベット(例えば西洋の言語)である。アルファベットの文字は、発話の音は音素に分節することができ、音素は書記素で表すことができるという考えにもとづく。異なる言語はそれぞれ異なる数の音素をもっているが、書記素は通常26文字と、ou, ch, th, ai, eeなどの文字の特別な組合わせに限られる。日本語は2つの主要な文字体系の側面を組み合わせた文字をもっているため、書字言語に障害をもつ神経心理学的患者を研究する者にとって非常に興味深い。漢字(表意文字)と仮名(音節文字)の間で解離がみられ、患者は、この文字体系の両方ではなくどちらか一方の使用能力を保持している。

ほとんどのアルファベットの文字は、発話の音にもとづかない部分を正書法のなかに有する。このような部分を無視してよいのは、曖昧でない音と文字との対応の原則を推進する熱心な綴り字改良が近年行われた文字においてだけである。とくに英語の綴り字には、このような原則に従わない曖昧で例外的な単語が多い(例えばfir/fur, gaol/jail, aisle/isle)。このように、綴り字はアルファベットの知識だけではなく、単語特定の知識にも左右される。

綴り字障害と他の言語障害

単語の読みと綴り字が同じ内的表象を用いることはもっともらしく思われるが、この仮定は、読み障害と綴り字障害が独立した問題として存在するという事実によって否定された。それでも、読み障害と綴り字障害は同時に起こる。書字言語の障害はしばしば口頭言語の障害を伴う。このことは以前から知られ、後天性の障害にも発達性の障害にも当てはまる(Joshi & Aaron, 1991)。以下の節では特有の障害のみを取り上げる。すなわち、綴り字障害が単独に存在している場合と、より一般的な口頭言語に関する障害に伴う場合である。

綴り字障害の特徴

アルファベット文字の綴り字障害は、後天性であれ発達性であれ、2つの大きなカテゴリーに分類される。ほとんどの綴り字障害は特別な種類の音韻的障害から起こると考えられるが、これはアルファベット文字の基盤である下位音節的な発話音の書字言語が定着している場合である。しかし、綴り字障害は音韻的障害がない場合も起こる。この種の障害は視空間的な問題や特定の記憶の問題を反映していると一般に考えられるが、これは熟達した綴り字能力が単語特定の知識によるところが大きいと仮定する場合である。綴り字の2つの側面、すなわち発話を基盤とする(音韻的)部分と、特有の文字系列に対する部分で、視覚的な記憶の(語彙的)部分のそれぞれは、他方が機能していない場合には代償の手段として役立つ。このパターンは、書字言語の処理過程における語彙経路と音韻経路の二重解離に対し証拠を与える単一事例研究で報告された。

後天性綴り字障害

英語の正書法には長く複雑な歴史があり、単語の一字一字の表象に関して学習することは大変である。そのため、広範な綴り字の知識を収

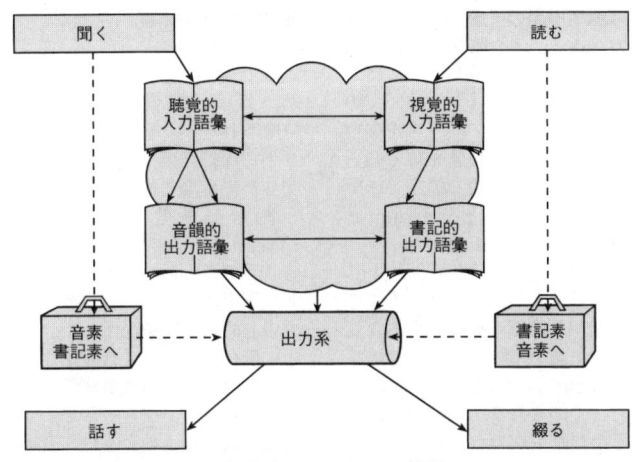

```
       聞く                           読む
        │                             │
        ▼                             ▼
   ┌─────────┐                   ┌─────────┐
   │ 聴覚的  │◄─────────────────►│ 視覚的  │
   │ 入力語彙│                   │ 入力語彙│
   └─────────┘                   └─────────┘
        │                             │
        ▼                             ▼
   ┌─────────┐                   ┌─────────┐
   │ 音韻的  │◄─────────────────►│ 書記的  │
   │ 出力語彙│                   │ 出力語彙│
   └─────────┘                   └─────────┘
        │          ┌─────────┐        │
   ┌────┴───┐      │ 出力系  │    ┌───┴────┐
   │ 音素   │─────►│         │◄───│ 書記素 │
   │ 書記素へ│     └─────────┘    │ 音素へ │
   └────────┘      │       │      └────────┘
                   ▼       ▼
                  話す    綴る
```

図76　ロゴジェンの言語産成モデルとその特徴

得するには多くの年数を要する。このような知識の崩壊がある種の脳損傷によって起こり，それ以前には自動化された綴り字能力の喪失〔失書(agraphia*)〕が患者に痛々しく認められる。患者はまず，この障害について訴え，より潜在的な記憶と言語の問題について同じように経験しても，訴えはその次となる。後天性失書があり，英語を話す患者は読みと綴り字の認知的な構成要素に関する理論に対し，豊かな検査による地盤を提供する。このような研究の結果は，Shallice(1988) と McCarthy と Warrington (1990)による2冊の優れた失書に関する概説に書かれた。これらの概説では，脳損傷後の特定の綴り字障害を伴う症例に関する情報が体系的に比較され，考察された。Shallice は認知処理モデルの可能性を検証し，McCarthy と Warrington は特定の処理過程要素の脳内局在を強調した。

　McCarthy と Warrington によって報告されたすべての失書症では，左頭頂葉のさまざまな広さの領域が損傷されていた。綴り字とは対照的に，この点は手で書くことの障害には当てはまらない。手で書くことの障害は，無視，字画の繰り返し，文字の方向と字配りにみられる変化という形態をとることがあり，綴り字障害と同じようにみえるが，これとは異なる起源で右半球後頭葉の損傷と関連している。この基底にある障害は，言語や記憶の問題のどちらとも関連せず，失行の下位タイプと考えられた。

綴り字処理過程のモデル化

　Morton(1980)の logogen(ロゴジェン)言語産生モデルは，後天性の読み障害と綴り字障害を伴う多くの異なる患者からの多様なデータをうまく統合し，熟達した読み手から集められた実験的証拠を基盤にした。このモデルの主な特徴を図76に示す。綴り字処理過程に関する他のモデルは，Brown と Ellis(1994)の非常に読みやすく有益な論文集に収録された。

　Morton のモデルでは，音韻体系と語彙体系の区別が明確にされ，語彙的構成要素と下位語彙的構成要素の様式特異的な性質もまた同様である。図76の実線は，熟達した綴り手(と読み手)が一般に使用する体系を示し，破線は，新しい刺激の場合に音を綴りに(または綴りを音に)変換するための予備手続きを示す。図76に，熟達した綴り字を支える優勢な体系によって発話された語彙における単語の表象(音韻表出語彙目録)と，綴り字語彙における単語の表象(書記素出力語彙目録)の結合が可能であることを示した。下位語彙的な構成要素もまた示され，聴覚入力を表出体系と結びつけている。この下位語彙経路を用いる場合には，まず目標となる単語をその構成音素に分節し，適切な書記素をそれぞれの音素に割り当て，その結果生じた情報を単語全体を正しく書けるように統合する必要がある。図76に示したように，表出体系は語彙経路と下位語彙経路の両方から入力を受けるが，手書き，印刷，タイピングなどの使用に備えて適切な書記素系列の表象が組織されるのはまさにこの部分である。

　英語の綴り字障害は，図76に示される構成要素のうちの1つが障害されているのか，2つ以上が障害されているのかによって分類することができる。正書法的慣習(語彙処理過程)に

従って，特定の単語か単語の一部のどちらかを記憶から綴る能力がある。また音素から書記素への変換経路(下位語彙処理過程)によって新しい単語を綴る能力と，書字，タイプ，口頭での綴り字など(表出体系)で，単語の綴り字を実現する能力もある。文字を書いて単語を綴る能力と，口頭で文字を言って単語を綴る能力との解離が実際にみられ，McCarthyとWarringtonはモダリティ特異的綴り字障害と呼んだ。

図76の書記素の出力語彙の障害は，Shalliceの語彙性失書に相当する。したがってこの障害の特徴は，音素から書記素への規則的な変換の誤りと，不規則単語を単純な音素綴りのような英語に直す("yacht"を"yot"と綴る)傾向である。それでもよく知られる不規則語は，このような患者でもたびたび保たれ，正書法の語彙が完全には破壊されていないことが示唆される。患者は時々，単語の綴り字にアクセスするために意味的な知識を利用し("time"に対して"clock"と書くなど)，深層性失読患者が単語を読むときに犯す誤りを連想させる。

それとは対照的に音韻性失書の特徴は，非単語の綴り字は非常に困難だが，単語の綴り字には比較的成功することである。このような障害の標準的な解釈は，図76の下位語彙経路が障害または崩壊しているが，語彙体系は比較的障害されないということである。このようにして不規則単語の綴り字の達成は成功することが多く，規則化の影響は明らかではない。このような患者も簡単な非単語をしばしば習得することができるため，下位語彙システムが依然ある程度機能すると考えられる。まとまった綴り字に対する決まった手順がなくても難しい単語の綴り字が書けることは，熟達した成人の綴り手にとって書記素の出力語彙目録が第一の処理過程メカニズムで，音韻にもとづくまとまった綴り字手順は，綴り字を知らない場合や半分しか記憶できず，刺激が非単語である場合などに，単に予備的な体系として役立つにすぎないことを示した。

後天性失書の研究者によって明らかにされた解離は，単語の認知と綴り字に関する理論を発展させ，明確にした。しかし，音韻性失書と語彙性失書の「**純粋な**」症例はまれで，綴り字(と読み)障害の異なる違いは徐々に壊れた。明らかに認識されるような臨床的症候群は存在するが，混在した症状を示す患者や分類できない障害を示す患者は綴り字処理過程に関するわれわれの理解に挑み続けるであろう(Ellis, 1987)。

発達性綴り字障害

失書患者から得られる証拠は，語彙的綴り字過程と音韻的綴り字過程の主要な分離を示すが，小児ではこの2つの過程はあまり明確には分離されない。音韻体系は，熟達した成人の綴り手では書記素の出力語彙目録に頼れるため，明らかに重要な役割は果たすことがないが，綴り字能力の獲得では決定的な要因となる(Treiman, 1993)。Frith(1985)の読みの習得と綴り字の習得のモデルは，記号，アルファベット，正書法の3つの方略の観点から，音韻体系の中心的な役割を説明した。これらの方略は互いに依存するので，書記素語彙目録は最小限のアルファベットの知識が習得されたときにようやく確立され，引き続き正書法的方略の発達が可能となる。このように，音韻体系が障害されていないことが，まとまった綴り字手順と語彙的綴り字手順の発達に決定的に重要である。記号的方略は，未発達の読み手とアルファベットを操作する能力を習得できない者にとって使用可能と考えられる。

読字障害の小児(少なくとも特定の下位グループ)は音韻的処理過程を障害し，音を基盤とする文字体系の正常な習得を妨げるなんらかの微妙で特定的な脳の異常があると考えられる。アルファベットを操作する能力を欠いているため，彼らは正確な単語の綴り字を支える条件となる正書法的語彙目録を十分に確立することができない。そのため，語彙的手順と下位語彙的な手順のどちらもうまく働かない。それでも読字障害者は，努力を要するが，効果的な代償手段を発展させることが可能であり，そのため，ある形態の語彙的綴り字は最終的に習得することができる。また発達性読字障害者は書字言語以外の領域，例えば単語の呼称や復唱でも，音韻的問題がみられる。これらの基盤にある障害は，とくに，語彙的表象が存在しないよく知らない単語に関する読みと綴り字の問題において目立つ。このような小児にみられる綴りの誤りは，その音韻障害的な特性を表した。連続子音(例えばspl, nt)は減少したかたちで誤って綴られる。連続子音の豊富な単語の復唱でも同じような問題を示す。

読み能力はほとんどの場合，綴り字能力の上限と一致していたが，正確に読めても綴り字ができない発達性の書字障害患者がいた(Snowling, 1994)。何人かの発達性書字障害者は部分的に代償している読字障害患者であり，別の書字障害者は綴り字に特異的な神経学的問題をもっているが，それ以外の人は神経学的理由で

はなく，方略的な理由から綴り字能力が乏しいと考えられる。読字障害の小児が音韻分析能力に乏しい（したがって，誤りには音韻障害の特徴が多い）一方で，書字障害の小児は書記素選択の段階での問題を伴っているようにみえる。つまり，音韻分析は下位語彙経路を通って首尾よく実行されるが（図76を参照），特定の（正しい）書記素を正しい音韻的に近いものの集合から選択しなければならない場合に困難が生じる。書字障害者は書記素表出語彙の目録の中に使用できる十分に正確な一文字一文字の表象をもっていないため，詳細な特定化は表出体系のレベルで利用できない。彼らのハンディキャップは成人しても持続する。この障害が正確な読み能力と共存することは，英語の音から綴り字への規則が，綴り字から音への規則よりも一貫性がないということを反映している。綴り字能力がまだ完全ではない正確な読み手が，音韻的にもっともらしく，しばしば語彙的（正書法的）強制に関する知識を反映するような誤り（例えば"nashun"ではなく"nasion"）を示すのがふつうである。子音の重複規則，黙字，曖昧母音の役割（例えばsep*a*rate）などはとくに問題が起こりやすい。

発達性の綴り字障害の特定の下位タイプ（基盤となるそれぞれに異なる障害を伴う）があるかどうかという問題は，依然議論の余地がある。綴り字の誤り分析によって，読み障害の綴り手と書字障害の綴り手との質的な違いが，必ずしも常にみられるわけではない。しかし，発達性の書字の障害者は英語の単語の音構造をとらえる適切（合法的）な書記素の連なりを産生できるので，非単語の綴り字は可能だが，読みの障害者では困難なのが一般的である。実際の語に対して正しい書記素表象を選択することが困難なのは，語彙目録に含まれる正書法の表象が特異性に関して不十分であることを反映するためと考えられる。これらの特異性の欠如の理由は不明だが，このような人々は「**部分的手がかり**」読みという効率の低い形態を用いているため，正書法の表象が不完全な可能性がある。読みと綴り字に対して効率のよい正書法的方略は，完全な正書法の表象に至るので少なくとも習得の臨界期では，少数の単語を繰り返し学習することが必要と考えられる。

文字の連なりを分析し記憶するための特定の視覚的な問題が発達性書字障害に関与すると考えられるが（Goulandris & Snowling, 1991），アルファベットの読み書き能力の発達で何よりも重要な要素は音韻体系であるというのが一般的見解である。このように音韻的な問題は，アルファベット能力の学習の遅れとなる発話音の音韻分析の障害として直接的に現れるか，間接的に比較的質の低い正書法語彙の目録として，子供の綴り字でのみ明らかになるような障害となって現れるかのいずれかである。

発達性綴り字障害の生物学的基盤

発達性の障害を神経学的基盤にマッピングする手続きは依然未熟だが，双生児研究で，非単語の綴り字検査で評価した場合の音韻障害の基礎には重要な遺伝的要素があることを示す証拠が得られた（DeFries et al, 1991）。発達性読み障害者の大脳半球は人間の脳に一般的な非対称性を示さないことが明らかにされた（Galaburda et al, 1989）。より正確にいえば，非対称が予想される部位（左側頭葉の言語領域がより大きい）で対称性がみられた。後天性失書の詳細な研究により，綴り字の処理部位に関する理解はさらに前進しており，発達性の綴り字障害を理解するうえでも同様の前進が得られることが期待される。

【文献】

Brown, G. D. A., & Ellis, N. C. (Eds). (1994). *Handbook of spelling: Theory, process and intervention.* New York: Wiley.

DeFries, J. C., Stevenson, J., Gillis, J. J., & Wadsworth, S. J. (1991). Genetic aetiology of spelling deficits in the Colorado and London twin studies of reading disability. *Reading and Writing, 3,* 83–95.

Ellis, A. W. (1987). Intimations of modularity, or, the modularity of mind: doing cognitive neuropsychology without syndromes. In M. Coltheart, G. Sartori, & R. Job (Eds), *The cognitive neuropsychology of language* (pp. 397–497). London: Erlbaum.

Frith, U. (1985). Beneath the surface of developmental dyslexia. In K. Patterson, J. Marshall, & M. Coltheart (Eds), *Surface dyslexia: Neuropsychological and cognitive studies of phonological reading* (pp. 301–30). London: Erlbaum.

Galaburda, A. M., Rosen, G. D., & Sherman, G. F. (1989). The neural origin of developmental dyslexia: implications for medicine, neurology and cognition. In A. M. Galaburda (Ed.), *From reading to neurons* (pp. 377–88). Cambridge, MA: MIT Press.

Goulandris, N., & Snowling, M. J. (1991). Visual memory deficits: a possible cause of developmental dyslexia? *Cognitive Neuropsychology, 8,* 127–54.

Joshi, R. M., & Aaron, P. G. (1991). Developmental reading and spelling disabilities: are these dissociable? In R. M. Joshi (Ed.), *Written language disorders* (pp. 1-24). Dordrecht: Kluwer.

McCarthy, R. A., & Warrington, E. K. (1990). *Cognitive neuropsychology: A clinical introduction.* London: Academic Press.

Morton, J. (1980). The logogen model and orthographic structure. In U. Frith (Ed.), *Cognitive processes in spelling* (pp. 117-34). London: Academic Press.

Shallice, T. (1988). *From neuropsychology to mental structure.* Cambridge: Cambridge University Press.

Snowling, M. J. (1994). Towards a model of spelling acquisition: the development of some component skills. In G. D. A. Brown & N. C. Ellis (Eds), *Handbook of spelling: Theory, process and intervention* (pp. 111-28). New York: Wiley.

Treiman, R. (1993). *Beginning to spell.* Oxford: Oxford University Press.

Uta Frith & Alison Gallagher

sphincter control　括約筋支配

尿や大便の停留と失禁を起こす括約筋支配の障害は神経疾患でよくみられ，意識がなかったり植物状態(vegetative state*)の患者の看護にとって重要である。括約筋支配の障害は脊髄ニューロンの働きに影響する病変による対麻痺に伴うが，膀胱，腸，括約筋の感覚障害や，随意括約筋の中枢性支配を障害する高位の病変からも起こると考えられる。

splenium　脳梁膨大部

正確には *splenium of the corpus callosum* と呼ばれ，脳梁(corpus callosum*)の後部にあり，脳梁のほぼ1/3の体積を占める。脳梁前部よりかなり厚い。脳梁膨大部は左右の後頭葉皮質を結び，主に左右の半側視野の視覚情報を統合することに寄与する。

交連切開術(commissurotomy*)によって脳梁膨大部を切断すると，視覚・運動協調機能が障害され，視覚性の学習機能が低下する。この障害は人間よりサルで著しい。しかし，視空間性失認(agnosia*)も脳梁膨大部線維の損傷で起こる。失書を伴わない失読〔失書(agraphia*)，失読(dyslexia*)の項を参照〕，すなわち純粋失読は，患者が発話や書字が正常であるが字を読めなくなる現象で，後頭葉と脳梁膨大部の病変に関連している。これはおそらく，この部位の病変によって読字に関する視覚性認知機構と他の正常に機能する言語機構の解離が生じたために起こると考えられる。

なお，人間では脳梁膨大の切断を含むすべての臨床的障害で，2つの半側視野の転位が起こらないことは注目すべきことである。このことは視覚的統合が基礎的な，低レベルでの脳機能によって維持されているためと考えられる。

split brain　分離脳　交連切開術(commissurotomy*)の項を参照

status epilepticus　てんかん重積状態

てんかん(epilepsy*)の1つで，けいれん発作が繰り返し起こるため，意識が回復しない状態。この症状は生命にかかわる状態で緊急処置を要する。てんかん患者のなかにはとくにてんかん重積状態を起こしやすい人があり，この状態はバルビツール酸の服用を突然中止したり，それほど程度は強くないが，他の抗けいれん薬の中断で起こることがある。

stereoagnosia　立体失認

触覚失認の1つ〔触知覚障害(tactile perception disorders*)の項を参照〕。触覚情報のみでは刺激の属性であるカテゴリーの判定ができない。そのため，形態失認や物質失認の一次的な障害ではなく，触覚の二次的な障害と考えられる。

stereopsis　立体視　視空間障害(visuospatial disorders*)の項を参照

stereotypy　常同症

少数の単語や短い文章を何度も反復する症状で，語常同ともいう。痴呆(認知症，dementia*)，とくにピック病(Pick's disease*)，皮質下性痴呆の患者の発話によくみられる。他の失語性障害を伴う。

striate cortex　皮質有線野

さまざまな異名をもつが，「有線野」と呼ばれたのは1776年にGennariによって発見された明確な解剖学的構造によるためである(Glickstein, 1988を参照)。有線野は髄鞘で構成された白い帯で，皮質灰白質の中層に存在する。この白い帯の終止部は，有線野と周辺皮質部位の境界に一致する。この有線野と周辺部位の移行部は，皮質の血管密度が急激に変化し，有線野

の多くの血管と周囲の少数の血管の差は，肉眼ではっきり見ることができる。有線野はほかに**一次視覚皮質**(有線野の機能的優位性を意味する用語で，外側膝状体から大量の入力を受けることから一次といわれる)や，**17野**(Brodmannがニッスル染色と光学顕微鏡を用いて皮質ニューロンの層内分布状況を調べ，皮質部位の違いにもとづいて皮質を分類して番号をつけたことに由来する名称)，さらに最近では**皮質野** V1(visual 1の略語で，有線野の周囲に位置する多数の皮質領野がすべて視覚情報処理に関与することが明らかにされたことに由来する。有線野以外の視覚皮質は，外有線野として一括される)などと呼ばれる。有線野は大脳半球の後頭葉(occipital lobe*)に位置する。人間では有線野はそのほとんどが後頭葉内側部の鳥距溝の内部とその境界領域を占めるが，網膜の中心窩(fovea*)からの入力を受ける部分は，後頭極の最後部に露出している。

皮質有線野が主として視覚機能をもつことが明らかにされたのは，この部位が解剖学的に同定された時期よりかなり後である。1892年にMunkが霊長類の損傷実験の結果にもとづき，後頭葉が視覚機能をもつことを初めて報告した。人間の臨床研究では，ほぼ半世紀に及ぶ神経学者の観察の蓄積によって，視野が有線野と部位的な関係をもつことが明らかにされた。日本では井上が日露戦争(1904〜1905)の戦傷者を，また英国ではHolmesとListerが，第一次世界大戦(1914〜1918)の戦傷者を対象に銃創で後頭葉に比較的限局した損傷例を研究し，損傷部位の正確な位置と視野の欠損部の位置と空間的な拡がりが，組織的に対応することを明らかにした。これらの研究はまた，視野は有線野に同形のまま再現されるのではなく，視野の中心窩の部分が有線野の大半を占めることも明らかにした。例えば視野の上部が有線野の下部に投射するなど，視野の有線野への投射には組織的な部位的な対応がみられることが確認された。また，両眼からの投射の組織的な実体も明らかにされ，右半球の視覚皮質の損傷で，両眼とも左視野と右視野の境界で垂直経線によって明確に区分される左視野だけに欠損が起こることが判明した。

有線野の視野部位局在

1940年代にTalbotとMarshallは，麻酔下のマカクザルで露出した大脳皮質から銀球電極で誘発電位を記録する方法を用いて，視野の中心部の皮質視覚野の表現の正確な地図を明らかにした。最近の研究は，個々の皮質ニューロンの活動を記録することができる微小電極(先端の太さが5〜30 μm)を用いて，皮質上を少しずつ整然と移動させながらニューロン活動を記録する方法によって視野局在を明らかにした。それぞれのニューロンは，光が視野内のきわめて限局された位置に提示されたときにだけ興奮するが，この特定のニューロンを興奮させる視野内の刺激位置をそのニューロンの受容野と呼ぶ。電極を皮質上で動かすことで，ニューロンを興奮させる刺激の位置の移動を確認することができる。視野の中心窩近くを表現する有線野内の部位では，ニューロンの受容野は小さく，視野内で刺激の位置をわずか移動しただけで，有線野内の興奮するニューロンの位置が変わる。中心窩(fovea*)から離れると，受容野は非常に大きくなり，興奮するニューロンの位置が中心窩の対応部位と同じだけ移動するには視野内の刺激位置の大きな移動が必要となる。これらの変化は皮質拡大率と呼ばれ，

$$\frac{皮質表面上の距離(mm)}{視角で表した視野内の移動距離}$$

として表す。

これらの技法によって推測された皮質拡大率は，中心窩対応部位の12〜18 mm/度から，中心視から偏心率視角8度の位置の1.6 mm/度へと変化し，周辺視野に進むほど低下する(これらの数値は，視力，コントラスト感度などの基本的な視覚空間機能と網膜錐体の解剖学的に人間にきわめて近いマカクザルで得られたもので，人間の正確な数値を測定することは難しいが，マカクザルの2〜3倍と推定される(Horton & Hedley-Whyte, 1984)。皮質の拡大率を推定するもう1つの方法を**図77**に示すが，そこでは，皮質の拡大率が視野内の位置によって変化するため，有線野の視野再現が歪んだ形になる。この歪みは，ある意味で視覚情報処理とは無関係である〔なぜなら，脳内にはその歪んだ皮質の地図を見る観察者，すなわちホムンクルス(小人間像)などはいないからである〕。しかしこの歪みは，視野内のそれぞれの位置に振り分けられる皮質の資源の分布を反映する。実際，皮質拡大率の変化は，網膜と外側膝状体からの神経支配の密度の変化によってほぼ完全に説明することができる。有線野のなかで面積が等しい部位同士は，視覚情報処理の初期段階からの同量の入力を受ける。この原則に反する事態があれば実に興味深いが，それを確認することはきわめて困難である。

上記の結論から説明される神経心理学的な関

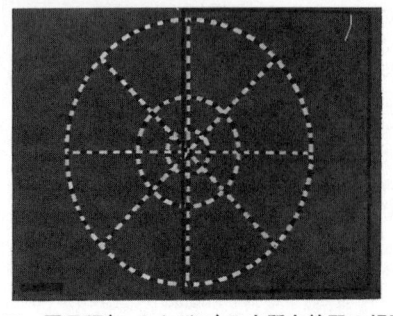

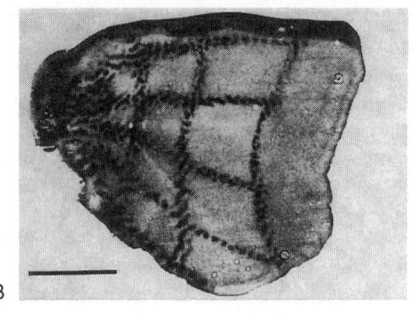

図 77　霊長類（マカクザル）の皮質有線野の視野部位

サルの視覚系にAに示したパターンをフリッカー様の点滅として30分間提示し，その間，放射性同位元素でラベルされた2-デオキシグルコースを血管に注入する。2-デオキシグルコースは，あたかもグルコースであるかのように脳の細胞に取り込まれるが，そこで代謝が止まる。その結果，2-デオキシグルコースは代謝活動が盛んな細胞に蓄積される。その後サルを致死量の麻酔薬で痛みを感じないように処理し，脳を固定し切片を作る。脳切片の写真を撮ると，放射性同位元素が集中している部分を黒い領域としてみることができる。図のBに切片の標本を呈示する（スケールバーの長さは1cm）。

放射性同位元素を取り込んだ領域は，刺激パターンを表現している。平面状態で切り出した有線野の表面上では，視野の中心窩に対応する部位が周辺視野に対応する部位と比較し広い面積を占め，皮質における視野内の各部位の表現が均一ではないことがわかる。Aの3つの同心円は，Bに示した放射性活性化部位ではほぼ垂直の3本の線として現れる。視野の垂直経線は，Bでは皮質の上部から左を下り，さらに皮質の下部を走るアーク状の長い線に対応している。Aの放射状の線は皮質上でも放射状に表現されており，Bの左に位置する中心窩表現部位に向かって収束する。図はRoger Tootell博士の提供によるもので，The American Association for the Advancement of Scienceの許可を得て掲載。

心がもたれる現象に，片頭痛の患者に多くみられる閃輝性の幻視がある。この幻視は放射状か，らせん状のパターンとして網膜部位対応を保って出現し，同じような形が繰り返し出現するが，中心窩からの偏心率の増大に伴い拡大する。幻視として見えるパターンは複雑だが，その出現機序は，皮質の興奮の比較的単純な線形波に対応するとみられている。パターンが複雑になるのは，興奮している皮質部位から視野へ逆行性に投射されるためと考えられる（Richard, 1971）。これと似たパターンは幻覚誘発剤を使用した後にも起こることが報告された。

有線野ニューロンの機能特性

高等哺乳類の皮質有線野に関する神経生理学的研究の最も重要な成果は活動を記録したニューロンの受容野のタイプがきわめて多様なことが明らかになった点である。Hubel と Wiesel による先駆的研究は，傾き選択性（ほとんどの皮質細胞が細長い輪郭の傾きが特定の範囲内にあるときにだけ反応する），両眼性（皮質細胞の多くは左眼と右眼の両方から入力を受けている），運動方向選択性（一部の細胞は，輪郭があるスピードで特定の方向に動いたときにだけ反応する）などを明らかにした。さらにその後の（霊長類の）研究により，立体視，色彩視，空間周波数などが皮質ニューロンの受容野の特性のリストに加えられた。有線野のニューロンの受容野のタイプの多様性は，視覚伝導路の初期の段階のニューロンよりも大きく，また研究がまだ少ないが外有線野になると，それぞれの領野ごとに受容野のタイプが特殊化する傾向がある。このように，1つの領野に多様なタイプの受容野をもつ有線野は多くの点でユニークである。

これらの実験研究の結果，有線野が限られた空間内の視覚情報の要素的特徴を処理することがわかった。また，（脳外科手術で行われる）人間の有線野の局所的電気刺激の結果，個々の線分と運動，「閃光」など，要素的な幻視は起こるが，知覚的にまとまった形や完全な物品，視覚的状況などの複雑な幻視は有線野の刺激では起こらないことを明らかにした。

Hubel と Wiesel は有線野の傾き選択性細胞を単純細胞と複雑細胞の2つのタイプに分類した。単純細胞は，その受容野内に空間的に明らかに異なる on 領域と off 領域をもち，on 領域内の刺激面積が増大すると反応が強くなる加算性を示すが，複雑細胞にはない。on 領域では，背景より明るい刺激を加えるとニューロンの発射頻度が増大するが，off 領域では背景よ

り暗い刺激で発射頻度が増大する。単純細胞という名称は，細い棒などの特定のタイプの刺激によってマッピングされた受容野内の on 領域と off 域から，明暗の境界のような他の刺激によるニューロンの反応を正確に予想することができる点に由来する。一方，複雑細胞は，受容野内のさまざまな位置の刺激で on 反応と off 反応の両方を示すが，その細胞の反応は受容野のマップから直接的に予測することはできない。

有線野の機能構築

　有線野の線維結合の基本的なパターンは，新皮質の一般的な結合パターンが変容した形を示す。新皮質は，6層構造を示し，表層の1層から一番下で白質の上に接する6層までが，約2mmの厚さをもつ。外側膝状体(geniculate body*)からの主要な入力は，視放線を介して皮質の中層にある4層に入る。さらに6層と皮質上部(2層と3層)にも弱い投射がある。有線野からの大きな出力は，2層と3層から(他の皮質領野，とくに外有線視覚皮質へ投射)と，5層から〔上丘(colliculus*)へ投射〕，6層から(外側膝状体に逆投射)である。今日では，これらの外部との線維連絡に加え，有線野内の広範で組織的な線維結合について多くのことが明らかにされた(Lund, 1988)。

　有線野の内部では，ニューロンの多数の機能特性が組織的に配列されている。この点に関してHubelとWieselの初期の研究が決定的に重要な知見を報告した。彼らは機能特性の組織的配列に，皮質モジュールのコラム機構の考えかたを導入した。有線野の4層には，右眼からの入力を受ける部分と左眼からの入力を受ける部分とが幅が約0.5 mmで交互に並んだ縞模様の組織的なパターンがある。この縞模様のパターンは，有線野全体を通じ太さが一定しているが，人間の指の皮膚小稜(指紋)と同じように曲がりくねり，渦巻いている。この組織的なパターンにはいくつかの例外があることは容易にみてとれる。視野の一方の眼の網膜からの入力を受ける領域で，他方の眼の盲点を表現している部分にはこの縞模様がない。また視野のごく末端部分を表現する部分にも単眼性のため縞模様がない。先に述べた拡大率のために，この縞模様と視角で表された視野内の距離との対応は位置によって大きく異なるが，中心窩に相当する部分では，有線野の縞1本の幅が網膜上で4個か5個の錐体が占める長さに対応する。

　有線野のニューロンは最も強く反応する傾きの変化に関しても組織性を示し，皮質上で記録電極の位置を移動すると，最適の傾きが垂直から時計方向に少しずつ変化して水平方向に達し，再び垂直方向に戻る変化を示す。これらの変化は上層(2,3層)で顕著で，有線野全体を通じて観察される。傾きの最適方向が一回りするのに必要な皮質上の記録電極の移動距離は約0.7 mmだが，その間に最適方向がとらえられない位置がしばしば出現するので，この変化の系列は断続的なものである。これらの観察結果，完全な皮質モジュール(ハイパーコラム)は，1×0.7 mm²の面積のなかに網膜上の小さな領域からのすべての情報を分析する神経機構を有すると考えられた。近傍のコラムは，網膜上の隣りの小領域(一部重複はあるが)と関連するため，上述の網膜部位対応地図が維持され，受容野特性が機能的に綿密に組織化される。

　有線野の機能構築については，まだ多くの問題が残されている。最近の研究には，右眼と左眼からの入力に対応する縞模様と最適の傾きの変化との間に対応関係がある場合，その正確な性質は何なのか，他の受容野特性(色，運動，奥行き，空間周波数など)が有線野内に組織的にマッピングされている可能性はあるのか，ハイパーコラムからの出力にはコラム内の異なる領域から他の特定の皮質領野へ投射する選択性があるが，それはどの程度厳密なのかなどの問題がある。残念ながらコラム構造の大きさは，脳の活動をマッピングする陽電子放射断層撮影法(PET*)などの新しい技術の現在の空間分解能よりも小さいので，この種の方法を用いた人間の脳のハイパーコラムの解析は現状では困難である。

視知覚現象との対応

　有線野のニューロンの視覚特性の研究によって，機能特性がコラム様式で解剖学的に組織化されていることが明らかにされ，神経機構と対応づけて説明することができる知覚現象があるかどうかを研究する目的で多数の実験が行われた。当然のことながらこのような実験では，ニューロンの視覚特性と直接対応づけられる単純な刺激が用いられている。このように，線の傾きの判断，受容野の構造に似せたパターン刺激の検出閾，両眼視の特性などに関する研究が最も一般的なものだが，明確な対応がいくつか明らかにされた。最近では，ニューロン特性の注意深い測定が，精神物理学的実験の結果を予測する理論的基礎を提供する可能性も指摘された。

　最近の神経心理学の展望のなかで最も興味深いのは，弱視と呼ばれる神経眼科学的状態における視覚機能の喪失が，有線野のニューロン機

構の異常によって説明できる点である(Movshon & Kiopres, 1990)。その点に関する証拠は、臨床例の注意深い分析と動物での同じ状況のモデルを対象とした広範な実験によって集められたが、最近では、乳児期から児童期までの視覚発達の縦断的研究も行われた。弱視の視覚機能の喪失は、定義上は網膜疾患など臨床的な網膜の異常に随伴して起こるのではなく、発達的に焦点の異常や両眼の視線配列の異常(斜視)に随伴して起こることが多い。時に、右眼と左眼の視力が矯正後でも著しく異なることもあり、細かな対象(とくに文章など)を片眼で見ると「かき回されてみえる」と訴える患者もいる。両眼視の障害はほとんど常にみられる。動物実験の結果は、これらの異常の一次的な原因が視覚伝導路の初期の段階ではなく皮質にあることを強く示す。臨床研究と動物実験の結果はともに、右眼と左眼の間の不等性(不同視；右眼と左眼が同時に焦点を合わすことができない)は、特別な臨界期(critical period*)に皮質が受ける視覚的経験に大きな影響を与えるため、シナプス結合の分布に異常が生じる。

有線野の視覚情報処理

有線野の機能的役割は、視覚情報処理過程の初期の段階に、そこで処理した情報を他の多数の視覚皮質に選択的に送ることである、というのが一般的な通説である。その過程の中核となる性質は、皮質盲(cortical blindness*)〔盲視(blindsight*)の項も参照〕の現象から明確に説明することができる。有線野はまた、パターン情報の詳細な分析に関与する主要な皮質領野とみられ、いわゆる超視力の成立に関与する領野とされている。超視力は人間が刺激の空間布置の変化(傾きや太さの判断など)に対し、光受容器である網膜錐体の分布の最少間隔より狭い距離の空間分解能を示す現象をいう。この見解は、弱視(上述を参照)の研究にもとづく根拠のいくらかは一致するが、実際、この考えは皮質有線野の処理過程がこれらの課題に必要な信号を調節し、網膜と外側膝状核の初期の段階の過程を調節するという根拠がほとんどないとして議論の余地がある。

有線野のコラム機構は、有線野が行う情報処理がかなり局所性の高い、視野内の小領域で行われていることを示している。この小領域は、隙間を残すことなくかつ皮質の資源を二重に使うこともない程度に重複しながら視覚イメージ全体を覆っている。有線野のきめ細かな機構に対応する神経心理学的現象は有線野の損傷によって明確な境界をもつ暗点(scotoma*)が起こる事実である。視覚イメージ内の小領域がきめ細かく分析され、個々の小領域が先に述べたハイパーコラム(より現実的にはハイパーコラムとその隣接領域)に対応しているので、有線野の能力は、いかにそれが強力なものかと想像するにせよ、明白な限界がある。

視覚機能を調べるすべての課題を考えるとすれば、そのなかには広い範囲に及ぶ空間から情報を収集する課題が含まれる。その場合、視覚運動情報のグローバルな処理を行うことになり、これには眼球運動や視覚に誘導された運動を調節するさまざまな信号の収束が必要で、ある種の空間判断を行うと考えられる(例えば、非常に高い建物の角の部分は、明確な直線で、しかも視野の1/3以上を占めているので多数のハイパーコラムを覆い、皮質の単一の傾き選択性細胞の統合領域をはるかに超えている)。おそらくこの点に関し外有線視覚皮質からの有線野への広範な逆行性の投射が重要な役割を果すと考えられる。外有線視覚皮質の多くは視覚的状況をよりきめの粗いかたちで表象し、必要な統合を可能にするからである。

【文献】

Glickstein, M. (1988). The discovery of the visual cortex. *Scientific American* (September), 84–91.

Horton, J. C., & Hedley-Whyte, T. (1984). Mapping of cytochrome oxidase patches and ocular dominance columns in human visual cortex. *Philosophical Transactions of the Royal Society of London B*, *304*, 255–72.

Hubel, D. (1988). *Eye, brain and vision*. New York: Scientific American Library.

Lund, J. S. (1988). Anatomical organization of macaque monkey visual cortex. *Annual Review of Neuroscience*, *11*, 253–88.

Movshon, J. A., & Kiorpes, L. (1990). The role of experience in visual development. In J. R. Coleman (Ed.), *Development of sensory systems in mammals* (pp. 155–202). New York: Wiley.

Richards, W. (1971). The fortification illusions of migraines. *Scientific American*, *224* (May), 88–97.

Tootell, R. B. H., Silverman, M. S., Switkes, E., & DeValois, R. L. (1982). Deoxyglucose analysis of retinotopic organization in primate striate cortex. *Science*, *218*, 902–4.

A. J. Parker

striatum　線条体

特定の構造とその構造の周辺領域を示すこの用語の使用には混乱がある。広義の**線条体**

(corpus striatum)は明確な皮質下組織の集団として視床(thalamus*)の前方，側脳室の下方で第三脳室の両側に位置する大きな領域をさす。後端は外側に走り，視床と側脳室の間で視床の上方を通過する。広義の線条体は淡蒼球(globus pallidus*)と，狭義の線条体(striatum)の2つの主要構造からなる。線条体自体はさらに，両者間を通過する内包〔錐体路(pyramidal tract*)の一部〕によって尾状核(caudate nucleus*)と被殻(putamen*)に分けられる。線条体(corpus striatum)の全領域は，錐体外路運動系に含まれ不随意運動に関与する。その病変によって運動自動症，すなわち患者の意図や支配の及ばないところにあり，振戦や単収縮より精巧で複雑な運動が起こる。代表的な例はハンチントン病(Huntington's disease*)で，病変は主として線条体にある。

stroke　脳卒中

あらゆるタイプの脳血管障害をさして広く用いられる用語。一般に脳卒中は，脳への正常な血液供給の途絶によって起こる神経機能の突然の喪失と定義される。脳卒中は加齢と関連し，北米では主要な死因の第3位を占める。また病的状態の主因の1つで，成人では局在性の神経心理学的障害の大きな原因になっている。脳卒中は若年者でも起こるが，基礎にある原因は高齢者の場合と異なる。予後は主として病変の重症度に左右されるが，ほかに年齢，心血管・脳血管疾患の既往，病因，病変部位などさまざまな要因が後遺症に影響を及ぼす。

脳血管系の解剖

脳卒中発症後に生じる神経行動的後遺症の特異的な性質は，(主として)どの血管が障害されるかによって決まる。脳は2つの主幹動脈系から血液供給を受ける。前方循環は内頸動脈に起始し，中大脳動脈と前大脳動脈(anterior cerebral artery*)に分岐し，左右の前大脳動脈を前交通動脈が連絡する。後方循環は椎骨脳底動脈系とも呼ばれ，左右2本の椎骨動脈からなり，この両側の椎骨動脈が結合して脳底動脈となる。椎骨脳底動脈系は内頸動脈から分岐する後交通動脈によって前方循環と連結するが，これらの吻合した動脈がウィリス動脈輪の名で知られる脳底部の構造を形成する。これらの動脈吻合部は潜在的な側副血行路となり，脳卒中の影響を減少させるうえで重要な役割を果たす。

脳に分布する主幹動脈はそれぞれ脳の特定領域に血液を供給する。脳卒中による神経心理学的障害の性質と重症度は，主としてどの血管分布領域が障害されたか，そのネットワークのどこで血流が障害されるかによって左右される。血管小分枝の遮断は，主幹動脈に比べ局所性の病変が起こりやすい。事実，大脳基底核，白質や前頭葉の一部へ血液を供給する小分枝で起こる脳卒中は，無症状で経過する。片麻痺がない脳卒中(症例の約20〜30％)は，発見されないまま放置される。

中大脳動脈は，大脳半球の外側部のほぼ70％と前頭葉眼窩部の外側に血液を供給し，分岐した枝は大脳基底核と内包を走行する。中大脳動脈の分布領域で起こる脳卒中は，通常神経心理学的障害を起こすが，それはこの領域にブローカ野，ウェルニッケ野，中心前回と中心後回，角回，側頭-頭頂葉の大部分など行動上重要な構造が含まれているからである。前大脳動脈は，大脳半球間裂，大脳半球内側面の前部80％，脳梁，帯状束，大脳半球外側面の最上方部に血液を供給する。

椎骨動脈は頭蓋へ入って分岐し，延髄と小脳の一部へ血液を供給する。2対の椎骨動脈が結合して脳底動脈となった後はさらに分岐して小脳の他の部分と橋に血液を供給する。椎骨動脈の実質上の終枝は後大脳動脈で，後頭葉，鉤や側頭葉の前面と下面に血液を供給する。

脳卒中の発症機序

脳卒中は基礎にある疾患の機序によって2つのタイプに分類できる。虚血性脳卒中は，血流量の減少とそれに伴う酸素とグルコースの不足によって起こる。出血性脳卒中は，血管から脳組織内への出血(脳内出血)や，脳組織表面への出血〔くも膜下出血(subarachnoid hemorrhage*)〕によって起こる。虚血性脳卒中の大半はアテローム性動脈硬化症(atherosclerosis*)に起因し，出血性脳卒中は動脈瘤(aneurysm*)の破裂，動静脈奇形(arteriovenous malformation*)や，高血圧(hypertension*)に起因する。同一患者でこれら2つのタイプの脳卒中がみられることもまれではない。例えば出血性脳卒中患者の場合，随伴する脳内血腫が占拠性病変となって隣接構造を圧迫する(圧排効果と呼ばれる)。この圧排効果が周囲の血流を圧縮し，本来なら正常な血管が第二の梗塞部位となる。

成人の脳卒中のほとんど(約80％)は，血栓症(thrombosis*)か塞栓症に起因し，虚血性脳卒中になる。虚血(ischemia*)は血液供給不足が原因で起こり，脳の酸素とグルコースが不足し，乳酸など潜在的に毒性の脳代謝副産物の排除を妨害する。血栓症と塞栓症はともに脈管の

閉塞を意味するが,病変の初発部位は異なる。血栓症では,実際の閉塞部位でまず緩徐な狭窄と閉塞が起こる。例えばアテローム斑が動脈内に発生し,緩徐にその血管部位を完全に閉塞する。塞栓症では,病変の初発部位は身体の他の部分であり,心臓,肺,頭蓋外の頸動脈が好発部位である。塞栓症は,血管病変の一部がある場所で剝離し,動脈系の中を遠位部まで運ばれ血管が閉塞されて起こる。アテローム斑は動脈分岐部に好発し,内頸動脈の分岐部(頸部)に生じた斑はしばしば虚血性脳卒中の原因となる。アテローム性動脈硬化症,血栓症と塞栓症は密接に関連しているので,このタイプの脳卒中をアテローム血栓症性の脳卒中または血栓塞栓性の脳卒中と呼ぶ。

脳卒中の第二のタイプは脳内出血またはくも膜下出血で,これは基礎にある別の疾患の発症機序によって起こる。出血の最も一般的な原因は高血圧,動脈瘤,動静脈奇形など血管異常部位の破裂である。高血圧は血管径の小さい穿通動脈を障害し,脳内出血を起こしやすい。最も一般的な損傷部位は大脳基底核,視床,白質,橋と小脳である。動脈瘤はアテローム斑と同様に動脈分岐部に好発し,前大脳動脈と前交通動脈の吻合部,後交通動脈と内頸動脈の吻合部,中大脳動脈のシルヴィウス裂溝内の最初の分枝部でみられる。

脳卒中に伴う神経心理学的変化

脳卒中に伴う特異的行動変化はいくつかの要因で起こるが,最も重要なのは,どの動脈の分布領域が障害されるかである。主幹脳動脈からの血液供給の途絶では広いパターンの障害が起こる。一方,小さな動脈分枝からの血液供給の途絶ではより限局した行動障害が起こる。脳と行動関係の研究の歴史では,局所的な脳卒中の患者が重要な役割を果たした。古典的な神経行動症候群の多くは,まず脳卒中患者で同定された。主幹脳動脈の異常との関連でみられる神経心理学的障害のパターンを以下で説明する。

中大脳動脈分布領域の脳卒中:この領域で起こる脳卒中は,(一般的に)患側大脳半球の対側の身体部位で起こる脱力,感覚消失,同名性半盲(hemianopia*)を特徴とする脳血管症候群を起こす。運動皮質と感覚皮質の機構上,下肢より上肢と顔面が重度に障害される。この領域の脳卒中では,どちら側の大脳半球のどの動脈枝が障害されるかに依存したさまざまな高次認知機能の障害がみられる。急性期以後は,遅速化と拙劣化を特徴とする運動障害が実際の脱力のレベルをはるかに超えて出現する。患側への刺激を健側への同時刺激とともに感知する能力の低下,立体覚消失(astereognosis*)などの高次感覚の変化が一般的にみられる。

中大脳動脈の脳卒中のなかには,運動・感覚障害のみが起こるもの,「高次」機能のみに障害が起こるものがあるが,大半はこの両方のタイプの障害である。

左半球の脳卒中では,障害される動脈分枝によって異なる多様な言語障害が起こり,頭頂葉が障害されると,観念性失行(apraxia*)や観念運動性失行を起こす。右半球の脳卒中(とくに頭頂葉が障害されると)は,多様な視空間失認や構成失行,着衣失行などさまざまなタイプの失行がみられる。右半球の脳卒中で多くみられるのは片側無視症候群で,患者は一側の空間(自己の身体部分も含まれる)を認知できない。右半球の脳卒中では,左半球の相同病変でみられる言語障害に対比できる言語の感情面の障害が研究で指摘された。これらの障害は失韻律(aprosodia*)と呼ばれ,言語の情動面の表出や受容の障害を意味する。

前大脳動脈分布領域の脳卒中:これらの脳卒中では,中大脳動脈でみられるのと異なるパターンの脱力や感覚消失が起こる。前大脳動脈から血液供給を受ける中心前回と中心後回の上部と内側部に再現されるのは下肢である。そのためこの領域の脳卒中は,まず最初に対側の下肢に運動・感覚障害を起こす。おそらくこの血管分布領域の脳卒中に関連する症候群で神経心理学的に最も興味深いのは,脳梁前部を障害する症候群であろう。この病変は**交感性失行**や**脳梁性失行**と呼ばれる離断症候群を起こす。患者は右手の動作は完全にできるが,左手の巧緻動作を行うことができない。

後大脳動脈分布領域の脳卒中:この場合,鳥距皮質への血液供給が途絶して同名性半盲が起こる。後頭極は通常中大脳動脈から血液供給を受けるので,同名性半盲で(中大脳動脈の脳卒中に関連する視力障害とは対照的に)中心視野が回避される。この分布領域の脳卒中はまた,古典的な神経行動症候群と関連する。純粋失読(alexia*),つまり失書を伴わない失読は,左後大脳動脈を含む脳卒中に伴って起こり,左後頭葉と脳梁膨大に病変がある。側頭葉内側部(海馬と扁桃体を含む)に血液を供給する血管分枝の血流の途絶は記憶障害を起こす。

前交通動脈分布領域の脳卒中:通常,動脈瘤破裂が原因でさまざまな認知・情動的後遺症を起こす。症例によっては重度の前向性健忘(amnesia*)みられるが,逆向性健忘は比較的

まれである。正確な機序は不明だが、前大脳動脈やその穿通血管分枝から血液供給を受ける前頭葉、視床下部前部、中隔病変が記憶障害を起こすことが報告された。症例によっては作話(confabulation*)がみられるが、これは前頭葉の「脱抑制」と記憶障害の合併によるものであろう。この血管分布領域の脳卒中では人格変化もよくみられ、他の動脈の動脈瘤で観察される人格変化より全般的である。人格変化には、気分の変調(気分亢進やまれに抑うつ)、抑制低下、神経過敏性増大、感情不安定がある。動脈瘤患者の約40〜50%が出血後3カ月以内に死亡する。生存する患者も重度な全般性認知障害がみられることもまれではない。前交通動脈動脈瘤の患者は、他の脳部位に動脈瘤を起こした患者に比べ、神経心理学的予後が不良であることが研究で報告されている。

脳底動脈分布領域の脳卒中：主要分布領域が脳幹と小脳であるため、多様な運動・感覚障害、脳神経麻痺、小脳機能不全の徴候や意識消失を起こす。後大脳動脈の起始部での脳底動脈の閉塞は、よく知られた神経行動症候群の原因となる両側性病変を起こす。両側後頭葉皮質の病変を起こす閉塞で、アントン症候群(Anton's syndrome*)または「皮質盲」の名で知られる病態がみられるが、この場合、患者は自分が盲であることを自覚しない。後大脳動脈の起始部での脳底動脈の閉塞はまた、側頭葉内側部の構造に両側性の病変を起こし、重度の健忘がみられる。一過性健忘症候群の基礎には、このような血流の一時的途絶があると考えられる。

脳卒中に伴う神経行動障害の症状に影響を及ぼす要因

脳卒中患者の行動障害を決定する主な要因は、どの動脈系が障害されたかということと、その動脈系のどの部分に閉塞が起こったかということがある。主要な動脈幹が障害されると、重度の障害が起こる。小さな穿通枝の閉塞や(高血圧に伴う)微小動脈瘤の破裂では臨床症状がみられないことがある。脳卒中患者の行動障害の重度度と拡がりを左右する要因はほかにもいくつかあり、その1つが側副血行路の利用とその持続性である。ウィリス動脈輪は、1本の血管からの血流が失われた場合に別の血管からの血流でそれを代償する機序を備える。ウィリス動脈輪は、大脳半球内の前方循環と後方循環の間と、両半球の間を潜在的に連絡している。しかし、ウィリス動脈輪は完全ではなく、脈管構造にはさまざまな異常なパターンが存在することもまれではない(例えば同じ動脈幹から2つの前大脳動脈の発生)。このような例では、正常な側副血行路の機能は不可能で、異常なパターンからは通常みられるよりも重度な障害がみられる。主幹血管分布領域間の吻合もみられ、それがもう1つの側副血行路となる。

疾患の進行や進展速度と拡がりも重要な要因の1つであり、利用可能な側副血行路からの血流量に影響を及ぼす。出血性の脳卒中の多くは塞栓の発現と同様に急性に発症し、側副血行路の発生するいとまがない。血栓性の脳卒中の場合は、アテローム斑が時には長期にわたり緩徐に血管を狭窄させるが、この緩徐な閉塞性病変の進行が脳内の側副血行路の発生を促す。血栓を生じた動脈が完全に閉塞しても、これらの側副血行路が神経行動的な障害の重度を軽減する場合がある。

先に述べたように、ある種の脳内出血は、占拠性病変として神経行動的障害を起こす。他の血管を圧迫してさらに虚血性障害を起こす可能性に加え、出血自体が正常な脳機能を障害し障害を起こす。出血の「局所的」影響とは別に、患者によっては脳動脈の収縮を伴う血管攣縮が起こるが、これは通常主幹脳動脈に影響し、どの分布領域がおかされたかによって局所性または全般性の虚血となり、梗塞部位が拡大する。血管攣縮では、脳の酸素代謝率が、狭窄した血管の直径に比例し、脳血流量の低下とは不均衡に減少することが明らかにされた。

脳卒中に伴う神経心理学的障害の経過

脳卒中は、基礎にある発症機序(血栓-塞栓対出血)、損傷血管分布領域、障害の重症度など多くの評価基準をもとに分類が可能であり、ほかにも障害の経過と進行の面からも分類できる。脳卒中患者の約30%は発症第1週目に症状の増悪をみるが、そのほとんどは浮腫、再出血、塞栓再発によるものと考えられる。これら進行性の脳卒中患者とは対照的に、多くの患者が体験するのは数時間しか持続しない症状である。24時間以内に寛解する症状は従来、一過性脳虚血発作(TIA)と分類された。特異的な神経行動症状はどの血管領域でも起こるが、通常は前方循環に生じた塞栓と関連している。最も一般的にみられる症状は、一側視力喪失(内頸動脈の眼動脈分枝から生じる)、言語障害や空間障害、一側感覚・運動障害である。最近の研究で、一過性の脳卒中に分類される症例の約50%にCTやMRIで異常が検出された。4時間以上持続する症状は実際には脳卒中に分類すべきだとする報告もある。これらの患者の多く

で症状は24〜48時間以内に完全に寛解する。このカテゴリーの脳血管疾患は、回復性かつ虚血性の神経脱落症候群に分類される。

神経心理学的障害に対する外科的治療の有効性：閉塞性脳血管疾患に対し多くの外科的治療が開発された。頸動脈内膜切除術は頸部の頸動脈分岐部で狭窄性病変を切除する手術である。85%以下の狭窄では血行力学的に有意な血流量の減少はみられないが、頸動脈の血液供給の改善（とくに対側の頸動脈が狭窄を生じたり閉塞している場合）が神経心理学的機能を改善させることは理論的に可能である。いくつかの研究では、全般的な神経心理学的機能の改善は証明されなかったが、個別症例で劇的な改善をみたことを記載した研究もある。頭蓋内に生じた閉塞性病変を回避するさまざまな脳内・脳外バイパス手術が開発された。これらの治療の神経心理学的効果について研究の数は少ないが、治療後の機能の改善についての確かな証拠はない。

【文献】

Barnett, H. J. M., Mohr, J. P., Stein, B. M., & Yatsu, F. M. (1986). *Stroke: Pathophysiology, diagnosis, and management*. New York: Churchill Livingstone.

Bornstein, R. A., & Brown, G. (1991). *Neurobehavioral aspects of cerebrovascular disease*. New York: Oxford University Press.

Furlan, A. J. (1987). *The heart and stroke: Exploring mutual cerebrovascular and cardiovascular issues*. New York: Springer-Verlag.

Maurice-Williams, R. S. (1987). *Subarachnoid hemorrhage: Aneurysms and vascular malformations of the central nervous system*. Bristol: John Wright.

Millikan, C. H. (1987). *Stroke*. Philadelphia: Lea & Fibiger.

Reivich, M., & Hurtig, H. I. (1983). *Cerebral vascular diseases*. New York: Raven.

Sundt, T. F. (1987). *Occlusive cerebrovascular disease: diagnosis and surgical management*. Philadelphia: Saunders.

Toole, J. F. (1990). *Cerebrovascular disorders*, 4th edn. New York: Raven.

R. A. Bornstein

stuttering 吃

努力性の構音で、単語の一部、とくに語頭の子音を繰り返す症状。吃音（*stammering*）と密接に関係しているので混同されやすいが、吃音では、同様の流暢性の障害が躊躇や、単語内の音節の繰り返しの形態で起こる。吃と吃音の両者とも、休止は**緊張**によって起こり、反復は**間代**の一種とされ、ともに他の発達性言語障害や言語発達遅滞などの神経学的な徴候と密接にかかわっている。これらの関連現象の多くと同様、ともに女児より男児に3〜4倍多く出現する。吃者には左手利き〔利き手（handedness*）の項を参照〕が多いといわれているが、確かな証拠はない。

吃は側性化（lateralization*）の異常パターンによって起こるとする説もあるが、これは、発語の運動制御における左右半球の競合の決着がつかないなんらかの成熟の遅滞によるものである。両耳分離聴覚検査（dichotic listening*）で左耳優位が異常に高率であるとする当初のいくつかの知見は、その後の研究で支持されなくなった。しかし、和田法での内頸動脈アミタールソーダ（intracarotid sodium amytal*）注入は多くの吃者で両側性の言語表象を示し、この状態はまた一側半球のアミタールによる抑制によって解放される。その後の側頭葉切除術も偶発的に吃を軽減した。この知見の確認はされていないが、発語の側性化の異常と吃を結びつける知見は少なくとも部分的には支持されている。

subarachnoid hemorrhage くも膜下出血

くも膜下腔への出血で、主として脳の嚢状動脈瘤（aneurysm*）の破裂によって起こる。頻度の低い他の原因は動静脈奇形（arteriovenous malformation*；AVM）である。しかし、くも膜下出血の20%以上が病因不明である。

嚢状動脈瘤は破裂前の大きさが中等度（巨大動脈瘤が起こることもある）で、脳神経（cranial nerves*）を圧迫していなければ、通常、無症候性である。動脈瘤からの出血は外傷や、身体運動（性交を含む）に伴って起こる。しかし、くも膜下出血の1/3は睡眠中に起こり、それ以外の多くの場合は日常動作のなかで起こる。

大量の出血の場合、突然爆発的な頭痛が起こり、患者はほぼ同時に意識不明に陥る。これらの症例の予後は一般に非常に悪い。頭痛がせずに意識消失が起こることはめったにないが、この場合も予後は重度である。その他多くの場合、突然の激しい頭痛に意識消失は伴わない。患者は覚醒し、時には意識が混濁し、興奮する。他の臨床症候は嘔気、嘔吐、項部硬直と発熱である。神経学的徴候は常に存在しているわけではない。神経学的徴候がみられるときは出

血部位を示す。
検査所見
くも膜下出血の症状と合致する患者に対して単純 CT か MRI 検査をする必要がある。動脈瘤破裂の 48 時間以内に走査が実施されれば，約 80%の症例で基底槽にくも膜下の凝塊が検出される。動静脈奇形や真菌性動脈瘤では通常，くも膜下にみられる血液が半球全体に拡がる。CT や MRI でくも膜下への出血が検出されない場合は，腰椎穿刺(lumbar puncture*)を行う。

CT と(または)MRI あるいは腰椎穿刺のいずれかがくも膜下出血に対し陽性であれば，血管造影の適応となる。血管造影(angiography*)の目標は出血の原因と部位を診断することである。動脈瘤のうち，約 40%が内頸動脈(ICA)，35%が前大脳動脈(anterior cerebral artery*；ACA)，20%が中大脳動脈(MCA)，5%が後大脳動脈(PCA)や椎骨-脳底動脈(VBA)に発生する。しかし，時に激しい血管攣縮は頭蓋内動脈瘤の充満を防げるため，くも膜下出血の患者の血管造影が正常にみえることもある。

経過と予後と治療
くも膜下出血の主な合併症は出血の再発，脳血管攣縮，水頭症(hydrocephalus*)である。再出血と脳血管攣縮が起こるピークは最初の出血から 2 週間以内である。

文献のデータは，頭蓋内動脈瘤が同定された場合，再出血と血管攣縮がピーク時を避けるため，可及的速やかに外科的なクリッピングを行うべきであると示唆している。早期あるいは晩期の外科療法に関する神経心理学的障害の出現頻度については次節で述べる。抗線維素溶解物質を用いることで再出血による死亡率は低下するが，副作用として血栓が生じる割合が増加する。血管攣縮が起こた場合，血漿を用いた血液容積拡張法が推奨される。最近の研究によるとニモジピンのようなカルシウム拮抗薬がこの状態の治療や予防に有効であることが証明された。交通性水頭症は出血後通常 1～3 週間以内に起こるが，多くは一過性で外科的治療を必要としない。神経学的後退が明らかな場合は，シャントの適応となる。

くも膜下出血とその合併症から回復した人のうち，半数以上に神経学的・認知的・精神的後遺症が残る。一般論として，神経学的障害が大きいほど，認知障害と精神障害が高率にみられる。さらに，くも膜下出血の患者のうちで神経学的回復が十分であるのに，人格変化，認知機能不全がみられる場合はリハビリテーション(rehabilitation*)と社会復帰が困難になる。

認知障害の影響因子
加齢は神経心理学テストの結果に負の影響因子であるとする 2,3 の研究があるが，文献上，この結果を支持しないものもある。初期の見解は，時期の遅い手術と神経心理学的に良好な予後との間に関連があるというものである。しかし，手術の時期は中枢性の認知機能に関連がないことを示す報告がいくつかあった。最近のデータでは，時期の遅い手術は神経心理学的な予後の悪さと関連するため，早期外科療法の利点というよりも，晩期の外科療法の欠点と表現するのが適切であることを示している。この欠点は血管攣縮のような適切な変数に由来するのではないようで，脳に局所的損傷を起こさずに大脳皮質にび漫性に作用する「**中毒性の**」因子に帰せられることを示す。

この見解はくも膜下出血の患者で出血源が不明な群と，動脈瘤性のくも膜下出血の患者群の間で，記憶機能，空間知覚構成，視覚構成能力，推論，知覚の速さと正確さ，概念形成に関する検査成績の平均に有意差がみられないことを示した Soneson ら(1989)の研究によって支持された。彼らは，出血源の不明なくも膜下出血の患者の最終的な予後は，動脈瘤性くも膜下出血の場合と比較して本質的に良好ではあるが，くも膜下腔のどこでも血液の存在自体が高次脳機能に影響していると考えた。

一部の研究者は神経学的検査と神経心理学的テストの結果の間に一般的に一致する明瞭なパターンがあると報告したが，他の研究者は，神経心理学的評価が最終的な結果の判定に統合される場合は，「**神経学的な異常はない**」と分類された患者全体のうちのごく少数のみが神経心理学的テストの結果が良好であると考えた。これに反して，McKenna ら(1989)は，神経学的に良好な結果のくも膜下出血の患者と，脳血管障害の既往のない心筋梗塞の患者を比較するという挑戦的な検討を行い，両群で認知に差がないことを明らかにした。この結果は，くも膜下出血はそれ自体長期の認知変化に結びつかないことを間接的に示唆している。

初期の CT による研究は，動脈瘤性のくも膜下出血後の認知障害と動脈瘤出血の程度の関連性を示唆したが，最近の MRI はその知見を認めていない。他の神経放射線学的知見から，認知障害のパターンが，CT で明らかになった梗塞と脳萎縮に強く関連していると考えられた。左外側部に梗塞のある患者は言語能力を必要と

する課題に障害があるのに対し，右脳梗塞の患者は視構成課題で障害が明らかになる。これらの障害は，外側部の梗塞にび漫性の脳損傷が伴った場合にさらに増強する。梗塞のない患者は対照群と変わらない。これらのデータは，くも膜下出血の患者の神経心理学的結果に血管攣縮が重要な役割を果たすことを示唆する。残念なことに，くも膜下出血後の認知障害の決定的因子としての血管攣縮の役割は，いくつかの神経心理学的な検討では確認されなかった。

動脈瘤の局在に関しては，いくつかのデータが認知機能の障害のタイプと動脈瘤の部位の間に明らかな関連はないことを示したのに対し，前交通動脈(ACoA)の動脈瘤の場合は神経心理学的な予後が悪いことを示したデータもある。

神経心理学的障害
認知障害と動脈瘤の部位

くも膜下出血で死を免れた患者には，知的障害，情動的障害，行動的障害が幅広く認められた。くも膜下出血の患者は，言語学習と空間学習の障害，記憶の障害，空間構成の障害，視覚構成障害を示すことが多い。抽象的な分析的思考や概念形成など高次な精神過程の障害がみられ，しばしば注意(attention*)の変動，精神的柔軟性の欠如，同時に働く抽象的原則間で変換を要する能力の障害を伴う。動脈瘤性くも膜下出血の患者の約1/3に，言語性・非言語性素材に対する短期記憶障害がみられる。最後に，知覚の速さと正確性に全体的な低下がみられる。

くも膜下出血の患者を群として扱った研究は，正常な認知機能の神経解剖学的局在に関連する情報をほとんど与えないようである。事実，いくつかの群による検討では，出血部位と患者が示す認知障害間に関連がない。このことは，くも膜下出血では，血液による中毒性効果，血管攣縮などに認知に影響するさまざまな因子が共存することによるものと考えられるが，ほかに，動脈瘤それ自体と，その外科的治療の特異的な性質よりむしろび漫性脳傷害の結果にもとづく。

記憶障害は，くも膜下出血後の最も一般的な認知障害である。詳細な神経心理学的研究によると，これらの患者では，出血部位に関係なく，主に言語性素材に対し短期記憶と長期記憶の障害がみられた。この知見は，くも膜下出血に伴う記憶障害はとくに前交通動脈の動脈瘤に関係するという症例検討から得た印象と矛盾するように考えられる。この点に関しては，中大脳動脈，椎骨-脳底動脈や後大脳動脈の動脈瘤の破裂後にも記憶障害が報告された。ごく最近の文献の検索から一般的な原理を引き出すとすれば，出血部位とは無関係にくも膜下出血によって起こる主な障害の後遺症は，言語の再生能力にあるといえよう。

しかし，臨床的目的から，動脈瘤の局在をもとに，くも膜下出血後の神経心理学的障害の分類を行うことは有益である。

前交通動脈と前大脳動脈の動脈瘤

術後にほとんどの患者で嗜眠と興奮が著明にみられた。次の段階は，作話(confabulation*)，意識不鮮明，疾病の否認が優勢となるが，ほとんどの場合は一過性で，2～3週で消失した。その後，感情，情動，社会的判断，計画能力，記憶の変化などの行動障害がみられる患者もいた。性格変化には，無感情，虚無感，社会的に不適切な行動，予想できない攻撃性がある。これらの変化は，さまざまな要素に依存するが，とくに，出血部位，血管攣縮の範囲，進行中の水頭症の有無，外科的修復の型が重要である。これらの変化は一般的に前頭葉障害の症状と解釈される。

一部の患者では，記憶障害が最も著明な障害で，アルコール性のコルサコフ症候群患者に似た側面がみられる。前交通動脈の動脈瘤による健忘(amnesia*)の特徴は，言語性・視空間性素材の自由想起が重度に障害されたが，言語性・視覚性素材の再認は正常で，意味的手がかりによる成績の向上と，順向性干渉に対して高度な感受性を示す。事実，前交通動脈患者が想起した内容には，以前に想起した素材からの異常な数の侵入など，干渉効果に感受性が高いことを示す徴候がみられた。一般にこれらの患者は，ブラウン・ピータソン課題で重度な障害，干渉に対する感受性，時間識別課題のチャンスレベルの成績のように，いわゆる「文脈的チャンキング」で困難を示し，意味的水準に次元が移れば順向干渉からの解放が示される。

逆向性健忘はそれほど重大ではない。2, 3の初期の研究では，出血の数年前まで拡がる逆向性健忘を伴うくも膜下出血患者について報告されたが，それ以外のほとんどの報告では前交通動脈の患者では遠隔記憶が保たれていた。この知見は，他の健忘性疾患，例えばコルサコフ症候群(Korsakoff's syndrome*)，ハンチントン病(Huntington's disease*)，ヘルペス脳炎(encephalitis*)，アルツハイマー病などの知見とは異なる。患者の一部(約25%)は言語性記憶の再生範囲に欠損がみられた。前交通動脈の動脈瘤破裂の患者は一般に，言語の流暢性の課題で，手がかりが意味的なものよりむしろ，音韻

的な課題の成績が悪い。音韻的課題はおそらく, 前交通動脈の患者では前頭葉機能障害のために注意の資源のより大きな展開を必要とするのであろう。

Damasioら(1985)は, 前交通動脈の動脈瘤の破裂を伴った健忘症の患者は, 特定の人物の名前や顔, 話しかたの特徴, 体型など, 刺激の個々の側面を個別に学習することはできるが, これらの刺激の関係, すなわちいずれもが同一人物の特徴であることを学習し, 想起することができないと述べた。さらに, 手がかりが前向性・逆向性記憶の想起と再認に大変役立ち, 再認が正常あるいはほぼ正常であるという事実から, これらの患者の障害の中心は再生にあると考えた。

以上, これらの患者でみられる障害はすべて, 文脈的素材のみに関係すると考えられる。文脈的記憶の有効性は, それぞれ別個の刺激を記録することに依存し, 個々の刺激は, ある出来事の知覚, 多くの構成要素間の関係の評価と記録, それらの記録のいわば時間による指標づけから成り立っている。これが欠落していることは, 前交通動脈患者の作話の特徴の説明を可能にしている。実際には, 一般にみられる主な作話の2型, すなわち①空想的あるいは自発的(偽の記憶の作製)と②一時的あるいは誘発的(実際, 本当の記憶が時間的文脈のなかで移動した)のうちで, この患者はほとんど後者の型である。

障害の解剖学的基盤は前脳基底部領域にあると考えられるが, この複雑な領域には中隔核, 無名質とそれに関連する白質線維連絡が含まれる。前脳基底部領域は扁桃体と腹側-扁桃体-遠心系路を介して相互に連絡し, 海馬とは脳弓を介して相互に連絡している。

機能的画像の検査の結果から示唆されることは, 前脳基底部領域の損傷と側頭葉内側領域の活動性の低下が関連し, 前交通動脈の患者にみられる健忘は海馬体, 扁桃体, 海馬傍回内の干渉によるものであるということである。部分的に損傷された海馬体により, 感覚様式にもとづいた記憶の確立と再生は可能であっても, 刺激間の関係と時間的指標の決定が不完全となる。

前交通動脈の患者は, 健忘が重度であるのに, 暗算で2桁の数字を2乗するための7段階演算法などの複雑な認知規則を学習することができた(Milberg et al, 1988)。この学習は, 患者が演算法の段階を正確に述べることができなくても可能である。Milbergらが記載した2人の患者は, 2乗課題を完成するために, 手がかり(顕在性・潜在性両方)を必要としたことが強調されているのは興味深い。手がかりを用いて暗算的演算法の全体的な遂行能力が改善することは, 患者が自発的に要素的段階を開始する能力に障害があるためと考えられる。この所見はまた, 前交通動脈の患者の健忘の機能障害の中核に関するDamasio(1985)の仮説を支持する。この仮説は, 文脈的記憶の変化によって, 暗算による演算法の学習中に, いくつかの機能的段階の関連性の記録が障害されるとするものである。

前交通動脈の出血や手術後の記憶障害の原因となる損傷部位に関するその他の推測は, 内側前脳束, 視床下部の室傍核, 中隔の損傷に注目したものである。内側前脳束はドパミン作動性経路で, 視床下部の外側を通り前頭葉の内側領域から視床下部と中脳に向かう2方向性の経路である。この経路は脳の覚醒に重要だと考えられた。室傍核は記憶に関与するバソプレッシンを産生する。前交通動脈の動脈瘤破裂の患者のなかには一過性ないしは持続性に尿崩症がみられる患者がいる。中隔の損傷で, 皮質に広く投射する前脳腹側部のコリン作動系に変調を起こすと考えられる。

前交通動脈の患者は知能テストで軽度から重度の障害を示す。前交通動脈の患者は一般に脳の後方領域の損傷に感受性のある構成的・視知覚的課題に障害を示した。これらの障害の根源は課題の空間的負荷というより前頭葉(frontal lobe*)の関与に伴う注意の負荷によると考えられた。

最後に, 前交通動脈の動脈瘤からの出血による脳梁症候群, すなわち一側性の触覚性失名辞(anomia*)と失行, 半球間転送困難と四肢末梢の間での左右の潜在的な競合も報告された。

中大脳動脈の動脈瘤と後大脳動脈の動脈瘤

中大脳動脈, 後大脳動脈, 後交通動脈動脈瘤の患者は, 高頻度に神経心理学的な障害を示す。一般的に障害の型は左右大脳半球の能力に一致する。具体的には, 左の中大脳動脈, 後大脳動脈や後交通動脈の患者は呼称, 言葉の流暢性, 言語性短期記憶などの言語性課題に困難を示すのに対し, 右の中大脳動脈, 後大脳動脈や後交通動脈の患者は線の傾きの弁別, 短期の視空間性記憶や長期の視空間性記憶のような視知覚能力の障害が顕著であった。

Youngら(1990)の記載した相貌失認の患者は, 右中大脳動脈由来のくも膜下出血によって起こる右側頭部の脳内血腫が原因であった。患者は顔の分析課題, 例えば見なれた顔の同定,

新しいの顔の照合，表情の知覚に障害がみられた。すべての顔の認知(facial recognition*)課題で重度な障害が明らかであった。顔-名前学習課題では，患者が顕在的には認識しなかった顔が潜在的には認識されていることが明らかにされた。

片麻痺(hemiplegia*)，半盲(hemianopia)，記憶低下など彼女自身の病気による神経学的・神経心理学的障害に対して適切な病識があるのに，患者は，顔の認知に何か問題があるとは認識していなかった。Youngらは，患者が顔の認知障害の病識に欠けることは障害特異的病態失認(anosognosia*)を伴い，分野特異的な監視能力の障害に由来すると述べている。

【文献】

Alexander, M. P., & Freedman, M. (1984). Amnesia after anterior communicating artery aneurysm rupture. *Neurology*, *34*, 752–7.

Barbarotto, R., De Santis, A., Laiacona, M., Basso, A., Spagnoli, D., & Capitani, E. (1989). Neuropsychological follow-up of patients operated for aneurysms of the middle cerebral artery and posterior communicating artery. *Cortex*, *25*, 275–88.

Brown, G. G., Spicer, K. B., & Malik, G. (1991). Neurobehavioral correlates of arteriovenous malformations and cerebral aneurysms. In R. A. Bornstein & G. Brown (Eds), *Neurobehavioral aspects of cerebrovascular disease* (pp. 202–23. New York: Oxford University Press.

Damasio, A. R., Graff-Radford, N. R., Eslinger, P. J., Damasio, H., & Kassell, N. (1985). Amnesia following basal forebrain lesions. *Archives of Neurology*, *42*, 263–71.

McKenna, P., Willison, J. R., Lowe, D., & Neil-Dwyer, G. (1989). Cognitive outcome and quality of life one year after subarachnoid haemorrhage. *Neurosurgery*, *24*, 361–7.

Milberg, W., Alexander, M. P., Charness, N., McGlinchey-Berroth, R., & Barrett, A. (1988). Learning of a complex arithmetic skill in amnesia: evidence for a dissociation between compilation and production. *Brain and Cognition*, *8*, 91–104.

Mohr, J. P., Kistler, J. P., Zabramski, J. M., Spetzler, R. F., & Barnett, H. J. M. (1986). Intracranial aneurysms. In H. J. M. Barnett, J. P. Mohr, B. M. Stein, & F. M. Yatsu (Eds), *Stroke: Pathophysiology, diagnosis, and management*, Vol. 2, (pp. 643–77). New York: Churchill Livingstone.

Richardson, J. T. E. (1989). Performance in free recall following rupture and repair of intracranial aneurysm. *Brain and Cognition*, *9*, 210–26.

Sonesson, B., Saveland, H., Ljunggren, B., & Brandt, L. (1989). Cognitive functioning after subarachnoid haemorrhage of unknown origin. *Acta Neurologica Scandinavica*, *80*, 400–10.

Young, A. W., de Haan, E. D. F., & Newcombe, F. (1990). Unawareness of impaired face recognition. *Brain and Cognition*, *14*, 1–18.

Gian Luigi Lenzi, Marco Iacoboni

subcortical dementia　皮質下性痴呆

痴呆性疾患で，通常は皮質下性痴呆と称される疾患。この群にはハンチントン病(Huntington's disease*)，多発性硬化症(multiple sclerosis)，パーキンソン病(Parkinson's disease*)，進行性核上性麻痺が含まれる。この用語は痴呆(認知症，dementia*)の病変が皮質下であり，皮質性ではないことを示唆しているが，アルツハイマー病などの疾患が時に大脳皮質病変とともに皮質下性病変を伴うことを強調する意味で，時に皮質下性痴呆の一群に含まれる場合がある。皮質下性痴呆の1つに罹患した患者の神経心理学的障害には共通した特徴があるが，それぞれの疾患にはその特徴となる明確な障害の型がみられる。

substantia nigra　黒質

中脳で大脳脚(peduncle*)に隣接した細胞群。黒質は線条体(striatum*)から線維を受け，投射線維を送り返すことからみて線条体の付随体である。黒質のニューロンは神経メラニンを含み，これが黒色であることから黒質と命名された。線条体神経伝達物質にドパミンを用いている。黒質は錐体外路運動系の一部で，この細胞群の広範なニューロン消失がパーキンソン病(Parkinson's disease*)と関連している。

sucking reflex　吸引反射

原始反射で，乳児では正常であるが，成人にみられた場合は異常で，脳障害後に再出現する。口唇に触れると，吸引に関係する口唇，舌，顎の筋肉の収縮が誘発される。吸引反射が一側性にみられ，同側に把握反射(grasp reflex*)を伴った場合は探り反射(rooting reflex)とも呼ばれる。

superior longitudinal fasciculus　上縦束

左右大脳半球内の離れた皮質部位を結ぶ大き

な線維束で，この線維束は上部に隣接する弓状束(arcuate fasciculus*)とともに，前頭葉と後頭葉前部や側頭葉後部を相互に連絡する。そのため，聴覚・視覚と運動行為との統合や，半球内で言語に関与する後方言語システムと前方言語システムの連絡に関係しているとみられる。

superior occipito-frontal fasciculus　上後頭前頭束

左右半球内の離れた部位を連絡する大線維束の1つで，上縦束(superior longitudinal fasciculus*)の上を走り，後頭葉の上後方と前頭葉の上部を結んでいる。そのため，一次的な視知覚と前頭葉の運動前野とを関係づけているとみられる。

supramarginal gyrus　縁上回

角回(angular gyrus*)に隣接した皮質構造で，シルヴィウス裂(sylvian fissure*)の後端に位置する。これらの構造は後頭葉，側頭葉，頭頂葉の接合部に位置し，縁上回病変は顔の認知(face recognition*)障害，失語(aphasia*)，視空間障害(とくに両側性病変の場合)に関係する。

surface dyslexia　表層性失読　読字障害(dyslexia*)の項を参照

sylvian fissure　シルヴィウス裂

皮質上の主要な目印で，最も簡単に認めることができる。前頭葉の下方から，上後方に走る目立った脳溝で，その下方にある側頭葉と，上にある前頭葉と頭頂葉の境界をなす。重要な特徴は，後方の走行部分はかなり個体差があるが，平均的には半球間で非対称的で，右側でより長く，より上方に向いている。これは，とくに電気生理学的に重要であり，頭皮上で左右対称な部位が，皮質上で正確に左右対称ではなく，異なる皮質の葉に位置している場合さえあることを意味している。

syphilis　梅毒

スピロヘータ(*Treponema pallidum*)によって起こる接触性の伝染病。全身性の疾患で，身体のどの器官も障害される。通常の感染様式は性的接触による。粘膜や皮膚を通って，体内に侵入する。中枢神経系への侵入は，初期感染の比較的早期に起こり，2つの主要な神経梅毒の形態をとる。髄膜血管型神経梅毒と，脊髄癆と進行麻痺からなる脳実質の神経梅毒である。

髄膜血管型神経梅毒は通常，感染後約5年で発症し，脳や脊髄の髄膜の炎症とこれらの領域の血管の変性が起こる。症状は，頭痛，めまい，項部硬直，集中力低下などを伴い亜急性髄膜炎の症状に似ている。脳神経の損傷がある場合は聴力や視力の変化を来す。意識不鮮明，失語(aphasia*)，単麻痺，片麻痺(hemiplegia*)も起こる。運動症状は脊髄に及ぶことによって増強される。

脊髄癆は細菌が神経組織に進入する神経梅毒の実質型の1つ。発症は，緩徐な潜行性で，一般的に感染後8～10年で起こる。脊髄後根と脊髄の後索が破壊され，痛みと，感覚性運動失調(ataxia*)，感覚変化，腱反射消失を来す。この状態は進行麻痺の症例の約20%にみられる。脊髄癆と進行麻痺の罹患率は男性が女性に比べて4倍高い。

進行麻痺(麻痺性痴呆，dementia paralytica, general paralysis of the insane；GPI)は進行性の痴呆(認知症，dementia*)である。脳組織の中にスピロヘータが存在する神経梅毒の唯一の形式で，痴呆はスピロヘータの活動の直接の結果である。剖検では，しばしば大脳皮質に癒着した軟膜を伴う肥厚した硬膜がみられる。脳溝の拡大と脳室の拡張を伴う全体的な脳の萎縮がみられる。細胞の消失は，頭頂葉と前頭葉で最も著明で，大脳皮質全体に拡がる炎症性病変の形跡がみられる。発症は行動と認知機能の変化によって示される。身の回りのことを行うことができなくなり，情動が不安定となる。無分別な行動が次第に増加し，洞察力が障害される。認知機能面では，記憶と集中力が最初に障害され，全体的な知能低下がみられる。全体的には，症状は進行性の痴呆の症状に似ている。病気の進行とともに随意運動の調整ができなくなり，顔貌は仮面様の表情となる。

ペニシリンの導入以来，神経梅毒の発生率は劇的に減少した。ある種の集団，とくに放逸な性行為を行っている集団での発症率は高い。しかし現在，はっきり神経系に病変が及ぶものはごく少数に限られる。

Marcus J. C. Regers

tactile agnosia　触覚性失認　失認(agnosia*)；触知覚障害(tactile perception disorders*)の項を参照

tactile perception disorders　触知覚障害

触覚を用いた情報の獲得と処理の障害。霊長類(人間を含む)の主要な触覚受容器は手で，形，大きさ，表面の属性，伸展性など多くの物性を能動的に感知するために用いられ，最終的に知覚が統合され，物体が認知される(立体認知)。

解剖学的特性
神経器官

触覚は皮膚の機械刺激受容器からの求心系に依存し，人間では4種類ある。緩徐順応(slowly adapting；SA)求心系は，皮膚への持続的圧迫に反応し，SAI(メルケル触覚板)とSAII(サルの指腹にはないラフィニ終末)の2種からなる。刺激の開始と終止に一過性に反応する求心系は，急速順応系(マイスネル小体，rapidly adapting；RA)とパチニ小体(pacinian corpuscle；PC)からなる。これらの求心性神経線維は後根神経節細胞の末梢の突起で，その中枢側は後根から脊髄に入る。触覚情報を吻側に運ぶ脊髄路には，同側の後索と対側の脊髄視床路がある。後索の軸索は後索核とシナプスを形成し，正中で交差して内側毛帯を形成する。内側毛帯は脊髄視床路に沿って，求心性入力側とは対側の視床後外側腹側核(nucleus ventralis posterolateralis thalami；VPL)に終わり，視床から視床皮質投射を通じて情報を一次体性感覚野に伝える。

皮質機構

体部位局在は皮質下核と同様に皮質にも受容体の身体上の分布を忠実に再現した「地図」である。皮質の体部位局在は，求心系入力で決定される垂直に配列したコラムによって構成される。身体は皮質上に何重にも再現され，それぞれで受容野の特性は異なる。一次体性感覚野(SI)は，中心後回の4種の細胞構築領野(ブロードマンの3a，3b，1と2野)からなる。3b野と1野には，対側体表の皮膚感覚が再現され，3a野には深部感覚が対応し，2野は深部と体表を組み合わせた表現で，皮質ニューロンの受容野は他の領野より大きい。後方の頭頂葉皮質では，5野のニューロンが多重関節運動から起こる固有感覚入力を受ける。二次体性感覚野(SII)は頭頂弁蓋に位置し，一次体性感覚野と大きく異なる受容野の特性(受容野がより大きく，しばしば両側性の入力を受ける)をもつもう1つ別の複雑な体部位再現を示す。それぞれの皮質領野は**図78**に示す。

体性感覚入力を同じように受ける皮質領野はほかにもあり，これには後部頭頂皮質の7b野，島後方皮質と顆粒島皮質である。多数の皮質体性感覚領野は視覚皮質と同様，それぞれの領野が異なる機能に特殊化する。皮質体性感覚領野にも，視覚系に似た階層機構の存在が提唱された(Mishkin, 1979)。表皮の機械刺激受容器からの入力に関し，二次体性感覚野が一次体性感覚野に依存する事実(Burton et al, 1990)はこの仮説と一致する。

神経の可塑性

損傷後の神経系の再構築の能力は，成長したサルより幼いサルでまさると長い間考えられた。幼いサルは，一次体性感覚野と二次体性感覚野のどちらの損傷後でも，成長したサル(この場合は一次・二次体性感覚野どちらの損傷でも重度の障害が残る)よりもはるかによく触覚能力を回復する。一次体性感覚野損傷後の幼いサルと成長したサルの回復の違いは，損傷後の皮膚の機械刺激受容器からの入力に対する二次体性感覚野反応が，幼いサルが成長したサルより強かったことである(Burton et al, 1990)が，その基礎となる機構は明らかではない。

身体の一部損傷後に起こる皮質の体部位局在の再編成が成長したサルでも起こる事実が，過去10年間に多くの関心を集めた。神経や指の切断によって手の一部からの求心路を遮断すると，その近隣の部分を再現する領域が(数mm

報告された。

中枢神経系に対する処置と同様，皮膚の移植など求心系入力を操作するさまざまな外科的処置でも，皮質の体部位局在地図が修正されることが明らかにされた(Merzenich & Jenkins, 1993)。皮質の体部位局在は動的に維持されていると考えられる。この考えかたを支持する証拠としては，外科的に指を結合すると，個々の指の皮質上の再現の間の正常な境界が消失し，1本か2本の指を連続的に刺激すると，刺激された指の皮質再現領域が拡大することによるものと考えられた(Merzenich & Jenkins, 1993)。これらの実験に対しては異論はある(Killackey, 1989)が，体部位局在性の皮質再現が動的で修正可能な性質をもつことは，運動皮質や視覚皮質でも証明された。これらの現象の基礎にある機構は不明だが，それを解明することは，脳の働きを理解する重要な鍵となる。

知覚とその神経符号化

ここ約四半世紀の間に，触知覚の神経生理学的研究は目覚ましい進歩を遂げた。Mountcastle らの先駆的な研究以来，この分野の主なアプローチは，触知覚系全体の行動との関係を古典的な精神物理学的な手法で明らかにし，その神経基盤を量的に追求するものであった。このアプローチは触知覚の多くの異なる側面にも適用され，いくつかの触覚能力の神経基盤がかなりよく理解されるようになった。中枢神経での処理過程の研究は大脳皮質に限定されたが，触覚の一部の側面はいまだに手つかずのまま残されている。皮膚の受容機構が刺激情報に対するかなりの空間的・時間的フィルターをかけ，最初の求心性信号が刺激入力の意味のある変換を反映していることを理解するのは重要である。このような変換を完全に説明できる皮膚受容器の複合体の詳細な機構モデルは不明である。

振動

触覚の一次入力を探索するには，皮膚を刺激するさまざまな小刺激のなかでも，振動がとくに有効である。振動周波数を弁別する能力(弁別可能な周波数の閾値差は約10%である)は，3b野と1野の皮質ニューロンと，刺激により生じる一次性入力の活動の周期性に依存する(Mountcastle et al, 1990)。このような活動は，求心性活動が起こる絶対閾値よりも6〜8db上で出現するが，これは刺激検出のための閾値と周波数弁別のための閾値の間の「**無調の間隔**」の説明となる。振動周波数に対する閾値の強度はU型同調曲線を示すが，曲線自体は求心性のタイプによって異なり，緩徐順応型

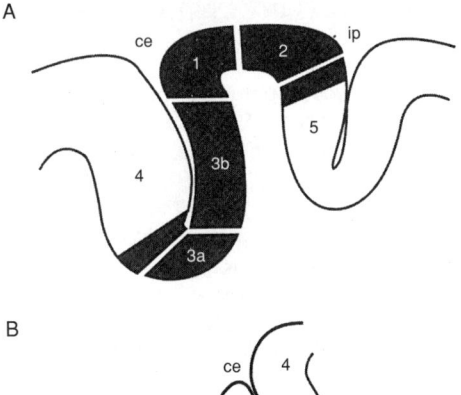

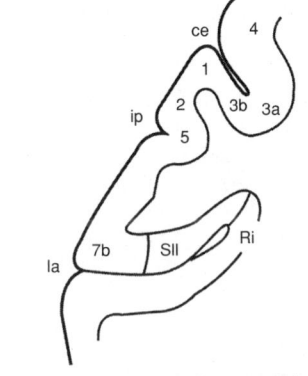

図78 マカクザル脳の矢状断面(A)と冠状断面(B)でみられる主要な体性感覚皮質領域
ce；中心溝，ip；頭頂間溝，la；外側溝，SII；二次体性感覚皮質，Ri；後島皮質。数字はブロードマンの細胞構築上定義された領域を示す(TP Pons, PE Garraghty, DP Freedman & M Mishkin : Science 237 : 417-20, 1987 改変)。

以上も)伸長し，正常な感覚入力が阻害された皮質領野に拡大した(Merzenich & Jenkins, 1993)。この拡大は，実験的操作を加えた直後に観察することができ，少なくとも部分的には，新しい線維結合の成立ではなく，以前から存在する線維結合の解放を反映すると考えられた(Killackey, 1989)。一肢全体に及ぶ大規模な入力遮断の数年後に，一次体性感覚皮質の入力遮断に対応する領域が拡大した顔を再現する領域によって占拠されることが明らかにされた(Pons et al, 1991)。最近，この(数 cm にも及ぶ)「**広範な**」皮質の再構築が，上肢を切断された人の顔に手を触れたときにその人が感じる関連感覚の「**幻**」肢の根拠と想定された。(Ramachandran, 1993)。正常な入力や出力から遮断された皮質領野に身体の近隣部位を再現する領域が拡がる再構築は，運動皮質と視覚皮質でも

(SA)は低周波数(30 Hz未満)，急速順応型(RA)は中間周波数(40 Hz前後)，パチニ小体(PC)は高周波数(200 Hz以上)で最も鋭敏となる。一次性求心性集団の全体的な活動レベルは，振動の振幅の評価と関連する。

表面のテクスチュア(手ざわり，きめ)

視覚より触覚でよく感じられる特性で，以下にとくに「粗さ」の病理学について述べる。出っ張った部分が周期的に配列されている人工的な表面を用いて，出っ張りの幅と配列の間隔を相互に独立に1 mm単位で変化させて粗さの知覚が検討された(Johson & Hsiao, 1992; Sathian, 1989)。配列の間隔が増加するに従って主観的な粗さの感覚も強くなったが，それは3 mmまでで，間隔がそれ以上に拡がると逆に粗さは低下した。出っ張りの幅が減少する場合は，減少に従ってそれほど顕著ではないが，粗さが増強した。人間は，空間間隔が5%違うと粗さの違いを弁別することができ，平らな表面で幅が0.5 mmで高さがわずか数 μm の出っ張りを識別することができる。最大感度には，皮膚と表面の間の接線方向の運動が必要で，運動が能動的な場合や受動的な場合でも違いはない。運動速度(10〜250 mm/secの範囲で)は影響がなく，接触の強さも粗さの知覚にほとんど影響しない。

粗さの知覚の末梢神経系の基盤はサルの指腹を支配する単一の一次求心性線維の反応を検討することによって研究された。Goodwin, Darian-Smithらは，出っ張りの幅が3 mmまでは，機械刺激受容器のすべての求心型の発射頻度が出っ張りの間隔の増加関数であることを明らかにした。また運動速度とは独立に出っ張りの間隔を拡げる影響が，緩徐順応型入力集団の発射頻度と，急速順応型入力集団とパチニ小体入力集団の発射頻度の比率に再現されることも明らかにされた。さらに，表面の出っ張りの周期性に規定された入力発射の群発が生じるが，群発あたりのインパルスの数は，出っ張りの間隔と時間周波数(運動の速さ)を正確に反映する(Sathian, 1989)。

Johsonらは，表面の粗さに対するさまざまに異なる電位符号化機構について研究した。それらのうち，入力系放電の局所性空間性変化に依存した神経信号が，1〜6 mm の間の空間間隔で表面の特性を判断する触覚的な粗さの基礎と考えられた(Johson & Hsiao, 1992)。緩徐順応Ⅰ型求心系には，最も高度(約1 mm)の空間分解能があり，おそらく空間性信号を仲介して空間分解能が若干劣る急速順応型も関与する

と考えられる。人間の空間符号化の機構は不明であるが，人間でも同様の機構が働いていると考えられる。パチニ小体型は，神経支配密度(と空間分解能)が低すぎるので，空間符号化の機構には関与していないと考えられる。

LaMotteらは，微小な要素で構成される「**微小テクスチュア**」が異なる機構に依存することを明らかにした。滑らかな表面上の微小点(高さ数 μm)を検出する閾値は緩徐順応型が最も低く，次いで急速順応型，パチニ小体型の順であった。パチニ小体型は μm 以下の微小テクスチュアで活性化される唯一の入力系である。興味深いことに，皮膚と表面の間の滑らかさを検出するには，急速順応型かパチニ小体型を活性化することができる微小テクスチュアが存在する必要があり，表面が完全に滑らかな場合は滑らかさを検出することができない。これらの知見(上述の総説を参照)は，さまざまな入力系の機能的役割が，重複はあるが相互に異なることを強く示唆している。

覚醒状態のサルの視床後外側腹側核と多くの皮質領野(一次体性感覚野：3b野と1野)のニューロンは，出っ張りの間隔だけでなく，手の運動速度と(または)接触の強さにも影響されるなど，触覚の末梢求心性の神経と似た反応を示しているようにみえる。一次体性感覚野のニューロンのなかには，手の運動速度や接触の強さとは独立して，出っ張りの間隔だけの関数として反応するものがあり，一部のニューロンは間隔が減少すると反応が強くなる。これと似た反応が最近二次体性感覚野でみられるが，二次体性感覚野のこれらのテクスチュアに関連した反応は一次体性感覚野ほど注目されなかった(Sinclair & Burton, 1993)。これらの観察は，末梢や視床のレベルではみられない皮質で起こる反応型，すなわち皮質の処理過程の創発を示す。

パターン

点字を読む人は触覚によって空間パターンを識別する能力を常に示す。点字は1分間に最大100単語まで読めるが，これは，3行2列に配列された6個の位置のそれぞれに点がある場合(1)と，ない場合(0)の組合わせの違いが個々の文字に対応するという空間符号化方式を用いている。点字様の点のパターンやローマ文字を浮き出した刺激などが，表面の詳細な空間パターンを識別する触覚能力の研究に用いられた(Johnson & Hsiao, 1992)。この能力は，刺激パターンのニューロンの発射への精密な再現に依存することは明らかである。サルと人間の指

腹を支配する一次性求心性神経の神経生理学的研究(Johnson & Hsiao, 1992)は，粗さの場合と同様，精密な空間情報の提供には緩徐順応 I 型求心性神経の高い空間分解能が最も適し，急速順応型求心性神経も空間分解能はやや低いがこれに関与することを明らかにした。緩徐順応 II 型求心性神経とパチニ小体求心性神経は指腹の空間密度が低いため，精密な空間情報の提供に適さない。浮き出た文字を触覚で読む場合，一貫した誤りがみられることがあるが，これは一次求心性神経群における空間表象の精密さの点から完全に説明することができる。例えば指腹で浮き出た文字をスキャンするとき，文字の空間表象の端の部分が強調され内部と変化する部分が無視されると，アルファベットの B と D の混同が起こる(Johnson & Hsiao, 1992)。

皮質ニューロンの活動の記録も，空間符号化仮説を明らかにした(Johnson & Hsiao, 1992)。3b野の約1/3のニューロンは空間分解能の閾値以下の点の配列の運動に対する反応で，空間性の変調を示した。またこれらのニューロンは，浮き出た文字を指腹でスキャンすると，末梢性求心性神経と同様，文字と同型の詳細な表象を生じた。そのためこれらのニューロンは，空間パターン情報の符号化の第一の候補であるが，空間符号の精密な分析はまだなされていない。3b野と1野の他の緩徐順応型ニューロンと，これらの部位の急速順応型ニューロンは同型の反応はみられない。これらのニューロンの一部，とくに3b野の緩徐順応型ニューロンの反応は同型の入力に対する皮質の抑制過程の結果によるものと考えられる。興味深いことに，これらの反応の多くは，バックプロパゲイション(逆行播法)における中間層ユニットの反応と一致していた。この皮質過程の触知覚における役割は明らかではない。

形状

形状を触覚的に判断するには，指先と指関節の空間での相対的な位置関係を用いて対象の三次元の形態と大きさを包括的にとらえると同時に，対象の局所的な曲率とその変化を確認する必要がある。LaMotte の研究室は，2つの面の間の一定の高さでステップ状に変化する表面を用いて，統制された変数であるステップの曲率で局所的な表面の輪郭が検討した(Sathain, 1989)。その結果，ステップの曲率の識別の末梢性の神経基盤は曲率に同調して増加する求心性神経の発射頻度(急速順応型が緩徐順応型よりよく適合)と，ステップが急なほど狭くなるこれらの発射頻度の空間特性(緩徐順応型が急速順応型よりよく適合)にあることが明らかにされた。

三次元の形状の神経符号についても活発に研究されたが，今日までに公表された唯一の研究は，サルの頭頂葉の1野，2野，5野のニューロンが，球と立方体を触ったときにそれぞれ異なる反応を示すことを明らかにした(Koch & Fuster, 1989)。

触覚の他の側面

大きさ，鋭さ，柔らかさ，厚さ，粘着性，「湿り気」を含む触覚の多くの面についてはほとんど研究されていない。固有感覚入力系は，対象を探索し，操作する運動に関与するだけではなく，触覚の一部の側面(例えば大きさと形状)にも関与している。しかし，固有感覚に関する詳細な議論は，本項の範囲を超えた問題である。ここでは，筋肉入力系は主として「限界探知機」として機能する関節入力系と，付加的に関与する手の皮膚入力系(とくに緩徐順応II型)とともに，関節の位置と運動の信号化に重要な役割を果たすことについて述べるにとどめる。

最後に，ロボット工学の研究者も，手が能動的に動く対象に触るときの触知覚に関心を示し，とくにコンピュータサイエンスの観点からの現実感覚と「ヴァーチャルな」感覚を用いたアプローチから，触知覚に関する興味深い成果が得られることが期待される。

病変による知覚の障害

臨床場面で使用される触覚機能の標準テストには，①針刺激の位置，②針の鈍端と鋭端の識別，③一組の針刺激で，離れていると感知するのに必要な最小刺激間距離の決定(二点識別覚)，④対側との同時刺激の際の消去現象，⑤皮膚書字覚すなわち皮膚に書かれた文字の認知，⑥物体同定(立体認知)や，標準図形をなぞる触運動覚的物体認知，などがある。これらのテストは触覚能力の広範囲に及ぶが，主に定性的である。神経的記号化の研究から得られた知見を振動，配列，形状，構造の研究に適用することで，触覚機能における神経病変の影響を理解できるはずである。今後の神経生理学的研究が期待できる。

脊髄損傷

これまで後索(dorsal column; DC)病変は振動覚と運動覚を障害すると教えられた。しかし，この見解にはかなりの修正が必要である(Davidoff, 1989)。人間と実験動物による多くの研究で，後索病変のみでは臨床検査で触覚の障害は起こらないことが判明した。最近の研究では，後索の病変は皮膚上の刺激の運動方向

や，形状，大きさ，圧，振動頻度を識別する能力を障害すると考えられている。後索の病変に後外側束，すなわち脊髄視床路の病変が加わると，重度かつ永久にすべての触覚が失われる。触覚のこれらの経路の役割には解明すべき点が残されている。

脳病変

サル：サルの中心後回を実験的に切除すると，振動頻度，粗さ，大きさ，形状，運動，方向，柔軟性の識別など多くの触覚機能の重度の障害が起こる。3b野だけの限局切除では，これらの大部分は保持されていた(Randolph & Semmes, 1974)。このことは，中心後回皮質の後半部分より3b野が高密度の視床性入力を受けることを意味し，3b野から1野と2野への中心後回内での結合の階層構造と関連している。1野の選択的切除では，大きさと形状ではなく粗さと柔らかさの識別が障害されるが，2野の選択病変では反対の結果がみられた(Randolph & Semmes, 1974)。このことは1野が皮膚から，2野が皮膚と深部から末梢性入力を受けているという違いと関連している。

成長したサルの二次体性感覚野の切除は粗さと大きさの識別を著しく障害し，後方頭頂皮質である5野の病変は粗さの識別を比較的軽度に障害した(Murray & Mishkin, 1984)。

人間：臨床では，内側毛帯，視床と皮質下白質病変で触覚が障害されたと報告された。古典的な教科書には，視床病変で触覚と痛覚が強く障害され，体性感覚皮質病変では「識別する」能力(触覚の局在化，二点識別，立体認知，皮膚書字覚)が障害されると書かれていた。しかし，この考えかたは慎重には検討されたものではない。実際，最近の報告では弁蓋部と皮質下白質を含む下頭頂葉病変で起こる「偽性視床」症候群が記載された(Basetti et al, 1993)。

人間の中心後回皮質病変で，(サルと同様に)触覚の局在化，フォン・フライ閾値，二点識別，運動覚，粗さと大きさ，形の識別，物体の触覚性認知を含むさまざまな触覚機能が障害された。

Roland(1987)は，さまざまな皮質領野の外科切除が多数の課題に与える影響について詳細に検討した。外科的切除による病変は，動物実験の場合のように特定の皮質領域に限定するのではなく，皮質の細胞構築学的な特性や，生理学的な特性によって正確に分類することができないことは明らかだが，Rolandは，粗さの弁別が中心後回の病変で著しく障害され，補足感覚野(半球内側面に位置する5野の一部)，頭頂弁蓋皮質の後部，前頭葉皮質の一部の病変でさほど障害されないと述べた。中心後回を含む病変は，大きさと形状の弁別の障害が起こるが，この場合は，病巣が中心溝の前堤(3a野と3b野)を含むほうが，脳回冠部(1野)の損傷より障害が重度であった。中心溝の後堤(2野と5野)と，補足感覚野の病変や前頭皮質病変では，形状の弁別は軽度か中度に障害されるが，大きさの弁別は障害されない。これらの領域の病変では運動覚の弁別も障害されるが，運動覚の障害は，大きさと形状の弁別障害とは関与しない。サルを対象とした研究結果とは異なり，この研究では二次体性感覚野の損傷は粗さの弁別に影響しなかった(前記を参照)。

皮質病変を伴うサルと人間の研究によって，体性感覚入力を受ける多くの皮質領野が，それぞれに異なった機能分化を示していることが明らかにされたが，これらの機能分化の詳細は明確ではない。神経科学的測面からの研究が必要である。

認知過程とその障害

触覚の認知過程の研究はとくに神経生物学的な観点からみるとかなり寄せ集めであった。この分野の進展はそれぞれの行動領域にかかわる認知操作の構成を定義し，これらの操作に関与する脳領域を特定し，神経の働きを理解した後，病変による障害を特徴づける学際的な研究が必要とされるであろう。

学習，記憶，認識

KochとFuster(1989)は，球体と立方体を用いた触覚性の遅延照合課題実行中のサルの頭頂皮質から，単一ニューロンの活動を記録した。彼らは18秒の遅延時間(すなわち，見本を触る時間と選択肢に触る時間の間の時間)中に，一過性または持続性の活動を起こすいくつかのニューロンを発見した。これらのニューロンの一部は，触った見本が球体か立方体かによって異なる応答をした。これらのニューロンは5野で最も一般的にみられ，触覚の短期記憶を仲介するニューロンと考えられる。

この種の即時記憶は連続的に提示される刺激の間の弁別に関与するもので，側頭葉の記憶機構から独立している。記憶の登録と想起の間に(秒より分単位の)より長い遅延が挿入されると，記憶は側頭葉に依存する。この点は触覚に関して側頭葉内側部に一側性の病変を有する患者が，損傷側とは対側の手の触覚性近時記憶の障害がみられたというRoss(1980)の報告がその例に該当する。3人の患者はそれまでほとんど触ったことがなく，しかも言語で表現しにく

い物品を10秒間触れ、その後3分間リハーサルを禁止する言語干渉課題を挿入された後で、他の4物品の中から物品を患肢で選ぶことを求められたが、できなかった。健肢を用いた場合や即座に（すなわち遅延時間なしに）患肢で選択する場合は、この課題を問題なく達成することができ、両手の物品の照合と立体認知も正常であった（よく知っている物品を使って検査したと考えられる）ことから、明らかにされた障害は、触覚性の近時記憶に選択的なものであると結論された。しかし障害は、脳梗塞の急性期とてんかん発作直後に起こる一過性のものであった。

最近のPETを用いた研究では、以前に触ったことがない物品の触覚性の学習（その後再認が求められる）の間、小脳皮質の局所酸素代謝が増加することが明らかにされた。この増加は、学習期間中のほうがその後の再認時より高く、この種の触覚性学習における小脳の特殊な役割を示した（Roland et al, 1989）。

触覚性学習の研究はMishkinの実験室で実験的に損傷を与えることで行われた。サルは一方の手で触覚性の形態識別課題を学習し、他方の手にこの課題が移すかどうかをテストした。前脳交連切開術（commissurotomy*）はこの転移を妨げた。訓練された半球の感覚運動皮質の大きな損傷で予想されたように同様の障害がみられた。しかし、同じような障害が、側頭葉内部や下前頭葉切除でも起きた。これらの実験の結果、同側であれ、交連結合を通じた対側同士であれ、学習は訓練された感覚運動皮質とこれら辺縁系の相互関係に依存するという考えかたに達し、触覚性学習は一次体性感覚皮質から二次体性感覚皮質を通じて辺縁系皮質に達する一連の経路に依存すると考えられた（Mishkin, 1979）。これを支持する証拠として、サルの触覚学習が、5野の損傷では起こらず、二次体性感覚皮質の損傷で起こったとする報告（Murray & Mishkin, 1984）がある。

これらサルの研究を支える最近の知見をもとに、人間の頭頂葉損傷でとくに触覚性物品の**認知**が障害された症例がある（Caselli, 1993）。これらの損傷を有する患者は触覚を通じ渡された既知の物品名が言えず、物品の形状や使用法を述べることができない。触覚性の認知障害は、**触覚性失認**の特徴を想起させ、体性感覚障害の範疇から逸脱したようにみえた。これらの損傷に対し、より内側の補足感覚野を含む（が限局しない）病変で触覚性物品認知が障害されるのは、損傷が重度でより「**基本的な**」体性感覚障害が重度に出現する場合に限られた。

これと関連する障害に触覚性失名辞があり、患者は自分の左手に提示された物品名を言うことができない。これは、脳梁病変によって右半球の体性感覚領域と左半球の言語野が離断された結果であると記載された。より重度の触覚性失語が左半球の頭頂-後頭葉病変で記載された（Beauvois et al, 1978）。この患者は、左右どちらの手に物品が提示された場合でも、失語症的な誤りがなくその名前を言うことも形状を述べることもできず、言われた名前がその物品名であるかどうか判断することができなかった。しかし患者はその物品を正しく使うことができ、臨床上、体性感覚の障害を示すこともなく、同じ物品が触覚以外の感覚モダリティで提示された（物品を見せるか物品が出す固有の音を聴かせる）ときには、その名称を正しく言うことができた。この障害が、ある特定の皮質領域の損傷によるのか、皮質下に拡がった病変に伴う両側半球の体性感覚領域と左半球言語領域との離断によるのかは不明である。

これらの研究が、関連した認知過程をいっそう「**要素的な**」感覚過程と異なるものとして厳密に局在されるべきものではないとしていることを強調しておく必要がある。これらの行動過程の脳の局在を理解しようとする前に、そこに関与する感覚過程と認知過程それぞれを厳密に定義することが必要とされる。記載された障害の正確な本質は、感覚過程と認知過程の効果の観点からみても少しも明確ではない。例えば、左頭頂弁蓋部の病変を有する患者の触覚性物品の認知障害は、真の認知障害（正常な知覚のもとでの認知障害）によるのか、認知に必要なより高次の感覚過程の干渉によるのかという問題である。このような問題も、「**感覚**」過程と「**認知**」過程間の違いの不明瞭な性質を際立たせているが、この違いは、将来ますます曖昧なものになっていくであろう。

注意

視覚と同様感覚も注意を空間に向けることができる。テクスチュアの突然の変化（Sathian & Burton, 1991）の検出や、4本の指のどれか1本に起こる振動覚を検出するには、その部位への注意の集中は必要としない。対照的に、4本の指のうちの3本に振動を加え、振動が変化しない指はどれかを判断する課題では、適切な指に注意を集中する手がかりが有効となる。このような実験は、視覚系と同様に触覚系でも、特定の刺激は、「**前注意的に**」、すなわち空間的注意が分散した状態でも処理されるが、他

の刺激の処理には空間的選択的な触覚性の注意
が必要なことを示している。この空間的な選択
的触覚性の注意の神経基盤は明らかではない。
しかし，注意がとくに触覚に向けられた場合
（視覚に向けられた場合と比較して），サルの一
次体性感覚野と二次体性感覚野のニューロンの
約半分は指腹を横切る浮き彫り文字に対する反
応を強めるが，二次体性感覚野のニューロンの
約1/4は，これらの注意の視覚から触覚への移
動に対して同じ刺激に対する反応を逆に弱める
ことが明らかにされた(Hsiao et al, 1993)。

後部頭頂葉病変で対側半身への注意低下が起
こることはよく知られている。その軽症型で
は，対側に同じような刺激が加えられたときに
患側半身の刺激に対する消去現象が起こる。と
くに右頭頂葉病変でより障害が重いと，視覚・
聴覚の半球の無視に伴い半側身体全体の無視が
みられる。最近の研究では，そのような病変を
有する患者が対側への体性感覚の刺激を受け，
それらを無視しているようにみえるが，皮質体
性感覚誘発電位と陽性電気皮膚伝導反応が正常
であることが確認された(Vallar et al, 1991)。
触覚性の注意機構のより詳細な知識には今後の
研究が必要である。

筆者が本項の随所で指摘してきたように，精
神物理学的・神経生理学的方法による触覚の研
究が成果を上げている。触知覚の心理学・生理
学に関する学際的な研究の時期が熟している。

【文献】
 注：ここには選択した参考文献のみを示した。そ
れ以外の文献は，総説や比較的新しい出版物を参照
のこと。

Basetti, C., Bogousslavsky, J., & Regli, F. (1993). Sensory syndromes in parietal stroke. *Neurology, 43*, 1942–9.

Beauvois, M.-F., Saillant, B., Meininger, V., & Lhermitte, F. (1978). Bilateral tactile aphasia: a tacto-verbal dysfunction. *Brain, 101*, 381–401.

Burton, H., Sathian, K., & Dian-Hua, S. (1990). Altered responses to cutaneous stimuli in the second somatosensory cortex following lesions of the postcentral gyrus in infant and juvenile macaques. *Journal of Comparative Neurology, 291*, 395–414.

Caselli, R. J. (1993). Ventrolateral and dorsomedial somatosensory association cortex damage produces distinct somesthetic syndromes in humans. *Neurology, 43*, 762–71.

Davidoff, R. A. (1989). The dorsal columns. *Neurology, 39*, 1377–85.

Hsiao, S. S., O'Shaughnessy, D. M., & Johnson, K. O. (1993). Effects of selective attention on spatial form processing in monkey primary and secondary somatosensory cortex. *Journal of Neurophysiology, 70*, 444–7.

Johnson, K. O., & Hsiao, S. S. (1992). Neural mechanisms of tactual form and texture perception. *Annual Review of Neuroscience, 15*, 227–50.

Killackey, H. P. (1989). Static and dynamic aspects of cortical somatotopy: a critical evaluation. *Journal of Cognitive Neuroscience, 1*, 3–11.

Koch, K. W., & Fuster, J. M. (1989). Unit activity in monkey parietal cortex related to haptic perception and temporary memory. *Experimental Brain Research, 76*, 292–306.

Merzenich, M. M., & Jenkins, W. M. (1993). Reorganization of cortical representations of the hand following alterations of skin inputs induced by nerve injury, skin island transfers and experience. *Journal of Hand Therapy, 6*, 89–104.

Mishkin, M. (1979). Analogous neural models for tactual and visual learning. *Neuropsychologia, 17*, 139–51.

Mountcastle, V. B., Steinmetz, M. A., & Romo, R. (1990). Frequency discrimination in the sense of flutter: psychophysical measurements correlated with postcentral events in behaving monkeys. *Journal of Neuroscience, 10*, 3032–44.

Murray, E. A., & Mishkin, M. (1984). Relative contributions of SII and area 5 to tactile discrimination in monkeys. *Behavioural Brain Research, 11*, 67–83.

Pons, T. P., Garraghty, P. E., Ommaya, A. K., Kaas, J. H., Taub, E., & Mishkin, M. (1991). Massive cortical reorganization after sensory deafferentation in adult macaques. *Science, 252*, 1857–60.

Ramachandran, V. S. (1993). Behavioral and magnetoencephalographic correlates of plasticity in the adult human brain. *Proceedings of the National Academy of Sciences of the USA, 90*, 10413–20.

Randolph, M., & Semmes, J. (1974). Behavioral consequences of selective subtotal ablations in the postcentral gyrus of *Macaca mulatta*. *Brain Research, 70*, 55–70.

Roland, P. E. (1987). Somatosensory detection of microgeometry, macrogeometry and kinesthesia after localized lesions of the cerebral hemispheres in man. *Brain Research Reviews, 12*, 43–94.

Roland, P. E., Eriksson, L., Widen, L., & Stone-Elander, S. (1989). Changes in regional cerebral oxidative metabolism induced by tactile learning and recognition in man. *European Journal of Neuroscience*, *1*, 1–18.

Ross, E. D. (1980). Sensory-specific and fractional disorders of recent memory in man. *Archives of Neurology*, *37*, 267–72.

Sathian, K. (1989). Tactile sensing of surface features. *Trends in Neurosciences*, *12*, 513–19.

Sathian, K., & Burton, H. (1991). The role of spatially selective attention in the tactile perception of texture. *Perception and Psychophysics*, *50*, 237–48.

Sinclair, R. J., & Burton, H. (1993). Neuronal activity in the second somatosensory cortex of monkeys (*Macaca mulatta*) during active touch of gratings. *Journal of Neurophysiology*, *70*, 331–50.

Vallar, G., Sandroni, P., Rusconi, M. L., & Barbieri, S. (1991). Hemianopia, hemianesthesia, and spatial neglect: a study with evoked potentials. *Neurology*, *41*, 1918–22.

K. Sathian

taste 味覚

聴覚や視覚ほど研究されておらず，わかっていることは少ない。舌の前方2/3と後方1/3にある受容体からの情報は異なる経路で橋(pons*)に達し，通常は視床(thalamus*)を通り，中継されて皮質，すなわち中心後回脚部の味覚野に達しそこで再現される。味覚消失(ageusia)は舌の2領域で別々に起こる。顔面神経麻痺ではしばしば前方領域の味覚欠損がみられる。味覚障害は橋，延髄(medulla*)，視床病変で起こるが皮質病変による味覚障害はほとんどない。幻味は鉤発作(uncinate fit*)で起こり，鉤病変で，すべての物質を同様に不快な味と感じる錯味が起こる。味覚障害を嗅覚障害〔嗅覚消失(anosmia*)〕と区別することは困難である。

telegraphic speech, writing 電文体発語，電文体書字

発話と書字に重要不可欠な名詞や動詞だけに限られ，電文体と同じようになる失語性の障害。機能語，統語的な単語，アクセントのない単語などが省略され，統語法は多くの場合，表出する際の単語の順序で示される。これは，失語による失文法であり，古典的なブローカ失語に典型的である〔失語(aphasia*)の項を参照〕。

teleopsia 遠隔視

1つの対象ないしは複数の対象を実際以上に遠く感じる変形視(metamorphopsia*)。距離の知覚の歪曲が実際の大きさの知覚と独立して起こると考えられる。

temporal lobe 側頭葉

脳の側面図でよくみられる領域(図79を参照)。図の角度から見ると，側頭葉は握りこぶしの脇にある親指のようにみえ，頭蓋腔前方に向かい少し下方に伸びる。しかし，頭頂葉と同様，「側頭葉」は，解剖的・機能学的な実体というよりは慣習的な虚構である。側頭葉の境界は後頭葉，頭頂葉と同じく(前頭葉は中心溝があるので異なる)，単純でも正確でもないのが実情で，その限界を機能的，解剖学的な指標で明確に定義することはできない。側頭葉の機能的境界の定義が不正確なことから，側頭葉としての機構に問題があるが，人間での研究に焦点を合わせ，関連するところは動物研究を参照し，現在定義されている葉内の空間に含まれるさまざまな部位の機能を強調する試みがなされた。側頭葉切除がしばしば内科治療に抵抗する発作を制御するために行われていることから，この領域の損傷(あるいは刺激)の効果に関しわかっていることのほとんどは，外科の対象とみなされるてんかんの患者の検討に由来する。

大脳半球の特殊化

人間の側頭葉は機能の側性化の概念を引き合いに出さずには理解することができない多くの脳構造の1つである。側頭葉が記憶と知覚に関して重要な役割を果たすことはよく知られ，このような側頭葉の機序を研究するために用いられる研究素材は，左右どちらの側頭葉が問題になっているかによってタイプが異なることも明らかにされた〔これらの機能の記述を簡略化するために，以下の議論のなかの左右大脳半球との関係は，右利きと左利きの人のほとんどにみられる「一般的」な状況にもとづいている。利き手(handedness*)の項を参照〕。このようなことを述べるのは，前頭葉や頭頂葉の主要な部分と同様に側頭葉にとってもそこで営まれている機能の多くは，脳葉が位置している半球の機能的構成を考慮して議論する必要があるからである。この主張の根拠は，脳損傷を有する患者の観察，脳の手術中に直接与える電気刺激の効果，機能的画像研究(ポジトロン断層撮影など)によるものである。構造を議論するには，左右の側頭葉間の著しい相違が，著しい形態的相違としては反映されていないことに注目する必要がある。ほとんどの人ではシルヴィウス裂は右半球よりも左半球でより鋭角に上行するが，こ

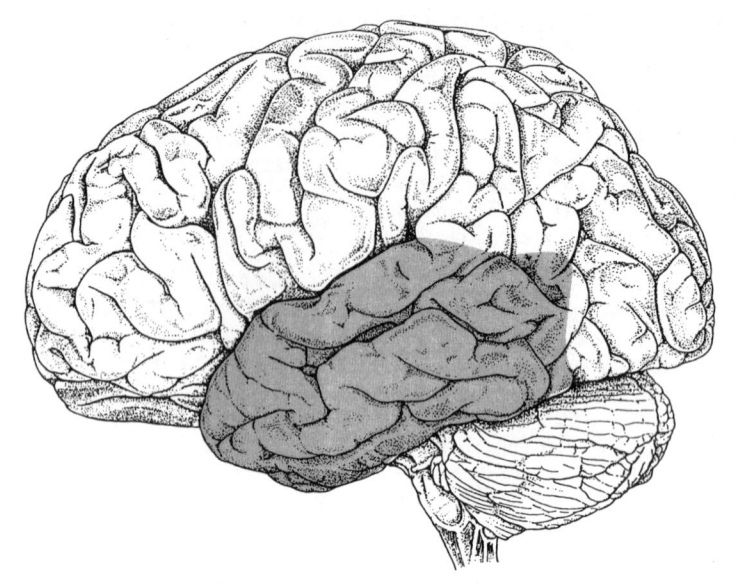

図79 側頭葉を示す脳の側面図

の型は決して不変的なものではなく、その原因と考えられていること(側頭平面の大きさ)は、発話機序を有する半球側と弱い関連があるにすぎない(右利き者の60%以上は左側の側頭平面が大きいが、健常右利き者の97%以上は左半球に発話機序を有する)。半球間のこのような形態的な相違は、発話能力の獲得以前にまで逆のぼるとみられるのは興味深い。知能の高いサルは人間と同一の形態的な非対称性の型を示し、運動系に側性化による相違を有するが〔操作課題には右手を、空間的定位には左手を好んで用いる。利き手(handedness*)の項を参照〕、発話はサルでは発達せず、人間以外の哺乳動物の「**真の**」言語能力については議論が多い。

細胞構築, 神経経路, 線維結合

側頭葉と隣接する脳葉間の境界のいくつかの決定する、構造、機能、形態学的に不明確な基準が存在するにすぎない。後縁は後頭葉の19野で腹側で区分される。背側は、**シルヴィウス裂(外側大脳裂**とも呼ばれる)によって前縁まで明確に区分されるが、頭頂葉と接する後縁は不明瞭で、視床枕のような視床核の投射か、細胞構築学的特徴(Brodmannの分類)を参考に定義するのが望ましい。辺縁に沿った22野と37野(外側面)、27野と36野(内側面)が側頭葉に属し、39野(外側面)と23、26、29、30野(内側面)は頭頂葉に属する。下側頭葉後部(とくに紡錘状回)を後頭葉の延長とみなすことは、あ

る程度まで機能的意味があろう。その理由は、視覚課題のPETの機能所見と下側頭葉皮質からの微小電極記録から、特定の視覚課題の賦活が証明されているからである。上・中・下**側頭溝**はシルヴィウス裂に平行に走行する。**上側頭溝**の上方は**上側頭回**である。左大脳半球では、上側頭回の電気刺激で、しばしば発話停止などの言語能力の変化が起こるが、ウェルニッケ野(言語理解に関与する)は上側頭回後端で、この部分で頭頂葉に移行する。両半球ともにこの領域の直前がヘシュル回(一次聴覚皮質)である。PETによる知見は、被検者が物語りを聞いているときにヘシュル回の両側性の賦活と、ウェルニッケ野(左半球のみ)の一側性の賦活を示す。中側頭溝と上側頭溝の間に**中側頭回**が位置している。発話に関与する領域群が、時に中側頭回にも存在するが、これらのふつうと異なる発話象徴の型が共通するものなのか、もともと脳損傷の患者(難治性てんかん患者など)に限られるのかは不明である。

側頭葉内側部の構造(**扁桃体、海馬、嗅皮質**)はすべて、新しい記憶の形式の側面に関与することが明らかにされた(これら内側側頭葉各部分の相対的な役割はまだわかっていない。その理由は他の機能に障害を与えずに1領域のみが損傷されることがないためにその解釈が困難であり、正確な病変を作ることが可能な動物研究では、人間に対する記憶課題と正確に似た課題

が存在しないからである)。
損傷の影響
側頭葉は頭蓋内で占める位置からも，閉鎖性頭部外傷と頭蓋内圧亢進(時には経腟性出産の過程で誘発される)に脆弱であり，顔面に近い(血管の走行や計測距離)ことと鼻から頭蓋への入口に近いために単純ヘルペス脳炎のような疾患に深く関与する〔健忘(amnesia*)の項を参照〕。側頭葉機構の機能的な重要性に関する知見の多くは，損傷が行動に与える影響から得たものである。これらの研究成果の多くは動物実験によるものであるが，側頭葉で営まれる高次認知機能は心理測定テストで明らかにされた障害以外に，損傷によって起こる変化の主観的印象を自ら報告できる人間を対象とした研究から得たものが多い。損傷後に起こる認知機能の変化は，主に記憶と知覚の領域でみられ，障害の一部は素材-特異的性質を示す事実から，ここで再び半球の特殊化の概念が関連することになる。

右大脳半球の側頭葉病変を有する患者のなかには宗教心の亢進，時には「**宗教心過多(hyperreligiosity)**」と呼ぶのがふさわしい者がいるという臨床的印象がある。このような変化に関する理論的基礎は明らかではないが，この現象が存在するとすれば，その起源は，とくに右半球由来であれば，損傷の影響や発作活動効果から起こる「**非現実的**」感情を患者が説明しようとする試みのなかにあると考えられる。

生物学的精神医学の観点の進展により強調され，情動の半球機構が新たに注目される現在，辺縁系(limbic system*)が伝統的に情動の経験と表出に果たす役割が認められた。扁桃体が，とくに正常と異常の情動反応と情動経験に関与していることが明らかにされた(極端に常軌を逸した例では，過激な情動にかりたてられた行動をする人に対し，扁桃体の精神外科的切除が行われた)。両側性の扁桃体の破壊で正常情動行動が高度に障害された(クリューヴァー・ビューシー症候群)。人の損傷は通常一側性でしばしば不完全であるが，一側性の扁桃体の損傷でも情動経験に変化がみられ，最近の検討で精神分裂病(統合失調症)の症状に扁桃体が関与すると示唆された。

視知覚受容に対する側頭葉の関与は後頭葉からの視覚投射を2方向の「**流れ**」に分けることによって明らかにされた。背側経路は頭頂葉に向かい空間定位に関係し，側頭葉に向かう腹側経路は視覚現象における物体の質の評価(とその同定)に関与する。サルの下側頭葉のニューロンが複雑な視覚刺激に反応するという単一細胞記録から得られた初期には議論のあった事象がこのように確証され発展した。ほとんどの研究は霊長類で行われたが，PETの賦活走査で視覚分析は側頭葉下部まで拡がり，おそらく両側性であるが，対象の名前を要求する場合は左半球優位であることなどが確認された。動物実験では，下側頭葉の後部損傷で視覚の弁別が障害され，前方の損傷では視覚認知が障害された。

【文献】
Ungerleider, J. G., & Mishkin, M. (1982). Two cortical visual systems. In D. J. Ingle, M. A. Goodale, & R. J. W. Mansfield (Eds), *Analysis of visual behavior* (pp. 549–86). Boston: MIT Press.

Henry A. Buchtel

temporal lobe epilepsy　側頭葉てんかん
てんかん(epilepsy*)；側頭葉(temporal lobe*)の項を参照

temporal lobectomy　側頭葉切除術
てんかん(epilepsy*)，精神外科(psychosurgery*)，側頭葉(temporal lobe*)の項を参照

test battery　テストバッテリー　評価(assessment*)，神経心理学(neuropsychology*)の項を参照

thalamic syndrome　視床症候群
情動的刺激に対する過剰反応の1つで，視床が皮質由来の抑制性インパルスによる制御から解放されて起こる。この用語は今世紀初頭Headによって報告されたが，今日では視床痛に対して用いられる以外には使われない〔視床(thalamus*)の項を参照〕。

thalamus　視床
脳脊髄幹の吻側に位置する灰白質の大きな集合体で，情報を大脳皮質に伝達し，行動面に関連する皮質活動のレベルを調節する。左右の視床は第三脳室の両側，間脳の腹側，視床下部の上方に位置する。胎児期の内包の発達で間脳と大脳半球が融合する。このように，視床は大脳半球内に位置するが，その構成成分ではない。

哺乳類の視床は大脳皮質と緊密な関連をもち，脳幹・大脳皮質・大脳基底核の間の感覚神経路と，運動神経路の機能的中継に中心的役割を果たす。視床には2つの基本的指令様式があ

る。中継様式と振幅様式である。前者は，覚醒状態の運動感覚情報を，皮質の感覚中枢と運動制御中枢に速く正確に伝達することを特徴とする。後者は，覚醒から傾眠や徐波睡眠への活動の変化を特徴とし，その間視床の伝達効率は低下し，感覚器官は感覚中枢と機能的に離断される。視床の解剖学的機構とそのニューロンの生理学的性質は，これら2つの相反する状態依存的様式の操作容量を反映する。

視床核の分類

視床は発生学的に大きく3つに分類される。①小さい**視床上部**は主に手綱核からなり，これは大脳皮質と線維連絡がなく，本項では触れない，②巨大な**背側視床**は視床の大部分を占め，大脳皮質や大脳基底核と連絡する諸核に下位分類される，③大部分が**網様核**からなる**腹側視床**は，背側視床の前方，外側と腹側のほとんどを覆い，背側視床の細胞群の機能を統一する主要構造と考えられる。「視床」はおおまかにいえば，通例，背側視床をさす。

背側視床の分類：背側視床は核と呼ばれる多くのニューロン集団に分類される。まず，**髄板内核**と**中継核**に分けられる。髄板内核は固有白質帯，すなわち内髄板に属し，大脳基底核，とくに線条体(尾状核，被殻，側坐核)に軸索を送り，さらに少量の軸索を大脳皮質にも送る。中継核は大きく5群に分類される。**前方・外側・内側群**と**内側・外側膝状体**である。それぞれの中継核群は大脳皮質の特定の部位に軸索を送る。前方群は帯状回とそれに続く皮質に投射し，辺縁系機能に関与する。内側群は前頭前野，前頭側頭皮質の底面，海馬体に投射し，とくに記憶に関与すると考えられる。外側群は背側群に分けられ，さらに区分される大きな視床枕を含む背側部と腹側部に分類される。視床枕と関連する外側核群は，頭頂葉，側頭葉，後頭葉の連合皮質に投射し，より高次の視覚，感覚・運動統合に関与する。腹側核群は，中心前・後回の運動前野，運動野，体性感覚野に投射する。内側膝状体と外側膝状体はそれぞれ一次聴覚野と視覚皮質野に投射する。

主要な局所投射群に含まれる下位に分類される核は，それぞれが独立している。それぞれ主要入力系から入力を受け，神経核群の投射に応じた局所皮質領域内の1つ以上の機能野に中継する。例えば皮膚と深部感覚受容器で発生し，内側毛帯に送られた情報は腹側群の後核(後腹側核)経由で中心後回の体性感覚皮質に中継され，小脳の出力は結合腕を通って，腹外側核経由で中心前回の運動野に中継され，網膜の出力は視索に運ばれ，外側膝状体経由で一次視覚皮質に中継される。背側視床の核群の間には線維結合がないので，それぞれの中継は独立し，視床には混線も感覚モダリティ分散もない。

中継地としての背側視床：視床のそれぞれの中継核は，情報伝達機構の最終段階としていずれも高度の体部位局在性を示す。その最も良い例が感覚地図と運動地図の存在で，視野，体表面，聴覚周波数帯がそれぞれ対応する中継核の中で，隣接するニューロンが末梢の隣接する領域に対応するかたちで組織的に表現され，このような地図は関連する皮質領野に完全なかたちで投射される。視床の地図の中では，個々の中継ニューロン，すなわち入力系からシナプスを受けて大脳皮質に投射するニューロンは，それぞれが機能的に異なる傾向を示す。このような機能面の相違は一般にニューロンの形態学的相違か投射する皮質層の相違やその双方に反映される。例えば外側膝状体では，明確な機能をもつ網膜神経節細胞のそれぞれから入力を受けるニューロン間には，情報の混乱はみられない。外側膝状体のニューロンは化学的，構造的にそれぞれ異なった特性を有し，視覚皮質の異なった層に投射する。この点は視床の中継能力を反映する最も精巧な機構に相当する。しかし，感覚器官と脳幹の運動関連中枢からの放電パターンをそのまま反映する情報伝達の様式は，視床中継ニューロン自体の特性である。正常な静止膜電位(通常約−60 mv)では，ニューロンは求心性の斉射に反応して低い閾値で容易に放電が起こり，放電パターンは持続性で，求心性入力を忠実に反映している。これらの反復性で高頻度のスパイクのイオンレベルの基礎は，ナトリウム伝導率の増加である。シナプスから中継ニューロンへの入力の精密な調整とこの機構を保証する容量が，中継ニューロンとして視床ニューロンを理解する鍵となる。

ニューロンの種類と基本回路

視床のニューロンは基本的に2群に分けられる。背側視床ニューロンの約70%は**中継ニューロン細胞**で，視床を出て大脳皮質(視床皮質ニューロン)と，大脳基底核(視床基底核神経細胞)に軸索を投射する。その他のニューロンの軸索は視床内にとどまる(**局所回路ニューロン**または**介在ニューロン**)。後者には2種がある。①小さい**固有の局所回路ニューロン**は，あらゆる背側視床核にみられ，25〜30%を占める，②これらの軸索はそのニューロンのある核内にとどまる。より大きい局所回路ニューロンは**網様核**に位置し，そのすべてを占める。これ

らの軸索は背側視床にまで伸びてその中に広範に広がっている。

背側視床核に入る求心性線維は，中継ニューロンと固有介在ニューロンの両者への興奮性シナプスで終わる。それらはおそらく神経伝達物質グルタミン酸を放出する。背側視床核と大脳皮質との関係は両方向性で，網様核が関与する。中継ニューロンは，その軸索を大脳皮質に投射するが，網様核を抜けるときに網様核に終わる側副路を送る。大脳皮質ニューロンの軸索は視床核に戻り，中継ニューロンと固有局所回路ニューロンの両者へのグルタミン酸性興奮性シナプスで終わる。網様核を抜けるときにそれらも側副路を出す。

固有介在ニューロンと網様核での主要な機能は抑制性である。これらのシナプスは抑制性伝達物質であるγアミノ酪酸(GABA)を放出する。固有ニューロンは，中継ニューロンや，他の固有ニューロンにシナプスを形成する。それらは，求心性情報伝達の間の中継ニューロン分泌様式を精密化しているようにみえる。網様核ニューロンの軸索は中継ニューロンや，固有ニューロンとシナプスを形成し，徐波睡眠の間の中継ニューロンを振幅行動に取り込むことに関与しているようにみえる。

すべての背側視床核と網様核に広く終わる一連の経路は，感覚路と運動路を形成しない，脳幹部由来の経路である。これらは神経伝達物質のアセチルコリン，ノルアドレナリン，セロトニンを放出し，視床を興奮させる効果を調節していると考えられる。例えばアセチルコリンは，中継細胞に脱分極を起こし，抑制ニューロンに過分極を起こし中継ニューロンの興奮性を高めることによって，中継ニューロンを抑制ニューロンの抑制性の影響から開放させる。

振動子としての視床：中継様式として作動する視床ニューロンは，情報を敏速，正確かつ安全に大脳皮質に送る。振動様式としては，刺激に反応するのに不可欠な興奮性作用を大脳皮質から効果的に除去する。これは寝入る際の準備として役立つようである。振動様式のため，多くの視床ニューロンが徐波睡眠に特徴的な脳波(EEG)現象に反映される同期活動に関与する。視床ニューロンを中継様式から振動様式に転換させるのに，多くの解剖学的経路と生理学的機構が関与する。いわゆる非特異的入力経路の一群は脳幹に始まり，視床全体に広く分布する。感覚と運動に関連する経路とは異なり，これらと中継核との境界は曖昧である。それらの終末は，主に視床内側部にある髄板内核とそれに隣接する核群である。これらの経路の活動変化は，睡眠から覚醒，あるいはその逆の移行の前触れとなる脳波活動の変化に通常数秒間先行する。とくに神経伝達物質がアセチルコリンの経路では，活動の増加が覚醒期を示す脳波上の非同期化に先行する。視床ニューロンは振動様式から中継様式に戻り，大脳皮質の認知中枢は再び感覚器官と機能的に結合される。

徐波睡眠とバルビツール麻酔でみられる振動活動に視床中継ニューロンを狩り出すのに主要な役割を果たすと考えられる解剖学的線維結合がほかに2組ある。すべての視床背側核に広がる網様核からの投射と「**フィードバック**」，すなわち皮質視床結合である。後者は大脳皮質のあらゆる領域から，そこに出力した核に戻る。網様核と皮質視床投射は，その機序は不明だが，律動的活動への視床ニューロンの結集に重要な役割を果たすと考えられる。このことは大脳皮質への情報の中継所としての視床の役割を弱める。しかし，中継様式から振動様式への切り替えを可能にするのは，視床中継ニューロン膜の特性である。膜静止電位より低い(−65〜70 mV)過分極の状態では中継様式の特性をもつ速い，反復性の放電を生じるのと同じ刺激が，閾値の低いゆるやかな脱分極を起こし，それが典型的な活動電位となり，短くて速い発火に終わる。遅いスパイクの基礎には，静止位に近い膜電位では賦活化されるカルシウム伝導がある。群発するスパイクは，典型的なナトリウム棘波である。中継ニューロンは過分極の状態になると発火しやすくなり，求心性入力を正確に反映することができない。このことは大脳皮質の調整役としての視床ニューロンを理解する鍵となる。

脳波同期(徐波睡眠)に伴う視床ニューロンの大規模な振幅はいわゆる視床紡錘波として最も鮮かに出現する。これは，自発的に起こる約10 Hzの遅い，律動的な神経放電で，1〜2秒連続する。これらの放出は脳波上に記録される紡錘波の基礎をなす。紡錘波放電より高い周波数と低い周波数の律動的な放電も視床で記録され，その役割に関心が集まっている。

視床中継ニューロンを過分極の状態にするあらゆる条件により，紡錘波振動が生じる。自発的に発生した紡錘波と同じ紡錘波を，求心路と皮質視床線維の刺激によって誘発させることができる。この操作は中継ニューロンの初期放電を起こすが，GABA(γアミノ酪酸)作動性の固有局所回路と網様核のニューロンの活動によって長期間の過分極がこれに続き，この過分

極が突発発射と振動を起こす。網様核の抑制ニューロンが中継ニューロンとは逆相で振動することから，自発放電の場合も刺激によって放電する場合も，網様核は紡錘波放電を起こす一種のペースメーカーとして関与するいると考えられる。このようにして中継ニューロンの律動的な過分極が起こる。網様核と実験的に離断された中継ニューロンは，もはや紡錘波発火を示すことはない。

髄板内核群：視床線条体路は，視床の中では重視されずほとんど無視され，視床皮質路が集中的に研究された。しかし，視床線条体路は無意味な存在ではなく，視床の出力系のかなりの部分を占めていると考えられる。視床線条体投射の大部分は髄板内核群の中継ニューロンから発する。これらのニューロンは，大脳半球，脳幹，小脳と脊髄から変化に富んだ入力を受ける。髄板内核群は，大脳皮質と黒質とともに，線条体への入力のほとんどを構成し，大脳基底核の入力源となる。大脳基底核からの出力には，淡蒼球から視床に戻る経路があり，主に髄板内核群のほとんど，正中心核，大脳皮質の運動前野に投射する腹側核群に投射する。

以上のように，1つのレベルとして，髄板内核と視床線条体投射は，大脳基底核と運動前野皮質の中心に位置するより高次の運動調節機構に関与すると考えられる。また，線条体では視床からの入力は大脳皮質のすべての機能野からの入力の影響を受ける。このことは，高次脳機能に大脳基底核がより普遍的に関与していることを示すものと考えられる。多くの点で，大脳基底核は大脳皮質との関係と同じぐらいの割合で視床を支える。視床線条体路と視床皮質路とは，大脳半球内で並列回路を形成する。

髄板内核内の多くの中継ニューロンも大脳皮質に投射する。しかし，中継核のほとんどのニューロンと異なり，これらの軸索は皮質の機能分化に関与せず比較的広範な領域に分布し，皮質の最表層に終わる。**漸増反応**の基礎をなすのはこの投射である。この反応は，実験動物の髄板内核に低周波電気刺激を与えた結果，大脳皮質表面に繰り返し拡がる長潜時で初期には表面陰性，高振幅な波である。正常な脳活動における漸増反応の機能面の重要性はまだ明らかではないが，おそらく視床への活動を通じ，皮質の覚醒を調節する上行性脳幹経路の存在を示すものと一般に考えられる。

視床機能の臨床・行動面：効果的な感覚-運動中継や行動状態の調整役としての働きに加え，視床の機能はさまざまな臨床状況と行動条件のもとで明らかにされるであろう。一般にこれらの状態は，視床のさまざまな核群の脳の統合システムの一部としての働きを示す。例えば，視床卒中で特定の感覚中継核が破壊されると，その核が末梢感覚器官からの情報と，投射した皮質野の間で離断が生じ，明らかな症状を起こす。後視床動脈の閉塞と出血で，視床枕や腹側核群を破壊する視床卒中で最も深刻な影響は視床痛である。この場合は最も不快で間欠的な痛みが自然に起こることもあれば，無害な些細な刺激によって誘発されることもある。この**視床症候群**の原因は不明である。これらはおそらく，視床の腹側面に入る神経路の損傷の結果，末梢体性感覚受容器から腹側核群への入力のバランスが障害されて起こると考えられる。この例や手足の切断，脊髄求心路遮断，脳幹三叉神経路の損傷で起こる他の**中枢性疼痛症候群**は，視床の後腹側核神経ニューロンの異常な間欠的放電を伴うと考えられる。

有害な刺激によって生じた感覚情報の大脳皮質への中継に関与する視床の腹側核などの核群は，**定位視床手術**で標的とされた。この手術は，放射線学的・電気生理学的モニターの誘導下で，電極が脳を貫いて視床に挿入され，標的部位を破壊する。このような手術は通常，難治性疼痛を緩和する最終手段として行われるが，成功した場合でも概して一時的に改善するにとどまる。

パーキンソン症候群などに伴う不随意運動を軽減する目的で，中枢性運動路の一部をなす腹側核群を標的にした定位視床手術で良好な成績が得られた。パーキンソン病（Parkinson's disease*）の不随意的振戦には，腹外側核群の中継ニューロンの律動的放電を伴う。パーキンソン病の薬物療法が普及したことにより，あまり一般的に行われないが，重度の振戦を軽減させるこの手術の成功率は高い。

一次感覚野と運動野以外の皮質野が基本的に関与する統合的脳機能も，実験結果とこれらの機能に関係する視床諸核の病理によって示すことができる。頭頂-側頭葉の言語皮質の破壊によって起こるウェルニッケ失語と似た流暢型失語が，大脳半球優位側の視床枕病変で起こるとする報告がある。優位側視床枕には後部言語皮質に投射する中継ニューロンがある。優位半球と結合する腹側視床核群の電気刺激によって一過性の言語障害が起こるが，これは前頭葉の運動言語野との結合を反映すると考えられる。

視床枕はまた視空間性注意にも関与し，視覚目標を注意し，気を散らす周囲の視覚像から分

離するフィルターとして作動する。この機能を行うには一次視覚野から側頭葉の他の皮質領域への一連の皮質内連絡に視床枕が関与すると考えられる。この神経経路はより高次の視覚認知を精密に形成するために作動する。

関与の程度に差はあるが, 多くの精神病が視床の病理と関係する。精神分裂病(統合失調症, schizophrenia*)で内側核群のニューロンが減少するとする報告は画像研究で示された前頭前野皮質の機能低下(あるいはその原因)を反映するものであろう。また内側核群が変性するコルサコフ症候群(Korsakoff's syndrome*)では, 作話と近時記憶障害がみられる。健忘(amnesia*)は視床内側面の外科的, 血管性, 外傷性損傷で常に報告される。実験動物によって, 内側核群が嗅覚に依存した行動に重要な役割を果たすことが明らかにされた。記憶と嗅覚の間には明確な関係はないが, それぞれ前頭葉機能と関連し, 前頭前野皮質は内側視床核群の投射の標的である。

互いに近接しているために, 視床の前核群と内側核群を脳スキャン(scan*)で区別することは難しく, 内側核群の損傷に伴う行動障害は事実上, 前核群やその神経路の損傷をも同時に反映すると考えられる。**致死性家族性不眠症**は, クロイツフェルト・ヤコブ病(Creutzfeld-Jakob disease*)などの疾患群に属する常染色体優性遺伝病である。これは前核群や内側核群の顕著な萎縮を伴い, 治療困難な不眠と自律・運動神経障害を特徴とする。

視床中継ニューロンの共鳴が最も明瞭に表現されるが, 非けいれん性**てんかん**(epilepsy*)である小発作すなわち**欠神**発作に相当する。この種の全般性発作では, 3〜5 Hz の高振幅脳波放電が両側性に大脳半球に拡がる。脳波上の棘徐波は皮質ニューロンの大群の共振動に由来し, 視床ニューロンの同期性発射と一時的に同期する。視床発射は過分極状態(上記を参照)による低閾値カルシウムスパイクの発生に依存し, 網様核の抑制ニューロンの律動的振動によって発生すると考えられる。網様核は視床振動の発生源となるが, 小発作てんかんで発作的に作動する機序についてはわかっていない。パーキンソン病の休止時振戦もまた約 3〜5 Hz であり, 視床中継ニューロンの律動的振動に依存し, 同様の機構によって起こると考えられる。

長年にわたり視床の実験研究が行われ, その多くは中継機能に注がれ, 感覚と運動の中継核に焦点を合わせてきた。連合皮質と結合した核群と高次脳機能の視床の関与については比較的軽視されることが多かった。近年, 視床の状態依存性機能が新たな関心の的となり, 視床ニューロンの生理学的特質とこれらの機能の一部を仲介する視床ネットワークの特質の解明が視床研究の最先端の課題である。

【文献】

Bentivoglio, M., & Spreafico, R. (Eds). (1988). *Cellular thalamic mechanisms*. Amsterdam: Excerpta Medica.

Buzsaki, G. (1991). The thalamic clock: emergent network properties. *Neuroscience, 41*, 351–64.

Jones, E. G. (1985). *The thalamus*. New York: Plenum.

La Berge, D., & Buchsbaum, M. S. (1990). Positron emission tomographic measurements of pulvinar activity during an attention task. *Journal of Neuroscience, 10*, 613–19.

McCormick, D. A. (1989). Cholinergic and noradrenergic modulation of thalamocortical processing. *Trends in Neuroscience, 12*, 215–29.

McCormick, D. A., & von Krosigk, M. (1992). Corticothalamic activation modulates thalamic firing through glutamate "metabotropic" receptors. *Proceedings of the National Academy of Science of the USA, 89*, 2774–8.

Sherman, S. M., & Koch, C. (1986). The control of retinogeniculate transmission in the mammalian lateral geniculate nucleus. *Experimental Brain Research 62*, 1–20.

Steriade, M., Jones, E. G., & Llinás, R. (1990). *Thalamic oscillations and spindling*. New York: Wiley.

Steriade, M., & Llinás, R. (1988). The functional states of the thalamus and the associated neuronal interplay. *Physiological Review, 68*, 649–742.

E. J. Jones

thiamine deficiency　チアミン欠乏

チアミン(ビタミン B_1)欠乏は多くの後遺症の原因となる。脚気にみられる末梢性ニューロパチー, ウェルニッケ脳症, ペラグラ, 高齢者の動脈硬化に関連する錯乱状態などである。末梢性ニューロパチーの症状は通常, 四肢末梢の感覚と運動の障害がみられ, 下肢が上肢よりも強く障害されるが, 顔面筋も障害されることがある。視神経萎縮もみられる。中枢性の認知障害は通常ウェルニッケ脳症に関連したアルコール中毒症にみられ, コルサコフ症候群(Korsakoff's syndrome*)として知られる。この場合，意識不鮮明が初発徴候であり，四肢の運動失調，眼球運動障害を伴い，近時記憶障害，作話，見当識障害がみられる。ペラグラでは，皮膚病変が神経症的訴え，情動不安定，うつなどのさまざまな精神障害に伴い，重症例では知的障害と記憶障害がみられる。

thrombosis　血栓症

凝固した血液によって起こる血管内の塞栓。血餅と似ているが，厳密には同義ではない。血栓が血管系内で移動する場合は徐々に狭い血管に移動し，その後栓子がその時点で血液供給を阻止し，脳卒中(stroke*)の発作を起こす。このように突然動脈が閉塞するのが塞栓であるが，塞栓は気泡，脂肪組織，硬化した細胞によっても起こる。その結果は同様で，血液供給を一過性に遮断するか(血栓が後に移動する場合)，動脈血供給は遮断され永久に失われる。

TIA　一過性脳虚血発作
虚血(ischemia*)の項を参照

tic　チック

短く繰り返される定型的な不随意運動。チックは原因不明で起こるが，ある種の薬物の副作用が出る場合，脳炎(encephalitis*)と，外傷後に起こる。チックは典型的にジル・ド・ラ・トゥレット症候群(Gilles de la Tourette syndrome*)でみられる。

tonic disorder　強直性障害

異常な筋緊張を特徴とする異常な症状。筋緊張異常は，頭部外傷の直接的，間接的な結果によって進行し，神経障害を専門とする理学療法士が矯正すべく努力する症状。

強直性障害はまた一側性身体失認(asomatognosia*)を伴い，一部の研究者は一側性身体失認を強直性障害から説明している。この仮説は，体性感覚の統合が平衡と姿勢の制御に関連する機序によるとする考えかたに依存する。側性化した強直性変化の歪みから生じた視覚的心像と運動感覚的心像の間になんらかの不均衡は内的身体表象の障害を起こし，自己の一部である身体要素を拒絶する結果になる。仮説も強直性の接近と回避反応の間の不均衡を考慮するもので，環境からの刺激に対する反応として2つの運動型の1つが異常に優位となるとしている。両仮説ともあまり今日的な意義はない。

てんかん(epilepsy*)のまれな型である**強直性発作**(*tonic seizure*)では筋肉の持続した攣縮がみられる。時にこの短い発作が非対称的なことがあり，ゆっくりとした捻転運動が起こる。このような発作の原因が多数提唱され心因性とみられるものもある。重度の**強直性姿勢発作**(*tonic postural fit*)型は一時的に除脳硬直に似た像を呈し，小脳腫瘍の症例でみられるが，この場合はてんかん性と考えるべきではなく，除脳硬直の一過性の発作とみなすべきである。

topectomy　トペクトミー

一般に使われていないが，皮質(cortex*)の特定の領域の切除，すなわち外科的離断。脳葉切除(lobectomy*)と関連して用いられる用語で，厳密な意味では，切除が大脳皮質の1葉全体に達しない場合をいう。しかし，脳葉切断(lobotomy*)(白質線維の離断)とともに，これらの用語はすべてかなり自由に使われ，皮質の一領域の切除と隣接する皮質や深部の神経中枢を外科的に離断するなど，さまざまな外科的処置して用いられる。

topographical disorders　地誌的障害

局所性の脳損傷によって起こる顕著な障害で，熟知した環境で道がわからなくなる場合と，新しい道順を学習することができない場合がある。この障害は，一般的な意識障害(錯乱状態)，知能低下[痴呆(認知症)]や重度の健忘で多くみられる。しかし一部の患者では，この障害が記憶と認知機能が保たれたままで純粋に起こることがあり，地誌的定位の脳内機構を知る手がかりを提供する。

地誌的障害の全体像は，患者の病歴や臨床観察から容易に診断することができる。よく知っているはずの道順を進んでいるときに患者は突然道がわからなくなったことに気づいて，手がかりとなる表示や目印が見つからないかと通りを歩き回る。時には患者は，自分の家がある道を歩き続け，家の近くであることはわかっているのに家を見つけることができない。患者が入院中の場合は，病室から外に出ればすぐに障害が明らかとなる。病室に戻れなくなり，言語的な手がかり(例えば自分の病室の番号その他の目印)を必死に探すからである。しかし，それらの手がかりが見つかったとしてもまだ問題があり，患者は手がかりから自分が進むべき方向に関する情報，例えば，右に曲がる，左に曲がる，階段を上り下りすることを想起できない。この障害の臨床テストは熟知した道順を患者に言わせることで，患者の反応のさまざまな側面

に注意することが重要である。地下鉄の駅名を言う，家から職場まで車で通勤するときに通る街の名前を言う（この機能は保たれていることが多い），2つの場所を結ぶ道の曲がり角の名前を言うような（この機能は失われていることが多い）空間記憶から引き出さなければならない情報を述べるなど，言語的に想起された記憶が障害をどの程度回復させるかに注目する必要がある。患者の家の見取り図や部屋の中の家具の配置を描く，白地図の上で特定の場所を示したり道順をたどるなどの課題も，地誌的記憶の評価によく用いられる(De Renzi, 1982)。

PetersonとZangwill(1945)の記念碑的論文以来，**地誌的失認**と**地誌的健忘**など合併することも多いが，相互に独立した2つの障害が道順障害の根底にあると考えられる。この2つはいずれも自分の進むべき方向を見つける能力の崩壊を示している。建物や街並み，風景を認知することは，広い空間的な文脈のなかで現在自分がいる場所を定位する助けとなり，さらに方向を知る手がかり（これがもし郵便局なら，左に曲がらなければならない）を与え，以前の経験によって形成される空間図式をさらに発達させて進むべき道順の地図を明確にし，それを心的表象にまで高める。

地誌的障害に関する文献を注意深く検討すると，地誌的失認か地誌的健忘がみられる患者が報告されたが，多くはこの両方を示し，道順発見の困難に対してそれぞれがどのように関係しているかが検討された。

地誌的失認の一般例はPallis(1955)の症例で，この患者は熟知した場所の道順を述べたり地図を描くことが正確にできるのに，建物や街並みを認識できず迷う。患者は自身の障害を明確に述べることもできる。「私の心の眼ではこの場所がどこでどのように見えるのかがはっきりわかっているのです。私は広場もそこに入ってくる大通りも困難なく眼に描くことができます。…けれど一度そこに行くと，途端に問題が起こるのです。私の理性は正しい場所にいると教えてくれるのですが，それでも自分のいる場所がわからないのです。…バスに乗っていても，降りるべき停留所を外の景色から決められないので困っています。」この患者が，建物と場所が特定のカテゴリーに属する刺激であることを認知しており，「テラスのある市営の集合住宅と大きな別荘，居間と事務所，田舎の街並みと都会の大通り」などを区別できることに注目する必要がある。この患者が同定することができなかったのは，ある特定の家，特定の部屋，特定の街並みであり，そのために患者はそれらを自分の進むべき方向を決めるための手がかりとして役立てることができなかった。WhiteleyとWarrington(1978)の症例は，目的地に到達するためにはどこの角を曲がるべきかを知っていて，目的地までを記した図式的な地図を使うこともできたが，街並みや建物，その他の風景を見ても既知度が低下していて方向がわからなかった。

De RenziとFaglioni(De Renzi, 1982を参照)の症例は地誌的失認と地誌的健忘の両方あった。この患者は，スカラ座やアーケイドなどミラノでは有名な建築物を認知することができなかった。また，患者と一緒に歩いている検者が建築物を教えても，その近くにある他のよく知られている建築物との位置的関係を思い出すことができないために，道順がわからなかった。

地誌的失認の性質に関しては今も議論が続いている。この障害は視覚情報処理の異常の結果で，他のカテゴリーの刺激の場合と同じように，患者は特定の場所であることを示す視覚的な特徴を弁別できなくなっているのであろうか。地誌的見当識障害を示す一部の患者については詳しく研究され，患者の知覚の分析能力が詳細に検討されたが，患者のなかには他のカテゴリーの刺激に対しても同様の障害を示す者もいるが示さない患者もいることが明らかにされた。

もう1つの考えかたでは，障害は知覚的側面にあるのではなくむしろ記憶の面にあり，患者が建物などを認知できないのは特定の建物や街並みの心的イメージを想起できないためであるという説である。WhiteleyとWarrington(1978)の患者は，熟知した建物や街並みや風景など認知できなかったが，一連の知覚テストや空間テスト，記憶テストには正しく反応した。これらの結果からWhiteleyらは，患者の障害は建物の特徴に関する視覚記憶の選択的喪失であると考え，それを支持する証拠として，患者が未知の建物に関する再認テストで成績が悪かったと考えた。しかし，熟知した建物に関する再認テストの成績が正常範囲であったために，説得力を欠いている。

地誌的失認と物体失認では患者に要求される反応の次元が異なることを強調しておく必要がある。地誌的失認の場合は，家や広場などの刺激の特定のクラスの認知ではなく，クラスのなかの特定の1つの認知が要求される。この点では，地誌的失認は相貌失認(prosopagnosia*)と

似ている。地誌的失認と相貌失認とは，両者の重症度はそれぞれ異なるが，同じ患者で同時にみられることが多く，この随伴性が両者に共通する機構の崩壊を反映しているのか，それぞれの機能の基底にある神経基盤が互いに独立してはいるが，脳内の部位が接近しているためなのかが問題となっている。

地誌的障害を示す患者に多くみられるのは，患者が熟知した個々の場所を認知することはできるが，目的地に到達するために必要な道順を表象する空間図を学習したり，長期記憶から想起することができないことである。例えば，患者が担当医の部屋に行くためには，自分の病室を出てからまず右に曲がり，2番目のドアまで廊下を真っ直ぐに進み，そこで左に曲がって階段を上るなどである。この記憶は，いくつかの目印を想起することによって統合される。例えば，壁に時計が見えたらその次の部屋が目的の部屋などである。しかしその場合でも，目印がもつ方向を示す手がかりは失われ，依存できるのは記憶だけであった。Meyerの患者(De Renzi, 1982)が自分の病室に来るたびにいつも迷ったのは，曲がり角や階段などで，右に行くべきなのか左に行くべきなのか，上がるべきなのか下がるべきなのかわからなかったからである。この患者はある時などは1階から2階に行くべきなのに地下に下りてしまった。この患者がようやく自分の病室にたどり着いたときも，そこが自分の病室であることを部屋の中の様子ではなく，他の弁別可能な特徴(例えば同室者の黒い髭)を手がかりに認知していた。患者が自分の家の近くに連れてこられたときも，患者はよく知っている目印を必死に探し，それらを見つけ認知できたが，進むべき方向を知ることはできなかった。空間記憶と他の視覚性記憶との独立性は，Aimardら(1985)の第5例によって証明された。この患者は自分の住むアパートで迷い，同じ階の別の部屋のドアを開けたが，部屋の中を見た途端に間違いに気づいた。

地誌的見当識障害は症状が安定した場合でも，時間の経過とともに改善する傾向がある。一般にはまず発症前から熟知していた環境で迷わなくなるが，その場合でも新しい道順を学習することはできない。この状況で患者は道順の言語的な記述と視覚的に目立った特徴を使って困難を克服していく。

地誌的見当識障害の責任病巣は十分な数の症例の剖検と神経放射線学的知見によって明らかにされ，De Renzi(1982)とLandisら(1986)による文献例の優れた概説がある。剖検例では，皮質後部の両側性の損傷か右半球の一側性損傷が確認された。病巣は側頭-頭頂-後頭葉の外側面の皮質か，後頭-側頭皮質の内側面にあった。神経画像法の技術の進歩により多くの証拠が明らかとなり，地誌的見当識障害の発症には右半球が優位な役割を果たすと考えられる。脳血管障害を病因とする患者では，後大脳動脈流域の梗塞が地誌的見当識障害の最も頻度の高い病巣となっていた(Landis et al, 1986)。

地誌的障害のなかで時にみられ，時に独立して生じる特異な症状として，認知している場所の定位の誤りがある。患者は，自分が現在いる場所がどこなのかを認知できるが，それが地理的に異なった場所にあると訴えた(Fisher, 1982)。患者のこの奇妙な訴えは日によって異なり，真の作話のようにもみえるが，内容は空間の定位に限られ，時間や人物にまで及ぶことはない。熟知した場所と人物が二重に存在するという主観的な確信は，Pick(1903)によって「**重複記憶錯語**」と呼ばれ老年痴呆の患者で最初に報告され，その後，局所性の脳損傷患者でも報告された。作話は健忘に伴うことが多いが，健忘より長く持続することもある。作話は比喩的で，代償的機能をもつと考えられ，右半球後部損傷によって生じる場合が多いが，一般には前頭葉損傷と関係づけられている。

空間記憶の障害

地誌的見当識障害に関する考察の手がかりは，障害の性質や構成要素を分析することができる空間記憶テストを行うことによって得られる。またそのテストは，臨床症状として明確に現れない空間記憶をとらえ，それらと特定部位の損傷との関係を明らかにする知見を集める目的で，多数の局所性脳損傷の患者に行われた。

空間記憶の最初の区別は，言語記憶の場合と同様に，短期記憶と長期記憶に関するものである。短期記憶は，限られた量の空間情報を，それが知覚系によって処理されるとすぐに短期間貯蔵して，心的操作に使用することができるようにする。空間短期記憶の評価は，1度だけ提示された複数の刺激の空間位置を，直後にいくつまで保持し再生することができるか(空間記憶再生範囲)をテストすることによって行われる。よく用いられるのはコルシブロックテストで，そこではランダムに配置された9個のブロックのうちのいくつかを検者が次々に叩き，被検者がいくつまでなら正しい順序で反復できるかがテストされる。一部の空間見当識障害の患者が空間短期記憶の障害がみられる臨床上の証拠は対象を数秒間だけ見えないようにするだ

けで，患者はもはやその対象の位置を想起することができなくなるという観察によって得られる。例えば，患者が読んでいる新聞をしばらく見えないように覆うと，新聞が再び見えるようになっても，患者はどの記事を読んでいたのかを想起できない(De Renzi, 1982)。視空間情報を短期記憶として貯蔵することができないとその情報を長期記憶として固定することもできず，そのために道順の発見困難が起こると考えられた。しかし，この考えかたには，空間短期記憶の障害と地誌的見当識障害の関係が一定していないことを示す症例が2例報告されたことによって疑問が生じた。1例は，コルシブロックテストによる空間再生範囲は2.5個まで低下しているのに道順障害はなく，また2例目は，空間失見当を示しているのに空間再生範囲は正常範囲であった(De Renzi, 1982)。

コルシブロックテストを局所性半球損傷の患者多数に行った結果から，空間再生範囲は損傷半球側とは関係なく，視野欠損を示す患者で低下することが明らかにされた(De Renzi et al, 1977 a)。この空間再生範囲の低下は軽度であるが，無視や空間定位の障害などの視空間障害によって二次的に起こったのではなく，独立した本来の障害と考えられた。なぜなら，ブロックの表面に数字を書き，口頭で数列を提示することによって叩く動作を言語でガイドする条件では，右半球損傷の患者が正常対照群に劣らない成績を示したからである。

空間短期記憶に半球間の非対称性がない事実は，再生範囲を超えた空間系列の学習(超再生範囲テスト)が右半球後部の損傷によって選択的に障害される事実と著しい対比を示す。コルシブロックテストであらかじめ空間再生範囲を測定し，再生範囲を2個超える系列を繰り返して提示して3回続けて正しく叩くことができるまで学習を続ける課題では，右半球後部損傷の患者が著しい困難を示した(De Renzi et al, 1977 a)。

空間長期記憶の障害に感受性が高い空間超再生範囲テスト以外のテストに，Milner(1965)が初めて導入した飛び石迷路テストがある。被検者は，ボルトの頭が10×10の正方形状に配置されたボードを提示され，ボード上に明記された出発点からゴールまでの正しい径路を見つけることを要求される。被検者は，鉄筆の先でボルトの頭を次々に触れながら進んでいくが，誤ったボルトに触れると大きな音がして，1つ前のボルトまで戻って別のボルトを選ばなければならない。学習は試行錯誤で進んでいくが，経路のすべての選択点で正しい選択が記憶されれば学習が成立したことになる。このテストは，内側側頭葉の両側切除の結果重度の前向性健忘となり，新しい環境で道順を学習することができなくなった有名なH. M. に行われたが，H. M. は経路を学習することがまったくできなかった(Milner, 1965)。地誌的障害の問題ととくに関係が深いのはM. A. の成績である(De Renzi et al, 1977 b)。M. A. は道順発見の困難を他の障害を伴わずに純粋なかたちで示したが，この迷路を275試行を繰り返しても学習することができなかった。多数の脳損傷例を検討した結果，空間記憶には右半球の海馬と頭頂葉などの回路が特異的に関与することが明らかにされた。海馬など右半球切除を受けた患者は，言語性鉄筆迷路の成績が悪くなる(Milner, 1965)。右前頭葉損傷の患者も同じテストで成績が低下するが，この場合は真の空間記憶障害よりも，斜めや逆方向に進むことが許されていないテストの規則を無視する傾向や，同じ誤りを繰り返す保続傾向に原因がある。Milnerの研究では，頭頂葉損傷の患者の数が少ないために明確な結論は得られていないが，他の実例で十分に指摘され，迷路学習は右半球の頭頂-後頭葉領域に関係する病変によってとくに障害される根拠となった。

脳損傷の患者で研究される空間記憶のもう1つの側面は，位置の記憶である。特定の対象が空間に占める位置に関する記憶は，健常者がその対象を記憶するときに自然に記憶される文脈的情報の1つに当たり，この記憶は被検者が位置に注意を集中しても改善しなかった。SmithとMilner(1981)はてんかん治療のために部分的脳葉切除を受けた患者を対象に，位置の偶発的想起をテストした。テストでは，特定の物品のおもちゃがグリッド上のさまざまの位置に次々に提示され，被検者は提示された物品ごとにその値段を推測することを要求される。一定の遅延時間の後に，被検者は提示された物品をできるだけ多く思い出すことを求められ，さらに物品を渡され提示されたグリッド上の位置に置くことを要求される。左側頭葉切除の患者は，物品の想起は障害されていたが，位置の想起には障害はみられなかった。一方，右側頭葉切除の患者はこれとは逆の成績パターンを示したが，位置の記憶の障害の程度は海馬が切除された大きさに比例していた。前頭葉切除の患者は，このテストでは正常範囲の成績であった。

位置の記憶は重度の健忘症患者でも研究されたが，この場合は，健忘症患者は文脈的情報の

自動的処理に障害があり，この符号化の障害があらゆる情報の健忘の基盤にあるとする仮説を検討することを目的としている。位置の記憶は文脈的情報に属しているので，次の2つの結果が予測された。①健忘症患者の位置の記憶は対象の記憶より悪い，②健忘症患者は，空間情報の意図的な符号化による成績の改善が健常者と異なる。得られた結果は一致していない。いくつかの実験では対象の記憶より空間記憶が悪かったが，他の実験では結果が異なり(MacAndrews et al, 1993)，その原因として，用いられた実験パラダイムの研究間の相違と健忘の病因の違いが考えられた。また，意図的な符号化による成績の改善についても結果が一致していなかった(MacAndrews et al, 1993)。いずれにせよ，健忘における空間記憶の役割に関する研究の結果は，文脈的記憶障害仮説を支持するだけの十分な証拠を提供していないのが現状である。

以上述べたテストの手順は，空間に関する新しいデータを獲得する能力に関するものであり，明らかにされた結果はいずれも前向性の記憶に関係していた。これに対して逆向性の記憶，すなわち脳損傷の発症以前に獲得された情報の想起は，標準化された手続きでは評価することがきわめて困難である。発症前の経験は患者ごとにそれぞれ異なり，知識の共通した基盤が存在しないからである。古い言語性の記憶と視覚性の記憶については，ある時期にテレビや新聞，ラジオなどに頻繁に登場し，その後まったく登場しなくなった著名人や出来事について，質問紙や顔写真，録音された声などを用いてなんとかアプローチすることが試みられた。空間記憶に関しても，発症以前に獲得された知識を想起する能力を評価するために，地理的な事実が用いられた。例えばBentonら(1974)は，一側性脳損傷の患者に，特定の市がある州の名前を言う，1つの市から他の市にドライブするときに移動する方向を言う，米国の白地図で市と州の位置を示すなどを要求した。この研究の結果では，成績に半球間の非対称性はみられず，脳損傷に対する感受性を示したのは，最後の白地図に記入する課題だけであった。地理的な知識に関するテストの問題は，被検者の教育レベルが成績に影響するだけではなく，個々の被検者の旅行経験の違いも成績に関係するが，この要因は調整することはきわめて困難である。これらの検査を用いることが逆向性健忘患者の研究に寄与するには限度があると考えられるが，これらの状況であるとしても，地理的知識と熟知した環境内で起こる道順発見の困難との関係を明らかにしていくことが今後の課題として残されている。

【文献】

Aimard, G., Vighetto, A., Confavreux, C., & Devic, M. (1981). La désorientation spatiale. *Revue Neurologique*, 137, 97–137.

Benton, A. L., Levin, H. S., & Van Allen, M. W. (1974). Geographic orientation in patients with unilateral cerebral disease. *Neuropsycologia*, 12, 183–91.

De Renzi, E. (1982). *Disorders of space exploration and cognition*. Chichester: Wiley.

De Renzi, E., Faglioni, P., & Previdi, P. (1977a). Spatial memory and hemispheric locus of lesion. *Cortex*, 5, 274–84.

De Renzi, E., Faglioni, P., & Villa, P. (1977b). Topographical amnesia. *Journal of Neurology, Neurosurgery and Psychiatry*, 40, 498–505.

Fisher, C. M. (1982). Disorientation for place. *Archives of Neurology*, 39, 33–6.

Landis, T., Cummings, G. L., Benson, D. F., & Palmer, E. P. (1986). Loss of topographical familiarity. An environmental agnosia. *Archives of Neurology*, 43, 132–6.

MacAndrews, S. B. G., Mayes, A. R., & Jones, G. V. (1993). Spatial memory in amnesics: evidence from Korsakoff subjects. *Cortex*, 29, 235–49.

Milner, B. (1965). Visually-guided maze learning in man: effects of bilateral hippocampal, bilateral frontal, and unilateral cerebral lesions. *Neuropsychologia*, 3, 317–38.

Pallis, C. A. (1955). Impaired identification for faces and places with agnosia for colours. *Journal of Neurology, Neurosurgery and Psychiatry*, 18, 218–24.

Paterson, A., & Zangwill, O. L. (1945). A case of topographical disorientation associated with a unilateral cerebral lesion. *Brain*, 68, 188–211.

Pick, A. (1903). On reduplicative paramnesia. *Brain*, 26, 242–67.

Smith, M. L., & Milner, B. (1981). The role of the right hippocampus in the recall of spatial location. *Neuropsychologia*, 19, 781–93.

Whiteley, A. M., & Warrington, E. K. (1978). Selective impairment of topographical memory: a single case study. *Journal of Neurology, Neurosurgery and Psychiatry*, 41, 575–8.

Emnio De Renzi

torticollis　斜頸

まれにみられる症状で，正確には攣縮性斜頸と呼ばれる。頭部が引っぱられた状態で，胸鎖乳突筋と僧帽筋がそれぞれ異なる側で攣縮するため，頭部が左か右に向いたまま固定される。持続した性質の異常姿勢でチック(tic*)と鑑別できる。このようにこれはジストニー(dystonia*)の1つで原因は不明で，他の神経学的問題を伴わない。発症は潜行性，進行は緩徐で，予後はきわめて多様である。本症には心理的要因と器質的な原因を支持する議論と証拠があるため，精神・神経科両領域の対象となる。本症はおそらく将来器質性疾患として生化学的基盤が見出されるであろうが，そのような素質のある人は情動的・心理的要因で発症が早まると考えられる。治療には物理的療法，薬物療法，全身リラクセーション，精神療法，神経外科的療法がある。

Tourette syndrome　トゥレット症候群

ジル・ド・ラ・トゥレット症候群(Gilles de la Tourette syndrome*)の項を参照

toxicology　毒物学

神経心理学分野の毒物学は，毒物の中枢神経系に対する心理的効果に関する研究分野である。領域の幅が広く，発展中の分野であるので正確に定義するのが困難である。主題は少なくとも3つある。①職業的神経毒物学と環境神経毒物学(作業時の有毒物質への曝露と環境毒物への偶発的曝露の効果)，②物質乱用の神経心理学〔この領域にはアルコール中毒症(alcoholism*)と薬物，溶剤の乱用効果の研究が含まれる〕，③精神薬理学と薬物神経毒物学(薬物中毒)：医薬の短期・長期心理的効果の検索。

神経系の中毒を起こす物質の例を表18に示した。中毒を起こす物質の種類は広範囲に及ぶが，この表には急性期の影響以後に持続する神経心理学的変化を起こす物質のみが挙げられている。この分野はすべての物質が平均的によく研究されている領域ではなく，今後の検討によって毒物の神経心理学的意義の理解が広まると考えられる。例えば，60,000以上の化学物質が産業界で日常的に使用されているが，これらのうちのごく少数のみが詳細に検討されてきた。毒物のなかには，その影響が末梢神経系に限られるものがあるが，その他の毒物については持続する心理学的変化が起こるか否かは議論が多い。大量の曝露の結果，神経心理学的障害を生じさせる毒物があることはよく知られているが，その物質に対する少量の曝露が長く続いた場合に障害がみられるかどうかは議論になっている。

外因性毒物対内因性毒物：外因性神経毒物は人体の外に起源を有するが，体内で自然に発生する神経毒性物質も存在する。内因性神経毒物の一例は神経伝達物質グルタミン酸で，広く脳内に分布する。グルタミン酸は虚血性脳損傷(すなわち血流量の減少に起因する損傷)後に高濃度に遊離されると神経毒性がみられる。これらの内因性神経毒物は，ある種の脳損傷で重大な影響を与えるので，その重要性から現在の研究の対象となる。

急性中毒対慢性中毒：急性中毒と慢性中毒の2つに分類されるが，期待されるほど鮮明ではない。「急性」，「慢性」という用語が，神経毒

表18　神経系の代表的な毒物

金属：アルミニウム，バリウム，ビスマス，カドミウム，コバルト，鉛，リチウム，マンガン，水銀，タリウム
ヒ素，臭化物，シアン化物
メチルアルコール
有機リンと有機塩素殺虫剤
リン化フェノール(産業滑剤)
溶剤：二硫化炭素，四塩化炭素，クロロホルム，メチルn-ブチルケトン，n-ヘキサン，スチレン，トルエン，トリクロロエチレン
薬物
中枢刺激薬：アンフェタミン，コカイン
幻覚促進剤：LSD，メスカリン，マリファナ
鎮静剤，催眠剤：バルビツール酸，ベンゾジアゼピン，アルコール
麻薬鎮痛剤：モルヒネ，ヘロイン，その他のアヘン剤
抗てんかん薬：フェニトイン
その他の精神治療薬：クロールプロマジン
化学療法：ビンクリスチン

物に曝露される期間と，その影響がみられる期間の両方に用いられることが混乱の原因となる。急性曝露は単一で通常多量の毒素によるのに対し，慢性曝露は少量を長期間にわたって繰り返し摂取することに関係する。急性効果は曝露直後にみられ，2～3週間ほどで低下するのに対して，慢性効果は持続する。さらに，この区別を困難にする点は，正確にどの神経心理学的効果が持続しているのかを明確にすることにある。急性・慢性曝露はともに急性的，慢性的な効果を生じる。とくに潜在的な状況は，曝露により，いかなる急性症状も発生しないが，ある時間を経てから慢性効果が出現する場合である。このような状況下で神経心理学的変化の原因を特定することはきわめて困難である。

可逆性：有害物質の曝露を中止した後に機能が回復する可能性があることで，神経心理学的障害が急性か慢性かに関する論争の一部である。曝露が止むと物質の急性効果は迅速に低下する。その物質に対して依存性がある場合は離脱期間が後に続き，この間の心理機能は明らかに障害されている。しかし，これらの2つの過程が完了した後には，一般的な場合，機能の回復を伴う時期が長く続く。毒物に曝露された後の機能回復に関する十分計画された研究は少なく，多くの有毒物質の影響の長期にわたる可逆性に関してはほとんどわからない。

感受性：同一の曝露に対する機能的反応は個人によって程度がかなり異なる。同じ効果を得るために，ある薬物の量を多く必要とするか少なくてもすむかという個人差があることは，精神薬理学ではよく知られている。例えば，ペニシリンアレルギーのように重度の副作用がみられる人と，みられない人がいる。個人間の変動は他の神経毒物の特徴であり，当該物質の吸収，分布，代謝，排出の差異に関係する。代謝の個体差は，このような変動のとくに重要な源である。遺伝的に特定の物質を代謝する能力をもたない場合があり，例えばウィルソン病(Wilson's disease*)では，銅代謝異常のために金属が毒性レベルにまで蓄積する。代謝の個体差はまた薬物に対する耐性の説明となり，ある薬物が同じ効果を引き出すためにより多量を必要とする場合がある。ある毒物に同一水準で曝露されても，ある人は他の人に比べかなり顕著な神経心理学的影響を受ける。神経毒物に対する反応には遺伝的に個体間で変動があるという考えかたは重要であるが，常に正しく評価されているとはかぎらない。

評価

中毒の影響を理解するために，神経心理学的評価は3つの点で関与する。すなわち，急性中毒の心理学的変化の監視，持続する効果の有無の判定，日常生活への影響を考慮した個別症例の評価である。

ほとんどの神経心理学的研究は中毒の慢性的影響に焦点を当ててきた。これは非常に不均一な物質群を対象としているので，すべての状態の評価に単一のテストバッテリーで十分であると提唱することは誤解のもとであろう。特殊な状況でのみ用いられる目的で開発されたバッテリーがあり，例えばピッツバーグ職業曝露テストバッテリー(Pittsburgh occupational exposures test battery; POET)は産業曝露の症例で用いられる神経心理学的評価法である。毒物の効果に共通点があるとすれば，それはび漫性脳損傷による影響である。一般的な所見は，記憶困難，精神運動課題における鈍化，注意と集中力障害，情動障害(通常はうつ状態)，人格の微妙な変化である。

神経心理学的評価は，脳損傷と確定できる唯一の方法である場合があるので，とくに重要である。脳波や脳CTのような技法は中毒による軽度から中等度のび漫性脳損傷による影響には通常感受性がない。このように，毒物曝露の副作用の検出には神経心理学的評価が中心的な役割を担っている。神経心理学的所見は，それに対応して産業・環境曝露後の訴訟問題で，その重要性をますます高めた。他の領域の場合と同様，器質的損傷の証拠として神経心理学的テストの結果を利用することは，落とし穴にはまる可能性がある。すなわち，テストの感受性の欠如，特定の状態に対する特異性の欠如や評価を受ける人の動機づけと詐病の問題である。毒物のなかには通常の神経心理学的テストでその影響が明らかではないものがあるが，その場合，特別考察された課題を用いてはじめて明らかになる。

金属曝露

重金属の多くは神経毒性が高い。これらの毒物の環境的曝露に関する関心が近年非常に高まっている。金属の排出は非常に遅く，例えば，カドミウムの人体内での半減期は10～30年であるため，一生涯を通じて蓄積されることがある。

アルミニウム：腎臓透析によるアルミニウム曝露による全般的知的障害が報告された。ほかには，人格の変化，発作，構音障害，さまざまな重度の運動障害がある。

ヒ素：よく知られたこの毒は薬品業界，農業で幅広く使用されている。ヒ素が原因で末梢性ニューロパチー（すなわち末梢神経機能の消失による，しびれ感と脱力）が生じることがある。ヒ素は中枢神経系にも影響すると一般に考えられている。

バリウム：バリウムは神経毒性があるとされているが，バリウムの曝露による神経心理学的効果は，ほとんどわかっていない。

ビスマス：この金属は腸疾患の治療に使用されてきたが，中枢神経の損傷を起こすことが明らかにされた。軽い症状にはうつ状態，不安，興奮性，震えがある。さらに重症な例では中毒により，意識不鮮明，ミオクローヌス発作，構音障害，失行が起こる。

カドミウム：産業界のカドミウムへの慢性的曝露に注意，記憶，精神運動速度の障害が関連づけられた。

鉛：最も幅広く研究された重金属の1つで，鉛中毒の神経心理学は別個に記載されている。

マンガン：マンガンに対する慢性曝露によるパーキンソン症状（主に筋強剛と運動緩慢として表現される）や全般的な知的低下がみられる。

水銀：水銀は神経毒性が高く，視野狭窄，運動失調，構音障害，震え，知的障害など広範囲に及ぶ神経障害を起こす。

揮発性物質の曝露

揮発性物質の曝露は，産業界の事故的な曝露と溶剤の故意の乱用によって発生する。これらは不均一な物質群であるが，溶剤はほとんど揮発性かつ親油性（脂好性）で，中枢神経に対して抑制効果をもつ。

溶剤の産業的曝露

産業労働者は，例えば造船，ドライクリーニング，塗装，印刷，靴製造など広範囲の溶剤に遭遇する機会がある。北欧諸国では曝露による中毒の影響が神経系に起こるとする懸念が広く浸透した。溶剤曝露による器質的変化が症候群として1970年代に北欧で確立された。しかし，他の諸国での研究では，産業場面での長期にわたる溶剤曝露の影響がみられない場合がある。しかし，少なくとも曝露された人の一部に，溶剤により器質的損傷が起こると推測された。1985年の世界保健機構（WHO）の報告は，長期に及ぶ溶剤の曝露による障害に器質性情動障害と慢性中毒性脳症を区別した。前者はうつ状態，興奮性と日常生活への関心の消失を特徴としている。後者の型の障害は易疲労性，記憶低下，集中困難，自発性欠如，性格変化がみられる。報告はまた後者の型を，通常，可逆的な軽症型と障害が回復しない重症型に分類する。

揮発性物質の乱用

ニカワに含まれる主な溶剤はトルエンとアセトンで娯楽目的で乱用される。その他多くの種類の物質もまた乱用され，溶剤を含みドライクリーニング溶液，蛍光溶液，マニュキア除去液，ハエ取り粉霧スプレー，ヘアスプレー，文字修正液，ガソリンなどがある。揮発性物質乱用に関する文献の再検討によっても，乱用者による永続的な脳損傷の事実について結論は得られていない。溶剤の乱用に関する文献は，一般的な物質乱用に関する文献と同様で，明らかな神経心理学的障害を示した症例研究がみられたが，グループ研究では，使用者と対照群の間に成績の差があるにせよほとんどみられない。この分野の研究はしばしば方法論的な問題に苦しめられた。乱用効果を見出すことができない理由の1つは，グループ研究が乱用の長い経歴をもたない比較的若い使用者に注意を向ける傾向にあったからである。一般的に，グループ研究に物質乱用の経験が長い者を含めた場合，心理学的障害の明らかな事実が得やすくなる。このようにして，例えば，トルエン乱用による小脳萎縮がみられることが示された。溶剤乱用者にみられる認知，情動的障害はしばしば病前の要因に結びつけられるのに対して，産業労働者でみられる同様の障害は，直接的に曝露の影響によるものであることに注目する必要がある。

特殊溶剤の影響

以下の溶剤が器質的損傷を起こす一般的な同意が得られている。

N-ヘキサンとメチル n-ブチルケトンは同一の代謝産物を共有し，感覚，運動，視神経ニューロパチーを起こす。

トルエン曝露は，小脳機能不全と皮質萎縮に関連し，小脳損傷に伴う運動失調は持続する傾向を示す。

二硫化炭素は精神・性格障害などの皮質機能不全を起こす。また可逆性の末梢性感覚・運動ニューロパチーの原因となる。

トリクロロエチレンによって顔面，口と口唇の感覚神経の持続する感覚消失（三叉神経の変化）が生じ，運動神経にまで及ぶ。

今後の研究によってこのリストにさらに多くの物質が追加され正確に溶剤曝露の心理学的影響の特徴が解明されよう。

薬物中毒

あらゆる薬物は多かれ少なかれ毒性があるが，神経心理学的関心は中枢神経系への影響が確立された薬物に向けられた。

乱用薬物

アルコールと溶剤は別にして，通常最も乱用されている物質は刺激薬(アンフェタミン，コカイン)，麻薬(モルヒネ，ヘロイン)，幻覚促進剤(LSD)，大麻と鎮静薬(バルビツール酸，ベンゾジアゼピン)である。向精神薬の分類と急性効果の詳細な記述が Julien(1991)によってなされた。慢性的な薬物乱用の神経心理学的影響に関するよく調整された研究は今までほとんどなく，全体として研究結果は単一群の薬物乱用で神経心理学的障害が起こることは明らかにされていない。その理由は，これらの物質が個々には毒性がなく，この分野での研究を実施するのが困難であることを反映しているからである。ほとんど薬物乱用は多剤乱用であるため，特定の薬物の毒性を決定することは困難である。多剤乱用が神経心理学的障害に関連しているという事実のほうが，単一群の薬物の乱用に対する事実よりも確かである。

向精神薬の乱用により神経心理学的障害が起こるかどうかの問題は答えのないままであるが，しかし，長期の薬物使用後に高度な低下がみられたとする臨床報告もある。このような報告は以下のいくつかの要因に由来すると考えられる。離脱や急性効果からの回復期間中の評価，毒性物質と混したし薬物の使用，病前の機能水準の考慮不足，頭部外傷，アルコール乱用の病歴，低栄養と貧困な健康状態の病歴などである。過去数年で，薬物乱用者の健康状態の悪化，とくに経静脈的薬物乱用者の間のエイズの危険性が目立ってきた。このような薬物乱用者の神経心理面の症状の初期の報告のいくつかは，潜在性のエイズ関連の認知障害を反映したものと考えられる。

薬物乱用の型は流行とともに変化しやすい。近年，実際に乱用される薬物を模倣して作られた「**デザイナー薬物**」の供給が増加した。このような薬物生産に対する適切な監視の欠如が危険性を高めている。一例を挙げれば，合成ヘロイン物質 MPTP の使用者が進行したパーキンソン病(Parkinson's disease*)の不可逆的な特徴を呈するに至ったことで，この薬物には，ドパミン産生ニューロンを破壊する物質が不注意にも含まれていることが明らかにされた。

処方薬

日常に処方されている幅広い種類の薬物が，神経心理学的変化を起こすとの疑いがもたれた。

三環系**抗うつ薬**は，振戦，霧視などの神経学的副作用がある。しかし，神経心理学的障害が起こるという一貫した事実はない。

抗精神病薬は時に"メジャートランキライザー"と呼ばれ，行動異常を制御するために処方される。

慢性の精神分裂病(統合失調症)の症状を緩和する目的で投与された場合，長期投与の可能性がある。錐体外路症状がこれらの薬物の最大の副作用である。振戦，ジストニー(異常な顔面と身体の動き)，静坐不能(不穏状態)というパーキンソン様症状で，遅発性ジスキネジー(顔面を障害する不随意運動としてしばしばみられる)が後から加わることがある。薬を中止すればパーキンソン症状はほとんど緩和するが，遅発性ジスキネジーは元に戻らない。このような運動面に関する副作用に伴う神経心理学的変化についてはよくわかっていない。

抗けいれん薬は，てんかんを制御するために処方されるが，永久ではなくとも非常に長期間服用されることが多い。カルバマゼピン，フェニトイン，バルプロ酸ナトリウムなど，通常使用されるいくつかの抗てんかん薬は記憶障害と注意障害を起こすと考えられる。持続する神経心理学的影響はフェニトインが最も著明で，注意，運動能力，迅速な情報処理過程の欠損に関連する。

抗不安薬と催眠薬，バリウム，リブリウムというベンゾジアゼピンが抗不安，睡眠導入の目的でとくに広く処方される。これらの薬物の使用で記憶と注意の急性障害が起こることが知られている。しかし単一例を除いて，離脱後も続くような慢性の神経心理学的影響に関する一貫した証拠はない。

リチウムはアルカリ金属の1つで躁うつ病の治療に使われている。大量のリチウム投与によって構音障害，運動失調など急性の神経毒性効果がみられる。リチウムと記憶障害発生が関連づけられているが，この事実は結論を得るには至っていない。

心血管系降圧薬の使用は記憶障害を起こすと推測された。これらの薬物の神経心理学的影響の確定には今後の研究を待たねばならない。**化学療法**に使用される薬物に特有な神経心理学的影響は，病気の進行自体の影響と並行して施行される放射線療法など別の治療法の効果から判断することは困難である。ヴィンクリスチンが末梢性神経・自律神経ニューロパチーを起こすことが知られている。メソトレキセートは，小児白血病の予防的療法として使われた場合，知的発達の遅れがみられる。

【文献】

Brust, J. C. M. (1993). *Neurological aspects of substance abuse*. Oxford: Butterworth.

Goodman, A. G., Rall, T. W., Nies, A. S. & Taylor, P. (Eds). (1990). *Goodman and Gilman's The pharmacological therapeutics*. New York: Pergamon.

Hartman, D. E. (1995). *Neuropsychological toxicology*, 2nd edn. New York: Plenum.

Hawkins, K. E. (1990). Occupational neurotoxicology: some neuropsychological issues and challenges. *Journal of Clinical and Experimental Neuropsychology, 12*, 664–80.

Julien, R. M. (1991). *A primer of drug action*, 6th edn. New York: Freeman.

Weiss, B. (1983). Behavioral toxicology and environmental health science. *American Psychologist, November*, 1174–87.

J. T. L. Wison

transcortical aphasia　超皮質性失語　失語 (aphasia*) の項を参照

tumor　腫瘍

頭蓋内腫瘍は頭蓋内にみられる新生物であるが、用語の意味を拡大し、脳とその周辺組織の占拠性病変全体を含めて用いられる。

腫瘍の形態はさまざまだが、その影響は以下の一般的な要因に依存する。成長速度、脳組織への浸潤、圧効果、偏位効果、生理学的・生化学的障害。さまざまな型の腫瘍は異なる速度で増大し、最も遅いペースで進展する場合は、何年も機能障害がみられず、発見されないまま経過する。実際、存命中に腫瘍が検出されないこともある。腫瘍の増大が遅ければ遅いほど機能に与える影響は少ないのが一般的で、脳は進行中の変化に適応する能力がかなり大きいと推定される。腫瘍の大きさが同じ場合、増大するのが遅い腫瘍は、増大が早いものより影響が少ない。

すべての腫瘍が神経組織に浸潤するのではなく、支持組織、髄膜や血管で成育するものもある。一般的に非浸潤性の腫瘍は浸潤性の腫瘍に比べ与える影響は小さいが、その差は想定されるほどではない。腫瘍の発育に関連する最も重要な過程は頭蓋内圧の変化と脳組織の偏位の変化である。腫瘍は占拠性病変であるため、頭蓋内圧が上昇する傾向があり、意識と行動の急性障害、頭痛、悪心が腫瘍の最初の医学的徴候である。偏位効果は、腫瘍の正確な局在とその大きさに依存すると考えられるが、一般的には脳領域を圧迫しニューロンを伸ばし、腫瘍から離れた部位にも影響する。圧亢進と偏位両者のためにテントヘルニアが生じ、脳の一部が大脳と小脳 (cerebellum*) の間を走行する髄膜からなる輪状の縁であるテントの末端に押しつけられ、重度の神経学的異常を起こす。

腫瘍は銃による貫通性の損傷と同様、古典的な損傷で、大脳皮質に明らかに異なる巣病変を起こし、それによる神経心理学的効果は当然病変部位とその拡がりに依存する。異なる型の腫瘍が、それぞれ異なる神経心理学的効果を与えるかどうかは決定しにくい。異なる型の腫瘍はそれぞれに固有の成長速度を示し、特徴的な大脳皮質上の分布をもつからである。これらの要素が、何を比較しようとも方法論的に複雑な影響を与え、腫瘍の型を比較する比較研究を行うのは困難である。

主な腫瘍の型は星状細胞腫 (astrocytoma*)、神経膠腫 (glioma*)、血腫 (hematoma*)、髄膜腫 (meningioma*) であるが、まれに、血管の腫瘍である**血管腫**と**血管芽細胞腫**, **腺腫**〔通常は下垂体腫瘍 (pituitary tumor*)〕がみられる。二次性腫瘍の転移 (metastases*) は肺や乳腺の一次性腫瘍に関連して脳内に発生し、ほとんどが多発性で脳内にび漫性に分布する。

一般的に腫瘍は放射線療法と外科的切除によって治療されるが、外科的療法によって、それに付随して外科療法後に存在する病変の拡がりと腫瘍の性質に関するきわめて正確な情報が得られる。外科療法が行われない場合でも腫瘍の特定は腫瘍部位から採取した小さなサンプルを調べる脳の「**生検**」によって確認できる。神経外科的な方法で病変が明確に記述されても、臨床神経心理学はまた、腫瘍部位への外科的アプローチ時の遠隔脳領域への二次的な影響と、術中の脳の一部の退縮による効果を念頭に置く必要がある。

J. Graham Beaumont

Turner's syndrome　ターナー症候群

性染色体遺伝異常で、X 染色体が唯一存在する (XO)。女性、低身長、眼瞼下垂、眼振 (nystagmus*)、翼状頸、胸部発育不全、不妊症を特徴とする。ターナー症候群の女性は出生前後からテストステロンとエストロゲンの値が低下することから、正常な脳の発達に与える早期のホルモンの影響の重要性を示す例としてしばしば引用される。しかし、このような影響が特殊な心理学的異常を起こす原因は不明である。

ターナー症候群の患者は、神経心理学的には

全般的な知的機能に障害がみられ，とくに空間構成課題に顕著で，ウェクスラー成人知能評価尺度(WAIS)の下位テストのブロック・デザインテストと物品組合わせテストで障害がみられる。構成失行(constructional apraxia*)の一般的な障害以外に，空間や図形の保持の障害，道順障害がみられる。発話や読みの能力は空間性能力に比べ有意に優れている。空間性能力の神経心理学的障害の特徴は身体外空間の知覚の障害である。証明される障害のパターンは右頭頂葉病変によるものと同一と考えられる。

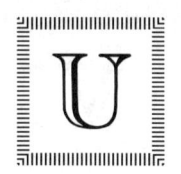

ulegyria 瘢痕脳回
　神経の成長と発達の過程で起こる異常。大脳の皮質(cortex*)は妊娠年齢30週以後に低酸素(hypoxia*)や虚血(ischemia*)の破壊過程の影響を受けやすく，神経膠細胞(グリア)の増殖，瘢痕組織を形成し，硬化を伴う大脳組織の死が生じる。これらの過程で特徴のある萎縮した固い皮質が出現し，瘢痕脳回の部位と拡がりで認知と行動の異常がみられる。

uncinate fit 鉤発作
　uncinate attacks とも呼ばれるてんかん(epilepsy*)の1つで，嗅覚性の前兆と味覚性の前兆で始まり，咀嚼したり，味わったり，舌鼓を打つなどの自動運動が続いて起こる。発作は全身性けいれんで終ることも，終らないこともある。この型の複雑部分性てんかんと側頭葉てんかんは側頭葉内側部とその周辺の病変で起こるが，鉤発作は側頭葉内側部表面の海馬回前方端の梨状葉皮質領域である鉤の病変によって起こると考えられる。

unilateral neglect 一側性無視　無視(neglect*)の項を参照

urinary incontinence 尿失禁
　排尿の調節障害は重度の頭部外傷後遺症でよくみられ，多くの神経疾患の特徴である。膀胱機能に関する神経路(性機能も密接に関係する)は，脊髄側柱を上下に走行し，外傷性対麻痺，多発性硬化症(multiple sclerosis*)，フリードライヒ運動失調症(Friedreich's ataxia*)，脊髄腫瘍などの神経疾患で障害される。尿道括約筋の調節は，前頭葉(frontal lobe*)上部，中脳，橋(pons*)の病変で障害される。痴呆(認知症，dementia*)，パーキンソン病，脳卒中(stroke*)はすべて，尿失禁の原因となる。鎮静と錯乱状態は膀胱の調節機能を喪失する。膀胱伸展と尿流出の感覚を失い，調節を維持できなくなる。神経障害の人が罹患しやすい尿路感染症，糖尿病，便秘など尿失禁の身体的原因は多数ある。

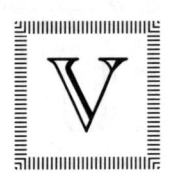

vegetative state　植物状態

古典的には行動によって判断される大脳皮質の機能不全。この状態の患者は，自発的な心拍と呼吸ができ，自発的に開眼し，睡眠と覚醒の周期をもつ。反射的な運動を起こすこともある。話すことはできないが，ブツブツ言ったり，うめく。心理学的に意味のある反応は示さない。American Medical Association Council on Scientific Affairs によって提唱された最近の定義(1990)は以下のとおり。「身体は周期的に覚醒し，睡眠状態だが認知機能を有し，外界の事象・刺激に対し学習した方法で反応があることを行動と脳代謝所見から知ることができない状態である」となっている。

植物状態の新しい診断基準〔持続性植物状態(persistent vegitative state; PVS)に関する報告，1994〕は以下のとおり。①自己や周囲のことを気づかず，他人と交わることができない，②視覚，聴覚，触覚，痛覚の刺激に対し，持続性の再現可能で合目的的な意図的行動による反応がみられない，③言語理解と言語表出を示す証拠がない，④睡眠-覚醒周期の存在により明らかとなる間欠的な覚醒期がある，⑤視床下部と脳幹の自律神経機能が十分保たれ，看護による生存が可能である，⑥尿と便の失禁がみられる，⑦脳神経反射(瞳孔反射，頭位変換眼球反射，角膜反射，前庭眼反射，催吐反射)と脊髄反射がさまざまなかたちで保たれている。

以上は植物状態の特徴的な所見として不規則ではあるが，周期的な日周性の睡眠と覚醒状態が保たれているなかで，行動的に検出できる自己-意識の表現，外界刺激の固有の認識，注意と意志と学習した反応などの一貫した証拠を伴わないことを示している。

植物状態の患者を定義づけた初期の診断基準が，1972年に日本脳神経外科学会によって修正された(Fujiwara et al, 1993の引用による)。これによると，脳損傷を受ける以前は有意義な日常生活を送っていた人で，脳損傷後3カ月以上にわたり以下の6項目すべてを満たす人を植物状態と診断した。①援助なしに動くことができない，②援助なしに食物を摂取できない，③尿や便失禁の存在，④時に目で追うことがあるにしても，対象を認識できない，⑤発話が可能である場合でも理解できる発話は不可能，⑥「目を開けて」，「手を握る」などの簡単な指示にも反応しない。

医学倫理に関する上院特別委員会(House of Lords Select Committee on Medical Ethics)の報告(1994, p. 34)の指摘によれば，過去の文献から示されることは診断基準に重大なばらつきがあるなどで，同報告は植物状態の管理に関連した実際上の規定と同時に持続性植物状態の共通して認められる定義(p. 53)を求めている。

原因

植物状態は外傷性か非外傷性かの原因を問わず，急性脳損傷によって起こる場合と変性疾患，代謝疾患によって起こる場合がある。無脳症や高度な小頭症のような発達性の奇形によって乳幼児期に注意と認知の発達が障害され，この年齢では行動のレパートリーが限られているため，植物状態の診断は困難である。アルツハイマー病やクロイツフェルト・ヤコブ病(Creutzfeldt-Jakob disease*)のような変性疾患の患者が，進行性の認知能力の低下に伴い植物状態になる場合がある。自動車事故やその他の直接的脳損傷，溺死に近い状態，脳血管障害(cerebrovascular accident*)など急性外傷性・非外傷性の損傷で昏睡から植物状態に進行する。昏睡が続いた場合，受傷後2～4週間の間に患者が植物状態になり，これは自発的な開眼が戻ることと明らかな睡眠-覚醒周期の再開によって特徴づけられる。患者はこの状態から回復することも，そのままの状態で長年生き延びることもある。昏睡のままとどまった一部の患者では自発的な開眼はみられない。

用語

植物状態は文献上いくつかの用語が用いられる。持続性の植物状態が時に植物状態と同義に

使われ，別の例では「**持続性**」が，その状態がある期間以上続いたという意味で用いられる。植物状態が2～3週間以上続いた場合に持続性であると主張する文献もあれば，1年経たなければ持続性ではないとする文献もある。植物状態はまた，文献上，別の名で呼ばれた。すなわち，失外套症候群，遷延性昏睡，昏睡後の無意識性，新皮質死，意識変容状態などである。

植物状態と鑑別すべき反応性低下には多くの原因がある。昏睡は「**命令に従わず，言葉を発せず，目を開かない状態**」と定義された(Jennett & Teasdale, 1981)。これは網様体賦活系の機能不全に由来する。閉じ込め症候群(locked-in syndrome*)では，橋腹側部の経路の遮断により患者は四肢麻痺で無言(mutism*)であるが，反応性があり，知覚を有する。無力症(adynamia*)の極型である無動無言の特徴は，患者は覚醒し意識性があるという明らかな印象を与えるが，自発的に何も言わず，質問にも答えず，全般的な活動の著しい欠如を示す。全失語(aphasia*)は，意識低下と時々間違われる状態で，精神分裂病(統合失調症)性の緊張病性昏迷やヒステリー性昏睡などの，脳波や眼球運動が患者の見かけ上の無反応と合致しないある種の精神状態も意識低下と間違うことがある。

脳死では，患者は常に人工呼吸を行っても1週間以内，ほとんどの場合2,3日で心停止が起こる。一度脳死が確定すると，人工的支援をいくらしても脳に始まる器官の活動性が進行性に障害された(Jennett & Teasdale, 1981)。脳死の脳波は平坦あるいは等電位と記載される。

疫学

植物状態(あらゆる原因の)の有病率は人口10万人に2.5人と推計される(Higashi et al, 1977)。英国の外傷による植物状態の年間の発生率は人口100万につき4例と考えられ(Jennett, 1993)，どの時点を基準にしても生き延びる例は1,000例以下と推定される(Andrews, 1993)。Jennettは外傷由来の植物状態の発生率は，重症頭部外傷の頻度が英国よりも2倍以上多い北米とヨーロッパのある国々で，かなり高いと推定される。一般的な診断基準がないため，植物状態の罹患率は不明である。

病理

2つの主要な病理学的特徴の型は急性の外傷性，非外傷性の脳損傷に関連して確認された(持続性植物状態に関する報告, 1994)。1型はび漫性の層状皮質壊死で，急性の全般性低酸素症と虚血後に生じ，海馬(hippocampus*)の障害はほぼ必発である。もう1つの型はび漫性軸索損傷で，通常，急性外傷後の剪断損傷に由来する。植物状態の脳幹(brain stem*)の高度な異常はまれで，脳幹に病変が限局するにしてもほとんど長期間の意識消失はみられない。

評価：神経生理学的測定

脳波所見

植物状態の多くの患者は，び漫性全般性多形θ活動かδ活動を示し，覚醒から睡眠への移行には背景活動の脱同期化を伴う(PVSに関する報告，1994)。報告された脳波所見はα活動から等電位まで幅広いが，後者に関しては議論がある。その理由は真の等電位脳波は脳死でのみみられ，植物状態の患者でみられる脳波は高度な低電位であったと考えられるからである。乳児，小児は成人と同じ異常を呈すると報告されたが，脳波活動はより断続的で低電位となりやすい。

通常の脳波は，植物状態の患者の診断予後を推測する方法の効果も限られるが，脳波の圧縮スペクトラム分析は有用と考えられる。

Tsubokawa(1993)は，発症後3カ月に「**遷延性深昏睡**」と診断された31例を検討し，補助呼吸器をつけ，慢性昏睡状態の続いた人は遅く単調なスペクトラムを示し，植物状態に移行した人は変化するスペクトラムを示すと報告した。彼の報告は植物状態の患者をさらに分類することができ，神経行動学的な評点の低い患者には脱同期化がなく，高い評点の患者には脱同期化を伴っていた。脱同期化を示す可変スペクトラムはまたこのグループの中で回復した3例の特徴であった。

誘発電位所見

個々の患者の誘発電位(evoked potential*)の検討は感覚機能と感覚鈍麻の評価と，この状態の経時的監視にも利用できるが，予後をみる点では，その有効性は限られる。体性感覚誘発反応が最も有用と考えられるが，体性感覚誘発反応のない患者が少なくとも最小の認知活動を取り戻し，正常な体性感覚反応の患者が植物状態になり，その状態にとどまるという報告がある(持続性植物状態に関する報告，1994)。1つの研究(Tsubokawa, 1993)は，体性感覚誘発反応の痛覚-関連P250成分は，慢性昏睡状態の患者群では記録されなかったが，植物状態に進行した患者全員にみられ，P250の振幅の抑制と，神経行動学的評点の低下との間に相関がみられた。

画像

CT, MRI, PETはすべて診断的情報を提

供するが，とくにPETは行動に伴う脳内の変化を測量し，明らかな行動の徴候が識別不能の場合にとくに有用である。MRIとCTを用いた神経画像研究により，植物状態に進行するか回復するかという問題に関連性はないようである(持続性植物状態に関する報告，1994)。PETを用いた研究で，外傷後の植物状態の患者のグルコース代謝率は健常者の40～60％で，脳血流量が同様に低下した(Levy et al, 1987 ; Tsubokawa, 1993)。持続性植物状態に関する報告(1994)は，予後を決定するためにPETを用いる十分な知見は今のところない。

全体として，神経診断学的な検査は個々の症例の解明に役立つが，現在の知識では検査のみで植物状態の確定診断は不可能であり，回復の可能性を予想することは無理であると考えられた(持続性植物状態に関する報告，1994)。

評価：行動学的測定

植物状態の患者を目にした一般の人は，ほとんど観察すべき点がないと感じられるだろう。これらの患者にも変化は起こるが，それは時に非常に長い経過後である。時に，意識性の回復の徴候が通常の評価で常に最初に見出されるとはかぎらず，偶然の観察で見つかることがある。1つの型の評価にのみ依存しないことが望ましい。

行動のより顕在的な構成要素を用いる評価は2つの主要な型に分類される。1)行動の特定の側面を探り出しそれを調べ，その側面を誘発することで回復を評価する尺度，2)自発的に起こる行動を記録する観察方法で，随時の観察，面接と時間抽出法である。

行動尺度

尺度は主な適応範囲に応じ以下の4群，すなわち急性昏睡，植物状態，急性昏睡と植物状態，回復のそれぞれの尺度に分類される。

急性昏睡で最もよく知られた尺度はグラスゴー昏睡尺度(Glasgow Coma Scale ; GCS) (Jennett & Teasdale, 1977)である。この尺度は3つの尺度すなわち，開眼(4点)，運動反応(6点)，言語反応(5点)である。下位尺度からの評点を合計して昏睡評点が得られ，急性昏睡は観察による合計が8点以下と定義される。この尺度の使用は植物状態にまで拡張できるが，この状態の患者の変化に対し比較的感受性が低く，この状態により適した他の方法との併用でよく活用される。患者が植物状態になると，開眼尺度は最高点に達する。患者が気管切開術を受けていれば発声できないだろうし，損傷によって運動系に障害があれば，意識が完全に回復するまで適切な評価を下すことは困難であるため，昏睡評点を用いると，その回復を過小評価する。言語反応の尺度を用いることは5歳以下の子供に対して不適当であるため，グラスゴー昏睡尺度の改変版であるアドレイド昏睡尺度(Adelaid Coma Scale)が小児用に開発された(Simpson & Reilly, 1982)。主に急性昏睡に対して使用する目的の尺度が多数あり，グラスゴー・リエージュ尺度(Glasgow-Liège Scale) (Born, 1988)，反応水準尺度(Reaction Level Scale ; RLS 85)(Stalhammar et al, 1988)，意識の包括的水準尺度(Comprehensive Level of Consciousness Scale ; CLOCS)(Stanczak et al, 1984)がそれに相応する。急性昏睡に利用するために開発されたいくつかの尺度に関してHornら(1993)が再検討したが，この調査には他のカテゴリーの尺度の例も含まれる。

植物状態向けに開発された尺度もいくつかある。感覚刺激評価法(Sensory Stimulation Assessment Measure ; SSAM)は，聴覚，視覚，嗅覚，味覚，触覚のそれぞれの感覚に対して等級をつけた一連の刺激を与えて行われる。反応は3つの6点満点の下位尺度，①開眼，②運動，③発声(Rader & Ellis, 1989)にもとづいて評価する。これには全体的な反応評点のほかに，それぞれの感覚に対し行う下位尺度評点がある。用いられる刺激の性質は日常的なもので，例えば聴覚刺激には，手を叩いたり，ベルを鳴らしたり，患者の名を呼んだり，「まばたきをして下さい」，「男性なら手を動かして下さい」などの指示などである。Raderらは，試験-再試験信頼度と評価者間の信頼度に関するデータを呈示し，グラスゴー昏睡尺度や他の尺度に対する妥当性も検討した。その他にも視覚反応評価(Davis, 1991)のように感覚機能検査にもとづいた尺度も開発された。

植物状態の患者向けに開発されたもう1つ別の型の尺度は特定の行動が存在するか否かによって回復を段階づけている。この1つの例が持続性植物状態に対する日本大学神経学的評価である(Tsubokawa et al, 1990)。これは10点の尺度で以下の段階がある。①自発呼吸があって生命を保つ，②痛みに対する逃避反応，③自発的な開眼と閉眼，④四肢の自発的運動，⑤眼球運動による追跡，⑥情動表現，⑦経口摂取，⑧音の発生，⑨命令に従う，⑩言語反応。

急性昏睡と植物状態用に作成された尺度がいくつかある。これらのうちの1つが昏睡/近-昏睡尺度(Coma/Near-Coma Scale ; CNC)で，昏睡と植物状態の相は相互に入れ替わり，順序

尺度で測定でき，ある固定した時間系列で生じるものではないという，作成者の主張にもとづく(Rappaport et al, 1992)。これは8つの異なる行動の指標に関し，それぞれ特別な刺激を繰り返すことによって判定する尺度である。これらの指標は，聴覚性，指示に対する反応性，視覚性，脅し，嗅覚性，触覚性，痛み，発声である。尺度は例えば気管切開のある場合の発声の評価のように，ある患者にとって不適切な項目は用いなくてもよいことになっている。昏睡/近-昏睡尺度平均評点は，それぞれの項目に対する評点の合計と実際に評点を得た項目数から計算し，平均評点をもとに昏睡の重症度が分類される。

患者の状態質問表(Freeman, 1987)は，親族が使用する目的で書かれたもので，専門家も同様に十分利用できるものである。これは以下の10領域の機能を評価する。覚醒度，情動，衝動，視覚，聴覚，触覚，四肢と身体の動き，手の運動，発声，嚥下である。感覚機能は5段階に分かれ，無反応，反射，逃避，定位，識別の各段階がある。同様に運動機能も5段階に分かれ，無反応，反射運動，自発運動，制御運動，微妙な制御運動の段階からなる。質問表には評点はなく，特定の領域の患者の機能水準を決定し，機能上の能力の変化を監視する目的で作成された。

昏睡と植物状態を超えて重度な頭部外傷からの回復を監視する目的で開発された尺度がいくつかある。機能障害評価尺度(Disability Rating Scale；DR)(Rappaportら, 1982)は「**昏睡から社会へ**」の復帰を監視する目的で作成され，4つに大別される8項目から構成される。①覚醒度，意識性，反応性，②自己管理動作に対する認知能力，③他者への依存，④心理学的適応性，である。機能障害評価尺度の各項目はそれ独自の評点尺度を有し，それらは長さにおいて4項目と6項目の間でばらつきがみられ，高い評点ほど機能障害が大きい。

西欧神経感覚刺激プロファイル(Western Neuro Sensory Stimulation Profile；WNSSP)は，感覚刺激計画適用の候補者となる「**回復が遅い**」と分類された患者の評価のために開発されたもので，6つの尺度に分類される33項目からなり(Ansell et al, 1989)，覚醒と注意，言葉による伝達，聴覚性理解，視覚性理解，視覚性追跡，物品操作を評価する。尺度は特定の項目の使用が不適当な場合の徴候も考慮し，標準データが利用できる。

植物状態の患者の評価に使用する尺度の選択は，頻繁で定期的な評価が必要かどうか，評価を実施するのにどの程度時間がかかるか，スタッフの技量と人数の点で誰が実行するかに依存する。

一度限りの観察

最も単純な方法は覚醒度の上昇や意識性が回復したことを示唆する反応が，いつどのような状態で生じ，親類，友人や専門家のうち誰がそれを観察したかを記録することである。Freeman(1993)は，反応がただ1人によって観察されてきた場合は，そのように報告するように助言し，とくに別の人によって，その状況が再度観察されれば，その反応は確実であるとされる。

面接

Wilsonら(1993a)は統計的な面接を用いたが，これらは患者と頻繁に接触する機会をもつ親類らに対しても十分使用可能である。看護スタッフに対して行われる構造化。これは，特定の行動領域で改善と後退が前の週全体にみられたかどうか，とくにどのような事象からその結論に至ったかを尋ねるものである。見るべき行動の側面には次のようなものがある。すなわち全般的覚醒水準，気分，動き(量と質)，筋緊張，触覚の反応，視覚性追跡，視線の交錯，会話音に対する反応，伝達のための表現(泣き，うめき，笑い，その他の発声)，音楽に対する反応，社会環境における行動などである。データは，質的情報を系統的に集収する機会を与えると同時に，量的なかたちでも表現することができる(Powell & Wilson, 1994)。

時間抽出法

行動変化に関する測定の文脈で一般的に使用される短時間見本法が，植物状態にある患者の回復の長期監視(Powell & Wilson, 1994)と治療による直後の効果を評価するために適用された(Wilson et al, 1993a, b)。後者の場合，患者は10分間観察され，行動が10秒ごとに記録される。時間による見本計画には以下の行動がある。すなわち，閉眼状態で身体の動きがない，閉眼状態で反射的な身体の動きがある，閉眼状態で自発的な身体の動きがある，開眼状態で身体の動きがない，開眼状態で反射的な身体の動きがある，開眼状態で自発的な身体の動きがある，活動に従事する(例えばひっかく)，発声などである。発声を除いてこれらの行動は相互に排他的であるとみなされる。分析に際して，Wilsonらは開眼と自発的な身体の動きを伴う開眼という2つの行動に注目し，両行動の増加は覚醒度の上昇を示唆すると考えた。

治療

植物状態に対するいくつかの治療法が提唱されたが，その効果については多くの方法論的問題がある。第一に，植物状態が比較的まれであるため，最初の問題は，同一場所で合理的な時間的枠内で十分な数の対象を集める点にある。複数の病院から患者を集めた研究では，看護などの側面を一致させなければならない問題がある。治療効果は通常，植物状態から脱するのに要する時間や機能水準の変化などの変数から評価するため，自然回復などの非特異的効果に対する対照群が必要である。対照群は回復や反応性に影響する変数で調整する必要があるが，病理学的な観点から非常に不均一であり，問題が多い。治療法の1つである感覚刺激は対照群の使用に関し特別な問題を示している。すなわち，その性質上，親類が行うことができるため，彼らは身内のために対照群としてそれを試そうと決心することは十分に可能であろうからである。

有害な面がなく，有効な治療を行わないのは倫理的な問題である。

研究文献に目を通せば，診断基準と用語の多様性に圧倒されるであろう。

深部脳刺激と脊髄刺激

深部脳刺激は網様体(reticular formation*)と視床(thalamus*)内に電極を植え込むことで(Tsubokawa et al, 1990)，脊髄刺激はC2あるいはそれ以下のレベルの頸椎内に電極を植え込むことを意味する(例えばKanno et al, 1993)。初期の研究は，これらの方法が有効な患者がいたことを示唆するが，対照群を用いた研究が必要である。

感覚刺激

文献では，感覚刺激に対する指針が，治療の内容，期間，頻度，治療者自身など多くの変数に依存しばらつきがあるが，使われる刺激が通常のもので系統的に適用される点については一貫している(Wilson & McMillan, 1993)。感覚刺激に対する理論的根拠は2つの研究領域の結果にもとづくもので，それらは実験的に誘発した病変の回復に関する環境の影響をみた動物実験と，環境の剥奪の心理学的影響(植物状態の患者は外界に起源のある刺激を求める能力が限られる)に関する研究である。WilsonとMcMillan(1993)は感覚刺激に関する研究を回顧し，外来要素の制御に注意をはらった研究が比較的少ないことを見出し，注意がはらわれていた場合は感覚刺激が意識のない患者の行動を変化させ，急性昏睡の期間を短縮できると述べた。今後のさらなる研究が必要なことは明らかである。

【文献】

Andrews, K. (1993). Recovery of patients after four months or more in the persistent vegetative state. *British Medical Journal, 306,* 1597–600.

Ansell, B. J., Keenan, J. E., & de la Rocha, O. (1989). *Western Neuro Sensory Stimulation Profile: A tool for assessing slow-to-recover head-injured patients.* Tustin, CA: Western Neuro Care Center.

Born, J. D. (1988). The Glasgow–Liège Scale: prognostic value and evolution of motor responses and brain stem reflexes after severe head injury. *Acta Neurochirurgica, 91,* 1–11.

Davis, A. L. (1991). The Visual Response Evaluation: a pilot study of an evaluation tool for assessing visual responses in low-level brain-injured patients. *Brain Injury, 5,* 315–20.

Council on Scientific Affairs and Council on Judicial Affairs. (1990). Persistent vegetative state and the decision to withdraw or withhold life support. *Journal of the American Medical Association, 263,* 426–30.

Freeman, E. A. (1987). *The catastrophe of coma.* Buderim, Queensland: David Bateman.

Freeman, E. A. (1993). The clinical assessment of coma. *Neuropsychological Rehabilitation, 3,* 139–48.

Fujiwara, S., Ogasawara, K., Nakasato, N., Shimizu, H., Nagamine, Y., Kohshu, K., & Yoshimoto, T. (1993). Brain MRIs of twenty-five patients with prolonged disturbance of consciousness after head injury: analysis in the chronic stages. In K. Takakura & T. Kanno (Eds), *The Society for Treatment of Coma.* Vol. 2 (pp. 89–98). Tokyo: Neuron Publishing Co.

Higashi, K., Sakata, Y., Hantano, M., Aniko, S., Ihara, K., Katayama, S. et al. (1977). Epidemiological studies of patients with persistent vegetative state. *Journal of Neurology, Neurosurgery and Psychiatry, 40,* 876–85.

Horn, S., Shiel, A., McLellan, L., Campbell, M., Watson, M., & Wilson, B. (1993). A review of behavioural assessment scales for monitoring recovery in and after coma with pilot data on a new scale of visual awareness. *Neuropsychological Rehabilitation, 3,* 121–38.

House of Lords (1994). *Report of the Select Committee on Medical Ethics.* Vol. 1. London: HMSO.

Jennett, B. (1993). Vegetative survival: the medical facts and ethical dilemmas. *Neuropsychological Rehabilitation, 3*, 99–108.

Jennett, B., & Teasdale, G. (1977). Aspects of coma after severe head injury. *Lancet, 1*, 878–81.

Jennett, B., & Teasdale, G. (1981). *Management of head injuries*. Philadelphia: F. A. Davis.

Kanno, T., Kamel, Y., & Yokoyama, T. (1993). Treating the vegetative state with dorsal column stimulation. In K. Takakura & T. Kanno (Eds), *The Society for Treatment of Coma*. Vol. 1 (pp. 67–76). Tokyo: Neuron Publishing Co.

Levy, D. E., Sidtis, J. J., Rottenberg, D. A., Jarden, J. O., Strother, S. C., Dhawan, V., Ginos, J. Z., Tramo, M. J., Evans, A. C., & Plum, F. (1987). Differences in cerebral blood flow and glucose utilisation in vegetative versus locked-in patients. *Annals of Neurology, 22*, 673–82.

Multi-Society Task Force on PVS (1994). Medical aspects of the persistent vegetative state. *New England Journal of Medicine, 330*, 1499–508.

Powell, G. E., & Wilson, S. L. (1994). Recovery curves for patients who have suffered very severe brain injury. *Clinical Rehabilitation, 8*, 54–69.

Rader, M. A., & Ellis, D. W. (1989). *Sensory Stimulation Assessment Measure: A manual for administration*. Camden, NJ: Institute of Brain Injury Research and Training.

Rappaport, M., Dougherty, A. M., & Kelting, D. L. (1992). Evaluation of coma and vegetative states. *Archives of Physical Medicine and Rehabilitation, 73*, 628–34.

Rappaport, M., Hall, K. M., Hopkins, K., Belleza, T., & Cope, D. N. (1982). Disability rating scale for severe head trauma: coma to community. *Archives of Physical Medicine and Rehabilitation, 63*, 118–23.

Simpson, D., & Reilly, P. (1982). Paediatric coma scale. *Lancet, 2*, 450.

Stalhammar, D., Starmark, J.-E., Holmgren, E., Eriksson, N., Nordstrom, C.-H., Fedders, O., & Rosander, B. (1988). Assessment of the responsiveness in acute cerebral disorders. A multicentre study on the Reaction Level Scale (RLS85). *Acta Neurochirurgica, 90*, 73–80.

Stanczak, D. E., White, J. G., Gouview, W. D., Moehle, K. A., Daniel, M., Novack, T., & Long, C. J. (1984). Assessment of level of consciousness following severe neurological insult. A comparison of the psychometric qualities of the Glasgow Coma Scale and the Comprehensive Level of Consciousness Scale. *Journal of Neurosurgery, 60*, 955–60.

Tsubokawa, T. (1993). Persistent vegetative state – the pathophysiological entity and its diagnosis. In K. Takakura & T. Kanno (Eds), *The Society for the Treatment of Coma*. Vol. 1 (pp. 3–12). Tokyo: Neuron Publishing Co.

Tsubokawa, T., Yamamoto, T., & Katayama, Y. (1990). Predicition of outcome of prolonged coma caused by brain damage. *Brain Injury, 4*, 329–37.

Tsubokawa, T., Yamamoto, T., Katayama, Y., Hirayama, T., Maejima, S., & Moriya, T. (1991). Deep brain stimulation, in persistent vegetative state: follow-up results and criteria for selection of candidates. *Brain Injury, 4*, 315–27.

Wilson, S. L., & McMillan, T. M. (1993). A review of the evidence for the effectiveness of sensory stimulation treatment for coma and vegetative states. *Neuropsychological Rehabilitation, 3*, 149–60.

Wilson, S. L., Powell, G. E., Elliott, K., & Thwaites, H. (1993a). Assessing change in vegetative state patients. Paper presented at the *3rd Annual Conference of the International Association for the Study of Traumatic Brain Injury*, Tokyo, September 8–10.

Wilson, S. L., Powell, G. E., Elliott, K., & Thwaites, H. (1993b). Evaluation of sensory stimulation as a treatment for prolonged coma – seven single-case experimental studies. *Neuropsychological Rehabilitation, 3*, 191–202.

Sarah H. Wilson

ventricles 脳室

脳内の空洞で、脳脊髄液(cerebrospinal fluid*; CSF)で満たされている。脳室は4つある。前脳には1対の側脳室があり、そこで脳脊髄液が産生され、脳幹正中線上にある第三脳室と、室間孔(モンロー孔)を通じて連絡する。第三脳室は次に橋(pons*)と小脳(cerebellum*)で中脳水道(シルヴィウス水道)を介し第四脳室とつながり、そこから脳脊髄液は脳と脊髄に流出する。古代から18世紀まで、脳室と脊髄に含まれる液体が脳を構成する実質というより、心理的機能の宿る場所と考えられた。

ventriculography 脳室造影法

脳室(ventricles*)を視覚化する技術である

が，最新医学的画像法〔走査法(scan*)の項を参照〕の開発に伴い，一般的に使用されなくなった。脳室に放射線学的に不透明な溶液を注入する方法と，気脳造影法(pneumoencephalography*)〔気脳撮影法(air encephalogram*)ともいう〕のように気泡を注入する方法がある。造影剤は，腰椎穿刺を介するか，カニューレで頭蓋と脳実質を介して直接注入する。その後のX線画像から脳脊髄液循環の遮断，脳室の拡大や占拠性病変の存在を示す脳室の形と位置の偏位がみえる。

Verger-Dejerine syndrome ヴェルジェ・デジュリン症候群

皮質性の体性感覚の障害。接触による物体の材質の感知能力の損傷，触覚による形態識別，二点識別，触覚性定位，空間内の四肢の位置覚，立体覚などの障害。触，圧，温度，疼痛に対する末梢の感度は前者と対照的に，障害されてもきわめて軽度である。本症は頭頂葉の障害と関係している。

vestibular stimulation 前庭刺激

平衡感覚は前庭刺激によって評価される。平衡感覚の機能は中耳の迷路の一部，つまり半規管，卵型嚢，形成嚢によって保たれる。これらの器官は三次元的に角加速度，空間内頭部の位置，重力の影響する方向を探知する。得られた情報は第八脳神経(cranial nerve*)の前庭神経部を介し橋と小脳皮質，側頭葉後部の一部に送られる。この系の末梢部分は，前庭刺激を含む1つないし2つの方法で検査する。第一の方法は，患者を回転させ，通常は反対側に眼振(nystagmus*)が生じる。第二の方法は，温度刺激を用いる**温度眼振**で，左右の耳に交互に温水や冷水を注入し，それぞれの迷路機能を調べる。迷路の機能は，刺激開始から眼振が出現するまでの時間差を記録することで調べる。異常な反応は第八脳神経の異常，メニエール病（回転性めまい，耳鳴，難聴を主徴とする症候群）だけでなく，大脳や脳幹の前庭機能と関連した領域の障害時にもみられる。

visual acuity, testing 視力と視力検査

視力（刺激系のなかで細部を解読する能力）を含む基礎的視機能の評価は技術的に大変困難で，神経心理学者や神経学者の技術が必要なため，ほとんど関心をもたれなかった。

視力検査がとくに困難である理由は，評価に際し多数の刺激次元を考慮しなければならないからである。刺激の部位，大きさ，明るさ，対比，動き，色，時間的分布，複雑さがすべてある1つの特定の刺激が検出されるか否かに関係する。視知覚は個々の患者で時間ともに変動するので，変形視(metamorphopsia*)と盲視(blindsight*)があるといっそう複雑になる。

通常の神経学的診察で視野検査として行われる単純な対坐法では，例えばペンや指の動きなど，あまり特殊化していない刺激を周辺視野のさまざまな方向から，次第に中心に移動させて行われるが，これは刺激を検出する基本的視覚過程の働きと関連した視野の拡がりを評価するための最も粗雑な方法にすぎないことを強調する必要がある。視野を系統的に図示するためには，刺激のパラメータを組織的に制御できる視野計を用いるが，その場合でも，患者の視力の問題を明確にとらえられない。

視力の完全な評価には，検出閾値，局所順応時間，閃光融合頻度，運動後の効果，タキストスコープによる提示，輝度弁別，奥行き知覚などすべての測定を行う必要がある。これらの側面は視力という特定の側面よりかなり幅広いが，視力はこれらのパラダイムで評価されたそれぞれの指標と相互に作用するため，基礎的視覚機能の異常を評価する場合は常に総合して判断する必要がある。

visual agnosia 視覚性失認

失認(agnosia*)，視知覚障害(visuoperceptional disorder*)の項を参照

visual communication(VIC) 視覚コミュニケーション

全失語の患者の治療に用いられる記号システム。この方法は，チンパンジーがコミュニケーションの媒介として記号を認識し操作する訓練に成功したことに由来する。これと同様の非言語性の記号のセットや手信号が，全失語の患者が自らの欲求，感情，命令，質問に対して答えられるために用いられる〔失語の言語療法(speech therapy for aphasia*)の項を参照〕。

visual evoked potential 視覚誘発電位

誘発電位(evoked potentials*)の項を参照

visual field deficit 視野欠損

一般的には，網膜から後頭葉(occipital lobe*)の内側面と後頭極に位置する皮質有線野(striate cortex*)に向かう求心性の外側膝状体有線野経路の損傷によって生じる視野の一部に

限局する盲の領域〔暗点(scotoma*)〕を意味する。この用語は，なんらかの残存能力のある相対的な盲の領域に対しても用いられる。

外側膝状体有線野経路は，網膜から出て，視神経，視交叉(optic chiasm*)，視索，外側膝状体(geniculate body*)，視放線に進む。この経路のさまざまな段階の損傷は，経路全体を通じて維持される網膜対応地図から予想される位置に特徴的な視野欠損を起こす。網膜や視神経の損傷で単眼の暗点が起こる。例えば下垂体領域の腫瘍で視交叉で交差する視神経が損傷されると，両耳側性の半盲となり，左眼は左視野，右眼は右視野が影響を受ける。視交叉の外側部を損傷すると，視野欠損は損傷側と同側の眼の鼻側の半分に限局される。視索，視放線，一次視覚野の損傷は，形が正確に一致することはまれだが，欠損の程度と形は各々の眼で同じである同側性の欠損を起こす。視野欠損は一般に片側半分〔半盲(hemianopia*)〕に限局され，注視点から5～10度の黄斑回避を伴う場合と伴わない場合がある。視野の上部と下部に限局した欠損は，四半盲(quadrantanopia*)と呼ばれる。

視野欠損の評価

視野欠損の拡がりは，通常の視野計を用いて図表化される。被検者はスクリーンの中心を凝視した状態で，視野のさまざまな位置に提示される特定の輝度と大きさの光点を発見することを要求される。これには，短時間提示された光点が用いられる場合(静的視野測定)と，視野の周辺から中心へ動く光点が用いられる場合(動的視野測定)がある。色つきの光点を用いる場合は，被検者が光点の色を同定することを求められ，色視野が図表化される。青の視野は，赤や緑の視野よりも大きいが，色視野は無色の光点が用いられた場合より小さい。色視野の測定は網膜や視神経の病変と，皮質損傷による色盲(皮質性色盲，achromatopsia*)を見出すために用いられる。視野評価のもう1つの方法には，被検者にフリッカー状の小さな光点が点滅するか，点灯したままかを判断させるダイナミックな視野測定がある。光が点灯して見える最小のフリッカー頻度である臨界フリッカー頻度は，視野内の損傷された領域で低下する。最近の知見によれば，患者が暗点の存在に気づかない場合でも，患者がランダムに分配された黒白のパターンが短い時間間隔で点滅する刺激を見ると，視野欠損部は同質の灰色となり，被検者はその部分を明らかに知覚したと報告される(ノイズ-フィールド視野計)。これは，網膜，視神経，視交叉，視索の損傷によって生じる暗点には事実であるが，視覚皮質や視放線の損傷で生じる暗点ではそうではない。後者の場合，損傷してから間もない期間でなければ，視野欠損は，盲点と同じように「補完」を示す。

欠損部視野に残された視覚

視野欠損の性質に関する証拠の多くは，日露戦争(1905～1906)と第一次世界大戦(1914～1918)，第二次世界大戦(1939～1945)で貫通銃創を受けた退役軍人の研究から得られたものである。銃創の場合は，血流障害や拠damage性の腫瘍と異なり，局所的で限局した損傷がみられた。脳損傷の位置と，それによって起こる暗点との対応から，GordonとHolmes(1918)は，有線野上に視野を反映する地図を作成した。Holmesは，暗点が判別力のない視覚機能の低下した領域に囲まれることは認めたが，暗点自体は完全な盲であると考えた。視野の欠損部に残存視覚機能がみられることはまれではないが，Holmesは，これを，「通常は色彩視覚が失われて，白い物体がぼんやり見えるか，急激に動く対象のように，強力な刺激のみが感覚を生じる弱視」のためであると考えた。これに対し，Poppelreuter(1917)は同時期に，なんらかの残存視覚が欠損部視野に常に存在すると考え，さまざまなレベルの視覚機能を以下のように順序づけた。光感覚，明確な形のない大きさの知覚，不明瞭な形態知覚，個々の物体の知覚，弱視，正常な視覚の順である。彼は，視野欠損の重症度は，損傷の完全さの度合いを反映すると考えた。Teuberら(1960)も皮質盲からの回復の程度は，さまざまな視覚機能の基盤にある機構の「**障害されやすさの順序**」を反映するとする見解を支持した。このような見解は，視覚能力の特定の解離が，さまざまな視覚属性の処理に対してそれぞれ専門化した経路が無傷となる脳損傷で起こるとする主張と対照的である。例えば，1917年に報告されたリドック効果(Riddoch effect*)は，患者が暗点内の動く刺激は検出するが静止した刺激に対しては盲であるという観察によるものだが，Riddochは，運動知覚は形態視や色彩視から解離する「**特殊な視知覚**」を構成し，運動知覚の残存は運動情報処理に専門化したメカニズムを残した結果であると考えた。Holmesも，その他の点では盲である視野内で運動知覚が維持されているとを報告したが，「**より強くより適切な刺激**」だけが感覚を生じさせる感覚鈍麻が原因であると論じた。リドック効果は視索や視交叉など末梢の損傷でもみられる。

他の解離する視覚障害に，人間の脳損傷で色

彩視を完全に喪失し、半側視野に限局して起こる大脳性色盲(achromatopsia*)がある。これは、患者は一般的に、情景に色がなく、さまざまな濃さの灰色の陰にみえると述べる。彼らは、多くの段階的色円盤を色度を基に順番に並べる課題であるファンルスワース-マンセル100色調テストの成績が悪いという特徴を示す。初期の研究者は、色盲の存在に懐疑的で、部分的あるいは回復中の半盲性の視野欠損は視野計測で色、半盲、動く標的の探知に対するもろさの等級を表す弱視の初期あるいは部分的なケースとして解釈した。

最近の研究

視野欠損部の視覚能力の保持と回復は、初期の研究以来、多数報告された。それにもかかわらず、通常の方法で調べると、一部の視野欠損では、光に対する瞳孔反射と動く特定のパターンに対する視運動性眼振(optokinetic nystagmus*)は保たれているが、完全な盲の状態が永続する。

最近20年間に、2つの論点が提出された。第一は、有線野の局所的破壊は完全な暗点を生じ、残存視覚が存在するのは損傷が不完全な場合なのかどうかを問題にするものである。視野欠損部の視覚能力の完全な喪失には、前有線野の損傷も必要であると考えられる。この問題に関する関心は新しい検査法によって、従来予想されなかった視野欠損部内の視覚能力が明らかにされ、再び台頭した〔盲視(blindsight*)と以下の記述を参照〕。第二は、サルの前有線野が多数の視覚領野を含むことが明らかにされたことから始まった。この事実から、例えば、色の処理と運動の処理などの選択的障害がこれらの領野の1つ、あるいは複数の損傷によって起こるとするものである。

どのような場合に暗点が完全な盲になるのか:障害の重症度の差異を説明するためには、病変の拡がりに関する情報が必要である。しかし、人間の有線野はほとんどが脳の内側面の鳥距溝の中に埋め込まれており、損傷がこの領域に限局することはほとんどなく、前有線野や他の皮質にまで拡がっている。これに対して、サルの有線野は脳の外側面に露出し、ある程度正確に損傷を与えることができる。有線野を全的切除をした動物の残存視覚能力の程度については20世紀初頭から意見の対立が続いている。1960年代に、CoweyとWeiskrantzは、有線野の部分的切除後のサルの視野欠損の性質を視野測定法を用いて研究し、切除によって起こった障害に重要な性質があることを明らかにした。欠損部視野は完全な盲ではなく、フラッシュ光を見出す能力は、術後数カ月間の検査を通じて著しく改善を示した。これに伴い、欠損部視野の大きさも縮小したが、このような改善は自然に起こるものではなく、訓練に依存した。また閃光閾は欠損部の中心で最も高く、周囲にいくに従って低下した。

一見これらの発見は、視野の欠損部も完全な盲ではないというPoppelreuterの見解を支持するようにみえる。永久的かつ完全な盲の暗点は、損傷が有線野だけでなく、前有線野にも拡がっているためとされた。この見解に対する支持は、有線野の損傷に前有線野の損傷が加わると残存視覚機能が著しく低下するという、サルの初期の観察によるものである。この問題は、そのままにされていたが、1970年代に再び研究が行われた。とくにWeiskrantzは、腫瘍を切除したD.B.の広範な検査を行った。その手術記録によると、除去された組織は有線野に限定された。このような症例の残存能力は盲視と呼ばれた。視野の欠損は視野計測の結果では盲で、患者はいかなる視覚経験も否定した。しかし、患者が視野の欠損部内に提示された視覚刺激の弁別・検出を推測し、強制選択によって反応するように教示されると、課題は高い正確さで行われた。残存視覚のタイプには、手さし指やサッケードによる刺激の検出、定位、直線の傾きの弁別、色刺激の検出と弁別が含まれる。それでも、人間の有線野切除で報告された「**盲**」が、サルでみられる盲より重度であるという逆説がみられる。CoweyとWeiskrantzが報告した有線野の部分的切除のサルでも意識的経験がなく、検出・弁別課題で「**推測**」に頼らなければならないのかどうか、現在のところまだ明らかではない。

選択的障害:盲視の性質は有線野除去後にみられる経路の電気生理学的性質に一致し、そのような経路で最も目につくのは網膜から上丘(colliculus*)に達し、視床枕を経て前有線野に至る中脳経路である。人間以外の霊長類の研究から得られた外側膝状体有線野経路の機構に関する知識は、視野の欠損部の選択的障害を理解することに関与する。人間以外の霊長類の大脳皮質はおそらく30もの視覚領野を含んでいる。それらは網膜に始まり、外側膝状体の段階ですでに解剖学的、機能的に分離し、有線野と前有線野においてさらに分化が進む少数の比較的独立した処理チャンネルの産物であると考えられる。サルの視覚情報処理のための独立したチャンネルの存在を示す解剖学的な証拠は網膜の段

階でみられる。そのチャンネルは形態学的，機能的に異なる細胞集団である網膜神経節細胞のPα細胞と，Pβ細胞から生じる。Pβ細胞は，背側外側膝状体の小細胞層(parvocelluar layers, P層)に投射し，そこから有線野(V1)の解剖学的に独立した領域に投射し，皮質領域V2に投射する。外側膝状体の小細胞層を経ていることからPチャンネルと呼ばれるこの経路は，V2から皮質領域V4へと続き，色と形の処理に関与する。

網膜神経節細胞Pαから生じ，背側外側膝状体の大細胞層(magnocelluar layers, M層)を経由しV1に至る2つめの経路はMチャンネルを構成する。この経路の情報は，V1から直接領野MTと，V2を経由しV3・V3aに送られる。Mチャンネルは主として，形態と運動の処理に関与すると考えられる。

初期の研究者は，視覚能力の相対的保持を有線野という点からのみ説明し，有線野の外の専門化した領域が個々の下位モダリティに関与している可能性を無視した。最近では，前有線野の機能的な専門化が証明されたことによって，有線野の外の特定の視覚領野の損傷や，PチャンネルかMチャンネルの選択的障害が特定の視覚障害を起こすと考えられた。

このような選択的障害は通常の視野評価の方法では容易に発見されることはない。通常の視野測定は，視野の欠損部の形は明らかにするが，その大きさと感度を測定するには，視野計で提示された標的刺激のパラメータをさらに細かく調節する必要がある。最近の研究は，通常の視野測定でリドック効果がみられた患者の時空間的コントラスト感度を検討した。Plantら(Plant, 1991の総説を参照)は，視放線の虚血性損傷や視交叉の圧迫で起きた同名性半盲患者の残存視覚の特徴を明らかにした。低空間周波数と，中程度の時間周波数に対する感度は比較的保たれ，運動方向の弁別は，閾値に近い対比レベルで可能であった。このような障害は，人間以外の霊長類でPチャンネルが欠如した場合にみられる障害と似ている。

最近，患者が静止した物体は見えるが，動く物体を見るのに重度の障害がみられるリドック効果と相補的な状態がZihlら(Zeki, 1991の総説を参照)によって明らかにされた。その患者の損傷は，有線野は含まないが人間ではサルのMT野に相当すると推定される領域を含んでいる。刺激の動きと速度に対するMT野細胞の選択的感受性は，MT野が視覚的運動処理に関与するという仮説と一致する。

色彩視の選択的障害が半盲や四半盲に伴う。この場合，明るさの知覚は通常保持されている。このような場合，配列テストの成績はいつも保持され，障害は色視野測定によってのみ見出される。大脳性色盲の存在に対する初期の懐疑は，現在は消失した(Zeki, 1990の総説を参照)。患者の剖検とMRIの結果，後頭葉腹側部の紡錘状回(fusiform gyrus*)尾部の損傷が，大脳性色盲を起こすことを示した。健常者のPET研究はこの領域のニューロン活動が，色情報の処理の最中に高まることを明らかにした。視覚皮質の局所的「**色彩の中枢**」の存在が提唱され，人間以外の霊長類のV4であると考えられた。

しかし，専門化した視覚皮質の損傷が選択的障害を起こすという見解に対し厳しい反論が寄せられた。サルの視覚皮質の特定の領域に限定した切除による選択的障害はまだ証明されていない。V4やMTの損傷はそれぞれ色盲と運動盲のような色の処理と運動の処理の重度の障害を起こさない。このような障害がPチャンネル，Mチャンネルの選択的損傷という観点から容易に説明することができるかどうかについては，今後の課題である。確かに，2つのチャンネルに関与する視覚伝導路の軸索が，視索で分離しているという最近の発見は視索の部分的損傷による選択的障害を説明するものといえよう。しかし，P経路とM経路の皮質の精緻化が視覚に果たす役割について，さらに明らかにされる必要がある。

【文献】

Grusser, O.-J., & Landis, T. (1991). *Vision and visual dysfunction*. Vol. 12: *Visual agnosias and other disturbances of visual perception and cognition*. Basingstoke: Macmillan.

Holmes, G. (1918). Disturbances of vision by cerebral lesions. *British Journal of Ophthalmology, 2*, 353–84.

Plant, G. T. (1991). Temporal properties of normal and abnormal spatial vision. In D. Regan (Ed.), *Vision and visual dysfunction*. Vol. 2: *Spatial vision* (pp. 43–63). Basingstoke: Macmillan.

Poppelreuter, W. (1917). *Die pschischen Schodigungen durch Kapfschuss in Kriege 1914–16. Die Storlungen der miederen und hoheren Sehleistingen durch Verletzung des Okzipitalhirns*. Leipzig: Voss.

Ruddock, K. H. (1991). Spatial vision after cortical lesions. In D. Regan (Ed.), *Vision and visual dysfunction.* Vol. 2: *Spatial vision* (pp. 261–89). Basingstoke: Macmillan.

Teuber, H.-L., Battersby, W. S., & Bender, M. B. (1960). *Visual field defects after penetrating missile wounds of the brain.* Cambridge, MA: Harvard University Press.

Zeki, S. M. (1990). A century of cerebral achromatopsia. *Brain, 113,* 1721–77.

Zeki, S. M. (1991). Cerebral akinetopsia. *Brain, 114,* 811–24.

C. A. Heywood

visuoperceptual disorder　視知覚障害

健常な成人は物品と情景から成り立つ視覚世界のなかで生きている。知覚されたこれらの対象のほとんどは見慣れたもので，必要な場合にはそれらの名称を言うことができる。またそれらは，特定の形，大きさ，色，傾き，観察者からの特定の距離と方向をもつものとして知覚される。観察者が空間のなかを移動するか対象自体が動くことによって，その対象と観察者との関係は質的に変化する。対象の「**内在的**」性質の一部は照明条件の変化と他の物体による遮蔽により変化する。「**視覚の恒常性**」は環境刺激の網膜像が大きく変化しても，知覚する者の見る世界は一定に保たれる過程を意味する。

しかし視覚経験は網膜上の刺激に常に依存しているわけではない。人によってイメージの「**鮮明さ**」にかなり個人差があるが，ほとんどの健常者は見たことのある対象を意図的に「**イメージ**」することができる。同じようにほとんどの人は，1年中毎晩のように，眼を固く閉じたまま複雑な視覚情景を経験している（夢を見る）。健常者でも，感覚遮断や薬物濫用によって幻視が起こるのは珍しいことではない。

脳の組織化に関する現在の知見によれば(Zeki, 1993)，霊長類（人間を含む）の皮質は多数の視覚野に分類され，それらはどれも視覚刺激のそれぞれ異なる特性に対し主に（独占的ではないが）反応する。多数の視覚野が存在する前有線野には形態，色彩，傾き，奥行き，動きなどに対しそれぞれ異なる感受性をもつ多数の領域の「**地図**」ができている。このように，視覚刺激がもつさまざまな特性のそれぞれが脳の異なる領野で符号化されていることから，いわゆる「**結合問題**」が生じた。

われわれの視覚世界に対する現象学的な経験は，(特性をもつ) 1 つのまとまった物体に関するもので，形態，大きさ，色彩，傾きなどの相互に関連のない断片的で体制化されないままの

混沌とした感覚ではない〔われわれは，哲学の文献の中以外では，「**感覚所与性質**(qualia)」を見ることはない〕。Muller, Humphreys, Quinlan と Donnelly (1989) が述べたように，「それぞれ別に符号化された特性が知覚対象の統合された表現としてどのように結合されるかが，現在の視覚研究の主要な問題となっている」(p. 411)。健常な観察者でも，特定の状況を設定すれば 2 つの対象がもつ特性が接合したような錯覚を経験することができる事実は，ある「**結合の機構**」が視覚的世界とともに存在することを示している。振動する反応の同期性が空間的に分布し，特徴選択的な細胞が視野の異なる部分の特徴間の関係を確立する手段となる (Gray et al, 1989, p. 334)。また，「**注意機構**」が質的に異なる刺激次元の地図を横断する「**特徴の統合**」に関与することも明らかにされた。

個々の視覚属性の知覚のための個別の情報チャンネルが存在することは，（相対的に）限局された脳損傷後に（相対的に）「**要素的**」な刺激成分の知覚の選択的障害が存在することによって明らかにされた。このように，最も基本的なレベルでは，視力が正常な患者で「図と地」の弁別すら障害される。視力は正常で色彩視も保たれ，「図と地」の弁別が（主観的輪郭線や錯覚的輪郭線をもった図でも）障害されていないが，形の弁別はほとんどできず，正方形とそれと異なる細長い長方形とを弁別することすらできない患者が報告された (Davidoff & Warrington, 1993)。

無色の刺激の明るさの弁別は，色彩知覚がかなり保たれている患者でも障害されるが，この逆も起こり，皮質性色盲では明るさの弁別はかなり保たれる。刺激の方位（傾き）の知覚は，右半球後部損傷で選択的に障害されると考えられた (McCarthy & Warrington, 1990)。一部の患者では，逆さ眼鏡をかけた場合に起こる経験と似たかたちで視覚世界全体が 180 度回転してみえる。視覚性の知覚転移 (allesthesia*) の患者が左空間にある物品を右空間内の対称位置に「**見る**」（そして指でさす）場合のように，位置を左右入れ替えて知覚する。形態知覚と運動知覚の二重解離を示す患者が報告された。Ziel, von Cramon と Mai (1983) が報告し両側後頭部前有線野を損傷した患者は，静止した対象の形態知覚と色彩知覚は比較的保たれていたが，動く対象の知覚に重度の障害がみられた。これとは対照的に「**失認**」の患者のなかには，ランダム・ドットの運動画像で提示される形は見えるが静止した形と物体の認知が重度に障害された

(Humphrey & Riddoch, 1987)。

　正常な奥行きを知覚するにはさまざまな手がかりに依存するが，最も重要なのは両眼の網膜の視差から奥行きを計算する両眼立体視である。両眼立体視の障害は，多くの両側後頭葉損傷でみられるが，一側性（通常右半球）の損傷後にもみられる。立体視は正常であるが，描画や写真の奥行きが知覚できない患者が報告されたが，これは，単眼の奥行き知覚に関与する遮蔽と透視図の手がかりが選択的に障害されて起こると考えられた。

　盲視（blindsight*）の存在は「知覚的意識」に関する難しい問題を提示した。この場合，患者は半盲で視野内に何かが「見える」ことを否定するが，見えなくても「推測する」ように指示されると単純な刺激図形間の弁別をかなり正確に行うことができた。患者は見えないと主張した物品の位置を的確に指さすことができた。顕在性「知覚」と潜在性「知覚」の解離に似た現象がGoodaleら（1991）によって報告された。それによると，患者は一酸化炭素中毒で両側後頭葉と後頭頭頂領域に広範な損傷を受け，通常の検査では，形や傾きなどの形態知覚に重度の障害がみられた。しかし患者は，「何であるか知覚できなかったまさにその対象」の大きさを2本の指の幅で示したり，対象の傾きに応じて手を傾けることは正確にできた。Goodaleら（1991）は「形態と傾き，大きさのような物品の性質の知覚の神経基盤は，手の技能の制御によってこれらの性質を用いるための神経基盤と別のものである」(p.154)と考えた。

　「顕在性知覚」と視覚的誘導行為に関するこれとは逆の解離が，アントン症候群（Anton's syndrome*）でみられる。両側性の後頭葉損傷による重度の視覚喪失の患者は人間や物品を見ても同定することができず，歩くと静止している物品にぶつかる。行動上は盲の状態であるが，患者はよく見えると言い張った。視覚検査で誤ったことを説明すると，患者は照明が暗く，眼鏡を替える必要があると不満を述べ，見えないことを認めようとしない。過剰知覚の別の形態がシャルル・ボネー症候群（Charles Bonnet syndrome*）でみられる。知的機能は正常なこれらの患者は，意識が清明で鮮やかな視覚性幻覚を体験した。この症状は，視覚システムの末梢性の損傷でも中枢性の損傷でも起こると考えられている。

　視知覚の観点で重要なのは，環境内の対象が何 "what" であり，どこ "where" にあるかについて正確な情報を観察者に与えることで，それによって的確な行動が行われる。この，「何であるか」と，「どこにあるか」の2つの情報に関しそれぞれ異なる神経回路が関与することが広く知られている。背側視覚システム（後頭葉から頭頂葉後部に至る）は，主に空間的位置の検出に関与し，腹側視覚システム（後頭葉から下部側頭葉領域に至る）は，主に物品の同定に関与する。

　後者のシステム（視覚性物体認知）の障害は，統覚型失認と連合型失認が19世紀末に初めて報告された。統覚型失認では視覚認知障害はさまざまな感覚障害の組合わせに，一般的な知的障害によって起こる。連合型失認は，知的機能も視覚の感覚機能も比較的正常な点で，理論的に高い関心がもたれる。視知覚は見た物品が何であるかを十分認知できるだけの能力が保たれ，患者は視覚以外のモダリティ（例えば聴覚や触覚）で提示された刺激を問題なく認知し命名することができる。この症状で驚かされることは，患者が健常な観察者が同一とみなさせるほど，原稿に描かれた対象を正確に模写する（あるいは三次元モデルを描く）ことができることである。しかしそのようなことができても，患者自身は原画も自身の模写も認知することができない。しかし指で線をたどれば患者は認知できる。このような患者は，視力や触覚の知覚，空間対比の感受性を的確に保つが，知覚（「認知」に対して）が完全に正常であるとみるのは誤りであろう。例えば，模写がきわめて緩慢で，「刺激従属的」で，患者は断片的に模写を描き，物の境界を無視した輪郭を追って，視覚的な形状に関するゲシュタルトの特性を顧みない（Behrmann et al, 1992）。Thaissとde Bleser（1992）は，これらの患者のなかには，最大の焦点性の注意である「スポットライト」の直径が正常の大きさより縮まると述べた。しかし，他の患者は視覚的に提示された対象全体の形は見ることはできるが，局所的な特徴を分析し統合する能力は障害されていた（Humphreys & Riddoch, 1987）。

　「連合型視覚性失認」にはさまざまなタイプがあることは疑いのないことで（Humphreys & Riddoch 1987），多くは両側性後部損傷で起こるが，左一側の後頭-側頭葉損傷でも起こった（McCarthy & Warrington 1986）。これらのタイプ間の1つの重要な相違点は，患者が「心眼」で物品を想起できるかどうかにある。失認の患者のなかには，物品の視覚的な特徴を言葉で述べることができず，絵画的特性の基盤となる知識が（部分的であれ）障害されていると考えられ

た。「**視覚的意味記憶**」(McCarthy & Warrington 1990)や，「**視覚心像**」の保持のこれらの障害は失認ではまれではないが，上手に模写ができる物品の認知ができない患者でも，相対的に正常な絵画的知識や視覚イメージが保たれていた(Behrmann et al, 1992 ; Jankowiak et al, 1992)。視覚イメージの産生は左後部皮質の統合に依存する。

両側性の後頭-頭頂葉損傷の症例では，単一の物品は同定はできるが，複数の物品や複雑な場面を知覚する能力が障害されていた。この障害〔視覚性同時認知障害(simultanagnosia*)〕は，見る対象が配列されている範囲と視角に必ずしも影響されることはなく，1つの大きな対象が認知されても，それと同じ視角の範囲内に2つないしはそれ以上の対象があると，そのうちの1つしか認知することができなかった。Luria(1959)が報告した症例によって，この症状は刺激配列の絵画的分析に依存することが明らかにされた。黒一色のダビデの星(黒い2つの正三角形が180度ずらして重ねてある)を提示されると，患者は正しく星と答えた。しかし，三角形の1つが青でもう1つが赤の場合は，そのうちの1つの三角形だけ知覚した。視覚性同時認知障害は，通常，「**注視の精神麻痺**」と「**視覚性運動失調**」を伴い，この3つの徴候が合併したものはバリント症候群(Bálint's syndrome*)として知られている。Luria(1959)によって報告されたこの症例は，複数の物品の知覚障害は眼球運動障害によってのみ起こるのではないことを示している。視覚性同時認知障害の状態は，両側性無視(neglect*)として解釈された。半側の視覚性無視(Robertson & Marshall, 1993)では，左半球後部，頻繁に右半球後部の損傷患者が損傷側と対側にある刺激を検出できなかった。したがって，「**消去パラダイム**」では左視野か右視野に提示された単一の対象を報告できる患者(視野障害のない)が2つの対象を左視野と右視野それぞれに1つずつ同時に提示されると，損傷側と対側の刺激を「**見る**」ことができなかった。視覚性同時認知障害は，「**無視**」現象と似ているが側性化の要素をもたない。

視覚刺激の一般的な分類で同じ系統に属する人の顔はとくに重要であるが，よく知っている(親しい)顔を見るだけでは認識することができない特殊な障害を示す患者がいる。この症状〔相貌失認(prosopagnosia*)〕は，通常両側後部損傷で起こるが，時に右半球のみの損傷でも起こる(De Renzi, 1986 ; Young, 1992)。他の視覚対象の認知には顕著な障害のない相貌失認は確かに存在するが，人の顔に真に特異的な障害かどうかについては議論が続いている。ある解釈によれば，人の顔は刺激の微小な物理的差異が著しい心理的相違を生じさせる極端な例である。そのため，見慣れた顔の認知障害(物体失認なしで)は，特定の個人を同定するに必要な微小な顔の差の知覚が困難になったことを反映すると考えられる。それに対して物体失認の研究では，通常は基本レベルの刺激として例えば椅子，コップ，キャベツの認知が障害されるので，このキャベツではなく他のキャベツや「あなたの」アン女王調の椅子ではなく「私の」アン女王調の椅子が問題になることはない。

しかし最近の研究は，相貌失認は純粋に人の顔の領域に特異的に起こる障害であると報告している。De Renzi(1986)が報告した重度の相貌失認の患者は，ネコの種類やイタリアと外国の貨幣を明確に見分けることができた。患者は同種の他の物品のある状況下で，自分の持ち物品(例えば財布)も同定できた。さらに驚くべきことに，McNeilとWarrington(1993)が報告した農民は，両側性の脳梗塞の後に人の顔に対し重度の相貌失認があるのに，自分のヒツジを1頭ずつ認知し名前を呼ぶことを学習できた。同様に，重度の視覚性の物体失認の患者が見慣れた顔の認知に障害がみられないという事実は，相貌失認が対象特異的であるという観点と一致していた(Behrmann et al, 1992)。相貌失認のなかには，意識的な同定(と呼称)はできないのに，潜在的認知が確認できた。顔を明らかに同定できないが，見慣れた顔に対して患者は皮膚電気反射で反応がみられ，顔と名前の正しい対を誤っている対よりも早く学習できた。知覚された対象は，運動反応を要求するものが多かった(最も劇的な場合には，闘うか逃げるかのようである)。しかし(より文明化された状況では)，適切な反応が言語的なもので十分である。

まれにみられる視覚性失名辞の症候群では，知覚システムと言語システムが離断されていた。これらの症例では視知覚と言語機能は正常にみえるが，患者は視覚的に提示された物品名の呼称ができなかった。他のより純粋な失認症状や失語症状の場合と同様，視覚性失名辞や視覚性失語と呼ばれる症状のなかには，広範で多様な障害が隠されていた(Davidoff & De Bleser, 1993)。起こりうる例は，行為の呼称は正常で，物品の呼称が障害されている場合(Manning & Campbell, 1992)や，顔の呼称に選択的な障害(Carney & Temple, 1993)な

どである。

【文献】

Behrmann, M., Winocur, G., & Moscovitch, M. (1992). Dissociation between mental imagery and object recognition in a brain-damaged patient. *Nature, 359*, 636–7.

Carney, R., & Temple, C. M. (1993). Prosopagnosia? A possible category-specific anomia for faces. *Cognitive Neuropsychology, 10*, 185–95.

Davidoff, J., & De Bleser, R. (1993). Optic aphasia: a review of past studies and reappraisal. *Aphasiology, 7*, 135–54.

Davidoff, J., & Warrington, E. K. (1993). A dissociation of shape discrimination and figure-ground perception in a patient with normal acuity. *Neuropsychologia, 31*, 83–93.

De Renzi, E. (1986). Current issues on prosopagnosia. In H. D. Ellis, M. A. Jeeves, F. Newcombe, & A. Young (Eds), *Aspects of face processing* (pp. 243–52). Dordrecht: Nijhoff.

Goodale, M. A., Milner, A. D., Jakobson, L. S., & Carey, D. P. (1991). A neurological dissociation between perceiving objects and grasping them. *Nature, 349*, 154–6.

Gray, C. M., Konig, P., Engel, A. K., & Singer, W. (1989). Oscillatory responses in cat visual cortex exhibit inter-columnar synchronization which reflects global stimulus properties. *Nature, 338*, 334–7.

Humphreys, G. W., & Riddoch, M. J. (1987). The fractionation of visual agnosia. In G. W. Humphreys & M. J. Riddoch (Eds), *Visual object processing: A cognitive neuropsychological approach* (pp. 281–306). Hove: Erlbaum.

Jankowiak, J., Kinsbourne, M., Shalev, R. S., & Bachman, D. L. (1992). Preserved visual imagery and categorization in a case of associative visual agnosia. *Journal of Cognitive Neuroscience, 4*, 119–31.

Luria, A. R. (1959). Disorders of simultaneous perception in a case of bilateral occipito-parietal brain injury. *Brain, 82*, 437–49.

McCarthy, R. A., & Warrington, E. K. (1990). *Cognitive neuropsychology: A clinical introduction.* New York: Academic Press.

McNeil, J. E., & Warrington, E. K. (1993). Prosopagnosia: a face-specific disorder. *Quarterly Journal of Experimental Psychology, 46A*, 1–10.

Manning, L., & Campbell, R. (1992). Optic aphasia with spared action naming: a description and possible loci of impairment. *Neuropsychologia, 30*, 587–92.

Muller, H. J., Humphreys, G. W., Quinlan, P. T., & Donnelly, N. (1989). Fundamental design limitations in tag assignment. *Behavioral and Brain Sciences, 12*, 410–11.

Robertson, I. H., & Marshall, J. C. (Eds). (1993). *Unilateral neglect: Clinical and experimental studies.* Hove: Erlbaum.

Thaiss, L., & De Bleser, R. (1992). Visual agnosia: a case of reduced attentional "spotlight"? *Cortex, 28*, 601–21.

Young, A. W. (1992). Face recognition impairments. *Philosophical Transactions of the Royal Society B, 335*, 47–54.

Zeki, S. (1993). The visual association cortex. *Current Opinion in Neurobiology, 3*, 155–9.

Zihl, J., Von Cramon, D., & Mai, N. (1983). Selective disturbance of movement vision after bilateral brain damage. *Brain, 106*, 313–40.

John C. Marshall &
Peter W. Halligan

visuospatial disorders　視空間障害

視空間障害の重要性は，機能面で行動に重大な影響を与えることにある。あらゆる視覚刺激は，観察者を中心とした空間内で位置と拡がりをもつ。着衣や物品の操作，読み書き，描画，歩行，日常の環境内の人や物との一般的なやりとりなど，日常生活のなかでのあらゆる活動を行うには，適切な視空間分析が必須である。視空間障害は一般的に脳損傷，とくに右半球損傷後に起こる。この障害は機能回復の重大な障壁となり，リハビリテーションの効果は運動障害と感覚障害，言語障害に対するほど期待できない。

歴史的には「視空間障害」と「視空間失認」という用語は医学文献の中で，視空間情報の判断と操作の誤りに関係した広範な障害の診断のために不正確に用いられた。明確に定義された正常な空間機能の概念の枠組みなしに，視空間障害を一貫性のあるかたちで分類することは困難である。そのため，徴候の多様な症状があり検査法や用語もさまざまなものが用いられ，症例の記述と解釈には機能的，概念的にも重複がみられる。ある研究では根源的な障害とみなされた症状が，別の研究では特徴的な症状とされ，時には随伴症状として考えられた。

空間的機能の特質を明らかにすることの困難
空間障害の定義と分類を行う際の問題は，知覚空間自体の概念が曖昧で，これを明確に定義することが困難な点にある。日常生活の空間

は，頭部や体幹と観察者の眼球運動から相対的に独立した存在として体験される。このことは，観察者中心(あるいは自己中心)の情報から観察者から独立した他者中心的な参照系へ情報が変換されることを意味する。18世紀のドイツの哲学者カントは，空間をあらゆる感覚がそれによって内的に構造化された暗黙の組織化機構と考えた。空間の抽象的概念は，個人内，個人外の空間で観察者と物体の間に存在すると知覚された空間関係の分析から生まれた。カント学派によれば，空間行動の研究の困難は，現象学的体験としての空間的に方向づけられた行動の基礎にある心理的メカニズムを評価し，理解することが困難であることにある。そのために，空間障害は特定の心理的障害を適切に表現する明確に定義された一群の症状をすぐに形成するのではなく，むしろ局所性脳損傷によって生じた一連の複雑な行動障害から直感的に抽出された選択的特徴を記述する組合せのことである。これらの障害には道順に従って歩くことができない，距離の判断ができない，物品に手を正確に伸ばすことができない，対象を空間内に定位することができないなどの障害が含まれる。今日用いられているそれぞれ独立したいくつかの分類は，今世紀前半に初めて記述された臨床的症例研究から受け継がれたもので，そのような病態の根底にある機能障害に関し意見の一致はほとんど得られていない。

空間障害の分類の困難

空間障害が組織的に研究されるようになったのは，言語障害や知覚障害の研究と比較してもかなり遅く，空間機能が右半球に非対称的に偏在することが認識された1950年代に入ってからである。左半球の言語優位という考えはこれよりもほぼ1世紀前に生まれた。それまで右半球にあるとされた役割は，損傷による対側の感覚と運動の障害以外に，独自の認知能力をもたない，寡黙で思考のない自動機械にすぎなかった。しかしその後，脳損傷の患者を対象とした臨床的研究と実験的研究〔交連切開術(commissurotomy*)研究も含む〕によって，「**非優位**」半球が視空間機能に特殊化されていることが明らかにされた。それでも臨床家が右半球損傷後の認知障害を明らかにし，その性質を特徴づけるまでに長い時間を必要とした。言語障害と異なり，ほとんどの空間障害は目立つことがなく，正確にとらえることが非常に困難であった。診断するには，一次的な感覚障害(視野欠損)と(あるいは)運動障害(衝動性眼球運動の障害)が複雑に絡んでいるが，この2つはいずれもそれ自体は視空間障害を十分に説明することはできなかった。空間障害をとらえるのが困難なもう1つの理由は，空間障害を言語障害や記憶障害，知能障害などの認知能力の障害から分離することが困難な点にある。

視空間障害を一貫性のあるかたちで分類しようとする最近の試みは，情報処理理論と，内的表象の説明も含めた多様な空間座標系の知識を取り入れている。NewcombeとRatcliff(1989)は，比較的初期の単純な視覚分析の段階で起こる空間障害と，その後の段階のより複雑な過程の損傷にかかわる障害に分類した。初期の処理過程(例えば，点の定位，奥行き知覚，大きさの評価，線の傾きの知覚)は，両半球で主として自己中心座標系(観察者依存)で行われる。それに対し後期の段階(空間知覚，心的回転，迷路学習，短期空間記憶)は，半球の機能差によって特徴づけられ，他者中心座標系が関与する。

視空間障害に関するさまざまな議論は，いずれも定義と測定の問題による混乱を避けることが困難であり，本項では臨床的に関心の高い主要な空間障害のみ述べる。知覚転位(allesthesia*)，バリント症候群(Bálint's syndrome*)，空間定位障害，地誌的障害(topographical disorders*)，構成失行(apraxia*)，半側空間無視(neglect*)，左右見当識障害(right-left disorientation*)，自己身体部位失認(autotopagnosia*)などである。

知覚転位

左側の視覚性の空間無視を伴う右脳損傷の患者でみられる臨床上の現象。この現象は，障害側への機械的刺激が対側の位置に誤って定位されるように触覚モダリティで初めて報告された。この症状から，障害側に提示された刺激は知覚されるが誤って健側に定位されると考えられる。健側の対称的位置に誤って定位されると報告される場合，通常は知覚対側転位(allochiria*)という用語が用いられる。この現象は視覚モダリティでもみられる。記憶にもとづいて時計の文字盤を描く際に，一部の患者はすべての数字を右側に描く。同じように指さし課題や模写課題でも患者は左視野の対象を認識してもそれらを誤って右空間に指さしたり模写する。運動性の位置移動も報告された。この症状は，右半球損傷後に起こる注意障害の1つとみられ，空間無視に伴い起こるとされる。知覚転位の一貫性のある説明は，位置転位がどのように行われ，患者はなぜ健側側定位される誤りに気づかないのかを説明する必要がある。知覚転

位は脊髄損傷や転換ヒステリーでも起こる。

バリント症候群

比較的まれで奇妙なバリント症候群は，1907年に両側性脳損傷の患者の一連の空間的徴候を報告したハンガリーの医師，Rezzo Bálint の名にちなんだものである。この症候群の患者の主訴は以下のようなものである。①凝視すると対象が情景から消える，②自分に近づいてくる人に気づかない，③周囲の対象に向かって伸ばした手で示すことが困難である。Bálint の最初の報告は，視覚性の見当識と眼球運動障害を関連事象に加えた Holmes（1918）によって明らかにされた。バリント症候群の古典的説明は3つの主要な内容からなる。すなわち，視覚性の同時認知障害，視覚性運動失調，眼球-運動失行で，それらは単独でも起こり，変異したかたちでも起こる。視野欠損がある場合，通常は視野の下1/4が障害される。

視覚性の同時認知障害は「断片的な視覚」とも呼ばれるが，これは，視覚性の注意が情景内の特定の要素（通常，中心視内の一部）のみに向けられることを意味し，一般的にみられる一側性の視覚性無視が両側性に生じたものとされている。Bálint は，患者は視覚的な場面のなかの単一の要素は報告することはできるが，場面の個々の要素を意味のある全体に統合することができないと指摘した。患者は，場面の注視部の対象は見えてもすぐ近くにある別の対象には気づかない。煙草とマッチを同時に見ることができないため，煙草に火をつけることができない，道路の反対側の建物や，人を見ているときに眼の前を通過する車が見えないなどがこの症状の特徴的な例である。黒と赤の2つの三角形を重ね合わせたダビデの星の模様を提示すると，患者はどちらか1つの三角形だけが見えると報告する。Bálint が記載した症例は，右側に注意が偏り半側無視が起こる。視覚性同時認知障害の患者には以下のような点がみられる。①周辺視野に現れる新しい刺激に気づいたり注意を向けることができない，②注視点が動くと，それまで明瞭に見えていた対象が突然視界から消える。この症状は複雑な状況を描いた絵を説明するように患者に求めることで容易に検査することができる。視覚性同時認知障害という用語は Wolpert と Luria によって，出来事や行為を描く複雑な絵や状況の意味を把握できない患者に対して用いられた。

視覚性運動失調は視運動失調とも呼ばれるが，これは，視覚的に誘導された指さし行為や手を対象に伸ばすことの障害で，外的空間内で手の動きを意図的に制御するために視覚情報を利用できない。空間内の小さな硬貨をつかもうと手を伸ばすと，患者の手は数インチほど目標を通り過ぎる。目の前に置かれたコップを取り上げるように指示されると患者は標的を手探りで探し，偶然触れたかのように取り上げる。同じ患者が音源や自分の身体部位を指さす場合は，通常困難なく正確に行うことができる。自己固有感覚の誘導で行う空間内の対象の指さしにも問題はない。障害は一側の視野内でのみ起こることも，両側の視野で起こることもある。視覚運動協調の伝統的な検査である指-鼻テストでは，患者は自身の鼻には正確に触ることができるが，検者の指に触れることはできない。ほとんどの症例で視野のすべての部分で両手が障害されるが，後頭-頭頂葉に限局した一側性の左あるいは右半球の損傷後に，対側の視野に限局した手伸ばし行為の障害が起こる。この障害の説明としては，視覚情報が手伸ばしあるいは指さし運動を準備するために必要な運動機構から離断されるとする説や，運動反応以前の視覚刺激の自己中心的位置座標を特定化する機構の障害とする説がある。

眼球運動失行は「注視の精神麻痺」とも呼ばれるが，これは，周辺視の対象を中心視で見ようとする場合のように，注視の視線を変更したり別の方向に向けることができなくなる症状である。動く刺激の追視には何も問題がない。サッケードが起こるときには不正確である場合が多い。これらの患者は自発的に行う場合でも指示に従って行う場合でも，眼を動かすことができるので，障害は単なる運動性麻痺としては説明できない。複雑なのは，一度獲得した注視点を維持することができない患者がいることである。周辺視野に出現した新しい刺激に対し正常なサッケードが起こらないために，これらの患者は機能的に盲の状態となる。一部の患者はこれを克服するために眼を閉じて頭を振る。

バリント症候群の患者は後頭-頭頂接合部に両側性の損傷がみられるのが一般的である。一次視覚野は保たれ，視力も低下しない。両側性後頭-頭頂接合部の損傷の原因は，脳梗塞が最も多い。脳梗塞は低血圧，心臓停止や心臓バイパス手術後に起こることもある。

構成失行

「**構成失行**」という用語は，障害が臨床的に失行と関係していないために混乱するきらいがあり，ほとんどの臨床医は，この用語は誤りで，「**視覚性構成障害**」と呼ぶべきであると考えている。この構成失行の中心的要素は，対象を空間

内で能動的に操作する課題の障害である。構成失行と考えられる症状には以下のようなものがある。立体的なモデルや描画の構成要素を知覚することができない。空間的関係を知覚することができず，適切に課題を行うことができない。構成失行を診断評価するために多数の検査が用いられる。幾何学図形の描画，積木の模写，複雑な形の構成，三次元のモデルの組立てなどである。構成失行は左右どちらの半球の損傷でも起こるが，右後部損傷の患者でより顕著で重度な障害が起こるとする報告が多い。さらに，構成失行では損傷半球側によって障害の質的な相違がみられ，右半球損傷の患者は図の空間配置に全体的な変化を示すが，左半球損傷の患者は細部にあまり注意をはらわず過度に単純化する傾向を示す。構成失行はもともと純粋に行動上の診断として定義された症状であるため，症状の基底にある障害は問題にされなかった。しかし最近の説では，損傷半球側によって異なる少なくとも2つのタイプがあることが確認された。右半球損傷の場合の一次的障害は，空間関係の処理の問題で，左半球損傷で障害される主要な点は課題を行うのに必要な行動の組織化にあるとみられる。

空間定位障害と空間見当識障害

身体外空間のなかにある単一の標的の位置を知覚する能力の障害に関して広範な研究が行われ，右半球は視覚刺激の空間的定位に特別の役割を担うことが明らかにされた。観察者と単一の刺激の位置関係にもとづく「**絶対的**」定位と，観察者が見る2つの対象間の空間関係にもとづく「**相対的**」定位がある。患者に身体外空間内にある目標刺激を触るように指示する場合が「**絶対**」型の例で，同時あるいは継時的に提示される刺激の判断やマッチングが「**相対**」型の例である。個人外空間内の対象の定位障害は，脳後部の損傷後にみられることが多い。空間的な短期記憶は，右半球後部の優位機能であると考えられた(De Renziら，1977)。右頭頂葉損傷後に線分の傾きの視覚的判断が障害されることもある。Kimuraは，健常者の空間定位は右視野内に比較し左視野内で優れていることを明らかにした。この結果は，右半球が空間定位に関して優位であるとする見解と一致していた。

身体空間の障害

この障害は，身体イメージや身体図式と関連した空間概念の崩壊を意味する。

左右見当識障害は言語の理解と表出にも一般的知能にも重度の障害はないが，言語的に左右を一貫して区別できない症状である。混乱は，患者自身の身体と検査者の身体の両方に起こる。

自己身体部位の失認は身体部位に限定された定位障害で，身体部位の名称の理解不能などのカテゴリー特異的言語障害によって説明することができない。言語指示に従って自己の身体部位を指さすことができず，検者の体の部分や人体の写真にまで障害が拡がる。これらの患者は，彼らに対し示された身体部位を呼んだり説明したりすることは問題なくできるが，さまざまな身体部分を身体全体との関係に従い正確に定位することができない。例えば，肘はどこかといわれて手首を示す。障害は患者に意図的に身体部位を定位させるような明示的な課題で顕著だが，日常生活では患者は身体部位の定位は問題ない。この障害は，通常頭頂葉を含む左半球損傷で起こる。身体部位の定位障害の存在は左半球内に身体の心的イメージの概念があることを支持する証拠として用いられる。

病態失認：右半球に広範な損傷を受けた患者が，急性期に自身の脳損傷によって起こる状態を誤って理解することがある。一部の患者は，視野欠損や左片麻痺，全般的な感覚消失を含む，脳損傷による身体的影響を言語的に否認したり，認知することができない。左片麻痺の患者に検者が左手を上げるように指示すると，患者は腕を動かさずに，腕を上げたと身ぶりで示す。腕が上がらないことを患者に指摘すると，腕が疲れたからだと弁解する。脳損傷によって起きた明白な影響を緩和しようとする患者もいるが，自身の身体の片側の状態には気づいていない患者もいる〔半側身体失認(hemiasomatognosia*)〕。病態失認は一般的には顕著な感覚消失と関係し，失認の特異な形，無視の一型，半球離断の証拠など，多様な説明がなされた。

地誌的見当識障害と地誌的記憶障害

この用語は，以前に慣れ親しんでいた環境内の道順を想起する能力や，迷わずに目的地に到達する能力の低下に関連した一連の障害を意味する。慣れない場所で新しい道順を覚えることができない場合もこの用語に含まれる。患者は自分の住んでいる町の公共の建物の位置を示したり，自宅の部屋で特定の物品を見つける際の視空間記憶障害を示すことがある。通い慣れたルートで旅行して迷ったり，毎日通っていた仕事場への途中や，病院内の病棟間の移動で迷う。自分の住んでいる地方や国の地図を描くことが困難になったと訴える患者もいる。このような障害は，記憶，認知などの視空間障害，と

くに無視と関連づけられることが多い。この障害の説明としては，不完全な視空間記憶と正常な視知覚を連合する能力の障害，地誌的な記憶形成の選択的障害などが提唱された。この障害は，両側性後部損傷と一側性右後部損傷が深く関与する。

視空間無視

視覚性無視は，臨床の現場で最もよくみられる一般的な視空間的症状である。中心視内の静止刺激を注視した状態から周辺視に入る刺激にすばやく視線を移しこれを追跡する眼球運動の能力は，視野全体をモニターし変化を絶えずとらえる優れた検出機構を必要とする。脳卒中や腫瘍による右半球損傷は，左側の自己身体空間と身体外空間に存在する物と人に対する劇的で空間的に特異的な注意障害を起こす。無視のある患者は，左側の髭を剃らず，左側の身だしなみを整えず，左側に衣服を着けず，左半側空間内の事柄に注意を向けない。患者は右側に頭部と眼を向けようとする。描画の模写では左側の細部は省略して写し，横書きの文章を読む場合，行の左側を読まない。線分二等分試験では，患者は明らかに右寄りに中点を記入する。臨床的には，左半球損傷でも同じような右半側無視が起こるが，左半側無視が圧倒的に多く，重度で長く持続する。この事実は，方向性の注意の説明として半球特殊化を主張する理論を支持している。左半球は対側の右半側空間だけに注意を向ける機構をもっているが，右半球は両側空間に注意をはらう機構をもつ。このように左半球損傷の場合は，右半球の同側への注意機構が補償すると考えられるので，慢性的な一側性無視は起こらない。

【文献】

Benton, A., & Tranel, D. (1993). Perceptual and spatial disorders. In K. Heilman & E. Valenstein (Eds), *Clinical neuropsychology*, 2nd edn (pp. 165–213). New York: Oxford University Press.

Bradshaw, J., & Nettleton, N. (1981). The nature of hemispheric specialisation in man. *Behavioral and Brain Sciences, 4*, 51–63.

Critchley, M. (1953). *The parietal lobes*. London: Edward Arnold.

De Renzi, E. (1982). *Disorders of space exploration and cognition*. London: Wiley.

Halligan, P. W., Marshall, J. C., & Wade, D. T. (1992). Left on the right: allochiria in a case of left visuo-spatial neglect. *Journal of Neurology, Neurosurgery and Psychiatry, 55*, 717–19.

Newcombe, F., & Ratcliff, G. (1989). Disorders of visuospatial analysis. In F. Boller & J. Grafman (Eds), *Handbook of Neuropsychology*, Vol. 2 (pp. 333–56). Amsterdam: Elsevier.

Ogden, J. (1985). Autotopagnosia; occurrence in a patient without nominal aphasia and with an intact ability to point to parts of animals and objects. *Brain, 108*, 1009–22.

Riddoch, J., & Humphreys, G. (1989). Finding the way around topographical impairments. In J. Brown (Ed.), *Neuropsychology of visual perception* (pp. 79–104). London: LEA.

Rondot, P., de Recondo, J., & Ribadeau Dumas, J. L. (1977). Visuomotor ataxia. *Brain, 100*, 355–76.

Peter W. Halligan &
John C. Marshall

W

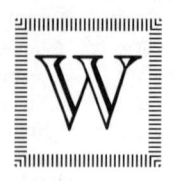

Wada test　和田試験　内頸動脈アミタールソーダ(intracarotid sodium amytal*)の項を参照

Wallenberg's syndrome　ワレンベルク症候群

延髄外側症候群と呼ばれるまれな症状で，急性脳血管疾患，すなわち延髄(medulla*)部分を含む脳血管障害(cerebrovascular accident*)によって発症する。この症候群に合併する症候は顔面と口の温痛覚の消失，味覚の消失，軟口蓋の障害，催吐反射の消失である。運動失調(ataxia*)も起こる。

興味深い本症候の特徴は，一側性にオルガスムが起こることで，おそらく生殖器からの感覚神経が全体あるいは部分的に延髄領域に上行するにもかかわらず，この投射の外側半分のみが障害されることによると考えられる。

Wernicke's aphasia　ウェルニッケ失語　失語(aphasia*)の項を参照

Wernicke's encephalopathy　ウェルニッケ脳症

ビタミンB_1(サイアミンまたはアノイリン)の欠乏で起こる脳症(encephalopathy*)の一型。ビタミンB_1の欠乏は血中ピルビン酸濃度を上昇させ，ウェルニッケ脳症や**脚気**を起こす。このビタミン欠乏症の原因には，持続性嘔吐，妊娠，胃癌に伴う栄養障害，コルサコフ病(Korsakoff's disease*)に伴う慢性アルコール中毒症などがある。コルサコフ病はウェルニッケ脳症の急性状態から移行した慢性状態と考えられ，時に**ウェルニッケ・コルサコフ症候群**と呼ばれる。

ウェルニッケ脳症の脳病変は視床と視床下部核，乳頭体(mammillary bodies*)，第四脳室周囲の傍中脳水道灰白質，小脳にみられる。本症の初発徴候はしばしば意識不鮮明と不眠で，眼球運動障害と四肢の運動失調を伴う。急性期には無関心，覚醒の変容，見当識障害，疲労感が顕著だが，幻覚，妄想，知覚歪曲，興奮などの報告もある。不安，抑うつ，情緒不安定などの情動異常がみられる。

しかし，ウェルニッケ脳症に伴う主要な障害は記憶障害である。記憶障害は本症の急性期にみられるが，錯乱状態での記憶評価は難しい。その後は一般に健忘症候群(amnesic syndrome*)の特徴を有する重度の記憶障害が出現し，作話(confabulation*)も全例ではないがみられる。

サイアミンなどの補充治療はきわめて有効だが，治療が早期に行われなかったり，慢性アルコール中毒症例など，境界域例で遅れると永続的に記憶障害が残る。

Wilson's disease　ウィルソン病

肝レンズ核変性症とも呼ばれるウィルソン病は若年者に起こる進行性疾患である。常染色体劣性遺伝的欠損が原因で銅代謝に欠陥が生じ，銅の濃度が脳と肝臓で上がり肝硬変と脳領域，とくに大脳基底核(basal ganglia*)に変性が起こる。本症は絶対的ではないが，主に運動障害である。本疾患の診断的徴候は銅の沈着による金-褐色あるいは灰-緑色の角膜の色素沈着輪(カイザー・フライシャー輪)である。

本疾患はまれで，遺伝子は人口の約0.1%にみられるにすぎず，神経心理学的な症状の発症は遅れるが，多くは10～25歳の間である。初期の徴候は患者の安静時にみられる顔と手の舞踏様運動やアテトーゼ様運動〔アテトーゼ(athetosis*)，舞踏運動(chorea*)の項を参照〕だが，これらは全身を弛緩させることによって弱まる。パーキンソン病(Parkinson's disease*)の場合と似た全身筋強剛が休止時振戦と四肢の異常なジストニー姿勢に伴い起こる。後に，表情が硬く，動きがなくなり，硬直した笑いを呈する。言語機能が比較的保たれる全般的な軽度の痴呆(認知症)に至る精神衰退も起こるが，時に怒りの爆発や破壊的な行動を伴い情動制御

が全体的に欠如した状態で不随意的な泣き・笑いが同時にみられる。その他の反社会的行動がみられることもあり，精神病的状態が持続性または反復発作性現象として生じることはウィルソン病とハンチントン病(Huntington's disease*)の間に興味深い類似性があることを意味する。

未治療の患者は一般的に1～6年生存するが，銅と結合し，その排泄を可能にするペニシラミンによる治療を早期に開始し，持続することが有効である。

withdrawal syndrome　離脱症候群

過去に中毒になる寸前まで投与された薬物を減量あるいは中止後，一時的な中枢神経系の反応として起こる。症候の型は離脱した薬物の特殊性に応じて異なるが，不穏状態，不安，興奮性，不眠，注意障害がみられる。時間的経過も薬物によって変化するが，多くの例では1週間以内に鎮静化する。薬物の使用上の変化は離脱症候群の期間内で神経心理学的評価(assessment*)を行う際に考慮すべき重要な要素となる。

witzelsucht　ふざけ症

ふざけた冗談，語呂合わせ，場にそぐわないおどけた言行のことで，前頭葉(frontal lobe*)障害後の性格変化でしばしばみられる。

word blindness　語盲

純粋語盲とも呼ばれ，失読(alexia*)の2型のうちの1つで，Dejerineによって初めて報告された別の一型は失書に伴うものである。純粋語盲では書字能力は保たれて(失書を伴わない失読)その多くは言語に対する優位脳半球後頭葉病変と脳梁(corpus callosum*)膨大部病変の組合わせで起こると考えられるが，膨大部の関与があるかどうかは議論の余地がある。このような病変は後大脳動脈領域の障害でみられる。

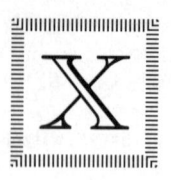

X-rays　X線

　X線の使用は神経放射線学における検査技術の基本である。通常の放射線は**単純X線**画像や**フィルム**(この状況では，静止画像)を使用し，神経系を取り囲む骨性の構造の視覚化を可能にするだけでなく，脳の構造を詳細に見ることを可能にした。空気や放射線不伝導性の液体を血管や脳室系〔血管造影法(angiography*)，気脳造影法(pneumoencephalography*)，脳室造影法(ventriculography*)〕に注入する**造影剤**の使用で脳の構造の描出が改善された。しかし単純X線が依然頭部，主に脊柱の骨性の構造を研究するのに用いられるのに対し，脳の構造の検査はコンピュータ断層撮影〔CTスキャン(scan*)〕としてX線を利用して行われるか，X線放射のない画像技術を用いて行うのが一般的である〔スキャン(scan*)の項を参照〕。

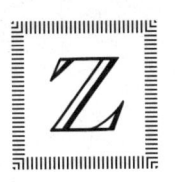

Zellweger malformation　ツェルウェーガー奇形
　複雑な全身的代謝効果を生み出す劣性遺伝性の発達異常。皮質(cortex*)ではローランド野(Rolandic area*)とシルヴィウス裂(sylvian fissure*)周辺の脳回の型の異常を起こし,正常脳に比べある脳回の幅がより狭くなるが,別の脳回では幅が広くなる。

索　引

和文索引

あ

アーガイル・ロバートソン瞳孔　**92**
アーノルド・キアリ(Arnold-Chiari)奇形　352
アイカルディ症候群　160
アウベルト現象　**110**
アヴェロンの野生児　538
アカシジア　438
アクセントの消失　260
アストロサイト(星状細胞)　220
アストロサイトーマ　316
アスパラギン酸　463
アセチルコリン　126,374,467
── のイオン向性効果　464
アセチルコリンエステラーゼ　467
アセトン　641
アテトーゼ　**104**
アテトーゼ様運動　104
アテノロール　560
アテローム硬化性パーキンソン症状　516
アテローム性動脈硬化症　**104**
アテローム斑　612,613
アデノシン　585
アトラクター　254
アドレイド昏睡尺度　648
アドレス　131
アドレナリン(A)　463,464
── の分泌　583
アニミズム　424,425,427
── と相互作用説　428
アノイリン　664
アパシー　276
アヒルのような歩行　437
アマンタジン　175
アミタールソーダ　368
── の一側頸動脈内注射　381
アミタール法　23
アミノ酸　146,463
アミノ酸作動性神経核　546
アミノ酸フェニルアラニン　496
アミロイド斑　505
アミン作動性神経核症候群　11
アメフラシ　536
アモバルビタール　165
アラビア数字　2,3
── とアルファベット数字の失書　5
── の音読の誤反応　3
── の体系　2
── の読み　5
── の理解との解離　4
アリストテレス　102,424,455
アルクマイオン　145
アルコール関連脳損傷に伴う神経心理学的障害　30

アルコール障害を起こす脳の領域　28
アルコール性コルサコフ症候群　616
── の神経心理学　375
アルコール性痴呆(認知症)　105
アルコール中毒症　**28**
── の DSM-III-R の診断基準　32
── の亜型　31
── の回復　31
── の性差　31
アルコール中毒症患者　12
アルコールの状況-依存効果　49
アルコール乱用とアルコール依存　28
アルツハイマー型痴呆(認知症)　92, 96,501
── の原因　222
── の診断基準　222
アルツハイマー型老年痴呆(認知症)　92
アルツハイマー病　**39**
── と年齢　13
── の患者　13
アルファベット　602,604
── で始まる単語の生成　96
── の B と D の混同　623
── の数の処理　4
── の呼称　80
アルファベット言語　84
── の読み　83
アルファベット文字　4
アルボウイルス　279,280
アルミニウム　640
アンゲルマン症候群　104
アンジオテンシン II　463
アンダーマン症候群　159
アントン症候群　**74**
アンフェタミン　642
アンモン角の神経細胞の脱落　74
亜急性硬化性全脳炎　278
亜急性の器質的精神障害　31
亜急性脳炎　27
曖昧母音の役割　605
悪液質　585
悪臭　67
悪性症候群　165
握手　326
足首伸張反射　512
脚組み　326
圧排効果　611
誤りの分析　120
粗さ　624
── の知覚　622
安静時振戦　22
安定性の記憶障害　39
暗所視(暗順応)　135
暗点　559

い

イオン向性　464
──, 代謝向性と神経調節効果　464
イオン向性神経伝達物質　464
イソニアジド　351
イミプラミン　49
インスリン昏睡療法　517
イントネーション　273
医学倫理に関する上院特別委員会　646
位置の記憶　637
異字体　24
異所性　**342**
異常嗅覚　67
意思決定　1
意識　**206**
── と系列的行動　208
── と認知　211
── の包括的水準尺度　648
── を伴わない認知　210
意識化された注意と主体的な調整　109
意識性　70,206,363
── の欠如　71,73
意識性の障害　72
── の後遺症　71
意図的な心　206
意図的瞬目　134
意図的な表情(ポーズ)　274
意味-語彙仮説　64
意味-語彙システム　64,65
── の機能的構築　64
── の統合　66
意味カテゴリー　63
意味記憶　17,43
意味情報　83
意味性錯語　82
意味性錯書　24
意味性錯読　36,482
意味性失語　77,79
意味性の誤反応　64
意味素　255
意味的手がかり　64
意味的な接近障害　**563**
意味表象　64
遺伝子型　200
遺伝子座　200
遺伝性痙性対麻痺　104
遺伝性歯状核赤核変性症　104
遺伝性小脳性運動失調症　104,173,175
遺伝性てんかん　282
遺伝性反復発作性の無力症　6
怒り反応　**528**
閾下知覚　207
閾値仮説　130

痛み **478**
── の関門制御説 478
── の記憶 480
── のパターン発生機序 480
痛み体験の次元 478
痛み防御 533
一元論 **433**
一元論的な見かた 428
一次運動皮質 521
── の運動出力のマッピング 524
── の眼球運動 568
── の地図 568
一次嗅覚皮質 368
一次視覚皮質 300,607
── の眼球優位性のコラム 411
一次視覚野と二次視覚野の同時破壊 227
一次性求心性神経 623
一次性失計算 2
一次性書字振戦 22
一次性触覚障害 433
一次体性感覚皮質 328,564
一次体性感覚野(SI) 620
── のニューロン 622
一次体性感覚野と二次体性感覚野 620
── のニューロン 626
一次聴覚皮質 214
一次聴覚野 630
一次的な末梢性損傷の代償 310
一次皮質と感覚求心性の情報 101
一時的な作話 46
一過性健忘 52
一過性全健忘 48
一過性の記憶障害 39
一過性のニューロンの構造と結合 409
一過性の脳梁投射 409
一過性脳虚血発作(TIA) **634**
一過性パーキンソン症候群 278
一過性片麻痺 368
一酸化炭素 52
一酸化炭素中毒 **162**
── による情動失禁 162
一側小脳梗塞 173
一側性嗅覚消失 476
一側性筋緊張亢進 330
一側性空間失認 444
一側性空間無視 445
一側性刺激提示法 232
── の長所 232
一側性失書 23
一側性身体失認 93
一側性の異所性視覚伝導路 504
一側性の空間注意障害 144
一側性の左右識別障害 144
一側性の聴覚的無視 445
一側性脳損傷の患者の認知障害 232
一側性病変 381
一側性不注意 23
一側性無視 **645**
── の症候群 444
── の分類 445
── のメカニズム 447
── のリハビリテーション 449
一般感情 396
一般情緒 392,396
一般的カテゴリー 296

色 6
── と形態の知覚 474
── の弁別 135,136,252
── のマッチング 6
色選択性 474
色選択性細胞 136
色対立信号 135
── の伝達 136
陰萎 576
陰茎勃起 582
陰性情動 479
陰性電位(N 400) 291
隠喩 424
韻律 85
韻律障害 **260**

う

ウィスコンシン・カード分類テスト 441
ウィリス動脈輪 61,611
ウィルソン病 **664**
ウイルス性骨髄炎 413
ウイルス性髄膜炎 278
ウイルス性髄膜脳炎 278
ウイルス性迷路炎 515
ウェクスラー
── の説の修正版 8
── の積木模様テスト 8
── のテスト 9
── の非持続型テスト 10
ウェクスラー記憶評価尺度・改訂版 42,95
ウェクスラー成人知能検査 9
ウェクスラー成人知能評価尺度 457
ウェクスラー成人知能評価尺度・改訂版
── の Block Design 下位テスト 89
── の標準化標本 98
ウェーバー症候群 328
ウェルニッケ・コルサコフ症候群 664
ウェルニッケ・リヒトハイムの図式 76,82,85
ウェルニッケ失語 **664**
── と似た流暢型失語 632
── の喚語障害 80
ウェルニッケ症候群 372
ウェルニッケ脳炎 **664**
ウェルニッケ野 75,79,484,504,628
ウォータール利き手質問表 319
ウシ海綿状脳症 220,280
ヴァイオリニストの左半球の脳血管障害 59
ヴィガバトリン 285,287
ヴェルジェ・デジュリン症候群 **652**
うつ病 **228**
── と神経伝達物質 230
── の神経化学的な変化 230
── の神経心理学 228
── の神経心理学的テスト 229
── の内因性 228
── の反応性 228
迂言 **186**
動き 656
── の方向と速さの弁別 136
腕組み 326

運動 35,624
── の活動と協調性 177
── の心的シミュレーション 178
運動過多性運動異常症 126
運動過多性失書 22
運動開始 102
運動学習のパラダイム 536
運動監視の障害 434
運動緩慢 **145**
── の随伴運動 145
運動記憶痕跡 24,90
運動企図 438
運動技能障害 **433**
運動協調障害の代償 437
運動計画の障害 88
運動減少 **360**
運動減少性運動異常症 126,127
運動行為 87
運動痕跡と言語領野の関係 62
運動時振戦 102,437
運動失調 **102**
運動失調型脳性麻痺 181
運動失調性失書 103
運動失調性歩行 437
運動失調性両麻痺 104
運動順序の生成 568
運動障害 **439**
── による発話機能の解体 434
── の神経症候学的分析 433
運動神経核の活動と眼球運動 217
運動制御 169
── の大脳-小脳ループ 170
運動性失韻律 92
運動性失音楽 123
運動性失語 **433**
── の2つの下位タイプ 78
運動性失書 21
運動性知覚転移 38
運動性転移 242
運動性の構音障害 80
運動性の構音表出の回復 80
運動性の離断症候群 242
運動前皮質 516
運動前野 568
運動速度の低下 438
運動地図(顔, 腕, 足)分類 525
運動中の運動皮質錐体路ニューロンの自然活動 524
運動ニューロン 594
運動パターン 568
運動皮質 433
運動(非流暢)性失語 260
運動方向選択性 474
運動無視 445
運動野の錐体路ニューロン 524
運動ループ 486

え

エイズ(後天性免疫不全症候群) **27**
エイズ-痴呆(認知症)複合 27
エイズ脳症 27,436
エコープラナー法 403
エジンバラ利き手目録 319
エジンバラの脳損傷施設 538
エストロゲン 574,643
エストロゲン受容体密度 574
エストロゲン療法 574

エソサクシミド 287
エディプス期 49
エディプスコンプレックス 49
エディンガー・ウェストファル核 216
エデト酸ニナトリウム・カルシウム 387
エネルギー保存の法則 428
エピソード記憶 43, 222
—— の選択的障害 44
エピネフリン 464
エフロンの形マッチングテスト 15
エングラム 90
エンケファリン 126
エンテロウイルス 279
エンドルフィン **281**
絵-単語マッチング課題 16
絵の呼称 63
壊死性ミオパチー 410
永続性記憶 45
永続性の安定性健忘 39
永続性の記憶障害 39
栄養失調 52
栄養信号の役割 408
鋭敏化 536
延髄 **413**
延髄錐体 594
遠隔記憶と自伝的記憶の再生 376
遠隔機能障害(ジアスキシス) **231**
遠隔視 **627**
遠隔の誘発点 480
遠心性運動性失語 60, 78
遠心性複写 521
縁上回 **619**
嚥下困難 434

お

オウム返しの復唱 82
オクタペプチド(CCK-8) 463
オドボールテストP300 290
オプティカルフロー 135
オペラント条件づけ 540
オリーブ橋小脳萎縮症 173, 175
オリゴクローナルバンド 279
オリゴデンドログリオーマ 316
オルガスム 664
おどけ症候群 **156**
汚言 213
—— の器質的基盤 213
汚字症 23
応用と将来の方向性 110
殴打配酪型症候群 510
黄体形成ホルモン 361
黄斑 299
黄斑回避 **406**
大きさ 623, 624
—— の特徴抽出 108
—— の弁別 624
大きさと形状 623
—— の弁別障害 624
奥行き 656
音
—— の幻聴 283
—— の産生の修復 85
音韻
—— と語への置換 19
—— の聴取 79
—— の連鎖と連合 83
音韻近似反応 66
音韻障害 605
音韻性錯誤 18
音韻性失書 23, 24, 604
—— を伴う病巣 25
音韻性失読(読字障害) 36
音韻性書字障害 84
音韻生成 60
音韻的置換 66
音韻的な情報 63
音韻的入力系列 65
音韻表出語彙目録 603
音韻表象 83
音韻要素と形態要素 3
音韻論的に複雑な音系列 80
音韻論的に複雑な子音連鎖の簡略化 82
音階の弁別 368
音楽
—— の基調 58
—— の強弱の評価 59
—— の全体性の知覚と概念化 57
—— の聴覚中枢 58
—— の脳内機構 56
音楽家
—— と音楽家でない人の間の差 57
—— と個人差の問題 57
音楽知覚の障害 112
音楽テスト 113
音楽的経験の全体性 58
音楽的障害 56, 58
音楽能力 56
—— の右半球の寄与 56
音色 58
—— と音質の記憶 57
音声化を伴わない無声の発話 433
音声規則 83
音声言語と書字言語 18
音声の崩壊症候群 **501**
音声聾 111
音節
—— の挿入と置換 82
—— の分節化 83
音節文字 602
音素 602
—— と書記素対応規則 23
—— の弁別 236
音素性錯誤 82, 85
音素性錯読 36
音素的手がかり(目標語の語頭音) 64
音素プログラミング 260
音程 58
音読の障害 83
音符とメロディー 123
音符名 59
温度眼振試験 165, 514
温度刺激 **162**

か

カイザー・フライシャー輪 664
カオス分析 266
カスケード・モデル 422
カタレプシー，強硬症 **163**
カテコラミン 463
カテゴリー特異的言語障害 662
カテゴリー特異的呼称障害 81
カテゴリー特異的障害 16
——，失認の 16
カテゴリー特異的認知障害 16
カドミウム 641
カハール・レチウス細胞のニューロン 409
カプグラ症候群 **162**
カプグラ妄想 532, 533
カルシウム拮抗薬 615
カルシウム伝導 631
カルバマゼピン 285, 287, 597
カルボドパ 225
カント 660
カント学派 660
ガドリニウムによる増強効果 403
ガラクトース血症 203
—— の後遺症 203
ガレノス(ガレン) 455
ガンゼル症候群 **311**
下位運動ニューロン 435
—— の障害 433
下位語彙システム 66, 604
下位語彙的な構成要素 603
下位語彙的な手順 604
下位システム仮説 130
下顎腺 218
下丘 **187**
下行性皮質性離断 350
下肢振動 713
下肢静止不能症候群 **545**
下肢の歩調機序 308
下垂体 502
下垂体機能亢進症 502
下垂体後葉 361
下垂体腫瘍 **502**
下頭頂小葉 484, 485
化膿性髄膜炎 413
加算平均法 289
加齢 6
—— に伴う機能変化 7
—— に伴う脳の形態的変化 10
—— によるニューロンの減少量 10
—— による認知機能の変化 8
—— の横断的デザイン 7
—— の縦断的デザイン 7
—— の神経心理学 6
—— の神経心理学的知見 12
—— の神経心理学的理論 9
可塑性 **503**
可塑的な変化 596
仮名 602
—— の失書 23
仮面様顔貌 588
科学的検証 428
架空移動運動 308
書き誤り 24
書き言葉 35
—— の出力 65
書き取り 24, 34, 35
家族性挑戦 437
家族性のアルツハイマー型痴呆(認知症) 222
家族性の左利き 325
家族の見かた 590
掛け算 3
過剰刺激性無痛 479
過剰刺激による無痛 479
過読症 359

過読状態 **359**
歌唱に特殊化した機構 57
蝸牛神経 219
蝸牛と膜迷路 219
課題半球依存性 336
課題半球依存性 対 個人的半球依存性 336
顆粒空胞変性 222
顆粒細胞 345
介在ニューロン 630
回転傾向 322,323
回転板追跡課題 488
会話の理解力 79
海馬 **342**
—— とアルコール中毒 28
—— と扁桃体 125
—— の機能とアルツハイマー病 346
—— の機能の空間的側面と非空間的側面 343
—— の空間ニューロン 345
—— の構造と線維結合 343
—— の重要性 345
—— の情報 344
—— の組織構造と記憶痕跡 39
—— の損傷による新しい学習の障害 55
—— の長期増強 345
—— の反復性てんかん発作 262
—— の役割 150
海馬回の嗅梨状部 391
海馬回 40
—— と扁桃体回路 41
—— の破壊 53
海馬交連 188,189,191,240
海馬支脚 344
海馬体 617,630
—— と扁桃体 397
海馬ニューロン 344
海馬傍回 343,344,395
—— と記憶 343
—— と周嗅野への投射 343
海馬傍回皮質 53
海綿状脳症 280
海綿静脈洞 216,217
開頭術 455
解剖学
—— にもとづく孤立性の読字障害 83
—— にもとづく失語症候群の復活 78
解剖学的半球切除術 332
解剖学的連合説学派 77
解離 **246**
—— と連合 419
—— に似た物 420
解離アプローチ 419
外因性毒物 対 内因性毒物 639
外因性誘発電位 289
外傷後健忘 48,508
—— の持続期間 48
外傷性失語 78
外傷性脳損傷 589
外側基底回路 **128**
外側膝状体 313,469,472,474,609
—— に逆投射 609
外側膝状体有線野経路の損傷 652
外側膝状体有線野システム 474

外側無顆粒領野 565
外的空間内での対象の定位 143
外転神経 216
外転神経核 217
外転神経麻痺 217
外有線野 607
外来性領域 101
概算 5
概念相関関係理解 118
概念的言語的仮説 121
概念的誤反応 122
概念的知識の喪失 88
顔
—— の呼称の選択的障害 658
—— の差の知覚 658
—— の失認 **299**
—— の特異的な障害 296
—— の認知 **295**
—— の認知障害 17
—— の表情の解釈 588
顔チャンネル 273,274
顔チャンネル情動価 275
顔認知テスト 243
各個人の認知状態の評価 97
角回 **62**
—— と視覚性の文字形態 83
—— と重度の失名辞 84
—— の失読失書 84
—— の損傷 62
—— の両側性の損傷 62
角回後方失読 34
角回病変 84
—— による失読失書 84
拡散-収束型接続パターン 534
核 216
核上性麻痺 69
覚醒 151,275,582
—— から睡眠への移行期 582
—— と意図 275
—— と睡眠の脳内の賦活と抑制 584
—— の行動状態と睡眠の二面的性質 151
—— の調節と脳幹網様体の役割 151
覚醒-睡眠周期の各周期と移行期 152
覚醒期の脳波徴候 582
覚醒昏睡 **188**
覚醒時とレム睡眠時 545,546
覚醒状態
—— と注意の機構 196
—— の調節 151
学習 624
楽音の音色 113
籠細胞 168
数 78
—— の音読 4
—— の書字 4
—— の処理 4
—— の比較 5
—— の変換課題 3
—— の読み 5
傾き 656
活性化
—— の閾値 132
—— の閾値仮説 130
—— の閾値パターン 131
活字体 19,84

—— と筆記体 25
活動電位 462
滑車神経 216
滑車神経核 217
滑脳症 **397**
括約筋支配 **606**
—— の障害 606
干渉性分析 265
完全嗅覚消失 67
完全脳梁切開術 242
完全脳梁無形成 158
完全分離脳 244
完全離断 240
肝レンズ核変性症 436,664
冠詞 18,81,85
桿体 135
喚語 77,84
—— のカテゴリー特異的な解離 80
喚語困難 58,80,261
—— と意味性誤反応 66
喚語障害 80
間質核 574
間接記憶 42
間代 283
間脳 **240**
間脳正中部 52,53
—— の構造の損傷 55
間脳性健忘 53
—— の神経病理学的基盤 41
間脳損傷 39
感音性 182
感覚 35
感覚運動協調障害 406
感覚運動皮質 **563**
—— の下位分類 565
感覚器官と脳幹の運動関連中枢 630
感覚刺激評価法 648
感覚所与性質 656
感覚障害 657
—— と知覚・運動障害 182,660
感覚消失 **61**
感覚性失韻律 92
感覚性誘発電位 289
感覚地図と運動地図 630
感覚統合中枢 187
感覚ニューロンとシナプス 215
感覚剥奪 **569**
感覚野 408,567
感嘆詞 80
感知システム 55
漢字 4,19,602
—— の失書 23
—— の読み 37
関係を示す語の省略 18
関門制御 535
関門制御説 479,480
緩徐順応 620,621
緩徐順応Ⅰ型求心性神経 623
緩徐順応Ⅱ型求心性神経 623
還元主義(者) 428
環境音 112
環境神経毒物学 639
観念運動性失行 **367**
—— と観念性失行 88
観念性失行 **367**
観念的計画性の障害 88
観念論(唯心論) 425
観念論哲学 428

和文索引　　673

眼窩前頭皮質の内側部　52
眼窩皮質　60
眼球運動　**293**
　──の記録　388
眼球運動失行　**476**
眼球運動の方向　337
　──と大きさ　134
眼球偏位　329
眼瞼下垂　217
眼瞼反射　54
眼瞼攣縮　**134**
眼神経　218
眼振　**467**
眼精疲労　**102**
眼前暗黒失神　451
眼-前庭系　118
顔面・舌・喉頭の失行　123
顔面筋　633
顔面神経麻痺　627
顔面チック　316
顔面両麻痺　299

き

キセノンSPECT　556
キメラ刺激　273
キメラ図形　**185**
　──の瞬間提示　186
ギラン・バレー症候群　279
気づきの喪失　71
気脳図　27
気脳造影法　**506**
企図(時)振戦　102,169,437
利き手　318
　──,偏りと利き手と熟練の関係　321
　──と遺伝　324
　──と反対の手による自発書字・書き取り　23
　──の遺伝要因モデル　324
　──の解剖学　322
　──の機能中枢　322
　──の系統発生　323
　──の個体発生　323
　──の社会の趨勢と年齢傾向　322
　──の進化　325
　──の性差　323
　──の測定　318
　──の測定尺度　320
利き耳　326
利き眼　**294**
季節性情動障害　**559**
　──の神経生物学的解釈　560
記憶　243,624
　──と痛み　479
　──と学習　176
　──の一過性障害　48
　──の空間的(where)文脈　304
　──の固定　375
記憶課題　54
記憶痕跡　90,131
記憶システム　49
記憶指数　95
記憶障害　**413**
　──と視床下部損傷　362
　──の前頭葉プロファイル　46
　──の治療　47
　──の本質　42

記憶チェックリスト　589
記銘力障害　222
既視感　**221**
既知感　295
既知相貌のマッチングと未知相貌のマッチング　297
起立歩行障害　103
規則語　256
基底前脳伝導路切断術　519
幾何学的不変性　243
揮発性物質
　──の曝露　641
　──の乱用　641
聞こえない聴覚　137
器質性記憶障害　39
器質性強迫衝動　428
器質性情動障害　428
器質性情動障害と慢性中毒性脳症　641
器質精神医学　454
機能
　──と回復　531
　──の局在　399
機能回復　**528**
機能構築　414
機能再構成学派　598
機能障害評価尺度　649
機能性障害と器質性外科　454
機能的神経外科　516
機能的伸張性　512
機能的精神病　165
機能的な単位としての三次元的な側頭・頭頂・後頭領域　483
機能的半球切除術　332,334
機能変遷　**307**
機能モジュール　379
偽記憶　46
偽警告　47
偽性球麻痺　**516**
偽性視床　624
偽性失読　36
偽性失認　102
偽性痴呆(認知症)　11,226
　──の診断　226
偽性同音異義語　255
偽同音単語　83
偽妊娠　530
拮抗運動反復不能　**252**
吃　614
吃音　614
客観的閾値　210
脚内核　124
逆向性記憶障害　298
　──と前向性記憶障害の重症度　376
逆向性記憶と前向性記憶のテスト　376
逆向性記憶喪失　44
逆向性健忘　**550**
　──と前向性健忘の相関関係　53
　──の時間的勾配　342,349
逆刺激治療　480
逆視床-大脳遠隔機能障害　175
逆説睡眠剥奪　585
逆説的睡眠　152
逆説的消去効果　238
逆転播法　623
弓状束　**92**

旧脊髄視床路　478
旧皮質　391
吸引反射　618
求心性運動性失語　78
求心性感覚経路　145
求心性神経線維　620
求心性の斉射　630
急性昏睡と植物状態　648
急性散在性脳脊髄炎　278〜280
急性中毒　639
　──の心理学的変化　640
急性中毒 対 慢性中毒　639
急性鉛脳症　385
急性脳症を起こす鉛曝露　385
急性曝露　640
急性リンパ球性髄膜炎　278
急速順応　622
急速順応系　620
球体と立方体を用いた触覚性の遅延照合課題　624
嗅覚　**476**,**586**
　──の異常　67,69
　──の受容体の興奮　67
嗅覚器官　68
　──の刺激　68
嗅覚機能
　──の低下　67,68,70
　──の歪み　67
嗅覚錯誤　67
嗅覚障害　68
嗅覚消失　**67**
嗅覚上皮　67
嗅覚中枢　67
嗅覚鈍麻　67
嗅覚皮質　125
嗅覚弁別の障害　302
嗅気物質　67
　──に対する閾値の分布　67
嗅球　215,217,395
　──と嗅索　302
嗅溝　476
嗅索　217,476
嗅神経　215
嗅内野　343,344
　──からの投射　345
嗅内野皮質　**281**
嗅脳　392
　──の機能　392
嗅皮質　60
嗅表層のニューロン　215
巨視症　413
巨人症　124
去勢恐怖　49
虚血　**368**
　──の程度　74
虚血時間　74
虚血性脳卒中　611
　──の原因　612
共通感覚中枢　398
共同性眼球運動　293
共同性側方眼球運動　**186**,**206**
狂犬病　279
胸鎖乳突筋　639
恐怖　**299**
強化説　44
強制発声　213
強直　283
強直間代けいれん発作　1

強直性姿勢発作 634
強直性障害 **634**
強直性発作 634
鋏状歩行 437
橋 **507**
―― の水平共同注視中枢の機能不全 329
―― の注視中枢 293
橋延髄接合部 219
橋核 170
橋膝状体後頭波 151,154
鏡像課題 552
鏡像刺激の弁別 552
曲線 621
局在 **398**
局在性脳梗塞による錯乱状態 197
局在症の定義 528
局所脳血流 **528**
―― と認知心理学 139
―― の測定 138
局所脳血流研究 138
―― と前頭葉の機能 140
―― の将来 141
棘 146
棘樹状突起 408
棘徐波活動 264
金属曝露 640
筋萎縮性側索硬化症 594
筋強剛 163
筋緊張 593
筋緊張低下 **362**
筋伸張 595
筋線維 534
筋トーヌス 163
筋肉痛性脳脊髄炎 278
筋肉の他動的伸張抵抗の速度 593
筋紡錘 534
筋無緊張 153
筋力-感受性腱器官 534
緊急症 81
緊張性頸反射 511
緊張性伸張反射 593
緊張性振戦 437
緊張性迷路反射 511
緊張病 **163**
―― の疫学と概念化 165
―― の現状と診断 164
―― の治療 166
―― の病態生理 166
―― の臨床症状 164
―― の歴史的特徴 163
緊張性の精神分裂病 165
緊張病様症候 166

く

クライアント 94,99
―― の過去の職業 94
―― の記憶課題に関するテスト・再テスト 99
―― の職場環境 94
―― の職場への復帰 94
―― の積極性 94
―― の病前の能力像 94
―― のプロファイル 96
クライネ・レヴィン症候群 **371**
クラインフェルター症候群 202
クリッピング 615

クリトリスの膨張 582
クリューヴァー・ビューシー症候群 **371**
クール 220
クロイツフェルト・ヤコブ病 **220**
クロージングイン現象 88
クロニジン 374
クロルプロマジン 165
グラスゴー・リエージュ尺度 648
グラスゴー昏睡尺度の改変版 648
グラディエント・エコー系列の感度 403
グリア 196
―― の増殖帯 407
グリシン 463,597
グループ治療 543
グルタミン酸 146,463,639
―― と小脳顆粒細胞の興奮性神経伝達物質 175
グルタミン酸作動性神経核 546
グルタミン酸作動性とアミノ酸作動性神経核 545
くも膜 413
くも膜下腔 614,615
くも膜下出血 **614**
―― の患者の出血源 615
―― の経過と予後と治療 615
―― の検査所見 615
―― の神経心理学的障害 616
―― の認知障害の影響因子 615
くも膜下出血後の神経心理学的障害 616
くも膜嚢 413
句読法 18
句の長比率 82
繰り上げや繰り下げの選択的障害 4
繰り返し学習した手順 91
空間概念の崩壊 662
空間間隔 622
空間関係テスト改訂版 243
空間関係の失行性失認 86
空間記憶 636,637
―― の障害 636
空間記憶再生範囲 636
空間処理の側性化 382
空間障害仮説 120
空間障害の分類の困難 660
空間情報
―― の操作の障害 86
―― の認知と利用の障害 87
空間図 636
空間性学習と小脳 177
空間性失計算 2
空間性失読 36,87
空間短期記憶の障害と地誌的見当識障害の関係 637
空間定位障害と空間見当識障害 662
空間的位置の記憶 54
空間的手がかり 343
空間的出来事記憶 343
空間的な加重の障害 56
空間的な選択的触覚性の注意の神経基盤 626
空間表象 623
空間符号化仮説 623
空虚感 581
空虚な発話 186
空疎な音読 85

空想的作話 46
空洞形成過程の理論的モデル 213
空腹中枢 361
草刈り歩行 310,330
口-頬-顔面領域にみられる舞踏アテトーゼ運動 348
口尖らし反射 **586**
屈曲相(遊脚相) 310
屈筋反射 309
屈筋反射求心線維 309
屈折性に富んだ言語 81
群発頭痛 **187**
群発性 PGO 波 155

け

ケナードの原則 **371**
ゲシュタルト心理学 1
ゲシュタルト理論 414
ゲルストマン症候群 **313**
けいれん 491
けいれん重積状態 284
形状 623,624
形態 138,656
形態合成不能 **56**
形態失認 **56**,433
形態知覚と運動知覚の二重解離 656
形態的構造 64
形容詞 64,80
系統発生 391
系統発生的調整 407
系列・並列処理回路 530
計算 2,60
―― と計算以外の数処理 3
計算障害 2
計算中枢 5
計算の要素 422
計算論的心理学 459
経験的支持 427
経皮電気的刺激 480
痙縮 **593**
―― の患者の脊髄路機能障害 596
―― の病態生理 594
―― の病型 594
―― の臨床的方略 596
痙性四肢麻痺患児の平均 IQ 182
痙性片麻痺 329
痙性歩行 437
痙性両麻痺 181
軽睡眠(ステージ) 581,582
軽躁症状 228
軽躁状態 **360**
傾眠 581
頸動脈内アミタールソーダ 381
頸動脈内膜剝離術 369
頸動脈の血液供給 614
警戒状態 107
警戒と注意 109
警戒力 109
―― の変化 109
警告 283
警告刺激 290,382
欠伸発作 283,288
欠神 **1**
欠神発作 633
欠損部視野に残された視覚 653
血管芽細胞腫 643
血管作動性小腸ペプチド 465

血管腫　93,643
血管性痴呆（認知症）　224
　──の治療　224
　──の頻度　224
血管性迷路炎　515
血管造影（法）　**61**
血管攣縮　613
　──の役割　616
血腫　326
血栓症　**634**
血栓塞栓性の脳卒中　612
血中酸素濃度の低下　74
血中鉛濃度　384
結核性髄膜炎　413
結晶的な知能と流動的な知能の違い　9
血液脳関門　385
血餅　634
月経てんかん　282
齧歯動物の体性感覚皮質　411
見当識障害　71,222,634
　──のある外傷性の脳損傷　71
健常者
　──の顔の表情　274
　──を対象とした研究　248
健常成人に対する情動の研究　272
健忘　**39**
　──によって起こる障害の理論　55
　──の解剖学　52
　──の種類　45
　──の説明　43
　──の手続き記憶の保持　41
健忘症患者
　──の意識性の障害　71
　──の再認記憶　44
健忘症候群　**52**
　──に関わる主要脳領域　40
　──にみられる記憶障害の性質　54
　──の行動学的な特徴　41
健忘性失語　62,77
検証可能性　427
嫌悪感の神経学的基盤　479
腱反射　534
　──の興奮性　596
腱反射亢進　593
顕在性記憶　97,207
顕在性知覚
　──と視覚の誘導行為　657
　──と潜在性知覚の解離　657
顕在中毒症の症候　386
顕性鉛中毒による神経系の影響　385
幻覚　318
　──と錯覚　318
幻覚促進剤（LSD）　642
幻嗅　67
幻肢　**496**
幻視　185
言語
　──とシルヴィウス裂周囲　398
　──の下位システム　132
　──の活性化の閾値　131
　──の受動的知識　131
　──の道具的側面　77
　──の脳内機構　56
　──の表出　18
　──の抑制システム　132
　──の流暢性テスト　230
言語・図形の想起の標準尺度　11

言語学的にみた失読の亜型　36
言語機能
　──のネットワーク　399
　──の半球優位性　503
言語視覚心像　62
言語刺激に対する右耳優位　57
言語障害　**379,597**
　──と数の障害　4
言語象徴　314
言語常同症　61
言語性IQ　304
言語性IQと動作性IQ　440
　──の平均スコア　183
言語性記憶テストの成績　298
言語性素材に対する側性化効果　237
言語性聴覚失認　112
言語性のプライミング　42
言語的・非言語的刺激　54
言語的手がかり　382
言語発達遅滞　33
言語優位性半球　127
言語流暢性課題　357
限局性のジストニー　22
原始性神経支配　**516**
原始反射　618
原発性ウイルス性脳炎　278
現在の認知能力への要求　96
現代神経心理学　456
減算法　417

こ

5ヒドロキシインドール酢酸　231
コカイン　642
コタール症候群　**215**
コネクショニスト　254
　──とその理論　461
コネクショニスト・モジュール　421
コネクショニスト・モデル　398,419,422,458,460
　──のシミュレーション　421
コネクショニストシステム　461
コネクショニストネットワーク　461
コネクショニズム　421
コホート効果　7,8
コホートと世代の効果　8
コラム　146
　──の特殊化　407
コラム構造　411
コラム状の機能単位　399
コリン作動性　546
コリン作動性神経核　546
コリン作動性ニューロン　545,546,585
コルサコフ・ウェルニッケと視床　375
コルサコフ症候群　**371**
　──とコリン作動系　374
　──の記憶障害　374
　──の機能画像　375
　──の神経化学　373
　──の神経画像検査　374
　──の神経病理学　373
　──の中核の記憶障害　374
コルサコフ精神病　**371**
コルシブロックテスト　636
コレシストキニン　126,463
コロイド嚢胞の除去　53

コンピュータ断層撮影（CT）　**194**
ゴルジ腱器官　594,595
ゴルジ細胞　168
小刻み歩行　**407**
古外套　391
古典的条件づけ　536,540
　──と小脳　177
古典的なブローカ失語　627
古典的な老化パターン　9
呼称
　──の障害　63
　──の選択的障害　242
呼称障害　63,80
　──の原因　80
呼称の誤反応　66
　──と出力モダリティ　63
呼称能力　77
固有介在ニューロンと網様核　631
固有名詞　63
孤発性横断性脊髄炎　279
孤立性遠向性健忘　43,45
娘細胞　407
個人差　401
個人的半球依存性　336
個人のアイデンティティに関する意味情報　297
個体発生　391
語
　──の暗示　83
　──の意味の疎外　80
　──の形態的構造と失語　63
　──の省略　83
　──の生成と復唱　141
　──の置換　83
　──の聴覚性心像の貯蔵障害　77
　──の沈黙の綴り読み　83
　──の認知に対する品詞の影響　83
　──の分節化　83
語啞的失語　**86**
語彙　4
　──の産生　79
　──の分類　242
　──へのアクセス　85
語彙項目へのアクセスの障害　80
語彙システム　3
語彙処理過程　3
　──の二方向性の障害　80
語彙性失書　24
　──を伴う病巣　25
語彙性判断課題　244
語彙性プライミング　242
語彙チャンネル　273,274
語彙的（正書法的）強制　605
語彙的意味システム　243
語彙的側面と統語的側面　2
語彙変換メカニズムと下位語彙変換メカニズム　66
語彙メカニズムと下位語彙メカニズム　65
語彙要素　3
語彙要素間の関係　3
語間代　261
語幹　4
　──と語尾　64
語幹完成プライミング　42,50
語義の疎外　85
語形変化　81,83
語健忘　76

和文索引　675

和文索引

語順 18,79
語性錯語 82,85,261
語性失語 77
語性失読 34,36
語性復唱 164
語全体の綴りの賦活 84
語頭音素部分 236
語頭音の手がかり 80
語頭の子音 236
語内の音の転置 82
語の理解
 ── におけるカテゴリーの解離 79
 ── のカテゴリー特異的な解離現象 79
語盲 **665**
語用論 588
語聾 111
誤警報 236
誤読 256
誤反応のタイプ 66,80
誤反応パターン 4
誤反応率 4
口顔面運動と発話 90
口顔面失行 **156**
 ── と肢節失行 90
口唇期 49
口頭
 ── による数唱課題 5
 ── による綴り 20,24,84
口頭言語
 ── と書字言語の障害の解離 19
 ── の障害 260,602
 ── の復唱 19
口頭表出 83
口頭命令 78
口部失行 89
口部不随意運動 **438**
巧緻性 90
広範性の徐波化 267
広範性脳炎 279
行為
 ── の絵 63
 ── の企図的な側面 87
行動 399
 ── の定義と分類 400
行動主義者 458,598
行動修正学派 598
行動心理学の無誤弁別学習 543
行動神経学 457
行動性不注意テスト 446
交感神経優位 582
交感性失行 612
交叉性失語 **220**
交叉性と非交叉性の二重命令 144
交通性水頭症 615
交尾行動 574
交連 188
交連システムの機能 188
交連切開(術) **188**
 ── の影響 381
交連切開術後
 ── に生じる離断症候群 190
 ── の急性症状 192
交連線維 407
 ── の解剖学的構造と機能 193
 ── の機能 188
交連線維束 188

好銀性封入体 502
光子-量仮説 561
抗けいれん薬 285,642
 ── と催奇形性 285
 ── の作用 48
抗精神病薬 642
抗線維素溶解物質 615
抗てんかん薬による記憶障害と注意障害 642
抗パーキンソン病薬 490
抗不安 642
抗不安薬 49
 ── と催眠薬 642
抗利尿ホルモン 361
 ── とオキシトシン 361
肛門期 49
拘縮 143
拘束性の屈折形態素 81
恒温動物 580
後交通動脈 611
後交連 188
後根神経節細胞 620
後索 **251**
 ── の病変 623,624
後索路 593
後視床動脈の閉塞と出血 632
後大脳動脈 484
 ── の動脈瘤 616
後大脳動脈分布領域の脳卒中 612
後大脳動脈流域の梗塞と地誌的見当識障害 636
後天性色覚異常 252
後天性色盲 6
後天性失書 604
後天性失読(読字障害) **6**
後天性免疫不全症候群(エイズ) 39,224
後頭蓋窩 168
後頭眼野 **469**
後頭-側頭システム 474
後頭葉 **469**
 ── の機能的生理学 471
 ── の二次視覚皮質 293
 ── の有線野と有線前野 469
後頭葉性失読 34
後頭葉皮質側頭葉下部皮質 572
後視床下部破壊術 519
後頭損傷による失読 34
後頭頭頂皮質 566
後方言語領域 486
厚脳回 **478**
高血圧 **360**
高山病 74
高次の運動調節機構 632
高周波数(200 Hz以上) 622
高周波パルスの変化 403
高速フーリエ変換 265
高速フーリエ変換データ 267
高齢者
 ── のアルコールの乱用と依存 12
 ── の精神疾患 10
 ── の精神分裂病 12
 ── の躁病 12
 ── の大脳基底核 12
 ── の痴呆(認知症) 13
 ── の認知機能の研究 8
 ── の認知能力の特徴 10
 ── の白質希薄化の発生 10

 ── の薬物乱用 12
高齢者のうつ病 11
 ── の罹患率 11
高齢者のうつ病患者
 ── のMRI 11
 ── の認知障害 11
梗塞 **368**
硬化症 **559**
硬膜 619
 ── の真菌 68
硬膜下出血 330
硬膜下静脈出血 326
硬膜下の空洞 333
硬膜外の空洞 333
硬膜外ブロック 479
硬膜静脈洞 330
喉頭蓋の味覚 219
項部硬直 619
鉤状回 222
鉤の障害 482
鉤発作 **645**
構音 77,80
構音運動記憶の貯蔵の障害 77
構音運動心像の中枢 76
構音障害 **251**
構音図 598
構音不能(アナルトリー) **60**
構成失行 **212**
構成要素 321
膠芽腫 316
興奮型の脱同期性逆説性睡眠 580
興奮性グルタミン酸 126
興奮性神経伝達物質 464
黒質 **618**
 ── のニューロン 618
黒質緻密部 124,126
黒質変性 486
黒質網様部 124
心
 ── と脳の接点 150
 ── の理論の欠如 118
骨格筋 435
骨相学 **501**
 ── の提唱 456
骨相学地図 501
言葉
 ── の減少 18
 ── のサラダと脱線 23
昏睡/近・昏睡尺度 648
昏睡と植物状態のリハビリテーション 543
混合型聴覚失認 113
混合型超皮質性失語 19,21
混合型皮質性失語 19
痕跡 131

さ

III型モジュール 416
3a野 620
3b野 623,624
3方向性ガンマカメラ 557
サイアミン 664
サイアミン欠乏症 52
サイトメガロウイルス 279
サブトラクション法 140

サル
　——の残存視覚機能と人間の盲
　　　　　　　　　　　　　　136
　——の視覚経路　136
　——の帯状回皮質　392
　——の中心後回の実験的切除　624
　——のニューロン検査法　393
　——の有線皮質のモデル　472
左側無視　89
左右　144
　——の動きを模倣する課題　144
　——の逆転　552
　——の鏡像識別　550
　——の識別　144,550,552
　——の相対的な性質　144
　——の反転　552
　——の耳　57
左右見当識障害　662
左右見当識のテスト　551
左右識別障害　**550**
左右定位障害　38,143
左右半球切除　381
左右非対称性　382
作業記憶（ワーキングメモリー）　24,
　　　　　　　　　301,375
　——の操作的定義　303
作業記憶課題　303
作業記憶モデル　540
作動薬　465
詐病　50
再帰性発話　80
再教授学派　598
再構成　531
再生と再認　55
　——の違い　54
再認記憶　343
再認障害　52
細胞外マトリックス　382
細胞構築　628
細胞構築的地図　156
細胞骨格　410
細胞死　262
最小刺激間距離の決定（二点識別覚）
　　　　　　　　　　　　　　623
催眠後健忘　50
催眠薬　49
作話　**194**
作話的記憶　46
錯語　**483**
　——によるジャルゴン　85
錯視　491
錯書　482
錯聴　**482**
錯読　**482**
錯文法　482
錯味　482
錯乱状態　**195**
　——に伴う失書　19
　——の原因と機構　196
　——の臨床像　195
作曲　58
錯行　**483**
殺人鬼イアン・ブラディ　50
殺人と泥酔状態　49
三叉神経　216,217
　——の分枝　218
　——の麻痺　68
三叉神経痛　218

三次元
　——の形状の神経符号　623
　——の図形　89
　——のモデルの組立て　662
三位一体構造　391
散乱光　134,472
酸化ヘモグロビン　403
残存視覚　653

し

10/20 法　263
システアミン　351
シデナム舞踏病　22
シナプス
　——のイオン勾配　138
　——のイオン性効果　464
　——の化学的信号（シナプス伝達）
　　　　　　　　　　　　　　462
　——の選択　411
シナプス間隙　465
シナプス形成　146,409,596
シナプス後受容体　466
　——の認識　462
シナプス後ニューロン　462
シナプス細胞外腔への放出　462
シナプス終末の貯留　462
シナプス小胞　462
シナプス前受容体　462
シナプス前ニューロンの合成　462
シナプス前抑制　595
シナプス伝達の調整　534
シナプス変性　596
シャルル・ボネ症候群　**185**
シャント　615
シルヴィウス裂　**619**
シルヴィウス溝　612
シルヴィウス裂周辺領域の損傷　75
シルダー病　221
ジアゼパム　287
ジェスチャー　270
ジェナリー線条　469
ジェンダー　569
ジスキネジー型（アテトーゼ型）脳性麻
　痺　181
ジストニー　**260**
ジヒドロプテリジン還元酵素欠乏
　　　　　　　　　　　　　　497
ジャクソンてんかん　283
ジャクソン発作　**370**
ジャネ　49
ジャルゴン失語　**370**
ジャーロックアペレージ法　292
ジャンボアメフラシの神経組織　536
ジル・ド・ラ・トゥレット症候群　**316**
子音の重複規則　605
子音-母音-子音　236
子音-母音刺激　236
四丘体　187
四肢
　——と体幹の姿勢の異常　260
　——の運動　308
　——の定位　511
四肢麻痺　527
四肢末梢神経障害　27
四分盲　**527**
仕立屋の姿勢　496
自然な表情　274

　——の表出　275
至福感　396
刺激
　——による効果　357
　——の位置　623
　——の中心視化　107
刺激学派　598
刺激性の損傷　271
刺激呈示と反応モダリティの影響　63
肢節運動失行　90
使用語彙　270
指揮　58
思考実験　459
姿勢　270
　——の不安定が生じる大脳基底核疾
　患　515
　——の予測可能な方法　512
姿勢時振戦　102
姿勢制御　**511**
　——の主要モデル　512
姿勢戦略　312
姿勢調節　308
　——の持続的な微調整　512
姿勢反射障害　28
姿勢変換　581
視運動性眼振　**477**
視運動性協調運動　440
視運動性追跡　348
視運動プログラム　149
視蓋視床枕仮説　474
視蓋視床枕系　472
視覚　81
　——の恒常性　656
　——の特徴分析　399
視覚・聴覚性失名辞　81
視覚イメージの産生　658
視覚以外のモダリティ　657
視覚運動感覚性記憶痕跡　91
視覚運動感覚性の運動記憶の痕跡　90
視覚運動野　136
視覚コミュニケーション　**652**
視覚性・聴覚性単純反応時間の定量化
　　　　　　　　　　　　　　174
視覚性運動失調　**476**
視覚性カテゴリー　296
視覚性記憶と書字運動性記憶　84
視覚性語彙　243
視覚性構成障害　87,661
視覚性再認　233
視覚性錯読　482
視覚性失語　**476**
視覚性失読　34
視覚性失認　**652**
視覚性失名辞　658
視覚性推理の測定　88
視覚性知覚転位　38
視覚性同時認知障害　484,658,661
視覚性の物体失認　658
視覚性皮質誘発電位　337
視覚性物体失認　17
視覚性物体認知　657
視覚性無視　658
視覚的意識　475
視覚的手の到達運動　473
　——の障害　473
視覚的な形状に関するゲシュタルトの
　特性　657
視覚的入力語彙　603

視覚的方向定位システム 108
視覚投射の2方向の流れ 629
視覚認知能力 83
視覚版 243
視覚皮質 74, 101, 486
── の刺激 262
── の並列経路 472
── の並列情報処理 472
視覚皮質地図の網膜部位対応 471
視覚皮質野 630
視覚物体処理 17
視覚保続 492
視覚モダリティ 660
視覚ユニット 258
視覚誘発電位 652
視覚連合野から言語野のアクセスの離断 84
視感度曲線 135
視空間型失計算 23
視空間失認 659
視空間障害 659
視空間性失書 19, 23
視空間性注意 632
視空間性問題-解決課題 72
視空間統合 348
視空間認知機能 223
視空間認知障害 223
視空間能力 489
── の障害 488
視空間無視 663
視交叉 476
視交叉上核 584
視構成機能の障害 476
視索 135, 187, 217
視床 629
── から新皮質への3つの主な感覚系の投射 148
── の領域 101
── の2つの基本的指令様式 629
視床下核の損傷 126
視床下内部内の機能の局在 361
視床下部 360
── と下垂体の自律神経-ホルモン系 150
── の役割 361
視床下部-下垂体-副腎 228
視床下部-下垂体路 361
視床下部内のホルモン感受性細胞 361
視床下部歩行誘発野 308
視床核 125
── の下位分類 630
視床間結合 368
視床機能の臨床 632
視床後外側腹側核 620
視床症候群 629
視床上部 630
視床正中部 53
視床性運動失調症候群 104
視床性痴呆(認知症) 224
視床線条体路 632
視床前部 396
視床卒中 632
視床損傷の患者と視床核(視床枕) 107
視床中継ニューロン 631
── の律動的振動 633
視床枕 520

視床ニューロン 548, 631
── の増強 153
視床背内側核 40
── と眼窩前頭皮質の後外側面 302
視床皮質系細胞の興奮 548
視床皮質(中継)ニューロン 549
視床-尾状核間 332
視床理論 517
視神経 217
視知覚 657
視知覚現象との対応 609
視知覚障害 656
視知覚性失読 34, 36
視野 35
── からの伝導効率の左右差 249
── の欠損部 134
── の下1/4の障害 661
── の半盲 83
視野欠損 652
── の評価 653
── の補正 137
視野欠損部の視覚能力 654
視野刺激認知の側性化 337
視野 対 課題の交互作用 249
視力
── と視力検査 652
── の完全な評価 652
歯状回細胞 344
歯状核の皮質連合野への投射 171
嗜眠性脳炎 278, 355
自己
── のエゴ 49
── の手と他人の手の指の同定 143
自己意識 73
自己意識性 73
自己空間運動障害 503
自己固有感覚 593
自己固有感覚制御 476
自己受容感覚情報 192
自己身体部位失認 119
── の実験的研究と理論的意味 120
── の病巣の局在性 120
自己断節 480
自己中心座標系 660
自己の身体
── と向き合う人 144
── に関する課題 144
自己批判 118
自己-報告質問表 339
自己免疫 367
自己モニターの障害 305
自己連想型の記憶
── とCA3 346
── のシステムレベル 346
自殺企図 52, 228, 261
自殺念慮 215, 228
自傷行為 215
自伝的(エピソード)情報 55
自伝的記録 43
自伝的手がかり 43
自動車の排気ガス 384
自動症 118
自動的プライミング 245
自動書字 24, 34
自発性前庭性眼振の特徴 514

自発的歩行 308
自発放電 632
自閉症 115
── の原因論と理論的説明 117
── の生物学的背景 117
── の認知理論 118
── のリスク 117
自閉症児
── にみられる相貌認知と脳波の関連 268
── の運動障害 117
── の感覚反応 116
── の利き手 321
── の言語発達 116
── の診断 115
── の探索行動 116
── の特殊技能 117
── の二次的行動障害 117
自閉症の遺伝 117
── の関与 117
自由言語再生テスト 441
自由再生 49
自律神経 60
自律神経障害を伴う昏睡状態 585
自律神経反応の制御 361
自律論 425
字画
── の異常な反復 22
── の重複 23
字性錯語 82
字性錯書 19, 482
字性錯読 36
字性失読 36, 482
字体 19
── と書体 83
耳鳴 219
事象関連脱同期化 268
事象関連電位 289
持続型テスト 10
持続時間 561
持続性記憶障害 373
持続性軽症高フェニルアラニン血症 497
持続性植物状態 521
時間的位置の記憶 54
時間的勾配 43
時間的文脈での記憶障害 372
辞書的意味 79
辞書的・正書法的な表象 23
磁気共鳴画像 439
磁気共鳴画像法 406
磁気共鳴スペクトロスコピー 404
磁石失行 302
色覚 81
色覚異常 252
色彩 63, 78, 138, 656
── の中枢 655
色彩視 608
── の選択的障害 655
色彩失認 187
色彩知覚 656
色彩知覚不全 6
色彩無知覚 252
色名 81
色名呼称障害 34, 36, 81
色盲(中枢性) 6
識別性神経支配 281
軸索 215, 631

和文索引

軸索
　——と髄鞘　398
　——の消失　409
軸索終末の発芽形成　596
軸索流　146
軸性痴呆(認知症)　123
下向きの因果関係　411
舌
　——の位置の調節　219
　——の麻痺　76
失行　87,260
　——の回復　91
　——のモデル　90
失行性失書　19〜21,84
失行性失認　86
失書　18
　——の神経心理学的評価　24
　——の発生率　19
　——の分類　18,19
　——を伴わない失読　34,76,83
失声　123
失象徴　102
失韻律　92
失演算　60
失音楽　56
　——の症例の抜粋　58
　——の性質と病前の訓練と技能　59
　——の評価　58
　——の臨床テスト　58
失音楽のテスト　58
　——の歴史　58
失感情症　38
失計算　2
　——の局在　5
失語　75
　——と視空間障害の発現率　382
　——に伴う失書　19
　——のカテゴリー特異的理解障害　79
　——の解剖学的検討　75
　——の解剖学的根拠　78
　——の言語治療　597
　——の症候学　78
　——の治療　598
　——の発生率　19
　——の病変部位とその障害　77
　——の分類　84
　——の歴史的背景　33
失語症患者でみられるアラビア数字の書字の保続　5
失語性失書　19
　——の錯語　84
失語性失読　35,83
失語治療法　86
失語の型　21
　——に伴う失書の特徴と病変部位　21
失読　33
　——の亜型　34
　——の主な症候群　34
　——の3つの主要症候群　34
失読失書　5,19,20
失読症候群の責任病巣　35
失認　14
　——の入力モダリティ　14
失認性失読　34
失文法　18
　——の鏡像　85

失文法言語表出　18
失文法失語の失書　18
失名辞　62
　——と想起課題　65
　——の成績　63
　——の発現と目標語の特性　63
失名辞失語　19,21,62,77,78,80,85,261
疾患の生物学的勾配　430
疾走てんかん　576
疾病否認　71
疾病分類学　67
疾病無関心　70
膝状体　313
膝状体有線野経路　472
膝状体有線野視覚系　313
実験神経心理学　292,457
実験動物の錐体路病変　525
実験認知心理学　457
実行監督注意システム　46
実行機能　488,489
実行機能障害　50
実行障害症候群　46
実用主義学派　599
湿り気　623
写字　24,34,35
　——と綴り　20
写真刺激　273
社会的孤立　590
社会的行動　586
社会的情報の記憶　55
社会的操作　322
社会的ネットワーク　590
社会的引きこもり　276
斜頸　639
遮断除去法　221
遮蔽　209
遮蔽的モジュール　417
尺度間の食い違い　95
尺度効果　54
尺度得点の差　98
弱視　653
手指失認　299
手指認知　143
手掌頤反射　481
手話言語(身振り語)　577
主幹脳動脈　612
主幹脳動脈間の境界　330
主観主義　427
主観的閾値　210
主語　79,81
腫瘍　643
受動性　276
受動態　79
　——の2つの標識　79
受容性と表出性　58
樹状突起　146
　——の棘の数と分布　408
　——の形態　408
　——の新芽形成　426
　——の剪定　426
樹状突起の分枝
　——の再構成　408
　——の消去　408
周期性下肢運動　582
周期性四肢麻痺　6
周嗅野　344
周産期脳症　331

周波数　263
周波数部位配列　219
宗教心過多　629
修飾語　18
修正半球切除術　332,333
終脳　584
終末期機能低下仮説　8
重金属　640
重度失名辞　80
重量覚認知　124
獣　392
獣形目　394
粥腫　104
熟知語　257
熟練度と偏りの違い　318
出典健忘　46
出力語彙の意味情報　66
純音のオージオグラム　112
純粋型失語　75
純粋語唖　60
純粋語聾(言語性聴覚失認)　111,112
　——の典型例　112
純粋失書　19,84
純粋失読　34,252,258
純粋物体失認　17
純粋立体覚消失　102
順序づけテスト　9
馴化刺激　233
準備電位　291
書記素　24,602
書記素-音素対応　96
書記素表出語彙の目録　605
書記的入力語彙　603
書痙　22
書字　63,260
　——と綴りとの解離　21
　——の障害　84
　——の障害 対 綴りの障害　24
　——の選択的障害　84
　——の低下　23
　——の認知的解離　84
書字運動　84
書字過多　23
書字言語の障害　602
書字障害　18
　——の言語学的側面　84
　——のパターン　19
書字反復　23
女性の情動状態と室頂核の電気反応の相関　176
助動詞　81
　——や冠詞を用いない中国語　81
除去　1
除脳硬直　594
徐波睡眠　580
　——からの覚醒　580
　——とバルビツール麻酔の振動活動　631
小グリア系の細胞　409
小細胞処理系　473
小細胞層　473,655
小視症　424
小字症　21,225
小身体認知　424
小多脳回症　424
小頭症　423
小児欠神てんかん　1
小児水頭症の神経心理学　354

索引

小児の利き手と偏りの測定　319
小脳　**168**
―― と言語　176
―― と古典的条件づけ課題　177
―― の出力　630
―― の神経伝達物質と受容体の亜型　172
―― の水平断　169
―― のタイミング過程　176
小脳-前脳回路　173
小脳-大脳遠隔機能障害　174
小脳-大脳皮質ループ　179
小脳-皮質の解剖学的・生理学的・神経化学的経路　174
小脳-辺縁系経路　177
小脳遠隔機能障害　179
小脳遠心路　171
小脳顆粒細胞の N-メチル-D-アスパラギン酸受容体　175
小脳回
―― の縦断面　170
―― の水平断面　170
小脳機能障害　362
小脳脚　491
小脳求心路　171
小脳疾患
―― に伴う企図（時）振戦　22
―― の反跳現象　434
小脳症候群　434,435
小脳性運動失調歩行　103
小脳性運動障害　172
小脳振戦　437
小脳性の神経行動学的異常　175
小脳損傷と精神医学的・神経心理学的障害　168
小脳虫部の無形成　352
小脳テント　333
小脳皮質　168,169
小脳変異体の視空間的分析　178
小脳変異型マウス　177
―― の運動活動と探索　178
―― の行動学的評価　177
―― の神経病理学的な特徴　178
小脳無形成　352
小発生　**424**
小発作　283
松果体　**502**
消化液分泌　361
消去　**292**
消去現象　38
消去パラダイム　658
消滅法　47
症候群という用語の定義　507
症状
―― という語　507
―― の二重解離　380
症例研究　**162**
象徴的行為　87
象徴の形成と表出の障害　77
焦点性発作の発生　282
衝動性　**367**
衝動性眼球運動　293
上位運動ニューロン　434,594
―― の病変　481
上位運動ニューロン症候群　434
上眼瞼挙筋　217
上丘　**187**
―― への網膜入力　136

上丘ニューロンの応答　474
上行性賦活系の組織図　547
上行性網様体経路の構造的干渉　197
上後頭前頭束　**619**
上肢の運動過多症の運動障害　22
上縦束　**618**
上側頭回の病変　79
上側頭溝　171
上皮細胞　215
冗長性モデル　244
状況依存効果　49
条件付き空間反応課題　345
条件付き左右弁別学習　343
情緒　392
情緒的な要素　393
情動　392
―― と小脳　177
―― と注意欠陥多動性障害　356
―― と脳　271
―― に関する最新の研究　272
―― に関する辺縁系理論　518
―― の次元（快・不快）　273
―― の種類　273
―― の神経心理学　276
―― の神経心理学的理論　272
―― の知覚　273,274
―― の調整　270
―― の半球機構　629
―― の反応性　60
―― の表出　272～274
―― の変化と外傷性の脳損傷　276
情動価仮説　273
情動経験　275
情動研究の歴史　271
情動語　271,273
情動処理　271
情動障害　**270**
―― を伴う痴呆　276
情動性　338
情動的刺激　275
―― に対する過剰反応　629
情動反応と情動経験　629
情動表現　396
情報
―― の時間的順序　304
―― の遮蔽性　416
情報性の高い単語（名詞，主動詞）　81
常同症　**606**
常同的音節　80
食刻版画　241
植物状態　**646**
―― の一度限りの観察　649
―― の疫学　647
―― の画像　647
―― の感覚刺激　650
―― の原因　646
―― の行動尺度　648
―― の時間抽出法　649
―― の神経生理学的測定　647
―― の深部脳刺激と脊髄刺激　650
―― の体性感覚誘発反応の痛覚-関連 P 250 成分　647
―― の治療　650
―― の脳波所見　647
―― の評価　647
―― の病理　647
―― の面接　649
―― の誘発電位所見　647

―― の用語　646
触覚　593
―― と運動覚が身体図式　483
―― と注意　625
―― による文字の同定課題　234
―― の他の側面　623
触覚異常　27
触覚機能の標準テスト　623
触覚刺激提示　232
触覚失認　606
触覚性学習　625
―― における小脳の特殊な役割　625
触覚性近時記憶の障害　624
触覚性失象徴　102
触覚性失認　**620**
触覚性失名辞　625
触覚性転移　242
触覚性の近時記憶　625
触覚性の形態識別課題　625
触覚性の消去　184
触覚性の注意　626
触覚性の注意機構　626
触覚性物品認知の障害　625
触覚性無視　446
触覚的物品呼称　63
触覚動作性テスト　99
触覚能力の研究　622
触覚版　243
触覚モダリティ　38,660
触知覚　**620**
―― の解剖学的特性　620
―― の皮質機構　620
触知覚障害　**620**
職業性の曝露　384
職業的神経毒物学　639
職場復帰　591
白黒の正方形のノイズ　14
心因性記憶障害　49,50
―― とヒステリー　50
心眼　657
心気症や詐病とヒステリーの鑑別　363
心血管系降圧薬の使用と記憶障害　642
心身医学　427
心身の問題　**424**
心身並行論　426,427
身体
―― の再現　119
―― の 2 つの部位を含む二重の命令　144
身体化障害　363
身体外空間認知の障害　89
身体空間の障害　662
身体失認　**93**
身体図式　142,558
―― の左右傾斜　144
―― の障害　**142**
身体図式化の障害　485
身体図式知覚の障害　38
身体像　**142**
―― の障害　90
身体部位　63,78
―― とアルファベット　79
―― の指示　79
―― の切断　143
―― の定位　143

和文索引

身体部位失認　119
　── の患者の神経学と神経心理学　119
伸張反射
　── と筋緊張亢進　593
　── の過興奮性　593
神経
　── の再生　505
　── の発生と遊走-層形成　407
神経一元論（二面説）　425, 426, 428
神経栄養性ウイルス　280
神経化学　349
神経芽細胞の分裂　407
神経学　451
　── の診断検査　451
　── の治療　452
　── の臨床評価　451
神経学的運動症候群　433
神経核群　630
神経眼科学　294
神経系
　── とコネクショニストモデル　460
　── の構造　505
　── の代表的な毒物　639
　── の発明者　453
神経経路　628
神経言語学　460
神経言語学派　600
神経原線維変化　222
神経膠腫（グリオーマ）　**316**
神経膠症（グリア）　349, 373
神経根　215
神経細胞膜の脱分極と過分極　146
神経ショック　362
神経疾患の情動障害　276
神経修飾物質
　── の受容体　126
　── と神経伝達物質の受容体　126
神経終末シナプス小胞　462
神経症的な愁訴の特徴　49
神経心理学　**455**
　── と生物的精神医学　424
神経心理学的障害　614
　── の程度とうつ病の重症度　230
神経心理学的測定尺度　97
神経心理学的評価の目標　93
神経心理学的プロファイル　95
神経心理学的面接　94
神経心理学的リハビリテーション　455
　── の理論的影響　539
神経心理学分野の毒物学　639
神経生理学　402
神経生理学の研究　623
神経性ショック　329
神経精神医学　**454**
神経精神科的運動障害　437
神経積分器　535
神経節細胞（Y細胞）　473
神経線維腫症　158
神経前駆細胞　216
神経調節物質　411, 464
神経的実体　426
神経伝達物質　**462**
　── と調節物質　146
　── と薬物　465
　── の画像化　404

　── の種類と機能　463
　── の類型　462
神経伝達物質の受容体　411
　── と神経修飾物質の受容体　126
神経毒物　639
神経ネットワーク　9, 422, 458, 536
神経の可塑性　503, 504, 620
　── と再構成　504
神経脳磁図検査　**454**
神経梅毒　103
　── の徴候　92
神経病理学　349
　── と神経解剖学　402
神経メラニン　618
信頼性の差異によるアーチファクト　97
信頼できる差異と異常な差異　97
真性てんかん　288
　── への移行　285
振戦　642
　── に伴う運動過多性書字　21
　── に伴う失書　22
振戦麻痺　481, 486
振動　621
振動子としての視床　631
振動周波数　621
振動頻度　624
進行性核上性麻痺　225, 350, 436, 481, 489
進行性多巣性白質脳症　390
進行性痴呆（認知症）　11
進行性の記憶障害　39
進行性の認知機能障害　350
進行性皮質下脳症　93, 379
進行性ミオクローヌスてんかん　221
進行麻痺〔麻痺性痴呆（認知症）〕　**312**
　── からなる脳実質の神経梅毒　619
　── と脊髄癆　312
深層構造成文　18
深層性失語　78
深層性失書　24
深層性失書症候群　24
深層性失読（読字障害）　**221**
　── のモデル化　255
　── の読み行動　254
　── の読みの損傷　253
深層性書字障害　84
深部感覚　620
深部感覚受容器　630
新芽形成　505
　── とシナプスの感受性の変化　506
　── とシナプスの生化学的変化　505
新芽形成中の神経線維とシナプス　505
新規の顔の学習障害　298
新古典主義学派　599
新生児スクリーニング計画　202
新生児水頭症に関する神経病理学的研究　353
新造語　23, 36
新皮質　275, 391, 399, 407
　── の灰白質　407, 408
　── の結合の発達　409
　── の細胞構築　407
　── のシナプス形成急速相　410

　── の樹状突起形態　408
　── のニューロン　409
　── の発達と進化　407
新皮質軸索の幼若　410
鍼術点　480
人格障害　**492**
人格変化　589, 590
人工的装置　542
　── と教育の補助　542
人工物の認知　16
人物錯誤　215

す

スキャン　**555**
スクレイピー　220
スタージ・ウェーバー症候群　331, 332
スタンバーグ記憶走査課題　488
スティール・リチャードソン・オルシェウスキー症候群　225
スティール・リチャードソン症候群　481
ステップ　623
　── の曲率の識別　623
ストライド（重複歩）の幅　309
　── と頻度の測定　309
　── とストライド頻度の積　309
ストライドの持続時間　310
ストライド頻度　310
ストリオソーム　126
ストループ・パラダイム　140
ストループ干渉テスト　196
ストループ効果　245
ストループテスト　173, 357
スピロヘータ　619
スペクトル圧縮配列　265
スペクトルエッジ周波数　265
スペクトル特性　113
スペクトル分析　265
頭蓋咽頭腫　361
頭蓋内動脈瘤の同定　615
水銀　641
水晶体転移　262
水素シアン化合物　67
水痘後脳炎　278
水頭症　**352**
　── と大脳白質　353
　── と脳室拡大の程度　354
　── と脳に与える影響　352
　── の身体的後遺症　354
　── の治療　353
水頭症患児
　── の言語　354
　── の言語的技能　355
水頭症患者の認知的技能　355
水平動揺　512
水平歩行　308
垂直性注視中枢　293
睡眠　**580**
　── と加齢　580
　── と覚醒の日内変動　584
　── と環境温度　582
　── と自律神経系　582
　── と体温　582
　── とてんかん　284
　── と日周期　582
　── とホルモン　583

睡眠
── と夢の生物学 585
── の解剖生理学的・生化学的メカニズム 584
── の研究 151
── の神経化学のメカニズム 585
── の生化学的意義 585
── の抑制と促進 584
睡眠機能の理論 585
睡眠研究と脳波計測 268
睡眠現象の神経生理学 580
睡眠時の精神活動 584
睡眠周期 580
睡眠深度 580
睡眠中の運動現象 580
睡眠中の脳波睡眠リズム 545
睡眠剥奪 585
睡眠ポリグラフ記録 581
錐体 135
錐体圧痕 483
錐体外路 293
── の機能障害 436
錐体外路運動系の構成要素 435
錐体外路型の小字症 22
錐体外路系運動疾患 435
錐体外路系運動障害にみられる不随意運動 436
錐体外路疾患 225,436
錐体細胞と非錐体細胞 521
錐体ニューロンと非錐体ニューロン 408
錐体路 521
── と錐体外路 525
── の起源 521
── の経路 521
── の投射起源 522
── の発達 523
錐体路間の線維の数と大きさ 521
錐体路軸索の分枝 521
錐体路周囲線維 594
錐体路症候群 329
── と錐体外路症候群 525
錐体路性 525
錐体路ニューロン 521
随意運動 102,483
── のできない症状 87
随意動作障害 90
随伴陰性変動 264,290
随伴発射 213
髄芽腫 316
髄鞘形成 409
── とシナプス形成 409
髄鞘の損傷と喪失 439
髄板内核 171,631
髄板内核群 632
髄膜 413
髄膜炎 413
髄膜血管型神経梅毒 619
髄膜腫 413
数学的事実の想起 3
数産生システム 3
数字 60
── と言語素材 5
── の異同判断 242
── の失読失書 2
数字錯読 36
数字失読 35
数処理

── と空間処理 5
── と言語処理 4
数処理過程の構成 2
数操作 2
数体系 2
数直線 5
数量化 5
数列順唱 196
数列と単語系列の統語構造 5
鋭さ 623

せ

セカンドメッセンジャー(機構) 464, 465
セネカ 70
セミモジュール 422
セロトニン(5-HT) 374,463,465
セロトニン・システム 561
セロトニン作動性ニューロン 148
世界消失感 283
世代効果 7
正弦波格子刺激 250
正書法 24
── からの意味の読み取り 252
── の表象 253
── の変換規則 257
── の3つの方略 604
正書法コード 252
正書法書字の障害 260
正書法性失書 24
正書法の下位要素 64
正書法的な情報 63
正書法的方略 604
正書法ユニット 257
正常
── と異常の認知研究と脳波計測 267
── な性行動と脳 576
── な老化と異常な老化 7
正常圧水頭症の古典的な三微 352
正常脳波の活動 264
正中感覚統合 158
正中融合 158
生殖事故の連続体 430
生成文法の大脳半球優位性 325
生体の年齢 401
生物
── と無生物の物体の認知 17
── の認知 16
── の認知障害 16
生物学的知能 407
生物学的年齢 9
生物名詞 79
生物名の障害 16
生理的加齢 9
生理的睡眠ミオクローヌス 580
生理的な振戦 22
西欧神経感覚刺激プロファイル 649
西洋の言語 81
西洋ワサビペルオキシダーゼ 402
成熟 407
成人
── と小児の水頭症の病因 352
── の利き手と熟達度の測定 319
── の残遺注意欠陥多動障害 356
── の正常圧水頭症 352
── の手の偏り 319

── の脳,病変の大きさ,神経の可塑性 505
声量の低下 61
性器期 49
性行動 574
性差 312,569
── の認知 570
性腺刺激ホルモン 571
性腺ホルモン 361
性ホルモン
── の異常 570
── の産生と分泌 361
青字言語の想起 84
青斑核 148
星状細胞 168
星状細胞腫 102
聖アウグスティヌス 424,455
聖トマス・アキナス 424
静坐不能(不穏状態) 28
静的姿勢時振戦 102
精神
── と神経 425
── と身体 425
── の哲学 425
精神安定状態 559
精神医学 427
精神運動性問題解決 9
精神運動てんかん 516
精神過程 426
精神緩慢 489
精神外科 516
── の初期の歴史 517
精神外科手術手技の進展と理論的根拠 517
精神現象 426
── と身体的現象の相関 426
精神疾患と情動障害 176
精神主義 426
精神神経一元論 425
精神神経学的学習障害 429
精神神経外科 516
精神神経二元論 425,427
精神性注視麻痺 312,476
精神的過程 426
── と高等脊椎動物の脳 425
精神的機能と脳の機能 426
精神的表象 459
精神的リハーサル 568
精神病の抑うつ 228
精神分析 49
精神分裂病(統合失調症) 558
──,左側頭葉てんかん焦点と思考障害 271
精神分裂病(統合失調症)患者の認知機能 12
精神分裂病群 558
精神薬理学 639
脆弱X染色体症候群 202
赤核 293
赤視症 288
脊髄 219
── の運動ニューロン 151,153
脊髄灰白質のニューロン 565
脊髄後根 619
脊髄後索 435,619
脊髄視床路 593
脊髄小脳運動失調症 104
脊髄小脳変性症 436

和文索引　683

脊髄損傷　623
脊髄内の目標と終末　521
脊髄ニューロンの働き　606
脊髄パターン発生器　308
脊髄反射の伝達　522
脊髄網様体路　478
脊髄路　595
脊髄癆　103,312,619
折半法による信頼性やテスト　96
接近
── と回避仮説　273
── の障害　**212**
接近行為　85
接近視　**491**
接触の強さ　622
接続詞　81
接尾辞の選択的な呼称障害　63
舌下神経　216,219
舌下腺　218
舌咽神経　219
舌状回　**397**
絶対帯域値　265
絶対的定位　662
占拠性病変　613
先天主義　427
先天性・周産期性水頭症　352
先天性異常　200
先天性奇形　200
先天性甲状腺機能低下症　203
── のスクリーニング　203
先天性サイトメガロウイルス感染症
　　204
先天性疾患　**200**
── の構造異常　203
── の発達障害　203
先天性代謝異常　202
先天性ヒト免疫不全ウイルス感染症
　　204
先天性風疹症候群　204
先天性ヘルペス　204
先天性片麻痺患児の両耳分離聴覚検査
　　184

染色体異常　201
── と遺伝性疾患　200
穿通血管分枝　613
穿通性頭部脳外傷　187
穿頭術　455
閃光感覚　**501**
旋律　57～59
腺腫　643
戦争体験の想起　50
線維結合　628
線条体　**610**
── の機構　125
── の中型有棘細胞　125
線条体損傷　349
線条体中型有棘性投射ニューロン
　　126
線条体中のアセチルコリン含有ニューロン　350
線条体ニューロン　349
── の選択的な変性　127
線分二等分テスト　445,446,449,477
遷延性深昏睡　647
潜在性記憶　42,97,207,488
潜在性記憶検査　488
潜在性記憶と顕在性記憶　208
── の区別　210

潜在決定知覚　211
潜在的提示の聴覚的・視覚的研究
　　210
潜在的転移　242
潜在的な認知　297
潜在的な半球間転移　242
潜在的な左利き要因　237
潜在的表象　210
選択型失語　128
選択的回想テスト　441
選択的障害　487,654
全か無かの現象　589
全健忘　316
全失韻律　92
全失語　316
全失読　35
全所要時間と位置の成分　9
全身不全麻痺　312
全睡眠剥奪ラット　585
全前脳症　**347**
全体論(者)　**317**
全的な交連切開術　193,240
全的な交連切開後の急性症状　190
全的な交連切開後の慢性症状　191
全脳炎　**482**
全脳血流　139
全般性運動発作　190
全般的な嗅覚鈍麻　67
全般発作　282,283
── と複雑部分発作後の意識不鮮明
　　283
前外側体性感覚路　478
前駆症状　283
前脛骨筋　596
前向健忘　**74**
前交通動脈　611,612,616
── と前大脳動脈の動脈瘤　616
── の出血と手術後の記憶障害
　　617
── の動脈瘤からの出血による脳梁症候群　617
前交通動脈動脈瘤　46
── の破裂　29,52,616
前交通動脈分布領域の脳卒中　612
前交連　**74**
── の切断　191,193
前大脳動脈　**74**
前大脳動脈分布領域の脳卒中　612
前置詞　18,19,79,81,85
前兆(アウラ)　318,367
前庭蝸牛神経　219
前庭眼反射　535
前庭器官　293
前庭機能障害と平衡障害　515
前庭系　512
── の機能障害　513
前庭系内の非対称な神経活動の修復
　　515
前庭刺激　**652**
前庭神経受容体　513
前庭脊髄機能の臨床試験　514
前庭ニューロン　219
前庭・頭頂葉障害症候群　172
前頭眼野　**300**
前頭眼領域　566
前頭視覚野　566
前頭前皮質　**516**
前頭前部脳梁切断術　517,519

前頭前部白質切断術　517
前頭前野　587
── と言語とコミュニケーション
　　303
── の後外側凸面の損傷　518
前頭葉切除術，脳葉切除術　**300**
前頭葉　**300**
── と記憶　46
── と性差　575
── と辺縁系の相互結合　493
── の眼窩部　300
── の記憶と学習　303
── の機能　300
── の機能障害の臨床的評価　305
── の言語　303
── の3領域　300
── の重要性　306
── の初期の研究　302
── の人格，情動と自己洞察　304
── のテスト　230
── の内側部　300
── の認知機能と実行機能　304
── の背外側部　301
── の方法論と理論　301
前頭葉運動前野の損傷　438
前頭葉解放徴候　481
前頭葉機能　301
前頭葉機能障害　231
前頭葉機能不全　301
前頭葉検査　305
前頭葉障害症候群　168
前頭葉症候群　305
前頭葉人格　495
前頭葉性運動失調　103
前頭葉性歩行障害　103
前頭葉性力動性失語　78
前頭葉損傷　46
── のリハビリテーション　305
前頭葉皮質　435
前頭葉病変による人格障害　493
前頭葉領域と注意現象　109
前脳基底部　52,53,584,617
── のコリン作動性神経核　546
── の損傷と健忘の関連　53
前脳交連切開術　188
前脳交連線維と記憶形成　243
前脳の進化　391
前部眼球運動中枢　62
前部交連切開術　191
前部損傷による失読　34
前方・外側・内側群　630
前方型失語　18
前方言語野内と後方言語野内　84
前方言語野病変　84
前有線野の損傷　654

そ

ソマトスタチン　349,463
── とニューロペプチドYを含む介在ニューロン群　126
── の役割　351
ソマトスタチン拮抗薬　351
素材失認　**27**
組織性　427
双極子局在化法　269
双極子近似法　266
双極性障害の抑うつ状態　228

双極導出　263
早期の喃語　116
早期左半球病変　184
早発性痴呆(認知症)　163
相互作用説　425,427
相互作用的システム　422
相互変身　**368**
相対帯域値　265
相対的定位　662
相対的な局在論　288
相補性　382
相貌失認　**516**
──の責任病巣　296
──のタイプ　296
創発的唯物論　425,428
僧帽筋
足関節と殿部戦略　512
足底反射の背屈現象　124
側坐核　125
側性化　**379**
──と半球依存性の混同　339
──の一般的な生物学的枠組み　381
──の可塑性　381
──の基本的検査法　381
──のゲシュビント・ベハン・ガラバードモデル　324
──の研究　232,247
──の個体発生　383
──の性差　232
──の知覚法　570
──の程度　321
──の発達　380
──の分散　321
──の方向と程度　321
──への主な実験的アプローチ　380
側性化指数　321
側性化尺度　321
側性化得点の分散　318
側性脳非対称性　**379**
側頭平面　**503**
側頭葉　**627**
──と一次・二次体性感覚皮質　521
──と発作　284
──の強調機構　237
──の損傷の影響　629
──の損傷部位　284
──を示す脳の側面図　628
側頭葉言語野　79
側頭葉性健忘　53
側頭葉性健忘間歇性健忘　45
側頭葉性聴覚性失語　78,79
側頭葉切除術　**629**
側頭葉損傷後と間脳損傷後に起こる記憶喪失　45
側頭葉損傷による発作　283
側頭葉てんかん　**629**
──の発作間欠期の人格変容　494
側頭葉内側部　52,612
──と間脳正中部　53
──と前頭前域　492
──の構造　262,628
側頭葉病変　286
側脳室の拡大　352
側副血行路　613
側方眼球運動　**379**,**388**

側方注視の中枢　293
測定異常　434
測定過小　102,435
測定過大　102,435
塞栓　92
塞栓症　612
損傷後の発話と歌唱　56
損傷効果　238
損傷半球側の賦活系の活動の低下　447
損傷半球側の有線野以外の視覚領野　137

た

ターナー症候群　**643**
──の患者の認知能力　201
タイミング　561
タイミング感覚と体性感覚弁別　176
タキストコープ　36,272,273
タキストコープ研究　209
ダイノルフィンA　126,463
ダウン症候群　201,238
──の乳児　201
ダンディ・ウォーカー症候群　352
ダントロレン　597
手綱交連　188
他者中心座標系　660
他人　241
──の手　38
──の手症候群　302
──のもの　38
多形膠芽腫　316
多シナプス性脊髄反射　512
多視症　**506**
多重人格　50,363
多巣性脳疾患　197
多動(活動亢進)　**355**
多動症候群の下位分類　357
多動性行動症候群　429
多発梗塞性痴呆(認知症)　**439**
多発性硬化症　**439**
──の概念的推論　441
──の記憶　441
──の言語　442
──の神経心理学　440
──の神経病理学的所見　439
──の診断　439
──の知能テスト　440
──の地理的・人口統計学的特徴　439
──の病因　440
──の他の認知障害　442
多発性脳梗塞　92
多発ニューロパチー　103
多モダリティ性感覚空間全体に対する注意マトリックスの特異的な調節　198
多モダリティ半側無視　187
足し算　5
代謝向性　464
代謝向性神経伝達物質　464
対坐法による視野検査　445
対側衝撃　**213**
対側身体運動　568
対側性無視　444
対立遺伝子　200
対連合学習　229

体温の日内変動　582
体幹-四肢運動失調　103
体幹-四肢失行　103
体幹運動失調　103
体幹失行　103
体幹の二点識別課題　158
体肢の筋伸張反射　22
体性感覚　360
──の記憶　480
──の触圧覚　124
体性感覚系　**593**
体性感覚情報　564
体性感覚皮質　486,630
──の脳梁間投射　411
体性感覚誘発電位　**593**
体性感覚誘発反応　647
体部位局在構成　568
体部位局在性の皮質再現　621
対側判断障害　444
苔状線維　172,345
──と登上線維　169
帯状回　**186**
帯状回切除術　**186**
帯状回伝導路切断術(脳梁膝に外科的侵襲を加える)　519
帯状回破壊術　519
帯状回皮質　391,393,395
帯状疱疹　279,280
帯状疱疹ウイルス　280
大細胞処理系　473
大細胞層　473,655
大視症　**406**
大身体認知　**406**
大脳萎縮　**105**
大脳回症　**406**
大脳鎌　331,413
大脳基底核　**124**
──と前頭葉皮質　350
──の異常　124
──の境界　124
──の血管石灰化　436
──の神経伝達物質　126
──の線維連絡　125
──の定義と解剖学的線維連絡　124
大脳基底核の運動異常症　126
──の病態生理学　127
大脳脚　491,594
──の外科的切断　491
大脳交連　382
大脳-小脳遠隔機能障害　174
大脳新皮質
──の形態発生　408
──の成熟　407
大脳性精神疲労　102,214
大脳性色盲　655
大脳動脈の支配領域の境界　74
大脳の優位性に関する古典的学説　76
大脳白質
──の脱髄疾患　276
──の発達異常　354
大脳半球
──の交差性の投射　191
──の特殊化　627
──の表面積　331
大脳半球円蓋　413
大脳半球間の移動　551
大脳半球間裂　611

和文索引　685

大脳半球内側面　611
大脳半球優位性　**180**
大脳皮質　399
　── とうつ病　229
　── と辺縁系の離断　11
　── の生理学的地図　399
　── の発達　411
大脳皮質錐体型ニューロン　549
大脳皮質性運動症候群　438
大脳腹側表面の眼窩野の破壊　518
大脳辺縁系　125
大発作てんかん　**317**
大葉性硬化　502
代償機能　401
代名詞　81,85
第三脳室　453,503,611,651
第三脳室壁　373
第IV層ニューロンの樹状突起　409
第V層　521
第四脳室　453
第四脳室底　219
第四脳室底部　373
脱神経性過敏　**227**
脱抑制　246
脱力発作　**163**
樽　411
　── の構成　411
樽状領域　564
単一光子断層撮影　555
単一症例　420
単一症例研究　3, 420
　── と集団研究　420
　── の妥当性　420
単一体の網様体　545
単一入力モダリティ内の対象特異的失認　17
単眼盲　327
単語
　── と文字の音読　4
　── の呼称　604
　── の語幹の表出　63
　── の正書法の表象　256
　── の綴り　34
　── の符号化　4
　── の理解力　79
単語完成プライミング　376
単語処理過程　64
単語想起　65,66
単語像の障害　**252**
単語 対 非単語の書き取り能力　24
単語表記の数体系　2
単語リスト学習課題　441
単語理解
　── の困難　79
　── の障害を伴う失名辞　64
単シナプス腱反射　534
単純細胞　471, 608
　── と複雑細胞　471
単純部分発作　283
単純ヘルペス髄膜炎　52
単純ヘルペス脳炎　629
単純ヘルペス脳炎ウイルス　279
単独立脚相　310
　── の持続時間　310
単発性PGO波　155
単麻痺　619
探索運動行動の障害　303
淡蒼球　**317**

　── と黒質の障害　225
　── の外節と内節　125
淡蒼球外節　124
　── の視床下核への投射　127
淡蒼球内節　124,125
　── と黒質ニューロンの活動　127
　── と黒質網様部の活動低下　127
短期記憶　488
短期貯蔵　4
短潜時単シナプス性の脊髄反応　512
段階的色円盤　654
断綴性発語　103

ち

チアミン（ビタミンB_1）欠乏　**633**
チアミン欠乏症　374
チック　**634**
　── の出現する頻度　438
チトクロームオキシダーゼ　471
チトクロームオキシダーゼ線条領域　470
チャールズ・ディケンズ　502
チャンス・レベル（偶然の水準）　42
地誌的概念の障害　87
地誌的見当識障害　635, 636
　── と地誌的記憶障害　662
地誌的失認と物体失認　635
地誌的障害　**634**
地誌的定位　243
地誌的表象　121
地理的な名称　79
知覚　**491**
　── とイメージ　16
　── とその神経符号化　621
知覚機能不全と知覚-運動機能不全　182
知覚対側転位(アロキリア)　**39**
知覚中枢　393
知覚的ハンディキャップ　429
知覚転位(アロエステジー)　**38**
知覚マッチング課題　14
知性論(精神病)の提唱者　76
知能指数　368
知能と肺活量の変化の曲線　8
致死的緊張病　165
　── の鑑別　167
遅延写字　63
遅延見本合わせ課題　343
遅発性遺伝性小脳変性症　104
遅発性ウイルス　220,440
遅発性ジスキネジー　439
痴呆(認知症)　**221**
　── と関連する錐体外路系運動障害　436
　── を伴わない進行性失語　223
力と長さのフィードバック　534
逐字読み　83
着衣　120
　── と物品の操作　659
着衣失行　**251**
　── と身体知識の欠如　120
着座不能　228
中隔
　── とブローカ対角帯　53
　── の損傷　617
中隔領域　**569**
中型有棘細胞　125, 126

中間質　**407**
中間質切断　189
中間周波数(40 Hz前後)　622
中間皮質　391
中継核　630
中継地としての背側視床　630
中継ニューロン細胞　630
中心窩　**299**
中心溝　262, 485
中心後回　435, 620
　── の病変　624
中心視化　106
中心性の空間定位　348
中心前回下部の深部白質　85
中心部白質手術　517
中枢性疼痛症候群　632
中枢神経系
　── の機能障害　429
　── のドパミン枯渇薬　127
中枢神経症候群　279
中枢神経の可塑性モデル　531
中枢性失語　**168**
中枢性前庭機能障害の原因　515
中枢性てんかん　**168**
中枢性パターン発生機序　480
中枢偏向機序　480
中潜時聴覚誘発電位　290
中大脳動脈　484, 611, 612, 615, 616
　── の動脈瘤と後大脳動脈の動脈瘤　617
中大脳動脈分布領域の脳卒中　612
中大脳動脈領域　93
中毒・代謝性の意識低下に伴う認知能力の低下　13
中脳　39
　── のドパミンニューロンの破壊　127
中脳橋・前脳基底部のコリン作動性神経核　545
中脳橋コリン作動性神経核　546
中脳交連　188
中脳水道(シルヴィウス水道)　651
中脳被蓋　187
中脳歩行誘発領域の持続性　308
中部損傷による失読　34
中立的な語　83
注意　**105**
　── と覚醒　196
　── の限界　108
　── の最近の研究　106
　── の視覚から触覚への移動　626
　── の集中　625
　── の選択的な側面　105
　── の頭頂葉の損傷　107
　── の方向定位　106
　── の歴史　105
注意機構　656
注意訓練プログラム　542
注意欠陥　430
注意欠陥障害　**110**
　── の鑑別診断　357
　── の管理　358
　── の小児　267
　── の脳の基盤　358
　── の評価　357
　── の病因　357
　── の病理現象　356
注意欠陥多動障害　356

注意欠陥多動障害児と発達 356
注意障害仮説 447
注意マトリックス
　── の障害 195
　── の生物学 197
　── の崩壊 195
注意マトリックス調節の神経機構
　　　　　　　　　　　　198
注視 312
　── の意図的な制御 62
　── の制御 62
　── の精神麻痺 658,661
注視麻痺 482
抽象語の表象 255
抽象的態度 1
貯蔵障害説 55
貯蔵の障害 55
長期記憶 636
　── の神経基盤 346
長期増強 345
長期増強作用 426
長期貯蔵 43
長潜時誘発電位 290
長ループ 512
重複 532
　── と右半球 532
重複記憶錯誤 532,636
鳥距溝 469,485
超(メタ)記憶 46
　── の障害 304
超再生範囲学習 490
超再生範囲テスト 637
超伝導量子干渉装置 454
超皮質性運動性失語 19,21,78,85,
　　　　　　　　　303
　── に伴う失書の責任病巣 20
超皮質性感覚 82
超皮質性感覚性失語 19,35,85,486
超皮質性失語 643
腸管ウイルス 280
蝶形骨脳波記録 284
蝶形神経膠腫 157
聴覚言語中枢と構音運動中枢を結ぶ経路の障害 77
聴覚刺激の想起 57
聴覚性健忘性失語 78
聴覚性幻覚 433
聴覚性言語理解 78
聴覚性語彙処理過程 79
聴覚性失認 111
　──, 不完全型 111
聴覚性無視 445
聴覚性理解 77
聴覚的入力語彙 603
聴覚特異的失名辞(聴覚性失語) 63
聴覚パターンの知覚と理解 56
聴覚モダリティ 191
聴覚誘発電位 111
聴神経鞘腫 219
聴性脳幹反応 290
聴知覚障害 111
　── と失語 113
直接アクセス説 248
直立姿勢 308
沈黙の領域 587
陳述記憶 44,223,342
　── の妥当性 44
陳述能力の喪失 81

鎮静-睡眠薬と精神安定剤 12

つ

ツェルウェーガー奇形 667
つま先の背屈 124
対麻痺 483
椎骨-脳底動脈 615,616
椎骨動脈 611
痛覚過敏 479
綴り
　── から音に至る非意味的手順
　　　　　　　　　　　　255
　── と文法の障害 19
　── に対する音韻的アプローチ 23
　── の評価 20
　── を聞いた単語の理解 35
綴り字処理過程のモデル化 603
綴り字障害 602
　── と他の言語障害 602
　── の特徴 602
積木模様問題 9

て

テオフラストス 67
テクスチュア(手ざわり) 472
　── の突然の変化 625
テグレトール 287
テストステロン 643
　── の影響 574
テストバッテリー 629
テント 413
テントヘルニア 643
テンポ 58,59
デオキシヘモグロビン濃度 403
デカルト 392,455,533
デキストロアンフェタミン 198
デキセドリン 357
デザイナー薬物 642
デシプラミン 358
デジュリン症候群 328
てんかん 281
　── と GABA 282
　── と運動 286
　── と脳腫瘍 282
　── の行動療法 285
　── の手術療法 285
　── の診断 284
　── の治療薬と副作用 287
　── の定位脳手術 285
　── の発作 282
　── の薬剤 285
　── の予後 287
てんかん患者の生活 286
てんかん重積状態 606
てんかん性の遁走 306
てんかんの治療 285
　── のための交連切開術(分離脳手術) 189
てんかん発生細胞 282
てんかん発作と自動症 118
でまかせ応答 311
手 38,87
　── による探索課題 445
　── の運動速度と接触の強さ 622
　── の順応反応 525
　── の制御の認識 38

　── の到達運動(リーチング) 474,
　　　　　　　　484,567
　── の到達困難 476
　── の把握反射 317
手運動 203
手がかり再生条件 447
手首の正中神経の刺激 289
手続き記憶 41,342,488
手続き記憶系 42
出来事記憶 345
　── の空間型 343
出来事表象 345
低血糖 74
低酸素症 362
低髄圧水頭症 185
低濃度の鉛曝露の神経系への影響
　　　　　　　　　　　　386
低発声症 360
低頻度語と高頻度語 63
抵抗 73
抵抗症(ゲーゲンハルテン) 312
哲学的妥当性 427
哲学と科学の関連 425
天井効果 54
点字 622
点頭てんかん 499
点頭発作 283
転位 262
転移 414
転換障害 165
転換反応 213
転換・ヒステリー性失書 23
転換ヒステリーとヒステリー性解離
　　　　　　　　　　　　363
転写 208
転倒発作 283
伝達物質 462
伝導性失語 194
電気けいれん療法 261,263
電気刺激 262
電気ショック療法 517
電気的双極子 267
電車 18,81,116,627
電文体発語と電文体書字 627
殿部戦略 512
殿部の回転 512

と

トゥレット症候群 639
トカゲ 394
トペクトミー 634
トランスケトラーゼ 374
トリクロロエチレン 641
トリヌクレオチド反復 347
トリプトファン 465
トルエン 641
トルエン曝露 641
トレイル・メイキング課題 229
トンネル・ヴィジョン 577
ドパミン 175,463,618
　── と左半球機能 231
ドパミン作動薬の補充療法 486
ドパミン遮断薬 127
ドパミンニューロン 126
閉じ込め症候群 405
登上線維 172,536
鍍銀染色 402,503

努力性の構音　85
投影的人格テスト　493
投射ニューロン　125
東洋の言語にみられる失読　37
島　368
島周辺半球切除術　333,334
疼痛象徴不能　93
等価性　288
等価の仮説　288
統覚型失認　14,16,657
── と連合型失認の分類　14
統計的(偶発的)な相補性　382
統語　4,18,84
統語構造　18
統語処理過程　3
統語的誤反応　3
統語法　627
統語論的モジュール　416
頭頂-後頭溝　483,485
頭頂-後頭接合部の損傷　87
頭頂腹側野　566,567
頭頂葉　483
── と運動連合野の間の離断　90
── の一側性損傷と対側の四肢の幻覚　143
── の解剖図　484
── の境界の指標　485
頭頂葉システムとV4野　107
頭頂葉性失読　62
頭部外傷　50
同一カテゴリー内の物体　16
同韻融合単語聴き取り課題　236
同形シナプス　536
同語反復(パリラリア)　481
同時刺激の際の消去現象　623
同時失認(視覚性同時認知障害)　577
同時触覚刺激提示　232
同性愛　576
同名性半盲　327,612
動眼神経　216
動眼神経麻痺　217
動作時振戦　22,437
動詞　18,79～81,627
── の語幹　64
── の語形変化　81
── の語尾　64
── の受動形　79
動静脈奇形　93
動物
── の顔の認知障害　17
── の機能　343
動物研究　62
── の交連切開術　193
動物精気　455
動物名　63
動脈硬化　92
── による神経心理学的所見　92
── の原因　92
動脈瘤　61
── の局在　616
動脈瘤破裂　615
動揺性歩行　437
道具使用の障害　88
道具と物品の操作　88
瞳孔　92
── の収縮筋　217
瞳孔径の調節　187
瞳孔反射の保持　214

特異的嗅覚喪失　67
特異的な嗅覚消失　67
特異的無嗅覚症　67
特殊な情緒　392,396
特殊溶剤の影響　641
特定の情動　274
特発性てんかん　367
毒速動性　385
毒物
── の可逆性　640
── の感受性　640
── の評価　640
毒物学　639
独善的唯物論　425,426
独創性　427
読字障害　252
読字障害の小児　604
── と音韻　605
読書障害　528
遁走　50
遁走状態　306
鈍感　367

な

ナイダス　93
ナルコレプシー　444
ナロキソン　480
泣き笑い　276,395
慣れ　536
── からの解放　536
内因性と反応性という二分法　228
内因性リズム　584
内頸動脈　615
内頸動脈アミタールソーダ　368
内頸動脈注入　368
内在性領域　101
内臓　394
内臓逆位　324
内臓脳　393
内側・外側膝状体　630
内側視索前野(視床下部前方)　574
内側膝状体　313
内側毛帯　593,620,630
内直筋　217
内的モデル
── と感覚運動変換　535
── の構成と感覚運動変換　535
内包切断術　519
長さ追跡自動制御閉回路仮説　534
鉛　384,641
── の使用と鉛曝露　384
鉛含有ガソリン　384
鉛中毒　384
── の前駆症状　385
鉛曝露
── と認知障害　387
── の許容濃度　384
軟口蓋
── の運動　219
── の障害　664
軟膜　413,619

に

ニューロフィラメント　410
ニューロン　53,146
── とその支持組織　503

── の細胞体　214
── の軸索　630,631
── の種類と基本回路　630
── の選択的減少説　10
── の層的運命　10
ニューロン型の分化　408
ニューロン密度とエネルギーの必要量
　　　149
におい　216
二カ国語使用　128
二元論　251
── の仮説演繹システム　427
── の致命的な欠陥　428
二元論的な見かた　426
二次運動皮質　565
二次感覚領野　101
二次視覚領域　137
二次性失計算　2
二次体性感覚皮質(S-II)　566,567,625
── の損傷　625
二次体性感覚野(SII)　620,622
── の損傷　624
二次的利得　363
二重課題　420
二重課題遂行　208
二重課題パラダイム　251
── の変法　251
二重解離　246,418,421,445
── の原理　247
── の証明　418
二重同時刺激　292
二重立脚相　310
二足歩行　308
二点識別　182,624
二分脊椎　204
二分法　382
── としての半球依存性　338
二硫化炭素　641
日本語の表意文字　19
日本人の失読研究　37
日常活動の計画とプログラミング
　　　173
日常生活の精神病理　49
日常の物品呼称　62
日周リズム移相仮説　561
入眠期けいれん(睡眠驚愕)　580,581
入眠時現象　360
入力語彙　64
── と出力語彙　64
入力モダリティ　63
── の相違　17
乳児痙性片麻痺　329
乳児てんかん　283
乳児片麻痺　329,331
── の臨床的特徴　330
乳頭体　406
乳頭体視床路　39,40
乳幼児期の自閉症　115
乳幼児の鉛中毒　385
尿失禁　645
尿道括約筋の調節　645
人間
── の顔の認知　296
── の顔の認知障害　17
── の交連切開術　193
── の視蓋視床枕系　475
── の指腹　622

688　索　引

人間
　── の松果体の機能　502
　── の錐体路の非侵襲的刺激　523
　── の錐体路病変の行動学的影響　525
　── の分離脳研究と側性化　193
　── の平衡を司る機序　513
　── の歩調機序の活性化　309
人間以外の種の利き手，利き足，利き肢，利き爪　323
人間の脳
　── の解剖学上の性差　570
　── の正中矢状断　188
　── の側性化　382
　── の側面　572
認識　624
　── の欠如　70
認知　588
認知課題中の小脳活性化の意味　179
認知課題の成績　7
認知過程とその障害　624
認知機能障害　95
認知機能と変化の測定　98
認知訓練プログラム　542
認知システム　93, 419
認知処理と脳の局所の血流の変化　139
認知障害　87
　── と動脈瘤　616
認知心理学の潜在学習の影響　543
認知神経言語学の出発　78
認知神経心理学　467, 601
　── と失書　23
　── の概念の枠組　122
認知神経心理学派　600
認知側性化バッテリー　339
認知的解離と失読　83
認知的定義　432
認知能力と年齢　10
認知プロファイル　341
　── の応用　340
　── の全体像　58
　── の変化　340
認知リハビリテーション　538
認知理論と神経科学理論　460

ね

ネガティブ波（PまたはN）　289
ネコの17野と18野の脳梁の発達　409
ネズミ尿様　496
ネメシウス　455
熱帯性運動失調性ニューロパチー　103
熱性けいれん　284
年齢と神経の可塑性　503
粘着性　623

の

ノイズ　265
ノイズ-フィールド視野計　653
ノルアドレナリン　175, 198, 374, 463
ノルアドレナリン系経路　198
ノルアドレナリン作動系　374
ノルエピネフリンの伝達経路　109
ノンレム睡眠　580

── のステージ（1〜4）　580
能動態　79
能動的探索　232
脳　145
　── と免疫系　367
　── の可塑性　101, 160
　── の器官　564
　── の機能的機序　453
　── の機能的構成　475
　── の基本的特性　146
　── の系統発生　145
　── の血液循環　61
　── の交連　188
　── の交連線維　188
　── の交連線維切開術　241
　── の酸素代謝率　613
　── の矢状断面　621
　── の小人間像　109
　── の染色法　402
　── の組織化　656
　── の代償機序　160
　── の皮質下領域の電気刺激　263
　── の保存方法　402
　── の優位性　379, 380
　── の両側対称性　145
脳炎　278
　── の原因と疫学　279
　── の検査　279
　── の転帰　280
　── の病理と病因　279
　── の臨床像　278
脳回　402, 424, 478
脳回冠部（1野）　624
脳灰白質炎　278
脳外転移　262
脳幹　151
　── と後部視床下部のアミノ酸作動性神経核　547
　── のコリン作動性ニューロン　548
　── の随意運動　434
　── のニューロンと夢見睡眠の生理学的徴候　152
　── のモノアミン含有ニューロン群　153
脳幹グルタミン酸作動性神経核　545, 546
脳幹コリン作動性神経核　152
脳幹コリン作動性ニューロン　548
脳幹腫瘍　278
脳幹網様体のニューロン　545
脳幹誘発電位　156
脳機能
　── に関する初期の見かた　453
　── の細胞学　455
　── の側性化　382
　── の単一説　398
　── の半球特殊化の二分法　336
　── の並列分散処理　288
　── の理解に対する神経学の寄与　453
脳脚　491
脳脚切断術　491
脳弓　299
　── の損傷と健忘の関係　53
脳管系の解剖　611
脳血管障害　185
脳血管症候群　612

脳血管性痴呆（認知症）　92
脳血管攣縮　615
脳血流研究　**138**
脳血流量
　── と言語　140
　── と前頭葉の機能　140
　── と注意　140
脳孔症　507
脳孔性嚢腫　507
脳-行動同型説　430
脳溝　402, 619
　── と脳回の同定　403
脳細胞の発火　282
脳死　647
脳磁図　266
脳磁場の三次元等高線図　454
脳室　651
脳室系内の脳脊髄液　185
脳室撮影法　28
脳室周囲・脳室内出血　330
脳室周囲白質軟化症　330
脳室説　453
脳室造影法　651
脳症　281
脳神経　215
脳神経外科学　402
脳神経根　216, 217
脳神経の形態　215
脳振盪　507
　── という用語　507
　── の後期症状　508
　── の初期と後期の症状　508
脳振盪後症候群　**507**
　── の器質的状態と心因的状態　510
脳性麻痺　**180**
　── の眼障害　182
　── の知覚と運動の機能不全　183
　── の知能と学力　183
　── の発生率　180
　── の病型　330
　── の無視　184
脳性麻痺患児
　── にみられる中枢神経系　181
　── の聴覚と発話の障害　182
脳脊髄液　185
　── の流動力学的異常　352
脳脊髄液圧　352
　── の減圧　405
　── のモニター　185
脳脊髄液の圧　405
　── の異常の程度と持続期間　353
脳脊髄幹の吻側　629
脳卒中　611
　── に伴う神経行動障害の症状に及ぼす要因　613
　── に伴う神経心理学的障害の経過　613
　── に伴う神経心理学的変化　612
　── の発症機序　611
脳損傷後の音楽能力の障害　56
脳損傷者
　── と非脳損傷者を鑑別する神経心理学的テスト　9
　── の情動の表出　274
脳損傷によって起こる再生の障害　52
脳地図作成者　456
脳定位固定装置　53

和文索引　689

脳底動脈　611
脳底動脈分布領域の脳卒中　613
脳電気活動地図　**128, 151**
脳動脈の収縮　613
脳内出血　613
脳年齢　9
脳の側性化　379
　──の形態学的・機能的研究　380
脳波　289
　──の空間的解像度　269
　──の律動性　266
脳波活動　264
　──の起源　266
　──の記載　263
　──の計測　263
　──の分析　265
脳波記録法　**263**
脳波計測
　──の応用　267
　──の重要性　269
　──の臨床応用　267
脳波信号の空間的特質　266
脳波同期(徐波睡眠)　631
脳波反応の誘発　545
脳波賦活作用をもつニューロン　153
脳波賦活の基礎をなす細胞機構　153
脳半球　**331**
脳表在性ヘモジデリン沈着　332, 334
脳病変　624
脳浮腫　262
脳葉切除　398
脳葉切除術(脳葉切断術)　**397**
脳葉切断術　398
脳葉切断術(ロボトミー)　518
脳梁　**213**
　──の大きさと加齢　572
　──の軸索　410
　──の成長の中止　409
　──の切断　191
　──の調節　161
　──の発達　409
　──の部分的切除　242
脳梁峡の切断　242
脳梁峡部　242
脳梁形成不全　158
脳梁後方　571
脳梁性失行　612
脳梁性失書　19, 23
脳梁切開術　188
脳梁切断　**162**
脳梁線維　38, 213
　──の損傷　446
脳梁前部　612
　──の切断　192
脳梁病変　91
脳梁吻後端　74
脳梁膨大　242
　──の面積　571
脳梁膨大-後頭葉失読　34
脳梁膨大部　**606**
脳梁無形成　**158**
　──と協調運動　158
　──と言語　159
　──と相同皮質野の間の統一性　161
　──と大脳半球機能の特殊化　159
　──と認知機能　159

──に関連した脳奇形の発生率　158
──の音声的読字経路　159
──の行動的表現型　160
──の神経心理学的側面　158
──の代償機序　160
──の発生率　158
脳梁流入　161
嚢状動脈瘤　61, 614

は

ハーモニー　58
ハノイの塔　173, 304
ハムスターの皮質　395
ハラーフォルデン・シュパッツ病　225
ハルステッド
　──のカテゴリーテスト　9
　──の触覚性行動テスト　9
ハルステッド・レイタン神経心理学テストバッテリー　456
ハルステッド・レイタンバッテリー　9, 99
ハロペリドール　225, 350
ハンチンチン　347
ハンチントン(舞踏)病　**347**
　──の亜型　349
　──の嚥下障害　350
　──の記憶障害　349
　──の行動　348
　──の構造と機能の変化　349
　──の情動障害　350
　──の組織の損傷と機能の相関性　350
　──の治療　350
　──の認知　348
　──の発症前診断法　347
　──の表現型　347
　──の抑うつ　350
　──の臨床的特徴　348
バイリンガルの人の失語　129
バクロフェン　351, 597
バソプレッシン　463, 617
バックプロパゲイション　623
バビンスキー徴候　329, 330, 434, 525
バビンスキー反応(反射)　**124**
バリウム　641, 642
バリント症候群　**124**
バルビツール酸　642
　──の服用　606
バルプロ酸　285, 287
パーキンソン型の大脳基底核疾患　22
パーキンソン症候群　309, 437
パーキンソン病　**486**
　──とハンチントン病による情動障害　276
　──の記憶障害　488
　──の認知問題　487
　──の病態生理　127
パーキンソン病患者
　──の外観　588
　──の実行機能　488
　──の書字　22
　──の痴呆(認知症)　489
パーペッツ回路　**482**
パターン産生結合反射　535

パターン認知における注意の役割　108
パターン反転型の視覚誘発電位　289
パチニ小体　620, 622
パチニ小体求心性神経　623
パッチ　126
パポバウイルス　390
パラダイムの変法　441
パラトニー　**483**
パリの解剖学会　68
パリラリア　261
パレステジー　**483**
パワースペクトル　265
パワースペクトル分析　268
パントタイム認知　313
パントタイム認知障害　314
把握反射　**317, 516**
爬虫類と新哺乳類の組織　391
派生的な接辞　83
破局反応　**163**
歯車様強剛　225
背景的要素　530
背側運動前野　568
背側外側膝状体　135
　──の小細胞層　136
背側型同時失認　578
背側視覚経路　474
背側視床　630
　──の分類　630
背側視床核　630
　──と大脳皮質との関係　631
　──に入る求心性線維　631
背側処理と腹側処理　474
背側線条体　486
配列の間隔　622
徘徊　228
徘徊症　48
排尿の調節障害　645
廃用性筋萎縮　434
梅毒　**619**
白質希薄化と皮質下の病理の発生率　11
白質切除術　398
白質切除ロイコトミー　398
白質脳炎　278
白質脳症　**390**
発症後の時間経過　400
発達　**231**
発達期の錐体路病変　525
発達神経心理学　7
発達性綴り字障害　604
　──の生物学的基盤　605
発達性読字障害　**231**
発語運動表出の障害　85
発語失行　89, 203, 303, 601
発話
　──が減少した患者の喚語障害　80
　──と書字　62, 627
発話運動　80
発話機序を有する半球側　628
発話産生システム　261
発話表出パターン　82
話し言葉　35
　──の出力　65
鼻
　──と副鼻腔の疾患　68
　──の三叉神経　67
反回性抑制　595

反回側枝 345
反響言語(エコラリア) **261**
反響行為 438
反響書字 23
反響書字型 22
反響動作 **261**
反射 **533**
—— の関門 535
反射効果の多様性 537
反射性てんかん **533**
反射の可塑性 536
—— の細胞・分子機構 536
反射抑制と反射促通 596
反跳現象 434
反応水準尺度 648
反応潜時と振幅 265
反応プログラミング 242
反復拮抗運動不能 102,435
反復視 481
反復性失書 19,21〜23
反復性制御障害 288
反復聴覚 **481**
反復発作性制御障害症候群 **288**
半-半球切除術 332
半球依存性 **335**
—— の自己報告 338
—— の自己報告調査と質問表 337
—— の修正された概念 341
—— のその他の指標 337
—— のテスト標本と実施方法 339
—— の程度 338
—— の認知的評価 338
半球依存性概念の修正 339
半球依存性指数 338
半球依存性スコア(認知プロフィール) 340
半球依存性テストの選択 338
半球間
—— の運動計画 242
—— の干渉性の変化 265
—— の形態学的相違 628
—— の相互作用 250
—— の連絡機構 241
半球間課題 245
半球間情報転送 238
半球間転移 **368**
半球間転送 237
半球関連課題 338
半球機能
—— の再組織化 245
—— のプロファイル 245
半球機能の特殊化 379,380
—— と独立性 242
半球切除 381
—— の外科的手法 331
半球切除術 **331**
—— の対象 331
半球特殊化 272,663
半球内側面 521
半球内の視覚性単語認知 243
半球の非対称性 382
半球離断術 333
半側顔面攣縮 134
半側空間失認 444
半側空間無視性失読 36
半側失読 **327**
半側注意障害 38
半側パーキンソニズム 490

半側皮質切除術 332
半側不注意 444
半側麻痺 327
半側無視 90,444
半盲 **327**
犯罪 49
—— の健忘症例 50
斑 **503**
斑点 471
癜痕脳回 **645**
伴性 200
伴性劣性形質 201
晩発性パラフレニー 12

ひ

ヒスタミン 463
ヒステリー **362**
—— の解明 364
ヒステリー子宮 363
ヒステリー症状
—— とヒステリー性人格 363
—— の特徴 363
ヒステリー性失書 19
ヒステリー性抵抗 23
ヒステリー性の遁走 306
ヒステリー性聾 364
ヒステリー大発作 574
ヒ素 641
ヒット応答とフォールス・アラーム応答 236
ヒト免疫不全ウイルス 27
ヒバリ型(larks) 580
ヒプノトキシン 585
ヒポクラテス 68,521
ヒポクラテス学派 455
ヒラメ筋 596
ビショップの四角形トレース課題 319
ビスマス 641
ビタミンB_1 664
ビタミンB_1欠乏 30,664
ビタミンB_{12}の代謝障害 103
ビンスワンガー病 **134**
ピタゴラス 145
ピックウィック症候群 **502**
ピック小体 502
ピック病 **501**
—— の人格変化 502
ピッツバーグ職業曝露テストバッテリー 640
ビートゥルの法則 129
ピロリン酸チアミン 374
び漫性有害抑制 480
引き算 5
比較言語学的研究 81
皮質 **214**
—— におけるノルアドレナリンの役割 231
—— の再構築 621
—— の細胞構築学的な特性と生理学的な特性 624
—— の体部位局在の再編成 620
—— の電気刺激 262
皮質-運動ニューロン投射の特徴 522
皮質-運動ニューロンの結合
—— の機能的意義 523
—— の密度と指の巧緻性 523

皮質-海馬-皮質ループ 53
皮質-小脳-皮質回路 171
皮質-線条体-淡蒼球-視床-皮質ループ 125
皮質-皮質間線維 213
皮質遠心性線維(錐体路) 522
皮質延髄運動路 215,384
皮質延髄路 **215**
皮質下血管性脳症を伴う多発梗塞性痴呆(認知症) 436
皮質下性 489
皮質下性運動性失語 60,80
皮質下性血管痴呆(認知症) 224
皮質下性痴呆(認知症) **618**
—— を伴う錐体外路系の機能障害 436
皮質拡大率 607
皮質システム 101,475
皮質刺激 402
皮質性-皮質下性二分法の診断 222
皮質性構音障害 303
皮質性梗塞 224
皮質性痴呆(認知症) **221**
—— と皮質下性痴呆(認知症) 490
皮質性離断症候群 350
皮質脊髄路 594
皮質脊髄路症候群と皮質延髄路症候群 434
皮質脊髄路損傷 22
皮質地図 456
皮質ニューロンの受容野 620
皮質板 408
皮質病変を伴うサルと人間の研究 624
皮質モジュール 609
—— のコラム機構 609
皮質盲 214
皮質有線野 **606**
皮質領野 620
皮質聾 **214**
—— の臨床像 112
皮膚受容器 566
皮膚書字覚 **317**
皮膚に書かれた文字の認知 623
否認 **227**
非意図的な(自然な) 274
非意味的手順 257
非利き手の運動技能 324
非言語性素材 236
—— に対する側性化効果 238
非言語性聴覚失認 111,112
非言語性の環境音の認知 112
非言語性半球 504
非言語の記憶 9
非惨な静坐不能 28
非失語性失書 19,20
非熟知語 257
非情動語の処理速度と正確さ 273
非尖頂樹状突起 408
非対称性 382
非対称性のゆらぎ 324
—— による利き手の偶然 325
非単語 83
非定型的なフェニルケトン尿症 497
非日常的な視点 14
非日常的な視点マッチング課題 15
非モジュール 416
非モジュール機構 421

和文索引　691

非モジュールシステム　421
非モジュラリスト　421
非有線野経路の性質　135
非流暢性失書　19
　——の失書法　19
　——の責任病巣　20
非流暢性失語　467
被殻　520
被験者の心理状態と心理的処理過程　268
尾状核　167
　——の変性　127
尾状核萎縮　349
尾状核下伝導路切断術　519
尾状核下と帯状束複合病変　519
尾状核体　213
尾状核頭　213
微細脳機能障害　428
　——に含まれるカテゴリー　431
　——の概念の限界　430
　——の定義　431
　——の用語と同定の専門委員会　428
微細脳機能障害症候群　429
微細脳性麻痺　428
微細脳損傷　428
微小管関連蛋白　410
微小神経電図検査法　594
微小テクスチュア　622
鼻咽喉　67
鼻疾患　68
鼻側半盲　327
光
　——に関係する概日リズム　135
　——の強度　561
光過敏性てんかん　282
光受容器　610
光療法　561
膝-踵試験　103
左角回損傷による失読失書の症候群　76
左利き
　——の出現率　322
　——の理論　323
左頸動脈内へのアミタールソーダ注入　57
左固定性半盲　444
左後大脳動脈の灌流域　84
左後大脳動脈流域の梗塞　34
左視野　247, 249
左上頭頂小葉病変　19
左前頭葉損傷後のうつ反応　230
左前頭葉の局所性損傷とうつ病　304
左半球
　——と数処理　5
　——にはない歌唱　57
　——の言語中枢と左手の制御　38
左半球課題　336
左半球損傷後の構成失行　89
左半球テストと右半球テスト間の成績の相違　337
左半球内の注意システム　243
左半側無視　23, 663
左耳優位　236, 238
左有線皮質　470
筆記具の握りかた　22
筆記体　19, 84
　——とブロック体　84

筆算特有の手順　5
筆算の手順　4
人の顔　658
表意文字　83, 602
　——と表音文字　4, 37
表現型　200
表出性失語　292
表出性の要素　58
表象障害説　447
表象数字　557
表象説　122
表情　243, 270
　——の知覚　618
　——の表出　215
表情性　272
表層構造成文　18
表層性失読　619
表層性書字障害　84
表面　623
　——のテクスチュア(手ざわり)　622
　——の特性　622
表面上の微小点　622
拍子　58
評価　93
標識と動作主　79
標準図形をなぞる触運動覚的物体認知　623
標準的な色盲検査　6
標準偏差　95
標準ロイコトミー(白質切断)　398
標的細胞　462
標的刺激の再認　54
病識　372
　——のレベルの評価　94
病識欠如　587, 589
病前
　——の記憶　55
　——の技能　95
病前期間　42
病前性格　223
病前の能力　95
　——を測定するテスト　96
病巣局在とアミタールテスト　401
病態失認　70
　——と病態否認　73
　——に関係する脳病変と病態機序　72
　——の時間的枠組み　72
病態失認的行動の現象　72
病態否認　70
　——の評価　324
病的左利き　323
病変　390
　——による知覚の障害　623
　——の運動量　529
病変強度変数　442
描画の構成要素の知覚　662
品詞　64

ふ

ファーストメッセンジャー　467
ファンルスワース-マンセル100色調テスト　654
フィードフォーワード機構　511
フィネアス・P. ゲイジ　575
フィンガー・タッピング課題　229

フェティシズム　576
フェニトイン　285, 287
フェニルアラニン水酸化酵素　496
フェニルケトン尿症　496
　——にみられる脳損傷　499
　——の遺伝子治療の進歩と発達　498
　——の下位分類　497
　——の食事療法　500
フェノチアジン　597
フェノバルビタール　285～287
フォヴィル症候群　328
フォールス・アラーム　236
フォン・フライ刺毛　624
フォン・レックリングハウゼン病　158
フリードライヒ運動失調症　300
フリードライヒ精神病　104
フリッカー　472
フリッカー状の小さな光点　653
フルフェナジン　350
フルボキシアミン　374
フレゴリ症候群　300
　——の理論　49
ブスピロン　358
ブラウン・ピーターセン物語再生テスト　441
ブラウン・ピーターソン課題　488, 616
ブリケ症候群　363
ブリューゲル症候群　156
ブルボカプニン　164, 166
ブローカ失語　156
　——の症候群　80
ブローカ野　75, 80, 85, 456, 568
ブロードマン
　——の細胞構築学的分類　300
　——の細胞構築的地図　156
　——の地図　156
ブロードマン3a, 3b, 1と2野　620
ブロードマン3野　483
ブロードマン4野　567
ブロードマン5野　483
ブロードマン6野　568
　——の外側　568
ブロードマン7野　484
ブロードマン17野　607
ブロマイド　285
プライミング　42, 55, 242
プライミング課題　55
プライミング現象　488
プライミング効果　54, 210, 223, 296
プライミング単語　210
プライミング得点　97
プライム刺激　54, 97
プラスの情動　273
プラトン風の類比　428
プリオン病　280
プルキンエ細胞　168, 536
　——の大量脱落　177
プレヒトル症候群　516
プロゲステロン　574
プロソディー　85, 92, 243
　——とイントネーション　270
　——のチャンネル　273
プロソディー・チャンネル　274
　——と語彙チャンネル　275
プロテウス迷路　357

692　索引

プロラクチンとレム睡眠　583
ふざけ症　**665**
不快な情動　273
不活性化基準電極　263
不完全絵画課題　41
不完全型聴覚失認　113
不規則単語　96
不顕性鉛中毒　384
不随意的笑い　**384**
不全麻痺　**483**
不全片麻痺　**327**
不全麻痺　87, 327
不治　205
不定詞　81
──と動作の名称　81
不明瞭発語　103
付帯現象説　427, 428
負のフィードバック系の性質　534
浮腫　**262**
符号問題　9
部分(焦点性)発作　283
部分-全体とゲシュタルト完成テスト　243
部分的な(全的な)交連切開術後の離断症候群　190
部分的な嗅覚消失　67
部分的な交連切開術　192
部分的な交連切開術後の離断症候群　192
部分的な脳梁離断　240
部分的な半球切除術　332
部分的な離断　242
部分発作　282
──と脳の局所的損傷部位　283
舞踏アテトーゼ　181
舞踏運動　**186**
──に伴う失書　22
舞踏病型の運動障害　22
舞踏病の解剖学的基礎　127
舞踏様症候群　**186**
封入体脳炎　482
風味の消失　67
服装倒錯症　576
副交感神経線維　217
副詞　19, 80
副神経　219
副腎皮質刺激ホルモン　583
副鼻孔疾患　68
復唱　63, 82, 261, 413, 604
──と理解の障害　92
──の失語　85
──の障害　63
腹外側核　171, 361
腹側運動前野　568
腹側核群と眼球運動　125
腹側型同時失認　578
腹側視床　630
腹側線条体　125
腹側体性感覚野　566
腹側淡蒼球　125
腹側被蓋野　125
腹内側核　361
複合語構造　4
複雑細胞　471, 609
複雑部分発作　283, 299
──の前兆としての情動　299
複視　**240**
複数桁の産生・理解　5

複数の形態素からなる単語の構成要素　83
輻輳反射　187
輻輳時の焦点距離　217
輻輳中枢　217
輻輳的操作　418
物質の粒子　68
物質乱用の神経心理学　639
物体
──の視覚性認知障害　17
──の認知　17
物体失認　**355**, **469**
物体同定　623
物体認知課題　16
物品
──の視覚的・知覚的な知識　15
──の視覚的特性の再生　16
──の随意的使用　87
──の判断課題　15, 16
物品呼称　65
──の障害　81
物品呼称課題　63
物品名
──と行為名　63
──と使用　625
──と生物の情報　17
物理主義的(還元主義的)唯物論　425
吻側下帯状回破壊術　519
吻側帯状回皮質　395
吻側部　300, 396
吻側辺縁系帯状回皮質　395
分化　**240**
分割視野の実験　249
分割視野法　**247**
──による研究　249
分散型ネットワーク　401
分散記憶モデル　422
分水界領域　330
分泌求心性流入　308
分布図　266
分布内変動　321
分別の仮定と減算法の仮定　417
分離脳　606
──と右半球の能力と意識　193
──の症例研究　247
分離脳手術　188, 189, 381
──と半球間転移課題　192
文
──と特定の統語課題の理解障害　79
──の長さ　18
──の理解障害　79
文化的半球依存性　336, 340
文章の表出　85
文章表現　427
文法
──と構音の問題　80
──の形態素の音韻形態　81
──を支える神経基盤　133
文法カテゴリーの呼称成績　63
文法機能と大脳半球　18
文法的な誤り　61, 82
文法的機能語　83
文法的形態素(助動詞、動詞、名詞の語形変化、冠詞、前置詞)　79, 82
──の省略　81
文法的崩壊症候群　18
文脈　44

文脈課題と時系列弁別課題　304
文脈障害説　45
文脈説　55
文脈的記憶　55, 304, 617
文脈的記憶障害仮説　638
文脈的情報　638
文脈的素材　617
文脈的チャンキング　616

へ

ヘキサメチレンテトラミン-オキシム　174
ヘシュル横回　79
ヘシュル回　342
ヘッブの学習機構　411
ヘモジデリン沈着　332
ヘルペス脳炎ウイルス感染　16
ヘルペス脳炎の回復　280
ヘロイン　642
ヘンシェンの原理　342
ベンゾジアゼピン　49, 167, 597, 642
ペグボード課題　229, 321
ペタリア　**496**
ペニシリン　103, 312, 619
ペプチド　463
ペプチド作動性の線条体介在ニューロン群　126
ペラグラ　634
ペンシルバニア大学嗅覚同定テスト　69
平均α周波数　267
平均誘発電位　**123**
平均誘発反応の導出　265
平衡感覚　652
平衡障害　513
──の原因　514
──の耳科学的な原因　514
平衡の調節　308
並列記憶負荷技法　251
並列経路の根拠　473
並列視覚処理　474
並列線維-プルキンエ細胞シナプス　536
並列的視覚処理　473
閉鎖性頭部外傷　**187**
──の二次的な影響　187
片(半)側失認　**326**
片(半)側バリズム　**327**
──の動作　127
片(半)側無動症　**326**
片側萎縮　331
片側感覚消失　61, 368
片側身体失認　**327**
片側性大脳皮質切除術　333
片側不注意　**327**
片側無視症候群　612
片側無視の局在的モデル　540
片頭痛様神経痛　187
片麻痺　**327**
──に関する病態失認　72
──の徴候と症状　329
片麻痺型脳性麻痺　180
──の神経心理学的プロファイル　183
片麻痺性の歩行　436
片麻痺病変の局在と病因　328
片麻痺無関心　93

和文索引　693

辺縁系　391
── の概念　391
── の基本情緒　396
── の3領域の機能　394
── の視床帯状回領域　394
── の主要3領域　395
── の情緒経験　396
── の情動機能　392
── の進化　394
── の中隔領域　394
── の特殊情緒　396
── の比較神経行動学的知見　394
辺縁系関連膜蛋白　392
辺縁系機能の概念　392
辺縁系構造　479
辺縁系皮質　625
辺縁白質切断術　519
辺縁皮質　391,392
辺縁葉全体と嗅覚　393
辺縁葉内の海馬体と感情　393
辺縁裂　391
変化のモニタリング　98
変形視　414
変形視症　288
変形走光視　414
変性　433
変性疾患　221
── の初発症状　436
扁桃体　60
── の精神外科的切除　629
── の選択的損傷　53
扁桃体回路　40
── の破壊　53
扁桃体切除術　60
扁桃体摘出術　519
扁桃体領域　394
── と中隔領域　394
偏差知能指数　368
偏差値IQ　95
弁別学習　177

ほ

ホイブナー動脈　342
ホフマン反射　594
ホムンクルス(小人間像)　109,328,607
ホモバニリン酸の脳脊髄液中濃度の減少　230
ホルモン・マーカー　231
ホルモン濃度　361
ボクサー痴呆　436
ボストン失語症鑑別診断検査　26
ボツツル症候群　473
ボツリヌス菌　597
ボンフェローニ　139
ポジティブ波, 極性　289
ポジトロンCT　507
ポリオウイルス　278
歩行　308
── の代償性反応　310
歩行障害　309,436
歩行分析　309
歩調機序の基礎パターン　308
歩調の速度　309
── と持久性　309
歩幅　309
保続　492

── と認知検査の連続課題　492
保続傾向を伴う聴覚的理解障害　502
哺乳類
── の視床　629
── の脳の複雑性　149
補完現象　261,559
補充　194
補助具の装着　143
補足運動野　170,568
── の最吻側部　568
補足運動野眼領域　566
補足感覚野　624
母音　85
── と子音の区別　382
母国語　129
── でない言語のブローカ失語　128
母性フェニルケトン尿症症候群　498
母体感染症　204
── と薬物乱用　204
母乳探し反射　149
方向　624
方向感覚　348
方向性注意の障害　303
方向づけ反射　477
方向づけ反応　477
方法論の問題　414
方略調節テスト　418
乏突起膠腫(オリゴデンドログリオーマ)　316
防衛の否認　71,73
紡錘状回　307
紡錘波　631
紡錘波振動　631
紡錘波放電　631
傍嗅皮質　53
傍中心小葉　485
傍辺縁皮質　186
傍有線野　469
膀胱機能に関する神経路　645
膀胱の調節機能　645
暴力行為　49
他のタイプの顔と人物の認知障害　297
発作　491
── の危険因子　284
── の種類　283
── の発生　283
発作間欠期　48
発作間側頭葉性てんかん人格症候群　23
発作現象　367
発作性疾患　491
発作前期　367
発作体質　284
発作てんかん　563
本態性振戦　437
本態性てんかん　282

ま

マイアー・ライシュ現象　412
マイスネル小体　620
マイナスの情動　275
── の表出　275
マイネルト基底核　29,47,153
マウスの内臓逆位　324
マウンティング(馬乗り姿勢)　574

マクロファージ　279
マスキング　209
マップ・コラム・ラミナ　146
マリアンヌ・フロスティグ視覚的知覚発達テスト　182
マリファナ　49,406
マルキアファーヴァ・ビニャミ病　407
マンガン　641
麻疹後脳炎の発症率　280
麻酔下の記憶　210
麻痺　481
麻痺性失書　21,22
末梢神経　215,216,435
末梢神経系の神経伝達物質　464
末梢神経切断術　480
末梢性求心性神経　623
末梢性ニューロパチー　633
末梢性迷路機構の病的過程　515
末梢性迷路障害　514
末梢的な語彙　419
── の間の媒介的な処理過程　419
末梢の身体的変化　143
抹消テスト　444〜446
慢性中毒　639
慢性疼痛　479
── と急性疼痛　479
慢性の離断症候群　191
慢性脳炎　331
慢性曝露　640

み

ミエリンの崩壊　440
ミオクローヌス性単収縮　443
ミオクローヌス性てんかん　443
ミオクローヌス発作　283
ミスマッチ陰性電位　291
ミツバチ　147
ミトコンドリア　149
ミネソタ式多面的人格検査　493
ミヤール・ギュブレール症候群　328
ミラー・フィシャー症候群　103
ミルクコーヒー斑　158
未視感　370
未知顔貌と熟知顔貌の区別　137
未知相貌　295,296
── の記憶テスト　298
見かけ
── の明るさ　135
── の怒り　577
見せかけの無関心　363,364
身ぶり
── によるコミュニケーション　313
── の理解　314
身ぶり行動　313
味覚　627
味覚欠損　627
味覚受容細胞　218
味覚消失　627
味覚障害　476
味覚神経線維　218
味覚野　627
右利き　381
右利き-偶然モデル　325
右視野　247,249,470
右前頭葉損傷　303

右前頭葉白質損傷　302
右側頭葉てんかん焦点と感情障害
　　　271
右大脳半球の側頭葉病変　629
右頭頂葉損傷　108
右半球
　——による読み　37
　——の機能の側性化　383
　——の言語能力　381
　——の能力と意識　193
　——の優位性　57
右半球依存性　338
右半球仮説　254, 272
右半球課題　336
右半球言語障害　601
右半球成分と左半球成分の相違　338
右半球側性化　56
右半球損傷後の構成失行　89
右半球損傷と左半球損傷による無視の出現率　446
右半球内の注意システム　243
右半側空間無視　485
右耳優位　236, 238, 242
右耳優位効果　237
道順　662
　——を想起する能力　662
道順障害　635

む

向き合う人課題　144
無為　1
無意味音の弁別　114
無意味図形　234
　——の触覚性記憶　243
無意味単語　23, 255
　——の音読　257
無顆粒皮質　567
無快感症　26
無快楽性衝動症候群　27
無感情(感情鈍麻)　1, 276, 304
無関心　367
無関心反応　271
無棘ニューロン　350
無菌性髄膜炎　414
無形成　204
無言　443
無言状態　61
無酸素症　74
無視　444
　——に関連する障害　446
　——の出現率　446
　——の診断と予後　446
　——の臨床症状　444
無視症候群の臨床的な特徴　449
無視性失書　445
　——の誤り　445
無視性失読　445
　——の誤り　445
無視性読字障害　258
無症候性のてんかん型放電　48
無生物の呼称の障害　16
無声の発話　433
無調の間隔　621
無動　28
無動無言　166, 443
無脳回　26
無脳症　61

め

無名質伝導路切断術　519
無力症　6
夢幻状態　251, 476

め

メトエンケファリン　463
メトラゾル療法　517
メニエール病　515
メラトニン　560
メラトニン仮説　560, 562
メラトニンホルモン　502
メランコリー　228
メロディー　59, 113
　——の抑揚療法　413
メロディック・イントネーション・セラピー　599
メンタリズム　426
眼と手の協調運動　486
名詞　18, 80, 81, 627
　——と動詞の活用　81
名詞化された概念　81
名称の想起　63
明確性　427
明確な言葉を用いた否認　72
明所視(明順応)　135
命令刺激　290
迷走神経　219
迷路学習　412
迷路学習能力　503
　——の評価　412
迷路性(前庭性)立ち直り反射　511
雌特有の行動の増強　574
雌の性衝動　574
免疫系　367
面接　94

も

モーリス・ラベル　58
モザイク現象　200
モザイクの網様体　545
モジュール　416
モジュール構造　3
モジュールシステム　416, 417
モジュール性　416, 421
　——と分別の仮説　421
　——の原理　417
　——の問題　416
モジュール様式　416
モダリティ特異的な呼称障害　81
モデル，計算論的　414
モノアミン
　——とアミノ酸受容体亜型に選択的な作動薬と拮抗薬　466
　——とアミノ酸神経伝達物質の受容体　466
モノアミンオキシダーゼ　467
モノアミン含有ニューロン　153
　——の発火頻度　153
モノアミン類　463
モルヒネ　480, 597, 642
モンロー孔　651
文字　63
　——から視覚的単語へ　258
　——と音節の不自然な配置　23
　——と書字　602
　——の記憶痕跡　21

　——の空間表象の端　623
　——の系列化の障害　24
　——の呼称　35
　——の視覚運動感覚性の運動記憶の痕跡　21
　——の省略　19
　——の触覚性認知課題　234
　——の綴り　61
文字-音韻変換能力　83
文字形態の障害　19
文字認知課題　233
文字ブロック　20
文字マッチング課題　258
文字連鎖　84
　——の発音　83
模索反射　317
模倣と身ぶり運動　582
毛帯系　388
毛様体神経節　217
盲　654
盲視　134
　——の色弁別　135
　——の性質　135
　——を媒介する経路　135
網膜神経節細胞　630
網膜錐体の分布　610
網膜のPβ神経節細胞　136
網様核　630, 631
　——と皮質視床投射　631
　——の抑制ニューロンの律動的振動
　　　633
網様体　545
網様体視床　549
網様体賦活系
　——の機能不全　647
　——の神経機構　195
目的語　79, 81
目標語　63, 82
黙字　605

や

夜間ミオクローヌス　582
野菜名　63
約束主義　427
薬物神経毒物学　639
薬物中毒　251
薬物乱用　642
柔らかさ　623

ゆ

有棘性の星状形態のニューロン　409
有棘星状ニューロン　408
有棘ニューロン　349
有線外皮質　138
有線前野　474
有線野　134, 137, 214, 472, 474, 606
　——と前有線野　475
　——の機能構築　609
　——のコラム機構　610
　——の視覚情報処理　610
　——の視野部位局在　607
　——の損傷　134, 654
　——の内部　609
有線野切除　474
有線野損傷と盲視の問題　474
有線野ニューロン　609

和文索引

有線野ニューロン　609
　──の機能特性　608
有痛性感覚消失　61
有能性指数　8
遊脚相　597
誘発性発作　282
誘発電位　289
　──の研究　289
優位　250
優位半球の語・概念処理領域と運動連合皮質間の連絡の離断　90
優性　201
床効果　54
指-鼻テスト　661
指動作のプログラム　176
指の振動　625
夢見睡眠時と完全な覚醒時の電気生理学的徴候　153
夢見睡眠中の視床と大脳皮質　153
夢見る要素　154

よ

4 B 層　473
4 Cα 層　469
4 Cβ 層　469
読み　35
容積素　555
陽電子放射断層撮影　557
溶剤の産業的曝露　641
溶剤曝露による器質的変化　641
腰椎穿刺　405
抑圧された記憶　49,50
抑うつとパーキンソン病　276
抑制性 Ia 介在ニューロンと反回性抑制　597
──のモデル　597
横書きの文章　663

ら

ライ症候群　550
ラクナ(小窩性)梗塞　11,329,379
ラクナ梗塞性(小窩性)の痴呆(認知症)　224
ラクナ状態(小窩状態)　379
ラゼーグ徴候　163
ラター　213
ラットとオポッサムの感覚運動皮質　564
ラフィニ終末　620
ラモトジン　285,287
ランダム・ドット　209
　──の運動画像　656
ランダム・ドットステレオグラムの知覚の促進　54
ランダムな誤り　120
らせん神経節　219
卵形嚢　219
卵胞刺激ホルモン　361
乱用薬物　642

り

リーチング　473
リエゾン精神医学　454
リスザル　393,394
リズム　57〜59
　──と音程　57

リズム能力と抑揚能力　413
リタリン　357
リタルダンド　58
リチウム　226,642
リドック効果　550
リハビリテーション　537
　──とコンピュータ　542
　──の有効性とその評価　98
リボトリール　537
梨状葉皮質　526
理論の駆動性　600
離人症　228
離脱　642
離脱症候群　665
離断症候群　240
離断症候の感情障害　350
離乳の効果　191
離別の叫び　394
力動性失語　78
立脚相(支持相)　310
立体覚消失　102
立体視　606
立体失認　606
立体的なモデル　662
立体認知　182,620,624
律速段階　465
流暢性失語　299
流暢性失書　19,23
　──の責任病巣　21
流暢性の概念　82
流動的な知能の測定　8
両眼視差　471
両眼立体視ровの障害　657
両耳側半盲　327
両耳分離聴覚　235
　──のモデル　237
両耳分離聴覚検査　382,383
　──と分割視野課題　232
両耳分離による和音の再認課題　58
両耳分離モニタリング法　236
両側性ストループ効果　242
両側性の嗅覚消失　476
両側性片麻痺　181
両側前頭前野と前部帯状回の著明な血流増加　141
両側側頭葉前部の脳葉切除　371
両手同時刺激提示と片手刺激提示の比較　234
両手の協調　242
両手分離触覚検査　233
両手分離触覚検査法　232
　──による実験　233
両手分離探触　232
両麻痺　240
両麻痺患児でみられる側脳室三角部周囲　182
良性フェニルアラニン血症　497
量作用　407
　──の原理　288
領域間理論　460
領野とコラムの分化　411
輪郭線錯視　471
隣接部位への誤り　120
臨界期　220
臨界変数法　419
臨床症状にもとづく定義　432
臨床心理学　427
臨床神経心理学　187

　──の評価へのアプローチ　99
臨床場面の障害測定の根拠　95
臨床への寄与　395

る

ルミナール　287
ルリア・ネブラスカ神経心理学バッテリー　456
類推量の表象　5

れ

レイヴン色彩マトリックステスト　243
レイヴン標準マトリックステスト　243
レイヴンプログレッシブマトリックステスト　88,183
レイヴンマトリックステスト　174
レヴィ小体　490
レオナルド・ダ・ヴィンチ　553
　──の解剖図　555
レセルピン　465
レッシュ・ナイハン症候群　390
レット症候群　203
レフスム症候群(慢性多発ニューロパチー)　104
レボドパ　225
レム(急速眼球運動)期の短縮　13
レム睡眠期　153
レム睡眠ステージ　582
レンショウ細胞　595,596
レンズ核の変性　225
霊長類　124
　──の視覚系の解剖学　247
霊長類(マカクザル)皮質有線野の視野部位　608
連結主義　206
連合　419
連合学習　177
連合型視覚性失認　657
連合型失読　34
連合型失認　14,16,657
連合説　102
連合野　101
　──の概念　101
　──の機能的特殊性　102
連続交替反応課題　196
連続病変効果　530

ろ

ローマ文字　622
ローランド溝　75,82
ローランド溝前部の皮質発語領域　85
ローランド野　554
ロイ-エンケファリン　463
ロゴグラフ　563
ロゴジェン　458
　──の言語産成モデルとその特徴　603
ロサンゼルスシリーズ　190,243
ロシアの春夏脳炎　279
ロボット工学の研究者　623
ロボトミー　517
ロラゼパム　165
露出症　576

老化現象　7
老人斑　222
老年(性)痴呆(認知症)　7, 92
蠟屈症　163
論理的一貫性　427
論理的文法構造　79

わ

ワーキングメモリー(作業記憶)　24
ワレンベルク症候群　**664**
和音
　──の再認課題　58
　──の識別　59
　──の進行と音のパターン間の関係　58
和田アミタールテスト　159
和田試験　**664**
和田法　381
猥褻な語　213
矮小脳症　**423**
笑いてんかん　**312**

欧文索引

A

α 595
α 運動ニューロン 328,534,594,595
── の放電 595
α 活動 267,268
α 波抑制 268
── の消失 264
α 律動 263,264
ablation 1
absence 1
absolute band valves 265
abstract attitude 1
abulia 1
acalculia 2
achromatopsia 6
acoustic amnestic aphasia 78
acquired achromatopsia 252
acquired dyslexia 6
acute disseminated encephalomyelitis; ADEM 278
Adelaid Coma Scale 648
adynamia 6
adynamia episodica hereditaria 6
agenesis of the corpus callosum 204
ageusia 627
aging 6
agnosia 14
agnosic alexia 34
agrammatism 18
agraphia 18
agyria 26
ahedonia (anhedonia) 26
ahylognosia 27
AIDS: acquired immunodeficiency syndrome 27,367
AIDS-related complex; ARC 27
air encephalogram; AEG 27
akathisia 28
akinesia 28
akinetic mutism 443
alcoholism 28
alert state 107
aletrtness 106
alexia 33
alexithymia 38
alien hand 38
alienation of word meaning 85
allesthesia, alloesthesia 38
allochiria 39
alpha blocking 268
Alzheimer's disease 39
American Medical Association 69
American Sign Language; ASL 313,577
Amhoux 509
amnesia 39
amnesic syndrome 52
amnésie verbale 76
amorphognosis 56
amorphosynthesis 56
amusia 56

amygdala 60
amygdalectomy 60
anarthmetria 60
anarthria 60
anencephaly 61
anesthesia 61
aneurysm 61
angiography 61
angular gyrus 62
animal studies 62
Annett 質問紙 319
Annett の右寄りモデル 324
Annett ペグボード課題 318
anomia 62
anomic aphasia 80
anosmia 67
anosodiaphoria 70
anosognosia (anosagnosia) 70
anosphrasia 67
anoxia 74
anterior alexia 34
anterior cerebral artery 74
anterior comissure 74
anterograde amnesia 74
Anton's syndrome 74
aphasia 75
aphasia therapy 86
aphasic alexia 35
aphemia 86
apperceptive agnosia 14
apractagnosia (apractognosia) 86
apraxia 87
aprosodia 92
arachnoid layer 413
arachnoid mater 413
architecture 414
arcuate fasciculus 92
Argyll Robertson pupil 92
arteriosclerosis 92
arteriovenous malformation; AVM 93
articulogram 598
asomatognosia 93
assessment 93
association 419
association area 101
associationism 102
assosiative agnosia 14
astereognosis 102
asthenopia 102
astrocytoma 102
asymbolia 102
ataxia 102
ataxial diplegia 104
ataxic agraphia 103
atheroma 104
atherosclerosis 104
athetosis 104
atrophy, cerebral 105
attention 105
attention deficit disorder 110
Aubert's phenomenon 110
auditory agnosia 111

auditory evoked potential; AEP 111
auditory neglect 445
auditory nonverbal agnosia 112
auditory perceptual disorders 111
auditory verbal agnosia 112
Auerbach & Alexander 19
aura 367
autism 115
autobiographical cueing 43
autocriticism 118
automatism 118
autotopagnosia (autotopoagnosia) 119,485
average evoked potential 123
avocalia 123
awareness 70,206,363
axial dementia 123

B

β アミロイド 505
β エンドルフィン 463
β 活動 267,268
β 波 153
Babinski response 124
baby hippopotamus 103
Bálint's syndrome 124
barognosis 124
basal ganglia 124
basolateral circuit 128
BEAM 128
behavior modification school 598
behavioral inattention test; BIT 446
Benton's Three-Dimensional Praxis Test 89
Bereitschaftspotential; BP 291
bilingualism 2
Binswanger's disease 134
bipolar derivation 263
Bishop square-tracing 319
blepharospasm 134
blindsight 134
blood flow studies 138
B-M 利き手テスト 173
body image 142
body schema disturbance 142
Boston Aphasia Research Center 599
bound inflexional morpheme 81
bovine spongiform encephalopathy; BSE 280
bradykinesia 145
bradyphrenia 489
brain 145
brain electrical activity mapping; BEAM 151
brain fever 278
brain stem 151
brain stem auditory evoked potential; BAEP 290
brain stem evoked potential 156

Broca's aphasia 156
Brodmann's cytoarchitectonic maps 156
Brodmannの分類 628
Bruegel's syndrome 156
Bryden課題 319
buccofacial apraxia 156
buffoonery syndrome 156
Bureau of Employees compensation of the Department of Labor for federal employees injured at work 69
butterfly glioma 157

C

γアミノ酪酸(GABA) 126,146,349, 408,463,464,597
γ運動ニューロン 328,534,594,597
γ波 153
CA 1 53,54,344,346
CA 3 344,346
―― の錐体細胞の樹状突起上のシナプス 345
cacosmia 67
CaEDTA 387
café au lait 158
callosal agenesis 158
callosal section 162
caloric stimulation(calimetry) 162
CAMCOG アセスメントスケジュール 375
Capgras syndrome 162
carbon monoxide poisoning 162
case study 162
CAT scan 162
catalepsy 163
cataplexy 163
catastrophic reaction 163
catatonia 163
caudate nucleus 167
central alexia 34
central aphasia 168
central epilepsy 168
central pattern generator；CPG 535
cerebellum 168
cerebral dominance 180
cerebral edema 262
cerebral palsy 180
cerebritis 278
cerebrospinal fluid；CSF 185
cerebrovascular accident；CVA 185
cerveau brutal 392
Charles Bonnet syndrome 185
childhood absence epilepsy 1
chimeric figure 185
chorea 186
choreiform syndrome 186
cingulate gyrus 186
cingulectomy 186
cipher alexia 35
circumlocution 186
cLEMs 186
clinical neuropsychology 187
closed head injury 187
closing-in 88

cluster headache 187
CN I(第一脳神経) 68
CN V(第五脳神経) 68
cognitive neuropsychology school 600
coherence analysis 265
colliculus
―― inferior 187
―― superior 187
color agnosia 187
color blindness 252
color imperception 252
coma vigil 188
Coma/Near-Coma Scale；CNC 648
commissurotomy 188
completion 194
component 321
Comprehensive Level of Consciousness Scale；CLOCS 648
compressed spectral array 265
computerized tomography 194
conduction aphasia 194
conduit d'approche 85
confabulation 194
confusional state 195
congenital anomaly 200
congenital cytomegalovirus；CMV 204
congenital disorders 200
congenital herpes 204
congenital human immunodeficiency virus；HIV 204
congenital hypothyrodism；CH 203
congenital malformation 200
congenital rubella syndrome 204
conjugate 293
conjugate lateral eye movement 206
connectionism 206
consciousness 206
consequences 541
Consortium to Establish a Registry for Alzheimer's Disease；CERAD 223
constructional apraxia 212
contiguity, disorder of 212
contingencies between behavior and consequences 541
contingent negative variation；CNV 264,290
contre coup 213
converging operation 418
conversion reaction 213
coprographia 23
coprolalia 213
corollary discharge 213
corpus callosum 213
corpus striatum 611
cortex 214
cortical blindness 214
cortical deafness 214
corticobulbar pathway 215
corupus callosotomy 188
Cotard syndrome 215
cranial nerves 215
Creutzfeldt-Jakob disease 220
crissure 391

critical period 220
critical variable method 419
Croonian Lectures 393
crossed aphasia 220
CT scan 220
CT断面のスライス角度 403
cylert 358
cysteamine 351

D

δ 活動 267
δ 睡眠(ステージ3～4) 583
δ 波 152,263
deblocking 221
declarative memory 44
deep alexia 36
deep dysgraphia 84
deep dyslexia 221
degenerative diseases 221
déjà vu 221
dementia 221
dementia paralytica 619
dementia praecox 163
denervation hypersensitivity 227
denial 227
depersonalization 228
depression 228
development 231
developmental dyslexia 33,231
dextral-chance；DC 324
diaschisis 231
dichhaptic technique 232
dichotic listening 235
Dictionnaire encyclopédique des sciences médicales 164
didactic school 598
diencephalon 240
differentiation 240
diplegia 240
diplopia 240
Disability Rating Scale；DR 649
disconnection syndrome 240
dishabituation 536
disinhibition 246
dissociation 246
divided visual field technique 247
dominance 250
dorsal column；DC 251
dot-making 319
Down's syndrome 201
dreamy state 251
dressing apraxia 251
drug intoxication 251
dual task paradigm 251
dualism 251
dysarthria 251
dyscalculia 2
dyschiria 444
dyschromatopsia 252
dysdiadochokinesia 102
dysdiadochokinesis 252
dyseidetic 252
dysexecutive deficit 50
dysexecutive syndrome 46
dysgraphia 18
dyslexia 252
dysorthographia 260

dysosmia 67
dyspraxia 260
dysprosody 260
dystonia 260

E

echokinesis 261
echolalia 261
echopraxia 261
ECT: electroconvulsive therapy 261, 263
ectopia 262
ectopia lentis 262
edema 262
Edinburgh Handedness Inventory 319
Edinger-Westphal nucleus 216
Edwin Smith の外科パピルス 455
EEG 262
Efron shape-matching task 15
electrical stimulation 262
electroconvul-sive shock; ECS 261
electroencephalogram; EEG 289
electroencephalography 263
emotional disorders 270
empty oral reading 85
encephalitis 278
encephalopathy 281
endorphin 281
entopeduncular nucleus 124
entorhinal cortex 281
Epanutin 287
epicritic innervation 281
epilepsy 281
Epilim 287
episodic dyscontrol syndrome 288
equipotentiality 288
Eristalis tenax 147
erythropsia 288
euthymia 559
event-related potential; ERP 289
evoked potentials; EP 289
executive supervisory attentional system; SAS 46
experimental neuropsychology 292
expressive aphasia 292
extinction 292
extra-striate cortex 138
extrapyramidal tract 293
eye movement 293
eyedness 294

F

^{18}F デオキシグルコース 403, 404
face recognition 295
facial agnosia 299
facial diplegia 299
false memory 46
falx 413
fantastic confabulation 46
fast Fourier transform; FFT 265
fast low angle shot; FLASH 403
FAS 語流暢性テスト 96
fear 299
finger agnosia 299

flexor reflex afferent; FRA 309
fluent aphasia 299
focal retrograde amnesia; FRA 43, 45
forebrain commissurotomy 188
fornix 299
fovea 299
foveation 106
fragile X syndrome 202
Freeman-Watts 標準脳葉断術 517
Fregoli syndrome 300
Friedreich's ataxia 300
Frisium 287
From Neuropsychology to Mental Structure 418
frontal ataxia 103
frontal dynamic aphasia 78
frontal eye field 300
frontal eye fields: 8 野 293
frontal gait disturbance 103
frontal lobectomy, lobotomy 300
frontal lobes 300
fugue 50
fugue state 306
fünfschichtige Rinde 392
Funktionswandel 307
fusiform gyrus 307

G

GABA 126, 146, 408, 464, 631
GABA 含有性線条体遠心系の活性 350
GABA 作動系 585
GABA 作動性ニューロン 549
GABA 作動性ムシノール 351
gait 308
gait ataxia 103
galactosemia 203
Ganser syndrome 311
gaze 312
Gegenhalten 164, 312
gelastic epilepsy 312
gender difference 312
general paralysis of the insane; GPI 312
general paresis 312
geniculate body 313
Gerstmann syndrome 313
gestural behavior 313
Gilles de La Tourette syndrome 316
Glasgow-Liège Scale 648
glioma 316
global alexia 35
global amnesia 316
global aphasia 316
globalists 317
globus pallidus 317
Goldstein の抽象的態度 77
Go-No Go 課題 357
grand mal epilepsy 317
graphesthesia 317
grasp reflex 317
Green 131
―― によるバイリンガルの理論の枠組み 132

―― のモデル 133
groping reflex 317

H

θ 波 263
habituation 536
hallucination 318
handedness 318
Head の象徴の形成と表出の喪失 77
heel-shin test 103
Heilman の一側性無動症仮説 447
hematoma 326
hemiagnosia 326
hemiakinesia 326
hemialexia 327
hemianopia 327
hemianopsia 327
hemiasomatognosia 327
hemiballismus 27
hemicortirectomy 332
hemi-inattention 327
hemiparalysis 327
hemiparesis 327
hemiplegia 327
hemispatial alexia 36
hemisphere 331
hemispherectomy 331
hemispheric specialization 380
hemisphericity 335
hemispherotomy 333
Henschen's axiom 342
Heschl's gyrus 342
heterotopia 342
Heubner's artery 342
hexamethyl propylene amineoxime; HMPAO 556
hippocampus 342
History of Experimental Psychology 456
HIV 関連認知-運動障害複合 27
holoprosencephaly 347
homosynaptic 536
Hooper's Visual Organization Test 173
House of Lords Select Committee on Medical Ethics 646
how システム 474
HPA 活性の亢進 231
Hubel と Wiesel の研究 609
human immunodeficiency virus; HIV 27
huntingtin 347
Huntington's disease or chorea 347
hydrocephalus 352
hyloagnosia 355
hyperactivity 355
hypergraphia 23
hyperlexic state 359
hypermetria 102
hyperreligiosity 629
hypertension 297
hypnagogic phenomena 360
hypokinesia 360
hypomania 360
hypometria 102
hypophonia 360
hyposmia 67

hypothalamus 360
hypotonia 362
hypoxia 362
hysteria 362
H 反射 594

I

Ia 595
Ia インパルス 594
Ia 介在ニューロン 596
Ia 求心性線維 534
—— からの信号 595
Ia 線維 596
Ia 抑制性介在ニューロン 595
Ib 595
Ib 求心性線維 594
Ib 抑制 595
ictal phenomenon 367
Idea of a New Anatomy of the Brain 68
ideational apraxia 367
ideomotor apraxia 367
idiopathic epilepsy 367
immune system 367
imperviousness 367
implicit memory 488
impulsivity 367
incomplete auditory agnosia 113
incomplete paraplegia 483
indifference 367
infarct 368
Innocenti 194, 409
insula 368
intelligence quotient; IQ 368
—— の共変量 386
—— 変数の予測 96
intention tremor 102
interhemispheric transfer 368
interictal 48
intermetamorphosis 368
interthalamic connexus 368
intracarotid sodium amytal; ISA 271, 368
ischemia 368
IT-15 (interesting transcript 15) 347

J

Jacksonian fit 370
Jackson の自動言語と命題言語の見かた 77
jamais vu 370
jargon aphasia 370

K

Kennard principle 371
Kimura の構造モデル 237, 238
kinetic tremor 102
Kinsbourne の注意仮説 448
Kleine-Levin syndrome 371
Klinefelter's syndrome 202
Klüver-Bucy syndrome 371
Koh's Block Test 89
Korsakoff's psychosis 371
Korsakoff's syndrome 371

kuru 220
K 複合 580, 582

L

la belle indiférence 363
la main étrangère 38
lacunar state 379
lamina V 521
Language & Language Disturbances 77
language disorders 379
latah 213
lateral cerebral asymmetry 379
lateral eye movement 379
lateralization 379
laughing (involuntary laughing) 384
lead poisoning 384
left-ear advantage; LEA 236
left visual field; LVF 247
lemniscal system 388
LEMs: lateral eye movements 388
—— と神経心理学的側性化関係 389
—— の偏位 390
Lesch-Nyhan syndrome 390
lesion 390
leukoencephalopathy 390
Liepmann 87, 88, 90, 189, 379
—— の 3 型の失行 90
—— のモデル 90
limbic system 391
lingual gyrus 397
lissencephaly 397
literal alexia 36
LM Luxon 513
lobectomy (lobotomy) 397
localization 398
locked-in syndrome 405
logoclonia 261
logogen 458
long-term potentiation; LTP 345
LSD 406
lumbar puncture 405
lurcher 177
Luria の失語分類 78
Lyerly-Poppen 手術 518

M

M-I 564
M-II 565
M1 521
macrogyria 406
macropsia 406
macrosomatognosia 406
macular sparing 406
magnetic resonance imaging; MRI 406, 439
magnetoen cephalogram; MEG 266
magnocellular layers 655
mamillary 406
mammillary bodies 406
marche à petit pas 407
Marchiafava-Bignami disease 407
Marr-Albus の運動学習テスト 177
Marr の 1 型理論 459

mass action 407
massa intermedia 407
Massachusetts Institute of Technology; MIT 504
maturation 407
Mayer-Reisch phenomenon 412
maze learning 412
McManus の右利き-偶然モデル 324
Medical Research Council; MRC 497
medulla 413
megalopsia 413
melodic intonation therapy 413
memory disorders 413
meninges 413
meningioma 413
meningitis 413
mental simulation of movement; MSM 178
mesocortex 391
Mesulam
—— の仮説の出発点 448
—— の注意の方向づけに関する皮質回路仮説 448
metamorphopsia 414
metamorphotaxis 414
metastases 414
methodological issue 414
MHPG (3-メトキシ-4-ヒドロキシフェニルグリコール) 374
microcephaly 423
microencephaly 423
microgenesis 424
micropolygyria 424
micropsia 424
microsomatognosia 424
Miller-Fisher syndrome 103
mind-body problem 424
Mini Mental State Examination; MMSE 489
minimal brain dysfunction; MBD 428
Minnesota Multiphasic Personality Inventory; MMPI 493
mismatch negativity; MMN 291
mixed auditory agnosia 113
Modern English Usage 569
modularity 416
momentary confabulation 46
momentum 529
monism 433
Mooney の顔テスト 243
morphagnosia 433
Morris 水迷路 343
mossy fiber; MF 345
motor aphasia 433
motor cortex 433
motor neglect 445
motor skill disorders 433
mouthing movements 438
movement disorders 439
MRC Working Party 497, 498
MRS 404
Ms-I 564
MT 472, 474, 655
MT ニューロン 474
MT 野 136, 655
multi-infarct dementia 439

multiple sclerosis ; MS **439**
muscinol 351
mutism **443**
myalgic encephalomyelitis ; ME 278
myoclonic epilepsy **443**
myoclonic jerks **443**
mystacial 411
M 層 655
M チャネル 655
—— の選択的障害 655
—— の選択的損傷 655

N

N-ヘキサンとメチル n-ブチルケトン 641
narcolepsy **444**
NART-IQ-current IQ 375
NART の成績 96
—— と基準 96
—— の低下 96
National Adult Reading Test ; NART 95, 96
National Child Development Study の点打ち課題 319
National Institute of Mental Health (NIMH)の評価法 225
National Institute of Neurologic and Communicative Disorders and Stroke(NINCDS)の診断基準 223
National Insurance Acts 69
neglect **444**
neglect dysgraphia 445
neglect dyslexia 258, 445
neoclassical school 599
neocortex 391
nervous 177
neuroleptic malignant syndrome ; NMS 165
neurolinguistic school 600
neurology **451**
neuromagnetometry **454**
neuronographic studies 393
neuropsychiatry **454**
neuropsychological rehabilitation 455
—— *after Brain Injury* 538
neuropsychology **455**
neurotransmitter **462**
New England Congenital Hypothyroidism Collaborative 203
nidus 93
NMDA 350
NMDA 受容体 345
NMDA 受容体共役 Ca^{2+} チャンネルの賦活 411
N-methyl-D-aspartate ; NMDA 345
nominal aphasia 77
nonfluent aphasia **467**
Notsprache 81
nucleus ventralis posterolateralis thalami ; VPL 620
number line 5
nystagmus **467**
N(神経質)スコア 589

O

object agnosia **469**
occipital eye field **469**
occipital lobe **469**
oculomotor apraxia **476**
oculovestibular 118
oedema **476**
off 領域 608
old pallium 391
olfaction **476**
olfactory anesthesia 67
oneirism **476**
on 領域 608
optic alexia 36
optic allesthesia 38
optic aphasia **476**
optic ataxia **476**
optic chiasm(a) **476**
optokinetic nystagmus **477**
organism 541
orienting reflex **477**

P

Pα 細胞 655
Pβ 細胞 655
P 250 の振幅 647
P 300 117, 198
—— と認知課題 290
—— の潜時 290
pachygyria 478
pacinian corpuscle ; PC 620
pain **478**
paleo-cortex 391
paliacousia **481**
palilalia **481**
paliopsia **481**
pallilalia 261
palmomental reflex **481**
palsy **481**
panencephalitis **482**
Papez circuit **482**
paracusia **482**
parageusia **482**
paragrammatism **482**
paragraphia **482**
paralexia **482**
paralimbic cortex 186
parallel distributed processing ; PDP 288
paralysis 327
—— of gaze **482**
paraparesis **483**
paraphasia **483**
paraplegia **483**
paraplulias 576
parapraxia **483**
parapyramidal fiber 594
paratonia **483**
paresis 327
paresthesia **483**
parietal lobe **483**
Parkinson's disease **486**
parosmia 67
parosmis expers 67
paroxysmal disorders **491**

partial anosmia 67
parvocellular layers 655
PASAT : paced auditory serial addition test 442, 510
patch 126
patheticismus 164
Pa 波の消失 112
peduncle **491**
pelopsia **491**
penetrating brain injury 187
perception **491**
perforant path ; pp 345
peri-insular heispherectomy 333
peripheral lexicons 419
perseveration **492**
persistent vegetative state ; PVS 646
personality disorders **492**
PET scan **496**
—— と SPECT による小脳研究 178
—— による局所脳血流研究 138
—— の解像度 404
petalia **496**
PGO 波 154
phantom limb **496**
phantosmia 67
phenylketonuria ; PKU 202, **496**
phonetic disintegration syndrome 501
phonological dysgraphia 84
phosphene **501**
phrase length ratio 82
phrenitis 278
phrenology **501**
pia mater 413
Pick's disease **501**
Pickwick Papers 502
Pickwickian syndrome **502**
pineal 502
pineal body 502
pineal gland **502**
PIQ 183, 440
piriform cortex 526
Pittsburgh occupational exposures test battery ; POET 640
pituitary tumor **502**
pixel 555
planatopokinesia 503
planotopokinesia 503
planum temporale **503**
plaque **503**
plasticity **503**
pneumoencephalogram 27
pneumoencephalography **506**
polyopia **506**
polyopsia 506
pons **507**
ponto-geniculo-occipital(PGO) wave 151, 154
porencephaly **507**
poriomania 49
Portland Adaptability Inventory 493
positron emission tomography **507**
Posner の潜在性定位仮説 448
Posner パラダイム 243

post-traumatic amnesia；PTA 48, 508
postconcussion syndrome 507
posterior alexia 34
postural control 511
postural tremor 102
pouting reflex 586
power spectrum 265
pragmatic school 599
Prechtl's syndrome 516
prefrontal cortex 516
prehension reflex 516
premorbid period 42
premotor cortex 516
procedural memory 41
progressive supranuclear palsy； PSP 350
promoting aphasics communicative efficiency；PACE 599
prosopagnosia 516
protopathic innervation 516
pseudo-alexia 36
pseudoagnosias 102
pseudobulbar palsy 516
pseudohomophones 255
pseudohomophone 83
psychomotor epilepsy 516
psychosurgery 516
pulvinar 520
pure word deafness 112
purkinje 177
putamen 520
PVS：persistent vegetative state 521
pyramidal tract 521
pyramidal tract neurons；PTNs 524
pyriform cortex 526
P層 655
P物質 126, 463

Q

ρ値 386
QOL 538
quadrantanopia 527
quadriplegia 527
quadriplopia 506
qualia 656
quinquestratificatus 391

R

rage response 528
rapidly adapting；RA 620, 622
rCBF 528
Reaction Level Scale；RLS 648
reading disorders 528
recovery of function 528
recurrent collaterals；rc 345
reduplication 532
reeler 408
reflex epilepsy 533
reflexes 533
rehabilitation 537
relative band values 265
reorganization of function school 598

Research Diagnostic Criteria；RDC 559
responses 541
restless legs syndrome 545
reticular formation 545
retrograde amnesia 550
Rett's disorder 203
Reye's syndrome 550
Riddoch effect 550
right-ear advantage；REA 236
right-left disorientation 550
right-shift；RS 324
right visual field；RVF 247
Rolandic area 554

S

S-I 564
SA 622
SA I と SA II 620
SAD 555
save-bank-river 210
scan 555
schizophrenia 558
sclerosis 559
scotoma 559
SD 95
SD 10 95
SD 15 95
seasonal affective disorders 559
seizure epilepsy 563
selective reminding test 441
self-awareness 73
semantic access disorder 563
semantic aphasia 77
semantic aphasics 79
semantic memory 43
sensorimotor cortex 563
sensorium 393
Sensory Stimulation Assessment Measure；SSAM 648
sensory deprivation 569
septal area 569
sex differences 569
sexuality 574
shaft vision 577
sham rage 577
SI 620
sign language 577
simultanagnosia 577
sleep 580
slowly adapting；SA 620
Sm-I 564
smell 586
SNAP質問紙法 356
snout reflex 586
social behavior 586
somatosensory evoked potential； SEP 593
somatotopoagnosia 119
somesthetic system 593
SORKC モデル 540
source amnesia 46
spasticity 593
spatial alexia 36
specific anosmia 67
SPECT 555
―― の標識物質 404

spectral analysis 265
spectral edge frequency 265
speech disorders 597
speech therapy for aphasia 597
spelling disorders 602
sphincter control 606
spina bifida 204
spiny 349
splenium 606
split brain 606
split brain operation 188
squirrel monkeys 393
staggerer 177
stammering 614
state-dependent effect 49
static tremor 102
status epilepticus 606
stem completion priming 42
stepping mechanism 308
stereoagnosia 606
stereopsis 606
stereotypy 606
Sternbergの記憶スキャンテスト 291
stimulation school 598
stimulus events 541
striate cortex 606
striatum 610
striosome 126
stroke 611
stuttering 614
subarachnoid hemorrhage 614
subcortical dementia 618
subcortical motor aphasia 80
substantia nigra 618
sucking reflex 618
superior longitudinal fasciculus 618
superior occipito-frontal fasciculus 619
supramarginal gyrus 619
surface alexia 36
surface dysgraphia 84
surface dyslexia 619
sylvian fissure 619
syndrome of the aminergic neuclei； SOTAN 11
syphilis 619

T

tabes dorsalis 103
tactile agnosia 620
tactile neglect 446
tactile perception disorders 620
tan 56, 61, 539
Tapley課題 319
taste 627
TC[99m]ヘキサメチル-プロピレン-アミネオキシム 556
telegraphic speech, writing 627
teleopsia 627
temporal acoustic aphasia 78, 79
temporal gradient 43
temporal lobe 627
temporal lobe enhancement mechanism；TLEM 237
temporal lobe epilepsy 629
temporal lobectomy 629

Tentatives opératoires dans le traitement de certaines psychoses 517
tentorium 413
test battery 629
thalamic ataxia syndrome 104
thalamic syndrome 629
thalamus 629
The Anatomy of the Human Brain 68
The Guides to the Evaluation of Permanent Impairment 69
The Psychopathology of Everyday Life 49
thiamine deficiency 633
thrombosis 634
TIA 634
tic 634
tonic disorder 634
tonic postural fit 634
tonic seizure 634
topectomy 634
topographical disorders 634
torticollis 639
TOT(tip-of-the-tongue)現象 489
Tourette syndrome 639
toxicokinetics 385
toxicology 639
Trail Making test 9
trancal apraxia 103
trancal ataxia 103
transcortical aphasia 643
transient global amnesia; TGA 48
traumatic aphasia 78
triplopia 506
trunco-pedal apraxia 103
trunco-pedal ataxia 103
tumor 643
Turner's syndrome 643
turning tendency 323
T迷路 177

U

ulegyria 645

unawareness 71
uncinate attacks 645
uncinate fit 645
unilateral neglect 645
urinary incontinence 645

V

V 1 469,475
── の4Cα層 473
── の視覚情報処理 471
── の視野の表現 470
── の網膜部位対応地図 470
V 1のニューロン 471
── のコラムの線分の傾き 472
── の受容野 472
V 2 136,655
── のニューロン 471
V 3 473
V 4 136,469,472,475
── とMTの損傷 655
V 5 138,472
Valium 287
vanishing cues; VC 47
Various State Workman's Compensation Agencies 69
vegetative state 646
ventricles 651
ventriculography 651
verbal alexia 36
verbal aphasia 77
verbal dyspraxia 203
verbigeration 164
Verger-Dejerine syndrome 652
vestibular stimulation 652
vestiburo-ocular reflex; VOR 535
vigilance 151
VIQ 183,440
visceral 394
visual acuity, testing 652
visual agnosia 652
visual communication; VIC 652
visual evoked potential; VEP 652
visual field deficit 652

visuoperceptual disorder 656
visuospatial disorders 659
voxel 555

W

Wada test 664
WAIS 9,457
WAIS-R 9,42
Wallenberg's syndrome 664
Washington Psychosocial Seizure Inventory 493
Waterloo Handedness Questionnaire 319
WCST 441
weaver 177
Wechsler
── の加齢データ 8
── の知能と肺活量の変化曲線 8
Wernicke's aphasia 664
Wernicke's encephalopathy 664
Wernickeの解剖学的な連合説 76
Western Neuro Sensory Stimulation Profile; WNSSP 649
what 472,657
── に関する情報 485
whatシステム 472,474
whenの記憶 304
where 472,657
── に関する情報 485
whereシステム 472
Wilson's disease 664
withdrawal syndrome 665
witzelsucht 665
WMS-R 95
word blindness 665

X~Z

^{133}Xe吸入法 140
X-rays 666
X線CT 402
Y細胞システム 474
Zellweger malformation 667

人名索引

A

A. E. Walker 518
A. J. Ayer 425
A. Knoblauch 56
A. Leischner 130
A. Pitres 129
A. Turing 425
Abbie 391
Abercrombie 182
Abrams 165
—— & Taylor 165
Adams 334,436
—— & Victor 196,327,435
Adolphs 588
Aggleton 149
Aggoun-Zouaoui & Innocenti 410
Aimard 636
Albers 362
Albert 9,79,129,600
—— & Moss 7
—— & Obler 128
Alexander 350,486
—— & LoVerme 82
—— & Money 552
Alexander Luria 78
Allard 236
Allen 498,571,572,577
Allport 208
Almeida Lima 517
Almkvist 224
Almli 503
Altman 177
Amalric & Koob 175
Anderson 4,529
Angeleri 588
Angeli 343
Annett 320,321,324,326,338
Ansell 649
Anton 70,72
Antonis 208
Aram & Whitaker 184
Arellano 393
Arendt 374
Argyle 586
Ariëns 391
Aristotle 424
Aronson 433,434,436
Asbjørn Folling 496
Asrinski 151
Atkinson 12
Attella 530
Auerbach & Alexander 19
Augustinus 425

B

B. F. Skinner 425
B. Rensch 425
B. Russell 425
Babinski 70
Baddeley 540
—— & Wilson 48
Bailey & Von Bonin 469
Bak 531
Bakan 337,388
Bálint 124,577
Bamford 538
Barbieri 445
—— & De Renzi 445
Barlow 98
Baron-Cohen 118
Barrett 291,292
Baruk 166
Basetti 624
Basso 114
Bates 81
Bauer 297,560
—— & Rubens 111
Bauman 118,175
Bear 271,495
Beardsworth & Adams 331
Beatty 441
Beaumont 248,336
Beauvois 23,625
—— & Derouesne 19,24
Becker 373
Behan 324
—— & Galaburda 383
Béhier 56
Behrmann 657,658
Bell 68
Benke 144
Bennett 210,211
Benson 82,195,494
Benton 143,173,314,429,538,551, 552,638
—— & Sivan 144
Berg 13,543
Bergman 542
Beringer 252
Berkeley 425
Bertrand Russell 458
Besner 254
Bever & Chiarello 57
Bianchi 197
Bickel 497
Biederman 357
Binnie 267
Bishop 68,319,324
Bisiacchi 418
Bisiach 70,446,447
—— & Vallar 445
Bleuler 164,165
Bliss & Collingridge 345
Bloch 245
Blumer 494
Boake 538
Bodamer 295,296
Bogen 190,193,244,335,338,340
—— & Bogen 336
—— & Gordon 57
—— & Vogel 189
Boiten & Lodder 328
Bonferroni 139

Boone 10
Boring 456
Born 648
Borod 271,272,274〜276
—— & Koff 271
Borowitz 243
Botez 168,172,173,175
—— & Barbeau 168,176
Botez-Marquard 174
—— & Botez 173
Bouillaud 456
Bowden 29,30
Boyd 198
Bradley 357
Bradshaw 234,238,248
—— & Nettelson 233
Braitenberg 149
Bremer 545
Brett 180
Brian 334
Broadbent 105,208
Broca 61,76,323,381,394,454
Brodal 328
Brodmann 300,564,566
Brooks 99,590,591
—— & McKinlay 590
Brown 371,394,488,489,603
Bruyer 296,297
Bryan 600,601
Bryden 233,236〜238,324,382
—— & Steenhuis 319
Bub 24,257
—— & Kertesz 24
Bucy 332,594
Budin 79
Buranen 364
Burton 297,620
Butters 225
—— & Cermak 373
Bykoff 189

C

C. B. T. Adams 332
C. D. Broad 425
C. Judson Herrick 425
C. Vogt 425
Cabiese 334
Cahause 345
Caine 12
—— & Shoulson 350
Cajal 424,506
—— & Golgi 398
Calev 47
Calvanio 578
Campanella 104
Campion 134
Cantwell 357
Caramazza 78,84,415,417,418, 420〜422
—— & Hillis 64
—— & McCloskey 419
—— & Miceli 63

Carlomagno 599
Carmon 234
Carney & Temple 658
Carpenter 208,209
Carr 201
Cartlidge 509,510
Caselli 625
Casey 478,479
Cassens 229,230
Caviness 408
Cerella 9
Cermak 376
Chapman 97
Charcot 398,453,487,574
Chase 153
Checkley 561
Chedru & Geschwind 196
Cheek 210
Cheesman & Merikle 210
Chen 531
Chia 553
Chiarello 159,160
Chollet 530
Christie 375,389
Christison & Blazer 12
Cianchetti 143
Cioffi 233
—— & Kandel 234
Clare 47
Clark & Campbell 3
Clarke 242,571
—— & Dewhurst 455
—— & Klonoff 552
—— & O'Malley 455
Claude 164
Clements 430
Clobazam 287
Code 599～601
—— & Muller 598,601
Coffey 10
Cohen 198,362
Cole 268
Colebatch 138
Collins 197
Coltheart 253,256,257,540
Cook 251
Corballis 242,244
—— & Beale 551
—— & Sergent 243
Corbetta 140
Coren 322
Coslett 258,578
—— & Saffran 84,258
Cotman 505
—— & Nieto-Sampedro 505
Courchesne 118,175
Cowey 654
—— & Stoerig 136,474
Crawford 95,96
Critchley 313,342,483,486,553
Croisile 19
Cronin-Golomb 243
—— & Myers 241
Cruveilhier 68
Cummings 222,276,436
—— & Benson 224,226
Currier 576
Cuskelly & Dadds 201

Cutting 271
Cynader 411

D

D. B. 134,135
D. Bindra 425
D. C. 3
D. Hebb 425
D. W. Zaidel 241,243
—— & Sperry 241,243
D. Wechsler 8
Dallas & Merikle 209
Damasio 238,296,315,473,617
—— & Van Hoesen 222
Dandy 331,399
Darden 460
Darian-Smith 622
Darwin 272,425
Davidoff 329,623
—— & De Bleser 658
—— & Warrington 656
Davidson 273,389
—— & Hugdahl 248
Davis 211,648
—— & Wilcox 599
Dax 456
Day 337,388
De Bleser & Luzatti 252
De Renzi 87～90,107,121,296,314,
445,635～637,658,662
—— & Faglioni 121
—— & Scotti 120,121
De Sonneville 202
De Wardener 372,373
De Yoe & Van Essen 471
de Bleser 657
de Haan 295
de Lacoste-Utamsing & Holloway
571
Decety 178
—— & Ingvar 178
Deecke 291
Deems 67,68
DeFries 605
Dehaene 3,5
—— & Cohen 5
Deiber 141
Dejerine 33,34,62,83,84,665
Dejong 166
Delalande 333
Delay 165
Delbecq-Derouesne 46
Dell 545
Deloche & Seron 2,4
Deluca 441
Dement 151
Dempsey 197
Denckla 430
Denemberg 381
Denes 421
—— & Semenza 81
Denhoff & Pick-Robinault 182
Dennis 122
Derouesne 23
Descartes 425
Deutsch & Kinsbourne 355
d'Holbach 425

Di Figlia 350,351
Dichgans 103
Dick 291
Diderot 425
Diener 103
Dietz 596
Diller 538
Dimond 243
Dixon 209,210
Dodrill & Batzell 495
Donnelly 656
Doty 145,148
Douek 69
Driver 243
Dubois 82
Duchenne 22
Duncan 108
Dunner 560

E

E. Cunningham Dax 518
E. Zaidel 243
Eccles 424
Efron 114,237
Egas Moniz 398,517
Egger 358
Ehrlichman 389,390
Eidelberg 308
—— & Galaburda 275
El-Awar 173
Elis & Florence 296
Ellenberg & I. Sperry 243
Elliman 497
Elliot Smith 391,393
Elliott 177
Ellis 24,604
—— & Florence 295
—— & Oscar-Berman 30
—— & Shepherd 254
—— & Young 298
Elze 551
Emil Du Bois-Reymond 424,464
Epicurus 425
Epstein 499
Ericsson 542
Ernst Mach 426
Ervin 588
Eschricht 68
Eslinger 238
—— & Damasio 238
Etaugh 233
Exner 19,84

F

F. H. Bradley 425
Faglioni 113,635
Faigenbaum & Rolls 344
Falconer 332,334
Farah 17,84,578
—— & McClelland 421
Faraj 197
Fechner 424,425
Fedio 271,495
Feindel 397
—— & Penfield 392,396
Fender 266

Ferro & Batelho 3
Fichte 425
Figiel 11
Filla 104
Finger 503
―― & Stein 529,530
Finkelnburg 77,314
Finset 590
Fisch 498
Fisher 328,329,636
Flanigan 392
Fletcher 143
Flint 202
Flor-Henry 229,271,272
Flourens 453,455
Flynn 508
Fodor 416,421,459,460
Folstein 11,117,348,350
Forestus 68
Fowler 569
Franco 243
François Magendie 68
Franz Josef Gall 453,501
Franz Joseph Gall 5
Fraser 586
Frech 332
Freeman 398
French & Beaumont 265
Freud 425
Friberg 138
Friedland 70
Friedman & Alexander 258
Friston 141
―― & Frackowiak 139
Frith 140,604
Fritsch 398,524
Fujiwara 646
Fukuda 511
Funnell 257
Fuster 624

G

G. M. Edelman 425
Gabris & Miller 165
Gaffan 40,343
―― & Harrison 343
Gainotti 143,271,367
Galaburda 605
Gale 389
Galen (Galenos, ガレノス) 67,424
Gall 379,456
Gamble 308,309
Gardner 234,332
Garfinkel 358
Garlen 374
Garner 497
Gates 238
Gazzaniga 242
Geffen 237
―― & Caudrey 236
Gelenberg 165
Gelfand 535
Gélineau 360
Geminiani 70
Gennari 606
Geoffrey Knight 518
George Dawson 289

George Huntington 347
George Miller 455
Gerstenbrand 144
Gerstmann 552
Geschwind 33,62,90,238,324,383,494
―― & Galaburda 383
―― & Kaplan 81,190
Gevins 268
Giannini 211
Gibbs 393
Gibson 233,374
―― & Bryden 234
Giessing 164
Gilman 435
Gilsky 48
―― & Schacter 47
Giordano 351
Glickstein 606
Glisky 542
―― & Schacter 542
Glithero 363
Gloning 472
Gluhbegovich 40
Goffinet 408
Goldman-Rakic 109,302
Goldstein 227,252,288,367
Goltz 398
Goodale 474,657
―― & Milner 475
Goodglass 79,82,121,143
―― & Blumstein 18
―― & Kaplan 26
Goodin 290
Goodwin 622
Gordon 57,58,241,323,340,653
―― & Bellamy 57
―― & Bogen 56
―― & Kravetz 339
Gorski 571,577
Gottfried 233
Gottlieb Burckhardt 517
Goulandris & Snowling 605
Gourovitch 499
Gowers 453
Grant 31
Graves 236
Green 131
Greenblatt 34
Griffith 332
Grillner 308
Grodzinsky 414
Groeger 210
Gronwall 510
Grosjean & Soares 132
Gross & Zimmerman 364
Grossman 440,442
Grosz 364
―― & Zimmerman 363
Gurfinkel 512
Guthleck 510

H

H. Feigl 425
H. François 164
H. Jackson 425
H. Jerison 425

H. M. 637
Hagberg 180,181,203
Hahn 383
Hallervorden 272
Halliday 289
Halligan & Marshall 444
Halpern 322
Halstead 9,407,456
Halwes 236
Hamilton 382
Hampson & Kimura 570
Hamsher 173
Hanley 46,298
Hans-Lukas Teuber 504
Hans Berger 263,452
Harlow 454,493
Harness 340
Harris 322,570
―― & Carlson 323
Harrison 343
Hart 80
Harvey 453
Hasan & Stuart 533
Hatfield 598,599
Hatta 234
Haward 598
Hawkins 536
Haxby 201
Head 121,288,551,552,629
Heath 176
Hebb 424
Hécaen 2,86,88～90
Heeschen 81
Hegel 425
Heilman 62,89～91
―― & Bowers 275
―― & Watson 447
Heinrich Klüver 518
Hellige 248～250
―― & Zaidel 248
Helm-Estabrooks 600
―― & Albert 598,599
Henderson 256
Henry Head 77,314
Henry Millar 510
Henschen 2,5,342
Henson 58
Hermann & Whitman 495
Hersen 98
Hewer 538
Hewes 314
Hillis & Caramazza 64～66
Hillyard 291
Hines 254,570
Hinton 254,255
―― & Anderson 422
Hippocrates 424
Hiscock 233,389
Hitch 540
Hittelman & Dickes 570
Hitzig 398,524
Hobbes 425
Hobson 118,153
Hodges & Warlow 48
Hoffman 332
Holender 209
Holmes 143,444,607,653,661
Holzman & Passarotti 242

Hopkins 382
Horenstein 197,198
Horn 648
—— と Cattell 8
Horton & Hedley-Whyte 607
Houk & Rymer 534
Howard 64,599,601
—— & Hatfield 601
Hsiao 626
Hubel 399,471
Huber & Shuttleworth 226
Hugdahl 236,239
Hughlings Jackson 56,89,102,271,
　314,424,454,456
Humphrey & Riddoch 657
Humphreys 14～16,578,656
—— & Riddoch 657
Humphries 358
Hunkin 45
—— & Parkin 48
Hunt 204
Hunter 375
Hyvärinen 197

I

I. P. Pavlov 425
Iacoboni 242
Ignelzi 332
Ingvar 178
Ireland 553
Ito 179
Ivison 97
Ivry 176,179
—— & Keele 176

J

J. B. Watson 425
J. C. Eccles 425
J. Graham Beaumont 563,593
J. J. C. Smart 425
J. Olds 425
J. Sergent 249
J. Wolpe 425
Jackson 398,444
Jacobson 375,559
Jakobson 81,212
James W. Papez 482,518
James Watts 517
Jankowiak 658
Janowsky 46
Jasper 392,396
Jeeves 160,204
Jellinek 58
Jennett & Teasdale 647,648
Jensen 174
Jeste 230
Jinkins 160
Joannette 274
Johann Gasper Spurzheim 501
John Eccles 卿 424
John Fulton 518
John Hughlings Jackson 76
Johnson 242,622
—— & Hsiao 622
Johnston 207
Jones & Powell 393

Josef Gerstmann 313
Joshi & Aaron 602
Jouvet 151
Joynt 224
Juni 166
Just 208,209

K

K. L. 298
K. R. Popper 425
K. S. Lashley 425
Kaas 473,564,566
Kachi 22
Kahlbaum 163,164
Kahn 71
—— & Whitaker 5
Kahneman 106
Kandel 233,529
Kanfer 540
Kanner 117
Kapur 39,45,49
Karl Popper 卿 424
Katz 596
Kay & Ellis 63,66
Kayan 514
Keele 176,179
Kemmerer 542
Kemp 169
Kemper 118,175
Kendell 363,365
Kerrigan 181
Kershner 238
Kertesz 401,538
Keshavan 508,510
Kihlstrom 211
—— & Schacter 208
Killackey 194,621
Kimura 57,113,236,237,570,662
King 12
Kinsbourne 8,10,237,251,273,337,
　388,553,577,578
—— & Warrington 258
Kitterle 249
Klein & Armitage 340
Kleist 88,494
Kleitman 151
Knight & Shelton 99
Knolle 338
Koada 392
Koch 392
—— & Fuster 623
Koenig 234
Kolb & Whishaw 342
Kolk 81
Kopelman 49,372,373,375,376
—— & Corn 374
Kornhuber 291
Korsakoff 372,376
Kosslyn 421
—— と Van Kleek 421
Kraepelin 163
Kremlin 253
Kretschmer 494
Kreutzer 591
Krnjevic 198
Krubitzer 564
Kruger 392

Kumar 243,244
Kurt Goldstein 1,77
Kutas 291

L

La Barre 145
La Mettrie 425
Ladavas 449
Lahey 357
Laine 332
Lalonde & Botez 177,178
Lamb 249
Lamictal 287
LaMotte 623
Lance 593
Landio & Iacoboni 245
Landis 636
Langer 589
Lansdell & Davie 571
Lashley 288,398,407,456,528
Lassonde 234
—— & Jeeves 161
Le Vay 577
Lechevalier 111
Lee-Teng 244
Lehmann 266
Lehmkuhl & Poeck 88
Leibniz 425
Leiner 168,170,176,177,179
Lende 565
Leng & Parkin 50
Lenneberg 383
Lennox 285,372,373
Lenti 184
Lepore 158
Lesser 600
LeVere 505
Levin 508,509
Levine 446,447,578
Levinson 210
Levitt 392
Levy 233,498,648
—— & Kumar 243
—— & Trevarthen 244
Lewin & Sumner 588
Lewis 207
Lewy 560,561
Lezak 95,493
Lhermitte 18,302
Li 565
Libet 150
Lichtheim 76,82
Lidvall 509,510
Liepmann 87,88,90,189,379
Lindsay 331
Lishman 29,30,88,90,375,510,587
Lissauer 14～16,112,113
Lister 607
Little 330
Livingstone 474
—— & Hubel 473
Llinás 153
Loeser 480
Loney 357
Lord 203
Lowden 508
Luchelli 88

Lucretius 425
Ludwig Wittgenstein 424
Lund 609
Luria 59,79〜81,89,101,114,131, 132,357,433,438,456,538,553,578, 579,587,588,598,658,661
―― & Hutton 132
Luxon 515
Luzzatti 447
Lynn 272
Lyon 410

M

M. Schlick 425
MacAndrews 638
MacDonald 389
MacFlynn 509,510
Mach 425
Macky 244
MacLean 391〜394
―― & Arellano 393
―― & Newman 395
MacRae 238
Maer 389
Magendie 68
Magnus 511
Magoun 545
Mai 656
Mair 373,374
Mange & Mange 496
Manning & Campbell 658
Marc Dax 379
Marccoby & Jacklin 570
Marcel 210
Marchall 505
Marcopulos 236
Margaret Kennard 401,504
Margolin 24,418
Marin 415
Marin Padilla 408,409
Mark 588
Markand 197
Marr 414,416,421,459
Marsden 488,489
Marshall 78,83,253,255,416,450
―― & Newcombe 256
Marzi 380
Mason & Fibiger 198
Matarazzo 98
Mateer 543
Matthews 440
Mattison 243
Maull 460
Maunsell 474
―― & Newsome 472
Maximilian Rose 391
Mayes 44,374
Mayeux 276
Mayou 365
McCarley 153
McCarthy 17,79,89,91,603,604
―― & Warrington 63,257,656
McClelland 257
―― & Rumelhart 422
McCloskey 3
―― & Caramazza 3
McConnell & Karnowski 408

McCormick & Thompson 177
McEntee 374
McGinty & Beahm 586
McGlone 570
McGlynn 73
―― & Schacter 71,72
McKeever 240
McKenna 615
McKinlay 590
―― & Brooks 589
―― & Hickox 591
McKlinlay 93
McManus 321,390
―― & Bryden 324,325
McNeil 296,658
McSweety 99
Meck 570
Meddis 586
Medina 197
Mehta 445
Meier 538
Melzack 478〜480
Mendelsohn 129
Mendez 532
Menkes 330,358
Menn & Obler 81
Mennemeier 446
Menza & Harris 167
Merton 534
Merzenich 194
―― & Jenkins 621
Mesulam 89,166,196〜198,223, 444,445,448,449
―― & Geschwind 196
Meyer 636
Meynert 87
Miceli 63,66
Michel 267
Mielk 224
Milberg 617
Miles 271
Millar 211
Miller 364,469,471
―― & Morris 47
Milner 113,342,474,637
―― & Taylor 241,243
Minami 233,234
Minkowski 129
Mishkin 52,53,302,472,474,620, 625
Mohler & Wurtz 136
Molfese 383
Molinari 12
Montgomery 509,510
Morais 58,238
Morales 153
Morison 197
Morlass 88
Morley 236
Morris 47,223,343
Morrison 148
―― & Magistretti 198
Morton 238,540,603
Moruzzi 545
―― & Magoun 105
Moscovitch 416,417
Mounin 18
Mountain & Snow 100

Mountcastle 621
Movshon & Kiopres 610
Mozer 258
Muller 600,656
Munhall 236
Munk 398,607
Murphy 203,560
Murray & Mishkin 624,625
Myerson 78

N

N. Chomsky 425
Näätänen 291
Nachshon 234
Naeser 80
Nashner 512
Nass & Gazzaniga 380
Nauta 302
Nebes 243
Nelson 203
―― & O'Conell 96
―― & Willson 95
Newcombe 78,83,253,255,295,660
Newlin 337
News 578
Nilipour & Ashayeri 128
Norman Geschwind 78,530
Nottebohm 381

O

O. Kauders 130
O. Pötzl 130
Obler 129
O'Brien 160,561
O'Carroll 96
Ochips 88
Oddy 589
Ogden 119,120
Ogle 18
Ojemann 129
O'Keefe 345
Oliver Zangwill 538
Olson 422
―― & Caramazza 415
Ombrédane 111
Oppenheimer 332
Orton 551
Oscar-Berman 29,30,232,234
Oswald 585
Otto Loewi 464

P

P. J. E. Wilson 332
Padrone 589
Pagni 392
Pakic 408
Pallis 635
Pandya 302
Paper 578
Papez 393
Paradis 128〜130
―― & Goldblum 128
―― & Libben 133
Pardo 140
Paré 153

Parker & Crawford 100
Parkin 39, 41, 44, 373
Parkinson 487
Parsons 364
Passarotti 243
Patricia Churchland 529
Patterson 254, 358, 540
Paul Broca 379, 391
Paul Bucy 518
Pavlov 536, 579
Pearson 535
Pedro Almeida Lima 398
Pelham 358
Pellegrino 177
Penfield 101, 262, 396, 397, 424
Pennington 201
Pentland 588
Peretz 58, 238
Perner 118
Perrin 197
Peter & Janes 471
Petersen 139, 178
Peterson 635
Petrides 302, 342
Pfurtscheller & Aranibar 268
Philippon 178
Phineas P. Gage 304, 454, 575
Piaget 243
Pick 70, 119, 120
Pierre Flourens 501
Pierrot-Deseilligny 595
Pillon 489
Pilowsky 365
Pipe 238
Pitcairn 588
Pitres 131
Plaitakis 175
Plant 655
Platon 424
Plaut 255
—— & Shallice 254
Plutchik 270
Poeck 144
—— & Orgass 120
Poirier 166
Polster 49
Pompeiano 153
Poncet 121, 298
Pons 621
Ponsford 590
Poppel 529
Pöppel 134
Poppelreuter 444, 653, 654
Posner 106, 109
—— & Petersen 106, 107, 110
Potzl 473
Powell 169
—— & Wilson 649
Preilowski 193, 194
Previc 474
Pribram 392, 393
Price 494
Prigatano 73, 538
—— & Schacter 70〜73
Prior 267
—— & Bradshaw 238
Prochazka 534
Purdon 351

Putnam 459, 460

Q

Quinlan 254, 656
Quinn 237

R

R. Carnap 425
R. F. Thompson 425
R. H. Lotze 425
R. Puccetti 425
R. Sperry 425
R. W. Doty 425
Raade 90
Rabins 11
Rader & Ellis 648
Raine 389, 390
Rakic 407, 411
Ramachandran 621
Ramaley 324
Ramón y Cajal 425
Randolph & Semmes 624
Rao 276, 441
Raper & Wilson 498
Rapoport 198
Rapp & Caramazza 258
Rappaport 649
Rasmussen 332, 368
Ratcliff 660
Ray 268
Rechtschaffen 585
Reed 364
Reichert 391
Reitan 9, 99, 456
Rennick 9
Rey 50
Reynolds 208
Rezzo Bálint 661
Richardson 48
Ricklan 174
Riddoch 14〜16, 444, 579, 653
Rimel 509
Ringo 146
Rinn 9, 12
Rizzolatti & Berti 447
Rizzolatti & Camarda 447
Robertson 108, 249, 450, 542, 543
—— & Marshall 444, 447, 658
—— & Weekes 243
Robinson 536
—— & Stitt 231
Roeltgen 254
Rohrbaugh 198
Roland 138, 179, 198, 624, 625
Roll 346
Rolls 345
—— & O'Mara 344
Romberg 398
Roof 530
Rose 233, 308, 392
Rosenthal 416, 418, 559, 560, 562
Ross 624
Rothi 89〜91
Rovet 201
Roy 363
Ruach 160

—— & Jinkins 158
Rumitai 17
Russell 424
Rutherford 508, 509
Rutter 117, 118, 203, 430, 431

S

S. Dimond 425
Sabril 287
Saffran 578
Salam & Kilzieh 165
Salzinger 433
Sandel & Alcorn 337
Sanes 172
Saslow 540
Sathian 622
—— & Burton 625
Satz 323
Sauerwein 159
Sawaguchi 175
Schacter 10, 72, 73, 207, 210, 211
Schäfer 371, 391, 394
Schaie 7
Schelosky 144
Schiller 103
Schlosser 97
Schmahmann 168, 176, 178
Schmidt 499
Schneider 472, 504
Schnider 113
Schuell 598
Schüz 149
Schwartz 257, 389, 529
Scoville 398
—— & Milner 342
Searle 459
Seidenberg 257, 414
Seltzer & Pandya 198
Semenza 80, 120〜122, 251, 415, 417
—— & Goodglass 120, 122
Sergent 160, 241, 248, 298
—— & Signoret 296
Seron & Deloche 5, 540
Shacter 55
Shaie 8
Shallice 19, 23, 24, 46, 79, 122, 251,
    254〜256, 415〜418, 420〜422, 603, 604
—— & Warrington 258
Shankweiler 113, 236
Shaprio 100
Shatz 409
Shaw 68, 510
Sheehy & Marsden 22
Shenton 272
Sherrington 424, 453, 534
Shevrine 337
Shimamura 374
—— & Squire 376
Sidtis 238, 241, 243
Silver 358
Silverberg & Gordon 128
Silverstein 97
Simmel & Goldshmidt 252
Sinclair & Burton 622
Singer 411
Sirigu 120〜122
Skarda & Freeman 266

Slater 363
Slotnick 395
Smith 57,391,497,637
—— & Milner 343
Smolensky 461
Snider 175
Snowling 604
Sohlberg 543
Sokal 4
Solin 129
Solomon 104
Soma 20
Soneson 615
Sourkes 166
Sparks 238
Speakman 345
Sperry 160,189,190,192,193,241,243,244,336,380
—— & Gazzaniga 243
Spidalieri 174
Spinoza 424,425
Spitzer 559
Squire 10,44,55,342,375
—— & Zola-Morgan 53
Stalhammar 648
Stamm 395
Stanczak 648
Starkstein & Robinson 276
Starr 291
Stauder 165
Stein 252
Steinmetz 177
Steinthal 87
Steriade 152,545,546
Stoerig 135,136
—— & Cowey 135
Stoudemire 165
Strauss 429
Stuart Dimond 461
Studdert-Kennedy 236
Stuss 195
—— & Benson 47
Sugishita 23
Summers & Lederman 234
Sunderland 589
Sussmann 240
Sutz & Fletcher 432
Swanson & Kinsbourne 357
Swash & Schwartz 439
Swillen 201
Swinney 417
Swirsky-Sacchetti 442

T

T. C. Schneirla 425
T. H. Bullock 425
T. H. Huxlex 425
T. Ribot 129
Tajfel 586
Talairach & Tournoux 139
Talland & Waugh 29
Tarter 31
Taylor 428,429
Teilhard de Chardin 425
Temple 160,204
—— & Ilsey 159
Ten Houten 340

Terman 368,562
Teuber 213,653
Thaiss 657
Theophrastus 67
Thomas Willis 453
Thompson 103,340,499,561
Thomsen 538,590,591
Tiacci 143
Tissot 18
Tognola 89
Tomlinson 13
Traves & Rolls 345
Treiman 604
Treisman & Schmidt 106,108
Trescher & Ford 189
Trevarthen 380,472
Treves & Rolls 346
Trimble 365
Trouillas 175
Tsubokawa 648,650
Tucker 275
—— & Suib 337
—— & Williamson 231
Tulving & Schacter 376
Türck 328
Turk 202

U

Umiltà 416,417
Underwood 207,209
Ungerleider 472,474
—— & Mishkin 472
Uomotu & Brockway 591

V

V. Mount castle 425
Valdois 10
Valenstein 517
Vallar 446,447
Van der Loos & Welker 411
Van Essen 474
—— & Maunsell 469,473
Van Hoesen 346,393
Van Kleek 421
Van Wagenen 189
Vargha-Khadem 184
Varney 314
—— & Vilenski 315
Vermeire 382
Victor 372,373,436
Vidal 68
Vignolo 89,111,113,314
Vilarrova 204
Villablanca 584
Villemure 331,332,334
—— & Mascott 333
Vogel 190,585
Vogt 391
—— & Gabriel 392
Von Cramon 373,543,656
Von Economo 584
von Monakow 70,400
Vorbeireden 311
Vorstellungbild 119

W

W. Grey Walter 264
W. James 425
W. McDougall 425
W. Penfield 425
W. R. Uttal 425
W. Wundt 425
Wada 368
Wade 538,553
Waisbren 203
Wall 478
Walsch 538
Walsh 95,99,100,455
—— & Cepko 408
Walter Freeman 517
Walton 329
Ward 480
Warlow 439
Warrington 3,5,14,16,17,79,89,91,255,296,577,603,604,635,658
Watson 168,174,176,177,364
Watts 398
Webster 409
Wechsler 95
Wechsler-Bellevue 9
Weekes 242
Wehman 591
Wehr 559
Weiler 530
Weinberger 140,165,349,350,389,390
Weiner 48
Weinstein 70,71
—— & Burnham 532
—— & Kahn 73
Weintraub 196
Weiskrantz 134,135,654
Weistein & Kahn 71
Welsh 223,499
Wepman 598
Wernicke 76,82,381,456
Wertheim & Botez 58,59
Wetzel 358
Wexler & Halwes 236
Whightson 510
Whitaker 129
White 350
Whitehead 425
Whitehouse 222
Whiteley 635
Whitman Richards 134
Wicken 441
Wiesel 411,471,608
Wiesendanger 169,174
William Gowers 278
William James 105
William Scoville 518
Williams 40
Willis 453
Wilson 190,207,332,539,543,649
Wilson-Barnett 365
Wimmer 118
Windhorst 537
Winston 332
Wise 140
Witelson 233,570,571,573

Witelson & Kigar　572
Witt　374
Wittgenstein　425
Wolff　272
Wolfson　9
Wolkin　272
Wolpert　661
Wood　543,591
Woolsey　564
Wrightson　509
Wundt　424
Wurtz　106,138

Y

Yamadori　79

Yandell & Elias　232
Yeo　177
Yokochi　181
Yost　382
Young　16,175,297,298,533,617,658
───── & Ellis　295
Yule　202
Yves Lamarre　174

Z

Zacco　392
Zaidel & Peters　254
Zangwill　88,635
Zarkowska　541
Zatorre　58,236
Zeitgebers　585
Zeki　138〜140,656
Zencius　588
Zenhausern　338
Zentall　356
Zettin　80
Ziel　656
Zimmerman　364
Zingerle　447
Zola-Morgan　41,55
Zurif　78,419,420